Springer-Lehrbuch

Springer
Berlin
Heidelberg
New York
Barcelona
Budapest
Hongkong
London
Mailand
Paris
Santa Clara
Tokio

E. Oberdisse E. Hackenthal K. Kuschinsky (Hrsg.)

Pharmakologie und Toxikologie

Beiträge von

J. Hescheler, R. Horowski, U. Hübner-Steiner, K. Keller,
H. Rommelspacher, W. Rosenthal, R. Seifert, J. Seißler, U. Speck,
H. Spielmann, C. Spies, C. Taube

3., vollständig überarbeitete und aktualisierte Auflage

Mit 257 Abbildungen und 155 Tabellen

Springer

Professor Dr. ECKARD OBERDISSE
Freie Universität Berlin
Fachbereich Humanmedizin – Institut für Pharmakologie
Thielallee 67–73
14195 Berlin

Professor Dr. EBERHARD HACKENTHAL
Universität Heidelberg
Pharmakologisches Institut
Im Neuenheimer Feld 366
69120 Heidelberg

Professor Dr. KLAUS KUSCHINSKY
Universität Marburg/Lahn
Institut für Pharmakologie und Toxikologie
Ketzerbach 63
35032 Marburg

ISBN 3-540-61953-4 1. Auflage Springer-Verlag Berlin Heidelberg New York

ISBN 3-540-65266-3 2. Auflage Springer-Verlag Berlin Heidelberg New York

Das Titelbild, für das uns freundlicherweise Herr Prof. Dr. H.-D. Höltje, Institut für Pharmazeutische Chemie der Heinrich-Heine-Universität Düsseldorf, die Vorlage zur Verfügung stellte, zeigt die Bindung von Acetylcholin im aktiven Zentrum der Acetylcholinesterase. Das Van der Waals-Volumen von Acetylcholin ist als grünlich-blaue Wolke dargestellt (nach Sussman et al., 1991).

ISBN 3-540-41993-4 3. Auflage Springer-Verlag Berlin Heidelberg New York

Die Deutsche Bibliothek – CIP Einheitsaufnahme
Pharmakologie und Toxikologie : mit 155 Tabellen / E. Oberdisse ... (Hrsg.). Beitr. von J. Hescheler ... – 3. Aufl. – Berlin ; Heidelberg ; New York ; Barcelona ; Hongkong ; London ; Mailand ; Paris ; Tokio : Springer, 2002
(Springer-Lehrbuch)
ISBN 3-540-41993-4

Springer-Verlag Berlin Heidelberg New York
ein Unternehmen der BertelsmannSpringer Science+Business Media GmbH

Einbandgestaltung: Design & Production GmbH, Heidelberg
Zeichnungen: G. Hippmann, Nürnberg
Satz: Mitterweger & Partner GmbH, Plankstadt
Herstellung: PRO EDIT GmbH, Heidelberg
Gedruckt auf säurefreiem Papier SPIN: 10832166 14/3130Re

Vorwort zur 3. Auflage

Nicht nur die erfreuliche Akzeptanz dieses Buches, sondern auch die schnelle Entwicklung der Pharmakologie in verschiedenen Bereichen machten eine Neuauflage innerhalb kurzer Zeit notwendig. Das offensichtlich erfolgreiche Grundkonzept des Buches, dargestellt im Vorwort zur 1. Auflage, wurde beibehalten. Alle Kapitel sind gründlich überarbeitet und aktualisiert; zwei neue Kapitel sind hinzugekommen.

Das Kapitel „Pharmaka mit Wirkung auf das Immunsystem" trägt der Tatsache Rechnung, daß immer häufiger Pharmaka, die das Immunsystem beeinflussen oder immunologische Wirkmechanismen haben, bei den verschiedensten Erkrankungen therapeutisch eingesetzt werden und bisher in den entsprechenden Kapiteln, wie Tumortherapie, Antirheumatika, Stoffwechselerkrankungen, Magen-Darm-Erkrankungen, abgehandelt wurden. Eine zusammenfassende Darstellung der Prinzipien in einem eigenen Kapitel erschien daher sinnvoll.

In dem neuen Kapitel „Grundlagen der Gentherapie" wird diese neue therapeutische Richtung, auf die so große, nicht selten übertriebene Hoffnungen gesetzt werden, in ihren Prinzipien, Möglichkeiten und Begrenzungen in knapper Form dargestellt, um die Diskussion zu versachlichen und um den Zusammenhang mit der „klassischen" Pharmakotherapie herzustellen.

Wie nach der ersten Auflage erreichten uns auch jetzt Anregungen und Kritik von Ärzten, Pharmazeuten und Studenten. Diese wurden in der neuen Auflage berücksichtigt und sind uns auch in Zukunft willkommen.

Die Herausgeber danken an dieser Stelle nicht nur den Autoren für die kompetente und disziplinierte Mitarbeit, sondern auch Herrn Dr. Mager und Herrn Dr. Reuß für die verständnisvolle redaktionelle Betreuung und Herrn Reichenthaler für die zuverlässige technische Fertigung.

Berlin, Heidelberg, Marburg im August 2001

Eckard Oberdisse
Eberhard Hackenthal
Klaus Kuschinsky

Vorwort zur 2. Auflage

Unser Buch hat eine erfreulich große Akzeptanz gefunden, so daß bereits nach zweieinhalb Jahren eine Neuauflage notwendig wurde. Das Konzept des Buches, das sich offensichtlich bewährt hat, wurde beibehalten. Einige Kapitel wurden neu gefaßt, die anderen überarbeitet und aktualisiert.

Für Leserzuschriften, auch von studentischer Seite, in denen wir auf Fehler oder Mängel hingewiesen wurden, bedanken wir uns. Ihre Hinweise und Empfehlungen für Verbesserungen wurden eingearbeitet. Kritik und Anregungen sind uns auch weiterhin stets willkommen.

Berlin, Heidelberg, Marburg im August 1999

Eckard Oberdisse
Eberhard Hackenthal
Klaus Kuschinsky

Vorwort zur 1. Auflage

Die Neukonzeption eines Lehrbuches für Pharmakologie und Toxikologie stellt die Herausgeber vor die Frage, welche Aufgaben dieses Buch erfüllen soll. Einfacher als die Beantwortung dieser Frage war die Festlegung darauf, was dieses Buch nicht sein soll: Es soll weder ein enzyklopädisches Nachschlagewerk sein – was viele andere Lehrbücher versprechen, aber nicht halten können – noch soll es eine reduzierende Scheuklappensicht auf den Prüfungsstoff einzelner Studienabschnitte vermitteln, die sich auf eine verfälschende Zerstückelung des pharmakologischen Wissens in multiple choice-gerechte Häppchen beschränkt. Auch eine Sammlung von Patentrezepten für den angehenden oder etablierten Arzt oder Apotheker schien nicht erstrebenswert.

Natürlich wäre es realitätsfremd zu ignorieren, daß der studentische Leser bei der Darstellung des Stoffes die Examensanforderungen berücksichtigt sehen will und der „nachstudentische" Leser Hinweise auf die praktische Anwendung von Pharmaka verlangt. Diese Wünsche sind in dem vorliegenden Buch berücksichtigt. Auch den speziellen Bedürfnissen des Pharmazeuten und Naturwissenschaftlers wurde Rechnung getragen, u.a. durch die Darstellung der Pathophysiologie ausgewählter Krankheitsbilder.

Darüber hinaus geht es den Herausgebern jedoch um die Vermittlung eines sinnvollen Umganges mit Arzneimitteln. Dazu gehört, etwas vom Wesen und der Denkweise der Pharmakologie deutlich zu machen und an Beispielen zu zeigen, wie pharmakologische Erkenntnisse und deren Umsetzung in Arzneimitteln zustande kommen.

Zum sinnvollen Umfang mit Arzneimitteln gehört auch, sich der Vorläufigkeit vieler pharmakologischer Erkenntnisse bewußt zu sein. Nicht nur, daß pharmakologisches Wissen einem stetigen Wandel unterliegt – ein wesentlicher Grund, auf die Nennung von Handelspräparaten zu verzichten –, sondern dem Leser soll auch deutlich werden, daß apodiktische Lehrbuchaussagen (auf die wir ebenfalls nicht verzichten können) häufig eine didaktisch notwendige Verkürzung eines sehr viel komplexeren und unsicheren Sachverhaltes sind. Dieses Bewußtsein der Vorläufigkeit, das stetige in Frage stellen scheinbar gesicherter Aussagen und die Berücksichtigung des statistischen Charakters quantitativer pharmakologischer Fakten sind wesentliche Voraussetzungen für den rationalen Umgang mit Arzneimitteln. Der Verzicht auf diese kritische Haltung schadet nicht nur dem Patienten, sondern kann Entwicklungen verzögern oder in falsche Richtungen drängen. Als Beispiel sei die seit 100 Jahren tief verankerte irrationale Überzeugung von der Gefährlichkeit des Morphins als Suchtauslöser bei Patienten mit Schmerzen genannt. Die Perpetuierung dieses Vorurteils, nicht zuletzt durch die pharmakologischen Lehrbücher, hat einerseits riesige Anstrengungen zur Entwicklung von „Ersatz-Analgetika" mit recht bescheidenem Erfolg ausgelöst, andererseits zu einem extrem restriktiven Verschreibungsverhalten geführt, das nicht nur die Anwendung von Morphin bei chronischen Schmerzen verbot, sondern auch die Mehrzahl der Krebspatienten mit starken Schmerzen einfach im Stich ließ. Glücklicherweise wagt man seit circa 15 Jahren, dieses Dogma in Zweifel zu ziehen, und in kritischen Untersuchungen stellte sich heraus, daß Morphin bei sachgemäßer Anwendung ein sicheres Pharmakon ist. Dies ist sicher ein ungewöhnliches Beispiel, doch lassen sich in der modernen Arzneitherapie viele Felder identifizieren, in denen Vorurteile und ungesicherte Erkenntnisse das Handeln, insbesondere das Verschreibungsverhalten, beeinflussen.

Wir haben deshalb versucht, mit der Darstellung des gedanklichen Weges von den molekularen, zellulären und pathophysiologischen Grundlagen der Pharmakologie über die klinisch-experimentelle Forschung bzw. zur Umsetzung dieser Grundlagen in Arzneitherapie, mit Hinweisen auf Bewertungskriterien, auf Unklarheiten und Widersprüche, auf Gesichertes und Ungesichertes, dem Leser Anregungen für eine eigene kritische Bewertung zu geben und damit zu einem rationalen Umgang mit Arzneimitteln beizutragen.

Berlin, Heidelberg, Marburg im März 1997

Eckard Oberdisse
Eberhard Hackenthal
Klaus Kuschinsky

Inhalt

Kapitel 1

Allgemeine Pharmakologie

E. Oberdisse

Kapitel 2

Pharmaka mit Wirkung auf das vegetative System

E. Oberdisse

Kapitel 3
Hypnotika und Tranquillanzien
H. Rommelspacher und R. Horowski

Kapitel 4
Antipsychotika/Neuroleptika
R. Horowski

Kapitel 5

Antidepressiva

R. Horowski

Kapitel 6

Psychostimulanzien und Analeptika

H. Rommelspacher

Kapitel 7

Nootropika und Antidementiva

H. Rommelspacher

Kapitel 8

Antikonvulsiva

K. Kuschinsky

Kapitel 9
Therapie des M. Parkinson
R. Horowski

Kapitel 10
Narkotika (Anästhetika)
H. Rommelspacher und C. Spies

Kapitel 11
Lokalanästhetika
H. Rommelspacher und C. Spies

Kapitel 12

Opioidanalgetika

K. Kuschinsky

Kapitel 13

Nicht-Opioidanalgetika

E. Hackenthal

Kapitel 16

Pharmaka mit Wirkung auf den glatten Muskel

E. Oberdisse

Kapitel 17

Muskelrelaxanzien

K. Kuschinsky und E. Oberdisse

Kapitel 18

Pharmaka zur Behandlung der Herzinsuffizienz

E. Hackenthal

Kapitel 19

Antiarrhythmika

K. Keller und J. Hescheler

Kapitel 20

Koronarpharmaka

E. Hackenthal

Kapitel 21

Antihypertensiva

E. Hackenthal

Kapitel 22
Behandlung der Hypotonie und des Schocks
E. Hackenthal

Kapitel 23
Periphere und zentrale Durchblutungsstörungen
E. Hackenthal

Kapitel 24
Pharmaka zur Beeinflussung der Nierenfunktion, des Elektrolyt-, Wasser- und Säure-Basen-Haushaltes
E. Hackenthal

Kapitel 26

Pharmaka zur Behandlung von Anämien, zum Blutersatz und zur Verbesserung der Rheologie

C. Taube

Kapitel 27

Pharmaka zur Behandlung von Funktionsstörungen des endokrinen Systems

E. Oberdisse

Kapitel 28
Pharmaka zur Behandlung von Stoffwechselerkrankungen
R. Seifert

Kapitel 29

Vitamine

E. Oberdisse

Kapitel 30

Pharmaka mit Wirkung auf den Verdauungstrakt

E. Oberdisse

Kapitel 31

Pharmaka mit Wirkung auf den Respirationstrakt

E. Hackenthal

Kapitel 32

Kontrastmittel und Radiopharmaka

U. Speck und U. Hübner-Steiner

Kapitel 33

Pharmaka zur Behandlung und Prophylaxe von Infektionskrankheiten

E. Oberdisse

Kapitel 34

Zytostatika

E. Oberdisse

Kapitel 35

Pharmaka mit Wirkung auf das Immunsystem

J. Seißler

Kapitel 36

Grundlagen der Gentherapie

W. Rosenthal

Kapitel 37

Toxikologie

H. Spielmann

Autoren

Prof. Dr. med. Jürgen Hescheler
Institut für Neurophysiologie
der Universität zu Köln
Robert-Koch-Straße 39
50931 Köln

Dr. med. Reinhard Horowski
SCHERING AG
Müllerstraße 178
13342 Berlin

Dr. rer. nat. Ute Hübner-Steiner
SCHERING AG
Müllerstraße 178
13342 Berlin

Prof. Dr. med. Konrad Keller
Institut für Pharmakologie
der Freien Universität Berlin
Thielallee 69–73
14195 Berlin

Prof. Dr. med. Hans Rommelspacher
Institut für Klinische Neurobiologie
der Freien Universität Berlin
Ulmenallee 30
14050 Berlin

Prof. Dr. med. Walter Rosenthal
Forschungsinstitut für
Molekulare Pharmakologie (FMP)
Robert-Rössle-Str. 10
13125 Berlin

Prof. Dr. med. Roland Seifert
Department of Pharmacology and Toxicology
The University of Kansas
5064 Malott Hall
Lawrence, KS 66045
USA

Priv.-Doz. Dr. med. Jochen Seissler
Deutsches Diabetes-Forschungsinstitut
an der Heinrich-Heine-Universität Düsseldorf
Auf'm Hennekamp 65
40225 Düsseldorf

Prof. Dr. rer. nat. Ulrich Speck
Institut für Radiologie
Humboldt-Universität zu Berlin
Charité
Campus Charité Mitte
Schumannstr. 20/21
10098 Berlin

Prof. Dr. med. Horst Spielmann
Bundesinstitut für gesundheitlichen
Verbraucherschutz und Veterinärmedizin
ZEBET
Diedersdorfer Weg 1
12277 Berlin

Prof. Dr. med. Claudia Spies
Klinik für Anästhesiologie und
operative Intensivmedizin
Humboldt-Universität zu Berlin
Charité
Campus Charité Mitte
Schumannstr. 20/22
10117 Berlin

Prof. Dr. med. Christel Taube
Institut für Pharmakologie und Toxikologie
der Martin-Luther-Universität
Magdeburger Straße 4
06112 Halle/Saale

Kapitel 1

Allgemeine Pharmakologie 1

E. Oberdisse

Allgemeine Pharmakologie 1

E. Oberdisse

1.1 Definitionen und Grundbegriffe

Wirkstoffe sind chemische Elemente oder chemische Verbindungen, die im Organismus oder auf seiner Oberfläche eine Änderung des Ausgangszustandes des biologischen Systems hervorrufen. Der Begriff des Wirkstoffs wird wertneutral gebraucht und beinhaltet nicht die Frage nach der Nützlichkeit bzw. Schädlichkeit für den menschlichen oder tierischen Organismus.

Arzneistoffe sind Wirkstoffe, die zur Anwendung im bzw. am Menschen oder Tier geeignet sind und durch das Werturteil: „nützlich für Mensch und Tier" charakterisiert sind.

Arzneimittel sind Einzelarzneistoffe oder Kombinationen, die in bestimmten Zubereitungsformen dazu bestimmt sind, Krankheiten bei Mensch und Tier zu heilen, zu lindern, zu erkennen oder zu verhindern.

Die WHO definiert ein *Arzneimittel* = *„drug"*: „Any substance or product that is used or intended to be used to modify or explore physiological systems or pathological states for the benefit of the recipient".

Pharmakon. Der Begriff „Pharmakon" wird im allgemeinen Sprachgebrauch synonym mit Arzneimittel verwendet. Von der sprachlichen Wurzel her hat der Begriff jedoch eine dualistische Bedeutung: Heilmittel und Gift. In diesem Buch wird der Begriff „Pharmakon" wertneutral im Sinne von Wirkstoff verwendet.

Gifte sind Wirkstoffe, die durch das Attribut „schädlich" für Mensch und Tier ausgezeichnet sind und keinen therapeutischen, diagnostischen oder prophylaktischen Wert haben. Dies sind Gifte im eigentlichen Sinn. Manches ursprüngliche Gift ist später zum Arzneistoff geworden (z. B. Curare). Auf der anderen Seite entscheidet über die Zuordnung eines Wirkstoffs in sehr vielen Fällen die Dosis (dosis sola facit venenum). In einem bestimmten Dosisbereich können Wirkstoffe therapeutisch verwendet werden, während größere Dosen toxische, also schädigende Wirkungen haben. Das gilt auch für Arzneimittel, die dosisabhängig zum Gift werden können.

Wirkung. Alle Veränderungen des biologischen Systems, die durch bestimmte Dosen bzw. Konzentrationen eines Wirkstoffs hervorgerufen werden, sind die Wirkung dieser Substanz. Demgegenüber ist die *Wirksamkeit* einer Substanz eine Frage des therapeutischen Wertes (Arzneimittel). Sie ist auf ein therapeutisches Ziel hin ausgerichtet. Wenn dieses Ziel aufgrund der Wirkung eines Pharmakons zuverlässig reproduzierbar erreicht werden kann, so ist diese Substanz wirksam. Wenn z. B. ein Pharmakon die glatte Muskulatur der Gefäße relaxiert, so ist das die Wirkung dieser Substanz. Wirksam als Antihypertensivum ist sie jedoch erst, wenn damit zuverlässig reproduzierbar ein erhöhter Blutdruck gesenkt werden kann.

Aus dem bisher Gesagten ergeben sich verschiedene Möglichkeiten, den Inhalt der Pharmakologie zu definieren. Die Begrenzung auf das Arzneimittel und die Pharmakologie dann als „Lehre von den Wechselwirkungen zwischen Arzneimittel und menschlichem oder tierischem Organismus" zu sehen, wäre zu eng. Die umfassendere Definition der Pharmakologie als „Lehre von den Wechselwirkungen zwischen Wirkstoffen und biologischen Systemen" ist zwar auch unbefriedigend, doch berücksichtigt sie mehr die interdisziplinäre Stellung und betont die Nähe der Pharmakologie zu anderen Disziplinen (z. B. Toxikologie, Mikrobiologie, Physiologie, Biochemie).

Wirkstoff und biologisches System beeinflussen sich gegenseitig. Der Einfluß des biologischen Systems auf das Pharmakon wird durch die *Pharmakokinetik* beschrieben. Sie untersucht die Konzentrationsveränderungen des Pharmakons im Organismus in Abhängigkeit von der Zeit. Einzelprozesse der Pharmakokinetik sind Resorption, Verteilung und Elimination.

Resorption ist die Aufnahme von Substanzen von der Körperoberfläche oder begrenzten Stellen des Körperinneren in das Blut- oder Lymphsystem.

Verteilung ist der Übertritt von Substanzen aus dem Blut und ihre Verteilung in die verschiedenen Körperkompartimente mit Einstellung eines (Pseudo-)Gleichgewichtes.

Elimination ist die Summe aller Vorgänge, die zur Konzentrationsabnahme einer Substanz im Organismus führen. Zu ihr gehören

- *Metabolismus* oder *Biotransformation* als enzymatische Umwandlung der Ausgangssubstanz und
- *Ausscheidung* oder *Exkretion* der unveränderten Substanz über Niere, Galle, Fäzes etc.

Die *Pharmakodynamik* untersucht den Einfluß des Pharmakons auf den Organismus und damit das Zustandekommen der Wirkung. Wirkung und Wirkungsausmaß eines Pharmakons sind abhängig von der *Dosis (Konzentration)*, den stofflichen Eigenschaften der Substanz *(Struktur)* sowie den Besonderheiten des biologischen Systems, d.h. dem Vorhandensein spezieller Strukturen, mit denen die Substanz reagieren kann *(Rezeptoren)*. Die Pharmakodynamik versucht daher, über *Dosis-Wirkungs-Beziehungen, Struktur-Wirkungs-Beziehungen* und *Rezeptoranalysen* die Wirkungsbedingungen, Angriffspunkte und Wirkungsmechanismen von Wirkstoffen zu erfassen. Letztlich sollen das Wie, Wo und Warum einer Wirkung erklärt werden.

Pharmakokinetik und Pharmakodynamik sind fest miteinander verbundene Teilaspekte jeder pharmakologischen Wirkung und können nur gedanklich isoliert betrachtet werden. Pharmakokinetische Prozesse (Resorption, Verteilung und Elimination) bestimmen die Höhe der Wirkstoffkonzentration am Rezeptor und sind damit entscheidend an der Wirkung beteiligt.

Im Gegensatz zur *experimentellen Pharmakologie*, die ihre Erkenntnisse über Verhalten und Wirkungen von Substanzen im Organismus im wesentlichen aus dem Tierexperiment gewinnt, ist die *klinische Pharmakologie* eine Disziplin, die sich mit dem Verhalten und den Wirkungen von Arzneimitteln beim Menschen und besonders beim kranken Menschen befaßt.

Die *Toxikologie* ist die Wissenschaft, die sich mit dem Verhalten und den Wirkungen für Mensch und Tier schädlicher Substanzen auseinandersetzt. Über die verschiedenen Disziplinen der Toxikologie s. S. 775.

1.2 Pharmakokinetik

1.2.1 Applikation

Als Applikation bezeichnet man das Verabreichen von Pharmaka auf Haut und Schleimhäute bzw. die Gabe direkt in das Körperinnere. Sie ist damit der erste Schritt einer Kette von Ereignissen, an deren Ende die Wirkung steht. Pharmaka können *topisch* (lokal) oder *systemisch* appliziert werden.

Bei der lokalen Applikation, die nur bei wenigen Erkrankungen möglich ist, wird das Pharmakon direkt an das erkrankte Gebiet herangebracht. Der Vorteil dieser Applikationsweise liegt darin, daß der Applikationsort in der Nähe des Wirkortes liegt und nur eine kurze Penetrations- oder Diffusionsstrecke zu überwinden ist. Die applizierten Mengen können deshalb auch geringer als bei der systemischen Gabe sein, weil die Substanz nicht im Organismus „verdünnt" wird. Aus diesen Gründen sind bei dieser Applikationsweise auch systemische Nebenwirkungen seltener.

Die systemische Applikation kann sowohl direkt ins Blut als auch an extravasale Orte mit nachfolgenden Resorptionsprozessen erfolgen.

Die häufigste – weil einfachste – Applikationsweise ist die *orale Gabe*. Wird dagegen eine Substanz unter Umgehung des Magen-Darm-Traktes direkt in das Körperinnere gebracht, so spricht man von *parenteraler Applikation*.

Die Wahl der Applikationsart hängt von vielen Faktoren ab. Wenn eine Wirkung rasch einsetzen soll, muß eine Applikationsart ohne Resorptionsvorgänge, z.B. die i.v.-Injektion, gewählt werden. Substanzen mit geringer enteraler Resorbierbarkeit oder ausgeprägtem First-pass-Effekt müssen ebenso wie Substanzen, die im Magen-Darm-Trakt inaktiviert werden (z.B. Peptidhormone, Penicillin G) bzw. deren Resorption unsicher und im Ausmaß nicht vorhersagbar ist (z.B. Strophanthin) parenteral zugeführt werden.

Bei der parenteralen Applikation sind einige Gesichtspunkte zu bedenken: Stark reizende oder zu Nekrosen führende Substanzen (z.B. Strophanthin) dürfen nicht subkutan oder intramuskulär appliziert werden. Ebenso muß bei diesen Applikationsweisen darauf geachtet werden, daß Isohydrie (pH-Wert) und Isotonie (molare Konzentration) der Injektionslösung gewahrt werden und weitgehend den physiologischen Verhältnissen angepaßt sind. Bei intravenöser Gabe spielt dies wegen der Verdünnung durch das Blut und dessen Pufferkapazität keine so große Rolle, wenn die Lösung entsprechend langsam injiziert wird.

In der weitaus überwiegenden Zahl der Fälle wird die orale Gabe bevorzugt und ausreichend sein, da sie den geringsten Aufwand und die wenigsten Gefahren mit sich bringt und für die Selbstapplikation am besten geeignet ist. Allerdings setzt die Wirkung verzögert ein, da die Substanz erst resorbiert werden muß.

1.2.2 Resorption

Resorption ist die Aufnahme eines Stoffes von der Körperoberfläche oder von örtlich begrenzten Stellen des Körperinneren in die Blutbahn bzw. in das Lymphsystem. Diesen Vorgängen stehen Lipidmembranen als Diffusionshindernisse entgegen. Da sowohl lipophile und bis zu einem gewissen Grad auch hydrophile Substanzen Membranen durchdringen können, muß eine Membran Eigenschaften aufweisen, die die Penetration polarer und apolarer Substanzen ermöglicht.

Eine Zellmembran (Abb. 1.1) besteht aus einer bimolekularen Lipidschicht (*1*) mit eingelagerten globulären Proteinen, die sowohl die gesamte Membran als wassergefüllte Poren durchsetzen als auch in der Innen- bzw. Außenschicht der Membran (*4*) liegen können und mosaikartig in der mehr oder weniger flüssigen Lipidphase schwimmen (sog. Liquid-Mosaik-Modell). Beide Lipidschichten bestehen aus Phospholipiden und Cholesterin. Die

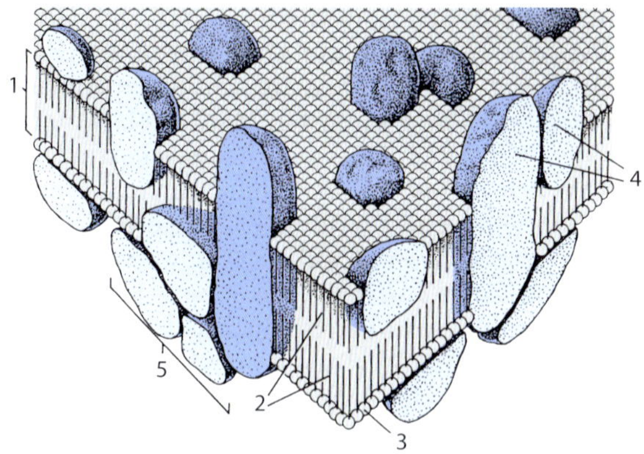

Abb. 1.1. Schematische Darstellung einer Zellmembran (sog. Liquid-Mosaik-Modell). (Nach Krstić 1976)

polaren Enden der Phospholipide (*3*) zeigen auf die Außen- bzw. Innenseite der Membran, während die nichtpolaren Anteile (*2*) ins Innere der Membran reichen. Auf der Außenseite können zusätzliche Protein- und Kohlenhydratanteile assoziiert sein. Umgeben ist die Lipidmembran von einer Hydrathülle, die eine Diffusionsbarriere für sehr lipophile Stoffe darstellen kann (z.B. Paraffin).

1.2.2.1 Diffusion

Freie Diffusion beruht auf einem Konzentrationsunterschied zweier benachbarter Kompartimente. Die Richtung der Diffusion weist vom Ort höherer zum Ort niedrigerer Konzentration. Die Diffusionsvorgänge werden durch das 1. Fick-Gesetz beschrieben, dem die meisten Pharmaka folgen. Es besagt, daß die pro Zeiteinheit diffundierende Menge eines Stoffes 1. proportional dem Konzentrationsunterschied, dem Querschnitt der Diffusionsfläche sowie einem Diffusionskoeffizienten, in den allgemeine sowie system- und pharmakonspezifische Faktoren wie allgemeine Gaskonstante, absolute Temperatur, Viskosität der Membran, Radius und Lipidlöslichkeit der diffundierenden Substanz eingehen und 2. umgekehrt proportional dem Diffusionsweg ist.

Entsprechend dem Aufbau einer Lipidmembran sind 2 Diffusionswege möglich: 1. durch den Lipidanteil und 2. durch die Poren der Membran.

Diffusion durch den Lipidanteil

Grundvoraussetzung ist ein Mindestmaß an Lipophilie, damit sich die Substanz in der Lipidphase der Membran lösen kann. Ein Maß der Lipophilie ist der Lipid-(Öl)/Wasser-Verteilungskoeffizient, der das Verhältnis der Verteilung einer Substanz zwischen einer Lipid- und einer Wasserphase angibt. Je größer dieser Koeffizient ist, um so besser ist die Diffusion durch die Membran, da sich die Substanz zunächst in der Lipidphase der Membran lösen muß (Abb. 1.2). Dies führt zu einer hohen Konzentration in der Außenseite der Membran mit einem Konzentrationsgefälle nach innen, das die Geschwindigkeit der Diffusion mitbestimmt.

Die Lipophilie einer Substanz wird durch ihre hydrophoben Gruppen bestimmt. Alkylreste fördern mit zunehmender Kettenlänge ebenso wie Phenylreste die Lipophilie. Auf der anderen Seite wird sie durch polare Gruppierungen (-OH, $-NH_2$, -COOH) reduziert. Substanzen können so eine ausgeprägte Lipophilie oder Hydrophilie aufweisen, während andere eine Mittelstellung einnehmen, wenn sich polare und apolare Gruppierungen die Waage halten. Die Lipidlöslichkeit ist aber allein nicht ausschlaggebend für die Diffusion durch Membranen. Die Substanzen müssen auch eine gewisse Wasserlöslichkeit aufweisen, die erst den engen Kontakt der Substanz mit der Diffusionsoberfläche ermöglicht.

Ionisationsgrad. Viele Pharmaka sind schwache Säuren oder Basen, die die Fähigkeit zur Dissoziation besitzen. Das Ausmaß der Dissoziation ist abhängig vom pK_a-Wert der Substanz und dem pH-Wert der Flüssigkeit, in der die Substanz gelöst ist. Nach der Gleichung von Henderson u. Hasselbalch

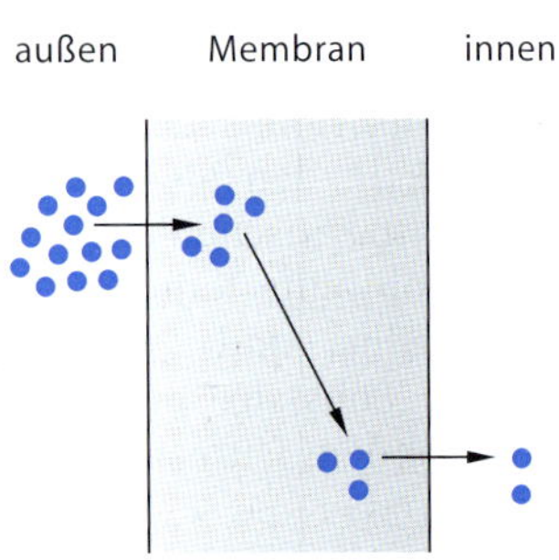

Abb. 1.2. Schema der passiven Diffusion. Das Konzentrationsgefälle von außen nach innen wird durch die Verteilung und Konzentration des Pharmakons (●) dargestellt

Tabelle 1.1. Einfluß des pH-Wertes auf die Dissoziation von Säuren und Basen

	Nicht dissoziiert Salicylsäure [%]	Blausäure [%]	Coffein [%]	Chinin [%]
pH	pK_a: 3,0	9,2	0,8	8,4
1	99		61,3	
2	90,9		94	
3	50		99,3	
4	9,0	99,999	99,93	0,004
5	0,99	99,99	99,993	0,04
6	0,099	99,9	99,999	0,4
7		99,3		4
8		94		28,4
9		61,3		79,9
10		13,6		97,5

läßt sich bei bekanntem pK_a-Wert der Dissoziationsgrad für jeden pH-Wert berechnen:

$$\text{Saures Pharmakon:} \quad pK_a - pH = \log \frac{\text{Nichtionen}}{\text{Ionen}}$$

$$\text{Basisches Pharmakon:} \quad pK_a - pH = \log \frac{\text{Ionen}}{\text{Nichtionen}}$$

Säuren und Basen sind nur in der ungeladenen Form lipidlöslich. Daher hat das umgebende Milieu einen großen Einfluß auf die Diffusion.

Bereits geringe pH-Unterschiede können den Dissoziationsgrad einer Substanz erheblich verändern. Tabelle 1.1 ist zu entnehmen, daß eine schwache Säure (Blausäure) im Magen (pH = 1–2) ausschließlich in der nichtdissoziierten Form vorliegt. Auch die Salicylsäure liegt hier weitgehend undissoziiert vor. Bei Basen wie Coffein und Chinin nimmt mit steigendem pH-Wert der Anteil der freien Base zu.

Unabhängig vom Ionisationsgrad spielt auch der Lipid-Wasser-Verteilungskoeffizient des nichtdissoziierten Anteils eine wichtige Rolle für die Resorption (Abb. 1.3). Thiopental, Secobarbital und Barbital haben annähernd identische pK_a-Werte, so daß man annehmen müßte, daß auch die Resorptionsquoten aus dem Magen gleich sind. Tatsächlich variiert die Resorptionsquote jedoch beträchtlich, weil der Verteilungskoeffizient der nichtdissoziierten Form unterschiedlich ist.

Diffusion und Filtration durch die Poren. Der Aufbau des Liquid-Mosaik-Membranmodells erklärt,

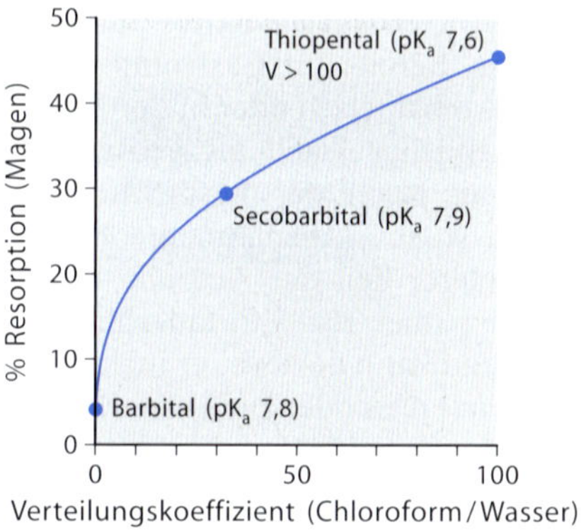

Abb. 1.3. Abhängigkeit der Resorption einiger Barbiturate vom Verteilungskoeffizienten des nichtdissoziierten Anteils. (Nach Schanker et al. 1957)

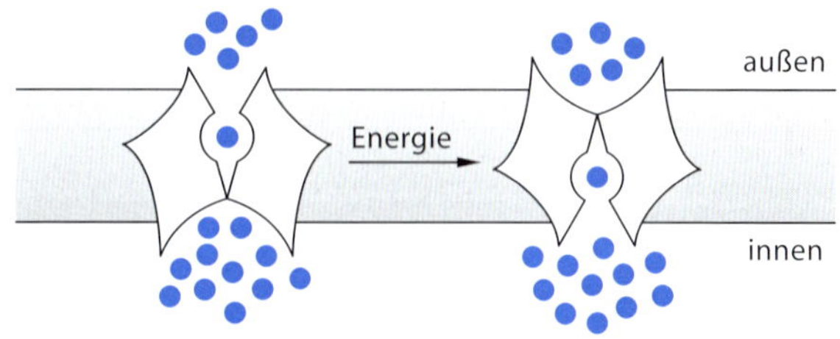

Abb. 1.4. Schematische Darstellung des aktiven Transports. Der Transport gegen ein Konzentrationsgefälle wird durch die Verteilung und Konzentration des Pharmakons (●) dargestellt

warum auch wasserlösliche Substanzen Lipidmembranen durchdringen können. Die durchgehenden Proteine können als wassergefüllte Poren aufgefaßt werden, durch die sich polare Pharmaka – wenn auch nur sehr langsam – bewegen. Nur ausgeprägt hydrophile Substanzen mit niedrigem Molekulargewicht können Membranen passieren. Für die Gesamtdiffusion spielt dieser Prozeß nur eine untergeordnete Rolle.

Bei der *Filtration* wandern gelöste Teilchen und Lösungsmittel durch eine wasserdurchlässige Trennwand. Ein unterschiedlicher hydrostatischer oder osmotischer Druck auf beiden Seiten der Membran ist die treibende Kraft. Besondere Bedeutung besitzt die Filtration in den Glomeruli der Niere (Bildung des Primärharns).

1.2.2.2
Aktiver Transport und erleichterte Diffusion

Während die Diffusion ein passiver Vorgang entlang eines Konzentrationsgefälles ist, zeichnet sich der *aktive Transport* dadurch aus, daß eine Substanz gegen ein Konzentrationsgefälle durch einen membrangebundenen Carrier unter Energieaufwand bewegt wird. Nach neueren Vorstellungen ist der Carrier ein Protein, das die Membran von innen nach außen durchspannt, Bindungsstellen für die zu transportierende Substanz besitzt und in verschiedenen Konformationszuständen vorliegen kann, die die Bindung bzw. Freisetzung des Substrates ermöglichen (Abb. 1.4). Die notwendige Energie kommt entweder direkt von der ATP-Spaltung durch das Carrierprotein selbst (das dadurch phosphoryliert wird), oder aber der Transport ist an den gleichzeitigen, passiven Transfer eines Ions, z. B. Na^+, entlang eines elektrochemischen Gradienten in die Zelle gebunden. Im 2. Fall wird die Energie indirekt über die ATP-Spaltung für den Auswärtstransport von Na^+ bereitgestellt. Der aktive Transport, bei dem Ion und Substrat in die gleiche Richtung bewegt werden, wird auch als *Kotransport* oder *Symport* bezeichnet; werden beide Moleküle in entgegengesetzte Richtung transportiert, spricht man von einem *Antiport.*

Charakteristisch für den aktiven Transport ist u. a. neben dem Energieaufwand eine Sättigungskinetik, die einer Kinetik 0. Ordnung folgt (s. später). In der Regel werden nur chemisch sehr ähnliche Stoffe bewegt, die sich gegenseitig beim Transport kompetitiv hemmen können. Stoffwechselgifte sind nichtkompetitive Inhibitoren. Physiologisch sind es vor allem wasserlösliche Substanzen (Zucker, Aminosäuren), die aktiv transportiert werden. Pharmaka werden transportiert, wenn sie strukturelle Ähnlichkeiten mit den physiologischen Substraten aufweisen. Ionen werden ebenfalls aktiv gegen ein elektrochemisches Gefälle bewegt.

Besondere Bedeutung besitzt der aktive Transport bei der Elimination von Substanzen durch die Niere. Diese „Carriersysteme" sind relativ unspezifisch (s. S. 30), so daß zahlreiche Pharmaka um das Transportsystem konkurrieren können.

Bei der *erleichterten Diffusion* (Abb. 1.5). wird das Substrat ebenfalls an einen Carrier gebunden, doch erfolgt der Transport nicht gegen, sondern mit einem Konzentrationsgefälle ohne Energiever-

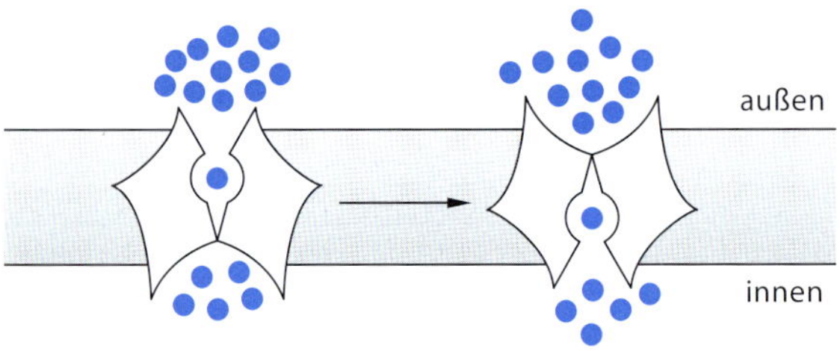

Abb. 1.5. Schematische Darstellung der erleichterten Diffusion. Der Konzentrationsgradient von außen nach innen wird durch die Verteilung und Konzentration des Pharmakons (●) dargestellt

brauch. Der Membrandurchtritt ist daher wesentlich schneller als bei der einfachen Diffusion. Auch diese Art des Membrandurchtritts ist sättigbar und weist eine hohe Spezifität für strukturell verwandte Substanzen auf.

Phagozytose und *Pinozytose* sind endozytotische Vorgänge, bei denen sich die Plasmamembran einbuchtet und ungelöste Partikel (Phagozytose) oder Flüssigkeiten mit gelösten Partikeln (Pinozytose) durch die Bildung von Vesikeln umschließt und ins Zellinnere aufnimmt. Auf diese Weise gelangen z.B. großmolekulare Stoffe in die Zelle. Die von einer Membran umschlossenen Bläschen können ihren Inhalt in der Zelle mit Hilfe von Lysosomen (unter Bildung eines Phagolysosoms) freisetzen oder auch durch die Zelle hindurchtransportieren und am entgegengesetzten Pol wieder freisetzen.

Eine Besonderheit ist die sog. *rezeptorvermittelte Endozytose*, bei der ganz selektiv Substanzen in die Zellen aufgenommen werden. Ein Beispiel ist die Endozytose von „low density lipoproteins“ (LDL). Der *LDL-Rezeptor*, ein Glykoprotein, bindet auf der Außenseite der Plasmamembran LDL. Über „coated pits“ und „coated vesicles“ werden die LDL rasch in die Zelle aufgenommen.

1.2.2.3 Resorptionsquote und Bioverfügbarkeit

Der Begriff der Resorptionsquote wird i.allg. im Zusammenhang mit der enteralen Resorption verwendet. Es ist der Anteil der applizierten Menge (in%), die aus dem Magen-Darm-Trakt ins Blut oder Lymphsystem aufgenommen wird. Sie sagt jedoch nichts darüber aus, wieviel von der resorbierten Dosis im großen Kreislauf als aktive Substanz zur Verfügung steht. Bereits im Gastrointestinaltrakt kann durch Darmbakterien oder in der Darmschleimhaut ein erheblicher Anteil des Arzneistoffs metabolisiert werden. Nach der Resorption aus dem Magen-Darm-Trakt (Ausnahmen: Mundschleimhaut und unterer Teil der Ampulla rectis) gelangt die Substanz über das Pfortaderblut zunächst in die Leber und kann dort weiter inaktiviert werden. Dieser als *First pass* oder auch als *präsystemische Elimination* bezeichnete Vorgang beschreibt das Phänomen, daß eine Substanz trotz vollständiger Resorption nur teilweise oder gar nicht den großen Kreislauf erreicht. Er wurde für eine Reihe von Substanzen beschrieben (z.B. Isoprenalin, Propranolol, Lidocain u.v.a.) und führt zu Wirkungsunterschieden, wenn gleiche Dosen einer Substanz enteral oder parenteral appliziert werden.

Ausgehend von der Beobachtung, daß Arzneimittel mit gleichem Wirkstoff und identischer Dosierung, aber unterschiedlicher galenischer Bearbeitung, nicht unbedingt gleiche Wirksamkeit besitzen müssen, wurde ein weiterer Begriff eingeführt: der Begriff der *Bioverfügbarkeit*. Nur *die* Menge eines applizierten Pharmakons ist biologisch verfügbar, also wirksam, die nach der Resorption intakt den großen Kreislauf und damit den Rezeptor erreicht. Die amerikanische Gesundheitsbehörde (FDA) definiert Bioverfügbarkeit:

„Bioavailability is the rate and extend to which the active drug ingredient or therapeutic moity is absorbed from the drug product and becomes available at the site of drug action“.

Die Bioverfügbarkeit sagt also etwas aus über Ausmaß und Geschwindigkeit der Invasion einer applizierten Substanzmenge. Angegeben wird sie jedoch in %, so daß zusätzliche Angaben zur Geschwindigkeit notwendig sind: maximale Plasmakonzentration und Zeit zwischen Applikation und maximaler Plasmakonzentration.

Zur Bioverfügbarkeit gehören neben Resorptionsquote und -geschwindigkeit sowie dem First-pass-Effekt noch weitere Faktoren (Lösungs- und Zerfallsgeschwindigkeit der galenischen Zubereitung, Kristallgröße des Stoffes, Besonderheiten der resorbierenden Fläche etc.). Interessant ist, daß auch der First-pass-Effekt sättigbar ist: Wiederholte Dosierungen führen zu unterschiedlicher Bioverfügbarkeit.

Die Vollständigkeit der Invasion kann mit dem Gesetz der korrespondierenden Flächen nach Dost geprüft werden. Es besagt, daß nach unterschiedlicher Applikationsweise die Flächen unter den Konzentrations-Zeit-Kurven, die im Blut gemessen werden, proportional der aufgenommenen Substanzmenge sind. Abbildung 1.6 zeigt die Konzentrations-Zeit-Kurven einer identischen Dosis bei unterschiedlicher i.v.-Applikation: Die Flächen unter den Kurven sind identisch.

Die Bioverfügbarkeit wird durch den Vergleich der Flächen nach unterschiedlicher Applikation bestimmt. Sie ergibt sich z.B. durch Vergleich der Flächen nach i.v.-Applikation (Bioverfügbarkeit = 100 %) und einer anderen Applikationsweise, z.B. p.o. als (*absolute Bioverfügbarkeit*)

$$\text{Bioverfügbarkeit (in \%)} = \frac{\text{Dosis i.v.} \cdot \text{AUC p.o.}}{\text{Dosis p.o.} \cdot \text{AUC i.v.}} \cdot 100$$

(*AUC* „area under the curve" = Fläche unter der Kurve).

Die *relative Bioverfügbarkeit* wird durch den Vergleich der Flächen unter den Konzentrations-Zeit-Kurven der zu prüfenden Substanz mit einem Standardpräparat in gleicher Dosierung und Applikationsweise ermittelt.

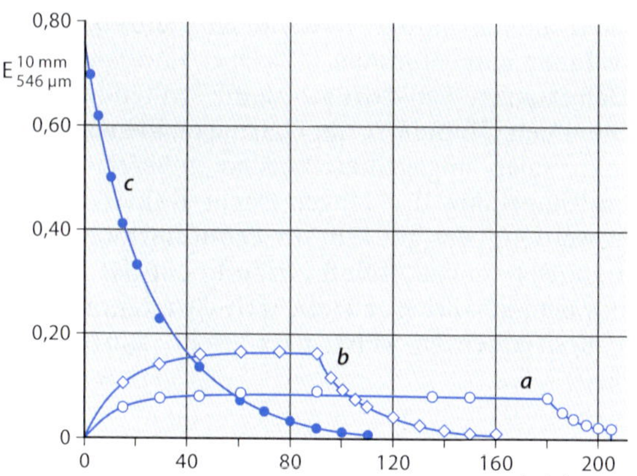

Abb. 1.6. Gesetz der korrespondierenden Flächen nach Dost. Konzentrationsverläufe von p-Aminohippursäure beim selben Probanden nach i.v.-Gabe von 22,6 mg/kg KG. *a* Dauerinfusion über 180 min, *b* Dauerinfusion über 90 min, *c* rasche Bolusinjektion. Sämtliche Kurven sind flächengleich. (Nach Gladtke u. v. Hattingberg 1977)

1.2.2.4 Resorption im Verlauf des Verdauungskanals

Neben den physikochemischen Eigenschaften des Pharmakons bestimmen auch die physiologischen Gegebenheiten des biologischen Systems Umfang und Geschwindigkeit der Resorption. Die wichtigsten die Resorption beeinflussenden Besonderheiten des Verdauungstraktes sind

- die in seinem Verlauf wechselnde Größe der Oberfläche, die Motilität und die Art des Epithels einzelner Abschnitte,
- die dort herrschenden pH-Verhältnisse sowie
- die den physiologischen Aufgaben entsprechende gute Durchblutung.

Resorption über die Mundschleimhaut

Obwohl die Resorptionsoberfläche nicht sehr groß ist, werden wegen der guten Durchblutung der Schleimhaut niedrigdosierte lipidlösliche Pharmaka in ausreichendem Maße rasch resorbiert. Da der venöse Abstrom nicht über die Pfortader erfolgt, kann die Resorption im Vergleich zu der enteralen Resorption u.U. sogar zu höheren Plasmakonzentrationen führen. Ein weiterer Vorteil ist darin zu sehen, daß resorptionsverzögernde oder -hemmende Einflüsse des Gastrointestinaltraktes entfallen. Der Nachteil der kleinen Oberfläche kann durch die Applikation von Lösungen kompensiert werden, die sich rasch über die gesamte Schleimhaut ausbreiten. Dies nutzt man z.B. bei der Behandlung des akuten Angina-pectoris-Anfalles aus: Die Patienten zerbeißen eine Kapsel mit z.B. Glyceroltrinitrat.

Im Gegensatz dazu ist die Resorption aus Tabletten (Sublingual- oder Bukkaltablette) verzögert, da die Inhaltsstoffe erst gelöst werden müssen und nur in einem begrenzten Gebiet (unter der Zunge oder in der Wangentasche) zur Resorption gelangen.

Resorption aus dem Magen

Wegen seiner kleinen Oberfläche spielt der Magen für Resorptionsvorgänge nur eine untergeordnete Rolle, obwohl einige Pharmaka, wenn sie bei den dort herrschenden pH-Verhältnissen weitgehend ungeladen – also lipophil – sind, gut resorbiert werden. Schwache Säuren, die im Magen in nichtdissoziierter Form vorliegen, können gut in die Mukosazellen permeieren. Bei einem intrazellulären pH-

Wert von ca. 6,8–7,0 wird dann die dissoziierte Form in der Mukosazelle überwiegen. Da sich der pH-Wert des Blutes nicht wesentlich vom intrazellulären unterscheidet, kommt es zu einer Anreicherung der dissoziierten Form in der Mukosazelle („ion trapping"). Auf diesem Mechanismus kann möglicherweise ein Teil der magenschleimhautschädigenden Wirkung der Acetylsalicylsäure beruhen, die aufgrund ihres pK_a-Wertes von 3,5 in der Mukosazelle akkumulieren kann. Schwache Basen wie Coffein und neutrale lipophile Verbindungen wie Ethanol werden gut aus dem Magen resorbiert. Starke Säuren und Basen liegen dagegen bei den lokalen pH-Verhältnissen weitgehend in geladener Form vor und werden, ebenso wie rein polare Verbindungen, nicht über die Magenschleimhaut ins Blut aufgenommen.

Aufgrund der pH-Differenz zwischen Magen und Blut bzw. Mukosazelle kann sich auch eine Transportrichtung vom Blut in den Magen ergeben. Parenteral applizierte basische Pharmaka können wegen des pH-Gefälles zwischen Mukosazelle und Magenlumen in den Magen sequestriert werden und dort hohe Konzentrationen erreichen (z. B. Morphin). Deshalb ist z. B. bei einer Morphinintoxikation, auch wenn sie parenteral erfolgte, noch Stunden nach der Applikation eine Magenentleerung bzw. die Gabe von Kohle sinnvoll (*enterogastraler Kreislauf*).

Pharmaka können durch die Magensäure inaktiviert werden. Das bekannteste Beispiel ist Penicillin G, dessen β-Lactamring nach oraler Gabe durch die Salzsäure des Magens gespalten wird. Allgemein können säureempfindliche Substanzen durch geeignete Umhüllung geschützt werden und dadurch erst im Dünndarm zur Resorption gelangen.

Ein leerer Magen ist der Aufnahme von Pharmaka förderlich; eine fettreiche Mahlzeit verzögert dagegen die Resorption lipophiler Substanzen.

Für die Resorption aus dem Magen ist auch die Durchblutung von Bedeutung. Einige Pharmaka und Genußmittel, z. B. Ethanol, fördern durch Hyperämisierung die Resorption anderer, gleichzeitig applizierter Arzneimittel.

Wichtig ist die Funktion des Magens als Passageorgan. Der Wirkungseintritt einer Substanz (Resorption im Dünndarm) hängt von der Verweildauer im Magen ab, die im wesentlichen vom Füllungszustand und der Partikelgröße bestimmt wird. Ein schneller Wirkungseintritt ist daher nach Gabe gelöster Substanzen in einen leeren Magen zu erwarten; er verzögert sich bei gefülltem Magen und großen Arzneiformpartikeln. Die Entleerungszeit des Magens wird auch durch Pharmaka modifiziert: Atropin verlangsamt die Passage, während sie durch Metoclopramid beschleunigt wird.

Resorption aus dem Dünndarm

Der Hauptresorptionsort für Nahrungbestandteile und oral applizierte Pharmaka ist der Dünndarm. Seine große Oberfläche von über 100 m^2 (Kerkring-Falten, Zotten und Mikrovilli) und die Länge (ca. 3000 mm) sowie das entsprechende Resorptionsepithel dieses Darmabschnitts erlauben einen intensiven und langen Kontakt (der Chymus wird in etwa 6–10 h durch den gesamten Dünndarm bewegt) der Substanzen mit der resorbierenden Fläche. Die Verweildauer der Substanzen im Dünndarm hat daher großen Einfluß auf das Ausmaß der Resorption, die bei Beschleunigung der Darmpassage reduziert wird. Die Beschaffenheit der Resorptionsfläche moduliert die Resorption zusätzlich, die z. B. durch eine entzündliche Hyperämie gefördert wird. Wenn die physikochemischen Voraussetzungen des Pharmakons für eine Resorption (Lipidlöslichkeit, Dissoziationsgrad, Wasserlöslichkeit, Partikelgröße usw., s. oben) gegeben sind, werden Substanzen hier quantitativ per diffusionem resorbiert. Über einen aktiven Transport werden vor allem Aminosäuren, Zucker und strukturverwandte Substanzen, aber auch Ionen aufgenommen.

Das exokrine Pankreas gibt seine spaltenden Enzyme in den Dünndarm ab. Pharmaka, die von diesen Enzymen angegriffen werden, müssen daher unter Umgehung des Magen-Darm-Traktes appliziert werden. Dies gilt z. B. für Peptidhormone wie Insulin. Der venöse Abfluß verläuft über das Pfortadersystem zur Leber. Für die sich daraus ergebenden Konsequenzen (First-pass-Effekt, Bioverfügbarkeit) s. S. 8.

Resorption aus dem Dickdarm und Rektum

Für die Resorption aus diesen Darmabschnitten gelten die bereits besprochenen Voraussetzungen und Bedingungen. Weil der überwiegende Teil der applizierten Substanzen bereits im Dünndarm resorbiert wird und wegen der kleinen Oberfläche dieses Darmabschnittes sowie wegen des fehlenden

Resorptionsepithels spielt die Resorption hier normalerweise nur eine untergeordnete Rolle. Dieser Teil des Darmes kann jedoch als Resorptionsorgan an Bedeutung gewinnen. Dies trifft bei Gabe sog. Retardpräparate zu, bei denen der Wirkstoff auch noch im Dickdarm freigesetzt und resorbiert werden kann. Bei beschleunigter Dünndarmpassage können im Dickdarm – wegen der relativ langen Verweildauer – noch größere Anteile resorbiert werden. Der venöse Abfluß erfolgt über das Pfortadersystem zur Leber.

Die rektale Applikation besitzt den Vorteil, daß ein Teil des venösen Abflusses nicht über das Pfortadersystem, sondern direkt in die V. cava caudalis erfolgt (fehlender First-pass-Effekt). In Form von Zäpfchen werden häufig Substanzen zugeführt, die nach oraler Applikation zu Erbrechen und Schleimhautreizungen im Magen-Darm-Trakt führen würden. Nachteilig ist jedoch, daß die Resorptionsquote großen Schwankungen unterliegt, schwer vorhersagbar und von der Wahl des Arzneimittelträgers abhängig ist (Zäpfchengrundlage).

1.2.2.5 Resorption über die Schleimhäute von Nase, Auge und Bronchopulmonalsystem

Die allgemeinen Kriterien für die Resorption gelten auch für die Schleimhäute der Nase und des Auges. Wegen der sehr kleinen Oberfläche sind sie keine geeigneten Applikationsorte für eine systemische Therapie mit großen Arzneistoffmengen. Dennoch können bei topischer Applikation ausreichende Mengen resorbiert werden. Ein Beispiel für die lokale Applikation auf die Nasenschleimhaut ist das Schnupfen von Lypressin oder Desmopressin zur Therapie des Diabetes insipidus, die bei oraler Applikation durch die tryptischen Enzyme des Magen-Darm-Traktes zerstört würden.

Bei der lokalen Anwendung α_2-sympathomimetisch wirkender Imidazolinderivate (s. S. 102) zum Abschwellen der Nasenschleimhaut kann es u. U. zu resorptiven α-sympathomimetischen Effekten kommen.

Trotz der kleinen Resorptionsfläche des Auges sind bei lokaler Applikation unerwünschte systemische Wirkungen möglich: Atropin z. B. löst bei empfindlichen Individuen Tachykardien aus.

Bedeutungsvoller ist die Resorption über die Lungen. Nicht nur Gase, sondern auch Flüssigkeiten und feste Stoffe werden resorbiert. Aufgrund der großen Oberfläche der Alveolen (ca. 100 m^2), ihrer ausgedehnten Kapillarisierung und der geringen Diffusionsstrecke ist die Lunge vorzüglich zur Resorption geeignet.

Vor allem Inhalationsnarkotika werden über die Lungen zugeführt. Die Geschwindigkeit ihrer Diffusion hängt von den physikalisch-chemischen Eigenschaften der Gase oder Dämpfe (z. B. Blut/Gas-Verteilungskoeffizient) und dem Zustand des austauschenden Systems (Durchblutung, Atemfrequenz, Resorptionsoberfläche, Membrandicke) ab.

Vorwiegend lokale Wirkungen auf die Schleimhaut und die glatte Muskulatur des Bronchialsystems werden bei der Anwendung von Aerosolen erwartet. Je feiner die Tröpfchen eines Aerosols sind, um so tiefer gelangen sie in das Bronchopulmonalsystem. Ein Beispiel für die lokale Anwendung ist die Therapie des Asthma bronchiale mit β-Sympathomimetika. Sie wird üblicherweise der systemischen Gabe vorgezogen, weil der Wirkungseintritt schneller ist und die systemischen Wirkungen am Herz (z. B. Tachykardien) weitgehend vermieden werden können. Erwünschte systemische Wirkungen lassen sich durchaus erzielen, wie die intratracheale Anwendung von Adrenalin beim Herzstillstand zeigt.

1.2.2.6 Resorption über die Haut

Zwei Wege der Penetration (Abb. 1.7) durch die Haut sind möglich:
1. *transepidermal* (a) (transzellulär oder interzellulär) und
2. *transfollikulär* (b) durch die Hautanhangsgebilde und deren Ausführungsgänge.

Für die transepidermale Resorption gelten die schon besprochenen Gesetzmäßigkeiten der Diffusion: Lipophile und kleinmolekulare Pharmaka penetrieren im allgemeinen leichter als hydrophile, doch gilt einschränkend, daß ein Mindestmaß an Wasserlöslichkeit vorhanden sein muß: Fette und Öle werden praktisch nicht über die Haut resorbiert.

Bei der kutanen Applikation ist die Wahl geeigneter Hilfsstoffe von entscheidender Bedeutung.

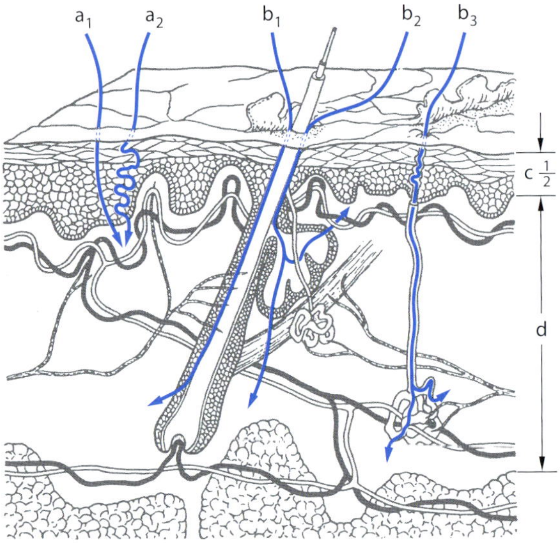

Abb. 1.7. Schematische Darstellung der Haut mit Epidermis (*c*), Stratum corneum (*1*), Stratum germinativum (*2*) und Korium (*d*). Zusätzlich sind die Wege der Stoffaufnahme durch die Haut eingezeichnet: transepidermal (*a*) (a_1 transzellulär, a_2 interzellulär) und transfollikulär (*b*) (b_1 über den Haarfollikel, b_2 über die Talgdrüse und b_3 über die Schweißdrüse). (Nach Katz u. Poulsen, 1971)

Verschiedene Maßnahmen können die Resorption über die Haut verbessern. Hyperämisierung bzw. die Verwendung von Lösungsvermittlern oder Schleppersubstanzen, wie z. B. Dimethylsulfoxid (DMSO), beschleunigen die transepidermale Aufnahme von Substanzen ebenso wie ein geeignetes Vehikel, mit dem die Substanz an die Haut gebracht wird. Lipophile Pharmaka treten besser in das Stratum corneum über, wenn sie in einer wäßrigen Phase appliziert werden, während hydrophile Pharmaka leichter aus einer lipophilen Phase aufgenommen werden (Salbengrundlage!).

Üblicherweise sind systemische Nebenwirkungen nach kutaner Applikation bei intakter Hornhaut selten. Wenn jedoch das schützende Stratum corneum fehlt (Wunden oder Verbrennungen), kann es bei der Behandlung großer geschädigter Hautbezirke auch zu resorptiven Intoxikationen kommen (z. B. durch Neomycin). Keratolytisch wirkende Substanzen (z. B. Schädigung der Hornhaut durch Salicylsäure) verbessern die transkutane Aufnahme.

Aber auch bei intakter Haut sind systemische Wirkungen möglich, wenn größere Flächen behandelt werden. Auf diese Weise können z. B. Glucocorticoide systemische Wirkungen entfalten. Hexachlorophen als Desinfektionsmittel wird durch die intakte Haut resorbiert; resorptive Vergiftungen bei äußerlicher Anwendung (besonders bei Neugeborenen wegen des noch sehr dünnen Stratum corneum!) betreffen vor allem das ZNS mit Lethargie, Verwirrtheit, Krämpfen und Koma; Hexachlorophen ist deshalb hier kontraindiziert.

Problematisch ist die kutane Anwendung von Substanzen bei Erkrankungen tiefergelegener Strukturen (Muskulatur, Gelenke). Die langsame und geringe Resorption über die Haut, der Abtransport mit dem Blut aus dem Korium und die Verteilung im gesamten Organismus sprechen gegen wirksame Konzentrationen an den erkrankten Stellen.

In letzter Zeit wird versucht, systemische Effekte über die kutane Applikation bestimmter Pharmaka durch sog. *transdermale therapeutische Systeme* zu erzielen. Dabei handelt es sich um ein Pflaster, aus dem, auf die Haut gebracht, ein Wirkstoff kontinuierlich freisetzt wird. Hierfür eignen sich besonders solche Substanzen, die nach oraler Applikation einen hohen First-pass-Effekt aufweisen und bereits in geringer Konzentration wirksam sind. Zur Anwendung kommen z. Z. Membranpflaster mit *Estradiol* (zur Substitution), *Glyceroltrinitrat* (Dauertherapie der koronaren Herzerkrankung), *Scopolamin* (Reise- und Seekrankheit) und *Nicotin* (zur Unterstützung der Raucherentwöhnung). Weitere Systeme enthalten Fentanyl (Analgesie) und Clonidin (Hochdruck).

1.2.3 Verteilung

Nach der Resorption verteilt sich eine Substanz aufgrund von Konzentrationsunterschieden entsprechend ihren physikalisch-chemischen Eigenschaften und den Besonderheiten des Biosystems (Endothelbeschaffenheit, Durchblutung etc. (Abb. 1.8). Die Substanzmoleküle werden mit dem Blut in die kleinen Kapillaren gebracht und diffundieren von dort durch die Gefäßwand in den interstitiellen Raum und gelangen schließlich an die Oberfläche der Zellmembran bzw. dringen in die Zellen ein. Diese Vorgänge mit der Einstellung eines Gleichgewichtes werden als *Verteilung* bezeichnet.

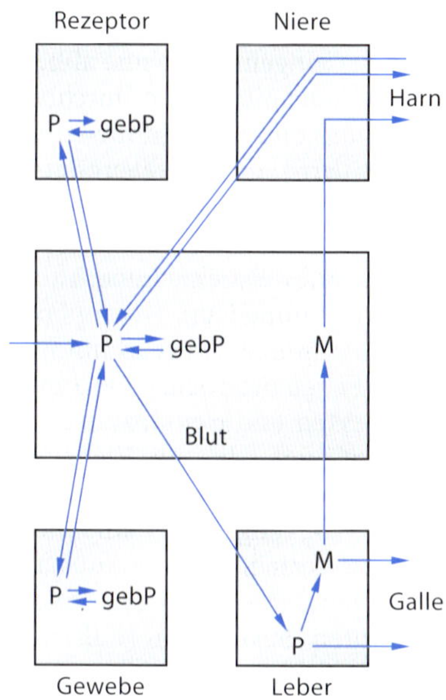

Abb. 1.8. Schema der Verteilung von Pharmaka im Organismus (*P* freies Pharmakon, *gebP* gebundenes Pharmakon, *M* Metabolit)

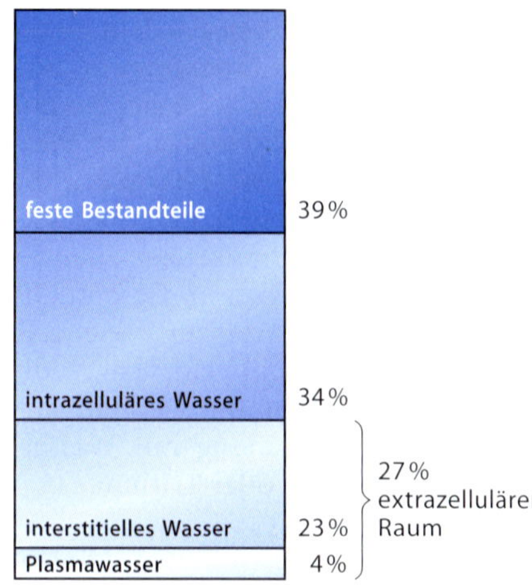

Abb. 1.9. Relative Größe der Körperflüssigkeitsräume

Die allgemeinen Gesetzmäßigkeiten der Verteilung sind mit den bei der Resorption besprochenen identisch. Es gibt aber einige Besonderheiten, die dazu führen, daß sich eine Substanz nur in wenigen Fällen gleichmäßig im Organismus verteilt. Sehr viel häufiger ist die ungleichmäßige Verteilung mit Bevorzugung bestimmter Verteilungsräume oder Kompartimente, die selten mit klar definierten anatomischen Räumen übereinstimmen.

Pharmaka können sich in 3 unterschiedlich großen Flüssigkeitsräumen verteilen (Abb. 1.9):

1. *Plasmawasser (Intravasalraum).* In diesem Kompartiment, das beim Menschen etwa 4 % des Körpergewichts beträgt, verteilen sich Substanzen, die wegen ihrer Molekülgröße nicht aus dem Gefäßsystem austreten können. Niedermolekulare lipophile und polare Pharmaka sind jedoch frei permeabel, sofern sie nicht an Plasmaeiweiße gebunden sind. Pharmaka, die sich ausschließlich intravasal verteilen, sind z. B. hochmolekulare Polysaccharide wie Dextran, das deshalb als Blutersatz Verwendung findet.
2. *Extrazellulärraum.* Dieses Kompartiment, das etwa 27 % des Körpergewichts beträgt, setzt sich aus 4 Verteilungsräumen zusammen: *Plasmawasser* (4 %), *leicht diffusible interstitielle Flüssigkeit* (11 %), *schwer diffusible interstitielle Flüssigkeit* des dichten Bindegewebes in Haut, Muskel, Knochen, Knorpel (10 %) und *transzelluläre Flüssigkeit* (2 %) mit Liquor cerebrospinalis, Kammerwasser der Augen, Endo- und Perilymphe sowie den Flüssigkeiten in den exokrinen Drüsen, im Magen-Darm-Trakt, in den ableitenden Harn- und Gallenwegen, im Bauchraum und anderen Hohlräumen.

   Plasmawasser und leicht diffusible interstitielle Flüssigkeit setzen sich rasch ins Gleichgewicht. In ihnen verteilen sich Substanzen, die zwar das Kapillarbett verlassen können, aber wegen ihrer Hydrophilie die Lipidmembranen der Zellen nicht durchdringen können. Beispiele sind Inulin oder Mannit, mit denen deshalb die Größe des Extrazellulärraumes bestimmt werden kann.

   Der transzelluläre Raum nimmt eine Sonderstellung ein. Häufig ist nur ein begrenzter Stoffaustausch möglich, weil wirkungsvolle Barrieren die Penetration erschweren oder unmöglich machen, z. B. die Blut-Liquor-Schranke (s. unten).
3. *Gesamtkörperwasser.* Dieser Verteilungsraum (etwa 60 % des Körpergewichts), der erhebliche Alters- und Geschlechtsunterschiede aufweist, umfaßt extrazelluläre und intrazelluläre Flüssigkeit. Beim Säugling beträgt seine Größe etwa 75 % des Körpergewichts und fällt im Alter auf 46 % bei der Frau und 53 % beim Mann ab. Diese

Geschlechtsunterschiede beruhen auf dem unterschiedlichen Fettanteil am Körpergewicht und dem geringen Wassergehalt der Fettzelle, der nur etwa 20–30 % beträgt (durchschnittlicher Wassergehalt von Zellen etwa 70 %). Pharmaka, die Lipidmembranen durchdringen können, wasserlöslich sind und keine Affinität zu anderen Strukturen zeigen, verteilen sich im Gesamtkörperwasser. Mit solchen Substanzen, wie z. B. Ethanol, Harnstoff und Antipyrin, kann die Größe dieses Raumes bestimmt werden. Genauer ist jedoch die Bestimmung mit Wasserstoffisotopen wie Deuterium oder Tritium.

Zusätzlich zu diesen Flüssigkeitsräumen können sich Pharmaka wegen besonderer Affinitäten auch in bestimmten Strukturen und/oder Organen verteilen bzw. anreichern. Einen Anhaltspunkt für ein solches Verhalten gibt das Verteilungsvolumen. Es ist eine fiktive Größe und bezeichnet ein virtuelles Volumen, in dem sich eine Substanz zu verteilen scheint (s. S. 35). Es ist bei einem Individuum und einer gegebenen Substanz relativ konstant, zeigt aber große interindividuelle Unterschiede.

1.2.3.1 Verteilungsbestimmende Faktoren

Lipophilie, Hydrophilie, Säure-Basen-Eigenschaften, Molekülgröße und die Affinität zu bestimmten Strukturen bestimmen mit unterschiedlicher Wertigkeit die Verteilung von seiten des Pharmakons. Für das Verlassen des Gefäßraumes spielen Hydrophilie, Lipophilie und Dissoziationsgrad keine Rolle, da die Kapillaren über große Poren verfügen (8 nm), die für fast alle Substanzen durchgängig sind. Das Begrenzende ist die Molekülgröße. Bei der Aufnahme in die Zellen müssen dann Lipidmembranen mit kleinen Poren überwunden werden, so daß hier Lipophilie, Hydrophilie und Dissoziationsgrad an Bedeutung gewinnen.

Die Besonderheiten des biologischen Systems, die die Verteilung von Pharmaka beeinflussen, sind neben den Kapillaren und ihren Eigenschaften vor allem die Durchblutung der verschiedenen Organe sowie besondere Affinitäten zu bestimmten Organen oder intrazellulären Strukturen. Da die Verteilung der Pharmaka zunächst auf dem Blutweg erfolgt, ist ihre Aufnahme in die Zellen wesentlich von der Durchblutung der einzelnen Organe abhängig, so daß sich in Organen mit großer Durchblutung wie z. B. Gehirn, Niere und Leber schneller ein Gleichgewicht einstellen wird als in Zellverbänden mit geringerer Durchblutung wie Fettgewebe, Haut und Muskulatur.

Eine Reihe von Pharmaka weist eine hohe Affinität zu bestimmten Organsystemen auf. Hydrophobe Pharmaka reichern sich z. B. bevorzugt in lipidreichem Gewebe (Gehirn, Fettgewebe) an. Chloroquin akkumuliert in Erythrozyten und Hepatozyten und erreicht dort Konzentrationen, die ein Vielfaches über denen des Plasmas liegen. Iodid wird selektiv und aktiv in die Schilddrüse aufgenommen.

Auch die intrazelluläre Verteilung einer Substanz ist nicht gleichmäßig, sondern durch spezifische Affinitäten zu bestimmten Strukturen (z. B. Bindung an Nukleinsäuren, Tubulin, ribosomale Proteine) gekennzeichnet.

Bindung an Plasmaproteine

Von großer Bedeutung für die Verteilung von Pharmaka ist die Bindung an Plasmaeiweiße. Diese Bindung, an der vor allem Albumin mit mindestens 2 Bindungsstellen für saure Pharmaka beteiligt ist, ist in den meisten Fällen unspezifisch, d. h. Substanzen mit unterschiedlicher Struktur werden über gleiche Mechanismen gebunden. Basische Pharmaka können an ein α_1-(saures) Glykoprotein, das nur eine hochaffine Bindungsstelle aufweist, gebunden werden. Daneben existieren aber auch spezifische Transportproteine (meist aus der Globulinfraktion) für körpereigene Substanzen, z. B. für Hormone. Die Bindung kommt im wesentlichen über hydrophobe Bindungen und in geringerem Ausmaß über Wasserstoffbrücken und Ionenbindungen zustande und nimmt im allgemeinen mit steigender Lipophilie zu.

Pharmakon-Protein-Interaktionen sind reversibel und folgen dem Massenwirkungsgesetz mit schneller Gleichgewichtseinstellung.

Bei der Wechselwirkung zwischen Pharmakon und Plasmaprotein müssen Bindungsaffinität und Bindungskapazität unterschieden werden. Die Bindungskapazität gibt Aufschluß darüber, wieviel Pharmakon im Gleichgewicht von einer bestimmten Menge Protein gebunden werden kann. Da die Bindungskapazität limitiert ist, nimmt bei sehr hohen Pharmakonkonzentrationen als Folge hoher Dosierungen der freie ungebundene Anteil zu.

Die Bedeutung der Eiweißbindung liegt nun einmal darin, daß die Verteilung eines Pharmakons eingeschränkt wird, da der Komplex Pharmakon/Eiweiß wegen seiner Größe (Molekulargewicht von Albumin 69000) den Gefäßraum nicht verlassen kann. Dadurch werden die renale Elimination durch glomeruläre Filtration sowie die Aufnahme in die Zellen vermindert. Da es sich aber um reversible Bindungen handelt, wird nach dem Massenwirkungsgesetz das Pharmakon aus dieser Bindung gelöst, wenn seine freie Konzentration abnimmt. Eine hohe Eiweißbindung hat daher einen *Depoteffekt*. Es sei erwähnt, daß durch entzündliche Prozesse die Kapillarpermeabilität so verändert sein kann, daß Plasmaproteine mit gebundenem Pharmakon den Intravasalraum verlassen. Dies kann bei Arzneistoffen mit hoher Plasmaeiweißbindung zu einer Anreicherung im entzündeten Gewebe führen.

Daneben ist ein weiterer Aspekt der Eiweißbindung von Bedeutung. Da die Bindung an Albumin unspezifisch ist, können gleichzeitig gegebene Pharmaka um die Bindung konkurrieren und sich gegenseitig verdrängen: Das Pharmakon mit der höheren Affinität und Konzentration verdrängt das konkurrierende.

Ein gut untersuchtes Beispiel ist die Konkurrenz und Verdrängung von Antikoagulanzien vom Cumarintyp durch Phenylbutazon. Die Konzentrationszunahme des freien Cumarins kann dann zu einer erheblichen Wirkungsverstärkung mit zunehmender Blutungsneigung führen.

Auch körpereigene Stoffe können durch Pharmaka aus der Eiweißbindung freigesetzt werden. Bei Neugeborenen besteht z.B. eine verminderte Bindungsfähigkeit der Plasmaproteine für Bilirubin. Seine Verdrängung durch Sulfonamide kann daher wegen der noch bestehenden Durchlässigkeit der Blut-Hirn-Schranke die Entstehung eines Kernikterus begünstigen.

Allerdings dürfen diese Verdrängungsreaktionen nicht überbewertet werden. Ein Beispiel mag das verdeutlichen: Eine Substanz, die zu 70 % an Eiweiß gebunden ist, soll durch eine andere aus dieser Bindung verdrängt werden, so daß sie nur noch zu 62 % gebunden ist. Der freie Anteil steigt dann von 30 % auf 38 % an. Das entspricht einer Zunahme von 26 %. Da sich aber bei einer Plasmaeiweißbindung von 70 % nur etwa 19 % der gesamten Substanzmenge im Plasma befinden (Tabelle 1.2), wird diese geringe Erhöhung der freien Konzentration des verdrängten Pharmakons keine Konsequenzen (z.B. Wirkungsverstärkung) nach sich ziehen. Bei einer Substanz jedoch, die zu 98 % gebunden ist, führt eine ähnliche Verdrängung von 98 % auf 90 % zu einer erheblichen Erhöhung des freien Anteils. Er steigt von 2 % auf 10 %, also um das 5fache an. Im allgemeinen wird eine vermehrte Freisetzung bei mittlerer Eiweißbindung zu keiner relevanten Wirkungsänderung führen. Das wird erst dann klinisch bedeutsam, wenn Pharmaka zu über 95 % an Eiweiß gebunden sind, da sich bei diesen der überwiegende Teil der Substanz im Plasma befindet (Tabelle 1.2).

Tabelle 1.2. Zusammenhang zwischen Plasmaproteinbindung und der Gesamtmenge an Substanz im Plasmawasser. Für die Berechnung wurde angenommen, daß sich die Substanz gleichmäßig im Gesamtkörperwasser verteilt und daß Plasmawasser und Gesamtkörperwasser 4 % bzw. 61 % des Körpergewichts betragen

Plasmaeiweißbindung [%]	Anteil der Gesamtmenge im Plasmawasser [%]	Plasmaeiweißbindung [%]	Anteil der Gesamtmenge im Plasmawasser [%]
0	6,5	80	25,9
10	7,2	90	41,2
20	8,0	95	58,3
30	9,1	96	63,7
40	10,4	97	70,0
50	12,3	98	77,8
60	14,9	99	87,5
70	18,9	100	100,0

Nicht nur die Hauptwirkung, sondern auch die unerwünschten Wirkungen können so verstärkt werden und zu kritischen Situationen führen, vor allem dann, wenn die verdrängte Substanz nur eine geringe therapeutische Breite besitzt. Unter Umständen wird sich eine Wirkungsverstärkung auch nur kurzfristig bemerkbar machen, da die Erhöhung des freien Anteils auch die Eliminationsvorgänge erleichtert und sich dann schnell ein neues Gleichgewicht einstellt.

Die Bindung an andere Proteine (Hämoglobin, Muskeleiweiß) ist bislang nur wenig untersucht worden, obwohl sie für die Verteilung der Pharmaka wegen ihrer großen Gesamtmenge bedeutungsvoller ist.

1.2.3.2 Besondere Verteilungsräume

Die meisten Pharmaka verteilen sich aufgrund besonderer Affinitäten unterschiedlich im Organismus und reichern sich in bestimmten Geweben oder Strukturen an. Substanzen mit großem Lipid-Wasser-Verteilungskoeffizienten können im Fettgewebe akkumulieren und gespeichert werden. Das Fettgewebe wirkt als Depot. Dichlor-diphenyl-trichlorethan (DDT) wird dort z.B. gespeichert und nur langsam mit einer Halbwertszeit von ca. 1 Jahr eliminiert. Eine akute Freisetzung erfolgt, wenn Fettgewebe, z.B. im Hunger, eingeschmolzen wird. Eine ungleichmäßige Verteilung mit Anreicherung im Knochen zeigen Schwermetalle wie Blei oder die Tetracycline (tiefes Kompartiment, s. S. 38).

Auch subzelluläre Partikel oder Strukturen können Verteilungsräume sein, in die sich Pharmaka verteilen. Das Antibiotikum Actinomycin hat ebenso wie das Malariamittel Chloroquin eine hohe Affinität zur DNA und wird deshalb im Zellkern angereichert.

Blut-Hirn-Schranke und Blut-Liquor-Schranke

Hinsichtlich der Verteilung nehmen das Gehirn und der umgebende Liquorraum eine Sonderstellung ein, da zwischen Blut und Gehirn bzw. Blut und Liquor nur begrenzt Stofftransporte möglich sind. Diese geringen Transportraten haben zu den Begriffen Blut-Hirn- bzw. Blut-Liquor-Schranke geführt. Sie drücken aus, daß Hindernisse den freien Stoffaustausch begrenzen.

Der Aufbau der Hirnkapillaren erklärt die wirkungsvolle Barriere der Blut-Hirn-Schranke. Während in anderen Organen das Gefäßendothel größere Poren bzw. Fenestrae bildet, sind die Gehirnkapillaren von einer kontinuierlichen Endothelschicht begrenzt. Zusätzlich sind die Membranen der Zellen durch sog. Zonulae occludentes („tight junction") fest miteinander verbunden, so daß die interzellulären Spalten verschlossen sind. Dem Endothel schließt sich eine Basalmembran an, der als weitere permeationshemmende Lipidschicht die Endfüßchen der Astroglia aufliegen (Abb. 1.10a). Der Stofftransport zwischen Blut und interstitieller Flüssigkeit des Gehirns kann wegen der „tight junction" nur durch die Endothelzellen hindurch erfolgen.

Nicht alle Hirnregionen sind durch die Blut-Hirn-Schranke geschützt. Area postrema und bestimmte Hypothalamusbereiche sind davon ausgenommen, da die Endothelien dort fenestriert sind. Die Reizung der Chemorezeptoren der Area postrema kann daher (über Dopaminrezeptoren) Erbrechen auslösen, ohne daß die Substanzen ins ZNS eindringen müssen (Schutzfunktion?).

Die Bildung des Liquors erfolgt im Plexus chorioideus (Abb. 1.10b). Der Übertritt von Substanzen aus dem Blut in den Liquor wird durch ein einschichtiges, kubisches Epithel, das den Kapillarendothelien aufsitzt und über die „tight junction" miteinander verbunden ist, limitiert (Blut-Liquor-Schranke). Das Endothel der Kapillaren selbst ist fenestriert oder besitzt Poren. Damit eine Substanz in den Liquor gelangen kann, muß sie durch das kubische Epithel hindurch, da wegen der „tight junction" kein Weg zwischen den Zellen möglich ist (Abb. 1.10b).

Der Liquorraum ist vom Gehirn durch das Ependym getrennt (Abb. 1.10c), dessen Zellen keine „tight junction" aufweisen, so daß ein Stoffaustausch (auch größerer hydrophiler Moleküle) zwischen Liquorraum und Interstitium des ZNS durch die Interzellulärspalten möglich ist. Dieser anatomische Aufbau erklärt, warum Pharmaka bei intrathekaler Gabe (in den Liquorraum) eine zentrale Wirkung besitzen können, die sie bei anderer Applikationsweise nicht haben.

Lipidlösliche Pharmaka können die Blut-Hirn- bzw. Blut-Liquor-Schranke durch einfache Diffusion überwinden. Für Säuren und Basen spielt zusätzlich der Dissoziationsgrad im Blut eine Rolle. So liegt z.B. der pH-Wert des Liquors bei etwa 7,35. Er ist somit etwas niedriger als der Blut-pH-Wert, so daß unter physiologischen Bedingungen schwache Basen leichter in den Liquor übertreten können als Säuren. Andererseits wird der pH-Wert des ZNS auch bei Veränderungen der allgemeinen Stoffwechsellage weitgehend konstant gehalten. Deshalb kann eine Veränderung des Blut-pH-Werts die Diffusion dissoziierbarer Substanzen modifizieren, vor allem dann, wenn der pK_a-Wert der Substanzen in der Nähe des physiologischen pH-Wertes liegt. Eine Azidose begünstigt daher die Diffusion von Säuren, während eine Alkalose Basen leichter penetrieren läßt.

Für hydrophile Pharmaka mit größerem Molekulargewicht ist die Aufnahme ins ZNS und in den

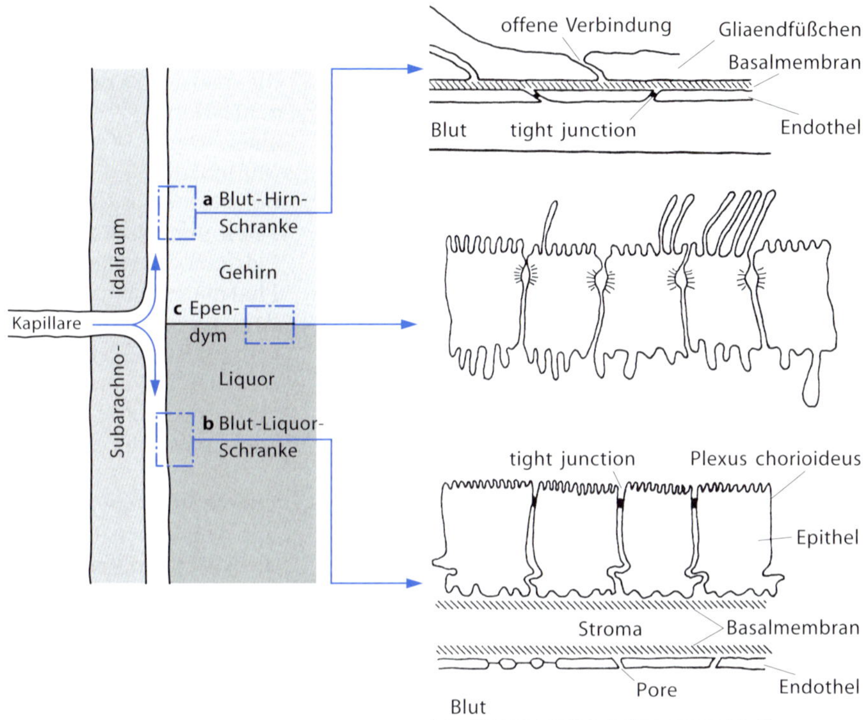

Abb. 1.10. Schematische Darstellung von Blut-Hirn- bzw. Blut-Liquor-Schranke

Liquor erschwert. Kleinere hydrophile Moleküle wie Glucose, Aminosäuren und auch Lactat werden wahrscheinlich durch aktiven Transport aufgenommen. Dies wird z.B. bei der Therapie des M. Parkinson ausgenutzt: Dopamin, der eigentliche Transmitter in den Basalganglien, wird nicht ins ZNS aufgenommen, wohl aber seine Vorstufe L-Dopa als Aminosäure.

Die Funktion beider Schranken als Penetrationshindernis ist Schwankungen unterworfen. So besteht z.B. eine Altersabhängigkeit. Bei Neugeborenen ist die Blut-Hirn-Schranke noch nicht voll ausgebildet. Entzündliche Prozesse der Hirnhäute (Meningitis) erhöhen die Durchlässigkeit der Blut-Liquor-Schranke. Chemotherapeutika können deswegen besser penetrieren und liegen dann in höherer Konzentration im Liquorraum vor.

Blut-Leber-Passage

Die Leber als Metabolisierungs- und Ausscheidungsorgan ist aufgrund der anatomischen Verhältnisse bestens für die Aufnahme hydro- und lipophiler Stoffe geeignet. Die Wand der Leberkapillaren (Sinusoide) besteht aus gefensterten Endothelzellen mit interzellulären Lücken und Poren und ist durch den Disse-Raum von den Leberzellen getrennt. Mikrovilli vergrößern die Oberfläche der Leberzellen (Abb. 1.11). Dadurch ist ein inniger Kontakt der gelösten Blutbestandteile mit der Leberzelloberfläche gewährleistet. Das Permeationshindernis ist die Zellmembran, für die die allgemeinen Gesetze der Diffusion gelten. Neben der passiven Diffusion findet man auch einen aktiven Transport und die Aufnahme durch Pino- und Phagozytose.

Plazentaschranke

Die Plazenta ist das Organ, das den Stoffaustausch zwischen mütterlichem und fetalem Blut übernimmt. Die mütterlichen Arterien münden in den intervillösen Raum, in den die fetalen Chorionzotten ragen. Das Hindernis der Plazentaschranke besteht aus dem Trophoblastenüberzug der Zotten, dem lockeren Zottenstroma und dem Endothel der Zottenkapillare (Abb. 1.12). Hinsichtlich der Permeabilität verhält sich die Plazentaschranke wie andere Membranen, d.h. der Transport wird im

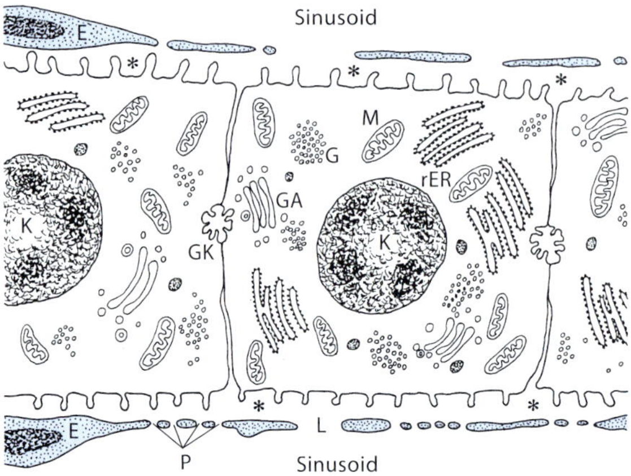

Abb. 1.11. Schema einer Leberzelle. Das Endothel der Sinusoide (*E*) weist Lücken (*L*) und Poren (*P*) auf und ist durch den Disse-Raum (*) von der Leberzelle getrennt. *GK* Gallenkapillare, *G* Glykogen, *GA* Golgi-Apparat, *rER* rauhes endoplasmatisches Retikulum, *K* Kern, *M* Mitochondrium

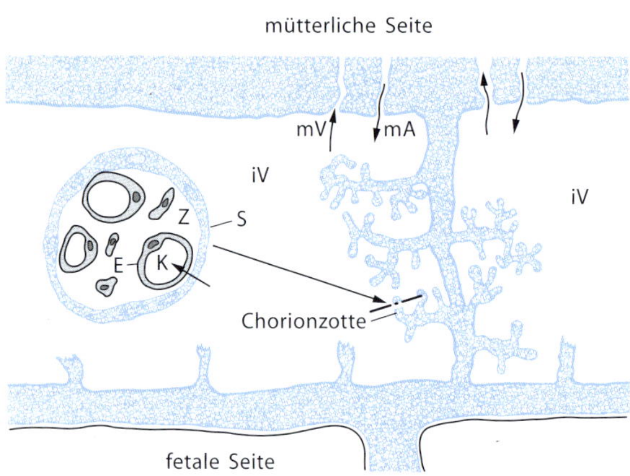

Abb. 1.12. Schema der menschlichen Plazenta mit Querschnitt durch eine Chorionzotte. Die mütterlichen Gefäße (*mA* mütterliche Arterie, *mV* mütterliche Vene) ergießen sich in den intervillösen Raum (*iV*), in den die Chorionzotten ragen. Der Stofftransport (→) erfolgt durch den Synzytiotrophoblasten (*S*), die Basalmembran, das lockere Zottenstroma (*Z*) und das Endothel der Zottengefäße (*E*). (*K*) Lumen einer Zottenkapillare

wesentlichen durch die Gesetze der Diffusion bestimmt.

Die frühere Annahme, daß die „Plazentaschranke" als Barriere den Embryo vor toxischen Substanzen schützt, muß revidiert werden, seit mit verfeinerten analytischen Methoden nachgewiesen werden kann, daß fast alle Verbindungen oder ihre Metaboliten den kindlichen Kreislauf erreichen. Für die meisten Arzneimittel liegen die fetalen Konzentrationen zwischen 20 und 80 % der mütterlichen. Dieser Konzentrationsunterschied zwischen Mutter und Fetus beruht wahrscheinlich auf Metabolisierungsprozessen in der Plazenta oder auch im Feten und nicht auf dem Permeationshindernis der Plazenta. Verallgemeinernd kann man sagen: Alle Pharmaka, die nach oraler Gabe gut resorbiert werden, werden auch die Plazenta leicht passieren, während die Pharmaka, die injiziert werden müssen, die Plazenta schlecht überwinden. Über Gefährdungen in der embryonalen und fetalen Entwicklungszeit s. S. 61.

Übergang in die Milch

Für den Übertritt von Substanzen aus dem Blut in die Milch muß eine Reihe von Barrieren überwunden werden; auch er wird durch Lipidlöslichkeit, pK_a-Wert, Molekülgröße und Plasmaeiweißbindung bestimmt. Da der pH-Wert der Milch niedriger als der des Blutes ist (6,7–7,1), können schwache basische Pharmaka leichter in die Milch übergehen als schwache Säuren. Auch kommt es zu einer gewissen Anreicherung lipophiler Pharmaka im Fett der Milch. Neutrale Substanzen mit niedrigem Molekulargewicht, wie z. B. Ethanol, finden sich in Blut und Milch in etwa gleichen Konzentrationen. Aussagen zum Übertritt von Substanzen in die Milch lassen sich mit der sog. Milch-Plasma-Relation treffen, die für jedes Pharmakon eine typische Größe ist. Bei identischen Konzentrationen in Milch und Plasma ist der Quotient 1; bei den meisten Pharmaka liegt er unter 1.

1.2.4 Elimination

Unter dem Begriff „Elimination" werden alle Prozesse zusammengefaßt, die zu einer Konzentrationsabnahme eines Pharmakons im Organismus führen. Die daran beteiligten Vorgänge – Biotransformation und Ausscheidung durch Niere, Galle etc. – führen daher letztlich zum Wirkungsverlust des Pharmakons. Wenn der Begriff der Elimination eng als Konzentrationsabnahme in einem bestimmten

Kompartiment, z.B. am Rezeptor, gesehen wird, dann kann unter Elimination auch die *Umverteilung* verstanden werden.

1.2.4.1 Biotransformation

Biotransformation bedeutet metabolische Umwandlung körpereigener und körperfremder Substanzen durch enzymatische Reaktionen. Meist ist diese Veränderung mit Inaktivierung gleichzusetzen, da sie häufig zu einem Verlust der Lipophilie führt und die entstehenden polaren Verbindungen dann leichter über Niere oder Galle ausgeschieden werden können.

Die Leber ist wegen der anatomischen Gegebenheiten (gut durchblutet, lockeres Endothel, porenreiche Membran, Größe) das Organ, das an diesen Metabolisierungsreaktionen quantitativ am meisten beteiligt ist. Neben zytoplasmatischen und mitochondrialen Enzymen sind es vor allem die Enzyme des glatten endoplasmatischen Retikulums.

Andere Organe wie Blut, Niere, Lunge und Darm sind zwar auch an diesen Prozessen beteiligt, doch stehen sie quantitativ hinter der Leber zurück. Im Blut finden sich Enzyme, vor allem Esterasen und auch Amidasen, die an der Metabolisierung teilhaben. Viele der Enzyme sind physiologischerweise am Stoffwechsel körpereigener Verbindungen (sei es Synthese oder Abbau) beteiligt.

Die metabolisierenden Enzyme sind mit wenigen Ausnahmen (z.B. Acetylcholinesterase) unspezifisch, d.h. die meisten Pharmaka werden über die gleichen Reaktionen metabolisiert, so daß der Organismus mit wenigen Enzymen auskommt.

Diese Reaktionen sind nicht primär darauf gerichtet, Substanzen zu inaktivieren. Da sie aber stets nach dem gleichen Schema ablaufen, kann in einigen Fällen durch diese unspezifischen Reaktionen eine zunächst unwirksame Substanz durch Umbau auch in eine wirksame übergeführt werden (*Bioaktivierung*). Wenn der entstehende Metabolit toxischer als die Ausgangssubstanz ist, spricht man von *Giftung*. Diesen Aktivierungsreaktionen kann dann eine Entgiftungsreaktion folgen.

Pharmaka können im Organismus durch 2 unterschiedliche Gruppen von Reaktionstypen metabolisiert werden: Nichtsynthetischen Reaktionen (Phase I, Transformation) stehen synthetische Reaktionen (Phase II, Konjugation) gegenüber. Zu den *Phase-I-Reaktionen* gehören Oxidation, Reduktion und Hydrolyse, während *Phase-II-Reaktionen* zur Kopplung mit körpereigenen Reaktionspartnern, wie z.B. Glucuronsäure oder Schwefelsäure, führen.

In sehr vielen Fällen folgt eine Phase-II-Reaktion der Phase-I-Reaktion, doch müssen beide Reaktionen nicht unbedingt miteinander verbunden sein und aufeinander folgen. Pharmaka, die primär Gruppen tragen, wie sie in einer Phase-I-Reaktion entstehen (z.B. alkoholische oder phenolische Hydroxylgruppen), können sofort in eine Phase-II-Reaktion einmünden.

In der Regel führen Phase-II-Reaktionen zu einer Inaktivierung, während Phase-I-Reaktionen neben der Inaktivierung auch zu einer Aktivierung führen können. Beispiele für Kombinationen von Phase-I- und Phase-II-Reaktionen sind:

- *Phenobarbital* (aktiv) Phase I → *Hydroxyphenobarbital* (inaktiv),
- *Chloramphenicol* (aktiv) Phase II → *Chloramphenicolglucuronid* (inaktiv),
- *Phenacetin* (aktiv) Phase I → *Paracetamol* (aktiv) Phase II → *Paracetamolglucuronid* (inaktiv),
- *Diazepam* (aktiv) Phase I → *N-Desmethyldiazepam* (aktiv) Phase I → *Oxazepam* (aktiv) Phase II → *Oxazepamglucuronid* (inaktiv).

Phase-I-Reaktionen

Zu den Phase-I-Reaktionen gehören Oxidation, Reduktion und Hydrolyse, wobei die oxidativen Prozesse im wesentlichen über mikrosomale Systeme ablaufen. Daneben gibt es aber auch nichtmikrosomale Oxidationsreaktionen, die in Zytosol und Mitochondrien stattfinden können.

Oxidation durch das mikrosomale System. Über dieses System werden die meisten Arzneimittel und viele andere aus der Umwelt aufgenommene Substanzen metabolisiert und meist inaktiviert. In vielen Fällen kommt es auch zur Aktivierung, u.U. zu hochtoxischen Verbindungen (Epoxide), denn die Einführung eines elektronegativen Atoms wie Sauerstoff erhöht die Elektrophilie und damit die Möglichkeit der Reaktion mit Makromolekülen. Dies gilt z.B. für chemische Karzinogene, die nicht direkt, sondern erst nach metabolischer Aktivierung zum ultimalen Karzinogen mit der DNA oder RNA reagieren können.

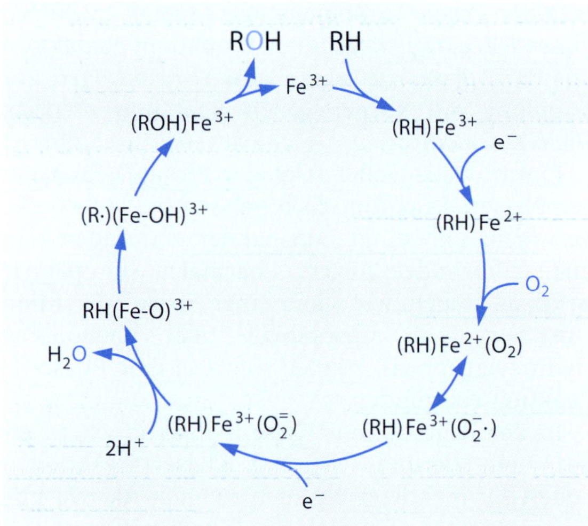

Abb. 1.13. Schematische Darstellung der mikrosomalen Oxidation von Pharmaka durch das Cytochrom-P 450-System. (*RH* zu oxidierendes Substrat, *ROH* oxidiertes Substrat). (Nach Coon et al. 1992)

Die beteiligten Enzyme sind im Röhrensystem des glatten endoplasmatischen Retikulums lokalisiert. Da an diesen Reaktionen molekularer Sauerstoff und Reduktionsäquivalente (NADPH + H^+) beteiligt sind, spricht man von mischfunktionellen Oxygenasen. Dabei wird ein Sauerstoffatom auf das Substrat übertragen (Monooxygenasen), das andere zu Wasser reduziert. Die Bruttogleichung für diese Reaktionen lautet:

$$P\text{-}H + O_2 + NADPH + H^+ \rightarrow P\text{-}OH + H_2O + NADP^+$$
(P-H: Substrat, P-OH: oxidiertes Substrat).

Wichtigster Bestandteil dieses Systems ist das Cytochrom P450, dessen Hämeisen im Verlauf eines zyklischen Prozesses mehrfach seine Wertigkeit ändert (Abb. 1.13).

In den letzten Jahren hat sich herausgestellt, daß es nicht *das* Cytochrom P450 gibt, das den O_2-Transfer auf lipophile Substanzen katalysiert, sondern daß eine Superfamilie existiert, von der etwa 50 Gene beim Menschen sequenziert sind, die sich durch Aminosäuresequenz, Substratspezifität, Induzierbarkeit und Ort der Expression unterscheiden.

Von den bislang identifizierten humanen Cytochrom-P450-Proteinen sind CYP3A4 (das bei weitem wichtigste), CYP2D6, CYP2C9 und CYP2C19 die bedeutendsten. Quantitativ überwiegt CYP3A4, auf das etwa 70 % des gesamten CYP-Gehaltes des Darmes und etwa 30 % der Leber entfällt. Demgegenüber ist der hepatische Gehalt von CYP2D6 mit etwa 2 % sehr gering. Etwa jedes 2. durch CYP metabolisierte Pharmakon ist Substrat für CYP3A4, jedes 4. Substrat für CYP2D6. Weitere für den Menschen wichtige CYP's sind CYP2E1, CYP2A6 und CYP1A2, das nicht nur entgiftende Reaktionen wie die Phenacetin-O-Deethylierung katalysiert, sondern auch Promutagene aktivieren kann.

Interessanterweise besteht eine enge Assoziation zwischen einigen CYP's und dem transmembranären Transporter, P170-Glykoprotein, dem Produkt des MDR1-Gens.

Für eine Reihe dieser Enzyme sind genetische Polymorphismen bekannt. Genetischer Polymorphismus ist das Vorkommen von 2 oder mehr unterschiedlichen Genotypen in einer Population in Häufigkeiten, die nicht allein der Mutationsrate entsprechen, mindestens >1 %. Ein gut untersuchtes Beispiel ist die funktionelle Insuffizienz der Debrisoquin-4-Hydroxylase (CYP2D6), die neben Debrisoquin, einem Antihypertensivum vom Guanethidintyp, auch weitere Pharmaka wie Flecainid, Propafenon, Propranolol, Metoprolol u.a. hydroxyliert. Die Hydroxylierungskapazität zeigt ein bimodales Verteilungsmuster mit deutlicher Unterrepräsentierung der langsamen Hydroxylierer. Die Häufigkeitsverteilung der beiden Phänotypen (schnelle oder langsame Hydroxylierer) zeigt beachtliche ethnische Unterschiede. In Mitteleuropa liegt die Häufigkeit der langsamen Hydroxylierer bei etwa 10 %, die auch die anderen Substrate des CYP2D6 langsamer umsetzen. Ein weiteres Beispiel eines Cytochrom-P 450-Polymorphismus betrifft die S-Mephenytoin-4'-Hydroxylase (CYP2C19), ebenfalls mit Überwiegen der langsamen Hydroxylierer. Über dieses System werden u.a. auch Imipramin, Proguanil und Omeprazol metabolisiert. Über CYP2C9 werden z.B. auch Warfarin, Tolbutamid und Phenytoin metabolisiert, so daß eine reduzierte Enzymaktivität zu toxischen Effekten führen kann.

Dieses fremdstoffoxidierende System ist ein Multienzymkomplex, das aus den beteiligten Cytochrom-P 450-Isoenzymen und dem Flavoprotein NADPH-Cytochrom-P 450-Reduktase besteht, die 2 Elektronen von NADPH auf das Cytochrom P 450 überträgt. Beide Enzyme sind in die Membran des endoplasmatischen Retikulums integriert, weisen mit ihren aktiven Zentren ins Zytosol und interagieren wahrscheinlich über das Phospholipid Phosphatidylcholin miteinander, das essentieller Bestandteil des Systems ist.

Der 1. Schritt des zyklischen Prozesses (Abb. 1.13) ist die Anlagerung des zu oxidierenden Pharmakons an das aktive Zentrum des oxidierten Cytochroms, das dadurch seine Konformation ändert. Dies erleichtert die Aufnahme eines Elektrons vom NADPH (NADPH wird durch das Flavoprotein NADPH-Cytochrom-P450-Reduktase zu $NADP^+$ oxidiert; der Elektronentransfer erfolgt dann über das Flavoprotein auf das oxidierte Cytochrom P450) und die Bindung von molekularem Sauerstoff.

In analoger Weise kann auch Kohlenmonoxid gebunden werden. Dieser Komplex hat ein charakteristisches Absorptionsmaximum bei 450 nm (daher der Name Cytochrom P450).

Nach Aufnahme eines weiteren Elektrons (entweder vom NADPH über NADPH-Cytochrom-P450-Reduktase oder von NADH über Cytochrom-b_5-Reduktase) kommt es zu inneren Elektronenverschiebungen. Über verschiedene, teils hypothetische Zwischenprodukte kann der Komplex dann unter Wasserabspaltung in das hydroxylierte Produkt und das regenerierte oxidierte Cytochrom P450 zerfallen. Das freigewordene Cytochrom P450 bindet nun ein weiteres Substratmolekül und fließt erneut in den Zyklus ein.

Oxidation von Alkylresten. Als Beispiele seien hier die Hydroxylierungen von Tolbutamid, Pentobarbital und Phenylbutazon genannt. Die Reaktion verläuft nach dem Schema

$$R\text{-}CH_3 \rightarrow R\text{-}CH_2\text{-}OH.$$

Epoxidierung. Viele Verbindungen mit aromatischen oder olefinischen Doppelbindungen werden zu reaktiven Epoxiden oxidiert, die mit Makromolekülen reagieren können bzw. entgiftet werden: spontane (nichtenzymatische) Umlagerung zum Phenol, enzymatisch durch die Epoxidhydratase zu entsprechenden trans-Dihydrodiolen bzw. ebenfalls enzymatisch durch die Glutathion-S-Epoxidtransferase zum Merkaptursäurederivat:

$$R\text{-}CH{=}CH\text{-}R_2 \rightarrow R\text{-}\underset{\diagdown\ O\ \diagup}{CH\text{-}CH}\text{-}R_2.$$

Hydroxylierung von Aromaten. Auf diesem Weg werden z. B. Acetanilid, Salicylsäure, Phenylbutazon, Benzol, Phenol, Anilin und andere Substanzen metabolisiert. Dabei können intermediär Arenoxide auftreten, die sich spontan umlagern bzw. enzymatisch inaktiviert werden (s. Glutathionübertragung bzw. Epoxidhydratase).

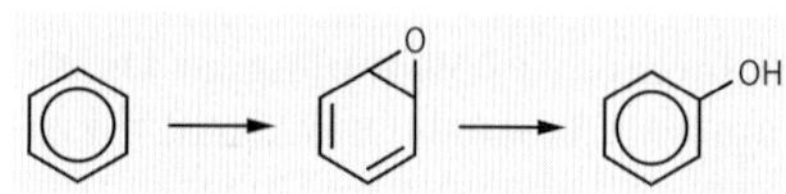

N-Oxidation. Primäre und sekundäre Amine werden in Hydroxylamine, tertiäre Amine in ihre N-Oxide überführt. Als Beispiel sei die N-Oxidation von Imipramin genannt (s. auch Flavinmonooxygenase weiter unten):

Primäre Amine	$R\text{-}NH_2$	$\rightarrow$	R-NHOH,
Sekundäre Amine	R_1RNH	$\rightarrow$	R_1RNOH,
Tertiäre Amine	R_1R_2RN	$\rightarrow$	R_1R_2RNO.

S-Oxidation. Ein Beispiel für eine S-Oxidation ist die Metabolisierung von Phenothiazinen. Es entstehen Sulfoxide bzw. Sulfone:

$$R\text{-}S\text{-}R_1 \rightarrow R\text{-}\overset{\overset{O}{\uparrow}}{S}\text{-}R_1 \rightarrow R\text{-}\underset{\underset{O}{\downarrow}}{\overset{\overset{O}{\uparrow}}{S}}\text{-}R_1.$$

Oxidative Dealkylierung. Dazu gehören die O-, N- und S-Dealkylierungen. Die abgespaltenen Alkylreste werden zu den entsprechenden Aldehyden umgewandelt. Ein Beispiel für eine *O*-Dealkylierung ist der Metabolismus von Codein. Es entstehen Morphin und Formaldehyd. Weitere Beispiele sind Phenacetin und Papaverin:

$$R\text{-}O\text{-}CH_3 \rightarrow R\text{-}O\text{-}\underset{\underset{OH}{|}}{CH_2} \rightarrow R\text{-}OH + HCHO.$$

Ephedrin wird über eine *N-Dealkylierung* zu Norephedrin und Formaldehyd abgebaut. Weitere Beispiele sind der Stoffwechsel von Chlorpromazin und Pethidin:

$$R\text{-}NH\text{-}CH_3 \rightarrow R\text{-}NH\text{-}\underset{\underset{OH}{|}}{CH_2} \rightarrow R\text{-}NH_2 + HCHO.$$

Oxidative Deaminierung. Beispiele sind der Stoffwechsel von Amphetamin, Histamin und Ephedrin:

$$\begin{array}{ccccc} & & OH & & \\ & & | & & \\ R\text{-}CH\text{-}CH_3 & \rightarrow & R\text{-}C\text{-}CH_3 & \rightarrow & R\text{-}C\text{-}CH_3 + NH_3. \\ | & & | & & \| \\ NH_2 & & NH_2 & & O \end{array}$$

Weitere, nicht Cytochrom-P450-abhängige Oxidationen. Das bekannteste Beispiel einer nichtmikrosomalen Oxidation ist die hepatische Dehydrierung von Ethanol durch die zytoplasmatische NAD-abhängige *Alkoholdehydrogenase* zu den entsprechenden Aldehyden, die dann durch die *Aldehyddehydrogenase* weiter zu ihren entsprechenden Säuren oxidiert werden.

$$CH_3CH_2OH + NAD^+ \rightarrow CH_3CHO + NADH + H^+,$$
$$CH_3CHO + NAD^+ + H_2O \rightarrow CH_3COOH + NADH + H^+.$$

Die mitochondriale *Monoaminoxidase* katalysiert u.a. die oxidative Deaminierung einer Reihe körpereigener Amine. Intermediär entstehen Aldehyde, die dann weiter zu den entsprechenden Carbonsäuren oxidiert (Aldehyddehydrogenase) bzw. zu Alkoholen (Glykolen) reduziert (Aldehydreduktase) werden. Wichtige Substrate sind vor allem Katecholamine, Histamin und Serotonin:

$$R\text{-}CH_2\text{-}NH_2 + O_2 + H_2O \rightarrow R\text{-}CHO + NH_3 + H_2O_2,$$
$$R\text{-}CHO + NAD^+ + H_2O \rightarrow R\text{-}COOH + NADH + H^+,$$
$$R\text{-}CHO + NADPH + H^+ \rightarrow R\text{-}CH_2OH + NADP^+.$$

Einige Purine werden durch die *Xanthinoxidase* oxidativ abgebaut. Beispiele für Substrate dieses Enzyms sind 6-Mercaptopurin, Theophyllin, Hypoxanthin, Xanthin und auch Allopurinol.

Neben dem Cytochrom P450 kommt im glatten endoplasmatischen Retikulum eine weitere *Monooxygenase* vor. Diese Flavinmonooxygenase wandelt vor allem tertiäre und sekundäre Amine in N-Oxide bzw. Hydroxylamine um.

Ein weiterer Vorgang, der zur Oxidation von Wirkstoffen mit Amin- oder Phenolcharakter führen kann, ist die *Kooxidation*. Eine Reihe von Peroxidasen, wie die Myeloperoxidase polymorphkerniger Neutrophiler und auch die Prostaglandin-Endoperoxid-Synthase, die einen Cyclooxygenase- und einen Peroxygenaseanteil vereint, „nehmen" anderweitige Substrate über radikalische Zwischenschritte „mit". Die aus Arachidonsäure entstandenen Arachidonsäureperoxyde dienen dabei zusammen mit dem geeigneten Wirkstoff als Substrate. Prostaglandin H_2, das in Prostaglandin E_2 etc. übergehen kann, sowie der oxidierte Wirkstoff entstehen als Produkte. Besondere Bedeutung für die Kooxidation hat die Prostaglandin-Endoperoxid-Synthase in der Niere, die Karzinogene wie z.B. Benzidin und 2-Aminofluoren aktiviert. Aus diesen lokalen Gegebenheiten wird die Entstehung von Blasentumoren durch diese Verbindungen verständlich.

Reduktion. Die bekanntesten historischen Beispiele für Substanzen, die reduktiv umgewandelt werden, sind Prontosil und Chloramphenicol. Prontosil, die inaktive Vorstufe des ersten Sulfonamids, wird durch eine Reduktion der Azogruppe in die aktive Verbindung Sulfanilamid überführt.

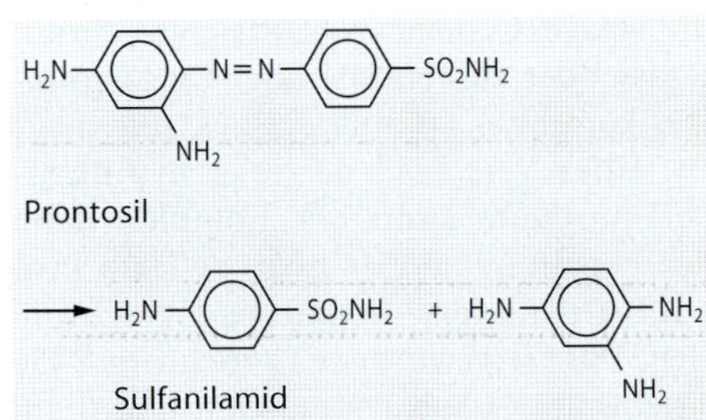

Chloramphenicol wird durch die Reduktion der Nitro- zur Aminogruppe inaktiviert, an der mikrosomale und nichtmikrosomale Enzyme beteiligt sind. Auch Darmbakterien sind in der Lage, Chloramphenicol zu reduzieren.

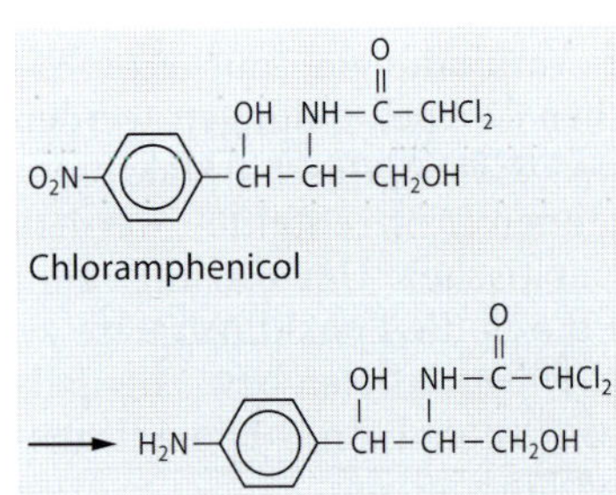

Für 7-nitrosubstituierte Benzodiazepine wie Nitrazepam und Flunitrazepam wurde ebenfalls eine Reduktion der Nitrogruppe nachgewiesen.

Aldehyde können via Alkoholdehydrogenase und NADH bzw. Aldehydreduktase und NADPH zu den entsprechenden Alkoholen reduziert werden.

Eine Reihe halogenierter Kohlenwasserstoffe kann reduktiv dehalogeniert werden. Ein gut untersuchtes Beispiel ist Tetrachlorkohlenstoff, das in einer Cytochrom-P450-vermittelten Einelektronenreduktion zum instabilen Trichlormethyl-Radikal wird, das aus mehrfach ungesättigten Fettsäuren der Zellmembran Wasserstoff aufnehmen kann. Die dabei entstehenden Fettsäureradikale lagern Sauerstoff an; unter Bildung von Peroxiden und Hydroperoxiden kommt es zum Zerfall der Fettsäuren mit nachfolgender Membranschädigung (Lipidperoxidation). Auch die Hepatotoxizität des Halothans wird mit reduktiven Metabolisierungsreaktionen und der Bildung intermediär entstehender Radikale in Verbindung gebracht.

Hydrolyse. Ester und Säureamide werden hydrolytisch gespalten. Die dazu notwendigen Enzyme – Esterasen und Amidasen – kommen ubiquitär im Organismus vor und weisen in einigen Fällen eine hohe Spezifität (Acetylcholinesterase) auf. Üblicherweise zeigen sie jedoch keine Substratspezifität.

Beispiele für solche hydrolytischen Reaktionen sind die Spaltung von Procain und Procainamid.

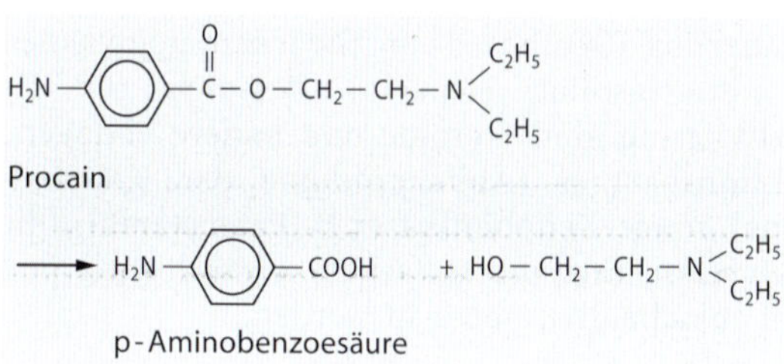

Der Ester Procain wird sehr schnell durch die Cholinesterase im Plasma und auch in der Leber gespalten, während Procainamid als Säureamid zum größten Teil langsam in der Leber hydrolysiert wird.

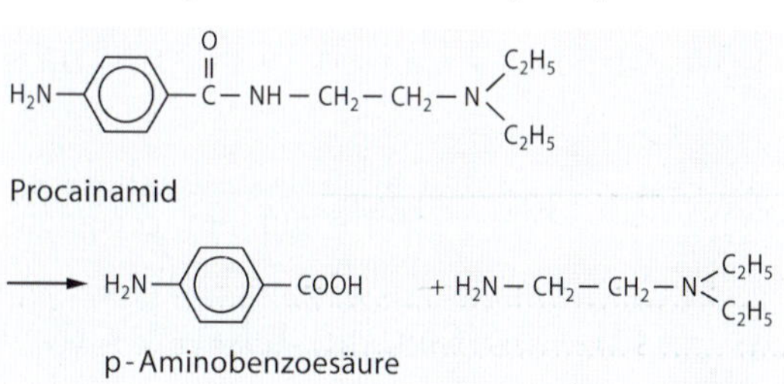

Allgemein erfolgt die Hydrolyse von Estern schneller als die von Amiden. Das kann pharmakologisch ausgenutzt werden, indem die Esterbindung durch eine Amidbindung ersetzt wird. Solche Substanzen, z.B. Lokalanästhetika vom Amidtyp, zeichnen sich durch eine längere Wirkungsdauer aus.

Das klassische Beispiel für eine Hydrolyse ist die Acetylsalicylsäure. Die Resorptionsquote beträgt nach oraler Gabe 100%, die absolute Bioverfügbarkeit jedoch nur 65%, da Acetylsalicylsäure rasch durch Esterasen in Darmwand, Leber und Blut gespalten wird.

Auch die Epoxidhydratasen gehören in diese Gruppe, die Epoxide zu trans-Dihydrodiolen umwandeln und somit an der Entgiftung der reaktionsfähigen Epoxide beteiligt sind. Diese mikrosomalen Enzyme, die mit dem Cytochrom P450-System einen Multienzymkomplex bilden, werden durch Phenobarbital induziert.

Phase-II-Reaktionen

Bei diesen Reaktionen werden körpereigene Reaktionspartner nach Aktivierung auf Xenobiotika übertragen, die dadurch in der Regel polarer und damit inaktiviert werden. Daß Phase-II-Reaktionen nicht unbedingt zu einer Inaktivierung führen müssen, belegt die Synthese von Adrenalin aus Noradrenalin durch eine N-Methylierung.

Übertragung von Glucuronsäure. Eine der wichtigsten Phase-II-Reaktionen ist die Kopplung mit Glucuronsäure, wobei Alkohole und Phenole, aber auch Amine und Carbonsäuren die Reaktionspartner sein können.

Der 1. Schritt dieser Reaktion führt zur Bildung von aktivierter Glucuronsäure. Es entsteht zunächst aus Glucose-1-phosphat und UTP Uridindiphosphatglucose (UDPG), aus der durch eine Dehydrogenase dann UDP-Glucuronsäure, die aktivierte Glucuronsäure, wird. Diese Aktivierung geschieht durch lösliche Enzyme, die in verschiedenen Organen, vor allem aber in der Leber, vorkommen.

Die aktivierte Glucuronsäure wird dann mit Hilfe der strukturgebundenen Glucuronyltransferasen des glatten endoplasmatischen Retikulums auf entsprechende Substrate übertragen. Auch von den Glucuronyltransferasen konnte inzwischen gezeigt werden, daß sie eine Multigenfamilie bilden, die sich durch ihre Substratspezifität, Regulation und Induzierbarkeit unterscheidet.

Zwei erbliche Formen der Hyperbilirubinämie, das Meulengracht-Gilbert-Syndrom und das Crigler-Najjar-Syndrom sind auf eine reduzierte Aktivität bzw. ein Fehlen der Bilirubin-glucuronidierenden Transferasen zurückzuführen. Ein bekanntes Beispiel für einen physiologischen Mangel an Glucuronyltransferase findet man beim Neugeborenen. Im Verlauf einer Therapie mit Chloramphenicol kann sich bei diesen das sog. Grey-Syndrom entwickeln, wenn die Dosierung dieses Chemotherapeutikums nicht der eingeschränkten Eliminationsleistung des Neonaten angepaßt wird.

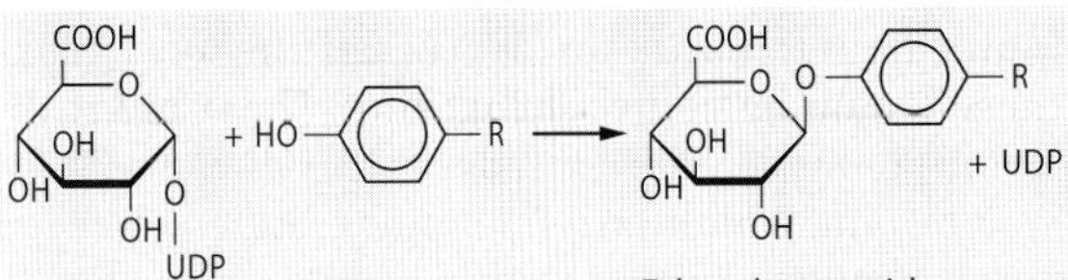

Etherglucuronid

Die Reaktion mit phenolischen oder alkoholischen Hydroxylgruppen führt unter Abspaltung von UDP zur Bildung sog. *Etherglucuronide*.

Die Übertragung auf Carboxylgruppen führt zur Bildung von *Esterglucuroniden*.

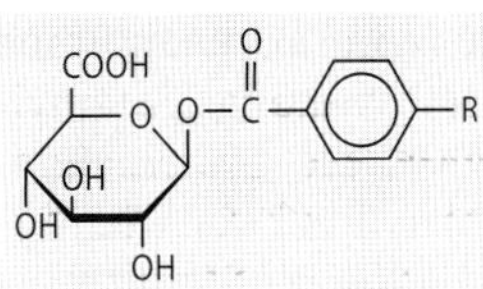

Esterglucuronid

Unter bestimmten Bedingungen können auch *N-Glucuronide* oder *S-Glucuronide* entstehen.

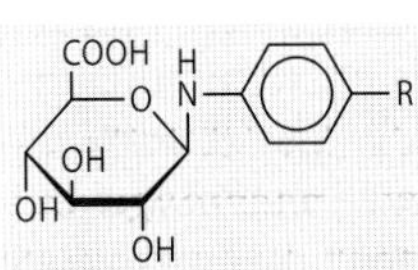

N-Glucuronid

Die gut wasserlöslichen Glucuronide werden dann renal, aber auch biliär ausgeschieden. Über das Schicksal biliär ausgeschiedener β-Glucuronide s. S. 31 (enterohepatischer Kreislauf).

Übertragung von Schwefelsäure. Phenolische und aliphatische Hydroxylgruppen sowie Aminogruppen können mit aktivierter Schwefelsäure etherartig gekoppelt werden. Die Aktivierung des Sulfats erfolgt in 2 Schritten. Zunächst reagiert das Sulfation mit ATP. Es entsteht Adenosin-5'-phosphosulfat (APS). In einer 2. Reaktion, an der wieder ATP beteiligt ist, wird APS in 3'-Phosphoadenosin-5'-phosphosulfat (PAPS) unter Abspaltung von ADP überführt.

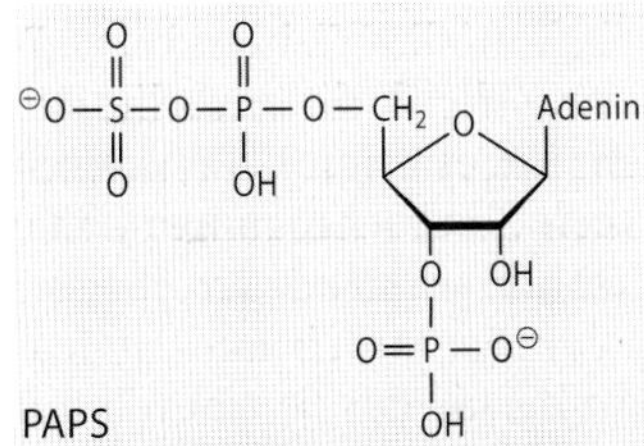

PAPS

Das aktivierte Sulfat (PAPS) kann dann mit entsprechenden Reaktionspartnern reagieren. Katalysiert wird die Reaktion durch Sulfotransferasen, löslichen und relativ unspezifischen Enzymen, die vor allem in der Leber vorkommen.

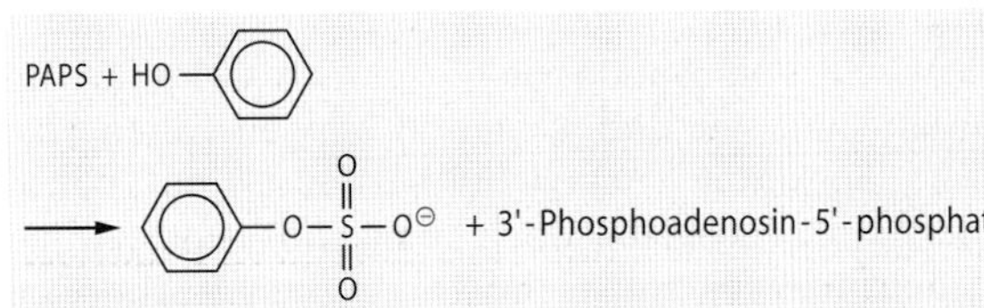

Physiologischerweise katalysieren diese Enzyme die Sulfatierung (Synthese) von Glykosaminoglykanen (Chondroitinsulfat, Heparin). Beispiele für die Inaktivierung sind Steroide und andere endogene Reaktionspartner (Abbauprodukte der Katecholamine) sowie Xenobiotika (z. B. Paracetamol), die durch diese Enzyme sulfatiert, wasserlöslich und renal ausscheidbar gemacht werden.

Acetylierung. An dieser Phase-II-Reaktion ist Coenzym A beteiligt. Zunächst wird die zu übertragende Carbonsäure mit ATP aktiviert und dann in das entsprechende CoA-Derivat überführt:

R-COOH + ATP → R-CO-O-P-Adenosin + PP,
R-CO-O-P-Adenosin + CoA-SH → R-CO-S-CoA + AMP.

Der Acylrest (z. B. Acetat) kann dann durch die zytosolische N-Acetyltransferase auf ein geeignetes Substrat, z. B. ein Amin, übertragen werden:

$R\text{-}NH_2 + CH_3\text{-}CO\text{-}S\text{-}CoA \rightarrow R\text{-}NH\text{-}CO\text{-}CH_3 + CoA\text{-}SH.$

Beispiele für solche Reaktionen sind die Acetylierung von Sulfonamiden, Isonicotinsäurehydrazid (INH) und Dihydralazin.

In der Regel führen Phase-II-Reaktionen zu einer Erhöhung der Wasserlöslichkeit, die die renale Elimination erleichtert. Für die Acetylierung gilt dies üblicherweise nicht. Die antibakterielle Wirksamkeit z. B. von Sulfonamiden geht zwar durch die Acetylierung verloren, doch sind einige acetylierte Sulfonamide noch weniger wasserlöslich als die Ausgangsverbindungen und können deshalb während der renalen Ausscheidung im Tubuluslumen auskristallisieren.

Interessant ist der Polymorphismus der N-Acetyltransferase, der zu einer genetisch fixierten, unterschiedlichen Geschwindigkeit der Acetylierung führt, so daß Schnell- und Langsamacetylierer unterschieden werden können. In Europa sind beide Typen etwa gleich häufig vertreten (s. auch Pharmakogenetik S. 64).

Im Falle der Sulfonamide wird auf ein körperfremdes Amin eine körpereigene Säure (Essigsäure) übertragen. Der umgekehrte Vorgang – die Konjugation einer körperfremden Säure mit einem körpereigenen Amin – ist ebenfalls möglich. Hier wird die körperfremde Säure zunächst mit ATP aktiviert und als CoA-Derivat auf das Amin übertragen. Als Beispiele sind die Bildung von Hippursäure aus Benzoesäure und Glycin sowie die der Salicylursäure aus Salicylsäure und Glycin zu nennen. Auch die Aminosäure Glutamin kann als Akzeptor einer körperfremden Säure dienen.

Methylierung. Bei der Übertragung von Methylresten ist S-Adenosylmethionin der Methyldonator, das aus Methionin und ATP gebildet wird:

Methionin + ATP → S-Adenosylmethionin + P_i + PP_i.

Es sind verschiedene Methyltransferasen bekannt, die N-, O- und S-Gruppen methylieren können. Bei dieser Reaktion wird das Substrat methyliert und S-Adenosylhomocystein freigesetzt. Eine dieser Transferasen ist die Katechol-O-Methyltransferase, die am Abbau der Katecholamine beteiligt ist. Adrenalin und Noradrenalin werden in Metastellung methyliert. Es entstehen Metanephrin bzw. Normetanephrin.

Ein Beispiel für die N-Methylierung ist die Synthese von Adrenalin aus Noradrenalin, eines der wenigen Beispiele einer Phase-II-Reaktion, die nicht zur Inaktivierung führt.

Konjugation mit Glutathion. Die Konjugation mit Glutathion (γ-Glutamylcysteinylglycin), die durch Glutathion-S-Transferasen katalysiert wird, führt über verschiedene Reaktionsschritte zur Bildung von Mercaptursäuren und spielt für die Entgiftung polyzyklischer aromatischer sowie aliphatischer halogenierter Kohlenwasserstoffe eine große Rolle. Weitere Substrate für diese immer größer werdende Familie von Enzymen sind u. a. organische Peroxide, Chinone, Sulfatester und auch Produkte der Lipidperoxidation. Im Rahmen der Leukotriensynthese katalysiert eine Glutathion-S-Transferase die Addition von Glutathion an Leukotrien A_4 mit der Bildung von Leukotrien C_4 (s. Abb. 27.24).

Für den Menschen sind bisher 5 Glutathion-S-Transferasen nachgewiesen, die als Homo- oder Heterodimer vorliegen, unterschiedliche Substratspezifität aufweisen und durch Phenobarbital oder 3-Methylcholanthren induzierbar sind.

Bei der Oxidation zyklischer Kohlenwasserstoffe entstehen intermediär reaktive Epoxide, die über die Glutathion-S-Epoxidtransferase mit Glutathion gekoppelt werden können. In weiteren Reaktionen werden dann Glutaminsäure durch die γ-Glutamyltranspeptidase und Glycin durch die Cysteinylglycindipeptidase abgespalten. Das entstehende Cysteinkonjugat kann dann entweder zur Mercaptursäure N-acetyliert oder durch eine β-Lyase zu einem Mercaptan gespalten werden. Im 2. Fall entstehen Pyruvat und Ammoniak sowie ein Thiol, das glucuronidiert oder methyliert werden kann.

Normalerweise sind die durch die Glutathionübertragung entstehenden bzw. nachfolgenden Stoffwechselprodukte atoxisch, doch können auch toxische Metabolite entstehen, die sich v. a. von halogenierten Kohlenwasserstoffen, wie z. B. 1,2-Dibrommethan, herleiten, das hepato- und nephrotoxisch, aber auch mutagen und karzinogen ist. Der Mechanismus ist nicht in allen Einzelheiten geklärt, doch scheint entweder nach der Bildung des Glutathionkonjugates ein alkylierender Rest zu entstehen, der mit nukleophilen Strukturen reagiert, oder aber aus dem Cysteinkonjugat wird durch die β-Lyase eine instabile, reaktionsfähige Thiolverbindung.

Ein gutes Beispiel für die Bedeutung dieser Reaktion bei der Entgiftung von toxischen Verbindungen und ihre Abhängigkeit von verschiedenen Faktoren ist die Metabolisierung von Paracetamol (s. S. 250). Der Hauptabbauweg dieser Substanz ist die Konjugation mit Glucuronsäure. Daneben findet zu einem sehr geringen Teil auch eine Cytochrom-P450-abhängige N-Oxidation statt. Als anschließendes Zwischenprodukt entsteht möglicherweise ein reaktionsfähiges Chinon, das unter normalen Bedingungen vollständig an Glutathion gebunden und inaktiviert wird.

Die Toxizität des Paracetamols hängt von der Menge des zur Verfügung stehenden Glutathions ab. Werden hohe Dosen Paracetamol z. B. in suizidaler Absicht eingenommen, so wird mehr Intermediärprodukt gebildet, als durch Glutathion entgiftet werden kann. Über eine Reaktion mit zellulären Bestandteilen kommt es zu Leberzellnekrosen. Im Tierexperiment läßt sich durch eine Induktion der N-Oxidation (z. B. mit Phenobarbital) die Toxizität kleiner Dosen Paracetamol erheblich verstärken, da der Gehalt der Zellen an Glutathion zur Entgiftung des vermehrt gebildeten Chinons nicht ausreicht.

Faktoren, die die Biotransformation beeinflussen

Neben dem Geschlecht, dem Ernährungszustand, pathologischen Zuständen (Lebererkrankungen) und genetischen Faktoren sind es vor allem Enzyminduktion, Enzymhemmung und Lebensalter, die die Metabolisierungsrate von Pharmaka beeinflussen.

Enzyminduktion. Das mikrosomale Cytochrom-P450-System ist induzierbar. Darunter versteht man, daß die ein- oder mehrmalige Gabe bestimmter lipophiler Fremdstoffe zu einer vermehrten Neubildung der abbauenden Enzyme führt. Die damit verbundene Steigerung der Umsatzleistung dieses Systems hat 2 wichtige Konsequenzen:

1. Wenn die induzierende Substanz selbst durch dieses System abgebaut wird, kommt es zu einer Abschwächung ihrer Wirkung und zu einer verkürzten Wirkungsdauer. Es entwickelt sich eine *pharmakokinetische Toleranz.* Um die ursprüngliche Wirkung auszulösen, müssen höhere Dosen zugeführt werden. Das „klassische" Beispiel hierfür ist die Toleranzentwicklung nach Gabe von Barbituraten.
2. Durch die Induktion werden auch andere körpereigene oder -fremde Substanzen schneller metabolisiert und in der überwiegenden Zahl der Fälle in ihrer Wirkung abgeschwächt (*Interaktion*). Auch hier ist Phenobarbital als Induktor das klassische Beispiel. Substanzen, deren Abbau durch Phenobarbital beschleunigt wird, sind z. B. Cumarine, Tolbutamid, Phenytoin, Cortisol, Estradiol u. v. a.

Inzwischen sind zahlreiche Substanzen bekannt, die zu einer Induktion des arzneimittelabbauenden Enzymsystems führen. Die meisten Substanzen werden dabei dem *Phenobarbitaltyp* zugerechnet, d. h., das Spektrum ihrer Induktion entspricht weitgehend dem des Phenobarbitals. So kommt es zu einer Zunahme des Leberwachstums und des glatten endoplasmatischen Retikulums sowie zu einem Anstieg des Cytochrom-P450-Gehaltes. Daneben werden auch weitere Enzyme des Fremdstoffmetabolismus wie die NADPH-Cytochrom-P450-Reduktase oder bestimmte Isoenzyme der Glucuronyltransferasen und der Glutathion-S-Transferasen sowie die Epoxidhydrolasen induziert. Zu dieser Gruppe von Induktoren gehören u. a. Phenylbutazon, Tolbutamid, Phenytoin, Rifampicin und auch halogenierte Kohlenwasserstoffe wie DDT und γ-Hexachlorcyclohexan. Der Mechanismus der Induktion durch Phenobarbital ist noch in vielen Einzelheiten ungeklärt. Diskutiert werden z. B. eine über den „Phenobarbitalrezeptor" (bisher nicht nachgewiesen) vermittelte Aktivierung bestimmter Genabschnitte und nachfolgender gesteigerter Transkription und Translation. Andere Erklärungsmöglichkeiten bestehen darin, daß Phenobarbital die Cytochrom-P450-abhängige Inaktivierung eines endogenen Induktors bzw. die Aktivierung eines endogenen Repressors inhibiert.

Zu einer 2. Gruppe von Induktoren gehören neben dem Hauptvertreter 3-Methylcholanthren und dem Benz(a)pyren auch Indole, Flavone, polyhalogenierte Biphenyle sowie die polychlorierten Dibenzo-*p*-dioxine (z. B. 2,3,7,8-Tetrachlordibenzo-*p*-dioxin, TCDD) und polychlorierte Dibenzofurane (*3-Methylcholanthren-Typ*). Typisch für diese Induktoren ist der geringere Anstieg des Lebergewichtes und die bevorzugte Induktion der Cytochrom-P450-Isoenzyme 1A1 und 1A2. Daneben werden auch andere Enzyme wie z. B. eine Glutathion-S-Transferase, ein Isoenzym der Glucuronyltransferasen, die δ-Aminolävulinsäuresynthetase und die Benz(a)pyrenhydroxylase induziert.

Der Mechanismus dieser Induktion ist einigermaßen aufgeklärt. Es wird angenommen, daß die Induktoren vom 3-Methylcholanthren-Typ passiv in die Zelle gelangen, im Zytosol mit dem *Ah*-Rezeptor (*A*ryl-*h*ydrocarbon-Rezeptor) reagieren und in den Zellkern transloziert werden. Dort kommt es dann nach der Interaktion mit spezifischen Genabschnitten (regulatorischen Elementen) zur erhöhten Transkription verschiedener Gene. Die vermehrt gebildete mRNS wird dann an den Ribosomen zu Proteinen translatiert: Es resultiert eine gesteigerte Synthese von Cytochrom-P450-Isoenzymen und anderer Proteine (s. auch S. 41, 44).

Weitere Cytochrom-P450-Isoenzyme sind relativ selektiv durch eine Reihe von Fremdstoffen wie z. B. Steroide (Pregnenolon-16α-carbonitril), Clofibrat, INH, Ethanol und auch Makrolidantibiotika induzierbar. CYP2D6 ist als einziges Enzym nicht induzierbar.

Enzymhemmung. Eine Hemmung des Cytochrom-P450-Systems durch bestimmte Substanzen kann u. U. eine Wirkungsverstärkung bzw. eine Wirkungsverlängerung anderer, gleichzeitig gegebener metabolisierbarer Pharmaka bewirken (*pharmakokinetische Interaktion*).

Durch direkten Einfluß auf die Cytochrom-P450-Isoenzyme lassen sich 3 Möglichkeiten der Hemmung unterscheiden. Eine *nichtkompetitive Hemmung* resultiert, wenn der Hemmstoff an der Ligandenbindungsstelle – also am Eisen – angreift. Solche Inhibitoren sind z. B. Metyrapon und auch Kohlenmonoxid. In neuerer Zeit konnte gezeigt werden, daß auch das Imidazolinderivat Cimetidin über eines der N-Atome des Imidazolringes direkt mit dem Hämeisen verschiedener Cytochrom-P450-Isoenzyme interagiert und damit nichtselektiv die Oxidation einer Reihe von Fremdstoffen inhibiert. Ein anderer Histamin-(H_2)-Antagonist, Ranitidin, der anstelle des Imidazolrestes einen Furanring trägt, ist kein Hemmstoff des Cytochroms P450.

Größere und vor allem praktische Bedeutung hat der *kompetitive Antagonismus*, d. h., der Hemmstoff besetzt die Substratbindungsstelle. Von besonderer klinischer Bedeutung ist er vor allem beim CYP3A4, dessen Hemmung zu erhöhter Bioverfügbarkeit und vermindertem First-pass-Effekt eines typischen Substrates führen kann und damit das Entstehen toxischer Effekte ermöglicht, vor allem dann, wenn das Pharmakon eine geringe therapeutische Breite besitzt und eine geringe Bioverfügbarkeit aufweist. Auch die Aktivierung eines Prodrugs kann so reduziert werden. Typische Substrate und Inhibitoren sind in der Tabelle 1.3 aufgeführt.

Neben den beschriebenen Mechanismen der reversiblen Hemmung kann dieses System auch irreversibel durch sog. „*Suizidhemmung*" inhibiert werden. Die so wirkenden Verbindungen sind per se keine Hemmstoffe, werden aber durch das oxidierende System zu Hemmstoffen aktiviert. Ein Beispiel hierfür ist Ethinylestradiol, das ein Substrat für Cytochrom P450 3A4 ist und über ein intermediär gebildetes Radikal zur Suizidhemmung dieses Isoenzyms führt. Über einen ähnlichen Mechanismus führt auch Chloramphenicol zur Inaktivierung von Cytochrom P450.

Eine andere Möglichkeit der irreversiblen Hemmung von Cytochrom P450 wurde für Pharmaka mit Alkylaminstruktur beschrieben. Diese Verbindungen können via Cytochrom-P450-vermittelter Oxidation in Nitrosoverbindungen überführt werden, die eine hohe Affinität zum reduzierten Eisen des Cytochroms aufweisen und es in diesem Zustand halten. Dadurch wird die Oxidation des Eisens verhindert und das Cytochrom P450 irreversibel inhibiert.

Ethanol wirkt dualistisch. Während die chronische Alkoholzufuhr zu einer Induktion des mikrosomalen Systems führen kann (beschleunigter Abbau von z. B. Tolbutamid), wird durch die akute Gabe die Metabolisierung von z. B. Phenobarbital verlangsamt.

Eine interessante Interaktion durch Hemmung des CYP3A4 ergab sich bei Einnahme typischer Substrate in Verbindung mit Grapefruitsaft. Ein Inhaltsstoff des Grapefruitsaftes, das Bioflavonoid Naringin, ist ein potenter Hemmstoff des CYP3A4, so daß die Bioverfügbarkeit einer Reihe von Pharmaka, wie z. B. Terfenadin, HMG-CoA-Reduktase-Hemmer oder auch Ciclosporin A verbessert wird und toxische Effekte auftreten können.

Metabolisierung im Neugeborenenalter. Die Metabolisierungsleistung der Leber des Neugeborenen ist in den meisten Fällen nur gering. Die nicht voll

Tabelle 1.3 Typische Substrate und Inhibitoren verschiedener Cytochrom P450-Isoenzyme

Name	Vorkommen	Typische Substrate	Induktoren	Inhibitoren	Bemerkungen
CYP1A1	intestinal, pulmonal	aromatische Kohlenwasserstoffe, Paracetamol	aromatische Kohlenwasserstoffe, (Ah-Rezeptor), Rauchen	Chinolone	Biotoxifizierung von Präkanzerogenen?
CYP1A2	hepatisch	Coffein, Theophyllin	aromatische Kohlenwasserstoffe, (Ah-Rezeptor), Rauchen		Biotoxifizierung von Präkanzerogenen?
CYP2B6	hepatisch	Cyclophosphamid	Cyclophosphamid, Phenobarbital		
CYP2C9	hepatisch, intestinal	Phenytoin, Warfarin	Barbiturate, Rifampicin	Cimetidin, Ketoconazol, Fluconazol	ca. 15 % aller Pharmaka
CYP2C19		Omeprazol, Diazepam	Phenobarbital	Ticlopidin	
CYP2D6	hepatisch, renal, intestinal	β-Blocker, Antiarrhythmika, Antidepressiva, Neuroleptika	nicht induzierbar	Chinidin	ca. 25 % aller Pharmaka, 40 % aller Allele defekt
CYP2E1	hepatisch, intestinal, Leukozyten	Ethanol, Enfluran Isofluran, Nitrosamine, Paracetamol	Ethanol, INH	Disulfiram	ca. 15 % aller Pharmaka, Biotoxifizierung?
CYP3A4	hepatisch, intestinal	Ciclosporin A, Nifedipin, Midazolam, Terfenadin, Ethinylestradiol, HMG-CoA-Reduktase-Hemmer	Rifampicin, Carbamazepin, Phenytoin, Phenylbutazon, Dexamethason	Azol-Antimykotika, Proteasehemmer, Makrolide, Naringin (Grapefruitsaft)	ca. 50 % aller Pharmaka

ausgebildeten Enzyme erreichen erst nach mehreren Wochen oder Monaten ihre volle Aktivität.

Bereits bei der Geburt relativ gut ausgebildet und sich rasch entwickelnd sind einige Konjugationsreaktionen wie z. B. die Sulfatierung. Davon ausgenommen sind die Glucuronidierung (Grey-Syndrom nach Gabe von Chloramphenicol, s. S. 661), die als werdende Funktion erst nach einiger Zeit (1–2 Monate nach der Geburt) ihre volle Kapazität erreicht, und die Aminosäurekonjugation, die noch später die volle Leistungsfähigkeit erlangt. Auch die Fähigkeit zur Glutathionübertragung entwickelt sich erst im Laufe der Zeit.

Das Cytochrom-P 450-System ist im allgemeinen bei der Geburt ebenfalls unterentwickelt, erreicht aber in 1–2 Wochen eine ausreichende Aktivität. Eine Ausnahme bilden jedoch Neugeborene, deren Mütter während der Schwangerschaft induzierende Pharmaka eingenommen haben. Bei diesen Kindern kann die Aktivität des Enzymsystems bereits bei der Geburt teilweise der des mütterlichen entsprechen.

Die Besonderheiten des Neugeborenenstoffwechsels sowie die ebenfalls nicht voll ausgebildete Nierenfunktion müssen bei der Therapie besonders beachtet werden. Dosis und Dosisintervall sind der eingeschränkten Eliminationsleistung anzupassen, um eine Kumulation und damit toxische Wirkungen zu vermeiden.

Prodrugs

In der überwiegenden Zahl der Fälle führt die Biotransformation zur Inaktivierung einer Substanz. Die ebenfalls mögliche Aktivierung von Pharmaka wird gezielt genutzt, wenn sog. Prodrugs appliziert werden, die das aktive Pharmakon in maskierter Form enthalten. Aus solchen Prodrugs wird dann mit Hilfe der Biotransformation der eigentlich wirksame Stoff freigesetzt.

Die Zielsetzung bei der Entwicklung von Prodrugs ist unterschiedlich. Wichtige Aspekte bei der Entwicklung sind die Verbesserung pharmakokinetischer Eigenschaften, die Verlängerung der Wirkungsdauer und der Versuch, die Toxizität zu vermindern sowie die Selektivität zu erhöhen.

Inzwischen sind diese Prinzipien bei einigen Substanzen verwirklicht. Ampicillin wird nur unvollständig (ca. 50 %) aus dem Magen-Darm-Trakt resorbiert. Der Pivaloyloxymethylester des Ampicillins (Pivampicillin) oder auch der Ethoxycarbonyloxyethylester (Bacampicillin) werden dagegen fast vollständig resorbiert. Bereits während der Passage durch die Mukosa und vor allem im Blut wird Ampicillin dann leicht aus dieser Bindung freigesetzt. Ein ähnliches Beispiel ist β-Acetyldigoxin, das besser als Digoxin resorbiert wird (Erhöhung der Lipophilie). In der Mukosa und im Blut entsteht durch Deacetylierung Digoxin. Chloramphenicol, das schlecht wasserlöslich ist, wird für die i.v.-Injektion verestert. Der Monosuccinatester ist unwirksam und wird im Organismus gespalten. Ähnliches gilt für den Palmitatester, der zur Verbesserung des bitteren Geschmacks bei oraler Applikation (in Form von Säften) verwendet wird.

Die Wirkungsdauer von Pharmaka kann ebenfalls durch Esterbildung verlängert werden. Steroidhormone z.B. werden sehr schnell metabolisch inaktiviert. Durch Veresterung mit längerkettigen Fettsäuren entstehen Depotformen mit langsamer Resorption vom Injektionsort. Durch hydrolytische Spaltung wird dann das wirksame Hormon im Blut frei.

1.2.4.2 Renale Ausscheidung

Pharmaka können den Organismus entweder unverändert oder in metabolisierter Form verlassen. Die Regel ist, daß polare Substanzen häufiger unverändert, lipophile Substanzen dagegen erst nach Metabolisierung, also nach Überführung in polare Verbindungen, ausgeschieden werden.

Als Ausscheidungsorgan nimmt die Niere eine zentrale Stellung ein. Dabei sind 3 Mechanismen von Bedeutung, die einzeln oder auch zusammen an der renalen Elimination beteiligt sind.

Glomeruläre Filtration

In Abhängigkeit von der Molekülgröße und der glomerulären Filtrationsrate, aber unabhängig von der Ladung, wird im Glomerulus ein plasmaisotones Ultrafiltrat gebildet. Die Basalmembran wirkt dabei als Filter (Porengröße der Schlitzmembran: 5 nm), durch den Wasser und niedermolekulare Bestandteile des Blutes hindurchkönnen. Die Grenze für eine ungehinderte Filtration liegt bei einem Molekulargewicht von etwa 15 000. Größere Moleküle (Molekulargewicht bis etwa 50 000) sind nur bedingt filtrierbar. Der Harn ist daher normalerweise proteinfrei.

Treibende Kraft für den Filtrationsvorgang ist der Filtrationsdruck, der sich aus dem renalen Blutdruck von ca. 70 mm Hg (9,3 kPa) und dem ihm entgegenwirkenden kolloidosmotischen Druck von 25 mm Hg (3,3 kPa) sowie dem Kapseldruck des Glomerulus von 15 mm Hg (2,0 kPa) zusammensetzt. Er beträgt 30 mm Hg (4,0 kPa).

Definitionsgemäß ist die glomeruläre Filtrationsrate die Menge Ultrafiltrat, die pro Minute gebildet wird. Bei einem renalen Blutfluß von etwa 1200 ml/min (entspricht ca. 700 ml Plasma) werden rund 20 % des Plasmas abfiltriert, so daß die Filtrationsrate durchschnittlich 120–130 ml/min beträgt. Sie läßt sich mit Hilfe der Inulinclearance bestimmen. Die Filtrationsrate hängt von verschiedenen Faktoren ab (Alter, Nierenerkrankungen, Konzentration der Plasmaeiweiße) und wird üblicherweise in sehr engen Grenzen konstant gehalten.

Ein wichtiger Aspekt ist, daß zahlreiche Pharmaka in unterschiedlichem Ausmaß an Plasmaeiweiße gebunden sind. Für die Filtration steht jedoch nur der nichtgebundene Anteil zur Verfügung, so daß die Eiweißbindung der Elimination durch glomeruläre Filtration entgegenwirkt. Das kann zu einem „Depoteffekt“ führen (s. S. 15).

Polare und nichtpolare Pharmaka werden gleich gut filtriert, nur die Molekülgröße ist entscheidend.

Tubuläre Rückresorption

Das plasmaisotone Ultrafiltrat des Glomerulus gelangt nach Verlassen der Bowman-Kapsel zunächst in den proximalen Tubulus des Nephrons und von dort über die Henle-Schleife und den distalen Tubulus zum Sammelrohr. Im Verlauf der Passage durch das Nephron werden vom ursprünglichen Primärharn (120–130 ml/min) etwas mehr als 99 % rückresorbiert, so daß das isotone Ultrafiltrat konzentriert wird. Für die filtrierten Pharmaka entsteht auf diese Weise ein Konzentrationsgefälle zwischen Tubuluslumen und dem die Tubuluszellen umgebenden peritubulären Kapillarsystem. Dieser Gradient ist die Ursache für die Rückresorption (passive Rückdiffusion) gelöster Pharmaka. Damit Substanzen aus dem Tubuluslumen in die peritubulären Kapillaren gelangen, müssen Lipidbarrieren überwunden werden. Vorwiegend wasserlösliche

Substanzen werden daher im Tubulus nicht, lipidlösliche dagegen rückresorbiert.

Dieses Verhalten hat Konsequenzen für die Verweildauer von lipophilen Pharmaka im Organismus, da sie nach der glomerulären Filtration wieder rückresorbiert werden können und so der Ausscheidung entgehen, wenn sie nicht in der Leber zu wasserlöslichen Verbindungen metabolisiert werden.

Zahlreiche Pharmaka sind schwache Säuren oder Basen, d.h. ihre Lipid- bzw. Wasserlöslichkeit ist vom Ionisationsgrad und damit von ihrem pK_a-Wert und dem pH-Wert der umgebenden Flüssigkeit abhängig:

– sauer	←	pH →	alkalisch
– COOH		Säure	$-COO^-$
– $-N^+H_3$		Base	$-NH_2$

Die jeweils geladenen Formen sind wasserlöslich. Dieses Verhalten kann zur beschleunigten renalen Elimination von Pharmaka genutzt werden. Alkalisieren (z.B. mit Bicarbonat) des Harns vermehrt die Ausscheidung saurer Pharmaka, während eine beschleunigte Elimination von Basen durch Ansäuern (z.B. mit NH_4Cl oder Arginin-HCl) erreicht wird.

Eine Reihe körpereigener Stoffe wie z.B. Glucose, Aminosäuren, wird aktiv aus dem Tubuluslumen rückresorbiert. Dabei handelt es sich um einen Kotransport mit Na^+, das entlang eines elektrochemischen Gradienten, der durch die Na^+-K^+-ATPase aufrechterhalten wird, in die Zellen gelangt.

Tubuläre Sekretion

Neben der Rückresorption besitzt die aktive energieabhängige Sekretion gegen ein Konzentrationsgefälle große pharmakologische Bedeutung. Es existieren 2 von einander unabhängige Transportsysteme für organische Säuren und Basen, über die normalerweise körpereigene Stoffwechselprodukte ausgeschieden werden.

Am besten ist der Transportmechanismus für organische Säuren untersucht. Neben körpereigenen Stoffwechselprodukten (z.B. Harnsäure, Glucuronide, Sulfate) können auch Fremdstoffe, sofern sie Säuren sind (Penicilline, Thiaziddiuretika, Sulfonamide, Salicylat u.a.), über diesen Weg eliminiert werden. Da das Transportsystem relativ unspezifisch ist, sind Konkurrenzen um den aktiven Transport möglich. In der Anfangsära der Penicillintherapie wurde deshalb Probenecid mit Penicillin kombiniert, um durch eine Konkurrenz um das System die Elimination von Penicillin zu reduzieren. Das Auftreten eines akuten Gichtanfalles bei entsprechend disponierten Patienten während einer Therapie mit Diuretika vom Typ der Benzothiadiazine beruht ebenfalls auf einer Konkurrenz um die aktive Ausscheidung.

Eindrucksvoll ist vor allem die Geschwindigkeit, mit der Substanzen aktiv eliminiert werden. Penicillin G mit einer Eiweißbindung von etwa 50% wird zu 80% durch aktiven Transport renal eliminiert. Die Halbwertszeit ist entsprechend kurz und beträgt nur 30–45 min. Eine vergleichbare Halbwertszeit besitzt Dicloxacillin trotz einer Eiweißbindung von 96%. Das ist darauf zurückzuführen, daß bei der aktiven Sekretion die Plasmaeiweißbindung keine Rolle spielt: Die Konzentration der freien Substanz nimmt im Plasma ab, und es kommt rasch zu einer neuen Gleichgewichtseinstellung. Bei der glomerulären Filtration werden Wasser und Substanz isoton entfernt: Die freie Pharmakonkonzentration ändert sich zunächst nicht, und erst später stellt sich ein neues Gleichgewicht ein.

Wesentlich schlechter untersucht ist der carriervermittelte Transport von organischen Basen. Über ihn werden z.B. quartäre Ammoniumverbindungen, Histamin, Serotonin, Chinin u.a. ausgeschieden.

Die renale Ausscheidung von Pharmaka ist ein Zusammenspiel von glomerulärer Filtration, passiver Rückresorption und aktiver Sekretion. Durch Clearanceuntersuchungen lassen sich Anhaltspunkte gewinnen, welche Wege bei der renalen Ausscheidung von Pharmaka beschritten werden. Für Substanzen, die nur glomerulär filtriert werden (z.B. Mannit oder Sorbit), wird die renale Clearance 120 ml/min betragen, also der Inulinclearance entsprechen. Bei zusätzlicher Rückresorption wird die Clearance vom Ausmaß der Rückresorption abhängen, so daß sie zwischen 0 und 120 ml/min liegen kann. Glucose z.B. wird glomerulär filtriert und normalerweise vollständig rückresorbiert, so daß der Endharn glucosefrei ist. Die Clearance beträgt also 0 ml/min.

Harnsäure wird glomerulär filtriert, fast vollständig rückresorbiert und aktiv sezerniert. Diese 3 Prozesse führen dazu, daß die renale Clearance nur etwa 10% der Inulinclearance beträgt.

Die höchsten Clearancewerte findet man, wenn eine Substanz glomerulär filtriert und aktiv sezer-

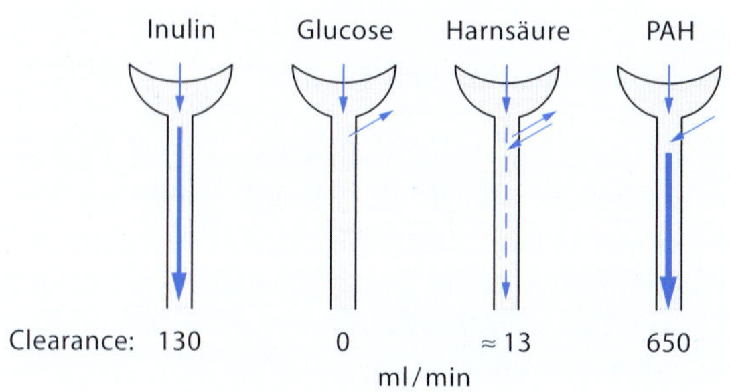

Abb. 1.14. Schematische Darstellung der renalen Ausscheidung von Substanzen mit unterschiedlicher Clearance (*PAH* p-Aminohippursäure)

niert wird. Die Clearance muß hier über 120 ml/min liegen und kann bis zu 650 ml/min betragen. Eine Clearance von 650 ml/min (z. B. p-Aminohippursäure) entspricht damit dem renalen Plasmafluß (Abb. 1.14).

1.2.4.3 Biliäre Ausscheidung und enterohepatischer Kreislauf

Für die Ausscheidung von Pharmaka mit der Galle müssen die Substanzen mehrere Permeationshindernisse überwinden (s. Abb. 1.11): zunächst aus den Leberkapillaren durch die Membran der Hepatozyten in die Zelle und dann entweder via endoplasmatischem Retikulum (Metabolisierung) bzw. direkt in die Gallenkapillare. Die Aufnahme von Substanzen in die Leberzelle erfolgt nicht nur per diffusionem, sondern auch durch aktiven Transport. Teilweise gelten auch hier die allgemeinen Gesetzmäßigkeiten der Diffusion.

Bei der Ausscheidung von Pharmaka mit der Galle handelt es sich um aktive Transportvorgänge von der Leberzelle in die Gallenkapillare, die typische Charakteristika wie Sättigungskinetik, Konkurrenz bzw. Hemmbarkeit durch Stoffwechselgifte aufweisen. Drei solcher Transportsysteme sind bisher charakterisiert: je ein Carrier für anionische (z. B. Glucuronide) und kationische (z. B. Tubocurarin) Pharmaka (vergleichbar den renalen Transportern für organische Säuren und Basen) sowie ein System für ungeladene Verbindungen (z. B. herzwirksame Glykoside wie Digitoxin).

Stoffe, die biliär ausgeschieden werden, müssen bestimmte Eigenschaften besitzen. So zeigt die Ausscheidung eine Abhängigkeit vom Molekulargewicht. Substanzen mit Molekulargewichten unter 300 werden nicht oder nur gering biliär ausgeschieden. Glucuronide sind deshalb häufig besser gallengängig als die unveränderte Ausgangssubstanz (Zunahme des Molekulargewichts um 177). Weiter wird die biliäre Ausscheidung durch polare Gruppen gefördert, die in Glucuroniden (-COOH) oder sulfatierten Verbindungen bereits enthalten sind. Lipophile Substanzen mit größerem Molekulargewicht werden ebenfalls biliär ausgeschieden.

Die biliäre Ausscheidung bedeutet nicht immer eine endgültige Elimination. Lipophile Substanzen können aus dem Darm rückresorbiert werden und über die Pfortader erneut die Leber erreichen. Von dort kann ein Teil wieder mit der Galle in den Darm gelangen, während ein anderer Teil den großen Kreislauf erreicht und wirksam wird. Ein solcher zyklischer Prozeß wird als *enterohepatischer Kreislauf* bezeichnet. Dadurch wird die Elimination eines Pharmakons verzögert. Diese Verhältnisse sind in Abb. 1.15 schematisch zusammengefaßt.

Hydrophile Substanzen werden dagegen nach der biliären Ausscheidung in den Darm kaum resorbiert und endgültig ausgeschieden. Interessant ist das Verhalten biliär ausgeschiedener Glucuronide und anderer Phase-II-Metaboliten. Sie können im Darm durch bakterielle Enzyme (z. B. β-Glucuronidasen) gespalten und die Ausgangssubstanz erneut in den Organismus aufgenommen werden.

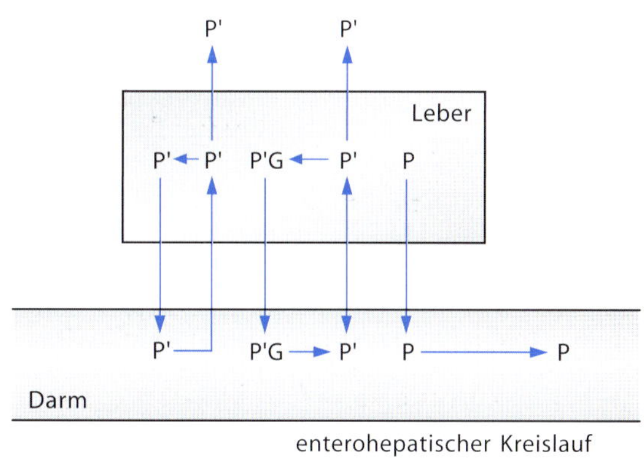

Abb. 1.15. Schematische Darstellung der Vorgänge bei der biliären Ausscheidung von Pharmaka (*P'* lipophiles Pharmakon, *P* hydrophiles Pharmakon, *P'G* glucuronidiertes Pharmakon)

1.2.5
Zusammenwirken von Invasion und Evasion

Bei der bisherigen Besprechung der Pharmakokinetik wurden Resorption, Verteilung (Invasion) und Elimination (Evasion) eines Pharmakons getrennt betrachtet. Im Organismus laufen jedoch beide Prozesse nebeneinander ab; mit der Invasion beginnt gleichzeitig auch die Evasion. Die Gesamtpharmakokinetik setzt diese Vorgänge zueinander in Beziehung und beschreibt die zeitlichen Konzentrationsveränderungen eines Wirkstoffs im Organismus.

Entscheidend für die Wirkung eines Pharmakons ist seine Konzentration am Wirkort. Nun ist der Rezeptor in den seltensten Fällen für Konzentrationsbestimmungen zugänglich, so daß in der Regel die Konzentrationsbestimmung von Wirkstoffen oder ihrer Metabolite in gut zugänglichen Körperflüssigkeiten und Ausscheidungsprodukten (Blut, Speichel, Urin, Fäzes) durchgeführt werden muß. Der Bestimmung der Plasmakonzentration kommt dabei eine große Rolle zu. Sie stimmt zwar nicht mit der Konzentration am Rezeptor überein, steht aber im allgemeinen doch in einem festen Verhältnis zur dort herrschenden Konzentration. Höhe und Dauer der Plasmakonzentration entsprechen daher (in vielen Fällen) Ausmaß und Dauer der Wirkung.

Wenn die Konzentration eines Pharmakons gesteigert wird, so beginnt die Wirkung ab einer bestimmten Konzentration (*minimale Wirkkonzentration*). Bei weiterer Erhöhung gelangt man über den *optimalen therapeutischen Bereich* schließlich in den *minimal toxischen Bereich*, in dem Nebenwirkungen übermäßig zunehmen. Zwischen minimaler Wirkkonzentration und minimaler toxischer Konzentration liegt der therapeutische Bereich, der individuellen Schwankungen unterliegt.

Ziel der Therapie ist, die Konzentration über eine ausreichend lange Zeit zwischen minimaler Wirk- und minimaler toxischer Konzentration zu halten. Die Gesamtpharmakokinetik liefert daher wichtige Daten zu Dosierung und Applikationsintervallen von Arzneimitteln.

1.2.5.1
Kinetik der Invasion und Evasion

Durch die Resorptions-, Verteilungs- und Eliminationsvorgänge ändert sich die Konzentration eines Wirkstoffs in den Körperflüssigkeiten permanent in Abhängigkeit von der Zeit. Wenn die Geschwindigkeit der Konzentrationsänderung konstant und unabhängig von der jeweils herrschenden Konzentration ist, spricht man von einer Kinetik 0. Ordnung. Pro Zeiteinheit wird jeweils eine konstante Menge eines Pharmakons resorbiert oder eliminiert.

Einer solchen Eliminationskinetik 0. Ordnung folgt z.B. der Ethanolabbau. Da die Alkoholdehydrogenase unter Sättigungsbedingungen arbeitet, also die Substratkonzentration viel größer als der K_M-Wert ist, wird die Höhe des Substratangebots die Bindungsfähigkeit des Enzyms übersteigen. Die lineare Auftragung der Konzentrationsänderung gegen die Zeit ergibt daher eine Gerade (Abb. 1.16).

Beim Erwachsenen können, unabhängig von der Alkoholkonzentration, maximal etwa 10 ml Ethanol/h abgebaut werden; dabei fällt die Blutkonzentration um etwa 0,13 ‰/h. Wenn jedoch die Substratkonzentration so weit abgefallen ist, daß das Enzym nicht mehr unter Sättigungsbedingungen arbeitet, dann folgt auch der Ethanolabbau einer Kinetik 1. Ordnung, wird also konzentrationsabhängig. Ein analoges Phänomen, den Übergang von einer Eliminationskinetik 1. Ordnung zu einer 0. Ordnung, findet man z.B. nach Dosiserhöhung von Phenytoin und auch von Salicylsäure (>3 g/Tag). Dies ist darauf zurückzuführen, daß es zu einer Substratsättigung der abbauenden Enzyme kommt.

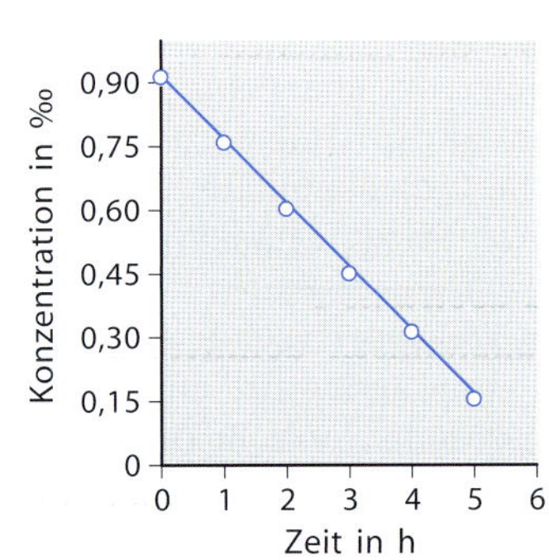

Abb. 1.16. Lineare Abnahme der Ethanolkonzentration im Blut (Kinetik 0. Ordnung)

Weitere Beispiele für Prozesse, die nach einer Kinetik 0. Ordnung ablaufen, sind der aktive Transport unter Sättigungsbedingungen, die Dauerinfusion und die Freisetzung aus therapeutischen transdermalen Systemen (s. auch S. 12).

In den meisten Fällen ist jedoch das Ausmaß der Konzentrationsänderung nicht konstant, sondern der jeweils herrschenden Konzentration proportional: Kinetik 1. Ordnung. Pro Zeiteinheit wird jeweils ein konstanter Teil der noch vorliegenden Wirkstoffmenge resorbiert oder eliminiert, ist also proportional der angebotenen Menge und folgt damit einer Exponentialfunktion.

In der Regel folgen die pharmakokinetischen Prozesse der meisten Pharmaka einer Kinetik 1. Ordnung. Dieses Verhalten wird als *lineare Pharmakokinetik* bezeichnet. Wenn sie unter bestimmten Bedingungen, z. B. nach Gabe hoher Dosen, nicht mehr einer Kinetik 1. Ordnung entsprechen, spricht man von *nichtlinearer Pharmakokinetik*. Dies ist häufig darauf zurückzuführen, daß Eliminationsvorgänge oder (seltener) die Plasmaeiweißbindung gesättigt werden. Als Beispiel sei der oben erwähnte Übergang der Eliminationskinetik für Phenytoin und Salicylsäure genannt.

1.2.5.2 Kompartimentmodelle

Die Gesamtpharmakokinetik beschreibt die zeitlichen Konzentrationsveränderungen eines Pharmakons im Organismus. Nach der Resorption verteilt sich ein Wirkstoff in bestimmten Räumen oder Kompartimenten mit unterschiedlicher Geschwindigkeit und unterschiedlichem Ausmaß. Um die komplizierten Vorgänge der zeitlichen Konzentrationsveränderungen im Organismus mathematisch beschreibbar zu machen, hat es sich als sinnvoll herausgestellt, den Organismus als ein System verschiedener Verteilungsräume (Kompartimente) aufzufassen. Dies sind abstrakte Räume, die selten eine Verbindung zu anatomisch definierten Räumen haben, in denen sich eine Substanz verteilt und kinetisch einheitlich verhält. Da nur Blut, Urin, Speichel und die Fäzes im allgemeinen einer Konzentrationsbestimmung zugänglich sind, gründen sich die Verteilungsvorstellungen und pharmakokinetischen Beurteilungen auf vereinfachende Modelle, die nichtaufwendigen mathematischen Gesetzmäßigkeiten gehorchen und mit denen die komplizierten In-vivo-Verhältnisse einer mathematischen Beschreibung zugänglich werden.

So lassen sich aus wenigen pharmakokinetischen Meßdaten einer Substanz weitere (nicht gemessene oder nicht meßbare) Werte bestimmen, denen dann wichtige Hinweise für optimale Dosierungsschemata und damit für eine optimale Therapie entnommen werden können.

Offenes Einkompartimentsystem bei i. v.-Bolusinjektion

Das offene Einkompartimentsystem ist das einfachste pharmakokinetische Modell: Der gesamte Organismus wird beispielsweise als ein einheitlicher Verteilungsraum betrachtet (Abb. 1.17). Offen bedeutet in diesem Zusammenhang, daß die Substanz (unverändert oder metabolisiert) wieder nach außen abgegeben wird.

An diesem System lassen sich einige Grundbegriffe der Pharmakokinetik erläutern, die, streng genommen, so auch nur für dieses Modell zutreffen.

Halbwertszeit und Eliminationskonstante. Wenn die Elimination einer Substanz aus einem Einkompartimentsystem einer Kinetik 1. Ordnung folgt, so ergibt die lineare Auftragung der Konzentration gegen die Zeit eine exponentiell abfallende Kurve (Abb. 1.18a), die durch eine halblogarithmische Darstellung in eine Gerade umgewandelt wird (Abb. 1.18b). Der Vorteil der halblogarithmischen Auftragung besteht darin, daß 2 Meßpunkte für die Definition der Geraden ausreichend sind. Außerdem erlaubt sie eindeutig, die Zeitspanne festzustellen, nach der eine bestimmte Konzentration gerade auf die Hälfte abgesunken ist.

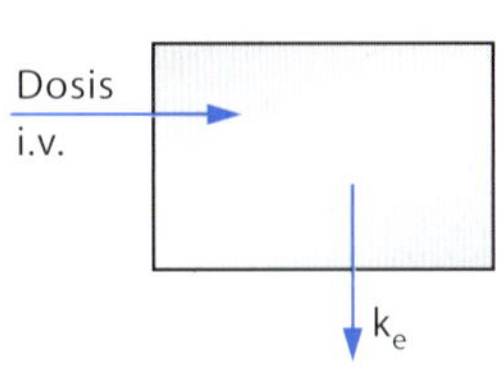

Abb. 1.17. Blockschema des offenen Einkompartimentsystems bei intravenöser Injektion. k_e Eliminationskonstante

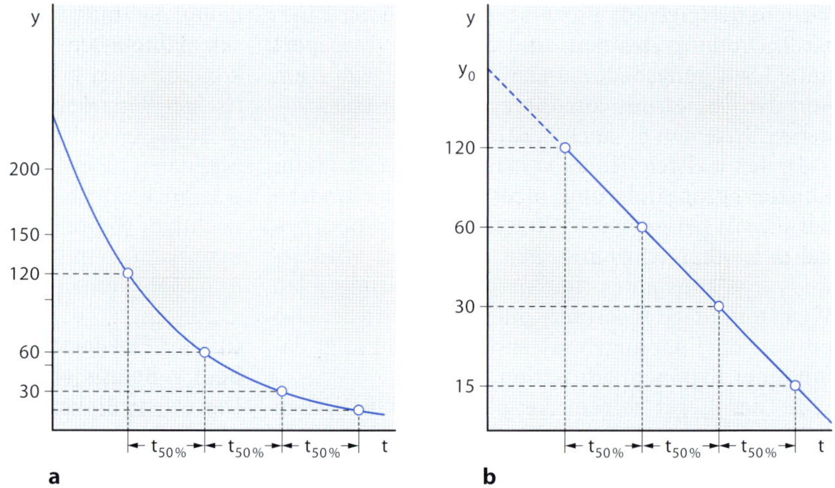

Abb. 1.18. Abnahme der Plasmakonzentration nach einer Kinetik 1. Ordnung. **a** Darstellung im linearen Maßstab; **b** Darstellung im halblogarithmischen Maßstab; $t_{50\,\%}$ Eliminationshalbwertszeit. (Nach Gladtke u. v. Hattingberg 1977)

Die Abnahme der Konzentration mit der Zeit ergibt sich nach Gleichung

$$C = C_o \cdot e^{-ke \cdot t}.$$

Dabei ist C die Konzentration zu jedem Zeitpunkt t, C_o die Anfangskonzentration zum Zeitpunkt t = 0 und k_e die Eliminationskonstante.

Wenn $C = C_o/2$ beträgt, also die Konzentration ist, die der Hälfte der Anfangskonzentration entspricht, dann ist $t = t_{1/2}$ also die Halbwertszeit. Daher ist

$$\frac{C_o}{2} = C_o \cdot e^{-ke \cdot t_{1/2}}.$$

Daraus wird:

$$\frac{1}{2} = e^{-ke \cdot t_{1/2}}.$$

Durch Logarithmieren wird:

$$\ln 2 = k_e \cdot t_{1/2},$$

$$t_{1/2} = \frac{\ln 2}{k_e},$$

$$k_e = \frac{\ln 2}{t_{1/2}}.$$

Halbwertszeit und Eliminationskonstante stehen in einem reziproken Verhältnis zueinander. Die Eliminationshalbwertszeit ist die Zeit, nach der die Ausgangskonzentration auf die Hälfte gesunken ist. Die Eliminationskonstante dagegen sagt etwas über die Geschwindigkeit der Elimination aus. Ihre Dimension ist min^{-1}. Eine Eliminationskonstante von 0,5 min^{-1} bedeutet, daß pro Minute die Hälfte der Substanz eliminiert wird, während bei einer Eliminationskonstanten von 0,1 min^{-1} nur 1/10 pro Minute eliminiert wird. Die Steilheit der Geraden beträgt: $-k_e/2{,}303$.

Beide Parameter werden üblicherweise in Blut, Plasma oder Serum bestimmt, obwohl sie grundsätzlich auch in anderen Verteilungsräumen gemessen werden können. Angaben zur Halbwertszeit einer Substanz beziehen sich daher – wenn nichts anderes vermerkt ist – auf die Plasmahalbwertszeit, da das Blut das zentrale Kompartiment ist, das mit allen anderen Verteilungsräumen des Organismus in direkter Beziehung steht.

Fiktive Anfangskonzentration. Der halblogarithmischen Auftragung der Abb. 1.18b kann ein weiterer Wert entnommen werden. Wird die Gerade zur Ordinate hin verlängert, so schneidet sie diese zum Zeitpunkt t = 0. Die Konzentration, die abgelesen werden kann, ist die sog. fiktive Anfangskonzentration (C_o). Es ist die Konzentration im Verteilungsraum, die sich einstellen würde, wenn sich die Substanz sofort – im Augenblick der Injektion – im Verteilungsraum verteilte. Sie läßt sich im Organismus natürlich nicht messen, kann aber durch Extrapolation der Eliminationsgeraden bestimmt werden.

Verteilungsvolumen. Das Verteilungsvolumen ist ein virtuelles Volumen, in dem sich eine Substanz zu verteilen scheint. Es kann aus der applizierten Dosis (bzw. der Substanzmenge, die sich im Organismus befindet) und der Konzentration, z. B. im Blut, berechnet werden. Die Konzentration einer Substanz ist direkt proportional der Dosis bzw. der im System befindlichen Menge (D) und umgekehrt proportional dem Volumen (Vd). Daraus ergibt sich:

$$C_o = \frac{D}{Vd}$$

oder

$$Vd = \frac{D}{C_o}.$$

Beispiel: Eine Substanz wird in einer Dosis von D = 1,0 g appliziert. Aus der Eliminationsgeraden ergibt sich die fiktive Anfangskonzentration durch Extrapolation mit C_o = 0,08 g/l. Daraus errechnet sich ein Verteilungsvolumen von

$$Vd = \frac{1}{0{,}08} = 12{,}5\,l.$$

Dieser Wert besagt, daß sich die Substanz in 12,5 l der Körperflüssigkeit, also wahrscheinlich im Extrazellulärraum, zu verteilen scheint.

Wird das Verteilungsvolumen auf das Körpergewicht bezogen, so erhält man den Verteilungskoeffizienten: In Fortführung des Beispiels errechnet er sich bei einem 70 kg schweren Menschen auf 0,178 l/kg.

Es gibt Substanzen, deren Verteilungskoeffizient größer als 1 ist. Das würde bedeuten, daß das Verteilungsvolumen dieser Substanz größer als das gesamte Körpervolumen ist. Der scheinbare Widerspruch erklärt sich dadurch, daß sich Substanzen mit solchen Verteilungskoeffizienten in bestimmten (aber zunächst unbekannten) Kompartimenten anreichern. Hier wird deutlich, daß das Verteilungsvolumen ein Proportionalitätsfaktor zwischen der Menge der Substanz im System und der Konzentration z. B. im Blut ist: Eine niedrige Konzentration im Blut vergrößert den Quotienten und vergrößert das scheinbare Verteilungsvolumen.

Totale Clearance. Die Gesamtclearance ist die Summe der Einzelclearances (renale, biliäre und metabolische Clearance).

Multipliziert man das Verteilungsvolumen mit der Eliminationskonstanten, so erhält man für das Einkompartimentsystem die totale Clearance, die die gesamte Elimination umfaßt:

$$Cl_{tot} = Vd \cdot k_e$$

oder

$$Cl_{tot} = \frac{Vd \cdot \ln 2}{t_{1/2}}.$$

Unabhängig vom pharmakokinetischen Modell kann die Gesamtclearance aus dem Verlauf der Plasmakonzentration bestimmt werden, wenn die Fläche unter der Konzentrations-Zeit-Kurve (von t = 0 bis t = ∞) bestimmt und in Beziehung zur applizierten i. v.-Dosis gesetzt wird:

$$Cl_{tot} = \frac{\text{Dosis (i. v.)}}{AUC\infty}.$$

Offenes Einkompartimentsystem bei Dauerinfusion (Kinetik o. Ordnung)

Bei diesem pharmakokinetischen Modell wird eine Substanz mit konstanter Geschwindigkeit (Kinetik 0. Ordnung) zugeführt und soll durch eine Kinetik 1. Ordnung eliminiert werden. Mit zunehmender Dauer der Infusion nimmt die Konzentration zunächst rasch immer mehr zu, bis sie sich asymptotisch einem Grenzwert nähert, sich also ein Fließgleichgewicht einstellt, in dem die Geschwindigkeiten der Invasion und Evasion gleich sind (Abb. 1.19). Die Plasmakonzentration C als Funktion der Zeit wird durch

$$C = \frac{k_o}{k_e \cdot Vd} \cdot (1 - e^{-ke \cdot t})$$

beschrieben. Dabei sind k_o die Infusionsgeschwindigkeit, Vd das Verteilungsvolumen und k_e die Eliminationskonstante.

Die Konzentration im Steady-state (C_{ss}) berechnet sich nach

$$C_{ss} = \frac{k_o}{k_e \cdot Vd} = \frac{k_o}{Cl_{tot}}.$$

Dieses Gleichgewicht kann gestört werden, wenn sich die Geschwindigkeitskonstanten ändern. Bei erhöhtem Zufluß bzw. bei verlangsamtem Abfluß wird die Konzentration im Gleichgewicht zunehmen (Abb. 1.20 b und c), während sie bei reduzier-

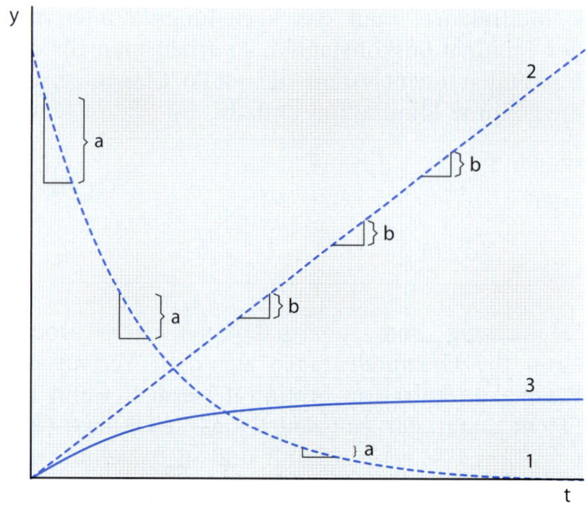

Abb. 1.19. Fließgleichgewicht bei i.v.-Dauerinfusion. *Kurve 1* Elimination. Die pro Zeiteinheit eliminierte Substanzmenge (*a*) ist abhängig von der jeweiligen Konzentration (Kinetik 1. Ordnung). *Kurve 2* = Zustrom. Die pro Zeiteinheit zuströmende Substanzmenge (*b*) ist stets gleich (Kinetik 0. Ordnung). *Kurve 3* = Fließgleichgewicht. Zustrom und Elimination ergeben das Fließgleichgewicht. (Nach Gladtke u. v. Hattingberg 1977)

tem Zufluß (Abb. 1.20d) oder vermehrtem Abfluß niedriger wird.

Die Zeit, nach der die Steady-state-Konzentration erreicht wird, hängt von der Halbwertszeit ab: Nach 1 Halbwertszeit sind 50 %, nach 3 Halbwertszeiten 87,5 % und nach 5 Halbwertszeiten 96,8 % der Steady-state-Konzentration erreicht. Diese Zeit, die je nach Substanz sehr lang sein kann, läßt sich durch eine initiale „loading dose", die der Dauerinfusion vorausgeht, abkürzen.

Offenes Zweikompartimentsystem bei i.v.-Applikation

Einkompartimentsysteme sind in der Pharmakologie sehr selten. Viel häufiger wird die Kinetik einer Substanz durch ein Zweikompartimentsystem beschrieben. Die Vereinfachung dieses Modells kann z.B. darin bestehen, daß Blut und gut durchblutete Organe (ZNS, Leber, Niere) als ein Kompartiment zusammengefaßt werden (zentrales Kompartiment). Die übrigen, schlechter durchbluteten Organe werden dann als das periphere Kompartiment

Abb. 1.20. Fließgleichgewicht bei veränderten Invasions- und Evasionskonstanten. (*a*) Ausgangszustand. Ein vermehrter Zufluß (*b*) läßt die Konzentration im Fließgleichgewicht ebenso ansteigen wie ein verlangsamter Abfluß (*c*). Ein verminderter Zufluß (*d*) oder ein beschleunigter Abfluß werden die Konzentration im Gleichgewicht vermindern. (Nach Gladtke u. v. Hattingberg 1977)

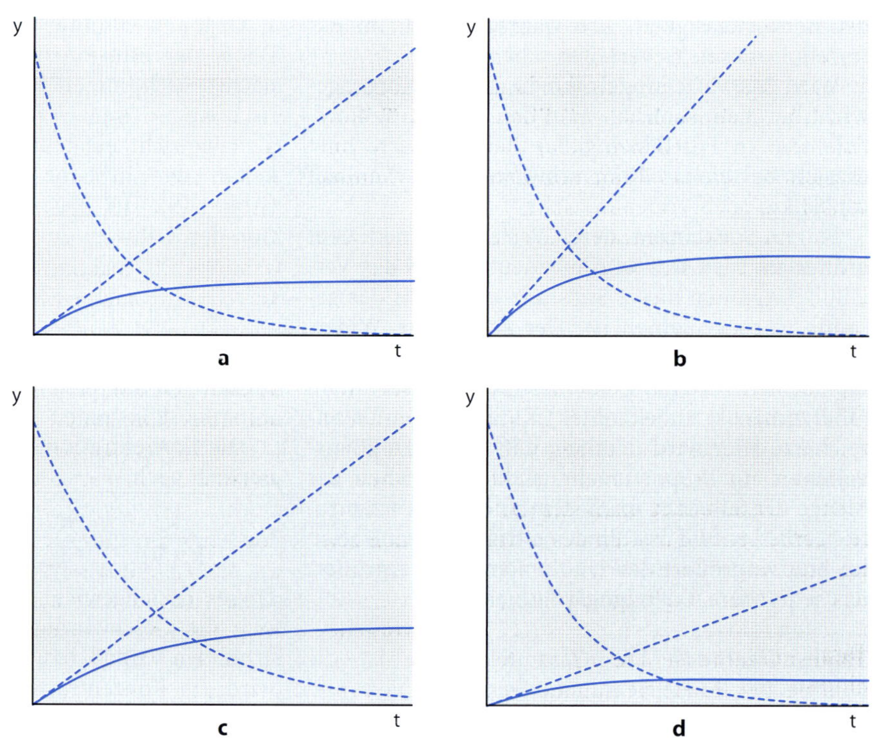

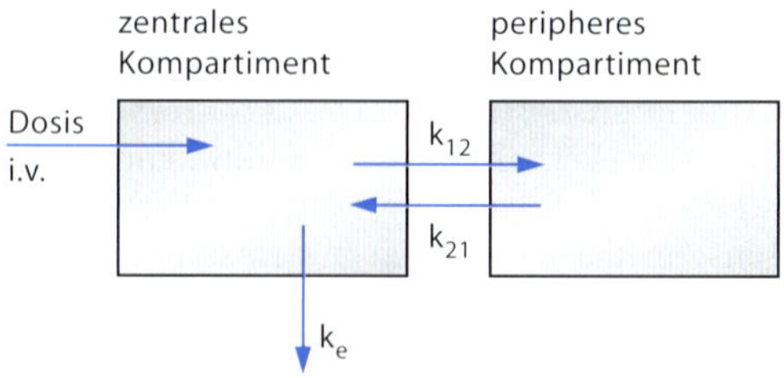

Abb. 1.21. Blockschema des offenen Zweikompartimentsystems bei i. v. Applikation. Zentrales und peripheres Kompartiment stehen im Gleichgewicht. Die Geschwindigkeit des Stoffaustausches zwischen den Kompartimenten wird durch die Geschwindigkeitskonstanten k_{12} und k_{21} bestimmt. k_e Eliminationskonstante

(Abb. 1.21) bezeichnet. Die Verteilung erfolgt jetzt in Abhängigkeit von der Durchblutung der verschiedenen Organe. Aus dem zentralen Kompartiment, das auch das zugängliche Meßkompartiment ist, wird die Substanz eliminiert.

Im einfachsten Fall dieses Modells soll die Substanz als Bolusinjektion direkt ins zentrale Kompartiment (Blut) gebracht werden. Wenn die Plasmakonzentration jetzt halblogarithmisch gegen die Zeit aufgetragen wird (Abb. 1.22), so zeigt sich ein biphasischer Kurvenverlauf, bei dem die Plasmakonzentration zunächst relativ rasch abfällt (Verteilungsphase = α-Phase), um dann, wenn ein Konzentrationsgleichgewicht erreicht ist, langsamer abzunehmen (Eliminationsphase = β-Phase). Beide Teilprozesse überschneiden sich, denn während der Verteilung findet bereits Elimination und in der Eliminationsphase noch Verteilung statt.

Die Plasmakonzentration als Funktion der Zeit wird durch die Gleichung

$$C = A \cdot e^{-\alpha \cdot t} + B \cdot e^{-\beta \cdot t}$$

beschrieben.

Wird an den β-Teil die Tangente angelegt und zur Ordinate hin verlängert, so schneidet sie diese bei B. Die Steigung der Tangente ist -β/2,303. A und α werden mit Hilfe der sog. Residualmethode ermittelt. Dazu bildet man die Differenz zwischen den gemessenen Punkten des α-Teils und den zeitlich entsprechenden fiktiven Punkten des extrapolierten β-Teils und trägt den Logarithmus der ermittelten Konzentration auf. Durch dieses Vorgehen erhält man eine Gerade mit der Steigung -α/2,303, die die Ordinate bei A schneidet. α und β sind keine reinen Eliminations-, sondern sog. *Hybridkonstanten*, da jede sowohl Eliminations- als auch Verteilungsprozesse beinhaltet, wenn auch α überwiegend die Geschwindigkeitskonstante der Verteilung und β die der Elimination ist.

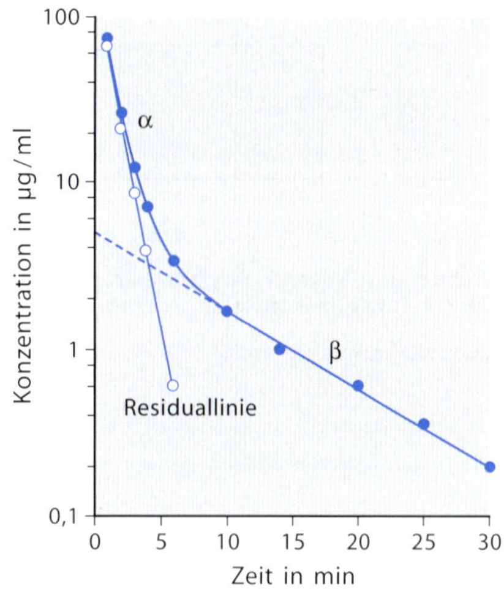

Abb. 1.22. Halblogarithmische Darstellung der Konzentrationsabnahme im Blut in einem Zweikompartimentsystem. Die Residuallinie ergibt sich aus der Differenz zwischen den gemessenen Konzentrationen des α-Teils und den entsprechenden extrapolierten Konzentrationen des β-Teils

Die Summe von A + B ergibt die fiktive Anfangskonzentration C_0, die zusammen mit der applizierten Dosis zur Berechnung des Verteilungsvolumens des zentralen Kompartiments benötigt wird.

Mit Hilfe von A, B, α und β können dann die einzelnen Geschwindigkeitskonstanten (Abb. 1.21) k_e, k_{12} und k_{21} berechnet werden, die zur Bestimmung weiterer pharmakokinetischer Parameter wie z.B. Verteilungsvolumen im Steady-state oder der Gesamtclearance benötigt werden.

Offenes Zweikompartimentsystem bei oraler Applikation

Bei der bisherigen Betrachtung der Konzentrationsverläufe im Blut wurde die Substanz jeweils durch eine i. v.-Injektion appliziert. Der häufigste Fall ist jedoch eine Invasionskinetik 1. Ordnung, verbunden mit einer Eliminationskinetik 1. Ordnung: Eine Substanz wird p. o. oder i. m. appliziert. Die Verhältnisse zeigt das Blockschema der Abb. 1.23. Der Verlauf der Konzentrations-Zeit-Kurve im Blut setzt sich aus den nebeneinander ablaufenden Prozessen der Invasion und der Evasion zusammen und entspricht einer

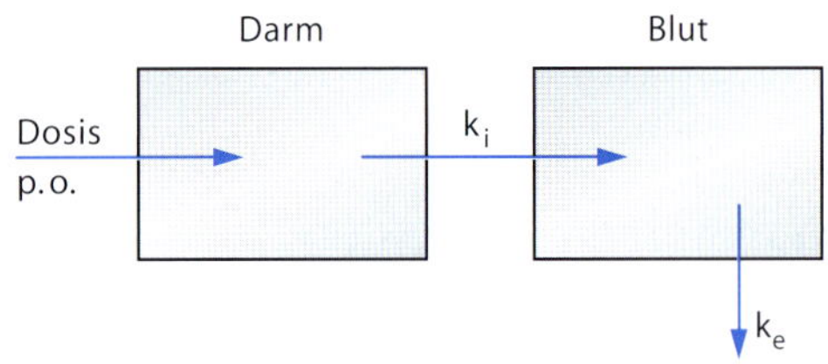

Abb. 1.23. Blockschema des offenen Zweikompartimentsystems bei oraler Gabe. k_i Invasionskonstante, k_e Eliminationskonstante

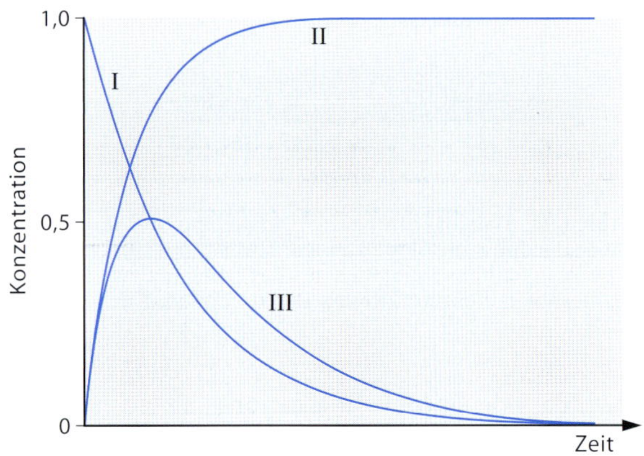

Abb. 1.24. Bateman-Funktion im linearen Maßstab. *I* reine Elimination (bei i.v.-Gabe), *II* reine Invasion, *III* Kurvenverlauf bei gleichzeitiger Invasion und Evasion. (Nach Gladtke u. v. Hattingberg 1977)

Bateman-Funktion, die ursprünglich entwickelt wurde, um den Zerfall einer radioaktiven Substanz in eine ebenfalls zerfallende radioaktive Tochtersubstanz mathematisch zu beschreiben Die Plasmakonzentration als Funktion der Zeit wird durch die Kurve III in Abb. 1.24 wiedergegeben.

Offenes Dreikompartimentsystem

Die Weiterführung des Zweikompartimentsystems ist das offene Dreikompartimentsystem, in dem das periphere Kompartiment des Zweikompartimentmodells aufgrund von Äquilibrierungsunterschieden weiter unterteilt wird. Einem „flachen" Kompartiment, das sich relativ schnell mit dem zentralen Kompartiment ins Gleichgewicht setzt, steht das „tiefe" Kompartiment gegenüber, das nur langsam aufgefüllt und entleert wird. Beispiele für Substanzen, die sich nach einem Dreikompartimentsystem verteilen, sind z.B. die Tetracycline, für die Knochen und Zähne ein tiefes Kompartiment darstellen. Aminoglykosidantibiotika reichern sich in der Endo- bzw. Perilymphe des Innenohres als tiefem Kompartiment an.

Analog den Verhältnissen des Zweikompartimentsystems wird die Abhängigkeit der Plasmakonzentration von der Zeit durch 3 sich überlagernde Exponentialfunktionen beschrieben. Auch hier können die Parameter A, B und C sowie die Hybridkonstanten α, β und γ durch das Residualverfahren ermittelt werden. Der mathematische Aufwand für die Anwendung dieses Modells ist jedoch beträchtlich.

1.2.5.3 Therapeutisch wirksame Konzentration

Ziel der Therapie ist es, die Plasmakonzentration über einen ausreichend langen Zeitraum zwischen minimaler Wirk- und minimaler toxischer Konzentration, also im optimalen therapeutischen Bereich, zu halten.

Eine zeitliche Verlängerung der wirksamen Konzentration kann prinzipiell durch eine Erhöhung der Dosis erreicht werden. Dieses Vorgehen ist jedoch nicht immer anwendbar, da zwar die Zeit mit wirksamen Konzentrationen verlängert wird, gleichzeitig jedoch die Gefahr besteht, daß die minimale toxische Konzentration erheblich überschritten wird, so daß mit toxischen Wirkungen gerechnet werden muß.

Der bessere Weg ist eine Änderung des Dosisintervalls. Die häufigste Art der Arzneimittelapplikation ist die mehrmalige tägliche orale Gabe, die als eine zerstückelte Dauerinfusion angesehen werden kann. Daher wird sich keine gleichmäßige Steady-state-Konzentration ausbilden, sondern in Abhängigkeit von Dosis, Halbwertszeit und Dosierungsintervall stellt sich unterschiedlich schnell ein mittleres Gleichgewicht ($C_{ss\ av}$) ein, das nach oben (mittlere maximale Konzentration $C_{ss\ max}$) und unten (mittlere minimale Konzentration $C_{ss\ min}$) fluktuiert. Jede Einzelgabe läßt sich durch eine Bateman-Funktion beschreiben, so daß es zu einer Folge zeitlich versetzter Bateman-Funktionen kommt. Wenn das Dosierungsintervall so gewählt wird, daß die neue Dosis noch in die nicht abgeschlossene Eliminationsphase der vorhergehenden fällt, so entsteht eine oszillierende, asymptotisch ansteigende Kurve, die dann ein Gleichgewicht erreicht, wenn sich Invasion und Evasion entsprechen. Die Höhe von

$C_{ss\,av}$ hängt von der Dosis (*D*) bzw. der Fraktion (*F*), die resorbiert wurde, dem Verteilungsvolumen (*Vd*), der Eliminationskonstanten (k_e) und dem Dosierungsintervall (τ) *ab:*

$$C_{ss\,av} = \frac{F \cdot D}{k_e \cdot Vd \cdot \tau} = \frac{F \cdot D}{Cl_{tot} \cdot \tau} \quad . \qquad (1)$$

Da im Steady-state die Fläche unter der Konzentrations-Zeit-Kurve während eines Dosierungsintervalls gleich der Fläche unter der Kurve nach einmaliger Dosierung des Pharmakons ist, kann $C_{ss\,av}$ auch nach

$$C_{ss\,av} = \frac{AUC}{\tau}$$

berechnet werden.

Aus Gleichung (1) geht hervor, daß die mittlere Steady-state-Konzentration direkt proportional der Dosis und indirekt proportional der Clearance und dem Dosisintervall τ ist. Bei einer Verkürzung von τ wird daher $C_{ss\,av}$ ansteigen, bei einer Verlängerung dagegen niedriger werden.

Eine Substanz ($t_{1/2} = 8$ h) wird in einem Dosierungsintervall von 8 h i.v. appliziert. Jede Dosis soll die Plasmakonzentration um 4 mg/ml erhöhen. Nach etwa 5 Halbwertszeiten ist eine mittlere Steady-state-Konzentration von 6 mg/ml erreicht, die jeweils um 2 mg/ml nach oben und unten fluktuiert (Abb. 1.25 a).

Bei sonst identischen Bedingungen wie im 1. Beispiel wird das Dosierungsintervall auf 4 h verkürzt. Die jetzt erreichte mittlere Steady-state-Konzentration ist jedoch doppelt so hoch, und die minimale toxische Konzentration wird erheblich überschritten (Abb. 1.25 b).

Wird das Dosierungsintervall auf $2 \cdot t_{1/2}$ verlängert, so resultiert eine nur etwa halb so hohe mittlere Steady-state-Konzentration wie in Abb. 1.25 a. Dabei wird die minimale Wirkkonzentration nur kurzfristig überschritten (Abb. 1.25 c).

In den bisherigen Beispielen fällt auf, daß die mittlere Steady-state-Konzentration relativ stark nach oben und unten fluktuiert. Diese Fluktuationen können bei identischen Steady-state-Konzentrationen (wie in Abb. 1.25 a) vermieden werden, wenn kleinere Dosen in kürzeren Abständen gegeben werden (Abb. 1.26 a).

Im Beispiel der Abb. 1.26a wird durch eine Halbierung von Dosis und Dosierungsintervall die minimale Wirkkonzentration zwar erst nach der 3. Einzeldosis überschritten, doch sind die Schwankungen um die mittlere Steady-state-Konzentration geringer. Wenn jedoch sofort die mittlere Steady-state-Konzentration erreicht werden soll, so wird initial eine höhere Dosis (Initialdosis) gegeben, die dann von Erhaltungsdosen abgelöst wird. Die Erhaltungsdosis muß so bemessen sein, daß sie die pro Dosierungsintervall eliminierte Menge ersetzt (Abb. 1.26 b).

Die Beispiele zeigen, daß die Höhe der erreichbaren mittleren Steady-state-Konzentration u.a. von der Eliminationsgeschwindigkeit und vom Do-

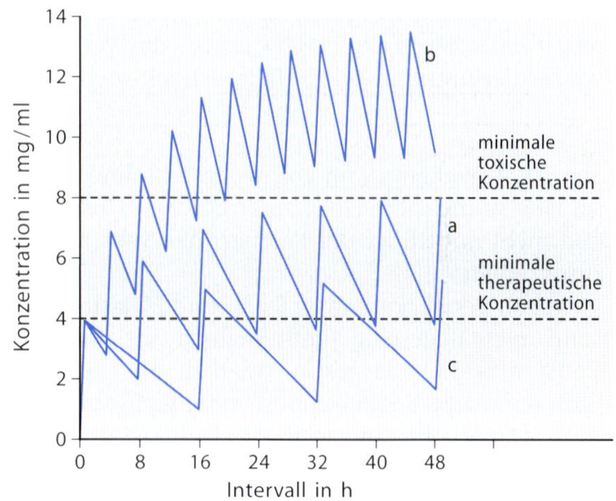

Abb. 1.25. Einfluß des Dosierungsintervalls auf die Höhe der mittleren Steady-state-Konzentration. *a* Dosierungsintervall = $t_{1/2}$; *b* Dosierungsintervall = $0{,}5 \cdot t_{1/2}$; *c* Dosierungsintervall = $2 \cdot t_{1/2}$

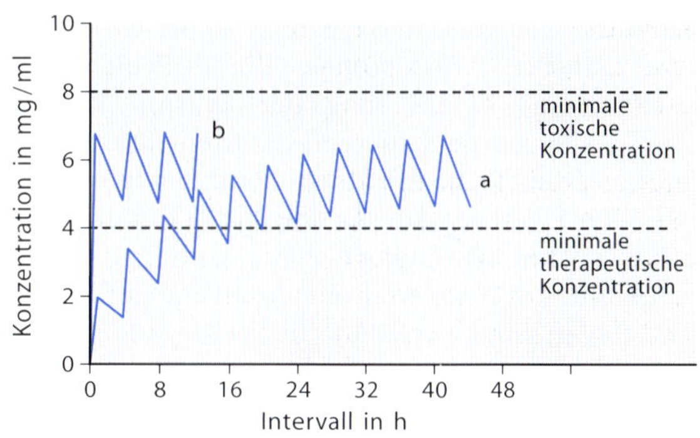

Abb. 1.26. Verlauf der Blutkonzentrationskurve bei Änderung von Dosis und Dosisintervall. *a* Verminderung der Fluktuationen der Steady-state-Konzentration durch Halbierung der Dosis und gleichzeitige Verkürzung des Dosierungsintervalls auf $0{,}5 \cdot t_{1/2}$ im Vergleich zu den Verhältnissen der Abb. 1.25 a. *b* Einfluß einer höheren Initialdosis auf die Geschwindigkeit der Gleichgewichtseinstellung

sierungsintervall abhängig ist. Je kleiner das Dosierungsintervall im Verhältnis zur Halbwertszeit ist, um so höher wird die mittlere Steady-state-Konzentration sein. Für praktische Belange sollte τ nicht größer als $t_{1/2}$ sein.

Im Beispiel der Abb. 1.25b kommt es zur *Kumulation*. Darunter versteht man den Vorgang, daß bei wiederholter Applikation die Konzentration einer Substanz im Organismus immer mehr zunimmt und in der Regel einem Grenzwert zustrebt, der im ungünstigsten Fall im toxischen Bereich liegt. Sie tritt dann auf, wenn Substanzen mit langer Halbwertszeit in kurzen Abständen gegeben werden, hängt also vom relativen Dosierungsintervall ε ab, das das Verhältnis von Dosierungsintervall zu Halbwertszeit wiedergibt:

$$\varepsilon = \frac{\tau}{t_{1/2}}.$$

Sie tritt vor allem dann auf, wenn τ kleiner als $t_{1/2}$ ist, ist also mehr die Folge einer falschen Dosierung und nicht unbedingt der Eigenart der Substanz zuzuschreiben.

Neben der Variation von Dosis und Dosisintervall kann auch über eine Einflußnahme auf die Invasions- bzw. Evasionsgeschwindigkeit die therapeutisch wirksame Konzentration verändert werden.

Bei Depotpräparaten ist die Invasionsgeschwindigkeit durch die verzögerte Wirkstoffabgabe herabgesetzt. Mit ausreichend hoch dosierten Zubereitungen lassen sich jedoch langanhaltende Konzentrationen erreichen, wenn auch wegen der langsamen Freisetzung die wirksamen Konzentrationen erst nach einer Latenzzeit erreicht werden. Dieser Nachteil läßt sich durch die gleichzeitige Gabe einer sofort wirkenden Dosis aufheben (z.B. Depotpenicillin G + Penicillin G).

Über eine Verzögerung der Evasion können ebenfalls länger persistierende Konzentrationen erreicht werden (z.B. der kompetitive Antagonismus zwischen Probenecid und Penicillin G bei der aktiven tubulären Sekretion).

Ein anderer Weg der Eliminationsverzögerung besteht darin, durch geeignete chemische Modifikationen die Lipophilie einer Substanz zu erhöhen, um beispielsweise ihre renale Ausscheidung zu reduzieren. Auf der anderen Seite kann in vielen Fällen eine erhöhte toxische Konzentration durch beschleunigte renale Elimination reduziert werden. Das klassische Beispiel hierfür ist die forcierte Alkali- oder Säurediurese als therapeutische Maßnahme bei der sekundären Giftentfernung akuter Vergiftungen.

1.3 Pharmakodynamik

1.3.1 Rezeptor

Ganz selten sind die Wirkungen eines Pharmakons unspezifisch (z.B. salinische Laxanzien). In den meisten Fällen werden sie durch Wechselwirkungen der Substanz mit spezifischen Strukturen des Biosystems ausgelöst. Diese biologischen Reaktionspartner werden als *Rezeptoren* bezeichnet. Das Rezeptorkonzept der Pharmakologie – corpora non agunt nisi fixata – geht auf Paul Ehrlich zurück. Von diesen Rezeptoren (Wirkorten), die ein Enzym, die DNA, Tubulin oder andere zelluläre Strukturen sein können (s. Übersicht), sind die im engeren Sinn als Rezeptoren bezeichneten Bindungsstellen für körpereigene Regulatorsubstanzen (Hormone, Neurotransmitter) abzugrenzen. Sie haben die Funktion, einen Signaltransduktionsprozeß einzuleiten und sind zelluläre, makromolekulare Komponenten, die

a) einen Wirkstoff mit hoher Spezifität und hoher Affinität erkennen und reversibel binden (Wirkstoff-Rezeptor-Interaktion = Primärreaktion) und dadurch
b) eine Konformationsänderung erfahren, die eine Folgereaktion (Sekundärreaktion) auslöst.

Wirkorte von Pharmaka mit einigen Beispielen

A Fremdorganismus
  Mikroorganismus (Bakterium, Pilz, Virus etc.)
B Menschlicher (tierischer) Organismus
  1. Extrazellulär
    a) physikalisch wirksam: Laxanzien, osmotische Diuretika, Plasmaexpander
    b) chemisch wirksam: Antazida, Chelatbildner, Protamin
    c) enzymatisch wirksam: Streptokinase, Asparaginase
  2. Zellulär
    a) Strukturelemente: Vincaalkaloide, Colchicin
    b) DNA: Zytostatika
    c) Membranlipide: Anästhetika
    d) Ionenkanäle: Lokalanästhetika, ATP-regulierter K^+-Kanal, Ca^{2+}-Kanalblocker
    e) Schlüsselenzyme: Hemmstoffe der Na^+/K^+-ATPase, K^+/H^+-ATPase, MAO, Folsäurereduktase, Cyclooxygenase, Phosphodiesterase
    f) Transporter: Protonenpumpe, Wiederaufnahme biogener Amine
    g) Rezeptoren

Durch die Sekundärreaktion wird ein oder werden mehrere zelluläre Effektorsysteme gleichzeitig oder nacheinander beeinflußt, wodurch es letztlich zu einer wirkstoffinduzierten Änderung des Zustandes oder einer Funktion der Zelle kommt. Die Folgereaktion kann z.B. darin bestehen, daß ein transmembranärer Ionenkanal oder ein intrazelluläres Enzym beeinflußt wird.

Agonisten erkennen und binden demnach an den Rezeptor und lösen eine Folgereaktion aus.

Wirkstoffe können auch an allosterische Zentren gebunden werden, die sich in unmittelbarer oder entfernterer Nachbarschaft zum aktiven Rezeptorzentrum befinden. Durch die Bindung kann der eigentliche Rezeptor so verändert werden, daß auch andere Substanzen mit dem Rezeptor reagieren können (allosterische Aktivierung) bzw. die Anlagerung des eigentlichen Agonisten an den Rezeptor erschwert oder sogar verhindert wird (allosterische Hemmung).

Nach der Anlagerung des Pharmakons an den Rezeptor wird der Pharmakon-Rezeptor-Komplex durch unterschiedliche reversible Bindungen stabilisiert. Bevorzugte Bindungsarten sind Ionenbindungen, Ion-Dipol- und Dipol-Dipol-Wechselwirkungen, Wasserstoffbrücken, van-der-Waals-Kräfte und hydrophobe Bindungen (Tabelle 1.4.), aus denen die Substanz nach dem Massenwirkungsgesetz wieder freigesetzt wird. Im Gegensatz zur enzymatischen Reaktion gehen Pharmakon und Rezeptor daher in der Regel unverändert aus der Reaktion hervor. Kovalente Bindungen sind die Ausnahme (z.B. Zytostatika, Phenoxybenzamin).

Es sei noch darauf hingewiesen, daß die Zahl der Rezeptoren nicht konstant ist, sondern in Abhängigkeit vom Funktionszustand eines Organs variiert. Besonders gut untersucht ist die Abnahme membranständiger Rezeptoren bei Dauerstimulation durch hohe Konzentrationen von Neurotransmittern. Dieser als „down regulation" bezeichnete Vorgang ist ein Teilaspekt der Toleranzentwicklung (s.S.67) z.B. gegenüber β-Sympathomimetika. Eine Zunahme der Rezeptorenzahl, die zu einer Überempfindlichkeit führt, wird beispielsweise unter einer längerfristigen Therapie mit β-Rezeptorenblockern beobachtet. Auch die kardialen Symptome einer Hyperthyreose sind auf eine Zunahme der β-Adrenozeptoren des Herzens zurückzuführen (s. auch Rezeptorreserve S.50).

Tabelle 1.4. Energie und Reichweite verschiedener Bindungsarten

	Bindungsenergie [kJ/mol]	Abhängigkeit vom Abstand
Ionenbindung in H_2O	≈ 10	1/r
Ion-Dipol-Wechselwirkung	bis 30	$1/r^2$
Dipol-Dipol-Wechselwirkung	≈ 15	$1/r^2$
Wasserstoffbrückenbindung	≈ 4	$1/r^2$
Van-der-Waals-Kräfte	≈ 0,4	$1/r^6$
Hydrophobe Bindung	≈ 2	–
Kovalente Bindung	≈ 380	–

Über die Struktur und räumliche Anordnung von Rezeptoren ist in den letzten Jahren mit Hilfe molekularbiologischer Methoden sehr viel bekannt geworden. Besonders eingehend und gut sind die Rezeptoren für körpereigene Signalmoleküle, wie Hormone, Neurotransmitter und Wachstumsfaktoren, untersucht, von denen viele inzwischen kloniert und sequenziert vorliegen und deren Signaltransduktionskette aufgeklärt ist. Über sie soll im folgenden detaillierter berichtet werden.

1.3.1.1 Lokalisation und Struktur von Rezeptoren

Rezeptoren können intrazellulär (für lipophile Agonisten) oder an der Außenseite der Plasmamembran (für vorwiegend hydrophile Signalmoleküle) lokalisiert sein.

Intrazelluläre Rezeptoren

In diese Gruppe gehören die Rezeptoren für Steroidhormone (Glucocorticoide, Mineralocorticoide, Sexualhormone), Vitamin D und A, die PPAR (peroxisome proliferator-activated receptors), wahrscheinlich der *Ah*-Rezeptor (*A*ryl-*h*ydrocarbon-Rezeptor, der z.B. polychlorierte Dibenzo-p-dioxine wie 2,3,7,8-Tetrachlordibenzo-p-dioxin bindet) sowie die Rezeptoren für Schilddrüsenhormone. Alle diese Rezeptoren gehören zu einer Superfamilie von Rezeptoren, die mit dem v-ErbA-Onkogen verwandt sind und untereinander große Homologie und strukturelle Ähnlichkeit aufweisen. Sie besitzen 3 funktionelle Domänen: die spezifische hormonbindende Domäne im C-terminalen Teil, die zentrale, etwa 100 Aminosäuren große, DNA-bin-

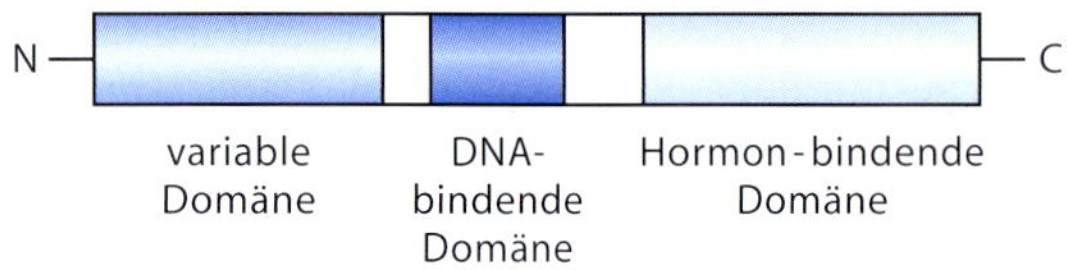

Abb. 1.27. Schematische Darstellung der funktionellen Domänen eines Steroidrezeptors

dende Domäne mit einer Reihe von sog. „Zinkfingern" zur Erkennung spezifischer DNA-Abschnitte sowie eine sehr variable Domäne, die sog. immunogene, die wahrscheinlich für die Modulation der Transkription zuständig ist (Abb. 1.27). Rezeptoren für Schilddrüsenhormone kommen nur im Zellkern an die DNA assoziiert vor, während freie Rezeptoren für Steroidhormone sowohl zytoplasmatisch als auch nukleär nachgewiesen sind.

Transmembranäre Rezeptoren

In diese Gruppe fallen 2 Klassen von Rezeptoren: intramolekular mit dem Effektor verbundene Rezeptoren (Ionenkanal- und Enzym-gekoppelte Rezeptoren) sowie G-Protein-gekoppelte Rezeptoren. Im 1. Fall handelt es sich um direkt gekoppelte Rezeptor-Effektor-Systeme, Rezeptor und Effektor bilden eine funktionelle Einheit, während es sich im 2. Fall um indirekt (sequenziell) gekoppelte Rezeptor-Effektor-Systeme handelt, bei denen zwischen Rezeptor und Effektor Transduktionskomponenten geschaltet sind.

Ionenkanal-gekoppelte Rezeptoren (ionotrope Rezeptoren). In diese Gruppe gehören z. B. die Rezeptoren für Glycin, der $GABA_A$-Rezeptor, der $5\text{-}HT_3$-Rezeptor sowie der nicotinische Cholinozeptor. Sie alle sind Pentamere, von denen jede Untereinheit 4 transmembranäre Helices aufweist, N- und C-Terminus liegen jeweils extrazellulär. So besteht z. B. der nicotinische Cholinozeptor aus 2 α-Untereinheiten, die die Acetylcholinbindungsstelle tragen, und je einer β-, γ- und δ-Untereinheit, die zusammen eine Pore durch die Membran bilden, die durch die Bindung des Agonisten geöffnet wird (Abb. 1.29). Durch die Agonistenbindung an die N-terminale Rezeptordomäne wird der Ionenkanal aktiviert. Eine Ausnahme bilden offensichtlich die ionotropen Glutamatrezeptoren, bei denen jede Untereinheit nur 3 transmembranäre Helices aufweist

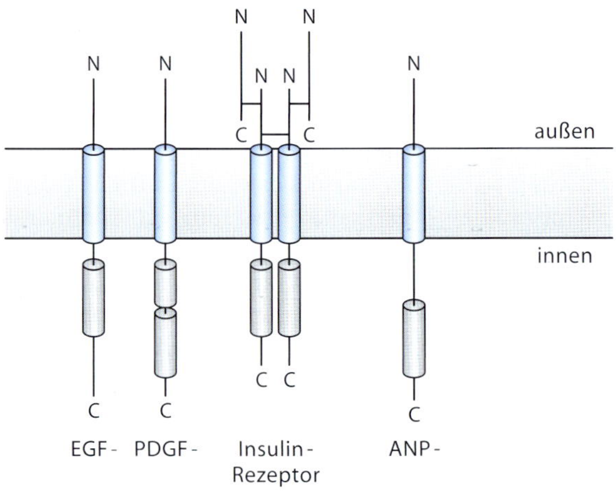

Abb. 1.28. Schematische Darstellung der Struktur intramolekular mit dem Effektor (Enzym) gekoppelter Rezeptoren. *Grau* sind die katalytischen Domänen, die für den EGF-, PDGF- und Insulin-Rezeptor Tyrosinkinasen sind, für den ANP-Rezeptor eine Guanylylcyclase ist

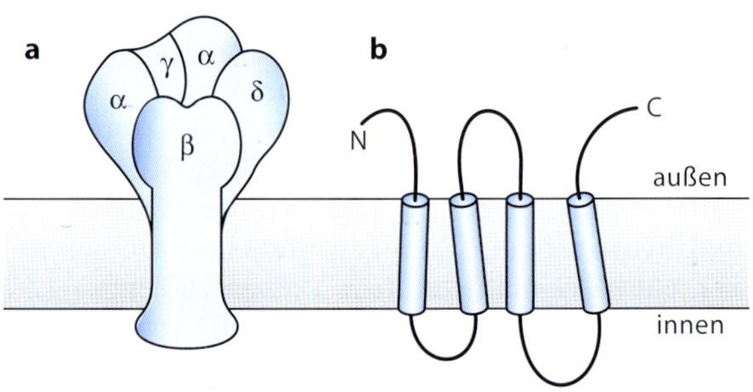

Abb. 1.29. Schematische Darstellung eines Ionenkanal-gekoppelten Rezeptors. *a* Der nicotinische Cholinozeptor der motorischen Endplatte mit den 5 Untereinheiten, die die Kanalpore bilden. *b* Aufgrund von Hydrophobizitätsuntersuchungen läßt sich vorhersagen, daß jede Untereinheit 4 transmembranäre Helices aufweist

und der C-Terminus intrazellulär liegt. Ein Tetramer bildet die Kanalpore.

Die P_{2X}-Purinozeptoren mit ATP als Hauptliganden sind ebenfalls ionotrope Rezeptoren. Bei ihnen bilden nur 3 Untereinheiten (mit jeweils zwei transmembranären Helices, bei denen N- und C-Terminus intrazellulär liegen) die Kanalpore.

Enzym-gekoppelte Rezeptoren. Bei diesen Rezeptoren handelt es sich um Proteine, die die Membran einmal durchziehen und auf der zytoplasmatischen Seite der Membran eine katalytische Domäne tragen, die durch die extrazelluläre Bindung eines Agonisten aktiviert wird. Zu dieser Rezeptorfamilie gehören u.a. die Rezeptoren für Insulin, Wachstumsfaktoren wie PDGF oder EGF, ANP und das CD45-Antigen (Abb. 1.28).

G-Protein-gekoppelte Rezeptoren (metabotrope Rezeptoren). Sehr viel häufiger als die bisher beschriebenen Transduktionssysteme sind die Systeme, bei denen zwischen Rezeptor und Effektor Transduktionskomponenten geschaltet sind. Ein solches System besteht aus 3 Proteinkomponenten, die reversibel miteinander interagieren. Der Rezeptor, der charakteristischerweise 7 transmembranäre Helices aufweist, wird durch die Bindung eines adäquaten Stimulus aktiviert und interagiert mit dem „Transducer", der dann mit dem Effektor kommunizieren kann (Abb. 1.30).

Die Effektoren können Enzyme sein, die über eine Aktivierung oder Hemmung die Konzentration intrazellulärer Botenstoffe variieren, oder es handelt sich um Ionenkanäle, die geöffnet oder geschlossen werden. Die Transduktionskomponenten werden als G-Proteine bezeichnet, da sie Guaninnukleotide (GTP, GDP) binden. Sie dienen nicht nur der Signalweiterleitung, sondern auch der Signalamplifikation. Ein aktivierter Rezeptor kann viele Transduktionsproteine aktivieren, von denen jedes ein Effektormolekül modifizieren und zur Synthese vieler identischer Botenstoffe anregen kann. Ein weiterer Aspekt der sequentiellen Aktivierung von Effektorsystemen über G-Proteine ist, daß dieses System sehr viel variabler ist und daß komplexe Regulationen sowie Verzweigungen der Signaltransduktion und multiple Regulationen möglich sind.

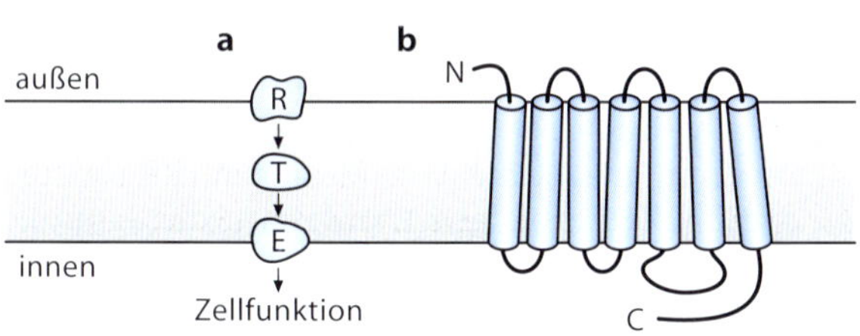

Abb. 1.30. Schematische Darstellung (*a*) eines G-Protein-gekoppelten Rezeptors (*R*), der über ein G-Protein (Transduktionskomponente *T*) an ein Effektorsystem (*E*) gekoppelt ist. (*b*) Aufgrund von Hydrophobizitätsuntersuchungen läßt sich vorhersagen, daß jeder dieser Rezeptoren 7 transmembranäre Helices aufweist

So können z.B. unterschiedliche G-Proteine durch einen gemeinsamen Rezeptor aktiviert werden und dann verschiedene Effektoren beeinflussen (Abb.1.31a). Ein Beispiel hierfür ist der AT_1-Rezeptor, der sowohl an $G_{q/11}$ als auch an $G_{12/13}$ koppeln kann. Über ein G-Protein können aber auch mehrere Effektorsysteme reguliert werden (Abb. 1.31 b). Dies gilt z.B. für den α_2-Adrenozeptor, der bei der Kopplung an G_i über die freie und damit aktivierte α-Untereinheit zur Hemmung der Adenylylcyclase bzw. über die aktivierte $\beta\gamma$-Untereinheit zur Aktivierung eines K^+-Kanals führt. Eine weitere Möglichkeit der Vernetzung besteht darin, daß ein Effektorsystem dual durch unterschiedliche G-Proteine reguliert wird, wie z.B. die Aktivierung bzw. Hemmung der Adenylylcyclase durch G_s oder G_i zeigt (Abb. 1.31 c). Und schließlich können Rezeptorfamilien über eine gemeinsame Transduktionskette einen gemeinsamen Effektor aktivieren (Abb. 1.31 d). Ein gutes Beispiel hierfür sind die präsynaptischen α_2-, M_2- und Opioidrezeptoren, die über G_o zur Inaktivierung eines Ca^{2+}-Kanals führen.

Es sei noch darauf hingewiesen, daß hormonale Stimuli nicht nur mit *einem* Rezeptortyp interagieren können. So können Agonisten sowohl mit Ionenkanal-gekoppelten als auch mit G-Protein-gekoppelten Rezeptoren interagieren. Beispiele hierfür sind Acetylcholin (nicotinischer und mus-

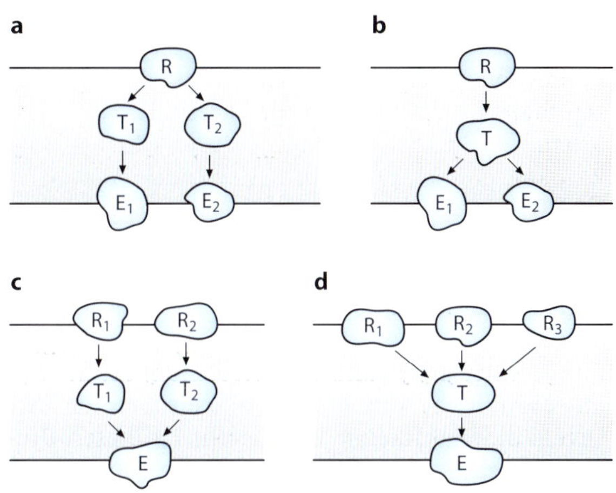

Abb. 1.31. Schematische Darstellung möglicher Verzweigungen und multipler Regulationen G-Protein-gekoppelter Signaltransduktion. *R* Rezeptor, *T* Transduktionskomponente, *E* Effektorsystem (Einzelheiten s. Text)

Tabelle 1.5. Signaltransduktion ausgewählter Rezeptoren

Rezeptorsubtyp	Ionenkanal	G_s	$G_{i/o}$	$G_{q/11}$	$G_{12/13}$
Amine					
A, NA		$\beta_{1,2,3}$	α_2	α_1	
DA		$D_{1,5}$	$D_{2,3,4}$		
Histamin		H_2	$H_{3/4}$	$H_{1/2}$	
Serotonin	5-HT_3	5-$HT_{4,5,6,7}$	5-HT_1	5-HT_2	5-HT_{2C}
Ach	N		$M_{2,4}$	$M_{1,3,5}$	
Purine					
Adenosin		A_2	$A_{1/3}$		
ATP	P_{2X}			P_{2Y}	
ADP			P_{2T}		
Eicosanoide					
PGE_2		$EP_{2,3,4}$	EP_3	$EP_{1,3}$	
PGI_2		IP			
TXA_2				TP	TP
Glykoproteine					
TSH		X	X	X	X
Aminosäuren					
Glutamat	NMDA, AMPA, Kainat		$mGluR_{2,3,4,6,7,8}$	$mGluR_{1,5}$	
GABA	$GABA_A$		$GABA_B$		
Peptide					
Angiotensin II				AT_1	AT_1
Vasopressin		V_2		V_1	V_1
Endothelin			ET_B	$ET_{A,B}$	ET_A
Badykinin				B_2	B_2
Opioide					
Morphin			μ, $\varkappa$, δ		

carinischer Cholinozeptor), γ-Aminobuttersäure ($GABA_A$- und $GABA_B$-Rezeptor), Glutamat (ionotrope und metabotrope Rezeptoren) und Serotonin (5-HT_3- und die anderen 5-HT-Rezeptoren).

Eine Übersicht über die Signaltransduktion ausgewählter Rezeptoren gibt die Tabelle 1.5

1.3.1.2 Prinzipien der Signaltransduktion

Intrazelluläre Rezeptoren

Diese Rezeptoren sind sowohl im Zytosol als auch im Zellkern lokalisiert und im inaktiven Zustand mit einer Reihe von Proteinen assoziiert, die ihre DNA-Bindungsdomäne blockieren. Zu diesen Proteinen gehören Hitzeschockproteine mit unterschiedlichen Molekulargewichten (HSP 90, HSP 70) sowie weitere Proteine. Die Bindung des Hormons führt zur Dissoziation der Proteine und zur Bildung von Homodimeren mit anderen z.B. Glucocorticoid-Rezeptor-Molekülen. Durch die Dimer-Bildung wird die Affinität zu bestimmten Enhancer-Regionen der durch Glucocorticoide regulierten Gene erhöht. Es wird angenommen, daß dann die Transkription spezifischer Gene durch eine erleichterte Bindung der RNA-Polymerase II an die Promotorregion dieser Gene erhöht wird: Steroidhormone und andere Agonisten an diesen intrazellulären Rezeptoren wirken also als Transkriptionsfaktoren, die zur vermehrten Synthese des mRNA-Vorläufermoleküls führen. Nach Umwandlung in die eigentliche mRNA wird diese aus dem Zellkern ins Zytoplasma ausgeschleust und an den Ribosomen zu spezifischen Proteinen translatiert, die dann die Träger der Hormonwirkung sind (Abb. 1.32).

Transmembranäre Rezeptoren

Ionenkanal-gekoppelte Rezeptoren. Hier handelt es sich um eine Familie von Rezeptoren, die Teil eines Ionenkanals sind. Durch die Bindung des Liganden werden die Kanaleigenschaften so geändert, daß er

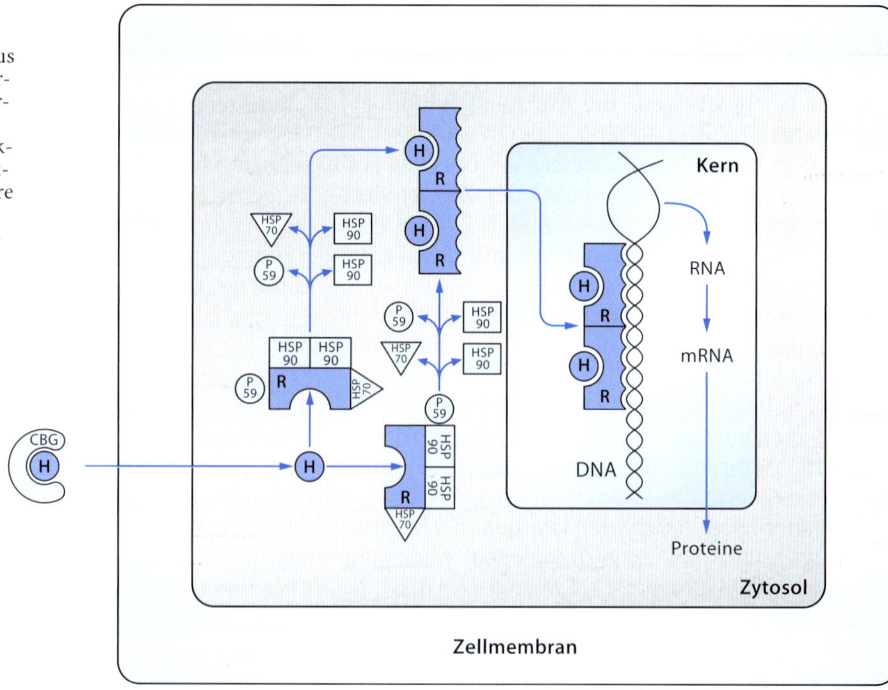

Abb. 1.32.
Schematische Darstellung zum Wirkungsmechanismus von Steroidhormen. H Hormon, R Rezeptor, CBG Cortisol-bindendes Globulin, HSP90 90 kDa-Hitzeschockprotein, HSP70 70 kDa-Hitzeschockprotein, P59 andere regulierende Proteine wie Immunophiline. Einzelheiten s. Text.

sich öffnet (oder auch schließt) und der Durchtritt von Ionen erleichtert (oder auch erschwert) wird. Dieses Transduktionssystem dient vor allem der schnellen interzellulären Kommunikation über eine Veränderung des Membranpotentials.

Der *nicotinische Cholinozeptor* der quergestreiften Muskulatur (s. Abb. 1.29) ist Teil eines Kanals für vorzugsweise Natrium (und auch Kalium). Jede der beiden α-Untereinheiten trägt eine Acetylcholinbindungsstelle, die beide besetzt sein müssen, damit der Kanal geöffnet wird: Durch Natriumeinstrom kommt es zur raschen Depolarisation und zur Muskelkontraktion (s. auch S. 298).

Beim *GABA$_A$-Rezeptor* wird durch die Rezeptorbesetzung ein Chloridkanal aktiviert. Der vermehrte Einwärtsstrom von Chlorid führt zur Hyperpolarisation mit verminderter Erregung. Ein selektiver Agonist an diesen Rezeptoren ist *Muscimol*, ein selektiver Antagonist *Bicucullin*.

GABA$_A$-Rezeptoren haben große pharmakologische Bedeutung, da sie der Wirkort einer Reihe wichtiger Pharmaka sind. So gibt es neben der Bindungsstelle für GABA zusätzliche Bindungsstellen für Benzodiazepine und Barbiturate, über die die GABA-vermittelte Hyperpolarisation verstärkt wird (s. S. 123). GABA$_A$-Rezeptoren sind Pentamere, die aus α-, β- und γ-Untereinheiten aufgebaut sind. Die Subtypen ergeben sich durch die verschiedenen α-Untereinheiten (α1 – α6). Die Bindungsstellen für GABA befinden sich an den Grenzflächen zwischen den α- und β-Untereinheiten, die für Benzodiazepine an der Grenzfläche zwischen α- und γ-Untereinheit. Klassische Benzodiazepine wie Diazepam binden an die α1-, α2-, α3- und α5-Subtypen und lösen daher das typische Spektrum der Benzodiazepin-Wirkungen aus. In „knock-in"-Experimenten konnte gezeigt werden, daß z. B. die sedierende oder amnestische Komponente der Benzodiazepine an den α1-Subtyp gebunden ist und sich von den anxiolytischen (α2), muskelrelaxierenden (α5) oder antikonvulsiven (α1, α5) Effekten abtrennen läßt. Daraus ergeben sich interessante Aspekte für die Entwicklung neuer, Subtyp-spezifischer und damit Wirkungs-selektiver Benzodiazepine.

Der *GABA$_B$-Rezeptor* gehört zu den G-Protein-gekoppelten Rezeptoren, der hemmend an die Adenylylcyclase und einen Calciumkanal sowie aktivierend an einen Kaliumkanal gebunden ist: Die resultierende Hyperpolarisation bedingt ebenfalls eine Hemmung der Zellaktivität. Ein selektiver Agonist ist *Baclofen*.

Neben GABA ist *Glycin* der wichtigste inhibitorische Transmitter. Der Rezeptor dieser Aminosäure ist Teil eines Chloridkanals, dessen Aktivierung zur Hyperpolarisation und Hemmung der Zellaktivität führt. Strychnin hemmt diesen Kanal. Es sind bislang keine Arzneimittel bekannt, die mit der glycinergen Übertragung interferieren.

Die Rezeptoren der exzitatorisch wirkenden Neurotransmitter Aspartat und Glutamat sind ebenfalls an Kationenkanäle gekoppelt.

Die *Glutamatrezeptoren* gehören 2 Gruppen an: Die sog. metabotropen Rezeptoren sind G-Protein-gekoppelt, während die ionotropen Rezeptoren ligandenaktivierte Ionenkanäle sind.

Die *ionotropen Rezeptoren* werden nach ihren bevorzugt bindenden experimentellen Agonisten benannt: *NMDA-Rezeptor* (*N*-*M*ethyl-*D*-*A*spartat), *Kainatrezeptor* [Kainsäure: 2-Carboxy-4-(1-methylethenyl)-3-pyrrolidin-Essigsäure] und *AMPA-Rezeptor* (α-Amino-3-hydroxy-5-methyl-4-isoxazol-Propionsäure). *Quisqualat* (Quisqualinsäure: α-Amino-3,5-dioxo-1, 2, 4-oxadiazolidin-2-Propionsäure) wirkt sowohl an den metabotropen als auch an den NMDA- und AMPA-Rezeptoren als Agonist.

AMPA- und Kainatrezeptoren sind in vielem dem nicotinischen Cholinozeptor vergleichbar: Sie sind Ionophore für Natrium (und auch Kalium) und führen bei Erregung zur Depolarisation.

Der NMDA-Rezeptor ist besonders interessant, da er über außergewöhnliche Kanaleigenschaften und Regulationsmechanismen verfügt. Zum einen ist der Ionophor permeabel für Ca^{2+}, Na^{+} und K^{+}, deren Fluxe spannungsabhängig durch Mg^{2+} reguliert werden: Unter Ruhepotentialbedingungen bindet Mg^{2+} an spezifische Bindungsstellen, von denen es durch Depolarisation entfernt wird. Erst jetzt kann der Kanal durch Agonisten geöffnet werden. Eine weitere Regulation erfolgt über eine strychninunempfindliche Glycinbindungstelle, die besetzt sein muß, damit der NMDA-Rezeptor aktiviert werden kann. Und letztlich gibt es im Kanal Bindungsstellen für Pharmaka wie das Halluzinogen Phencyclidin (Angels dust) und verwandte Substanzen, die den Kanal verschließen können. Die Bedeutung des Glutamatrezeptors ist erst in Ansätzen verstanden. Er ist sicher an einer Vielzahl neurophysiologischer und pathologischer Prozesse beteiligt und scheint essentiell für die sog. Langzeitpotenzierung („long-term potentiation", LTP) zu sein, die in den Mechanismus für Gedächtnis und Lernprozesse involviert ist. Auf der anderen Seite ist der NMDA-Rezeptor auch wohl an der Auslösung von Zelluntergängen beteiligt, wie sie durch Hypoglykämie, Hypoxie und Krampfanfälle hervorgerufen werden können. Therapeutischer Einsatz von Glutamat-Antagonisten ist denkbar bei Funktionsstörungen des ZNS wie Epilepsie oder bei neurodegenerativen Erkrankungen wie der amyotrophen Lateralsklerose oder dem M. Parkinson. Erste Ansätze in diese Richtungen sind *Riluzol* in frühen Stadien der amyotrophen Lateralsklerose sowie die Antiepileptika *Felbamat*, das mit der Glycin-Bindungsstelle des NMDA-Rezeptors interferiert, oder *Lamotrigin*, das die Freisetzung von Glutamat inhibiert. Auch *Amantadin* zur Behandlung des M. Parkinson scheint ein NMDA-Rezeptorantagonist zu sein.

Enzym-gekoppelte Rezeptoren. Bei ihnen handelt es sich um Glykoproteine, die einfach die Membran durchziehen und auf der zytoplasmatischen Seite die katalytische Domäne tragen. Bei den *EGF-*, *PDGF-* und *Insulinrezeptoren* ist dies eine Tyrosylkinase, die Phosphat auf Tyrosylreste von Zielproteinen überträgt und deren Funktion modifiziert. Gleichzeitig mit der Rezeptoraktivierung kommt es auch zur Autophosphorylierung der Rezeptorproteine. Für den Insulinrezeptor wurde nachgewiesen, daß die Autophosphorylierung die Tyrosylkinaseaktivität erhöht s. S. 536.

Die Rezeptoren für Wachstumsfaktoren bilden nach der Ligandenbindung Dimere, deren autophosphorylierte Tyrosylreste hochaffine Bindungsstellen für andere zytosolische Proteine sind, die eine gemeinsame Aminosäuresequenz, die sog. SH2-Domäne (Src-homology), tragen und durch die Rezeptortyrosin-Kinase phosphoryliert werden. SH2-Domänen tragende Proteine können z. B. Enzyme (Proteinkinasen, Phospholipasen) oder Adaptorproteine sein, die als Bindeglied zu anderen Proteinen dienen. Ein solches Adapter-Protein ist z. B. Grb2 (growth factor receptor-bound protein 2), das in phosphoryliertem Zustand, Ras (ein kleines monomeres G-Protein) aktiviert. Dies ist der Anfang einer Kaskade von Phosphorylierungsreaktionen, an deren Ende die Phosphorylierung und damit Aktivierung der MAP-Kinase (Mitogen-aktivierte Proteinkinase) steht, die dann ihrerseits Transkriptionsfaktoren phosphoryliert. Dadurch wird die Transkription von Genen stimuliert, die an Wachstumsprozessen beteiligt sind.

Ein weiteres Beispiel für Enzym-gekoppelte Rezeptoren ist die Familie des *ANP-Guanylylcyclasesystems* (ANP: „*a*trial *n*atriuretic *p*eptide"). Der ANP-Rezeptor ist ein transmembranäres Protein, das aus der extrazellulären Bindungsstelle für ANP und der intrazellulären Guanylylcyclasedomäne besteht. Zusätzlich gibt es eine weitere zytosolische Domäne mit Homologie zu Proteinkinasen. Nach der Bindung von ANP wird die Guanylylcyclase aktiviert. Über die vermehrte Bildung von cGMP aus GTP kommt es dann zu den spezifischen Effekten wie Vasodilatation, Natriurese und Hemmung der Aldosteronfreisetzung (s. auch S. 285).

In letzter Zeit sind einfach transmembranäre Rezeptoren bekannt geworden, deren Effektor eine Phosphotyrosylphosphatase ist, ein Enzym also, das Phosphat von Phosphotyrosylresten abspaltet. Ein Beispiel ist das *CD45-Antigen*, ein gemeinsames Antigen auf Leukozyten.

G-Protein-gekoppelte Rezeptoren. Bei diesen Transduktionssystemen sind zwischen Rezeptor und Effektor Transduktionskomponenten (G-Proteine) geschaltet, die sequentiell miteinander reagieren. Durch die Bindung eines Agonisten an den Rezeptor interagiert der aktivierte Rezeptor mit dem Transducer, der über die Aktivität eines Effektors die intrazelluläre Konzentration von Signalmolekülen wie cAMP, Inositphosphate, Diacylglycerin, Arachidonsäure und ihre Stoffwechselprodukte sowie Calcium beeinflußt.

G-Proteine sind Heterotrimere mit je einer α-, β- und γ-Untereinheit, die an die Innenseite der Plasmamembran über Lipidanker angeheftet sind. Sie werden nach der Identität der α-Untereinheit klassifiziert, die auch die hochaffine Bindungsstelle für Guaninnukleotide sowie die inhärente GTPase-Aktivität besitzt. Derzeit sind 16 Gene, die für 20 α-Untereinheiten kodieren, bekannt. Im Gegensatz dazu zeigen die β- und γ-Untereinheiten geringere Variation: Bislang sind 5 β- und 12 γ-Untereinheiten bekannt. Grob vereinfachend lassen sich 4 große Familien von ubiquitär vorkommenden G-Proteinen differenzieren, deren Funktion auch hinreichend bekannt ist: Die G_s-Familie aktiviert die Adenylylcyclase, die G_i/G_o-Familie hemmt die Adenylylcyclase, aktiviert Kaliumkanäle und inaktiviert Calciumkanäle; über die G_q/G_{11}-Familie wird die Aktivierung der Phospholipase C-β vermittelt und $G_{12/13}$ aktivieren Proteine der Rho-Familie. Proteine der Rho-Familie gehören zu kleinen monomeren Guaninnukleotide-bindenden Proteinen, die an der Regulation einer Reihe von Zellfunktionen, wie Organisation des Zytoskeletts, Zelladhäsion und -motilität, Zellwachstum und Transformation sowie der Ca^{2+}-unabhängigen Kontraktion der glatten Muskulatur (s. S. 284) beteiligt sind.

Die Bedeutung G-Protein-gekoppelter Rezeptoren oder von G-Proteinen selbst auf Stoffwechselvorgänge und interzelluläre Kommunikation ist sehr gut untersucht. In den letzten Jahren hat sich jedoch herausgestellt, daß diese Proteine auch an der Regulation von Zellwachstum, Differenzierung und sogar Transformation beteiligt sind, und daß mannigfaltige Verbindungen zur ERK (extracellular signal-regulated kinase)-MAP-Kinase-Kaskade (s. oben unter Wachstumsfaktoren) bestehen.

Für die Interaktion mit dem aktivierten Rezeptor, die am Übergang zur 6. transmembranären Domäne des Rezeptors erfolgt, müssen G-Proteine zunächst als Heterotrimer vorliegen (Abb. 1.33). In der Folge kommt es zur Aktivierung und Dissoziation der α-Untereinheit vom βγ-Komplex. Die freie α-Untereinheit mit gebundenem GTP, aber auch freies βγ, interagiert mit einem Effektor oder dessen regulatorischer Komponente, die dadurch eine Änderung ihres Funktionszustandes erfahren. Durch die endogene GTPase-Aktivität der α-Untereinheit wird das gebundene GTP zu GDP hydrolysiert und die Interaktion mit dem Effektor beendet. Die inaktive α-Untereinheit bindet erneut an einen βγ-Komplex und durchläuft weitere Aktivierungszyklen.

Die ADP-Ribosylierung von α-Untereinheiten durch die Exotoxine von Vibrio cholerae und Bordetella pertussis unterbricht den Aktivierungszyklus an verschiedenen Stellen. Die ADP-Ribosylierung von G-Proteinen der G_s-Familie sowie von Transducin durch Choleratoxin führt zur Hemmung der GTPase-Aktivität. Dies führt zu einer irreversiblen Daueraktivierung des G-Proteins. Die Pertussistoxin-vermittelte ADP-Ribosylierung (G_i/

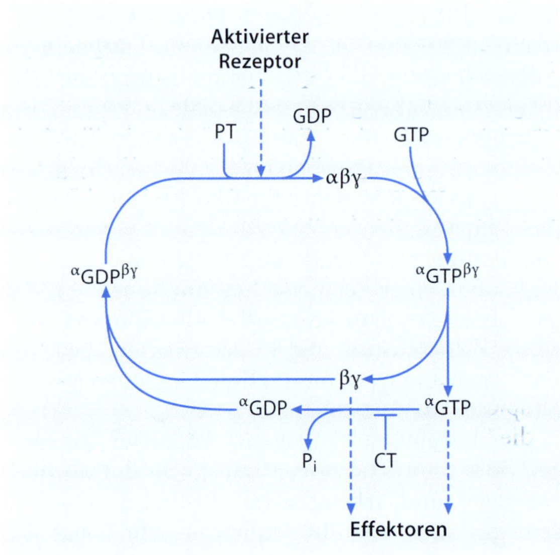

Abb. 1.33. Schematische Darstellung des Aktivierungs- und Inaktivierungszyklus von G-Proteinen. Im inaktiven Zustand liegen G-Proteine als Heterotrimere mit α-, β- und γ-Untereinheit vor. PT Pertussistoxin, CT Choleratoxin. Weitere Einzelheiten s. Text.

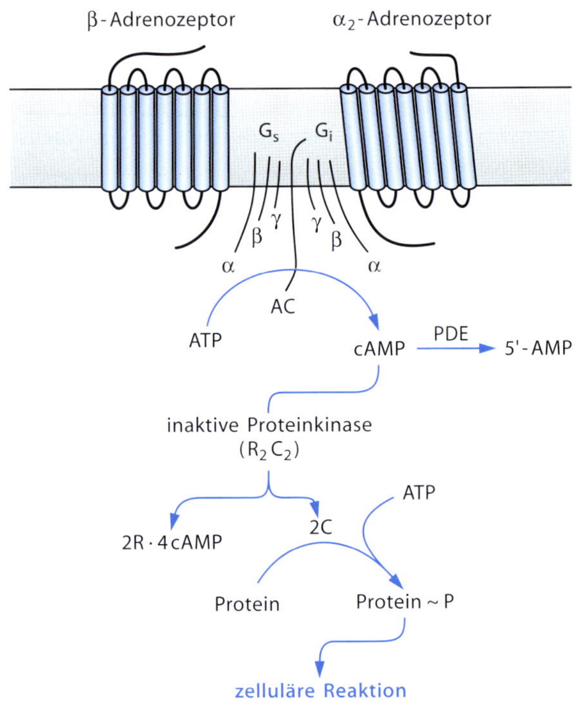

Abb. 1.34. Vereinfachte schematische Darstellung des Adenylylcyclasesystems. G_s bzw. G_i stimulierendes bzw. inhibierendes G-Protein; α, β, γ G-Proteinuntereinheiten; *AC* Adenylylcyclase; *PDE* Phosphodiesterase; R_2C_2 inaktive Form der cAMP-abhängigen Proteinkinase; *2C* zwei aktivierte katalytische Untereinheiten der cAMP-abhängigen Proteinkinase; *2R · 4cAMP* zwei regulatorische Untereinheiten der cAMP-abhängigen Proteinkinase mit gebundenem cAMP (Einzelheiten s. Text)

G_o) führt zur Entkopplung des Agonist-Rezeptor-Komplexes vom G-Protein, das nun nicht mehr durch hormonale Stimuli aktiviert werden kann (Abb. 1.33).

Das *Adenylylcyclasesystem* ist das bislang am besten untersuchte G-Protein-regulierte Effektorsystem. Zahlreiche Hormone wie Adrenalin (β-Rezeptoren), Histamin (H_2-Rezeptor), Glucagon oder Prostacyclin u.v.a. führen über die rezeptorvermittelte Stimulation der Adenylylcyclase zu einer Erhöhung der intrazellulären cAMP-Konzentration. Abgebaut wird cAMP durch Phosphodiesterasen zu 5'-AMP. Hemmstoffe der Phosphodiesterasen können daher die gleichen Wirkungen wie Adenylylcyclase-stimulierende Hormone haben (Abb. 1.34).

cAMP, neben Ca^{2+} der wichtigste intrazelluläre Mediator, wirkt als allosterischer Effektor auf cAMP-abhängige Proteinkinasen, die aus 2 regulatorischen und 2 katalytischen Untereinheiten bestehen und in Abwesenheit von cAMP einen inaktiven Komplex bilden. Die Bindung von cAMP an die regulatorische Untereinheit führt zur Dissoziation des Kinasekomplexes und der Aktivierung der katalytischen Untereinheit, die Phosphatgruppen auf Seryl- oder Threonylreste spezifischer Proteine übertragen kann (Abb. 1.34). Die Zielproteine, die Enzyme oder auch Ionenkanäle sein können, werden durch diese kovalente Modifikation aktiviert oder auch inaktiviert. Was letztlich die Antwort einer Zelle auf einen Anstieg der cAMP-Konzentration ist, hängt von dem zellspezifischen Spektrum der Substrate für die cAMP-abhängigen Proteinkinasen ab.

Andere Hormone wie Somatostatin, Adrenalin (α_2-Rezeptor) und Acetylcholin (M_2-Rezeptor) hemmen unter Vermittlung eines G-Proteins aus der G_i-Familie die Adenylylcyclase (Abb. 1.34).

Viele Hormone, Wachstumsfaktoren und Neurotransmitter aktivieren das *Phosphoinositid-Phospholipase-C-System*. Dabei kommt es über membranständige Rezeptoren zur Aktivierung einer Phospholipase C-β, die die Hydrolyse von Phospha-

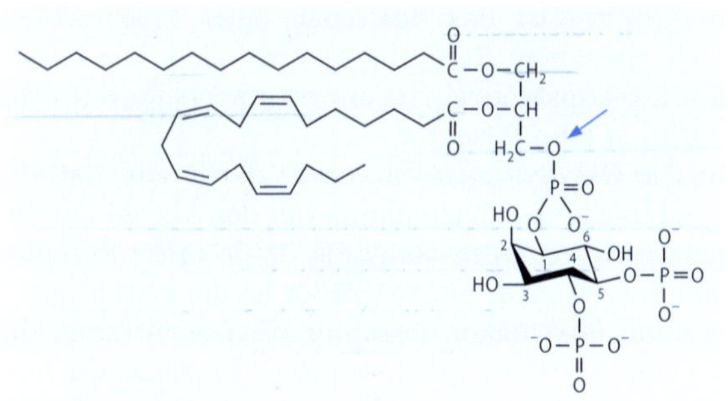

Abb. 1.35. Strukturformel von Phosphatidylinosit-4,5-bisphosphat. Die Phospholipase C greift bei ↑ an

tidylinosit-4,5-bisphosphat (Abb. 1.35) zu den beiden intrazellulären Signalmolekülen Inosit-1,4,5-trisphosphat (IP_3) und 1,2-Diacylglycerin katalysiert. Diese Reaktion wird (aus historischen Gründen) als „PI response" bezeichnet.

Durch Bindung an spezifische Bindungsstellen (Kationenkanal) führt IP_3 zur raschen Freisetzung von Ca^{2+} aus Speichern des endoplasmatischen Retikulums. Der intrazelluläre Anstieg der Ca^{2+}-Konzentration ist der Stimulus für die Aktivierung Ca^{2+}/Calmodulin-abhängiger Proteinkinasen und/oder anderer Ca^{2+}- und Ca^{2+}/Calmodulin-abhängiger Enzyme (Abb. 1.36; s. auch Seite 283).

Der zweite Botenstoff, Diacylglycerin, ist ein Aktivator der Proteinkinase C, die die Phosphorylierung von Seryl- und Threonylresten zahlreicher zellulärer Proteine katalysiert (Abb. 1.36). Der überwiegende Teil des Diacylglycerins kommt wahrscheinlich aus dem rezeptorvermittelten Abbau von Phosphatidylcholin durch eine Phospholipase D und ist für die Langzeitaktivierung der Proteinkinase C verantwortlich. Interessant ist, daß tumorfördernde Phorbolester in sehr geringen Konzentrationen Diacylglycerin als Proteinkinase-C-Aktivator ersetzen können. Dies unterstreicht die Bedeutung der Proteinkinase C bei Proliferationsvorgängen.

Auch *Ionenkanäle* können durch hormonale Stimuli direkt oder indirekt (über die Bildung von intrazellulären Botenstoffen) unter Beteiligung von G-Proteinen aktiviert oder inaktiviert werden. Ein Beispiel für die indirekte Aktivierung eines Kanals ist die Phosphorylierung des kardialen L-Typ-Calciumkanals durch die cAMP-abhängige Proteinkinase nach Stimulation des β_1-Rezeptors.

In den letzten Jahren hat sich zunehmend gezeigt, daß heptahelikale Rezeptoren nicht unbedingt indirekt über G-Proteine an ihre Effektoren gekoppelt sind, sondern daß auch direkte Effekte möglich sind. Ein Beispiel hierfür ist der $mGlu_1$-Rezeptor, der am zytosolischen C-Terminus eine Domäne trägt, die zur Protein-Protein-Interaktion befähigt ist. Über Wechselwirkungen mit Proteinen aus der Homer-Familie kommt es nach Rezeptorstimulation (G-Protein-unabhängig) zur Kopplung an den Ryanodin-Rezeptor (s. auch S. 283) mit vermehrter Ca^{2+}-Freisetzung aus dem endoplasmatischen Retikulum.

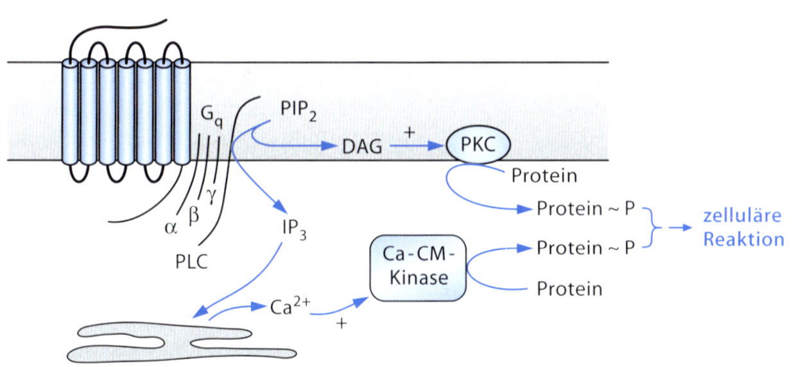

Abb. 1.36. Vereinfachte schematische Darstellung der Signaltransduktion des Phosphatidylinosit-Phospholipase-C-Systems (PI-response). G_q Phospholipase C-stimulierendes G-Protein; α, β und γ G-Proteinuntereinheiten; *PLC* Phospholipase C; *PIP_2* Phosphatidylinosit-4,5-bisphosphat; *DAG* Diacylglycerin; *IP_3* Inosit-1,4,5-trisphosphat; *Ca-CM-Kinase* Ca^{2+}/Calmodulin-abhängige Proteinkinase; *PKC* Proteinkinase C; + aktiviert (Einzelheiten s. Text)

1.3.1.3 Pharmakon-Rezeptor-Interaktion

Die Bindung des Pharmakons [P] an den Rezeptor [R] führt reversibel zur Bildung eines Pharmakon-Rezeptor-Komplexes [PR]. Das Ausmaß dieses Prozesses hängt von der Affinität des Pharmakons zum Rezeptor ab. Je größer die Affinität einer Substanz, um so mehr Rezeptoren werden bei einer bestimmten Substratkonzentration besetzt sein:

$$[P] + [R] \underset{k_2}{\overset{k_1}{\rightleftharpoons}} [PR]$$

Dabei ist k_1 die Geschwindigkeitskonstante der Assoziation, k_2 die Geschwindigkeitskonstante der Dissoziation.

Im Äquilibrium ist

$$[P_f] \cdot [R_f] \cdot k_1 = [PR] \cdot k_2$$

(mit P_f = freie Konzentration des Pharmakons und R_f = Anzahl freier Rezeptoren)
oder

$$\frac{[P_f] \cdot [R_f]}{[PR]} = \frac{k_2}{k_1} = K_D. \qquad (2)$$

Der K_D-Wert ist die Dissoziationsgleichgewichtskonstante des Pharmakon-Rezeptor-Komplexes und hat die Dimension mol/l [M].

Da die Gesamtheit aller Rezeptoren $[R_t]$

$$[R_t] = [R_f] + [PR] \text{ ist,}$$

ergibt sich nach Gleichung (2)

$$\frac{([R_t] - [PR]) \cdot [P_f]}{[PR]} = K_D.$$

Durch Umformen wird

$$\frac{[PR]}{[R_t]} = \frac{[P_f]}{[P_f] + K_D} = \frac{1}{1 + \frac{K_D}{[P_f]}} = r.$$

r gibt den Anteil der durch das Pharmakon besetzten Rezeptoren an der Gesamtrezeptorpopulation an: r = 0,5 (50 % der Rezeptoren sind besetzt) wenn $[P_f] = K_D$ ist. Die Dissoziationskonstante K_D entspricht also der Konzentration an freiem, nichtgebundenem Pharmakon, wenn die Hälfte aller Rezeptoren besetzt ist.

Affinität ist das Bestreben eines Pharmakons, sich mit einem Rezeptor zu verbinden. Die Dissoziationskonstante K_D ist ein reziprokes Maß für die Affinität zum Rezeptor.

Die *Okkupationstheorie* geht davon aus, daß die Wirkung eines Pharmakons von der Anzahl der besetzten Rezeptoren abhängig ist: Je mehr Rezeptoren besetzt sind, um so größer ist die Wirkung.

Eine Pharmakon-Rezeptor-Wechselwirkung, die zu einer Wirkung führt, umfaßt 2 Prozesse: die Bindung des Pharmakons [P] an den Rezeptor [R] mit der Bildung eines Pharmakon-Rezeptor-Komplexes [PR] und die Auslösung der Wirkung [W].

Das Ausmaß des 1. Prozesses hängt von der Affinität des Pharmakons zum Rezeptor ab. Je größer die Affinität einer Substanz, um so mehr Rezeptoren werden bei einer bestimmten Substratkonzentration besetzt. Nach der Okkupationstheorie würde dann gelten: Wenn alle Rezeptoren besetzt sind, resultiert eine maximale Wirkung, bei 50 %iger Besetzung der Rezeptoren eine 50 %ige der maximal möglichen. Dies ist aber nur in wenigen Ausnahmen der Fall. Meistens tritt eine maximale Wirkung jedoch schon viel früher ein, wenn nur ein Teil der Rezeptoren besetzt ist. Dies ist darauf zurückzuführen, daß sehr oft Rezeptor und Effektor über Transduktionskomponenten (s. oben) verbunden sind, die Verstärkerfunktion besitzen, so daß zwischen Rezeptorbesetzung und ausgelöster Wirkung keine lineare Proportionalität besteht. Diese zusätzlichen, zur Wirkung nicht unmittelbar benötigten Rezeptoren, die in manchen Systemen bis zu über 95 % der gesamten Rezeptorzahl ausmachen können, werden als *Rezeptorreserve* („spare receptors") bezeichnet. Durch diese „Überschußrezeptoren" kann eine Zelle u. a. auch die Empfindlichkeit gegenüber hohen bzw. niedrigen Konzentrationen des Agonisten variieren.

Ein weiteres Problem kompliziert die Okkupationstheorie. Die Bindung einer Substanz an einen Rezeptor führt nicht in jedem Fall zu einer Wirkung. Es gibt Substanzen, die eine hohe Affinität zum Rezeptor besitzen und dennoch keine Wirkung auslösen. Bei einem Agonisten muß noch etwas hinzukommen, das als *intrinsische Aktivität* („intrinsic activity", „efficacy", Wirkaktivität) bezeichnet wird. Sie gibt das Ausmaß der Wirkung eines Pharmakon-Rezeptor-Komplexes an und beschreibt die individuelle Wirkungsstärke eines

Pharmakons im Vergleich zu einer Bezugssubstanz mit maximaler Wirkaktivität. Wenn eine Substanz A in einem definierten System eine maximale Wirkung (100%) erreicht, eine Substanz B aber nur 80% der maximal möglichen, so hat B im Vergleich mit A eine intrinsische Aktivität von 0,8.

Die meisten Pharmakonwirkungen lassen sich hinreichend durch das Okkupationsmodell erklären, das durch die Gleichung

$$\frac{E_p}{E_m} = f \cdot \frac{\alpha \cdot [PR]}{[R_t]}$$

beschrieben wird. Dabei bedeuten: E_p der vom Pharmakon P ausgelöste Effekt, E_m der in diesem System maximal mögliche Effekt, α intrinsische Aktivität, [PR] Konzentration der durch das Pharmakon P besetzten Rezeptoren, $[R_t]$ Konzentration aller Rezeptoren und f eine Proportionalitätskonstante. Das Ausmaß der Wirkung wird also durch das Verhältnis der besetzten Rezeptoren zur Zahl aller Rezeptoren und durch die Größe von α bestimmt. Je mehr Rezeptoren besetzt sind, um so größer ist die Wirkung. Bei $\alpha = 0$ wird keine Wirkung ausgelöst, $\alpha \leq 1$ führt dagegen zu einem Effekt.

Nach der Okkupationstheorie haben *Agonisten* und *Antagonisten* eine große Affinität zum Rezeptor, aber nur Agonisten lösen eine Wirkung aus, da sie über intrinsische Aktivität ($\alpha = 1$) verfügen. Substanzen, deren intrinsische Aktivität zwischen 0 und 1 liegt, werden als *partielle Agonisten* bezeichnet, die sowohl agonistische als auch antagonistische Eigenschaften besitzen können. Auch wenn alle Rezeptoren besetzt sind, führen partielle Agonisten wegen der geringen intrinsischen Aktivität nur zu einer Teilwirkung. In Gegenwart eines vollen Agonisten können partielle Agonisten auch zum partiellen Antagonisten werden: Durch die Verdrängung des reinen Agonisten wird dessen Wirkung bis zum Eigeneffekt des partiellen Agonisten reduziert.

Ein reiner Antagonist kann u.U. die Wirkung eines Agonisten nicht nur aufheben, sondern sogar unter den Ausgangswert reduzieren. Dies wird dann eintreten, wenn das System vor Einwirken des eigentlichen Agonisten bereits stimuliert vorliegt.

Die *Geschwindigkeitstheorie* („rate theory") geht davon aus, daß nicht die Anzahl der besetzten Rezeptoren für die Wirkungsstärke eines Pharmakons entscheidend ist, sondern die Anzahl der Zusammenstöße zwischen Pharmakon und Rezeptor pro Zeiteinheit und die Geschwindigkeit, mit der dieser Komplex wieder dissoziieren kann. Nach dieser Theorie zeichnen sich Agonisten durch hohe Assoziations- und noch größere Dissoziationsgeschwindigkeit aus. Antagonisten haben bei hoher Assoziationsgeschwindigkeit nur eine geringe Dissoziationsgeschwindigkeit. Mittlere Dissoziationsgeschwindigkeiten sind dann für partielle Agonisten typisch.

In den letzten Jahren wurde – vor allem im Zusammenhang mit der Aktivierung G-Protein-gekoppelter Rezeptoren bzw. Liganden-aktivierter Ionenkanäle – ein bekanntes Modell wiederentdeckt und neu interpretiert: Das *Zwei-Zustände-Modell* (Two-state model) der Rezeptoraktivierung. Ausgangspunkt war die Beobachtung, daß unbesetzte Rezeptoren signalisieren können und daß Antagonisten in Abwesenheit von Agonisten Effekte aufweisen, denn in den traditionellen Rezeptortheorien müssen Rezeptoren zur Aktivierung besetzt sein. Das Zwei-Zustände-Modell der Rezeptoraktivierung postuliert, daß sich Rezeptoren in einem Gleichgewicht von zwei funktionell unterschiedlichen Konformationszuständen befinden: Der inaktive (R) und der aktive (R*) Zustand (Abb. 1.37 a). Die Wirkaktivität eines Liganden wird nun durch seine relative Affinität zu einem der beiden Zustände und damit durch eine Störung des Gleichgewichtes zueinander bestimmt. Eine Substanz mit sehr viel größerer Affinität zu R* als zu R verschiebt das Gleichgewicht in Richtung R* und wirkt somit als *voller Agonist*. Ein *partieller Agonist* dagegen besitzt nur eine geringfügig höhere Affinität zu R* als zu R und stört das Gleichgewicht nur wenig. *Kompetitive Antagonisten* stören dieses Gleichgewicht nicht, da sie gleiche Affinität zu beiden Konformationszuständen aufweisen. In der Abwesenheit von Agonisten bzw. bei Anwesenheit von Antagonisten wird daher die basale Rezeptoraktivität und damit die der Effektorkaskade durch das Equilibrium zwischen R und R* bestimmt. Liganden, die eine höhere Affinität zu R im Vergleich zu R* aufweisen, werden als *inverse Agonisten* bezeichnet. Sie verschieben das Gleichgewicht nach R und reduzieren somit den Anteil an R*. Dies führt zu einer Reduktion der basalen Rezeptoraktvität (Abb. 1.37 b) und wird besonders in solchen Systemen deutlich, die eine hohe Rezeptordichte, verbunden mit erhöhter basaler Aktivität des Effektorsystems, aufweisen.

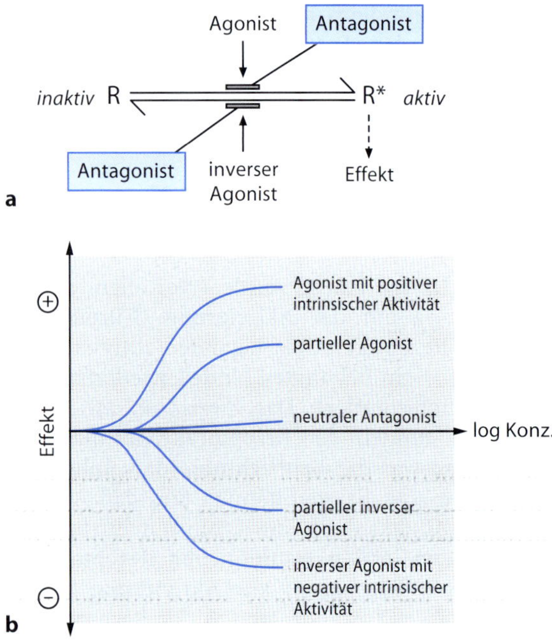

Abb. 1.37. Schematische Darstellung zur Wirkungsweise inverser Agonisten. a) Darstellung der Rezeptortheorie des 2-Zustände-Modells mit R* als aktivem und R als inaktivem Rezeptor. b) Dosis-Wirkungs-Kurven inverser Agonisten im Vergleich zu Agonisten mit positiver intrinsischer Aktivität. Weitere Einzelheiten s. Text.

Die therapeutische Bedeutung inverser Agonisten läßt sich derzeit nicht abschätzen. Denkbar ist ein Einsatz z. B. bei solchen Erkrankungen, bei denen Rezeptormutanten zu einer konstitutiven Rezeptoraktivität führen (z. B. der LH-Rezeptor bei männlicher Pubertas praecox, TSH-Rezeptor und Hyperthyreose) oder auch bei Erkrankungen, die durch eine Überexpression bestimmter Rezeptoren gekennzeichnet sind. Solche Überexpressionen können zu einem konstitutiv aktiven Phenotyp führen, bei dem „normale" Antagonisten wirkungslos sind.

Bekannte inverse Agonisten, die zum Teil auch therapeutisch genutzt werden, sind die H_2-Antihistaminika wie Cimetidin u. a., bestimmte β-Rezeptorenblocker wie Propranolol, Opioidantagonisten wie Naloxon sowie die experimentell interessanten β-Carboline als inverse Agonisten am $GABA_A$-Rezeptor.

1.3.2 Dosis und Dosis-Wirkungs-Beziehung

1.3.2.1 Dosis

Die Dosis ist die applizierte Menge eines Pharmakons. Bei den als therapeutisch wirksam angegebenen Dosen handelt es sich um empirisch ermittelte Erfahrungswerte, die individuell variieren können und sich üblicherweise auf einen erwachsenen Mitteleuropäer von 70 kg Körpergewicht beziehen. Die Einzeldosis (ED) ist die bei einer einmaligen Gabe wirksame Dosis. Über den Tag verteilte Einzeldosen summieren sich zur Tagesdosis (TD).

Maximale Einzeldosis (MED) und maximale Tagesdosis (MTD) sind die vom Gesetzgeber festgelegten Höchstmengen einer Einzel- bzw. Tagesdosis stark wirkender Arzneimittel. Sie sind im Deutschen Arzneibuch (DAB) niedergelegt und dürfen nur überschritten werden, wenn ihre Überschreitung auf dem Rezept besonders hervorgehoben wird [Ausrufungszeichen (!) und wörtliche Angabe der Menge]. Ohne diese Zusätze darf ein Apotheker ein Rezept mit überschrittenen Maximaldosen nicht beliefern.

Von den Maximaldosen zu trennen ist die Höchstmenge eines „Betäubungsmittels", die pro Tag für einen Patienten verschrieben werden darf. Sie steht in der Betäubungsmittel-Verschreibungs-Verordnung (BtmVV). Beispiele für die verschiedenen Dosen und die Höchstmenge gibt die Tabelle 1.6.

Die Dosierung im Säuglings- und Kindesalter hat auf pharmakokinetische Besonderheiten dieser Lebensabschnitte Rücksicht zu nehmen. So ist das Verteilungsvolumen einer Substanz bei Säuglingen in der Regel größer als bei älteren Kindern oder Erwachsenen. Wenn die Dosis auf das Körpergewicht

Tabelle 1.6. Vergleich der verschiedenen Dosen von Morphin und Atropin

	Morphin [g]	Atropin [g]
ED	0,01	0,0005
TD	0,03	0,002
MED	0,03	0,001
MTD	0,1	0,003
Höchstmenge	0,2	

Tabelle 1.7. Relative Dosen im Kindesalter. (Nach v. Harnack 1994)

Alter Jahre)	Teil der Erwachsenendosis
2/12	1/6
6/12	1/5
1	1/4
3	1/3
7	1/2
12	2/3

bezogen wird, muß die erste Dosis (bei Beginn der Therapie) bei einem jungen Säugling größer als bei einem Erwachsenen sein, um eine gleiche Arzneimittelkonzentration im Organismus zu erreichen. Da andererseits auch die Elimination in diesem Lebensabschnitt eingeschränkt ist, sind bei längerer Therapie die folgenden Dosen geringer zu wählen bzw. das Dosisintervall ist zu verlängern.

Anhaltspunkte für die Dosierung im Kindesalter gibt die von v. Harnack (1994) empirisch gewonnene Tabelle, bei der die Dosierung in Abhängigkeit von der Körperoberfläche dargestellt ist, wenn sie auch formal dem Lebensalter folgt (Tabelle 1.7)

Annäherungswerte, die mit den Werten der Tabelle gut übereinstimmen, lassen sich durch die beiden folgenden Formeln errechnen, die das Alter bzw. das Körpergewicht für die Berechnung der Kinderdosen zugrunde legen:

4 · Jahre + 20 = % der Erwachsenendosis;
1,5 · Körpergewicht (kg) + 10 = % der Erwachsenendosis.

1.3.2.2
Dosis-Wirkungs-Beziehung am Individuum (Konzentrations-Wirkungs-Kurve)

Nach der Okkupationstheorie ist die Wirkung eines Pharmakons von der Anzahl der besetzten Rezeptoren abhängig, so daß mit steigender Konzentration die Wirkung i. allg. zunimmt. Dabei besteht aber nur in seltenen Fällen eine lineare Beziehung zwischen der Konzentration und der Wirkung, d. h. üblicherweise führt die Verdopplung der Konzentration nicht zu einer Verdopplung der Wirkung. Bei linearer graphischer Auftragung der Wirkung gegen die Dosis resultiert daher eine hyperbole Kurve, die bei halblogarithmischer Darstellung in eine sigmoide Kurve

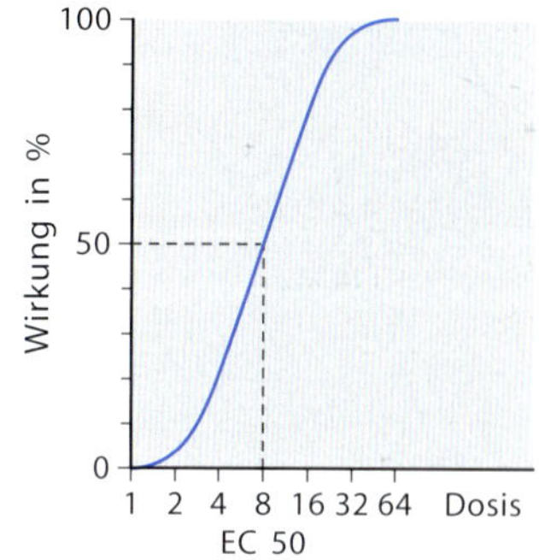

Abb. 1.38. Dosis-Wirkungs-Kurve in halblogarithmischer Darstellung

mit annähernd linearem Mittelteil transformiert wird. In diesem Mittelteil besteht eine direkte Proportionalität zwischen der Wirkung und dem log der Konzentration (Abb. 1.38).

Verfolgt man eine solche Konzentrations-Wirkungs-Kurve, so erkennt man, daß in einem niedrigen Konzentrationsbereich zunächst keine Wirkung ausgelöst wird. Mit zunehmender Konzentration wird eine Schwelle erreicht, die gerade zu einer Wirkung führt. Der Wendepunkt der sigmoiden Kurve liegt bei einer Konzentration, die 50 % der maximalen Wirkung hervorruft. Diese Konzentration wird als EC 50 bezeichnet. Statt der EC 50 kann man auch den pD_2-Wert angeben: Er ist der negative dekadische Logarithmus der Konzentration des Agonisten, der zu einer halbmaximalen Wirkung führt und wird zur Charakterisierung der Potenz („potency") eines Pharmakons herangezogen. Eine weitere Erhöhung der Konzentration führt schließlich zur maximalen Wirkung, die auch durch eine weitere Steigerung der Konzentration nicht übertroffen werden kann (maximale Wirkdosis).

Die Konzentrations-Wirkungs-Kurve ist für jedes Pharmakon charakteristisch und erlaubt den Vergleich verschiedener Pharmaka. Aussagen über Affinität, intrinsische Aktivität (Wirkung), Potenz (Wirkungsstärke) und möglicherweise andere Wirkungsmechanismen können bei Agonisten über Lage und Steilheit der Konzentrations-Wirkungs-Kurven sowie die maximal auslösbaren Effekte getroffen werden.

In Abb. 1.39 werden 4 verschiedene Pharmaka anhand ihrer Konzentrations-Wirkungs-Kurven miteinander verglichen. Im Falle der Pharmaka 1

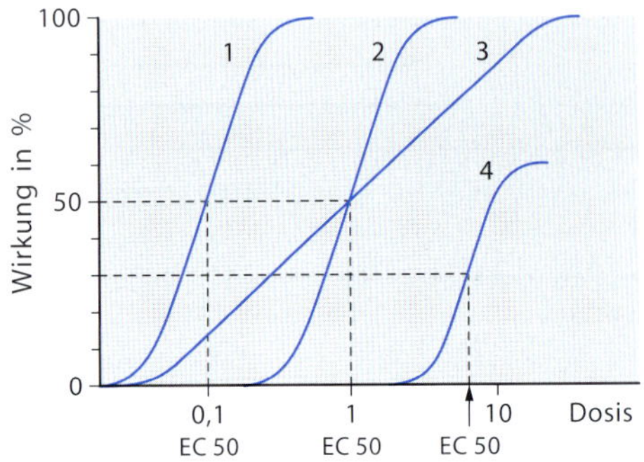

Abb. 1.39. Vergleich verschiedener Agonisten durch ihre Dosis-Wirkungs-Kurven (s. Text)

und 2 ergibt sich, daß bei identischer intrinsischer Aktivität (beide führen zu maximal möglicher Wirkung) Pharmakon 1 eine größere Potenz als Pharmakon 2 aufweist, da die Konzentration, die zu vergleichbarem Effekt führt, um den Faktor 10 niedriger ist. Da die Konzentrations-Wirkungs-Kurven parallel verlaufen, sind über die EC 50 auch Aussagen zur Affinität möglich: Pharmakon 1 besitzt eine höhere Affinität zum Rezeptor als Pharmakon 2 (kleinerer EC-50-Wert).

Die Konzentrations-Wirkungs-Kurven der Pharmaka 2 und 3 sind unterschiedlich steil. Trotz identischer EC-50-Werte und Wirksamkeit ist die Potenz unterschiedlich: Im Konzentrationsbereich unterhalb der EC 50 ist Pharmakon 3 potenter, im Bereich oberhalb der EC 50 jedoch weniger potent als Pharmakon 2. Zwei Substanzen können also nur dann sinnvoll über die EC 50 verglichen werden, wenn ihre Konzentrations-Wirkungs-Kurven annähernd parallel verlaufen. Ist dies nicht der Fall, muß der gesamte Kurvenverlauf berücksichtigt und analysiert werden. Die unterschiedliche Steigung spricht zusätzlich dafür, daß der Wirkungsmechanismus der Pharmaka 2 und 3 different ist.

Pharmakon 4 schließlich hat im Vergleich mit den Pharmaka 1 und 2 eine geringere Affinität zum Rezeptor, löst auch nicht die maximal mögliche Wirkung aus und ist die am wenigsten potente Verbindung. Solche Substanzen, die zwar eine biologische Wirkung, jedoch nicht die in dem System maximal mögliche auslösen, werden als partielle Agonisten bezeichnet (s. auch S. 51).

1.3.2.3 Dosis-Wirkungs-Beziehung am Kollektiv

Unter gleichen Bedingungen und unter Berücksichtigung des Körpergewichts und anderer Faktoren reagiert ein Individuum nicht mit der gleichen Intensität auf ein Pharmakon wie ein anderes. Diese *individuelle Variation der Wirkung* hat verschiedene Ursachen. Zu den wichtigsten gehören Alter, Geschlecht, Ernährungszustand, pathologische Zustände und genetische Faktoren. Über Ursachen der Wirkungsabweichung s. auch S. 58f.

Die statistische Verteilung der Empfindlichkeit eines Kollektivs gegenüber einem Pharmakon entspricht häufig einer Normalverteilung. Einige Individuen reagieren bereits bei einer kleinen Dosis, andere benötigen für den gewünschten Effekt höhere Dosen. Bei genügend hoher Dosis zeigen schließlich alle Individuen des Kollektives die definierte Wirkung. Wird dieses Verhalten graphisch in halblogarithmischem Maßstab aufgetragen, so erhält man eine sog. Summenhäufigkeitskurve (Abb. 1.40), der wichtige pharmakologische Kenngrößen entnommen werden können. Als ED 50 wird die Dosis bezeichnet, bei der 50 % des Kollektivs die gewünschte Wirkung zeigen. Analog sind ED 25 und ED 95 definiert.

In gleicher Weise kann eine Summenhäufigkeitskurve im Tierexperiment auch für die letale Wirkung einer Substanz aufgestellt werden. Die LD 50 (letale Dosis) entspricht dann der Dosis, bei der 50 % des Kollektivs mit einer statistisch absichern-

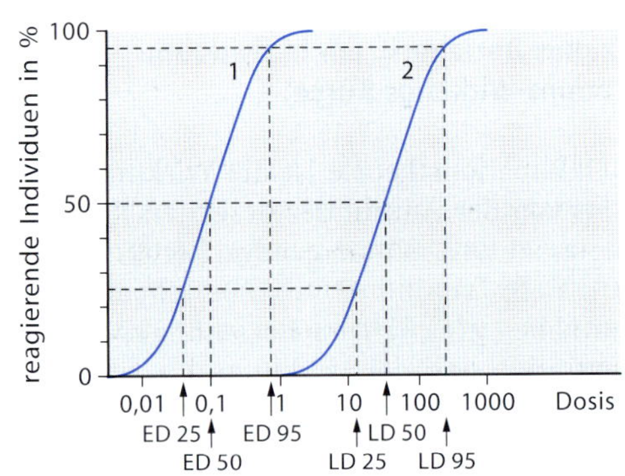

Abb. 1.40. Summenhäufigkeitskurven für die therapeutische Hauptwirkung (*1*) und die letale Wirkung (*2*) einer Substanz

den Wahrscheinlichkeit sterben würden. Entsprechendes gilt für die LD 25 bzw. LD 95. Die extrem toxische Wirkung „Letalität“ wird heute nur noch in Ausnahmefällen (Zytostatika) als sinnvoller Parameter angesehen. Für praktisch alle anderen Arzneimittel werden andere (akut) toxische Wirkungen für die initiale Dosiswahl früher klinischer Prüfungen bevorzugt und gefordert.

1.3.2.4 Therapeutische Breite

Die therapeutische Breite eines Pharmakons ist die Relation zwischen erwünschter und toxischer Wirkung. Sie kennzeichnet damit die Sicherheit eines Arzneimittels bei der therapeutischen Anwendung und wird durch den Vergleich entsprechender Dosis-Wirkungs-Kurven bestimmt. Je größer deren Abstand, um so größer ist die therapeutische Breite. Bis vor kurzem wurde sie im Tierexperiment durch den Quotienten

LD 50/ED 50 = therapeutische Breite

bestimmt.

Analog der LD 50 werden heute die TD 50 oder andere Werte bestimmt, bei denen 50 % des Tierkollektivs eine bestimmte toxische Wirkung zeigen, die dann mit den entsprechenden Dosis-Wirkungs-Beziehungen für die erwünschte Wirkung in Beziehung gesetzt werden, wobei toxische Dosis (TD) auf jede relevante toxische Wirkung bezogen werden kann, aus der Rückschlüsse auf die LD 50 gezogen werden können, d.h. man nähert sich statistisch einer LD 50.

In Abb. 1.41 sind die Dosis-Wirkungs-Kurven zweier Pharmaka A und B den entsprechenden Letalitätskurven als ein Beispiel extrem toxischer Effekte gegenübergestellt. Unter Zugrundelegung des Quotienten LD 50/ED 50 wäre die therapeutische Breite für beide Pharmaka identisch. Daß dies nicht so ist, ergibt sich aus einer genauen Analyse. Während bei Pharmakon B auch bei maximaler Wirkung keine Tiere sterben, entspricht bei Pharmakon A eine maximale Wirkung bereits einer LD 25. Dies Beispiel zeigt, daß es zur Feststellung der therapeutischen Breite eines Pharmakons nicht genügt, nur einen Quotienten zu bilden, sondern daß stets der Verlauf der Dosis-Wirkungs-Kurven und ihr Verhältnis zueinander berücksichtigt werden müssen.

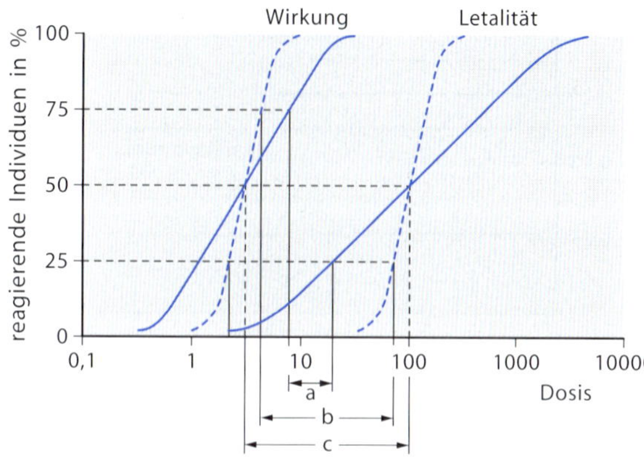

Abb. 1.41. Dosis-Wirkungs-Kurven von 2 Pharmaka A (*durchgezogene Linie*) und B (*gestrichelte Linie*) zur Bestimmung der therapeutischen Breite. Als Beispiel für einen extrem toxischen Effekt wurde die LD 50 gewählt. Unter Zugrundelegung des Quotienten LD 50/ED 50 ergäbe sich für beide Substanzen ein Quotient von 100:5 = 20. Wird jedoch der Quotient LD 25/ED 75 gewählt, so wird deutlich, daß Substanz B besser für die Therapie geeignet ist. Für B errechnet sich der Quotient mit 90:6 = 15 und für A mit 20:9 = 2,2. Für B bedeutet dies, daß die Dosis, die bei 75 % des Kollektivs zur erwünschten Wirkung führt, 15mal kleiner ist als die Dosis, bei der 25 % des Kollektivs sterben. Im Falle der Substanz A differieren ED 75 und LD 25 nur um den Faktor 2,2. *a* Abstand LD 25/ED 75 für A, *b* Abstand LD 25/ED 50 für B, *c* Abstand LD 50/ED 50 für A und B. (Nach Drews 1979)

Da eine LD 50 und andere toxische Wirkungen vor der klinischen Prüfung nur im Tierexperiment bestimmt werden können, müssen für die Beurteilung der therapeutischen Breite eines Pharmakons am Menschen andere Kriterien dienen.

1.3.3 Synergismus

Das gleichsinnige Zusammenwirken einer Kombination zweier Agonisten wird als Synergismus bezeichnet.

Eine Substanz A soll mit einer Dosis A’ eine maximale Wirkung (= 100 %) auslösen. Eine andere Substanz B führt im gleichen System mit einer Dosis B’ ebenfalls zu 100 % Wirkung. Wenn in der Kombination beider Substanzen die halbe Dosis A’ und die halbe Dosis B’ zu ebenfalls 100 % Wirkung führen (0,5 A’ + 0,5 B’ = 100 %), so spricht man von einem *additiven Synergismus*. Wenn jedoch in einer Kombination von A und B die Dosis 0,5 A’ zusam-

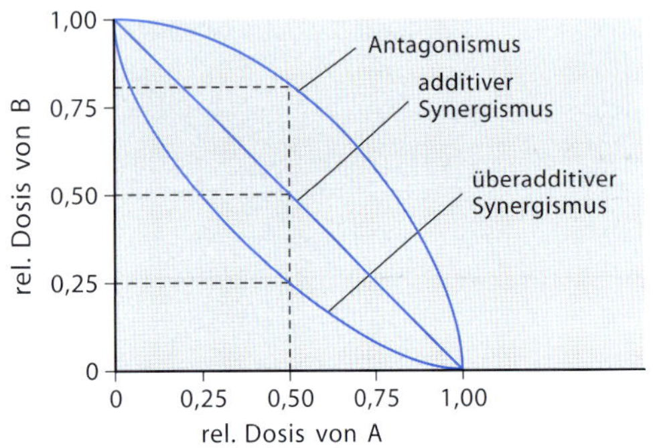

Abb. 1.42. Loewe-Kombinationsquadrat zur Darstellung des Synergismus und des Antagonismus. Jeder Punkt auf den Isobolen entspricht 100 % Wirkung

men mit der Dosis 0,25 B' ebenfalls zu 100 % Wirkung führt, so entspricht dies einem *überadditiven Synergismus.*

Der überadditive Synergismus darf nicht mit *Potenzierung* verwechselt werden. Eine echte Potenzierung läge vor, wenn B in dem betrachteten System keine Wirkung hätte, aber in der Kombination mit z. B. 0,5 A' 100 % Wirkung auslösen würde.

Eine anschauliche Darstellung des Synergismus und auch des Antagonismus zweier Pharmaka ist das Loewe-Kombinationsquadrat. Auf Ordinate und Abszisse werden relative oder absolute Dosen der Kombinationspartner aufgetragen. Jeder Punkt auf den Isobolen entspricht einer definierten Wirkung (z. B. 100 %) und ist jeweils durch ein Dosenpaar von A und B festgelegt (Abb. 1.42).

Bei der Geraden handelt es sich um die Darstellung eines additiven Synergismus: A und B führen jeweils in voller Dosis zu 100 % Wirkung. Die gleiche Wirkung wird auch durch 0,5 A' und 0,5 B' erreicht.

Die konkave Kurve spricht für einen überadditiven Synergismus: Die Kombination von 0,5 A' und 0,25 B' ergibt die volle Wirkung.

Der Antagonismus schließlich wird durch die konvexe Kurve dargestellt. Eine Dosis von 0,5 A' führt erst zusammen mit einer Dosis von 0,8 B' zu 100 % Wirkung.

1.3.4 Antagonismus

Kompetitiver Antagonismus

Kompetitive Antagonisten besitzen strukturelle Ähnlichkeit mit dem Agonisten und haben wie er große Affinität zum Rezeptor, lösen jedoch wegen fehlender intrinsischer Aktivität keine Wirkung aus. Die Anlagerung des Antagonisten an den Rezeptor verhindert die Bindung des Agonisten. Agonist und Antagonist konkurrieren um den nichtbesetzten Rezeptor. Nach dem Massenwirkungsgesetz wird daher eine Konzentrationserhöhung des Agonisten die Bindung des Gegenspielers verhindern und die Hemmung aufheben.

Die Konzentrations-Wirkungs-Kurve (Abb. 1.43) des Agonisten wird in Gegenwart des Antagonisten nach rechts verschoben. Die maximal auslösbare Wirkung bleibt erhalten, wenn auch höhere Konzentrationen dazu benötigt werden. Die Affinität des Agonisten scheint sich zu verringern (höhere EC 50 in Gegenwart des Antagonisten).

Zur Charakterisierung der Wirkungsstärke eines kompetitiven Antagonisten wird der pA_2-Wert herangezogen. Es ist der negative dekadische Logarithmus der Konzentration des Antagonisten, bei der die doppelte Agonistenkonzentration verwendet werden muß, um den ursprünglichen (in Abwe-

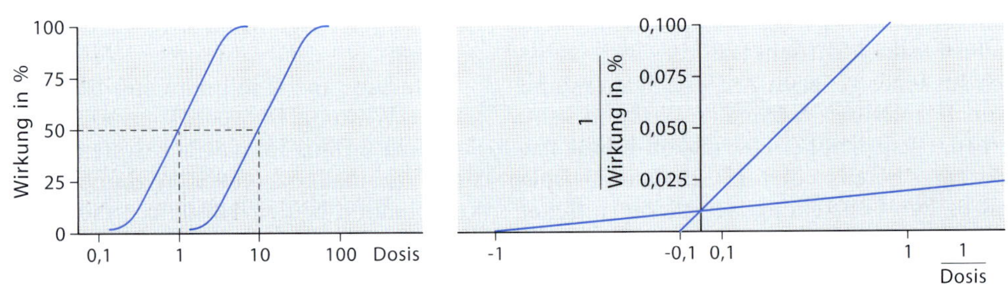

Abb. 1.43. Darstellung des kompetitiven Antagonismus anhand der halblogarithmisch aufgetragenen Dosis-Wirkungs-Kurve bzw. der Umformung nach Lineweaver-Burk (doppelt reziprok und linear)

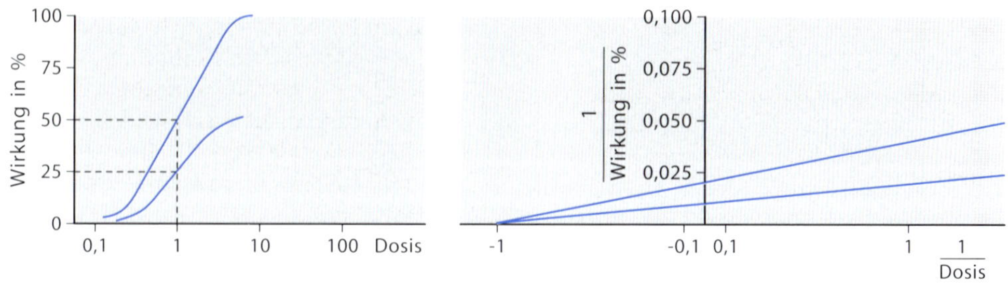

Abb. 1.44. Darstellung des nichtkompetitiven Antagonismus anhand der halblogarithmisch aufgetragenen Dosis-Wirkungs-Kurve bzw. der Umformung nach Lineweaver-Burk (doppelt reziprok und linear)

senheit des Antagonisten) Effekt wieder zu erreichen.

Durch Transformation der Konzentrations-Wirkungs-Kurven nach Lineweaver-Burk (doppelt reziprok und linear) erhält man 2 Geraden, die einen gemeinsamen Schnittpunkt auf der Ordinate haben. Dieser Punkt entspricht $1/V_{max}$ der Enzymkinetik und gibt die maximale Wirkung wieder. Die unterschiedlichen Schnittpunkte auf der Abszisse entsprechen den EC-50-Werten und sind ein Maß für die Affinität ($-1/K_M$ der Enzymkinetik). Bekannte Beispiele für kompetitive Antagonisten sind Atropin, H_1-Antihistaminika, AT_1-Antagonisten und α- und β-Adrenozeptorenblocker.

Nichtkompetitiver Antagonismus

Diese Art des Antagonismus ist dadurch gekennzeichnet, daß der Antagonist nicht am aktiven Zentrum des Rezeptors angreift, sondern z. B. an ein allosterisches Zentrum in der Umgebung des Rezeptormoleküls gebunden wird. Dadurch wird der Rezeptor so verändert, daß keine optimalen Bedingungen für die Stimulation durch den Agonisten herrschen. Die Bindungsverhältnisse zwischen Agonist und Rezeptor bleiben davon jedoch unberührt. Der Angriffsort des Antagonisten kann aber auch ganz woanders in der Zelle liegen, so daß Reaktionen, die dem Rezeptor nachgeschaltet und für das Ausmaß der Wirkung verantwortlich sind, blockiert werden. In der Konzentrations-Wirkungs-Kurve (Abb. 1.44) zeigt sich daher, daß selbst hohe Dosen des Agonisten nicht in der Lage sind, die Hemmwirkung des Antagonisten vollständig aufzuheben. Die maximal mögliche Wirkung wird reduziert, während sich der EC-50-Wert nicht ändert, weil keine Konkurrenz um den Rezeptor stattfindet.

Im Lineweaver-Burk-Plot schneiden beide Geraden die Ordinate in unterschiedlichen Punkten (maximale Wirkungsstärke), treffen sich aber in einem gemeinsamen Punkt auf der Abszisse (EC 50).

Solch ein reiner nichtkompetitiver Antagonismus (z. B. Papaverin) ist in der Pharmakologie selten. Häufiger handelt es sich um Mischformen aus kompetitivem und nichtkompetitivem Antagonismus.

Kompetitiv-nichtkompetitiver Antagonismus

Wie die Dosis-Wirkungs-Kurve (Abb. 1.45) zeigt, wird in der gehemmten Reaktion die maximale Wirkung nicht mehr erreicht. Zusätzlich kommt es auch zu einer Rechtsverschiebung der Dosis-Wirkungs-Kurve.

Im Lineweaver-Burk-Diagramm schneiden beide Geraden Ordinate und Abszisse an unterschiedlichen Punkten. Der gemeinsame Schnittpunkt liegt links neben der Ordinate. Ein Beispiel hierfür sind die neurotrop-muskulotrop wirkenden Spasmolytika wie z. B. Camylofin, das sowohl atropin- als auch papaverinartige Wirkungen vereint.

Funktioneller Antagonismus

Funktioneller Antagonismus besteht, wenn 2 Substanzen, die am gleichen Organ über unterschiedliche Angriffspunkte entgegengesetzte Effekte auslösen, sich in ihrer Wirkung aufheben. Ein bekanntes Beispiel ist das Paar Histamin/Adrenalin. Die durch Histamin ausgelöste Vasodilatation wird durch Adrenalin aufgehoben. Auch ANP und Angiotensin II sind funktionelle Antagonisten. Die Dosis-Wirkungs-Kurve eines funktionellen Antagonismus entspricht häufig der eines nichtkompetitiven Antagonismus.

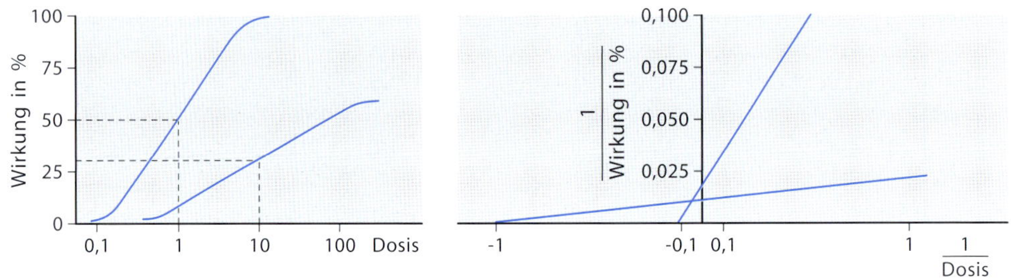

Abb. 1.45. Darstellung des kompetitiv-nichtkompetitiven Antagonismus anhand der halblogarithmisch aufgetragenen Dosis-Wirkungs-Kurve bzw. der Umformung nach Lineweaver-Burk (doppelt reziprok und linear)

Chemischer Antagonismus

Beim chemischen Antagonismus gehen 2 Substanzen (auch außerhalb des Organismus) eine Reaktion miteinander ein und inaktivieren sich gegenseitig. Ein Beispiel ist die antagonistische Wirkung von Protaminsulfat gegenüber Heparin. Die graphische Darstellung entspricht einem kompetitiven Antagonismus.

1.3.5 Nebenwirkungen und Wirkungsabweichungen

Die Wirkungen eines Pharmakons ergeben sich aus der Summe aller ausgelösten Veränderungen des biologischen Systems. Fast kein Pharmakon hat jedoch nur *eine* Wirkung, sondern beeinflußt meist mehrere Körperfunktionen gleichzeitig. Von den möglichen Reaktionen ist nur die erwünscht, die zum therapeutischen Ziel führt, also die Wirksamkeit der Substanz bestimmt. Dies ist die Hauptwirkung. Die anderen sind zusätzliche Wirkungen neben der Hauptwirkung und tragen nur selten zum Therapieziel bei (Nebenwirkungen). Sie können manchmal erwünscht sein und zur Unterstützung der Hauptwirkung führen (z.B. sedierende Wirkung einiger Antihypertensiva), sind aber in den meisten Fällen unerwünscht und schädlich für den Organismus. Nebenwirkung und unerwünschte Wirkung werden im allgemeinen Sprachgebrauch meist synonym verwendet, obwohl der Begriff der Nebenwirkung unscharf ist, da einmal das Schädliche dieser Wirkungen nicht zum Ausdruck kommt und andererseits bei einer anderen Indikation eine „Nebenwirkung" zur Hauptwirkung werden kann. Ein Beispiel hierfür ist das Parasympatholytikum Atropin. Bei seiner Anwendung als Spasmolytikum sind Mundtrockenheit und Tachykardie unerwünschte Zusatzwirkungen, die jedoch zur Hauptwirkung werden, wenn Atropin zur Narkoseprämedikation bzw. zur Behandlung einer Sinusbradykardie verwendet wird. Sinnvoller und zweckmäßiger ist daher der Begriff der *unerwünschten Arzneimittelwirkung*. Er kennzeichnet die schädlichen Zusatzwirkungen einer Substanz, die unbeabsichtigt in therapeutischer Dosierung auftreten und nicht zum therapeutischen Erfolg beitragen.

Die Zunahme des Arzneimittelkonsums und die Entwicklung neuer Pharmaka führt zwangsläufig auch zu einer Zunahme von unerwünschten Arzneimittelwirkungen. Etwa 5–7% aller Krankenhauseinweisungen erfolgen wegen Nebenwirkungen. Es gibt kein wirksames Pharmakon – von wenigen Ausnahmen, die dem Ideal sehr nahe kommen, abgesehen –, das frei von unerwünschten Zusatzwirkungen ist. Nebenwirkungen sind zusammen mit der Wirksamkeit einer Substanz die wichtigen Kriterien zur Beurteilung des therapeutischen Wertes und der Sicherheit eines Arzneimittels. Eine absolute Sicherheit kann es nicht geben, da fast alle Arzneimittel über mehrere Angriffspunkte ihre Wirkungen entfalten, also wenig spezifisch und selektiv sind. Nutzen und Risiko müssen daher sorgfältig gegeneinander abgewogen werden. Die Unbedenklichkeit eines Arzneimittels bei einer bestimmten Indikation ergibt sich deshalb aus der Nutzen-Risiko-Abwägung, bei der mögliche Nebenwirkungen in Bezug zum erwarteten Therapieziel gesehen und bewertet werden. Im Vergleich zum therapeutischen Nutzen müssen die Nebenwirkungen vertretbar und angemessen sein. Bei einem Analgetikum, das zu Leukozytopenie führt, stehen Nutzen und

Risiko in einem ungünstigen Verhältnis, so daß sich u. U. die Anwendung verbietet. Andererseits ist bei der Therapie von Karzinomen mit einem Zytostatikum das Risiko einer Leukozytopenie anders zu beurteilen und unvermeidlich.

Die Ursachen von Nebenwirkungen sind vielfältig und in ihrem Mechanismus zum großen Teil unbekannt. Wichtige Ursachen von Nebenwirkungen sind in der Übersicht zusammengestellt.

Ursachen von Nebenwirkungen

- Verstärkung der erwünschten Hauptwirkung (relative Überdosierung).
- Haupt- und Nebenwirkung werden durch die Mitreaktion gleicher Rezeptoren in verschiedenen Organen ausgelöst.
- Haupt- und Nebenwirkung sind voneinander unabhängig und werden durch verschiedene Rezeptoren am gleichen oder an anderen Organen ausgelöst.
- Allergische Reaktionen.
- Besondere Empfindlichkeit in der embryonalen, fetalen und postnatalen Entwicklungszeit.
- Besonderheiten des jeweiligen Lebensalters.
- Besondere Krankheitszustände.
- Genetische Faktoren.
- Arzneimittelinteraktionen.
- Mutagene und karzinogene Wirkungen.

Vorhersehbar und häufig vermeidbar sind Nebenwirkungen, die sich von der Hauptwirkung herleiten. Eine relative Überdosierung von z. B. Digoxin, die zu einer gesteigerten kardialen Empfindlichkeit bei Hypokaliämie bzw. bei eingeschränkter renaler Elimination führt, wird wegen der geringen therapeutischen Breite herzwirksamer Glykoside leicht zu kardialen Nebenwirkungen (Arrhythmien, Überleitungsstörungen) führen, denen bei Kenntnis der Situation durch Dosisreduktion begegnet werden kann. Vorhersehbar, aber nicht immer vermeidbar, sind Nebenwirkungen, die zusammen mit der Hauptwirkung über spezifische Rezeptoren, aber unterschiedlicher Lokalisation, ausgelöst werden. Zur Therapie des Asthma bronchiale verwendete β_2-Sympathomimetika reagieren nicht nur mit den β_2-Rezeptoren des Bronchialsystems, sondern auch mit kardialen β_1- und β_2-Rezeptoren (etwa 30 % der kardialen β-Rezeptoren sind β_2-Rezeptoren), so daß neben der erwünschten Bronchodilatation auch unerwünschte kardiale Wirkungen (Tachykardien) auftreten können.

Ein großer Teil der Nebenwirkungen ist unspezifisch und steht nicht im Zusammenhang mit der Hauptwirkung. Sie lassen sich, wenn es sich um häufige Nebenwirkungen handelt, mit einer gewissen Wahrscheinlichkeit vorhersehen, sind aber meist nur schwer zu vermeiden. Noch komplizierter wird die Beurteilung, wenn es sich um sehr seltene Nebenwirkungen handelt, die nur dann aufgedeckt werden, wenn eine entsprechend große Anzahl von Patienten behandelt wurde. Manchmal treten Nebenwirkungen erst mit einer Latenzzeit nach Beendigung einer Therapie auf (z. B. Knochenmarkaplasie nach Chloramphenicol) oder manifestieren sich nur bei chronischer Anwendung (z. B. interstitielle Nephritis bei Phenacetinabusus).

Von den unerwünschten Wirkungen, die in therapeutischer Dosierung auftreten, sind die toxischen Nebenwirkungen zu trennen, die bei absoluter Überdosierung auftreten. Sie können bei jedem Individuum ausgelöst werden, wenn die Dosis hoch genug ist.

Weitere Ursachen und Mechanismen unerwünschter Arzneimittelwirkungen werden in den folgenden Kapiteln besprochen.

1.3.5.1 Allergische Nebenwirkungen

Der Begriff der Allergie bezeichnet eine veränderte Reaktionslage des Organismus, die sich bei wiederholtem Kontakt mit einem Allergen ausbildet. Dabei kann die Reaktion gegenüber der Substanz aufgehoben, abgeschwächt oder verstärkt sein. Wenn im allgemeinen Sprachgebrauch von Allergie gesprochen wird, so meint man die verstärkte, andersartige Reaktion, die in einem sensibilisierten Organismus durch wiederholten Kontakt mit einer Substanz ausgelöst wird.

Das Charakteristische allergischer Reaktionen ist die weitgehende Dosisunabhängigkeit, zumindest wenn therapeutisch wirksame Mengen zum Vergleich herangezogen werden. Wenn ein Organismus jedoch sensibilisiert ist, genügt häufig schon eine sehr geringe Dosis, um eine allergische Reaktion hervorzurufen, die Dosis-Wirkungs-Beziehung ist also sehr steil.

Einen großen Einfluß auf das Risiko einer Sensibilisierung hat die Applikationsweise. Am größten ist es bei topischer Applikation einer Substanz auf Haut und Schleimhäute, während die enterale Applikation mit geringerem Risiko behaftet ist. Auch die Art der allergischen Reaktion ist häufig von der Applikationsweise abhängig. Anaphylaktische Reaktionen treten meist nach parenteraler Applikation auf, während Reaktionen vom Spättyp durch lokale Applikation begünstigt werden.

Neben einer individuellen Veranlagung zur Allergie spielen substanzspezifische Eigenschaften eine Rolle für ihre Entstehung. Da sich die Antikörperbildung nicht gegen das gesamte Antigenmolekül richtet, sondern durch eine bestimmte Konfiguration (determinante Gruppe) ausgelöst wird, spricht man von Gruppenantigenität, wenn sensibilisierendes und auslösendes Antigen nicht identisch sind, d.h. Substanzen aus unterschiedlichen chemischen Gruppen, aber gemeinsamen Strukturmerkmalen, können die gleichen allergischen Reaktionen auslösen. Ein Beispiel ist die sog. Para-Gruppe, denen eine NH_2-Gruppe in Para-Stellung des Benzolringes gemeinsam ist. In diese Gruppe gehören z.B. Sulfonamide, orale Antidiabetika vom Sulfonylharnstofftyp, Procain und *p*-Aminosalicylsäure, zwischen denen eine Kreuzallergie auftreten kann.

Allergische Reaktionen werden in Reaktionen vom Sofort- oder Frühtyp (humorale Sensibilisierung) und Reaktionen vom Spät- oder verzögerten Typ (zelluläre Sensibilisierung) eingeteilt (Tabelle 1.8).

Allergische Sofortreaktionen

Typ I: Anaphylaktischer Reaktionstyp. Allergische Sofortreaktionen, bei denen immer Antikörper im Blut nachweisbar sind, werden durch eine Antigen-Antikörper-Reaktion hervorgerufen. Beim Erstkontakt mit dem Antigen werden, meist T-Zell-vermittelt, IgE-Moleküle (Reagine) gebildet, die mit ihrem Fc-Teil an die Zelloberfläche von Mastzellen binden. Bei wiederholtem Kontakt mit dem Antigen kommt es, in Sekunden bis Minuten (bis maximal 1 h), nach der Bindung des Antigens an die zellständigen Antikörper zur Mastzelldegranulation mit der Freisetzung von Histamin und weiteren Mediatoren wie Serotonin, Bradykinin u.a. (s. auch S. 516, 521, 523).

Anaphylaktische Reaktionen können lokal oder generalisiert auftreten. Symptome einer lokalen Reaktion sind Urtikaria, Quincke-Ödem, Rhinitis oder auch ein Asthma bronchiale. Die schwerste Form der anaphylaktischen Reaktion ist der anaphylaktische Schock mit Blutdruckabfall (Vasodilatation), Tachykardie und akutem Asthmaanfall (Bronchokonstriktion).

Typ II: Zytotoxischer Reaktionstyp. Überempfindlichkeitsreaktionen vom zytotoxischen oder zytolytischen Typ sind vor allem an Blutzellen gut unter-

Tabelle 1.8. Übersicht allergischer Reaktionen

Typ	Antikörper	Mediatoren	Auslösende Pharmaka	Krankheitsbild
Anaphylaktische Reaktion (Typ I)	IgE	Histamin, Serotonin, Bradykinin, SRS-A	Penicillin, Acetylsalicylsäure, weitere Antibiotika	Urtikaria, Rhinitis, Asthma, anaphylaktischer Schock
Zytotoxische und zytolytische Reaktionen (Typ II)	IgG/IgM	Komplement	Phenacetin, Penicillin, INH, Acetylsalicylsäure, Chloramphenicol	Hämolytische Anämie, Thrombozytopenie, Leukozytopenie, Agranulozytose
Immunkomplexreaktion (Typ III)	IgG/IgM	Komplement	Heterologes Serum, Streptokinase, Hydralazin, Procain, Penicillin, Streptomycin	Serumkrankheit, Lupus erythematodes, Erythema nodosum, Nephritis, Periarthritis
Verzögerte Reaktion (Typ IV)	T-Lymphozyten	Lymphokine	Procain, Penicillin, Streptomycin, Insulin, Phenothiazine	Transplantatabstoßung, Kontaktekzem

sucht. An der Oberfläche von Zellen kommt es dabei zu einer Antigen-Antikörper-Reaktion, die zu einer Lyse oder Agglutination der beteiligten Zellen führt.

Antigene binden an die Oberfläche von Zellen. Nach der Fixierung entsprechender IgG- (und auch IgM-)Antikörper kommt es unter Mitwirkung und Aktivierung von Komplement zur Lyse der antigentragenden Zielzelle.

Je nach betroffener Zellreihe können isoliert oder kombiniert eine hämolytische Anämie, Leukozytopenie, Thrombozytopenie oder im schlimmsten Fall eine lebensbedrohende Agranulozytose auftreten. Transfusionzwischenfälle beruhen auf diesem Reaktionstyp. Auch der M. haemolyticus neonatorum, der beim Neugeborenen auftritt, dessen Mutter IgG-Antikörper gegen die Blutgruppenantigene der kindlichen Erythrozyten bildet, ist auf eine Typ-II-Reaktion zurückzuführen. Viele Autoimmunerkrankungen, z. B. Typ-I-Diabetes mellitus, Myasthenia gravis, Goodpasture-Syndrom (Glomerulonephritis durch Antikörper gegen die Basalmembran u. a.), werden durch Antikörper gegen körpereigenes Gewebe und die sich daraus ergebenden Mechanismen einer Typ-II-Reaktion hervorgerufen.

Typ III: Immunkomplexreaktionen. Zu den Frühreaktionen gehören auch die Immunkomplexreaktionen, bei denen sich Antigen und Antikörper in Lösung zu Immunkomplexen verbinden, die subendothelial abgelagert werden. Die Auswirkungen dieser Komplexbildung hängen vor allem von den Mengenverhältnissen zwischen Antigen und Antikörper ab. Das Arthus-Phänomen – die lokalisierte Form der Immunkomplexreaktion – bildet sich bei lokalem Antikörperüberschuß. Es tritt z. B. auf, wenn einem sensibilisierten Individuum erneut das sensibilisierende Antigen (z. B. ein heterologes Serum) lokal injiziert wird. Unter Komplementbeteiligung präzipitieren die entstehenden Immunkomplexe und führen zu umschriebener Entzündung mit Nekrosen. Ein Antigenüberschuß im Blut verursacht eine generalisierte Überempfindlichkeitsreaktion, die sog. Serumkrankheit mit den Symptomen Fieber, Übelkeit, Erbrechen, Lymphadenopathie, Nephritis, Gelenkschmerzen.

Allergische Reaktionen vom verzögerten Typ

Typ IV: Zellvermittelte Überempfindlichkeit. Das Typische dieser Reaktionen ist die Latenzzeit bis zu einem Tag und dem Maximum nach etwa 72 h sowie die fehlende Antigen-Antikörper-Reaktion. Ausgelöst werden sie durch die Reaktion sensibilisierter T-Lymphozyten mit einem entsprechenden zellständigen Antigen. Ein Beispiel einer solchen zellbedingten Immunreaktion ist die akute Transplantatabstoßung durch zytotoxische T-Zellen.

Die klassische Form dieser Reaktion vom verzögerten Typ ist die Tuberkulinreaktion. Die intrakutane Applikation von Tuberkulin (gelöste Bestandteile von Mykobakterien) führt nach einem Intervall von etwa 24 h zu einer Hautreaktion an der Injektionsstelle, wenn das betreffende Individuum früher schon eine Infektion mit Mykobakterien durchgemacht hat. Eine positive Tuberkulinreaktion zeigt lediglich an, daß eine Infektion stattgefunden hat, über die Aktivität einer aktuellen Infektion sagt sie jedoch nichts aus.

In ähnlicher Weise entwickelt sich eine Kontaktallergie gegen Metalle (Chrom, Nickel) oder auch gegen Pharmaka, die nach Komplettierung zum Vollantigen T-Lymphozyten aktivieren. Der wiederholte Kontakt führt zu einer Aktivierung von T-Zellen in der Haut mit der Freisetzung von Zytokinen aus entsprechenden T-Zellen: Es entwickelt sich eine Entzündungsreaktion.

Eine Zusammenfassung möglicher allergischer Reaktionen und einiger daran beteiligter Pharmaka gibt Tabelle 1.8.

1.3.5.2 Nebenwirkungen in der embryonalen und fetalen Entwicklungszeit

Fast alle Arzneimittel und Umweltstoffe bzw. ihre Metaboliten erreichen Embryo und Fetus, da die Plazenta für diese meist niedermolekularen Substanzen keine wirkungsvolle Barriere ist. Die Höhe der Konzentration eines Pharmakons oder seiner Metaboliten in den sich differenzierenden Zellen des wachsenden Organismus hängt von zahlreichen Faktoren ab: Pharmakokinetik und Metabolismus in der Mutter, plazentarer Metabolismus und Übergang auf den Embryo, Verteilung und Stoffwechsel (sehr gering) im Embryo, Elimination durch Embryo und Mutter.

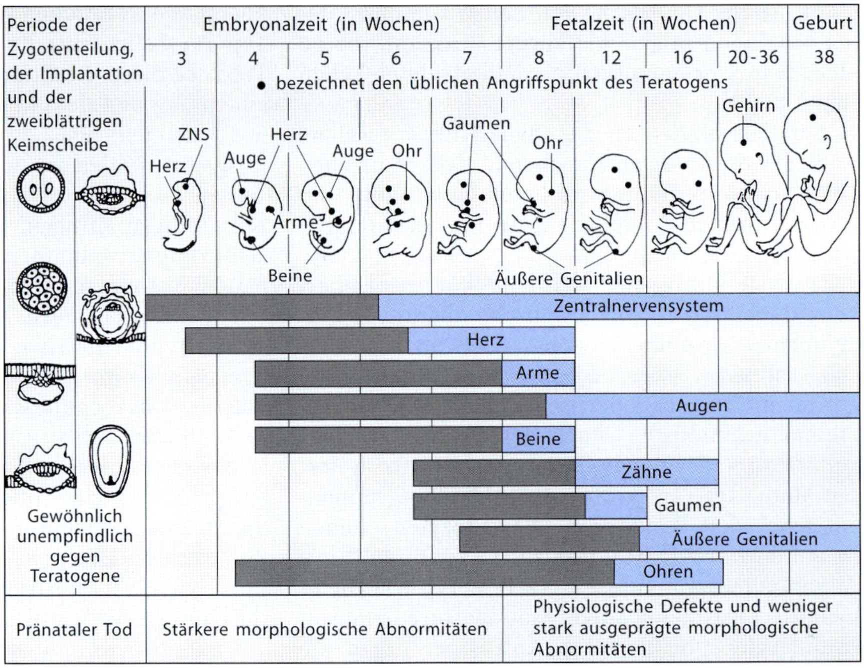

Abb. 1.46.
Schematische Darstellung der Entwicklungsperioden, in denen der menschliche Embryo bzw. Fetus durch Teratogene gefährdet ist. *Schwarze Felder* bezeichnen Perioden hoher Gefährdung, *blaue Felder* weniger starke Empfindlichkeit. (Nach Ariens et al. 1978)

Im Anschluß an die Thalidomidkatastrophe wurde die Wirkung von Pharmaka in der Schwangerschaft intensiver untersucht. Dabei fanden sich Gesetzmäßigkeiten, die im Tierversuch genauso wie für die menschliche Schwangerschaft gelten (s. auch S. 812).

Die wichtigste Erkenntnis ist, daß die Empfindlichkeit des Embryos gegenüber Noxen von seinem Entwicklungsstadium abhängig ist. Entsprechend lassen sich Blasto-, Embryo- und Fetopathien (Abb. 1.46) unterscheiden, deren Manifestationsformen unterschiedlich sein können. In allen Stadien kann ein Übermaß der Schädigung zum Absterben der Frucht führen. Mißbildungen sind bei Überleben möglich.

Während der Blastogenese (Vorkeimblattstadium) – und vor allem vor der Implantation – sind die Zellen relativ unempfindlich. Die Folgen einer Schädigung hängen vom Ausmaß der Schädigung ab: Ist sie sehr stark, so kommt es zum Fruchttod, während geringere Schäden noch durch die omnipotenten Zellen kompensiert werden können.

Am empfindlichsten ist die sich anschließende Phase der Embryogenese (Organogenese), in der zeitlich versetzt die verschiedenen Organe ausgebildet werden. Diese Phase liegt beim Menschen zwischen dem 15. und 50. Schwangerschaftstag und ist durch ausgeprägtes Zellwachstum und Zellvermehrung gekennzeichnet. Schädigungen während dieser Periode führen zu schweren Mißbildungen und Funktionsstörungen verschiedener Organe, deren Lokalisation von der Organotropie des Pharmakons und dem Zeitpunkt der Einwirkung abhängt.

Organspezifisch wirkende Substanzen führen zu bevorzugter Schädigung einzelner Organe, wenn das Pharmakon zum Zeitpunkt der entsprechenden Organanlage eingenommen wird. So werden z. B. die Extremitäten zwischen Tag 24 und 40 der Schwangerschaft angelegt. Thalidomid wirkt organspezifisch auf die Extremitätenanlage und führte daher bei Einnahme in der sensiblen Phase zu Phokomelien.

Zytostatika wirken dagegen phasenspezifisch: Die Schädigung erstreckt sich nicht auf eine bestimmte Organanlage, sondern jedes Gewebe, das zum Zeitpunkt der Gabe angelegt wird oder proliferiert, kann geschädigt werden. Deshalb resultiert kein typisches Mißbildungsmuster; die unterschiedlichsten Mißbildungen, Funktionsstörungen oder Fruchttod sind möglich.

Der letzte Teil der Schwangerschaft ist die Fetogenese. Die Organe sind angelegt, aber noch nicht ausgereift. Noxen während dieser Periode werden daher zu funktionellen Schäden einzelner Organe führen. Einige Befunde sprechen dafür, daß geringgradige Schädigungen (Wachstumshemmung oder leichte Funktionsstörungen einzelner Organe) kompensiert werden können und bald nach der Geburt nicht mehr feststellbar sind. Besonders empfindlich ist jedoch das ZNS, dessen Reifung bei der Geburt noch nicht abgeschlossen ist.

Ein Arzneimittel ist dann verdächtig, teratogen zu sein, wenn plötzlich eine bestimmte Mißbildungsform gehäuft auftritt und dabei ein Zusammenhang mit der vermehrten Einnahme eines Medikaments besteht, wie dies beim Thalidomid der Fall war. Als sicher teratogen gelten für den Menschen z.B. Zytostatika und Androgene. Die Bedeutung des Alkohols wurde lange unterschätzt. Heute ist jedoch unumstritten, daß größere Mengen Alkohol während der Schwangerschaft zu einem charakteristischen Mißbildungssyndrom (fetales Alkoholsyndrom) führen, das durch Mikrozephalie mit Lern- und Entwicklungsstörungen gekennzeichnet ist.

Zahlreiche Arzneimittel stehen in dem Verdacht, teratogen zu sein. Als Beispiel seien die Antiepileptika genannt, die die Mißbildungsrate gering erhöhen. Andererseits scheint auch bei einer unbehandelten Epilepsie das teratogene Risiko vergrößert, so daß schwer zu entscheiden ist, ob die Gabe von Antiepileptika das Risiko noch zusätzlich vergrößert.

Noch nicht zu übersehen ist das Problem der transplazentaren Karzinogenese, die erstmals nach Gabe von Diethylstilbestrol beschrieben wurde. Bei Mädchen, deren Mütter in der Schwangerschaft wegen einer drohenden Fehlgeburt diese Substanz erhielten, entwickelten sich in einem hohen Prozentsatz Vaginalkarzinome.

Bei der Behandlung mit Medikamenten in der Schwangerschaft muß im Einzelfall das Risiko für Mutter und Embryo abgewogen werden. Folgende Punkte sollten beachtet werden: Bei strenger Indikationsstellung dürfen nur solche Substanzen angewandt werden, die nach dem jeweiligen Wissensstand das geringste Risiko tragen. Das wird vor allem für Substanzen zutreffen, die seit langer Zeit therapeutisch genutzt werden und in ihrem Risiko abschätzbar sind. Da auch teratogene Wirkungen dosisabhängig sind, sollte stets die kleinste wirksame Dosis gewählt werden. Kombinationen sind ebenso wie neue Arzneimittel zu vermeiden.

1.3.5.3 Nebenwirkungen in der Postnatalperiode

Besonderheiten des kindlichen Stoffwechsels in der Neugeborenenperiode können die Ursache typischer Nebenwirkungen in diesem Lebensabschnitt sein. In dieser Zeit ist z.B. die Bindungskapazität der Plasmaeiweiße für Pharmaka und körpereigene Substanzen geringer als bei Erwachsenen. Wenn in dieser Periode z.B. Sulfonamide gegeben werden, so können sie Bilirubin aus der Eiweißbindung verdrängen und wegen der nicht voll ausgebildeten Blut-Hirn-Schranke die Entstehung eines Kernikterus begünstigen.

Eine andere Nebenwirkung, die in Unkenntnis der Besonderheiten des Neugeborenenstoffwechsels auftrat, ist das häufig tödlich verlaufende *Grey-Syndrom* nach Gabe von Chloramphenicol. Wegen der physiologischen Glucuronidierungsschwäche des Neugeborenen und der eingeschränkten renalen Eliminationsmechanismen ist die Halbwertszeit des Chloramphenicols auf über 24 h verlängert. Als Folge der früher üblichen Dosierung in mg/kg KG kam es zu kumulativer Überdosierung und Intoxikation (Herz-Kreislauf-Versagen, Hämolyse). Deshalb muß Chloramphenicol bei Neugeborenen entsprechend niedriger dosiert werden.

1.3.5.4 Sekundäre Nebenwirkungen

Sekundäre Nebenwirkungen sind nicht auf die direkten Wirkungen einer Substanz zurückzuführen, sondern entstehen indirekt als Folge der Hauptwirkung. Ein bekanntes Beispiel ist die Jarisch-Herxheimer-Reaktion, die bei der Therapie des Typhus oder der Syphilis auftreten kann. Wird die Behandlung dieser Infektionskrankheiten mit zu hohen Dosen Chloramphenicol bzw. Penicillin durchgeführt, so werden durch die Schädigung der Erreger Endotoxine freigesetzt, die zu Fieber, Kopfschmerzen, Hautreaktionen und einer Verstärkung des allgemeinen Krankheitsgefühls führen. Mit einer einschleichenden Therapie kann die Reaktion gemildert werden.

Die Superinfektion im Verlauf einer Chemotherapie ist ein weiteres Beispiel einer sekundären Nebenwirkung. So führt die Therapie mit sog. Breitbandantibiotika, wie z.B. Tetracyclinen, bei oraler Gabe auch zu einer Schädigung der physiologischen Darmflora. Resistente, pathogene Keime (z.B. Staphylokokken, Pseudomonas, Proteus, Hefen) können dadurch in ihrem Wachstum begünstigt werden und zu Superinfektionen im Bereich des Magen-Darm-Traktes führen. Ein besonders gravierendes und lebensbedrohliches Krankheitsbild ist die sog. postantibiotische Enterokolitis (pseudomembranöse Kolitis), die durch ein Überwuchern resistenter, toxinbildender Clostridien-Stämme ausgelöst wird.

1.3.5.5
Pharmakogenetik

Neben der individuellen Variation der Wirkung findet man auch Abweichungen vom Normal- oder Kollektivverhalten gehäuft bei Familien, Völkern und Rassen. Der Zweig der Pharmakologie, der sich mit den erblich bedingten Wirkungsunterschieden von Pharmaka beschäftigt, wird als Pharmakogenetik bezeichnet.

Ein gut untersuchtes Beispiel ist die Wirkung von Primaquin (und anderer Pharmaka wie z.B. Sulfonamide) auf menschliche Erythrozyten. Vor allem Mittelmeeranrainer und Schwarze reagieren auf dieses Chemotherapeutikum (Malariabehandlung) mit einer abnorm starken Methämoglobinbildung und Hämolyse. Die Ursache ist ein erythrozytärer Mangel an Glucose-6-phosphat-Dehydrogenase. Dieses Enzym des Pentosephosphatweges liefert Reduktionsäquivalente (NADPH), die teilweise zur Reduktion von Methämoglobin und Glutathion benötigt werden. Ein Enzymmangel führt daher zu einer eingeschränkten Reduktion von Methämoglobin und Glutathion (Glutathion ist zur Stabilität und Integrität der Erythrozytenmembran notwendig).

Auch die Geschwindigkeit, mit der Fremdstoffe metabolisiert werden, ist genetisch fixiert. So wird z.B. das Tuberkulostatikum Isonicotinsäurehydrazid (INH) unterschiedlich schnell acetyliert, da die Acetyltransferase in 2 verschieden aktiven Formen vorkommt. Die Halbwertszeit von INH zeigt daher eine zweigipflige Verteilung: 1 h (Schnellacetylierer) und ca. 2,5 h (Langsamacetylierer). Die Europäer verteilen sich etwa gleichmäßig auf die beiden Gruppen, während Eskimos zu ca. 98 % Schnellacetylierer sind. Diesem unterschiedlichen Verhalten muß die Dosierung Rechnung tragen, da bei gleicher Dosis Nebenwirkungen (vor allem Neuropathien) in der Gruppe der Langsamacetylierer häufiger sind.

Für eine Reihe von Cytochrom-P450-Isoenzymen sind ebenfalls genetische Polymorphismen bekannt (s. S. 20). Zwei erbliche Formen einer Hyperbilirubinämie (s. S. 24) sind auf eine veränderte Glucuronyltransferase zurückzuführen.

Ein weiteres Beispiel für einen genetisch bedingten Wirkungsunterschied ist der Polymorphismus der Pseudocholinesterase. Suxamethonium, ein kurzwirkendes peripheres Muskelrelaxans, wird durch dieses Enzym normalerweise rasch inaktiviert. Bei einzelnen Individuen kann Suxamethonium jedoch eine langanhaltende Wirkung von mehreren Stunden haben. Der Grund hierfür ist eine atypische Cholinesterase, die Suxamethonium nur langsam spaltet.

1.3.5.6
Wirkstoffinteraktionen

Wenn sich 2 oder mehrere gleichzeitig applizierte Pharmaka gegenseitig beeinflussen und qualitative und/oder quantitative Wirkungsänderungen resultieren, dann spricht man von Wechselwirkung oder Interaktion. Die Folgen einer Interaktion können sein:

1. Die Wirkung eines Erstpharmakons wird durch eine 2. Substanz verstärkt oder abgeschwächt.
2. Die Wirkungsqualität des Erstpharmakons wird verändert. Es treten zusätzliche Wirkungen auf bzw. die unerwünschten Wirkungen nehmen zu.

Wechselwirkungen sind ein ständig wachsendes Problem, das mit dem steigenden Arzneimittelverbrauch und der (immer häufigeren) kombinierten Anwendung mehrerer Arzneimittel verbunden ist. Auch die zunehmende Selbstmedikation mit rezeptfreien Arzneimitteln (Laxanzien, Antazida, Analgetika) fördert die Möglichkeit einer Interaktion und führt zu unbeabsichtigten Kombinationseffekten.

Abgesehen von den wenigen Fällen, in denen eine begründete und sinnvolle Kombination zu einer erwünschten Verstärkung der Hauptwirkung (z. B. Co-Trimoxazol, Antihypertensiva) oder zu einer Abschwächung von Nebenwirkungen führt, sind Arzneimittelinteraktionen meist unerwünscht und nachteilig für den Patienten. Trotz der großen Anzahl von möglichen Interaktionen beschränken sich klinisch relevante Wechselwirkungen doch nur auf relativ wenige Substanzgruppen. Es handelt sich meist um Substanzen mit geringer therapeutischer Breite und steiler Dosis-Wirkungs-Beziehung, d.h. geringfügige Konzentrationsänderungen können das Ausmaß der Wirkung beträchtlich verändern.

Interaktionen können auf allen Stufen der Pharmakokinetik und Pharmakodynamik auftreten. Wechselwirkungen in der pharmazeutischen Phase (Inkompatibilität zwischen den Wirkstoffen bzw. zwischen Wirk- und Hilfsstoff) sollen hier nicht besprochen werden.

Pharmakokinetische Interaktionen

Pharmakokinetische Interaktionen sind bei der Resorption, der Verteilung, der Plasmaeiweißbindung, der Biotransformation und Ausscheidung möglich. Aus der Vielzahl sich ergebender Interaktionen sollen nur einige Beispiele angeführt werden.

Die Resorption eines Pharmakons aus dem Magen-Darm-Trakt kann über verschiedene Mechanismen durch ein Zweitpharmakon beeinflußt werden. Tetracycline z. B. bilden mit 2- oder 3wertigen Kationen schwer resorbierbare Chelate, so daß die begleitende Einnahme von Milch (Calcium) oder Antazida (Aluminium, Magnesium) die Resorption von Tetracyclinen vermindert. Bei gleichzeitiger Einnahme von Tetracyclinen und Eisenpräparaten wird sowohl die Resorption der Tetracycline als auch die des Eisens reduziert.

Der Ionenaustauscher Cholestyramin (zur Therapie der Hypercholesterinämie) bindet nicht nur Gallensäuren und Cholesterin, sondern auch herzwirksame Glykoside, Schilddrüsenhormone oder Cumarine, so daß bei gleichzeitiger Gabe die Resorption des Zweitpharmakons verhindert wird. Andererseits kann dieses Verhalten bei Intoxikationen mit Digitoxin therapeutisch genutzt werden, da Cholestyramin durch die Bindung von Digitoxin dessen enterohepatischen Kreislauf unterbricht und damit die Plasmakonzentration senkt.

Antazida können durch eine Änderung des pH-Wertes der oberen Darmabschnitte die Resorption saurer oder basischer Pharmaka modifizieren (s. S. 6).

Eine Beschleunigung der Darmpassage durch Laxanzien kann die Resorption eines Zweitpharmakons vermindern, während die Ruhigstellung des Magen-Darm-Traktes durch Spasmolytika, wie Butylscopolamin, die Resorptionsquote verbessern kann.

Die Probleme der Konkurrenz um die Plasmaeiweißbindung sind auf S. 15 besprochen. Hier sei nur daran erinnert, daß diese Wechselwirkungen dann bedeutungsvoll werden, wenn Pharmaka zu über 95 % an Eiweiß gebunden sind.

Eine überraschende Arzneimittelinteraktion mit klinischer Bedeutung, die auf einer Änderung des Verteilungsvolumens beruht, wurde bei der gleichzeitigen Gabe von Digoxin und Chinidin beobachtet. Die kombinierte Gabe beider Substanzen führt zu einer Erhöhung der Glykosidkonzentration im Blut. Obwohl der Mechanismus dieser Interaktion nicht vollständig geklärt ist, scheint das Verteilungsvolumen für Digoxin durch Chinidin verkleinert zu werden und zusätzlich auch die renale Ausscheidung von Digoxin eingeschränkt zu sein.

Induktion und Hemmung des mikrosomalen Cytochrom-P450-Systems sind die Ursachen von Interaktionen bei der Biotransformation. Bedeutsame Induktoren wie Barbiturate oder Rifampicin beschleunigen nicht nur ihren eigenen Abbau, sondern führen auch zu einer Wirkungsabnahme anderer Pharmaka, die über dieses System metabolisiert werden (z. B. Cumarine, Steroidhormone).

Pharmaka können auch aufgrund größerer Affinität oder höherer Konzentration das Cytochrom-P450-System für andere Pharmaka blockieren und deren Abbau hemmen. Ein Beispiel hierfür ist Chloramphenicol, das, obwohl es selbst nicht durch dieses System metabolisiert wird, den Abbau von Phenytoin, Cumarinen oder Tolbutamid hemmt. Weitere Beispiele für Interaktionen auf der Ebene der Biotransformation sind auf S. 26 f. aufgeführt.

Arzneimittelinteraktionen bei der renalen Ausscheidung sind einmal durch Konkurrenz um die aktive tubuläre Sekretion und zum anderen durch Änderungen des pH-Wertes des Harns möglich. Ein Beispiel für den 1. Fall ist die Konkurrenz zwischen Penicillinen und Probenecid mit der daraus resultierenden Eliminationsverzögerung des Antibiotikums. Daneben können Pharmaka auch die Ausscheidung körpereigener Substanzen beeinflussen. Thiaziddiuretika konkurrieren mit der Harnsäure um die aktive Sekretion und können bei disponierten Patienten zu einem akuten Gichtanfall führen.

Eine Änderung des pH-Wertes beeinflußt die pH-abhängige passive Rückdiffusion schwacher Basen oder Säuren. Ein alkalischer Harn führt zu einer vermehrten Rückresorption von Basen (z.B. Amphetamin) und beschleunigt andererseits die Ausscheidung von Säuren (z.B. Barbituraten), während in einem sauren Harn Basen besser ausgeschieden und Säuren vermehrt rückresorbiert werden (s. S. 30).

Pharmakodynamische Interaktionen

Pharmakodynamische Interaktionen betreffen Probleme des Synergismus und Antagonismus auf der Ebene des Rezeptors oder eines Regelkreises. Auch hier sollen aus der Vielzahl möglicher Interaktionen nur einige Beispiele genannt werden.

Bekannte Beispiele sind die Wirkungsverstärkung zentral wirksamer Pharmaka durch die gleichzeitige Einnahme von Ethanol oder die Sensibilisierung des Herzens gegen Katecholamine durch halogenierte Kohlenwasserstoffe wie z.B. Halothan und das Auftreten von Extrasystolen nach der Gabe von β-Sympathomimetika. Die Wirkung von herzwirksamen Glykosiden wird durch eine Hypercalcämie bzw. eine Hypokaliämie verstärkt. Wegen der geringen therapeutischen Breite dieser Substanzgruppe muß darauf geachtet werden, daß Kaliumverluste, wie sie beispielsweise durch Laxanzien oder Diuretika möglich sind, kompensiert werden.

Zu einer Abschwächung der Wirkung führt z.B. die Kombination von Penicillinen und bakteriostatisch wirkenden Chemotherapeutika wie Sulfonamiden, da die Wirkung der Penicilline an proliferierende Keime gebunden ist. Die Kombination antihypertensiv wirkender Pharmaka (z.B. Guanethidin, Clonidin) mit trizyklischen Antidepressiva wie Imipramin führt zu einer Abschwächung der antihypertensiven Wirkung, da durch trizyklische Antidepressiva der sympathische Tonus (Hemmung der neuronalen Wiederaufnahme von Katecholaminen) erhöht wird. Auch die Verminderung der blutzuckersenkenden Wirkung von Insulin oder Sulfonylharnstoffen bei Diabetikern durch gleichzeitige Gabe von Glucocorticoiden (Steigerung der Gluconeogenese) gehört zu den pharmakodynamischen Interaktionen.

Interaktion mit Nahrungsbestandteilen

Pharmaka können auch mit Nahrungsbestandteilen zu Interaktionen führen, die sowohl auf der Ebene der Pharmakokinetik als auch auf der Ebene der Pharmakodynamik auftreten.

Tetracycline werden bei gleichzeitiger Einnahme mit Milch (Ca^{2+}) kaum noch resorbiert. Die Resorption von Griseofulvin dagegen wird durch eine fettreiche Mahlzeit verbessert. Antikoagulanzien vom Cumarintyp sind kompetitive Antagonisten des Vitamin K bei der Synthese einiger Gerinnungsfaktoren in der Leber. Eine Vitamin-K-reiche Kost kann daher die Wirkung der Cumarine abschwächen.

Akute Blutdruckkrisen sind möglich, wenn während einer antidepressiven Therapie mit Monoaminoxidasehemmstoffen tyraminhaltige Nahrungsmittel (z.B. Käse) aufgenommen werden. Tyramin setzt als indirektes Sympathomimetikum vermehrt Katecholamine frei, die dann wegen des gehemmten Katecholaminabbaus zu einer überschießenden Reaktion führen.

Tertiäre und sekundäre Amine werden in Gegenwart von Nitrit und Säure mit unterschiedlicher Geschwindigkeit in karzinogene Nitrosamine umgewandelt. Ein Beispiel hierfür ist Aminophenazon: Im sauren Milieu des Magens entsteht mit Nitriten (z.B. aus Fleischprodukten) Dimethylnitrosamin. Aminophenazon wurde deshalb aus dem Handel genommen.

Eine interessante Interaktion durch Hemmung des CYP3A4 ergab sich bei Einnahme typischer Substrate in Verbindung mit Grapefruitsaft. Ein Inhaltsstoff des Grapefruitsaftes, das Bioflavonoid Naringin, ist ein potenter Hemmstoff des CYP3A4, so daß die Bioverfügbarkeit einer Reihe von Pharmaka , wie z.B. Terfenadin, HMG-CoA-Reduktase-Hemmer oder auch Ciclosporin A verbessert wird und toxische Effekte auftreten können.

1.3.5.7 Arzneimittelmißbrauch und Abhängigkeit

Arzneimittelmißbrauch ist die indikationslose, ärztlich unbegründete Einnahme von Arzneimitteln. Eine Reihe von Pharmaka beeinflußt psychische und physische Leistungen. Wenn die Wirkungen dieser Substanzen als angenehm und stimulierend empfunden werden, besteht die Gefahr des Mißbrauchs, da die Einnahme nur den Zweck verfolgt, die als angenehm empfundenen Effekte zu erleben. Häufig ist es eine euphorisierende Wirkung, die dazu führt, daß die Substanzen zunächst wiederholt und schließlich kontinuierlich eingenommen werden: Es entwickelt sich eine Abhängigkeit.

Der Begriff der Abhängigkeit wurde von der WHO eingeführt, um den unscharfen Begriff der „Sucht" zu vermeiden. Abhängigkeit ist definiert als: ein Zustand psychischer und manchmal auch physischer Art, der sich aus der Wechselwirkung eines lebenden Organismus mit einem Pharmakon ergibt und durch Verhaltens- und andere Reaktionen gekennzeichnet ist, die immer den Zwang einschließen, das Pharmakon kontinuierlich oder periodisch einzunehmen, um dessen psychische Effekte zu erleben und manchmal auch, um das Unangenehme seines Fehlens zu vermeiden.

In dieser Definition werden psychische und physische Abhängigkeit unterschieden.

Psychische Abhängigkeit beinhaltet das Verlangen, eine Substanz kontinuierlich wegen der Wirkungen einzunehmen. Dabei tritt in der Regel nur eine mäßige Toleranzentwicklung auf, und Entzugssymptome fehlen meist.

Physische oder körperliche *Abhängigkeit* ist gekennzeichnet durch zwanghaftes Verlangen nach der Substanz, dem Auftreten von Entzugssymptomen bei Unterbrechung der Zufuhr und der Tendenz zur Dosissteigerung (Toleranzentwicklung).

Toleranz, psychische und physische Abhängigkeit müssen nicht immer gemeinsam vorhanden sein. Während beim Morphin alle 3 Phänomene auftreten, führt Cocain zu ausgeprägter psychischer Abhängigkeit ohne Toleranz und physische Abhängigkeit. Halluzinogene vom LSD-Typ lösen im Vergleich zu Morphin eine geringere psychische Abhängigkeit aus, jedoch entwickelt sich bei schneller Toleranzentwicklung keine physische Abhängigkeit.

Tabelle 1.9. Abhängigkeitstypen nach der WHO-Klassifikation

Typ	Psychisch	Physisch	Toleranz
Morphin	+ + +	+ + +	+ + +
Alkohol/Barbiturate	+ +	+ +	+ +
Cocain	+ + +	(+)	(+)
Amphetamin	+ +	(+)	+ + +
LSD	+	0	+ + +
Cannabis	+	0	(+)

Physische Abhängigkeit ist immer mit Toleranzentwicklung verbunden, während Toleranzentwicklung nicht unbedingt an physische Abhängigkeit gekoppelt ist.

Aufgrund der unterschiedlichen Merkmale unterscheidet die WHO die in der Tabelle 1.9 zusammengefaßten Abhängigkeitstypen.

1.3.5.8 Gewöhnung und Tachyphylaxie

Die wiederholte Applikation oder die längere Anwesenheit eines Pharmakons kann zu einem Wirkungsverlust führen, der als *Gewöhnung* oder *Toleranz* bezeichnet wird. Um die ursprüngliche Wirkung zu erzielen, müssen immer höhere Dosen appliziert werden. Als Ursache der Toleranz werden pharmakokinetische oder metabolische bzw. pharmakodynamische oder zelluläre Prozesse angesehen.

Ein Beispiel einer *pharmakokinetischen Toleranzentwicklung* ist die Gewöhnung gegenüber bestimmten Barbituraten. Diese Barbiturate führen zu einer Induktion des arzneimittelabbauenden Enzymsystems der Leber. Da diese Substanzen selbst in der Leber metabolisiert werden, beschleunigen sie durch die Induktion ihre eigene Elimination.

Sehr viel komplexer ist die *pharmakodynamische Toleranzentwicklung*, bei der meist mehrere Mechanismen gleichzeitig ablaufen, die häufig mit der Rezeptorregulation in Verbindung stehen und in ihrer Gesamtheit als „down-regulation" oder Desensitisierung bezeichnet werden.

Gut untersucht sind die Vorgänge bei der Desensitisierung des β-Adrenozeptors. Ein wichtiger Aspekt der homologen Desensitisierung ist die Agonist-vermittelte Phosphorylierung des Rezeptors durch Rezeptorkinasen (z.B. β-Adrenozeptorkinase, βARK) und die nachfolgende Bindung regulatorischer Proteine wie z.B. β-Arrestin. Dadurch wird die Kopplung des Rezeptors an G_s verhindert. Bei der heterologen Desensitisierung erfolgt die Phosphorylierung des Rezeptors durch aktivierte Proteinkinasen wie cAMP-abhängige oder die Proteinkinase C. Die Folgen der durch Rezeptorbesetzung ausgelösten Phosphorylierung reichen von der Entkopplung des Rezeptors von der Signaltransduktionskette bis zur Internalisierung (Sequestrierung) des Rezeptors.

Weitere Mechanismen, die unter dem Sammelbegriff der „down-regulation" zusammengefaßt werden, beinhalten eine verminderte Rezeptorsynthese und verstärkten Rezeptorabbau. Eine beschleunigte Inaktivierung eines intrazellulären Signals, z.B Abbau von cAMP durch Phosphodiesterasen oder die negative Kooperativität der Bindung im Falle des Insulinrezeptors, führt ebenfalls zur Desensitisierung.

Bei der Toleranz gegenüber Morphin dominieren pharmakodynamische Prozesse, da die Elimination nicht wesentlich beschleunigt ist. Der genaue Mechanismus dieser Toleranzentwicklung ist unbekannt. In „knock-out"-Experimenten konnte gezeigt werden, daß Mäuse, denen β-Arrestin-2 fehlt, keine Toleranz gegen die Morphin-Analgesie entwickeln. Das Fehlen des β-Arrestin-2 verhinderte jedoch nicht die Morphin-ausgelöste „Up-Regulation" der Adenylylcyclase, die als Marker für die Abhängigkeit angesehen wird: Die mutierten Mäuse wurden physisch abhängig. Interessanterweise unterliegen nicht alle Wirkungen des Morphins der Toleranzentwicklung: Die erregenden Wirkungen auf die glatte Muskulatur (Auge, Magen-Darm-Trakt) sind nur wenig von diesem Phänomen betroffen.

Beide Formen der Toleranzentwicklung sind reversibel. Nach einem dosisfreien Intervall kehrt die ursprüngliche Empfindlichkeit zurück.

Eine besonders schnell einsetzende und sich rasch erholende Gewöhnung ist die *Tachyphylaxie*. Ein Beispiel ist der Wirkungsverlust indirekter Sympathomimetika (z.B. Ephedrin), die über eine Freisetzung (s. S. 102) von gespeichertem Noradrenalin wirken. Durch die wiederholte Gabe werden die Speicher entleert, und die Wirkung nimmt ab. Nach erneuter Auffüllung der Speicher (Applikationspause) kehrt die ursprüngliche Wirksamkeit zurück. Im Unterschied zur Toleranz tritt der Wirkungsverlust in kürzester Zeit ein und ist durch steigende Dosen nicht zu kompensieren.

1.3.6 Präklinische und klinische Prüfung von Arzneimitteln

Im Rahmen dieses Buches kann nur ein kursorischer Überblick über die verschiedenen Phasen der Arzneimittelprüfung gegeben werden, ohne daß auf die besondere Problematik und die Würdigung ethischer und rechtlicher Grundsätze näher eingegangen wird.

Ziel der Prüfungen ist der Nachweis der Wirksamkeit und Unbedenklichkeit eines Arzneimittels. Sie werden durch das Arzneimittelgesetz von 1976 bzw. das entsprechende EU-Recht geregelt, das vorschreibt, welche Untersuchungen im präklinischen und klinischen Teil der Prüfungen durchgeführt werden müssen.

Wirksamkeit im Sinne des Gesetzes ist der Nachweis, daß die beabsichtigte therapeutische Wirkung bei einer bestimmten Erkrankung zuverlässig reproduzierbar ist und führt damit zur Beurteilung des therapeutischen Wertes eines Arzneimittels. Ein Beispiel soll das verdeutlichen: Wenn eine Substanz zur Erschlaffung der glatten Muskulatur der Gefäße führt und dadurch der Blutdruck gesenkt wird, so entspricht dies der Wirkung der Substanz. Wirksamkeit besteht jedoch erst dann, wenn diese Substanz bei einer größeren Anzahl von Patienten mit einem Bluthochdruck zuverlässig antihypertensiv wirkt. Wirksamkeit bedeutet also therapeutische Wirkung in bezug auf eine bestimmte Indikation.

Die Unbedenklichkeit ergibt sich aus der Nutzen-Risiko-Abwägung. Die möglichen Nebenwirkungen werden im Zusammenhang mit dem erwarteten Therapieziel gesehen und bewertet. Im Vergleich zum therapeutischen Nutzen müssen die Nebenwirkungen vertretbar sein (s. auch S. 58 f.).

1.3.6.1 Präklinische Prüfung

In dieser Phase stehen pharmakologische, toxikologische und kinetische Untersuchungen an gesunden

Tieren oder tierexperimentellen Krankheitsäquivalenten im Vordergrund.

Nach der Synthese einer Substanz wird zunächst im Screeningverfahren versucht, pharmakologische Effekte aufzudecken und den Rahmen der Toxizität abzustecken. Diesem orientierenden Überblick folgen dann spezielle pharmakologische und toxikologische Untersuchungen, die eine genaue Analyse der Einzeleffekte zum Inhalt haben. Fragen der Pharmakodynamik werden am Ganztier, isolierten Organen, Zellen, subzellulären Strukturen und Enzympräparationen studiert, um den Wirkungsmechanismus aufzuklären. Dabei gilt das Augenmerk nicht nur der Hauptwirkung, sondern auch den Einflüssen auf andere Körperfunktionen wie Kreislauf, Atmung oder ZNS.

Der Vergleich mit bekannten Substanzen erlaubt eine erste Abschätzung, ob die zu prüfende Substanz Vorteile bringt. Fragen nach der Dosis und der Wirkungsdauer müssen in dieser frühen Phase schon beantwortet werden. Geklärt werden muß auch, ob die repetierte Anwendung zu qualitativen und quantitativen Änderungen des Wirkungsbildes führt.

Parallel zu den pharmakodynamischen Analysen werden pharmakokinetische Untersuchungen bei einmaliger und wiederholter Gabe durch unterschiedliche Applikationsweisen durchgeführt. Die Bioverfügbarkeit wird geprüft und galenische Fragestellungen bearbeitet.

Eng verknüpft mit den pharmakologischen Untersuchungen wird die Toxizität an verschiedenen Tierspezies bestimmt. Sie erlaubt eine erste Risikoabschätzung möglicher toxischer Wirkungen für die Anwendung am Menschen. Bei der Prüfung der akuten Toxizität wurde früher nur die LD 50 bestimmt, doch muß man sich darüber im klaren sein, daß die letale Wirkung nur ein Teil der Toxizität ist und sie stets im Zusammenhang mit der Schädigung bestimmter Organe und der Todesursache zu sehen ist. Die chronische Toxizitätsprüfung umfaßt die wiederholte Anwendung mit Dosen, die sicher toxisch sind, aber bei den meisten Tieren nicht zum Tode führen. Während der gesamten Zeit werden die Tiere überwacht und klinisch-chemische Untersuchungen durchgeführt. Am Ende des Versuchs steht eine histologische Untersuchung einzelner Organe. Spezielle toxikologische Untersuchungen befassen sich mit Fragen der Karzinogenität, Mutagenität und Reproduktionstoxikologie.

Bereits während der präklinischen Prüfung entscheidet sich, ob eine klinische Prüfung gerechtfertigt ist. Aus den bis dahin gewonnenen pharmakologischen und toxikologischen Daten wird das Risiko einer Anwendung am Menschen abgeschätzt. Wenn es vertretbar und dem geplanten Anwendungszweck angemessen ist, kann die Substanz klinisch geprüft werden sowie die präklinischen Befunde vervollständigt werden.

1.3.6.2 Klinische Prüfung

In dieser Prüfung wird der Nachweis der Wirksamkeit und Unbedenklichkeit am Menschen geführt. Der klinische Prüfer muß umfassend über die Ergebnisse der präklinischen Untersuchungen unterrichtet sein und begründen, warum die Substanz am Menschen geprüft werden soll.

Die klinische Prüfung wird gewöhnlich in 4 Phasen durchgeführt. Sie setzt selbstverständlich Information und schriftliches Einverständnis der Probanden voraus.

Phase I

Untersuchungen in dieser Phase werden gewöhnlich an gesunden Probanden durchgeführt, obwohl in dieser Phase auch schon Kranke beteiligt werden können, wenn z.B. die Prüfung am Gesunden wegen des damit verbundenen Risikos nicht vertretbar ist (z.B. Prüfung von Zytostatika) oder wenn die pharmakodynamischen Wirkungen dieser Substanz am Gesunden nicht nachweisbar sind (z.B. Antiparkinsonmittel).

Ziele der Phase-I-Prüfung sind neben der Feststellung der Verträglichkeit der Testsubstanz bei verschiedenen Dosierungen vor allem die Ermittlung pharmakokinetischer Daten wie Resorption, Bioverfügbarkeit, erreichbare Blutkonzentration, Ausscheidung und Metabolismus, aus denen sich dann Hinweise auf Dosis, Dosisintervall und Applikationsweise für weitere Untersuchungen ergeben. Ein weiterer wichtiger Untersuchungspunkt der Phase I gilt der Überprüfung, ob die im Tierexperiment beobachtete Wirkung auch beim Menschen nachweisbar ist oder ob beim Menschen zusätzliche, im Tierversuch nicht nachgewiesene pharmakodynamische Effekte auftreten, die nachträglich möglicherweise eine Änderung der Indikation erforderlich machen. Die kritische Wertung der in der Phase I erhaltenen Ergebnisse entscheidet, ob der Versuch abgebrochen oder weitergeführt wird.

Phase II

In dieser Phase soll der erste Nachweis von Wirksamkeit und Unbedenklichkeit an Patienten mit der entsprechenden Krankheit geführt werden. Diese kontrollierten (vergleichenden) Studien werden an einem kleinen Kollektiv von etwa 100–300 Patienten durchgeführt und können als Gruppen- oder Individualvergleich angelegt sein. Der Vergleich kann gegen ein Placebo oder, wenn dies aus ethischen oder anderen Gründen nicht möglich ist, gegen eine eingeführte Standardtherapie durchgeführt werden. Die Verteilung der Patienten auf die verschiedenen Gruppen erfolgt zufällig (Randomisierung) nach strengen Zuordnungskriterien; die Fragestellung muß exakt formuliert werden. Wichtigste Voraussetzung des kontrollierten Versuchs ist eine genaue Versuchsplanung.

Die Untersuchung kann als offene Studie, als einfacher Blindversuch, als Doppelblindversuch und zusätzlich im Cross-over-Verfahren durchgeführt werden.

Häufiger vorkommende Nebenwirkungen werden verifiziert und nach Art und Schwere gegen den therapeutischen Nutzen abgewogen. Eine erneute Überprüfung der bisherigen Daten entscheidet über den Fortgang des Prüfverfahrens.

Phase III

Diese Phase ist der eigentliche therapeutische „Großversuch", der häufig multizentrisch (gleichzeitig, nach einheitlichem Plan an verschiedenen Orten und Krankenhäusern, auch unter Einschluß niedergelassener Ärzte) durchgeführt wird. Er ist zur statistischen Absicherung von Wirksamkeit und Unbedenklichkeit erforderlich. Auch seltenere Nebenwirkungen, die bei den kleinen Kollektiven der Phase II nicht beobachtet werden, können hier entdeckt werden, da an der Phase III mehrere 1000 Patienten teilnehmen.

Die kontrollierten Versuche der Phasen II und III sollen exakte Angaben über Indikationen, Kontraindikationen, Nebenwirkungen, Applikationsweise und Dosierung ermöglichen.

Alle Befunde aus präklinischer und klinischer Prüfung werden nach Abschluß der Phase III dem Bundesinstitut für Arzneimittel und Medizinprodukte (ehemals Bundesgesundheitsamt) übergeben, das nach Anhörung einer Expertenkommission in einem Zulassungsverfahren entscheidet, ob die Substanz zugelassen werden kann.

Phase IV

Diese Phase dient der weiteren wissenschaftlichen Überwachung eines Arzneimittels nach seiner Zulassung. Die in den Phasen II und III gewonnenen Erkenntnisse reichen häufig nicht aus, um die Stellung eines neuen Arzneimittels „endgültig" beurteilen zu können. Erst der Langzeitversuch und die Langzeiterfahrung in der angewandten Therapie (Phase IV) erlauben eine sichere Einordnung von Wirksamkeit und Unbedenklichkeit. Arzneimittel mit neuen Wirkstoffen dürfen nach der Zulassung zunächst für 5 Jahre nur auf Rezept abgegeben werden (automatische Verschreibungspflicht). Sehr seltene Nebenwirkungen können erst erfaßt werden, wenn große Patientenkollektive behandelt werden (z. B. Chloramphenicoltoxizität). Auch die Frage der Wirksamkeit kann manchmal erst nach langer Anwendungsdauer beantwortet werden (z. B. Minderung des Arterioskleroserisikos durch cholesterinsenkende Substanzen). Unter Umständen kann sich auch während der Phase IV eine Erweiterung des Indikationsbereiches ergeben, oder eine Substanz erweist sich für die angegebene Indikation als wirkungslos. Wechselwirkungen mit anderen Pharmaka sowie das Auftreten von Toleranz und Abhängigkeit können in der Phase IV ebenfalls aufgedeckt werden.

Methoden zur klinischen Prüfung

Studien zur Arzneimittelprüfung können retrospektiv oder prospektiv angelegt sein.

Bei retrospektiven Untersuchungen vergleicht man eine Gruppe von Behandelten, die z. B. eine bestimmte Nebenwirkung zeigt, mit einer bis auf dieses Merkmal sonst weitgehend gleichen Kontrollgruppe und prüft nachträglich aus Krankenblättern, Gesprächen und Nachuntersuchungen, ob ein Zusammenhang zwischen dem Auftreten dieser Nebenwirkung und der Einnahme des Medikaments besteht. Retrospektive Untersuchungen sind i. allg. weniger aussagekräftig.

Bei der prospektiven Studie wird der Versuch in die Zukunft geplant und von Anfang an festgelegt, welche Merkmale bis zum Versuchsende beobachtet und verfolgt werden. Der Vorteil der prospektiven Studie besteht darin, daß er als kontrollierter Versuch geplant und durchgeführt wird. Die Versuchsteilnehmer werden durch zufällige (randomisierte) Verteilung auf 2 oder mehrere ausreichend große und homogene Gruppen verteilt.

In der offenen Studie sind alle am Versuch Beteiligten (Arzt und Patient) über das therapeutische Vorgehen informiert, beide wissen, ob der Patient ein Placebo, eine Vergleichssubstanz oder die zu prüfende Verbindung erhält.

Beim einfachen Blindversuch wird die Voreingenommenheit des Patienten dadurch ausgeschaltet, daß nur der Arzt die Therapie kennt und der Patient nicht weiß, welcher Gruppe er angehört.

Die größte Aussagekraft hat der Doppelblindversuch, da hier die Einflüsse des Arztes und des Patienten auf die Therapie weitgehend ausgeschaltet sind. Beide wissen nicht, welche Therapie durchgeführt wird.

Alle Verfahren haben Vor- und Nachteile und müssen der jeweiligen Fragestellung angepaßt sein.

Bei der Cross-over-Technik erhalten die Angehörigen eines Kollektivs zunächst die zu prüfende Substanz, die Teilnehmer des Vergleichskollektivs eine Vergleichssubstanz oder ein Placebo. Nach einem ausreichend langen medikamentenfreien Intervall („Wash-out-Periode") wird das Behandlungschema umgekehrt. Diese Art der Studie erlaubt sowohl einen intraindividuellen (jeder Patient ist seine eigene Kontrolle) als auch einen Gruppenvergleich. Die Cross-over-Technik kann auch als Doppelblindversuch durchgeführt werden.

Literatur

Ackerman MJ, Clapham DE (1997) Ion channels – basic science and clinical disease. N Engl J Med 336:1575–1586

Ahtee L, Tuominen RK (1999) Channel-linked receptors – from subunits to novel drug targets. Trends Pharmacol Sci 20:391–393

Armstrong CM, Hille B. (1998) Voltage-gated ion channels and electrical excitability. Neuron 20:371–380

Bailey DG, Malcom J, Arnold O, Sence JD (1998) Grapefruit juice-drug interactions. Br J Clin Pharmacol 46:101–110

Berner B, John VA (1994) Pharmacokinetic characterisation of transdermal delivery systems. Clin Pharmacokinet 26:121–134

Berridge MJ (1993) Inositol trisphosphate and calcium signalling. Nature 361:315–325

Betz WJ, Angleson JK (1998) The synaptic vesicle cycle. Annu Rev Physiol 60:347–363

Black JW, Shankley NP (1995) Inverse agonists exposed. Nature 374:214–215

Bohn LM, Gainetdinov RR, Lin FT, Lefkowitz RJ, Caron MG (2000) μ-Opioid receptor desensitization by β-arrestin-2 determines morphine tolerance but not dependence. Nature 408:720–723

Bormann J (2000) The 'ABC' of GABA receptors. Trends Pharmacol Sci 21:16–19

Bourne HR (1997) How receptors talk to trimeric G proteins. Curr Opin Cell Biol 9:134–142

Brady-Kalnay SM, Tonks NK (1994) Protein tyrosine phosphatases: From structure to function. Trends Cell Biol 4:73–76

Brakeman PR, Lanahan AA, O'Brien R, Roche K, Barnes CA, Huganir RL, Worley PF (1997) Homer: A protein that selectively binds metabotropic glutamate receptors. Nature 20:284–288

Carman CV, Benovic JL (1998) G-protein-coupled receptors: Turn-ons and turn-offs. Curr Opin Neurobiol 8:335–344

Carpenter CL, Cantley LC (1996). Phosphoinositide kinases. Curr Opin Cell Biol 8:153–158

Cherfils J, Chardin P (1999) GEFs: Structural basis for their activation of small GTP-binding proteins. Trends Biochem Sci 24:306–311

Clapham DE (1994) Direct G protein activation of ion channels? Annu Rev Neurosci 17:441–464

Clapham DE, Neer EJ (1997). G protein βγ subunits. Annu Rev Pharmacol Toxicol 37:167–203

Clark RB, Knoll BJ, Barber R (1999) Partial agonists and G protein-coupled receptor desensitization. Trends Biochem Sci 20:279–286

Conn PJ, Pin JP (1997) Pharmacology and functions of metabotropic glutamate receptors. Annu Rev Pharmacol Toxicol 37:205–237

Crestani F, Löw K, Keist R, Mandelli MJ, Möhler H, Rudolph U (2001) Molecular targets for the myorelaxant action of diazepam. Mol Pharmacol 59:442–445

D'Arcy PF, McElnay JC, Welling PG (eds) (1996) Mechanisms of drug interactions. Handbook of Experimental Pharmacology. Heidelberg, Springer

Derendorf H, Garrett ER (1987) Pharmakokinetik, Einführung in die Theorie und Relevanz für die Arzneimitteltherapie. Wiss Verlagsges, Stuttgart

Exton JH (1996) Regulation of phosphoinositide phospholipases by hormones, neurotransmitters, and other agonists linked to G proteins. Annu Rev Pharmacol Toxicol 36:481–509

Fantl WJ, Johnson DE, Williams LT (1993) Signalling by receptor tyrosine kinases. Annu Rev Biochem 62:453–481

Ferguson SS (2001) Evolving concepts in G protein-coupled receptor endocytosis: The role in receptor desensitization and signaling. Pharmacol Rev 53:1–24

Foxwell BMJ, Barrett K, Feldmann M (1992) Cytokine receptors: Structure and signal transduction. Clin Exp Immunol 90:161–169

Freissmuth M, Waldhoer M, Bofill-Cardona E, Nanoff C (1999) G protein antagonists. Trends Pharmacol Sci 20:237–245

Gasic GP, Hollmann M (1992) Molecular neurobiology of glutamate receptors. Annu Rev Physiol 54:507–536

Gillette JR, Mitchell JR (eds) (1975) Concepts in biochemical pharmacology. In: Handbook of Experimental Pharmacology, vol 28/3. Springer, Berlin Heidelberg New York

Gladtke E, Hattingberg HM v (1977) Pharmakokinetik, 2. Aufl. Springer, Berlin Heidelberg New York

Glass CK, Rose DW, Rosenfeld MG (1997) Nuclear receptor coactivators. Curr Opin Cell Biol 9:222–232
Graber R, Sumida C, Nunez EA (1994) Fatty acids and cell transduction. J Lipid Med Cell Sign 9:91–116
Gudermann T, Grosse R, Schultz G (2000) Contribution of receptor/G protein signaling to cell growth and transformation. Naunyn Schmiedebergs Arch Pharmacol 361:345–362
Guengerich FP (1999) Cytochrom P-450 3A4: Regulation and role in drug metabolism. Annu Rev Pharmacol Toxicol 39:1–17
Gumbleton M, Sneader W (1994) Pharmacokinetic considerations in rational drug design. Clin Pharmacokinet 26:161–168
Gutkind JS (1998) The pathways connecting G protein-coupled receptors to the Nucleus through divergent mitogen-activated protein kinase cascades. J Biol Chem 273:1839–1842
Hall JM, Caulfield MP, Watson SP, Guard S (1993) Receptor subtypes or species homologues: Relevance to drug discovery. Trends Pharmacol Sci 14:376–383
Hankinson O (1995) The aryl hydrocarbon receptor complex. Annu Rev Pharmacol Toxicol 35:307–340
Harnack GA v, Janssen F (1994) Pädiatrische Dosistabellen, 11. Aufl. Wiss Verlagsges, Stuttgart
Hervé F, Urien S, Albengres E, Duché J-C, Tillement J-P (1994) Drug binding in plasma: A summary of recent trends in the study of drug and hormone binding. Clin Pharmacokinet 26:44–58
Höer A, Oberdisse E (1990) Das Phosphoinositid-Phospholipase-C-System, ein verzweigter Weg der transmembranären Signalübertragung. Med Monatsschr Pharm 13:243–252
Hoyer D, Boddeke HWGM (1993) Partial agonists, full agonists, antagonists: Dilemmas of definition. Trends Pharmacol Sci 14:270–275
Jenkinson DH (1991) How we describe competitive antagonists: Three questions of usage. Trends Pharmacol Sci 12:53–54
Johnston D, Williams S, Jaffe D, Gray R (1992) NMDA-receptor-independent long-term potentiation. Annu Rev Physiol 54:489–505
Johnston GA (1996) $GABA_A$ receptor pharmacology. Pharmacol Ther 69:173–198
Katz M, Poulsen BJ (1971) Absorption of drugs through the skin. In: Brodie BB, Gilette JR (Hrsg) Handbuch der experimentellen Pharmakologie, Bd XXVIII/1: Concepts in biochemical pharmacology. Springer, Berlin Heidelberg New York, S 103–174
Kauffman FC (ed) (1994) Conjugation-deconjugation reactions in drug metabolism and toxicity, In: Handbook of Experimental Pharmacology, vol 112. Springer, Berlin Heidelberg New York Tokyo
Kemp JA, Leeson PD (1993) The glycine site of the NMDA receptor – five years on. Trends Pharmacol Sci 14:20–25
Krstić RV (1976) Die Ultrastruktur der Säugetierzelle. Springer, Berlin Heidelberg New York
Krupnik JG, Benovic JL (1998) The role of receptor kinases and arrestins in G protein-coupled receptor regulation. Annu Rev Pharmacol Toxicol 38:289–319
Landers JP, Bunce NJ (1991) The Ah receptor and the mechanism of dioxin toxicity. Biochem J 276:273–287
Leff P (1995) The two-state model of receptor activation. Trends Pharmacol Sci 16:89–97
Levitan IB (1994) Modulation of ion channels by protein phosphorylation and dephosphorylation. Annu Rev Physiol 56:193–212
Lincoln TM, Cornwell TL (1993) Intracellular cyclic GMP receptor proteins. FASEB J 7:328–338
Löw K, Crestani F, Keist R, Benke D, Brünig I, Benson JA, Fritschy JM, Rülicke T, Bluethmann H, Möhler H, Rudolph U (2000) Molecular and neuronal substrate for the selective attenuation of anxiety. Science 290:131–134
Martin-Facklam M, Drewe J, Haefeli WE (2000) Arzneimittel-Interaktionen am Cytochrom-P450-System. Dtsch Med Wochenschr 125:63–67
Meissner G (1994) Ryanodine receptor/Ca^{2+} release channels and their regulation by endogenous effectors. Annu Rev Physiol 56:485–508
Morgan DJ, Bray KM (1994) Lean body mass as a predictor of drug dosage: Implications for drug therapy. Clin Pharmacokinet 26:292–307
Mörike K, Eichelbaum M (2000) Grundlagen der Arzneimitteltherapie und pharmakokinetische Grundbegriffe. Internist 41:328–332
Murga C, Fukuhara S, Gutkind JS (1999) Novel molecular mediators in the pathway connecting G-protein-coupled receptors to MAP kinase cascades. Trends Endocrinol Metab 10:122–127
Nakamura S, Nishizuka Y (1994) Lipid mediators and protein kinase C activation for the intracellular signaling network. J Biochem 115:1029–1034
Paneitz A, Meissner K, Kroemer HK (2000) Arzneimittelinteraktionen: Neue Mechanismen und klinische Relevanz. Internist 41:338–343
Petersen OH, Petersen CCH, Kasai H (1994) Calcium and hormone action. Annu Rev Physiol 56:297–319
Pratt WB, Taylor P (eds) (1990) Principles of drug action: The basis of pharmacology, 3rd edn. Churchill Livingstone, New York Edinburgh London Melbourne Tokyo
Rajendra S, Lynch JW, Schofield PR (1997) The glycine receptor. Pharmacol Ther 73:121–146
Ribeiro RCJ, Kushner PJ, Baxter JD (1995) The nuclear hormone receptor gene family. Annu Rev Med 46:443–453
Ridley AJ (1997) The GTP-binding protein Rho. Int. J Biochem Cell Biol 29:1225–1229
Sah VP, Seasholtz TM, Sagi SA, Brown JH (2000) The role of Rho in G protein-coupled receptor signal transduction. Annu Rev Pharmacol Toxicol 40:459–489
Schanker LS et al. (1957) Absorption of drugs from the stomach, I. The rat. J Pharmacol Exp Ther 120:528–539
Schmid SL (1992) The mechanism of receptor-mediated endocytosis: More questions than answers. Bioessays 14:589–596
Seasholtz TM, Majumdar M, Brown JH (1999) Rho as a mediator of G protein-coupled receptor signaling. Mol Pharmacol 55:949–956
Sheiner LB, Ludden TM (1992) Population pharmacokinetics/dynamics. Annu Rev Pharmacol Toxicol 32:185–209
Singh P, Maibach HI (1994) Transdermal iontophoresis: Pharmacokinetic considerations. Clin Pharmacokinet 26: 327–334
Sorentino V, Volpe P (1993) Ryanodine receptors: how many, where and why? Trends Pharmacol Sci 14:98–103
Tanaka C, Nishizuka Y (1994) The protein kinase C family for neuronal signalling. Annu Rev Neurosci 17:551–567
Tephly TR, Burchell B (1990) UDP-glucuronosyltransferases: A family of detoxifying enzymes. Trends Pharmacol Sci 11:276–279
Thummel KE, Wilkinson GR (1998) In vitro and in vivo drug interactions involving human CYP3A. Annu Rev Pharmacol Toxicol 38:389–430

Vamecq J, Latruffe N (1999) Medical significance of peroxisome proliferator-activated receptors. Lancet 354:141–148
Walton KM, Dixon JE (1993) Protein tyrosine phosphatases. Annu Rev Biochem 62:101–120
Waxman DJ, Azaroff L (1992) Phenobarbital induction of cytochrome P-450 gene expression. Biochem J 281:577–592
Weinstein H, Mehler EL (1994) Ca^{2+}-binding and structural dynamics in the functions of calmodulin. Annu Rev Physiol 56:213–236
Welling PG, Balant LP (eds) (1994) Pharmacokinetis of drugs, In: Handbook of Experimental Pharmacology, vol 110. Springer, Berlin Heidelberg New York Tokyo
Wickman K, Clapham DE (1995) Ion channel regulation by G proteins. Physiol Rev 75:865–885
Williams AC, Barry BW (1992) Skin absorption enhancers. Crit Rev Ther Drug Carrier Syst 9:305–353

Kapitel 2

Pharmaka mit Wirkung auf das vegetative System

2

E. Oberdisse

Pharmaka mit Wirkung auf das vegetative System 2

E. Oberdisse

2.1 Am Parasympathikus angreifende Pharmaka

Die Zellkörper der präganglionären parasympathischen Neurone liegen im Hirnstamm und im Rükkenmark. Efferente parasympathische Fasern des Hirnstamms laufen in einigen Hirnnerven (III., V., VII., IX.) zu den Effektorzellen des Kopfes und im N. vagus zu den Organen im Brust- und Bauchbereich, während die Fasern aus dem Sacralmark im N. pelvicus zu den Organen des Beckens gelangen. Die ganglionäre Umschaltung erfolgt in der Nähe der innervierten Organe, so daß die präganglionären Fasern sehr lang, die postganglionären jedoch kurz sind (Abb. 2.1).

2.1.1 Acetylcholin

Transmitter im parasympathischen System ist Acetylcholin.

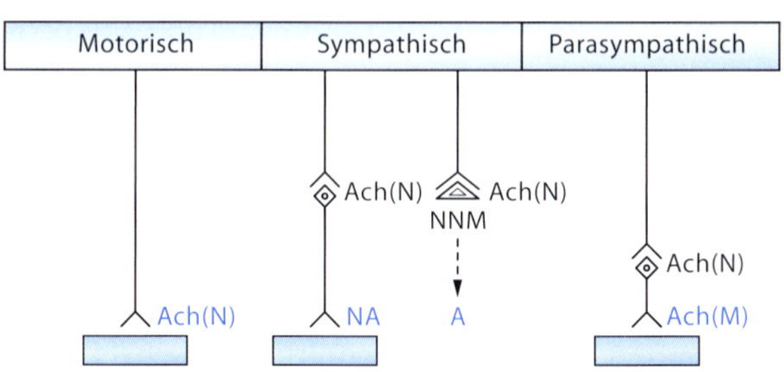

Abb. 2.1. Schematische Darstellung der Lokalisation adrenerger und cholinerger Synapsen. (*NNM* Nebennierenmark, *Ach* Acetylcholin, *NA* Noradrenalin, *A* Adrenalin, *N* nicotinartige Wirkung, *M* muscarinartige Wirkung)

Synthese, Speicherung und Freisetzung

Acetylcholin entsteht in den prä- und postganglionären Neuronen aus Cholin und Acetyl-CoA. Die Reaktion wird durch die Cholinacetyltransferase katalysiert. Während Acetyl-CoA neuronal in den Mitochondrien gebildet wird, muß Cholin aktiv über einen Na^+-abhängigen Transporter in die Nervenzelle aufgenommen werden und stammt z.T. aus dem Acetylcholinabbau.

Nach der zytoplasmatischen Synthese findet eine Speicherung (aktive Aufnahme, hemmbar durch Vesamicol) in den synaptischen Vesikeln statt, die bei einer Erregung der neuronalen Endigungen mit der präsynaptischen Membran verschmelzen und ihren Inhalt durch Exozytose in den synaptischen Spalt abgeben. Für die Freisetzung ist Ca^{2+} notwendig, dessen intrazelluläre Konzentration durch eine Erhöhung der Ca^{2+}-Permeabilität während der Depolarisation der Nervenendigung ansteigt. An diesem Fusionsprozeß sind eine Reihe von Proteinen beteiligt, die entwicklungsgeschichtlich hoch konserviert sind. Auf der vesikulären Seite handelt es sich um die Proteine Synaptotagmin, Synaptobrevin und Synaptophysin, die mit entsprechenden Proteinen der präsynaptischen Membran (Neurexin, Synaptoporin und SNAP-25 = synaptosomal-associated protein of 25 kDa) in Wechselwirkung treten. Der „Ca^{2+}-Sensor" ist offensichtlich Synaptobrevin, das mit Neurexin interagiert. Wichtig ist in diesem Zusammenhang, daß die Toxine von Clostridium botulinum als Zinkproteasen diesen Andockungsprozess stören, indem sie einige der Fusionsproteine inaktivieren. So spaltet z.B. Botulinustoxin A SNAP-25 und hemmt damit die Freisetzung von Acetylcholin. Über die Anwendung von Botulinustoxin A s. S. 81, 302. Das freigesetzte Acetylcholin diffundiert durch den synaptischen Spalt und reagiert an der postsynaptischen Membran oder auch an der präsynaptischen Membran mit spezifischen Rezeptoren (Autorezeptoren) (Abb. 2.2).

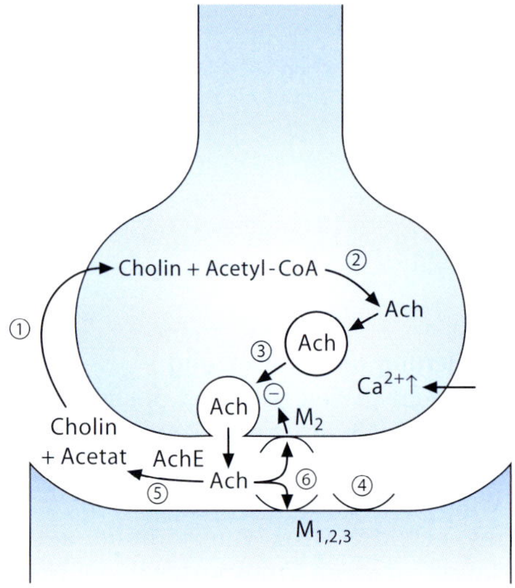

Abb. 2.2. Schematische Darstellung der Synthese, Speicherung, Freisetzung und Inaktivierung von Acetylcholin sowie der Möglichkeiten zur Beeinflussung der cholinergen Übertragung. Die Zahlen entsprechen denen im Text auf S. 81. Ach Acetylcholin; AchE Acetylcholinesterase

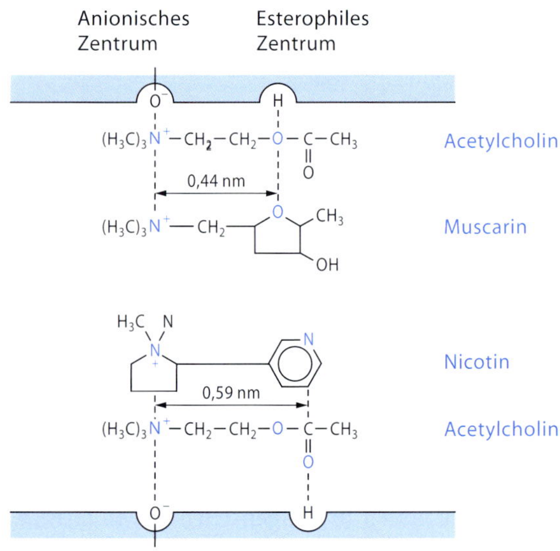

Abb. 2.3. Gemeinsame Strukturmerkmale von Acetylcholin, Muscarin und Nicotin, über die die Bindung an den Cholinozeptor vermittelt wird

Acetylcholinrezeptoren (Cholinozeptoren)

Die für die Reaktion mit dem Rezeptor wichtigen Strukturmerkmale des Acetylcholins sind der quartäre Stickstoff sowie 2 Sauerstoffatome, ein Ester- und ein Carbonylsauerstoff, die einen Abstand von 0,44 nm bzw. 0,59 nm zum quartären Stickstoff besitzen und Wasserstoffbrückenbindungen eingehen können (Abb. 2.3).

Der Acetylcholinrezeptor besitzt 2 aktive Zentren: eine anionische Bindungsstelle, über die Acetylcholin mit seinem quartären Stickstoff fixiert wird, und eine esterophile Bindungsstelle, an die der Ester- oder Carbonylsauerstoff über Wasserstoffbindungen gebunden wird.

Die Wirkungen des Acetylcholins an den verschiedenen cholinergen Synapsen (motorische Endplatte, vegetatives Ganglion, parasympathisch innervierte Organe) lassen sich selektiv durch unterschiedliche Substanzen auslösen bzw. hemmen. Außer durch Acetylcholin werden die Rezeptoren der motorischen Endplatte und der autonomen Ganglien durch Nicotin erregt. Man spricht daher von den nicotinartigen Wirkungen des Acetylcholins an diesen Rezeptoren. Die postganglionären Synapsen (glatter Muskel, Herz, drüsige Organe) werden dagegen selektiv durch Muscarin erregt: muscarinartige Wirkungen des Acetylcholins.

Die Stimulation cholinerger Synapsen durch verschiedene Agonisten ist Ausdruck gemeinsamer Strukturmerkmale. Alle Verbindungen besitzen einen quartären oder quarternisierbaren Stickstoff, der in einem bestimmten Abstand zu einer Struktur liegt, die zur Wasserstoffbrückenbildung befähigt ist. Im Falle der Rezeptoren vom Muscarintyp reagiert Muscarin über den Ethersauerstoff des Furanringes mit dem esterophilen Zentrum, während bei den Synapsen vom Nicotintyp die Bindung des Nicotins an das esterophile Zentrum über den Stickstoff des Pyridinringes zustande kommt. Acetylcholin kann mit beiden Rezeptortypen reagieren, da es aufgrund seiner Struktur sowohl mit dem Estersauerstoff als auch mit dem Carbonylsauerstoff binden kann.

Wie bereits erwähnt, lassen sich Nicotin- (N-Cholinozeptoren) und Muscarinrezeptoren (M-Cholinozeptoren) differenzieren. Außer durch die unterschiedlichen Agonisten können diese Rezeptoren auch durch ihre Lokalisation, ihre Effektorsysteme und die ausgelösten Wirkungen charakterisiert werden.

Nicotinrezeptoren kommen postsynaptisch an der Skelettmuskulatur, den vegetativen Ganglien und im ZNS vor. Es sind intramolekular gekoppelte Re-

Tabelle 2.1. Charakterisierung von M-Cholinozeptoren. PLC Phospholipase C; AC Adenylcyclase

Rezeptor	Lokalisation	Zellulärer Effekt	Effektorsystem
M_1	• Neuronal ZNS Autonome Ganglien, vor allem Magen-Darm-Trakt	 Exzitation? Magensaftsekretion ↑ Magen-Darm-Motilität ↑	 PLC ↑ Ca^{2+} ↑
M_2	• Kardial Sinusknoten AV-Knoten Atrium Präsynaptisch	 Herzfrequenz ↓ Überleitung ↓ Kontraktionskraft ↓ Hemmung Transmitterfreisetzung	 K^+-Kanal ↑ AC ↓, cAMP ↓ Ca^{2+}-Kanal ↓
M_3	• Exokrine Drüsen • Glatte Muskulatur (Bronchien, Darm) • Endothel	Sekretion ↑ Kontraktion ↑ Vasodilatation (EDRF)	PLC ↑ Ca^{2+} ↑

zeptor-Effektor-Systeme. Als agonistaktivierbare Ionenkanäle sind sie Teil eines Kationenkanals und führen bei Erregung zur Erhöhung der Na^+- (und Ca^{2+}-)Leitfähigkeit und damit zur Depolarisation. Inzwischen konnte durch Klonierung nachgewiesen werden, daß die verschiedenen N-Cholinozeptoren nicht identisch sind. So liegt z.B. der N-Cholinozeptor der motorischen Endplatte als Pentamer mit 4 verschiedenen Untereinheiten vor, von denen eine 2mal vorkommt ($\alpha_2,\beta,\gamma,\delta$) und die Bindungsstelle für Acetylcholin trägt. Jede der Untereinheiten weist 4 hydrophobe Domänen auf, die wahrscheinlich die transmembranären α-Helices sind (s. Abb. 1.29).

Muscarinrezeptoren (M-Cholinozeptoren) sind Glykoproteine und gehören zur großen Superfamilie der Rezeptoren, deren Wirkungen unter Vermittlung von Transduktionskomponenten, den sog. G-Proteinen, ausgelöst werden. Gemeinsames Merkmal dieser Rezeptoren sind 7 hydrophobe Domänen, mit denen sie die Membran durchspannen.

In den letzten Jahren wurde gezeigt, daß auch die Familie der Muscarinrezeptoren mehr als die früher bekannten 2 Mitglieder umfaßt. Inzwischen wurden 5 Muscarinrezeptoren kloniert (m_{1-5}), von denen bislang 3 pharmakologisch charakterisiert sind (M_{1-3}) (Tabelle 2.1).

Es sind 2 Signaltransduktionswege, die über Muscarinrezeptoren unter Einschaltung von G-Proteinen zelluläre Reaktionen modulieren: Aktivierung von Phospholipasen C bzw. Hemmung der Adenylylcyclase und Öffnung eines einwärtsgleichrichtenden K^+-Kanals sowie Schließung von Ca^{2+}-Kanälen.

Über den M_1-Rezeptor, der überwiegend im ZNS und den autonomen Ganglien vorkommt, wird eine Phospholipase C unter Einschaltung eines G-Proteins (G_q/G_{11}) aktiviert, die das Phospholipid Phosphatidylinosit-4,5-bisphosphat in Inosit-1,4,5-trisphosphat und Diacylglycerin spaltet. Während Diacylglycerin die Proteinkinase C aktiviert, erhöht Inosittrisphosphat die intrazelluläre Calciumkonzentration durch die Freisetzung aus intrazellulären Speichern. Wegen des Anstiegs der Ca^{2+}-Konzentration wird es daher zu einer Erregung der Zellen kommen. Dies äußert sich u.U. in zentraler Erregung sowie einer Erhöhung der Magensaftsekretion und einer Zunahme der Motilität des Magen-Darm-Traktes.

Über den M_3-Rezeptor, der vorwiegend an der glatten Muskulatur und den exokrinen Drüsen vorkommt, wird ebenfalls eine Phospholipase C aktiviert und die intrazelluläre Ca^{2+}-Konzentration erhöht. Auch hier steht die Erregung im Vordergrund: gesteigerte Sekretion sowie Kontraktion der glatten Muskulatur. Die glatte Muskulatur der Gefäße wird dagegen relaxiert. Dieser Effekt kommt indirekt über EDRF („*E*ndothelium *D*erived *R*elaxing *F*actor", chemisch NO, Einzelheiten s.S. 286) zustande, der in der Endothelzelle nach Stimulation des M_3-Cholinozeptors gebildet wird, in die Muskelzelle diffundiert und dort die lösliche Guanylylcyclase stimuliert.

M_2-Cholinozeptoren sind postsynaptisch u.a. am Herz lokalisiert. Ihre Interaktion mit einem Agoni-

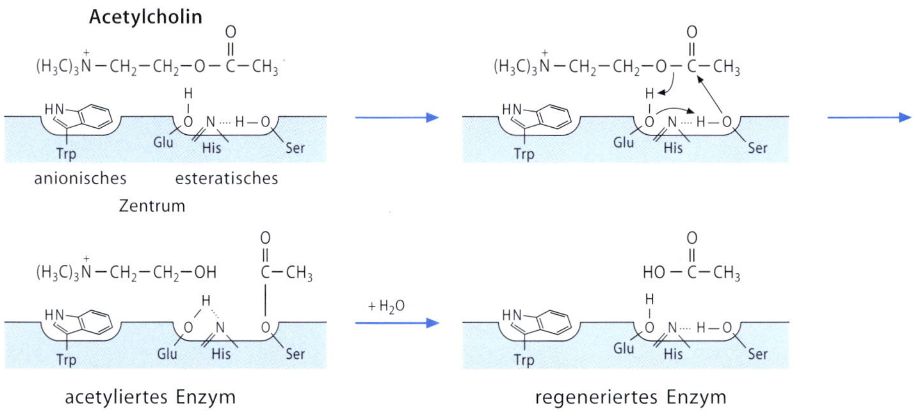

Abb. 2.4. Schematische Darstellung der hydrolytischen Spaltung von Acetylcholin sowie der kurzfristigen Acetylierung des esteratischen Zentrums. (Nach U. Holzgrabe 1993)

sten führt über inhibitorische G-Proteine (aus der G_i/G_o-Familie) zur Hemmung der Adenylylcyclase mit verminderter cAMP-Bildung und zur Öffnung von K^+-Kanälen sowie zur Hemmung von Ca^{2+}-Kanälen: Durch den K^+-Ausstrom kommt es zur Hyperpolarisation und damit zur Erregungshemmung, an der in neuronalen Zellen auch eine Schließung von Ca^{2+}-Kanälen beteiligt ist.

Präsynaptische M_2-Cholinozeptoren finden sich im cholinergen (Autorezeptoren) und adrenergen (Heterorezeptoren) System. Sie sind im Sinne eines negativen Feedback-Mechanismus an der Feinabstimmung der Transmitterfreisetzung beteiligt und führen bei Erregung über eine Hemmung des Ca^{2+}-Kanals zur verminderten Freisetzung des aus dem jeweiligen Neuron freigesetzten Transmitters.

Auch der M_4-Cholinozeptor ist über G_i hemmend an die Adenylylcyclase sowie aktivierend an K^+-Kanäle gekoppelt und führt über G_o zur Schließung eines Ca^{2+}-Kanals.

Inaktivierung von Acetylcholin

Der Abbau von freigesetztem Acetylcholin zu Acetat und Cholin wird durch die Acetylcholinesterase, einem hochspezifischen und membrangebundenen Enzym mit hoher Wechselzahl, katalysiert. Da Cholin nur noch 1/10 000 der Wirksamkeit des Acetylcholins besitzt, führt diese Reaktion zur Beendigung der Acetylcholinwirkung.

Neben der spezifischen Acetylcholinesterase existieren weitere (unspezifische) Cholinesterasen, die ubiquitär vorkommen und ebenfalls, wenn auch mit geringerer Geschwindigkeit, Acetylcholin spalten können. Ihre Spezifität ist für andere Cholinester, z.B. Butyrylcholin, sehr viel größer (sog. Butyrylcholinesterase).

Analog dem Acetylcholinrezeptor besitzt die Acetylcholinesterase in ihrem aktiven Zentrum ebenfalls 2 Bindungsstellen, ein sog. anionisches Zentrum, das den quartären Stickstoff des Substrates bindet, und einen esteratischen Bereich, an dem die Esterbindung gespalten wird (Abb. 2.4).

Im anionischen Zentrum befindet sich keine saure Aminosäure, sondern ein elektronenreicher Aromat wie Tryptophan, der über Ladungstransfer mit dem quartären Stickstoff des Substrats interagiert. Im esteratischen Zentrum wird die katalytische Triade durch die Aminosäuresequenz -Glu-His-Ser- gebildet. Essentiell für die Esterspaltung ist die nukleophile Hydroxylgruppe des Serins, dessen Nukleophilie durch den Imidazolring des Histidins verstärkt wird. Während der Esterspaltung entsteht intermediär durch Umesterung ein acetyliertes esteratisches Zentrum, dessen Hydrolyse der geschwindigkeitsbestimmende Schritt für die Regeneration der Acetylcholinesterase ist (s. Hemmstoffe der Cholinesterase).

Möglichkeiten der Beeinflussung der cholinergen Übertragung

Fast alle Schritte der cholinergen Übertragung wie Synthese, Speicherung, Freisetzung, Reaktion mit dem Rezeptor und Abbau des Transmitters können selektiv beeinflußt werden. Folgende Eingriffe sind möglich (Abb. 2.2):

1) *Hemmung der Cholinaufnahme:* Hemicholin;
2) *Hemmung der Cholinacetyltransferase:* Diethylaminoethanol;
3) *Hemmung der Acetylcholinfreisetzung:*
   - Lokalanästhetika,
   - Botulinustoxine, Tetanustoxin,
   - Ca^{2+}-Mangel, Ca^{2+}-Kanalblocker, Mg^{2+}-Überschuß,
   - (β-Bungarotoxin zerstört die Vesikel);
4) *Blockade des Rezeptors:*
   - postganglionär (M-Cholinozeptoren): Atropin,
   - ganglionär (N-Cholinozeptoren): Hexamethonium,
   - neuromuskulär (N-Cholinozeptoren): d-Tubocurarin, (α-Bungarotoxin);
5) *Hemmung der Acetylcholinesterase:*
   - postganglionär (M-Cholinozeptoren): Neostigmin, Physostigmin, Alkylphosphate,
   - neuromuskulär (N-Cholinozeptoren): Edrophonium, Neostigmin, Alkylphosphate,
6) *Stimulation des Rezeptors*:
   - postganglionär (M-Cholinozeptoren): Carbachol, Pilocarpin, Muscarin, Arecolin,
   - ganglionär (N-Cholinozeptoren): Nicotin,
   - neuromuskulär (N-Cholinozeptoren): Nicotin, Suxamethonium.

Die unter 1–3 genannten Mechanismen haben keine oder nur bedingt therapeutische Bedeutung, sondern besitzen im wesentlichen experimentelles Interesse. Die unter 3 genannten Botulinustoxine sind Exotoxine, die von Clostridium botulinum, einem Erreger der Lebensmittelvergiftung, gebildet werden. Für eines dieser Toxine, Botulinustoxin A, das die Acetylcholinfreisetzung hemmt, ergaben sich in der letzten Zeit interessante therapeutische Anwendungen bei bestimmten Funktionsstörungen der Skelettmuskulatur. So konnten z.B. mit sehr kleinen, lokal applizierten Dosen Strabismus, Torticollis spasmodicus oder auch Blepharospasmus gebessert werden.

Für die allgemeine therapeutische Anwendung im Bereich der postganglionären Synapsen des parasympathischen Systems ergibt sich somit folgende Gliederung:

1) *Direkte Parasympathomimetika* sind Substanzen, die wie Acetylcholin mit dem Rezeptor reagieren.
2) *Indirekte Parasympathomimetika* hemmen die Acetylcholinesterase und erhöhen die Konzentration von Acetylcholin am Rezeptor.
3) *Parasympatholytika* blockieren den Acetylcholinrezeptor (kompetitive Antagonisten) und heben die Wirkung auf bzw. schwächen sie ab.

2.1.2 Direkte Parasympathomimetika

Das physiologische Parasympathomimetikum ist Acetylcholin. Seine wichtigsten Wirkungen sind in den Tabellen 2.2 und 2.3 zusammengestellt. Wegen der raschen enzymatischen Inaktivierung sind sie jedoch therapeutisch nicht zu nutzen. Es wurden daher Substanzen entwickelt, die einer schnellen Inaktivierung widerstehen. Allen direkten Parasympathomimetika ist – unabhängig davon, ob es sich um Synthetika oder Naturstoffe handelt – gemeinsam, daß sie tertiäre Amine sind bzw. eine protonierte Ammoniumgruppe besitzen, deren Stickstoff 0,5–0,7 nm von einer Struktur entfernt liegt, die zur Wasserstoffbrückenbildung befähigt ist.

2.1.2.1 Cholinester

Carbachol, ein Cholinester der Carbaminsäure, wird aufgrund seiner geringen Lipophilie nur in geringem Ausmaß aus dem Magen-Darm-Trakt resor-

Tabelle 2.2. Wirkungen von Acetylcholin

Herz	Abnahme von Frequenz, Leitungsgeschwindigkeit und Kontraktilität
Glatte Muskulatur	Zunahme des Tonus des Magen-Darm-Traktes, der Bronchialmuskulatur, der ableitenden Harn- und Gallenwege
Gefäße	Indirekte Dilatation über endothelialen Faktor
Drüsige Organe	Zunahme der Speichel-, Magensaft-, Bronchial- und Schweißsekretion
Auge	Miosis durch Kontraktion des M. sphincter pupillae, Kontraktion des M. ciliaris

Tabelle 2.3. Reaktionsweise von Erfolgsorganen auf cholinerge und adrenerge Impulse

Erfolgsorgan	Cholinerger Impuls	Adrenerger Impuls
• Herz		
Sinusknoten	↓ Frequenz	β_1 ↑ Frequenz
Vorhöfe	↓ Kontraktilität ↓ Leitungsgeschwindigkeit	β_1 ↑ Kontraktilität β_1 ↑ Leitungsgeschwindigkeit
AV-Knoten	↓ Leitungsgeschwindigkeit	β_1 ↑ Leitungsgeschwindigkeit
Ventrikel	–	β_1 ↑ Kontraktilität, Automatizität α_1 ↑ Kontraktilität
• Blutgefäße	Dilatation (indirekt über Endothel)	α_1, α_2 Kontraktion β_2 Relaxation
• Bronchialmuskel	Kontraktion	β_2 Relaxation
• Auge		
M. dilatator pupillae	–	α_1 Kontraktion
M. sphincter pupillae	Kontraktion	–
M. ciliaris	Kontraktion	β_2 Relaxation
• Magen-Darm-Trakt		
Motilität und Tonus	Zunahme	α_2/β_2 Relaxation
Sphinkter	Relaxation	α_1 Kontraktion α_1 Längsmuskulatur: Relaxation
• Gallenblase und -gänge	Kontraktion	β_2 Relaxation
• Uterus	Variabel	α_1 Kontraktion β_2 Relaxation
• Leber	–	α_1, β_2 Glykogenolyse
• Pankreas		
Acini	Sekretion	β Sekretion
Inseln	Insulinsekretion	β_2 ↑ Insulinsekretion α_2 ↓ Insulinsekretion
• Nebennierenmark	Adrenalinfreisetzung	–
• Juxtaglomeruläre Zellen	–	β_1 ↑ Reninsekretion α_1 ↓ Reninsekretion
• Fettgewebe	–	β_2, β_3 Lipolyse α_2 ↓ Lipolyse
• Thrombozyten	–	α_2 ↑ Aggregation β_2 ↓ Aggregation
• Mastzellen	Histaminfreisetzung	β_2 ↓ Histaminfreisetzung
• Adrenerge und cholinerge Nervenendigung (präsynaptisch)	Hemmung der Transmitterfreisetzung	α_2 ↓ Transmitterfreisetzung β_2 ↑ Transmitterfreisetzung

biert und dringt auch kaum ins ZNS ein. Da es praktisch nicht durch die Cholinesterase gespalten wird, besitzt es eine längere Wirkungsdauer als Acetylcholin.

Neben der bevorzugten Wirkung auf M-Cholinozeptoren stimuliert Carbachol auch N-Cholinozeptoren.

Anwendung findet Carbachol bei postoperativen Atonien des Magen-Darm-Traktes sowie der Harnblase. Da es am Auge über eine Kontraktion des M. sphincter pupillae zu einer Miosis führt und dadurch die Schlemm-Kanäle erweitert werden, wird der Abfluß des Kammerwassers verbessert. Dies kann zur Therapie des Engwinkelglaukoms ausgenutzt werden. *Kontraindiziert* sind Parasympathomimetika bei Herzinsuffizienz, Herzinfarkt, Asthma bronchiale, Ulcus ventriculi und Hyperthyreose. Anhaltspunkte zur Dosierung s. Tabelle 2.4.

Tabelle 2.4. Anhaltspunkte zur Dosierung von Parasympathomimetika

INN	Systemische Einzeldosis [mg]	Konzentration bei Glaukom [%]
Carbachol	2,0 p.o. 0,25 i.m., s.c.	0,75–3,0
Bethanechol	20–50 p.o.	
Aceclidin		20
Distigmin	5,0 p.o. 0,5 i.m., s.c.	
Neostigmin	15,0 p.o. 0,5 i.m., s.c.	3
Physostigmin	2,0 i.v.	0,25–0,5
Pilocarpin		1–3
Pyridostigmin	60 p.o. 1,0 i.m., s.c.	

Die *Nebenwirkungen* ergeben sich aus dem Wirkungsmechanismus: Übelkeit, Erbrechen, Speichelfluß sowie Bradykardie und Bronchokonstriktion; sie lassen sich durch die Gabe von Atropin aufheben.

Bethanechol, ein methyliertes Carbachol, zeigt hohe Affinität zu den Muscarinrezeptoren, besonders des Magen-Darm-Traktes und der Blasenmuskulatur. Da es durch die Cholinesterasen nicht gespalten wird, ist seine Wirkungsdauer relativ lang. Gleichzeitig ist auch die Resorptionsquote nach oraler Gabe günstiger als bei anderen quartären Cholinestern. Anhaltspunkte zur Dosierung s. Tabelle 2.4.

Methacholin (in Deutschland nicht im Handel) wirkt ebenfalls überwiegend auf Muscarinrezeptoren, besonders des kardiovaskulären Systems. Es wird als Essigsäureester langsam durch die Acetylcholinesterase gespalten.

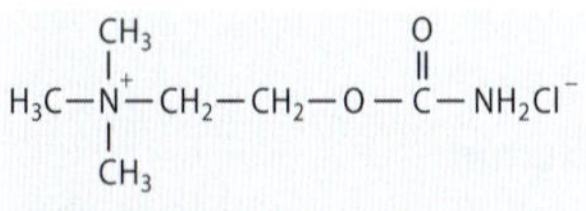

Carbachol

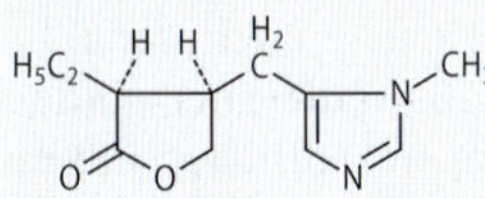

Pilocarpin

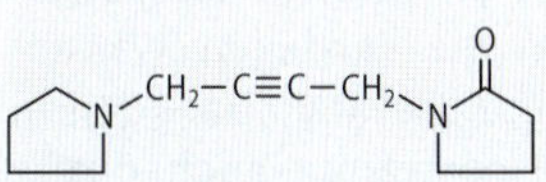

Oxotremorin

2.1.2.2 Alkaloide

Muscarin, ein Alkaloid aus dem Fliegenpilz (Amanita muscaria) sowie dem ziegelroten Rißpilz (Inocybe Patouillardi), hat neben seiner toxikologischen Bedeutung vor allem experimentelles Interesse.

Pilocarpin, ein Alkaloid aus Pilocarpus penatifolius, ist ein tertiäres Amin, das daher nach oraler Gabe gut resorbiert wird. Da Pilocarpin kein Ester ist, wird es auch nicht durch die Cholinesterase inaktiviert, sondern unverändert renal ausgeschieden. Durch Ansäuern des Harns findet eine beschleunigte Ausscheidung über die Nieren statt.

Wegen seiner Nebenwirkungen (ausgeprägte Wirkungen auf das Herz sowie die Speichel- und Schweißsekretion) wird Pilocarpin nur lokal am Auge zur Glaukombehandlung angewandt (Tabelle 2.4).

Arecolin, ein Alkaloid aus der Betelnuß, ist vor allem in Ostasien und Südamerika wegen der zentralen Wirkungen ein viel gebrauchtes Genußmittel. Die Wirkungen sind möglicherweise auf das Arecaidin zurückzuführen, das während des Kauens des mit Kalk bestreuten Betelbissens durch Verseifung des Alkaloids entsteht.

Ein synthetisches Esteralkaloid ist *Aceclidin*, das zur lokalen Glaukombehandlung verwendet wird (Tabelle 2.4)

2.1.2.3 Anhang: Oxotremorin

Dieses überwiegend als M_2-Agonist wirkende synthetische Pyrrolidinderivat zeigt als tertiäres Amin ausgeprägte zentrale und periphere muscarinartige Wirkungen und wird im Tierexperiment zur Testung von Antiparkinsonmitteln eingesetzt, da es das Gleichgewicht zwischen cholinergem und dopaminergem Tonus in den Basalganglien stört (Überwiegen des cholinergen Tonus) und die typischen Symptome eines M. Parkinson mit Rigor, Tremor und Akinese auslösen kann.

2.1.3 Indirekte Parasympathomimetika

Indirekte Parasympathomimetika sind Substanzen, die nicht direkt mit dem Acetylcholinrezeptor reagieren, sondern durch Hemmung der Acetylcholinesterase den Acetylcholinabbau hemmen. Sie erhöhen daher die Konzentration von körpereigenem Acetylcholin an allen cholinergen Rezeptoren: Der parasympathische Tonus steigt jedoch bevorzugt an.

Während es im Falle der hydrolytischen Spaltung von Acetylcholin durch die Acetylcholinesterase zu einer kurzfristigen Acetylierung (wenige Millisekunden) des esteratischen Zentrums der Acetylcholinesterase kommt, führen indirekte Parasympathomimetika zu einer längerfristigen Blockade des Enzyms. Hinsichtlich des Wirkungsmechanismus lassen sich 3 Substanzklassen unterscheiden:

1) Substanzen wie *Edrophonium* binden mit ihrem quartären Stickstoff nur an das anionische Zentrum. Über Wasserstoffbrückenbindungen kann auch eine sehr labile Bindung zum esteratischen Zentrum erfolgen. Die Wirkungsdauer ist daher sehr kurz.
2) *Carbaminsäureester* wie Neostigmin und Physostigmin binden mit ihrem quartären Stickstoff an das anionische Zentrum. Bei der Spaltung des Esters kommt es zu einer Umesterung der Carbamoylgruppe auf die Hydroxylgruppe des Serins des esteratischen Zentrums, das carbamyliert wird. Diese Bindung ist jedoch stabiler als die Acetylierung im Falle des Acetylcholins, so daß die Hydrolyse des Serincarbaminsäureesters langsamer verläuft und die Acetylcholinesterase länger blockiert bleibt.
3) *Organophosphate* wie Parathion werden über eine Wasserstoffbrücke an das esteratische Zentrum gebunden. Durch eine Umesterung der Dialkylphosphatgruppe auf die Hydroxylgruppe des Serins wird das esteratische Zentrum der Acetylcholinesterase kovalent phosphoryliert. Diese Bindung ist außerordentlich fest und wird nur sehr langsam hydrolysiert.

Substanzen wie Edrophonium oder Neostigmin führen daher zu einer „reversiblen" Hemmung der Acetylcholinesterase, während im Falle der Organophosphate eine praktisch „irreversible" Hemmung des Enzyms resultiert.

Edrophonium

Diese Verbindung (in Deutschland nicht im Handel) leitet sich vom Neostigmin ab; der Carbamoylrest ist durch eine OH-Gruppe ersetzt. Edrophonium ist besonders an der neuromuskulären Endplatte wirksam und wird wegen seines schnellen Wirkungseintrittes und seiner kurzen Wirkungsdauer zur Diagnose der Myasthenia gravis verwendet.

Physostigmin

Das Alkaloid Physostigmin oder Eserin wird aus der Kalabarbohne, dem Samen von Physostigma venenosum, gewonnen. Da es als tertiäres Amin vorliegt, wird es aus dem Magen-Darm-Trakt gut resorbiert und kann auch die Blut-Hirn-Schranke überwinden. Wegen seiner ausgeprägten Wirkungen auf den Magen-Darm-Trakt und das Herz ist die systemische Anwendung als Parasympathomimetikum limitiert. Lokal kann es jedoch am Auge als Miotikum zur Glaukombehandlung eingesetzt werden (Tabelle 2.4).

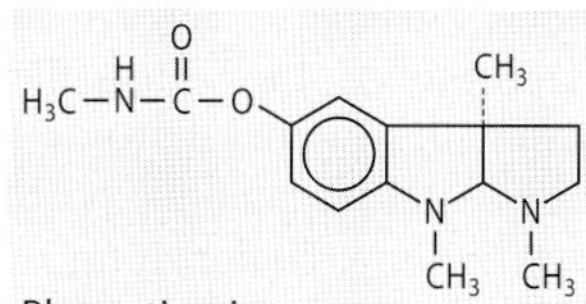

Physostigmin

Da Physostigmin die Blut-Hirn-Schranke überwindet und damit auch zentral cholinerg wirkt, kann es als Antidot bei Vergiftungen mit zentral anticholinerg wirkenden Substanzen (z.B. Atropin, Antihistaminika, Neuroleptika, trizyklische Antidepressiva, Antiparkinsonmittel) unter entsprechenden Vorsichtsmaßnahmen systemisch verwendet werden.

Neostigmin und Pyridostigmin

Beide Substanzen sind quartäre Ammoniumverbindungen, die deshalb schlecht aus dem Magen-Darm-Trakt resorbiert werden und auch die Blut-Hirn-Schranke nur in geringem Maße überwinden. Die Wirkungen sind daher im wesentlichen auf die Peripherie beschränkt und betreffen vor allem das Auge, den Magen-Darm-Trakt und die neuromuskuläre Endplatte, während die kardialen Wirkungen geringer ausgeprägt sind. Zusätzlich zu den indirekten Wirkungen hat Neostigmin auch direkte agonistische Effekte, vor allem an den N-Cholinozeptoren der neuromuskulären Endplatte.

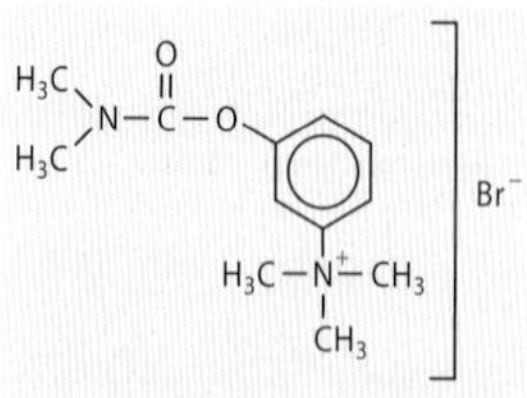
Neostigminbromid

Indikationen für beide Substanzen sind postoperative Atonien des Magen-Darm-Traktes und der Blasenmuskulatur, das Glaukom sowie die Myasthenia gravis pseudoparalytica. Aufgrund ihres Wirkungsmechanismus werden sie auch zur Wirkungsverkürzung stabilisierender Muskelrelaxanzien und zur Behandlung der Atropinvergiftung eingesetzt (Tabelle 2.4). *Kontraindikationen* und *Nebenwirkungen* entsprechen denen von Carbachol.

Distigmin und Demecarium

Beide Substanzen sind ebenfalls Carbaminsäurederivate, die jedoch 2 quartäre Stickstoffatome enthalten. Während im Distigmin 2 Moleküle Pyridostigmin über die Carbaminsäure durch eine Kette von 6C-Atomen verbunden sind, sind im Demecarium (in Deutschland nicht im Handel) 2 Moleküle Neostigmin über 10C-Atome verbunden. Beide Substanzen sind in ihrer Wirkung Neostigmin und Pyridostigmin vergleichbar, doch ist der Wirkungseintritt verzögert, und die Wirkung hält länger an. Distigmin wird zur Prophylaxe und Therapie der postoperativen Darm-, Blasen- und Ureteratonie verwendet (Tabelle 2.4).

Anhang: M. Alzheimer

Tacrin (9-Amino-1,2,3,4-tetrahydroacridin) ist ein überwiegend zentral wirkender, reversibler Hemmstoff der Acetylcholinesterase. Es ist die erste Verbindung, die zur Behandlung leichter bis mittelschwerer Demenz bei der Alzheimer-Krankheit zugelassen wurde. Da die Nebenwirkungen häufig und z.T. gravierend (Leberschäden, cholinerge Symptome wie Übelkeit, Erbrechen, Diarrhoe, Schwindel, Dyspepsie, Bauchschmerzen) sind, wird die Behandlung in einem hohen Prozentsatz vorzeitig abgebrochen. Ein Behandlungsversuch sollte nur nach sorgfältiger Nutzen-Risiko-Abwägung und unter strenger Indikationsstellung erfolgen.

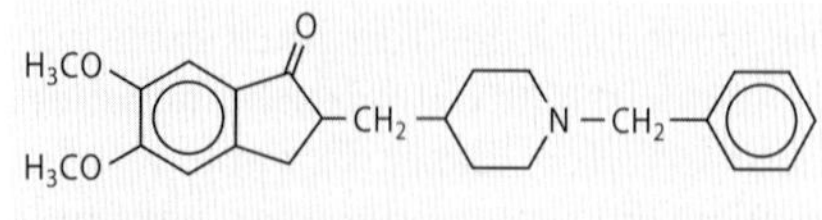
Donepezil

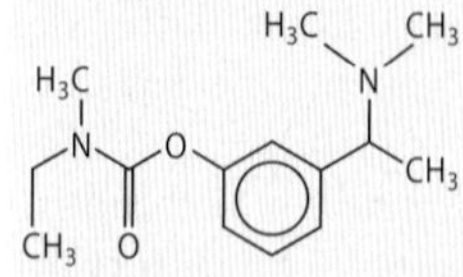
Rivastigmin

Einen vergleichbaren Wirkungsmechanismus haben die neueren Substanzen *Donepezil* und *Rivastigmin*, die von den Nebenwirkungen her insgesamt günstiger zu beurteilen sind. Initial kommt es zwar zu typischen cholinergen Nebenwirkungen, doch fehlt anscheinend die Hepatotoxizität. Mit allen Verbindungen darf eine Therapie nur begonnen werden, wenn eine zuverlässige Bezugsperson die regelmäßige Arzneimitteleinnahme überwacht.

Weitere Cholinesterasehemmstoffe wie z.B. *Galantamin* befinden sich in der Endphase der klinischen Prüfung.

Als neuer Ansatz, um kognitive Defekte zu verbessern, werden derzeit H_3-Antihistaminika geprüft.

Alkylphosphate (Organophosphate)

Alkylphosphate werden überwiegend als Insektizide verwendet und haben nur eine geringe therapeutische Bedeutung. Sehr viel größer ist das toxikologische Interesse an diesen Substanzen, da sie relativ häufig Ursache schwerer Vergiftungen sind. Wirkungen und Maßnahmen bei Intoxikationen sind auf S. 803 beschrieben.

2.1.4 Parasympatholytika

Parasympatholytika sind in den üblicherweise verwendeten Dosen kompetitive Antagonisten des Acetylcholins an M-Cholinozeptoren. In höheren (und vor allem in toxischen) Dosen wird jedoch auch die Erregungsübertragung an den N-Cholinozeptoren (Ganglien und motorische Endplatte) gehemmt, so daß man generell von Cholinolytika sprechen könnte, doch wird der Terminus Parasympatholytika aus historischen Gründen beibehalten. Nach dem Hauptvertreter dieser Gruppe werden diese Substanzen auch als atropinartig wirkende Pharmaka oder wegen der spasmolytischen Wirkungskomponente auf die glatte Muskulatur des Magen-Darm-Traktes auch als neurotrope Spasmolytika bezeichnet.

Die beiden natürlich vorkommenden Verbindungen – Atropin und Scopolamin – sind tertiäre Amine, die die Blut-Hirn-Schranke überwinden und somit auch zentrale Wirkungen haben. Einige halbsynthetische Derivate wie N-Methylatropin oder N-Butylscopolamin haben einen quartären Stickstoff, so daß ihre Wirkungen auf die Peripherie beschränkt bleiben.

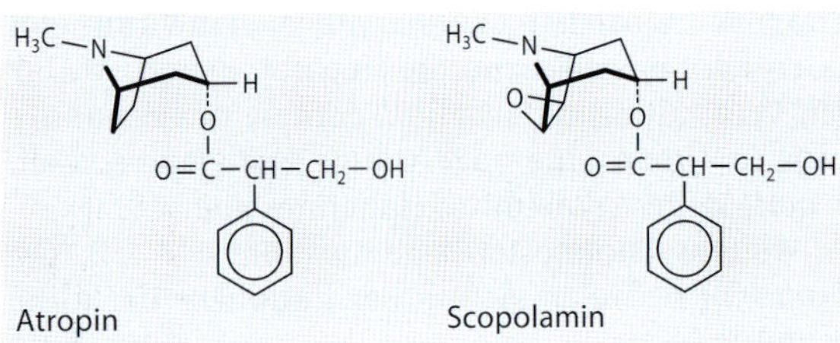

2.1.4.1 Atropin

Atropin (Hyoscyamin) ist der razemische Ester aus Tropin (3α-Tropanol) und D,L-Tropasäure und kommt in der Natur in zahlreichen Solanaceenarten (z.B. Tollkirsche, Stechapfel, Bilsenkraut u.a.) vor. In den Pflanzen liegt Hyoscyamin in der L-Form vor, die bei der Aufarbeitung zur D,L-Form razemisiert (Atropin) wird. Wirksam ist jedoch nur die L-Form.

Wirkungen

Atropin ist ein hochaffiner kompetitiver Antagonist des Acetylcholins an den M-Cholinozeptoren der parasympathisch innervierten Erfolgsorgane. Hieraus ergibt sich, daß hohe Atropinkonzentrationen am Rezeptor zur Verdrängung von Acetylcholin führen und dessen Wirkungen somit abgeschwächt oder aufgehoben werden. Dabei zeigt sich, daß nicht alle Organe gleich empfindlich sind, sondern dosisabhängig in ihrer Funktion beeinflußt werden.

Tabelle 2.5. Wirkungen von Atropin

Herz	Zunahme von Frequenz und Leitungsgeschwindigkeit
Glatte Muskulatur	Tonusverminderung im Magen-Darm-Trakt, der Bronchialmuskulatur, der ableitenden Harn- und Gallenwege
Gefäße	Dilatation der Gefäße im Brust- und Halsbereich
Drüsige Organe	Abnahme der Speichel-, Magensaft-, Bronchial- und Schweißsekretion
Auge	Mydriasis durch Erschlaffung des M. sphincter pupillae, Erschlaffung des M. ciliaris
ZNS	Siehe Atropinvergiftung

Besonders empfindlich reagieren drüsige exokrine Organe, wie Speichel-, Schweiß-, Bronchial- und Tränendrüsen, die bereits durch sehr geringe Dosen gehemmt werden. In der Reihenfolge der Empfindlichkeit folgt dann das Auge mit Mydriasis und Akkomodationsstörungen. Am Herz kommt es zunächst zu einer geringfügigen Bradykardie, der dann eine Tachykardie folgt. Die glatte Muskulatur der Bronchien und des Magen-Darm-Traktes wird relaxiert. Schließlich wird in hohen Dosen auch die Magensaftproduktion gehemmt. Zu den zentralen Wirkungen s. Atropinvergiftung. Die einzelnen Wirkungen von Atropin sind in Tabelle 2.5 zusammengefaßt.

Pharmakokinetik

Atropin wird nach oraler Applikation schnell und fast vollständig aus dem Magen-Darm-Trakt resorbiert. Die Elimination erfolgt sowohl unverändert renal als auch durch hepatische Metabolisierung und zeigt einen biphasischen Verlauf: Einer schnellen Eliminationsphase mit einer Halbwertszeit von etwa 2 h folgt eine langsamere mit einer Halbwertszeit von 13–38 h. Atropin überwindet sowohl die Blut-Hirn-Schranke als auch die Plazentaschranke und tritt auch in die Milch über.

Indikationen

Atropin ist indiziert:

- zur Narkosevorbereitung, um vagale Reflexe auszuschalten, die Speichel- und Bronchialsekretion

zu vermindern und um den Bronchotonus zu senken;
- bei Spasmen des Magen-Darm-Traktes sowie der ableitenden Gallenwege. Bei dieser Indikation müssen allerdings hohe Dosen verabreicht werden, die zu einer Reihe von unerwünschten Wirkungen führen und so die Anwendung limitieren;
- lokal zur Erweiterung der Pupille bei einer Iritis, um eine Verklebung der Iris zu vermeiden;
- bei Bradykardien und AV-Überleitungsstörungen, z. B. bei Digitalisüberdosierung;
- als Antidot bei Vergiftungen mit Riß- und Fliegenpilzen;
- als Antidot bei Vergiftungen mit Cholinesterasehemmstoffen.

Kontraindiziert ist Atropin beim Engwinkelglaukom, bei der Prostatahypertrophie sowie bei tachykarden Herzrhythmusstörungen. Anhaltspunkte zur Dosierung s. Tabelle 2.6.

Nebenwirkungen

Die Nebenwirkungen ergeben sich aus den Wirkungen: Mundtrockenheit mit erschwertem Sprechen, Lichtscheu (wegen der Mydriasis), Akkomodationsstörungen (Lähmung des M. ciliaris), Glaukomanfall (Verlegung des Schlemm-Kanals und damit vermindertem Kammerwasserabfluß), Obstipation, Harnverhaltung, Tachykardie, pektanginöse Beschwerden und Hyperthermie (vor allem bei Kindern) durch die Hemmung der Schweißsekretion. Bei Säuglingen und Kleinkindern können nach lokaler Applikation von Atropinaugentropfen deutliche resorptive Vergiftungserscheinungen auftreten.

Halbsynthetische Derivate des Atropins sind *Homatropin* und *Tropinbenzilat*. Während Homatropin, der razemische Mandelsäureester des 3α-Tropanols, als Mydriatikum verwendet wird (s. unten), ist der Ester der Benzilsäure (Tropinbenzilat) ein Spasmolytikum.

Tabelle 2.6. Anhaltspunkte zur Dosierung von Parasympatholytika

INN	Einzeldosis [mg]
Atropin	0,2–1,0 p.o., i.m., s.c., i.v.
Butylscopolamin	10–20 p.o., i.m., s.c., i.v.
Trospiumchlorid	5–15 p.o.

2.1.4.2 Atropinvergiftung

Die Atropinvergiftung kommt sowohl durch den Genuß von Tollkirschen als auch (seltener) akzidentell durch Einnahme atropinhaltiger Arzneimittel zustande. Zunehmend kommt es in der Drogenszene zu einem anticholinergen Syndrom durch den Genuß selbstzubereiteter Tees aus Stechapfelblättern oder -samen (Datura stramonium). Hauptinhaltsstoff ist L-Hyoscyamin, das etwa 2mal stärker als sein Razemat Atropin wirkt. Da Atropin eine große therapeutische Breite besitzt, sind Todesfälle relativ selten, wenn auch bei Kleinkindern nach dem Genuß von ca. 1–2 Tollkirschen bereits toxische Symptome auftreten können.

Symptome

Typische Symptome, die dosisabhängig auftreten, sind: Mundtrockenheit, Schluckbeschwerden, Durst, Tachykardie, Mydriasis, Akkomodationsstörungen, trockene, heiße und gerötete Haut, motorische Unruhe, Halluzinationen, Delirium, klonische Krämpfe und Bewußlosigkeit. Der Tod tritt durch zentrale Atemlähmung ein.

Therapie

Neben allgemeinen Maßnahmen wie der primären Giftentfernung und der Gabe von Kohle und Glaubersalz sind Cholinesterasehemmstoffe Mittel der Wahl. Gegen die peripheren Symptome sind Neostigmin oder Pyridostigmin wirksam, während Physostigmin als tertiäres Amin auch die zentralen Symptome aufhebt.

2.1.4.3 Scopolamin

Scopolamin, der Ester des Scopins (6,7-Epoxi-3α-tropanol) mit L-Tropasäure, unterscheidet sich in den zentralen Wirkungen von Atropin dadurch, daß die dämpfenden Eigenschaften mehr im Vordergrund stehen. Die peripheren Wirkungen sind qualitativ identisch, doch bestehen quantitative Unterschiede. So wirkt Scopolamin stärker auf das Auge und die drüsigen Organe, während die kardialen und spasmolytischen Wirkungen schwächer als bei Atropin ausgeprägt sind. *Indikationen* für Scopolamin sind die lokale Anwendung (0,3 %ig) am Auge als Mydriatikum sowie die Prophylaxe der Reisekrankheit (Bewegungskrankheiten). Da Scopolamin auch über die intakte Haut resorbiert wird, kann Scopolamin zur Prophylaxe der Reisekrankheit auch aus einem Membranpflaster aufgenommen werden. Diese enthalten 1,5 mg Scopolamin auf einer Resorptionsfläche von 2,5 cm^2, aus der durchschnittlich 1,0 mg/72 h freigesetzt werden. Die *unerwünschten* Wirkungen entsprechen denen des Atropin.

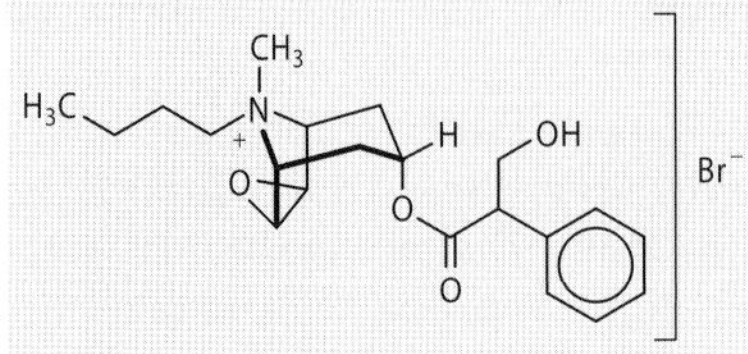

Butylscopolaminiumbromid

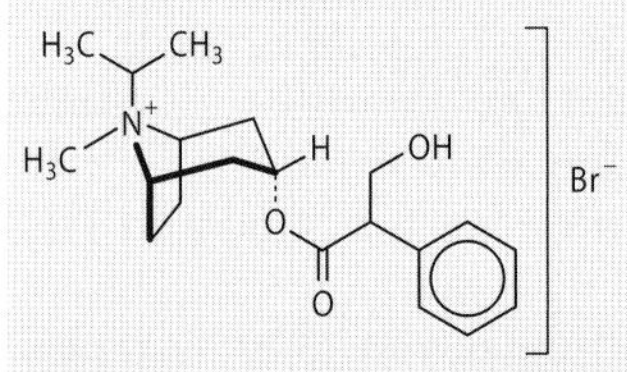

Ipratropiumbromid

2.1.4.4 Parasympatholytika mit N-quartärer Struktur

Ausgehend vom Atropin bzw. Scopolamin, wurden durch Methylierung bzw. durch Einführung eines Butylrestes halbsynthetische Derivate hergestellt, die neben der parasympatholytischen auch eine gewisse ganglienblockierende Wirkung besitzen. Dies führt, besonders im Bereich des Magen-Darm-Traktes und der ableitenden Gallen- und Harnwege, zu einer Verminderung des parasympathischen Tonus.

N-Methylatropin, N-Methylscopolamin und **N-Butylscopolamin** werden daher bei Spasmen des Magen-Darm-Traktes sowie der Gallen- und Harnwege therapeutisch verwendet. Durch den quartären Stickstoff ergeben sich Unterschiede in der Pharmakokinetik im Vergleich mit den Ausgangssubstanzen: Wegen der geringen Lipophilie liegt die Bioverfügbarkeit nach oraler Gabe für Butylscopolamin bei etwa 10 %. Aus dem gleichen Grund sind zentrale Nebenwirkungen praktisch nicht zu erwarten, da die Blut-Hirn-Schranke nicht überwunden wird. Periphere atropinartige Nebenwirkungen wie Mundtrockenheit, Tachykardie und Akkomodationsstörungen sind möglich, aber meist nur schwach ausgebildet. Vergleichbares gilt auch für *Trospiumchlorid* (Dosierungen s. Tabelle 2.6).

Ipratropiumbromid, ein N-isopropylsubstituiertes Atropinderivat, wird ebenso wie das Scopolaminanalogon *Oxitropiumbromid* vor allem lokal als Aerosol zur Therapie des Asthma bronchiale verwendet. Bei dieser Applikationsweise sind systemische Nebenwirkungen wie Tachykardie oder Mundtrockenheit sehr selten. Eine weitere Indikation für Ipratropium ist die Therapie bradykarder Herzrhythmusstörungen. Hierzu muß Ipratropiumbromid allerdings oral oder parenteral zugeführt werden.

Pirenzepin. Bei Hyperazidität und peptischen Ulzera des Magens und Duodenums kann die erhöhte Säureproduktion durch Parasympatholytika wie Atropin gehemmt werden. Die hierzu benötigten Dosen sind jedoch sehr hoch, so daß mit zahlreichen Nebenwirkungen gerechnet werden muß, die die Anwendung limitieren. Pirenzepin ist ein relativ selektiver Acetylcholinantagonist an den M_1-Rezeptoren. Indiziert ist Pirenzepin zur Therapie von Magen- und Duodenalulzera, Gastritis und Hyperazidität (s. S. 583).

2.1.4.5 Spasmolytika

Neben den parasympatholytisch wirkenden Substanzen Atropin, Scopolamin und ihren Derivaten, die über eine Blockade des Acetylcholinrezeptors spasmolytisch wirken, sind Pharmaka bekannt, die, unabhängig von der Innervation, direkt zur Relaxierung der glatten Muskulatur führen. Diese Verbindungen werden als muskulotrope oder – nach dem Prototyp Papaverin – als papaverinartige Spasmolytika bezeichnet. Eine Mittelstellung nehmen die sog. muskulotropen-neurotropen Spasmolytika ein, die sowohl parasympatholytisch (neurotrop) als auch papaverinartig (muskulotrop) wirken.

Papaverin, ein Isochinolinalkaloid (s. S. 227), ist zu etwa 1 % im Rohopium enthalten. Seine erschlaffende Wirkung auf die glatte Muskulatur, die über eine Hemmung von Phosphodiesterasen mit Erhöhung der intrazellulären cAMP- und cGMP-Konzentration zustande kommt, ist nicht nur auf den Magen-Darm-Trakt beschränkt, sondern betrifft auch die glatte Muskulatur in anderen Organsystemen wie Gefäße und Bronchien, besonders dann, wenn eine Tonuserhöhung besteht. Einzelheiten zur cAMP- und cGMP-vermittelten Relaxierung der glatten Muskulatur s. S. 285 f.

Indiziert war Papaverin bzw. sein Derivat *Moxaverin* bei Spasmen des Magen-Darm-Traktes, der ableitenden Gallen- und Harnwege sowie des Bronchialsystems. Die Gabe bei peripheren und zerebralen Durchblutungsstörungen ist umstritten. Die i. v.-Gabe muß unter besonderer Vorsicht und sehr langsam erfolgen, da es wegen der gefäßdilatierenden Wirkung zum Blutdruckabfall bzw. wegen der chinidinartigen Wirkungen zu Herzrhythmusstörungen kommen kann. Auf Papaverin als Spasmolytikum kann heute verzichtet werden.

Ein neueres muskulotropes Spasmolytikum ist *Tiropramid*, das ebenfalls ein Hemmstoff der Phosphodiesterasen ist und damit zur Erhöhung der intrazellulären Konzentration von zyklischen Nukleotiden führt. Die Nebenwirkungen betreffen vor allem das ZNS mit Schläfrigkeit, Benommenheit und Schwindel. Wegen der relaxierenden Wirkung auf die glatte Muskulatur der Gefäße kann es bei sehr hohen Dosen zu einem Abfall des Blutdrucks kommen.

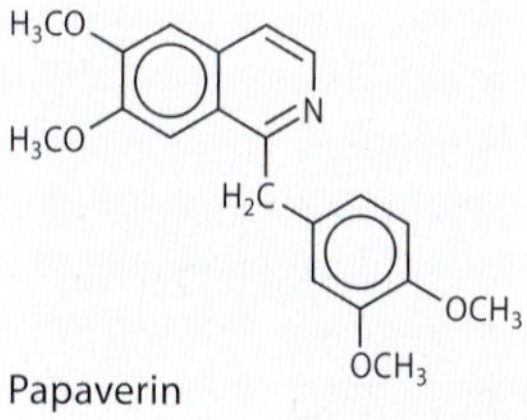

Papaverin

Weitere muskulotrope Spasmolytika, teils mit anticholinerger Komponente, sind *Mebeverin*, *Drofenin* (in fixer Kombination mit Propyphenazon) und *Oxybutynin*, die zur Behandlung von Spasmen im Bereich des Magen-Darm-Traktes und der ableitenden Harn- und Gallenwege eingesetzt werden. Oxybutynin wird weiter bei Pollakisurie, Nykturie und Dranginkontinenz verwendet. (Dosierungen s. Tabelle 2.7).

Tabelle 2.7. Anhaltspunkte zur Dosierung von Spasmolytika

INN	Einzeldosis [mg]
Tiropramid	50 i. m., i. v.
Drofenin	25–50 (Kombination)
Mebeverin	135 p.o.
Oxybutynin	5 p.o.

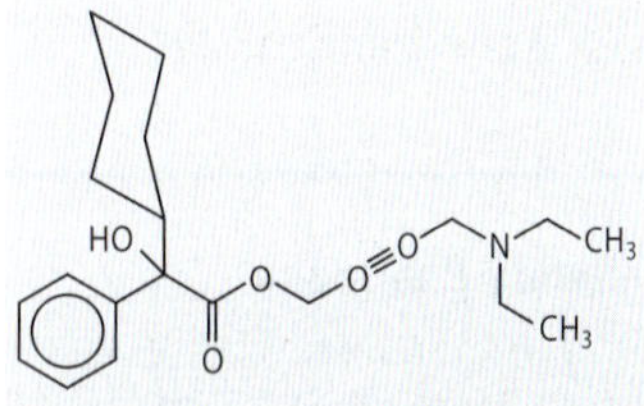

Oxybutynin

Ein kompetitiver Muscarinrezeptorantagonist mit einer gewissen Bevorzugung der Blasenmuskulatur ist *Tolterodin*, der zur Behandlung der instabilen Harnblase mit Harndrang, Pollakisurie und Dranginkontinenz eingesetzt wird: Die Miktionsfrequenz wird gesenkt und die Blasenkapazität erhöht. Tolterodin wird hauptsächlich durch CYP 2D6 metabolisiert. Die absolute Bioverfügbarkeit beträgt 65 % bei langsamen Metabolisierern (CYP 2D6-Mangel) und 17 % bei schnellen Metabolisierern (Mehrheit der Patienten). Im Vordergrund der Nebenwirkungen stehen anticholinerge Symptome. Die ED beträgt 2 mg p.o.

2.1.4.6 Anhang: Mydriatika

Atropin führt am Auge zu einer Lähmung des M. ciliaris (Akkomodationsstörungen) und des M. sphincter pupillae (Mydriasis). Da beide Wirkungen sehr lange anhalten (mehrere Tage), ist Atropin zu diagnostischen Zwecken in der Augenheilkunde nicht empfehlenswert. Besser geeignet sind kürzer wirkende Verbindungen wie *Homatropin* (1 %ig,

12–24 h) oder noch kürzer wirkende Substanzen wie *Tropicamid* (0,5 %ig), ein Säureamid von 4-Aminomethylpyridin und D,L-Tropasäure (1–2 h). Beide Pharmaka führen, wenn auch deutlich schwächer als Atropin, zur Akkomodationsschwäche. Eine Mydriasis ohne Akkomodationsstörungen kann durch α_1-Sympathomimetika (Kontraktion des M. dilatator pupillae) erreicht werden (z. B. Phenylephrin).

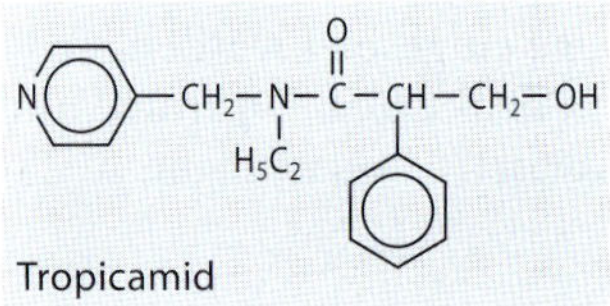

2.2 Am Sympathikus angreifende Pharmaka

Die Zellkörper des präganglionären sympathischen Neurons liegen im Brust- und oberen Lendenmark. Die Axone dieser Neurone verlassen das Rückenmark über die Vorderwurzeln zu den vegetativen Ganglien. Dort erfolgt die Umschaltung auf das postganglionäre Neuron. Die beiderseits des Rükkenmarks segmental angeordneten und durch Nerven miteinander verbundenen Ganglien werden als Grenzstrang bezeichnet. Dort werden die Kopf- und Brustraum versorgenden Fasern umgeschaltet, während die Fasern für Bauch- und Beckenorgane durch die Grenzstrangganglien hindurchziehen und erst in den unpaaren Ganglien im Bauch- und Bekkenraum umgeschaltet werden. Typisch ist, daß die Umschaltung organfern erfolgt, so daß die präganglionären Fasern kurz, die postganglionären jedoch lang sind (Abb. 2.1). Eine weitere Besonderheit des peripheren sympathischen Systems ist, daß sich die postganglionären Fasern an ihrem Ende in eine Vielzahl feiner Äste aufzweigen, die ein noradrenerg innerviertes Organ durchsetzen (Terminalretikulum). Diese feinen Äste weisen zahlreiche Auftreibungen (Varikositäten) auf, in denen die Noradrenalinspeichergranula lokalisiert sind.

Transmitter an den postganglionären Neuronen des sympathischen Systems ist Noradrenalin. Daneben finden sich auch im ZNS Neurone, die Noradrenalin als Transmitter freisetzen. Dopamin ist Überträgersubstanz in einigen Neuronen des ZNS, z. B. in den Basalganglien. Daneben sind auch Teile der Nieren dopaminerg innerviert. Adrenalin wird vor allem als Hormon in den chromaffinen Zellen des Nebennierenmarks, aber auch als Transmitter in Neuronen des ZNS, gebildet. Dopamin, Noradrenalin und Adrenalin werden aufgrund ihrer gemeinsamen Katecholstruktur als Katecholamine zusammengefaßt.

2.2.1 Katecholamine

Synthese, Speicherung und Freisetzung

Die Biosynthese der Katecholamine (Abb. 2.5 und 2.6) beginnt mit der aktiven, Na^+-abhängigen Aufnahme der Aminosäure Tyrosin in das Zytoplasma adrenerger Neurone. Dort wird Tyrosin durch die Tyrosinhydroxylase zu Dihydroxyphenylalanin

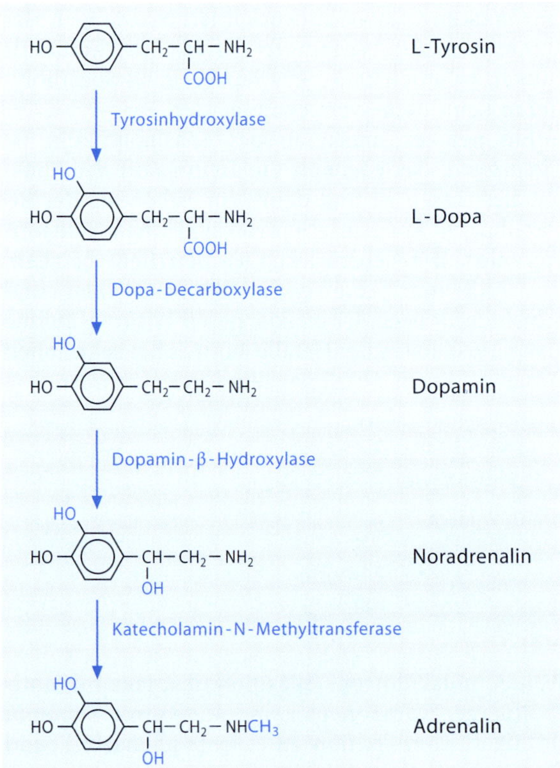

Abb. 2.5. Biosynthese der Katecholamine

(DOPA) hydroxyliert. Dieser Schritt ist geschwindigkeitsbestimmend für die Katecholaminsynthese und unterliegt einer Rückkopplungsregulation durch die gebildeten Endprodukte. DOPA wird anschließend durch die DOPA-Decarboxylase zu Dopamin decarboxyliert und in die Speichervesikel aufgenommen. In dopaminergen Neuronen endet die Synthese der Katecholamine mit diesem Schritt. In Noradrenalinneuronen und auch im Nebennierenmark enthalten die Vesikel das Enzym Dopamin-β-Hydroxylase, das die Umwandlung von Dopamin zu Noradrenalin katalysiert. In den chromaffinen Zellen des Nebennierenmarks und in den Adrenalinneuronen des ZNS wird schließlich Noradrenalin durch die Katecholamin-N-Methyltransferase zu Adrenalin umgewandelt.

Alle Katecholamine werden in Vesikeln (zusammen mit ATP, Mg^{2+}, dem Protein Chromogranin und anderen Kotransmittern) gespeichert, die bei einer Erregung mit der präsynaptischen Membran verschmelzen und ihren Inhalt in den synaptischen Spalt abgeben. Für diesen Prozeß ist Ca^{2+} notwendig, dessen intrazelluläre Konzentration während der Depolarisation der Nervenendigung kurzfristig ansteigt. Die freigesetzten Katecholamine diffundieren durch den synaptischen Spalt und reagieren auf der post- und präsynaptischen Seite mit spezifischen Rezeptoren (Abb. 2.6).

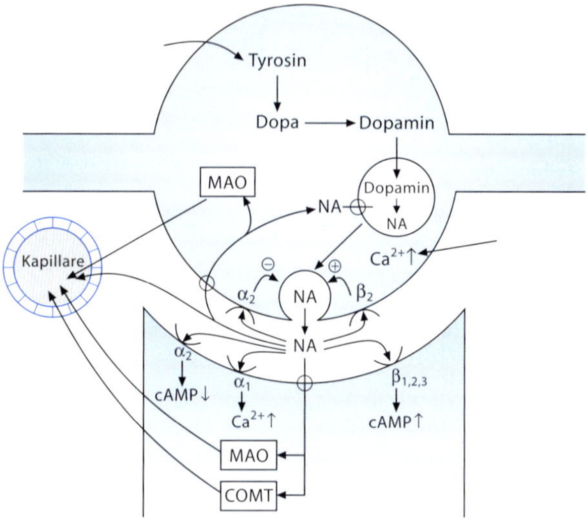

Abb. 2.6. Schematische Darstellung der Synthese, Speicherung, Freisetzung und Inaktivierung von Noradrenalin. Die Reaktion mit präsynaptischen Rezeptoren hemmt bzw. fördert die Noradrenalinausschüttung (*NA* Noradrenalin, *MAO* Monoaminoxidase, *COMT* Katecholamin-O-Methyltransferase)

Adrenozeptoren

Das Konzept der Adrenozeptoren geht auf Ahlquist zurück, der aufgrund pharmakologischer Untersuchungen mit unterschiedlichen Agonisten 2 Rezeptortypen – α- und β-Rezeptoren – postulierte. Die Erregung dieser Rezeptoren führt meist zu gegensinnigen Wirkungen, doch sind auch gleichgerichtete Effekte möglich. An der glatten Muskulatur der Gefäße z. B. führt die Aktivierung von β-Rezeptoren zu einer Erschlaffung, während α-Rezeptoren eine Kontraktion vermitteln. An der Längsmuskulatur des Darmes dagegen führt die Erregung von α- wie β-Rezeptoren zur Verminderung von Tonus und Motilität (Tabelle 2.3).

Tabelle 2.8. Charakterisierung und Lokalisation von Adrenozeptoren. Abkürzungen wie in Abb. 2.7.

	β_1	β_2	β_3	α_1	α_2
Präsynaptisch	–	Adrenerge Nerven	–	–	Adrenerge und cholinerge Nerven
Postsynaptisch	Herz; glatte Muskulatur Magen-Darm-Trakt; juxtaglomeruläre Zellen	Glatte Muskulatur von Lunge, Uterus, Gefäßen; Mastzellen	Fettgewebe	Glatte Muskulatur von Gefäßen, Magen-Darm-Trakt; Leber, ZNS	Thrombozyten, Fettgewebe, ZNS, glatte Muskulatur der Gefäße
Effektorsystem	AC ↑ cAMP ↑	AC ↑ cAMP ↑	AC ↑ cAMP ↑	PLC ↑ Ca^{2+} ↑ PKC ↑	AC ↓ cAMP ↓ K^+-Kanal ↑ Ca^{2+}-Kanal ↓

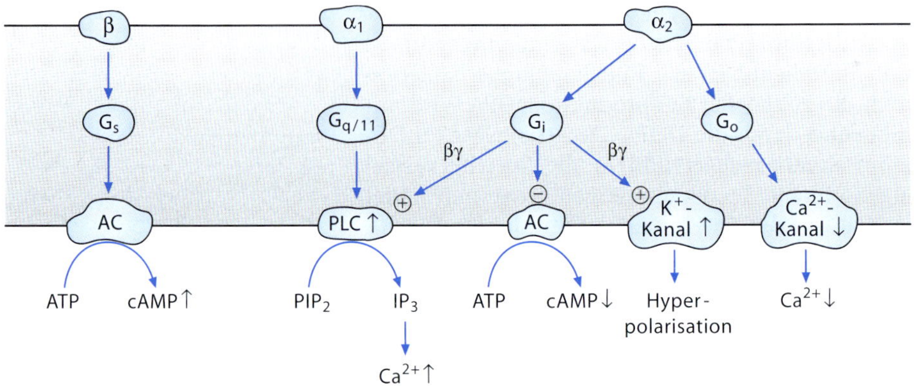

Abb. 2.7. Schematische Darstellung der Signaltransduktion über Adrenozeptoren. Einzelheiten s. Text. β, α_1, α_2: β-, α_1-, α_2-Adrenozeptor; G_s, G_i, G_o, G_q, G_{11}: G-Proteine; *AC*: Adenylylcyclase, *PLC*: Phospholipase C; PIP_2: Phosphatidylinosit-4,5-bisphosphat; IP_3: Inosit-1,4,5-trisphosphat; βγ: βγ-Untereinheit des G-Proteins; + ↑ : wird aktiviert/erhöht/geöffnet; –/ ↓ : wird gehemmt/erniedrigt/geschlossen

In den letzten Jahren gelang es mit Hilfe unterschiedlich affiner Agonisten und Antagonisten, pharmakologisch interessante Subtypen der Adrenozeptoren zu differenzieren (Tabelle 2.8). β_1-Rezeptoren kommen postsynaptisch z. B. am Herz, an der glatten Muskulatur des Magen-Darm-Traktes und an den juxtaglomerulären Zellen vor, während β_2-Rezeptoren u. a. an der glatten Muskulatur von Lunge, Gefäßen und Uterus sowie an Mastzellen lokalisiert sind. Auch die präsynaptischen β-Rezeptoren an den adrenergen Nervenendigungen scheinen dem β_2-Typ anzugehören. Kürzlich konnte ein weiterer β-Rezeptor molekular charakterisiert werden, der offensichtlich auf Adipozyten lokalisiert ist (β_3-Rezeptor) und eine Lipolyse vermittelt.

Alle β-Adrenozeptoren gehören zu der großen Familie von Rezeptoren, deren Wirkungen nicht direkt, sondern unter Vermittlung von Transduktionskomponenten, den sog. G-Proteinen, ausgelöst werden. Hier ist der Rezeptor über ein stimulierendes G-Protein (G_s) aktivierend an das Effektorsystem Adenylylcyclase gekoppelt, das die Umwandlung von ATP zu cAMP katalysiert. Die vermehrte Bildung von cAMP als intrazellulärem zweiten Signal führt zur Aktivierung verschiedener cAMP-abhängiger Proteinkinasen, die ihrerseits multiple Proteine phosphorylieren können und damit funktionell modifizieren (Abb. 2.7). Sehr gut untersucht sind diese Vorgänge z. B. für die Stoffwechselwirkungen der Katecholamine im Rahmen der Bereitstellung von Glucose aus Glykogen in der Leber. In einer kaskadenartigen Reihe von Ereignissen wird zunächst die cAMP-abhängige Proteinkinase aktiviert, die die Phosphorylase-Kinase und die Glykogensynthase durch Phosphorylierung kovalent modifiziert. Die Phosphorylase-Kinase wird so aktiviert und kann nun ihrerseits die Phosphorylase phosphorylieren und damit aktivieren. Die Glykogensynthase wird dagegen direkt durch Phosphorylierung via cAMP-abhängige Proteinkinase inaktiviert. So wird sichergestellt, daß während der Glykogenolyse die Glykogensynthese gehemmt ist (Abb. 2.8).

Auch die über β-Rezeptoren vermittelte positiv-inotrope Wirkung am Herzen bzw. die Relaxierung der glatten Muskulatur der Gefäße wird über die Phosphorylierung spezifischer Proteine ausgelöst. So kann z. B. durch die Phosphorylierung des kardialen L-Typ Ca^{2+}-Kanals die Offenwahrscheinlichkeit erhöht werden und damit die intrazelluläre Ca^{2+}-Konzentration ansteigen. Daneben wurde aber

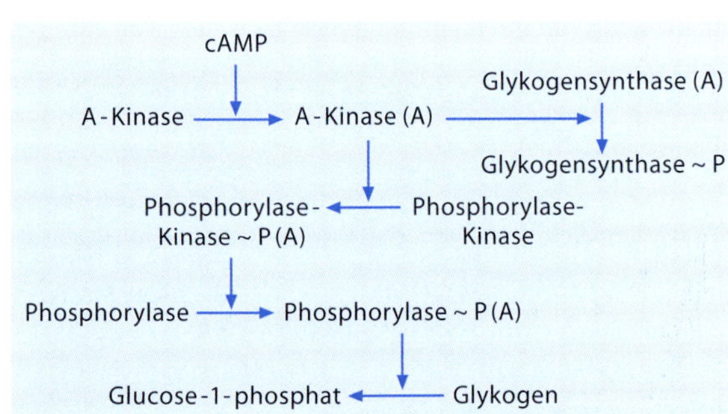

Abb. 2.8. Schematische Darstellung der Kontrolle von Glykogenolyse und Glykogensynthese durch cAMP. A-kinase CAMP-abhängige Proteinkinase, (A) aktives Enzym

auch ein direkter stimulierender Einfluß von G_s auf den Ca^{2+}-Kanal beschrieben. Die Relaxierung der glatten Muskulatur der Gefäße kommt u.a. über eine Phosphorylierung der „myosin light chain kinase“ zustande (s. S. 285).

α-Rezeptoren lassen sich in α_1- und α_2-Rezeptoren differenzieren, die wieder in Subtypen aufgeteilt werden können. Im Falle der α_1-Adrenozeptoren konnten bislang 4 Adrenozeptoren (α_{1A}, α_{1B}, α_{1C} und α_{1D}) identifiziert werden, während bei den α_2-Adrenozeptoren drei Subtypen (α_{2A}, α_{2B}, α_{2C}) nachgewiesen wurden. Die den α_2-Adrenozeptoren verwandten Imidazolinrezeptoren (I_1 und I_2) sind bisher nicht kloniert und auch nicht klar gegenüber den α_2-Adrenozeptoren abgegrenzt. Es gibt Hinweise dafür, daß der (in die Zellmembran integrierte) I_1-Rezeptor eng mit N-Cholinozeptoren im ZNS assoziiert ist und daß die Bindung von I_1-Agonisten zu einer Hemmung des Na^+- und Ca^{2+}-Eintritts durch Inaktivierung der intrinsischen Kanalaktivität des N-Cholinozeptors führt. Demgegenüber ist der I_2-Rezeptor überwiegend intrazellulär in der äußeren Mitochondrienmembran lokalisiert. Möglicherweise handelt es sich bei diesen Rezeptoren um „modulatorische Erkennungsstellen“ an der Monoaminoxidase B.

Die Identifizierung multipler α-Adrenozeptoren-Subtypen wird in der Zukunft Auswirkungen für die Therapie haben, da zu erwarten ist, daß selektive Pharmaka für die verschiedenen Subtypen entwickelt werden. Solange den verschiedenen α-Adrenozeptoren-Subtypen jedoch keine eindeutige Funktion zuzuordnen ist, genügt die Beschränkung auf α_1- und α_2-Adrenozeptoren, um α-adrenerge Effekte ausreichend beschreiben zu können (Tabelle 2.8).

α_1-Rezeptoren kommen nur postsynaptisch, z. B. an der glatten Muskulatur der Gefäße, des Urogenital- und des Magen-Darm-Traktes sowie am Herzen (Ventrikel), in der Leber und im ZNS vor. In der letzten Zeit konnte gezeigt werden, daß offensichtlich die Kontraktion der glatten Muskulatur der Prostata im wesentlichen über α_{1A}-Rezeptoren vermittelt wird, die der Gefäße jedoch über α_{1B}-Rezeptoren erfolgt.

α_2-Rezeptoren sind sowohl post- als auch präsynaptisch lokalisiert. Präsynaptische α_2-Rezeptoren finden sich an adrenergen und cholinergen Nervenendigungen, postsynaptische α_2-Rezeptoren lassen sich nahezu ubiquitär u.a. auf Thrombozyten, Fettzellen, der glatten Muskulatur der Gefäße und im ZNS nachweisen. Durch „knockout-Experimente“ konnte gezeigt werden, daß der α_{2B}-Rezeptor an der glatten Muskulatur der Gefäße lokalisiert ist, während α_{2A}- und α_{2C}-Rezeptoren präsynaptisch und im ZNS zu finden sind.

Die Bedeutung präsynaptischer Rezeptoren liegt darin, daß sie modulierend an der Transmitterfreisetzung beteiligt sind. Wenn sie durch denjenigen Transmitter erregt werden, der aus den betreffenden Nervenendigungen freigesetzt wird, bezeichnet man diese Rezeptoren als *Autorezeptoren. Heterorezeptoren* sind dagegen solche Rezeptoren, die durch andere Neurotransmitter erregt werden. Erregung präsynaptischer α_2-Rezeptoren führt zu einer Hemmung der Noradrenalinfreisetzung, während präsynaptische β_2-Rezeptoren die Noradrenalinfreisetzung (schwach) fördern. Wichtige Heterorezeptoren im adrenergen System sind der M_2-Cholinozeptor, über den die Katecholaminfreisetzung gehemmt wird, und der Angiotensin II-(AT_1)Rezeptor, über den die Noradrenalinfreisetzung gefördert wird.

Die molekularen Vorgänge (Signaltransfer), die sich an die Stimulation der α-Adrenozeptoren anschließen und zur zellulären Reaktion führen, sind recht gut bekannt. Auch diese Rezeptoren gehören zu der großen Familie der Rezeptoren, die über Transduktionskomponenten (G-Proteine) an ein Effektorsystem gekoppelt sind (Abb. 2.7).

Stimulation der α_1-Adrenozeptoren führt unter Einschaltung von G-Proteinen (aus der G_q/G_{11}-Familie) über die Aktivierung einer Phospholipase C-β und nachfolgender Hydrolyse von Phosphatidylinosit-4,5-bisphosphat zu Inosit-1,4,5-trisphosphat und Diacylglycerin zu einem Anstieg der intrazellulären Ca^{2+}-Konzentration und der Aktivierung verschiedener Proteinkinasen (z. B. Proteinkinase C, Ca^{2+}-Calmodulin-abhängige Proteinkinasen). Daneben scheinen aber auch andere, sekundäre Vorgänge wie die Aktivierung Ca^{2+}-abhängiger K^+-Kanäle (negatives Feedback, verminderte Erregbarkeit) eine Rolle zu spielen.

α_2-Adrenozeptoren sind u.a. über G_i hemmend an die Adenylylcyclase gekoppelt. Daneben kommt es auch via $\beta\gamma$-Komplex zur Aktivierung eines K^+-Kanals (Hyperpolarisation) bzw. zur Aktivierung einer Phospholipase C mit Anstieg der intrazellulären Ca^{2+}-Konzentration, die zur Kontraktion der glatten Muskulatur der Gefäße führt. In neuronalen Zellen (z.B. präsynaptisch) wird über G_o ein spannungsabhängiger Ca^{2+}-Kanal inaktiviert (s. Abb. 2.7).

Kotransmitter und Kotransmission

In den letzten Jahren ist klar geworden, daß das Dale-Prinzip – ein Neuron, ein Transmitter – nicht mehr gültig ist und daß aus einem Neuron mehrere Mediatoren freigesetzt werden können. Diese müssen nicht unbedingt aus dem gleichen Speichervesikel wie der „Haupttransmitter" stammen und können sowohl mit prä- als auch mit postsynaptischen Rezeptoren interagieren. Ihre Funktion besteht möglicherweise darin, daß sie die Wirkungen des „Haupttransmitters" modulierend beeinflussen. Neben Peptiden, wie Neuropeptid Y (NPY), vasoaktives intestinales Peptid (VIP), LHRH, Substanz P u.a., sind auch Nichtpeptide als Kotransmitter beschrieben worden: ATP, Adenosin u.a.

Für ATP und Adenosin konnte nachgewiesen werden, daß sie über einen präsynaptischen Rezeptor die Freisetzung von Noradrenalin aus noradrenergen Neuronen hemmen, während sie postsynaptisch die noradrenalinbedingte Kontraktion glatter Muskelzellen verstärken. Auch für NPY, das in den meisten adrenergen Neuronen zusammen mit Noradrenalin und ATP vorkommt, wurden ähnliche Effekte nachgewiesen: präsynaptische Hemmung der Noradrenalinfreisetzung und Verstärkung der postsynaptischen Wirkungen von Noradrenalin auf die glatte Muskulatur.

Inaktivierung der Katecholamine

Die Terminierung des noradrenergen Signals erfolgt außerordentlich rasch. Während beim Acetylcholin die hydrolytische Spaltung die entscheidende Rolle spielt, überwiegt beim Noradrenalin die aktive Rückaufnahme ins Neuron, über die etwa 90 % des Noradrenalins aus dem synaptischen Spalt verschwinden (sog. „uptake 1"). Dieser „uptake 1" weist eine hohe Affinität für Noradrenalin auf und ist insofern von pharmakologischer Bedeutung, als er von einigen Verbindungen (z.B. trizyklische Antidepressiva, Cocain) gehemmt werden kann. Ein Teil des über diesen Transporter aufgenommenen Noradrenalins wird erneut in den Vesikeln gespeichert, ein anderer Teil oxidativ in den Mitochondrien durch die Monoaminoxidase (MAO) desaminiert: Es entsteht 3,4-Dihydroxy-phenylglykolaldehyd (DOPGAL), der dann oxidativ durch die Aldehyddehydrogenase zu 3,4-Dihydroxymandelsäure (DOMA) bzw. reduktiv via Aldehydreduktase zu 3,4-Dihydroxy-phenylethylenglykol (DOPEG) umgewandelt wird. Beide Produkte sind Substrate der Katecholamin-O-Methyltransferase (COMT): DOMA wird zu 3-Methoxy-4-hydroxymandelsäure (Trivialname: Vanillinmandelsäure, VMA), DOPEG zu 3-Methoxy-4-hydroxy-phenylethylenglykol (MOPEG) methyliert. Neben der Rückaufnahme ins Neuron kann ein Teil des Noradrenalins auch in die Effektorzelle gelangen (sog. „uptake 2") und dort über MAO und/oder COMT metabolisiert werden. Über den Abbau durch COMT entsteht zunächst Normetanephrin, das als Substrat der MAO zum entsprechenden Aldehyd 3-Methoxy-4-hydroxy-phenylglykolaldehyd (MOPGAL) deaminiert wird. Durch die Aldehyddehydrogenase bzw. die Aldehydreduktase entstehen schließlich wieder die beiden Hauptabbauprodukte Vanillinmandelsäure bzw. 3-Methoxy-4-hydroxy-phenylethylenglykol. Ein geringer Teil des Noradrenalins diffundiert aus dem synaptischen Spalt ins Blut, wird in der Leber über MAO und/oder COMT abgebaut oder erscheint in sehr geringen Konzentrationen im Harn. Alle entstehenden Metabolite gelangen schließlich ins Blut und werden direkt wie Vanillinmandelsäure oder nach Kopplung an Sulfat bzw. Glucuronsäure renal ausgeschieden.

MAO kommt in 2 Isoformen vor: MAO A und MAO B, die sich durch unterschiedliche Substratspezifität auszeichnen. Adrenalin, Noradrenalin und auch Serotonin sind Substrate für die A-Form, während Dopamin und Tyramin durch beide Enzyme abgebaut werden können.

Aus dem Nebennierenmark freigesetztes Adrenalin (und Noradrenalin) werden prinzipiell über die gleichen Reaktionen metabolisiert, wenn auch die Abbauvorgänge in der Leber überwiegen.

Dopamin ist ebenfalls Substrat für MAO und COMT: Über Dihydroxyphenylessigsäure (MAO) und 3-Methoxytyramin (COMT) entsteht Homovanillinsäure als Endprodukt. Die Hauptabbauwege von Noradrenalin und Adrenalin sind vereinfacht in Abb. 2.9 zusammengefaßt.

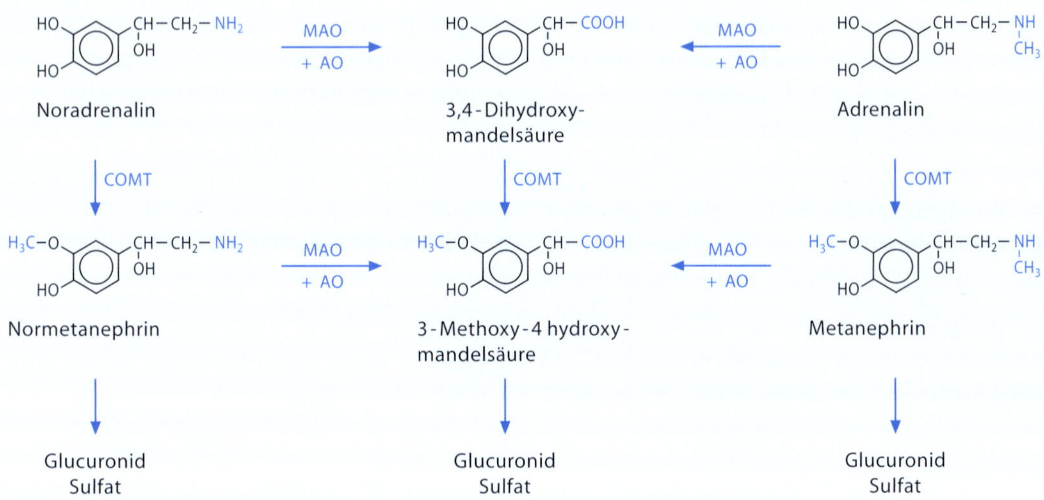

Abb. 2.9. Schematische und vereinfachte Darstellung der Abbauwege von Noradrenalin und Adrenalin. *MAO* Monoaminoxidase, *COMT* Katecholamin-O-Methyltransferase, *AO* Aldehydoxidase (Aldehyddehydrogenase)

2.2.2 Direkte Sympathomimetika

Direkte α- bzw. β-Sympathomimetika sind Substanzen, die direkt mit den entsprechenden Adrenozeptoren reagieren und daher an den verschiedenen Organen der Reizung sympathischer Nerven vergleichbare Effekte auslösen.

Struktur-Wirkungs-Beziehungen

Sympathomimetika leiten sich vom β-Phenylethylamin ab oder sind Imidazolinderivate. Während die Abkömmlinge des β-Phenylethylamins sowohl mit β- als auch α-Rezeptoren reagieren können, sind Imidazolinderivate nur α-sympathomimetisch wirksam. Die Derivate des β-Phenylethylamins sind chiral. Die physiologischen Transmitter Noradrenalin und Adrenalin liegen in der D-Form vor und sind so etwa 20- bis 50mal wirksamer als die entsprechenden L-Enantiomere. Dies gilt im Prinzip auch für die synthetischen Derivate, von denen das D-Enantiomere die größere biologische Wirksamkeit aufweist. Verwendet werden jedoch meist die Razemate.

Durch Modifikation des β-Phenylethylamins, das selbst keine Affinität zu den Adrenozeptoren besitzt, lassen sich sowohl die Affinität zu den α- und β-Adrenozeptoren als auch die intrinsische Aktivität an diesen Rezeptoren verändern.

Die Einführung einer Hydroxylgruppe in β-Stellung des β-Phenylethylamins bewirkt eine geringe Affinität zu den Adrenozeptoren (Phenylethanolamin), die durch zusätzliche Hydroxylgruppen in Position 3 und 4 des Benzolringes erheblich verstärkt wird (Katecholstruktur bei Noradrenalin, Adrenalin und Isoproterenol). Fehlt eine Hydroxylgruppe, besonders in Position 3, oder stehen die OH-Gruppen des Ringes in 3- und 5-Stellung, so ist die intrinsische Aktivität reduziert (Phenylephrin bzw. Orciprenalin).

Substitution an der Aminogruppe modifiziert die Affinität zu α- oder β-Rezeptoren. Längere Seitenketten erhöhen die Affinität zum β-Rezeptor. Adrenalin weist eine höhere Affinität zu β-Rezeptoren als Noradrenalin auf. Mit zunehmender Kettenlänge (Isopropylrest) verschwindet die α-mimetische Wirksamkeit fast ganz, während die Affinität zum β-Rezeptor maximal wird (Isoprenalin). Durch eine weitere Verlängerung der Seitenkette nimmt die Affinität zum β_2-Rezeptor zu, die zusätzlich durch OH-Gruppen in Position 3 und 5 verstärkt wird (Fenoterol).

Durch die unterschiedliche Substitution des β-Phenylethylamins ergeben sich auch wichtige pharmakokinetische Besonderheiten. Katecholamine werden durch COMT metabolisiert, die u.a. in Leber und Darmmukosa, aber auch extrazellulär, lokalisiert ist. Verlust der ringständigen 3,4-OH-Gruppen bzw. die Verschiebung in die Positionen 3 und 5 führt zu Substanzen, die keine oder schlechte Substrate für COMT sind: Sie haben daher eine bessere Bioverfügbarkeit nach oraler Applikation (Orciprenalin, Ephedrin).

Einige Substanzen zeichnen sich dadurch aus, daß ihnen die phenolischen OH-Gruppen bzw. zusätzlich die Hydroxylgruppe in β-Stellung fehlen (Ephedrin, Amphetamin). Diese Verbindungen sind ZNS-gängig. Beide Substanzen sind überwiegend (Ephedrin) bzw. ausschließlich (Amphetamin) indirekt sympathomimetisch wirksam.

Durch die Substitution in α-Stellung (z.B. $-CH_3$ im Ephedrin, $-NH_2$ im Amphetamin) wird der Abbau durch MAO gehemmt und dadurch die Wirkungsdauer verlängert.

2.2.2.1 Adrenalin

Adrenalin stimuliert sowohl α-(α_1, α_2) als auch β-(β_1, β_2, β_3)Rezeptoren. Da β-Rezeptoren im allgemeinen auf geringere Konzentrationen ansprechen als α-Rezeptoren, überwiegt bei Gabe kleiner Dosen der β-sympathomimetische Effekt. Die Wirkung hoher Dosen hängt dann von der Verteilung der Adrenozeptoren in den einzelnen Organen ab.

Wirkungen

Am Herzen wirkt Adrenalin über eine Stimulation von β_1-Rezeptoren positiv inotrop, chronotrop, dromotrop und bathmotrop. Parallel dazu steigt der myokardiale O_2-Verbrauch. Die Zunahme von Kontraktionskraft und Frequenz führt zu einer Erhöhung des Herzminutenvolumens mit Steigerung des systolischen Blutdrucks. Da gleichzeitig die glatte Muskulatur der Gefäße der Skelettmuskulatur relaxiert wird (β_2), sinkt der diastolische Blutdruck, so daß der arterielle Mitteldruck unverändert bleibt bzw. sogar etwas abfallen kann. Nach hohen Dosen von Adrenalin überwiegt dann jedoch die α-sympathomimetische Wirkung in allen Gefäßgebieten, so daß jetzt auch der diastolische Blutdruck ansteigt.

In den meisten Gefäßgebieten (Bauchraum, Haut, Schleimhäute, Nieren und auch den Venen) führt Adrenalin über eine Stimulation von α_1- und α_2-Adrenozeptoren zur Vasokonstriktion, während die Koronarien und die Gefäße der Skelettmuskulatur auch über β_2-Adrenozeptoren verfügen, die bei Aktivierung zur Relaxierung führen. Trotz der Koronardilatation kann es zu einem Angina-pectoris-Anfall kommen, da der kardiale O_2-Verbrauch ansteigt.

Im Bronchialsystem führt Adrenalin über eine Stimulation von β_2-Rezeptoren zur Bronchiolyse, besonders dann, wenn die glatte Muskulatur kontrahiert ist.

Tonus und Motilität der glatten Muskulatur des Magen-Darm-Traktes werden vermindert (α_2, β_2); der Tonus der Sphinkteren (α_1) nimmt dagegen zu.

Die Stoffwechselwirkungen werden über α- und β-Rezeptoren vermittelt. In der Leber kommt es zu einer gesteigerten Glykogenolyse (α_1, β_2), in den Fettzellen zur Lipolyse (β_2, β_3). Eine Hemmung der Lipolyse wird über α_2-Rezeptoren vermittelt. β_2-Adrenozeptoren fördern die Insulinausschüttung aus der B-Zelle des endokrinen Pankreas; dominierend ist jedoch die α_2-vermittelte Hemmung.

Die Reninfreisetzung aus den juxtaglomerulären Zellen der Niere wird durch die Stimulation von β_1-Rezeptoren gefördert, durch α_1-Adrenozeptoren gehemmt.

Die Kontraktion des M. dilatator pupillae (α_1) führt ohne Akkomodationsstörungen zur Mydriasis.

Weitere Einzelheiten über die Effekte von Katecholaminen auf verschiedene Organsysteme und die involvierten Adrenozeptoren-Subtypen s. in Tabelle 2.3.

Pharmakokinetik

Adrenalin muß parenteral appliziert werden, da es nach oraler Gabe bereits in der Mukosa des Darmes und dann auch in der Leber durch COMT und MAO inaktiviert wird.

Indikationen

Die Anwendungsmöglichkeiten von Adrenalin sind begrenzt. Verwendung findet Adrenalin zur Behandlung des Asthma bronchiale sowie als Zusatz zu Lokalanästhetika. Beim anaphylaktischen Schock ist die Gabe von Adrenalin (0,05–0,1 mg i.v.) die erste therapeutische Maßnahme (funktioneller Antagonismus mit Histamin). Beim Herzstillstand (Asystolie) wird Adrenalin bei gleichzeitiger extrakorporaler Herzmassage und künstlicher Beatmung (mechanische Reanimation) in einer Dosierung von 0,5–1,0 mg i.v. oder auch intratracheal appliziert.

Kontraindiziert ist Adrenalin bei Hypertonie, Phäochromozytom, Hyperthyreose, tachykarden Herzrhythmusstörungen, Koronarsklerose, Arteriosklerose, Cor pulmonale, Nierenfunktionsstörungen, Prostataadenom, Engwinkelglaukom sowie während einer Narkose mit halogenierten Kohlenwasserstoffen, die zu einer Sensibilisierung gegenüber Katecholaminen führen. An den Akren (Finger, Zehen, Nase) darf Adrenalin nicht als Zusatz zu Lokalanästhetika verwendet werden. Da es sich hier um Endstromgebiete handelt, kann die Vasokonstriktion zu Nekrosen führen.

Nebenwirkungen

Kardiale Nebenwirkungen wie Tachykardie, Rhythmusstörungen und pektanginöse Beschwerden stehen im Vordergrund. Daneben können auch Unruhe, Angstgefühl, Schlaflosigkeit und Hyperglykämie auftreten.

2.2.2.2 Noradrenalin

Noradrenalin wirkt bevorzugt auf α_1-, α_2- und β_1-Rezeptoren, die Wirkung auf β_2-Rezeptoren ist dagegen sehr viel schwächer als die des Adrenalins.

Wirkungen

Durch die Reaktion mit beiden α-Adrenozeptorensubtypen der glatten Muskulatur der Gefäße wird der periphere Widerstand erhöht: Systolischer und diastolischer Blutdruck steigen daher an. Die an sich vorhandene gute β_1- und α_1-Wirkung am Herzen wird durch gegenregulatorische Erregung der Pressorrezeptoren überspielt, so daß es nicht zur Tachykardie, sondern zur Bradykardie kommt. Das Herzminutenvolumen ist daher nicht erhöht. Wird jedoch die Gegenregulation durch Atropin ausgeschaltet, so führt Noradrenalin ebenfalls zur Tachykardie und zur Erhöhung des Herzminutenvolumens.

Die Stoffwechselwirkungen sowie die über β_2-Rezeptoren vermittelte Relaxierung der glatten Muskulatur sind beim Noradrenalin nur gering ausgebildet.

Pharmakokinetik

Noradrenalin muß parenteral appliziert werden, da es wie Adrenalin rasch durch COMT und MAO in Darmmukosa und Leber inaktiviert wird.

Indikationen

Wichtige Anwendungsgebiete für Noradrenalin sind verschiedene Schockformen, wie z.B. der neurogene oder auch der septische Schock, der Zusatz zu Lokalanästhetika sowie die lokale Anwendung bei diffusen Blutungen. Die Dosierung beim Schock beträgt 0,1 μg/kg KG/min als Dauerinfusion.

Kontraindikationen und *Nebenwirkungen* entsprechen denen des Adrenalins.

2.2.2.3 Dopamin

Dopamin, die Vorstufe von Noradrenalin, aber auch selbst ein Neurotransmitter, zeigt eine Reihe komplexer Wirkungen, die darauf beruhen, daß dosisabhängig neben spezifischen Dopaminrezeptoren auch α- und β-Adrenozeptoren erregt werden.

Die Vorstellungen über Dopaminrezeptoren sind z.Z. noch lückenhaft und kontrovers. Auch im Falle des Dopamins ist die Familie der Rezeptoren größer als die 2 bislang charakterisierten D_1- und D_2-Rezeptoren: Kloniert wurden inzwischen weitere 3 Dopaminrezeptoren. Bis diese neuen Rezeptoren, die als „D_1-like" (D_1, D_5) und „D_2-like" (D_2, D_3, D_4) beschrieben werden, funktionell charakterisiert sind, ist die Beschränkung auf D_1- und D_2-Rezeptoren ausreichend, um die peripheren Wirkungen von Dopamin ausreichend beschreiben zu können.

Neben den 5 wichtigsten dopaminergen Systemen des ZNS (s.S. 134), in denen Dopaminrezeptoren sowohl prä- als auch postsynaptisch lokalisiert sind (mesokortikales-mesolimbisches System, nigroneostriatales System, hypothalamisch-medullares System, Chemorezeptor-Triggerzone und tuberoinfundibulares System), lassen sich auch in der Peripherie dopaminerge Systeme mit Dopaminrezeptorsubtypen nachweisen.

D_1-Rezeptoren finden sich peripher vor allem postsynaptisch u.a. an Nieren- und Mesenterialgefäßen. Ihre Aktivierung führt dort zu einer Gefäßdilatation. Dieser Rezeptorsubtyp ist über ein stimulierendes G-Protein (G_s) aktivierend an die Adenylylcyclase gekoppelt. Agonist ist Dopamin, ein selektiver Antagonist Bulbocapnin (Vorstellungen zur cAMP-vermittelten Relaxierung der glatten Muskulatur s. S. 285f.).

D_2-Rezeptoren sind in der Peripherie überwiegend präsynaptisch an noradrenergen (Heterorezeptoren) und dopaminergen (Autorezeptoren) Nervenendigungen lokalisiert; ihre Aktivierung führt zur Hemmung der Transmitterfreisetzung. Dieser Rezeptorsubtyp ist hemmend über G-Proteine aus der G_i/G_o-Familie an die Adenylylcyclase gekoppelt. Neben der verminderten Bildung von cAMP kommt es durch die Öffnung (G_i) von K^+-Kanälen zur Hyperpolarisation; dazu trägt auch eine Schließung des Ca^{2+}-Kanals (G_o) bei. Dopamin ist hier ebenfalls Agonist. Ein Antagonist mit hoher Affinität ist Haloperidol, das als Neuroleptikum zur Behandlung der Schizophrenie eingesetzt wird (s. S. 137).

Periphere Wirkungen

In niedriger Dosierung erregt Dopamin selektiv D_1-Rezeptoren im Bereich der Nieren- und Mesenterialgefäße. Die dadurch hervorgerufene Vasodilatation führt zur Steigerung der glomerulären Filtrationsrate mit Erhöhung der Harnmenge. Zusätzlich kommt es über die Stimulation tubulärer D_1-Rezeptoren zur Hemmung der Na^+-Resorption und somit zur Natriurese. In mittleren Dosen werden zusätzlich kardiale β_1-Rezeptoren erregt: Über die positiv chronotrope und inotrope Wirkung nimmt das Herzminutenvolumen zu. In hohen Dosen werden zusätzlich auch α-Rezeptoren erregt, so daß es zur Vasokonstriktion und über die Erhöhung des peripheren Widerstandes auch zum Anstieg des diastolischen Blutdrucks kommt. Diese Effekte (α- und β-Wirkung) sind z. T. indirekter Natur. **Zentrale Wirkungen** von Dopamin werden auf S. 133 beschrieben.

Pharmakokinetik

Dopamin wird kaum aus dem Magen-Darm-Trakt resorbiert und auch nicht ins ZNS aufgenommen. Es muß parenteral appliziert werden. Die Halbwertszeit beträgt etwa 2 min, da Dopamin außerordentlich rasch inaktiviert wird. Ein Teil wird zu Noradrenalin β-hydroxyliert, der größere Teil durch MAO, COMT und Aldehyddehydrogenase zu Dihydroxyphenylessigsäure und Homovanillinsäure abgebaut.

Indikationen

Wichtigste Indikationen für Dopamin sind die Behandlung verschiedener Schockformen (kardiogener, septischer, neurogener, u.U in Kombination mit Dobutamin, s.S. 100) und des drohenden Nierenversagens. Die Dosierung beträgt 1,5–3,5 µg/kg KG/min (Niedrigdosisbereich), 4–10 µg/kg KG/min (mittlerer Dosisbereich) bzw. 10,5–21,5 µg/kg KG/min (Hochdosisbereich) und muß individuell den Erfordernissen angepasst werden. *Kontraindiziert* ist Dopamin bei Hyperthyreose, Phäochromozytom, Engwinkelglaukom und Prostataadenom.

Nebenwirkungen

Übelkeit, Erbrechen, Kopfschmerzen und vor allem kardiale Symptome wie Tachykardie, weitere Herzrhythmusstörungen und Angina-pectoris-Anfälle sind mögliche unerwünschte Wirkungen.

Dopexamin ist ein Dopaminderivat mit Wirkungen auf periphere D_1- und D_2- sowie β_2-Rezeptoren, das zur Akutbehandlung der schweren Herzinsuffizienz, die mit konventioneller Behandlung nicht behandelbar ist, eingesetzt wird. Der Einsatz darf 48 h nicht überschreiten. Die Dosierung muß individuell angepaßt werden. Die Dosis beträgt initial 0,5 µg/kg KG/min und wird in 15minütigen Intervallen bis 4 µg/kg KG/min gesteigert.

2.2.2.4 β-Sympathomimetika

Wie bereits erwähnt, führt die Substitution des Stickstoffs von β-Phenylethylamin mit längeren Substituenten zu Verbindungen mit großer β-Adrenozeptoraffinität.

Isoprenalin und Orciprenalin

Das adrenalinhomologe Katecholamin *Isoprenalin* (Isoproterenol) ist mit einem *N*-Isopropylrest (statt *N*-Methyl) substituiert und zeigt eine fast ausschließliche β-sympathomimetische Wirksamkeit bei kaum nachweisbarer α_1-Affinität. Dabei ist die Wirkung auf β_1- und β_2-Rezeptoren etwa gleich stark. Über eine

Stimulation kardialer β_1-Rezeptoren steigen Herzminutenvolumen und systolischer Blutdruck an. Gleichzeitig wird auch der kardiale O_2-Verbrauch gesteigert. Der periphere Widerstand nimmt wegen der Stimulation der β_2-Rezeptoren ab, so daß der diastolische Blutdruck sinkt. Insgesamt resultiert daher eine Abnahme des arteriellen Mitteldrucks.

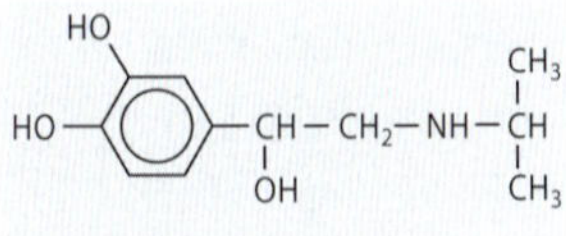

Isoprenalin

Das dem Isoprenalin isomere *Orciprenalin* (OH-Gruppen von der 3,4- in die 3,5-Stellung verschoben) hat vergleichbare Wirkungen mit allerdings größerer Affinität zu β_2-Rezeptoren. Ein weiterer Unterschied liegt im pharmakokinetischen Verhalten. Isoprenalin, als Katecholamin, ist ein gutes Substrat für die COMT, so daß die Bioverfügbarkeit nach oraler Applikation sehr gering ist: Isoprenalin muß daher parenteral zugeführt werden; die Halbwertszeit und damit auch die Wirkungsdauer sind deshalb sehr kurz. Orciprenalin dagegen zeigt eine verbesserte Bioverfügbarkeit, da es wegen der phenolischen Hydroxylgruppen in 3,5-Stellung ein schlechteres Substrat für die COMT darstellt und daher auch nach oraler Gabe wirksam ist.

Die *Indikationen* sind für Isoprenalin und Orciprenalin gleich. Neben der Therapie des Asthma bronchiale (hierfür gibt es bessere Pharmaka) sind es vor allem die kardialen Wirkungen, die thera-

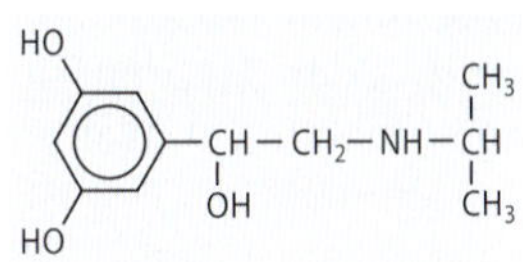

Orciprenalin

peutisch genutzt werden: bradykarde Herzrhythmusstörungen, Überleitungsstörungen (AV-Block, Adam-Stokes-Anfall). Beim Herzstillstand wird heute Adrenalin intravenös oder intratracheal verwendet. Zur Therapie des Asthma bronchiale (s. S. 602) sollte die lokale Anwendung als Aerosol der systemischen Gabe vorgezogen werden, da der Wirkungseintritt schneller ist und die systemischen Wirkungen (Stimulation der β_1-Adrenozeptoren) geringer sind. *Kontraindiziert* sind Isoprenalin und Orciprenalin bei Hyperthyreose, Koronarsklerose, Arteriosklerose, Herzinsuffizienz, tachykarden Rhythmusstörungen und Hypertonie.

Die *Nebenwirkungen* für beide Substanzen ergeben sich aus den kardialen Wirkungen: Tachykardie, weitere Herzrhythmusstörungen, Angina-pectoris-Anfall. Aus diesem Grund werden heute zur Therapie des Asthma bronchiale vornehmlich Substanzen mit größerer Affinität zum β_2-Adrenozeptor verwendet. Anhaltspunkte zur Dosierung s. Tabelle 2.9.

β-Sympathomimetika mit vorwiegender β_2-Adrenozeptoraktivität

Aus der Lokalisation der β_2-Adrenozeptoren an der glatten Muskulatur der Bronchien und der Gefäße sowie am Uterus und an den Mastzellen ergeben sich die Hauptanwendungsgebiete dieser Substanzklasse: Erschlaffung der Muskulatur von Bronchien, Gefäßen und Uterus sowie Hemmung der Mediatorfreisetzung aus den Mastzellen.

Der Nachteil der fehlenden β_2-Selektivität von Isoprenalin und Orciprenalin und der damit verbundenen Gefahr kardialer Nebenwirkungen ist durch eine weitere Verlängerung des Substituenten des Amidstickstoffs weitgehend aufgehoben. Die Einführung vor allem eines t-Butylrestes anstelle des Isopropylrestes führt zusammen mit weiteren Veränderungen am Benzolring (*Terbutalin*, *Bambuterol* als Bis-N,N-dimethylcarbamat des Terbutalins ein Prodrug, *Salbutamol*, *Clenbuterol*, *Pirbuterol*, *Carbuterol*, *Tulobuterol*) zu einer größeren Affinität zum β_2-Adrenozeptor und vermindert daher in therapeutischer Dosierung die Gefahr kardialer Nebenwirkungen. In höherer Dosierung tritt jedoch auch die β_1-Wirkung deutlich zutage. Ähnlich sind auch *Fenoterol* (Phenylisopropylrest), *Procaterol* (Chinolinonderivat), *Hexoprenalin* (2 Moleküle 2-(3,4-Dihydroxyphenyl-)2-hydroxyethylamin sind über eine C_6-Kette verbunden) und *Reproterol* (hier ist als *N*-ständiger Rest ein Theophyllin über einen Butylrest eingeführt) zu beurteilen.

Die genannten Substanzen werden bevorzugt zur Therapie des Asthma bronchiale verwendet. Sie sind schlechte Substrate für die COMT und können daher oral appliziert werden, doch ist die Anwendung als Aerosol vorzuziehen, da hierdurch die kardialen Effekte vermindert werden und die Wir-

Tabelle 2.9. Wirkungsprofil und Anhaltspunkte zur Dosierung von α- und β-Sympathomimetika

INN	Rezeptorsubtyp (α_2 – α_1 – β_1 – β_2)	Mittlere ED [mg]
Adrenalin	α_2 – β_2	0,05–0,01–0,1–0,5 i.v.
Noradrenalin	α_2 – β_1/β_2	0,3–0,8 s.c., i.m.
Isoprenalin	β_1 – β_2	0,1/Sprühstoß
Orciprenalin	β_1 – β_2	0,75/Sprühstoß, 20 p.o.
Salbutamol	(β_1) – β_2	0,1/Sprühstoß, 2–4 p.o.
Terbutalin	(β_1) – β_2	0,25/Sprühstoß, 2–5 p.o.
Fenoterol	(β_1) – β_2	0,2/Sprühstoß, 2–5 p.o.
Hexoprenalin	(β_1) – β_2	0,2/Sprühstoß, 0,1 μg/min i.v.
Dobutamin	α_1 – (β_2)	0,002–0,015/kg/min i.v.
Norfenefrin	(α_2) – (β_1)	10–20 p.o.
Etilefrin	(α_2) – β_1	5–10 p.o.
Naphazolin	α_2 – α_1	0,1 %
Xylometazolin	α_2 – α_1	0,1 %
Ephedrin (indirekt)		10–50 p.o.
Amezinium (indirekt)		10 p.o.

kungsdauer verlängert ist. Der Wirkungseintritt beträgt bei oraler Applikation etwa 30–60 min und ist bei Inhalation auf 5–10 min verkürzt. Die Wirkungsdauer beträgt ca. 4–6 (-8) h. Bei *Formoterol* und *Salmeterol* ist die Wirkungsdauer auf bis zu 12 h verlängert (Einzelheiten s. S. 602).

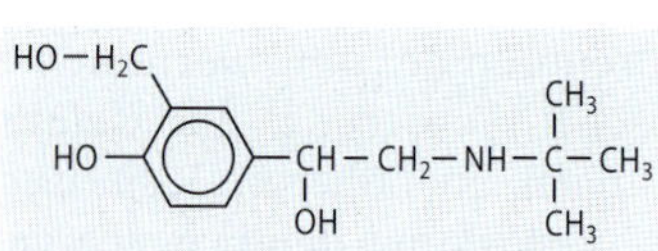

Salbutamol

Alle „echten" β_2-Sympathomimetika, denen die α-sympathomimetische Komponente fehlt, zeichnen sich durch eine ausgeprägte vasodilatatorische Wirkung aus. Sie werden daher mit unterschiedlichem Erfolg bei peripheren Durchblutungsstörungen (z.B. Claudicatio intermittens, Raynaud-Gangrän) verwendet. Eine solche Substanz mit sehr großem Substituenten am Amidstickstoff ist z.B. *Bamethan*.

Fenoterol wird daneben auch als Tokolytikum bei drohender Fehlgeburt und vorzeitiger Wehentätigkeit verwendet.

Die *Nebenwirkungen* entsprechen in etwa denen von Adrenalin bzw. Isoprenalin und sind nach systemischer Gabe häufiger und ausgeprägter: Neben den kardialen Symptomen wie Herzklopfen (Palpitationen), Rhythmusstörungen und pektanginösen Beschwerden kann es auch zu Unruhe und feinschlägigem Muskeltremor kommen, der das Phänomen der Toleranz zeigt und trotz weiterer Therapie zurückgeht. Die *Kontraindikationen* entsprechen ebenfalls denen von Adrenalin oder Isoprenalin. Anhaltspunkte zur Dosierung s. Tabelle 2.9. Weitere Einzelheiten s. S. 602.

β_1-Sympathomimetika

Dobutamin ist eine chirale Verbindung, bei der das asymmetrische C-Atom im *N*-Substituenten liegt. Während bei anderen β-Phenylethylaminderivaten die Chiralität zu Enantiomeren führt, deren Wirkungen mehr quantitativ als qualitativ verändert sind, sind beim Dobutamin sowohl qualitative als auch quantitative Unterschiede in den Wirkungen der einzelnen Enantiomere zu beobachten. Da jedoch das Razemat therapeutisch verwendet wird, ergeben sich komplexe Bedingungen.

Dobutamin erhöht die kardiale Kontraktionskraft, ohne daß Herzfrequenz und Gefäßtonus wesentlich verändert werden. Dies ist darauf zurückzuführen, daß durch das Razemat α- und β-Adrenozeptoren erregt werden. Das (-)-Enantiomere ist ein potenter Agonist am α_1-Adrenozeptor und ein schwacher β_1/β_2-Adrenozeptorenagonist, während das (+)-Enantiomere ein starker β_1/β_2-Adrenozeptorenagonist, aber ein schwacher Antagonist an den α_1-Adrenozeptoren ist, der teilweise die α_1-agonistischen Effekte des (-)-Enantiomers aufheben kann. Daraus ergibt sich, daß das Razemat α_1-, β_1- und β_2-Adrenozeptoren stimuliert. Da die Kontraktionskraft über ventrikuläre α_1- sowie β_1-Adrenozeptoren, die Frequenz jedoch nur über β_1-Adrenozeptoren gesteigert wird, dominiert vor allem die positiv inotrope Wirkung, während die positiv chronotrope Wirkung weniger stark ausgeprägt ist. An den Gefäßen wird die über α_1-Adrenozeptoren vermittelte Kontraktion der glatten Muskulatur teilweise durch die Stimulation der β_2-Adrenozeptoren aufgehoben, so daß der Blutdruck unverändert bleibt.

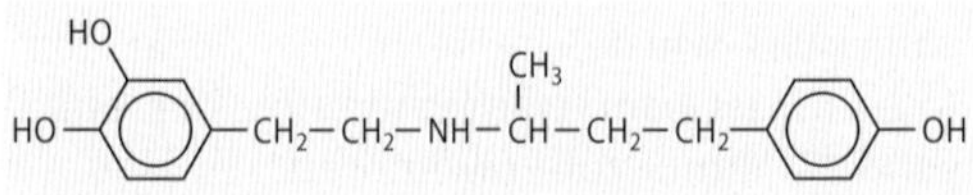

Dobutamin

Indiziert ist Dobutamin bei akuter oder akut dekompensierter chronischer Herzinsuffizienz sowie beim Kreislaufversagen kardialer Genese, u. U. in Kombination mit Dopamin (s. S. 320). Da Dobutamin kaum aus dem Magen-Darm-Trakt resorbiert und rasch inaktiviert wird (Halbwertszeit etwa 2 min), muß es parenteral als Dauerinfusion mit 2,5–15 μg/kg KG/min zugeführt werden.

2.2.2.5 α-Sympathomimetika

Chemisch lassen sich die Substanzen dieser Gruppe in Phenylethylamin- und Imidazolinderivate unterscheiden.

Phenylethylaminderivate

Bei dieser Substanzgruppe handelt es sich um Verbindungen, die hohe Affinität vor allem zu α_1-Rezeptoren besitzen, wenn auch bei einigen Substanzen durch einen längeren Substituenten am Amidstickstoff eine β-sympathomimetische Wirkkomponente hinzukommt. Sie werden daher vorrangig zur symptomatischen Behandlung hypotoner Kreislaufzustände verwendet.

Norfenefrin, *Oxedrin* und *Midodrin* sind überwiegend direkt α-sympathomimetisch wirksam. Sie führen aufgrund ihrer Rezeptoraffinität zur Vasokonstriktion und erhöhen so den systolischen und diastolischen Blutdruck. Sie können daher zur Behandlung hypotoner Kreislaufstörungen therapeutisch verwendet werden. Die systemische Wirkung ist jedoch bei oraler Gabe wegen geringer Bioverfügbarkeit nicht sehr ausgeprägt. Am günstigsten ist sie beim Midodrin, das als Prodrug eine Bioverfügbarkeit von ca. 80–90 % aufweist. Durch den Angriff von unspezifischen Amidasen wird der eigentliche Wirkstoff – 2-Hydroxy-2-(2,5-dimethoxyphenyl-)ethylamin –, der strukturelle Ähnlichkeit mit Methoxamin aufweist, unter Glycinabspaltung freigesetzt.

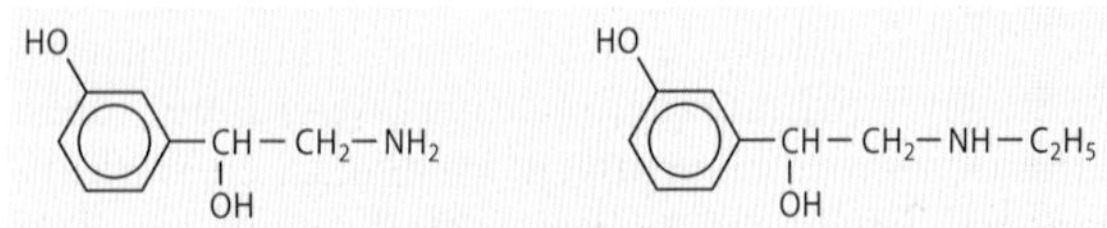

Norfenefrin Etilefrin

Phenylephrin, das mit Oxedrin isomer ist, wirkt vorwiegend indirekt (s. unten) sympathomimetisch und wird lokal als Mydriatikum bzw. zur Schleimhautabschwellung am Auge verwendet.

Etilefrin, ein ethylsubstituiertes Norfenefrin, weist wegen des verlängerten *N*-Substituenten zusätzlich β-sympathomimetische Wirkungen auf. Wegen der ausreichenden Bioverfügbarkeit kommt es daher auch bei oraler Gabe zu deutlicher Blutdrucksteigerung, die nicht nur über die Vasokonstriktion (α_1), sondern auch über die Stimulation kardialer β-Adrenozeptoren (Zunahme von Kontraktilität und Frequenz) zustande kommt. Ähnlich ist *Oxilofrin* zu beurteilen.

Die *Nebenwirkungen* dieser Substanzen sind denen des Adrenalins bzw. Noradrenalins ähnlich und können in Herzklopfen, ventrikulären Rhythmusstörungen und pektanginösen Beschwerden bestehen. Auch bei lokaler Anwendung sind systemische Nebenwirkungen möglich. *Kontraindiziert* sind α-

Sympathomimetika bei Hyperthyreose, Phäochromozytom, Engwinkelglaukom und Prostataadenom sowie anderen Blasenentleerungsstörungen mit Restharnbildung. Besondere Vorsicht ist bei Patienten mit Herz- und Gefäßveränderungen geboten. Anhaltspunkte zur Dosierung s. Tabelle 2.9.

2-Arylmethylimidazolin-Derivate

Diese Verbindungen sind überwiegend α_2-sympathomimetisch wirksam. Sie führen somit zu einer Gefäßkonstriktion und werden lokal als Tropfen oder Spray zur Abschwellung der Schleimhäute bei Rhinitis, Sinusitis und Konjunktivitis verwendet. Substanzen, die für diese Indikationen eingesetzt werden sind *Indanazolin*, *Naphazolin*, *Oxymetazolin*, *Tetryzolin*, *Tramazolin* und *Xylometazolin*.

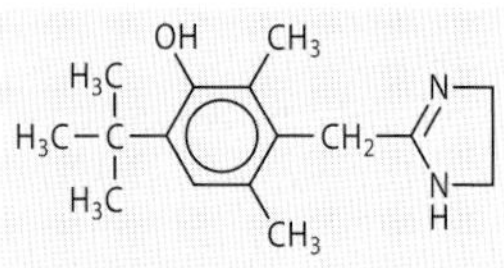

Oxymetazolin

Die *Nebenwirkungen* sind meist lokal begrenzt (brennende Schmerzen, reaktive Hyperämie), doch kann es auch zu resorptiven, systemischen Wirkungen am kardiovaskulären System oder im ZNS kommen: Hypertonie, Palpitationen, Rhythmusstörungen, pektanginöse Beschwerden sowie zentrale Erregung und Kopfschmerzen. Besonders gefährdet sind Säuglinge und Kleinkinder, bei denen u. U. ein Atemstillstand und Koma auftreten können (Dosisreduktion!). Vorsicht bei der Anwendung dieser Substanzen ist auch bei Patienten mit bestehender Hypertonie, Hyperthyreose sowie beim Phäochromozytom geboten, da die kardiovaskulären Symptome der Grundkrankheit verstärkt werden können. Wegen der Gefahr der Schleimhautatrophie sollte die Anwendung zur Schleimhautabschwellung nicht über längere Zeit erfolgen. *Kontraindiziert* sind diese Verbindungen beim Engwinkelglaukom und bei der Rhinitis sicca. Anhaltspunkte zur Dosierung s. Tabelle 2.9.

Clonidin und verwandte Verbindungen

Bei diesen Substanzen handelt es sich um Imidazolin-, Oxazolin- und Guanidinderivate, die zur Behandlung der Hypertonie eingesetzt werden. Bislang wurde davon ausgegangen, daß ihre blutdrucksenkende Wirkung über eine Stimulation zentraler, postsynaptischer α_2-Adrenozeptoren zustande kommt. Neuere Befunde machen jedoch deutlich, daß die Blutdrucksenkung zu wesentlichen Teilen nicht über α_2-Adrenozeptoren, sondern über sog. Imidazolinrezeptoren vermittelt wird, an denen Katecholamine wirkungslos sind, die aber durch Imidazolin-, Oxazolin- und Guanidinderivate aktiviert werden. Offensichtlich gibt es auch bei diesen Rezeptoren Subtypen (s. auch S. 93), die die verschiedenen Agonisten mit unterschiedlicher Affinität binden: Clonidin z. B. bindet bevorzugt an I_1-Rezeptoren, während die Guanidine Guanfacin und Guanabenz hier geringere Affinität aufweisen, aber von den Idazoxanbindungsstellen (I_2-Rezeptor) mit hoher Affinität erkannt werden; Clonidin zeigt hier nur geringe Affinität.

Imidazolinrezeptoren werden bislang in 2 Subklassen – I_1- und I_2-Rezeptoren – unterteilt. Sie unterscheiden sich von den α_2-Adrenozeptoren durch die Spezifität der Liganden sowie durch die regionale, zelluläre und subzelluläre Lokalisation. Vor einigen Jahren wurde eine sog. endogene „clonidin-displacing substance" isoliert, deren Struktur jüngst aufgeklärt wurde: *Agmatin*, ein decarboxyliertes Arginin, ist sehr wahrscheinlich der endogene Ligand für Imidazolinrezeptoren.

Neben *Clonidin* werden weiter *Moxonidin* (Imidazolinderivat) sowie die Guanidinderivate *Guanfacin* und *Guanabenz* als zentralwirksame, sowohl α_2-Adrenozeptoren als auch Imidazolinrezeptoren stimulierende Verbindungen zur Therapie der Hypertonie (Einzelheiten s. S. 373) verwendet. Auch α-Methylnoradrenalin, das aus α-Methyl-DOPA entsteht, wirkt hier. Zur Dosierung von α- und β-Sympathomimetika s. Tabelle 2.9.

Ein neuer α_2-Adrenozeptoragonist ist *Brimonidin*, das allein oder in Kombination mit β-Blockern zur Therapie des Offenwinkelglaukoms eingesetzt wird. 0,2 %ige Augentropfen werden 2mal tgl. im Abstand von 12 h in das betroffene Auge geträufelt.

2.2.3 Indirekte Sympathomimetika

Indirekte Sympathmimetika sind Substanzen, die über den Na^+-abhängigen Katecholamincarrier („Uptake 1") aktiv in das sympathische Neuron aufgenommen werden und dort die Wiederaufnahme von Noradrenalin in die Speichervesikel und/oder den mitochondrialen Abbau durch die Monoaminoxidase hemmen. Da Noradrenalin aufgrund seiner hydrophilen Eigenschaften die Plasmamembran nicht per diffusionem überwinden kann, führt die skizzierte Erhöhung der zytoplasmatischen Noradrenalinkonzentration zu einer umgekehrten Transportrichtung über den „Uptake 1" vom Zytosol in den synaptischen Spalt (nicht-exozytotische Freisetzung). Indirekt bedeutet in diesem Zusammenhang, daß die Wirkung über freigesetztes Noradrenalin zustande kommt und nicht oder nur zu einem geringen Teil auf agonistischen Eigeneffekten an den Adrenozeptoren beruht: Die Noradrenalinkonzentration im synaptischen Spalt und damit am Rezeptor wird erhöht, und der sympathische Tonus nimmt zu.

Wegen der langsamen Neusynthese von Noradrenalin werden die Speicher entleert, so daß die Wirkung der indirekten Sympathomimetika bei wiederholter Gabe in kurzen Abständen rasch nachläßt. Dieser schnelle Wirkungsverlust wird als *Tachyphylaxie* bezeichnet. Er ist ein Sonderfall der Gewöhnung oder Toleranz und ist durch steigende Dosen nicht zu kompensieren. Erst wenn die Speicher nach einem medikamentenfreien Intervall wieder aufgefüllt sind, kehrt die ursprüngliche Wirksamkeit zurück.

Zu den indirekten Sympathomimetika gehören *Ephedrin*, *Ameziniummetilsulfat*, *Tyramin* und die *Amphetamine* sowie verwandte Substanzen.

Die Wirkungen von *Ephedrin*, einem Inhaltsstoff von Ephedra vulgaris, beruhen auf seinem noradrenalinfreisetzenden und kompetitiv die Wiederaufnahme hemmenden Effekt. Daneben bestehen auch schwach ausgeprägte direkte sympathomimetische Eigenwirkungen. Es resultiert insgesamt eine mäßige α- und β-sympathomimetische Wirkung, die in der Peripherie zur Bronchiolyse und Vasokonstriktion führt. Da Ephedrin im Gegensatz zu den Katecholaminen keine phenolischen OH-Gruppen besitzt, kann es die Blut-Hirn-Schranke überwinden und schwache zentral stimulierende Wirkungen aufweisen, die bei längerer Anwendung zu psychischer Abhängigkeit führen können.

Aufgrund seiner Wirkungen wird Ephedrin mit mehr oder weniger Erfolg bei hypotonen Kreislaufzuständen, beim Asthma bronchiale und zur Schleimhautabschwellung (Tabelle 2.9) verwendet. Insgesamt ist die Bedeutung jedoch sehr zurückgegangen, der therapeutische Nutzen fraglich. Die Dosierung beträgt etwa 10–50 mg p.o.

Die unerwünschten Wirkungen bei systemischer Anwendung sind im wesentlichen durch Muskeltremor, zentrale Erregung, kardiale Symptome wie Herzklopfen und ventrikuläre Rhythmusstörungen sowie Miktionsbeschwerden gekennzeichnet. Das mögliche Abhängigkeitspotential (wegen der guten ZNS-Gängigkeit), sollte zur Zurückhaltung bei längerfristiger systemischer Anwendung führen.

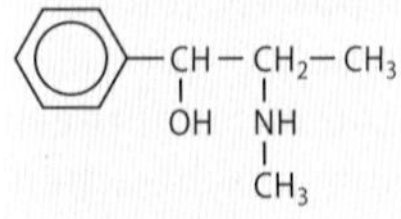

Ephedrin

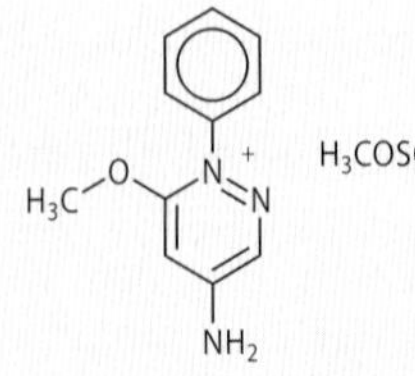

Ameziniummetilsulfat

Amezinium (Tabelle 2.9) wird aktiv über das Transportsystem des „uptake 1" in das Neuron aufgenommen. Wegen der Konkurrenz mit Noradrenalin um dieses Transportsystem wird die Konzentration von Noradrenalin im synaptischen Spalt erhöht. Daneben ist Amezinium ein potenter Hemmstoff der Monoaminoxidase und damit des intraneuralen Noradrenalinabbaus. Eine Stimulation der Noradrenalinfreisetzung findet nur in geringem Umfang statt, so daß Amezinium nicht das Phänomen der Tachyphylaxie zeigt.

Nach oraler Gabe weist Amezinium eine Bioverfügbarkeit von etwa 60 % auf. Die Elimination erfolgt teils metabolisiert, überwiegend jedoch unverändert renal; die Halbwertszeit liegt bei etwa 10 h.

Die *Nebenwirkungen* und *Kontraindikationen* entsprechen denen von Adrenalin/Noradrenalin bzw. denen der α-Sympathomimetika vom Typ der Phenylethylaminderivate. Da Ameziniummetilsulfat eine quartäre Verbindung ist, sind zentrale Nebenwirkungen nicht zu erwarten.

Tyramin besitzt nur indirekte Wirkungen und ist therapeutisch ohne Bedeutung. Es kommt jedoch in einigen Nahrungsmitteln (z.B. Käse, Rotwein) vor. Beim Verzehr solcher Nahrungsmittel während der Behandlung einer Depression mit MAO-Hemmstoffen (z.B. Tranylcypromin) können schwere Blutdruckkrisen (Freisetzung von Noradrenalin bei gleichzeitiger Hemmung des Abbaus) auftreten.

Amphetamin und verwandte Substanzen werden bei den Psychostimulanzien auf S. 157 besprochen.

2.2.4 Sympatholytika

Sympatholytika sind Substanzen, die hohe Affinität zu den Adrenozeptoren besitzen, aber keine oder nur geringe intrinsische Aktivität aufweisen. Es handelt sich durchweg um kompetitive Antagonisten an den α- bzw. β-Adrenozeptoren, die körpereigene (Noradrenalin und Adrenalin) oder exogene Agonisten von den Rezeptoren verdrängen und deren Wirkung aufheben oder abschwächen. Nach dem blockierten Rezeptortyp werden α- und β-Sympatholytika unterschieden, die entsprechend dem Rezeptorsubtyp weiter unterteilt werden können. Synonym werden die Begriffe α- oder β-Blokker, α- oder β-Adrenozeptorenblocker bzw. α- oder β-Adrenozeptorantagonisten verwendet.

2.2.4.1 β-Adrenozeptorenantagonisten (β-Rezeptorenblocker, β-Sympatholytica)

Ausgehend vom Dichlorisoproterenol, dem ersten β-Rezeptorenblocker, ist eine Vielzahl von Substanzen mit gemeinsamer chemischer Grundstruktur synthetisiert worden: Die meisten Verbindungen (Ausnahme: Sotalol mit Phenylethylaminstruktur) sind Aryloxypropanolaminderivate, bei denen der Arylrest carbozyklisch oder heterozyklisch sein kann, und essentiell über eine Etherbrücke mit der Seitenkette verbunden sein muß. Die sekundäre Aminogruppe der Seitenkette ist mit einem Isopropyl- oder Tertiärbutylrest substituiert. Ein asymmetrisches C-Atom führt zu 2 optischen Isomeren, von denen das (S)-Enantiomere am β-Rezeptor etwa 50- bis 100mal stärker wirksam ist, während eine unspezifische, membranstabilisierende Wirkung beiden Enantiomeren eigen ist. Verwendet werden jedoch meist die Razemate, wenn auch von einigen Verbindungen die (S)-Enantiomere im Handel sind.

Wirkungen

Alle β-Rezeptorenblocker wirken im Prinzip gleichartig, wenn auch Unterschiede in der Wirkungsstärke und anderen Eigenschaften wie relative Selektivität gegenüber β_1-Adrenozeptoren, mögliche *p*artielle *a*gonistische *A*ktivität (PAA), unspezifische, membranstabilisierende Wirkungen sowie pharmakokinetische Unterschiede bestehen. Auf die Blockade von β-Rezeptoren sind u.a. folgende Wirkungen zurückzuführen:

- negativ inotrop, chronotrop, bathmotrop und dromotrop mit Senkung des O_2-Verbrauchs (β_1);
- Tonuszunahme der Bronchialmuskulatur (β_2);
- Kontraktion der Arteriolen (β_2);
- Hemmung der Reninfreisetzung (β_1);
- Kontraktion von Uterus und Darmmuskulatur (β_2, β_1);
- Hemmung von Lipolyse und Glykogenolyse (β_1,(β_3),β_2);
- Hemmung der Insulinausschüttung aus der B-Zelle des Pankreas (β_2).

Von diesen Wirkungen sind jedoch nur die erwünscht, die über eine Blockade der β_1-Rezeptoren zustande kommen, also primär das Herz betreffen. Bei bestimmten Indikationen (z.B. Hypertonie) werden zusätzliche extrakardiale Effekte diskutiert.

Zu den Substanzen mit einer gewissen Bevorzugung (sog. „Kardioselektivität“) der β_1-Adrenozeptoren ($\beta_1 > \beta_2$) gehören z.B. *Acebutolol*, *Atenolol*, *Betaxolol*, *Bisoprolol*, *Celiprolol*, *Esmolol* und *Metoprolol*, deren gemeinsames Strukturmerkmal eine Substitution in Position 4 des Aromaten ist. Ihre Affinität zum β_1-Rezeptor ist etwa 3–5–10–75mal größer als zum β_2-Rezeptor. Die Präferenz für den β_1-Adrenozeptor gilt jedoch nur für einen begrenzten Dosisbereich, da die „Selektivität“ mit höheren Dosen verloren geht. Der Vorteil der bevorzugten Blokkade von β_1-Rezeptoren ist darin zusehen, daß typische, über die Hemmung von β_2-Rezeptoren ausgelöste Nebenwirkungen insgesamt seltener sind. Dazu gehören die Wirkungen auf den Kohlenhydratstoffwechsel und die Bronchialmuskulatur, so daß β_1-Rezeptorenblocker auch bei Patienten mit Diabetes mellitus u.U. verwendet werden können.

Ein weiterer Unterschied zwischen den β-Adrenozeptorantagonisten ist, daß einige dieser Verbindungen partielle Agonisten sind, d.h., daß sie neben der antagonistischen auch intrinsische

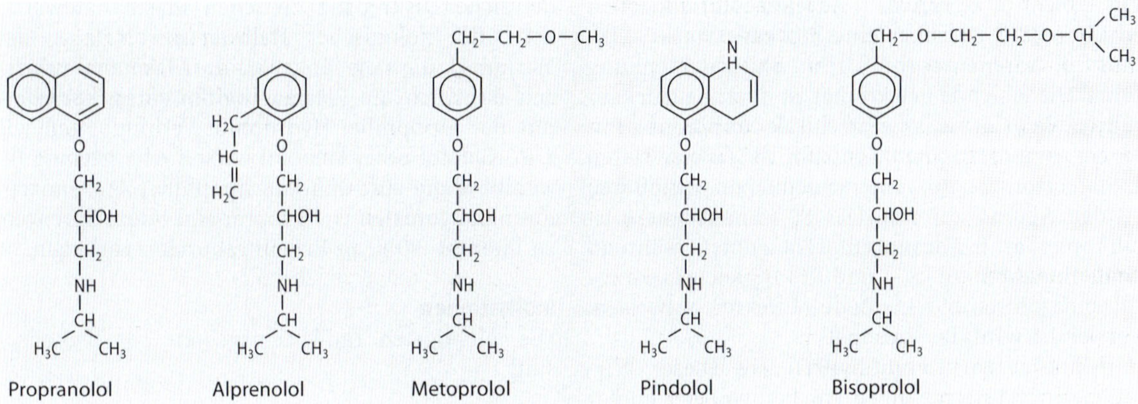

Eigenwirkungen entfalten und den β-Rezeptor in geringem Umfang stimulieren können. Substanzen mit einer solchen partiell agonistischen Aktivität (PAA), die auch als intrinsische sympathomimetische Aktivität (ISA) bezeichnet wird, sind z. B. *Acebutolol, Alprenolol, Bopindolol, Carteolol, Celiprolol, Mepindolol, Oxpenolol, Penbutolol* und *Pindolol.* Ob diese partiell agonistische Eigenwirkung klinische Relevanz besitzt, wird kontrovers diskutiert.

Die klinische Bedeutung der unspezifischen, membranstabilisierenden, chinidinartigen Wirkung, die unabhängig von der β-Rezeptorenblokkade auftritt und beiden Enantiomeren eigen ist, ist sicher gering und tritt erst bei hohen Dosen bzw. bei Intoxikationen in Erscheinung (negativ inotrop, chronotrop, dromotrop und bathmotrop). Substanzen, die diese membranstabilisierende, von der Konfiguration unabhängige Eigenwirkung aufweisen, sind z. B. *Acebutolol, Alprenolol, Carteolol, Oxprenolol* und *Propranolol* (s. Tabelle 2.10).

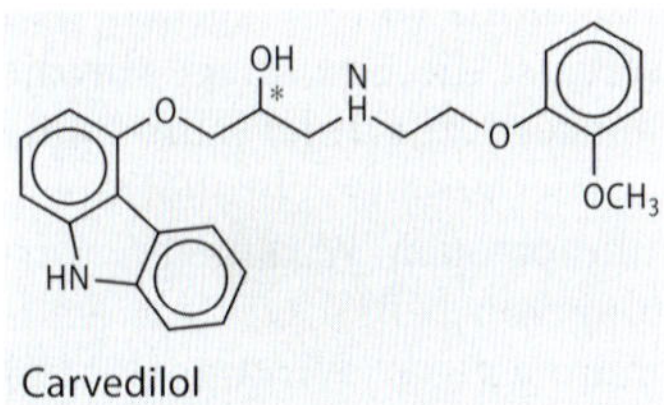

Tabelle 2.10. Wirkungscharakteristika von β-Rezeptorenblockern sowie Anhaltspunkte zur Dosierung

INN	Relative Wirkungsstärke, Propranolol = 1	$\beta_1 > \beta_2$	ISA	Unspezifische Membranwirkung
Acebutolol	0,3	+	+	+
Alprenolol	0,3	–	+	+
Atenolol	1	+	–	–
Betaxolol	5	+	–	–
Bisoprolol	5	+	–	–
Bopindolol		–	+	–
Bupranolol	1	–	–	+
Carteolol	6	–	+	+
Celiprolol		+	+	–
Mepindolol	6	–	+	–
Metoprolol	1	+	–	–
Nadolol	1	–	–	–
Oxprenolol	1	–	+	+
Penbutolol	4	–	+	+
Pindolol	5	–	+	+
Propranolol	1	–	–	+
Sotalol	0,5	–	–	–
Timolol	6	–	–	–

Ein nicht-β_1-selektiver Adrenozeptorantagonist ist *Carvedilol*, der über eine Blockade von α_1-, β_1- und β_2-Adrenozeptoren zur Blutdrucksenkung führt. Die fehlende Selektivität ist darauf zurückzuführen, daß Carvedilol eine chirale Verbindung mit einem asymmetrischen Zentrum ist. Es resultieren 2 Stereoisomere mit unterschiedlichen Affinitäten zu den Adrenozeptoren. Das S(-)-Enantiomere ist ein potenter β-Adrenozeptorantagonist, während beide Enantiomere [S(-) und R(+)] gleichstarke α_1-Adrenozeptoren-blockierende Effekte aufweisen. Verwendet wird das Razemat.

β-Blocker wirken antihypertensiv. Dieser Wirkung, die erst nach einigen Wochen voll ausgeprägt ist, liegen verschiedene Mechanismen zugrunde. Diskutiert werden vor allem eine Senkung des Herzminutenvolumens, eine Hemmung der Reninfreisetzung sowie (wenn ZNS-gängig) zentrale Effekte, die zu einer reduzierten Sympathikusaktivität führen sollen.

Die Senkung des O_2-Verbrauchs, die mit der negativ inotropen und chronotropen Wirkung parallel geht und damit das Verhältnis von Herzarbeit und O_2-Verbrauch verbessert, ist die Grundlage für die Anwendung von β-Blockern zur Intervalltherapie der Angina pectoris. Die negativ chronotropen, dromotropen und bathmotropen Wirkungen werden bei der Verwendung von β-Blockern als Antiarrhythmika (die chinidinartigen Wirkungen sind klinisch umstritten) ausgenutzt.

Pharmakokinetik

Das pharmakokinetische Verhalten der β-Blocker wird durch ihre Lipophilie bestimmt. Hydrophile Substanzen, wie z.B. Atenolol und Nadolol, werden nur unvollständig aus dem Magen-Darm-Trakt resorbiert und unterliegen auch keinem nennenswerten First-pass-Effekt. Sie werden überwiegend unverändert renal ausgeschieden. Ihre Halbwertszeit ist vergleichsweise lang (6–20 h). Lipophile Substanzen, wie z.B. Alprenolol oder Propranolol, werden zwar gut resorbiert, unterliegen jedoch einem ausgeprägten First-pass-Effekt, so daß ihre Bioverfügbarkeit gering ist. Sie werden fast ausschließlich metabolisiert. Ihre Halbwertszeit ist mit 1–2–3 h kurz. Die meisten anderen β-Blocker nehmen Zwischenstellungen ein: Bioverfügbarkeiten zwischen 40 und 90 %, Halbwertszeiten zwischen 3–6 h. Unabhängig von der Lipophilie besteht jedoch eine deutliche Diskrepanz zwischen Plasmahalbwertszeit und biologischer Halbwertszeit (Dauer der Wirkung), die stets länger als die Plasmahalbwertszeit ist. Auch die Plasmaeiweißbindung korreliert mit der Lipophilie: Hydrophile Verbindungen wie z.B. Nadolol oder Atenolol weisen eine geringe Eiweißbindung auf, während lipophile β-Adrenozeptorenantagonisten wie Propranolol oder Alprenolol zu über 80–90 % an Eiweiß gebunden vorliegen.

Indikationen

Die wichtigsten Indikationsgebiete für β-Blocker sind

- die Hypertonie (s. S. 368),
- die Intervalltherapie der Angina pectoris (s. S. 353) und ihre Verwendung bei
- tachykarden Arrhythmien (s. S. 339). Weiter können β-Blocker bei
- Tremor (essentieller Parkinsontremor) und
- Hyperthyreose (Senkung der Herzfrequenz, da unter dem Einfluß Triiodthyronin die Anzahl der β-Rezeptoren zunimmt. Zur
- Intervallbehandlung der Migräne (Migräneprophylaxe) sind β-Rezeptorenblocker Mittel der 1. Wahl (s. S. 278). In der letzten Zeit konnte durch eine Reihe von Studien gezeigt werden, daß die Prognose des
- Herzinfarktes durch β-Blocker deutlich verbessert wird (s. S. 538). Darüber hinaus profitieren Patienten mit
- chronischer Myokardinsuffizienz von der begleitenden Therapie mit β-Rezeptorenblockern (s. S. 326). Weitere Indikationen sind
- Angst- und Spannungszustände sowie das
- Weitwinkelglaukon. Die meisten Erfahrungen bestehen mit *Timolol*, wenn auch andere Verbindungen eingesetzt werden können. Bei dieser Indikation sind trotz der lokalen Applikation systemische Wirkungen möglich (Asthma bronchiale, Bradykardie, AV-Überleitungsstörungen). Die Dosierung beträgt 2mal tgl. 1 Tropfen einer 0,1–0,5 %igen Lösung.

Kontraindiziert sind β-Blocker bei Herzinsuffizienz, bradykarden Herzrhythmusstörungen, AV-Überleitungsstörungen, obstruktiven Erkrankungen der Atemwege sowie in der Schwangerschaft.

Die Dosierung erfolgt individuell. Nach längerer Therapie mit β-Blockern muß die Gabe ausschleichend beendet werden, um eine überschießende Sympathikusaktivität (stenokardische Anfälle) zu vermeiden, da es unter der Therapie zu einer Zunahme der Anzahl von β-Rezeptoren kommt.

Nebenwirkungen

Bei etwa 10% der mit β-Blockern Behandelten treten unerwünschte Wirkungen auf. Einzelheiten s. S. 370.

2.2.4.2 α-Adrenozeptorenantagonisten (α-Rezeptorenblocker, α-Sympatholytika)

In diese Gruppe gehören Substanzen, die α-Adrenozeptoren blockieren und so die Wirkungen exogen zugeführter oder endogener Sympathomimetika an diesen Rezeptoren aufheben oder zumindest abschwächen. Da β-Adrenozeptoren nicht beeinflußt werden, kommt es zur Gefäßerweiterung und Blutdruckabfall. Der experimentelle Befund, daß nach α-Rezeptorenblockade Adrenalin nicht zu einem Blutdruckanstieg, sondern zu einem Blutdruckabfall führt, wird als *Adrenalinumkehr* bezeichnet.

Die therapeutische Bedeutung dieser Substanzgruppe ist, bis auf Prazosin und verwandte Substanzen, sehr gering, da die anderen Vertreter dieser Substanzgruppe keine große Selektivität hinsichtlich der α-Adrenozeptorensubtypen zeigen: Durch die Blockade postsynaptischer α_1- und α_2-Rezeptoren wird zwar der durch α-Adrenozeptoren vermittelte Tonus der Gefäße gesenkt, doch unterbricht die gleichzeitige Hemmung der präsynaptischen α_2-Rezeptoren den inhibitorischen Rückkopplungsmechanismus zur Noradrenalinfreisetzung, so daß es zu einer vermehrten Freisetzung von Noradrenalin kommt und daraus resultierende unerwünschte Wirkungen wie reflektorische Tachykardie und gesteigerte Reninfreisetzung einen Teil der Wirkung wieder aufheben.

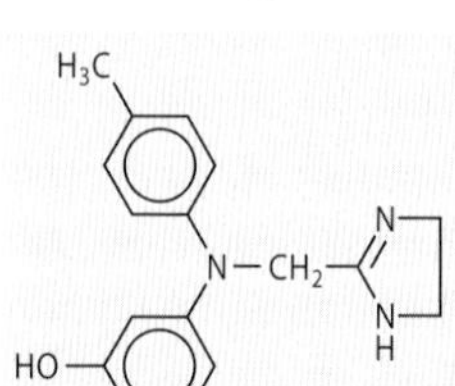

Phentolamin

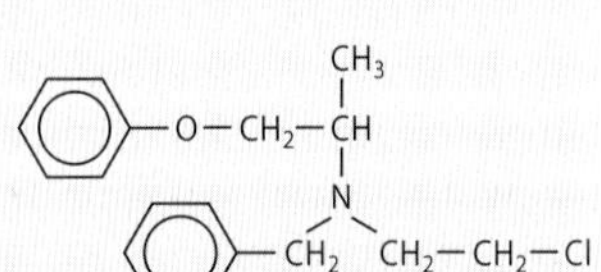

Phenoxybenzamin

Phentolamin. Das Imidazolinderivat Phentolamin ist ein kompetitiver Antagonist an α_1- und α_2-Adrenozeptoren. Seine *Indikationen* sind wegen der Hemmung prä- und postsynaptischer α-Adrenozeptoren begrenzt: Im Vordergrund steht die Behandlung hypertoner Krisen beim Phäochromozytom bzw. die prophylaktische Gabe vor und während der Operation dieses Tumors (meist Adenom) des Nebennierenmarks und anderer chromaffiner Zellen. *Nebenwirkungen* ergeben sich vor allem durch die Blockade der α-Rezeptoren: Orthostatische Regulationsstörungen, reflektorische Tachykardie, Herzrhythmusstörungen, pektanginöse Beschwerden, Palpitationen sowie Übelkeit, Erbrechen, Diarrhö, Schwellung der Nasenschleimhaut und Ejakulationsstörungen sind die häufigsten Nebenwirkungen. *Kontraindiziert* ist Phentolamin bei koronarer Herzkrankheit, Herzinfarkt, peptischen Ulzera im Magen-Darm-Trakt sowie während der Schwangerschaft und Stillzeit. Zur Anwendung bei der Hypertonie s. S. 371.

Tolazolin, ein weiteres Imidazolinderivat, wird zur Behandlung von Durchblutungsstörungen am Auge verwendet.

Phenoxybenzamin, eine den N-Lostderivaten chemisch verwandte Substanz, ist ein mehrere Tage wirkendes α-Sympatholytikum, das eine gewisse Bevorzugung von α_1-Rezeptoren zeigt. Durch Abspaltung des Cl^--Atoms entsteht ein reaktives Carbeniumion, das kovalent an den α-Rezeptor gebunden wird (Alkylierung des Rezeptors). Hohe Dosen eines Agonisten können daher die Wirkung nicht aufheben. Erst nach Abbau und Neusynthese des α-Rezeptors wird die Wirkung beendet (irreversible Blockade). *Indiziert* ist Phenoxybenzamin bei neurogenen Blasenentleerungsstörungen sowie beim Phäochromozytom, sei es zur Diagnose, Behandlung hypertoner Krisen oder zur Prophylaxe vor und während der Operation dieses Tumors. Die *Nebenwirkungen* und *Kontraindikationen* entsprechen denen von Phentolamin. Zu beachten ist das mögliche Mutagenitäts- und Karzinogenitätsrisiko. Zur Anwendung bei der Hypertonie s. S. 371.

Prazosin. Prazosin, ein Chinazolinderivat, ist ein relativ selektiver α_1-Adrenozeptorenblocker. Da präsynaptische α_2-Rezeptoren kaum beeinflußt werden, wird der Regelkreis zur Freisetzung von Noradrenalin nicht wesentlich gestört. Prazosin wird allein oder in Kombination mit anderen Pharmaka zur Behandlung der Hypertonie (s. S. 372), in der Kombination mit weiteren Pharmaka zur Behandlung der Herzinsuffizienz (s. S. 328) und beim M. Raynaud (symmetrischer Vasospasmus, meist an den Arterien der Finger) therapeutisch eingesetzt. Wirkungen, Nebenwirkungen und Kontraindikationen s. bei den genannten Indikationen.

Terazosin, ebenfalls ein Chinazolinderivat, unterscheidet sich chemisch vom Prazosin durch den Hydrierungsgrad des Furanringes. Auch diese Verbindung ist ein kompetitiver Antagonist an den α_1-Adrenozeptoren mit geringer Affinität zu präsynaptischen α_2-Rezeptoren. Terazosin weist eine verbesserte Bioverfügbarkeit (etwa 90 %) sowie eine verlängerte Wirkungsdauer (Halbwertszeit ca. 12 h) gegenüber Prazosin auf und wird zur Behandlung der Hypertonie eingesetzt (Einzelheiten s. S. 372).

Bei **Doxazosin** (Prazosinanaloges), ist anstelle des Furanringes eine 2,3-Dihydrobenzodioxin(1,4)-Struktur substituiert. Dieses Chinazolinderivat ist von der Pharmakodynamik her wie Prazosin und Terazosin zu beurteilen. Vorteilhaft ist hier die verlängerte Halbwertszeit auf etwa 15–20 h, die eine einmalige tägliche Gabe bei der Behandlung der Hypertonie ermöglicht. Weitere Einzelheiten s. S. 372.

Indoramin, ein Indolabkömmling, ist ebenfalls ein selektiver kompetitiver Antagonist an den postsynaptischen α_1-Adrenozeptoren, so daß es pharmakodynamisch wie die Chinazolinderivate zu beurteilen ist und wie diese zur Behandlung der Hypertonie verwendet wird. Die Substanz zeigt eine ausgeprägte First-pass-Elimination, so daß die Bioverfügbarkeit mit ca. 30 % sehr gering ist. Weitere Einzelheiten s. S. 372.

Das Chinazolinderivat **Bunazosin** wurde kürzlich zur Behandlung der essentiellen Hypertonie zugelassen. Über eine selektive Blockade postsynaptischer α_1-Adrenozeptoren kommt es zur Vasodilatation und nachfolgend zur Blutdrucksenkung. Die Substanz wird zu 97 % an Plasmaeiweiße gebunden und fast vollständig in der Leber metabolisiert. Die Halbwertszeit beträgt etwa 12 h. Weitere Einzelheiten s. S. 372.

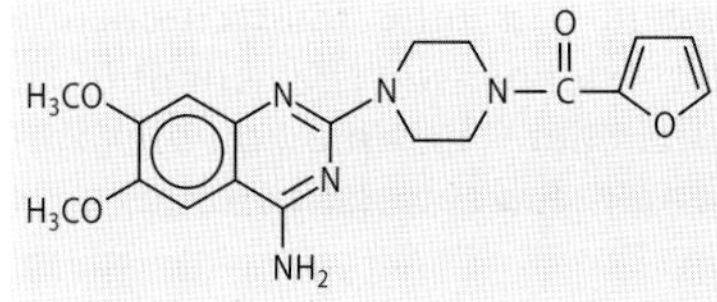

Prazosin

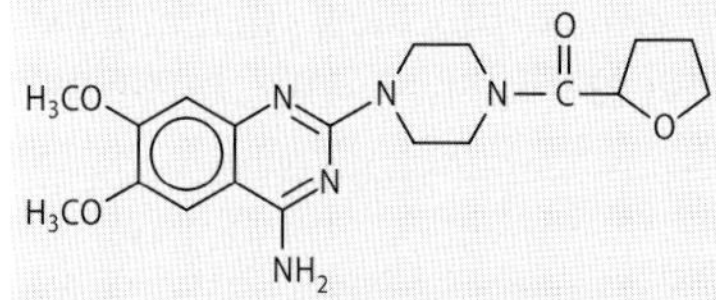

Terazosin

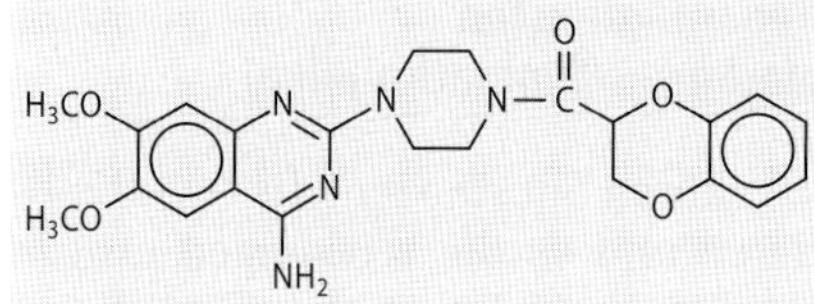

Doxazosin

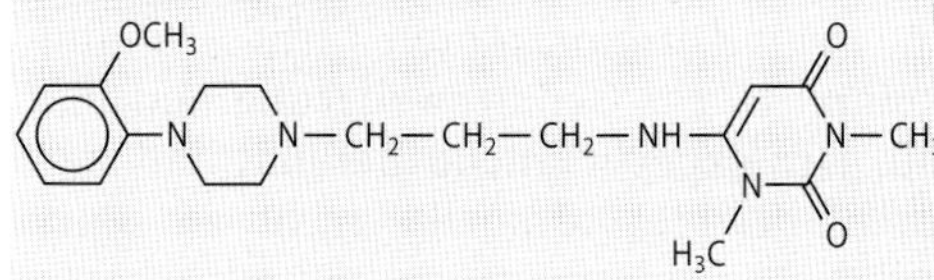

Urapidil

Urapidil, ein Pyrimidinderivat, ist ein postsynaptisch angreifender α_1-Adrenozeptorantagonist, der in seinen pharmakodynamischen Eigenschaften dem Prazosin und ähnlich wirkenden Substanzen vergleichbar ist und zur Therapie der Hypertonie verwendet wird. Neben den peripheren gefäßdilatierenden Wirkungen hat Urapidil offensichtlich auch zentrale, den Blutdruck senkende Effekte, die über eine Stimulation von zentralen Serotoninrezeptoren ($5HT_{1A}$) zustande kommen. Möglicherweise ist an den antihypertensiven Effekten auch eine schwache zentrale (wie Clonidin) α_2-/I_1-Rezeptoren stimulierende Komponente beteiligt. Einzelheiten s. S. 373.

Labetalol vereinigt β- und α-adrenolytische Eigenschaften (β_1, β_2, α_1). Dies ist darauf zurückzuführen, daß Labetalol eine chirale Verbindung mit 2 asymmetrischen Zentren ist. Dies führt zu 2 Paaren von Diastereoisomeren mit 4 möglichen optischen Isomeren unterschiedlicher Affinität zu Adrenozeptoren. Labetalol wurde zur Behandung der Hypertonie verwendet.

Carvedilol s. S. 106, 373.

Die Kontraktion der glatten Muskulatur der Prostata wird offensichtlich über α_{1A}-Adrenozeptoren vermittelt, die der Gefäße im wesentlichen über den Subtyp α_{1B}. Neben *Terazosin, Doxazosin* und dem Chinazolin-Derivat **Alfuzosin** (alle mit nicht sehr ausgeprägter α_{1A}-Affinität) ist auch **Tamsulosin** (Benzolsulfonamid-Derivat) als relativ selektiver α_{1A}-Antagonist zur Therapie der benignen Prostatahypertrophie zugelassen. Aufgrund der etwa 20mal größeren Affinität zum α_{1A}-Rezeptor ist zu erwarten, daß Tamsulosin die glatte Muskulatur der ableitenden Harnwege relaxiert, ohne daß es zu einem starken Blutdruckabfall kommt. Die Verbindung ist fast vollständig bioverfügbar und wird – überwiegend metabolisiert – mit einer Halbwertszeit von 10–13 h renal ausgeschieden. *Nebenwirkungen* äußern sich als Schwindel, retrograde Ejakulation, gastrointestinale Beschwerden oder orthostatische Hypotonie. Die Dosierung beträgt 1mal 0,4mg/d.

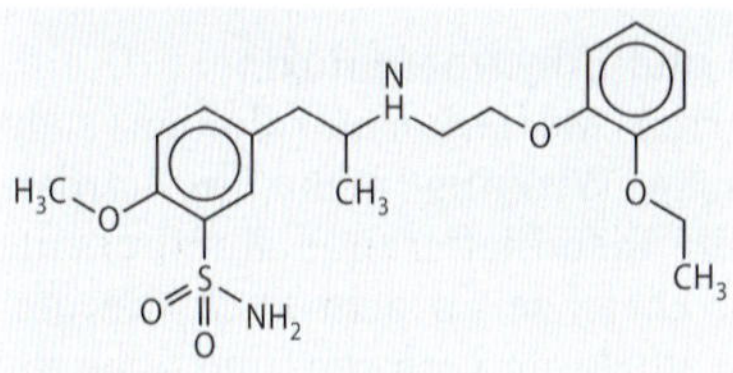

Tamsulosin

Eine weitere Möglichkeit, und vor allem Verbesserung, der Therapie dieser Erkrankung ist die Gabe von *Finasterid*, einem kompetitiven Inhibitor der 5α-Reduktase, die die Umwandlung von Testosteron zu 5α-Dihydrotestosteron katalysiert (s. auch S. 515).

2.2.5 Anhang: Mutterkornalkaloide

Aus dem Mutterkorn (Secale cornutum) – dem Dauermyzel des auf Getreide, vor allem Roggen und Gräsern, schmarotzenden Pilzes Claviceps purpurea – läßt sich eine Reihe von biologisch aktiven Substanzen isolieren, von denen die Alkaloide des Ergolin-(Lysergsäure-)Typs pharmakologische Bedeutung besitzen. Nach ihrer chemischen Struktur werden Amidalkaloide (z. B. Ergometrin) und Peptidalkaloide (Ergotamin, Ergotoxin) unterschieden, wobei Ergotoxin ein Gemisch aus Ergocristin, Ergocriptin und Ergocornin ist. Von beiden Gruppen sind halbsynthetische Derivate hergestellt: Methysergid und Methylergometrin aus der Reihe der Amidalkaloide sowie die dihydrierten Verbindungen Dihydroergotamin, Dihydroergotoxin und Bromocriptin als Peptidalkaloide.

Die Wirkungen der Ergolinderivate sind vielfältig und komplex. Dies ist z. T. darauf zurückzuführen, daß sie strukturelle Ähnlichkeiten mit biogenen Aminen (Noradrenalin, Dopamin, Serotonin) aufweisen und mehr oder weniger hohe Affinität als partielle Agonisten und/oder Antagonisten zu deren Rezeptoren besitzen.

Hauptangriffspunkte der Mutterkornalkaloide sind die glatte Muskulatur der Gefäße und des Uterus sowie das ZNS. Dabei bestehen zwischen den einzelnen Mutterkornalkaloiden unterschiedliche Schwerpunkte hinsichtlich ihres Wirkungsspektrums, so daß bei prinzipiell qualitativ gleichartiger Wirkung quantitative Unterschiede bestehen. Durch gezielte Modifikationen lassen sich jedoch einige Wirkungen deutlicher hervorheben und verstärken (Tabelle 2.11).

Tabelle 2.11. Wirkungsprofil einiger Mutterkornalkaloide. Die wirksamste Verbindung für eine bestimmte Wirkung erhält willkürlich den Zahlenwert 100. (Aus Berde u. Stürmer 1978)

Wirkung	Ergotamin	Dihydroergotamin	Dihydroergotoxin	Methysergid	Methylergometrin	Bromocriptin
α-sympathomimetisch	100	12	3	3	<1	<1
α-adrenolytisch	5	35	10	<1	<1	23
Serotoninantagonismus	1	4	1	100	25	<1
Dopaminerg	<1	<1	<1	<1	31	63 (LSD = 100)
Kontraktion des Uterus	50	–	–	4	100	–

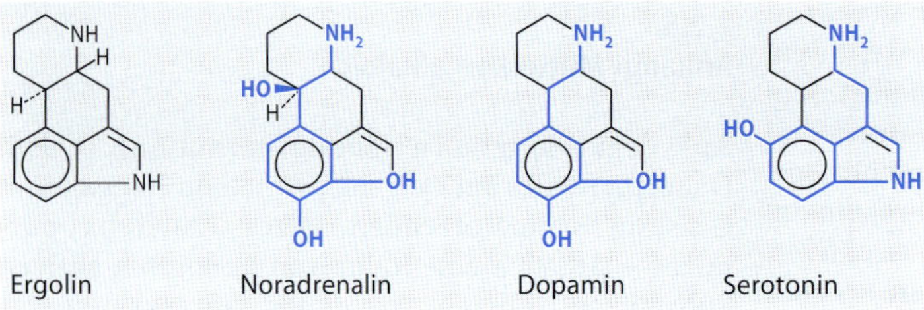

Ergotamin

Dieses Mutterkornalkaloid zeichnet sich durch eine starke vasokonstriktorische Wirkung aus, die durch eine Stimulation von α-Adrenozeptoren hervorgerufen wird. Daneben besitzt Ergotamin auch schwache α-adrenolytische Wirkungen, die über eine Blockade der α-Rezeptoren für endogene Katecholamine zustande kommen, aber normalerweise durch die Stimulation der α-Adrenozeptoren überlagert wird. Ergotamin ist somit ein partieller Agonist. Demgegenüber sind die serotoninantagonistischen und die dopaminergen Wirkungen nur schwach ausgebildet. Am Uterus führt Ergotamin zu Kontraktionen, die vom Funktionszustand des Uterus (große Empfindlichkeit vor allem während und nach der Geburt) abhängig sind und mit hohen Dosen in einen Tetanus uteri übergehen können.

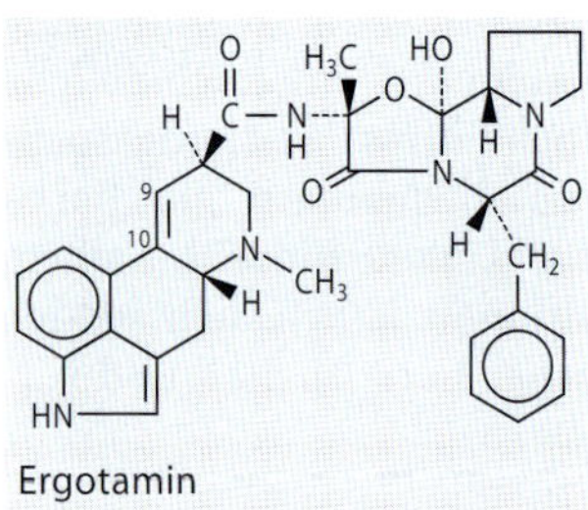

In früheren Jahrhunderten kam es häufiger zu Massenvergiftungen mit Ergotamin, wenn Brot verzehrt wurde, das aus mit Mutterkorn verunreinigtem Mehl hergestellt war. Auch heutzutage wird der *Ergotismus* hin und wieder beobachtet, sei es nach Verzehr von ungereinigtem Getreide oder durch unsachgemäße Anwendung von Sekalealkaloiden im Rahmen einer Migränetherapie. Beim akuten Ergotismus kommt es zu Parästhesien, Erbrechen, Diarrhö, Kopfschmerzen und u.U. Verwirrtheit. Beim chronischen Ergotismus kann wegen der α-sympathomimetischen Wirkung, vor allem an den Gefäßen der Akren (Endstromgebiete), eine (Dauer-)Vasokonstriktion auftreten, die zu Nekrosen der betroffenen Gebiete führt (Ergotismus gangraenosus).

Ergotamin wird zur Behandlung des akuten Migräneanfalles und anderer gefäßbedingter Kopfschmerzen verwendet (Einzelheiten s.S. 276). Dort werden auch die Nebenwirkungen und Kontraindikationen besprochen.

Dihydroergotamin und Dihydroergotoxin

Bei den dihydrierten Mutterkornalkaloiden steht die α-adrenolytische Wirkung mehr im Vordergrund, so daß die vasodilatierende Komponente überwiegen kann. Gleichzeitig geht auch die uteruskontrahierende Wirkung verloren, und auch die dopaminerge Wirkung ist nur noch angedeutet vorhanden.

Dihydroergotamin wird als partieller α_2-Adrenozeptoragonist zur Langzeitbehandlung der Migräne (s.S. 278) therapeutisch verwendet. Da es außerdem zu einer Erhöhung des Tonus der kapazitiven Gefäße (Venen) führt, kann es auch zur Behandlung orthostatischer Dysregulationen (s.S. 395) sowie in der Kombination mit Heparin zur prä- und postoperativen Thromboseprophylaxe eingesetzt werden. *Nebenwirkungen* bestehen in Übelkeit und Erbrechen sowie Parästhesien und pektanginösen Beschwerden. *Kontraindiziert* ist Dihydroergotamin in der Schwangerschaft und bei schwerer Koronarinsuffizienz.

Bei *Dihydroergotoxin* steht die α_2-adrenolytische Komponente ganz im Vordergrund der Wirkungen. *Indikationen* sind daher periphere Durchblutungsstörungen sowie die Hypertonie älterer Menschen. *Nebenwirkungen* werden von seiten des ZNS (Hyperaktivität, Schlafstörungen, Übelkeit und Erbrechen), des kardiovaskulären Systems (Bradykardie, pektanginöse Beschwerden, Blutdruckabfall) und des Gastrointestinaltraktes gesehen. *Kontraindikationen* bestehen in der Schwangerschaft, bei Psychosen sowie bei hypotonen Kreislaufzuständen.

Halbsynthetische Mutterkornalkaloide

Methysergid, ein halbsynthetisches Amidalkaloid, besitzt von allen Mutterkornalkaloiden die größte Wirksamkeit als Serotoninantagonist an den 5-HT_2- und 5-HT_1-Rezeptoren. Es wird zur Prophylaxe der Migräne verwendet.

Bei *Ergometrin* und seinem lipophileren Derivat *Methylergometrin* (s. S. 485) stehen die Wirkungen auf den Uterus ganz im Vordergrund, der abhängig vom Funktionszustand zu rhythmischen Kontraktionen angeregt wird. Methylergometrin wird daher zur Kontraktion des Uterus in der Nachgeburtsperiode (atonischer Uterus, Blutungen) verwendet, nicht jedoch zur Geburtseinleitung, da die Gefahr des Tetanus uteri besteht.

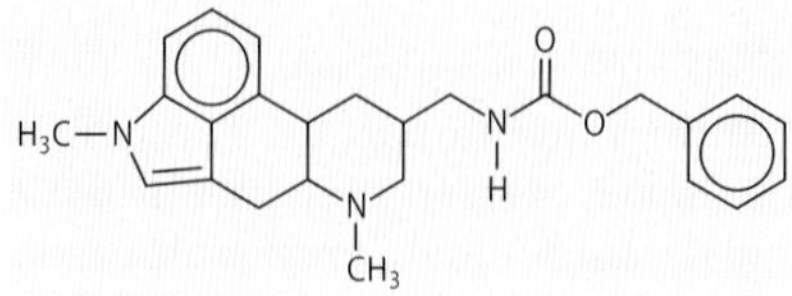

Metergolin

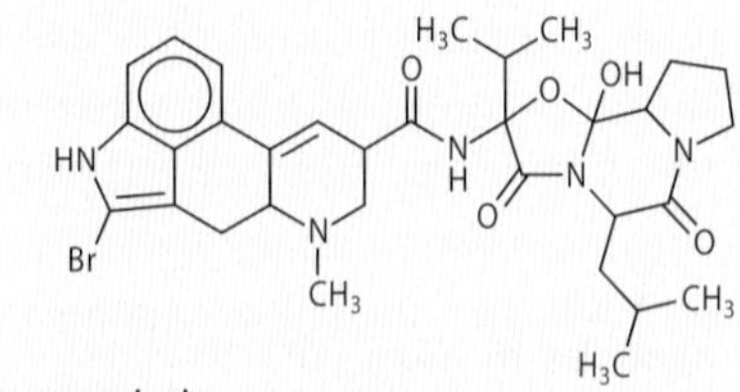

Bromocriptin

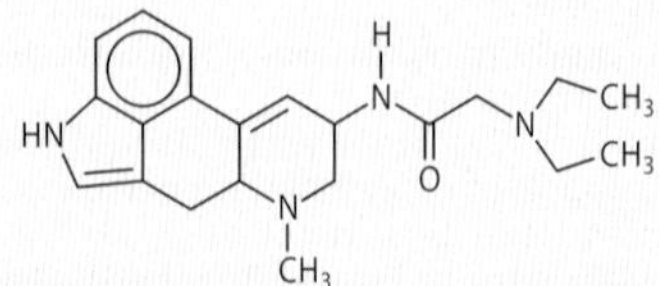

Lisurid

Bromocriptin (s. S. 482), ein in Position 2 bromiertes Peptidalkaloid (Ergocriptin), zeichnet sich vor allem durch seine zentralen dopaminergen Wirkungen (im wesentlichen über D_2-Rezeptoren) aus und wird daher zur Therapie des M. Parkinson (s. S. 192), der Hyperprolactinämie und unterstützend bei der Akromegalie eingesetzt.

Pergolid, ein weiteres partialsynthetisches Mutterkornalkaloidderivat mit agonistischer Wirkung auf D_1- und D_2-Rezeptoren, wird als Zusatzmedikation neben Levodopa zur Behandlung des M. Parkinson (s. S. 192) eingesetzt.

Metergolin besitzt dopaminagonistische und 5-HT-antagonistische Wirkungen und wird im wesentlichen bei Erkrankungen eingesetzt, die mit einer erhöhten Prolactinsekretion einhergehen.

Lisurid besitzt als Agonist ausgeprägte Affinität zu Dopaminrezeptoren. Daneben wirkt diese Verbindung agonistisch an 5-HT_{1A}-Rezeptoren sowie antagonistisch an zentralen 5-HT_2-Rezeptoren. Beide Effekte führen zu einer reduzierten Aktivität des Nucleus raphe dorsalis (Hemmung der Transmitterfreisetzung durch Aktivierung präsynaptischer 5-HT_{1A}-Rezeptoren sowie Blockade postsynaptischer 5-HT_2-Rezeptoren). Neben seiner Verwendung zur Migräneprophylaxe wird Lisurid auch zur Kombinationsbehandlung des Parkinson-Syndroms sowie unterstützend bei endokrinen Erkrankungen (z. B. prolactinbedingte Amenorrhö, Akromegalie) eingesetzt. Nebenwirkungen bestehen in Übelkeit, Müdigkeit, Schwindel, orthostatischen Beschwerden sowie Muskelschwäche und -schmerzen. Die Dosierung beträgt 3mal 0,025 mg/Tag.

2.3 Pharmaka mit Wirkung auf die ganglionäre Übertragung

In allen vegetativen Ganglien erfolgt die Erregungsübertragung durch Acetylcholin. Eine Blockade dieser Ganglien wird sich daher im sympathischen und parasympathischen System bemerkbar machen, da eine pharmakologische Differenzierung zwischen den unterschiedlichen Ganglien nicht möglich ist. Ganglienblockierende Stoffe haben heute nur noch experimentelles Interesse und sind aus der Therapie verschwunden.

Nicotin, das Hauptalkaloid des Tabaks, wirkt dosisabhängig stimulierend oder hemmend auf die vegetativen Ganglien. In kleinen Dosen führt Nicotin wie Acetylcholin zu einer Depolarisation der postsynaptischen Membran und fördert die Erregungsübertragung. In hohen Dosen bewirkt Nicotin durch Dauerdepolarisation eine Ganglienblockade. Die Wirkungen von Nicotin sind auf S. 808 dargestellt.

Literatur

Amara SG, Kuhar MJ (1994) Neurotransmitter transporters: Recent progress. Annu Rev Neurosci 16:73–93

Barrantes FJ (1993) Structural-functional correlates of the nicotinic acetylcholine receptor and its lipid microenvironment. FASEB J 7:1460–1467

Bennett MK (1997) Ca^{2+} and the regulation of neurotransmitter secretion. Curr Opin Neurobiol 7:316–322

Berde B, Schild HO (eds) (1978) Ergot alkaloids and related compounds. In: Handbook of experimental pharmacology, vol 49. Springer, Berlin Heidelberg New York

Berde B, Stürmer E (1978) Introduction to the pharmacology of ergot alkaloids and related compounds as a basis of their therapeutic application. In: Berde B, Schild HO (Hrsg) Handbuch der experimentellen Pharmakologie, Bd 49: Ergot alkaloids and related compounds. Springer, Berlin Heidelberg New York, S. 1–28

Boulet L-P (1984) Long- versus short-acting β_2-agonists: Implications for drug therapy. Drugs 47:207–222

Bylund DB (1992) Subtypes of α_1- and α_2-adrenergic receptors. FASEB J 6:832–839

Caulfield MP (1993) Muscarinic receptors – characterization, coupling and function. Pharmacol Ther 58:319–379

Civelli O, Bunzow JR, Grandy DK (1993) Molecular diversity of the dopamine receptors. Annu Rev Pharmacol Toxicol 32:281–307

Cooper KL, McKiernan JM, Kaplan SA (1999) α-Adrenoceptor antagonists in the treatment of benign prostatic hyperplasia. Drugs 57:9–17

Cordero-Erausquin M, Marubio LM, Klink R, Changeux JP (2000) Nicotinic receptor function: New perspectives from knockout mice. Trends Pharmacol Sci 21:211–217

Cullumbine H (1967) Muscarinic blocking drugs. Physiol Pharmacol 3:322–362

De Groot AN, van Dongen PW, Vree TB, Hekster YA, van Roosmalen J (1998) Ergot alkaloids. Current status and review of clinical pharmacology and therapeutic use compared with other oxytocics in obstetrics and gynaecology. Drugs 56:523–535

Docherty JR (1998) Subtypes of functional α_1- and α_2-adrenoceptors. Eur J Pharmacol 361:1–15

Eglen RM, Hegde SS, Watson N (1996) Muscarinic receptor subtypes and smooth muscle function. Pharmacol Rev 48:531–565

Eglen RM, Reddy H, Watson N, Challiss RAJ (1994) Muscarinic acetylcholine receptor subtypes in smooth muscle. Trends Pharmacol Sci 15:114–119

Emilien G, Maloteaux JM, Geurts M, Hoogenberg K, Cragg S (1999) Dopamine receptors – physiological understanding to therapeutic intervention potential. Pharmacol Ther 84:133–56

Emorine L, Blin N, Strosberg AD (1994) The human β_3-adrenoceptor: The search for a physiological function. Trends Pharmacol Sci 15:3–7

Ford AP, Williams TJ, Blue DR, Clarke DE (1994) α_1-adrenoceptor classification. Trends Pharmacol Sci 15:167–170

Froehner SC (1993) Regulation of ion channel distribution at synapses. Annu Rev Neurosci 16:347–368

Fulton B, Wagstaff AJ, Sorkin EM (1995) Doxazosin: An update of its clinical pharmacology and therapeutic applications in hypertension and benign prostatic hyperplasia. Drugs 49:295–320

Galzi J-L, Revah F, Bessis A, Changeux J-P (1991) Functional architecture of the nicotinic acetylcholine receptor: From electric organ to brain. Annu Rev Pharmacol Toxicol 31:37–72

Ganten D, Mulrow PJ (eds) (1990) Pharmacology of antihypertensive therapeutics. In: Handbook of experimental pharmacology, vol 93. Springer, Berlin Heidelberg New York Tokyo

Garcia-Sáinz JA (1993) α_1-adrenergic action: receptor subtypes, signal transduction and regulation. Cell Sign 5:539–547

Garcia-Sáinz JA, Vázquez-Prado J, Villalobos-Molina R (1999) α_1-adrenoceptors: Subtypes, signaling, and roles in health and disease. Arch Med Res 30:449–458

Gingrich JA, Caron MG (1993) Recent advances in the molecular biology of dopamine receptors. Annu Rev Neurosci 16:299–321

Goyal RK (1989) Muscarinic receptor suptypes: Physiology and clinical implications. New Engl J Med 321:1022–1029

Greenblatt DJ, Shader RI (1973) Anticholinergics. New Engl J Med 290:1215–1219

Hallett M (1999) One man's poison – clinical applications of botulinum toxin. N Engl J Med 341:118–120

Hamilton CA (1992) The role of imidazoline receptors in blood pressure regulation. Pharmacol Ther 54:231–248

Hanson PI, Heuser JE, Jahn R (1997) Neurotransmitter release – four years of SNARE complexes. Curr Opin Neurobiol 7:310–315

Harrison JK, Pearson WR, Lynch KR (1991) Molecular characterization of α_1- and α_2-adrenoceptors. Trends Pharmacol Sci 12:62–67

Hebb C (1972) Biosynthesis of acetylcholine in nervous tissue. Physiol Rev 53:918–957

Hein L (2001) Transgenic models of α_2-adrenergic receptor subtype function. Rev Physiol Biochem Pharmacol 142:161–85

Hein L, Altman JD, Kobilka BK (1999) Two functionally distinct α_2-adrenergic receptors regulate sympathetic neurotransmission. Nature 402:181–184

Hieble JP, Ruffolo RR (1996) The use of α-adrenoceptor antagonists in the pharmacological management of benign prostatic hypertrophy: An overview. Pharmacol Res 33:145–160

Holzgrabe U (1993) Struktur der Acetylcholinesterase. DAZ 133:31–32

Hosey MM (1992) Diversity of structure, signaling and regulation within the family of muscarinic cholinergic receptors. FASEB J 6:845–852

Hucho F, Järv J, Weise C (1991) Substrate-binding sites in acetylcholinesterase. Trends Pharmacol Sci 12:422–426

Jahn R, Südhoff TC (1994) Synaptic vesicles and exocytosis. Annu Rev Neurosci 17:219–246

Jankovic J, Brin MF (1991) Therapeutic uses of botulinum toxin. New Engl J Med 324:1186–1194

Karczmer AG (1967) Pharmacologic, toxicologic and therapeutic properties of anticholinesterase agents. Physiol Pharmacol 3:163–322
Kobilka B (1992) Adrenergic receptors as models for G protein-coupled receptors. Annu Rev Neurosci 15:87–114
Kosterlitz HW (1967) Effects of choline esters on smooth muscle and secretions. Physiol Pharmacol 3:97–161
Kromer EP, Krämer BK (1996) Betablocker verbessern die Prognose bei und nach akutem Myokardinfarkt. Dtsch Ärztebl 93:C1819-C1820
Li G, Regunathan S, Barrow CJ, Eshraghi J, Cooper R, Reis DJ (1994) Agmatine: An endogenous clonidine-displacing substance in the brain. Science 263:966–969
MacKinnon AC, Spedding M, Brown CM (1994) α_2-adrenoceptors: More subtypes but fewer functional differences. Trends Pharmacol Sci 15:119–123
McDevitt DG (1979) Adrenoceptor blocking drugs: Clinical pharmacology and therapeutic use. Drugs 17:267–288
Meir A, Ginsburg S, Butkevich A, Kachalsky SG, Kaiserman I, Adhut R, Demirgoren S, Rahamimoff R (1999) Ion channels in presynaptic nerve terminals and control of transmitter release. Physiol Rev 79:1019–1088
Michel MC (1993) Adrenozeptorsubtypen – Funktion und Bedeutung. Med Monatschr Pharm 16:130–136
Miller RJ (1998) Presynaptic receptors. Annu Rev Pharmacol Toxicol 38:201–227
Minneman KP, Esbenshade TA (1994) α_1-adrenergic receptor subtypes. Annu Rev Pharmacol Toxicol 34:117–133
Missale C, Nash R, Robinson SW, Jaber M, Caron MG (1998) Dopamine receptors: From structure to function. Physiol Rev 78:189–225
Molderings GJ (1995) Imidazolinrezeptoren. Arzneimitteltherapie 11:344–350
Molderings GJ, Göthert M, Christen O, Schäfer SG (1993) Imidazolrezeptoren und Blutdruckregulation. Dtsch Med Wochenschr 118:953–958
Molderings GJ, Michel MC, Göthert M, Christen O, Schäfer SG (1992) Imidazolrezeptoren: Angriffsort einer neuen Generation von antihypertensiven Arzneimitteln. Dtsch Med Wochenschr 117:67–71
Muntz KH, Zhao MM, Miller JC (1994) Downregulation of myocardial β-adrenergic receptors: Receptor subtype selectivity. Circulation Res 74:369–375
Nelson HS (1995) β-adrenergic bronchodilators. New Engl J Med 333:499–506
Ostrowski J, Kjelsberg MA, Caron MG, Lefkowitz RJ (1992) Mutagenesis of the β_2-adrenergic receptor: How structure elucidates function. Annu Rev Pharmacol Toxicol 32:167–183
Rand MJ, Stafford A (1967) Cardiovascular effects of choline esters. Physiol Pharmacol 3:1–95
Regunathan S, Reis DJ (1996) Imidazoline receptors and their endogenous ligands. Annu Rev Pharmacol Toxicol 36:511–544
Reis DJ, Regunathan S (2000) Is agmatine a novel neurotransmitter in brain? Trends Pharmacol Sci 21:187–193
Reynolds GP (1996) The importance of dopamine D4 receptors in the action and development of antipsychotic agents. Drugs 51:7–11
Ruffolo RR Jr, Hieble JP (1994) α-adrenoceptors. Pharmacol Ther 61:1–64
Sargent PB (1993) The diversity of neuronal nicotinic acetylcholine receptors. Annu Rev Neurosci 16:403–443
Schotten U, Hanrath P (1997) β-Rezeptorenblocker: Ein neues Prinzip zur Therapie bei Herzinsuffizienz? Dtsch Med Wochenschr 122:387–390
Schütz W, Anhäupl T, Gauss A (2000) Grundsätze der Katecholamintherapie. Anästhesiol Intensivmed Notfallmed Schmerzther 35:67–81
Strochitzky K, Lindner W, Klein W (1994) Chiral aspects of β-adrenoceptor antagonists. Trends Pharmacol Sci 15:102
Strosberg AD (1997) Structure and function of the β_3-adrenergic receptor. Annu Rev Pharmacol Toxicol 37:421–450
Szekeres L (ed) (1980, 1981) Adrenergic activators and inhibitors I and II. In: Handbook of experimental pharmacology, vol 54/I and 54/II. Springer, Berlin Heidelberg New York
Timble WS, Linial M, Scheller RH (1991) Cellular and molecular biology of the presynaptic nerve terminal. Annu Rev Neurosci 14:93–122
Trendelenburg U, Weiner N (eds) (1988, 1989) Catecholamines I and II. In: Handbook of experimental pharmacology, vol 90/I and 90/II. Springer, Berlin Heidelberg New York
Van Zwieten PA (1997) Central imidazoline receptors as targets of centrally acting antihypertensives: Moxonidine and rilmenidine. J Hypertens 15:117–125
Walter K, Aschoff JC (1996) Physostigmin. Med Monatsschr Pharma 9:252–260
Wess J (1993) Molecular basis of muscarinic acetylcholine receptor function. Trends Pharmacol Sci 14:308–313
Whittaker VP (ed) (1988) The cholinergic synapse. In: Handbook of experimental pharmacology, vol 86. Springer, Berlin Heidelberg New York
Wilde MI, McTavish D (1996) Tamsulosin. A review of its pharmacological properties and therapeutic potential in the management of symptomatic benign prostatic hyperplasia. Drugs 52:883–898
Zhong H, Minneman KP (1999) α_1-adrenoceptor subtypes. Eur J Pharmacol 375:261–276
Zwieten PA van (1993) An overview of the pharmacodynamic properties and therapeutic potential of combined α- and β-adrenoceptor antagonists. Drugs 45:509–517

Kapitel 3

Hypnotika und Tranquillanzien 3

H. Rommelspacher und R. Horowski

Hypnotika und Tranquillanzien

3

H. Rommelspacher und R. Horowski

3.1 Allgemeine Einführung

Das Gefühl, der Nachtschlaf sei nicht ausreichend, kann zur Einnahme von hypnotisch wirkenden Substanzen führen. Das ideale Hypnotikum sollte objektiv und subjektiv den Schlaf verbessern, die Leistungsfähigkeit tagsüber erhöhen und seine Wirksamkeit während der Dauer der Therapie beibehalten. Nach Absetzen sollten keine Entzugserscheinungen auftreten und es sollte wenige oder überhaupt keine Nebenwirkungen haben.

Eine ganze Reihe von Substanzen wirkt hypnogen (Tab. 3.1). Dosisabhängig führen die Sedativa/Hypnotika zu Sedierung, Schlaf und Koma. Für einen Teil ist Sedierung oder Schlafförderung nicht die eigentliche Indikation wie beispielsweise für Neuroleptika oder viele Antihistaminika. Trotzdem werden sie u. U. auch ausdrücklich als Sedativa/Hypnotika verwandt. Bei hartnäckigen Schlafstörungen sind pflanzliche Extrakte keine entscheidende Hilfe.

Die Bedeutung der älteren Medikamente für die Behandlung von Schlafstörungen ist in den vergangenen Jahren immer weiter zurückgegangen. Dies liegt daran, dass mit den Benzodiazepinen Medikamente mit einer wesentlich größeren therapeutischen Breite zur Verfügung stehen. Benzodiazepine verändern auch die Schlafarchitektur wesentlich weniger (s. u.). Ob und durch welche Stoffklasse die Benzodiazepine in ihrer Bedeutung abgelöst werden, ist heute noch offen, einige neuere Entwicklungen sind in der Tabelle aufgeführt.

Die Wirkungen der Hypnotika werden in Schlaflabors durch elektrophysiologische und psychologische Untersuchungsmethoden geprüft. Die wichtigsten elektrophysiologischen sind das Elektroenzephalogramm (EEG) zur Registrierung der Hirnströme, das Elektrookulogramm (EOG) zur Registrierung der Augenbewegungen und das Elektromyogramm (EMG) zur Registrierung der Aktivität der Skelettmuskulatur. Mit Hilfe dieser Methoden konnte gezeigt werden, dass sich während des Schlafs die Aktivität des Gehirns, der Augenbewe-

Tabelle 3.1. Sedativ/hypnogen wirkende Substanzen. Die Tabelle gibt nur einen Teil der im Handel befindlichen Präparate wieder.

Alkohol, halogenierte Alkohole	Ethanol, Chloralhydrat
Phytopharmaka	Melisseblätter und -blütenköpfchen, Passionsblume (Blätter), Hopfen, Baldrianwurzel, Arnikawurzel, Kava Kava (Phytoanxiolytikum)
Carbamate	Meprobamat
Piperidindione	Thalidomid (auf Anfrage)
Chinazolonderivate	Methaqualon (nicht mehr im legalen Handel)
Barbiturate	Phenobarbital, Cyclobarbital, Pentobarbital, Secobarbital, Barbital
Antihistaminika (H_1-Rezeptor)	Diphenhydramin, Meclozin, Doxylamin, Promethazin
Benzodiazepine	s. Tab. 3.4
Einzelsubstanzen	Guaifenesin, Clomethiazol, L-Tryptophan, Melatonin, Anticholinergika (muskarinische, Scopolamin), Imidazopyridin (Zolpidem), Pyrazolopyrimidin (Zaleplon), Cyclopyrrolon (Zopiclon)
Bei speziellen Indikationen	Antidepressiva, z. B. Doxepin, Trimipramin, Mianserin, Johanniskrautextrakt, Neuroleptika, z. B. Laevomepromazin, Thioridazin, Melperon

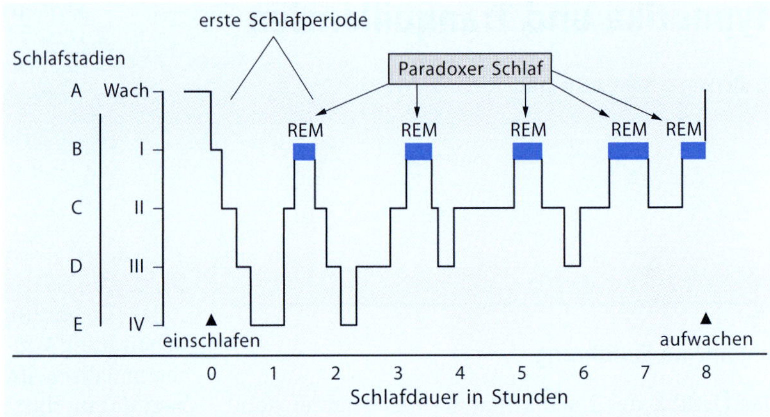

Abb. 3.1. Typische Schlafarchitektur (Schlafprofil) eines Nachtschlafs. (Mod. nach Leutner 1985)

gungen und der Skelettmuskulatur in Phasen ändert. Der Schlaf wird deshalb in einzelne Stadien (A-E nach Loomis bzw. I-IV nach Dement und Kleitmann) eingeteilt (Abb. 3.1). Das Stadium I wird als Übergangsstadium vom Wachzustand in den Schlaf aufgefaßt. Im weiteren Verlauf des Schlafs treten in diesem Stadium REM-Phasen („rapid eye movements") auf. Im Stadium I ist das EEG niederamplitudig und sehr aktiv (Theta- (~3,5–8 Hz) und Betaaktivität (15–25 Hz; ~5 % der Gesamtschlafzeit). Die REM-Phasen sind durch aktivierte Augenbewegungen und Abnahme des Muskeltonus charakterisiert (besonders ausgeprägte Veränderungen im Bereich der Kinn- und Nackenmuskulatur, 20–25 % der Gesamtschlafzeit). Die Weckschwelle steigt sprunghaft an trotz der aktivierten Augenbewegungen. Im REM-Schlaf treten Wellen von hoher Frequenz und niedriger Amplitude auf, die denen im Wachzustand ähneln. Träume treten nicht ausschließlich, aber doch gehäuft in den REM-Phasen auf. Diese scheinbar widersprüchlichen Beobachtungen haben zur Bezeichnung „paradoxer Schlaf" geführt. Das Stadium II ist durch einige Besonderheiten im EEG charakterisiert (Spindeln und K-Komplexe) und umfaßt etwa 45 % der Gesamtschlafzeit. Das Stadium III kann als Übergangsstadium aufgefaßt werden, und zeigt im EEG Theta- und Deltaaktivität (<3,5 Hz; ~7 % Gesamtschlafzeit). Wenn der Anteil an Deltaaktivität („slow wave activity", SWA) 50 % übersteigt, wird vom Stadium IV gesprochen (~15 % der Gesamtschlafzeit). Die SWA-Zeiten scheinen für die Funktion des Schlafs (Erholung bzw. Regeneration insbesondere peripherer Körperfunktionen im Unterschied zu den REM-Phasen mit Wiederherstellung der Hirnfunktionen (duale Theorie)) von besonderer Bedeutung zu sein.

Mit den oben erwähnten Methoden wird geprüft, ob Hypnotika die natürliche Schlafarchitektur beeinflussen oder nicht, was wegen der optimalen Erholung wünschenswert wäre. Einige Befunde deuten darauf hin, dass serotonerge Nervenzellen eine wichtige Rolle für den langsamen Schlaf und noradrenerge für den REM-Schlaf spielen. Auch wird ein Peptid („delta sleep inducing peptide", DSIP) als Schlafstoff diskutiert. Trotz umfangreicher Schlafentzugsstudien ist die Funktion des Schlafs schwierig zu erfassen und zu erklären. Die Zuordnung einzelner Veränderungen zu bestimmten Neurotransmittern ist problematisch u.a., weil die Ergebnisse aus Tierexperimenten nicht ohne weiteres auf den Menschen übertragbar sind.

3.2 Barbiturate

Barbiturate (Abb. 3.2) fördern am $GABA_A$-Rezeptor die Wirkung des Neurotransmitters GABA und damit indirekt den Durchtritt der Chloridionen durch die Nervenzellmembran. Auf diese Weise wirken sie inhibitorisch (s. Abb. 3.3). Außerdem wird die Wirkung von Glutamat, dem wichtigsten aktivierenden Neurotransmitter, abgeschwächt. Mit diesen beiden Wirkungen können die schlafanstoßenden Effekte erklärt werden. Höhere Konzentra-

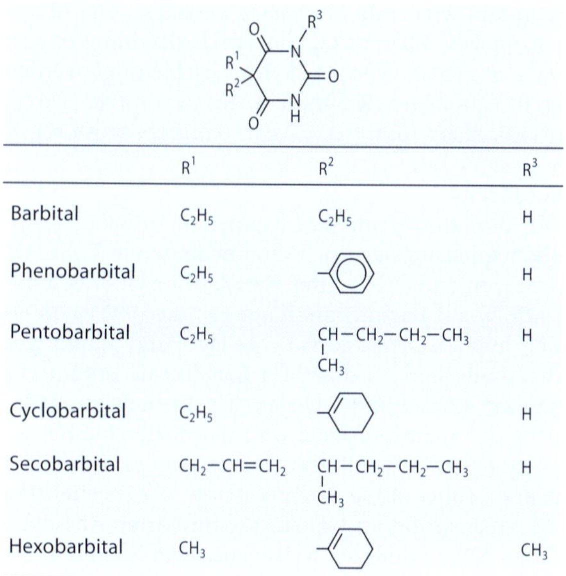

Abb. 3.2. Strukturformeln einiger Barbiturate

tionen hemmen Kalziumkanäle und damit die Fortleitung des Aktionspotentials sowie die Ausschüttung von Neurotransmittern aus den Nervenendigungen. Diese Mechanismen werden durch einzelne Medikamente unterschiedlich stark beeinflusst, was das differierende Wirkprofil erklären könnte. Beispielsweise unterdrücken bevorzugt krampflösend wirkende Barbiturate (z.B. Phenobarbital) die Aktivität glutamaterger Mechanismen, während die mehr schlafanstoßenden Barbiturate (z.B. Pentobarbital) eine höhere Affinität zu GABAergen Rezeptoren haben. Barbiturate vermindern den Anteil der REM-Phasen deutlich, verändern also die natürliche Schlafarchitektur. Beim Absetzen kommt es zu einem Anstieg der Zahl der REM-Phasen („REM-rebound"), Alpträumen und unruhigem Schlaf.

Im ZNS kommt es mit ansteigenden Dosen zunächst zu einer Hemmung von Hirnstammanteilen (Formatio reticularis, Thalamus), dann der Großhirnrinde und zuletzt der Medulla oblongata mit dem Atemzentrum. Dabei sind die Übergänge fließend. Die therapeutische Breite ist gering verglichen mit der der Benzodiazepine.

Pharmakokinetik

Barbiturate mit Substituenten am C-5 (der Kohlenstoff mit den Substituenten R_1 und R_2 in Abb. 3.2) haben einen pK_a-Wert um 8 (Barbitursäure pK_a = 4). Sie liegen unter physiologischen Bedingungen (pH = 7,4) anteilsweise undissoziiert vor und können deshalb die Blut-Hirn-Schranke durchdringen – eine Voraussetzung ihrer Wirksamkeit (s. Tab. 3.2). Die Pharmakokinetik der gebräuchlichen Barbiturate hängt – angesichts fast identischer pK_a-Werte – vor allem von ihrer Lipophilie ab. Je lipophiler, desto rascher werden sie nach oraler Gabe absorbiert, desto schneller überwinden sie die Blut-Hirn-Schranke, umso schneller tritt deshalb die Wirkung ein und umso eher läßt die Wirkung durch Umverteilung in die Skelettmuskulatur und das wenig durchblutete Fettgewebe nach. Die weniger lipophilen werden unverändert (z.B. Barbital) oder zu einem großen Prozentsatz unverändert renal ausgeschieden, während die lipophileren in der Leber durch den Arzneimittel abbauenden Enzymkomplex (Monooxygenasen, Cytochrom-P450-Isozyme) hydroxyliert, dealkyliert (am Stickstoff) oder

Tabelle 3.2. Pharmakokinetische Daten einiger Barbiturate

Internationaler Freiname	Löslichkeit Lipid/Wasser[b]	pKa-Wert	Plasmaprotein-bindung (%)	HWZ im Plasma (h)	Wirkungsdauer (h)	Einzeldosis (mg)
Barbital	1	7,8	5	50–75	12–24	50–100
Phenobarbital	3	7,2	5/20	24–140	10–18	15–200
Pentobarbital	39	8,0	35	15–48	4–8	20–180
Secobarbital	52	7,9	44	20–34	3–6	30–100
Cyclobarbital	50	7,4		36	3–6	150–200
Amobarbital	swl	7,7		8–42		25–200
Hexobarbital	250	8,0	50	5	2–3	250–500
Thiopental[a]	580	7,4	84	6	Minuten	
Methohexital[a]	1000	8,4	88	70–125min	Minuten	40–80

[a] Injektionsnarkotika, [b] Chloroform bzw. Methylenchlorid/Wasser, swl = schwer löslich in Wasser

zu einem geringen Prozentsatz durch Ringöffnung in hydrophilere Metaboliten umgewandelt werden. Die Metaboliten werden teilweise glukuronidiert und renal eliminiert.

Am Beispiel des Phenobarbitals wurde erstmals eine Induktion der Monooxygenasen gezeigt. Diese führt zu einer beschleunigten Abbaurate nicht nur der Barbiturate (metabolische Toleranz), sondern auch anderer Medikamente, die durch diesen Enzymkomplex in hydrophilere Metaboliten umgewandelt werden. Des weiteren wird auch die delta-Aminolävulinsäuresynthetase induziert, wodurch die Porphyrinsynthese beschleunigt wird (beim Krankheitsbild Porphyrie lebensgefährliche Krise möglich).

Indikationen

Heute nur noch Epilepsie und Narkoseeinleitung (s. Kap. Antikonvulsiva bzw. Narkotika). Sie sind noch Bestandteile einiger Sedativa/Hypnotika, allerdings hat die Unterstellung höherer Dosen der Barbiturate unter die BTMVV zu einem weiteren Rückgang der Verschreibungshäufigkeit geführt.

Kontraindikationen

Relative: Schwere Nieren- und Leberfunktionsstörungen (z.B. Phenobarbital geringe Dosisreduktion bei Niereninsuffizienz erforderlich). Absolute: akute Porphyrie (s.o.), akute Vergiftungen mit anderen sedativ oder atemdepressorisch wirkenden Pharmaka, psychische Abhängigkeit.

Nebenwirkungen

Barbiturate vermindern die Ansprechbarkeit des Atemzentrums bis zur völligen Lähmung durch toxische Dosen. Sie beeinträchtigen die Konzentrationsfähigkeit (Autofahren) und reduzieren die Herzkraft. Wenn sie über längere Zeit eingenommen werden, führen sie zu psychischer und körperlicher Abhängigkeit sowie metabolischer und zellulärer Toleranz. Beschrieben sind Allergien wie Asthma, Hautausschläge und Gelbsucht, selten Anämien. Niedrige Dosen können die Schmerzempfindlichkeit steigern. Bei älteren Personen, Kindern und Patienten mit Demenz können Barbiturate Erregungszustände auslösen (paradoxer Effekt).

Wechselwirkungen

Die Wirkung der Barbiturate wird durch andere sedierend (s. Tab. 3.1) oder atemdepressorisch (z.B. Opioide) wirkende Pharmaka verstärkt. Die Elimination von Pharmaka, die durch die Monooxygenase abgebaut werden, kann beschleunigt werden (z.B. Cumarine, Rifampicin, Kontrazeptiva, Doxycyclin, Phenytoin, trizyklische Antidepressiva u.a.).

Vergiftung

Die Einnahme von Barbituraten in suizidaler Absicht spielt immer noch eine bedeutende Rolle. Da Atemzentrum, Herz und Kreislauf besonders empfindlich auf Barbiturate reagieren, kommt es zu einer hypoxischen Stoffwechsellage und damit zur metabolischen Azidose. Da Barbiturate organische Säuren sind, nimmt wegen der Erniedrigung des pH's der nichtionisierte und damit der membrangängige Anteil der Barbiturate zu. In den Tubuli der Nieren führt diese Verschiebung zur vermehrten Rückresorption und so zur verminderten Ausscheidung. Neben anderen therapeutischen Maßnahmen muß deshalb für eine Alkalisierung des Harns mit Natriumbikarbonat oder Trispuffer (THAM) gesorgt werden.

3.3 Alkohole und Aldehyde

Chloralhydrat

Das Hypnotikum ist schwierig zu konfektionieren, weswegen die Kapseln unangenehm groß sind. Die hypnotische Dosis beträgt bis zu 2 g und muß mit Flüssigkeit eingenommen werden, um Magenbeschwerden zu vermeiden, da Chloralhydrat schleimhautreizend wirkt (Tab. 3.3). Indikation sind Sedierung bevorzugt in der Kinderheilkunde (~5–10 mg/kg), in der Notfallmedizin und vor diagnostischen Eingriffen in der Notfallmedizin (in USA). Der Vorteil gegenüber den Alternativen ist das geringe Risiko einer akuten Toxizität.

Nach Absorption wird Chloral (Aldehyd) bzw. Chloralhydrat (enthält zusätzlich H_2O und steht mit dem Chloral im Gleichgewicht) in Trichlorethanol, die eigentlich wirksame Substanz, reduziert (Alkoholdehydrogenase und NAD). Chloral wird auch zu Trichloressigsäure oxidiert.

Nach Einnahme tritt unangenehmer Mundgeruch auf. Chloralhydrat gilt neben den Benzodiazepinen als das am Wenigsten akut gefährliche Hypnotikum. An Nebenwirkungen sind Magenbe-

Tabelle 3.3. Pharmakokinetische Daten einiger Sedativa/Hypnotika

Internationaler Freiname	Plasmaprotein-Bindung (%)	HWZ in Plasma (h)	Wirkungsdauer (h)	Einzeldosis (mg)
Carbromal	10	5–6 (Bromid 1–2 Wo)	2–4	250–500
Glutethimid	71	5–22	5–8	125–500
Methaqualon	80	6–42	2–4	100–400
Methyprylon	8	4–7	5–8	50–400
Meprobamat	20	6,4–16,6		400–800
Chloralhydrat		4–9,5 (aktiver Metabolit Trichlorethanol)	6–8	500

schwerden, Alpträume und allergische Reaktionen beschrieben. Es ist potentiell lebertoxisch, weswegen es bei Lebererkrankungen kontraindiziert ist. Der Herzmuskel wird für Noradrenalin sensibilisiert; dies führt zu Rhythmusstörungen nach hohen Dosen.

Chloralhydrat induziert metabolische Toleranz. Vereinzelt ist Abhängigkeit beschrieben. Es wird durch die Alkoholdehydrogenase metabolisiert (s.o.), weswegen mit Wechselwirkungen mit Alkohol gerechnet werden muß („Mickey Finn cocktail"). Auf Grund von Enzyminduktion beschleunigt es den Abbau von trizyklischen Antidepressiva (z.B. Amitriptylin).

3.4 Carbamate

Meprobamat ist von den Benzodiazepinen weitgehend verdrängt worden.

3.5 Piperidindione

Thalidomid

Das Präparat besitzt durch seinen Phthalimidring teratogene Eigenschaften (Contergan-Katastrophe in den 60er Jahren). Es wirkt mild hypnotisch, anxiolytisch, antiemetisch und gering analgetisch. Als Wirkungsmechanismus wird die Suppression des Tumor-Necrosis-Faktor α und die Modulation von Interleukinen angenommen. Offenbar ist der Wirkungsmechanismus komplex. In den letzten Jahren hat das Interesse an Thalidomid erheblich zugenommen. Es ist sehr wirksam bei der Behandlung der Hautmanifestationen von Lepra und Lepra-bedingtem Fieber. Außerdem unterdrückt es den Juckreiz. Darüber hinaus wirkt es appetitsteigernd, was bei kachektischen Patienten mit HIV-Infektion genutzt werden kann. Zur Zeit werden Studien zur Behandlung von Infekten, Erkrankungen des rheumatischen Formenkreises und verschiedenen Tumorformen durchgeführt. Thalidomid hemmt die Proliferation von Endothelzellen. Dieser Effekt dürfte für die Antiangiogenese maßgeblich sein und damit für die Hemmung des Wachstums von Bronchial- und Prostatakarzinomen.

3.6 Chinazolonderivate

Methaqualon

1981 wurde dieses Hypnotikum (Tab. 3.3) der BTMVV unterstellt, heute ist es nicht mehr im legalen Handel verfügbar. In seinen Wirkungen ähnelt es den Barbituraten, allerdings sind seine enzyminduzierenden Eigenschaften bedeutend geringer. Auch dieses Präparat kann Erregungszustände und Angst auslösen. In höherer Dosierung kann es zu Euphorie ohne die für Barbiturate charakteristische Schläfrigkeit führen. Das Abhängigkeitspotential gilt daher als höher als das der Barbiturate. Die REM-Phasen werden verkürzt.

3.7 Antihistaminika (H_1-Rezeptorenblocker)

Diese Substanzklasse wird im Kap. Antihistaminika behandelt. Als Sedativa spielen vor allem *Meclozin, Diphenhydramin, Dimenhydrinat* und *Doxylamin* als Monopräparate eine Rolle. Sie sind außerdem Bestandteil zahlreicher Kombinationspräparate.

3.8 Neuroleptika und Antidepressiva

Eine ganze Reihe dieser Präparate wirkt sedierend (s. Kap. Antipsychotika/Neuroleptika). Dies ist möglicherweise auf ihren antihistaminergen Anteil zurückzuführen. Beispiele unter den Neuroleptika mit stark sedierender Wirkung sind Promethazin, Levomepromazin, Thioridazin, Melperon; seltener verwendet: Promazin, Prothipendyl; unter den Antidepressiva Amitriptylin, Doxepin, Trimipramin und Mianserin. Wegen ihrer zahlreichen Nebenwirkungen, teilweise geringen therapeutischen Breite und der vorhandenen alternativen Präparate sollte diese Gruppe nur unter strenger Indikationsstellung verabreicht werden.

3.9 Benzodiazepine und andere Substanzen, die am Benzodiazepinrezeptor angreifen

Benzodiazepine und Benzodiazepinrezeptor-Liganden gehören zu den am meisten verwendeten Medikamenten. Sie haben, vor allem wegen ihrer guten Verträglichkeit auch bei Überdosierung, andere als Schlaf- oder Beruhigungsmittel verwendete Stoffe wie Meprobamat, bromhaltige Mittel und vor allem die Barbiturate weitgehend verdrängt.

Die Erfolge der ersten Benzodiazepine Chlordiazepoxid und Diazepam führten dazu, daß immer neue Substanzen entwickelt wurden. Von klinischer Bedeutung sind dabei bisher vor allem Unterschiede in der Pharmakokinetik; Dissoziationen in den Wirkungen wurden zwar oft postuliert, aber bisher nicht überzeugend nachgewiesen. Allerdings ist nicht ausgeschlossen, daß das zunehmende Wissen über den molekularen Wirkungsmechanismus dieser Pharmaka und über Subtypen des Benzodiazepinrezeptors in Zukunft neue Entwicklungen bringen wird.

Die chemische Struktur einiger wichtiger Benzodiazepine ergibt sich aus Tabelle 3.4.

Neuere Entwicklungen mit Benzodiazepinstruktur sind die Triazolobenzodiazepine (Triazolam, Midazolam, Alprazolam), die 1,5-Benzodiazepine (Clobazam) sowie ganz neuartige Strukturen (Zopiclon (s. 3.11), Zolpidem (s. 3.12) und Zaleplon (s. 3.13).

Tabelle 3.4. Strukturmerkmale einiger 1,4-Benzodiazepine

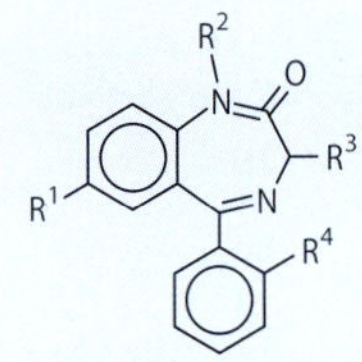

Wirksame Dosierung (mg)	Wirkstoff	R^1	R^2	R^3	R^4
0,5 - 2	Lormetazepam	Cl	CH_3	OH	Cl
10 - 20	Temazepam	Cl	CH_3	OH	H
2 - 10	Lorazepam	Cl	H	OH	Cl
20 - 40	Oxazepam	Cl	H	OH	H
1 - 2	Diazepam	Cl	CH_3	H	H
15 - 30	Flurazepam	Cl	$CH_3{-}CH_3{-}N(C_2H_5)_2$	H	F
2,5 - 5	Nitrazepam	NO_2	H	H	H
0,5 - 2	Flunitrazepam	NO_2	CH_3	H	F
1 - 2	Clonazepam	NO_2	H	H	Cl

Alle diese Derivate wirken über Benzodiazepinrezeptoren und haben somit nach heutigem Stand des Wissens mehr oder weniger ein den „klassischen" Benzodiazepinen (z.B. Diazepam und Lormetazepam) vergleichbares Profil.

3.9.1 Wirkungen und Wirkungsmechanismen

Alle Benzodiazepine haben ein vergleichbares typisches Wirkungsspektrum (dem typische Nebenwirkungen bei hoher Dosierung entsprechen):

Wirkungen	mögliche Nebenwirkungen
• anxiolytisch	Euphorie, Abhängigkeit?
• sedativ-hypnotisch	Müdigkeit
• antikonvulsiv	–
• muskelrelaxierend	Doppelsehen, Gangstörungen
• amnesiogen	„Gedächtnislücke", Verwirrtheit?

Die Auslösung von Gedächtnisstörungen im Sinne einer anterograden Amnesie v.a. in höherer Dosierung sowie bei parenteraler Gabe erscheint als eine 5., von den anderen Eigenschaften unabhängige Wirkung. Umgekehrt dürfte die Fähigkeit, Abhängigkeit zu verursachen, mit der anxiolytischen (und

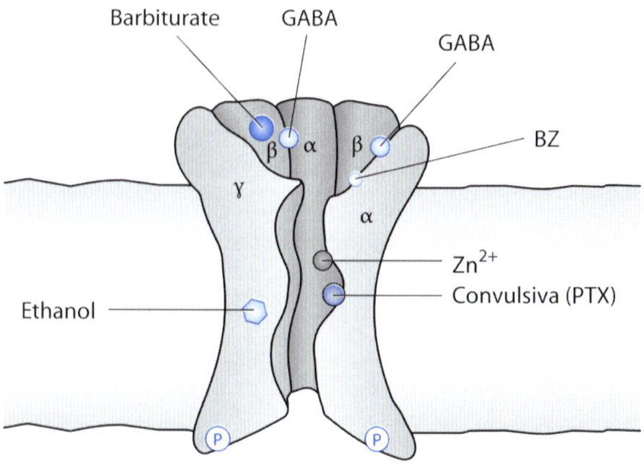

Abb. 3.3. Schematische Darstellung des GABA-Benzodiazepin-Rezeptorkomplex. Der sog. $GABA_A$-Rezeptor besteht aus einem Pentamer mit in der Regel 2 α-, 2 β- und einer γ- oder anderen Untereinheiten. Beschrieben sind 6 α, 3 β, 3 γ, δ, ε, π, ϱ und θ. Jede Untereinheit hat 4 transmembranale Domänen. Der Neurotransmitter GABA bindet im Grenzbereich zwischen einer β- und einer α-Untereinheit, wodurch der Ionenkanal geöffnet wird und Chloridionen in das Innere der Nervenzelle strömen. Mehrere allosterische Bindungsstellen bestehen im Bereich des Rezeptorkomplexes. Neben denen für Benzodiazepine zwischen γ- und α-Untereinheiten solche für Barbiturate, Ethanol, Neurosteroide, synthetische β-Carboline und Penicillin. Die Liganden können die Wirkung von GABA verstärken oder hemmen. Beispielsweise führt die gleichzeitige Bindung von GABA und Benzodiazepinen zu einer Zunahme der Zahl der Öffnungen des Ionenkanals und damit zu einer Verstärkung der inhibitorischen Wirkung von GABA durch die Benzodiazepine. Möglicherweise beruht die Verstärkerwirkung der Benzodiazepine auf der Erhöhung der Affinität von GABA zu seiner Bindungsstelle. Auch GABA soll die Affinität der Benzodiazepinbindungsstelle für die Benzodiazepine erhöhen. PTX: Pierotoxin.

in höherer Dosierung leicht euphorisierenden) Wirkung aller an Benzodiazepinrezeptoren angreifenden Pharmaka verbunden sein.

Der Mechanismus, durch welchen alle Wirkungen und Nebenwirkungen erreicht werden, ist bei allen Benzodiazepinen derselbe. Sie werden an solche Benzodiazepinrezeptoren gebunden, die nur im Gehirn und Rückenmark vorkommen und die Bestandteil von GABA (γ-Aminobuttersäure, „γ-amino-butyric acid") -Rezeptoren vom $GABA_A$-Typ sind (s. Abb. 3.3). GABA ist der wichtigste hemmende Neurotransmitter im Gehirn. Ein Teil dieser GABAergen Synapsen wird nun in ihrer Hemmwirkung durch Benzodiazepine verstärkt. Sie führen über eine spezifische Bindung an hochaffine Bindungsstellen zur häufigeren Öffnung von Chloridionenkanälen in der Nervenmembran. Durch den Chloridioneneinstrom kommt es zur Hyperpolarisation der Zellmembran, d.h. erregende Impulse können sich schlechter in entsprechenden Hirnarealen ausbreiten. Wie bereits ausgeführt, binden Benzodiazepine nicht an alle $GABA_A$-Rezeptoren, insbesondere nicht an solche, die aus α_4- und α_6-Untereinheiten zusammengesetzt sind. Kürzlich konnte bei genetisch veränderten Mäusen gezeigt werden, dass die α_1-Untereinheit die sedierende, nicht jedoch die anxiolytische Wirkung der Benzodiazepine vermittelt. Diese Beobachtung hat zu entsprechenden therapeutischen Strategien bei der Neuentwicklung von Schlafmitteln geführt. Eine bevorzugte Bindung von Medikamenten an $GABA_A$-Rezeptoren mit α_1-Untereinheiten sollte zu sedierenden, nicht jedoch zu anxiolytisch-euphorisierenden Wirkungen führen. Der Grad der Spezifität ist allerdings entscheidend von der Differenz der Affinitäten zu den einzelnen α-Untereinheiten abhängig.

Durch ihren indirekten Wirkmechanismus werden Benzodiazepine auch in hoher Dosierung gut vertragen (s. Tabelle 3.5). Durch ihre verstärkende Wirkung auf ein physiologisch dämpfendes GABAerges System läßt sich die hemmende Wirkung der Benzodiazepine auf die Entstehung von Angst und die Ausbreitung von Krämpfen sowie ihre allgemein beruhigende, schlafanstoßende und muskelrelaxierende Wirkung erklären, und ebenso ihre Nebenwirkungen.

Es gibt auch Moleküle mit Benzodiazepinstruktur, die den Benzodiazepinrezeptor besetzen, ohne eigene Wirkungen zu haben. Diese Substanzen können als Benzodiazepinantagonisten verwendet werden (z.B. zur Behandlung von Benzodiazepinüberdosierung, wenn dies medizinisch erforderlich ist). Prototyp dieser Substanzklasse ist Flumazenil, das auch in der Anästhesie Anwendung findet und – analog zum Opiatrezeptorantagonisten Naloxon – nur eine kurze Wirkdauer hat. Es wird i.v. je nach Bedarf dosiert (ab 0,1 mg, Achtung: Injektion wenn nötig wiederholen).

Mit einigen Benzodiazepinrezeptor-Liganden ließen sich auch zentralnervöse (nicht aber metabolische) Effekte von Alkohol antagonisieren.

Schließlich gibt es auch Substanzen, die über eine Bindung an den Benzodiazepinrezeptor die GABA-Bindung und Hemmwirkung abschwächen

Tabelle 3.5. Unterschiede zwischen Benzodiazepinen und Barbituraten

Benzodiazepine	Barbiturate
Wirkungen Anxiolytisch, sedativ-hypnotisch, muskelrelaxierend, antikonvulsiv, amnesiogen	Sedativ-hypnotisch, antikonvulsiv, allgemein zentral-depressiv
Überdosierung Tiefer, langer Schlaf; bei Überwachung meist spontanes Erwachen ohne Folgen	Schlaf (jeweils etwa bei Dosisverdoppelung) Narkose Koma Tod
Risiken Hohes Potential für psychische Abhängigkeit Körperliche Abhängigkeit weniger intensiv Unklare Entzugssymptomatik (z. B. „Depersonalisation", Krämpfe extrem selten)	Hohes Potential für psychische und körperliche Abhängigkeit – schwere Entzugssymptomatik (z. B. Krämpfe)

und somit aktivierend, angstauslösend und prokonvulsiv wirken (sog. inverse Agonisten, Beispiel: synthetische β-Carboline).

3.9.2 Pharmakokinetik

Für die klinische Anwendung hat sich die Einteilung der Benzodiazepine nach terminaler Halbwertszeit und aktiven Metaboliten bewährt (s. Abb. 3.4). In anderen Parametern unterscheiden sie sich nur wenig. Alle Substanzen sind relativ lipophil, haben ein großes Verteilungsvolumen und eine hohe Eiweißbindung (>80%).

I. Benzodiazepine mit einer langen Halbwertszeit (>20 h) bzw. mit aktiven Metaboliten mit langer terminaler Halbwertszeit (>40 h; z. B. Diazepam, Chlordiazepoxid, Flurazepam, Medazepam und Bromazepam):
Diese Substanzen bzw. ihre aktiven Metaboliten verweilen besonders bei wiederholter Gabe lange im Körper. Ihr Abbau im Organismus erfolgt durch Demethylierung bzw. Desalkylierung und Hydroxylierung. Die entstehenden 3-Hydroxyverbindungen werden dann als Glucuronide ausgeschieden (s. Abb. 3.4). Einige Substanzen (Medazepam, Flurazepam) können als Prodrug betrachtet werden, da der größte Teil ihrer Wirkungen durch die im Körper entstehenden aktiven Metaboliten verursacht wird. Bei Langzeiteinnahme kommt es zu teilweise erheblicher Kumulation im Organismus, die jedoch infolge der hohen therapeutischen Breite dieser Substanzen und gleichzeitiger Toleranzentwicklung klinisch wenig auffällt. Ihre Halbwertszeiten und ihre Wirkungsdauer verlängern sich durch Alter, Lebererkrankungen oder gleichzeitige Gabe anderer Substanzen wie z. B. Cimetidin.

II. 3-Hydroxybenzodiazepine mit mittlerer bis kurzer Halbwertszeit (Durchschnitt 8–12 h) und ohne aktive Metaboliten (z. B. Oxazepam, Temazepam, Lorazepam und Lormetazepam):

Das besonders lipophile Lorazepam wirkt – ähnlich wie die gleichfalls sehr lipophilen Moleküle Diazepam und Flunitrazepam – besonders rasch, während bei dem besonders hydrophilen Oxazepam die Wirkung langsam eintritt. Sie werden alle in gleicher Weise durch Glucuronidierung inaktiviert und über die Niere ausgeschieden; bei ihnen ist bei einmaliger Gabe am Tag bzw. abends keine Kumulation zu befürchten. Infolge ihres einfachen Abbaus durch Glucuronidierung haben Alter, Leberkrankheiten und andere Medikamente keinen Einfluß auf ihre terminale Halbwertszeit.

Nitrazepam und Alprazolam haben ebenfalls eine mittlere terminale Halbwertszeit (12–15 h) und aktive Metaboliten, die sich aber kinetisch nur wenig von den Ausgangssubstanzen unterscheiden.

III. Benzodiazepine mit ultrakurzer Halbwertszeit und aktiven Metaboliten (Triazolam und Midazolam) mit terminalen Halbwertszeiten von 2–4 h (einschließlich ihrer aktiven 3-Hydroxymetaboliten):

Bei ihnen tritt – gleichfalls infolge hoher Lipophilie und damit rascher Resorption und guter ZNS-Gängigkeit – die Wirkung rasch ein, klingt je-

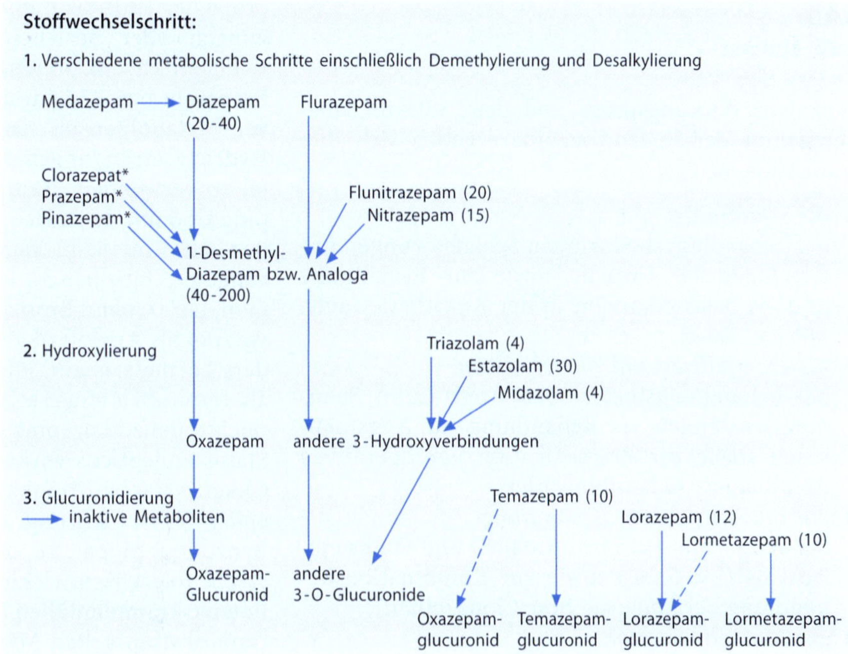

Abb. 3.4. Vereinfachtes Stoffwechselschema bekannter Benzodiazepine. *In Klammern* sind die durchschnittlichen terminalen Halbwertszeiten angegeben. (Mod. nach Klotz 1981)

doch auch rasch wieder ab. Sie werden in 3-Position hydroxyliert. Deshalb können auch bei ihnen, ähnlich wie bei Gruppe I, Störungen der Leberfunktion zu geänderten Halbwertszeiten führen. Ein Vergleich von je einem Vertreter der 3 Gruppen findet sich in Tabelle 3.6.

Tabelle 3.6. Vergleich pharmakokinetischer Daten von Diazepam, Lormetazepam und Midazolam

	Diazepam	Lormetazepam	Midazolam
Resorption und Wirkungseintritt	Mittel (1 – 2 h)	Mittel (1 – 2 h)	Rasch (1/2 – 1 h)
Wirkungsmaximum	2h	2 h	½ h
Halbwertszeit			
– terminale	ca. 30 h	8–10 h	2 – 4 h
– aktiver Metaboliten	ca. 60–100 h	–	2 – 4 h
Verhalten bei täglicher Einnahme über längeren Zeitraum	Kumulation des Wirkstoffes und starke Kumulation aktiver Metaboliten	Keine Kumulation	Keine Kumulation
Aktive Metaboliten	1-Desmethyldiazepam, Temazepam, Oxazepam	–	3-OH-Midazolam u. a.
Abbau durch	Demethylierung, Hydroxylierung, Glucuronidierung	Glucuronidierung	Hydroxylierung und Glucuronidierung
Besonders geeignet zur Verwendung als	Tranquilizer	Durchschlafmittel	Einschlafmittel
Beim Absetzen	Normalisierung bzw. Rebound nach mehreren Tagen bis Wochen	Normalisierung bzw. Rebound innerhalb von 1–3 Tagen	Akuter Rebound am frühen Morgen

3.9.3 Indikationen

Aus dem Wirkungsprofil und dem Wirkungsmechanismus der Benzodiazepine ergeben sich ihre Indikationen:

- *als Schlafmittel*
  bei behandlungsbedürftigen Schlafstörungen unterschiedlicher Ursache sowie zur Beruhigung und als Basissedativum in der Anästhesie (auch mit i. v.-Gabe);
- *als Tranquilizer und Anxiolytikum*
  bei behandlungsbedürftigen Angst- und Spannungszuständen, zur Behandlung von Angstneurosen sowie zur Prämedikation vor operativen und diagnostischen Eingriffen;
- *zur antikonvulsiven Behandlung*
  bei akuten epileptischen Anfällen und Status epilepticus (i. v.-Gabe) sowie zur Kombinationsbehandlung bei Epilepsie (nur Clonazepam);
- *zur Muskelrelaxation*
  bei Muskelkrämpfen und Spasmen sowie Tetanus.

Nicht alle Benzodiazepine sind für die genannten möglichen Indikationen zugelassen. Die jeweils propagierten Indikationen beruhen auf Markterwägungen oder beziehen pharmakokinetische Gesichtspunkte ein. So wird empfohlen, langwirkende Präparate bzw. Präparate mit langwirkenden aktiven Metaboliten als Anxiolytika, kurzwirkende 3-Hydroxyverbindungen dagegen als Durchschlafmittel zu verwenden. Häufig verwendete Benzodiazepine sind mit ihren Hauptindikationen sowie Angaben zur Kinetik in Tabelle 3.7 aufgeführt (Dosierungen s. Tabelle 3.3). In der Praxis werden Diazepam, Lorazepam, Bromazepam und Alprazolam bevorzugt als Anxiolytika verwendet, während besonders Lormetazepam, Flunitrazepam und Triazolam als Hypnotika eingesetzt werden. Parenteral verabreichte Benzodiazepine wie Diazepam i. v. sind im Status epilepticus wirksam, und der Partialagonist Clonazepam wird auch zur längeren Behandlung epileptischer Störung eingesetzt. Meist tritt bei Benzodiazepinen in der Epilepsietherapie aber rasch Toleranzentwicklung auf, oft mit schweren Entzugskrampfanfällen beim Absetzen. Als Kontraindikation gelten Myasthenia gravis (wegen der Muskelrelaxation) und akute Anfälle von Weitwinkelglaukom sowie frühere Abhängigkeit.

Tabelle 3.7. Einige z. Z. in der Bundesrepublik Deutschland im Handel befindlichen Benzodiazepine, ihre Hauptindikationen und ihre terminale Halbwertszeit

INN-Bezeichnung	Haupt-Indikationen[a]	$t^1/_2$	($t^1/_2$ aktiver Metabolit (h))
Alprazolam	A	10–14	(10–14?)
Bromazepam	A, S, H	8–19	(?)
Clobazam	A, S	10–30	(?)
Clonazepam	AK	25–40	(?)
Chlordiazepoxid	A, S	5–30	(40–200)
Diazepam	A, S, H, AK, M	20–40	(40–200)
Dikaliumchorazepat	A, S, H	15	(40–200)
Flunitrazepam	H, S	15	(36)
Flurazepam	H	25	(40–250)
Lorazepam	A, S, H	10–20	(–)
Lormetazepam	H	8–14	(–)
Medazepam	A, S	–	(36–200)
Nitrazepam	H, AK	15–38	(?)
Oxazepam	A, S, H	4–15	(–)
Prazepam	A	–	(36–200)
Triazolam	A, H, S	2	(2–4)
Temazepam	H	8–14	–

[a] A Anxiolytikum; *AK* Antikonvulsivum; *H* Hypnotikum; *M* Muskelrelaxans; S Sedativum.

3.9.4 Nebenwirkungen

Da Benzodiazepine am GABA-Chloridkanalkomplex nur indirekt wirksam sind und keine allgemeine Veränderung der Nervenleitfähigkeit auslösen, können sie praktisch nicht überdosiert werden. Hier liegt auch ihr großer therapeutischer Vorzug:

Suizidversuche auch mit enormen Überdosierungen von Benzodiazepinen werden, wenn nicht andere dämpfende Mittel oder Alkohol zugleich eingenommen wurden, in der Regel ohne Folgeschäden überlebt, während bei Barbituraten und anderen zentral-depressiven Substanzen schon eine geringe Überdosierung zu sehr gefährlichen Situationen führt.

Nebenwirkungen der Benzodiazepine sind überwiegend Ausdruck oder Verstärkung ihrer primären anxiolytischen, sedierenden und muskelrelaxierenden Wirkungen wie z.B. Euphorie, mangelnde Kritikfähigkeit, Benommenheit, Schwindel und Müdigkeit, Verminderung des Reaktionsvermögens und, vor allem bei höherer Dosierung, Störungen der Bewegungen und des Ganges (Ataxie, Sturzgefahr bei alten Patienten). Bei hoher Dosierung und besonders nach i.v.-Gabe kann es auch zur anterograden Amnesie kommen (d.h. an Ereignisse nach der Behandlung kann man sich nicht mehr erinnern, das Altgedächtnis bleibt unbeeinflußt). Hierauf beruhen möglicherweise auch die paradoxen Reaktionen auf Benzodiazepine mit Aktivierung, Unruhe und Aggressivität, die besonders bei alten Patienten, aber auch bei Kindern auftreten können. Manchmal kommt hier auch eine allgemeine Enthemmung (verbunden mit Aufhebung von Ängsten und Euphorie) als Ursache in Frage. Nach parenteraler Anwendung von Benzodiazepinen ist selten auch eine – im Einzelfall lebensbedrohliche – Hemmung des Atemzentrums möglich.

Auch entsprechend der Kinetik der einzelnen Benzodiazepine können ihre Wirkungen erwünscht oder unerwünscht sein (z.B. Überhang- und Reboundeffekte):

- Werden Benzodiazepine mit langer Halbwertszeit (bzw. mit aktiven Metaboliten mit langer terminaler Halbwertszeit) abends als Schlafmittel gegeben, so kommt es am folgenden Morgen zu Überhangeffekten, d.h. Müdigkeit und verminderter Reaktionsfähigkeit. Sedierung auch am Tag und anhaltender anxiolytischer Effekt können aber im Einzelfall auch einmal durchaus erwünschte Wirkung sein.
- 3-Hydroxybenzodiazepine mit mittlerer Halbwertszeit (Durchschnitt 8–12 h) und ohne aktive Metaboliten eignen sich gut als Schlafmittel, weil hier Überhangeffekte am Folgetag nur gering sind oder gar nicht registriert werden. Bei ihnen ist bei einmaliger Gabe am Tag keine Kumulation zu befürchten. Es kann, wenn sie als Schlafmittel über längere Zeit gegeben wurden, zu einer Rebound-Insomnie in der folgenden Nacht nach dem Absetzen kommen, weshalb sie ausschleichend dosiert werden sollten.
- Benzodiazepine mit kurzer Halbwertszeit und aktiven Metaboliten sind besonders bei Einschlafstörungen geeignet. Bei ihnen kann es zu einer Reboundangst und Aktivierung schon während der Nacht oder am folgenden Morgen kommen. Insgesamt verkürzen Benzodiazepine das Schlafstadium IV.

Während Benzodiazepine gut anhand ihrer pharmakokinetischen Eigenschaften differenziert werden können, scheinen sonstige klinisch relevanten Unterschiede nicht zu existieren. Insbesondere im Hinblick auf ihr größtes Problem, nämlich ihr Abhängigkeitspotential, gibt es jedenfalls bisher noch keine gesicherten Unterschiede. Allerdings bevorzugen Drogenabhängige Flunitrazepam und Bromazepam, ohne dass eine plausible Erklärung dafür besteht. Eine psychische Abhängigkeit von Benzodiazepinen kommt häufig vor, ist jedoch weniger deutlich ausgeprägt als bei Barbituraten oder Alkohol. Körperliche Abhängigkeit mit Dosissteigerung galt dagegen als sehr selten und wurde meist in Kombination mit Alkoholabhängigkeit beschrieben.

Es gibt jedoch auch eine psychische und körperliche Benzodiazepinabhängigkeit bei niederer Dosierung („low dose dependence“). Die Entzugserscheinungen (die ja definitionsgemäß die körperliche Abhängigkeit bedeuten) sind wesentlich milder oder diskreter als z.B. bei Barbiturat-, Alkohol- oder Opiatabhängigkeit. Sie erscheinen als unspezifische Störungen des Allgemeinbefindens, Störungen der Wahrnehmung der Umwelt, innere Unruhe und Angst, Schlaflosigkeit, allgemeine Nervosität und Reizbarkeit – meist Symptome, deren Verbindung zum Absetzen der Benzodiazepine nicht erkannt wird besonders bei langwirkenden Substanzen wie z.B. Diazepam, wo körperliche Entzugserscheinungen erst Wochen nach dem Absetzen auftreten. Krämpfe als Entzugserscheinung kommen vor, sind aber extrem selten.

Benzodiazepine werden nach allgemeinem Konsens zu oft oder zu lange verschrieben. Nach dem Absetzen v.a. von kurzen und mittellang wirkenden Substanzen auftretende Reboundsymptome (als Ausdruck einer Gegenregulation) werden oft vom Patienten, aber auch von Ärzten, fälschlich als Rückkehr oder Weiterbestehen der Ausgangssymptome Schlafstörungen, Angst etc. fehlgedeutet, so daß deshalb die Behandlung fortgesetzt wird. Dies läßt sich durch Aufklärung und ausschleichende Therapie vermeiden.

Das Risiko einer Abhängigkeitsentwicklung wird erhöht durch mangelnde Aufklärung der Patienten, unüberlegtes Routineverschreiben (z.B. in Krankenhäusern), zu hohe Dosierung und zu lange Behandlungsdauer und besonders dann, wenn beim Patienten bereits in der Vergangenheit Abhängigkeiten in irgendeiner Form vorgelegen hatten. Im Hinblick auf das Abhängigkeitspotential von Benzodiazepinen empfehlen die Arzneimittelkommission der deutschen Ärzteschaft und andere Experten:

1. strenge Indikationsstellung,
2. kurze Verordnung (z.B. Anxiolytika $\leq$ 6 Monate, Hypnotika $\leq$ 6 Wochen),
3. keine Verschreibung an Patienten mit Abhängigkeitsanamnese (cave Alkohol- und Drogenanamnese),
4. niedrige Dosierung,
5. schrittweise Dosisreduktion nach langdauernder, d.h. mehrwöchiger bis mehrmonatiger Anwendung von Benzodiazepinen,
6. Aufklärung über Reboundphänomene
7. Aufklärung der Patienten, daß verordnete Benzodiazepine keinesfalls an Dritte weitergegeben werden sollen.

Wenn Benzodiazepine medizinisch indiziert sind, sollte mit ihrer Anwendung nicht gezögert werden, damit nicht aus akuten Situationen durch einen Circulus vitiosus eine chronische Störung wird. Angstzustände erfordern eine fachärztliche Diagnostik. Die Pharmakotherapie sollte durch andere Formen der Therapie (z.B. Verhaltenstherapie) ergänzt werden.

Bei Kindern und älteren Personen sind paradoxe Reaktionen beschrieben, d.h. einzelne dieser Personen reagieren auf Benzodiazepine mit Erregungszuständen.

3.9.5 Wechselwirkungen

Benzodiazepine können aufgrund ihrer sedierenden Wirkung auch bei bestimmungsgemäßem Gebrauch zu einer Verminderung des Reaktionsvermögens und damit zur Beeinträchtigung der Fähigkeit zur Teilnahme am Straßenverkehr oder zum Bedienen von Maschinen führen. Dies gilt ganz besonders in der Verbindung mit Alkohol, durch den Benzodiazepineffekte in oft nicht vorhersagbarer Weise verstärkt werden können. Sonst sind für die Benzodiazepine, die nicht über eine 3-Hydroxygruppe sofort glucuronidiert werden können, nur pharmakokinetische Interaktionen mit anderen Substanzen bekannt, wenn sie in der Leber vom mikrosomalen Cytochrom-P450-System desalkyliert und oxidiert werden. Durch die hohe therapeutische Breite der Benzodiazepine sind aber diese Interaktionen oft von nur geringer klinischer Relevanz. Dagegen haben feste Kombinationen verschiedener Anxiolytika oder Hypnotika ebenso wie Kombinationen mit anderen Medikamenten (z.B. Antidepressiva, Koronarerweiterer, Schmerzmittel) keine sinnvolle Basis. Prinzipiell gilt das voranstehend über Benzodiazepine Gesagte auch für neu entwickelte Substanzen, die bei anderer chemischer Struktur ebenfalls am Benzodiazepinrezeptor angreifen. Hierzu gehören Zopiclon, Zaleplon und Zolpidem, die als Hypnotika verwendet werden.

3.10 Tranquilizer mit anderem Wirkungsmechanismus

Buspiron, ein Anxiolytikum, das sich strukturell von den Butyrophenonneuroleptika ableitet und einen Subtyp der Serotoninrezeptoren (5-HT_{1A}-Rezeptor) aktiviert, wird vor allem bei Gefahr einer Abhängigkeitsentwicklung verwendet. Es ist schwächer wirksam als klassische Benzodiazepine, und seine Wirkung tritt erst nach ca. einer Woche Behandlung ein, weshalb Patienten auch nicht abrupt von Benzodiazepinen auf Buspiron umgesetzt werden können. Es führt zu keiner Euphorie und hat auch keine antikonvulsiven, muskelrelaxierenden und amnesiogenen Wirkungen.

Die Anwendung niedrig dosierter Neuroleptika als „minor tranquilizer“ (z.B. Fluphenazin, Thioridazin, Melperon) sollte nur bei hohem Abhängigkeitsrisiko bzw. bei alten Patienten mit paradoxer Reaktion auf Benzodiazepine erfolgen, da Neuroleptika auch in geringer Dosis erhebliche Nebenwirkungen haben können (bis hin zu irreversiblen tardiven Dyskinesien).

Da viele Formen von Angst (und ebenso Schlafstörungen) auch auf Placebo, verbunden mit erhöhter Zuwendung, ansprechen, werden auch pflanzliche Kombinationen (z.B. Baldrian, Johanniskraut, Kawa, Hopfen) erfolgreich als Alternative zu Benzodiazepinen verwendet. Selbstmedikation mit Alkohol (mit allen seinen Problemen) darf keine Alternative zur Einnahme von Anxiolytika sein. In vielen Fällen von einfachen Angststörungen reichen nichtmedikamentöse Verfahren wie z.B. Gesprächstherapie oder autogenes Training aus, wenn hierfür eine Möglichkeit besteht, oder es gelingt sogar, die Ursache für die psychische Belastung zu beseitigen.

3.11 Cyclopyrrolone

Zopiclon ist ein Ein- und Durchschlafmittel, das gegenüber den Benzodiazepinen den Vorteil haben soll, dass es zu keinen Überhangeffekten führt (7,5 mg) und die Gedächtnisleistung nicht beeinträchtigt. Dies könnte auf die kurze Eliminationshalbwertzeit von 2 h zurückzuführen sein. Bei Überdosierung in Suizidabsicht kam es zu Todesfällen. Außer einem bitteren Geschmack sind bisher keine Nebenwirkungen beschrieben, die nicht bereits von den Benzodiazepinen bekannt wären. Wie bei allen Neueinführungen wurde auch hier ein geringeres Risiko für Abhängigkeit und anterograde Amnesie postuliert.

3.12 Imidazopyridine

Zolpidem: Bei einer HWZ von 2,4 Stunden ist es besonders als Einschlafmittel geeignet und es sind am Morgen keine Überhangeffekte zu erwarten. Gegenüber den Benzodiazepinen hat es den möglichen Vorteil einer geringeren Beeinträchtigung des Schlafmusters (kürzere Schlaflatenz, Verlängerung der Tiefschlafphase 4). Zolpidem ist ebenso wenig wie Zopiclon oder Zaleplon eine Alternative zu den Benzodiazepinen bei einer Abhängigskeitsanamnese.

3.13 Pyrazolopyrimidin

Zaleplon

N-[3-(3-cyanopyrazolol [1,5-a]pyrimidin-7-yl) phenyl]-N-ethylacetamid, Zaleplon (wirksame Dosierung 5–20 mg) wird besonders rasch resorbiert und ist mit einer terminalen Halbwertzeit von nur etwa 1 Stunde (und ohne aktive Metaboliten) als Einschlafmittel besonders geeignet, kann aber auch bei nächtlichem Aufwachen ohne die Gefahr von Überhangeffekten genommen werden. Es wird gut vertragen; Kopfschmerzen sind die häufigste dosisabhängige Nebenwirkung.

3.14 Anhang: Clomethiazol

Das Thiazolderivat wirkt stark sedativ/hypnotisch, antikonvulsiv und muskelrelaxierend. Seine hauptsächliche Indikation ist das Alkoholdelir (s. Kap. Alkohole). Wegen seines Abhängigkeitspotentials sollte es nur bei alten Personen als Sedativum eingesetzt werden. Die Anwendung sollte höchstens 7 Tage dauern. Abhängigkeit von Clomethiazol wurde allerdings nur bei Personen mit Abhängigkeit in der Vorgeschichte (Medikamenten- und Alkoholabhängigkeit) beschrieben, was dafür spricht, dass das Abhängigkeitspotential i. Allg. überschätzt wird.

Unerwünschte Wirkungen: Rhinitis mit Juckreiz. Wegen Anregung der Speichel- und Bronchialsekretion ist es bei Lungenerkrankungen vorsichtig einzusetzen. Außerdem darf es nicht in Kombination mit Neuroleptika und anderen Sedativa wegen der Gefahr einer erheblichen Verstärkung der atemdepressorischen und hypotensiven Wirkung gegeben werden. Bei Leberzirrhose kann die Bioverfügbarkeit (junge Erwachsene: 34 %, im Alter: 25 %) auf Grund eines extra- und intrahepatischen „shuntings" erheblich erhöht sein.

3.15 Therapiemöglichkeiten bei Sonderformen von Schlafstörungen

Bei Schlaf-Apnoe-Syndrom sind Schlafmittel nicht indiziert, sie können z. B. durch Muskelrelaxation die Apnoe und das Herzkreislauf-Risiko sogar noch vergrößern. Hier hilft, wenn nötig, die operative Überdruckberatung (C PAP). Durch gesteigerte Motorik verursachte Schlafstörungen (‚Restless legs syndrom') sprechen am besten auf dopaminerge Therapien am Abend an. Schlafstörungen als Folge von Narkolepsie (einer seltenen Störung im Bereich des Hypocretin-Orexin-Systems mit Schlafattacken) wird am besten mit Modafinil, einem Stimulans mit nur sehr geringen amphetaminartigen Nebenwirkungen, behandelt.

Literatur

Clarenbach P et al. (1995) Empfehlungen zu Diagnostik und Therapie der Insomnie DG Schlaff. Schlafmed. Nervenarzt 66:723–729

Klotz U (1981) Pharmakologie, Toxikologie und Abhängigkeitspotential der Benzodiazepine. Dtsch Ärzteblatt 78:2227–2234

Klotz U (1995) Benzodiazeptin-Hypnotika; Pharmakokinetik. in Riederer P, Laux G, Pöldinger (Hrsg.) (1995) Neuropsychopharmaka – Ein Therapie-Handbuch, Bd. 2, Tranquilizer und Hypnotika. Springer, Wien, New York

Kapitel 4

Antipsychotika/Neuroleptika 4

R. Horowski

Antipsychotika/Neuroleptika

4

R. Horowski

Die Neuroleptika leiten sich historisch von den Antihistaminika ab, deren sedierende und vegetativ dämpfende Wirkung von Laborit sowie Delay und Deniker auch an Geisteskranken untersucht wurde. Dies führte im Falle des *Chlorpromazins* 1952 zur Entdeckung ihrer spezifisch antipsychotischen Wirkung. Die Behandlung schizophrener Patienten wurde hierdurch revolutioniert; zum ersten Mal stand eine symptomspezifische, nicht nur allgemein sedierende Therapie zur Verfügung, und viele Patienten konnten aus der vorherigen „Verwahrung" in großen psychiatrischen Anstalten zumindest in die ambulante Behandlung entlassen werden. Die Anwendung der Neuroleptika schließt jedoch die Durchführung anderer Rehabilitationsmaßnahmen keineswegs aus. Psycho- und sozialtherapeutische Maßnahmen werden oft durch vorangehende neuroleptische Behandlung akuter psychotischer Schübe möglich, in denen Patienten nicht selten überhaupt nicht ansprechbar sind; außerdem vermindern in Reserve gehaltene Neuroleptika die verbreitete Angst der Umwelt vor den als unberechenbar geltenden psychiatrisch Erkrankten. Zudem wurde nach der anfänglichen Begeisterung über die neue Therapiemöglichkeit rasch erkannt, daß die Anwendung von Neuroleptika häufig ihrerseits – besonders bei Gabe hoher Dosen – eine erhebliche Einschränkung der Patienten v. a. durch psychische und extrapyramidal-motorische Nebenwirkungen bedeuten kann, so daß die Suche nach neuen Substanzen mit besserer Verträglichkeit stimuliert wurde, die zu den atypischen Neuroleptika geführt hat. Zugleich wird heute auch versucht, mit möglichst geringen Dosierungen dieser Mittel auszukommen. Hierzu gehört auch die Anwendung von parenteralen Depotformen, deren Anwendung nicht nur die sonst äußerst schlechte Compliance von Patienten im akuten psychotischen Schub verbessert, sondern die in sehr niederer Dosierung offensichtlich auch Rezidive verhindern. Ihre Anwendung hierfür bedarf aber – ebenso wie jede Neuroleptikagabe – einer klaren Diagnose und eindeutigen Indikation, und die Notwendigkeit ihrer weiteren Anwendung sollte in regelmäßigen Abständen überprüft werden. Bei richtiger Anwendung aber lässt sich die Schizophrenie mit ihren schweren individuellen und sozialen Konsequenzen (bei 1 % der Bevölkerung mit einem bis zu 10 %igen Suizidrisiko und eine der 10 wichtigsten Ursachen chronischer Behinderung (WHO)) heute ausreichend kontrollieren.

4.1 Wirkungsmechanismus und Wirkungen

Für die Grundlagenforschung waren die Neuroleptika von großer Bedeutung, als sich zeigte, daß so unterschiedliche Pharmaka wie *Chlorpromazin, Chlorprothixen, Haloperidol* und *Fluphenazin* alle eine gemeinsame dopaminantagonistische Wirkung haben. Es hat sich gezeigt, daß zwischen der dopaminantagonistischen Wirkung am Tier und der therapeutischen Wirksamkeit der Neuroleptika bei Schizophrenie eine gute Korrelation besteht, so daß die typischen Neuroleptika generell als Dopaminantagonisten im Gehirn betrachtet werden können.

Das Erkennen der dopaminantagonistischen Wirkung der Neuroleptika führte zu neuen Hypothesen über pathophysiologische Mechanismen der Schizophrenie, nämlich der Annahme einer funktionellen Überaktivität des mesokortikalen und mesolimbischen Dopaminsystems als Basis der psychomotorischen Erregung, der zumeist akustischen Halluzinationen sowie der weiteren „Plussymptomatik" bei dieser Krankheit. Es muß jedoch unterstrichen werden, daß trotz aller Bemühungen bisher kein eindeutiges pathologisches Substrat der

Schizophrenie oder verwandter Psychosen gefunden werden konnte. Auch die Funktion der Dopaminrezeptorsubtypen ist noch nicht klar. Fast alle Neuroleptika blockieren v.a. die D_2-Rezeptoren (deren Blockade mit vielen pharmakologischen und klinischen Effekten am besten korreliert), während das atypische Neuroleptikum *Clozapin* die v.a. im mesolimbischen System lokalisierten D_4-Rezeptoren am stärksten blockiert. Bei der Behandlung von Psychosen mit Neuroleptika ist zu berücksichtigen, daß diese Mittel nur symptomatisch wirken und in ihrer Anwendung nach den vorherrschenden Symptomen differenziert werden müssen. Im akuten Schub einer schizophrenen Psychose stehen Plussymptome im Vordergrund, v.a. akustische Halluzinationen, produktive Wahnvorstellungen und allgemeine Verhaltens- und Affektstörungen, nicht selten verbunden mit großer innerer Unruhe und psychomotorischer Erregung. Nach Abklingen eines Schubes kann es zur völligen Normalisierung kommen, in anderen Fällen bleiben aber Minussymptome wie Antriebsverarmung, Denkverlangsamung, Depression und fehlende Ansprechbarkeit bestehen, die auch bei den chronischen Formen der Schizophrenie oft dominieren. Die Unterscheidung dieser Minussymptome der Krankheit von Nebenwirkungen der Neuroleptika ist nicht einfach und manchmal nur in einem längeren Auslaßversuch zu klären.

Im Gehirn gibt es nicht nur die mesokortikalen und mesolimbischen Dopaminsysteme, sondern Dopamin spielt auch in anderen Arealen und Funktionen eine wichtige Rolle. Hieraus lassen sich weitere Wirkungen und Nebenwirkungen der dopaminantagonistischen Neuroleptika ableiten (Tabelle 4.1).

Neuroleptika können in 3 große Klassen eingeteilt werden (Abb. 4.1):

I. Trizyklische Neuroleptika vom Phenothiazin- und Thioxanthentyp
Diese Substanzen blockieren nicht nur Dopaminrezeptoren, sondern haben meist zusätzlich α-adrenolytische, serotonin- und histaminantagonistische und (schwach) anticholinerge Wirkungen.

II. Butyrophenone (z.B. *Haloperidol, Pimozid*)
Hier finden sich besonders potente und oft sehr selektive Dopaminantagonisten.

III. Atypische Neuroleptika (z.B. *Sulpirid, Clozapin, Olanzapin, Risperidon, Metoclopramid*)
Diese Gruppe enthält sehr verschiedene Substanzen, die in der Regel nigrostriatale Dopa-

Tabelle 4.1. Dopaminerge Systeme im ZNS und Wirkungen von DA-Antagonisten

Struktur	Funktionen	Therapeutische Wirkung	Nebenwirkungen
a) Mesolimbisches und mesocorticales DA-System	Beeinflussung von Stimmungen (z.B. Aggressionen) und Denken	Antipsychotischer Effekt (Besserung von Halluzinationen, Denk- und Empfindungsstörungen)	Dysphorie, Denk- und evtl. Affektverlangsamung
b) Nigroneostriatales DA-System	Regulierung der (Extrapyramidal)motorik	Dämpfung motorischer Erregung	Extrapyramidale Störungen a) akute Dystonien b) neuroleptogener Parkinsonismus c) späte Hyperkinesen
c) DA-Neuronen im Hypothalamus und in der Medulla oblongata	Regulierung vegetativer Funktionen (Temperatur, Blutdruck, Hormone etc.)	Vegetative Dämpfung (z.B. in der Anästhesie, „künstlicher Winterschlaf")	Störung der Thermoregulation, orthostatische Hypotonie
d) Chemorezeptortriggerzone (CTZ) in der Medulla oblongata	Brechreiz	Antiemetischer Effekt	–
e) Tuberoinfundibulares DA-System	Tonische Hemmung der Prolaktinfreisetzung aus dem Hypophysenvorderlappen	–	Prolaktinerhöhung mit der Beeinträchtigung der Steroidsynthese der Gonaden bei ♀ Zyklus- und Fertilitätsstörungen, bei ♂ Potenz- und Libidostörungen

Ia Phenothiazine

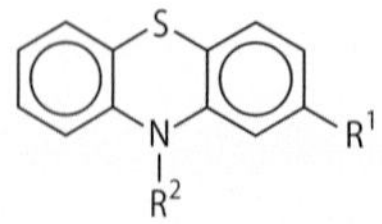

R^1	R^2	
H	H	Phenothiazin (Wurmmittel)
H	$CH_2-CH(CH_3)-N(CH_3)_2$	Promethazin (Antihistaminikum)
H	$CH_2-CH_2-CH_2-N(CH_3)_2$	Promazin (schwaches Neuroleptikum)
Cl	$CH_2-CH_2-CH_2-N(CH_3)_2$	Chlorpromazin (mittelstarkes Neuroleptikum)
CF_3	$CH_2-CH_2-CH_2-N(CH_3)_2$	Triflupromazin (sehr starkes Neuroleptikum)
SCH_3	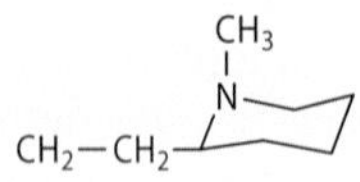	Thioridazin (schwaches Neuroleptikum)
CF_3	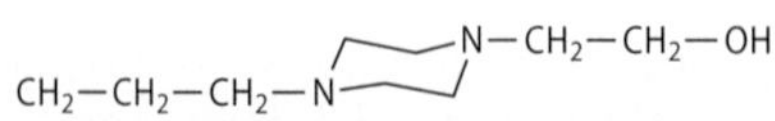	Fluphenazin (starkes Neuroleptikum)

Ib Thioxanthene

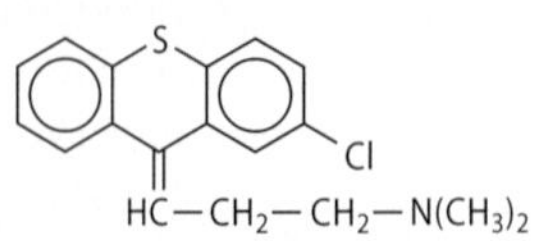

Chlorprothixen (starkes Neuroleptikum)

II Butyrophenone

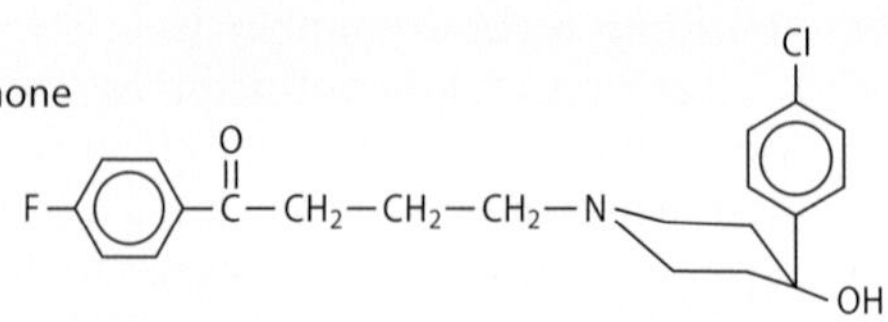

Haloperidol (sehr starkes Neuroleptikum)

III Atypische Neuroleptika

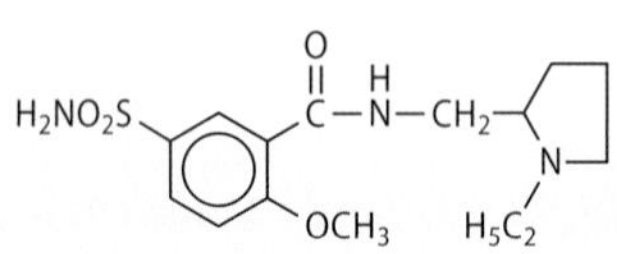

Sulpirid (schwaches Neuroleptikum)

Abb. 4.1.

minsysteme weniger stark als die mesolimbischen blockieren *(Clozapin)* oder zusätzlich 5-HT_2-antagonistische Wirkungen oder stark anticholinerge Effekte *(Clozapin)* haben. Neben der Blockade der 5-HT_2Rezeptoren (*Risperidon*) kann das Serotonin-System auch durch 5-HT_{1A}-Agonisten (*Quetiapin*) oder α_1-Antagonisten (*Quetiapin, Olanzapin*) gehemmt werden. Bei gleicher antipsychotischer Wirksamkeit haben sie deshalb weniger extrapyramidale Nebenwirkungen, wirken z. T. auch besser auf die Minussymptomatik und können – im Fall von *Clozapin* und *Quetiapin* – sogar zur Psychosebehandlung bei Parkinsonpatienten eingesetzt werden.

4.2 Trizyklische Neuroleptika

Am Beispiel von *Chlorpromazin* lassen sich die Wirkungen der Neuroleptika als Dopaminantagonisten wie auch als Hemmer anderer Neurotransmittersysteme (Tabelle 4.2) darstellen:

Chlorpromazin ist infolge seiner zentral dopaminantagonistischen Wirkung geeignet, schizophrene und psychotische Zustandsbilder mit Halluzinationen, Wahnsymptomatik, Denk- und Affektstörungen sowie psychomotorischer Erregung rasch zu dämpfen und sogar zu beseitigen. Bei chronischer Schizophrenie ist dies auch dauerhaft möglich bzw. läßt sich hier durch eine fortgesetzte neuroleptische Behandlung ein Rückfall verhindern; in der Mehrzahl der Fälle ist es aber heute möglich, nur noch bei Bedarf, d.h., wenn ein neuer psychotischer Schub auftritt, Neuroleptika zu verwenden. Dies ist sicher günstiger, da sich mit Neuroleptikagabe zwar akut eine eindrucksvolle antipsychotische Wirkung erreichen läßt, bei längerer Gabe aber zahlreiche, vor allem extrapyramidale Nebenwirkungen auftreten.

Wenig Wirkungen lassen sich dagegen mit *Chlorpromazin* und anderen Neuroleptika bei der Minussymptomatik v. a. bei langanhaltenden schizophrenen Störungen erreichen. Diese mehr subtile Einschränkung und Verarmung des Denkens und der Affekte wird vom Patienten und seiner Umwelt als Barriere erlebt und kann durch Neuroleptika noch verstärkt werden („chemische Zwangsjacke").

Die Blockade dopaminerger Rezeptoren des Brechzentrums der Medulla oblongata macht die Phenothiazine als Antiemetika anwendbar, doch stehen hier inzwischen bessere Pharmaka zur Verfügung (ausgenommen Metoclopramid und Domperidon).

Die zentrale α-adrenolytische Wirkung von *Chlorpromazin* führt schon in niederer Dosierung zur Sedation, während sich der Histaminantagonismus dieser Substanz allergiehemmend und ebenfalls sedierend auswirkt. Mit den serotoninantagonistischen Wirkungen von *Chlorpromazin* kann eine Appetitsteigerung und damit Gewichtszunahme einhergehen, während die anticholinergen Wirkungen nur gering ausgeprägt sind und das Auftreten extrapyramidaler Nebenwirkungen allenfalls abschwächen können.

Besonders stark sedierend wirkt das chemisch ähnliche *Levomepromazin,* das deshalb v. a. zur initialen Dämpfung erregter und unruhiger Patienten verwendet wird. Ebenso wird es bei Schlafstörungen im Rahmen von Psychosen gegeben, doch sollte es nicht mit trizyklischen Antidepressiva kombiniert werden, da es vor allem bei alten Menschen auch allein schon zu anticholinergen Nebenwirkungen (Delir) führen kann. *Promazin* ist gleichfalls sedierend, aber nur ein schwaches Neuroleptikum; bei dem chemisch verwandten *Promethazin* stehen die Dämpfung und die Antihistaminwirkung ganz im Vordergrund, während keine neuroleptische Wirkung mehr erkennbar ist.

Als Piperidylphenothiazin ist *Thioridazin* besonders gut verträglich, möglicherweise weil seine starke anticholinerge Wirkung als „eingebautes Antiparkinsonmittel" extrapyramidale Nebenwirkungen oft verhindert. Es ist v. a. zur Therapie chronisch schizophrener Erkrankungen geeignet, besonders wenn zugleich auch Symptome depressiver Verstimmung vorhanden sind (schizoaffektive Symptomatik).

Besonders stark neuroleptisch wirksam sind Phenothiazine mit Piperinazylseitenkette wie *Fluphenazin. Fluphenazin* kann auch parenteral gegeben werden, wenn ein rascher antipsychotischer Effekt erreicht werden soll. Die Hydroxylgruppe in der Seitenkette von *Fluphenazin* kann auch mit langkettigen Fettsäuren verestert werden, wodurch bei i.m.-Gabe ein öliges Depot erreicht wird, aus welchem der Wirkstoff nach Spaltung durch Esterasen nur sehr langsam in das Blut abgegeben wird (Depotneuroleptikum).

4.3 Butyrophenone

Insgesamt beinflussen die trizyklischen Neuroleptika nicht nur das Dopaminsystem, sondern auch weitere Transmittersysteme im Gehirn, weshalb ihnen oft die spezifischer wirkenden Butyrophenone vorgezogen werden (Tabelle 4.2).

Hierzu gehört als Prototyp das *Haloperidol,* ein relativ spezifischer Dopaminantagonist mit starker antipsychotischer und motorisch dämpfender Wirkung, aber auch häufigen extrapyramidalen Nebenwirkungen. Seine Anwendung gerade auch bei akuten psychomotorischen Erregungszuständen wird dadurch vereinfacht, daß *Haloperidol* auch als Tropfen oder als parenterale Injektion gegeben werden kann. Infolge seiner geringen vegetativen Nebenwirkungen wird es auch bei alten Patienten häufig verwendet. Die Bedeutung seiner hohen Affinität für σ-Rezeptoren ist nicht bekannt.

Pimozid wirkt bei oraler Gabe besonders lang (ca. 24h), weshalb es zur Langzeitbehandlung besonders geeignet ist. Für die Geriatrie wird *Melperon* empfohlen, ein schwachpotentes Butyrophenon mit besserer Verträglichkeit als *Haloperidol* und wenig vegetativen Nebenwirkungen. *Fluspirilen* ist ein butyrophenonähnliches Depotpräparat, das als Kristallsuspension wöchentlich injiziert wird. Depotneuroleptika haben aber in der Behandlung akuter Psychosen besonders häufig Nebenwirkungen und sind deshalb kaum zur Initialbehandlung geeignet. Dagegen gibt es die Möglichkeit, sehr niedrig dosierte Depotpräparate erfolgreich als eine Art Rezidivprophylaxe zu verwenden.

4.4 Atypische Neuroleptika

Neuere, sog. „atyptische“ Neuroleptika werden zunehmend häufig angewandt, da besonders extrapyramidale Nebenwirkungen nur in höherer Dosis, kaum oder gar nicht auftreten. Die letztgenannte Tatsache könnte durch eine zusätzliche Blockade von Nicht-Dopaminrezeptoren (z.B. muscarinartige Azetylcholinrezeptoren, 5-HT_2- oder α_1-Adrenorezeptoren), eine relativ selektive Blockade von mesolimbischen Dopamin-Rezeptoren oder durch Blockade eines geringeren Prozentsatzes von Dopaminrezeptoren durch atypische als durch „klassische“ Neuroleptika erklärt werden (s. Tab. 4.2).

Das atypische Neuroleptikum *Clozapin* kann bei guter Wirksamkeit und fehlender extrapyramidalen Nebenwirkungen in sehr seltenen Fällen zu Blutbildstörungen bis hin zu tödlich verlaufenden Agranulozytosen führen. Trotzdem wird es oft angewandt, weil es kaum zu extrapyramidalen Nebenwirkungen führt; dabei ist eine besondere Verschreibung erforderlich und wöchentlich das Blutbild zu kontrollieren. Es wirkt v.a. initial sehr stark sedierend und hat in der Kombination mit Benzodiazepinen auch zu Atemstörungen geführt, weshalb eine solche Kombination kontraindiziert ist. Es hat im übrigen auch anticholinerge Effekte (weshalb bei alten Leuten manchmal Konfusion bis hin zum Delir ausgelöst werden kann, das von einem Wiederauftreten einer Psychose klar unterschieden werden muß). Allerdings führt es auch zu Hypersalivation. *Clozapin* hat nur eine mäßige Affinität

Tabelle 4.2. Beeinflussung verschiedener Neurotransmittersysteme durch Neuroleptika (vereinfacht)

	Dopamin-antagonismus	α-adrenolytische Wirkung	Anticholinerge Wirkung	Serotonin-antagonismus	Histamin-antagonismus
Haloperidol	+++	–	–	–	–
Fluphenazin	++	+	–	–	–
Chlorpromazin	+	+	(+)	+	+
Thioridazin	(+)	++	+	+	–
Sulpirid	+	–	–	–	–
Clozapin	(+)*	–	++	+	–
Risperidon	++	–	–	++	–

* Vor allem Blockade der D_4-Rezeptoren.

zum D_2-Rezeptor (im Gegensatz zu den „klassischen“ Neuroleptika), aber blockiert D_3- und D_4-Rezeptoren bereits in niedriger Konzentration (und ebenso 5-HT_2- und Muscarin-Rezeptoren).

Olanzapin ist ein Thienobenzodiazepinblocker. Er blockiert neben D_1 und D_2 und $5HT_2$ auch α_1-Adrenorezeptoren, Histaminrezeptoren und muscarinartige M_1-Rezeptoren, was zu mäßigen anticholinergen Effekten führt. Extrapyramidalmotorische Wirkungen sind bei vergleichbarer Wirksamkeit geringer als bei *Haloperidol*. Blutbildveränderungen sind seltener als bei *Clozapin*, kommen aber auch vor.

Sulpirid ist ein weiteres atypisches Neuroleptikum aus der Benzamidreihe. Als solches wirkt es ausgeprägt antiemetisch und wird deshalb bei verschiedenen gastrointestinalen Störungen angewendet. In höheren Dosierungen ist es aber auch antipsychotisch – und angeblich auch stimmungsaufhellend – wirksam, wobei es gut vertragen wird und extrapyramidale Nebenwirkungen selten sind (möglicherweise auch infolge der kurzen Wirkdauer). Häufig sind dagegen infolge der deutlichen prolaktinerhöhenden Wirkung endokrine Nebenwirkungen.

Amisulpirid ist *chemisch* dem *Sulpirid* ähnlich und blockiert weitgehend selektiv Dopamin-D_2- und D_3-Rezeptoren, vor allem in mesolimbischen Hirnregionen, nur wenig im Striatum; dies könnte die geringen extrapyramidal-motorischen Wirkungen erklären.

Risperidon ist ein Benzisoxazol-Derivat, das nur in hohen Dosen extrapyramidalmotorische Symptome hervorruft und dann dem *Haloperidol* entspricht. Es blockiert neben D_2 – und 5-HT_2 – Rezeptoren auch α_1-Adrenorezeptoren und Histaminrezeptoren.

Zotepin ist ein Dibenzothepin-Derivat, das vor allem D_2- und D_3-Rezeptoren, weniger D_1- und D_4-Rezeptoren blockiert, auch verschiedene 5-HT-Rezeptoren (z.B. 5-HT_2-Rezeptoren), und α_1-Adrenorezeptoren sowie H_1-Histaminrezeptoren. Die beiden letztgenannten Effekte führen zu orthostatischen Dysregulationen bzw. zu sedierenden Effekten.

Quetiapin blockiert D_1- und D_2-Rezeptoren vorwiegend im mesolimbischen System, ferner vor allem 5-HT_2-Rezeptoren; es hat kaum anticholinerge Wirkungen. Es erscheint gleichfalls zur Behandlung dopaminerger Psychosen bei Parkinsonpatienten geeignet und erwies sich bisher als sehr gut verträglich. Zu den Nebenwirkungen gehören Benommenheit, Sedierung und Mundtrockenheit. In Entwicklung als atypische Neuroleptika sind *Ziprasidon* und *Aripiprazol*, von denen letzteres ein partieller Agonist an D_2-Rezeptoren ist – ein interessanter neuer Therapieansatz.

Insgesamt sind diese atypischen Neuroleptika eine erkennbar heterogene Gruppe (s. Tab 4.3), mit *Risperidon* auf der einen Seite, das sich nur wenig von den ‚klassischen‘ Dopaminantagonisten unterscheidet, und *Clozapin* (und vielleicht *Quetiapin*) als anderem Extrem ganz ohne extrapyramidale Nebenwirkungen (aber durchaus mit anderen Risiken). In der Psychiatrie ersetzen aber die ‚neuen‘ Substanzen (*Clozapin* ist schon seit 30 Jahren bekannt)jetzt zunehmend die ‚klassischen‘ Dopaminantagonisten, und Substanzen wie z.B. *Perazin* und *Fluphenazin* werden meist nur noch bei sehr schwerer akuter Symptomatik, wenn atypische Neuroleptika nicht ausreichen, verwendet. *Haloperidol* behauptet dagegen eine unangefochtene Rolle, wenn es um die rasche Dämpfung motorisch betonter Erregungszustände geht.

Tab. 4.3. Einige atypische Neuroleptika: Klinik

	Clozapin	Zotepin	Olanzapin	Risperidon	Amisulpirid	Zum Vergleich: Haloperidol
Antipsychotische Wirksamkeit	++	+	++	+++	++	+++
Extrapyramidale Nebenwirkungen	–	+	+	+	+	+++
Epileptische Anfälle	+++	++	–	–	–	+
Sedierung	+++	++	+	(+)	(+)	+
Anticholinerge Nebenwirkungen	+++	++	+	–	–	–
Gewichtszunahme	+++	++	+++	(+)	(+)	+

4.5 Pharmakokinetik

Als lipophile Substanzen werden Neuroleptika meist vollständig resorbiert, unterliegen aber einem hohen First-pass-Effekt. Die Anflutung erfolgt relativ langsam, die orale Bioverfügbarkeit liegt zwischen 30 % (*Chlorpromazin*) und 55 %. Die Plasmaeiweißbindung kann, wie im Fall von *Chlorpromazin*, bei über 90 % liegen. Infolge der individuell unterschiedlichen Metabolisierung variieren die maximalen Plasmaspiegel auch nach längerer Behandlungsdauer stark. Wie bei anderen psychotropen Substanzen läßt sich keine einfache Beziehung zwischen Plasmaspiegeln und klinischer Wirksamkeit erkennen. Neuerdings ist es aber möglich, durch Darstellung von D_2-Rezeptoren im Gehirn (z.B. durch Racloprid-PET oder durch SPECT), das Ausmaß der Dopaminrezeptorblockade am Patienten zu bestimmen.

Neuroleptika der Phenothiazin- und Thioxanthengruppe („trizyklische Neuroleptika") unterliegen einer intensiven metabolischen Umwandlung. Nach oraler Gabe von *Chlorpromazin* wird z.B. weniger als 1 % unverändert ausgeschieden.

Beim Metabolismus stehen oxidative Prozesse am Ring und an der Seitenkette im Vordergrund. Die Eliminationshalbwertszeit dieser Substanzen ist lang und variabel. Sie liegt bei *Chlorpromazin* und Perphenazin bei 30 h.

Butyrophenone werden rasch resorbiert und weisen ebenfalls eine geringe Bioverfügbarkeit von nur 50 % auf (First-pass-Effekt). Die Plasmaeiweißbindung beträgt 90 %. Der Metabolismus von *Haloperidol* wie auch von anderen Butyrophenonen erfolgt vor allem durch eine oxidative N-Desalkylierung am Piperidinring. *Haloperidol* wird mit einer Halbwertszeit von 15–30 h eliminiert, während die Halbwertszeit von *Pimozid* noch erheblich länger ist. *Sulpirid* und *Amisulpirid* haben eine kurze Halbwertszeit (8 bzw. 12 Stunden) und keine aktiven Metaboliten (auch dies kann die Ursache für seltenere extrapyramidale Nebenwirkungen sein). *Clozapin* und *Olanzapin* haben eine lange Halbwertszeit (10–100 h bzw. 20–70 h). *Risperidon* wird zu etwa 70 % bioverfügbar und hat eine terminale Halbwertzeit von 20 Stunden. *Quetiapin* hat eine geringe Bioverfügbarkeit (um 7 %) und eine kurze terminale Halbwertzeit um 6 Stunden.

Verallgemeinert gesagt haben Neuroleptika eine stark variable Bioverfügbarkeit, oft noch mit der Bildung aktiver Metaboliten und langen terminalen Halbwertszeiten verbunden. Auch dies kann die sehr variable individuelle Dosierung und die Häufigkeit von Nebenwirkungen in dieser gesamten Klasse von Psychopharmaka erklären.

4.6 Indikationen

Die Hauptindikationen der Neuroleptika sind;

- Behandlung der Symptome im akuten Schub bei Schizophrenie und ähnlichen Psychosen
- sowie Dämpfung psychomotorischer Erregung.
- Dauerbehandlung der Schizophrenie zum Vermeiden neuer Schübe sowie zur Erleichterung der Rehabilitation.
- Zur Verwendung als Anti-Emetika werden nur noch zwei Dopaminantagonisten empfohlen:

Metoclopramid (s. auch Kap. Antiemetika) hat eine typische Benzamidstruktur und wirkt hemmend auf die chemosensible Triggerzone des Brechzentrums, die außerhalb der Blut-Hirn-Schranke liegt. Es kann jedoch auch, besonders bei Kindern oder wenn die Blut-Hirn-Schranke aus an deren Gründen durchlässig ist, zu extrapyramidalen Nebenwirkungen kommen, besonders zu akuten Dystonien wie dem Zungenschlundsyndrom, unfreiwilligen Drehbewegungen der Augen (okulogyre Krisen) und Akathisie (starke innere Unruhe mit Unfähigkeit, ruhig sitzen zu bleiben); diese Nebenwirkungen lassen sich, wie bei allen Neuroleptika, durch i.v.-Gabe eines Anticholinergikums (z.B. Biperiden) rasch beseitigen.

Domperidon ist ein typisches, dem *Haloperidol* ähnliches Butyrophenon-Neuroleptikum, das jedoch gleichfalls die Blut-Hirn-Schranke nicht passiert und damit v.a. die chemosensible Triggerzone in der Medulla oblongata und Dopaminrezeptoren im Magen-Darm-Trakt blockiert. Wie bei Metoclopramid kann es aber auch hier, wenn auch extrem selten, zu extrapyramidalen Nebenwirkungen kommen.

Die Anwendung von Neuroleptika in niedriger Dosierung als Tranquilizer oder Anxiolytika ist – trotz fehlendem Abhängigkeitspotential dieser Substanzklasse – wegen der zahlreichen, v.a. extrapyramidalmotorischen Nebenwirkungen in der Mehrzahl der Fälle abzulehnen. Dies gilt auch – trotz ihrer antiemetischen Wirkung – für ihre Anwendung zur postoperativen Sedierung, wo sie schwere Angstanfälle hervorrufen können.

Alle Neuroleptika sind bei akuten Alkohol-, Schlafmittel-, Analgetika- und Psychopharmakaintoxikationen kontraindiziert. Die Symptome des M. Parkinson werden durch Neuroleptika stark verschlechtert (bis hin zur lebensbedrohlichen Akinesie), so daß sie hier – bis auf *Clozapin* und *Quetiapin* und vielleicht *Melperon* – kontraindiziert sind. Bei Depressionen sind sie nur mit sehr großer Vorsicht zu verwenden, da sie zwar dämpfend wirken, aber zugleich eine Dysphorie mit innererer Unruhe auslösen können und damit depressive Grundstimmungen verstärken. Bei schwerer Erregung und Suizidgefahr kann initial ein stark dämpfendes Neuroleptikum zusätzlich zur antidepressiven Therapie erforderlich werden. Ebenso ist bei organischen Hirnkrankheiten sowie Nieren- und Leberschäden Vorsicht geboten (ganz besonders bei hochdosierten trizyklischen Neuroleptika). Kardiovaskuläre Erkrankungen können v.a. durch Neuroleptika mit starker α-adrenolytischer Wirkung verschlechtert werden (Hinweise zur Dosierung s. Tabelle 4.4).

4.7 Nebenwirkungen

Phenothiazine, Thioxanthene und Butyrophenone wirken alle als ‚klassische' Dopaminantagonisten. Hiermit verbunden sind auch wichtige Nebenwirkungen dieser Substanzen (s. Tabelle 4.1). Z.T. haben auch atypische Neuroleptika diese Nebenwirkungen, wenn auch weniger stark ausgeprägt.

Tabelle 4.4. Hinweise zur Dosierung von Neuroleptika

	Dosierung, Behandlungsbeginn, Dauertherapie	Bemerkung
I. *Butyrophene*		
Haloperidol	3mal 0,5–1,5, 2–10mg/Tag	Auch als Tropfen und Injektionsformen
Pimozid	1–6 mg	Einmal täglich, lange Wirkdauer
Melperon	3–12 mg nur i.m. 50–300 mg	
II. *Trizyklische Neuroleptika*		
Perazin	Erhaltungsdosis 75–600 mg	
Fluphenazin	2mal 0,25 mg 3–6 mg	Auch als Depotform i.m.
Levomepromazin	3mal 25 mg, max. 200 mg/Tag ambulant, bis 600 mg/Tag stationär	Auch parenterale Gabe zur akuten Sedierung möglich
Promazin	Erhaltungsdosis bis 300 mg/Tag, Maximaldosis bis 600 mg/Tag	
Thioridazin	3mal 25 mg bis zu 200 mg/Tag ambulant, bis zu 600 mg/Tag stationär	
III. *Atypische Neuroleptika*		
Risperidon	2–6 mg/Tag, max. 12 mg	Sonderverschreibung,
Olanzapin	7.5–12.5 mg/Tag	Blutbildkontrolle
Clozapin	Einschleichend beginnen, Erhaltungsdosis 100–300 mg	Auch i.m. anwendbar
Sulpirid	Nach einschleichendem Beginn Erhaltungsdosis 300–600 mg/Tag maximal 1000 mg/Tag	

4.7.1 Hemmung verschiedener Dopaminsysteme

Die Hemmung der Dopaminsysteme im Kortex und im limbischen System führt zu Dysphorie sowie verlangsamtem und verflachtem Denken und Empfinden, vor allem bei Überdosierung.

Im Bereich des extrapyramidalmotorischen Systems treten, vor allem in Abhängigkeit vom Alter, drei Formen von Nebenwirkungen auf:

1) akute Dystonien, oft schon nach einmaliger Gabe und besonders bei Jugendlichen, häufig als unwillkürliche Bewegungen und Krämpfe der Augen- oder Schlundmuskulatur (Zungenschlundsyndrom) oder akute motorische Unruhe (Akathisie),
2) nach längerdauernder Behandlung Symptome des Parkinsonismus (Akinese, Rigor, Tremor, Gang- und Haltungsstörungen, sog. neuroleptogener Parkinsonismus), besonders bei älteren Patienten,
3) nach Dauerbehandlung sog. späte oder persistierende Hyper- oder Dyskinesien (überschießende, unwillkürliche Bewegungen, meist wieder im Mundbereich (orofaciale H.)), fast nur im hohen Alter.

Die Nebenwirkungen 1) und 2) sind dosisabhängig, d.h. sie lassen sich durch vorsichtige Dosierung reduzieren. Da die Hemmung der Dopaminrezeptoren im extrapyramidalen System durch Neuroleptika zu einer Überaktivität cholinerger Neuronen führt, lassen sich diese Symptome durch anticholinerge Substanzen wie Biperiden oder Trihexiphenidyl behandeln, im Notfall bei 1) auch durch die parenterale Gabe von Biperiden. Die routinemäßige Gabe anticholinerger Parkinsonmittel bei Neuroleptika ist heute ebenso verlassen worden wie die frühere Meinung, daß extrapyramidale Nebenwirkungen für einen Therapieerfolg erforderlich seien (sog. neuroleptische Schwelle, erkennbar als erste motorische Störungen, z.B. beim Schreiben). Besonders gefährdet sind ältere Patienten, möglicherweise vor allem, wenn sie bereits zahlreiche Dopaminzellen verloren haben und dabei sind, einen – noch nicht klinisch manifesten – idiopathischen M. Parkinson zu entwickeln. Hier kann also das dopaminantagonistische Neuroleptikum einen latenten M. Parkinson „demaskieren".

Die späten Hyperkinesien (auch tardive Dyskinesie genannt) lassen sich nur schwer behandeln, so daß hier irreversible Rezeptorveränderungen oder andere Schädigungen im extrapyramidalen System angenommen werden müssen. Alle diese extrapyramidalen Nebenwirkungen sind der Grund, warum Neuroleptika auch in niedriger Dosis nur im Notfall als „Tranquilizer" und zur Dämpfung nächtlicher Unruhe besonders alter Patienten (oft mit seniler Demenz) verwendet werden sollten. Am besten sind hier noch *Melperon* und *Thioridazin* geeignet.

Über eine Blockade dopaminerger Rezeptoren im Bereich des Hypothalamus und der Medulla oblongata kommt es zu Blutdruckabfall und Störungen in der Regulation der Körpertemperatur. Häufig mit der Neuroleptikaeinnahme verbundenes Übergewicht kann auf mangelnden Bewegungsmöglichkeiten beruhen, doch ist auch eine direkt appetitstimulierende Wirkung über den Hypothalamus denkbar. Es ist allerdings möglich, dass dies auf der bei vielen Neuroleptika gleichfalls vorhandenen Antiserotoninwirkung beruht.

Durch die Blockade der Dopaminrezeptoren, die die Prolaktinfreisetzung aus dem Hypophysenvorderlappen hemmen, können Neuroleptika eine Hyperprolaktinämie auslösen. Hierdurch wird bei der Frau die Progesteronsynthese gehemmt, und es kommt zu Zyklusstörungen bis hin zur Amenorrhö, während beim Mann infolge einer Testosteronsynthesehemmung Libidoverlust und Impotenz auftreten können.

Alle die bisher geschilderten Nebenwirkungen spielen bei den atypischen Neuroleptika nur eine geringe Rolle, und dies erklärt, weshalb diese inzwischen bevorzugt werden. Extrapyramidale Nebenwirkungen werden z.B. bei *Clozapin* und wohl auch bei *Quetiapin* nie berichtet, währen sie bei *Olanzapin* und *Risperidon* deutlich seltener sind als bei den klassischen Dopaminantagonisten. Aber auch diese Substanzen haben z.T. erhebliche Nebenwirkungen wie Gewichtszunahme, Konfusion, Senkung der Krampfschwelle im EEG, Gedächtnisstörungen, Diabetes und Sedierung. *Clozapin* führt sehr häufig zu vermehrter Speichelproduktion (möglicherweise wirkt es hier als Muscarin$_2$-Agonist), Transaminasenanstieg und zahlreichen vegetativen Störungen. Für die zentral anticholinerge Wirkung der Substanz spricht, dass sie in höherer

Dosis besonders bei alten Menschen Gedächtnisstörungen, Konfusion und ein Delir verursachen kann. *Clozapin* führt bei 0.3 – 1.2 % aller Patienten zu Agranulozytose, weshalb wöchentliche Blutbildkontrollen unverzichtbar sind. Rechtzeitig erkannt ist eine Agranulozytose aber heute nicht mehr lebensbedrohlich, und umgekehrt kommt es unter den atypischen Neuroleptika zu einer Senkung der bei Psychosepatienten hohen Suizidrate.

4.7.2 Hemmungen anderer Neurotransmittersysteme

Besonders die trizyklischen Neuroleptika, von denen angenommen wird, daß sie Rezeptoren durch eine hohe Affinität für Grenzflächen (hydrophil/lipophil) blockieren, hemmen nicht nur die Dopaminwirkung am Rezeptor, sondern auch in unterschiedlichem Maße andere Neurotransmitter wie Noradrenalin, Serotonin, Acetylcholin und Histamin (s. Tabelle 4.2). Dies gilt vor allem für die weniger potenten Neuroleptika, aber auch für einige atypische Neuroleptika. Eine starke α-adrenolytische Wirkung äußert sich als Sedierung und vegetative Dämpfung, z. B. bei *Chlorpromazin* oder *Thioridazin*, besonders aber auch bei Levomepromazin, während sie z. B. bei *Fluphenazin* nur wenig ausgeprägt ist. Die Antihistamin- und die – meist nur geringfügigen – anticholinergen Wirkungen könnten sogar therapeutisch erwünscht sein (letztere als Art im Molekül eingebauter „Bremse" gegen extrapyramidale Nebenwirkungen).

4.7.3 Sonstige Nebenwirkungen

Phenothiazine und Thioxanthene können in seltenen Fällen zu cholestatischem Ikterus, zur Hyperpigmentierung der Haut und zu Störungen der Erregungsübertragung am Herzen führen. Sehr selten können auch Störungen des Blutbildes bis hin zur Agranulozytose auftreten, vor allem im Falle von *Clozapin*. Auch bei *Olanzapin* kann es zum Transaminasen-Anstieg kommen. Ebenfalls äußerst selten, aber potentiell lebensbedrohlich ist das maligne neuroleptische Syndrom mit Hyperthermie und schwerem Rigor (mit CK-Anstieg als Folge von Muskeluntergang) und Bewußtseinstrübung, das alle Neuroleptika verursachen können. Es scheint besonders bei Hitze aufzutreten (möglicherweise durch eine Blockade der Thermoregulation durch die Neuroleptika) und wird durch interkurrente Infekte und Dehydration begünstigt. Es muß von der perniziösen Katatonie als einer ebenfalls sehr seltenen Extremform einer Psychose unterschieden werden. Alle Neuroleptika müssen sofort abgesetzt werden, und die Patienten müssen nach den Regeln der Intensivmedizin behandelt werden (mit Kühlung und Rehydratation); hinzu kommen Dantrolen, um den Calciumioneneinstrom in die Zellen zu blockieren, sowie dopaminerge Medikamente (im Notfall parenteral (Apomorphin, Lisurid)).

Literatur

Müller N, Riedel M, Möller H-J (2000) Atypische Neuroleptika – Wirkstoffe gegen Wahn und Rückzug. Pharmazeutische Zeitung 145, Nr. 43: 11–17

Strange PG (2001) Antipsychotic drugs: Importance of dopamine receptors for mechanisms of therapeutic actions and side effects. Pharmacol. Rev. 53: 119–133

Riederer P, Laux G, Pöldinger W (Hrsg) (1995) Neuropsychopharmaka – Ein Therapie-Handbuch, Bd 4, Neuroleptika. Springer, Wien New York

Buckley PF (2000) Comprehensive disease management for schizophrenia, Drugs of today 36: 267–280

Kapitel 5

Antidepressiva

5

R. Horowski

Antidepressiva 5

R. Horowski

Depression in ihren verschiedenen Formen ist nicht selten. Man schätzt, daß bis zu 10% der Bevölkerung in ihrem Leben ein- oder mehrmals von stärkerer Depression betroffen sind. Zur Depression gehören neben dem Stimmungstief mit Unfähigkeit zur Freude zahlreiche weitere Symptome aus dem psychischen und körperlichen Bereich, v.a. Schlaf- und andere Rhythmusstörungen, häufig mit frühmorgendlichem „Tief" mit quälenden Gedanken, Beschäftigung mit dem Tod, fehlende Energie und Konzentration, Appetitstörungen sowie weitere diffuse körperliche Beschwerden.

Je schwerer eine Depression ist, um so weniger kann ein Patient „sich zusammennehmen" und auf seine Umwelt reagieren und um so weniger ist er auch in der Lage, sich psychotherapeutischen Maßnahmen zu öffnen. Diese haben ihre Berechtigung, wenn ein Patient bereits auf Medikamente angesprochen hat und sich auf dem Weg der Besserung befindet oder in leichteren Fällen.

Die schwere Depression, bei der häufig schwere Schuldgefühle und Wahnsymptome auftreten – das Gefühl, an allem Unglück in der Welt, in der Familie etc. schuld zu sein – und bei der erbliche Faktoren mitbeteiligt sein können, ist die häufigste Ursache einer Selbsttötung (in der BRD häufiger als tödliche Verkehrsunfälle). Darum werden Patienten in diesem Zustand häufig in psychiatrische Krankenhäuser aufgenommen, da hier eine wirksame Behandlung besonders dringend und wichtig ist. In besonders schweren Fällen mit hoher Gefährdung und nach Versagen aller anderen Therapien wird in der Psychiatrie in seltenen Fällen sogar noch die Elektroschockbehandlung (in Narkose) als letzte Möglichkeit eingesetzt.

Im Gegensatz zur weitverbreiteten Ansicht betreffen Depressionen alle Altersgruppen.

Neben ihrem Schweregrad können Depressionen auch noch nach ihrer hervorstechenden Symptomatik eingeteilt werden, z.B. als agitierte, erregte oder als retardierte Form, bei welcher Bewegung und Sprache auf ein Minimum reduziert sind. Im allgemeinen treten Depressionen in Phasen auf, zwischen denen die Betroffenen völlig gesund sind. Diese Phasen können stets als Depression auftreten (monopolare Form) oder bipolar sein (es wechseln sich Phasen der Depression und Phasen der Überaktivität und Euphorie ab: manisch-depressive Form).

Phasenhafter Verlauf, eine jahreszeitliche Häufung des Auftretens (Herbst und Frühjahr) sowie oft deutliche Störungen des Schlaf-Wach-Rhythmus sowie hormonaler Rhythmen über den Tag haben den Verdacht erregt, bei Depressionen handele es sich primär um Abweichungen und Störungen der körpereigenen Rhythmik, und in der Tat hat ein massiver Eingriff in diese Rhythmik, nämlich der totale Schlafentzug, bei einem Teil der Depressionen eine oft dramatische, wenn auch meist nur kurz anhaltende Besserung der Stimmung zur Folge. Ebenso kann Lichttherapie vor allem bei saisonalen Depressionen kurzfristige Besserung bringen. Insgesamt ist jedoch die Ursache der Depression völlig ungeklärt, und wenn im folgenden mögliche Mechanismen besprochen werden, so v.a. aus didaktischen Gründen und um mögliche pathophysiologische Systeme anzusprechen.

5.1 Pathophysiologie der Depression

Man ging nach den Vorstellungen von Carlsson et al. (1981) davon aus, daß eine gewisse Unterfunktion von Neurotransmittern und hier besonders von Noradrenalin im Gehirn am Zustandekommen der depressiven Symptomatik und v.a. des Antriebs- und Vitalitätsverlustes beteiligt ist. Ein funk-

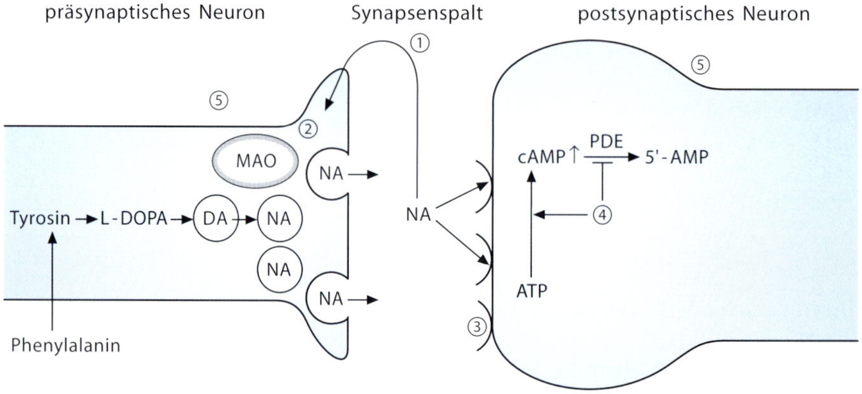

Abb. 5.1. Schema einer noradrenergen Synapse im Gehirn und mögliche Angriffspunkte von Antidepressiva. (1) Hemmung der Noradrenalinwiederaufnahme in das präsynaptische Neuron durch trizyklische Antidepressiva, (2) Hemmung des intraneuralen Abbaus durch MAO-Hemmstoffe, (3) Änderung der Empfindlichkeit postsynaptischer ß-Rezeptoren durch trizyklische Antidepressiva, (4) Verstärkung der postsynaptischen Signal-Übertragung durch Hemmung der Phosphodiesterase oder Aktivierung der Adenylatcyclase, *(5)* Beeinflussung der Membranleitfähigkeit durch Elektroschockbehandlung oder Lithium (?)

tioneller Serotoninmangel im Bereich noradrenerger Systeme wäre für das Stimmungstief verantwortlich. In manchen Fällen von motorisch gehemmter, retardierter Depression könnte noch ein funktionelles Dopamindefizit hinzukommen.

Diese Hypothese beruht auf der Beobachtung der Wirkung von Psychopharmaka am Menschen und ihrer pharmakologischen Untersuchung beim Tier. So wurde zunächst beobachtet, daß Reserpin, das am Tier zu Noradrenalin-, Serotonin- und Dopaminverarmung im Gehirn führt, beim Menschen in hoher Dosierung schwere depressive Zustände auslösen kann, die von einer endogenen Depression kaum zu unterscheiden sind.

Zum anderen wurde festgestellt, daß bei Depression wirksame Pharmaka, wie z.B. Imipramin oder Nialamid, beim Tier Reserpinwirkungen antagonisieren und v.a. die Noradrenalinwirkung verstärken können. In Abb. 5.1 ist der wahrscheinliche Wirkungsmechanismus verschiedener Formen antidepressiver Therapien schematisch dargestellt.

Es ist allerdings möglich, daß die im Tierexperiment sofort nachweisbare Noradrenalinverstärkung nicht die ganze Erklärung des Wirkungsmechanismus darstellt. So dauert es bei den verschiedenen Antidepressiva im Durchschnitt mindestens 2 Wochen, bis ein eindeutiger klinischer Effekt feststellbar ist, und umgekehrt kann es beim Absetzen dieser Mittel zu Symptomen einer starken Gegenregulation kommen, d.h. Erregung, Schlafstörungen, Übelkeit und andere vegetative Symptome treten auf, so daß ein Ausschleichen der Behandlung empfohlen wird. Aus diesem Grund wurde die Vorstellung vom Wirkungsmechanismus antidepressiver Medikamente durch F. Sulser modifiziert: Danach sollen Antidepressiva nicht direkt über eine Wirkungsverstärkung der Monoamine wirksam werden, sondern über eine hieraus resultierende langsame Desensibilisierung („down-regulation") postsynaptischer ß-Rezeptoren im ZNS. Auch andere Rezeptoren werden im Verlauf einer mehrwöchigen Therapie verändert; welche Rezeptoren hierbei besonders wichtig sind, ist noch unklar. Es sollte noch erwähnt werden, dass Depressionen häufig nicht rechtzeitig erkannt werden oder untertherapiert werden. Die Gefahr der Suchtentwicklung ist bei Antidepressiva nicht vorhanden.

5.2 Antidepressiva

Vier verschiedene Gruppen von Antidepressiva werden unterschieden:

- trizyklische Antidepressiva,
- neuere Antidepressiva mit selektiver Wirkung auf Serotonin- (oder Noradrenalin)Systeme,
- MAO-Hemmer,
- Lithium.

5.2.1 Trizyklische Antidepressiva

Trizyklische Antidepressiva sind die älteste Gruppe von Medikamenten, die zur Behandlung der Depression verwendet werden. Chemisch leiten sie sich von den Phenothiazinneuroleptika ab, als deren Derivate sie auch zunächst synthetisiert und geprüft worden waren. Bei ihnen ist jedoch der mittlere Ring ein 7er Ring (Abb. 5.2), so daß diese Stoffklasse eine andere räumliche Struktur hat.

Gemeinsam ist dieser Substanzklasse die Hemmung der Wiederaufnahme der von Nervenimpulsen oder anders freigesetzten klassischen Neurotransmitter Noradrenalin, Dopamin oder Serotonin und damit eine Hemmung ihrer Inaktivierung und Verlängerung ihrer Wirkung nach Stimulation. Als Ergebnis hiervon steht mehr Transmittersubstanz für längere Zeit im Synapsenspalt und am Rezeptor des nachgeschalteten Neurons zur Verfügung. Dadurch wird die Wirkung eines jeden neuronalen Impulses verstärkt und verlängert. Diese Wiederaufnahmehemmung läßt sich an Nervenzellen oder isolierten Synapsen in vitro schon bei sehr geringen Konzentrationen nachweisen. Es bestehen kleinere Unterschiede zwischen den einzelnen trizyklischen Antidepressiva, wobei *Impipramin* Noradrenalin und Serotonin relativ gleichmäßig in ihrer Wiederaufnahme hemmt, während sein aktiver Metabolit *Desipramin* (Desmethylimipramin) besonders stark die Noradrenalinwiederaufnahme hemmt, sein 3-Chlorderivat Clomipramin (Chlorimipramin) dagegen besonders stark die Serotoninwiederaufnahme (Tabelle 5.1).

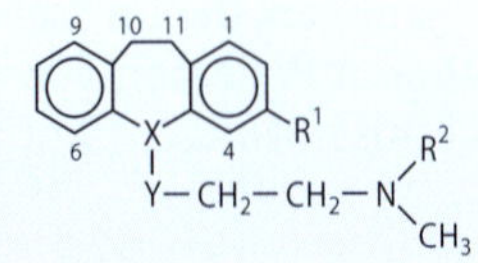

X–Y	R^1	R^2	
$N-CH_2$	H	CH_3	Imipramin
$N-CH_2$	H	H	Desipramin
$N-CH_2$	Cl	CH_3	Clomipramin
C=CH	H	CH_3	Amitriptylin
C=CH	H	H	Nortriptylin

Abb. 5.2. Strukturformeln einiger trizyklischer Antidepressiva

Die trizyklischen Antidepressiva haben neben ihrer hemmenden Wirkung auf die Noradrenalin- und Serotoninwiederaufnahme noch weitere Eigenschaften, die für ihre Wirkungen und vor allem Nebenwirkungen von Bedeutung sein können. Hierzu gehören eine zentrale Antiserotoninwirkung (besonders ausgeprägt bei *Amitriptylin)* und in hoher Konzentration schwache α-adrenolytische Wirkungen. Besonders Amitriptylin hat deshalb auch eine sehr stark dämpfende Wirkung und ist deshalb bei agitierten Patienten mit Schlafstörungen besonders günstig. Umgekehrt ist hier die Fähigkeit, am Straßenverkehr teilzunehmen, besonders stark eingeschränkt. Alle trizyklischen Antidepressiva haben

Tabelle 5.1. Wirkungsprofil verschiedener Antidepressiva (NA Noradrenalin, 5-HT Serotonin)

	Hemmung der Wiederaufnahme von NA	5-HT	Anticholinerge Wirkung	Serotonin-antagonismus	α_2-Antagonismus
Amitriptylin**	+	+	+	+	–
Imipramin	++	+	+	–	–
Clomipramin*	+	++	+	–	–
Doxepin**	+	+	+	–	–
Fluoxetin	–	++	–	–	–
Fluvoxamin	–	++	–	–	–
Paroxetin	–	++	–	–	–
Venlafaxin	+	+	–	–	–
Mirtazapin*	(+)	(+)	–	+	+
Maprotilin*	–	–	(+)	+	+

* sedierend
** stark sedierend

starke anticholinerge Wirkungen, die für Nebenwirkungen besonders bei älteren Patienten von großer Bedeutung sind (Gedächtnisstörungen, Konfusion, Delir).

Pharmakokinetik

Alle Substanzen werden rasch und vollständig resorbiert. Die Gewebeaffinität und die Plasmaeiweißbindung sind sehr hoch. Die trizyklischen Antidepressiva werden intensiv in verschiedenen Stellen des Ringsystems metabolisiert. Zu den vorkommenden Reaktionen gehört die Demethylierung zu aktiven Metaboliten (so wird aus Imipramin Desipramin und aus Amitriptylin Nortriptylin) sowie die Hydroxylierung und Glucuronidierung, bei der dann wasserlösliche inaktive Derivate entstehen, die renal ausgeschieden werden.

Die Vielzahl der möglichen metabolischen Abbauschritte, die offensichtlich individuell stark variieren, das Auftreten aktiver Metaboliten sowie die langen terminalen Halbwertszeiten der Wirkstoffe führen dazu, daß individuell sehr unterschiedliche Plasmaspiegel erreicht werden. Deshalb werden trizyklische Antidepressiva einschleichend und individuell dosiert.

Nebenwirkungen

Neben ihrer erregenden bzw. sedierenden Teilkomponente haben trizyklische Antidepressiva weitere Nebenwirkungen, die mit ihrem Wirkungsmechanismus zusammenhängen: So führen sie zu einer verstärkten Wirkung von Katecholaminen und können die Wirkung von MAO-Hemmern und Amphetaminen potenzieren, weswegen diese Kombinationen kontraindiziert sind. Sie führen auch zu typischen, in ihrer klinischen Bedeutung umstrittenen EKG-Veränderungen (Repolarisationsstörungen, Tachykardie bis hin zur Arrhythmie), so daß sie bei Patienten über 50 Jahren nur unter regelmäßiger EKG-Kontrolle angewendet werden sollten; und schließlich können sie auch bei bipolaren Depressionen in seltenen Fällen den Übergang in ein manisches Stadium auslösen.

Daneben haben alle trizyklischen Antidepressiva anticholinerge Nebenwirkungen. Hierzu gehören Mundtrockenheit, Sehstörungen wie Akkommodationsstörungen und Mydriasis, Störungen der Temperaturregulation und Durchblutung, orthostatische Hypotonie, Obstipation und Miktionsstörungen sowie Tachykardie – alles Nebenwirkungen, die meist nur zu Therapiebeginn auftreten und später zurückgehen. Krampfanfälle können begünstigt werden, ebenso das Auftreten einer schizophrenen Symptomatik bei entsprechender Disposition. Die anticholinerge Wirkung kann besonders bei alten Menschen psychische Nebenwirkungen auslösen, die bis zum Delir gehen können. Überdosierungen trizyklischer Antidepressiva z.B. als Suizidversuch müssen immer auf einer Intensivstation behandelt werden, da die therapeutische Breite sehr gering ist. Als erste medikamentöse Behandlung soll wegen der anticholinergen Wirkung dieser Mittel der Cholinesterasehemmer *Physostigmin* parental gegeben werden. Vor allem aber darf dem Depressiven bei Suizidneigung nur ein Minimum dieser Mittel, maximal ein Wochenbedarf, gegeben werden, da diese Medikamente nur eine geringe therapeutische Breite besitzen. Auch aus diesem Grund wurde intensiv nach anderen antidepressiv wirkenden Substanzen gesucht und in der Tat haben die neueren Antidepressiva ein viel geringeres Risiko bei Überdosierung.

5.2.2 Neuere Antidepressiva

5.2.2.1 Substanzen mit bevorzugter Wirkung auf das noradrenerge System

Zunächst war die anticholinerge Wirkung der trizyklischen Antidepressiva als Mechanismus ihres therapeutischen Effekts betrachtet worden. Nach dem Erkennen ihrer Hemmwirkung bei der Wiederaufnahme von Monoaminen wurde aber intensiv versucht, Substanzen mit diesem Effekt ohne anticholinerge Nebenwirkungen zu finden. Dies ist auch in einer größeren Zahl von Fällen gelungen, so daß man bei den neueren Antidepressiva fast immer von einer besseren Verträglichkeit in diesem Bereich ausgehen kann. Allerdings sind die neuen Antidepressiva in ihrer Wirksamkeit und dem Zeitpunkt der Wirkung z.B. dem Imipramin oder Amitriptylin nicht überlegen.

Zu dieser Gruppe gehören die tetrazyklischen Substanzen *Maprotilin* und *Mianserin*, letzteres mit zusätzlicher Antiserotoninwirkung. Diese Präparate haben initial dämpfende Wirkungen, die sie auch für leichtere agitierte Depressionen geeignet machen, und werden deutlich besser vertragen als die klassischen trizyklischen Substanzen. Durch den Serotonin-Antagonismus werden auch Übelkeit und Erbrechen, typische Nebenwirkungen serotoninspezifischer Wiederaufnahmehemmer, weitgehend vermieden. *Maprotilin* hat allerdings noch anticholinerge Nebenwirkungen. Gut verträglich ist auch das stark dämpfende *Trazodon*, ebenfalls eine Substanz mit zusätzlicher serotoninantagonistischer Wirkung, für das auch anxiolytische Wirkungen berichtet werden.

Reboxetin ist ein neuer spezifischer Hemmstoff der Noradrenalin-Wiederaufnahme. Es kann Blutdruckveränderungen und Miktionsstörungen hervorrufen und gilt als gut verträglich.

Pharmakokinetik

Das tetrazyklische *Maprotilin* verhält sich ähnlich wie die trizyklischen Antidepressiva, d.h. es wird demethyliert und hydroxyliert. Es flutet langsam an (Maximum nach 12 h) und wird mit einer terminalen Halbwertszeit von ca. 50 h eliminiert (*Mirtazapin* 20–40 h, *Trazodon* 4–12 h).

5.2.2.2 Spezifische Serotoninwiederaufnahmehemmer (SSRI)

Als Ergebnis der Suche nach einem „eigentlichen" Antidepressivum gibt es mehrere selektive Serotoninwiederaufnahmehemmer. Allerdings zeigen auch diese Substanzen wie z.B. *Paroxetin, Fluoxetin, Citalopram, Sertalin* und *Fluvoxamin* keine besonders herausragenden therapeutischen Besonderheiten. Vor allem lassen sich trotz vielfacher Bemühungen keine Unterschiede zwischen Patienten finden, die auf noradrenalinbetonte bzw. serotoninbetonte Antidepressiva ansprechen, und bei beiden Substanzgruppen gibt es eine durchaus erhebliche Anzahl von Therapieversagern selbst bei adäquater Behandlung.

Pharmakokinetik

Paroxetin, Citalopram und *Fluvoxamin* werden langsam, aber vollständig resorbiert und haben eine lange terminale Halbwertszeit (-20 h). Dies erlaubt eine einmalige Einnahme pro/Tag, führt aber auch zur Kumulation. Noch mehr ausgeprägt ist dies im Falle von *Fluoxetin* mit Halbwertszeiten zwischen 1 und 3 Tagen und mindestens einem aktiven Metaboliten, *Norfluoxetin*, mit noch deutlich längerer Halbwertszeit. Auch die neuen serotoninspezifischen Wiederaufnahmehemmer werden durch Cytochrom-P 450-Isoenzyme in der Leber metabolisiert, so daß auch hier stets mit starken individuellen Unterschieden und Interaktionen mit anderen Pharmaka zu rechnen ist. *Trazodon* hat mit 4 Stunden eine sehr kurze Halbwertszeit.

Nebenwirkungen

Während die mit den anticholinergen Wirkungen verbundenen Nebenwirkungen bei den neueren Antidepressiva wesentlich geringer sind, bestehen in der Gesamthäufigkeit von Nebenwirkungen kaum klinisch relevante Unterschiede zu den trizyklischen Antidepressiva. Die spezifischen Serotonin-Wiederaufnahmehemmer führen v.a. zu initialer Übelkeit, Magenbeschwerden und Appetitlosigkeit sowie manchmal auch zum Erbrechen. Hinzu kommen Kopfschmerzen, Schweißausbruch, Schwindelgefühl, Tremor, Müdigkeit, aber auch Schlafstörungen sowie bei Männern eine verzögerte Ejakulation. Wichtig ist, daß auch serotoninspezifische Wiederaufnahmehemmer nicht mit MAO-Hemmern kombiniert werden dürfen. Entsprechend der jeweiligen Halbwertszeit sollte ein Intervall von mehreren Wochen zwischen beiden Therapieformen eingeschoben werden. Dies beruht auf Beobachtungen, daß diese Kombination im Falle von *Fluoxetin* zum sog. malignen Serotoninsyndrom geführt hat (mit Hyperthermie, Myoklonien, Rigor, autonomer Instabilität und starken Erregungszuständen bis hin zum Delir und Koma). Auch das Analgetikum *Pethidin* sowie *Dextromethorphan* scheinen dieses Risiko zu erhöhen. Dies erfolgt wahrscheinlich über eine metabolische Interaktion (ebenso beim Paroxetin); allerdings sind hier Probleme insgesamt wesentlich seltener als bei den trizyklischen Antidepressiva.

Bei *Fluoxetin* wurden auch allergische Reaktionen an Haut und Knochenmark beschrieben.

5.2.2.3 Antidepressiva mit weiteren Wirkungsmechanismen

Venlafaxin hemmt die Wiederaufnahme von Serotonin und Noradrenalin und ist auch bei schweren Depressionen gut wirksam. Verglichen mit trizyklischen Antidepressiva und spezifischen Serotonin-Wiederaufnahmehemmern scheint die Wirkung rascher einzusetzen. Zu den Nebenwirkungen gehören Übelkeit, Mundtrockenheit, Appetitlosigkeit, Schlafstörungen, Nervosität und bei Männern verzögerte Ejakulationen. Die Halbwertszeit liegt bei 5 Stunden, die des aktiven Desmethylmetaboliten bei 11 Stunden.

Mirtazapin hat komplexe Wirkungen: Es blokkiert präsynaptische α_2-Rezeptoren und erhöht dadurch die Freisetzung von Noradrenalin und Serotonin, es blockiert aber auch 5-HT_2- und 5-HT_3-Rezeptoren, so dass kaum Serotonin-spezifische Nebenwirkungen entstehen. Ferner ist *Mirtazapin* ein Antagonist an H_1-Histaminrezeptoren, was zu sedierender Wirkung führt. Appetitsteigerung und Gewichtszunahme können auftreten. *Mirtazapin* hat mit ~30 Stunden eine lange terminale Halbwertszeit.

Nefazodon verstärkt über verschiedene Mechanismen die serotoninerge Neurotransmission. Auf die antidepressive Wirkung des Inhaltsstoffes des *Johanniskrauts* (Hypericum perforatum) vor allem bei leichteren Formen von Depression wird in der letzten Zeit zunehmend hingewiesen, wobei vor allem der Inhaltsstoff Hyperforin wirksam sein soll. Interessanterweise kommt es nach einer ausreichenden Dosis von Hypericum-Extrakt zu einem Anstieg von Serotonin und Noradrenalin im Gehirn von Nagern und parallel hierzu zu Wirksamkeit in Depressionsmodellen (Zwangsschwimmen, ‚erlernte Hilflosigkeit').

Eine Induktion mikrosomaler Enzyme kann die Wirkung zahlreicher anderer Pharmaka beeinflussen. Die Empfindlichkeit gegenüber UV-Strahlung kann erhöht werden.

5.2.3 Indikation für Antidepressiva

Antidepressiva sind zur Behandlung der verschiedenen Formen von Depressionen geeignet, und zwar sowohl zur Therapie einer akuten Phase wie auch zur längeren prophylaktischen Gabe bei hoher Rezidivgefahr.

Bei der Gabe von trizyklischen und neueren Antidepressiva differenziert man nach aktivierend, neutral und dämpfend (besonders ausgeprägt bei *Amitriptylin*). Bei den neueren Antidepressiva wirkt der MAO-A-Hemmer *Moclobemid* stark aktivierend, *Venlafaxin* leicht aktivierend, *Fluoxetin* und *Paroxetin* sind meist neutral, und *Trazodon* und *Mianserin* wirken überwiegend sedierend.

Aktivierende Substanzen werden besonders bei retardierter Depression und anderen Formen mit Antriebsmangel eingesetzt, neutrale Substanzen beim Schwerpunkt der Symptomatik im Stimmungsbereich, während das stark sedierend wirkende *Amitriptylin* bevorzugt bei agitierten Formen der Depression verwendet wird. *Amitriptylin* ist auch ein Antidepressivum der ersten Wahl bei starker Suizidgefährdung, während hier deutlich stimulierend und aktivierend wirkende Antidepressiva nicht indiziert sind. Bei der Behandlung mit Antidepressiva ist ohnehin zu beachten, daß ihre Wirkung erst nach 2 Wochen frühestens erkennbar wird (und noch später für den depressiven Patienten selbst), während besonders die anticholinergen Nebenwirkungen sofort auftreten, welche die depressiven Patienten zusätzlich belasten, die aber mit der Zeit nachlassen.

Dabei ist die Phase, in der ein zuvor retardierter, vital gehemmter Depressiver langsam wieder aktiv wird, besonders kritisch, da erfahrungsgemäß – bevor sich auch die depressive Stimmung selbst bessert – nochmals ein deutliches Risiko der Selbsttötung besteht. Umgekehrt sollen diese Mittel nach länger dauernder Gabe nur ausschleichend abgesetzt werden, da sonst starke Absetzerscheinungen wie Erregung, Schlafstörungen, Übelkeit und zahlreiche andere vegetativen Symptome auftreten können.

Die Mehrzahl der verfügbaren Antidepressiva entspricht dem *Clomipramin* (das übrigens in schweren Fällen auch i. v. verwendet wird), d. h. ihr Wirkungsschwerpunkt liegt in der Stimmungsaufhellung beim Kranken. Beim Gesunden findet man keine stimmungsverbessernde, sondern eher eine dysphorieauslösende Wirkung.

Eine weitere Indikation für *Amitriptylin* und *Imipramin* ist die Enuresis nocturna bei Kindern. Im Hinblick auf die Nebenwirkungen dieser Substanzen ist bei Kindern allerdings besondere Vorsicht geboten. Besonders die spezifischen Serotoninwiederaufnahmehemmer sind auch bei Zwangserkrankungen wirksam. Mit Antidepressiva besonders vom Serotonintyp lassen sich Panikattacken und damit verbundene akute Angstzustände gut behandeln. Auch hier müssen Überdosierungen vermieden werden.

Die neueren Antidepressiva wie z.B. *Paroxetin* und *Venlafaxin* sind in ihrer therapeutischen Breite den trizyklischen Substanzen deutlich überlegen, und hierin besteht neben den fehlenden anticholinergen Nebenwirkungen ihr Hauptvorteil, v.a. bei Suizidgefahr (Anhaltspunkte zur Dosierung s. Tabelle 5.2). Bei häufigen depressiven Schüben sind vor allem die neuen Antidepressiva auch zur Rezidivprophylaxe geeignet; auf jeden Fall dürfen sie nie zu früh abgesetzt werden, bevor die depressive Phase ganz überwunden ist (meistens mindestens 6 Monate). Der Noradrenalin-spezifische Wiederaufnahmehemmer *Sibutramin* wird als Appetithemmer zur Gewichtsreduktion verwendet, das dopaminspezifische *Bupropion* für die Raucherentwöhnung propagiert.

Absolute oder relative *Kontraindikationen* für trizyklische Antidepressiva sind: Glaukom, Pylorusstenose, Prostatahypertrophie und Störungen der Harnentleerung sowie Delirneigung und schwere Herzrhythmusstörungen v.a. bei alten Menschen, gleichzeitige Gabe von MAO-Hemmern und Amphetaminen sowie natürlich Alkohol-, Analgetika-, Schlafmittel- und Psychopharmakaintoxikationen.

Kontraindikationen der neueren Antidepressiva sind gleichfalls alle Formen von Alkohol-, Analgetika-, Schlafmittel- und Psychopharmakaintoxikationen sowie eine Kombination mit MAO-Hemmern.

Tabelle 5.2. Durchschnittliche Dosierungen von Antidepressiva.

	Dosierung (erste 3 Tage, Erhaltungsdosis) [mg]	Bemerkungen
I. Trizyklische Antidepressiva		
Amitriptylin **	3mal 25	
	3mal 50–75	
Imipramin	3mal 25	
	3mal 50–75	
Clomipramin	3mal 25	Auch parenteral möglich (Ampullen je 25 mg)
Doxepin **	3mal 10–25	
	3mal 50	
II. Neuere Antidepressiva		
(a) NA-spezifisch		
Maprotilin	1 mal 75 (abends)	Auch parenteral möglich
	1–2 mal 75	
Mianserin	3 mal 10	
Mirtazapin	1 mal 15 (abends)	
	1 mal 45 (abends)	
b) 5-HT-spezifisch		
Fluoxetin	1 mal 20–30 (max. 80)	
Fluvoxamin	1 mal 100–200 (max. 300)	
Paroxetin	1 mal 20	
	1 mal 50	
Trazodon	3 mal 25	
	3 mal 50–100	
c) kombiniert		
Venlafaxin	3 mal 25	Auch als Retardform
	3 mal 75	
III. MAO-Hemmer		
Moclobemid *	2 mal 150	
	2 mal 300	

* aktivierend
** sedierend

Alle Antidepressiva dürfen bei zentraler Krampfbereitschaft und Epilepsien nur mit äußerster Vorsicht angewendet werden, da sie die Krampfschwelle senken.

Interaktionen

Substanzen mit Wirkung auf zentrale Noradrenalin- und Serotoninsysteme können in ihrer Wirkung durch trizyklische Antidepressiva oft in unberechenbarer Weise verstärkt werden, ebenso wie anticholinerge Substanzen (z.B. Parkinsonmittel und Spasmolytika). Dämpfende Substanzen wie Amitriptylin addieren sich in ihrer Wirkung mit anderen sedierend wirkenden Pharmaka. Kombinationen mit MAO-Hemmern und Amphetaminen sind kontraindiziert. Durch den Lebermetabolismus über das Cytochrom-P450-System sind metabolische Interaktionen zu erwarten.

5.2.4 MAO-Hemmer

Hemmer des intraneuronalen Monoaminabbaus infolge Inaktivierung des Enzyms Monoaminoxidase (MAO) wie z.B. *Nialamid* oder *Tranylcypromin* erwiesen sich ebenfalls als eindeutig antidepressiv wirksam, allerdings waren sie den trizyklischen Antidepressiva weder in ihrer Wirksamkeit noch im Zeitpunkt des Wirkungseintritts überlegen. Sie wirken besonders stark antriebssteigernd. Ihr grundlegender Nachteil war, daß sie nicht nur die Wirksamkeit der körpereigenen Monoaminneurotransmitter verstärken, sondern daß die Wirkung von Tyramin und anderen, z.B. in Nahrungsmitteln enthaltenen Sympathomimetika gelegentlich dramatisch potenziert wird (d.h. sie blockieren verschiedene Isoenzyme der MAO, z.B. MAO A und B in gleicher Weise). So wurden nach Genuß stark tyraminhaltiger Speisen wie Käse und Rotwein schwere hypertensive Krisen bis hin zur Hirnblutung mit Todesfolge ausgelöst. Deswegen sind die alten MAO-Hemmer heute obsolet. Eine neue Substanz mit anscheinend besserer Verträglichkeit ist *Moclobemid*, ein reversibler MAO-A-Hemmer, bei dem der Tyramineffekt wohl wenig verstärkt wird (v.a. bei Einnahme nach den Mahlzeiten). Die Substanz wirkt aktivierend. Infolge der kurzen Halbwertszeit von *Moclobemid* und auch möglicher aktiver Metaboliten wird sie 2mal am Tag eingenommen.

Nebenwirkungen der MAO-Hemmer sind Erregungssteigerungen, Unruhezustände und Schlafstörungen, v.a. initial, aber auch Schwindel, Hypotonie und Kopfschmerzen. Andere Antidepressiva dürfen mit MAO-Hemmern nicht kombiniert werden, wie überhaupt bei jeder Kombinationsbehandlung äußerste Vorsicht geboten ist.

5.2.5 Lithium

Lithiumsalze sind zur Behandlung akuter manischer Episoden sowie v.a. zur Prophylaxe schwerer, häufig rezidivierender manischer und depressiver Phasen im Rahmen bipolarer, aber auch monopolarer Depression geeignet. Die prophylaktische Wirkung setzt jedoch erst nach ca. 6 Monaten Therapie ein. Der Wirkungsmechanismus von Lithium ist unbekannt. Es wird eine stabilisierende Wirkung auf Nervenzellmembranen angenommen, die über Ionenkanäle vermittelt wird. Ferner hemmt Lithium einen Weg der intrazellulären Signaltransduktion, indem es die Re-Synthese von Phosphatidylinositol-4,5-biphosphat hemmt.

Pharmakokinetik

Lithium wird rasch resorbiert (maximaler Spiegel nach 1–2 h, gesamte Resorption innerhalb von 8 h). Die Elimination erfolgt fast völlig über die Nieren mit einer Halbwertszeit von 15–30 h. Deshalb kommt es bei wiederholter Gabe zur Kumulation. Stabile Plasmaspiegel werden erst nach 5–7 Tagen erreicht. Die Behandlung beginnt deshalb einschleichend.

Nebenwirkungen

Bei Lithium ist die therapeutische Breite gering, so daß die richtige Einstellung einer Lithiumbehandlung durch regelmäßige Kontrolle des Lithiumspiegels im Serum erforderlich ist (prophylaktisch effektive Konzentration zwischen 0,6 und 0,8 mmol/l, gemessen am Morgen vor Einnahme). Bei geringer Konzentration ist Lithium nicht wirksam, bei zu hoher Konzentration treten Nebenwirkungen wie feinschlägiger Tremor, Übelkeit, Völlegefühl, Muskelschwäche, Durstgefühl, Polyurie und Müdigkeit auf. Bei Langzeitbehandlung kann eine Vergrößerung der Schilddrüse (bei normaler Funktion oder Hypothyreose) vorkommen.

Da das einwertige Kation Lithium in der Ausscheidung mit Natrium konkurriert (ca. 70 % werden im proximalen Tubulus reabsorbiert), können z. B. Diuretika durch vermehrte Natriumausscheidung zur Lithiumintoxikation führen.

Warnsymptome einer Lithiumvergiftung sind verstärkter Tremor, Koordinationsstörungen, undeutliche Sprache und evtl. Übelkeit, Oligurie und Diarrhö.

Lithium ist möglicherweise teratogen. Kontraindikationen für Lithium sind Gravidität, schwere Herz-Kreislauf-Erkrankungen sowie Störungen der Nierenfunktion und des Na^+-Haushaltes. Außer bei Schwangerschaft ist Carbamazepin eine mögliche therapeutische Alternative.

Literatur

Carlsson A, Gottfries C-G, Holmberg G, Modigh K, Svensson T, Ögren S-0 (cds) (1981) Recent advances in the treatment of depression. Acta Psychiat Scand 63 [Suppl 290]
Greeson JH, Sanford B, Monti DA (2001) St. John's wort (Hypericum perforatum): a review of the current pharmacological, toxicological and clinical literature. Psychopharmacol 153: 402–414
Müller WE (2000) Neue Antidepressiva: Mehr Licht in das Dunkel der Seele. Pharmazeutische Zeitung, 145: 11–18
Riederer P, Laux G, Pöldinger W (Hrsg) (1995) Neuropsychopharmaka – Ein Therapie-Handbuch Bd 3, Antidepressiva und Phasenprophylaktika. Springer, Wien New York

Kapitel 6

Psychostimulanzien und Analeptika

6

H. Rommelspacher

Psychostimulanzien und Analeptika 6

H. Rommelspacher

Psychostimulanzien sind Pharmaka, die den Antrieb steigern, das Gefühl von Müdigkeit und Hunger unterdrücken und zu einer vorübergehenden Steigerung der Konzentrations- und Leistungsfähigkeit führen. Die psychostimulierende Wirkung ist mit euphorisierenden Effekten und mit der Gefahr der Entwicklung von psychischer Abhängigkeit verbunden. Dazu gehören *Amphetamin* und seine Derivate, *Amfetaminil, Fencamfamin, Fenetyllin, Mazindol, Methedrin, Methylphenidat, Pemolin, Phenmetrazin,* sowie aus der Gruppe der pflanzlichen Stoffe *Cocain, Coffein, Khat, Theobromin* und *Theophyllin.* In einem weiteren Sinn können auch Appetitzügler hier erwähnt werden. Abgrenzen sollte man Stoffe, die Phantastika, Psychodysleptika oder auch Psychedelika (scheinbar bewußtseinserweiternd) genannt werden. Zu diesen gehören u.a. d-Lysergsäurediethylamid, ein Ergotalkaloid mit Tryptaminkern, Ibogain, Hyoscyamin (das l-Isomer von Atropin), *6-Methoxytetrahydroharman,* ein β-Carbolin, *N,N-Dimethyltryptamin* und *Meskalin.* Zu den Psychostimulanzien im weitesten Sinn können auch die *Nootropika,* Medikamente zur Steigerung der Hirnleistung im Alter (s. Kap. 7), gerechnet werden

6.1 Amphetamin und seine Derivate

Amphetamin: Diese Substanz mit starkem „Suchtpotential" liegt als d- und l-Isomer vor. d-Amphetamin ist bezüglich der ZNS-Wirkungen 3- bis 4mal wirksamer als das l-Isomer, bezüglich der peripheren Effekte geringfügig schwächer. Therapeutisch wird nur Dexamphetamin (neue Nomenklatur: S(+)Amphetamin) eingesetzt (Abb. 6.1).

Die akuten Wirkungen werden durch Austausch von Neurotransmittern und Amphetamin im Bereich des Transportermechanismus der Nervenendigungen hervorgerufen („exchange diffusion", Abb. 6.2). Im oberen Teil der Abbildung ist die Präsynapse einer dopaminergen Nervenzelle mit den Transportmechanismen durch die Plasmamembran („reuptake"; Transporter, dunkelblauer Kreis) und durch die Membran eines Speichervesikels (kleiner blauer Kreis) dargestellt. Im unteren Teil sind die Mechanismen in das Schema eingezeichnet, die dosisabhängig durch Amphetamin (Amph.) aktiviert werden. Links ist die Wirkung von Amphetamin (niedrige Konzentrationen) auf den Transporter der Plasmamembran vergrößert gezeichnet. Die Besetzung des Transporters durch Amphetamin vom synaptischen Spalt her führt zu einem verminderten Rücktransport von Dopamin (Konkurrenz mit Amphetamin um die Bindungsstelle; dies wurde früher als „uptake"-Hemmung bezeichnet). Amphetamin wird dann energieabhängig im Verlauf einer Konformationsänderung des Transporterproteins durch die Plasmamembran transportiert (linker Teil). Die nach erfolgtem Transport ins Zytoplasma geklappte Bindungsstelle wird durch zytoplasmatisches Dopamin (DA) besetzt, welches dann

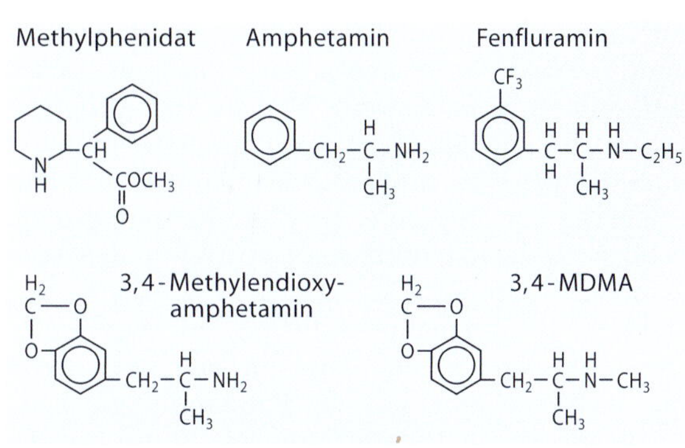

Abb. 6.1. Amphetamin und seine Derivate

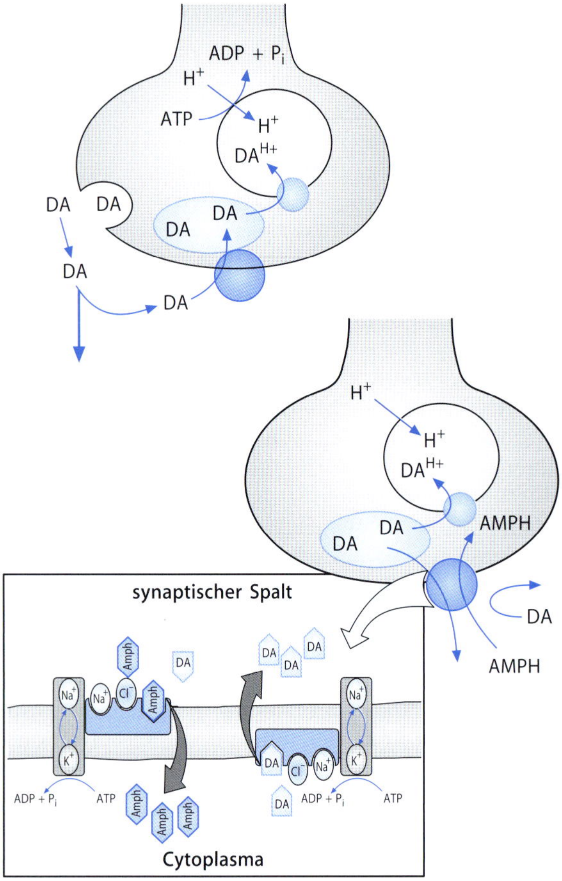

Abb. 6.2. Wirkungsmechanismus von Amphetamin

im Verlauf einer energieabhängigen Konformationsänderung durch die Plasmamembran in den synaptischen Spalt transportiert wird („exchange diffusion"; dies wurde früher als verstärkte Freisetzung „release" bezeichnet). Nach mittleren Dosen diffundieren nennenswerte Mengen von Amphetamin auch in die Speichervesikel. Als Base erhöht es dort den pH-Wert und reduziert damit die Proton-Kopplung von Dopamin. Da diese Kopplung maßgeblich für die Retention von Dopamin in den Vesikeln ist, diffundiert Dopamin ins Zytoplasma und steht für die „exchange diffusion" zur Verfügung. Der Abtransport von Dopamin aus dem Zytoplasma hinaus führt zu einer Enthemmung der Tyrosinhydroxylase (Geschwindigkeit bestimmendes Enzym der Biosynthese von Dopamin) und damit zu einer verstärkten Neusynthese von Dopamin. Klinisch kaum erreichbare Konzentrationen hemmen die Monoaminoxidase. Der Noradrenalintransporter ist vergleichsweise durch Amphetamin weniger aktivierbar, die Aktivierung des Serotonintransporters erfordert höhere Konzentrationen. Die Derivate des Amphetamins wirken prinzipiell gleich, haben aber abweichende Affinitäten zu den einzelnen Transportertypen.

Die die Konzentrationsfähigkeit und körperliche Leistungsfähigkeit (Sportler) steigernden und den Appetit dämpfenden Effekte durch Noradrenalin, die zur inneren Unruhe führenden und den Redefluss steigernden durch Noradrenalin und Dopamin. Vorwiegend durch Letzteres und Serotonin werden das Hochgefühl und die psychische Abhängigkeit bedingt. Längerfristige Einnahme kann zu Toleranz gegenüber den blutdrucksteigernden, euphorisierenden und appetitdämpfenden Wirkungen und „reverser" Toleranz, also Sensibilisierung, führen, was für die Senkung der Krampfschwelle, die Entwicklung einer psychischen Abhängigkeit, und psychotische Zustände bedeutsam sein dürfte.

Dexamphetamin (d-Amphetamin) wird nahezu vollständig absorbiert, ungleich im Körper verteilt mit einer etwa 10fach höheren Konzentration im Gehirn als im Blutplasma und einer Eliminationshalbwertszeit (HWZ) sowie einem Metabolisierungsmuster, das stark vom pH-Wert des Harns abhängt. Bei saurer Diät beträgt die HWZ etwa 8 h, bei alkalischer etwa 22 h wegen der ausgeprägteren Rückresorption der Base in der Niere. Bei Standarddiät werden 30 – 40 % unverändertes Amphetamin, 20 % Benzoesäure und wenig Norephedrin, Ephedrin sowie p-hydroxylierte Metaboliten (ca. 5 %) im Urin ausgeschieden.

Klinisch wird Dexamphetamin als Reservemittel zur Behandlung zwanghafter Schlafanfälle (Narkolepsie) eingesetzt. Komplikationen wie psychische Abhängigkeit, Toleranz, Depressionen, Reizbarkeit, wahnhaftes Erleben und Störungen des Schlaf-Wach-Rhythmus sind zu erwarten. Dexamphetamin ist auch als Alternative zu Methylphenidat bei hyperaktiven Kindern indiziert. Für diese scheinbar paradoxe Wirkung gibt es keine sicher fundierte Erklärung.

An unerwünschten Wirkungen ist v.a. auf das hohe Risiko einer psychischen Abhängigkeit hinzuweisen. Deshalb wurden Amphetamin und

Methamphetamin der Betäubungsmittel-Verschreibungsverordnung (BtMVV) unterstellt. Allerdings kommt es bei bestimmungsgemäßer Anwendung bei hyperaktiven Kindern sehr selten zu psychischer Abhängigkeit. Eine physische Abhängigkeit ist nur angedeutet vorhanden, d.h. Entzugssymptome fehlen oder sind nur in leichter Form nachweisbar. In hohen Dosen kann Amphetamin ein Krankheitsbild mit optischen und akustischen Halluzinationen auslösen, das von einem akuten Schub einer Schizophrenie kaum unterschieden werden kann. Bei höheren Dosen kann es zu Krämpfen, Koma und zerebralen Blutungen kommen.

Nach Absetzen sind Depressionen, Angstzustände und Panikattacken zu erwarten.

Abkömmlinge des Amphetamins sind u.a. Methamphetamin (Synonym: ice, Pervitin, Crystal) und Ephedrin, das Bestandteil vieler Grippe- und Asthmamittel ist.

Amfetaminil: Das Arzneimittel ist ein indirektes Sympathomimetikum, das noradrenerge und dopaminerge Mechanismen aktiviert. Das Wirkspektrum entspricht etwa dem des Amphetamins, in das ein nicht genau bestimmter Anteil umgewandelt wird (mittlere Tagesdosis 10 mg).

Fenetyllin: Die Substanz besteht aus Theophyllin, das über eine Alkylkette mit Amphetamin verbunden ist. Es verbessert die Hirnleistung, hat stimmungsaufhellende Eigenschaften ohne ausgeprägte Euphorie und ohne anorektigenen Effekt. Es verstärkt die Diurese und wirkt positiv-inotrop. Das Wirkspektrum unterscheidet sich also von dem des Amphetamins. Bei einer Dosis von 50 mg werden etwa 5,5 mg d,I-Amphetamin freigesetzt.

Die klinische Indikation ist die Hyperkinese bei Kindern, Narkolepsie und Antriebsarmut bei älteren Menschen (mittlere Tagesdosis: 25 – 50 mg).

Fencamfamin ist ein Amphetaminderivat, das zur Behandlung der Narkolepsie eingesetzt wird. Es ist der BtMVV unterstellt und muß aus Südafrika bezogen werden.

3,4-Methylendioxyamphetamin (MDA; Abb. 6.1**):** Diese Droge gehört zur Gruppe der Entaktogene und ist als Betäubungsmittel klassifiziert. Entaktogene sind Amphetaminabkömmlinge mit zusätzlicher Ringstruktur (Abb. 6.1), die die Kommunikationsfähigkeit durch Abbau intrapsychischer Barrieren verbessern. Darüber hinaus wirken sie leicht angstlösend und antidepressiv. Tierexperimentelle Untersuchungen zeigen degenerative Veränderungen der feinen serotoninhaltigen Nervenfasern im Hirnstamm, aber auch im Kortex, Hippokampus und anderen Hirnregionen. Unklar bleibt die Reversibilität nach Absetzen.

3,4-Methylendioxymethamphetamin (3,4-MDMA, „Ecstasy"; (Abb. 6.1)

Das seit 1986 als Betäubungsmittel eingestufte Entaktogen löst Euphorie, Appetitverlust, Übelkeit, Muskelschmerzen, Schlafstörungen, Verfolgungsängste und in hohen Dosen akustische Halluzinationen aus. Regelhaft kommt es zu Schwitzen, Pulsbeschleunigung und Blutdruckanstieg.

Die akuten Effekte werden durch Ausschüttung von Serotonin und Dopamin hervorgerufen. Nach chronischem Gebrauch sind kumulativ-dosisabhängig Gedächtnisstörungen beschrieben. Außerdem sind psychologische Defizite mit einer Reihe von Tests nachgewiesen worden, die auf MDMA zurück geführt werden konnten. Positron emission tomography (PET)-Studien haben eine globale Abnahme von Serotonin-Transportern im ZNS nachgewiesen (z.B. 25 % nach durchschnittlich 228 Dosen). Diese Veränderungen werden wahrscheinlich durch die Degeneration der Endigungen feiner serotonerger Nervenfasern hervorgerufen. Ob diese neurotoxischen Veränderungen reversibel sind, ist unklar.

6.2 Mazindol

Das Medikament ist ein Hemmstoff der Dopaminwiederaufnahme („Uptake") zurück in die dopaminergen Nervenzellen mit einer geringeren Affinität auch zum Transportmechanismus von Serotonin. Es wird als Anorektikum eingesetzt. Es erhöht die Vigilanz, hat im Vergleich zu Amphetamin geringe blutdrucksteigernde Wirkungen und ist besser verträglich (Tab. 6.1; BTM).

6.3 Methylphenidat

Das Medikament ist ein basischer Ester der Phenylessigsäure (Methyl-[α-phenyl-α-(2-piperidyl-)]acetat). Von den 4 Stereoisomeren ist die threo-Form pharmakodynamisch aktiv. Sie setzt Noradrenalin und Dopamin aus den Nervenzellen frei. Höhere Dosen wirken auch indirekt serotoninagonistisch. Die Konzentrations- und Leistungsfähigkeit wird erhöht, Müdigkeit unterdrückt und die Stimmung gehoben. In der Peripherie kommt es zu leichtem Blutdruckanstieg, Beschleunigung der Herzfrequenz und Verminderung des Tonus der Bronchialmuskulatur. Das Pharmakon wirkt anorexigen. Wichtige Indikationen sind das hyperkinetische Syndrom im Kindes- und Jugendalter (ADHD, Attention-Deficit/Hyperactivity Disorder) und imperative Schlafanfälle (Narkolepsie).

Das Medikament muß einschleichend dosiert werden und darf wegen des Risikos von „Reboundphänomenen“ nicht abrupt abgesetzt werden.

Methylphenidat wird vollständig absorbiert mit einem maximalen Blutspiegel nach etwa 2 h. Die HWZ beträgt 2 – 7 h (nach anderen Studien 2 – 4 h). Bei Kindern wurde die maximale Konzentration nach etwa 2,5 ± 0,65 h erreicht, die HWZ betrug 2,5 h. Die absolute Bioverfügbarkeit beträgt bei Kindern 10 – 50 %, die Wirkdauer 1 – 4 h. Etwa 80 % der Dosis werden als Ritalinsäure im Urin ausgeschieden. Weitere Metaboliten sind p-Hydroxymethylphenidat, Oxyritalinsäure und Oxymethylphenidat. Die Ausscheidung ist pH-Wert-unabhängig.

Die *unerwünschten Arzneimittelwirkungen* entsprechen vorwiegend denen der anderen Psychostimulanzien. Beachtenswert ist die Toleranzentwicklung, die Therapiepausen (z. B. Wochenende) zweckmäßig erscheinen lassen. Bei bestimmungsgemäßem Gebrauch ist das Abhängigkeitsrisiko zu vernachlässigen, bei unsachgemäßem Gebrauch ist es jedoch hoch. Es ist der BtMVV unterstellt.

6.4 Cocain

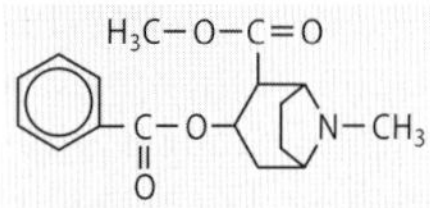

Cocain

Wirkungen

Cocain ist Benzoylmethylecgonin, das strukturell dem Atropin verwandt ist. Die Substanz blockiert die Wiederaufnahme von Dopamin in die Präsynapse („uptake“), wodurch mehr Dopamin zur Stimulierung der Rezeptoren vorhanden ist. Besonders Nervenzellen im Bereich des Nucleus accumbens und der präfrontalen Großhirnrinde dürften entscheidend für die euphorisierende und antriebsteigernde Wirkung sein. Diese werden dem sog. Wohlbefindlichkeitssystem („Rewardsystem“) des Gehirns zugerechnet. Darüber hinaus wird die Wiederaufnahme von Noradrenalin (sympathomimetischer Effekt) und Serotonin gehemmt, was einerseits zum Abhängigkeitspotential von Cocain beiträgt, andererseits zu Störungen der Serotoninbiosynthese führt (Folge: Schlafstörungen, Stimmungsschwankungen). Cocain senkt außerdem den Angstpegel, vermindert die Scheu vor sozialer Interaktion, stärkt das Selbstbewußtsein und steigert sexuelle Wünsche. Nach niedrigen Dosen werden diese Wirkungen durch körperliche und geistige Aktivitäten noch verstärkt. Oft bemerkt der Anwender, dass eine Dosissteigerung noch stärker aktiviert, ein Effekt, der nach wenigen Anwendungen nachläßt. Einige Stunden nach Einnahme treten Angst, Erschöpfung und Depressionen ein („crash“). Um das kurze Hochgefühl zu verlängern, wird Cocain häufig mit Heroin oder anderen Opioiden kombiniert, und um den „crash“ abzumildern, nehmen Abhängige oft große Mengen an Sedativa oder Alkohol ein. Ein Grund dafür, dass Cocainisten oft exzessive Mengen an Alkohol trinken, dürfte außerdem die Bildung des Cocaethylen sein, ein aktives Produkt beider Substanzen (Transesterifizierung, Methylester → Ethylester). Die Hemmkonstante von Cocaethylen am Dopamintransporter entspricht der von Cocain, die Hemmung des Serotonintransporters ist geringer. Die Eliminationshalbwertszeit ist etwa 30 % länger als die von

Cocain. Dies soll die länger als erwartete Wirkung von Cocain bei Personen erklären, die Cocain und Alkohol gleichzeitig missbrauchen. Chronische Cocaineinnahme kann zu Verfolgungswahn mit optischen, akustischen oder taktilen Halluzinationen führen.

Vorkommen

Cocain ist eines von 14 Alkaloiden der Blätter des südamerikanischen Kokastrauchs. Zunächst wird aus einem Extrakt der Blätter eine Paste (80 % Cocain) in illegalen Labors hergestellt. Der Rückstand findet beispielsweise als Geschmackszusatz zu Limonade Verwendung. Das Cocain wird meist in das Hydrochlorid umgesetzt und mit Zucker, Talkum, Arsen oder Lidocain gestreckt. Der Anteil an Cocainhydrochlorid liegt bei den Proben, die auf den illegalen Markt kommen, zwischen 20 und 80 %. Dies birgt für den Anwender ein erhebliches Risiko. Außerdem können die Zusätze zu Granulomatose der Lunge, Polyneuropathie und Krämpfen führen. Außer dem Cocain als Hydrochlorid wird es auch als freie Base angeboten (mit Natriumbikarbonat umgesetzt), die reiner und höher konzentriert ist. Diese Form wird als „crack" oder „rock" bezeichnet. Wegen seines niedrigen Schmelzpunkts und der besseren Flüchtigkeit verbunden mit geringerer Hitzelabilität, ist es zum Rauchen geeignet („freebasing"; die Verbreitung von Cocain in dieser Form nimmt bedrohlich zu).

Pharmakokinetik

Cocain wird über die Schleimhäute schnell absorbiert. Die rascheste Aufnahme erfolgt nach Inhalation beim Rauchen der freien Base, wobei der größte Teil der Dosis nach den ersten 4 Atemzügen in der Blutbahn nachweisbar ist. Eine Tachykardie und eine starke euphorische Gefühlsaufwallung tritt nach 5 – 11 s ein. Bei Absorption über die Nasenschleimhäute wird die maximale Plasmakonzentration wegen der Vasokonstriktion erst nach 15 – 60 min erreicht. Cocain kann noch 3 h nach Anwendung in der Nasenschleimhaut nachgewiesen werden. Nach oraler Einnahme ist die maximale Serumkonzentration nach 45 – 90 min meßbar. Die Bioverfügbarkeit beträgt bei oraler und nasaler Applikation etwa 60 %. Wahrscheinlich spielt das saure Magenmilieu für die verminderte Bioverfügbarkeit nach oraler Aufnahme eine Rolle.

Da Cocain sehr lipophil ist, durchdringt es leicht biologische Membranen und reichert sich im Gehirn an. Die Hirnkonzentration übersteigt die maximale Blutplasmakonzentration etwa um das Vierfache. Da Cocain im Gehirn nicht nennenswert abgebaut wird, kann nach Intoxikation die Konzentration dort die im Blutplasma um das 20fache übertreffen. Andererseits wird Cocain im Blutserum spontan hydrolysiert und in der Leber durch unspezifische Carboxylesterasen rasch zu den inaktiven Metaboliten Benzoylecgonin und durch die Cholinesterase in der Leber zum Ecgoninmethylester abgebaut, die renal ausgeschieden werden. Die Eliminations-HWZ im Blut schwankt interindividuell erheblich. Ursache dafür könnten Unterschiede in der Aktivität der Cholinesterasen sein. Der Absorptionsort spielt ebenfalls eine Rolle: Nach i.v.-Gabe wurde ein durchschnittlicher Wert von 0,6 h, nach oraler Gabe von 0,9 h und nach intranasaler Gabe von 1,3 h gemessen. Das scheinbare Verteilungsvolumen lag im Bereich zwischen 1,2 und 1,9 l/kg. Im Allgemeinen ist Cocain noch nach 8 – 12 h im Blut und Urin meßbar. Die Hauptmetaboliten werden noch bis zu 6 d im Urin gefunden und sind deshalb zum Nachweis der Cocaineinnahme gut geeignet.

Toxizität

Die erheblichen interindividuellen Unterschiede der Abbaurate machen eine Voraussage der toxischen Dosis schwierig. Dazu kommt noch die große Schwankungsbreite der Cocainmenge bei den illegalen Proben, was die Bestimmung der eingenommenen Dosis unmöglich macht. Deshalb sollte davon ausgegangen werden, dass jede Einnahme illegalen Cocains potentiell lebensbedrohlich ist. Periphere Wirkungen können mit den sympathomimetischen Eigenschaften (s. oben) erklärt werden (Tachykardie, Herzrhythmusstörungen, Blutdruckanstieg, Erhöhung der Körpertemperatur, nach hohen Dosen Herzinfarkt, Herzversagen). Auch können intrazerebrale Blutungen und Hirninfarkte auftreten. Eine akute Toleranz nach Cocaineinnahme wurde beschrieben (zur Toxizität von Cocaethylen s.o.); allerdings kann nach wiederholter Gabe auch eine Sensibilisierung auftreten.

Medizinisch wird Cocain als Lokalanästhetikum im Bereich der Hornhaut des Auges und des Rachens angewandt. Für diese Wirkung spielt die Blockade der neuronalen Impulsfortleitung die entscheidende Rolle. Als Mittel zur lokalen Schmerzbehandlung wurde es erstmals 1869 von dem peruanischen Militärarzt Morèno y Maiz empfohlen. 1860 wurde die Reinsubstanz von Niemann erstmals rein dargestellt nachdem es bereits 1855 von Gaedecke aus den Blättern des Cocabaumes (Erythroxylon coca) extrahiert worden war. Die lokalanästhetische Wirkung am Auge wurde von Koller beschrieben. Etwa zur selben Zeit empfahl Siegmund Freud das Cocain als Antidepressivum. Cocain ist das einzige Lokalanästhetikum mit vasokonstringierender Wirkung. Andere periphere Wirkungen können mit den sympathomimetischen Eigenschaften (s.o.) erklärt werden.

6.5 Xanthinderivate

Pharmakologisch wichtig sind die 3 in Pflanzen vorkommenden Methylxanthine *Coffein, Theobromin* und *Theophyllin*. Coffein ist in größeren Mengen v.a. in der Kaffeebohne (1 %) und in Teeblättern (1–5 %), Theobromin in der Kakaobohne (2 %) enthalten. Theophyllin kommt nur in sehr geringen Mengen in Naturprodukten vor. Die größte therapeutische Bedeutung hat das Theophyllin, während Coffein v.a. als Genussmittel in anregenden Getränken (Kaffee, Tee, Cola) dient bzw. Kombinationspartner in analgetischen Mischpräparaten ist. Die Wirkungen der 3 Methylxanthine sind qualitativ gleich, jedoch bestehen quantitative Unterschiede in ihrem Wirkprofil. So wirkt Coffein stärker zentral stimulierend als Theophyllin oder Theobromin, während die kardiovaskulären und diuretischen Wirkungen bei Theophyllin (und weniger ausgeprägt bei Theobromin) im Vordergrund stehen. Für die zentral stimulierende und die kardiovaskuläre Wirkung ist wahrscheinlich die Blockade von Adenosin A_1-Rezeptoren von Bedeutung (zu Einzelheiten des Wirkungsmechanismus der Xanthinderivate s. Kap. 32).

Methylxanthine, v.a. Coffein und weniger Theophyllin, führen zu einer Stimulation der Großhirnrinde. In einer Dosis von 50 – 200 mg (entspricht 1–2 Tassen Kaffee) führt Coffein zu einer Erhöhung der psychomotorischen Aktivität. Vor allem bei ermüdeten Personen schwindet die Müdigkeit; Merkfähigkeit, Konzentrationsvermögen, Reaktionsfähigkeit und andere geistige Leistungen werden verbessert. Diese üblicherweise erwünschten Wirkungen können bei empfindlichen Menschen zu Schlaflosigkeit, Nervosität und innerer Unruhe führen. Bei älteren Menschen oder Hypertonikern kann Coffein einen „paradoxen Effekt" aufweisen und zum Schlaf führen. Diese unerwartete Wirkung wird mit einer verbesserten Durchblutung des ZNS in Verbindung gebracht. Hohe Dosen stimulieren das Vasomotoren- und Atemzentrum in der Medulla oblongata. Der an sich zu erwartende Blutdruckanstieg wird jedoch durch die Gefäßdilatation überspielt.

Am Herzen führen Methylxanthine (Theophyllin > Coffein) zur Steigerung von Frequenz, Kontraktionskraft und O_2-Verbrauch. Diese nicht sehr ausgeprägten direkten Wirkungen lassen sich zur Therapie der Herzinsuffizienz nicht nutzen. Kleine Dosen können eine Bradykardie (Vagusstimulation) hervorrufen, die aber üblicherweise durch die Tachykardie überlagert wird.

Die peripheren Blutgefäße werden dilatiert, die des ZNS jedoch kontrahiert. Dies ist möglicherweise die Ursache für die Wirksamkeit von Xanthinderivaten bei Kopfschmerzen und die Begründung für analgetische Mischpräparate mit Coffein. Die glatte Muskulatur außerhalb der Gefäße wird durch Xanthine relaxiert. Theophyllin wirkt hier sehr viel stärker als Coffein und wird daher bei der Therapie des Asthma bronchiale (s. Kap. 31) verwendet.

Die diuretische Wirkung von Xanthinen ist nicht besonders ausgeprägt, sie beruht auf einer gesteigerten Nierendurchblutung und einer erhöhten glomerulären Filtration. Theophyllin ist wirksamer als Coffein.

Erwähnt sei noch die Steigerung der Magensaftproduktion (HCL und Pepsin) durch Methylxanthine, die daher bei Ulkuspatienten kontraindiziert sind.

Kaffee, in Maßen genossen, hat praktisch keine Nebenwirkungen. Hohe Dosen von Coffein führen in leichteren Vergiftungsfällen zu Übelkeit, Erbrechen, Durchfall, Tremor und Reflexsteigerung, während schwere und schwerste Intoxikationen zu Tachykardie, zentraler Übererregbarkeit und u.U. zu Arrhythmien und Krämpfen führen können (über die Nebenwirkungen von Theophyllin s. Kap. 31).

6.6 Anhang: Appetitzügler (Anorektika)

Ausgehend von dem Befund, dass Amphetamin und seine Derivate zu einer Unterdrückung des Hungergefühls führen, wurde versucht, Medikamente zu entwickeln, bei denen diese Eigenschaft stärker ausgeprägt ist, um sie zur Therapie der Adipositas einsetzen zu können. Die zentral stimulierende Komponente der Amphetamine sollte dabei ausgeschaltet werden. Dies ist nur teilweise gelungen.

Für die Behandlung der Adipositas, der in der überwiegenden Zahl der Fälle eine übermäßige Kalorienzufuhr zu Grunde liegt, sind diese Substanzen allein nicht geeignet. Allenfalls können sie zusätzlich zu einer entsprechenden Diät, verbunden mit psychischer Führung, kurzfristig gegeben werden, da ihre Wirkung nach einiger Zeit verlorengeht und die Möglichkeit des Missbrauchs mit einer sich entwickelnden Abhängigkeit besteht.

In Tabelle 6.1 sind einige gebräuchliche Appetitzügler aufgeführt. Fenfluramin weist als Besonderheit auf, dass es in den üblichen Dosierungen offensichtlich nicht zentral stimulierend, sondern dämpfend wirkt, so dass das Reaktionsvermögen z.B. bei Autofahrern vermindert sein kann. In der Kombination mit Alkohol oder anderen zentral dämpfenden Pharmaka wird diese Wirkung verstärkt. Die dämpfende Wirkung ist wahrscheinlich der Grund für das geringe Abhängigkeitspotential, wenn auch hohe Dosen erregend wirken können.

Tabelle 6.1. Zusammenstellung einiger Appetitzügler

Internationaler Freiname	Mittlere Tagesdosis [mg]
Amfepramon	60–75
Fenfluramin	60
Mazindol	1–2
Mefenorex	40
Norpseudoephedrin	10–30
Propylhexedrin	25–75

6.6.1 Fenfluramin

d,l-Fenfluramin ist strukturell dem Amphetamin verwandt. Trotzdem wirkt es in therapeutischen Dosen ausschließlich über die Aktivierung serotonerger Mechanismen. D-Fenfluramin, das aktive Isomer, hemmt die Wiederaufnahme („uptake") des Neurotransmitters, während sein Metabolit d-Norfenfluramin die Ausschüttung („release") verstärkt.

Der serotoninmimetische Effekt führt v.a. zu einer Verminderung des Verlangens nach kohlenhydratreicher Kost. Das Fertigarzneimittel ist nicht mehr im Handel.

Nach vollständiger Absorption beträgt die HWZ etwa 20 h. Die Vermutung eines neurotoxischen Effektes kann beim Menschan als wiederlegt gelten. Die toxische Dosis übersteigt die therapeutische mindestens um den Faktor 20.

6.7 Analeptika

Analeptika gehören zu einer nicht einheitlichen Gruppe von Substanzen, die in einem engen Dosisbereich zur Aktivierung umschriebener Areale des ZNS führen und in hohen Dosen Krämpfe auslösen können. Sie werden deshalb auch als Krampfgifte oder Konvulsiva bezeichnet.

Ihre therapeutische Bedeutung ist heute gering. Früher wurden sie zur Behandlung von Intoxikationen mit zentral dämpfenden Pharmaka, wie Barbiturate oder Opioide, verwendet, um bestehende Lähmungen des Atem- oder Vasomotorenzentrums aufzuheben. Für die Behandlung dieser Vergiftungen stehen heute wirksamere und v.a. auch weniger risikoreiche Verfahren zur Verfügung, so dass die unspezifisch wirkenden Analeptika nur in sehr seltenen Fällen zur Anwendung kommen (z.B. bei vitaler Indikation, wenn keine Möglichkeit zur Beatmung besteht; Ausnahme: Vergiftung mit Buprenorphin, s.u.).

Eine Anregung der neuronalen Aktivität kann auf 2 Wegen erreicht werden: Hemmung inhibitorischer Neurone bzw. Aktivierung exzitatorischer Neurone. Substanzen, die über den 1. Weg wirken, sind Strychnin, Picrotoxin und Bicucullin, die Antagonisten der inhibitorischen Neurotransmitter Glycin bzw. γ-Aminobuttersäure (GABA) sind.

Strychnin, das Hauptalkaloid aus dem Samen von Stryhnos nux vomica, hemmt im Rückenmark postsynaptisch glycinerge inhibitorische Neurone, während *Picrotoxin* aus Anamirta cocculus als GABA-Antagonist im Bereich des Anionenkanals des GABA-Benzodiazepinrezeptorkomplexes bindet und so zu einer Aktivierung im Gehirn führt. Ein GABA-Rezeptorantagonist ist Bicucullin aus Dicentra cucullaria. Alle 3 Substanzen haben keine therapeutische sondern v.a. experimentelle Bedeutung.

Pentetrazol, Nikethamid und *Bemegrid* wirken wahrscheinlich über eine Aktivierung exzitatorischer Neurone, die v.a. die Medulla oblongata mit ihren wichtigen vegetativen Zentren wie Vasomotoren- und Atemzentrum betrifft, wobei die Wirkung auf das Atemzentrum ausgeprägter ist. Insgesamt bestehen zwischen diesen 3 Substanzen keine wesentlichen Unterschiede.

Doxapram

Doxapram aktiviert in therapeutischen Dosen über einen unbekannten Mechanismus Hirnstammneurone. Von klinischer Bedeutung ist die Stimulierung des Atemzentrums, wahrscheinlich durch Aktivierung erregender Nervenzellen.

Pharmakokinetik: Doxapram wird parenteral injiziert. Weitere Daten liegen nicht vor.

Unerwünschte Wirkungen: In hohen Dosen kommt es zu Blutdruckanstieg und tonisch-klonischen Krämpfen.

Anwendungsgebiete: Mittel- oder schwergradig asphyktische Kinder, z.B. Frühgeborene, Intoxikationen, z.B. durch Buprenorphin. Es muss durch internationale Apotheken bezogen werden.

6.8 Anhang: Psychodysleptika (Psychedelika)

Lysergsäurediethylamid

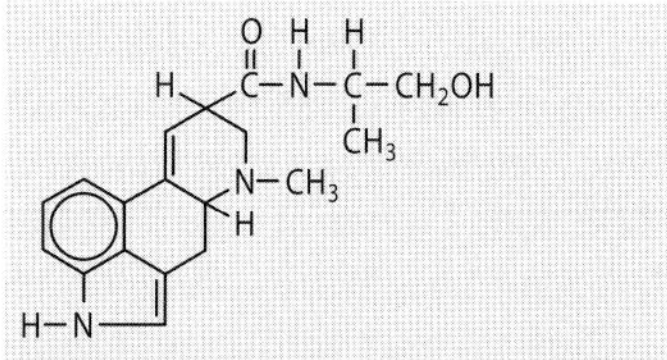

d-Lysergsäurediethylamid (d-LSD)

Von den eingangs in 6.1 erwähnten Substanzen soll hier nur d-LSD dargestellt werden. Von den 4 möglichen Diastereomeren hat nur d-LSD psychotrope Wirkungen. Iso-LSD ist oft in illegalen LSD-Präparationen enthalten, bisweilen sogar überwiegend. Hauptsächlich kommt es nach Einnahme von LSD zu Veränderungen der Wahrnehmung, des Denkens und von Gefühlen. Auffallend ist die verschärfte Wahrnehmung besonders optischer und akustischer Reize. Dabei geht die Kontrolle über die Verarbeitung der Reize verloren, was oft mit der Spaltung des Bewußtseins verknüpft ist: Ein Anteil des Bewußtseins erlebt ganz deutlich die Veränderungen der Wahrnehmung während ein anderer Anteil ein mehr oder weniger passiver Beobachter bleibt. Dieser Anteil kann erhebliche Beunruhigungen und Ängste angesichts der veränderten Wahrnehmungen auslösen („Horrortrip"). Einen Höhepunkt seiner Popularität erlebte LSD Anfang der 70er Jahre. Seine Verbreitung nimmt zumindest in den angelsächsischen Ländern seit Ende der 80er Jahre wieder deutlich zu. Die Möglichkeit des therapeutischen Einsatzes zur Erweiterung des Bewußtseins wird vereinzelt von Psychotherapeuten im Ausland genutzt. In Deutschland ist d-LSD als Betäubungsmittel klassifiziert, darf aber nicht verschrieben werden.

20 – 25 μg d-LSD reichen für psychotrope Effekte aus. Der Dosisbereich bei illegalen „Trips" liegt zwischen 20 und 80 μg. Die zentralnervösen Effekte werden durch serotoninagonistische Mechanismen hervorgerufen (5-HT_2-Rezeptor und 5-HT_{1A}-Autorezeptor), wobei d-LSD wahrscheinlich ein Partialagonist ist: Nur etwa 25% der maximalen Wirkungen können, gemessen an der Aktivierung des „Second-messenger-Mechanismus" (Phosphoino-

sitidhydrolyse) erreicht werden. Darüber hinaus hat d-LSD sympathomimetische Effekte (Mydriasis, Blutdruckanstieg, Tachykardie, Hyperreflexie, Zittern, Übelkeit, Piloarrektion, Muskelschwäche und Anstieg der Körpertemperatur).

Pharmakokinetik: d-LSD unterliegt einer schnellen und nahezu vollständigen Metabolisierung. Die Eliminationshalbwertszeit beträgt 3,6 h. Andere fanden eine HWZ von 2,9 bzw. 5,1 h. Die Unterschiede können dadurch erklärt werden, dass die beim Menschen applizierte Menge an d-LSD vergleichsweise extrem niedrig ist und dass d-LSD und seine Metaboliten an das Säulenmaterial der GC-Säule adsorbieren.

In Blutproben konnte LSD und Iso-LSD nachgewiesen werden. Im Urin wurde bei Freiwilligen nach Gabe von 1 μg/kg d-LSD 0,9 % unverändertes d-LSD und 1,2 % N-Desmethyl-LSD gefunden.

Unerwünschte Wirkungen: Vereinzelt wurden Krämpfe beschrieben (12 von 6000 Probanden).

Literatur

Rommelspacher H, Schuckit M (1996): Drugs of abuse. Baillière Tindall, London

Mayer G, Kotterba S (2001): Narkolepsie. Deutsches Ärzteblatt 98: 249–254

Gastpar M, Mann K, Rommelspacher H (1999): Lehrbuch der Suchterkrankungen. Thieme Verlag, Stuttgart, New York

Lehrbuch der Suchterkrankungen, M. Gastpar, K. Mann, H. Rommelspacher (Hrsg.), Thieme Verlag Stuttgart, New York, 1999

Kapitel 7

Nootropika und Antidementiva 7

H. Rommelspacher

Nootropika und Antidementiva 7

H. Rommelspacher

7.1 Definition

Nootropika sind Arzneistoffe, die Störungen höherer integrativer noetischer (das Denken betreffende) Funktionen wie Gedächtnis, Konzentrations- und Auffassungsfähigkeit, Aufmerksamkeit, Denken, Orientierung sowie Vigilanzstörungen verbessern sollen. Antidementiva werden von einigen Autoren für Medikamente zur Behandlung des Morbus Alzheimer reserviert bzw. für Hemmstoffe der Azetylcholinesterase, die bei anderen Demenzformen (z. B. vaskuläre Demenz) nicht Mittel der ersten Wahl sind. Die Definitionen umfassen die hauptsächlichen Indikationsgebiete wie Hirnleistungsstörungen im weiteren Sinne bzw. die Demenz im speziellen psychiatrischen Verständnis. Danach wird Demenz als Abnahme des Gedächtnisses und des Denkvermögens mit beträchtlicher Beeinträchtigung der Aktivitäten des täglichen Lebens definiert (ICD-10).

Im Gegensatz dazu sind **Psychostimulanzien** Arzneimittel, die zu einer unphysiologischen Aktivierung von Hirnfunktionen führen, der eine Phase der Dämpfung folgt. Zu ihnen gehören Amphetamin und seine Derivate Metamphetamin und Amfetaminil sowie Methylphenidat, Pemolin, Prolintan und Fenetyllin (Kap. 6).

Die Psychostimulanzien können Euphorie und je nach Dosis und Applikationsdauer auch Dysphorie auslösen. Leistungsvermögen und -bereitschaft werden vorwiegend subjektiv gesteigert. Mehrfachapplikation kann zum Zusammenbruch physiologischer Funktionen führen, im Extremfall zum Exitus. Verantwortlich dafür dürfte die exzessive Stimulierung des Sympathikus mit Tachykardie, Blutdruckanstieg, Herzrhythmusstörungen und Kreislaufkollaps sein. Nach Einnahme von Amphetamin und seinen Derivaten wurde auch von zentralen Insulten berichtet.

Therapeutisch werden Psychostimulanzien nur noch bei hyperaktiven, verhaltensgestörten Kindern eingesetzt. Ein begrenzter Nutzen wurde beim „Poor-motivation-Syndrom“ gefunden. Bei anderen Indikationen waren sie unwirksam bzw. lösten Angstzustände oder depressive Verstimmungen aus.

Von den beiden Substanzgruppen müssen **Analeptika** abgegrenzt werden, die spezielle Hirnfunktionen in der formatio reticularis aktivieren, nämlich das Atem- und Vasomotorenzentrum mit atmungsanregenden und blutdrucksteigernden Wirkungen. Zusätzlich üben sie eine diffuse, erregende Wirkung auf das ZNS aus und können nach einer hohen Dosis Krämpfe auslösen (Kap. 6). Die Analeptika, z. B. Pentetrazol und Doxapram, können Hirnleistungsstörungen nicht verbessern.

7.2 Wirksamkeitsnachweis

Ziel der Therapie ist primär die Besserung der Symptomatik sowie in den meisten Fällen die Verzögerung ihrer Progression während eines längeren Zeitraums (Störungen des Gedächtnisses und der Merkfähigkeit, der Konzentration, der Auffassung, der Aufmerksamkeit, Defizite im organisatorisch-planerischen Handeln, Störungen der räumlichen und zeitlichen Orientierung sowie der Vigilanz). Sekundäre Therapieziele sind Effekte auf Emotion, Motivation und Antrieb. Ein besonders bedeutsames Kriterium ist die Verbesserung der Alltagskompetenz. Die Prüfung der Wirksamkeit wird auf mehreren Ebenen mit eigens dafür entwickelten Testinstrumenten und psychologischen Skalen durchgeführt. Die Entwicklung hoch differenzierter Testbatterien in den letzten Jahren haben unser Verständnis der Störungen auf neuropsychologischer Ebene erheblich verbessert und damit auch die Möglichkeiten des Wirksamkeitsnachweises von Pharmaka. Auf neurobiologischer Ebene sind Risikofaktoren nachgewiesen worden (s. u.). Diese haben noch keinen Eingang in die Routinediagnostik gefunden. Insbesondere korreliert die Konzentration des für die Alzheimerdemenz pathognomonischen β-Amyloids (s. 7.3) im Liquor nicht mit dem Schweregrad der Erkrankung.

Eine Demenz kann als Begleitsyndrom bei zahlreichen anderen Krankheiten vorkommen wie z. B. Depression, endokrine und metabolische Störungen, Tumoren, Traumen und Hochdruck („Pseudodemenz").

7.3 Für die Pharmakotherapie relevante Befunde bei dementiellen Erkrankungen

Es soll zunächst darauf hingewiesen werden, dass das Repertoire der eingeführten und in der Erprobung befindlichen Substanzklassen besonders groß ist. Dies verwundert angesichts der uneinheitlichen Störungen, die der Demenz zu Grunde liegen, nicht. Im Mittelpunkt der Forschung stehen folgende Pathomechanismen:

1. Die Degeneration cholinerger Neurone im basalen Vorderhirn, wozu der N. basalis magnocellularis (Meynert) gehört, dessen posteriorer Anteil große Gebiete des Neokortex, insbesondere frontale, parietale und temporale Regionen innerviert. Weiter betroffen sind Hippocampus und Amygdala. Die Degeneration dieser cholinergen Neurone korreliert eng mit dem kognitiven Defizit (Störungen der Informationsverarbeitung, des Urteilsvermögens, des logischen Denkens, der Planung und der Schlußfolgerungsfähigkeit), was bisher vor allem tierexperimentell belegt ist (Experimente mit Prüfung des Gedächtnisses und der Aufmerksamkeit). Neuere post mortem Befunde zeigen, dass bei geringer bis mittelgradig ausgeprägter Symptomatik des Morbus Alzheimer (≈60 % aller Demenzen der zweiten Lebenshälfte) oft nur ein minimaler Verlust cholinerger Synapsen nachweisbar ist, so dass die Indikation von Hemmstoffen der Acetylcholinesterase (s. u.) im Anfangsstadium in Frage gestellt wurde. Andererseits sollen diese Medikamente zusätzlich durch Stimulierung der Synthese von Nervenwachstumsfaktoren, z. B. NGF und der Modifizierung der Weiterverarbeitung des β-Amyloid precursor Proteins (APP) zum β-Amyloid Peptid (βA) wirken. Vom βA-Peptid existieren zwei Formen, das βA_{40}-Peptid mit 40 Aminosäuren und das toxische βA_{42}-Peptid mit 42 Aminosäuren. Diese werden durch Enzyme (zunächst β-Sekretase, danach γ-Sekretase) aus dem APP herausgeschnitten. Diese Peptide sind Hauptbestandteile der extraneuronal abgelagerten Plaques vorwiegend im Neokortex und Hippocampus, die zusammen mit den intraneuronalen neurofibrillären Tangles (Bündel;abnorm phosphoryliertes Tau-Protein) für die Pathogenese des Morbus Alzheimer maßgeblich sein sollen.
2. Störungen des Glukose-/Energiestoffwechsels, was nicht nur zu einer gewissen Verarmung an ATP, sondern auch zu einer beeinträchtigten Versorgung mit Neurotransmittern führt, für die die Glukose eine Vorstufe ist (Acetylcholin, Glutamat, Aspartat, GABA, Glycin). Am stärksten sind cholinerge, glutamaterge aber auch serotonerge Neurone im Neokortex und dem Hippokampus beim Morbus Alzheimer betroffen.
3. Vermehrte Bildung von Sauerstoffradikalen durch Stimulierung des βA_{42}-Peptids, die über eine Aktivierung der Proteolyse und der Lipidperoxidation zelldestruierend wirken (s. auch unten bei Antioxidantien).
4. Unter den Frühformen der Alzheimerschen Erkrankung (Erkrankungen bis zum 65. Lebensjahr, 5–10%) sind bei ca. 1% genetische Faktoren bedeutsam (autosomal dominante Form). Mehrere Mutationen im APP-Gen sind beschrieben, die zu Änderungen der Aminosäuresequenz in den Bereichen führen, in denen die Sekretasen spalten. Dadurch entsteht absolut und relativ mehr vom toxischen βA_{42}-Peptid. Außerdem sind Mutationen in den Präsenilin I- und II-Genen bekannt. Die entsprechenden Peptide modulieren die Aktivität der Sekretasen.
5. Für die Spätform sind Risikofaktoren beschrieben, insbesondere das Alter, α-2 Makroglobulin (Mutante, die einige Enzyme hemmt), Infektionen insbesondere Chlamydien, Schädelverletzungen, Oestrogenmangel, Aluminium, Arteriosklerose und Apolipoprotein E und davon speziell die Isoform ε4, das eine zentrale Rolle beim Transport von Cholesterin in die Zelle spielt.

7.4 Ausgewählte Substanzen

7.4.1 Pharmaka mit unterschiedlichen Wirkmechanismen

Piracetam (Abb. 7.1) ist der Prototyp der Nootropika. Klinische Studien haben seine Wirksamkeit bei Denkstörungen, bei der Behandlung einer akuten Ischämie, Schwindel, Gedächtnisstörungen und Befindlichkeitsstörungen gezeigt.

Chronische Behandlung führt zum Anstieg von zyklischem AMP im Frontalhirn (Verbesserung des Glukosestoffwechsels), einer Zunahme der Dichte cholinerger m-Rezeptoren im Frontalhirn von alten Mäusen und einer Verbesserung der Synthese von Phosphatidylcholin und Phosphatidylethanolamin.

Die Toxizität ist außerordentlich gering. Eine Weiterentwicklung von Piracetam ist Oxiracetam (Abb. 7.1).

Abb. 7.1. Ausgewählte Strukturformeln von Nootropika

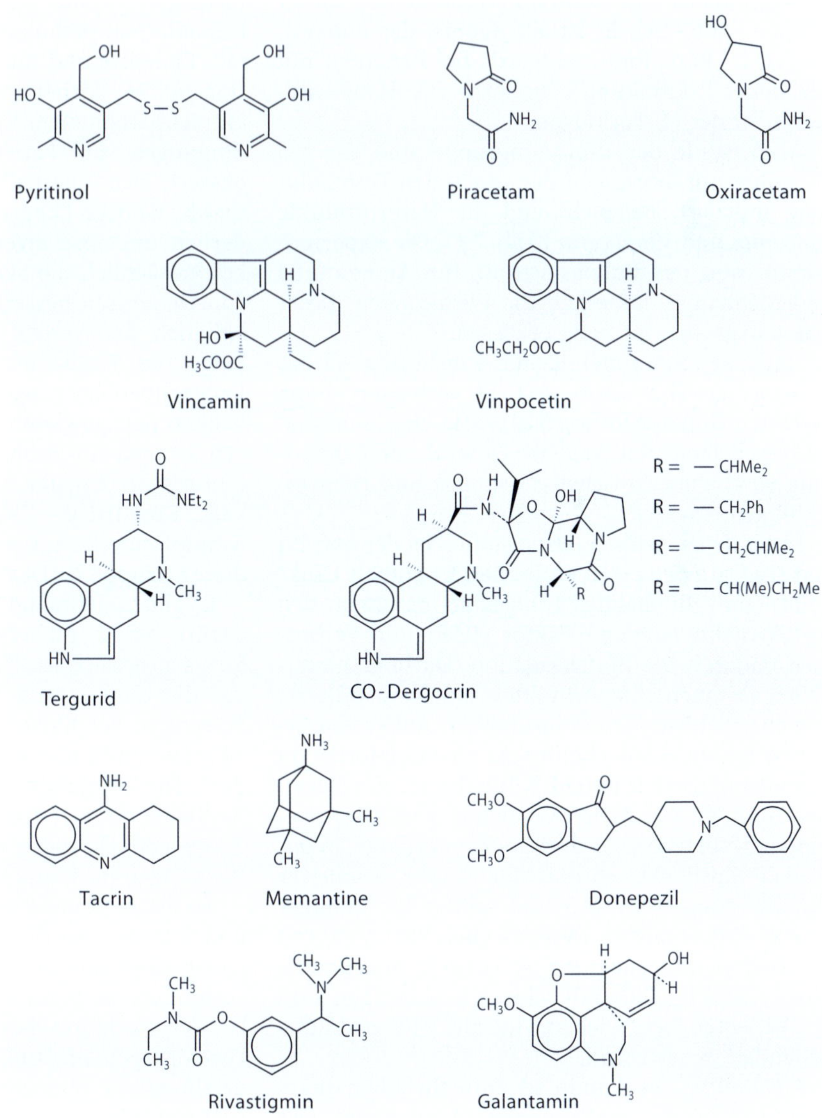

Zur *Co-Dergocringruppe* gehört eine Mischung von 4 Stoffen: Dihydroergocornin, Dihydroergocristin, Dihydroergocryptin und Dihydro-β-ergocryptin (Abb. 7.1). Der hemmende Effekt auf adrenerge α_1-Rezeptoren scheint für die Wirksamkeit von entscheidender Bedeutung zu sein. Dadurch wird die Mikrozirkulation verbessert. Chronische Behandlung führt zu einer Stimulierung des Glukosestoffwechsels im Gehirn. Eine Besserung dementieller Syndrome konnte in zahlreichen Studien nachgewiesen werden.

Tergurid ist ein weiteres Arzneimittel dieser Gruppe (Abb. 7.1). Es ist ein Agonist des dopaminergen D_2-Rezeptors und wurde bei Patienten mit Alzheimer-Erkrankung eingesetzt. Die Hauptindikation ist der M. Parkinson.

Arzneistoffe der Vincamingruppe sind v.a. bei Patienten mit Störungen der zerebralen Durchblutung indiziert. Beispiele sind die Naturprodukte *Vincamin* und *Vinpocetin* (Abb. 7.1). Die Expertenkommission des Bundesinstituts für Arzneimittel und Medizinprodukte hält die Wirksamkeit dieser Substanzgruppe für nicht erwiesen.

Unter den vitaminähnlichen Substanzen sei das *Pyritinol* erwähnt (Abb. 7.1). Es verbessert einen gestörten Glukosestoffwechsel, wirkt cholinomimetisch und fängt Radikale ab. Es wird zur Behandlung von hirnorganischen Störungen und Hirnverletzungen eingesetzt.

Unter den sonstigen Arzneistoffen ist der Extrakt von *Ginkgo biloba* weit verbreitet. Er enthält Ginkgolide und Bilobalide. *Ginkgolide* hemmen den plättchenaktivierenden Faktor (PAF) und verbessern dadurch die Blutzirkulation. Darüber hinaus haben sie einen günstigen Effekt auf die bei Altersdemenz gestörte Membranstabilität. Außerdem erhöhen sie die Zahl cholinerger m-Rezeptoren im Hippokampus alter Ratten. Klinische Studien liegen zu folgenden Indikationsbereichen vor: Verbesserung des Kurzzeitgedächtnisses, der Vigilanz, hypoxischer Zustände, chronischer zerebrovaskulärer Durchblutungsstörungen und milder bis mäßiger primär-degenerativer Demenz. Bei Patienten mit erhöhter Blutungsneigung ist Vorsicht angebracht. Einige Zwischenfälle mit schweren Blutungen sind bei Patienten beschrieben, die mit Ginkgo biloba behandelt worden sind.

Memantine (1-Amino-3,5-Dimethyladamantan; Abb. 7.1) ist ein niederaffiner, nichtkompetitiver NMDA Rezeptor-Antagonist. In therapeutischen Konzentrationen (submikromolarer Bereich) bindet Memantine ähnlich wie Magnesium in spannungsabhängiger Weise im Ionenkanal. Die unter hoch-affinen NMDA-Rezeptor-Antagonisten gefürchteten psychotomimetischen Wirkungen sind unter Memantine nicht beobachtet worden, wenn zu Beginn der Therapie einschleichend aufdosiert worden ist. Der Grund könnte die rasche Abdiffusion vom Rezeptor nach Depolarisation und Öffnung des Kanals auf Grund der vergleichsweise niedrigen Affinität sein. Dies hat eine Blockade insbesondere in pathologischen Zuständen (Schlaganfall, Epilepsie und möglicherweise Neurodegeneration bei M. Alzheimer) zur Folge bei weitgehend aufrecht erhaltenem Ionenfluss unter normalen Bedingungen. Bei Patienten mit schwerer Demenz besserte sich innerhalb von 3 Monaten die Symptomatik. Weitere Langzeitbeobachtungen sind erforderlich, um einschätzen zu können, ob das Pharmakon tatsächlich die Symptomatik bei allen Formen von Demenzen bessert (Differentialindikation), ob lediglich der Verlauf verlangsamt wird und wie lange das Medikament verabreicht werden soll. Langzeitbeobachtungen haben eine gute Verträglichkeit nachgewiesen. An unerwünschten Wirkungen können dosisabhängig Schwindel, innere und motorische Unruhe, Erregungszustände, Müdigkeit, Kopfdruck, Übelkeit und Absenkung der Krampfschwelle auftreten. Ein weiteres Pharmakon dieser Gruppe ist Dextromethorphan.

Es gibt zunehmend Befunde, die zeigen, dass das Gehirn bei M. Alzheimer erheblichem, oxidativem Stress ausgesetzt ist. Dazu trägt das βA_{42}-Peptid bei, das die Generierung von Sauerstoffradikalen und Störungen der Kalziumhomoeostase innerhalb der Neurone und insbesondere der Mitochondrien fördert. Die bisher durchgeführten Studien mit den Radikalfängern *Ascorbinsäure (Vitamin C) und α-Tocopherol (Vitamin E)* haben keine konsistenten Wirkungen nachweisen können.

Zu dieser Gruppe kann auch Ginkgo biloba (s.o.) und *Selegilin*, das die Monoaminoxidase B (MAO B) irreversibel hemmt, gerechnet werden. Selegilin verhindert die Bildung von Sauerstoffradikalen, die bei der Oxidation durch die MAO gebildet werden. Die vorliegenden Studien lassen eine endgültige Beurteilung zur Wirksamkeit bei milden Formen der Alzheimerdemenz nicht zu.

Unter den Calciumkanalblockern wird das lipophile *Nimodipin* eingesetzt.

Zusätzliche Komplikationen der Demenz wie inadäquate soziale Reaktionen, psychotische Symptome und affektive Schwankungen können den Einsatz von Psychopharmaka erfordern wie beispielsweise Neuroleptika zur Behandlung von quälenden wahnhaften Ideen und erheblichem aggressivem Verhalten, Antidepressiva und Anxiolytika. Bei der Auswahl muß sorgfältig darauf geachtet werden, dass die Trizyklischen Antidepressiva, aber auch zahlreiche Neuroleptika (Levomepromazin, Promethazin, Perazin, Thioridazin, Clozapin) anticholinerge Wirkungen haben. Diese führen bei Patienten mit dementiellen Erkrankungen wegen des oft bestehenden cholinergen Defizits zur Verschlechterung der kognitiven Funktionen und erhöhen das Risiko der Entwicklung eines Delirs [weitere Medikamente mit anticholinergen Wirkungen: Biperiden, Trihexyphenidyl (Anti-Parkinsonmittel), Diphenhydramin (in Einschlaf-, Grippe- und Hustenmitteln), Chinidin, Disopyramid (Antiarrhythmika)].

7.4.2 Hemmstoffe der Acetylcholinesterase

Therapieziel ist die symptomatische (!) Verbesserung von Gedächtnis, Kognition, Stimmung und Alltagskompetenz. Die Erfahrungen mit diesem Pharmaka haben auch günstige Wirkungen auf depressive sowie motorische Unruhe und Aggressivität gezeigt. Die Wirksamkeit dieser Pharmaka setzt voraus, dass noch Reste funktionstüchtiger cholinerger Neurone vorhanden sind. Der Krankheitsverlauf kann im günstigsten Fall ein knappes Jahr (Studien zu Donepezil und Rivastigmin) aufgehalten werden. Wie lange eine Behandlung mit dieser Substanzgruppe gerechtfertigt ist, bleibt unklar.

Gemeinsame unerwünschte Wirkungen dieser Substanzgruppe durch Aktivierung peripherer Mechanismen sind Übelkeit, Erbrechen, Appetitlosigkeit, Durchfall, Bradykardie, Muskelkrämpfe oder -schwäche, Gesichtsrötung und Rhinorrhoe, Über zentralnervöse cholinerge Mechanismen können Schlaflosigkeit, Alpträume, Agitiertheit und Panikzustände auftreten. Die Häufigkeit und der Grad der UAW's sind dosisabhängig und reversibel weswegen anfangs langsam aufdosiert werden soll. Toleranz entwickelt sich nach wenigen Tagen.

Relative Kontraindikationen sind Asthma bronchiale, gastrointestinale Ulcera, chronische Durchfallerkrankungen, Bradykardie und Schenkelblock II. Grades und höher.

Tacrin ist ein Acridin-Derivat (Abb. 7.1) und das älteste Medikament dieser Gruppe, das die AchE nicht-selektiv hemmt. Bei einer Dosis von 80 – 160 mg/d werden etwa 30 % des Enzyms gehemmt. Nachteile ergeben sich aus der ungünstigen Pharmakokinetik (s. Tab. 7.1). Es muß in vier Dosen pro Tag eingenommen werden. Außerdem wird es über Cytochrom P_{450}-1A2 metabolisiert, was zu Wechselwirkungen mit Theophyllin und Cimetidin führen kann. Die Konzentrationen im Blut bei Frauen können bis zu 50 % höher sein als bei Männern. Raucher haben etwa 30 % niedrigere Spiegel.

Tacrin wird von vielen Patienten schlecht vertragen. Transaminasenerhöhung als Ausdruck einer hepatotoxischen Wirkung (> 50 %), Übelkeit und Erbrechen (35 %), Appetitlosigkeit (12 %), Durchfälle (18 %) sind häufig, so dass nur 27 % der Patienten eine Langzeitstudie abschlossen.

Donepezil ist ein Piperidin-Derivat (Abb. 7.1). Es ist ein reversibler Hemmstoff der spezifischen AChE, d.h. die Butyrylcholinesterase und andere Esterasen werden erst bei hohen Konzentrationen gehemmt. In den bisher vorliegenden Langzeitstudien hat sich das Medikament als wirksam bei gering und mittelstark ausgeprägter Symptomatik erwiesen. Es wurde gut toleriert (keine Hepatotoxizität wie bei Tacrin, Durchfälle und Erbrechen waren in der Regel wenig ausgeprägt mit der Entwicklung von Toleranz im Verlauf der weiteren Therapie). Zur Pharmakokinetik s. Tab. 7.1. Es wird teilweise durch CYP3A4 und in geringerem Umfang durch CYP2D6 metabolisiert. Eine Dosisanpassung ist nur

Tabelle 7.1 Pharmakokinetik von Antidementiva

	HWZ (h)	Bioverfügbarkeit (%)	Proteinbindung (%)
Tacrin	2–3	2,4–36	75
Donepezil	50–70	100	93–96
Rivastigmin	10	≈35	
Galantamin	5–6	90–100	gering
Trichlorfon	2,3	gering	
Metrifonat	1 – 2 Mon		

bei schweren Leberfunktionsstörungen erforderlich.

Rivastigmin (ENA-713; Abb. 7.1) ist ein Carbamat und hemmt die AChE spezifisch Die AChE hat zwei Bindungsstellen für ACh. Die Esterbindungsstelle wird bei der Hydrolyse von ACh kurzzeitig (μsec) azetyliert. Carbamate binden an dieselbe Bindungsstelle, wobei die carbamylierte Esterase bedeutend langsamer reaktiviert (hydrolysiert) wird (10–12 h, „pseudoirreversible Hemmung"). Indikation, Wirksamkeit und UAW's entsprechen etwa denen von Donepezil.

Galantamin (Abb. 7.1): Das Phenanthren Alkaloid Galantamin besitzt eine Strukturähnlichkeit mit Codein, hemmt die AChE reversibel und stimuliert nikotinische ACh-Rezeptoren. In Langzeitstudien wurde seine Wirksamkeit gezeigt, d.h. der kognitive Abbau war geringer bei mit Verum behandelten Patienten als solchen mit Placebo. Die UAW's (Übelkeit, Durchfall, Bauchkrämpfe und Appetitlosigkeit) wurden von den Patienten toleriert.

Die hohen Kosten dieser Medikamente limitieren angesichts der geringen nicht unumstrittenen Wirksamkeit die breite Anwendung dieser Substanzgruppe. Die Beobachtung, dass etwa ein Viertel der Patienten eindeutig profitiert und die oben erwähnten post mortem Befunde legen nahe, dass es Untergruppen von Patienten gibt, die relativ gut auf diese Pharmaka ansprechen. Weitere Substanzen sind in Erprobung, die nikotinische und muskarinische Rezeptoren stimulieren wie Nikotin, Xanomelin und Milameline.

7.4.3 Neuere Entwicklungen

Die Anreicherung von Mikroglia im Gehirn bei M. Alzheimer und der Nachweis von Komplement in den Plaques legen nahe, dass Entzündungsprozesse bei dieser Erkrankung eine Rolle spielen. Außerdem wurde eine Korrelation zwischen der Einnahme von Antiphlogistika und einer selteneren Inzidenz der Alzheimer Erkrankung gefunden (Risikoabnahme 50%; Prophylaxe des M. Alzheimer). Deshalb werden zur Zeit Studien mit Prednison, Indometazin und Azetylsalizylsäure durchgeführt.

Die Östrogensubstitution bietet attraktive prophylaktische Aspekte. Östrogene stimulieren den NGF, führen zu einer Verbesserung der Blutzirkulation, aktivieren das Wachstum von Nervenzellfortsätzen, vermindern die Plasmaspiegel von Apolipoprotein E, einem Risikofaktor für den Morbus Alzheimer (s.o.), und wirken antioxidativ. Es gibt Hinweise dafür, dass sie die Bildung von βA vermindern, indem sie die Aktivität der α-Sekretase stimulieren. Dieses Enzym spaltet das APP im Bereich der βA-Sequenz. Dadurch kann kein βA-Peptid entstehen. Klinisch ist eine Verbesserung der Kognition bei Frauen in der Postmenopause gut dokumentiert. Der Stellenwert dieser Prophylaxe, insbesondere die Risiken bei Langzeitanwendung sind heute noch nicht abschließend zu beurteilen.

Weitere Hormone werden zur Zeit klinisch geprüft wie beispielsweise Dehydroepiandrosteron. Es ist außerdem zu erwarten, dass in den nächsten Jahren Therapieformen entwickelt werden, die direkt in die Biosynthese der βA-Peptide eingreifen. Entsprechende Ansätze betreffen Hemmstoffe der Enzyme β- und γ-Sekretase, die als Proteasen das βA aus dem Vorläuferprotein generieren.

Die ApoE ε4 Isoform korreliert mit einem erhöhten Risiko, eine Arteriosklerose zu entwickeln. Da das Lipoprotein *Cholesterin* ins Gehirn transportiert und das erhöhte Cholesterinangebot die Bildung von βA fördert, wurden *Statine* eingesetzt, um das Risiko der Entwicklung von Morbus Alzheimer zu senken. Diese Studien sind vielversprechend.

Literatur

Coper H, Herrmann WM, Woite M (1987): Psychostimulantien, Analeptika, Nootropika. Dtsch Ärztebl 84: 337–334

Empfehlungen zum Wirksamkeitsnachweis von Nootropika im Indikationsbereich „Demenz" (Phase III) (1991) Bundesgesundheitsblatt 7: 342–350

Hoyer S (1995): Möglichkeiten und Grenzen der Therapie von Hirnleistungsstörungen im Alter. Z Gerontol Geriat 28: 457–462

Emilien G, Beyreuther K, Masters CL, Maloteaux JM (2000): Prospects for pharmacological intervention in Alzheimer disease. Arch Neurol 57: 454–459

Strnad J, Bahro M (2000): Pharmakotherapie kognitiver Störungen der Alzheimer Krankheit. Dtsch Med Wschr 125: 835–839

Grutzendler J, Morris JC (2001) Cholinesterase inhibitors for Alzheimer's disease. Drugs 61: 41–52

Hegerl U, Möller HJ (2000): Pharmakotherapie der Altersdepression. Nervenarzt 71, 1–8

Kapitel 8

Antikonvulsiva

8

K. Kuschinsky

Antikonvulsiva 8

K. Kuschinsky

8.1 Definition und Klinik

Antikonvulsiva sind Pharmaka, die zur symptomatischen Behandlung von Krämpfen, v.a. der verschiedenen Formen der Epilepsie, und somit auch als Antiepileptika verwendet werden. Unter Epilepsie versteht man eine chronische Erkrankung mit anfallsweise auftretender neuronaler Übererregbarkeit. In diesem Zustand mit Erniedrigung der Krampfschwelle bilden Verbände von Neuronen einen „Fokus", der sich synchron entlädt. Wenn die Erregung auf andere Teile des ZNS übergreift, kommt es zu einem epileptischen Anfall, der je nach Lokalisation des Fokus und nach dem Grade der Ausbreitung der Erregung auf bestimmte Bezirke des ZNS lokalisiert (fokal) bleibt oder das gesamte ZNS erfaßt und generalisiert verläuft. Dem entspricht in der Peripherie ein lokalisierter (z.B. auf einzelne Muskelgruppen oder Extremitäten begrenzter) oder ein generalisier Krampfanfall. Zu beachten ist, daß nicht jeder epileptische Anfall zu lokalisierten oder generalisierten Krämpfen führt, sondern einige Formen der Epilepsie sich als zeitweilige zentralnervöse Funktionsstörungen anderer Art manifestieren.

Die Epilepsien sind eine der häufigsten neurologischen Erkrankungen: Etwa 1 % der Bevölkerung ist von einer der Formen der Epilepsie betroffen. Mögliche Ursachen einer Epilepsie sind: genetische Faktoren, erworbene Hirnschädigungen wie Trauma mit Vernarbungen, Tumoren und zerebrale Durchblutungsstörungen. Durch verfeinerte Diagnostik ist es heute in vielen Fällen möglich, die Ursache zu ermitteln.

Am häufigsten treten epileptische Symptome im 1. Lebensjahr auf, wobei Fieberkrämpfe manchmal, aber nicht immer, Anzeichen einer Epilepsie sind. Im Kindesalter auftretende Epilepsien sind meist durch organische Schädigungen des ZNS, z.B. infolge von Geburtsschäden oder Stoffwechselstörungen, bedingt. Bis zum 20. Lebensjahr manifestieren sich etwa 75 % aller Erkrankungen. Einzelne Anfälle können sehr selten auch bei Gesunden auftreten.

Die genaueren Mechanismen, die zu Epilepsien führen können, sind noch weitgehend unbekannt. In tierexperimentellen Modellen konnte gezeigt werden, daß eine verstärkte Aktivität von Glutamat, einem exzitatorischen Aminosäuretransmitter, in Relation zu γ-Aminobuttersäure (GABA), einem inhibitorischen Aminosäuretransmitter mit Neigung zu Krämpfen verbunden ist. Eine erhöhte Sensibilisierung bestimmter Neurone gegenüber Glutamat scheint eine Rolle zu spielen.

Man unterscheidet zwischen *fokalen (partiellen) Anfällen*, die in einer Hirnhemisphäre entstehen, einfachen fokalen Anfällen mit erhaltenem Bewußtsein, Krämpfen bestimmter Muskelgruppen („Jackson-Anfälle") und komplexen fokalen Anfällen („psychomotorische Anfälle", „Temporallappenanfälle") mit eigenartigen Bewußtseinsveränderungen. Letztere Anfälle werden häufig eingeleitet von halluzinatorischen Empfindungen („Aura") und äußern sich in Automatismen mit bestimmten stereotypen Bewegungen, v.a. im Gesichtsbereich, getrübtem Bewußtsein („Dämmerzustand") und nachfolgender Amnesie (keine Erinnerung an den Zustand).

Aus fokalen Anfällen können sich *sekundäre generalisierte Anfälle* entwickeln. Die meisten generalisierten Anfälle treten aber primär auf, ohne vorhergehende partielle Anfälle. Bei diesen Anfällen sind von vornherein beide Hirnhemisphären beteiligt; die Erregung breitet sich auf das gesamte ZNS aus. Das Bewußtsein ist während dieser Anfälle ausgeschaltet. Die häufigste Form (ca. 70 % aller Epilepsien) sind tonisch-klonische Anfälle („Grand mal"), die blitzschnell mit Sturz und tonischem

Streckkrampf der gesamten Skelettmuskulatur beginnen und sich in klonischen Zuckungen fortsetzen. Der gesamte Anfall dauert in der Regel 2–5 min; wenn er wesentlich länger dauert liegt ein Status epilepticus vor, der eine Notfallbehandlung erfordert.

Weitere Formen von generalisierten Anfällen sind die Absencen („Petit mal"), die am häufigsten im Schulalter manifest werden und von plötzlich beginnenden und endenden kurzdauernden Bewußtseinsminderungen, Muskelzuckungen, Automatismen und vegetativen Symptomen begleitet sind.

Im Kleinkindesalter (2–5 Jahre) treten myoklonische Anfälle auf, die durch bilaterale Muskelzukkungen charakterisiert sind und häufig anschließend zu abrupter Abnahme des Muskeltonus mit Sturz führen. Diese Anfälle sind häufig therapieresistent und haben eine ungünstige Prognose. Dies gilt auch für die infantilen Spasmen, die sich im 3.–8. Lebensmonat manifestieren und sich in blitzartig auftretenden generalisierten Zuckungen, Kopfnicken und langsamer Verneigung im Sitzen äußern („*B*litz-, *N*ick- und *S*alaam-Krämpfe, BNS-Krämpfe"). Die Letalität dieser Krankheit beträgt ca. 20 % und führt bei fast allen überlebenden zu schweren intellektuellen Defekten.

Antikonvulsiva sind die wichtigsten Therapeutika der verschiedenen Formen der Epilepsie, wenn auch in zunehmendem Maße selektive operative Eingriffe am Gehirn mit Erfolg angewendet werden. Antikonvulsiva sind Pharmaka, welche die Krampfschwelle erhöhen und möglichst wenig sedierend oder motorisch hemmend wirken sollen. Sie sollen eine große therapeutische Breite und geringe Nebenwirkungen haben. Diese Anforderungen sind bei keinem der verwendeten Pharmaka voll erfüllt. Antikonvulsiva werden in der Regel Jahre, manchmal lebenslang benötigt. Insgesamt gesehen werden ca. 50–60 % der Epilepsiepatienten durch Verwendung dieser Pharmaka anfallsfrei, 20–30 % deutlich gebessert und 15–20 % nicht beeinflußt. Die Prognose ist stets abhängig vom Anfallstyp.

Die Auswahl des Pharmakons hängt vom Anfallstyp ab; keines der verwendeten Pharmaka ist gegen alle Formen der Epilepsie gleich gut wirksam. Die Dosierung der Antikonvulsiva erfolgt individuell und zu Beginn der Therapie einschleichend, bis der Patient anfallsfrei wird; bei unbefriedigendem Therapieerfolg wird auf ein anderes, bei der betreffenden Epilepsieform geeignetes Pharmakon gewechselt. Bei vielen Antikonvulsiva ist eine regelmäßige Kontrolle der Plasmakonzentration notwendig.

Schwangerschaft ist keine Kontraindikation für Antikonvulsiva. Zwar ist das Mißbildungsrisiko bei epileptischen Schwangeren 2- bis 3mal höher als bei gesunden, jedoch ist diese Tatsache sehr wahrscheinlich auf die Erkrankung selbst und nur selten auf die Pharmaka zurückzuführen. Bei Valproinsäure ist jedoch ein teratogenes Risiko in der Frühschwangerschaft (1. Trimenon) nachgewiesen. Die Therapie mit Antikonvulsiva sollte von regelmäßigen Kontrollen der Blutplasmakonzentration des Pharmakons begleitet sein, um Über- oder Unterdosierungen zu vermeiden. Nach 2jähriger Anfallsfreiheit kann ein Absetzversuch unternommen werden, weil offensichtlich bei 20–80 % der Patienten während der Therapie eine Heilung eintritt. Die Dosis sollte sehr langsam über mindestens 12 Monate, unter wiederholter EEG-Kontrolle reduziert werden.

In Tabelle 8.1 sind die für den jeweiligen Anfallstyp geeigneten Pharmaka zusammengestellt.

Tabelle 8.1. Arzneitherapie der verschiedenen Epilepsieformen

Epilepsieform	Antiepileptika 1. Wahl	Antiepileptika 2. Wahl
Fokale Anfälle		
Einfache oder komplexe fokale Anfälle	Carbamazepin	Phenytoin, Primidon, Phenobarbital
Sekundär generalisierte Anfälle	Carbamazepin	Phenytoin, Primidon, Phenobarbital, Valproinsäure
Generalisierte Anfälle		
Tonisch-klonische Anfälle („Grand mal")	Valproinsäure	Carbamazepin
Status epilepticus	Diazepam	Clonazepam, Phenytoin, Phenobarbital, Thiopental
Absencen („Petit mal")	Valproinsäure	Ethosuximid
Myoklonische Anfälle	Valproinsäure	Clonazepam
Atonische Anfälle	Valproinsäure	Clonazepam, Ethosuximid
Infantile Spasmen (BNS-Krämpfe)	Valproinsäure	Vigabatrin

8.2 Einzelne Pharmaka

8.2.1 Phenytoin

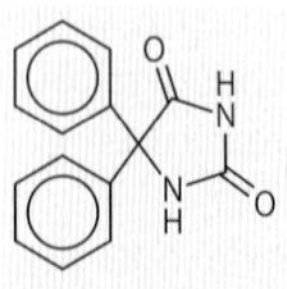

Phenytoin

Es ist ein bei den meisten Epilepsieformen, aber nicht bei Absencen wirksames Pharmakon, das jedoch wegen seiner manchmal gravierenden unerwünschten Wirkungen nicht mehr ein Mittel 1. Wahl ist. Es blockiert spannungsabhängige Natriumkanäle so, daß eine Membranstabilisierung erfolgt.

Phenytoin wird ferner als Antiarrhythmikum des Lidocaintyps (Klasse IB) verwendet, daher Vorsicht bei AV-Überleitungsstörungen!

Phenytoin zeigt eine stark schwankende Bioverfügbarkeit (20–90 %); eine maximale Plasmakonzentration wird nach 3–12 h erreicht, die Halbwertszeit nimmt mit steigender Dosierung zu und beträgt 10–60 h. Phenytoin wird überwiegend zu p-Hydroxyphenyl-5-phenylhydantoin metabolisiert, das über die Niere ausgeschieden wird. Wegen der Gefahr von Nebenwirkungen muß der Patient regelmäßig überwacht und der Plasmaspiegel kontrolliert werden.

Als *unerwünschte Wirkungen* können, v.a. bei Überdosierung, verschiedene zentralnervöse Funktionsstörungen auftreten wie Benommenheit, Schwindel, Kopfschmerzen, verwaschene Sprache, Tremor, Ataxie, Nystagmus, Doppeltsehen, Hyperkinesen, depressive Verstimmungen, Polyneuropathie, bei chronischer Therapie häufig Hyperplasie des Zahnfleisches, selten Störungen des blutbildenden Systems mit Leukozytopenie, Agranulozytose, aplastischer Anämie, Megaloblastenanämie (spricht auf Folsäure an!), Lymphknotenschwellungen (die manchmal maligne entarten können), Exantheme, Lupus erythematodes, Leberschäden, Osteomalazie, Hautverdickung mit vergröberten Gesichtszügen, Hypertrichose. Schäden des des Embryos sind wahrscheinlich vorwiegend auf die Krämpfe selbst zurückzuführen, jedoch kann Phenytoin selbst kleinere Anomalien (z.B. breite Nasenwurzel, Hypoplasien an Fingern und Zehen) hervorrufen.

Phenytoin interagiert mit zahlreichen Pharmaka, teils durch akute Interferenz beim Metabolismus, teils durch Enzyminduktion. Es senkt z.B. die Plasmakonzentration von oralen Kontrazeptiva, Glucocorticoiden, Carbamazepin, Valproinsäure, Ethosuximid, Primidon und Barbituraten, oralen Antikoagulanzien, Tetrazyklinen, Rifampicin und Chinidin, während der Abbau von Phenytoin gehemmt (und somit die Plasmakonzentration erhöht) wird, z.B. durch Cumarinderivate, Cimetidin, Chloramphenicol, Isoniazid, Disulfiram, Phenylbutazon, Sultiam und Cotrimoxazol. Dann können u.U. toxische Serumkonzentrationen auftreten. Gleichzeitige Gabe von Phenytoin verstärkt die Toxizität von Methotrexat. Die Plasmakonzentrationen von Phenytoin werden gesenkt, z.B. durch Folsäure, Alkohol, Carbamazepin und Phenobarbital.

Die Dosierung wird allmählich von 2mal 100 mg/Tag auf 300–400 mg/Tag (ca. 5 mg/kg KG), auf 2 Einzeldosen verteilt, gesteigert.

8.2.2 Carbamazepin

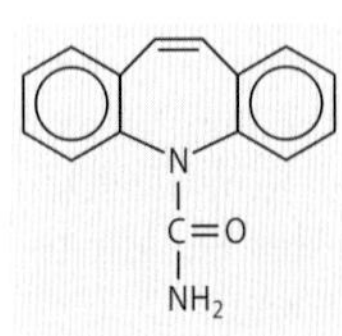

Carbamazepin

Es hat eine ähnliche Struktur wie trizyklische Antidepressiva. Es ist wirksam gegen fokale Anfälle und gegen generalisierte tonisch-klonische Anfälle, unwirksam (evtl. sogar verschlimmernd) bei Absencen und myoklonischen und atonischen Anfällen. Es hat stimmungsaufhellende und antriebssteigernde Wirkungen bei depressiven epileptischen Patienten und wird ferner zur Behandlung der Trigeminusneuralgie verwendet. Ähnlich wie Phenytoin vermindert Carbamazepin die Leitfähigkeit spannungsabhängiger Natriumkanäle und Calciumkanäle. Dadurch hemmt es die Freisetzung von Glutamat und hemmt das Auftreten hochfrequenter Entladungen epileptogener Herde, ohne wesentliche Beeinträchtigung normaler Neurone.

Die Bioverfügbarkeit von Carbamazepin beträgt ca. 80 %, der Plasmaspiegel ist nach 6–12 h maximal, die Plasmahalbwertszeit beträgt nach einmaliger Gabe 24–48 h und wird durch wiederholte Gabe verkürzt, besonders bei Kindern, weil Carbamazepin seinen eigenen Abbau induziert. Als Metabolit entsteht das noch wirksame Carbamazepin-10,11-epoxid.

Zentralnervöse Nebenwirkungen (Schwindel, Müdigkeit, Benommenheit, Sehstörungen, Nystagmus, Ataxie, Übelkeit und Erbrechen) verschwinden auch während der Therapie meist nach etwa 1 Woche. Selten treten allergische Hautreaktionen, Störungen des blutbildenden Systems mit Leukozytopenien, Thrombozytopenien und aplastischen Anämien auf, auch werden gelegentlich Herzrhythmusstörungen (AV-Blockbradykardie), Nierenfunktionsstörungen und gastrointestinale Störungen beobachtet.

Carbamazepin interagiert pharmakokinetisch mit zahlreichen anderen Pharmaka, teils durch akute Interferenz mit dem Metabolismus, teils durch Enzyminduktion. Es vermindert z. B. die Plasmakonzentrationen von Phenytoin, Cumarinderivaten, Doxycyclin, hormonalen Kontrazeptiva und Clonazepam, während Primidon, Phenobarbital und Phenytoin die Plasmakonzentration von Carbamazepin senken; Dextropropoxyphen, Erythromycin, Isoniazid, Verapamil, Diltiazem, Viloxazin und Cimetidin erhöhen sie. Die Kombination mit MAO-Hemmstoffen sollte wegen der Gefahr toxischer Interaktionen vermieden werden.

Dosierung: Die Dosis wird von initial 2mal 200 mg/Tag auf eine Erhaltungsdosis von 800–1200 mg/Tag (15–20 mg/kg KG) erhöht, auf 2–4 Einzeldosen verteilt.

8.2.3 Oxcarbazepin

Oxcarbazepin hat einen ähnlichen Wirkungsmechanismus und ein ähnliches Wirkungsspektrum und deshalb ähnliche Indikationen wie Carbamazepin: es wirkt gegen fokale und gegen tonisch-klonische Anfälle. Ein Teil der Wirkungen wird über einen Metaboliten, ein Monohydroxyderivat (MHD) hervorgerufen.

Oxcarbazepin wird nahezu vollständig enteral resorbiert und zu etwa 70 % in den obengenannten Metaboliten umgewandelt. Dieser wird zu ca. 50 % glucuronidiert. Die Plasmahalbwertszeit von Oxcarbazepin beträgt ca. 1,3–2,3 h, die des MHD ca. 10 h.

Die unerwünschten Wirkungen von Oxcarbazepin sind ähnlich wie die von Carbamazepin, aber insgesamt meist geringer. Auch die Wechselwirkungen mit anderen Pharmaka sind im allgemeinen geringer.

Dosierung: Beginn mit Tagesdosis von 600 mg, auf zwei Einzeldosen verteilt, dann schrittweise (falls erforderlich) Erhöhung bis auf Tagesdosen von 2400 mg.

8.2.4 Phenobarbital

Es ist wirksam bei fokalen und tonisch-klonischen Anfällen, wird jedoch wegen seiner sedierenden Wirkung nur noch selten (als Reservemittel) verwendet. Phenobarbital erhöht wie andere Barbiturate die GABA-induzierte Chloridleitfähigkeit, und zwar über einen anderen Mechanismus als Benzodiazepine.

Phenobarbital wird fast vollständig, jedoch langsam resorbiert; die maximale Plasmakonzentration ist nach 1–6 h erreicht, die Eliminationshalbwertszeit beträgt 5–6 Tage. Es wird in der Leber zu 4-Hydroxyphenobarbital metabolisiert und an Glucuronsäure gekoppelt.

Unerwünscht ist v. a. die sedierende Wirkung mit Störung kognitiver Leistungen. Ataxie, Nystagmus, Verwirrtheitszustände können v. a. bei Überdosierung sowie bei alten Patienten auftreten. Seltener sind Exantheme und Photosensibilisierung, sehr selten schwere allergische Reaktionen (z. B. Lupus erythematodes). Wegen der Entwicklung einer körperlichen Abhängigkeit nach längerer Gabe muß Phenobarbital allmählich abgesetzt werden, damit Entzugssymptome vermieden werden.

Bei akuter Gabe konkurriert Phenobarbital mit vielen anderen Pharmaka um den Abbau in der Leber, so daß eine wechselseitige Wirkungsverstärkung auftritt. Bei chronischer Gabe erfolgt eine Enzyminduktion in der Leber, so daß Phenobarbital selbst und andere Pharmaka beschleunigt abgebaut werden und weniger wirksam sind, z. B. Phenytoin, orale Antikoagulanzien, Griseofulvin, hormonale Kontrazeptiva, Chinidin, Rifampicin, Tetrazykline.

Dosierung: Einschleichend bis auf 100–200 mg/Tag (1,5- 3 mg/kg KG).

8.2.5 Primidon

Es ist 2-Desoxyphenobarbital. Es wird im Organismus teilweise zu Phenobarbital metabolisiert, und ein großer Teil seiner Wirkungen erfolgt offensichtlich über Phenobarbital. Es ist wirksam gegen fokale sowie gegen generalisierte tonisch-klonische, auch gegen myoklonische Anfälle.

Primidon wird rasch enteral resorbiert; es gibt starke Schwankungen im zeitlichen Verlauf der maximalen Plasmakonzentration (0,5–9 h) und der Halbwertszeit (5–15 h); die Dosierung wird meist aufgrund der Plasmakonzentration von Phenobarbital eingestellt.

Die unerwünschten Wirkungen ähneln weitgehend denen von Phenobarbital, ebenso die Wechselwirkungen mit anderen Pharmaka. Insgesamt ist Primidon in therapeutischer Hinsicht ähnlich zu beurteilen wie Phenobarbital.

Dosierung: Einschleichend bis auf eine Erhaltungsdosis von 750–1500 mg/Tag (10–20 mg/kg KG/Tag).

8.2.6 Ethosuximid

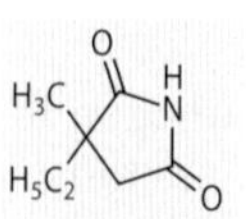

Ethosuximid

Es ist v.a. bei Absencen (Petit mal) wirksam, nicht bei fokalen und tonisch-klonischen Anfällen. Es hemmt Calciumkanäle vom T-Typ.

Es wird vollständig resorbiert; die maximale Plasmakonzentration ist nach etwa 3 h erreicht. Die Plasmahalbwertszeit beträgt ca. 60 h und ist bei Kindern etwas kürzer. Ein großer Teil wird zum inaktiven Hydroxyethylderivat metabolisiert.

Als unerwünschte Wirkungen werden Übelkeit und Erbrechen, Singultus, ferner zentrale Symptome wie Schlafstörungen, Sedierung, selten Parkinson-ähnliche Symptome, Photophobie und psychische Veränderungen beobachtet; vereinzelt treten allergische Hautreaktionen und Störungen des blutbildenden Systems auf.

Wechselwirkungen: Gleichzeitige Gabe von Valproinsäure vermindert die Plasmakonzentration von Ethosuximid, auch mit anderen Antikonvulsiva können Wechselwirkungen auftreten.

Dosierung: Zu Beginn 500 mg/Tag, allmählich bis auf ca. 1500 mg/Tag (20 mg/kg KG/Tag) erhöhen. Plasmakonzentration regelmäßig kontrollieren.

8.2.7 Mesuximid (Methsuximid)

Es hat ähnliche Wirkungen, unerwünschte Wirkungen und Indikationen wie Ethosuximid. Die unerwünschten Wirkungen sind häufiger als bei Ethosuximid; zusätzlich kommen selten noch Leber- und Nierenschädigungen vor. Mesuximid wird in der Leber N-demethyliert; der entstehende Metabolit ist selbst wirksam und hat eine Halbwertszeit von ca. 40 h.

Dosierung: Zu Beginn werden 300 mg/Tag verabreicht, die Dosis wird allmählich auf 600–1200 mg/Tag gesteigert.

8.2.8 Valproinsäure

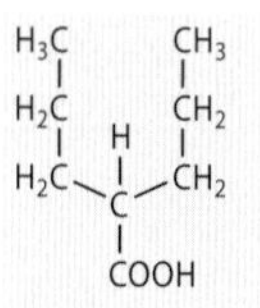

Valproinsäure

Sie ist gut wirksam bei generalisierten Anfällen (tonisch-klonischen Anfällen, Absencen, myoklonisch-atonischen Anfällen) und ist hierbei Carbamazepin und Phenytoin wegen ihrer geringeren Nebenwirkungen vorzuziehen. Valproinsäure erhöht die synaptische Konzentration von GABA und hemmt, ähnlich wie Phenytoin und Carbamazepin, spannungsabhängige Natriumkanäle.

Valproinsäure wird vollständig resorbiert; die maximalen Plasmakonzentrationen sind nach 2–8 h erreicht; die Halbwertszeit beträgt ca. 15 h, ist bei Kindern etwas kürzer und kann durch Enzyminduktion infolge Gabe von Enzyminduktoren wie Carbamazepin verkürzt werden. Valproinsäure wird teilweise oxidiert und glucuronidiert.

Die *unerwünschten Wirkungen* sind i.allg. wenig gravierend und treten in der Regel nur zu Beginn der Therapie auf: Haarausfall, Gewichtszunahme, Neigung zu Blutungen wegen Hemmung der Thrombozytenfunktion, gastrointestinale Störungen. Selten, und dann v.a. bei Kindern unter 2 Jahren bei Kombinationtherapie, treten schwere, potentiell tödliche Leberschäden auf, noch seltener Pankreatitiden. Valproinsäure sollte, v.a. bei Kindern, nur als Monotherapeutikum und unter regelmäßiger Kontrolle der Gerinnungs- und Leberfunktion verwendet werden. Nach Einnahme im 1. Trimenon der Schwangerschaft können charakteristische Mißbildungen beim Fetus auftreten, wobei die Wirbelsäule nicht vollständig geschlossen wird (Spina bifida).

Wechselwirkungen: Andere Antiepileptika (z.B. Phenobarbital, Phenytoin, Carbamazepin), ferner Barbiturate, Neuroleptika, Antidepressiva, Tranquillanzien verstärken die zentralen Wirkungen von Valproinsäure. Bei gleichzeitiger Gabe von Antikoagulanzien oder Thrombozytenaggregationshemmern tritt eine verstärkte Blutungsneigung auf.

Dosierung: Einschleichend von 300–600 mg/Tag bis auf 1200–1800 mg/Tag.

8.2.9 Vigabatrin

Es hat bei erstmalig diagnostizierter Epilepsie offensichtlich ein ähnliches Wirkungsspektrum wie Carbamazepin. Vor allem zeigt es in manchen, sonst therapieresistenten Fällen eine gute Wirksamkeit, besonders in Kombination mit einem anderen Antiepileptikum. Dann wird die Häufigkeit der Anfälle um mehr als 50 % reduziert.

Vigabatrin hemmt den Abbau von GABA durch die GABA-2-Oxoglutarataminotransferase (GABA-T) und erhöht somit die synaptische Verfügbarkeit dieses inhibitorischen Neurotransmitters.

Vigabatrin wird nach oraler Gabe rasch und vollständig resorbiert; die maximale Plasmakonzentration wird nach ca. 2 h erreicht. Es gelangt gut ins ZNS und wird unverändert über die Niere ausgeschieden, mit einer Eliminationshalbwertszeit von 5–7 h.

Unerwünschte Wirkungen gibt es in ca. 25 % der Fälle: bei Erwachsenen eher Sedierung, bei Kindern bevorzugt Erregungszustände und Aggressivität. Ferner wurden Schwindel, depressive Verstimmungen, Schlafstörungen und Kopfschmerzen beobachtet, selten Verwirrtheit, Psychosen, Seh- und Gedächtnisstörungen.

Wechselwirkungen verschiedener Art werden v.a. mit anderen Antiepileptika beobachtet (wechselseitige Verstärkung einiger unerwünschter Wirkungen).

Dosierung: Bei Erwachsenen anfänglich 2 g/Tag, zusätzlich zur übrigen antiepileptischen Medikation, Dosis kann bis zu 4 g/Tag gesteigert werden. Bei Kindern anfänglich 40 mg/kg KG/Tag, Steigerung bis auf 80–100 mg/kg KG/Tag möglich. Bei eingeschränkter Nierenfunktion ist eine Dosisreduktion notwendig.

8.2.10 Tiagabin

Es wird als Zusatztherapeutikum bei Vorliegen fokaler Anfälle, mit oder ohne sekundäre Generalisierung verwendet, wenn andere Antikonvulsiva nicht ausreichend wirksam sind. Es hemmt die Wiederaufnahme von GABA und erhöht dadurch dessen synaptische Konzentration.

Tiagabin wird nach oraler Gabe nahezu vollständig resorbiert (Bioverfügbarkeit ca. 90 %), in der Leber metabolisiert und mit einer Halbwertszeit von ca. 8 h ausgeschieden; bei gleichzeitiger Gabe einiger anderer Antikonvulsiva (Phenytoin, Carbamazepin, Phenobarbital, Primidon) infolge Enzyminduktion ist die Halbwertszeit kürzer.

Unerwünschte Wirkungen: Schwindel, Schläfrigkeit, Asthenie, seltener Nervosität, Tremor, Konzentrationsstörungen, psychische Veränderungen, Diarrhoe, Hämorrhagien.

Dosierung: zu Beginn 7,5–15 mg/Tag, schrittweise Erhöhung auf 15–30 mg/kg/Tag, bei gleichzeitiger Gabe Leberenzym-induzierender Arzneimittel 30–50 mg/Tag.

8.2.11 Topiramat

Es wird als Zusatztherapeutikum bei Vorliegen fokaler Anfälle, mit oder ohne sekundäre Generalisierung verwendet, wenn andere Antikonvulsiva nicht ausreichend wirksam sind. Es blockiert spannungsabhängige Natriumkanäle, hemmt dadurch vermutlich die Glutamatfreisetzung und verstärkt die inhibitorische Wirkungen von GABA. Ferner hemmt es die Carbonat-Hydratase (Carboanhydrase).

Nach rascher enteraler Resorption wird die maximale Plasmakonzentration nach 2 h erreicht, die Halbwertszeit der Ausscheidung beträgt 21 h.

Unerwünschte Wirkungen: Müdigkeit, Schwindel, Ataxie, Nystagmus, Parästhesien, Tremor, Benommenheit, Verwirrtheit, Sehstörungen, psychische Veränderungen, Übelkeit. Selten Leukopenien. Gefahr der Bildung von Nierensteinen vor allem bei gleichzeitiger Gabe von Acetazolamid, Triamteren oder Ascorbinsäure, deshalb ausreichende Flüssigkeitszufuhr. Teratogene Wirkungen im Tierversuch.

Wechselwirkungen: Phenytoin und Carbamazepin senken die Plasmakonzentration von Topiramat, Topiramat senkt die Plasmakonzentration von Digoxin und einigen hormonalen Kontrazeptiva.

Dosierung: zu Beginn 2 mal täglich je 25 mg/Tag, dann allmähliche Steigerung bis auf 200–400 mg/Tag.

8.2.12 Lamotrigin

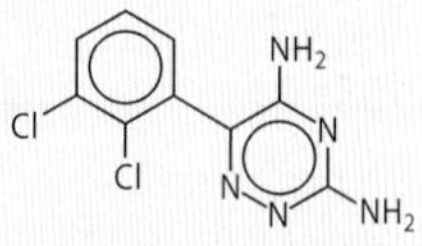

Lamotrigin

Es ist zunächst nur für die Zusatzbehandlung für Patienten mit partiellen (fokalen) und sekundär generalisierten tonisch-klonischen Anfällen zugelassen, bei denen eine Standardtherapie nicht ausreichend wirksam ist oder wegen unerwünschter Wirkungen abgebrochen werden muß. Lamotrigin hemmt wahrscheinlich spannungsabhängige Natriumkanäle und – vermutlich als Folge hiervon – die Freisetzung des erregenden Neurotransmitters Glutamat.

Die Resorption erfolgt nach oraler Gabe rasch, mit einer Bioverfügbarkeit von nahezu 100 %; nach ca. 3 h ist die maximale Plasmakonzentration erreicht. Die Halbwertszeit beträgt ca. 24 h, sie ist bei Kindern kürzer; die Substanz wird vorwiegend als Glucuronid über die Niere ausgeschieden.

Unerwünschte Wirkungen: Bei 5–10 % aller behandelten Patienten findet man Hautausschläge, die häufig zum Abbruch der Therapie zwingen und meist bei gleichzeitiger Gabe von Valproinsäure auftreten. Zentralnervöse Nebenwirkungen wie Schläfrigkeit, Kopfschmerzen, Ataxie und Doppeltsehen wurden v. a. bei Kombination mit Carbamazepin beobachtet. Selten intravaskuläre Koagulopathie, Leberschädigung, Multiorganversagen.

Wechselwirkungen: Es bestehen ausgeprägte pharmakokinetische Interaktionen mit anderen Antiepileptika: Carbamazepin, Phenytoin und Phenobarbital beschleunigen die Ausscheidung von Lamotrigin durch Enzyminduktion, Valproinsäure hemmt die Ausscheidung.

Dosierung: Sie hängt von der Begleitmedikation ab. Als Tagesdosis wird bei gleichzeitiger Behandlung mit Phenytoin, Carbamazepin oder Phenobarbital in der 1. und 2. Woche 25 mg/Tag in der 3. und 4. Woche 5 mg/Tag und danach 100–200 mg/Tag empfohlen. Bei gleichzeitiger Gabe von Valproinsäure ist nur ein Viertel bis höchstens die Hälfte der Dosis zu verabreichen.

8.2.13 Benzodiazepine

Benzodiazepine zeigen antikonvulsive Wirkungen, die auch therapeutisch genutzt werden. *Diazepam* ist zur Behandlung des Status epilepticus und tonisch-klonischer Anfälle von Bedeutung, *Nitrazepam* zur Behandlung infantiler Spasmen (BNS-Krämpfe). Über Wirkungsmechanismus, Pharmakokinetik und Nebenwirkungen der Benzodiazepine s. dort.

Clonazepam ist ein Benzodiazepin, das speziell zur antikonvulsiven Therapie eingesetzt wird. Es ist wirksam beim Status epilepticus, bei myoklonischen und atonischen Anfällen, Absencen und infantilen Spasmen. Offenbar ist seine antikonvulsive Wirkung im Verhältnis zu anderen benzodiazepintypischen Effekten stärker ausgeprägt. Dies hängt vermutlich damit zusammen, daß es ein partieller Agonist an Benzodiazepinrezeptoren ist, deren Aktivierung die Wirkung von GABA verstärkt. Hierdurch werden Hemmeffekte auf die Membran verstärkt. Die Wirksamkeit nimmt nach 1 - 6 Monaten wegen Toleranzentwicklung ab.

Die Bioverfügbarkeit ist nahezu 100 %, die maximale Plasmakonzentration ist nach 1–3 h erreicht, die Plasmahalbwertszeit beträgt bei Erwachsenen ca. 24–36 h und ist bei Kindern deutlich kürzer. Unerwünschte Wirkungen (fast alle sind typisch für Benzodiazepine): Sedierung, Ataxie, Muskelerschlaffung, Gedächtnisstörungen, bei Säuglingen und Kleinkindern erhöhte Speichel- und Bronchialsekretion, evtl. „paradoxe" Erregungszustände, nach i. v.-Gabe Gefahr der Atmungshemmung. Nach längerer Therapiedauer langsame Dosisreduktion, um Entzugskrämpfe zu vermeiden.

Die Wirkungen von Clonazepam und die von zentral dämpfenden Pharmaka und Alkohol verstärken sich wechselweise. Carbamazepin, Phenytoin, Phenobarbital und Primidon können durch Enzyminduktion die Plasmakonzentration von Clonazepam senken.

Dosierung: Initial 1,5 mg/Tag in 2–3 Einzeldosen, langsam steigern auf 2–6 mg/Tag, evtl. bis auf 10–20 mg/Tag, zur Behandlung des Status epilepticus 1 mg langsam i. v., evtl. wiederholen (auf Atmungshemmung achten!).

8.2.14 Corticotropin-Analogon

Bei infantilen Spasmen (BNS-Krämpfen) ist das Corticotropin-Analogon Tetracosactid (15–30 I. E./m^2 i. p. jeweils 3 Wochen lang verabreicht, häufig wirksam. Es sollte jedoch nur bei fehlendem Erfolg anderer Pharmaka verwendet werden.

8.2.15 Felbamat

Es ist v. a. indiziert beim Lennox-Gastaut-Syndrom, einer besonderen Form der Epilepsie, die im Kindesalter beginnt und in vielen Fällen zu generalisierten Krämpfen und zur Entwicklungsstörung geistiger Funktionen führt. Es ist nur indiziert, wenn andere Antikonvulsiva nicht wirksam sind. Der Wirkungsmechanismus ist unbekannt.

Felbamat wird gut enteral resorbiert, die Plasmakonzentration ist nach 1–4 h maximal. Es durchdringt die Blut-Hirn-Schranke und wird teilweise in der Leber metabolisiert und renal ausgeschieden. Eliminationshalbwertszeit ca. 15–23 h.

Unerwünschte Wirkungen: Besonders gravierend: Hemmung des Knochenmarks mit aplastischer Anämie, Leuko- und Thrombopenie, schwere Leberfunktionsstörungen, die tödlich sein können, schwere allergische Reaktionen. Häufiger Übelkeit, Erbrechen und Schwindel.

Wechselwirkungen mit vielen anderen Antikonvulsiva.

Dosierung: Kinder von 4–14 Jahren: Beginn mit 7,5–15 mg/kg KG/Tag, auf 2–3 Einzeldosen verteilt. Erhöhung bis maximal 45 mg/kg KG/Tag möglich, ggf. Reduktion der Dosierung anderer Antikonvulsiva notwendig! Jugendliche und Erwachsene: Beginn mit 600–1200 mg/Tag, auf 2–3 Einzeldosen verteilt, Steigerung bis maximal 3600 mg/Tag möglich, bei Korrektur der Dosierung anderer Antikonvulsiva.

8.2.16 Gabapentin

Es ist indiziert als Zusatztherapeutikum bei Patienten mit partiellen Anfällen, auch wenn eine sekundäre Generalisation eingetreten ist und wenn die Therapie mit anderen Antikonvulsiva unbefriedigend ist. Es wirkt über unbekannte Mechanismen. Auch bei einigen Formen von Neuralgien ist Gabapentin wirksam.

Es wird nach oraler Gabe zu ca. 50 % resorbiert, die maximale Serumkonzentration ist nach 1–3 h erreicht. Die Ausscheidung erfolgt in unveränderter Form über die Niere, mit einer Eliminationshalbwertszeit von 5–7 h.

Unerwünschte Wirkungen: Zentralvenöse Störungen wie Schwindel, Ataxie, Sehstörungen, Zahnanomalien, selten Pankreatitis (dann Abbruch der Behandlung!). Übelkeit, Erbrechen, Ödeme, Neigung zu Knochenbrüchen, Gewichtszunahme, Pharyngitis.

Wechselwirkungen bisher kaum bekannt. Antazida können die Bioverfügbarkeit von Gabapentin senken.

Dosierung: Am 1. Tag 300 mg, am 2. Tag 600 mg, ab dem 3. Tag 900–1200 mg, auf 3 Einzeldosen verteilt.

8.2.17 Levetiracetam

Es wird als Zusatztherapeutikum bei partiellen Anfällen mit oder ohne sekundäre Generalisation bei Erwachsenen und Jugendlichen ab 16 Jahren verwendet. Der Wirkungsmechanismus ist noch unbekannt.

Es hat eine Bioverfügbarkeit von 100 % und kann die Blut-Hirn-Schranke überwinden. Die maximalen Plasmaspiegel sind nach ca. 1,3 h erreicht; die Eliminationshalbwertszeit beträgt 6–11 h, mit teilweiser enzymatischer Metabolisierung zu inaktiven Metaboliten; etwa zwei Drittel werden unverändert renal ausgeschieden. Bisher sind keine Interaktionen von Levetiracetam mit anderen Pharmaka bekannt.

Unerwünschte Wirkungen: Somnolenz, Benommenheit, Kopfschmerzen, Schwächegefühl.

Dosierung: Zu Beginn zweimal täglich 500 mg, bei Bedarf Steigerung bis zu zweimal täglich 1500 mg.

Literatur

Brodie MJ, French JA (2000) Managment of epilepsy in adolescents and adults. The Lancet 356: 323 – 329

Eadie MJ, Vajda FJE (eds) (1999) Antiepileptic drugs – pharmacology and therapeutics. Springer, Berlin Heidelberg New York (Handbook of experimental pharmacology, vol 138)

McNamara JD (1996) Drugs effective in the therapy of the epilepsius. In: Goodman and Gilman's The pharmacological basis of therapeutics, 9th edn. McGraw – Hill, New York, pp 461 – 486

Kapitel 9

Therapie des M. Parkinson 9

R. Horowski

Therapie des M. Parkinson

9

R. Horowski

Alle Hauptsymptome der Parkinsonkrankheit (Hypokinese, Rigor, Ruhetremor sowie Gang- und Haltungsstörungen) beruhen auf einer Störung der dopaminergen Neurotransmission von der Substantia nigra zum Striatum.

Diese Störung kann auf verschiedene Weise verursacht werden, z.B. durch Medikamente, und in der Tat wurde medikamentöser Parkinsonismus zuerst nach hochdosierter Reserpinbehandlung festgestellt. Dies beruht auf einem Dopaminmangel im Striatum, wo Reserpin die Fähigkeit der dopaminergen Nervenendigungen, Dopamin zu speichern, blockiert. Die Dopaminvorstufe Levodopa kann die Motorik reserpinbehandelter Tiere wiederherstellen (Carlsson). Auf dieser Basis konnte die Gruppe um Birkmayer und Hornykiewicz in Wien einen entsprechenden Dopaminmangel beim idiopathischen M. Parkinson feststellen und zeigen, dass sich die Symptome der Krankheit ebenfalls durch Levodopa bessern lassen. Die Vorstellung, dass Parkinsonismus auf einem Dopaminmangel in den Basalganglien beruht, wurde weiter bestärkt durch die Beobachtung, dass Neuroleptika, deren Wirkung auf einer Blockade von Dopaminrezeptoren beruht, gleichfalls Parkinson-Symptome auslösen können, ebenso wie durch die schweren Fälle von Parkinsonismus bei jugendlichen Drogenabhängigen in Kalifornien. Diese hatten sich eine dem Pethidin ähnliche Designerdroge injiziert, die mit dem Neurotoxin MPTP verunreinigt war, einem Stoff, der sehr selektiv Dopaminzellen in der Substantia nigra zerstört.

Eine schematische Darstellung der verschiedenen Auslöser von Parkinsonismus ergibt sich aus Abb. 9.1, wobei die idiopathische, progrediente Form am häufigsten ist. Bei familiärer Häufung findet man Mutationen der Proteine Parkin oder α-Synuclein (ersteres ist ubiquitinähnlich und an der Entfernung falsch gefalteter Proteine in den Proteasomen beteiligt, α-Synuclein ist ein Bestandteil der Synapse, jedoch sind alle bisher bekannten genetischen Formen der Krankheit selten).

Krankheitssymptome treten erst auf, wenn mehr als zwei Drittel der Dopaminzellen bereits untergegangen sind. In der Abbildung sind auch mögliche Ansatzpunkte für eine Therapie dargestellt, wobei denkbare Maßnahmen zur Neuroprotektion, d.h. dem Schutz dieser Neuronen vor dem Untergang aufgrund tierexperimenteller Befunde, vorerst nur Spekulation sind; im klinisch-experimentellen Stadium ist auch noch die Implantation dopaminproduzierender Zellen ins Striatum (z.B. durch menschliche Embryonalzellen aus der Mittelhirnanlage oder durch andere Zellen, in denen die L-DOPA- und Dopaminsynthese aktiviert ist); das gleiche gilt für das Konzept, eine Glutamat-Hyperaktivität im Nucleus subthalamicus pharmakologisch oder durch hemmende Elektrostimulation zu dämpfen, wie dies aufgrund von Tierexperimenten vorgeschlagen wird. Somit bleibt z.Z. als Therapieprinzip der Ersatz des fehlenden Dopamins oder die Dämpfung der durch den Dopaminmangel gesteigerten Aktivitäten cholinerger Neurone.

9.1 Levodopa (L-DOPA) und Decarboxylasehemmer

Die wirksamste Behandlung aller – außer den medikamentösen (durch Dopaminantagonisten ausgelösten) – Formen des Parkinsonismus stellt ohne Frage die Gabe von *Levodopa* dar. Dieses wird – im Gegensatz zu Dopamin – über die Bluthirnschranke transportiert und in Dopaminneurone (und andere Zellen) aufgenommen, dort gespeichert und zum Neurotransmitter Dopamin decarboxyliert. Die Therapie mit Levodopa stellt die Motorik der Patienten zumindest initial weitgehend wieder her

Abb. 9.1.
Schema eines dopaminergen Neurons mit Auslösemechanismen für Parkinsonismus bzw. Ansatzpunkten für die Therapie. Melaninhaltige dopaminerge Nervenzellen in der Substantia nigra senden Neuriten in das Striatum, die dort u.a. cholinerge Neurone hemmen. Hierdurch wird möglicherweise die Aktivität glutaminhaltiger Neuronen (im Nucleus subthalamicus) gesteigert; als Endpunkt einer Hemmung bzw. Zerstörung dieses dopaminergen Systems treten jedenfalls die Symptome Rigor, Tremor und Hypokinesie auf

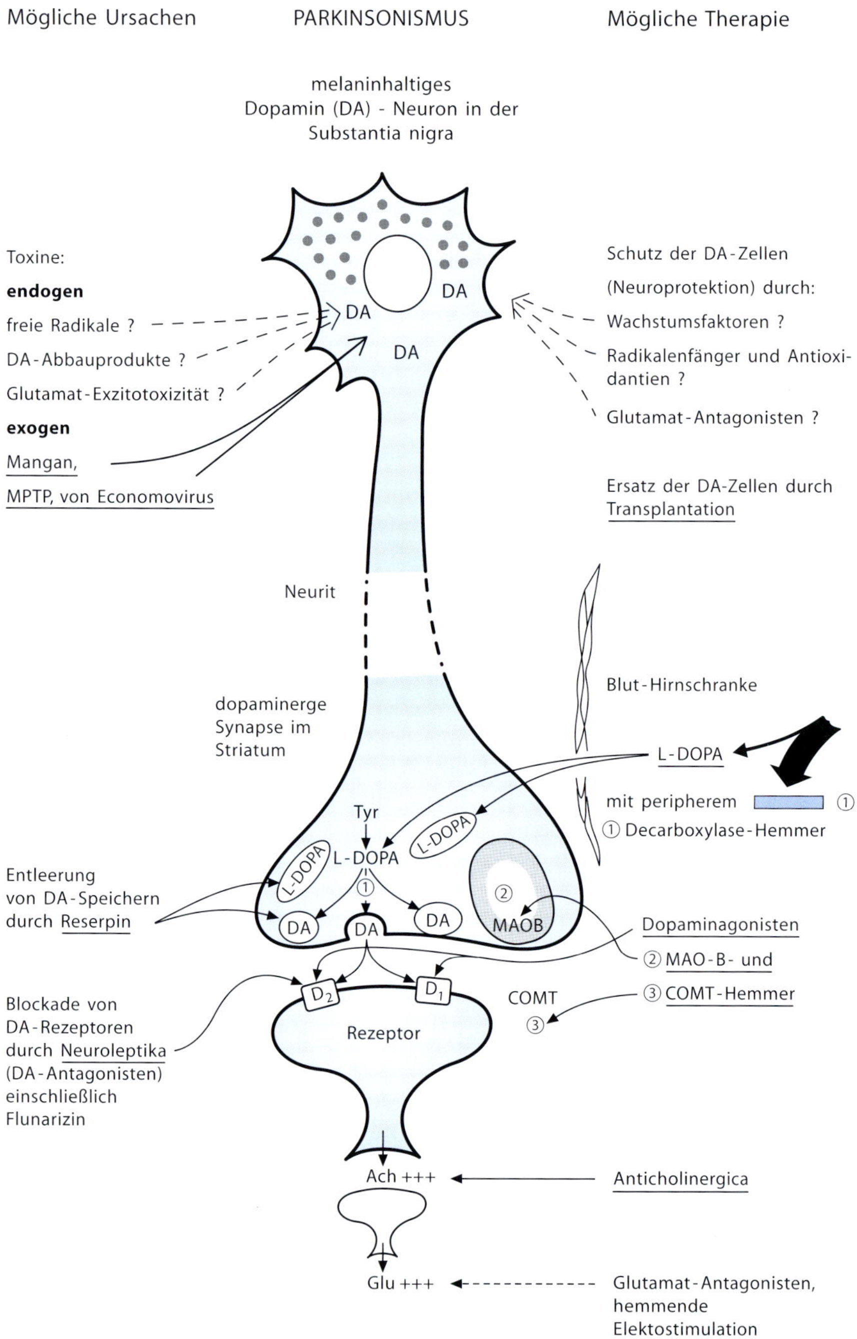

und nähert die Lebenserwartung der Patienten (die früher vorzeitig an den Folgen der Immobilität starben) der von Gesunden an. Der Effekt von Levodopa ist so eindeutig, daß die Diagnose M. Parkinson bezweifelt werden muß, wenn es nach einer Gabe von z. B. 600 mg/Tag über 3 Monate nicht zu eindeutiger Besserung der Symptome kommt. Dabei wird Levodopa als feste Kombination mit einem Decarboxylase-Hemmer gegeben (mit *Benserazid* oder *Carbidopa,* s. Strukturformeln in Abb. 9.2).

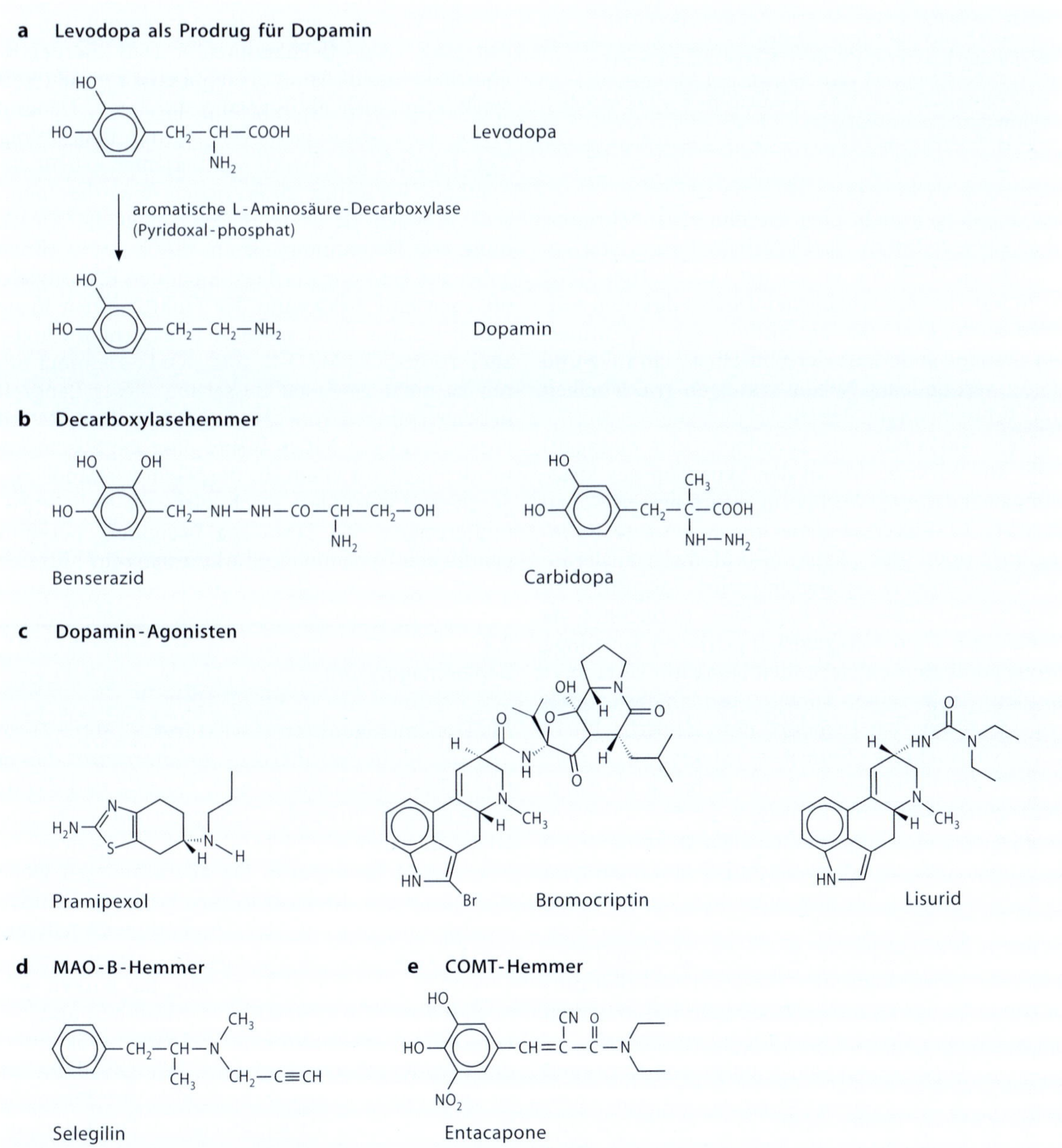

Abb. 9.2. Einige dopaminerge Parkinsonmittel

Tabelle 9.1. Vorteile der Kombination von Levodopa mit peripheren Decarboxylasehemmern

- Periphere Decarboxylasehemmer überwinden in der gegebenen Dosis die Blut-Hirn-Schranke (BHS) nicht und wirken nur peripher
- Hierdurch entsteht in der Peripherie (Darmschleimhaut, Leber, Blut) weniger Dopamin, damit weniger periphere Dopaminwirkungen (z.B. Aktivierung der CTZ (Chemorezeptor-Trigger-Zone des Brechzentrums); liegt außerhalb der BHS!)
- Hierdurch weniger Übelkeit, Erbrechen, Orthostase, Verlangsamung der gastrointestinalen Motilität, und
- Geringere Levodopadosis erforderlich für eine zentrale Antiparkinsonwirkung

Diese gelangen nicht über die Blut-Hirn-Schranke, aber sie verhindern die Decarboxylierung von Levodopa zu Dopamin in der Peripherie. Dies führt nicht nur zu einer erheblichen Dosisreduktion, sondern vermindert auch die Aktivierung dopaminerger Systeme außerhalb der Blut-Hirn-Schranke und damit verbundener Nebenwirkungen wie Übelkeit und Erbrechen (vgl. Tabelle 9.1).

Mehr Dopamin (aus Levodopa oder endogen) steht am Wirkort, d.h. in den Synapsen des Striatum, auch dann zur Verfügung, wenn dessen Abbau (s. Abb. 9.1) durch Hemmer der MAO-B (z.B. Selegilin) oder der Katechol-0-Methyl-transferase (COMT-Hemmer) verlangsamt wird. Selegilin wird geradezu als „Levodopa-Expander" bezeichnet, da Wirkungen (und Nebenwirkungen) von Levodopa bzw. dem daraus entstehenden Dopamin verlängert werden. Trotz seiner kurzen Plasmahalbwertszeit von 15–30 min hat Levodopa eine klinische Wirkdauer von mehreren Stunden – jedenfalls in frühen Phasen der Erkrankung. Wahrscheinlich als Folge der Speicherung von Levodopa in überlebenden Dopamin- und wahrscheinlich auch serotoninergen Neuronen läßt sich deshalb mit 3–4 Einnahmen von Levodopa am Tag eine konstante Verbesserung der Beweglichkeit erreichen, und diese relativ konstante und kontrollierte dopaminerge Stimulation (die der physiologischen Situation nahekommt) dürfte auch der Grund sein, weshalb die Patienten diese Therapie meist allen anderen vorziehen.

Leider bleibt es aber nicht dabei; die Krankheit schreitet weiter voran, und dann folgt die Levodopa-Wirkung immer mehr den Plasmaspiegeln, die nach einem initialen Peak rasch abfallen. Eine Dosissteigerung führt dann zusätzlich zur motorischen Überstimulierung, d.h. zu Dyskinesien und oft schmerzhaften Dystonien. Häufigere Einnahme oder Levodopa-Retardformulierungen führen hier nur begrenzt zur Besserung, und früher oder später (im Durchschnitt nach 5–8 Jahren Levodopa-Behandlung) bewegen sich die Patienten zwischen immer plötzlicher eintretenden Phasen von Immobilität und Phasen überschießender Motorik hin und her (sog. „On-off-Phänomen"). Daß hierbei die Pharmakokinetik von Levodopa eine zentrale Rolle spielt, zeigte sich, als es gelang, durch eine Dauerinfusion von Levodopa – wie sie nur über wenige Tage möglich ist – bei diesen Patienten erneut eine deutliche Besserung zu erreichen. Eine therapeutische Möglichkeit ist in diesen Fällen die Anwendung von Dopaminagonisten, durch deren Hinzugabe eine Senkung der Levodopadosis und zugleich oft auch eine Besserung der Fluktuationen in der Motorik sowie der Dyskinesien erreicht wird; aber auch zusätzliche MAO-B- und COMT-Hemmer führen zu einer gewissen Besserung dieser Langzeitnebenwirkungen von Levodopa. Levodopa-Retard-Formulierungen haben bisher eher enttäuscht und werden jetzt vor allem für die Nacht verwendet; dagegen sind besonders rasch wirkende lösliche Formulierungen von Levodopa besonders bei morgendlichen Dystonien und Akinesien sehr hilfreich.

9.2 Dopaminagonisten

Als Dopaminagonisten (Strukturen s. Abb.9.2) stehen die Mutterkornderivate *Bromocriptin,* das etwas stärker wirksame *Lisurid, Pergolid* und das besonders lang wirkende *Cabergolin* zur Verfügung. Hinzu kommen als Nicht-Mutterkorn-Derivate *Ropinirol* und *Pramipexol.* Sie alle aktivieren Dopaminrezeptoren direkt, d.h. ihre Wirkung ist unabhängig vom Zustand der Dopaminneuronen und der Anwesenheit von endogenem (oder exogen aus Levodopa gebildetem) Dopamin. Sie wirken auch noch bei sehr fortgeschrittener Krankheit und können zudem die motorischen Spätkomplikationen der Levodopatherapie mildern. Wie Levodopa sind sie individuell zu dosieren, da sich ihre Bioverfügbarkeit von einem Patienten zum anderen stark unterscheiden kann (infolge eines sehr variablen First-pass-Effekts in der Leber).

Die wirksame Dosis von z. B. durchschnittlich 10 mg Bromocriptin, 1,2 mg Pergolid, 3 mg Pramipexol, 0,8 mg Lisurid am Tag (zu je 4 Tabletten über den Tag verteilt) wird einschleichend aufgebaut, z. B. in Dosissteigerungen von $^1/_2$ Tablette/Woche. Die Dopaminagonisten sind stets mit einer Mahlzeit einzunehmen, um eine zu rasche Anflutung und die damit verbundene Übelkeit und Erbrechen zu vermeiden; analog zu den Decarboxylasehemmern bei Levodopa lassen sich diese Probleme erforderlichenfalls durch den peripheren Dopaminantagonisten Domperidon vermeiden (zu Behandlungsbeginn und bis sich Toleranz entwickelt). Als Monotherapie sind alle Dopaminagonisten in der subjektiven Einschätzung durch die Patienten dem Levodopa unterlegen; auf der anderen Seite treten aber auch bei Langzeitanwendung kaum motorische Spätkomplikationen wie bei Levodopa auf, was sicher auch mit dem einfacheren direkten Wirkungsmechanismus dieser Substanzen zusammenhängt.

Deshalb wird von Experten empfohlen, besonders bei jüngeren Patienten mit den Dopaminagonisten allein zu beginnen oder jedenfalls diese von Anfang an mit Levodopa zu kombinieren, wodurch die Patienten mit einer deutlich niedrigeren Dosis von Levodopa auskommen und sich die motorischen Spätkomplikationen zumindest hinauszögern lassen.

Nicht vermieden wird dagegen ein anderes Problem der dopaminergen Langzeitbehandlung besonders bei alten Patienten, nämlich das Auftreten sog. dopaminerger Psychosen, die fast nur bei Parkinsonpatienten unter jeder Art von dopaminerger Überdosierung auftreten können. Sie äußern sich oft als visuelle, z. T. sehr lebhafte Halluzinationen, doch wurden auch akustische, taktile und sogar olfaktorische Phänomene beschrieben, verbunden v. a. bei längerem Auftreten mit Wahnentwicklung (z. B. Verfolgungswahn). Häufige Frühsymptome sind gesteigerte Wahrnehmung visueller und anderer Reize, das Gefühl der Anwesenheit von Personen sowie Schlafstörungen mit sehr lebhaften Träumen, Alpträumen oder Tagträumen.

Wenn man in diesem Stadium die Dosis von Levodopa (oder der Dopaminagonisten) v. a. am Abend reduziert bzw. andere Medikamente wie Amantadin und Selegilin sogar ganz absetzt, kann man eine schlimmere Entwicklung vermeiden; auf jeden Fall sind Patienten und Angehörige über diese mögliche Nebenwirkung zu unterrichten, die unter Dopaminagonisten noch häufiger auftritt als unter Levodopa, die aber auch bei Amantadin und Selegilin vorkommt. Im Notfall lassen sich die Psychosen auch durch Clozapin bessern, dem bisher einzigen Neuroleptikum, das nicht selbst zur Parkinsonsymptomatik führt. Dabei ist sehr niedrig zu dosieren (z. B. $^1/_2$ Tablette Clozapin am Abend), da Clozapin stark sedierend wirkt, und außerdem sind regelmäßige wöchentliche Blutbildkontrollen erforderlich (Agranulozytosegefahr); Benzodiazepine bessern die Psychosen sicher nicht und sind in der Kombination mit Clozapin sogar kontraindiziert. Vielleicht läßt sich in Zukunft auch ein dem Clozapin vergleichbarer Effekt mit Quetiapin erreichen.

Die meisten Nebenwirkungen von Levodopa und den Dopaminagonisten beruhen auf einer Aktivierung der verschiedenen zentralen dopaminergen Systeme (s. Neuroleptika) und lassen sich entsprechend durch Dopaminantagonisten im Notfall aufheben (Neuroleptika führen allerdings mit Ausnahme von Clozapin und möglicherweise Quetiapin durch die Dopaminrezeptorblockade auch zu einer dramatischen, lebensbedrohlichen Verschlechterung der Parkinsongrundkrankheit). Übelkeit und Erbrechen v. a. zu Therapiebeginn wurden bereits angesprochen, ebenso wie die dopaminergen Psychosen sowie die motorischen Spätkombinationen, die für eine Levodopa-Monotherapie typisch sind. Orthostasestörungen bis zum Kollaps, v. a. zum Therapiebeginn, sind bei allen dopaminergen Therapien möglich, ebenso wie Arrhythmien und verlangsamte Magen-Darm-Motilität. Bei Dopaminagonisten vom Mutterkorntyp in hoher Dosierung wurden auch in einzelnen Fällen Fibrosen im Lungenbereich oder Retroperitoneum und Raynaud-Phänomene beschrieben. Nach abruptem Absetzen von Levodopa kam es in sehr seltenen Fällen zu malignen Hyperthermien (mit hohem Fieber, schwerem Rigor, CK-Anstieg und Bewußtseinsstörungen), die auf dopaminerge Therapien rasch ansprachen. Kontraindiziert ist die Kombination von Levodopa mit traditionellen MAO-A-Hemmern wie Tranylcypromin, da hierdurch hypertone Krisen ausgelöst werden können, jedoch kann Moclobemid zur Behandlung der bei Morbus Parkinson häufigen Depression ebenso gegeben werden wie Serotonin- und Noradrenalin-Wiederaufnahmehemmer. Agonisten an Dopaminrezeptoren führen auch zu Schläfrigkeit; Einschlafen am Steuer wurde wiederholt berichtet.

Als weitere Wirkung führen die Dopaminagonisten vom Mutterkorntyp zu einer langanhaltenden Hemmung der Prolaktinfreisetzung, so daß sie auch zur Behandlung hyperprolaktinämischer Zyklus- und Fertilitätsstörungen sowie von prolaktinproduzierenden Hypophysentumoren geeignet sind. In Notfällen bei einem akuten ,Dopaminmangelsyndrom, – z. B. in akinetischen Krisen, aber auch beim malignen neuroleptischen Syndrom – lassen sich Dopaminagonisten gleichfalls anwenden, wobei Lisurid, ebenso wie der altbekannte Dopaminagonist Apomorphin, auch parenteral angewandt werden kann. Besonders länger wirkende dopaminerge Medikamente haben sich außerdem als bisher beste Therapie der als ,Restless legs Syndrom' bezeichneten motorischen Schlafstörungen erwiesen, wie sie bei älteren Menschen häufig vorkommen. Alle Dopaminagonisten aktivieren die D_2-Rezeptoren, während andere Rezeptorsubtypen unterschiedlich reagieren; allerdings scheint die klinische Bedeutung der anderen Dopaminrezeptorsubtypen eher gering zu sein, da bisher alle Dopaminagonisten unabhängig vom Rezeptortyp vergleichbare klinische Wirkungen und Nebenwirkungen zeigen (s. Tab. 9.2).

Unter den Dopaminrezeptoren (die alle mit G-Proteinen gekoppelt sind und die für diese Rezeptorenfamilie typischen 7 transmembranären Domainen besitzen) werden der klinisch bedeutendere D_2-Typ (mit D_3 und D_4-Subtypen) mit Hemmung der Adenylatzyklase) vom D_1-Typ (mit D_5) mit Aktivierung der Adenylatzyklase unterschieden. Beide Rezeptortypen wirken beim Nager synergistisch; beim Menschen könnte die Wirkung von Levodopa sowohl auf D_2- wie auf D_1-Rezeptoren vielleicht die überlegene klinische Wirksamkeit, aber auch die motorischen Langzeitkomplikationen erklären. Letztere werden auch auf dauerhafte Sensibilisierung durch das – im Gegensatz zum endogenen Dopamin – phasisch auf Effektorzellen wirkende Levodopa zurückgeführt. Dopaminagonisten sollen deshalb die Levodopa-Gabe möglichst verzögern, ohne dass sie es – bei ganz unterschiedlichen Rezeptorprofilen sowie variabler Wirkdauer – auf Dauer ersetzen können (s. Tab. 9.2).

Bei dopaminergen Therapien fällt auch auf, dass die Wirkdauer einer Einzeldosis nur schlecht mit der Pharmakokinetik korreliert, und ebenso die Wirksamkeit mehr von der Behandlungsdauer als von der Dosis abhängt, weshalb alle Therapien über Monate einschleichend aufgebaut werden. Unterschiedliche DA-Systeme reagieren sehr unterschiedlich auf die chronische diskontinuierliche Stimulierung durch dopaminerge Therapien (s. Tab. 9.3) und zeigen zum Teil sehr rasche Toleranzbildung (z. B. bei Orthostase und GH-(Wachstumshormon)-Anstieg), langsame Toleranzentwicklung (Übelkeit, Erbrechen), langsame Zunahme der Wirkung (Prolaktinsenkung, Anti-Parkinson-Effekt) oder eindeutige Sensibilisierung nach längerer Therapie (Psychosen, einmal durch chronische Hochdosistherapie verursacht, erscheinen auch bei niederer Dosierung dann immer wieder). Deshalb ist theoretisch eine möglichst kontinuierliche Rezeptorstimulierung anzustreben.

Die Mechanismen dieser unterschiedlichen Wirkungsänderungen im Zeitverlauf sind noch nicht geklärt: theoretisch kommen u. a. Änderungen im Rezeptor-Zustand (,Agonist- oder Antagonist-Konfiguration'), der Rezeptorzahl und Affinität und umgekehrt der Rezeptorinternalisierung in Frage. Dopaminrezeptoren können möglicherweise auch Homodimere, aber auch Heterodimere (z. B. mit Adenosinrezeptoren) bilden und auch damit ihre Reaktionsfähigkeit verändern, und schließlich sind bei diesen komplexen Systemen auch adaptive Änderungen anderer Transmitter-Systeme durchaus denkbar.

9.3 MAO-B-Hemmer

Im Gegensatz zu Levodopa und den Dopaminagonisten, die das fehlende Dopamin einfach ersetzen sollen, wurde für den MAO-B-Hemmer *Selegilin* (L-Deprenyl) (Struktur s. Abb. 9.2) postuliert, daß er die Progression der Erkrankung verlangsamen soll und damit neuroprotektiv wirkt. Patienten, die sofort nach der Diagnose Parkinsonkrankheit mit Selegilin behandelt werden, konnten im Durchschnitt 9 Monate länger ohne Levodopa auskommen als eine Placebovergleichsgruppe; allerdings ist es wahrscheinlich, daß durch die MAO-B-Hemmung das im Gehirn noch vorhandene Dopamin besser (d. h. länger) genutzt wurde, und außerdem hat Selegilin auch milde stimulierende Effekte (L-Am-

Tab. 9.2 Einige Charakteristika von Dopaminagonisten im Vergleich mit Levodopa

	Ergoline				Nicht-Ergoline		Vergleich
	Bromocriptin	Lisurid	Pergolid	Cabergolin	Ropinirol	Pramipexol	Levodopa*
D_2 Rezeptor	+	+++	+++	++	++	++	+
D_3 Rezeptor	+	+++	+++	++	++	+++	+
D_1 Rezeptor	–	±	+	+	o	o	+
andere Rezeptoren	α_1+	5-HT_{1a}+ 5-HT_2– α_1+,α_2–	α_2+	α_1,α_2+	o	α_2+	5-HT–
Bioverfügbarkeit (%)	~3	10–20	<20	?	90	50	<10
Halbwertszeit (h)	~30**	2	8–16**	60–100**	4–10	~10	~1/2
Wirkdauer (Einzeldosis h)	4–6	2–4	6–10	~12	4–10	~8–12	initial 2–4
metabolische Interaktionen	+	–	+	+	+	–	–
Einzeldosis p.o.	2.5–10	0.2–0.5	0.1–1.0	1–4	0.5–8	0.125–1.5	125–250
Tagesdosis p.o.	7.5–40	0.8–2.0	1.5–5	2–6	8–24	1.5–4.5	375–1000
Auch als Prolaktinsenker geeignet	+	+	?	+	–	–	–
Bemerkungen		auch parenteral applizierbar					auch als Retardform und rasch wirkende orale Lösung

* (kombiniert mit Decarboxylasehemmer)
** Gesamtradioaktivität (incl. aktiver und inaktiver Metaboliten)
\+ Agonist
o kein Effekt
– Antagonist

Tabelle 9.3 Dopaminerge Systeme und Wirkungen beim Menschen

System	Wirkung	Hemmung durch Domperidon	bei chronischer Gabe: Toleranzentwicklung	bei chronischer Gabe: Sensibilisierung
Medulla oblongata: Chemorezeptor-Triggerzone	Übelkeit, Erbrechen	++	++	–
‚Orthostase-Zentrum'	Orthostase, Kollaps	++	+++	–
Tuberoinfundibuläres DA-System	Prolaktinsenkung	+++	–	+
Hypothalamus	GH-Freisetzung	+++	++ (indirekt)	–
Nigrostriatales DA-System	Anti-Parkinson-Wirkung	–	–	+ (+++ bei Levodopa)
?	Gähnen, Sedierung	–	++	–
Mesolimbisch-mesocorticales DA-System	Psychosen	–	–	++

phetamin ist ein aktiver Metabolit, und zudem erhöht Selegilin auch die endogenen Spiegel von Phenylethylamin, einem körpereigenen stimulierenden Neurotransmitter). Hierzu paßt auch die häufigste Nebenwirkung von Selegilin, nämlich Schlafstörungen, weshalb die Substanz morgens (1/2-1 Tablette, d.h. 5–10 mg) eingenommen werden soll. Bei Patienten mit Fluktuationen bessert sich das Nachlassen der Levodopawirkung, während Dyskinesien eher verstärkt werden. Unter Selegilin auftretende Psychosen können besonders lange anhalten, da die Substanz als irreversibler Enzymhemmer die MAO-B-Aktivität über Wochen hemmt. Ein anhaltender Effekt auf den Krankheitsverlauf (und nicht nur die Symptome) ist bisher für keine Therapie bewiesen. Neuroprotektion bleibt somit ein noch nicht erreichtes Ziel auch bei der Entwicklung von Radikalenfängern und Antioxidanzien, Wachstumsfaktoren oder Glutamatantagonisten.

9.4 COMT-Hemmer

Durch die Blockade eines weiteren wichtigen Abbauweges von Levodopa läßt sich durch den neuen COMT-Hemmer Entacapone eine weitere Verminderung der Levodopa-Dosis um 10–30 % bei gleichzeitiger Wirkungsverlängerung erreichen. Dies erscheint bei Patienten mit rasch nachlassender Levodopa-Wirkung als besonders günstig. Die Nebenwirkungen entsprechen denen einer Levodopa-Überdosierung; hinzu kommen bei einem Teil der Patienten Durchfälle (möglicherweise durch Hemmung des peripheren 5-HT-Abbaus?).

9.5 Amantadin

Amantadin als Chlorid oder v.a. als Sulfat hat ebenfalls eine Antiparkinsonwirkung, wenn auch weniger ausgeprägt als Levodopa oder die Dopaminagonisten. Die Wirkung betrifft vor allem den Rigor, und es ist in manchen Fällen möglich, eine Levodopatherapie um ca. 1/2 Jahr hinauszuzögern, wobei die Präparate ausschleichend abgesetzt werden sollen, da sonst motorische Reboundphänomene möglich sind. Zu den Nebenwirkungen gehört neben dem Auftreten von Psychosen auch eine spezielle fleckig-rötliche Verfärbung am Bein (Livedo reticularis), die oft mit Ödemen verbunden ist. Kontraindiziert sind Amantadine bei Nierenfunktionsstörungen, da sonst ihre Plasmaspiegel rasch in toxische Bereiche ansteigen. Ein Vorzug ist die Möglichkeit, Amantadinsulfat auch als Infusion anzuwenden. Als Wirkmechanismus wird ein schwacher Glutamat-Antagonismus angenommen, denn Glutamat wirkt in den Basalganglien manchmal antagonistisch gegenüber Dopamin.

9.6 Anticholinerge Substanzen

Die früher fast ausschließlich verwendeten anticholinergen Medikamente wie z.B. *Biperiden, Trihexiphenidyl, Metixen* und ähnliche zentral anticholinerge Substanzen spielen heute in der Therapie des idiopathischen M. Parkinson kaum noch eine Rolle, da sie weniger wirksam sind als dopaminerge Therapien und bei den meist älteren Patienten zu Verwirrtheitszuständen führen können. Sie werden v.a. bei jüngeren Patienten mit Tremor als Hauptsymptom noch verwendet und haben die typischen anticholinergen Nebenwirkungen wie Mundtrockenheit, Sehstörungen, Störungen der Schweißsekretion, Harnretention und – v.a. bei älteren Patienten – die Auslösung von Gedächtnis- und Merkstörungen bis hin zu Konfusion und Delir. Sie sind aber die Behandlung der Wahl bei extrapyramidalen Störungen, die durch die dopaminantagonistischen Neuroleptika verursacht sind, und zwar nicht nur bei Parkinsonsymptomen, sondern auch bei akuten Dystonien mit zwanghaften Muskelverkrampfungen v.a. im Hals-, Mund- und Zungenbereich (Tortikollis, Zungenschlundsyndrom) sowie an den Augenmuskeln. Hier kann gerade die parenterale Injektion von Biperiden eine dramatische und sehr rasche Besserung bewirken.

9.7 Kombinationstherapie

Insgesamt stehen für die Therapie des M. Parkinson heute die unterschiedlichsten Medikamente zur Verfügung, die in der Regel in verschiedenen Kombinationen gegeben werden, je nach Situation und Ansprechen des einzelnen Patienten.

Eine Monotherapie mit Dopaminagonisten, Selegilin oder selten auch Amantadin wird, wie bereits erwähnt, nur in den Frühstadien der Krankheit versucht; wenn hier die Wirkung nicht ausreicht oder nachläßt, erfolgt in der Regel eine zusätzliche Gabe von Levodopa mit Decarboxylasehemmer (sowie ggf. zusätzlich MAO-B- und COMT-Hemmer).

Die Therapie-Prinzipien ergänzen sich: mit Levodopa wird versucht, möglichst viel Dopamin möglichst lange in der Synapse und am Rezeptor der Effektorzellen zur Verfügung zu haben; allerdings gibt es theoretische Befürchtungen, daß eine Überaktivität von verbleibenden Dopamin-Neuronen und hohe Dopaminspiegel den Fortgang der Erkrankungen beschleunigen (z.B. über toxische Autoxidationsprodukte), und deshalb erscheint es günstig, daß alle Dopaminagonisten im Gegensatz hierzu das fehlende Dopamin direkt ersetzen und die kompensatorische Hyperaktivität der überlebenden Dopaminneuronen dämpfen. Dopaminerge Kombinationen von Levodopa mit Dopaminagonisten, MAO-B- oder COMT-Hemmern führen im Ergebnis sicher auch zu einer mehr kontinuierlichen Stimulation der Dopaminrezeptoren, die besser verträglich ist.

Von zunehmendem Interesse ist die zusätzliche Rolle neurochirurgischer Verfahren (Blockade überaktiver Zentren (z.B. im Nucleus subthalamicus, dessen Glutamat-Neuronen bei Dopaminmangel ‚enthemmt' sind), durch hemmende Elektrostimulation durch vom Patienten steuerbare stereotaktisch implantierte Elektroden „sog. Hirnschrittmacher", Ersatz von Dopaminzellen durch Transplantation', etc., bei im Rahmen klinischer Studien ausgewählten Patienten.

Literatur

Calne DB (ed) (1989) Drugs for the treatment of Parkinson's disease (Handbook of experimental pharmacology, vol 88) Springer, Berlin Heidelberg New York Tokyo

Koller WC, Paulson GP (eds) (1990) Therapy of Parkinson's disease, 2nd edn. Dekker, New York

Riederer P, Laux G, Pöldinger W (1999) Neuropsychopharmaka Therapie-Handbuch, Bd. 5 Parkinsonmittel und Anti-Dementiva, 2. Aufl. Springer, Wien

Brooks DJ (2000) Dopamine agonists: their role in the treatment of Parkinson's disease, J Neurol. Neurosurg. Psychiat. 68: 685–690

Kapitel 10

Narkotika (Anästhetika) 10

H. Rommelspacher, C. Spies

Narkotika (Anästhetika) 10

H. Rommelspacher, C. Spies

Als Narkotika (Anästhetika) werden im deutschen Sprachraum Medikamente bezeichnet, die dazu dienen, das Bewußtsein kurz-, mittel- oder längerfristig reversibel auszuschalten. Im englischen Sprachraum wird der Begriff „narcotics“ meist synonym mit Opioiden verwandt. Im Unterschied zum Schlafenden ist der Narkotisierte nicht erweckbar. Abhängig von der Applikationsweise werden die Pharmaka in Inhalations- und Injektionsanästhetika unterschieden.

10.1 Inhalationsanästhetika

10.1.1 Allgemeine Einführung

Anforderungen an ein ideales Anästhetikum:

- nicht explosiv oder brennbar,
- stabil,
- große therapeutische Breite,
- schneller, angenehmer Wirkungseintritt und Wiedererwachen sowie kein unangenehmer Geruch,
- gut steuerbar,
- schnelle Übergänge in die Narkosestadien (v.a. sollte das Exzitationsstadium nur kurze Zeit dauern),
- gute Entspannung der Skelettmuskulatur,
- gute Analgesie,
- keine unerwünschten Wirkungen auf Herz, Kreislauf oder andere Organe wie beispielsweise die Leber,
- keine Reizung der Atemwege,
- Ausschaltung der Reflexe v.a. im Mund und Rachenbereich sowie anderer Reflexe (viszerale Reflexe),
- preiswert.

Narkosetheorie

Die Wirkungsstärke eines Anästhetikums korreliert mit seinen lipophilen Eigenschaften (Overton- und Mayer-Gesetz), speziell mit seinem Olivenöl-Gas-Verteilungskoeffizienten. Die Lipophilie eines Stoffes ist lediglich die Voraussetzung für seine Wirksamkeit, erklärt aber nicht den Wirkungsmechanismus, für den es keine gesicherte Erklärung gibt. Anästhetika lagern sich in die Lipidmatrix der Zellmembranen ein und konzentrieren sich in hydrophoben Taschen oder Spalten in der Grenzschicht zwischen transmembranalen Proteinen und der Phospholipiddoppelschicht der Zellmembran. Durch die Einlagerung in die Zellmembran werden die Phospholipide aus einem geordneten (Gel)zustand in einen ungeordneten (Sol)zustand überführt. Dadurch werden Konformationsänderungen der in die Membran eingelagerten Proteine (z.B. beim Öffnen von Ionenkanälen) behindert. Welche Rolle dieser Mechanismus allerdings für die Wirkung der Anästhetika in therapeutischen Konzentrationen spielt, ist nicht vollständig geklärt. Seine Bedeutung wird zunehmend in Frage gestellt.

Die pharmakologische Wirkung wird durch den Einfluss auf rezeptorgekoppelte Ionenkanäle im Bereich der Synapse vermittelt. Am empfindlichsten reagieren GABA-gekoppelte Ionenkanäle, deren Aktivierung verstärkt wird (zum $GABA_A$-Rezeptor s. Kap. 3). In therapeutischen Konzentrationen erleichtern die Narkotika wahrscheinlich die Konformationsänderung der Kanaluntereinheiten, die den Ionenkanal bilden (Pentamer), in der Folge der Aktivierung des Rezeptors durch seinen Neurotransmitter GABA. Dadurch können mehr Chloridionen ins Zellinnere hineinströmen. Die Zahl der negativen Ladungsträger an der Innenseite der Plasmamembran steigt an; es kommt zur Hyperpolarisation, also Hemmung der Erregung. Da GABA der wichtigste hemmende Neurotransmitter ist und ubiquitär im Gehirn vorkommt, ist diese Erklärung plausibel. Nicht erklärt ist damit, warum die einzelnen Hirnregionen in regelhafter Reihenfolge gehemmt werden: Neokortex, Basalganglien, Cerebellum, Rückenmark und zuletzt die vitalen Zentren in der Medulla oblongata. Zusammenfassend soll betont werden, daß die Wirkungsmechanismen der Narkotika noch nicht vollständig bekannt sind.

Narkosestadien

In der Regel schalten Anästhetika einzelne Hirnzentren in einer bestimmten Reihenfolge aus (s.o.). Dies ermöglicht es, die Narkose in Stadien einzuteilen, die allerdings nur bei Äthernarkose des nicht prämedizierten Patienten eindeutig zu beobachten sind. Dosisabhängig kommt es zunächst zu einer Abnahme der Schmerzempfindung (Stadium I, Analgesiestadium), dann zu einer zerebral ausgelösten Erregung (Stadium II, Exzitationsstadium) und anschließend wieder zur Beruhigung sowie einer Abschwächung der meisten Reflexe, beispielsweise im Rachenbereich. Dadurch wird die Einführung des Tubus für die künstliche Beatmung erleichtert (Stadium III, Toleranzstadium). Einige Anästhetika führen in diesem Stadium auch zu einer Muskelrelaxation, was die Einführung des Tubus zusätzlich erleichtert. Im Toleranzstadium werden operative Eingriffe vorgenommen. Sollte die Dosis noch weiter erhöht werden, kommt es zu Atemstillstand und Zusammenbruch der Kreislaufregulation, da die entsprechenden Zentren im ZNS (Medulla oblongata) als letzter Hirnteil gelähmt werden (Stadium IV, Asphyxiestadium). Bezüglich der mit zunehmender Narkose auftretenden Änderungen von Atmung, Augenbewegungen, Reflexen, des Muskeltonus und des Kreislaufs gibt es große Unterschiede zwischen den einzelnen Anästhetika. Dies kann es schwierig machen, die Narkosetiefe über klinische Parameter alleine zu objektivieren. Außerdem beeinflußt der chirurgische Eingriff selbst über eine Stimulierung des Gehirns die Narkosetiefe. Neue Monitoringverfahren mittels EEG (Bispektraler Index) oder evozierten Potentialen können zur Verifizierung der gewünschten Narkosetiefe dienen. Nach Beendigung der Narkose werden die Narkosestadien in umgekehrter Reihenfolge durchlaufen.

Physikalisch-chemische Grundlagen

Die folgenden Ausführungen gelten für Anästhetika, die über die Atemluft verabreicht werden und deshalb bei Raumtemperatur völlig (Gase) oder teilweise (Flüssigkeiten mit hohem Sättigungsdampfdruck) in gasförmigem Aggregatzustand vorliegen.

Wie aus Tabelle 10.1 hervorgeht, haben die Inhalationsanästhetika einen hohen Sättigungsdampfdruck bei Raumtemperatur. Das bedeutet, dass ihr Partialdruck und damit ihr prozentualer Anteil in einem Gemisch mit Luft hoch ist. Der Anteil der Anästhetika am Inhalationsgemisch muß über Verdampfer reguliert werden, da sie anderenfalls im

Tabelle 10.1. Eigenschaften von Inhalationsanästhetika

Freiname	Siedepunkt (°C)	Sättigungsdampfdruck bei 20 °C in Hektopascal/mmHg		Sättigungskonzentration etwa in Vol.%	Therapeutische Konzentration in Vol.%	Löslichkeitskoeffizient Blut/Gas (37 °C)	MAC[a] (Vol.%)
Wasser	100	23,27	17,5	–			
N_2O	– 89	51 000	39 000			0,47	105
Diäthyläther[b]	35	599,9	450	60	5–10	12,0	1,92
Halothan	50,2	323,9	243	32	0,5–1,5	2,4	0,75
Methoxyfluran[b]	104,6	29,99	22,5	3,2	0,25–0,5	13,0	0,16
Trichloräthylen	86–88	79,99	60			9,0	
Enfluran	56,5	233,3	175	23	1,0–3,0	1,9	1,68
Isofluran	48,5	317,3	238	32	1,0–2,0	1,4	1,40
Desfluran	22	892	669	87	2,5–8; 2–6[c]	0,45	6,0
Sevofluran	–	157		21	1,5–3[c]	0,65	2,0

[a] MAC:Minimale alveoläre Konzentration eines Anästhetikums, die bei 50 % der Patienten eine Muskelreaktion auf einen Schmerzreiz verhindert. Dies ist das übliche Maß zur Beschreibung der Wirkungsstärke von Inhalationsanästhetika
[b] diese Anästhetika sind nicht mehr im Gebrauch
[c] therapeutische Konzentration in einem Gemisch mit Lachgas

eingeatmeten Gasgemisch zu hoch konzentriert wären. Außerdem besteht sonst die Gefahr, dass der O_2-Gehalt in der Einatmungsluft (p = 760 Torr) unter die notwendigen 20,9 % (p = 159 Torr) absinkt. Wie aus dem Vergleich der Konzentrationen bei Sättigung und den therapeutisch erwünschten Konzentrationen der Tabelle 10.1 hervorgeht, würden ohne Verdampfer Konzentrationen in der Inhalationsluft erreicht, die weit über dem therapeutischen, d.h. im toxischen Bereich liegen.

Die Aufnahme des Anästhetikums ist abhängig von:

1. Alveolo-pulmonalvenöse Partialdruckdifferenz;
2. Löslichkeit des Anästhestikums im Blut;
3. Herzzeitvolumen:

Der Anteil eines Gases in einem Gasgemisch, das in Flüssigkeiten wie z.B. dem Blut gelöst ist, richtet sich nach denselben physikalischen Gesetzen. Dies bedeutet, dass der Partialdruck der Gase im Blut dem in der Atemluft im Zustand des Gleichgewichts entspricht. Die Größe des Partialdrucks eines Inhalationsanästhetikums bestimmt die Geschwindigkeit, mit der sich ein Gleichgewicht zwischen der Konzentration des Anästhetikums in der Ausatemluft und im Blut einstellt. Jedoch dauert es für die einzelnen Anästhetika unterschiedlich lange, bis sich dieses Gleichgewicht eingestellt hat. Der Grund dafür liegt in der unterschiedlichen Löslichkeit der Anästhetika im Blut. Die Löslichkeit eines Inhalationsanästhestikums ist definiert als das Verhältnis der Anästhetikakonzentrationen in 2 Phasen, die miteinander im Gleichgewicht stehen (Blut/Gas-Verteilungskoeffizient). Im Gleichgewicht sind die Partialdrücke des Anästhestikums in beiden Phasen identisch, die Konzentrationen aber unterschiedlich. Je löslicher ein Inhalationsanästhetikum im Blut, desto mehr Substanz muss aufgenommen werden, um den Partialdruck im Blut ins Gleichgewicht zu bringen. Umgekehrt steigt der Partialdruck schlecht löslicher Anästhetika rascher an, weil weniger Substanz im Blut aufgenommen werden kann. Wenn ein Anästhetikum schlecht löslich ist (d.h. sehr lipophil, z.B. N_2O mit einem Blut/Gas-Verteilungkoeffizienten von 0,47, Desfluran mit einem Blut-Gas-Verteilungskoeffizient von 0,42 und Sevofluran mit einem Blutgasverteilungskoeffizient von 0,69), vergeht damit vergleichsweise wenig Zeit, bis eine Aufsättigung im Blut/der Partialdruck im Blut erreicht ist, da das Kompartiment, in dem das Anästhetikum gelöst werden kann, relativ klein ist. Umgekehrt gilt, dass es bei Anästhetika mit hohem Löslichkeitskoeffizienten wie z.B. Diathyläther mit einem Blut/Gas-Verteilungskoeffizienten von 12 viele Stunden dauert, bis ein Gleichgewicht zwischen den Konzentrationen in der Einatemluft und dem Blut erreicht ist. Die Unterschiede zwischen den gebräuchlichen Narkotika betragen wenige Minuten bis ca. 20 h. Ein Gleichgewicht der Partialdrücke in der Einatemluft und im Blut wird bei der durchschnittlichen Narkosedauer von 1– 3 h demnach nur mit einem Teil der Inhalationsanästhetika erreicht, auch wenn zu Anfang der Narkose üblicherweise mit relativ hohen Dosen beatmet wird, um die aufgrund der hohen Löslichkeit verzögerte Einleitungsphase abzukürzen.

Modifizierende Faktoren:
Die Geschwindigkeit, mit der die alveoläre Konzentration ansteigt und damit eine bestimmte Narkosetiefe erreicht wird, wird modifiziert durch:

- Die Konzentration des Anästhetikums in der Inspirationsluft
  - *Konzentrationseffekt*: die alveoläre Konzentration steigt bei Erhöhung der Konzentration im inspirierten Gasgemisch überproportional an; bei Zufuhr hoher Konzentrationen bestimmt primär die Ventilation den Anstieg der alveolären Konzentration, bei niedrigen Konzentrationen die Löslichkeit,
  - *„second gas"-Effekt*: Dieser tritt ein, wenn ein zweites Inhalationsanästhetikum mit Lachgas kombiniert wird. Da Lachgas zu Volumenverlust in der Lunge führt, steigt die alveoläre Konzentration rascher an, wenn das ins Blut aufgenommene Gas durch gesteigerte Inspiration ersetzt wird, als wenn das zweite Anästhetikum alleine zugeführt würde; *klinisch* bewirken Konzentrations- und „second gas"-Effekt eine Beschleunigung der Narkoseeinleitung.
- Die Ventilation
  Je höher die Löslichkeit eines Inhalationsanästhetikums ist, desto größer ist der Einfluss einer Ventilationssteigerung auf die Zunahme der alveolären Konzentration und die Geschwindigkeit der Narkoseeinleitung; die Narkoseeinleitung mit gut löslichen Inhalationsanästhetika kann also durch Hyperventilation gesteigert werden.

- Herzzeitvolumen
  Bei Anstieg des Herzzeitvolumens steigt die alveoläre Konzentration langsamer an, wodurch sich die Narkoseeinleitung verzögert; nimmt das Herzzeitvolumen ab, steigt die alveoläre Konzentration schneller an; darum soll bei vermindertem Herzzeitvolumen die inspiratorische Konzentrationen der Inhalationsanästhetika niedrig gehalten werden; nehmen Herzzeitvolumen und Atmung gleichzeitig zu, so steigt die alveoläre Konzentration rascher an, weil das Gleichgewicht mit den Geweben rascher erreicht wird, z.B. bei Kindern; nicht jedoch bei Fieber; bei letzterem nicht, da die Verteilung gleichmäßig in allen Geweben erhöht wird, bei Kindern nur in gefäßreichen Arealen.

Die Verteilung des Anästhetikums ist abhängig von:

1. Partialdruckdifferenz zwischen Blut und Gewebe;
2. Gewebelöslichkeit des Anästhetikums;
3. Durchblutung des Gewebes.

Die Konzentration eines Anästhetikums im Gehirn nähert sich aus 2 Gründen rasch der des Blutes an. Der Verteilungskoeffizient Gehirn/Blut ist im Gleichgewicht für alle Anästhetika zwischen 1 und 2 (z.B. Lachgas 1,1, Desfluran 1,29, Sevofluran 1,70, Isofluran 1,57, Enfluran 1,4, Halothan 1,94). Außerdem stellt sich ein Gleichgewicht rasch ein, da das Gehirn ebenso wie die inneren Organe gut durchblutet ist (11 % des Herzzeitvolumens durchströmen das Gehirn, 75 % Gehirn plus innere Organe). Mit zunehmender Aufnahme in die Gewebe, steigt der Partialdruck dort an, d.h. die Differenz zwischen Blut und Gewebe wird kleiner, die Aufnahme ins Gewebe erfolgt langsamer. Während Gehirn und innere Organe bereits aufgesättigt sind, nehmen Haut/Muskulatur, Fettgewebe und gefäßarme Gewebe noch lange Zeit das Anästhetikum aus dem Blut auf. Ein weiteres großes Kompartiment, in dem sich die Inhalationsnarkotika verteilen, ist die quergestreifte Muskulatur. Bei einem Muskel/Blut-Verteilungskoeffizienten der gebräuchlichen Anästhetika zwischen 1,0 und 4,0, (Lachgas 1,2, Desfluran 2,02, Sevofluran 3,13, Isofluran 2,92, Enfluran 1,7 und Halothan 3,38) ist die Aufsättigung von Haut und Muskulatur, die 18 % des Herzzeitvolumens erhalten, frühestens nach 90 min abgeschlossen. Deutlich unterschiedlich ist der Verteilungskoeffizient Fett/Blut, der weit über 1 liegt (z.B. Lachgas 2,3, Desfluran 27,2; Sevofluran 47,5; Isofluran 44,9; Enfluran 36, Halothan 51,1). Hieraus folgt, dass der größte Teil des Anästhetikums aus dem das Fettgewebe durchströmenden Blut in dieses Gewebe aufgenommen wird. Allerdings ist das Fettgewebe schlecht durchblutet, so dass sich erst nach langer Narkosedauer ein Gleichgewicht einstellt.

Am Ende der Narkose dauert die Abflutungszeit entsprechend lange. So erfolgt die Abflutung von N_2O (Blut/Gas-Löslichkeitskoeffizient 0,47) innerhalb weniger Minuten, die von Halothan (2,4) je nach Zeitdauer der Narkose innerhalb von 10 – 15 min bis zu mehreren Stunden und die von Diäthyläther (12,0) wesentlich länger. Zu beachten ist allerdings, dass stark lipophile Anästhetika zwar rasch aus dem Kompartiment Blut abströmen, aber aus dem Gewebe wesentlich länger. Es ist also damit zu rechnen, dass abhängig von der Narkosedauer noch viele Stunden lang geringe Mengen beispielsweise von Lachgas abgeatmet werden. Der metabolische Abbau spielt bei den Anästhetika für die Elimination in der Regel nur eine untergeordnete Rolle (z.B. Desfluran 0,02 %; Sevofluran 5 %; Isofluran 0,17 %; Halothan 15 %).

10.1.2 Einzelne Medikamente

Halothan

Halothan (2-Brom-2-chlor-1,1,1-trifluoräthan, Tabelle 10.1) ist eine nicht-explosive und nichtbrennbare Flüssigkeit. In den handelsüblichen dunklen Flaschen ist es stabil. Trotzdem enthält das Anästhetikum eine Beimischung von 0,01 % Thymol als Stabilisator. Halothan kann nur mit Hilfe eines Verdampfers verabreicht werden, da die Sättigungskonzentration im Gasgemisch um ein Vielfaches über der therapeutischen Konzentration liegt (Tab. 10.1). Der Wirkungseintritt erfolgt bei einem mittleren Löslichkeitskoeffizienten von 2,4 relativ rasch. Bewusstlosigkeit tritt nach etwa 12 Minuten ein. Der niedrige MAC-Wert [minimale alveoläre Konzentration, bei der 50 % der Patienten nicht mehr auf einen definierten Hautreiz unter Gleichgewichtsbedingungen (15 min gleiches Gasgemisch) reagieren] trägt dazu bei, dass eine adäquate Narkosetiefe schon bei geringer Dosis erreicht wird (Tab. 10.1).

Bei sachgemäßer Handhabung werden die Atemwege durch Halothan nicht gereizt. Deshalb wird Halothan bei Kindern zur Narkoseeinleitung mittels Maske verwendet. Bei Erwachsenen wird Halothan kaum mehr angewandt (Nebenwirkungen), außer bei Patienten mit chronisch-obstruktiven Lungenerkrankungen wie Bronchialasthma, da bei diesen Patienten der Bronchialtonus durch Halothan gesenkt wird.

Die therapeutische Breite ist befriedigend, allerdings besteht das Risiko eines Kreislaufversagens schon bei höheren narkotischen Dosen. Der Blutdruck sinkt charakteristischerweise entsprechend der applizierten Dosis. Dies gilt auch für den atemdepressiven Effekt.

Unerwünschte Wirkungen betreffen v. a. das kardiovaskuläre System. Eine Sensibilisierung des Herzmuskels für Katecholamine kann zu Herzrhythmusstörungen führen (*Cave:* Kombination mit Adrenalin). Die negativ-inotrope und chronotrope Wirkung kann zu Blutdruckabfall führen, der wegen der erhaltenen Barorezeptorenkontrolle und der Volumensubstitution durch den Anästhesisten in der Praxis vermieden werden kann. Andernfalls besteht auch das Risiko einer verminderten Nieren- und Leberdurchblutung. In einer von 35.000 Narkosen kommt es zur sog. schweren Halothanhepatitis, die ca. 1 – 16 Tage nach einer Halothannarkose auftreten kann. Ein erhöhtes Risiko hierfür besteht bei Frauen > 35–40 Jahre, Adipositas, Hypoxie und wenn bei demselben Patienten mehrmals in enger zeitlicher Folge Halothan angewandt wird. Ursache soll der reaktive Metabolit Trifluoracetylchlorid (TFA) sein, der besonders unter hypoxischen Bedingungen gebildet wird. TFA soll als Hapten zur Antikörperbildung gegen Hepatozyten fungieren.

Die Kontraktionskraft des graviden Uterus wird herabgesetzt.

Unter der Kombination von Halothan und Succinylcolin wird bei 1 % der otolaryngologischen pädiatrischen Patienten ein Masseterspasmus beobachtet, was als Frühzeichen für eine maligne Hyperthermie bewertet werden kann. Bei Patienten mit erhöhten Kreatinkinasewerten bzw. einer Rhabdomyolyse sollte auf eine Halothanexposition verzichtet werden, da im Halothan/Koffein-Test bei etwa der Hälfte der Patienten Kontrakturen beobachtet wurden. Die reale Inzidenz für eine maligne Hyperthermie, deren Genese genetisch determiniert ist [Mutation des Ryanodin Rezeptorgens (RYR1)], ist unklar.

Metabolismus: Etwa 80 % werden unverändert mit der Atemluft ausgeschieden, etwa 15 % durch die mischfunktionellen Oxidasen abgebaut (dechloriert und debromiert). Bekannt sind 2 flüchtige Metaboliten: 2-Chlor-1,1,1-trifluoräthan (CTF) und 2-Chlor-1,1-difluoräthylen (CDF). Noch nach Wochen sind Spuren von Halothan in der Ausatemluft nachweisbar.

Durch den metabolischen Abbau überlagert, ist der MAC-Awake [Konzentration, die eine freiwillige Antwort bei 50 % der Patienten zuläßt] mit 0,52 schlecht interpretierbar. Das bedeutet aber, dass vergleichsweise weniger Anästhetikum pulmonal eliminiert werden muss, bevor der Patient nach einer Narkose wach ist.

Bewertung: Da Halothan zwar gut narkotisch, aber nur schwach analgetisch und gering muskelrelaxierend wirkt, wird es mit anderen Narkotika kombiniert. In der Regel wird es zusammen mit N_2O (wegen dessen analgetischen Eigenschaften) und Muskelrelaxanzien angewendet. Der Effekt nicht-depolarisierender Muskelrelaxantien ist verstärkt und verlängert (Pancuronium, Vecuronium). Im klinischen Alltag ist es bis auf die Kinderanästhesie weitgehend durch neuere volatile Anästhetika ersetzt worden.

Enfluran

Enfluran (2-Chlor-1,1,2-trifluoräthyl-difluormethyläther) ist eine klare, farblose, nichtbrennbare, leicht süßlich riechende Flüssigkeit. Die Ätherbindung und das Fehlen der Bromsubstituenten (s. Halothan) machen das Molekül chemisch äußerst stabil. Deswegen sind den handelsüblichen Präparaten keine Stabilisatoren zugefügt.

Der Wirkungseintritt erfolgt rasch (nach etwa 10 min Bewußtslosigkeit), die Steuerbarkeit ist gut, ein Stadium II ist selten nachweisbar, allerdings senkt Enfluran die Krampfschwelle (ab einem Anteil >3 Vol.%).

Der muskelrelaxierende Eigeneffekt ist besser als der von Halothan. Er verstärkt die Wirkung von kompetitiven Muskelrelaxanzien.

Die therapeutische Breite entspricht etwa der des Halothans. Auch durch Enfluran sinkt der Blutdruck dosisabhängig. Für andere unerwünschte Wirkungen gilt dasselbe wie für Halothan. Besonders erwähnt sei das Risiko einer Verminderung der Leberdurchblutung. Über Lebernekrosen nach wiederholter Enfluranzufuhr wurde berichtet. Deshalb sind Lebererkrankungen eine Kontraindikation.

Metabolismus: 2–5 % werden durch Abspaltung von Flour und Chlor metabolisiert. Organschäden durch Metaboliten sind nicht zu erwarten. Das abgespaltene Fluorid kann bei Patienten mit vorgeschädigter Niere zu Nierenschäden führen. Wegen des nephrotoxischen Risikos kommt Enfluran für Langzeitnarkosen (>6 h) nicht in Frage. Da es sich weniger als Halothan im Fettgewebe anreichert, erfolgt die Ausscheidung rascher.

Bewertung: In vielen Kliniken hat Enfluran das Halothan abgelöst.

Isofluran

Isofluran (1-Chlor-2,2,2-trifluoräthyl-difluormethyläther) ähnelt in seinen physikalisch-chemischen Eigenschaften als Strukturisomer dem Enfluran.

Wegen des geringeren Löslichkeitskoeffizienten (Tab. 10.1) ist Isofluran leicht steuerbar. Wie alle Inhalationsanästhetika erniedrigt Isofluran den Blutdruck durch Reduktion des peripheren Widerstands und meist erhaltenem Herzzeitvolumen, bei allerdings geringerer myokardialer Kontraktilität. Die Herzkranzgefäße werden erweitert, was zur guten kardialen Verträglichkeit beiträgt. Bei Konzentrationen > 1,5 MAC wird ein Coronary-steel-Syndrom diskutiert, das heisst, dass es durch eine Koronardilatation hinter einer Koronarstenose zu vermindertem Blutfluss und damit zu Ischämie kommen kann. Deshalb soll es nicht bei Patienten mit Risiko von myokardialen Ischämien wie z. B. koronaren Herzkrankheiten gegeben werden. Isofluran wirkt kaum analgetisch. Der muskelrelaxierende Effekt ist ausreichend für die Intubation.

Wegen der geringen Metabolisierungsrate (0,17 %) ist eine Nieren- oder Leberschädigung nicht zu erwarten. Die Sauerstoffversorgung kann unter Isofluran verbessert werden, so dass es sich besonders für Patienten mit Leberinsuffizienz eignet.

An *unerwünschten Eigenschaften* sind der unangenehm stechende Geruch zu erwähnen. Isofluran kann im Unterschied zu Lachgas, Halothan und Sevofluran zu einer Reizung der Atemwege führen, einer dosisabhängigen Abnahme des Blutdrucks und einer Dämpfung des Atemzentrums mit der Folge eines Anstiegs des arteriellen pCO_2 beim nicht beatmeten Patienten. Alle Inhalationsanästhetika vermindern den Tonus der Bronchialmuskulatur. Der Uterus wird relaxiert.

Bewertung: Wegen der günstigen Eigenschaften, guten Steuerbarkeit und vergleichsweise geringen unerwünschten Wirkungen sowie einem geringen Preis findet Isofluran in vielen Kliniken breiten Einsatz.

Desfluran

Desfluran (± Difluormethyl-1-fluor-2,2,2-trifluoräthyläther) ist ein nichtexplosives und nicht brennbares Gas. Die klinischen Eigenschaften entsprechen etwa denen des Isoflurans, als dessen Weiterentwicklung es anzusehen ist. Desfluran ist biologisch sehr stabil (Metabolisierungsrate 0,02 %). Unter den neueren Inhalationsnarkotika ist Desfluran dasjenige mit der kürzesten Aufwachzeit (s. Tab. 10.1, niedrigster Löslichkeitskoeffizient). Allerdings unterscheidet sich die postoperativ erforderliche Zeit im Aufwachraum nicht wesentlich.

Unerwünschte Eigenschaften: Die kardiovaskuläre Wirkung ähnelt der von Isofluran. Jedoch können bei rascher Konzentrationssteigerung auf über 6 % vorübergehend (4–6 min) durch Sympathikusstimulation die Pulsfrequenz und der Blutdruck ansteigen. Da Desfluran so gut wie nicht metabolisiert wird (s.o.) und ebenso wie Sevofluran keinen Chloridsubstituenten hat, ist es untoxisch. Ein gewisses Risiko besteht darin, dass an trockenen Adsorbentien Desfluran zu CO abgebaut werden kann.

Sevofluran

($CH_2F\text{-}O\text{-}CH(CF_3)_2$) hat wie Desfluran keinen Chloridsubstituenten. Dadurch erhöht sich der Sättigungsdampfdruck bei Raumtemperatur und vermindert sich die Wirkstärke im Vergleich zu Isofluran und Halothan (s. Tab. 10.1, MAC-Wert). Obgleich Desfluran, Isofluran und Sevofluran die Krampfschwelle z. B. für Lidocain-induzierte Krampfanfälle senken, werden nur für Sevofluran epileptiforme Potentiale im EEG beschrieben. Hyperventilation und die gleichzeitige Supplementierung mit 50 % Lachgas konnten bei gefährdeten Patienten die Krampfpotentiale (spikes) unterdrücken. Sevofluran wirkt etwa so stark muskelrelaxierend wie Isofluran. Aus Sevofluran werden keine Alkylhalide gebildet, die lebertoxisch sein können. Auf Grund seines angenehmen Geruchs, der im Vergleich zu Halothan besseren Steuerbarkeit und der fehlenden Atemwegsreizung ist es das bevorzugte Inhalationsnarkotikum für Kinder und eignet sich bei Kindern und Erwachsenen zur Narkoseeinleitung mittels Maske.

Unerwünschte Eigenschaften: Dosisabhängige Senkung des Blutdrucks, schlechte Analgesie, Adsorbentien können Sevofluran zu einem nephrotoxischen „compound A" abbauen. Es kann in der Vorratsflasche zu sauren Substanzen abgebaut werden.

Alle drei fluorierten Chlorkohlenwasserstoffe (FCKW) Halothan, Enfluran und Isofluran tragen zur Zerstörung der Ozonschicht der Atmosphäre bei, wobei der Anteil medizinischer Gase sicher unter 2 % liegt. Sevofluran und Desfluran sind fluorierte Kohlenwasserstoffe (FKW) mit geringerem Ozonabbaupotential.

N_2O

N_2O (Stickoxydul, Lachgas) ist ein nichtexplosives und nichtbrennbares Gas, das jedoch Brände in demselben Ausmaß wie Sauerstoff fördert. Explosionen mit einem Äther-N_2O-Gemisch wurden beschrieben. In den Pressluftstahlflaschen ist es stabil.

N_2O hat eine große therapeutische Breite, führt jedoch, allein angewandt, nicht zur Bewusstlosigkeit, da die erforderlichen Konzentrationen sehr hoch sind und wegen der notwendigen O_2-Zufuhr nur mit Überdruck erreicht werden können. Das Gas ist farb- und geruchlos, für den Patienten angenehm und gut steuerbar. Es erzeugt keine Muskelrelaxation, jedoch eine ausgezeichnete Analgesie (20 Vol. % N_2O entspricht der Wirksamkeit von 10 mg Morphin).

Die *unerwünschten Wirkungen* sind minimal. N_2O reizt die Atemwege nicht. Wegen der Hypoxiegefahr während der Narkose darf der Anteil im Gasgemisch 70 Vol. % nicht übersteigen. Am Ende der Narkose besteht durch den raschen Übertritt aus dem Blut in die Lunge (geringer Löslichkeitskoeffizient von 0,47) die Gefahr der Hypoxie (Diffusionshypoxie). Bei einem Anteil beispielsweise von 70 Vol. % werden etwa 10 l N_2O in 15 min (90 % des Gleichgewichts) vom Organismus aufgenommen und entsprechend große Volumina am Ende rasch in die Lunge abgegeben. Deshalb muß am Ende der Narkose kurzfristig (5 – 10 min) mit reinem Sauerstoff beatmet werden, um zu verhindern, dass die O_2-Konzentration in der Lunge durch den raschen Rückstrom von N_2O unter 20,9 % absinkt.

Kontraindikationen sind Krankheitsbilder, in denen Körperhöhlen pathologischerweise mit Luft gefüllt sind wegen des Risikos einer Diffusion von N_2O (Pneumothorax, Ileus; Pneumoperitoneum, Pneumenzephalitis), da eine Verschlimmerung des Zustands beobachtet wurde. Bei Eingriffen am Mittelohr besteht das Risiko einer Luftembolie.

Diäthyläther (Diethylether, Äther)

Wegen der großen Explosionsgefahr, des vergleichsweise ausgeprägten Exzitationsstadiums und postoperativer Übelkeit ist die Anwendung von Diäthyläther verlassen worden.

10.2 Injektionsanästhetika

Indikation dieser Medikamentengruppe (Abb. 10.1) sind Narkoseeinleitungen, Kurznarkosen und Narkosen mit speziellen Indikationen wie Eingriffe im Thoraxbereich, die durch die gute Steuerbarkeit der Totalen Intravenösen Anästhesie (TIVA) trotz unterschiedlich langer Operationsdauer eine frühzeitige Extubation des Patienten unmittelbar nach dem Eingriff erlauben. Eine weitere Indikation sind Narkosen bei Patienten auf Intensivstationen. Eine Rolle für die wachsende Indikationsstellung spielt auch ihr rascher und für den Patienten angenehme Wirkungseintritt sowie die geringe Belastung des Personals und der Umwelt.

Barbiturate

Thiopental (Natriumsalz: 60 mg Na_2CO_3/g Thiopental; die Lösung hat einen pH-Wert von 11, eine 2,8 %ige Lösung ist dem Blut isoton).

Nach i. v.-Injektion (3 – 5 mg/kg KG) kommt es nach 10 – 20 s zur Bewußtlosigkeit. Bei Kindern werden oft höhere Dosen benötigt (8 – 10 mg/kg KG). Durch rasche Umverteilung des Barbiturats aus dem ZNS in das Muskelgewebe hält die Wirkung nach Bolusinjektion nur etwa 5 min an. Später reichert sich das Barbiturat auch im Fettgewebe an.

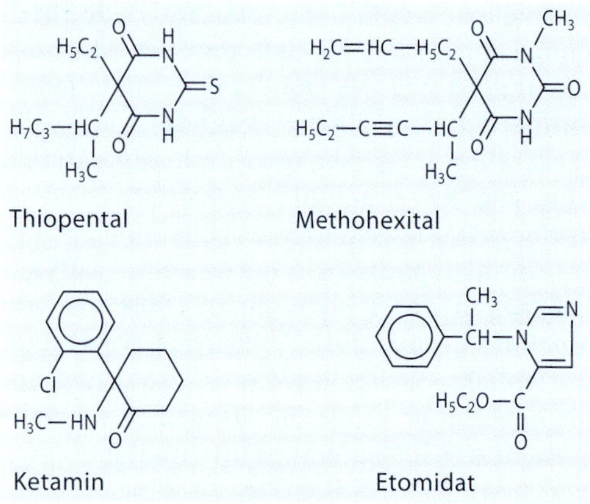

Abb. 10.1. Strukturformeln einiger Injektionsanästhetika

Geringe Dosen können zu Erregung und erhöhter Reizbarkeit im Rachenbereich führen. Grundsätzlich beeinträchtigen alle Barbiturate die Herz-Kreislauffunktion dosisabhängig. Mäßige Dosen von Barbituraten reduzieren das Herzzeitvolumen um etwa 10 – 25 %, hohe Dosen um etwa 50 %. Der Abfall des Herzzeitvolumens ist bedingt durch die direkt negativ inotrope Wirkung der Barbiturate, die Abnahme der ventrikulären Füllungsdrücke durch venöses pooling und durch zentrale Dämpfung des Sympathikotonus. Die Atmung ist dosisabhängig eingeschränkt. Thiopental verursacht keine Analgesie oder Muskelrelaxation sondern eher eine Zunahme der Schmerzreflexe. Deswegen wird es bei Narkoseeinleitung häufig mit Opiaten kombiniert, z. B. mit 0,1 mg Fentanyl. Thiopental wird in Leber, Gehirn und Niere metabolisiert. Die Halbwertszeit beträgt 9 h. Die Metaboliten (Oxidation des Alkylrestes am C-5 zu relativ polaren Alkoholen, Ketonen und Carboxylsäuren; die Desulfatierung spielt kaum eine Rolle) werden über die Nieren als freie Substanzen oder glukuronidiert ausgeschieden. Obgleich die Umverteilung der wesentliche Grund für die rasche Wirkungsabnahme ist, spielt der Metabolismus nach Enzyminduktion durch andere Medikamente eine Rolle.

Methohexital: Für Methohexital, ein Oxybarbiturat (Dosis 1 – 2 mg/kg KG), gilt dasselbe wie für Thiopental. Die Wirkungsdauer ist noch kürzer. Methohexital wird als Oxybarbiturat nur in der Leber metabolisiert (N-Demethylierung). Die Ausscheidung der Metaboliten erfolgt über Nieren und Fäces.

Kontraindikationen der Barbiturate: Porphyrie, Coma hepaticum (s. auch Kapitel 3).

Etomidat

ist ebenfalls ein Kurznarkotikum (Dosis 0,15 – 0,3 mg/kg i. v.). Die Base liegt in 35 % Propylenglycol vor. Es hat keine kreislaufdepressiven Effekte und wirkt auch nicht analgetisch. Die Narkose dauert wenige Minuten, da der Ethylrest rasch hydrolytisch abgespalten wird. Innerhalb einer Minute nach Injektion tritt Bewusstlosigkeit ein, 2 – 3 min nach der Injektion sind gesunde Patienten wieder ansprechbar. Wie für Ketamin beschrieben (s. u.), kommt es unter diesem Medikament zu Myoklonien. Außerdem ist die Injektionsstelle schmerzhaft, ein Problem, das heute durch eine neue Galenik (Emulsion) keine Rolle mehr spielt. Therapeutische Dosen beeinträchtigen bereits die Cortisolsynthese über eine Hemmung der 11-β-Hydroxylierung. Noch eine Stunde nach der Injektion einer Einzeldosis ist die Reaktion der Nebennierenrinde auf ACTH blockiert. Es führt zu keiner Histaminfreisetzung. Auf Grund seiner kurzen Wirkdauer und der damit verbundenen Gefahr der „awareness" bei Narkoseeinleitung wird es nur bei kardialen Risikopatienten eingesetzt. Da es nicht analgetisch wirkt, wird es zur Narkoseeinleitung mit einem Opiat (z. B. Fentanyl) kombiniert.

Propofol

(2,6-Diisopropylphenol) ist nicht in Wasser löslich und liegt als 1 %ige oder 2 %ige Emulsion in Sojaöl vor. Nach i. v.-Applikation (2 – 2,5 mg/kg KG), die schmerzhaft sein kann, geht das Bewußtsein so schnell wie nach Barbituraten verloren. Zur Aufrechterhaltung der Narkose kann es in einer Dosierung von 0,1 – 0,2 mg/kg/min eingesetzt werden. Die Aufwachphase ist sehr kurz. Wegen der guten Steuerbarkeit wird Propofol bei ambulanten Eingriffen bevorzugt verwendet. Postoperative Übelkeit und Erbrechen kommen nur sehr selten vor. Der Blutdruck sinkt durch die negativ inotrope Wirkung und die periphere Vasodilatation. Bei rascher Injektion kann eine kurzdauernde Atemlähmung auftreten. Es wirkt nicht analgetisch (deshalb Kombination mit Opiat, beispielsweise Alfentanil oder Remifentanil „total intravenous anaesthesia"

(TIVA) und nicht muskelrelaxierend, noch beeinträchtigt es die Funktionen von Leber und Niere. Selten treten Krämpfe auf.

Als Fettemulsion unterstützt Propofol schnelles bakterielles Wachstum. Eine Kontamination muß vermieden werden, um gefährlichen, infektiösen Komplikationen vorzubeugen. Deshalb sind neuere Präparate mit EDTA versetzt.

Ketamin
ist ein Derivat des Halluzinogens Phencyclidin. Es soll hauptsächlich durch nichtkompetitive Blockade von NMDA-Rezeptoren (Neurotransmitter: Glutamat) wirken. Es wird in einer Dosis von 0,5 mg/KG i.v. zur Analgesie, in einer Dosis von 1 – 2 mg/kg KG i.v. zur Narkoseeinleitung und bei Kindern in einer Dosis von 5 mg/kg i.m. oder rectal (4 – 10 mg/kg KG) gegeben. Der Wirkungseintritt erfolgt nach 1 min (i.v.) bzw. 5 – 10 min (i.m. bzw. rectal). Die Wirkung hält 10 – 30 min an. Es wirkt gut analgetisch, gering muskelrelaxierend und führt anfangs zur Steigerung von Blutdruck und Herzfrequenz im Unterschied zu den anderen Narkosemitteln. Deshalb sind eine koronare Herzkrankheit und eine Herzinsuffizienz eine relative Kontraindikation. In der Aufwachphase kommt es häufig zu illusionären Verkennungen besonders von Geräuschen, die durch prophylaktische Behandlung mit einem Benzodiazepin vermieden werden können. Es kommt außerdem zur Histaminfreisetzung und unwillkürlichen Muskelbewegungen bzw. -zuckungen. Bei Epileptikern kann Ketamin Krämpfe auslösen.

Heute wird es noch in der Notfallmedizin, bei Patienten mit ausgedehnten Wundversorgungen nach Verbrennung, bei Patienten mit schwerer Atemwegsobstruktion zur Narkose und zur intensivstationären Behandlung, bei Patienten im nichtkardiogenen Schock zur Narkoseeinleitung, bei Kindernarkosen und zur analgetischen Supplementierung bei Sectio caesarea bei Intubationsnarkosen bis zur Entwicklung des Kindes sowie bei peripheren Regionalblockaden unter Spontanatmung eingesetzt.

Eine Renaissance erlebt das Medikament zur Zeit in Form von (S)Ketamin. Dieses soll doppelt so stark analgetisch wirksam wie das Racemat sein. Die Sympathikusaktivierung ist etwa gleich ausgeprägt (bei halber Dosis des S-Enantiomers), die einerseits bei Asthma und Schockzuständen genutzt wird, andererseits durch Kombination mit Midazolam und/oder Propofol verhindert werden kann (Analgosedierung). In der Aufwachphase sollen die illusionären Verkennungen weniger unangenehm sein. Auf Grund der Hemmung der NMDA-Rezeptoren wird ein neuroprotektiver Effekt angenommen.

Hingewiesen sei hier noch auf die Steroidanästhetika wie *Alphadion* und *Minaxolon* (noch nicht im Handel), die wegen der fehlenden analgetischen Wirkung, häufiger Erregungszustände, Kreislaufdepression und allergischer Reaktionen höchstens zur Narkoseeinleitung als zusätzliche Hypnotika in Frage kommen. Außerdem sei auf die *Benzodiazepine* verwiesen, die bei der Prämedikation eine große Rolle spielen (Diazepam, Dikaliumchlorazepat, Flunitrazepam, Lormetazepam, Midazolam).

10.3 Narkosevorbereitung

Am Abend vor der Operation werden meist Benzodiazepine gegeben. Präoperativ wird bei Schmerzzuständen ein Analgetikum (bevorzugt Piritramid aber auch Pethidin) oft zusammen mit einem Benzodiazepin verabreicht. Atropin wird nicht mehr routinemässig verwendet. Nur bei massivem Speichelfluss bei Operationen im Nasenrachenraum wird es intraoperativ intravenös appliziert.

10.4 Neuroleptanalgesie

Die Neuroleptanalgesie wurde ursprünglich als Narkoseform entwickelt, mit der diagnostische oder kleinere chirurgische Eingriffe vorgenommen werden können, bei denen der Patient ansprechbar bleiben muß. Aus mehreren Gründen, insbesondere auch weil das Neuroleptikum Droperidol seit kurzem nicht mehr zur Verfügung steht, wird dieses Verfahren nicht mehr angewandt. Als alternatives Narkoseverfahren hat sich die TIVA in der klinischen Routine etabliert (s. unter Propofol).

In den letzten Jahren sind Derivate des Fentanyl für kürzere Eingriffe eingeführt worden. Diese sind im Einzelnen Alfentanil, 10 – 15 min Wirkdauer, etwa 1/3 - 1/4 der analgetischen Wirksamkeit von Fentanyl und Sufentanil, etwa 15 min Wirkdauer bei etwa 10fach höherer analgetischer Potenz als Fentanyl sowie Remifentanil, etwa 5 min Wirkdauer bei 2fach höherer analgetischer Potenz im Vergleich zu Fentanyl. Remifentanil hat den Vorteil, dass seine analgetische Wirkung individuell gut titriert werden kann und wegen der kurzen HWZ ($t_{1/2\beta}$ 9,5 min, Alfentanil 57,8 min) hervorragend steuerbar ist und kein Kumulationsrisiko besteht. Allerdings ist mit gruppenspezifischen Nebenwirkungen zu rechnen, nämlich gelegentlich (≈18%) Übelkeit, Erbrechen, Prutitis und Kopfschmerzen. Darüber hinaus muß speziell bei Remifentanil beachtet werden, dass die analgetische Wirkung rasch nachlässt (z.B. postoperativ nach 23 min im Vergleich zu 46 min nach Alfentanil).

Literatur

Alifimoff JK, Miller KW (1993): Mechanisms of action of general anaesthetic agents. In: Roger MC, Tinker JH, Covino BG, Longnecker DE (eds.) Principles and practice of anaesthesiology. Mosby Year Book, St. Louis, pp 1034–1049

Franks NP, Lieb WR (1994): Molecular and cellular mechanisms of general anesthesia. Nature 367: 607–614

Healy D, Cohen PJ (eds.) (1995): A practice of anaesthesia. Arnold, London

Triltsch AE, Boerger NC, Spies CD (1990): Langzeitanalgosedierung. In: Kretz (Hrsg.) Anästhesie und Intensivmedizin. Springer Verlag, Berlin, Heidelberg, New York

Kapitel 11

Lokalanästhetika

11

H. Rommelspacher, C. Spies

Lokalanästhetika

11

H. Rommelspacher, C. Spies

11.1 Definition

Zu dieser Gruppe werden Medikamente gerechnet, die im Gegensatz zur Allgemeinnarkose zur örtlichen Betäubung (Regionalanästhesie) angewandt werden. Durch Lokalanästhetika können eng umschriebene Bezirke der Haut oder der Schleimhäute, ganze Körperregionen wie die unteren Rumpfpartien mit den Beinen und Gruppen von Nerven zur Ausschaltung der Schmerzempfindung beispielsweise im Bereich eines Armes bei voll erhaltenem Bewusstsein betäubt werden (Abb. 11.1). Die Beliebtheit lokalanästhetischer Methoden in den Krankenhäusern der Bundesrepublik ist sehr unterschiedlich und nimmt in den letzten Jahren zu. Ihr Anteil an Anästhesieverfahren schwankt zwischen 5 und 70 %. In nicht speziell ausgestatteten ärztlichen Praxen ist die örtliche Betäubung die einzige anästhesiologische Methode.

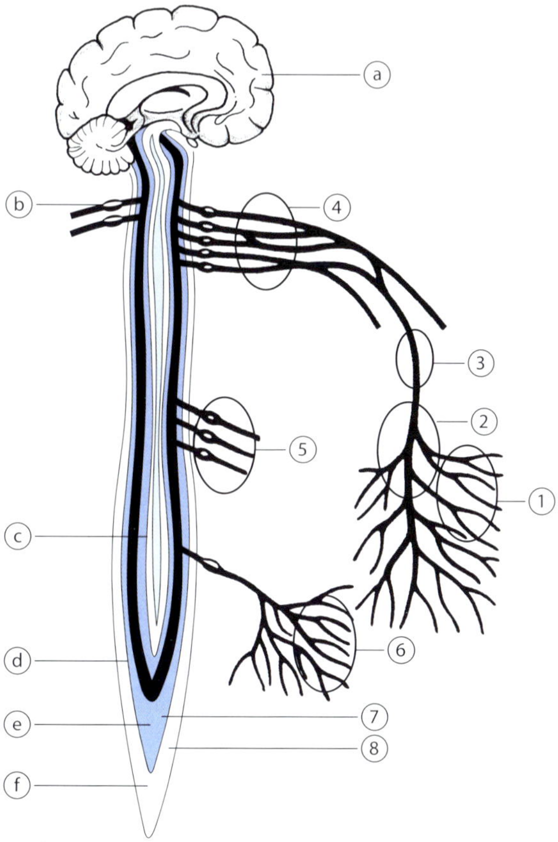

Abb. 11.1. Topographie zur Regionalanästhesie

a: Cerebrum
b: Spinalganglion
c: Rückenmark
d: Dura
e: Spinalraum
f: Periduralraum

1: Infiltrationsanästhesie
2: iv.-Regionalanästhesie
3: Leitungsanästhesie
4: Plexusanästhesie
5: Paravertebralanästhesie
6: Schleimhautanästhesie
7: Spinalanästhesie
8: Periduralanästhesie

Formen der Lokalanästhesie sind:

1) Oberflächenanästhesie, z.B. bei Eingriffen im Bereich der Mundschleimhäute, des Rachenraums und des Anus. Lokalanästhetika können die Hornschicht der Haut kaum durchdringen. Präparate: Tetracain und Lidocain.
2) Infiltrationsanästhesie: kleinere Wundversorgung oder Zahnbehandlung. Prinzip: Infiltration von Gewebsgebieten mit dem Ziel der Schmerzfreiheit. Präparate: Alle Lokalanästhetika mit oder ohne Vasokonstriktoren. Die Auswahl richtet sich primär nach der erwünschten Dauer der Schmerzausschaltung.
3) Intravenöse Regionalanästhesie, bei der durch Anlegen einer Staubinde der Übertritt des Lokalanästhetikums in den übrigen Kreislauf vermieden wird. Präparate: Lidocain ohne Zusatz von Vasokonstriktoren.
4) Leitungsanästhesie, a) rückenmarksnahe Regionalanästhesie als Spinalanästhesie (Applikation subarachnoidal in den Liquorsack) oder als Periduralanästhesie (Applikation in den Wirbelkanal epidural also außerhalb des Liquorsacks) sowie deren Kombination (combined spinal and epidural anaesthesia, CSE), b) periphere Nervenblockade, bei der gezielt Nervenbahnen ausgeschaltet werden Präparate: Alle Lokalanästhetika mit oder ohne Vasokonstriktorenzusatz.

11.2 Wirkungsmechanismen und Wirkungen

Die Lokalanästhetika sind schwache Basen. Je nach Art der Verknüpfung des hydrophilen (tertiäres, seltener sekundäres Amin) mit dem lipophilen (aromatischer Ring) Anteil unterscheidet man Lokalanästhetika vom Amid- von solchen vom Estertyp. Je lipophiler ein Präparat ist, um so wirksamer ist es, um so länger wirkt es und um so toxischer kann es sein.

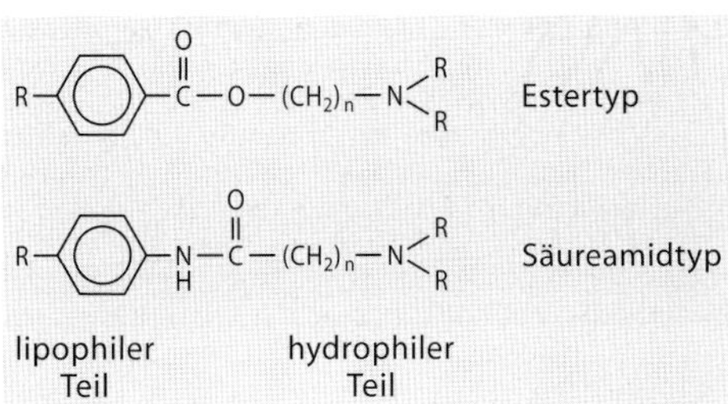

In den Ampullen liegen sie als Salze vor, da die nichtprotonierte Form kaum wasserlöslich ist. Nach der Applikation penetriert der Anteil des Lokalanästhetikums, der als freie Base vorliegt zu den Nervenzellfortsätzen (Axone) und dringt durch die Membran ins Zellinnere. Bei physiologischem pH-Wert von 7,4 liegen etwa 3 – 20 % der Lokalanästhetika als freie Base vor (pK_a-Wert der Lokalanästhetika 7,76 – 9,68 z.B. Procain 8,9, Bupivacain 8,1, Tetracain 8,5, Mepivacain 7,6; bei pH 7,4 ist von Mepivacain 39 % nicht ionisiert, von Bupivacain 17 %). Deshalb ist der Wirkungseintritt von Mepivacain mäßig schnell, der von Bupivacain langsam (Tab. 11.1), obgleich Bupivacain wesentlich lipophiler als Mepivacain ist. Der protonierte Anteil bleibt an der Injektionsstelle liegen, da er zu hydrophil für die Diffusion ins Gewebe ist. Allerdings stellt sich rasch ein neues Gleichgewicht entsprechend dem Massenwirkungsgesetz ein, so dass weitere Anteile zu den Neuronen und in diese hinein diffundieren können. Sobald sich der Kanal von spannungsabhängigen Natriumkanälen öffnet, dringt das Lokalanästhetikum von der Innenseite in die Pore. In der Pore bindet der lipophile Anteil des Lokalanästhetikums an bestimmte Stellen (Tyrosin 1771) und die tertiäre Aminogruppe (hydrophiler Teil) etwas weiter innen (Phenylalanin 1764). Wegen der sehr unterschiedlichen chemischen Struktur der Lokalanästhetika und der mangelnden Stereoselektivität (R(+)- und S(-)Bupivacain sind äquipotent) kann nicht von einem spezifischen „Lokalanästhetikarezeptor“ gesprochen werden. Wichtig ist, dass das Lokalanästhetikum erst als Kation wirksam wird (neu eingestelltes Gleichgewicht; Protonierung der sekundären bzw. tertiären Aminogruppe). Die Abdiffusion aus der Pore erfolgt für die Lokalanästhetika unterschiedlich schnell. Dies hat zur groben Einteilung von „fast in – fast out“ (Lidocain), „fast in – medium out“ (Ropivacain) und „fast in – slow out“ (Bupivacain) geführt. Bei schneller Folge der Aktionspotentiale führt dies zu einer Kumulation von Bupivacain am Wirkort. Die Erregung – physiologischerweise durch Einwärtsstrom von Na^+und Ca^{2+} ausgelöst – läuft langsamer mit geringerer Amplitude ab (Hemmung der Kanalöffnung („gating“) durch die Lokalanästhetika), da die Natriumkanäle teilweise oder in ihrer Gesamtheit blockiert sind. Völliger Stillstand der Fortleitung der Erregung in Nerven- und Muskelmembranen führt zu Schmerzlosigkeit und Lähmung der Skelettmuskulatur.

Tabelle 11.1. Pharmakologische Daten von Lokalanästhetika

Generic	Äquieffektive anästhetische Konzentration[a]	Wirkungseintritt	Wirkungsdauer ohne/mit Adrenalinzusatz [min]	Relative Toxizität nach Infiltration
Estertyp				
Ethoform (Benzocain)	–	Schnell	–	–
Procain	2	Langsam	15–30/30–90	1
Tetracain	0,25	Langsam	120–240/240–480	8
Amidtyp				
Mepivacain	1	Mäßig schnell	30–120/60–400	2
Lidocain	1	Schnell	30–120/60–400	2
Prilocain		Mäßig schnell	30–120/60–400	1
Bupivacain	0,25	Langsam	120–240/240–280	8
Etidocain	0,25	Schnell	–	4
Ropivacain		Langsam		

[a] Getestet am N. ischiadicus der Ratte.

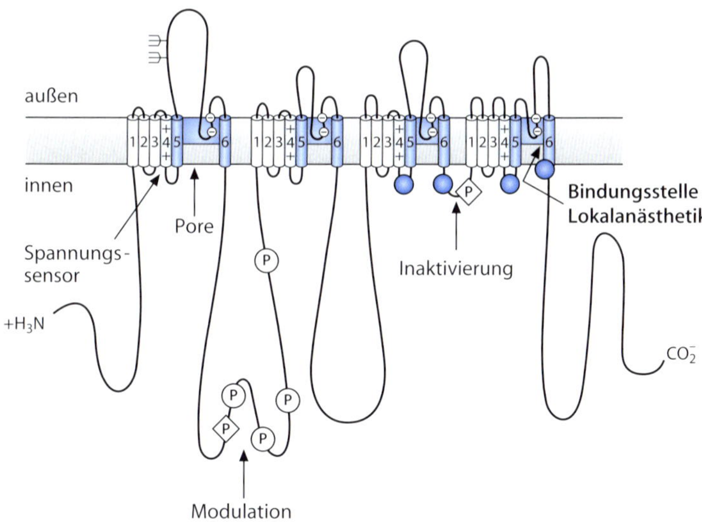

Abb. 11.2 Primärstruktur spannungsabhängiger Ionenkanäle (Natrium-, Calcium- und Kaliumkanäle). Die fortlaufende Linie stellt die Polypeptidkette dar, deren Länge etwa proportional der Zahl der Aminosäuren des Natriumkanals ist. Die Glycosylierungsstellen sind mit ψ gekennzeichnet. Die Kreise an der ersten intrazellulären Schleife sind Phosphorylierungsstellen für die Proteinkinase A (PKA), die Rauten an der ersten und dritten Schleife solche für die PKC. Die Pore des Ionenkanals wird durch die transmembranalen Abschnitte 5 und 6 der vier homologen Gruppen von transmembranalen Domänen gebildet. Durch die asymmetrische Anordnung der Abschnitte (α-Helix) ist zu erklären, dass die Innenseite der Pore nur durch die vier S6-Abschnitte gebildet werden. Dies ist für die Bindungsstellen der Lokalanästhetika von Bedeutung. Der positiv geladene Abschnitt 4 bildet den Spannungssensor, der die Öffnung des Kanals initiiert. Seine Ladungen sind im Ruhezustand neutralisiert. Sobald sich das transmembranale Potential ändert, verschieben sich die Ladungen und Teile der Abschnitte 4 nach außen (transmembranale Translokation) und lösen eine Serie von Konformationsänderungen der übrigen transmembranalen Abschnitte aus. Dadurch öffnet sich der Ionenkanal. Die kurze intrazelluläre Schleife zwischen den Segmentgruppen 3 und 4 regelt die Inaktivierung/Schließung der Pore, in dem sie sich über die Innenseite der Pore legt. Die Lokalanästhetika binden an der Innenseite der Pore, genauer am Abschnitt 6 der vierten Gruppe von transmembranalen Segmenten (Einzelheiten s. Text 11.2). Der Natriumkanal besteht noch aus β_1- und β_2-Einheiten, die den Kanalöffnungsvorgang („gating") beschleunigen und die Zell-Zell-Interaktion modulieren. Für die Wirkung der Lokalanästhetika spielen sie keine Rolle (nach Catterall, Neuron 26, 15, 2000).

Wie aus der Legende zu Abb. 11.2 hervorgeht, stimmt die Struktur von spannungsabhängigen Kalzium- und Kaliumkanälen mit der der Natriumkanäle im Prinzip überein. Dosisabhängig werden also auch solche Kanäle blockiert. Interessant ist, dass ein spezieller Kaliumkanal („Flickerkanal") durch therapeutische Konzentrationen von Bupivacain und Ropivacain blockiert wird, nicht jedoch durch Lidocain und andere Amid-Lokalanästhetika. Dieser Kanal wird in dünnen Schmerzfasern exprimiert. Die Blockade führt zur Depolarisierung mit anschliessender Bahnung der Inaktivierung der Natriumkanäle. Die einzigartige Wirkung von Bupivacain und Ropivacain dürfte die klinisch sehr bedeutsame Ausschaltung des Schmerzes bei oft erhaltener Motorik (dosisabhängig) erklären.

Welche Nervenfasern nach der Applikation zunächst betroffen sind, hängt von verschiedenen Faktoren ab: Je dünner sie sind, um so eher werden sie blockiert, die nichtmyelinisierten eher als die myelinisierten. Wegen der Frequenzabhängigkeit bzw. der Dauer der Kanalöffnung der Wirkung werden Fasern mit einem langen Aktionspotential (dünne Fasern, die den Schmerz fortleiten bis zu 5 msec) eher als solche mit einem kurzen Aktionspotential (Motoneurone $<$ 0,5 msec) inaktiviert. Die kurz vor der Applikation stimulierten Bahnen sind empfindlicher als solche Nervenbahnen, die nicht zuvor gereizt wurden. Wichtig ist ferner, dass zunächst die Empfindung für Schmerz (nicht-myelinisierte C-Fasern und kleine myelinisierte Aδ-Fasern), dann für Kälte und Wärme (Aδ), dann für Berührung (C-Fasern und Aδ) und zuletzt für tiefen Druck (Aα, Aβ) verschwindet. Der Wiedereintritt der Sensibilität geschieht in umgekehrter Reihenfolge. Da jede Erregung von Zellmembranen nach den gleichen Grundprinzipien erfolgt, ist zu erwarten, dass bei Verwendung sehr hoher Dosen auch die dickeren Nervenfasern, die die Skelettmuskulatur innervieren sowie bei noch höheren Dosen andere Organe wie ZNS (Blut-Hirn-Schranke ist keine Barriere) und Herzmuskelmembranen gelähmt werden können.

Bei erniedrigtem Gewebe-pH, wie er in entzündetem Gewebe vorliegt (pH-Wert $\approx$ 6), sind viele Lokalanästhetika nicht in der Lage, ins Gewebe zu penetrieren, da der nichtprotonierte Anteil noch weiter abgenommen hat. Unter diesen Umständen müssen relativ lipophile Lokalanästhetika eingesetzt werden, z.B. Tetracain (Tab. 11.1), die ihrerseits den Nachteil haben, dass die auf dem Weg zu den Nervenfortsätzen an Gewebslipide binden. Klinisch werden bei Zusatz von Natriumbicarbonat eine kürzere Latenz („Anschlagzeit"), aber auch eine verminderte Wirkdauer beobachtet.

Vasokonstriktoren wie Adrenalin (1:200 000 = 5 µg/ml, Höchstdosis 250 µg) oder Ornipressin (1 IE/ 10 ml Anästhetikum) werden den Lokalanästhetikalösungen bei speziellen Indikationen zugesetzt, um die Dauer der Wirkung zu verlängern (Tab. 11.1). Dadurch wird der Abstrom aus dem betäubten Bezirk vermindert. Außerdem werden systemische Wirkungen v.a. auf das Reizleitungssystem des Herzens vermieden. Kontraindikation für Lokalanästhetika mit Adrenalinzusatz sind die Anwendung an Finger, Hand, Fuß, Ohr und Penis, weil die Gefahr einer Nekrose des Gewebes besteht (Endarterien; O_2-Mangel des Gewebes bei lang andauernder Vasokonstriktion ohne Versorgung durch Kollateralen). Bei Hyperthyreose und schweren Herzkrankheiten soll wegen des Risikos der erhöhten Empfindlichkeit des Herzreizleitungssystems statt der Katecholamine das Polypeptid Ornipressin als Vasokontriktor eingesetzt werden, das allerdings die Herzkranzgefässe kontrahieren kann (Vorsicht bei Angina pectoris!). Durch Zusatz von Clonidin (150 µg) kann ebenfalls eine verlängerte Wirkung erzielt werden. Als Richtwert kann bei Adrenalinzusatz die Dosis der Lokalanästhetika um etwa ein Drittel erhöht werden. Dies gilt erfahrungsgemäß nicht für Ropivacain, Bupivacain, Etidocain und Prilocain. Bei diesen Medikamenten wird die Dosis um etwa 10 % erhöht und bei Bedarf nachinjiziert.

11.3 Pharmakokinetik

Die Ester werden im Blutplasma enzymatisch hydrolysiert (Pseudocholinesterase). Ein Hauptmetabolit des Procains ist die Paraaminobenzoesäure, die allergische Reaktionen auslösen kann („Paragruppenallergie"). Die Säureamide werden in der Leber metabolisiert (mischfunktionelle Oxidasen). Im Blut werden sie an saures α_1-Glycoprotein und in höheren Konzentrationen auch an Albumin gebunden.

11.4 Indikationen

Die Lokalanästhesie ist abhängig von der Lokalisation, inzwischen das bevorzugte Verfahren in den meisten anästhesiologischen Zentren. Für dringliche Eingriffe bei nichtnüchternen Patienten, ambulante Eingriffe bei Erwachsenen sowie für größere Operationen bei älteren Patienten besitzt es deutliche Vorteile. Die Regionalanästhesie ist eine Alternative zu den im Kap. 10 beschriebenen Narkoseformen insbesondere bei Patienten mit bestimmten Begleiterkrankungen mit deutlicher Einschränkung der Organfunktion von Lunge, Leber und Niere. Bei der Geburt werden Lokalanästhetika angewendet, um atemdepressiv wirkende Opioidanalgetika zu sparen (selten Pudendusanästhesie, häufig Periduralanästhesie (PDA) oder Spinalanästhesie sowie deren Kombination (CSE). Bei CSE wird über einen Katheter das Lokalanästhetikum in den Periduralraum injiziert und dann die Kanüle in den Liquorsack vorgeschoben. In diesen wird dann das Opioid appliziert. Bei diesem Verfahren ist bei erschwerter Geburt eine Sectio ohne Zeitverzögerung möglich.

Der Vorteil der Lokalanästhetika liegt darin, dass wichtige Körperfunktionen wie Atmung und Bewußtsein bei sachgemäßer Anwendung nicht beeinträchtigt werden.

In der Praxis wird bei der PDA das Lokalanästhetikum, z. B. Bupivacain, häufig mit einem Opioid kombiniert, z. B. Sufentanil 10 µg, Fentanyl 0,1 mg oder Morphin 2–3 mg. Remifentanil wird wegen des Risikos einer Bradykardie bei PDA nicht eingesetzt. Außerdem kann das Lokalanäethetikum mit Clonidin (10–30 µg; wirkt analgetisch, vasokonstriktorisch und sedierend) fraktioniert epidural infundiert werden. Wenn der Patient eine Sedierung oder die Ausschaltung des Bewußtseins während des operativen Eingriffs wünscht, wird zusätzlich ein Benzodiazepin oder ein Injektionsnarkotikum wie beispielsweise Propofol über einen Perfusor intravenös appliziert. Da bei der PDA die Nervenwurzeln außerhalb des Spinalsacks gelähmt werden und sich dort ein umfangreicher Venenplexus befindet, ist mit einer beachtlichen Penetration in den Kreislauf zu rechnen.

Hingewiesen werden soll auf das Risiko einer Infektion der Injektionsstelle bzw. des Hautbezirks, an dem der Katheter für die Infusion angelegt wurde. Wenn beispielsweise ein tiefsitzender Furunkel nach Infiltrationsanästhesie und nicht unter Allgemeinnarkose ausgeräumt wird, ist dieses Vorgehen nicht lege artis. Es besteht das erhebliche Risiko einer Ausbreitung der Krankheitserreger ins Blut (Blutvergiftung, Sepsis). Anhaltspunkte zur Dosierung s. Tab. 11.2. Voraussetzung für die Anwendung rückenmarksnaher Regionalverfahren (s. 11.1) ist eine intakte Blutgerinnung (Quickwert >60 %, PTT <40 sec, Thrombozyten >100.000/µl). Patienten, die mit Aggregationshemmstoffen behandelt werden, müssen von RM-naher Regionalanästhesie ausgeschlossen werden (z. B. ASS, Karenz 3 Tage, besser 10 Tage).

Tabelle 11.2. Anwendung und Dosierung von Lokalanästhetika

Anästhetikum	Oberflächen-anästhesie	Infiltrations-anästhesie	Leitungs-anästhesie	Höchstdosis [mg][d]
Procain	–	0,5 % (200 ml)[b]		500/1000
Lidocain	Respirationstrakt 2–4 %, 5–10 ml, HD[a] 200 mg	0,5 % (100 ml)	1–2 % (50–25 ml)	200/500
Prilocain	–	0,5–1,0 %		400/600
Mepivacain	–	0,5–1,0 % (100–50 ml)	1–2 %[c]	300/500
Carticain	–			400/600
Bupivacain	–	0,25–0,75 %	0,25–0,75 %	150/225
Etidocain	–	0,25–0,75 %	0,25–0,75 %	300/400

[a] HD=Höchstdosis
[b] maximales Volumen der angegebenen Konzentration
[c] 4 % Lösung, hyperbar, für Spinalanästhesie
[d] ohne/mit Vasopressor (i.d.R. Adrenalin)

11.5 Nebenwirkungen

Diese korrelieren mit der Konzentration im Blut. Wenn Lokalanästhetika akzidentell intravasal injiziert werden, können so hohe Konzentrationen erreicht werden, dass das ZNS und das Herz betroffen sein können.

Zentralnervensystem

Lokalanästhetika durchdringen die Blut-Hirn-Schranke leicht. Zunächst kommt es zu Erregungszuständen (Hemmung inhibitorischer Neurone). Seh- und Hörstörungen (Akkomodationsstörungen bzw. Ohrensausen) und Benommenheit, in höheren Dosen auch zu Bewußtlosigkeit, dann zu Krämpfen (dann Benzodiazepine i.v. und Hyperventilation indiziert), in noch höheren Dosen zur Dämpfung des ZNS bis zur Atemlähmung. Neurologische Störungen gelten häufig als (absolute) Kontraindikation für eine Regionalanästhesie (meist aus forensischen Gründen).

Herz

In höheren Konzentrationen können Lokalanästhetika zu meist bradykarden Rhythmusstörungen und Blutdruckabfall wegen Beeinträchtigung der Reizleitung (besonders AV-Knoten) bis zum Herzstillstand (Asystolie) führen. Toxische Dosen der Lokalanästhetika blockieren die oxidative Phosphorylierung und somit den mitochondrialen Energiestoffwechsel. Bei einer Reanimation mit Kammerflimmern ist auf die Gabe von Lidocain zu verzichten.

Die Periduralanästhesie, ein beliebtes Narkoseverfahren, führt häufig, d.h. in den erforderlichen Dosen fast regelhaft, zu einem Blutdruckabfall. Herzrhythmusstörungen sind selten, wenn für hämodynamische Stabilität gesorgt wird und hohe Plasmaspiegel vermieden werden. Das Risiko für diese unerwünschten Wirkungen ist bei Bupivacain, insbesondere Levobupivacain (in Deutschland nicht im Handel) und Ropivacain vergleichsweise geringer. Unter Umständen, unter denen ein rascher Wirkungseintritt erwünscht ist (z.B. Spinalanästhesie bei Sectio caesarea), wird Lidocain verabreicht. Bedrohlich können derartige Zwischenfälle werden, wenn das Lokalanästhetikum irrtümlich intravasal gespritzt wird und die Lösung Adrenalin enthält. Allergische Reaktionen sind selten und nur für Ester beschrieben (Asthma, Urtikaria).

11.6 Einzelne Pharmaka

11.6.1 Lidocain

ist der Prototyp des Säureamid-Lokalanästhetikums. Es ist seit mehr als 50 Jahren im Gebrauch. Nach parenteraler Applikation wird es rasch wirksam (Tab. 11.1). In der Leber wird es zu zwei Metaboliten abgebaut (Monoethylglycin Xylidid und Glycin, die beide noch lokalanästhetische Eigenschaften haben.

Unerwünschte Eigenschaften sind gruppentypisch (Schwindel, Ohrensausen, Geschmacksstörungen, Benommenheit, Jucken und bei höheren Dosen Krämpfe, Koma und Atemdepression). Herzrhythmusstörungen treten oft erst in Dosen ein, bei denen ZNS-Symptome bereits ausgeprägt sind.

Bewertung: Zu Lidocain liegen seit Jahrzehnten Erfahrungsberichte vor. Es ist ein sicheres, mittellang wirksames Lokalanästhetikum.

11.6.2 Bupivacain

ist ein dem Lidocain strukturähnliches Säureamid. Es ist besonders für eine Langzeitanästhesie geeignet (Tab. 11.1). Eine Besonderheit ist die bevorzugte Hemmung von Schmerzfasern, so dass die Muskelkontraktion noch weitgehend erhalten bleibt. Dies kommt seiner Anwendung beispielsweise in der Geburtshilfe und auf der Intensivstation sehr entgegen.

Plasmaproteinbindung: 96 %, bevorzugt an α_1-saures Glycoprotein.

Unerwünschte Wirkungen: Bupivacain ist stärker kardiotoxisch als Lidocain. Dies dürfte mit der Kumulation im kardialen Natriumkanal zusammenhängen (s.o.). Diese Wirkung ist an das R(+) Enantiomer gekoppelt. Deshalb wurden die Enantiomere abgetrennt. Eine Vermarktung von Levobupivacain ist nicht wirtschaftlich, weil Ropivacain (s.u.) bereits als enantioselektives Lokalanästhetikum mit langer Wirkdauer und geringer Toxizität zur Verfügung steht. Bemerkenswert ist, dass auch bei

Ropivacain die Kardiotoxizität an das R(+)Enantiomer gekoppelt ist.

Bewertung: Bupivacain ist ein seit knapp 40 Jahren eingeführtes langwirkendes Lokalanästhetikum mit sehr guter Verträglichkeit bei sachgemaßer Anwendung.

11.6.3 Ropivacain

Ropivacain ist ein Säureamid-Lokalanästhetikum mit geringerer Lipidsolubilität (Oktan/Puffer-Koeffizient 115 bzw. 346 für Bupivacain) und einem hohen pK_a-Wert (8,2). Es hemmt bevorzugt spannungsabhängige Natriumkanäle der C- und Aδ-Fasern. In therapeutischen Dosen kann es auch die motorischen Nervenfasern (Aα) hemmen. Jedoch werden diese noch kürzer als durch Bupivacain gelähmt. Die analgetische Efficacy und Potenz entspricht etwa dem Bupivacain. Es wird gut vertragen. Der uteroplacentare Blutkreislauf von schwangeren Frauen wird nicht beeinträchtigt.

Pharmakokinetik: Die Plasmaproteinbindung an α_1-saures Glycoprotein beträgt 90–94%, die Plasmaclearance 13,4–19,8 L/h und die terminale HWZ 5–7 h nach periduraler Applikation bei schwangeren Frauen. Nach i.v.-Applikation beträgt die HWZ ≈2 h. Es wird zu 99% in der Leber metabolisiert (CYP IA2 und CYP 3A4; Wechselwirkung mit Fluvoxamin wegen CYP IA2).

Unerwünschte Wirkungen: Die ZNS-Toxizität (Benommenheit, Ohrensausen, Sensibilitätsstörungen der Zunge) ist wie bei allen Lokalanästhetika größer als die Kardiotoxizität. Diese ist größer als die von Lidocain. Niedrige Dosen verursachen Vasokonstriktion (z.B. nach 0,063–0,5%), höhere Dosen (z.B > 1%) Vasodilatation. Die häufigste unerwünschte Wirkung ist Blutdruckabfall, seltener sind Übelkeit, Erbrechen, Parästhesien, Harnverhalt und Bradykardie.

Beurteilung: Ropivacain ist ein lang wirksames Lokalanästhetikum mit bevorzugter Anwendung in der Geburtshilfe und der Intensivmedizin. Es wird meist mit Sufentanil oder Fentanyl kombiniert. Dadurch sind nur geringe Dosen erforderlich. ZNS-toxische und kardiotoxische Wirkungen sind extrem selten.

Dosen: Periduralanästhesie (20–40 mg Ropivacain (0,2%, 10–20 ml) unter der Geburt, 113–150 mg Ropivacain (0,75%, 15–20 ml) bei Sectio caesarea (12–28 mg/h postoperativ), Plexusblockade (75–300 mg Ropivacain (0,75%, 10–40 ml), Infiltrationsanästhesie (7,5–225 mg), Peribulbäranästhesie Dosis variabel.

Literatur

De Jong (1993): Local anaesthetics. Mosby Year Book, St. Louis

Mc Clellan KJ, Faulds D (2000): Ropivacain. Drugs 60, 1065–1093

Biscoping J, Bachmann-Mennenga MB (2000): Lokalanästhetika. Vom Ester zum Isomer. Anästhesiol Intensivmed Notfallmed Schmerzther 35, 285–292

Catteral WA (2000): From ionic current to molecular mechanisms: the structure and function of voltage-gated sodium channels. Neuron 26, 13–25.

Kapitel 12

Opioidanalgetika

12

K. Kuschinsky

Opioidanalgetika 12

K. Kuschinsky

12.1 Begriffsbestimmung

Opioidanalgetika sind zentral wirksame („stark wirkende“) Analgetika und hemmen im Zentralnervensystem (Gehirn oder Rückenmark) die Schmerzweiterleitung und -verarbeitung. Neuere Befunde weisen darauf hin, daß Opioide möglicherweise zusätzlich in peripheren Geweben die Schmerzentstehung hemmen können. Schmerzentstehung und -weiterleitung werden unter dem Begriff der *Nozizeption* zusammengefaßt.

12.1.1 Schmerzentstehung

Eine Gewebeschädigung durch stärkere physikalische oder chemische Reize setzt verschiedene körpereigene Substanzen frei, die als „Mediatoren“ die Schmerzrezeptoren (Nozizeptoren) erregen. Als Mediatoren fungieren v.a. erhöhte H^+-Konzentration (pH-Wert $<6{,}0$), erhöhte extrazelluläre K^+-Konzentration, Acetylcholin, Serotonin, Histamin und Bradykinin. Eine Sonderrolle spielt Prostaglandin E_2, das selbst nicht Nozizeptoren stimuliert, diese aber gegenüber anderen Mediatoren sensibilisiert. Als Mediatoren fungieren auch die Peptide Substanz P und CGRP (calctonin gene – related peptide).

Die Erregung der Nozizeptoren induziert Nervenimpulse, die über A-δ-Fasern schneller (heller, stechender Schmerz) oder über C-Fasern langsamer (dumpfer Schmerz) zum Hinterhorn des Rükkenmarks weitergeleitet werden. Die C-Fasern setzen unter anderem Substanz P und CGRP frei, die somit eine doppelte Rolle spielen: bei der Entstehung des Schmerzes in der Peripherie und bei der Umschaltung der Schmerz-vermittelten Signale ins Rückenmark. Im Hinterhorn erfolgt eine synaptische Umschaltung, z.T. über ein Interneuron, auf ein weiteres Neuron, dessen Axon nach Kreuzung auf die Gegenseite im Rückenmark aufwärts zieht und den Vorderseitenstrang (Tractus spinothalamicus) repräsentiert. Im Bereich der Brücke schließen sich dieser Bahn Axone an, die Schmerzsignale aus dem Kopfbereich weiterleiten, z.B. aus dem N. trigeminus. Alle diese Axone werden im Thalamus umgeschaltet, von wo aus die nächsten Neurone die Schmerzsignale zur sensorischen Großhirnrinde (Gyrus postcentralis) weiterleiten. Dort wird der Schmerz bewußt und kann lokalisiert werden. Bereits vom Tractus spinothalamicus gehen Kollaterale ab, die das aufsteigende retikuläre Aktivierungssystem (ARAS) stimulieren und dadurch den Grad der Wachheit (Alarmreaktion, „arousal“) erhöhen. Schmerzsignale werden ferner zum limbischen System weitergeleitet, wo der Schmerz affektiv bewertet wird, und zum Hypothalamus, der vegetative Reaktionen vermittelt (Abb. 12.1). Über verschiedene absteigende Bahnen, die z.B. im zentralen Höhlengrau und im großen Raphekern des Mittelhirns ihren Ursprung haben, kann der Prozeß der Nozizeption auf der Ebene des Gehirns und des Rückenmarks reguliert werden. Auf der Ebene des Rückenmarks spielen hier Serotonin und Enkephaline (endogene Opioid-Peptide) eine besondere Rolle.

Über Nozizeptoren vermittelte Schmerzformen sind einerseits der Oberflächenschmerz von hellem, stechendem Charakter, der v.a. in der Haut oder in den Schleimhäuten ausgelöst wird, andererseits der Tiefenschmerz, der in tiefergelegenem Gewebe ausgelöst wird, sowie der viszerale Schmerz, der in vielen inneren Organen induziert wird; die beiden letztgenannten Schmerzformen sind diffus und von affektiven und vegetativen Reaktionen begleitet. Der viszerale Schmerz ist häufig begleitet von

Abb. 12.1a.
Schematische Darstellung der Schmerzentstehung und -verarbeitung

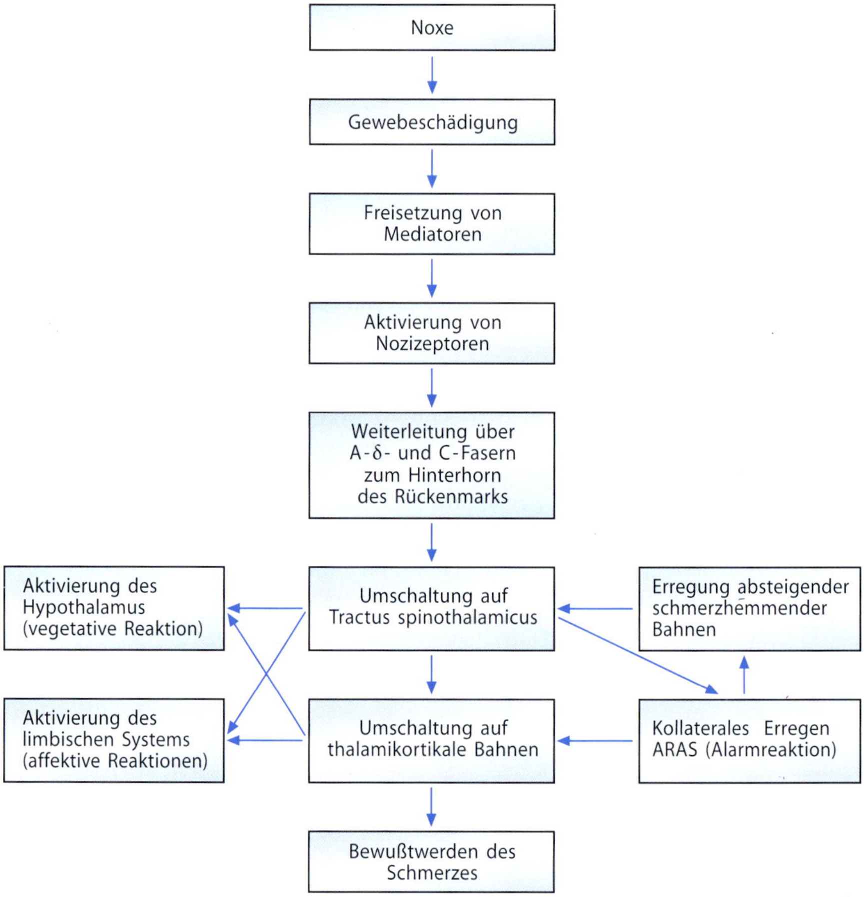

Schmerzempfindungen, die auf die Körperoberfläche projiziert werden. Dieser „übertragene Schmerz“ manifestiert sich in dem Bezirk (Head-Zone), der von demselben Rückenmarksegment wie das geschädigte Organ versorgt wird. Als Beispiel seien Schmerzen bei Mangelversorgung des Herzmuskels genannt, die in Hals, Schulter und Oberarm projiziert werden.

Außer über Nozizeptoren können Schmerzempfindungen auch durch direkte Schädigung von schmerzleitenden Nerven ausgelöst werden, z.B. bei mechanischer Kompression eines Nerven oder seiner Hinterwurzel kurz vor seiner Einmündung ins Rückenmark. Derartige neuralgische Schmerzen sind häufig die Folge von degenerativen Veränderungen der Zwischenwirbelscheiben („Bandscheiben“). Bei anderen Neuralgieformen sind die Ursachen der Aktivierung der schmerzleitenden Nervenfasern noch unbekannt.

Bei länger andauerndem oder gar chronischem Schmerz treten offensichtlich Veränderungen im Zentralnervensystem auf, die mit einer Aktivierung bestimmter Gene verbunden und vermutlich nur langsam reversibel oder gar irreversibel sind. Auch können sich Schmerzempfindungen bei längerer Dauer „hochschaukeln“ (wind up), woran vor allem Prozesse im Hinterhorn des Rückenmarks beteiligt sind. Deshalb sollten Schmerzen, vor allem solche Formen, die ohne adäquate Therapie chronisch werden können, so früh wie möglich und ausreichend behandelt werden, weil sie sich sonst zunehmend unabhängig von der verursachenden Störung weiterentwickeln und ein eigenständiges Krankheitssyndrom bilden.

Abb. 12.1b.
Schematische Darstellung der Schmerzentstehung und -verarbeitung

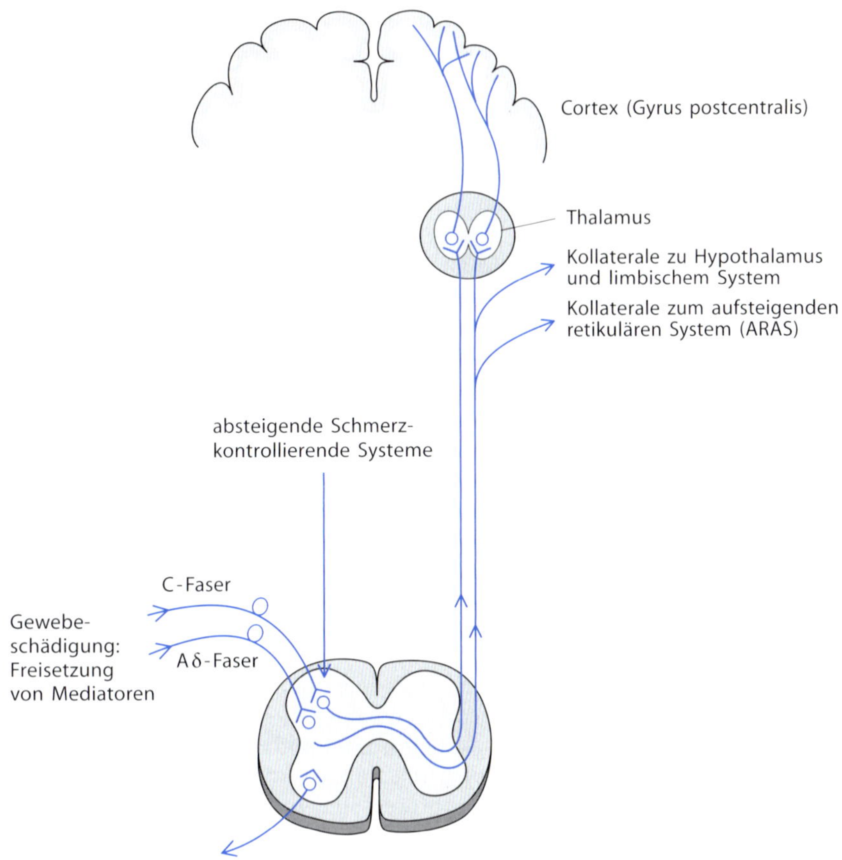

12.1.2 Opioidrezeptoren

Die Stereospezifität der Opioidwirkungen und deren Hemmbarkeit durch kompetitive Antagonisten waren die ersten Hinweise auf spezifische Opioidrezeptoren, die erst 1973 mit Hilfe von Opioidradioliganden mit hoher spezifischer Aktivität nachgewiesen und quantifiziert werden konnten. Mit derartigen Bindungsstudien und mit Hilfe von sehr empfindlichen biologischen Testsystemen konnte die Existenz verschiedener Typen von Opioidrezeptoren gezeigt werden. Die für klassische Opioide typischsten Wirkungen werden über μ-Rezeptoren vermittelt, deren Aktivierung starke supraspinale Analgesie, aber auch Atmungshemmung, Miosis, spastische Obstipation und Euphorie hervorrufen; die gute analgetische Wirkung ist somit verbunden mit potentiell gefährlichen unerwünschten Wirkungen.

Die für die Analgesie wichtigen Rezeptoren liegen wahrscheinlich vorwiegend im zentralen Höhlengrau des Mittelhirns, das einen Teil des oben genannten ARAS darstellt, und im Hinterhorn des Rückenmarks. Über δ-Rezeptoren werden offenbar ähnliche Wirkungen wie über μ-Rezeptoren hervorgerufen; weil jedoch selektive Agonisten fehlen, die in ausreichendem Maße die Blut-Hirn-Schranke passieren, ist diese Aussage etwas unsicher. Stimulation von κ-Rezeptoren bewirkt spinale Analgesie mit wahrscheinlichem Angriff im Hinterhorn des Rückenmarks, Miosis und Atemdepression (die deutlich schwächer ausgeprägt sind als die über μ-Rezeptoren hervorgerufen Effekte), Sedierung, Dysphorie und Wasserdiurese. Insgesamt gesehen, ist die über κ-Rezeptoren vermittelte Analgesie schwächer als die über μ- (und δ-)Rezeptoren induzierte; die Einsatzmöglichkeiten bei starken Schmerzen erscheinen daher begrenzt. Erwähnt seien noch die ε-Rezeptoren, die bei einigen neuroendokrinen Regulationen eine Rolle spielen. Insgesamt gesehen imitieren Agonisten an Opioidrezeptoren offenbar vor allem Prozesse, die durch absteigende, Schmerz-kontrollierende Systeme aktiviert werden.

Für jeden der Opioidrezeptoren gibt es inzwischen relativ selektive Agonisten und Antagonisten, die aber bisher nur von experimentellem Interesse sind. Alle drei Typen von Opioidrezeptoren sind G-Protein-gekoppelte Rezeptoren. Über die Wirkung auf G-Proteine hemmen sie die Adenylat-Cyclase und somit die Bildung des „second messenger" cAMP, öffnen bestimmte Kaliumkanäle und hemmen die Öffnung spannungsabhängiger Calciumkanäle. Hierdurch werden die betroffenen Neurone hyperpolarisiert und die Freisetzung von Neurotransmittern gehemmt. Aktivierung von Neuronen durch Opioide erfolgt wahrscheinlich indirekt, über die Hemmung inhibitorischer Interneurone.

Obgleich die Verwendung von Opioidpeptiden bisher therapeutisch unbefriedigend war, kann vielleicht die Entwicklung neuer Arzneiformen und stabiler Peptidderivate zu therapeutisch nutzbaren Substanzen führen. Alle Opioidrezeptoren sind inzwischen durch gentechnologische Methoden in ihrer Aminosäuresequenz charakterisiert worden.

Neben Agonisten und Antagonisten an diesen Rezeptoren gibt es Substanzen, die an einem oder mehreren der Rezeptoren als partielle Agonisten wirken; einige therapeutisch verwendete Opioide wirken über mehrere dieser Rezeptoren gleichzeitig.

Die Opioidrezeptoren zeigen deutliche Unterschiede in der Verteilung im Gehirn und in anderen Organen. Im Gehirn kommen sie v.a. in der Hirnrinde, in den Basalganglien, Thalamuskernen, einigen Kernen des limbischen Systems, im zentralen Höhlengrau und in verschiedenen Regionen des Stammhirns vor, im Rückenmark besonders in der Substantia gelatinosa des Hinterhorns. Dies sind wichtige „Relaisstationen" der Nozizeption. In der Peripherie kommen sie u.a. im Magen-Darm-Trakt, in den Schließmuskeln der Harnblase und den Ausführungsgängen der Gallenblase vor, wo ihre Aktivierung die bekannten Nebenwirkungen auslöst.

12.1.3 Endogene Opioidpeptide

Die Existenz stereospezifischer Opioidrezeptoren ließ vermuten, daß vom Organismus gebildete Substanzen mit diesen Rezeptoren reagieren. Der Nachweis derartiger Substanzen und die Strukturaufklärung der beiden ersten Substanzen mit Opioidwirkung gelang jedoch erst 1975. Es waren 2 Pentapeptide mit morphinähnlicher Wirkung und folgenden Aminosäuresequenzen: Tyr-Gly-Gly-Phe-Leu bzw. Tyr-Gly-Gly-Phe-Met; die beiden Peptide unterscheiden sich somit nur in der carboxylständigen Aminosäure und werden Leu- bzw. Met-Enkephalin genannt.

Seit dieser Entdeckung sind verschiedene längerkettige Peptide isoliert worden, die alle die Sequenz von Leu- und/oder Met-Enkephalin enthalten (z.B. α-, β-, γ-Endorphin, Dynorphin etc.). Bemerkenswerterweise stammen alle diese Peptide von 3 verschiedenen Präkursorpolypeptiden ab: Prä-Proenkephalin A, Prä-Proenkephalin B und Prä-Proopiomelanocortin. Letzteres enthält in seiner Sequenz neben Met-Enkephalin noch Melanotropin und ACTH; Prä-Proenkephalin B enthält nur Leu-Enkephalin und Dynorphin A und B (die ihrerseits die Sequenz von Leu-Enkephalin enthalten), Prä-Proenkephalin A enthält die Sequenzen von Met-Enkephalin und Leu-Enkephalin im Mengenverhältnis von 4:1. Die Präkursormoleküle und ihre Fragmente zeigen erhebliche Unterschiede im Verteilungsmuster im Zentralnervensystem; einige kommen auch in anderen Geweben vor (z.B. sympathischen Ganglien, Nebennierenmark und Magen-Darm-Trakt).

Allen endogenen Opioiden ist die Sequenz Tyr-Gly-Gly-Phe am N-Terminus gemeinsam; Abspaltung des Tyrosinmoleküls hebt die Opioidwirkung auf. Das Tyrosinmolekül ist wahrscheinlich besonders wichtig für die agonistische Wirkung an Opioidrezeptoren (s. Abb. 12.2). Die physiologischen Funktionen der endogenen Opioide sind noch nicht vollständig geklärt. Sie spielen wahrscheinlich als Neurotransmitter oder lokale Neuromodulatoren bei der endogenen Schmerzregulation eine Rolle, indem sie bei bestimmten Streßsituationen (aber nicht bei allen!) eine Analgesie hervorrufen. Ferner modulieren sie die Freisetzung verschiedener Neurotransmitter im hemmenden Sinne; die Derivate

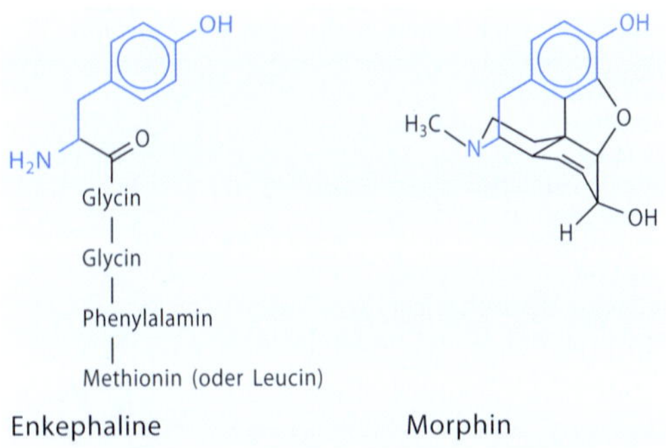

Abb. 12.2. Gemeinsamkeiten in der Struktur von Morphin und Enkephalinen

des Prä-Proopiomelanocortins sind sehr wahrscheinlich bei der Regulation der Freisetzung verschiedener Hormone im Hypothalamus bzw. der Hypophyse beteiligt und haben eher Hormon- als Neurotransmitterfunktion. Enkephaline werden rasch durch Enkephalinasen abgebaut und inaktiviert; einige halbsynthetische Derivate sind stabiler.

Die genannten Opioidpeptide zeigen unterschiedliche Präferenzen für verschiedene Typen von Opioidrezeptoren: Während Dynorphin bevorzugt mit ϰ-Rezeptoren interagiert, Leu-Enkephalin mit δ-Rezeptoren, zeigt β-Endorphin eine bevorzugte Affinität zu μ- und ε-Rezeptoren; Met-Enkephalin reagiert mit μ- und δ-Rezeptoren. Hypothesen über Struktur-Wirkungs-Beziehungen, die der Interaktion mit den einzelnen Rezeptortypen zugeordnet werden können, sind bisher noch unbefriedigend. Weitere Peptide mit Opioid-ähnlichen Wirkungen sind Endomorphine und Nociceptin.

12.2 Opium und Morphin

12.2.1 Opium

Opium, der getrocknete Milchsaft der Kapseln von Papaver somniferum, enthält 2 chemische Gruppen von Alkaloiden: Phenanthrene und Benzylisochinoline. Neben Morphin sind Codein und Thebain die wichtigsten Phenanthrene, von den Benzylisochinolinen sind Papaverin, Noscapin und Narcein zu nennen.

Opium wird als Pulver (10 % Morphin), Extrakt (20 % Morphin) und Tinktur (1 % Morphin) nach DAB zubereitet und therapeutisch verwendet.

Die orale Gabe von Tinctura Opii (unterliegt der Betäubungsmittelverordnung – BtMVV) führt im Gegensatz zu Morphin zu einer atonischen Obstipation, was v. a. auf den Gehalt an Papaverin zurückzuführen ist. Indiziert ist Tinctura Opii zur kurzfristigen Behandlung von Diarrhöen. Jedoch drängte die Einführung anderer antidiarrhöisch gut wirksamer Substanzen die Verwendung von Tinctura Opii zurück.

12.2.2 Morphin

Das Phenanthrenderivat Morphin gilt als Standardsubstanz der zentral wirksamen Analgetika, mit der alle anderen zentral wirksamen Analgetika verglichen werden.

Wirkungen (s. auch Kapitel 12.1.2: Opioidrezeptoren)

Von allen Wirkungen des Morphins steht die analgetische im Vordergrund der therapeutischen Anwendung. Das Schmerzerlebnis wird qualitativ und quantitativ verändert, ohne daß andere sensorische Qualitäten beeinflußt werden. Bereits eine therapeutische Einzeldosis (10 mg s.c.) ruft eine leichte Hemmung des Atemzentrums hervor, die bei niedriger bis mittlerer Dosierung zunächst nur zu einer Erhöhung des CO_2-Partialdrucks (pCO_2) bei unveränderter Atmung führt, in hoher Dosierung jedoch zur Atemlähmung. Diese Wirkungen sind durch eine verminderte Ansprechbarkeit des Atemzentrums auf CO_2-Zunahme und pH-Wertabnahme, in geringerem Umfange auch auf O_2-Abnahme, zu erklären.

In therapeutischen Dosen sind die sedierenden Effekte nicht sehr stark ausgeprägt, nehmen jedoch mit zunehmender Dosierung zu und führen schließlich zum Koma. Die sedierende und in gewissem Grad anxiolytische Wirkung ist meistens bei der Schmerztherapie erwünscht. Die antitussive Wirkung, die sich beim Codein von der analgetischen teilweise abtrennen läßt, kommt über eine Hemmung des Hustenzentrums zustande.

Kurz nach Verabreichung von Morphin kann es über die Stimulation der chemosensiblen Triggerzone der Area postrema, die Afferenzen zum Brechzentrum weiterleitet, zum Erbrechen kommen. Anschließend erfolgt jedoch eine Hemmung des Brechzentrums selbst, so daß dann ein ausgeprägter antiemetischer Effekt resultiert. Die emetische Wirkung nimmt nach wiederholter Morphingabe ab.

Über die Erregung des Okulomotoriuskernes (Westphal-Edinger-Kern) kommt es zur typischen Pupillenverengerung (Miosis).

Infolge einer zentral bedingten Adiuretin-(ADH-)Freisetzung ruft Morphin eine Antidiurese hervor; es hat noch andere endokrine Wirkungen, z.B. hemmt es die Freisetzung von Gonadotropinen.

Die Beeinflussung des kardiovaskulären Systems ist meist nicht sehr ausgeprägt (leichte Neigung zu orthostatischer Dysregulation, und erfolgt teilweise über eine zentral bedingte verminderte Aktivierbarkeit des Sympathikus, teilweise über eine periphere Histaminfreisetzung (die nur bei einigen Opioiden beobachtet wird).

Wichtig ist die euphorisierende Wirkung von Morphin und andere Opioiden, die v.a. bei wiederholter Gabe deutlich wird und ein wichtiger Faktor für das „Suchtpotential" ist. Dieser Faktor kann jedoch bei der Schmerztherapie weitgehend vermieden werden (s. unten).

Neben den zentralen Wirkungen hat Morphin auch periphere Angriffspunkte, v.a. an der glatten Muskulatur von Hohlorganen. Im Bereich des Magen-Darm-Traktes kommt es zu Kontraktionen der Sphinkteren und der Ringmuskulatur sowie zu einer Hemmung der propulsiven Peristaltik. Die Folge ist ein längeres Verweilen der Speisen im Magen-Darm-Trakt und eine Eindickung des Darminhaltes bei spastischer Obstipation. Diese Wirkung ist nach neueren Untersuchungen teilweise auch zentral bedingt. Entsprechende Tonuserhöhungen finden sich auch an der Muskulatur der ableitenden Gallen-und Harnwege. Bei Gallen- und Nierenkoliken darf daher Morphin – wenn überhaupt – nur in Kombination mit Spasmolytika gegeben werden, da Morphin zwar die Schmerzen aufhebt, den Spasmus der glatten Muskulatur jedoch zusätzlich verstärkt.

Die wichtigsten Wirkungen des Morphins sind in Tabelle 12.1 zusammengefaßt. Die meisten Wirkungen werden über agonistische Wirkungen an μ-Rezeptoren hervorgerufen. In geringem Umfang aktiviert Morphium auch κ-Rezeptoren; diese Wirkung könnte zur Sedierung beitragen.

Tabelle 12.1. Die wichtigsten Wirkungen von Morphin

Zentrale Wirkungen
- Analgesie
- Sedierung
- Euphorie – Dysphorie
- Abhängigkeit und Toleranz
- Atemdepression
- Antitussiv
- Emetisch-antiemetisch
- Freisetzung von Adiuretin u.a. neuroendokrine Effekte
- Miosis

Periphere Wirkungen
- Tonuserhöhung der glatten Muskulatur im Magen-Darm-Trakt, ableitenden Gallen- und Harnwegen
- Histaminfreisetzung
- Toleranzentwicklung

Gewöhnung und Abhängigkeit

Bei diesen Phänomenen spielen offensichtlich verschiedene, voneinander weitgehend unabhängige Prozesse eine Rolle. Nach wiederholter Gabe von Morphin nehmen seine Wirkungen ab (Gewöhnung, Toleranzentwicklung), wobei einige Wirkungen eine ausgeprägte Gewöhnung zeigen (z.B. Atmungshemmung), andere nur eine gering ausgeprägte (z.B. Obstipation, Miosis). Schon diese Tatsache weist darauf hin, daß die Gewöhnung pharmakodynamisch durch Adaptationsprozesse in den betreffenden Organen gegenüber der Morphinwirkung bedingt ist und nicht pharmakokinetisch, etwa durch beschleunigte Ausscheidung des Morphins.

Wenn Morphin nach wiederholter Gabe entzogen oder ein Opioidantagonist verabreicht wird, treten Entzugssymptome auf, die weitgehend der akuten Wirkung entgegengesetzt sind: Hyperalgesie mit Schmerzen, z.B. im Bauchraum und den Extremitäten, motorische Unruhe, Diarrhö, kalter Schweiß mit Gänsehaut („cold turkey"), Blutdruckerhöhung (selten Kreislaufversagen), Gähnen, beschleunigte Atmung (Tachypnoe), Niesen, Tränenfluß. Die Symptome klingen im Verlauf weniger Wochen weitgehend ab. Mit ähnlichem Zeitverlauf verschwinden dann auch Gewöhnung und körperliche Abhängigkeit. Einige der Entzugssymptome (z.B. die Blutdruckerhöhung) beruhen offenbar auf einer erhöhten Noradrenalinfreisetzung und können durch Clonidin gemildert werden. Gewöhnung und körperliche Abhängigkeit sind offenbar in vielen Organen eng miteinander verbunden, wenn sie sich auch unter experimentellen Bedingungen manchmal voneinander trennen lassen. Die zellulären Mechanismen sind, trotz mancher Detailkenntnis, noch weitgehend unbekannt.

Die mit der körperlichen Abhängigkeit zusammenhängenden Phänome sind zu unterscheiden von denen der psychischen Abhängigkeit. Dies zeigt sich schon darin, daß ein (freiwillig oder zwangsweise) durchgeführter Morphinentzug (dies gilt natürlich auch für andere Opioide, z.B. Heroin) nicht zur Heilung von der Abhängigkeit führt; es tritt vielmehr auch nach monate- oder jahrelanger Abstinenz bei der ersten sich bietenden Gelegenheit ein heftiges Verlangen nach einer erneuten Einnahme des Opioids („craving") auf. Die euphorisierende Wirkung spielt hierbei eine wichtige Rolle; sie wird offenbar durch die Aktivierung mesolimbischer dopaminerger Neurone induziert, ein Prozeß, der auch für die Abhängigkeit von Cocain und Amphetamin relevant zu sein scheint. Erinnerung an die Umgebung, in der früher das Opioid eingenommen wurde, und hiermit zusammenhängende Konditionierungsphänomene („bedingte Reflexe") sind wichtige Faktoren für einen Rückfall in einen neuen Einnahmezyklus. Die Phänomene der psychischen Abhängigkeit sind somit noch komplexer als die der körperlichen Abhängigkeit.

Pharmakokinetik

Morphin wird zwar rasch aus dem Magen-Darm-Trakt resorbiert, doch unterliegt es einem ausgeprägten First-pass-Effekt in der Leber, so daß die Bioverfügbarkeit nach oraler Gabe nur etwa 25% beträgt. Morphin wurde daher bis vor kurzem nur parenteral verabreicht. Seit kurzem stehen jedoch galenische, nach oraler Gabe ausreichend wirksame Retard-Präparate zur Verfügung, die zwar nicht die Bioverfügbarkeit erhöhen, aber die Resorption verzögern und die Wirkungsdauer verlängern, so daß Morphin nur 2- bis 3mal täglich verabreicht werden muß und ein Durchschlafen möglich ist.

Morphin wird metabolisiert, und zwar zu Morphin-3-glucuronid und zum biologisch noch aktiven Morphin-6-glucuronid. Beide werden vorwiegend renal ausgeschieden. Ein geringer Teil des Morphins wird unverändert biliär ausgeschieden und unterliegt einem enterohepatischen Kreislauf.

Morphin passiert die Plazentaschranke, so daß bei Neugeborenen morphinabhängiger Schwangerer häufig eine Entzugssymptomatik auftritt. Wird Morphin während der Geburt gegeben, kann es u.U. zur Atemdepression beim Neugeborenen kommen. Die Halbwertszeit von Morphin beträgt 2–4 h und hängt von der Verabreichungsart ab; oral wirksame Zubereitungen sind viel länger wirksam.

Indikationen

Morphin und andere Opioidanalgetika sind bei schwersten Schmerzen indiziert, die nicht durch andere Analgetika behoben werden können. Bei sachgemäßer Therapie starker Schmerzen (s. unten) ist die Gefahr der Entwicklung einer Abhängigkeit offensichtlich gering. Zur Zeit scheint das größere Problem zu sein, daß viele Ärzte aus Furcht vor iatrogener Abhängigkeit trotz starker Schmerzen nicht ausreichend Morphin (oder andere Opioide) verabreichen oder verschreiben. Dies gilt auch für Erkrankungen, deren Prognose infaust ist.

In der modernen Schmerztherapie wird Morphin meist in Form oral wirksamer Arzneiformen, in Dosierung und Zeitschema in der Regel so verabreicht, daß ein Auftreten von Schmerzen durch rechtzeitige Gabe vor Rückkehr der Schmerzen verhindert wird („Therapie nach der Uhr"). Unter Anwendung dieses Prinzips wird deutlich weniger Morphin benötigt, als wenn es erst beim Auftreten von erneuten Schmerzen verabreicht wird. Bei Anwendung dieses Therapieprinzips mit relativ konstantem Wirkspiegel ist die Gefahr der Entwicklung einer psychischen Abhängigkeit sehr gering. Sie ist größer, wenn Morphin erst bei Einsetzen der Schmerzen, also bedarfsorientiert, verabreicht wird. Dieses Therapieschema ist höchstens kurzfristig bei akuten Schmerzen indiziert. Auch die Atemhemmung scheint bei der Schmerztherapie eine geringe Rolle zu spielen, vermutlich weil sich Atemdepression und die schmerzbedingte Atemstimulation wechselseitig antagonisieren. Natürlich sollte man Nichtopioidanalgetika verwenden, wenn diese ausreichend wirksam sind.

Eine spezielle Applikationsform ist die epidurale Verabreichung bei der die Analgesie auf das betreffende Rückenmarksegment begrenzt ist. Diese

Tabelle 12.2 Dosierung und Wirkungsdauer einiger zentral wirksamer Analgetika (Opioide und Nichtopioide)

Substanz	BtMVV	Einzeldosis [mg]	Applikation	Wirkungsdauer [h]	Tageshöchstverschreibungsmenge [mg]
Buprenorphin	+	0,3–0,6	i.v., sublingual	6–10	1
Hydromorphon	+	2	s.c., i.m.	2–3	30
		2,5	sublingual		
Levomethadon	+	2,5	p.o., s.c., i.m.,	10–15 (–20)	60
Morphin	+	10–15	i.v.	2	200[a]
		10–15	s.c., i.m.	2–4	
MST®		30–60	p.o.	8–12	
Pentazocin	+	25–50	p.o., rektal, s.c., i.m.	2–3	700
Pethidin	+	100–150	p.o., rektal, s.c., i.m., i.v.	2–3	1000
Piritramid	+	15–30	i.v., i.m.	4–6	220
Codein		30–60	p.o., rektal, s.c.	3–5	
Dextropropoxyphen		150	p.o.	8–12	
Nefopam		30–90	p.o., i.m., i.v.	4	
Tramadol		50–100	p.o., rektal, s.c., i.m., i.v.	2–4	

[a] Die Tageshöchstmenge darf in begründeten Fällen bis zu 5 fach überschritten werden!

Form der Applikation ist v.a. nach bestimmten Operationen indiziert. Die systemischen Nebenwirkungen sind dann geringer, aber hier muß auf eine mögliche Atmungshemmung geachtet werden.

Kontraindiziert ist Morphin (wie auch andere Opioide) während der Schwangerschaft (körperliche Abhängigkeit beim Fetus!); bei Verwendung während der Geburt ist größte Vorsicht geboten (Atmungshemmung beim Neugeborenen!). Ob die Mengen an Morphin, die in die Muttermilch gelangen, für den Säugling nachteilig sind, ist noch unklar. Morphin (und andere Opioide) ist ferner kontraindiziert bei allen Erkrankungen, die mit einer eingeschränkten Lungenfunktion (z.B. Emphysem, Asthma bronchiale) einhergehen, bei akuter Pankreatitis, Hirndrucksymptomen und akuter hepatischer Porphyrie. Hinweise zur Dosierung der Opioide s. Tabelle 12.2.

Unerwünschte Wirkungen

Sie werden, wie die erwünschten, über eine Aktivierung der Opioidrezeptoren hervorgerufen und im Kapitel „Wirkungen" beschrieben (siehe auch Tab. 12.1).

Wechselwirkungen

Die Nebenwirkungen des Morphins (und die anderer Opioide) und die Wirkungen anderer, zentral dämpfender Pharmaka verstärken sich gegenseitig. Mit einigen MAO-Hemmstoffen können möglicherweise gefährliche Interaktionen auftreten.

Morphinintoxikation

Die typischen Symptome einer akuten Morphinvergiftung sind Koma, Atemdepression und Miosis. Die Therapie besteht zunächst in der Wiederherstellung der vitalen Funktionen. Neben allgemeinen Maßnahmen wie Beatmung mit CO_2/O_2 ist die Gabe eines Opioidantagonisten die spezifische Therapie zur Behebung der Atemdepression. Wegen fehlender intrinsischer Aktivität ist v.a. Naloxon indiziert, das jedoch kürzer als Morphin wirkt und deshalb nachinjiziert werden muß. Zu beachten ist ferner, daß Naloxon bei Vorliegen einer körperlichen Opioidabhängigkeit sehr rasch Entzugssymptome hervorruft. Naloxon muß daher so dosiert werden, daß die Atmungshemmung gerade beseitigt wird, ohne daß stärkere Entzugssymptome auftreten.

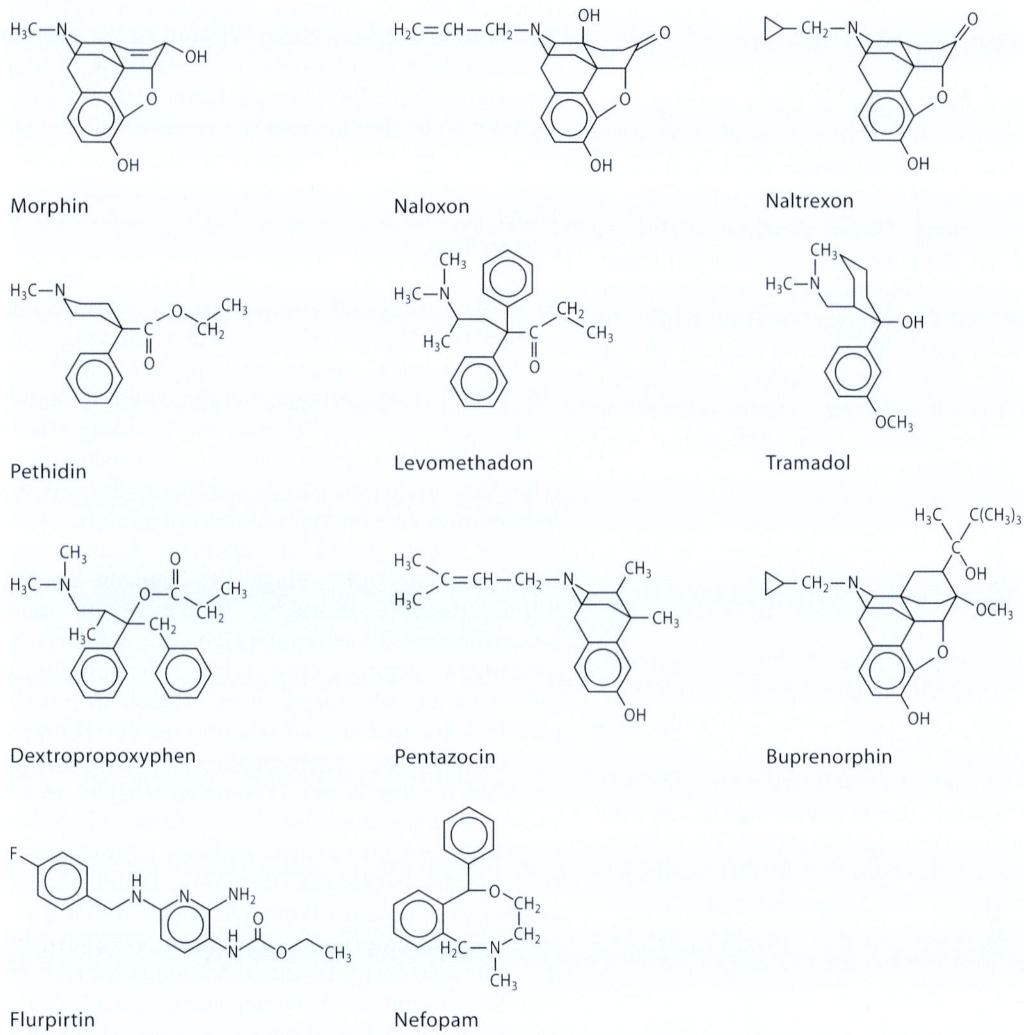

Abb. 12.3 Strukturformeln der Opioide und der 2 zentralwirksamen, nichtopioidartigen Analgetika

12.3 Weitere Opioidanalgetika

Ein Teil der im folgenden zu besprechenden Opioidalkaloide zeigt ein nahezu identisches Wirkungsspektrum wie Morphin; volle intrinsische Aktivität an den μ-Rezeptoren, einige Wirkungen auch über ϰ-Rezeptoren. Diese Opioide zeigen große Ähnlichkeit mit Morphin in der maximalen analgetischen Wirksamkeit, aber auch in Atmungshemmung und im Suchtpotential, jedoch Unterschiede in der Wirkungsstärke und der Pharmakokinetik. Im folgenden sollen Opioide mit diesen Eigenschaften besprochen werden.

12.3.1 Hydromorphon

Es ist bei etwas kürzerer Wirkungsdauer und schnellerem Wirkungseintritt in etwa 5mal niedrigerer Dosis als Morphin wirksam.

12.3.2
Diamorphin (Diacetylmorphin, Heroin)

Es leitet sich vom Morphin ab, dessen beide OH-Gruppen acetyliert sind. Dadurch ist die Lipophilie erhöht, so daß Heroin schneller als Morphin ins ZNS eindringen kann. Dort wird es vollständig zu Morphin deacetyliert. Dieses pharmakokinetische Verhalten ist für die etwa 4mal stärkere Wirksamkeit und das höhere Abhängigkeitspotential verantwortlich: Der „Kick" nach i.v.-Injektion hängt mit dem raschen Anfluten im Gehirn zusammen. Die Herstellung, der Vertrieb und die Verwendung von Heroin ist gesetzlich verboten. Eine begrenzte Freigabe zur Therapie schwerst Heroinabhängiger wird kontrovers diskutiert.

12.3.3
Codein

Es hat mäßige analgetische Wirkungen, teilweise wohl deshalb, weil ein kleiner Teil in Morphin demethyliert wird. Die analgetische Wirkung wird manchmal therapeutisch genutzt, aber Codein wird auch als gut wirksames Antitussivum verwendet (s. Kapitel Antitussiva). Die Verwendung bei der Substitution bei der Opioidabhängigkeit ist nicht zu empfehlen, weil Levomethadon in dieser Hinsicht besser untersucht ist und länger wirkt als Codein. Dihydrocodein hat ähnliche Wirkungen wie Codein.

12.3.4
Pethidin

Es besitzt nur etwa 1/5 der Wirkungsstärke von Morphin. Wegen seiner enteralen Bioverfügbarkeit von ca. 50 % kann Pethidin auch oral verabreicht werden. Das Wirkungsprofil entspricht dem des Morphins bei jedoch schwächerer spasmogener Wirkung auf die glatte Muskulatur des Magen-Darm-Traktes und der ableitenden Gallen- und Harnwege. Es tritt auch keine Miosis ein.

Die rasche Metabolisierung (Esterspaltung zu Pethidinsäure N-Demethylierung, anschließende Glucuronidierung) bedingt die etwas kürzere Wirkungsdauer (2–3 h) als die von Morphin. Der Metabolit Norpethidin hat konvulsive Wirkungen. Ferner hat er eine längere Halbwertszeit als Pethidin, so daß eine Kumulation vorkommen kann. Deshalb sollte Pethidin nicht über längere Zeit verabreicht werden.

12.3.5
Levomethadon

Es ist auch nach oraler Applikation wirksam. Seine analgetische Wirksamkeit ist etwa 4mal größer als die von Morphin. Wegen der langen Halbwertszeit (10–15 h, bei wiederholter Verabreichung offenbar noch deutlich länger) ist auch die Wirkung relativ langdauernd. Aufgrund seiner pharmakokinetischen Eigenschaften könnte Levomethadon für die Behandlung chronischer Schmerzen geeignet sein. Es wird jedoch hierfür therapeutisch kaum eingesetzt, so daß nur wenige Erfahrungen in der Schmerztherapie existieren. Wegen seiner guten Bioverfügbarkeit nach oraler Gabe und seiner langdauernden Wirkung mit relativ gleichmäßigem Blut- und Gewebespiegel wird es auch in zunehmendem Ausmaß zur Substitution bei der Therapie Heroinabhängiger angewendet. Die Entzugssymptome nach chronischer Levomethadongabe treten wegen der langsamen Eliminationsgeschwindigkeit langsamer auf als bei den anderen Opioidanalgetika, dauern aber länger. Diese lange Dauer des Entzugssyndroms wird offenbar von den Abhängigen als belastend empfunden und macht es offensichtlich sehr schwierig, Levomethadon abzusetzen. Einige Metaboliten des Levomethadons, wie Methadol und Normethadol, sind pharmakologisch wirksam.

Seit kurzem wird das 48–72 h wirkende Levacetylmethadol (LAAM) beim Opioid-Entzug verwendet. Es braucht wegen seiner langen Wirkungsdauer nur in größeren Zeitabständen als Levomethadon verabreicht zu werden, meist alle 2 – 3 Tage. Es kann jedoch tachykarde Arrhythmie hervorrufen.

12.3.6
Tilidin

Es ist etwa wie Pethidin zu beurteilen. Es wird im Organismus durch Demethylierung in die wirksame Form überführt. In Deutschland ist Tilidin nur in einer Kombination mit dem Opioid-Antagonisten Naloxon im Handel, die nicht der BtMVV unterstellt ist. Diese Kombination soll dem Mißbrauch vorbeugen. Tilidin wird nach oraler Gabe in das wirksame Nortilidin umgewandelt, während Naloxon durch einen hohen First-pass-Effekt weitgehend metabolisiert wird, so daß dann eine analgetische Wirkung manifest wird, während Naloxon bei parenteraler Gabe der Kombination die rasch auftretende Tilidinwirkungen antagonisiert. Durch diese Kombination mit Naloxon wird offenbar das Suchtpotential von Tilidin abgeschwächt, aber nicht gänzlich aufgehoben.

12.3.7 Fentanyl

Es ist in etwa 80mal niedrigerer Dosierung als Morphin wirksam. Es wirkt nur 20–30 min lang; die kurze Wirkungsdauer beruht auf einer Umverteilung der relativ lipophilen Substanz, denn diese wird relativ langsam (HWZ 2–4 h) ausgeschieden. Wegen seiner kurzen Wirkungsdauer wird Fentanyl in Kombination mit einem Neuroleptikum zur Neuroleptanalgesie verwendet; wegen der Rückverteilung nach wiederholter Gabe kann es zu einer Atmungshemmung kommen, weshalb der Patient längere Zeit überwacht werden muß. Fentanyl wird auch zur Therapie chronischer Schmerzen in transdermaler Form, als Membranpflaster, verwendet.

Noch kürzer als Fentanyl wirkt *Alfentanil*, das etwa 1/4 der Wirkungsstärke von Fentanyl hat, aber nur ca. 10 min lang wirkt. Es wird ebenfalls bei der Neuroleptanalgesie verwendet. Sufentanil wirkt ebenfalls kürzer als Fentanyl, hat aber eine fast 10fache Wirkungsstärke. Besonders kurz wirkt Remifentanil.

12.3.8 Piritramid

Es ruft ähnliche Wirkungen wie Morphin hervor und hat auch eine ähnliche Wirkungsstärke. Seine Wirkungsdauer beträgt etwa 4–6 h; es muß parenteral verabreicht werden.

12.4 Andere Opioide

Die im folgenden zu besprechenden Opioide unterscheiden sich von den bisher besprochenen darin, daß ihre maximale analgetische Wirkung geringer ist als die von Morphin und den anderen, bisher besprochenen Opioidanalgetika. Sie haben partiellagonistische oder antagonistische Wirkungen an den μ-Rezeptoren und voll- oder partiell agonistische Wirkungen an den κ-Rezeptoren. Deshalb können sie die Wirkungen des Morphins und der bisher besprochenen Opioide, also der vollen Agonisten am μ-Rezeptor, mehr oder weniger antagonisieren und bei Opioidabhängigen Entzugssymptome hervorrufen. Reine Antagonisten können ihrerseits nach chronischer Gabe voller oder partieller Agonisten Entzugssymptome induzieren. Insgesamt rufen die im folgenden zu besprechenden Substanzen geringere euphorisierende Wirkungen hervor als die vorher besprochenen, so daß ihr Suchtpotential und auch die Atemdepression geringer sind. Die analgetische Wirkuung wird bei einigen Substanzen vorwiegend über κ-Rezeptoren hervorgerufen, über die jedoch auch dysphonische und leicht psychotomimetische Effekte hervorgerufen werden können.

12.4.1 Pentazocin

Es ist ein allylsubstituiertes Benzazocinderivat und wurde ursprünglich als Opioidantagonist synthetisiert. Es zeigte sich jedoch, daß Pentazocin neben antagonistischen Wirkungen (an den μ-Rezeptoren) auch agonistische Effekte an κ-Rezeptoren hat. Die maximale analgetische Wirkung ist deutlich geringer als die von Morphin. In therapeutischer Dosierung läßt sich eine Atemdepression nachweisen, die jedoch in höherer Dosierung geringer ist als die von Morphin. Die spasmogene Wirkung auf die glatte Muskulatur des Magen-Darm-Traktes ist geringer als die des Morphins. Pentazocin kann Abhängigkeit hervorrufen, jedoch ist die Gefahr geringer als bei Morphin und ähnlichen Opioiden. Pentazocin hat im Gegensatz zu Morphin herzfrequenz- und blutdrucksteigernde Wirkungen, die wahrscheinlich auf eine agonistische Wirkung an σ-Rezeptoren zurückzuführen sind, einer Gruppe von Rezeptoren, die früher den Opioidrezeptoren zugerechnet wurde, heute jedoch als eigene Gruppe angesehen wird. Wegen der Kreislaufwirkungen sollte Pentazocin nicht beim Herzinfarkt verabreicht werden.

Nach oraler Gabe hat Pentazocin eine Bioverfügbarkeit von $<50\%$; seine Wirkungsdauer ist etwas kürzer als die von Morphin.

12.4.2 Buprenorphin

Es ist ein lipophiles Thebainderivat und ist in etwa 30fach niedrigerer Dosis als Morphin analgetisch wirksam. Es wirkt als partieller Agonist an μ-Rezeptoren. Der Wirkungseintritt nach sublingualer Applikation ist im Vergleich zur parenteralen Gabe verzögert; die Wirkungsdauer ist deutlich länger als die des Morphins. Dies hängt vermutlich damit zusammen, daß Buprenorphin nur langsam von den μ-Rezeptoren dissoziiert, denn die Plasmahalbwertszeit ist viel kürzer (ca. 3 h) als nach der langen Wirkungsdauer von ca. 6–8 h zu erwarten ist. Vermutlich wegen der Rezeptorbindung ist es auch schwierig, die Effekte von Buprenorphin durch Opioid-Antagonisten wie Naloxon aufzuheben. Die Neigung zur Atemdepression ist geringer als nach Morphingabe; sie soll sich durch das unspezifische Analeptikum Doxapram antagonisieren lassen. Das Suchtpotential ist wahrscheinlich etwas geringer als das von Morphin und anderen Opioiden. Buprenorphin wird in den USA zur Substitution bei Heroinabhängigkeit verwendet.

12.4.3 Dextropropoxyphen

Es ist in seiner Struktur dem Levomethadon ähnlich und ein Analgetikum mit relativ geringer Wirkungsstärke und geringer antitussiver Wirkung. Es besteht eine gewisse Gefahr der Bildung einer Abhängigkeit; die Substanz wird auch mißbräuchlich verwendet. Sie ist auch nach oraler Gabe wirksam und zeigt eine lange Wirkungsdauer (ca. 8–12 h).

12.4.4 Nalbuphin

Es hat eine etwas geringere Wirkungsstärke als Morphin. Als partieller Agonist an μ- und κ-Rezeptoren zeigt es, wie auch andere partielle Agonisten, einen „ceiling effect", d.h. seine analgetische (und atemdepressorische) Wirksamkeit ist zwar nach ca. 10 mg ähnlich wie die nach einer gleichen Morphindosis, jedoch läßt sich durch eine weitere Dosissteigerung, im Gegensatz zum Morphin, keine wesentlich stärkere Analgesie mehr erreichen. Seine Wirkungsdauer beträgt 3–4 h, nach oraler Gabe ist es nur wenig wirksam.

12.4.5 Meptazinol

Es zeigt partiell-agonistische Wirkungen an μ-Rezeptoren. Seine Wirkungsstärke ist nur etwa 1/10 der von Morphin; nach oraler Gabe ist es kaum wirksam. Es wirkt ca. 2 h lang und hat ein geringes Suchtpotential.

12.4.6 Tramadol

Es wirkt offenbar nur teilweise als partieller Agonist an Opioidrezeptoren; ein Teil seiner analgetischen Wirkung scheint über andere, noch unbekannte zentralnervöse Mechanismen hervorgerufen zu werden. Es hat nur etwa 1/10–1/5 der Wirkungsstärke von Morphin; die maximal induzierbare Analgesie ist geringer als die von Morphin. Es ist auch nach oraler Gabe wirksam (Bioverfügbarkeit 60–70 %) und wirkt 4–6 h lang, nach anderen Angaben jedoch kürzer. Atmungshemmung und Obstipation sind nach Gabe von Tramadol wenig ausgeprägt. Neuere Befunde zeigen, dass Tramadol von Drogenabhängigen missbraucht werden kann.

12.5 Opioidantagonisten

Sie sind kompetitive Antagonisten der Opioide an den verschiedenen Opioidrezeptoren; die bisher therapeutisch verwendeten Antagonisten blockieren aber bevorzugt μ-Rezeptoren. Bei körperlich von Morphin oder anderen Opioidanalgetika Abhängigen können alle Opioidantagonisten Entzugssymptome hervorrufen. Früher wurden Nalorphin und Levallorphan verwendet, die jedoch selbst partiell agonistische Opioidwirkungen haben. Naloxon und Naltrexon sind hingegen reine Antagonisten ohne jede intrinsische Aktivität.

12.5.1 Naloxon (N-Allylnoroxymorphon)

Es ruft, mindestens nach einmaliger Gabe, keine sichtbaren Eigenwirkungen hervor. Ob bei chronischer Blockade von Opioidrezeptoren die Hemmung der Wirkung endogener Opioide von klinischer Bedeutung ist, ist noch unklar. Alle durch Opioide ausgelösten Wirkungen, die durch volle und partielle Agonisten hervorgerufenen werden, können durch Naloxon gehemmt werden, sofern nicht, wie im Fall des Buprenorphins, der Agonist eine noch größere Affinität zum Opioidrezeptor hat als der Antagonist. Naloxon ist daher das Mittel der Wahl bei Opioidintoxikation, wobei so dosiert werden sollte, daß die Atemdepression ausreichend antagonisiert wird, ohne daß stärkere Entzugssymptome auftreten.

Naloxon zeigt einen ausgeprägten First-pass-Effekt, so daß die Bioverfügbarkeit nach oraler Gabe sehr gering ist und die Substanz injiziert werden muß. Der überwiegende Teil wird in der Leber metabolisiert und renal augeschieden. Die Halbwertszeit beträgt 1–2 h. Naloxon wird individuell dosiert. Die übliche Einzeldosis beträgt 0,4–0,8 mg; sie kann bei nicht ausreichender Wirkung nach 2–3 min erneut verabreicht werden. Da die meisten Opioide eine längere Wirkung als Naloxon haben, muß im Falle einer Opioidintoxikation in der Regel nach 1–2 h nachinjiziert werden. Möglicherweise ist Naloxon bei einigen Schockformen wirksam, bei denen endogene Opioide kreislaufwirksam sein könnten.

12.5.2 Naltrexon

Es hat anstelle der N-Allylgruppe des Naloxons eine Methylcyclopropylgruppe. Es hat ebenfalls einen hohen First-pass-Effekt, wirkt viel länger als Naloxon (>24 h) und wird im Rahmen einer Opioidentzugstherapie verwendet, um langfristig Opioidrezeptoren und deren mit Euphorie verbundene Aktivierung zu blockieren. Auch scheint es bei der Therapie des Alkoholismus manchmal wirksam zu sein. Als unerwünschte Wirkungen können Erhöhungen der Leber-Transaminasen auftreten.

12.6 Therapie der Opioidabhängigkeit

Die Abhängigkeit von Opioiden wie auch von anderen Sucht erregenden Substanzen ist ein äußerst komplexes Phänomen. Neben dem Angebot an Opioiden (illegal am häufigsten Heroin) können zahlreiche Faktoren zur Entstehung einer Opioidabhängigkeit beitragen, von denen nur die wichtigsten genannt seien:

1. akute euphorisierende Wirkung, die bei den Opioiden teilweise durch eine Aktivierung mesolimbischer dopaminerger Bahnen im Zentralnervensystem zu erklären ist,
2. ängstlich-depressive Stimmungslage, teilweise bedingt durch Entzug,
3. Konditionierungsphänomene, bei denen Stimuli, die mit der Verabreichung des Opioids assoziiert werden, ein heftiges Verlangen nach erneuter Verabreichung des Opioids („craving") hervorrufen,
4. genetische Prädisposition,
5. individuelle Vorgeschichte.

Diese Faktoren interagieren in komplexer Weise miteinander. Entzugssymptome und körperliche Abhängigkeit treten nach Absetzen des Opioids nur relativ kurz (Tage bis wenige Wochen) auf, während die allgemeine „Vulnerabilität" hinsichtlich einer Entstehung einer psychischen Abhängigkeit viel länger dauert.

Wichtig ist, dass Opioide kaum ein Suchtpotential haben, wenn sie sachgerecht zur Schmerztherapie verwendet werden; hier ist leider immer noch eine „Unterversorgung“ von Seiten der Ärzte gegeben (s. Morphin, Indikationen). Die Gefahr ist größer, wenn die Schmerztherapie unsachgemäß durchgeführt wird und am größten, wenn Opioide illegal, zur Befriedigung einer Sucht, verabreicht werden.

Die Therapie der Opioidabhängigkeit (am häufigsten als Heroinabhängigkeit) setzt sich aus Therapien mit Pharmaka und anderen Formen der Therapie (Psychotherapie, Verhaltenstherapie etc.) zusammen.

Die Pharmakotherapie kann nur unterstützend bei der Gesamttherapie wirken. Ein Prinzip ist die „Substitution“ eines Opioids (meist Heroin) durch ein anderes, länger wirkendes. Das „Bedürfnis“ des Organismus nach einem Opioid wird hierdurch befriedigt. Hier hat sich die Verabreichung von Levomethadon (oder razemischem Methadon) bewährt. Methadon wird nach oraler Gabe gut resorbiert, im Gegensatz zu Heroin, das injiziert werden muss, mit allen Gefahren der Übertragung von HIV, Hepatitis B und C und anderen Infektionen. Diese Gefahren werden durch Methadon vermieden. Ferner wirkt Methadon relativ lange, so dass es nur ein- bis zweimal täglich verabreicht werden muss. Noch länger wirkt Levacetylmethadol (LAAM), das nur in mehrtägigen Abständen (in der Regel alle 2–3 Tage) verabreicht zu werden braucht. Buprenorphin wird in den USA zur „Substitution“ mit einigem Erfolg verwendet. Die Substanzen dürfen nicht zu niedrig dosiert werden, weil sonst die Gefahr zunimmt, dass die Abhängigen zusätzlich unkontrolliert Heroin nehmen. Die „Substitutionstherapie“ kann die Drogenbeschaffungskriminalität deutlich senken und die Abhängigen, wenigstens teilweise, resozialisieren. Die Opioid-Freiheit muss als Ziel angestrebt werden. Eine gute ärztliche Kontrolle mit begleitender nicht-pharmakologischer Therapie ist natürlich essentiell.

Häufig wurde diese Art der Therapie mit Codein oder Dihydrocodein durchgeführt. Diese Substanzen unterlagen nicht der BtMVV und konnten deshalb leicht verschrieben werden. Zu kritisieren ist bei dieser Therapie, dass bisher nur unzulängliche klinische Kontrollversuche vorliegen, und dass Codein oder Dihydrocodein kürzer als z.B. Methadon wirken, deshalb relativ häufig verabreicht werden müssen.

Ein anderes Prinzip der Therapie der Opioidabhängigkeit ist die Blockade der Opioidrezeptoren durch Antagonisten. Hier ist Naltrexon als relativ langwirksame Substanz indiziert. Die Therapie kann erst nach vollständiger Elimination des Opioids einsetzen, damit keine Entzugssymptome den Beginn der Therapie stören. Diese Art der Therapie ist aus theoretischer Sicht die beste. Jedoch können nur wenige, hoch motivierte Patienten diese Therapie durchführen.

Körperliche Entzugssymptome können teilweise durch Clonidin vermindert werden, das zwar nicht über Opioidrezeptoren wirkt, sondern unter anderem ein Agonist an α_2-Rezeptoren ist, aber ähnlich wie Opioide bestimmte Kaliumkanäle öffnet und spannungsabhängige Calciunkanäle schließt. Clonidin hemmt die im Opioidentzug erhöhte Freisetzung von Noradrenalin.

12.7 Anhang: Zentralwirksame, nichtopioidartige Analgetika

Außer den antiphlogistisch-antipyretisch wirksamen Analgetika, deren analgetische Wirkungen teilweise auch zentral bedingt sein dürften, gehören hierzu z.Z. 2 Substanzen, die nicht über Opioidrezeptoren wirken und deren Wirkungsmechanismus noch unbekannt ist. Der therapeutische Ansatz, Analgesie im Zentralnervensystem über andere als Opioidmechanismen hervorzurufen, ist interessant und könnte zu weiteren Erfolgen führen. Bisher konnte jedoch nicht eine mit Morphin vergleichbare analgetische Wirksamkeit erreicht werden.

12.7.1 Nefopam

Es hemmt offenbar u.a. die Wiederaufnahme von Noradrenalin und erhöht dessen synaptische Konzentration; ferner hat es anticholinerge Wirkungen und hemmt nicht die Prostaglandinsynthese. Es ist auch nach oraler Gabe wirksam; die Einzeldosis beträgt 30–90 mg, die Wirkungsdauer ca. 4 h. In der Leber wird es N-demethyliert und glucuronidiert; nach wiederholter Gabe besteht eine Neigung zur Kumulation. Als Nebenwirkungen können, teilweise als Folge der noradrenergen Aktivierung und der anticholinergen Wirkung, Übelkeit, Erbrechen, Benommenheit, Schlaflosigkeit, Schweißausbrüche, motorische Unruhe, Erhöhung der Herzfrequenz und des Blutdrucks, Erhöhung des Augeninnendrucks, Sehstörungen, Neigung zu Harnverhaltung, bei alten Menschen Halluzinationen auftreten. Die Substanz wirkt lokal reizend. Abhängigkeit nach chronischer Gabe scheint nicht einzutreten.

Kombinationen mit Monoaminoxidasehemmstoffen oder trizyklische Antidepressiva sind wegen der gemeinsamen Hemmung der Noradrenalinaktivierung zu vermeiden. Nefopam erhöht ferner die Lebertoxizität von Paracetamol.

12.7.2 Flupirtin

Es hemmt, ohne über Opioidrezeptoren zu wirken, die Schmerzweiterleitung auf spinaler und supraspinaler Ebene. Erst in höheren Dosen wirkt es zusätzlich antiphlogistisch. Offenbar aktiviert Flupirtin absteigende, noradrenerge, schmerzmodulierende Bahnen. Es hat auch zentral hervorgerufene muskelrelaxierende Wirkungen.

Die Substanz zeigt nach oraler Gabe eine gute Bioverfügbarkeit; die Einzeldosis beträgt 100 (–200) mg. Die Wirkungsdauer beträgt ca. 6–8 h. Die Substanz wird in der Leber metabolisiert, die Metaboliten sind teilweise noch analgetisch wirksam. Es bestehen bisher keine Hinweise auf ein Suchtpotential. Müdigkeit und Schwindel treten als häufigste Nebenwirkungen auf. Erhöhte Leberenzymwerte werden manchmal beobachtet.

Literatur

Dickenson A, Besson JM (eds) (1997) The pharmacology of pain. Handbook of experimental pharmacology, vol 130. Springer, Berlin Heidelberg

Ferger B, Havemann-Reinecke U, Kuschinsky K (1997) Dopamin und Suchterkrankungen. Medizinische Monatsschrift für Pharmazeuten 20: 300 - 309

Goldstein A (1994) Addiction – from biology to drug policy. W. H. Freeman and Co, New York

Herz A (ed) (1993) Opiods I and II. Handbook of experimental pharmacology, vol 104 I und II. Springer, Berlin Heidelberg New York Tokyo

Reisine T, Pasternak G (1996) Opioid analgesics and antagonists. In: Goodman and Gilman's The pharmacological basis of therapeutics, 9th edn., Mc Graw-Hill, New York, pp 521–555

Zenz M, Jurna I (Hrsg) (1993) Lehrbuch der Schmerztherapie. Wissenschaftliche Verlagsgesellschaft, Stuttgart

Kapitel 13

Nicht-Opioidanalgetika

13

E. Hackenthal

Nicht-Opioidanalgetika

13

E. Hackenthal

13.1 Begriffsbestimmung

Die früher übliche Einteilung von Schmerzmitteln in zentral wirksame, starke Opioidanalgetika einerseits und peripher wirksame, schwache antipyretische Analgetika andererseits ist heute aus mehreren Gründen nicht mehr haltbar: Opioidanalgetika wirken nicht nur im Zentralnervensystem, sondern haben auch periphere Wirkungen. Umgekehrt wurde für viele der sog. peripheren Analgetika eine zentrale (spinale und/oder supraspinale) Wirkkomponente nachgewiesen. Auch das früher für alle antipyretischen Analgetika angenommene Wirkprinzip der Prostaglandinsynthesehemmung ist in dieser allgemeinen Form nicht zutreffend. Außerdem sind einige Analgetika wie Nefopam oder Flupirtin in das alte Schema nicht einzuordnen. Deshalb findet die Einteilung in Opioidanalgetika und Nichtopioidanalgetika, die keine Wirkmechanismen unterstellt, immer mehr Akzeptanz.

Innerhalb der Gruppe der Nicht-Opioidanalgetika lassen sich 3 Untergruppen unterscheiden (s. Übersicht).

Saure Analgetika wirken analgetisch, antipyretisch und antiphlogistisch (antirheumatisch). Die Vertreter dieser Untergruppe sind schwache Säuren. Dies verleiht ihnen besondere pharmakokinetische Eigenschaften, zu denen vor allem die Anreicherung in entzündetem Gewebe gehört. Typische Vertreter der sauren Analgetika sind Acetylsalicylsäure, Salicylsäure und die nichtsteroidalen Antirheumatika, die z.T. auch als Analgetika genutzt werden.

Nichtsaure Analgetika haben ebenfalls analgetische und antipyretische Eigenschaften. Es fehlt ihnen jedoch eine nennenswerte entzündungshemmende Wirkung. Typische Vertreter dieser Untergruppe sind Paracetamol und Pyrazolinone wie Metamizol, Phenazon und Propyphenazon. Die sauren und nichtsauren Analgetika werden auch unter dem Be-

Nicht-Opioidanalgetika

Saure Analgetika

Generelle Eigenschaften: analgetisch, antipyretisch und antiphlogistisch (antirheumatisch) wirksam. Durch Säurecharakter lokale Anreicherung in geschädigtem (entzündetem) Gewebe.

Wirkprinzipien: Hemmung der lokalen Prostaglandinsynthese. Zusätzlich spinale (evtl. auch supraspinale) Wirkung mit unbekanntem Mechanismus (Hemmung von Cyclooxygenase-Isoenzymen im ZNS?).

Unerwünschte Wirkungen: hauptsächlich durch Hemmung der Prostaglandinsynthese (Gruppennebenwirkungen).

Substanzen: Acetylsalicylsäure, andere Salicylate, nichtsteroidale Antirheumatika, Fenamate.

Nichtsaure Analgetika

Generelle Eigenschaften: analgetisch und antipyretisch wirksam. Keine antiphlogistische Wirkung, keine Anreicherung im entzündeten Gewebe.

Wirkprinzipien: nur geringe Hemmung der peripheren Prostaglandinsynthese. Wahrscheinlich überwiegend zentrale (spinale, supraspinale) Wirkung mit unbekanntem Mechanismus.

Unerwünschte Wirkungen: substanzspezifisch (s. Einzelsubstanzen).

Substanzen: Paracetamol, Metamizol, Phenazon, Propyphenazon.

Sonstige Nicht-Opioidanalgetika

Generelle Eigenschaften: analgetisch wirksam, jedoch keine antipyretische und antiphlogistische Wirkung.

Wirkprinzipien: Ausschließlich zentrale Wirkung, Flupirtin: Hemmung neuronaler K^+-Kanäle, funktionelle Hemmung von NMDA-Rezeptoren
Nefopam: unbekannt (evtl. Opioidrezeptoren).

Unerwünschte Wirkungen: substanzspezifisch.

Substanzen: Flupirtin, Nefopam (s. Kap. 12, S. 221).

griff *antipyretische Analgetika* zusammengefaßt, da die Fiebersenkung ein gemeinsames Merkmal ist.

Sonstige Nicht-Opioidanalgetika haben weder antipyretische noch antiphlogistische Eigenschaften. Ihre analgetische Wirkung wird zentral, jedoch nicht über Opioidrezeptoren, vermittelt. In diese Untergruppe gehören das Flupirtin und das Nefopam, die beide in Kap. 12 (S. 221) besprochen werden.

13.2 Wirkungsweise der antipyretischen Analgetika

Im Jahr 1971 entdeckte Vane die enzymatische Bildung von Prostaglandinen aus Arachidonsäure und konnte zeigen, daß diese Reaktion durch Acetylsalicylsäure gehemmt wird. Er postulierte, daß die analgetische, antipyretische und antiphlogistische Wirkung von Acetylsalicylsäure und verwandten nichtsteroidalen Antirheumatika auf einer Hemmung der Prostaglandinsynthese beruht. Diese Hypothese wurde sehr schnell akzeptiert und auf alle antipyretischen Analgetika ausgedehnt. In der Tat ist diese Hypothese sehr attraktiv, da sie eine Vielzahl unterschiedlicher Effekte auf eine gemeinsame Ursache zurückführt:

1) Prostaglandine, insbesondere PGE_2, werden in geschädigten Geweben vermehrt freigesetzt und haben eine sensibilisierende Wirkung auf periphere Nozizeptoren (freie Nervenendigung von sensorischen C- und Aδ-Fasern, die in das Hinterhorn des Rückenmarks projizieren (s. auch Kap. 12, S. 209)). Die eigentliche Aktivierung des Nozizeptors (Entstehung und Weiterleitung eines Aktionspotentials) wird durch Mechanismen ausgelöst, die bei jeder Gewebeverletzung ablaufen, wie z. B. ein Absenken des pH-Wertes im Interstitium, die Freisetzung von Kalium aus geschädigten Zellen mit einem Anstieg der Kaliumkonzentration im Interstitium, die Bildung von Kininen aus Kininogen durch die Aktivierung des Gewebekallikreins, die Freisetzung verschiedener Mediatoren aus eingewanderten Leukozyten und Makrophagen (s. Abb. 13.1). In Abwesenheit von Prostaglandinen sind diese nozizeptiven Signale meist unterschwellig, sie werden wirksam, wenn Nozizeptoren durch Prostaglandine sensibilisiert sind (Hyperalgesie). Es ist deshalb plausibel, daß eine Hemmung der Prostaglandinsynthese durch Analgetika die Hyperalgesie aufheben und damit analgetisch wirksam werden kann.
2) Ähnliche Argumente gelten für die entzündungshemmende Wirkung der antipyretischen Analgetika. Akuter Nozizeptorschmerz ist fast immer eine Begleiterscheinung einer lokalen Entzündungsreaktion. Prostaglandine wie PGE_2 und PGI_2 sind wichtige Mediatoren der Entzündung. Sie wirken u. a. vasodilatierend auf die lokale Mikrozirkulation (Rötung) und erhöhen, im Zusammenwirken mit Leukotrienen, die Gefäßpermeabilität (Schwellung). Es ist deshalb verständlich, daß eine Hemmung der Prostaglandinsynthese entzündungshemmend wirksam wird.
3) Auch an die Vermittlung der Fieberreaktion sind Prostaglandine (PGE_2) beteiligt. Allerdings ist ihre genaue Funktion in der hypothalamischen Temperaturregulation durch endogene Pyrogene (hauptsächlich Interleukin-1) noch nicht geklärt (s. Abb. 13.2).
4) Für die Prostaglandinhypothese spricht auch die Tatsache, daß die meisten unerwünschten Wirkungen der sauren Analgetika auf eine Hemmung der Prostaglandinsynthese zurückzuführen sind.

Dennoch ist diese „unitaristische" Hypothese der Prostaglandinsynthesehemmung als Wirkprinzip der antipyretischen Analgetika aus verschiedenen Gründen in Frage zu stellen:

1) Die nichtsauren antipyretischen Analgetika haben in vitro erst in sehr hohen Konzentrationen (1–3 mmol/l) eine Hemmwirkung auf die Cyclooxygenase. Diese Konzentrationen werden unter therapeutischen Bedingungen nicht erreicht. Dementsprechend werden auch unerwünschte Wirkungen der sauren Analgetika, die aus der Hemmung der Cyclooxygenase entstehen (Magenschleimhautschädigung, Analgetikaasthma oder Niereninsuffizienz), bei nichtsauren Analgetika nicht oder nur in schwacher Ausprägung beobachtet.
2) Auch die sauren Analgetika (ASS und andere nichtsteroidale Antirheumatika) haben in vitro

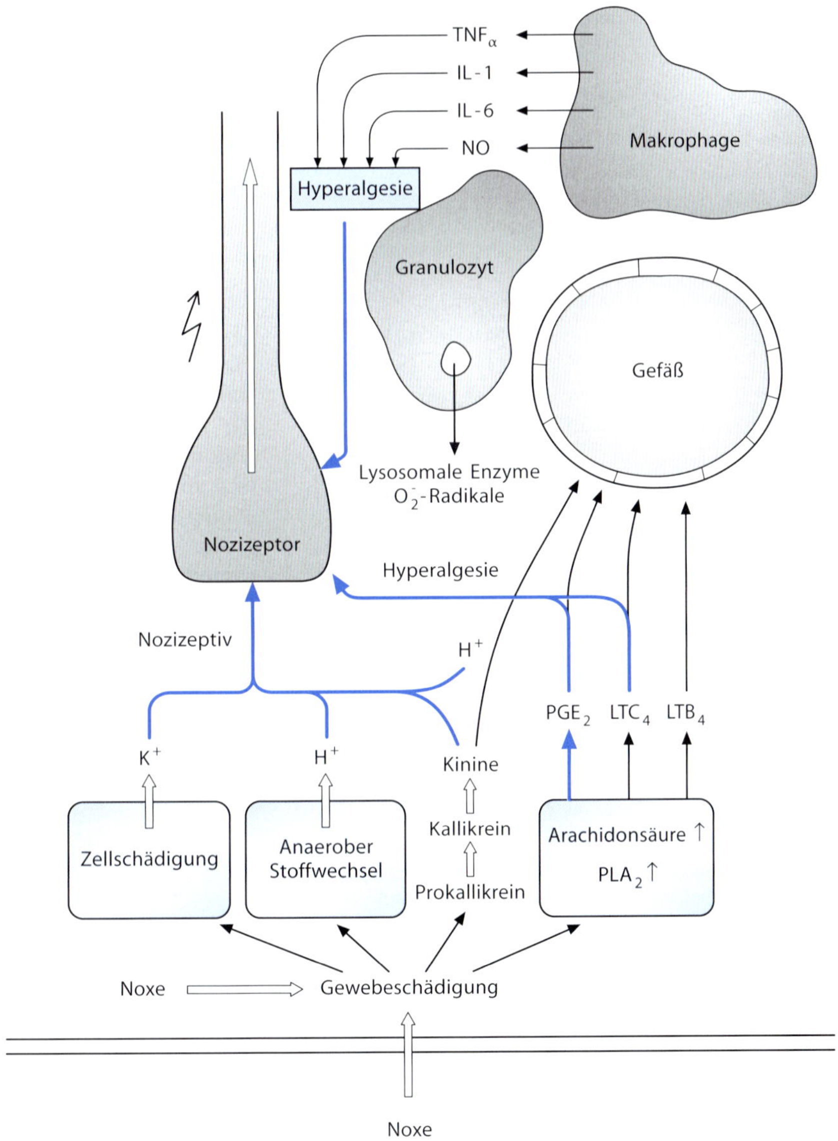

Abb. 13.1. Aktivierung von peripheren Nozizeptoren bei akuter Gewebeschädigung. Jede Gewebeschädigung (thermisch, chemisch, mechanisch) löst eine lokale Entzündungsreaktion aus. Typische Komponenten der Entzündung sind: Anstieg der K^+-Konzentration im Interstitium durch Zellschädigung, pH-Wertsenkung auf 5,5–6,5 durch anaeroben Stoffwechsel, Freisetzung von Eicosanoiden durch Aktivierung der Phospholipase A_2, und Bildung von Kininen. Prostaglandin E_2 (PGE_2) erzeugt eine erhöhte Empfindlichkeit am Nozizeptor (Hyperalgesie). Kinine, K^+, H^+ und wahrscheinlich auch Leukotriene (LTC_4) und Tumornekrosefaktor (TNF-α) sind die eigentlichen algogenen Substanzen und aktivieren den Nozizeptor. Chemotaktische Substanzen (z.B. LTB_4) halten Granulozyten und Makrophagen im Entzündungsbereich fest. Diese Zellen setzen ihrerseits Entzündungsmediatoren (TNF-α, Interleukine) frei, die hyperalgetisch wirksam sind

eine Hemmwirkung auf die Prostaglandinsynthese erst in Konzentrationen, die höher liegen als die Plasmakonzentration bei therapeutischer Dosierung. Allerdings erreichen saure Analgetika und Antirheumatika im entzündeten Gewebe erheblich höhere Konzentrationen als im Plasma (s. unten), so daß lokal die inhibitorischen Konzentrationen erreicht werden könnten. Diese Anreicherung wird bei nichtsauren Analgetika nicht beobachtet.

3) In tierexperimentellen und klinischen Studien konnte eine zentralnervöse (spinale und supraspinale) analgetische Wirkung mehrerer sog. peripherer Analgetika (z.B. Paracetamol, Metamizol, Acetylsalicylsäure) nachgewiesen werden. Es ist noch nicht geklärt, ob diese zentrale Analgesie durch eine Hemmung der Prostaglandinsynthese im ZNS oder über andere Mechanismen vermittelt wird.

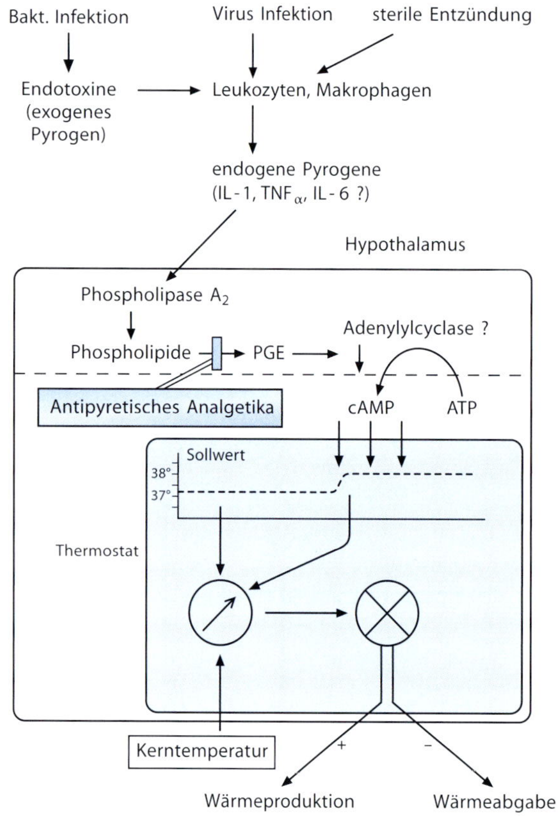

Abb. 13.2. Prostaglandine als Mediatoren der Fieberreaktion. Die Körpertemperatur wird im Temperaturregulationszentrum des Hypothalamus eingestellt. Abweichungen vom „Sollwert" werden an der Kerntemperatur (durchströmendes Blut im Hypothalamus) gemessen und durch die Aktivierung oder Einschränkung wärmeproduzierender oder wärmeabgebender Maßnahmen korrigiert. Endogene Pyrogene sind Cytokine, wie Interleukin-1, Tumornekrosefaktor-α (TNF-α) und Interleukin-6. Sie werden als Komponenten einer „Akute-Phase-Reaktion" im Entzündungsgebiet vermehrt gebildet und erscheinen im Plasma. Sie stimulieren direkt oder indirekt die Prostaglandinsynthese in den temperaturregulierenden Zentren. Prostaglandine (PGE_2) vermitteln vermutlich über die Aktivierung von PE_2-Rezeptoren und der Adenylylcyclase die Erhöhung des Sollwertes

4) Die Situation wird weiter kompliziert durch die Entdeckung von Cyclooxygenase-Isoenzymen (Cox-1 und Cox-2), die sich durch ihre Lokalisation, durch ihre konstitutive Synthese (Cox-1) oder Induzierbarkeit (Cox-2) und möglicherweise auch in ihrer Empfindlichkeit gegenüber antipyretischen Analgetika und nichtsteroidalen Antirheumatika unterscheiden (siehe auch Kap. 14.2). Im Hinterhorn des Rückenmarks, wo die Umschaltung des peripheren nozizeptiven Neurons auf aszendierende Bahnen erfolgt, wurde COX-2-Aktivität nachgewiesen. Die lokale Hemmung dieser COX-2-Aktivität durch COX-2-Inhibitoren unterbricht die aufsteigende Schmerzinformation. Nach tierexperimentellen Befunden könnte diese COX-2 Aktivität auch der Angriffspunkt von schmerzhemmenden Enantiomeren versch. nichtsteroidaler Antirheumatika als auch von Paracetamol sein.

Zusammenfassend läßt sich feststellen, daß die periphere Hemmung der Cyclooxygenase nach wie vor als Mechanismus der analgetischen und entzündungshemmenden Wirkung der sauren Analgetika anzusehen ist, daß jedoch spinale Wirkungen ebenfalls beteiligt sind. Bei den nichtsauren Analgetika scheinen zentralnervöse Wirkungen auf spinaler und supraspinaler Ebene als analgetische Wirkungsmechanismen im Vordergrund zu stehen

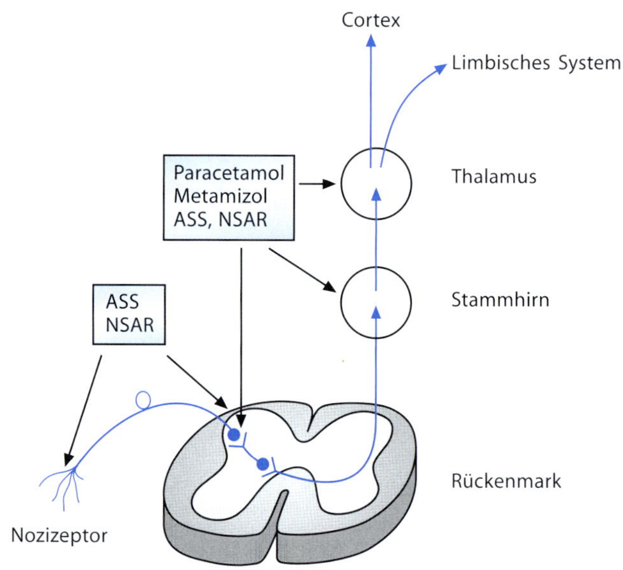

Abb. 13.3. Vorstellungen über die Wirkorte von antipyretischen Analgetika. Nichtsteroidale Antirheumatika (NSAR) und saure Analgetika wie Acetylsalicylsäure (ASS) sind vermutlich über eine Hemmung der Prostaglandinsynthese an peripheren Nozizeptoren analgetisch wirksam. Im Hinterhorn des Rückenmarks wurde ebenfalls eine Hemmung der Nozizeption durch NSAR nachgewiesen. Die nichtsauren Analgetika wie Paracetamol und Metamizol haben dagegen eine bevorzugte spinale und supraspinale Wirkung. Ihre Wirkung auf periphere Nozizeptoren ist wahrscheinlich sehr gering

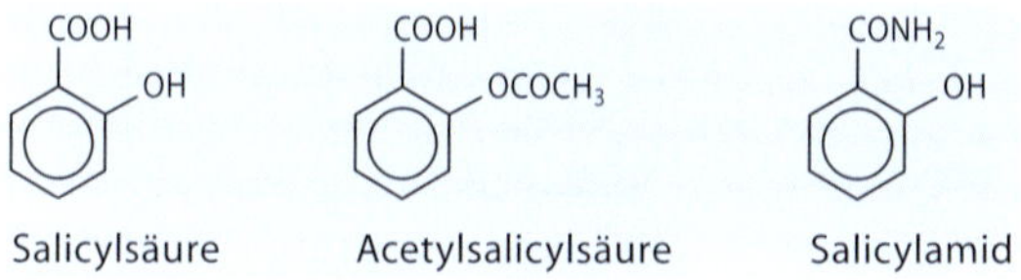

Abb. 13.4. Strukturen von Salicylaten

(s. Abb. 13.3). In welchem Umfang an diesen zentralen Wirkungen die Hemmung von Cyclooxigenase-Isoenzymen beteiligt ist, läßt sich z.Z. noch nicht abschätzen.

13.3 Salicylate

Wirkungsweise

Hauptvertreter dieser Gruppe und Referenzsubstanz für die sauren Analgetika ist die *Acetylsalicylsäure* (ASS). Im Organismus wird ASS schnell zu *Salicylsäure* hydrolysiert (Plasmahalbwertszeit 10–15 min). Deshalb beruhen wahrscheinlich die meisten beobachteten Wirkungen auf der freigesetzten Salicylsäure, die, wie alle sauren Analgetika und Antirheumatika, ihre analgetisch-antipyretische und entzündungshemmende Wirkung zumindestens teilweise einer kompetitiven (reversiblen) Hemmung der Cyclooxygenase verdankt (s. oben).

Die Acetylsalicylsäure hat darüber hinaus eine substanzspezifische Wirkung, die aus der enzymatischen und nichtenzymatischen Übertragung des Acetylrestes auf Proteine resultiert. Zu diesen Proteinen gehört auch die Cyclooxygenase, die durch Acetylierung eines Serinhydroxyls (Ser 530) in der Nähe des aktiven Zentrums irreversibel inaktiviert wird (Abb. 13.5). Es ist nicht bekannt, in welchem Umfang diese Reaktion an der analgetischen, antipyretischen und antiphlogistischen Wirkung der ASS beteiligt ist. Für eine geringe Beteiligung spricht die Beobachtung, daß nach oraler Applikation therapeutischer Dosen intakte Acetylsalicylsäure nur im Blut, nicht jedoch in verschiedenen Geweben nachweisbar war, sowie die Tatsache, daß sich Acetylsalicylsäure und Salicylsäure in ihrer analgetisch-antipyretischen Wirkung nicht signifikant unterscheiden.

Von entscheidender Bedeutung ist die Acetylierung der Cyclooxygenase jedoch für Hemmwirkung der ASS auf die Thrombozytenaggregation: Thromboxan A_2 (TxA_2) ist das vorherrschende Produkt der Cyclooxygenaseaktivität in Thrombozyten. ASS hemmt dementsprechend die Synthese von Thromboxan und damit einen der wichtigen Aggregationsauslöser. Thrombozyten haben keine nennenswerte Proteinbiosynthese und können deshalb Cyclooxygenase nicht nachsynthetisieren. Dieser Unterschied zu anderen Geweben, insbesondere den Endothelzellen, kann therapeutisch ausgenutzt werden. Bei regelmäßiger Einnahme von ASS in niedriger Dosierung (50–100 mg/Tag) wird die Cyclooxygenase der Thrombozyten kumulativ gehemmt

Abb. 13.5. Irreversible Hemmung der Cyclooxigenase durch Acetylsalicylsäure. Acetylsalicylsäure kann enzymatisch und nichtenzymatisch zahlreiche Proteine acetylieren und wird dabei in Salicysäure überführt. Zu den acetylierbaren Proteinen gehört die Cyclooxygenase, die an einem Serinrest in Position 530 acetyliert wird. Diese kovalente Bindung führt zur irreversiblen Inaktivierung des Enzyms. Dieser Mechanismus ist für die Hemmung der Cyclooxygenase und der Thromboxansynthese in Thrombozyten nachgewiesen (s. Text)

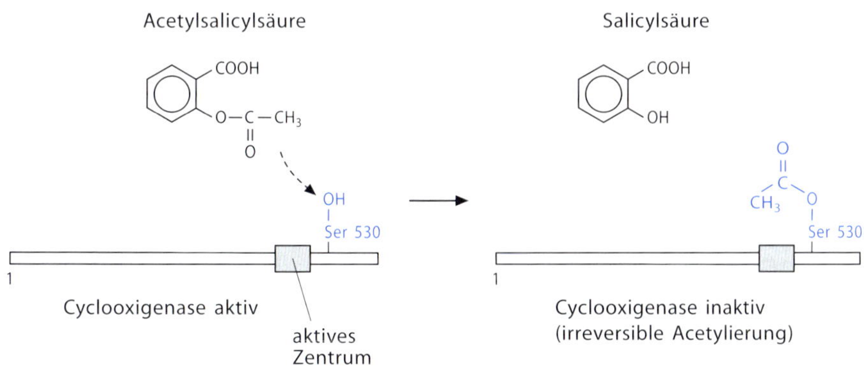

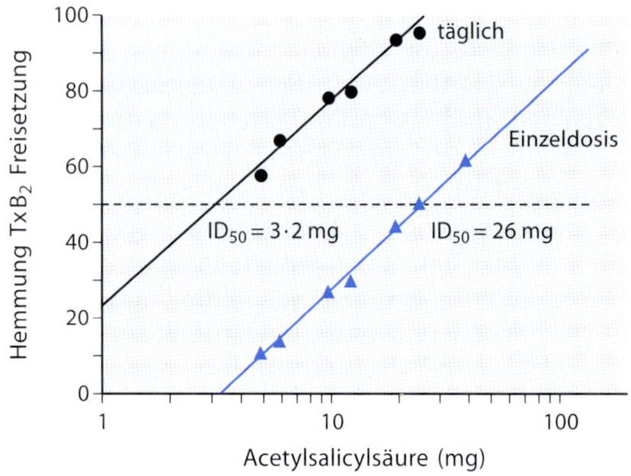

Abb. 13.6. Hemmung der Thromboxansynthese und der Thrombozytenaggregation beim Menschen. Dosis-Wirkungs-Kurven für die Hemmung der Freisetzung von TxB_2 (Metabolit des Thromboxan A_2) durch Acetylsalicylsäure nach Einzelgabe oder regelmäßiger (täglicher) oraler Einnahme. Beachte die ca. 10fache Verminderung der 50%-Hemmdosis bei regelmäßiger Zufuhr als Folge der kumulativen Hemmwirkung. (Mod. nach Patrono et al. 1989)

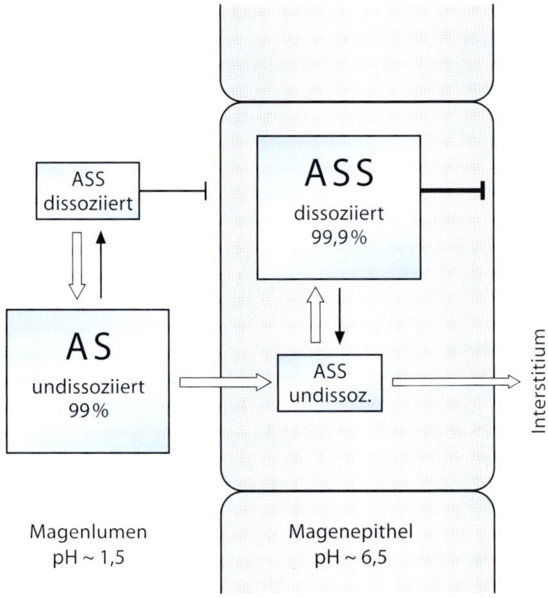

Abb. 13.7. Kinetik der Acetylsalicylsäure in der Magenschleimhaut. Im sauren Milieu des Magensaftes (hier mit einem pH-Wert von 1,5 angenommen) liegt die Acetylsalicylsäure (ASS) mit einem pK_a-Wert von 3,5 fast ausschließlich (99 %) in der lipophilen nichtdissoziierten Form vor. Diese kann leicht in die Zellen der Magenschleimhaut diffundieren. Bei dem höheren intrazellulären pH-Wert dissoziiert ASS nahezu vollständig (99,9 % dissoziiert). In dieser hydrophilen Form kann sie nicht in das Interstitium und die Blutbahn diffundieren. Diffusibel ist lediglich der kleine Anteil der nichtdissoziierten Säure (0,1 %). Dadurch ist die Geschwindigkeit des Einstroms in die Zelle deutlich höher als die des Ausstroms. Folgen der (vorübergehenden) zellulären Anreicherung (bis 10fach) sind eine starke lokale Prostaglandinsynthesehemmung und eine intrazelluläre Schädigung durch ASS selbst.

(s. Abb. 13.6). Nach 6–8 Tagen ist eine weitgehende Hemmung der TxA_2-Synthese erreicht, während die PGI_2-Synthese in den Endothelzellen durch Neusynthese der Cyclooxygenase innerhalb weniger Stunden wieder regeneriert wird. Ein weiterer Vorteil dieser Therapie ist die geringe systemische Belastung mit ASS, Nebenwirkungen sind sehr selten. (Einzelheiten s. Kap. 25, S. 428). Die erfolgreiche klinische Anwendung dieses Prinzips ist in Kap. 20, S. 345f. dargestellt.

Pharmakokinetik der Acetylsalicylsäure und Salicylsäure

Ein Teil der oral applizierten ASS wird in Abhängigkeit vom pH-Wert durch die Magenschleimhaut, der größere Anteil im Dünndarm resorbiert. Bereits während der Resorption im Dünndarm sowie während der First-pass-Phase wird ASS teilweise deacetyliert (systemische Verfügbarkeit der ASS ca. 50–70 %, der Gesamtsalicylsäure 100 %). Peakplasmakonzentrationen von ASS werden nach 15–25 min, von Salicylsäure nach 30–80 min erreicht. Die Bioverfügbarkeit aus Suppositorien ist geringer und unzuverlässig.

Wegen der schnellen Hydrolyse ist ASS im Gewebe nicht nachweisbar. Salicylsäure zeigt eine Anreicherung in der Magenschleimhaut, in Leber, Darm, Speicheldrüsen, Nieren und v. a. im entzündeten Gewebe. Auch die Acetylsalicylsäure wird bei oraler Verabreichung in der Magenschleimhaut angereichert. Der Mechanismus dieser Anreicherung ist in Abb. 13.7 beschrieben.

Dieser Anreicherung unterliegen auch alle nichtsteroidalen Antirheumatika (NSAR), sofern sie eine freie Säurefunktion haben und die undissoziierte Form genügend lipophil ist.

Ein ähnlicher Mechanismus ist auch für die Anreicherung der Salicylsäure und der NSAR im entzündeten Gewebe verantwortlich: Der gegenüber dem physiologischen pH-Wert im Plasma und Interstitium erniedrigte pH-Wert im Entzündungsbereich (pH 5,5–6,5) vermindert die Dissoziation der Salicylsäure. Der höhere protonierte Anteil, der im Gleichgewicht mit der dissoziierten Form steht, kann in die Zellmembran und das Zellinnere hineindiffundieren. Er wird im Interstitium kontinuierlich aus der undissoziierten Form nachgebildet. Auf diese Weise kann es zu Anreicherungen bis zum 10fachen der Plasmakonzentration kommen (s. auch Abb. 14.2, S. 261).

Die Elimination von Acetylsalicylsäure erfolgt durch schnelle Hydrolyse im Plasma ($t^1/_2$ = 10–15 min). Salicylsäure wird z. T. unverändert renal ausgeschieden (20–60 %), mit Glycin zur Salicylursäure konjugiert (30–40 %), glukuronidiert (bis zu 20 %) und zu Gentisinsäure (bis zu 5 %) oxidiert. Die Eliminationshalbwertszeit der Salicylsäure ist durch die Sättigung der Eliminationsmechanismen dosisabhängig (s. Übersicht).

Pharmakokinetische Eigenschaften der Salicylate

Acetylsalicylsäure: Orale Bioverfügbarkeit 60 % (als Salicylsäure 100 %). Bereits in Schleimhaut vom Magen-Darm Hydrolyse zu Salicylsäure und Essigsäure. Plasma-HWZ durch Hydrolyse 10–15 min. Keine meßbare Gewebekonzentration von ASS.

Salicylsäure: Orale Bioverfügbarkeit 100 %. Eliminations-HWZ dosisabhängig durch Sättigung der Eliminationsmechanismen:

0,5–1 g:	2–3 h,
1 – 4 g:	3–8 h,
5–10 g:	6–20 h.

Unerwünschte Wirkungen von ASS und Salicylsäure

Nebenwirkungen werden am häufigsten im *Gastrointestinaltrakt* beobachtet. Bedingt durch den oben beschriebenen Anreicherungsprozeß und die lokale Hemmung der Prostaglandinsynthese, möglicherweise auch durch weitere intrazelluläre Wirkungen der Säure, zeigt die Magenschleimhaut auch nach einmaliger Einnahme analgetischer Dosen (0,5–1 g) fast immer (>95 %) eine vorübergehende Schädigung mit Schwellung, Erosionen und Mikroblutungen, die jedoch nur selten (ca. 5 %) subjektiv mit Sodbrennen, Magenschmerzen und Druckgefühl wahrgenommen wird. Wegen der hohen Proliferationsrate des Magenepithels sind diese Störungen meist innerhalb von 1–2 h nach der Einnahme von ASS wieder verschwunden und haben keine klinische Relevanz. Dagegen können nach regelmäßiger Einnahme von Acetylsalicylsäure (täglich >1 g, mindestens 4mal wöchentlich) größere Blutungen und Magenulzera (Häufigkeit ca. 1:10 000) auftreten.

Acetylsalicylsäure und Salicylsäure werden über den Säuretransportmechanismus im proximalen Tubulus der Niere sezerniert. Darauf beruht die sog. *„paradoxe" Wirkung der ASS auf die Harnsäureausscheidung:* Bei niedriger ASS-Konzentration (analgetische Dosierung) überwiegt die kompetitive Hemmung der Harnsäuresekretion, die Harnsäurekonzentration im Plasma steigt an. Bei höherer Konzentration (antirheumatische Dosierung und höher) überwiegt die Hemmwirkung auf die Rückresorption der Harnsäure. ASS hat dann eine urikosurische Wirkung, die früher in der Gichttherapie ausgenutzt wurde. Diese Interferenz ist nur bei Gichtpatienten klinisch relevant.

Ca. 15 % aller Patienten mit einem Asthma bronchiale reagieren auf die Einnahme von ASS oder Salicylsäure mit einem Asthmaanfall oder einer Zunahme des Bronchospasmus (*„Aspirinasthma"*). Ursache ist die Hemmung der Synthese des bronchodilatierend wirksamen Prostaglandin E_2 in der Bronchialschleimhaut, und evtl. zusätzlich eine vermehrte Umwandlung der Arachidonsäure zu bronchospastisch wirksamen Leukotrienen über den Lipoxigenase-Weg (Abb. 13.8).

Eine seltene, aber gefährliche unerwünschte Wirkung der ASS ist das *Reye-Syndrom.* Nur bei Kindern und Jugendlichen bis zu 18 Jahren auftretend, kommt es im Gefolge eines viralen Infektes meist der oberen Luftwege nach der Einnahme von ASS zu einer nichtentzündlichen Enzephalopathie in Verbindung mit einer Leberzellnekrose. Die Mortalität dieser Erkrankung beträgt 25 %. Das Reye-Syndrom scheint in Europa seltener vorzukommen als in den USA (USA vor 1980 0,6–0,9/100 000 Jugendliche, 1997, nach intensiver Warnkampagne <0,1/100 000). Als Mechanismus wird eine primäre mitochondriale Schädigung v. a. der Leber durch ASS angesehen. Andere Auslöser des Reye-Syndroms (Aflatoxine, Insektizide, Valproate, angeborene Stoffwechselstörungen) wurden beschrieben.

ASS verlängert die *Blutungszeit* und erhöht gelegentlich die *Blutungsneigung.* In sehr hohen Dosierungen hemmt ASS die Synthese der Vitamin-K-abhängigen hepatischen Gerinnungsfaktoren.

Durch die Hemmung der renalen Prostaglandinsynthese können *Nierenfunktionsstörungen* bereits bei regelmäßiger Einnahme analgetischer Dosie-

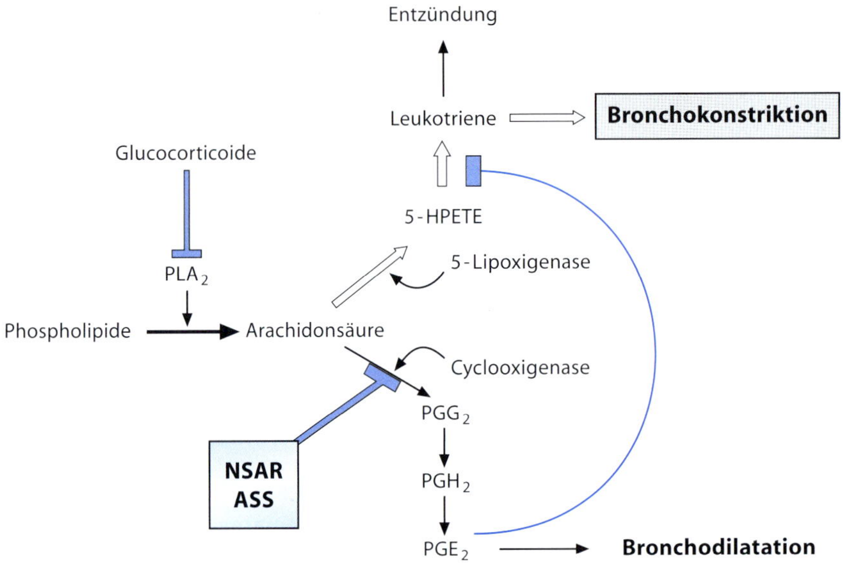

Abb. 13.8. Mögliche Mechanismen des „Aspirinasthmas". Acetylsalicylsäure und andere nichtsteroidale Antirheumatika (NSAR) hemmen die Cyclooxygenase der Bronchialschleimhaut und -muskulatur. Bei Asthmapatienten kann durch das Fehlen des bronchodilatierenden PGE_2 ein Bronchospasmus ausgelöst werden. Als verstärkender Mechanismus wird der Lipoxigenaseshift diskutiert: Die nicht mehr über die Cyclooxygenase metabolisierbare Arachidonsäure wird vermehrt durch Lipoxygenasen, hauptsächlich die 5-Lipoxygenase, in entzündungsfördernde und bronchokonstriktorische Leukotriene umgewandelt. Da PGE_2 die Leukotriensynthese in aktivierten Makrophagen hemmt, kann eine Hemmung der PGE_2-Synthese durch ASS auch über diesen Mechanismus zu einer verstärkten Leukotriensynthese führen

rungen auftreten (s. nichtsteroidale Antirheumatika). Dagegen ist der zentrale Symptomenkomplex des *Salizylismus* mit Hörstörungen (Tinnitus, Höreinbußen), Verwirrtheit und psychotischen Reaktionen ein Merkmal der antirheumatischen Anwendung mit Übergang zur Intoxikation.

Therapeutische Anwendung

Verwendet wird fast nur ASS, da eine gegenüber Salicylsäure bessere Verträglichkeit angenommen wird. Die übliche Einzeldosis enthält 500 mg ASS, pro Tag können bis zu 3 g eingenommen werden. Indikationen sind leichte bis mittelschwere Schmerzen, wie Kopf- oder Zahnschmerzen, Menstruationsbeschwerden, entzündlicher Schmerz, Fieber. ASS wird in niedriger Dosierung (50–100 mg/Tag) zur Primär- und Sekundärprävention arterieller und venöser thromboembolischer Erkrankungen verwendet, insbesondere bei tiefen Venenthrombosen, transitorischen ischämischen Attacken, nach Hirninfarkt, bei Patienten mit koronarem Risiko und nach Herzinfarkt (s. Kap. 21 und 23). Ist ein schneller Wirkungseintritt erforderlich, wie z. B. in der Behandlung des Herzinfarktes, muß die Behandlung mit 500 mg ASS i. v. begonnen werden. ASS wird als Lysinsalz auch intravenös (z. B. bei Migräne) oder intrathekal bei bestimmten Karzinomschmerzen verwendet. Diese Anwendungen sind jedoch nicht allgemein akzeptiert. Die früher übliche Anwendung von Acetylsalicylsäure als Antirheumatikum mit Tagesdosen vom 4–8 g ist heute zugunsten besser verträglicher nichtsteroidaler Antirheumatika aufgegeben worden.

Gegenanzeigen, Anwendungsbeschränkungen

Acetylsalicylsäure darf nicht angewandt werden bei Patienten mit Magen-Darm-Ulzera, erhöhter Blutungsneigung, Asthma bronchiale und Kindern mit fieberhaften Infekten (Gefahr des Reye-Syndroms). Im letzten Drittel der Schwangerschaft sowie in der Stillzeit sollte ASS nicht verwendet werden (Blutungsneigung, vorzeitiger Verschluß des Ductus botalli und mangelnde Entgiftung bei Feten und Neugeborenen).

Andere Salicylate

Mehrere Derivate oder Verwandte der Acetylsalicylsäure, wie Salicylamid, Ethenzamid, Gentisinsäure, Carbamoylphenoxyessigsäure, die meist in Kombinationspräparaten verwendet wurden, haben keine nachgewiesene analgetische Wirksamkeit.

13.4 Ibuprofen und andere nichtsteroidale Antirheumatika als Analgetika

Wie schon erwähnt, haben die sauren, nichtsteroidalen Antirheumatika (NSAR) neben ihrer entzündungshemmenden auch eine analgetische Wirkung. Das Verhältnis Analgesie zu Entzündungshemmung ist nicht bei allen NSAR gleich. Einige Substanzen mit guter analgetischer Wirkung bei schwächerer antiphlogistischer Wirkung (und damit geringeren Nebenwirkungen) werden deshalb auch als Analgetika genutzt. Dies betrifft insbesondere das *Ibuprofen*, das rezeptfrei erhältlich ist. Ibuprofen hat prinzipiell die gleichen Wirkungen und Nebenwirkungen wie ASS (jedoch keine irreversible Thrombozytenaggregationshemmung). Die Verträglichkeit soll bei gleicher Analgesie (500 mg ASS sind 300 mg Ibuprofen äquivalent) besser sein als die der Acetylsalicylsäure. Einige Fälle von Pseudotumor cerebri mit Anstieg des Liquordrucks, Kopfschmerz, Sehstörungen sowie Meningitis wurden nach Einnahme von Ibuprofen beobachtet. Ibuprofen wird oral mit einer Bioverfügbarkeit von 70–80 % resorbiert und wird mit einer terminalen Plasmahalbwertszeit von 2 h durch Oxidation und Konjugation eliminiert. Nur 10–15 % werden unverändert renal ausgeschieden. Indikationen und Kontraindikationen entsprechen weitgehend denen der ASS. Eine gegenüber anderen Analgetika bevorzugte Wirksamkeit bei Dysmenorrhö ist nicht belegt. Die als Antirheumatika eingesetzten COX-2-Inhibitoren (s. Kap. 14) haben, wahrscheinlich durch einen spinalen Angriffspunkt, eine gute, von der Entzündungshemmung unabhängige analgetische Wirksamkeit, die evtl. in der Tumorschmerz-Behandlung eingesetzt werden kann.

13.5 Fenamate

Die Anthranilsäurederivate *Flufenaminsäure* und *Mefenaminsäure*, die verwandte Niflumsäure, sowie das Etofenamat, ein Ester der Flufenaminsäure,

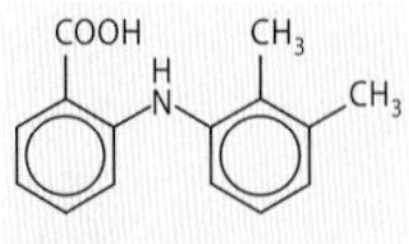

Mefenaminsäure

sind den nichtsteroidalen Antirheumatika zuzurechnen, die auch als Analgetika verwendet werden. Die Fenamate haben eine dem Ibuprofen vergleichbare analgetische, antipyretische und relativ schwache antiphlogistische Wirkung. Wegen der unerwünschten Wirkungen, insbesondere häufiger Diarrhöen (bis zu 25 %) sowie einiger Fälle von Nephrotoxizität haben sie als Analgetika kaum noch Bedeutung.

13.6 Paracetamol

Wirkungsweise

Paracetamol (Synonym: Acetaminophen) ist das 4-Hydroxyderivat des vor 100 Jahren als Antipyretikum eingeführten Acetanilids und Hauptmetabolit des vor 90 Jahren eingeführten, heute ebenfalls nicht mehr gebräuchlichen Phenacetins. Das Wirkprinzip des Paracetamols als Analgetikum und Antipyretikum ist nicht bekannt (s. 13.1). Paracetamol hemmt nur geringfügig die periphere Prostaglandinsynthese, z. B. im Gastrointestinaltrakt, im Entzündungsgebiet oder in Makrophagen. Tierexperimentell wurde eine zentrale und supraspinale analgetische Wirkung nachgewiesen. Als Mechanismus der spinalen Analgesie wurde eine Beeinflussung von Serotonin-$5HT_3$-Rezeptoren und eine Hemmung der spinalen COX-2-Aktivität (s. oben) beschrieben. Weitere Befunde weisen auf einen Antagonismus an NMDA-Rezeptoren (exzitatorische Glutamatrezeptoren) und eine Interferenz mit den neuronalen Wirkungen von lokal gebildetem NO hin. Paracetamol hat als nichtsaures Analgetikum nur geringe entzündungshemmende Eigenschaften.

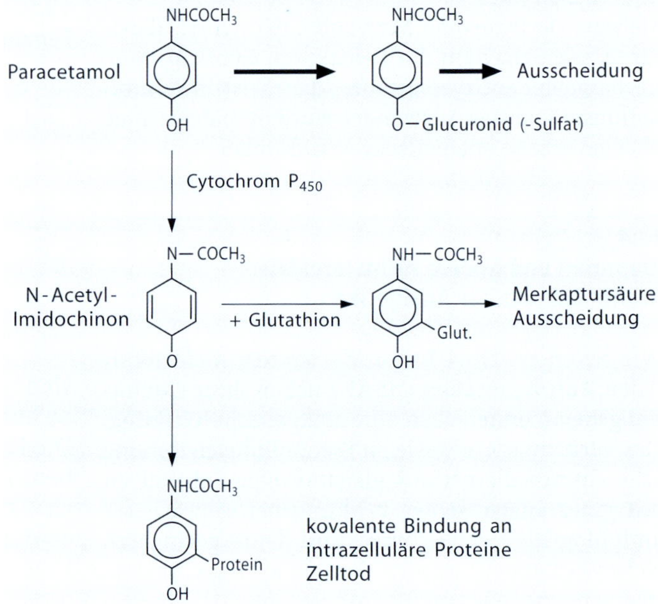

Abb. 13.9. Metabolismus von Paracetamol und Mechanismus der Lebertoxizität. Hauptmetaboliten des Paracetamols sind das Glukuronid und das Sulfat. Ein kleiner Teil (normalerweise ≤ 3 %) wird durch das Cytochrom-P450-System zu dem reaktiven elektrophilen N-Acetyl-p-chinonimin oxidiert, das sofort durch Konjugation mit Glutathion abgefangen wird. Bei Überdosierung von Paracetamol (>6–8 g) sind die Glutathionreserven der Leberzellen schnell erschöpft. Der reaktive Metabolit kann nicht mehr entgiftet werden und reagiert mit zellulären Proteinen (Gefahr der Leberschädigung und des Leberkomas)

Pharmakokinetik

Paracetamol wird nach oraler Gabe rasch und mit einer Bioverfügbarkeit von 70–90 % resorbiert. Maximale Plasmakonzentrationen werden nach 30–60 min erreicht. Die absolute Bioverfügbarkeit aus Suppositorien liegt bei 30–40 %. Paracetamol passiert die Blut-Liquor-Schranke und geht in die Muttermilch über. Die Elimination erfolgt mit einer terminalen Halbwertszeit von 2–3 h hauptsächlich durch Konjugation mit Glukuronsäure (ca. 50 %) und Schwefelsäure (ca. 40 %). Ein kleiner Anteil (1–3 %) erscheint im Harn als Merkaptursäurederivat und als Methylthioparacetamol und 2–5 % in unveränderter Form (Abb. 13.10). Bei Neugeborenen ist die Eliminationshalbwertszeit auf 5 h verlängert.

Unerwünschte Wirkungen

Paracetamol wird generell gut vertragen. Sehr selten treten *Überempfindlichkeitsreaktionen* mit Exanthem oder Quincke-Ödem, Atemnot, Schweißausbruch, Übelkeit, Blutdruckabfall auf. Auch Thrombozytopenien, Leukopenien oder Agranulozytosen sind sehr selten. Etwa 2–5 % der Asthmapatienten, die auf Acetylsalicylsäure mit einem Bronchospasmus reagieren, zeigen auch nach Paracetamol in höherer analgetischer Dosierung eine *bronchospastische Reaktion.* Bei chronischer Anwendung in Kombinationspräparaten kann Paracetamol an der Entwicklung einer *Analgetikanephropathie* beteiligt sein (s. 13.8). Bei gleichzeitiger Therapie mit oralen Antikoagulantien kann Paracetamol in analgetischer Dosierung (1–1,5 g/Tag) eine dramatische Zunahme des Blutungsrisikos auslösen (Zunahme der Prothrombinzeit INR auf >6).

Toxische Wirkungen

Toxische Wirkungen werden v. a. in der *Leber* beobachtet: Neben der Elimination durch Konjugationsreaktionen wird ein kleiner Teil des Paracetamols durch das mikrosomale Cytochrom-P450-System zu einem sehr reaktiven elektrophilen Chinonimin oxidiert, das durch Kopplung an Glutathion zur Merkaptursäure sofort entgiftet wird. Bei einer Überdosierung von Paracetamol reichen die Glutathionreserven der Leberzellen für diese Entgiftungsfunktion nicht aus. Das Chinonimin geht kovalente Bindungen mit zellulären Proteinen ein. Mit zunehmender Dosis treten zunächst reversible funktionelle Störungen, später Leberzellnekrosen und Leberkoma auf (Abb. 13.10).

In der *Nierenrinde* werden bei Paracetamolüberdosierung Zellnekrosen der Nierentubuli mit der möglichen Folge einer akuten Niereninsuffizienz beobachtet, die wahrscheinlich auf dem gleichen Mechanismus wie in der Leber beruhen.

Als toxische *Grenzdosis* werden 5–8 g Paracetamol angesehen. Untersuchungen an gesunden Probanden zeigten jedoch, daß eine Depletion der hepatischen Glutathionreserven bereits bei einer Dosierung von 3 g eintritt. Die toxische Schwelle kann erniedrigt sein bei bestehender Induktion des Cytochrom-P450-Systems, verminderter Konjugationsleistung der Leber oder Konkurrenz mit anderen Pharmaka in der Konjugationsreaktion (z. B. Salicylamid) und Vorschädigung der Leber. Klinisch scheint dies vor allem für die chronische Alkoholschädigung ohne Zirrhose zuzutreffen. Bei diesen Patienten wurde eine signifikant erniedrigte toxische Grenzdosis gefunden (Tabelle 13.1). Zur Prävention der lebertoxischen Wirkung des Paracetamols wurde die fixe Kombination mit Methionin empfohlen.

Tabelle 13.1. Erhöhte Hepatoxizität von Paracetamol

Mechanismus	Tierexperimentell nachgewiesen	Klinisch nachgewiesen
Induktion mischfunktioneller Oxydasen (z. B. durch Barbiturate, Benzodiazepine)	+	–
Hemmung der Konjugationsreaktion durch Konkurrenten (z. B. Salicylamid)	+	–
Chronische Leberinsuffizienz	(+)	–
Akute Alkoholbelastung	– (protektiv)	–
Chronischer Alkoholabusus ohne Zirrhose	+	+
Chronisch-aktive Hepatitis	∅	(+)
Infektiöse Mononukleose	∅	(+)
Medikamentöse Leberschädigung (z. B. INH)	+	+

Zur *Behandlung der Paracetamolintoxikation* werden neben Aktivkohle Sulfhydryldonatoren gegeben, die in die Leberzelle eindringen, und das Glutathiondefizit ausgleichen können. Verwendet wird vor allem *Acetylcystein*. Diese Therapie ist jedoch nur in den ersten 10–15 h nach Intoxikation wirksam.

Therapeutische Anwendung

Paracetamol hat eine gute analgetische Wirkung bei leichten bis mittelstarken Schmerzen, die nicht viszeralen Ursprungs sind. Bei den meisten febrilen Zuständen hat Paracetamol eine gute antipyretische Wirkung. Die übliche Einzeldosis bei Erwachsenen ist 0,5 g, die maximale Tagesdosis 3 g für eine begrenzte Zeit. Kinder erhalten 10–15 mg/kg als Einzeldosis und bis zu 50 mg/kg KG/Tag.

13.7 Metamizol, Phenazon, Propyphenazon

Wirkungsweise

Diese *Pyrazolinone*, die fälschlicherweise oft als Pyrazolonderivate bezeichnet werden, gehören zu den nichtsauren Analgetika, während die *Pyrazolidindione* (z. B. Phenylbutazon, Oxiphenbutazon) Säurecharakter haben und den nichtsteroidalen Antirheumatika zuzuordnen sind. Metamizol, Phenazon und Propyphenazon haben eine gute analgetische Wirksamkeit. Es wird häufig unterstellt, daß Metamizol als Analgetikum wirksamer sei als Phenazon, Propyphenazon oder Paracetamol. Es ist jedoch unklar, ob Metamizol tatsächlich eine höhere Wirksamkeit (intrinsische Aktivität = maximal erreichbare Wirkung) oder lediglich eine höhere analgetische Potenz (Wirkung pro mg Substanz) hat. Dagegen ist eine höhere antipyretische Wirksamkeit des Metamizols gegenüber Phenazon, Paracetamol oder ASS als gesichert anzusehen (Abb. 13.11).

Die Pyrazolinone haben wie andere nichtsaure Analgetika keine nennenswerte entzündungshemmende Wirksamkeit, die Hemmung der peripheren Cyclooxygenase ist gering, und die analgetische Wirkung scheint überwiegend zentralnervös mit unbekanntem Mechanismus vermittelt zu sein (s. 13.1). Metamizol hemmt in einer Dosierung von 1 g reversibel die Thromboxansynthese in Thrombozyten. Da Metamizol in sehr hoher Dosierung (2,5 g

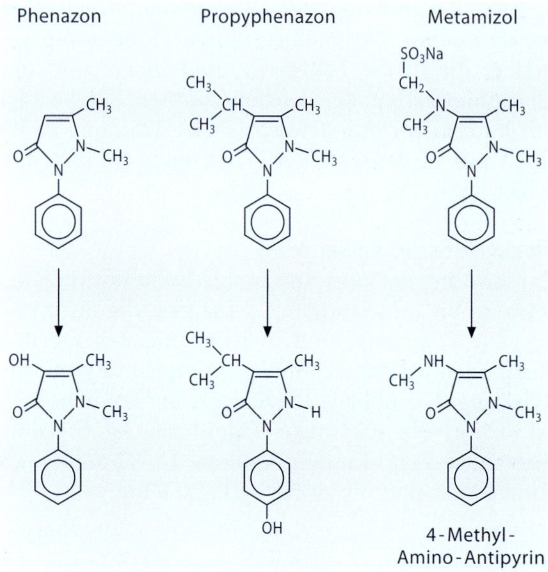

Abb. 13.10. Strukturen von analgetisch wirksamen Pyrazolinonen und ihren Hauptmetaboliten

i. v.) eine Ureter- oder Gallenkolik schnell und zuverlässig unterbrechen kann, wird eine direkte spasmolytische Wirkung von Metamizol an der glatten Muskulatur diskutiert. Dieser postulierte Wirkungsmechanismus ist jedoch umstritten (s. unten).

Pharmakokinetik

Die wichtigsten pharmakokinetischen Daten sind in Tabelle 13.2 zusammengefaßt. Metamizol ist nach oraler Gabe in Plasma und Geweben nicht nachzuweisen. Es wird schon während der Resorption metabolisiert. Der aktive Hauptmetabolit ist das 4-Methylamino-Phenazon (4-Methylaminoantipyrin).

Auch Phenazon und Propyphenazon werden durch Metabolisierung eliminiert, wobei das Phenazon eine sehr variable Halbwertszeit hat (im Mittel 11 h).

Unerwünschte Wirkungen

Die Pyrazolinone werden generell gut vertragen. Die sehr seltene *Agranulozytose* nach Metamizol ist als allergische Reaktion anzusehen. Als allergene Strukturen werden an die Oberfläche von Granulozyten gebundene Metamizolmetaboliten (4-Aminophenazon?) vermutet. Die Granulozytenoberfläche wird dadurch als „fremd“ erkannt und eine humorale und zelluläre Immunantwort eingeleitet, die bei Reexposition eine gegen Granulozyten gerichtete zytotoxische Reaktion auslöst. Das Risiko der Agranulozytose durch Metamizol ist immer noch unklar und umstritten. Meist wird ein Risiko von ca. 1 : 500.000 angegeben, bezogen auf ein einwöchige Anwendung. Eine neue Bewertung wurde jetzt z. B. in Schweden vorgenommen: Dort war Metamizol 1974 wegen des hohen Agranulozytoserisikos aus dem Verkehr genommen, dann auf Grund des oben genannten geringeren Agranulozytoserisikos 1995 wieder zugelassen worden. In neueren epidemiologischen Studien lag jedoch die Quote der neu aufgetretenen Agranulozytosen sehr viel höher als aus der Risikoabschätzung von 1 : 500.000 zu erwarten war. Deshalb ist Metamizol 1999 erneut aus dem Markt genommen worden. In vielen Ländern ist Metamizol nicht mehr im Handel.

Häufiger als die Agranulozytose ist die *Schockreaktion.* Nach i. v.-Injektion von Metamizol tritt mit einer Häufigkeit von 1:5 000 eine Schockreaktion, d. h. ein Versagen der peripheren Kreislaufregulation mit einem dramatischen Blutdruckabfall auf. Die intensivmedizinische Versorgung umfaßt Volu-

Tabelle 13.2. Pharmakokinetische Daten der Pyrazolinonanalgetika

	Orale Bioverfügbarkeit [%]	t_{max} [h]	Plasma-HWZ [h]	Elimination	Mittlere Dosis [g]
Metamizol[a]	60–80	1–2	3–7	Metabolisierung	0,5–1[b]
Phenazon	95–100	0,5–1	5–25	Metabolisierung	0,5–1
Propyphenazon	60–80	1–1,5	1,5–2,5	Metabolisierung	0,5–1

[a] Metamizol wird bereits vor und während Resorption zu aktiven Metaboliten umgewandelt (Hauptmetabolit 4-Methylamino-Antipyrin). Die Daten gelten für die aktiven Metaboliten.
[b] Bei Gallen- und Ureterkoliken bis 5 ml 50 %ige Lösung Metamizol langsam i. v. (<1 ml/min).

mensubstitution mit Plasmaexpandern, Adrenalin 0,1–0,2 mg i. v., Prednisolon 1 g i. v., bei Bronchospasmus Aminophyllin 0,12–0,24 g i. v. Häufiger (1 Fall auf 1 000 Injektionen) sind Schockfragmente mit Übelkeit, Schwindelgefühl, Ohnmacht, Blutdruckabfall, die im Gegensatz zum voll ausgebildeten Schock eine schnelle spontane Rückbildung zeigen.

Der Mechanismus der Schockreaktion ist umstritten. Eine direkte vasodilatierende Wirkung insbesondere bei zu schneller Injektion großer Mengen von Metamizol mag eine Rolle spielen, jedoch spricht der häufig begleitende Bronchospasmus für das Überwiegen von allergischen (anaphylaktischen) Reaktionen mit akuter Mastzelldegranulation und Histaminausschüttung. Für die allergische Natur spricht auch das Auftreten (ca. 1:50 000) von Schockreaktionen oder Schockfragmenten nach oraler Gabe von Metamizol. Einzelfälle von *Lyell-Syndrom* sind nach Metamizol beobachtet worden.

Phenazon und *Propyphenazon* sind mit einem geringeren Risiko des Schocks und der Agranulozytose als Metamizol belastet, was möglicherweise damit zusammenhängt, daß sie nicht über die Bildung von 4-Amino-Antipyrin metabolisiert werden können. Bei Asthmapatienten mit Überempfindlichkeit gegen Acetylsalicylsäure sind einige Fälle mit bronchospastischer Reaktion auf Metamizol beschrieben worden.

Bei Überdosierung von Pyrazolinonanalgetika können, insbesondere bei Kindern, zentrale Erregungszustände mit Krampfanfällen auftreten.

Therapeutische Anwendung

Wie andere nichtsaure Analgetika werden Pyrazolinone bei mäßigen bis mittelstarken Schmerzen eingesetzt. Metamizol kann bei schweren Fieberzuständen verwendet werden. Phenazon und Propyphenazon sind in zahlreichen analgetischen Kombinationspräparaten enthalten, während Metamizol nicht mehr in Kombination angeboten werden darf. Metamizol hat eine gute Wasserlöslichkeit und steht für die i. v.-Injektion in 50 %iger Lösung (2,5 g in 5 ml) für die Behandlung der akuten Ureterkolik (Nierenkolik) oder der Gallenkolik zur Verfügung. Es muß langsam injiziert werden (<1 ml/min) und kann in dieser Form nur angewendet werden, wenn die Möglichkeit der Schockbehandlung gegeben ist. In Ländern, in denen Metamizol nicht zugelassen ist, werden für die Behandlung der Ureterkolik nichtsteroidale Antirheumatika, insbesondere Indometacin (50–100 mg i. v.) oder Diclofenac (50–100 mg i. m.), mit gleich gutem Erfolg eingesetzt. Es muß vermutet werden, daß dieser Wirkung die Hemmung der Cyclooxygenase zugrunde liegt, was angesichts der sehr hohen Dosis (2,5 g i. v.) auch für Metamizol möglich erscheint. Ob die genannten nichtsteroidalen Antirheumatika gegenüber Metamizol Vorteile haben (weniger Schockreaktionen), ist zur Zeit noch unklar.

13.8 Analgetische Kombinationspräparate und Analgetikanephropathie

Antipyretische Analgetika werden immer noch überwiegend in Form von Kombinationspräparaten angeboten und eingenommen. Die meisten Kombinationen bieten keinen Vorteil gegenüber Monopräparaten. Dies trifft auch für die vielen Kombinationen mit Vitaminen zu. Durch den *Zusatz von Coffein* konnte in einigen Studien die analgetische Dosis von Paracetamol bei gleicher Analgesie um ca. 20–30 % reduziert werden. Andere Untersucher haben diesen Effekt nicht bestätigt. Die akuten psychotropen Wirkungen des Coffeins, sowie die nicht selten auftretende Coffeinabhängigkeit können jedoch die wiederholte Einnahme der Analgetikakombination fördern.

Langjähriger, regelmäßiger Konsum analgetischer Mischpräparate ist mit dem Risiko (ca. 5 %) einer Nierenschädigung (*Analgetikanephropathie*) verbunden. Die Analgetikanephropathie ist eine sonst kaum beobachtete Form der Nierenschädigung, die mit einer Kapillarsklerose beginnt und über eine chronische interstitielle Nephritis mit Papillennekrose in eine vollständige Niereninsuffizienz übergeht. In der Bundesrepublik Deutschland haben ca. 8–10 % aller chronischen Dialysepatienten eine Analgetikanephropathie. In der Vorgeschichte der Patienten findet sich immer die Einnahme von Analgetikakombinationspräparaten. Als Grenzdosis wird eine Menge von 3–4 Einzeldosen/Tag angesehen. Häufig werden jedoch 5–10 Einzeldosen/Tag eingenommen.

Die pathogenetischen Mechanismen sind nicht bekannt. Aus humanepidemiologischen und tierexperimentellen Daten wird angenommen, daß meist eine kombinierte Schädigung durch antipyretische Analgetika vorliegt:

Paracetamol (früher Phenacetin), das immer beteiligt ist, könnte über die Bildung toxischer Metabolite, insbesondere des sehr reaktiven Chinonimins wirksam sein (s. 13.6). Die kovalente Bindung von Paracetamolmetaboliten an Proteine in der Niere und die Anreicherung des zytotoxischen p-Aminophenols in den Nierenpapillen wurde nachgewiesen und könnte pathogenetisch eine Rolle spielen. Die Hemmung der renalen Prostaglandinsynthese mit der Konsequenz einer renalen Minderdurchblutung ist als weiterer pathogenetischer Faktor anzusehen.

Acetylsalicylsäure kann über die Acetylierung funktionell wichtiger Proteine in der Niere zum Schädigungsmuster der Analgetikanephropathie beitragen. Begünstigend wirkt sich aus, daß Acetylsalicylsäure im Nierenmark konzentriert wird. Die regelmäßige Einnahme von Acetylsalicylsäure allein ist mit einem 2- bis 3fach erhöhten Risiko des chronischen Nierenversagens assoziiert.

Neben der Nierenschädigung können auch andere Schädigungen durch chronische Analgetikaeinnahme verursacht werden wie gastrointestinale Störungen, Hypertonie, Herzinfarkt, Schlaganfall oder endokrine Störungen (Analgetikasyndrom). Bei 10 % der Patienten mit Analgetikanephropathie treten Karzinome der ableitenden Harnwege auf (Nierenbecken, Ureter). Die Häufigkeit des chronischen Analgetikamißbrauchs in der Bevölkerung wird auf 3–5 % geschätzt.

13.9 Schmerztherapie mit Nichtanalgetika

In der synaptischen Übertragung nozizezptiver Impulse vom peripheren Nozizeptor bis zur kortikalen Verarbeitung sind viele verschiedene Transmittersysteme beteiligt, die prinzipiell auch als Ziele einer analgetischen Therapie in Frage kommen. Dazu gehören neben den „klassischen" Transmittern Serotonin und Noradrenalin (Antidepressiva) auch die Ionenkanal-gekoppelten NMDA-Rezeptoren (NMDA-Antagonisten), neuronale Kaliumkanäle (Flupirtin). Cyclooxigenase-2 (COX-2-Inhibitoren), Opioidrezeptoren (Opioide), α_2-adrenerge Rezeptoren (Clonidin) und GABA-Rezeptoren (Antikonvulsiva). Die analgetische Wirkung der verschiedenen Pharmaka ist meist auf bestimmte Schmerztypen begrenzt. Einige Substanzen haben keine direkte analgetische Wirksamkeit, können aber die Analgesie anderer Substanzen signifikant verstärken (analgetische Adjuvantien).

Folgende Substanzen werden praktisch verwendet:

Glucocorticoide wirken nicht nur indirekt über die Entzündungshemmung, sondern möglicherweise auch direkt analgetisch durch die Hemmung der Arachidonsäurefreisetzung und damit der Synthese von Prostaglandinen. Allerdings ist bisher eine eigene analgetische Wirksamkeit der Glucocorticoide bei nicht-entzündlichen Schmerzen nicht nachgewiesen. Außerdem hemmen Glucocorticoide die Freisetzung von Cytokinen, die nicht nur als Entzündungsmediatoren wirksam sind, sondern auch Nozizeptoren erregen.

Trizyklische Antidepressiva wie Amitryptilin oder Imipramin haben eine gesicherte analgetische Wirkung, die durch die Verstärkung inhibitorischer Effekte von Serotonin und Noradrenalin im Hirnstamm zustande kommen soll. Gesicherte Indikationen für Amitryptilin (20–100 mg/Tag), Nortryptilin (10 mg/Tag), Imipramin (2 × 10–50 mg/Tag), Clomipramin (10–50 mg/Tag) und Desipramin (20–50 mg/Tag) als Monotherapie sind postherpatische und diabetische neuropathische Schmerzen, Deafferenzierungsschmerz (z. B. Phantomschmerz), chronische Schmerzen (z. B. chronische Rückenschmerzen), Tumorschmerzen und Spannungskopfschmerz (hier Mittel der Wahl). Die unterschiedlichen sedierenden oder antriebssteigernden Wirkungen der genannten Antidepressiva können therapeutisch berücksichtigt werden.

Neuroleptika haben im Gegensatz zu Antidepressiva keine eigene analgetische Wirkung, können aber als adjuvante Therapie eingesetzt werden.

NMDA-Antagonisten, wie *Dextrometorphan, Memantin, Flupirtin* und *Amantadin* sind bei postzosterischen Neuralgien (postherpetischen Neuralgien) wirksam. Das Narkosemittel *Ketamin*, ebenfalls ein NMDA-Antagonist (s. Kap. 10.2) kann wegen seiner halluzinogenen Wirkungen nur in Kombination mit Midazolam als Dauerinfusion bei schweren Tumorschmerzen verwendet werden.

Antikonvulsiva, wie *Carbamazepin, Gabapentin, Clonazepam* und *Phenytoin* sind bei einschießenden neuropathischen Schmerzen, wie Trigeminusneuralgie, sowie bei neuropathischen Schmerzen bei Diabetes und Herpes zoster wirksam.

Clonidin hat als α_2-adrenerger Agonist eine direkte, vorwiegend spinal lokalisierte schmerzhemmende Wirkung, die über die Aktivierung absteigender schmerzhemmender Bahnen vermittelt wird. Diese Wirkung wird gelegentlich bei schwerem therapieresistenten Karzinomschmerzen durch intrathekale Infusion von Clonidin (evtl. in Kombination mit Opioiden) ausgenutzt. Die orale oder parenterale Anwendung ist wegen der systemischen Wirkungen (Blutdruckabfall) selten.

Calcitonin, das calciumkonservierende Peptidhormon (s. 472) hat bei Schmerzen, die durch Osteoporose, Primärtumoren des Knochen oder osteolytische Knochenmetastasen ausgelöst werden, eine gute und lang anhaltende analgetische Wirkung. Neuerdings wurde auch eine gute analgetische Wirksamkeit bei sympathischer Reflexdystrophie und Phantomschmerz beschrieben. Für die schwierig zu behandelnden Schmerzen bei Algodystrophie (M. Sudek) gilt Calcitonin als wichtigste Therapie. Wegen der höheren analgetischen Potenz wird meist Lachscalcitonin (100–200 i.v./Tag)verwendet, das gentechnologisch hergestellt werden kann.

Somatostatin (s. S. 565) bzw. sein stabiles Analog *Octreotid* hat bei intrathekaler Infusion eine gute analgetische Wirksamkeit. Es wird bei schweren, opioidresistenten Tumorschmerzen oder bei Opioidunverträglichkeit eingesetzt. Die Wirkung ist nicht durch Naloxon aufhebbar, wird also wahrscheinlich nicht über Opioidrezeptoren vermittelt.

Literatur

Baron R, Maier C, Ziegler A (1999) Neuropathische Schmerzen – pathophysiologische Konzepte und medikamentöse Therapie. Arzneim Therapie Kritik 31:119–130

Belay ED, Bresee JS, Holman RC et. al (1999) Reye's syndrome in the United States from 1981 through 1997. N Engl J Med 340:1377–1382

Björkman R, Hallman KM, Hedner J, Hedner T, Henning M (1994) Acetaminophen blocks spinal hyperalgesia induced by NMDA and substance P. Pain 57:259–264

Brogden RN (1986) Pyrazolone derivatives. Drugs 32 [Suppl 4]:60–70

Brune K (1994) Spinal cord effects of antipyretic analgesics. Drugs 47 [Suppl 5)]21–27

Coquoz D, Porchet HC, Dayer P (1993) Central analgesic effects of desipramine, fluvoxamine, and moclobemide after single oral dosing: A study in healthy volunteers. Clin Pharmacol Ther 54:339–344

Czlonkowski A, Stein C, Herz A (1993) Peripheral mechanisms of opioid antinociception in inflammation: involvement of cytokines. Eur J Pharmacol 242:229–235

De Broe ME, Elseviers MM (1998) Analgesic nephropathy. N Engl J Med 338:446–452

Dray A, Perkins M (1993) Bradykinin and inflammatory pain. Trends Neurosci 16:99–104

Dray A, Urban L, Dickenson A (1994) Pharmacology of chronic pain. Trends Pharmacol Sci 15:190–197

Feuerstein TJ (1997) Antidepressiva zur Therapie chronischer Schmerzen. Metaanalyse. Der Schmerz 11:213–226

Hackenthal E (1990) Die Salizylate. Der Schmerz 4:166–172

Hinz B, Brune K (1999) Spezifische COX-2-Inhibitoren. Perspektiven einer Therapie mit neuen analgetischen und antiinflammatorischen Wirkstoffen. Wien Klin Wschr 111:103–112

Hu XH, Tang HW, Li QS, Huang XF (1994) Central mechanism of indomethacin analgesia. Eur J Pharmacol 263:53–57

Hylek EM, Heiman H, Skates SJ et al (1998) Acetaminophen and other risk factors for excessive warfarin anticoagulation. JAMA 279:657–662

Jurna I (1992) Zentrale Schmerzdämpfung durch peripher wirkende Analgetika. Der Schmerz 6:61–66

Kelly J P, Kaufman D, Shapiro S. Risk of agranulocytosis and aplastic anemia in relation to the use of cardiovascular drugs. The international agranulocytosis and aplastic anemia study. (1991) Clin Pharmacol Ther 49:330–341

Kluger MJ (1992) Fever revisited. Pediatrics 90:846–850

Leung R, Plomley R, Czarny D (1992) Paracetamol anaphylaxis. Clin Exp Allergy 22:831–833

Levine JD, Fields HL, Basbaum AI (1993) Peptides and the primary afferent nociceptor. J Neurosci 13:2273–2286

Levy M (1984) Aspirin use in patients with major upper gastrointestinal bleeding and peptic ulcer disease. N Engl J Med 290:1158–1162

Levy M, Glusser D, Zylber-Katz E, Granit L (1984) Plasma kinetics of dipyrone metabolites in rapid and slow acetylators. Eur J Pharmacol 27:453–458

Lindblad P, McLaughlin JK, Mellemgaard A, Adami HO (1993) Risk of kidney cancer among patients using analgesics and diuretics: a population-based cohort study. Int J Cancer 55:5–9

Maier C (1990) Calcitonin. Der Schmerz 4:47–53

McCormack KJ (1994) The spinal actions of nonsteroidal anti-inflammatory drugs and the dissociation between their anti-inflammatory and analgesic effects. Drugs 47 [Suppl 5]:28–43

Menges K (1987) Paracetamol (Acetaminophen). Der Schmerz 1:130–134

Mihatsch MJ (Hrsg) (1986) Das Analgetikasyndrom. Thieme, Stuttgart

Morlans M, Laporte JR, Vidal X, Cabeza D, Stolley PD (1990) End-stage renal disease and non-narcotic analgesics: a case control study. Br J Clin Pharmacol 30:717–723

Motsch J (1991) Epidurale und intrathekale Applikation von alpha-2-Agonisten zur Therapie akuter und tumorassoziierter Schmerzen. Fortsch Anästh 5:89–95

Neuvonen PJ, Tokola O, Toivonen ML, Simell O (1985) Methionine in paracetamol tablets, a tool to reduce paracetamol toxicity. Int J Clin Pharmacol Ther Toxicol 23:497–500

Patrono C (1989) Aspirin and human platelets: from clinical trials to acetylation of cyclooxygenase and back. Trends Pharmacol Sci 10:453–458

Penn RD, Paice JA, Kroin JS (1992) Octreotide: a potent new non-opiate analgesic for intrathecal infusion. Pain 49:13–19

Perneger TV, Whelton PK, Klag MJ (1994) Risk of kidney failure associated with the use of acetaminophen, aspirin and nonsteroidal antiinflammatory drugs. N Engl J Med 331:1675–1679

Pommer W, Molzahn M (1996) Die Analgetikanephropathie. Internist 37:1129–1136

Randerath WJ (2000) Das Analgetika-Asthma-Syndrom. Med Mo Pharm 23:6–11

Seeff LB, Cuccherini BA, Zimmerman HJ, Adler E, Benjamin SB (1986) Acetaminophen hepatotoxicity in Alcoholics. Ann Internal Med 104:399–404

Slattery JT, Wilson JM, Kalhorn TF, Nelson SD (1987) Dose-dependent pharmacokinetics of acetaminophen: evidence of glutathione depletion in humans. Clin Pharmacol Ther 41:413–418

Soyka D (Hrsg)(1995) Schmerz, Pathophysiologie und Therapie. Schattauer, Stuttgart

Tatsuo MAKF, Carvalho WM, Silva CV, Miranda AEG, Ferreira SH, Francischi JN (1994) Analgesic and antiinflammatory effects of dipyrone in rat adjuvant arthritis model. Inflammation 18:399–408

The International Agranulocytosis and Aplastic Anaemia Study (1986) A first report of their relation to drug use with special reference to analgesics. J Am Med Ass 256:1149–1157

Tölle TR, Straube A (1998) Schmerztherapie in der Praxis. Münch Med Wschr 140:332–334

Visentin M, Salmona M, Tacconi MT (1995) Reye's and Reye-like syndroms, drug related diseases? Drug Metab Rev 27:517–539

Vlahov V, Badian M, Verho, M, Bacracheva N (1990) Pharmacokinetics of metamizol metabolite in healthy subjects after a single oral dose of metamizol sodium. Eur J Pharmacol 38:61–65

Zenz M, Jurna I (Hrsg) (1993) Lehrbuch der Schmerztherapie. Wiss Verlagsgesellschaft, Stuttgart

Kapitel 14

Antirheumatika und Myotonolytika

14

E. Hackenthal

Antirheumatika und Myotonolytika

14

E. Hackenthal

14.1 Rheumatische Erkrankungen

Rheumatische Erkrankungen sind entzündliche Autoimmunerkrankungen des Bindegewebes, die am häufigsten an Gelenken auftreten (chronische Polyarthritis = rheumatoide Arthritis, Bechterew-Erkrankung), sich aber auch am Bindegewebe der Gefäße, der Haut und Schleimhäute manifestieren können. Rheumatische Erkrankungen sind immer Systemerkrankungen. So findet man bei Patienten mit chronischer rheumatoider Arthritis oft Allgemeinsymptome wie Abgeschlagenheit, erhöhte Körpertemperatur sowie Entzündungsreaktionen an Haut und Schleimhäuten. Rheumatische Erkrankungen sind, abhängig von Typ und Verlaufform, mit einer verkürzten Lebenserwartung belastet. Es ist nicht bekannt, ob unter der heute üblichen antirheumatischen Therapie die Lebenserwartung zunimmt (s. unten).

Ätiologie und *Pathogenese* der rheumatischen Gelenkerkrankungen und systemischen Kollagenasen sind immer noch unklar. Für das Entstehen und Persistieren der Erkrankung scheint das Zusammentreffen *einer genetischen Disposition* und *exogener Auslöser* bestimmend zu sein. Als *exogene Auslöser* werden virale oder mikrobielle Infekte vermutet, die jedoch bei der Chronifizierung des Prozesses wahrscheinlich keine kausale Rolle spielen. Der weitere Krankheitsverlauf wird vielmehr als *Autoimmunprozeß* angesehen.

Am besten untersucht sind diese Abläufe bei der *chronischen Polyarthritis*: Die Erkrankung beginnt an der Gelenkschleimhaut (Synovia), die unter dem Einfluß verschiedener Entzündungsmediatoren entzündlich verändert wird (Synovitis), vermehrt Flüssigkeit produziert und proliferiert (Pannus). Perikapillar angesammelte Makrophagen werden aktiviert (z.B. Induktion der Cyclooxygenase Cox-2) und setzen Entzündungsmediatoren wie Prostaglandine, Leukotriene, PAF, Interleukin-1, Interleukin-6 und Tumornekrosefaktor frei. Diese Mediatoren wirken chemotaktisch, erhöhen die Gefäßpermeabilität und veranlassen Leukozyten zur Freisetzung knorpeldestruierender Proteasen. Die Entzündung wird begleitet und verstärkt durch immunologische Vorgänge wie die Ablagerung von Immunkomplexen, die Aktivierung von Komplement, Antigen-Antikörper-Reaktionen sowie zellulären Immunreaktionen, an denen auch CD_4^+-Lymphozyten beteiligt sind. Als Folge des chronisch-schmerzhaften Entzündungsprozesses entstehen Knorpel- und Knochendefekte. Gelenkverformungen und Funktionseinbußen, in schweren Fällen knöcherne Versteifungen der Gelenke.

Die *Pharmakotherapie* der rheumatischen Erkrankungen umfaßt die symptomatische Unterdrückung der Entzündung und des Schmerzes mit *nichtsteroidalen Antirheumatika* (NSAR), die Therapie mit *Glucocorticoiden*, die in frühere pathogenetische Stadien der Entzündung und evtl. auch in die immunologischen Prozesse eingreifen, sowie den Versuch einer mehr kausalen Therapie mit sog. *remissionsinduzierenden Antirheumatika*. In der folgenden Übersicht sind die in der Rheumatherapie verwendeten Pharmaka zusammengestellt.

Pharmaka zur Behandlung rheumatischer Erkrankungen

- Nichtsteroidale Antirheumatika
- Glucocorticoide
- Remissionsinduzierende Antirheumatika
  (Synonyme: Basistherapeutika, langwirksame Antirheumatika)
- Immunsuppressiva
- Immunmodulatoren
- Cytokinantagonisten, Antikörper gegen Interleukine oder Tumornekrosefaktor

14.2 Nichtsteroidale Antirheumatika (NSAR)

Wirkungsweise

NSAR wirken analgetisch, antipyretisch und entzündungshemmend. Als *Wirkprinzip der Entzündungshemmung* wird die *Hemmung der Cyclooxygenase* und damit der Prostaglandinsynthese angesehen.

Prostaglandine sind in vielfältiger Weise an der Schmerz-, Fieber- und Entzündungsreaktion beteiligt (siehe Kap. 13.2). NSAR binden in der Nähe des aktiven Zentrums der Cyclooxigenase und hemmen dadurch den Zugang der Arachidonsäure und die Synthese von Prostaglandinen.

Da auch die Mehrzahl der unerwünschten Wirkungen der NSAR, insb. an Magen und Niere (s. u.) durch eine Hemmung der Prostaglandinsynthese ausgelöst werden, wurden diese als zwangsläufige Begleiterscheinung der therapeutischen Wirkung angesehen. Dieses Konzept wurde in den letzten Jahren revidiert, als verschiedene Isoenzyme der Cyclooxigenase mit unterschiedlicher Funktion und pharmakologischer Beeinflußbarkeit entdeckt wurden. Das Cyclooxigenase-Isoenzym COX-1 ist ein überwiegend konstitutiv exprimiertes Enzym, das vor allem für physiologische Adaptationsprozesse, z. B. Thrombozytenaggregation, Vasodilatation, Magenschleimhaut-Protektion und renale Natriumausscheidung, verantwortlich ist. Das COX-2-Isoenzym ist dagegen ein überwiegend induzierbares Enzym, das in Makrophagen und anderen Entzündungszellen durch verschiedene Entzündungsmediatoren, wie Interleukine (IL-1 und IL-6) und Tumornekrosefaktor α (TNFα) induziert wird und wesentlich an der Vermittlung der Entzündungsreaktion beteiligt ist.

Die bislang gebräuchlichen NSAR hemmen entweder vorwiegend die COX-1 (z. B. ASS, Azapropazon, Ibuprofen, Piroxicam), oder ihre Präferenz für COX-2 ist gering (z. B. Diclofenac, Meloxicam, Nimesulid). Da die wichtigsten Nebenwirkungen der NSAR am Magen, Bronchialsystem und Niere auf die COX-1 Hemmung zurückzuführen sind, hofft man, mit der Entwicklung von COX-2-selektiven NSAR eine Verbesserung des Nutzen-Risiko-Verhältnisses zu erreichen. Diese Hoffnung hat sich bisher nur teilweise erfüllt: Die COX-2-selektiven Hemmer Celecoxib und Rofecoxib haben offenbar ein geringeres Risiko Magenschleimhautulcera, Blutungen und Perforationen auszulösen als die „klassischen" NSAR, sind aber möglicherweise mit anderen Risiken belastet (s. u.).

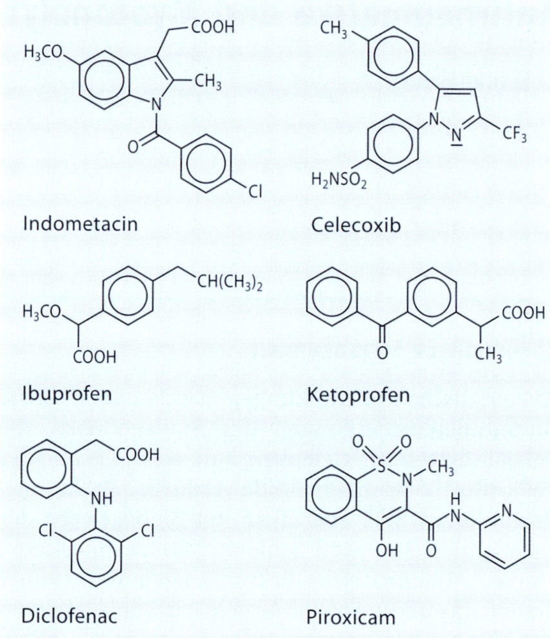

Abb. 14.1. Strukturen einiger nichtsteroidaler Antirheumatika

Eigenschaften von Cyclooxigenase-Isoenzymen

Cyclooxigenase-1 (COX-1)	Cyclooxigenase-2 (COX-2)
Physiologische Regulationen: Magenprotektion, Bronchodilatation, Nierendurchblutung, Thrombozytenaggregation	**Entzündungsreaktionen:** Entzündung, Schmerz, Fieber
Expression: konstitutiv	**Expression:** induziert (Interleukine, Endotoxin, TNF)
Vorkommen: ubiquitär	**Vorkommen:** Makrophagen, Monozyten, in niedriger Konz. in Niere, ZNS, Bronchialsystem, Haut, Uterus
Hemmer: Alle NSAR	**Hemmer:** nicht-selektiv: alle NSAR, selektiv: Celecoxib, Rofecoxib

Allerdings wurde COX-2 nicht nur in Entzündungszellen gefunden, sondern kommt auch in anderen Zellsystemen und Organen (mit konstitutiver oder induzierbarer Expression) vor, wie z.B. in ZNS und Rückenmark, in den Macula-densa-Zellen des Nierentubulus (Salzhaushalt, Reninsekretion), im Epithel des graviden Uterus (Nidation des befruchteten Eies und Regulation der plazentaren Angiogenese) und in niedriger Konzzentration in Haut, Colon, Lunge und Leber. Es ist noch nicht bekannt, wie sich die langfristige selektive Hemmung der COX-2 in diesen Systemen auswirkt. Weiterhin liegen noch keine Langzeiterfahrungen über das Nebenwirkungsprofil dieser Substanzgruppe vor. Hinsichtlich der therapeutischen Wirksamkeit ist es zudem unklar, ob die entzündungshemmende Wirkung der klassischen NSAR ausschließlich über eine COX-2-Hemmung vermittelt wird, oder ob nicht ein Teil der Wirkung auch über die Hemmung der COX-1 oder eines weiteren postulierten Isoenzyms (COX-3) zustande kommt.

Es bleibt also abzuwarten, ob das neue Konzept der selektiven COX-2-Hemmung langfristig erfolgreich sein wird und die bisher üblichen NSAR aus der Therapie verdrängt.

Als weiterer antiphlogistischer Wirkmechanismus der NSAR wird die Anreicherung in Zellmembranen im Entzündungsgebiet diskutiert (Abb. 14.2). Diese Anreicherung kann z.B. über eine Veränderung der Membranfluidität oder die Beeinflussung von Transport- oder Transduktionsfunktion der Zellmembran zur Entzündungshemmung beitragen.

Neben den Prostaglandinen sind v.a. die Lipoxygenaseprodukte der Arachidonsäure, die Leukotriene, wichtige Entzündungsmediatoren auch bei rheumatischen Erkrankungen. So ist Leukotrien B_4 ein chemotaktischer Faktor für die lokale Ansammlung von Granulozyten, und Leukotrien C_4 ein Vasokonstriktor, der zusammen mit Prostaglandinen die Permeabilität der Gefäße erhöht und die lokale Ödembildung fördert (Einzelheiten s. Tabellen 27.15 und 27.16, S. 526, 527). Für einige NSAR wurde im Tierexperiment und in vitro gezeigt, daß sie neben der Prostaglandinsynthese auch die Leukotriensynthese über die 5-Lipoxygenase hemmen können. Für keines der heute gebräuchlichen nichtsteroidalen Antirheumatika ist jedoch diese Wirkungskomponente unter therapeutischen Bedingungen nachweisbar. Ihr therapeutischer Stellenwert kann noch nicht beurteilt werden.

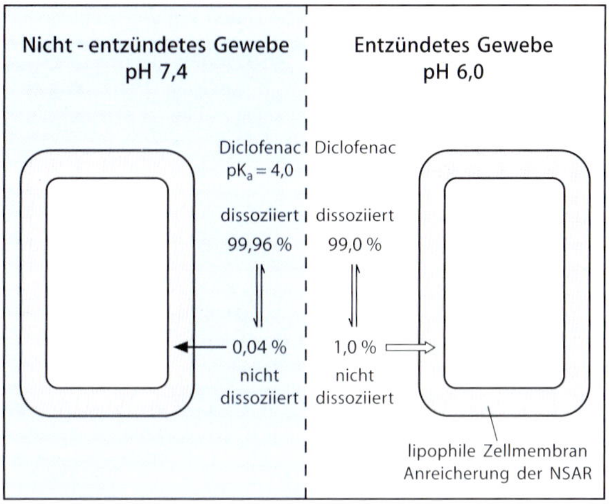

Abb. 14.2. Anreicherung der nichtsteroidalen Antirheumatika im Entzündungsgebiet. Die NSAR sind schwache Säuren (pK_a = 3,5–5,0), die in der nichtdissoziierten Form eine gute Lipophilie haben. Im entzündeten Gewebe ist der pH-Wert niedriger als im Plasma oder im Interstitium nichtentzündeter Gewebe. Entsprechend der Henderson-Hasselbach-Gleichung (s. S. 7) ist, wie hier am Beispiel des Diclofenac dargestellt, der nichtdissoziierte Anteil höher. Diclofenac kann in dieser Form in die Zellmembran diffundieren und sich darin anreichern. Die nichtdissoziierte Form wird aus dem dissoziierten Anteil kontinuierlich nachgebildet

Im Gegensatz zur Entzündungshemmung korrelieren die analgetische und die antipyretische Wirkung der NSAR nicht mit der Hemmung der Prostaglandinsynthese. Die Erklärung wird darin gesehen, daß die analgetische Wirkung der NSAR mehrere Komponenten hat: Neben der peripheren Hemmung der Prostaglandinsynthese im entzündeten Gewebe konnte tierexperimentell auch eine spinale und supraspinale Hemmung nozizeptiver Neurone nachgewiesen werden, die entweder über eine Hemmung von Cyclooxygenaseisoenzymen oder ohne die Beeinflussung der Prostaglandinsynthese zustande kommt (siehe Kap. 13).

Pharmakokinetik

Die pharmakokinetischen Daten einiger gebräuchlicher NSAR sind in Tabelle 14.1 zusammengestellt. Fast alle NSAR haben eine sehr hohe Plasmaeiweißbindung, was zu Interferenzen mit der Bindung anderer Pharmaka führen kann. Die Eliminationshalbwertszeiten (HWZ) aus dem Plasma sind sehr

Tabelle 14.1. Pharmakokinetische Daten einiger nichtsteroidaler Antirheumatika

	Orale Bioverfügbarkeit [%]	Plasmaeiweißbindung [%]	Plasma-HWZ [h]	Unveränderte renale Ausscheidung [%]	Übliche orale Dosierung [mg/Tag]
Diclofenac	55–65	99,5	1,5	1	3mal 50
Ibuprofen	90–100	99	2	<10	3mal 600
Ketoprofen	80–90	99	2	30–40	3mal 50
Indometacin	98	90	3–10	15	3mal 50
Acemetacin[a]	100	73	4–10	10	3mal 60
Proglumetacin[a]	80–90	90	6–11	0	2mal 100
Naproxen	95–100	99,5	12–15	10	3mal 250
Lonazolac	65–85	95	6	2–3	3mal 300
Piroxicam	95–100	99	50	2–3	1mal 20
Meloxicam	90–95	87	17	14	1 mal 50
Rofecoxib	80	97	7–15	<3	2 mal 100
Celecoxib	89	99	20	50	1 mal 15

[a] Prodrug von Indometacin.

unterschiedlich. Die meisten Substanzen, insbesondere diejenigen mit kurzer Plasma-HWZ, haben jedoch meist eine längere Wirkdauer, als ihre HWZ erwarten läßt (z.B. Diclofenac 4–7 h gegenüber 1,5 h HWZ). Dies beruht wahrscheinlich auf einer langsameren Elimination aus den entzündeten Gelenken bzw. der Synovialflüssigkeit. Für einige NSAR konnte eine Konzentrierung in der Synovialflüssigkeit der entzündeten Gelenke um den Faktor 2–4 nachgewiesen werden (Indometacin, Acemetacin, Diclofenac, Tiaprofen). In der entzündeten Synovia selbst sind jedoch 2–30fach höhere Konzentration als im Plasma aller untersuchten NSAR gemessen worden. Ursache dieser Anreicherung ist der niedrige pH-Wert in entzündetem Gewebe (pH 5,5–6,5), bei dem der nichtdissoziierte, lipophile Anteil der schwachsauren NSAR größer ist und damit mehr Substanz in die Zellmembranen und das Zellinnere eindringen kann (Abb. 14.2).

Fast alle NSAR werden extensiv metabolisiert und nur zu geringen Anteilen unverändert renal ausgeschieden. Dementsprechend ist die Eliminationshalbwertszeit bei mäßiger Einschränkung der Ausscheidungsfunktion der Niere nicht verändert. Lediglich für Ketoprofen wurde eine signifikante Zunahme der HWZ bei Niereninsuffizienz beobachtet. Dagegen kann eine eingeschränkte Leberfunktion die Elimination deutlich verlangsamen. Dies gilt insbesondere für die langwirkenden Oxicame. Die Angaben zur Dosierung sind mittlere Werte. Die aktuelle Dosierung richtet sich nach dem Grad der Entzündung und der Dauer der Behandlung.

Unerwünschte Wirkungen

Nichtsteroidale Antirheumatika haben gemeinsame (Gruppen)nebenwirkungen sowie substanzspezifische unerwünschte Wirkungen. Die Gruppennebenwirkungen beruhen überwiegend auf der Hemmung der Prostaglandinsynthese durch das Cyclooxigenase-Isoenzym COX-1 (s. Übersicht).

Gruppennebenwirkungen der nichtsteroidalen Antirheumatika

Gastrointestinaltrakt:
Magenbeschwerden, Magenschleimhauterosionen, Verminderung der Magen- und Dünndarmdurchblutung, Magen-Duodenal-Geschwüre (Perforation, Blutung)

Bronchialsystem:
Analgetikaasthma, bronchospastische Reaktion bei prädisponierten Personen (Asthmatiker) mit Urtikaria, Exanthemen, Quincke-Ödem

Kreislauf:
Risiko von Schockreaktionen bei i.v.-Applikation
Anstieg des Blutdruckes, 5–15 mmHg; wahrscheinlich durch Hemmung der PG-Synthese; Nur bei Risiko-Patienten relevant.

Niere:
Akute und chronische Nierenfunktionsstörungen bis zum Nierenversagen, Hyperkaliämie

ZNS:
Müdigkeit, Kopfschmerz, Verwirrtheit

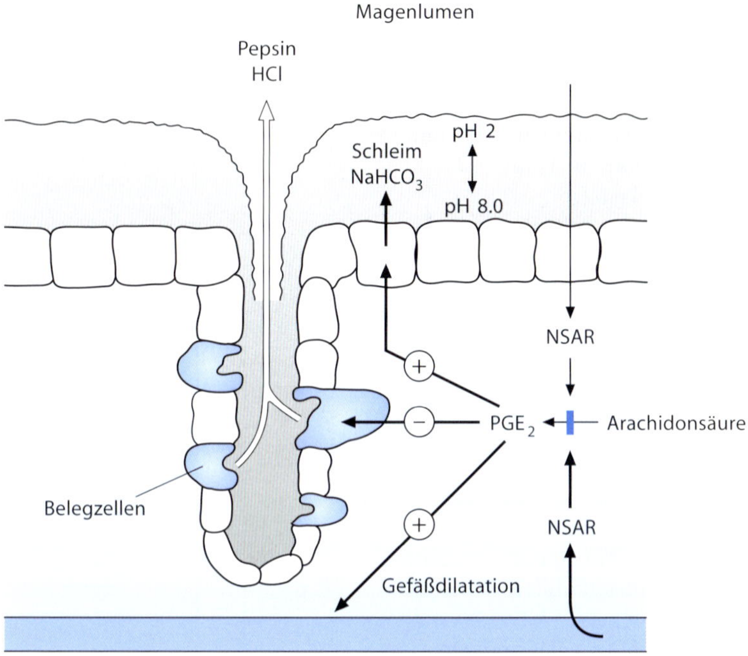

Abb. 14.3. Mechanismus der Schleimhautschädigung des Magens und des oberen Dünndarms durch nichtsteroidale Antirheumatika. Die Magenschleimhaut wird vor der „Selbstverdauung" durch Pepsin und Salzsäure dadurch geschützt, daß die Hauptzellen unter dem Einfluß von lokal gebildetem Prostaglandin-E_2 Bikarbonat und Schleim sezernieren. Dadurch bildet sich eine Schutzschicht auf der Oberfläche, in der ein pH-Wertgradient aufrechterhalten wird. Außerdem hat PGE_2 eine Hemmwirkung auf die HCl- und Pepsinsekretion. NSAR (sowohl vom Lumen als auch von der Blutbahn kommend) hemmen die PGE_2-Synthese. Die Dicke und Pufferwirkung der Schleimschicht sind vermindert, HCl und Pepsin können peptische Erosionen auslösen. Dieser Effekt wird verstärkt durch eine verminderte Durchblutung der Schleimhaut (Hemmung der endothelialen Prostacyclinsynthese), die eine Regeneration der Schleimhaut erschwert.

Gastrointestinale Störungen mit Übelkeit, Oberbauchschmerzen, Druckgefühl, Sodbrennen und Magenschleimhauterosionen sind häufig. Durch die Hemmung der Prostaglandinsynthese in der Magenschleimhaut (Abb. 14.3) ist die protektive Schleim- und Bikarbonatsekretion vermindert, die Säure- und Pepsinsekretion gesteigert. Außerdem fehlt der vasodilatierende Effekt der Prostaglandine (PGE_2) in der Magenschleimhaut.

Auf dem Boden dieser Störungen entstehen bei regelmäßiger Einnahme mit einer Wahrscheinlichkeit von 5–14% (1 Jahr Beobachtungszeit) peptische Geschwüre des Magens und Duodenums mit dem Risiko der Perforation oder einer größeren, lebensbedrohenden Blutung. Begünstigend sind eine Ulkusanamnese, Zigarettenrauchen, Alkoholkonsum, Alter über 65 Jahre. Im Gegensatz zur „spontanen" Ulkusentstehung verläuft die Entwicklung des NSAR-induzierten Ulkus oft stumm, d.h. ohne Beschwerden (analgetische Wirkung der NSAR?), so daß die massive Blutung nicht selten das 1. Symptom darstellt. Es wird geschätzt, daß mehr als 50% aller Ulkustodesfälle, und damit jährlich 2000–4000 Todesfälle auf NSAR zurückzuführen sind. Dementsprechend wird für Risikopatienten eine regelmäßige gastroskopische Kontrolle und/oder eine präventive Zusatzmedikation empfohlen (s. unten).

Meist wird angenommen, daß NSAR mit höherer antiphlogistischer Wirksamkeit auch ein höheres Risiko für diese Komplikationen mit sich bringen. Die Zahlenangaben aus Fall-Kontrollstudien divergieren jedoch sehr. Möglicherweise ist auch eine Unterdosierung, wie z.B. die von Ibuprofen für die günstigere Einstufung hinsichtlich des gastrointestinalen Risikos verantwortlich.

Ein geringeres, aber immer noch vorhandenes, Risiko gastrointestinaler Komplikation ist bisher lediglich für die selektiven COX-2-Hemmer Celecoxib und Rofecoxib im Vergleich zu „klassischen" NSAR in kontrollierten Studien belegt. Meloxicam hat zwar auch ein etwas geringeres Risiko von Magen-Darm-Komplikationen, ist jedoch mit einer Zunahme von Nebenwirkungen an Haut, ZNS, Respirationstrakt und Niere belastet.

Die Schleimhautschädigung mit ihren Konsequenzen entsteht sowohl durch die direkte Einwirkung der NSAR bei oraler Gabe als auch durch den systemischen Zugang nach Resorption. Dementsprechend haben NSAR, die in Form von „Prodrugs" mit blockierter Säurefunktion (z.B. Acemetacin, Proglumetacin) oder parenteral (z.B. Diclofenac) angewendet werden, ein etwas geringeres, aber immer noch deutlich vorhandenes Risiko von Magen-Darm-Komplikationen. Eine magensaftresistente Galenik scheint zwar mit einer Abnahme der Magensymptomatik, jedoch mit einer Zunahme von Dünndarmstörungen einschließlich Ulzerationen verbunden zu sein.

Zur Prävention von Magen-Dünndarm-Geschwüren und -Blutungen können bei Risikopatienten unter NSAR-Therapie Prostaglandinanaloge, z.B. *Misoprostol* (Nebenwirkung Durchfälle), *Histamin-H_2-Antagonisten* (zentrale und kardiale Nebenwirkungen), *Protonenpumpenhemmer* (reaktive Gastrinhypersekretion) oder *Sucralfat* (Obstipation) verwendet werden.

Tritt unter der Behandlung mit NSAR ein Ulkus auf, so kann nach dem derzeitigen Kenntnisstand auch unter Weiterführung dieser Therapie eine Abheilung des Ulkus durch Protonenpumpenhemmer (z.B. Omeprazol), Histamin-H_2-Antagonisten oder Misoprostol erreicht werden. Allerdings ist zu bedenken, daß die beschriebene präventive Behandlung ca. 10fach höhere Dauerkosten verursacht als die antirheumatische Therapie mit NSAR und die Magenprotektion z.B. mit Prostaglandin E_2- oder I_2 -Analoga auch erhebliche Nebenwirkungen, wie Magen-Darm-Störungen, Durchfälle ect. verursacht.

Nierenfunktion

Ebenfalls auf einer Hemmung der Prostaglandinsynthese beruhen die *Nierenfunktionsstörungen* durch NSAR. Die Mechanismen sind in Abb. 14.4 dargestellt. Die durch NSAR bei Risikopatienten induzierte Minderdurchblutung kann akut zur Ausscheidungsstörung bis zum akuten Nierenversagen, bei chronischer Entwicklung zu Salz- und Wasserretention, Gewichtszunahme, Hyperkaliämie und kardialen Komplikationen führen. Männer über 65 Jahre haben unter NSAR-Therapie ein 10 fach erhöhtes Risiko für eine chronische Niereninsuffizienz. Einzelne Fälle sind auch bei externer Anwendung von NSAR beobachtet worden. Zusätzlich können Unverträglichkeitsreaktionen gegen individuelle NSAR zu akuter oder chronischer Niereninsuffizienz mit interstitieller Nephritis führen.

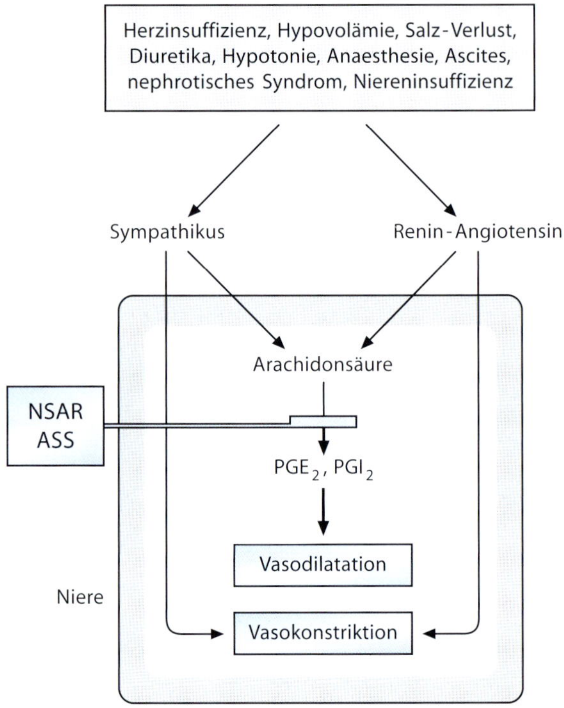

Abb. 14.4. Nierenfunktion und NSAR. Die renale Durchblutung unterliegt vasokonstriktorischen Einflüssen des Sympathikus und des Renin-Angiotensin-Systems (RAS), die durch die vasodilatierend wirksamen Prostaglandine PGE_2, PGI_2 kompensiert werden. Bei normaler Herz-Kreislauf-Funktion hat eine Hemmung der Prostaglandinsynthese durch NSAR kaum negative Konsequenzen, da Sympathikus und RAS und damit auch die renale Prostaglandinsynthese auf einem niedrigen Aktivitätsniveau arbeiten. Bei jeder Beeinträchtigung der Kreislaufregulation (*s. Kästchen*) sind die vasokonstriktiven Systeme aktiviert, was jedoch zunächst kaum Auswirkungen auf die Nierenfunktion hat, da die Vasokonstriktoren eine entsprechende Zunahme der renalen Prostaglandinsynthese induzieren. Eine Hemmung der Prostaglandinsynthese durch NSAR führt jetzt jedoch zu einer deutlichen Minderdurchblutung der Nieren mit Einschränkung der Ausscheidungsfunktion bis hin zum Nierenversagen. (Mod. nach Clive u. Stoff (1984)

Bronchialsystem

Das sog. „*Analgetikaasthma*" wird durch Acetylsalicylsäure, alle sauren NSAR und (selten) durch nichtsaure Analgetika ausgelöst. Es betrifft fast ausschließlich Patienten mit obstruktiven Atemwegserkrankungen, insbesondere Asthma bronchiale. In dieser Risikogruppe reagieren ca. 15% der Patienten auf die Einnahme eines NSAR mit einem Bronchospasmus. Als Begleitreaktionen treten gelegentlich Urtikaria und Angioödem (Quincke-Ödem) auf. Bei parenteraler Applikation von NSAR sind Schockreaktion mit Bronchospasmen und Angioödem auch bei Patienten ohne bekanntes Analgetikaasthma beobachtet worden. Als Mechanismus der Bronchokonstriktion ist die Hemmung der Synthese bronchodilatierend wirksamer Prostaglandine, hauptsächlich PGE_2, anzusehen. Bei den betroffenen Patienten ist offenbar die kontinuierliche Bildung von PGE_2 für die Aufrechterhaltung einer funktionell ausreichenden Bronchodilatation erforderlich. Als zusätzlicher bronchokonstriktorischer und entzündungsverstärkender Effekt der NSAR wird der „Lipoxygenaseshift" diskutiert (s. Abb. 13.9). Durch die Blockade der Metabolisierung der Arachidonsäure über den Cyclooxigenaseweg könnte die freigesetzte Arachidonsäure bevorzugt über den Lipoxygenaseweg zu bronchokonstriktorischen und entzündungsfördernden Leukotrienen metabolisiert werden. Außerdem fällt durch die Hemmung der Prostaglandinsynthese eine wichtige Hemmwirkung des PGE_2 auf die Leukotriensynthese anderer Zellen weg. Auch dieser Effekt führt zu einer gesteigerten Leukotriensynthese (s. Abb. 13.9). Die Bedeutung des „Lipoxigenase-shift" in der Pathogenese des Analgetika-Asthma wird durch die Beobachtung dokumentiert, daß bei Patienten mit Analgetika-Asthma die durch Analgetika provozierte Bronchokonstriktion mit Zileuton, einem spezifischen Hemmstoff der 5-Lipoxigenase, verhindert werden kann.

Andere Nebenwirkungen

Weitere bei vielen NSAR auftretende Nebenwirkungen sind Hauterscheinungen, gelegentlich Juckreiz und Kopfschmerz. In hoher Dosierung über längere Zeit oder bei Kumulation langwirksamer NSAR infolge verzögerter Ausscheidung (z. B. bei alten Menschen) können Leberfunktionsstörungen und Leberzellschädigungen auftreten. Alle NSAR erhöhen möglicherweise durch ihre Wirkung auf Leukozyten und andere an der Immunreaktion beteiligte Zellen die Infektionsanfälligkeit.

Substanzspezifische Nebenwirkungen

Relativ häufig sind zentralnervöse Störungen bei *Indometacin* mit Kopfschmerz (6–10%), Schwindel (2–5%), Verwirrtheitszustände (2–5%), selten Sehstörungen (1–3%), Psychosen, selten Pigmentdegeneration der Retina oder Hornhauttrübungen. Die *Fenamate* lösen häufig (bis 25%) Durchfälle aus. Bei antirheumatischer Therapie mit *Acetylsalicylsäure* sind Hörstörungen häufig. *Phenylbutazon* ist mit einem hohen Risiko für chronische Niereninsuffizienz und Blutbildschädigungen (Leukopenie, Thrombopenie, Agranulozytose) belastet und ist deshalb nur noch für die kurzfristige Behandlung (1 Woche) akuter Schübe der Bechterew-Erkrankung und eines Gichtanfalls zugelassen. Die Verträglichkeit der neuen COX-2-Inhibitoren bei längerer Anwendung ist noch nicht ausreichend geklärt. Über das gehäufte Auftreten von Hauterscheinungen (Ausschlag, Urticaria), die Verschlechterung einer Herzinsuffizienz, Blutdrucksteigerungen, Zunahme kardiovaskulärer Komplikationen, Nierenfunktionsstörungen (Salzretention, Abnahme der GFR) und psychischen Störungen wurde berichtet.

Therapeutische Anwendung

NSAR werden als initiale Pharmakotherapie bei allen rheumatischen Gelenkerkrankungen, bei Osteoarthritis, Weichteilrheumatismus und entzündlichen postoperativen Schmerzen angewendet. Die unterschiedliche Aggressivität des rheumatischen Entzündungsprozesses wird bei der Wahl der NSAR berücksichtigt. Im allgemeinen werden *Indometacin*, *Diclofenac* und *Ketoprofen* als deutlich stärker entzündungshemmend eingestuft als z. B. die Oxicame, Naproxen oder Ibuprofen und entsprechend eingesetzt. Diese klinische Erfahrung ist jedoch in vergleichenden Dosis-Wirkungs-Studien nicht überprüft worden. Außerdem scheint die individuelle Reaktion auf einzelne NSAR sehr unterschiedlich zu sein, so daß für den einzelnen Patienten das geeignete NSAR gesucht werden muß. Der Stellenwert der selektiven COX-2-Hemmer ist zur Zeit noch unklar. Bei nicht ausreichender Schmerzhemmung durch NSAR oder bei chronischen rheumatischen Prozessen mit geringer Entzündungsaktivität können je nach Schweregrad Nichtopioide und Opioidanalgetika verwendet werden.

Die klinische Wirksamkeit der NSAR wird als ausschließlich symptomatisch angesehen. Bisher gibt es keine gesicherten Hinweise auf eine Beeinflussung des zugrundeliegenden Krankheitsprozesses oder auf eine Zunahme der Lebenserwartung durch NSAR. Deshalb gewinnen andere therapeutische Ansätze, insbesondere eine früher im Krankheitsverlauf einsetzende immunsuppressive Therapie, immer mehr an Bedeutung (s. unten).

Externe Anwendung

Nichtsteroidale Antirheumatika (und andere Antirheumatika) werden in sehr großem Umfang extern angewendet, d.h. sie werden auf die Haut über den entzündeten Gelenken in Form von Salben, Gelees, Cremes aufgetragen. Es wird dabei unterstellt, daß die Substanz direkt von der Auftragungsstelle in das Gelenk penetrieren kann und dadurch systemische Nebenwirkungen vermeidbar sind. Meist ist jedoch davon auszugehen, daß eine Wirkung, wenn überhaupt vorhanden, über die Resorption in den Kreislauf als systemische Wirkung zustande kommt. Dabei ist das Ausmaß der Resorption größeren Schwankungen unterworfen als bei oraler Gabe. Schwere systemische *Nebenwirkungen* (akute und chronische Niereninsuffizienz) sind bei „großzügiger" Anwendung an der Haut aufgetreten.

Schon vor 20 Jahren wurde die entzündungshemmende Wirksamkeit von *Dimethylsulfoxid* (DMSO) bei rheumatischen Gelenkentzündungen erkannt.

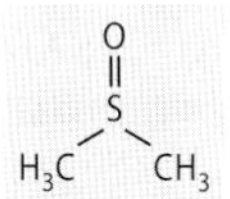

Außerdem wurde dieses sehr lipophile organische Lösungsmittel als Träger und Resorptionsverstärker für schlecht die Haut penetrierende Pharmaka (z.B. Antimykotika oder NSAR) verwendet. Wegen schwerer systemischer Nebenwirkungen (Leberschäden, Niereninsuffizienz) wurden die meisten dieser Anwendungen aufgegeben. Zur Zeit ist DMSO in einer maximalen Konzentration von 15 % für die topische Behandlung rheumatischer Gelenkerkrankungen und weichteilrheumatischer Beschwerden zugelassen. *Nebenwirkungen* (2–4 %) sind lokale Reizerscheinungen wie Rötung, Brennen, Jucken, Blasenbildung.

COX-2 und colorektale Carcinome

In mehreren klinischen Studien wurde (als Zufallsbefund) beobachtet, daß bei Langzeitanwendung von NSAR die Häufigkeit colorektaler Carcinome signifikant abnimmt. Inzwischen wurde gezeigt, daß eine Überexpression von COX-2 in der Tumorprogression vom Mikro-Adenom bzw. von multiplen Polypen zum Carcinom eine pathogenetische Rolle spielt, sodaß eine chronische Hemmung der COX-2-Aktivität mit COX-2-selektiven Inhibitoren sinnvoll sein kann. Erste Auswertungen klinischer Langzeitstudien mit COX-2-selektiven Hemmern zeigen eine deutliche Abnahme der Häufigkeit kolorektaler Carcinome bei Risikopatienten mit Polyposis.

14.3 Glucocorticoide

Wirkungsweise

Die antiphlogistisch-antirheumatische Wirkung der Glucocorticoide hat mehrere Komponenten mit z.T. unbekannten biochemischen Mechanismen. Bekannt ist die Hemmung der Phospholipase A_2 (PLA_2) durch ein glucocorticoidinduziertes Protein (Lipmodulin oder Macrocortin). Dadurch wird sowohl die Bildung von proinflammatorischen Cyclooxygenase-Produkten (PGE_2) als auch die von Lipooxygenaseprodukten (5-HPETE, Leukotrien B_4,C_4) vermindert. Glucocorticoide hemmen die Cytokin-induzierte Expression der Cyclooxygenase-2 (Cox-2) in Makrophagen, was sich ebenfalls in einer verminderten Synthese von Prostaglandinen auswirkt. Weitere entzündungshemmende Eigenschaften der Glucocorticoide sind eine „Stabilisierung" der Zell- und Lysosomenmembran, eine Hemmung der Freisetzung von lysosomalen Enzymen von Granulozyten, die Hemmung der Synthese und Freisetzung proinflammatorischer Cytokine (Interleukin 1, Tumornekrosefaktor), eine Hemmung der T-Zellaktivierung und ein antiproliferativer Effekt (Einzelheiten und Angaben zur Pharmakokinetik siehe Kap. 27.6.1).

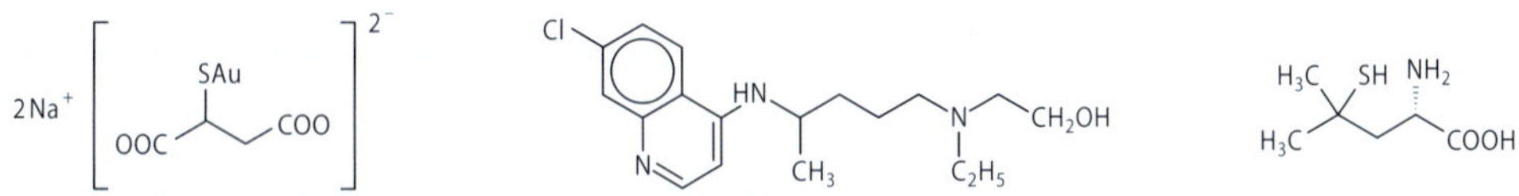

Natriumaurothiomalat Hydroxychloroquin D-Penicillamin

Abb. 14.5. Strukturen remissionsinduzierender Antirheumatika

Therapeutische Anwendung

Glucocorticoide sind die primäre Therapie bei systemischen Kollagenosen, insbesondere des systemischen Lupus erythematosus. Die Dosierungen richten sich nach der jeweiligen Aktivität des Prozesses. Bei lebensbedrohlichen akuten Schüben werden extrem hohe Dosen (z.B. 250–1000 mg Methylprednisolon/Tag für 3 Tage, danach schrittweise Dosisreduktion) eingesetzt. Für die Dauertherapie werden möglichst niedrige Dosierungen verwendet.

In der Behandlung der chronischen Polyarthritis werden Glucocorticoide heute sehr viel früher eingesetzt als bisher üblich. Auch hier kann bei aggressivem Krankheitsverlauf initial eine über der Cushing-Schwellendosis liegende Dosierung notwendig sein. In den meisten Fällen kann dann der Entzündungsprozeß mit Dosierungen von 2,5–7,5 mg Prednisolon (oder Prednisolonäquivalenten anderer Glukokortikoide (Tab. 14.2)) beherrscht werden.

Tabelle 14.2. Cushings-Schwellendosis einiger Glucocorticoide

	[mg/Tag]
Cortison	40
Cortisol	30
Prednisonlon	7,5
Methylprednisolon	6
Triamcinolon	6
Betamethason	1
Dexamethason	1,5

Unerwünschte Wirkungen

Die Risiken und Nebenwirkungen einer selten notwendigen längeren Anwendung von Glukokortikoiden in hoher Dosierung (deutlich oberhalb der Cushing-Schwellendosis) sind in Kap. 28.6 beschrieben. Bei Langzeitanwendung niedriger Dosierungen (im Bereich der Cushing-Schwellendosis oder darunter) ist mit folgenden Nebenwirkungen zu rechnen.

Unerwünschte Wirkungen der Glukokortikoide bei niedrig dosierter Anwendung in der Rheumatherapie:

- „Diabetogene“ Wirkung bei latentem Diabetes durch Steigerung der Glukoneogenese
- Hypocalciämie und Osteoporose durch Vit-D3-Antagonismus und katabole Wirkung
- Erhöhtes Infektrisiko
- Katarakt
- Verstärkung der ulcerogenen Wirkung der NSAR

Besondere Aufmerksamkeit wird bei antirheumatischer Anwendung der Osteoporose gewidmet. Neben einer sorgfältigen Kontrolle des Knochenstatus ist auf eine ausreichende Calciumzufuhr zu achten. Empfohlen wird eine Vitamin-D-Prophylaxe, evtl. die Gabe von Biphosphonaten wie Clodronat oder Pamidronat sowie körperliche Aktivität. Eine hormonelle Substitution mit Östrogenen bei Frauen in der Menopause ist wegen des erhöhten Carcinomrisikos umstritten. Wenn überhaupt, sollten Östrogene in dieser Indikation nur in Kombination mit einem Gestagen angewendet werden.

Die Monotherapie mit Glukokortikoiden allein ist nicht mit einem erhöhten Risiko für Magenulcera oder -perforation verbunden. Jedoch werden die gastrointestinalen Nebenwirkungen der NSAR durch Glukokortikoide signifikant verstärkt, sodaß die Kombination kontraindiziert ist.

Wird eine Therapie mit Glucocorticoiden beendet, so muß dies mit „ausschleichender“ Dosierung über mehrere Wochen erfolgen, um der Nebennierenrinde Gelegenheit zur zellulären Regeneration und funktionellen Erholung zu geben.

14.4 Basisantirheumatika

Basisantirheumatika (Synonyme: Remissions-induzierende Antirheumatika, Basistherapeutika, langwirksame Antirheumatika) werden von den rein symptomatisch wirksamen NSAR abgegrenzt, weil von ihnen eine langfristige Beeinflussung des Krankheitsprozesses erwartet wird. Ein röntgenologisch dokumentierter Rückgang der Knorpel- und Knochendestruktion ist aber nicht für alle Basisantirheumatika nachgewiesen (s. u.). Dies mag z. T. daran liegen, daß der Einsatz der „klassischen" Basisantirheumatika, wie organische Goldverbindungen, Hydroxychloroquin und Penicillamin meist erst nach langjähriger Therapie mit NSAR in Betracht gezogen wird, nachdem bereits erhebliche und irreversible Gelenkzerstörungen manifest sind. Zu dieser Zurückhaltung gegenüber dem Einsatz von Basisantirheumatika haben folgende Nachteile beigetragen:

1. ihre therapeutische Wirkung setzt erst Monate nach Beginn der Behandlung ein
2. sie haben erhebliche Nebenwirkungen, die oft bereits vor der therapeutischen Wirkung auftreten
3. die Erfolgsquoten (signifikante Symptombeeinflussung und röntgenologisch nachweisbare Remission oder Unterbrechung der Progression) liegen bei nur 30–60 %
4. die Compliance der Patienten ist dementsprechend sehr schlecht

Andererseits hat sich herausgestellt, daß die immunologisch-entzündliche Gelenkdestruktion gerade in den ersten 1–3 Jahren nach Beginn der Erkrankung besonders intensiv abläuft, sodaß der Einsatz von Basisantirheumatika in der Frühphase der Erkrankung, evtl. in verminderter Dosierung, sinnvoller erscheint. Diese Möglichkeit ist bisher nicht systematisch untersucht worden, weil andere Therapien mit besserer Verträglichkeit in den Vordergrund getreten sind. Dies betrifft vor allem Pharmaka, die mit der Wirkung des Tumornekrose-Faktor (TNFα) interferieren (Sulfasalazin, Eternacept, Infliximab), sowie den frühen Einsatz von Immunomodulatoren (s. u.).

Aus der Gruppe der „klassischen" Basisantirheumatika werden Goldpräparate am häufigsten verwendet. Das oral wirksame **Auranofin** ist gegenüber den parenteral anzuwendenden Substanzen **Aurothioglukose** und **Natriumaurothiomalat** zwar besser verträglich, jedoch geringer wirksam.

Chloroquinphosphat und **Hydrochloroquinphosphat** werden wegen ihres gegenüber Goldpräparaten ungünstigerem Nutzen-Risikoprofiles immer seltener verordnet.

Basisantirheumatika

Organische Goldverbindungen
- Auranofin, Aurothioglukose, Natriumaurothiomalat

Chloroquin, Hydroxychloroquin

Penicillamin

Sulfasalazin

Organische Goldverbindungen:
Auronofin (oral), Aurothioglukose (i. m.), Natriumaurothiomalat (i. m.)

Wirkungen: Hemmung der Freisetzung lysosomaler Enzyme, der Phagozytose, der Chemotaxis von Granulozyten. Komplementhemmung, Mechanismen im Detail unbekannt.

Kinetik: Auranofin ist zu ca. 40 % oral bioverfügbar. Beginnend mit 10–20 mg/Woche (auf Gold bezogen) wird die Dosis auf ca. 50 mg/Woche gesteigert. Therapeutische Konzentrationen sind nach 8–12 Wochen erreicht und werden mit einer Erhaltungsdosis von ca. 30–50 mg/Monat aufrecht erhalten. Aurothioglucose und Aurothiomalat werden i. m. mit einer Anfangsdosis von 0 mg/Woche, ansteigend bis 1mal 50 mg/Woche gegeben. Im Gleichgewicht sind ca. 600–800 mg Gold im Organismus. Anreicherung von Gold in Lysosomen (Aurosomen). Elimination von 15 % unverändert renal, 85 % als Gold in Fäzes. Elimination 1–2 mg/Tag.

Unerwünschte Wirkungen. (insgesamt ca. 40–50 %): Haut- und Schleimhautreaktion (Pruritis, Exantheme, Stomatitis, Ulzerationen der Mundschleimhaut). Blutbildveränderungen (selten), Goldnephropathie (1–3 %, Kontrolle der Nierenfunktion!), Haarausfall (selten), Übelkeit, Durchfall (bei Auranofin bis zu 50 %!).

Chloroquinphosphat, Hydroxychloroquinphosphat

Wirkungen: Neben Antimalariawirkung (s. S. 656) auch entzündungshemmend und immunsuppressiv. Stabilisierung von Lysosomen, Hemmung der Chemotaxis von Granulozyten, der DNS-Synthese von Chondrozyten (?), der Lymphozytentransformation, der Synthese von Autoantikörpern.

Kinetik: Oral 90 % bioverfügbar, Anreicherung in Erythrozyten und Leukozyten, Retina, Leber, Lunge, Niere, Herz (bis 10 fach). HWZ 1–10 Tage.

Unerwünschte Wirkungen: Appetitlosigkeit, Durchfall (häufig), Kopfschmerz, Unruhe, Schlafstörungen. Selten Exantheme. Einlagerung in Cornea (verschwommenes Sehen, reversibel) und Retina (irreversible Retinopathie, regelmäßige ophthalmologische Kontrolle!). Blutdruckabfall, Blutbildveränderungen.

Dosierung: 250 mg/Tag über 4–6 Monate.

D-Penicillamin ist eine D-Aminosäure (Abb. 14.5), die als Chelatbildner bei Kupferspeicherkrankheit (Wilson-Erkrankung) eingesetzt wurde. Ähnlich wie andere Basisantirheumatika beeinflußt D-Penicillamin verschiedene Funktionen von Entzündungszellen. Der Mechanismus ist nicht bekannt. D-Penicillamin soll seine therapeutische Wirkung bei rheumatischen Entzündungen auch durch die Lösung von Disulfidbrücken bei mesenchymal-entzündlichen Proteinen entfalten. Wegen seiner ausgeprägten Nebenwirkungen (neurologische Störungen, Muskelkrämpfe, Nierenschädigung, gastrointestinale Störungen) wird D-Penicillamin kaum noch verwendet.

Das aus der Behandlung der Colitis ulcerosa stammende *Sulfasalazin* hat auch antirheumatische Eigenschaften mit z.T. unklarem Wirkungsmechanismus (s. Übersicht). Während die therapeutische Wirksamkeit bei Colitis ulcerosa auf der Freisetzung von 5-Aminosalicylsäure beruht s. Kap. 30.7, S. 571), sollen die therapeutischen Effekte bei der chronischen Polyarthritis in der intakten Substanz liegen. Sulfasalazin wird in Dosierungen von 2mal täglich 500–1000 mg oral in magensaftresistenten Zubereitungen zur Behandlung akuter Schübe der chronischen Polyarthritis eingesetzt.

Die Unterdrückung der pro-entzündlichen Wirkungen des TNFα ist auch das Ziel zweier neuer Konzepte: *Infliximab* ist ein rekombinantes Antikörperfragment, in dem die Variable Antigen-erkennende Region aus monoklonalen Antikörpern der Maus, und die konstante Region aus humanem IgG1K stammt.

Eternacept ist ein rekombinantes Fusionsprotein, das die Bindungsstellen für TNFα des TNFα-Rezeptors enthält. Beide Substanzen sind in Deutschland für die Behandlung der chronischen Polyarthritis zugelassen, Infliximab auch für die Behandlung des Morbus Crohn. Infliximab wird i.v. (2–5 mg/kg einmalig), Eternacept s.c. (10–20 mg, 2mal wöchentlich) verabreicht.

Als unerwünschte Wirkungen werden lokale Reaktionen, erhöhte Infektanfälligkeit und eine Zunahme der Malignomrate berichtet.

Langzeitbeobachtungen zur therapeutischen Wirksamkeit und Nebenwirkungsprofil von Infliximab und Eternacept liegen noch nicht vor.

Sulfasalazin (Salazosulfapyridin)

Wirkungen: Entzündungshemmung durch Hemmung der Biosynthese von Prostaglandinen und Leukotrienen (schwach ausgeprägt), immunsuppressive Eigenschaften (B-und T-Zellen), Hemmung der Rezeptorbindung von Tumor Nekrose Faktor α.

Kinetik: Resorption im Dünndarm 5–15 % Plasmahalbwertszeit ca 6 h (schnelle Acetylierer) bis 14 h (langsame Acetylierer). Hydrolyse zu Sulfapyridin und 5-Aminosalicylsäure.

Unerwünschte Wirkungen: Allergische Reaktionen an Haut und Schleimhäuten, Kopfschmerz, Schwindel, Ohrensausen, Hörstörungen, Schlafstörungen, Blutbildveränderungen. Häufig Appetitlosigkeit, Brechreiz, Erbrechen, Durchfälle. Selten Funktionsstörungen der Leber und Nieren.

14.5 Immunsuppressiva

Nachdem sich herausgestellt hat, daß der destruktive Autoimmunprozeß an Synovia und Knorpel in den ersten Jahren der rheumatischen Erkrankung besonders intensiv abläuft, besteht heute die Tendenz, auch immunsuppressiv wirkende Pharmaka möglichst früh einzusetzen. Das hohe Risiko unerwünschter Wirkungen dieser Substanzen kann z.T. durch niedrige, jedoch therapeutisch noch wirksame Dosierungen vermindert werden. Verwendet wird v.a. *Methotrexat*, ein Dihydrofolsäurereduktasehemmer in der sehr niedrigen Dosierung von 10–25 mg/Woche (gegenüber der üblichen zytostatischen Dosierung von 2,5–5 mg/Tag; Einzelheiten zur Pharmakologie s. Kap. 34.1.2.3, S. 731). Die bisher vorliegenden Erfahrungen sind ermutigend. Mit mehr Nebenwirkungen belastet sind das Immunsuppressivum *Ciclosporin A* (2,5–5 mg/kg/Tag, siehe Kap. 35.1.3.1, S. 746) und der Purinantimetabolit *Azathioprin* (2–3 mg/kg/Tag siehe Kap. 34.1.2.2, S. 730). Leflunomid ist ein neuer Immunmodulator mit antirheumatischer Wirksamkeit. Leflunomid bzw. sein aktiver Metabolit, hemmt die Aktivität der Dihydroorotat-Dehydrogenase. Dieses Enzym ist an der de novo-Synthese des Pyrimidinnukleotids Uridinmonophosphat beteiligt. Da aktivierte Lymphozyten einen sehr hohen Pyrimidinbedarf haben, wird ihre Aktivität durch Leflunomid gehemmt. Leflunomid (10–20 mg/Tag) vermindert signifikant die Progression der destruktiven Gelenkprozesse und die Beschwerdesymptomatik bei Patienten mit chronischer Polyarthritis. Leflunomid verursacht häufig Durchfälle und Übelkeit, Hautausschlag, Atemwegsinfektionen, Anstieg der Transaminasen (selten schwere Leberfunktionsstörungen) und Blutbildveränderungen. Leflunomid ist bei Schwangeren kontraindiziert (teratogene Wirkung). Der aktive Metabolit hat eine Eliminationshalbwertszeit von > 3 Wochen. Bei toxischen Symptomen, Schwangerschaft oder Wechsel auf ein anderes Basis-Antirheumatikum ist die Elimination des Metaboliten mit Colestyramin und Aktivkohle erheblich zu beschleunigen.

14.6 Therapie der Osteoarthritis

Die Osteoarthritis ist die häufigste chronische Gelenkerkrankung. Im Gegensatz zur rheumatoiden Arthritis spielen immunologische Prozesse keine pathogenetische Rolle. Disponierend, auslösend oder verstärkend wirken Übergewicht, genetische Faktoren, metabolische Faktoren, Alter, Fehlbelastungen und Inaktivität.

Pathogenetisch stehen Matrix-Abbau, verminderte Knorpelsynthese, Knorpel- und Knochendefekte und pathologische Knochenneubildungen mit reaktiv-entzündlichen Schmerzen und Funktionseinbußen im Vordergrund. Hauptziel der Therapie ist die Erhaltung der Mobilität. In der therapeutischen Hierarchie stehen physikalische Therapie, Gewichtsreduktion, Patientenerziehung, sowie Bewegungs- und Muskeltraining im Vordergrund. Für die Schmerzbehandlung ist Paracetamol (bis zu 5 × 500 mg/Tag) meist ausreichend. Erst bei starker Entzündungsreaktion kommen auch NSAR (Ibuprofen, Diclofenac) in Frage. In selteneren Fällen können auch Opioide (systemisch und lokal) eingesetzt werden. Neuerdings kann auch die gute analgetische Wirksamkeit von COX-2-Inhibitoren (Celecoxib, Refecoxib) ausgenutzt werden.

14.7 Weichteilrheumatische Erkrankungen und Myotonolytika

Schmerzhafte Entzündungen der Muskulatur, der Sehnen und des extraartikulären Bindegewebes sind sehr häufig. Sie entstehen durch Überbeanspruchung, Fehlhaltungen oder Muskelverspannungen (z. B. chronische Rückenschmerzen, Hals-Schulter-Syndrom, Sehnenscheidenentzündungen, Schleimbeutelentzündungen, Lumbalgien). Diese zunächst akuten Störungen haben eine deutliche Tendenz zu chronifizieren, wobei die primäre Ursache oft in den Hintergrund tritt. Sehr häufig ist bei den chronischen Verlaufsformen eine psychische Komponente beteiligt (s. Abb. 14.6).

Zur Behandlung werden neben nichtsteroidalen Antirheumatika, Analgetika, Antidepressiva und physikalischer Therapie auch *Myotonolytika* verwendet. Myotonolytika senken auf spinaler Ebene Reflexaktivität und Tonus der Skelettmuskulatur. Sie können den bei weichteilrheumatischen Erkrankungen oft schmerzhaft erhöhten Muskeltonus (Muskelhartspann) normalisieren. Eine therapeutische Wirksamkeit bei schmerzhaften Tendomyopathien und anderen weichteilrheumatischen Schmerzen ist lediglich für *Tizanidin* (3mal 2–4 mg/Tag), Tolperison (2 bis 3mal 50 mg/Tag) und die *Benzodiazepine* (z. B. Tetrazepam, 3- bis 4mal 50 mg/Tag) durch kontrollierte klinische Studien belegt. Die Wirkmechanismen sind unterschiedlich: Tizanidin ist ein spinal wirksamer α_2-adrenerger Agonist, der auch Imidazolinrezeptoren aktiviert. Tolperison soll lokalanaesthetische Eigenschaften haben und Benzodiazepine wirken muskelrelaxierend durch spinale und supraspinale Verstärkung des $GABA_A$-aktivierten Chloridkanals (s. S. 124). Als Nebenwirkungen der Myotonolytika sind ausgeprägte Sedierung und Muskelschwäche und evtl. anticholinerge Effekte zu erwarten. Myotonolytika sollen nur kurzfristig (2-3 Wochen), insbesondere zur Verhinderung der Chronifizierung angewendet werden (Abb. 14.7).

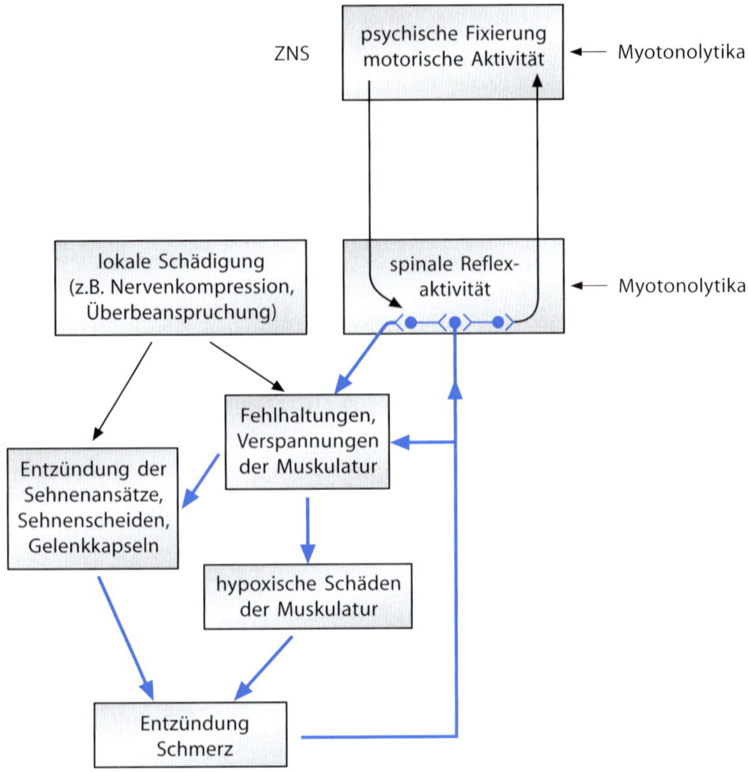

Abb. 14.6. Chronifizierung weichteilrheumatischer Schädigungen und Wirkungsweise von Myotonolytika. Myotonolytika wirken hauptsächlich auf spinaler Ebene. Sie hemmen die pathologisch erhöhte Aktivität polysynaptischer Reflexe, die Teil des Circulus vitiosus in der Aufrechterhaltung des Krankheitsprozesses sind. Einige Myotonolytika haben zusätzlich eine supraspinale Wirkung. Sie hemmen deszendierende motorische Impulse und/oder beeinflussen die oft vorhandene psychische Fehlhaltung, die zur Chronifizierung des Krankheitsprozesses beiträgt

Baclofen und *Dantrolen* werden zwar auch als Myotonolytika klassifiziert, werden jedoch zur Behandlung der schweren zentralen Spastik (z.B. bei multipler Sklerose) eingesetzt. Sie sind bei weichteilrheumatischen Beschwerden nicht indiziert.

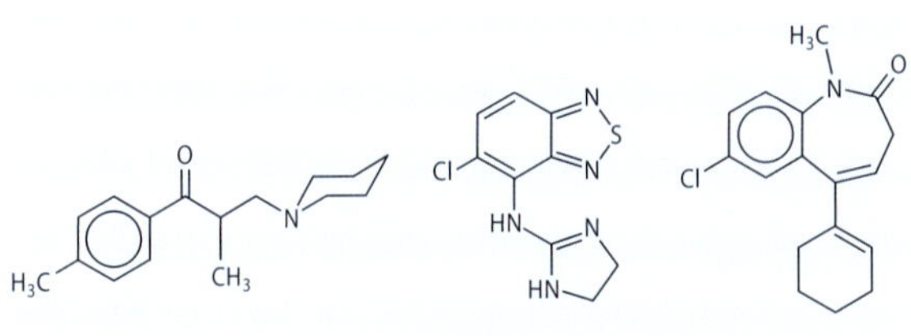

Abb. 14.7. Strukturen einiger Myotonolytika

Literatur

Arzneimittelkommission der Deutschen Ärzteschaft (1992) Schockreaktionen nach parenteraler Gabe nicht-steroidaler Antirheumatika. Pharmazeut Ztg 137:84

Berry H, Hutchinson DR (1988) Tizanidine and ibuprofen in acute lower back pain: results of a double blind multicentre study in general practice. J Intern Med Res 16:83–91

Clive DM, Stoff JS (1984) Renal syndromes associated with nonsteroidal antiinflammatory drugs. N Engl J Med 310:563

Corboz M, Palmer CI, Palmeri A, Wiesendanger M (1991) Tizanidine-induced depression of polysynaptic cutaneous reflexes in nonanaesthetized monkeys is mediated by an alpha 2-adrenergic mechanism. Exp Neurol 11:210–216

Dannhardt H, Hahn L (2000) COX-2-Inhibitoren: Aktueller Stand und Ausblick. Pharmazie in unserer Zeit 29:100–106

Elder DJ, Paraskeva C (1998) COX-2 inhibitors for colorectal cancer. Nat Med 4:392–393

Fries JF, Williams CA, Bloch DA (1991) The relative toxicity of nonsteroidal antiinflammatory drugs. Arthritis Rheum 34:1353–1360

Graham DY, White RH, Moreland LW et al. (1993) Duodenal and gastric ulcer prevention with misoprostol in arthritis patients taking NSAIDs. Ann Intern Med 119:257–262

Hackenthal E (1999) Therapie mit Analgetika/nichtsteroidalen Antirheumatika. In: Pharmakotherapie im Alter. Platt D, Mutschler E Hrsg. S. 377–401, Wiss Verlagsges Stuttgart
Hatz HJ (1994) Glucocorticoide in der Therapie rheumatischer Erkrankungen. Pharmazeut Ztg 139:1583–1588
Hawkey CJ (1999) COX-2 inhibitors. Lancet 353:307–314
Hinz B, Brune K (1999) COX-1 und COX-2: Funktionen und pharmakologische Beeinflussung. Pharmazie in unserer Zeit 28:21–29
Klareskog L, Rönnelid J, Holm G (1995) Immunpathogenesis and immuntherapy in rheumatoid arthritis: an area in transition. J Intern Med 238:191–206
Köhler L, Zeidler H (2001) Rofecoxib. Arzneimitteltherapie 19:74–84
Krüger K (2000) Medikamentöse Therapie der Rheumatoiden Arthritis. Der Schmerz 14:193–206
Matthias H (1990) Die Schmerztherapie bei rheumatischen Gelenk- und Wirbelsäulenerkrankungen. Der Schmerz 4:130–137
McCormack K (1994) Non-steroidal anti-inflammatory drugs and spinal nociceptive processing. Pain 59:9–43
Murray MD, Brater DC (1993) Renal toxicity of the nonsteroidal anti-inflammatory drugs. Annu Rev Pharmacol Toxicol 32:435–465
O'Callaghan CA, Andrews PA, Ogg CS (1994) Renal disease and use of topical non-steroidal anti-inflammatory drugs. BMJ 308:110–111
Pongratz D (1996) Muskelrelaxanzien bei unspezifischen Erkrankungen des Bewegungsapparates. Münch Med Wschr 138:580–582
Resch K (1994) Mediatoren der Entzündung. Monatsschr Kinderheilkd 142:482–490
Souter AJ, Fredman B, White PF (1994) Controversies in the perioperative use of nonsteroidal antiinflammatory drugs. Anesth Analg 79:1178–1190
Tonussi CR, Ferreira SH (1994) Mechanism of diclofenac analgesia: direct blockade of inflammatory sensitization. Eur J Pharmacol 251:173–179
Waal TMW de (1994) The anti-inflammatory activity of glucocorticoids. Mol Biol Reports 19:81–88
Walker JS, Arroyo JF, Nguyen T, Day RO (1993) Analgesic efficacy of non-steroidal anti-inflammatory drugs in experimental pain in humans. Br J Clin Pharmacol 36:417–425
Wallace JL, Cirino G (1994) The development of gastrointestinal-sparing non-steroidal drugs. Trends Pharmacol Sci 15:405–406
Williams KM, Day RO, Breit SN (1993) Biochemical actions and clinical pharmacology of anti-inflammatory drugs. Adv Drug Res 24:121–198

Kapitel 15

Pharmakotherapie der Migräne und anderer Kopfschmerzen

15

E. Hackenthal

Pharmakotherapie der Migräne und anderer Kopfschmerzen 15

E. Hackenthal

Der Kopfschmerz ist die häufigste Schmerzform. Etwa 80 % der Bevölkerung leiden mindestens einmal pro Jahr an einer Kopfschmerzepisode, ca. 25 % an wiederholt auftretenden Kopfschmerzen (mindestens 2mal monatlich) oder Dauerkopfschmerz. Die gelegentlich auftretenden Kopfschmerzepisoden werden mit Nichtopioidanalgetika (Acetylsalicylsäure, Ibuprofen, Paracetamol) behandelt. Jeder häufiger auftretende Kopfschmerz sollte jedoch neurologisch geklärt werden, um neurologische Prozesse oder Tumoren frühzeitig zu erkennen bzw. bestimmte Kopfschmerztypen zu identifizieren und eine spezifische Behandlung einzuleiten. Wichtige Kopfschmerztypen und ihre Charakteristika sind in der Tabelle 15.1 zusammengestellt.

Tabelle 15.1. Kriterien der Kopfschmerzklassifikation (International Headache Society und Deutsche Migräne- und Kopfschmerzgesellschaft)

Spannungskopfschmerz (episodisch oder chronisch) *Prävalenz:* 15–30 %, m = w. *Schmerzdauer:* 30 min bis 7 Tage. Chronisch mehr als 180 Schmerztage/Jahr. *Charakteristika:* Schmerz drückend, ziehend, nicht pulsierend, meist beidseitig. Körperliche Aktivität verstärkt Kopfschmerz nicht, kein Erbrechen. Nur bei chronischer Form Übelkeit, gelegentlich Photo-Phono-Phobie.
Migräne *Prävalenz:* 4–10 %, w > m, familiäre Häufung. *Schmerzdauer:* 4–72 h. *Charakteristika:* Schmerz meist einseitig, pulsierend. Verstärkung bei körperlicher Aktivität. Häufig Übelkeit (80 %), Erbrechen (40–50 %), Photo-Phono-Phobie (50 %), evtl. Aura mit Sehstörungen (Skotomen), seltener Sprechstörungen.
Clusterkopfschmerz *Prävalenz:* 0,1–0,3 %, m >> w, über 40 Jahre. *Schmerzdauer:* 3 min bis 3 h, bis zu 8 Attacken/Tag. *Charakteristika:* Starker, streng einseitiger Kopfschmerz, begleitet von Augenrötung, Tränenfluß, Ptosis, Nasenlaufen.
Medikamenteninduzierter Dauerkopfschmerz *Prävalenz:* 2–4 %, w > m. *Schmerzdauer:* Chronischer (täglicher) Kopfschmerz. *Charakteristika:* Leichter, diffuser Kopfschmerz, keine Seitenbevorzugung. Anamnese: Chronische Einnahme von Analgetika oder Migränemitteln.

15.1 Behandlung des Spannungskopfschmerzes

Spannungskopfschmerz wird häufig durch Anspannung oder Überanstrengung ausgelöst, kann aber auch ohne erkennbare Ursache auftreten. Intensität und Häufigkeit der Episoden zeigen eine sehr große Streubreite. Die Behandlung des Spannungskopfschmerzes erfolgt bevorzugt mit nichtmedikamentöser Therapie wie Entspannungsübungen, Änderungen des Lebensstils und körperlicher Aktivität. Wenn Analgetika notwendig werden, sollten *Acetylsalicylsäure* oder *Ibuprofen* bevorzugt werden. Bei Unverträglichkeit kommt auch *Paracetamol* in Frage. In analgetikaresistenten Fällen mit mehr als 6–10 Attacken pro Monat wird eine prophylaktische Behandlung mit trizyklischen Antidepressiva empfohlen (z. B. *Doxepin* 25 mg abends, oder *Amitriptylin* 20–50 mg abends).

15.2 Behandlung der Migräne

Die Migräne ist ein oft (60 %) einseitig, anfallsartig auftretender Kopfschmerz, der pulsierenden Charakter hat, durch körperliche Aktivität verstärkt wird und mit Übelkeit, Erbrechen und erhöhter Licht- und Geräuschempfindlichkeit einhergeht.

Bei 30 % der Migränepatienten geht ein Prodromalstadium mit Sehstörungen (Skotomen), Sprechstörungen und erhöhter Geräuschempfindlichkeit ca. 1 h vor dem Schmerzanfall voraus. Seltener (2–3 %) ist die komplizierte Migräne mit neurologischen Störungen nach dem Migräneanfall. Migräne ist nach neueren Untersuchungen bei Kindern etwa gleich häufig wie bei Erwachsenen. Ätiologie und Pathogenese der Migräne sind unklar. Die familiäre Häufung weist auf eine genetische Disposition hin. Nachgewiesene pathogenetische Faktoren sind eine starke Dilatation und Distension extrakranialer Arterien (pulsierende Temporalarterie) und eine erhöhte Empfindlichkeit periarterieller Schmerzrezeptoren. Beteiligt sind wahrscheinlich verschiedene biogene Amine, insbesondere Serotonin, das über die Aktivierung von Serotonin-$5HT_{2C}$-Rezeptoren anfallsauslösend sein kann.

15.2.1 Behandlung des Migräneanfalls

In der Migränetherapie ist zwischen der Anfallsbehandlung und der Behandlung im Intervall (prophylaktische Behandlung) zu unterscheiden.

Leichte Migräneanfälle werden mit Nichtopioidanalgetika behandelt. Geeignet sind *Acetylsalicylsäure* (1 g als Brausetablette oder Lösung), *Ibuprofen* (600–1000 mg als Lösung, Lysinat), *Diclofenac* (50–100 mg in Lösung oral oder 100 mg als Suppositorium) sowie *Paracetamol* (1–1,5 g). Die Wirkungsweise dieser Analgetika im Migräneanfall ist unbekannt (s. Kap. 13). Die im Anfall stark verzögerte Magenpassage (verminderte Motilität) mit verzögerter Resorption der Analgetika kann mit *Metoclopramid* (10 mg, 30 min vor dem Analgetikum oral oder 15 min vorher i. m.) verbessert werden. Auch *Domperidon* (20–30 mg oral) ist dafür geeignet. Sowohl Domperidon als auch Metoclopramid (zur Pharmakologie s. S. 565 f.) wirken nicht nur motilitätsfördernd, sondern auch antiemetisch.

Ist diese Therapie nicht ausreichend, so kann ein Versuch mit der i. v.-Gabe von Lysin-Acetylsalicylsäure (1,5 g) unternommen werden. In schweren Fällen (ca. 40 % aller Migränepatienten) werden *Ergotamin*, *Dihyroergotamin* oder „Triptane" eingesetzt.

Ergotamin und Dihydroergotamin

Die *Wirkungsweise* von Ergotamin und Dihydroergotamin ist nicht sicher bekannt. Beide Mutterkornalkaloide (s. auch 2.2.5) wirken im Migräneanfall vasokonstriktorisch, u. a. erkennbar an der Abnahme der Pulsationen der A. temporalis. Die Vasokonstriktion kann über α_1- und α_2-adrenerge Rezeptoren, über den Serotoninantagonismus an vasodilatierenden Serotoninrezeptoren, wahrscheinlicher jedoch über eine agonistische Wirkung an vasokonstriktorischen Serotoninrezeptoren (z. B. $5\text{-}HT_{1D}$-Rezeptoren) vermittelt werden. Ergotamin hat eine deutlich stärkere vasokonstriktorische Wirkung als Dihydroergotamin. Übelkeit und Erbrechen werden wahrscheinlich durch die Aktivierung von Dopamin-D_2-Rezeptoren ausgelöst.

Kinetik: Ergotamin wird oral sehr langsam mit einer Bioverfügbarkeit von 1–3 % resorbiert und mit einer Halbwertszeit von 6–10 h durch hepatische Metabolisierung eliminiert. Die Resorption kann durch Metoclopamid, Domperidon oder Coffein beschleunigt werden. Die Pharmakokinetik des Dihydroergotamin ist ähnlich.

Anwendung: Ergotamin wird möglichst frühzeitig zu Beginn eines Migräneanfalls (jedoch nicht in der Aura) in einer Dosierung von 0,25 mg s. c. oder i. m. oder von 1–2 mg oral gegeben. Bei oraler Anwendung können jedoch mehrere Stunden bis zum Wirkungseintritt vergehen. Maximal soll eine orale Dosis von 10 mg/Tag, die subkutane Gabe von 1–2 mg/Tag bzw. die doppelten Mengen pro Woche nicht überschritten werden. Ergotamin steht auch als Dosieraerosol für die nasale oder inhalative Anwendung zur Verfügung. Wegen der schlechten und unzuverlässigen oralen Resorption soll Dihydroergotamin im Anfall s.c. (1–2 mg) gegeben werden.

Ergotamin und Dihydroergotamin sind durch die „Triptane" weitgehend aus der Anfallbehandlung verdrängt worden. Ihre Anwendung ist jedoch sinnvoll bei guter individueller Verträglichkeit und Wirksamkeit, sowie bei starken und lang anhaltenden Migräneattacken, da unter Ergotamin im Gegensatz zu den Triptanen kaum eine Wiederkehr des Kopfschmerzes auftritt (siehe dort).

Unerwünschte Wirkungen: Die Durchbrechung des Migräneanfalls mit Ergotamin (Erfolgsquote oral

Tabelle 15.2. Pharmaka zur Behandlung des Migräneanfalls

Präparat	Dosierung
Leichte Anfälle:	
Acetylsalicylsäure	1–1,5 g oral als Lösung (z. B. Brausetabletten oder als Lysinat)
Ibuprofen	0,8–1,2 g oral in Lösung (Ibuprofenlysinat)
Diclofenac	50–100 mg oral in Lösung oder 100 mg in Suppositorien
Paracetamol	1–1,5 g oral
Zur Verbesserung der Magenpassage (30 min vor oder zusammen mit Analgetikum):	
Metoclopramid	10 mg
oder Domperidon	20–30 mg
Schwere Anfälle:	
Versuch mit Acetylsalicylsäurelysinat	1 g, i. v.
Ergotamin	0,25–0,5 mg s. c., i. m. (maximal 2 mg/Tag)
Dihydroergotamin	2–3 mg oral (maximal 15 mg/Tag)
Sumatriptan und verwandte Substanzen (Triptane)	siehe Tab. 15.3

ca. 50 %, s.c. 80 %) wird mit erheblichen Nebenwirkungen und Risiken erkauft: Häufig sind Übelkeit, Erbrechen, Schwäche und Muskelschmerzen, Kältegefühl und Parästhesien in Fingern und Zehen (durch Vasokonstriktion und Hypoxie), Blutdruckanstieg, seltener Diarrhöen. Einzelne Fälle von Angina pectoris sind beschrieben worden. Bei wiederholter Anwendung von Suppositorien ist mit anokutanen Nekrosen (lokale Vasokonstriktion) zu rechnen. Bei überhöhter Dosierung sind schwere Reizerscheinungen im Gastrointestinaltrakt und ein Kreislaufkollaps zu erwarten. Bei langfristiger Anwendung besteht die Gefahr irreversibler peripherer Durchblutungsstörungen (Ergotismus). Dieselben Nebenwirkungen treten bei Dihydroergotamin auf.

Sumatriptan und andere 5-HT$_{1B/1D}$-Agonisten

Wirkungen: Sumatriptan (Formelbild s. Seite 522) und verwandte Triptane sind für die Behandlung der Migräne-Attacke, nicht aber für die Prophylaxe geeignet. Die Triptane sind Serotonin-Rezeptoragonisten mit selektiver Wirksamkeit an 5-HT$_{1B/1D}$ Rezeptoren, die bevorzugt an migränerelevanten Gefäßen (extrakranielle Arterien, Dura-Gefäße, AV-Anastomosen) Vasokonstriktion vermitteln. Die therapeutische Wirksamkeit aller Triptane ist in kontrollierten Studien nachgewiesen. Im Mittel sind 30 % der Patienten innerhalb von 2 Stunden schmerzfrei, bei >70 % ist eine deutliche Besserung zu erreichen (Ergotamin oral 30 % und 60 %; Placebo 20 und 30 %).

Kinetik: Die pharmakokinetischen Daten der Triptane sind in Tab. 15.3 zusammengestellt.

Anwendung und Vergleich: Ebenso wie Ergotamin sollen Triptane nicht im Prodromalstadium gegeben werden, da in dieser Phase eine Vasokonstriktion vorherrscht. Im Anfall wird der schnelle Wirkungseintritt mit Sumatriptan 6 mg, s.c. (mit dem Autoinjektor applizierbar) erreicht (15–30 min). Mit dieser Applikationsweise sind allerdings auch die Nebenwirkungen stärker. Von den oralen Triptanen haben Riza- und Eletriptan den schnellsten Wirkungseintritt (1 h). Nach den bisher vorliegenden Daten scheinen diese beiden Triptane auch eine etwas höhere Erfolgsquote als Suma-, Zolmi- oder Naratriptan zu haben.

Weitaus häufiger als mit Ergotamin, nämlich bei ca. 40 % der Patienten, tritt 10–20 h nach Erstapplikation der Triptane erneut Migränekopfschmerz auf, der wahrscheinlich durch die inzwischen fort-

Tabelle 15.3. Pharmakokinetische Daten der „Triptane"

Substanz	Bioverfügbarkeit %	t_{max} h	Plasma-HWZ h	Dosierungen mg
Sumatriptan s.c.	96	0,2	2	6
Sumatriptan oral	14	2,5	2	100
Zolmitriptan oral	41	2,5	2,6	2,5
Naratriptan oral	60	2–4	6	2,5
Rizatriptan oral	40	1	3	10
Eletriptan oral	50	1,3	4–5	80

Tab. 15.4. Pharmaka zur Migräneprophylaxe

1. Wahl		2. Wahl	
Propranolol	40–120 mg	Valproinsäure	500–600 mg
Metoprolol	100–200 mg	Naproxen	2 × 250 mg
Atenolol	25 mg	Acetylsalizylsäure	300 mg
Flunarizin	5–10 mg		

Die angegebenen Dosierungen sind Tagesdosen

geschrittene Elimination des Triptans bei weiter bestehender Aktivität des „Migräne-Generators" zustande kommt und mit einer weiteren Gabe des Triptans meist kupiert werden kann. Bei Verwendung von Ergotamin ist eine Wiederkehr des Kopfschmerzes selten (<10 %), wahrscheinlich wegen der sehr viel langsameren Elimination.

Unerwünschte Wirkungen werden mit einer Gesamthäufigkeit von 10–15 % beobachtet, darunter am häufigsten Benommenheit, Schwindel, Übelkeit, Druckgefühl im Kopf, Brennen an der Injektionsstelle, selten Hals- und Nackensteifigkeit. Relativ häufig klagen Patienten über Angina-pectoris-artige Brustschmerzen (3–5 %). Ein Teil dieser Beschwerden scheint jedoch auf eine spastische Kontraktion der Speiseröhre zurückzugehen, so daß echte Angina-pectoris-Fälle unter Triptanen seltener sind (wahrscheinlich 1–3 %). Einzelfälle von Herzinfarkt sind beschrieben worden. Bei regelmäßiger Einnahme von Triptanen kann Dauerkopfschmerz auftreten, der mit dem Absetzen verschwindet.

Triptane sollen nicht angewendet werden bei Kindern unter 12 Jahren, in der Schwangerschaft, bei arterieller Verschlußkrankheit, koronarer Herzkrankheit und nicht eingestelltem Hypertonus.

15.2.2 Migräneprophylaxe

Neben der Vermeidung von Auslösefaktoren (Trigger) sind Verhaltenstherapien, autogenes Training, Ausdauersport und Biofeedback sinnvolle prophylaktische Maßnahmen. Bei häufigen Migräneattacken (> 3/Monat) oder sehr lang andauernden Attacken (>48 h) ist eine medikamentöse Prophylaxe angezeigt.

Eine in kontrollierten Studien nachgewiesene Wirksamkeit als Migräneprophylaktikum haben vor allem **β-Adrenozeptoren.** Nur β-Blocker ohne intrinsische Aktivität mit ausreichender Lipophilie sind wirksam. Auch der unspezifische Calciumantagonist **Flunarizin** gehört zur 1.Wahl als Migräneprophylaktikum. Die Wirkungsweise von β-Blockern und Flunarizin in der Migräneprophylaxe ist nicht bekannt.

Eine nachgewiesene Wirksamkeit haben auch **Valproinsäure** (Nebenwirkungen: Müdigkeit, Schwindel, Tremor, Leberfunktionsstörungen, Hautausschlag, Haarausfall), **Naproxen** (Nebenwirkungen: Magenbeschwerden, -blutungen, -ulcera), **Acetylsalizylsäure** (Nebenwirkungen: Magenbeschwerden) und wahrscheinlich auch **Dihydroergotamin** (Nebenwirkungen: Übelkeit, Paraesthesien, Durchblutungsstörungen, Obstipation). Diese Prophylaktika sind jedoch wegen ihrer unerwünschten Wirkungen bei Langzeitanwendungen als 2. Wahl einzustufen (Tab. 15.4). Keine Wirksamkeit wurde bisher für **Lisurid, Pizotifen** oder **Cyclandelat** nachgewiesen.

15.3 Behandlung des Clusterkopfschmerzes

Clusterkopfschmerz ist eine seltene Erkrankung mit strikt einseitigem Kopfschmerz, der sich vom Migräneanfall durch die Beteiligung von Binde- bzw. Schleimhaut des Auges und der Nase, sowie durch das Fehlen migränetypischer Begleiterscheinungen abgrenzen läßt. Die Ätiologie und Pathogenese des Clusterkopfschmerzes ist nicht bekannt. Die Bezeichnung rührt daher, daß die Schmerzattacken häufig auf 1–4 Monate im Jahr konzentriert sind. Im Anfall wird der Clusterkopfschmerz mit O_2-Inhalation (100 % mit 7 l/min für 15–20 min in sitzender Position), Ergotamin als Aerosol intranasal (maximal 1 mg) oder mit Sumatriptan (6 mg s.c. mit Autoinjektor) behandelt.

Zur Prophylaxe wird Verapamil (3mal 100 mg/Tag) verwendet. Wirksam ist auch Lithiumkarbonat (0,6–1 g/Tag). Die Plasmakonzentrationen müssen auf 0,5–1,0 mmol/l eingestellt und kontrolliert werden, um unerwünschte Wirkungen möglichst gering zu halten (s. Kap. 5, S. 152). Kurzfristig kann auch Prednison oder Prednisolon (40–80 mg/Tag für einige Tage, dann über 2–3 Wochen ausschleichend) verwendet werden.

15.4 Medikamenteninduzierter Dauerkopfschmerz

Der medikamenteninduzierte Dauerkopfschmerz kann bei regelmäßiger Einnahme von Analgetika, meist Kombinationspräparaten, auftreten. Eine häufige Form ist die „chronifizierte“ Migräne. Die Patienten verwenden zur Migräneprophylaxe eine Dauertherapie mit ergotaminhaltigen Analgetikapräparaten. Aus dem anfallsartigen Kopfschmerz wird ein Dauerkopfschmerz. Auch die zu häufige Anwendung von Triptanen (> 10 mal/Monat) kann Dauerkopfschmerz auslösen. Bei Weglassen des Analgetikapräparates tritt regelmäßig eine Intensivierung des Kopfschmerzes auf, was meist zur weiteren Einnahme veranlaßt. Die Behandlung dieses Kopfschmerzes besteht in einem akuten Entzug bei ergotaminhaltigen Präparaten oder einem schrittweisen Entzug bei Präparaten, die Barbiturate oder Benzodiazepine enthalten. Zur Überbrückung können bei Übelkeit und Erbrechen Domperidon oder Metoclopramid, zur Milderung des Entzugkopfschmerzes einfache Analgetika verwendet werden.

Literatur

Anderssen KE, Vinge E (1990) β-adrenoceptor blockers and calcium antagonists in the prophylaxis and treatment of migraine. Drugs 39:355–373

Dechant KL, Clissold SP (1992) Sumatriptan: A review of its pharmacodynamic and pharmacokinetic properties, and therapeutic efficacy in the acute treatment of migraine and cluster headache. Drugs 47:776–798

Diener HC, Brune K, Gerber WD, Pfaffenrath V, Straube A (2000) Therapie der Migräneattacke und Migräneprohylaxe. Empfehlungen der Deutschen Migräne- und Kopfschmerzgesellschaft. Der Schmerz 14:269–283

Diener HC, Pfaffenrath V, Soyka D, Gerber WD (1992) Therapie des medikamenten-induzierten Dauerkopfschmerzes. Empfehlungen der Deutschen Migräne- und Kopfschmerzgesellschaft. MMW 134:159–162

Ensink FMB, Soyka D (Hrsg)(1994) Migräne. Springer, Berlin Heidelberg New York Tokyo

Göbel H, Diener HC, Grotemeyer KH, Pfaffenrath V (1998) Die Behandlung des Clusterkopfschmerzes. Therapieempfehlungen der Deutschen Migräne- und Kopfschmerzgesellschaft. Münch Med Wschr 140:70–78

Pfaffenrath V, Brune K, Diener HC, Gerber WD, Göbel H (1998) Die Behandlung des Kopfschmerzes vom Spannungstyp. Empfehlungen der Deutschen Migräne- und Kopfschmerzgesellschaft. Münch Med Wschr 140:519–525

Pfaffenrath V, Gerber WD (1992) Chronische Kopfschmerzen. Kohlhammer, Stuttgart

Wenzlaff H (1994) Ergotamin. Dtsch Apothekerztg 134: 1887–1890

Kapitel 16

Pharmaka mit Wirkung auf den glatten Muskel

16

E. Oberdisse

Pharmaka mit Wirkung auf den glatten Muskel

16

E. Oberdisse

Von der Elektrophysiologie, der Rezeptorausstattung und der Wirkung von Pharmaka her lassen sich 2 Gruppen der glatten Muskulatur differenzieren: intestinaler und vaskulärer Typ. Die glatte Muskulatur des Bronchialsystems nimmt eine Mittelstellung ein.

Der intestinale Typ (Magen-Darm-Trakt, ableitende Harn- und Gallenwege, Uterus) wird über Histamin(H_1)-, Serotonin(5-HT_2)-, Acetylcholin(M_3)-, Prostaglandin-$F_{2\alpha}$(FP)- und E_2(EP)- sowie Oxytocinrezeptoren kontrahiert. Eine Besonderheit ist, daß über α_2-Rezeptoren eine Relaxation der Längsmuskulatur des Darmes zustande kommt und daß NO-Pharmaka nicht oder kaum relaxierend wirken.

Die vaskuläre glatte Muskulatur wird über α_1-, α_2-, Vasopressin(V_1)-, Thromboxan-A_2(TP)-, Angiotensin-II(AT_1)-, Serotonin(5-HT_2)- und Endothelin (ET_A, ET_B)-Rezeptoren kontrahiert. Secalealkaloide wirken hier ebenfalls vasokonstriktorisch.

Generell wird die Kontraktion der glatten Muskulatur durch eine Erhöhung der zytoplasmatischen Ca^{2+}-Konzentration von etwa 10^{-7} auf 10^{-6} bis 10^{-5} mol/l eingeleitet.

Die Prozesse, die zur Erhöhung der intrazellulären Calciumkonzentration führen, können in extra- und intrazelluläre Wege unterteilt werden. Die extrazelluläre Komponente reguliert den späten und langanhaltenden Calciumeinstrom in die Zelle durch nicht-selektive Kationen- (TRP = Transient Receptor Potential) und spannungsabhängige Calciumkanäle. Über die intrazelluläre Komponente wird die frühe und kurze Freisetzung von sequestriertem Calcium aus verschiedenen Calciumspeichern moduliert. Diese Speicher sind Teil des sarkoplasmatischen Retikulums, aus denen ebenfalls Calcium über 2 verschiedene Kanäle freigesetzt werden kann. Der eine Kanal wird über Inosit-1,4,5-trisphosphat aktiviert. Der andere Kanal wird durch einen Anstieg des intrazellulären Calciums geöffnet. Dieser Prozeß der calciuminduzierten Calciumfreisetzung ist noch in vielen Einzelheiten ungeklärt. Coffein aktiviert dieses System, das auch durch das Alkaloid Ryanodin stimuliert werden kann (Abb. 16.1).

Die derzeitigen Vorstellungen über die Beteiligung von Ca^{2+} am Kontraktionsvorgang sind vereinfacht in Abb. 16.2 zusammengefaßt. Zytoplasmatisches Ca^{2+} führt (über 4 Bindungsstellen) zur allosterischen Aktivierung von Calmodulin (CaM), das dann an die regulatorische Untereinheit der Myosin-light-chain-Kinase (MLCK) binden kann. Die hierdurch ausgelöste Aktivierung dieser Kinase ka-

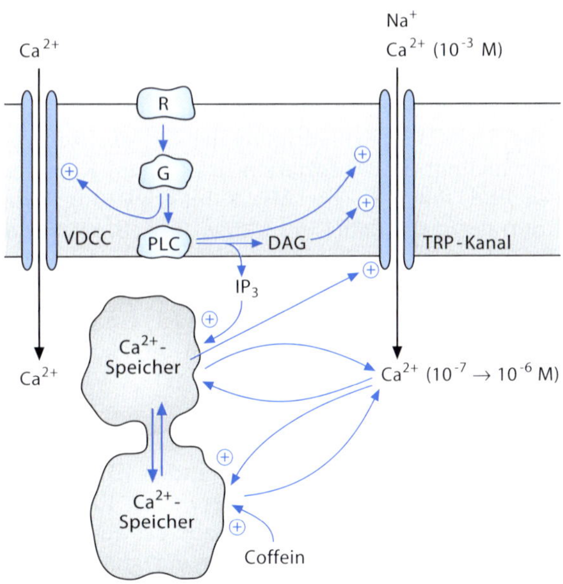

Abb. 16.1. Schematische Darstellung der Regulation der zytosolischen Ca^{2+}-Konzentration. Einzelheiten s. Text. R Rezeptor, G G-Protein, PLC Phospholipase C, DAG Diacylglycerin, IP_3 Inosit-1,4,5-trisphosphat, VDCC spannungsabhängiger Ca^{2+}-Kanal (Voltage-dependent Ca^{2+}-channel), TRP (Transient Receptor Potential)-Kanal, ⊕ fördert, aktiviert, setzt frei

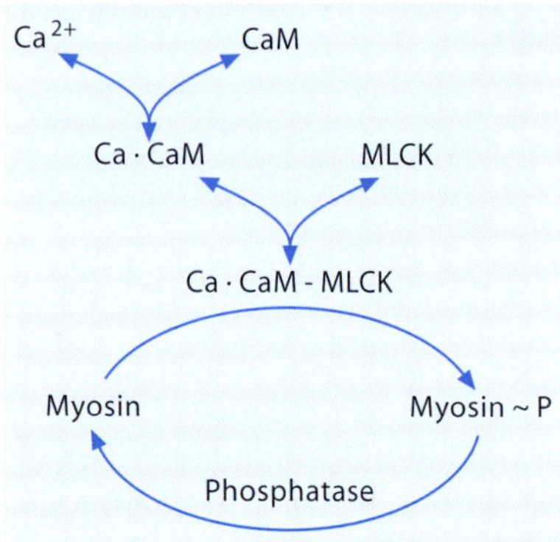

Abb. 16.2. Schematische Darstellung der Phosphorylierung von Myosin und der Beteiligung von Ca^{2+} am Kontraktionsvorgang. *CaM* Calmodulin, *Ca·CaM* allosterisch aktivierter Calcium-Calmodulin-Komplex, *MLCK* „Myosin-light-chain-Kinase"

talysiert die Phosphorylierung der 20-kDa-Kette des Myosins und erleichtert damit die Aktin-Myosin-Interaktion. Der Kontraktionsvorgang wird dadurch beendet, daß die zytoplasmatische Ca^{2+}-Konzentration wieder abnimmt, sei es durch aktive Aufnahme zurück in die intrazellulären Speichervesikel oder ebenfalls aktiv (durch die Ca^{2+}-ATPase) durch die Plasmamembran nach außen. Der in Abb. 16.2 dargestellte Ablauf der Ereignisse läuft nun in umgekehrter Reihenfolge ab und führt zur Inaktivierung der MLCK: Erniedrigung der Ca^{2+}-Konzentration bedingt die Dissoziation des CaCaM-Komplexes und führt so zur MLCK-Inaktivierung. Die Kontraktion ist dabei der aktive Prozeß, während die Relaxation passiv erfolgt.

Neben der Ca^{2+}-vermittelten Kontraktion der glatten Gefäßmuskulatur besteht auch ein Ca^{2+}-unabhängiger Weg. Die Rezeptoren für kontrahierende Agonisten (α_1, ET_A, V_1, AT_1, TxA_2) koppeln nicht nur über $G_{q/11}$ an die Phospholipase C-β und führen über einen PI-Response zur Kontraktion, sondern können auch an $G_{12/13}$ binden (Abb. 16.3). Wie bereits an anderer Stelle erwähnt, führt dies zur Aktivierung von Proteinen aus der Rho-Familie. Für die Kontraktion bedeutet das, daß es über die Aktivierung von RhoA (durch GEF = guanine nucleotide exchange factors) zur Aktivierung einer Rho-Kinase kommt, die dann ihrerseits die Myosin-Phosphatase phosphoryliert und damit inaktiviert: Die 20-kDa-Kette des Myosins bleibt phosphoryliert und die Interaktion mit Aktin wird erleichtert.

Pharmaka, die die glatte Muskulatur der Gefäße relaxieren, verhindern entweder den Anstieg der intrazellulären Ca^{2+}-Konzentration, modulieren die Ca^{2+}-Effekte oder sind an der Sequestrierung von Ca^{2+} beteiligt. Die Relaxierung der glatten Muskulatur kann rezeptorvermittelt oder rezeptorunabhängig erfolgen.

16.1 Rezeptorvermittelt wirkende Pharmaka

16.1.1 Antagonisten an Rezeptoren für kontrahierende Mediatoren

Zu dieser Gruppe gehören Substanzen, die entweder den Einwärtsstrom von Ca^{2+} in die Zelle blockieren oder die rezeptorvermittelte Freisetzung von Ca^{2+} aus intrazellulären Speichern (über eine Hemmung des Phosphatidylinosit-4,5-bisphosphat-Abbaus) blockieren. Zu dieser 2. Gruppe gehören Pharmaka wie z. B. *Prazosin* und ähnlich wirkende Substanzen, die relativ selektive α_1-Adrenozeptorenantagonisten sind (s. S. 107). Prazosin wird wegen der relaxierenden Wirkung auf die glatte Muskulatur der Gefäße zur Behandlung der Hypertonie (s. S. 372) verwendet. Seit einiger Zeit stehen auch nichtpeptidische Angiotensin-II-Rezeptorantagonisten (an AT_1-Rezeptoren) zur Verfügung. Über ihren therapeutischen Einsatz s. S. 381, 326. Endothelin-Antagonisten am ET_A-Rezeptor befinden sich in der klinischen Prüfung. Am weitesten geprüft ist der nicht-selektive ET_A/ET_B-Rezeptorantagonist *Bosentan*. Dabei stehen weniger die Indikationen Herzinsuffizienz oder Hypertonie im Vordergrund des Interesses als vielmehr die Verhinderung von Endorganschäden (Fibrosen) durch eine Hemmung der mitogenen Effekte.

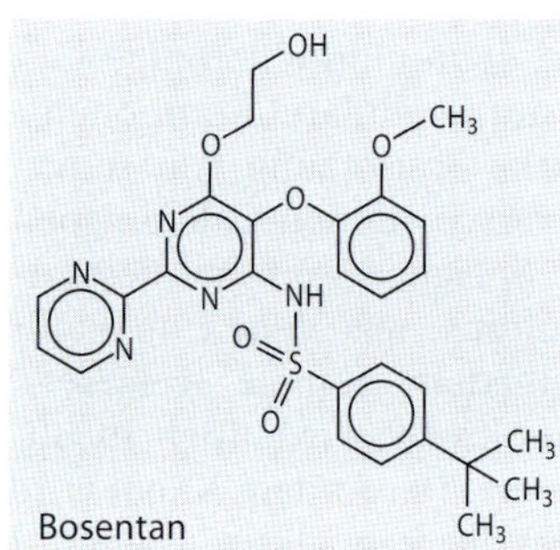

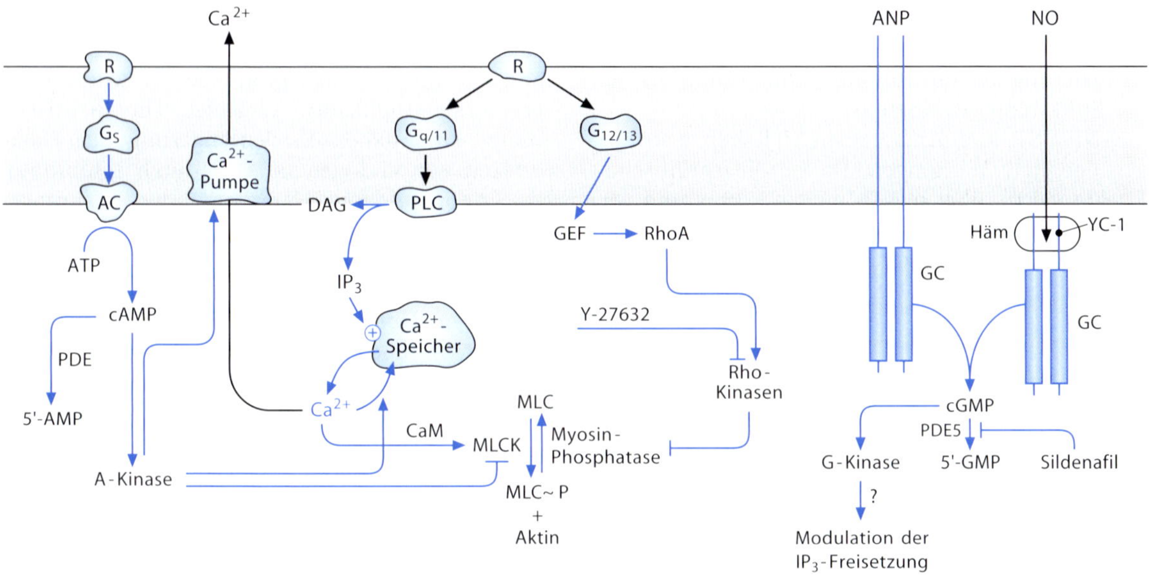

Abb. 16.3. Schematische Darstellung der cAMP- und cGMP-vermittelten Abnahme der zytosolischen Ca^{2+}-Konzentration und der damit verbundenen Gefäßrelaxierung. Einzelheiten s. Text. R Rezeptor, G G-Proteine (die Subskripte kennzeichnen die verschiedenen Familien), AC Adenylylcyclase, PDE Phosphodiesterase, A-Kinase cAMP-abhängige Proteinkinase, PLC Phospholipase C, DAG Diacylglycerin, CaM Calmodulin, MLCK Myosin light chain kinase, MLC Myosin light chain, GEF Guanin nucleotide exchange factor, RhoA kleines monomeres Guaninnukleotid-bindendes Protein aus der Rho-Familie, G-Kinase cGMP-abhängige Proteinkinase, ANP atriales natriuretisches Peptid, GC Guanylylcyclase, Y-27623 und YC-1 s.Text

16.1.2 Agonisten, die die cAMP-Synthese steigern

Die Substanzen dieser Gruppe stimulieren nach Aktivierung ihres Rezeptors die Adenylylcyclase und erhöhen damit die intrazelluläre cAMP-Konzentration. Zu nennen sind hier β_1-(Magen-Darm-Trakt) und β_2-(Gefäße, Uterus, Bronchien) *Adrenozeptorenagonisten* sowie *Prostaglandin* E_2 (Gefäße) und *Prostacyclin* (PGI_2). *Adenosin* wirkt v.a. an den Koronarien über A_2-Rezeptoren stimulierend auf die Adenylylcyclase, während *Dopamin* über D_1-Rezeptoren die Nierengefäße erweitert.

Der der relaxierenden Wirkung zugrundeliegende Mechanismus ist noch nicht in allen Einzelheiten geklärt. Eine derzeit gut belegte Vorstellung geht davon aus, daß die MLCK ein Substrat der cAMP-abhängigen Proteinkinasen ist. Durch die Phosphorylierung der MLCK wird die Bildung des CaCaM-MLCK-Komplexes erschwert oder verhindert, so daß Myosin nicht phosphoryliert werden kann (s. Abb. 16.3). Daneben fördert cAMP über die cAMP-abhängigen Proteinkinasen und die Phosphorylierung entsprechender Zielproteine wohl auch die Abnahme der zytoplasmatischen Ca^{2+}-Konzentration durch vermehrte Aufnahme von Ca^{2+} in intrazelluläre Speicher bzw. durch Aktivierung des Auswärtstransportes (Abb. 16.3).

16.1.3 Agonisten, die direkt die cGMP-Synthese steigern

Die granulahaltigen Zellen des rechten Vorhofs wirken als Dehnungsrezeptoren, aus denen bei Druckzunahme in den Herzvorhöfen ein aus 28 Aminosäuren bestehendes Peptid (*a*triales *n*atriuretisches *P*eptid = *ANP*) freigesetzt wird. Ein weiteres natriuretisches Peptid, das zuerst aus neuronalem Gewebe isoliert und für gehirnspezifisch gehalten wurde (*BNP* = „*B*rain *N*atriuretic *P*eptide“) ist aber wie ANP in 1. Linie ein kardiales Hormon, das aus dem Ventrikelmyokard freigesetzt wird. Beide Peptide führen zu Vasodilatation, Hemmung der Aldosteron- und Reninsekretion und vermehrter Salzausscheidung: Über die Senkung des venösen und arteriellen Widerstandes kommt es zur Verminderung der Vor- und Nachlast des Herzens sowie zur Reduzierung des Blutvolumens und damit letztlich zur Entlastung des Herzens.

ANP/BNP und Angiotensin II haben also entgegengesetzte Wirkungen. Da sie die spezifischen Effekte jedoch über jeweils eigene Rezeptoren vermitteln, handelt es sich um einen funktionellen Antagonismus. Bis jetzt sind 2 verschiedene Rezeptorsubtypen für ANP und BNP identifiziert. Der GC-A-Rezeptor weist eine transmembranäre Domäne und intrinsische Guanylylcyclase-Aktivität auf. Die andere Bindungsstelle ist wahrscheinlich ein sog. „Clearancerezeptor“, der keine intrinsische Guanylylcyclase-Aktivität aufweist, sondern nach Bindung von ANP oder BNP mit diesen in die Zelle aufgenommen (internalisiert) wird und so zum intrazellulären Abbau beider Peptide beiträgt.

An den Gefäßen, in der Nebennierenrinde, auf neuronalen Zellen und anderen Zielgeweben sind die Rezeptoren für ANP/BNP intramolekular mit dem Effektorsystem gekoppelt: Rezeptor und die membranäre (partikuläre) Guanylylcyclase als Effektor sind ein identisches transmembranäres Protein. Die Reaktion von ANP/BNP mit seinen Rezeptoren führt zur Aktivierung dieses Enzyms mit einem Anstieg der intrazellulären cGMP-Konzentration. Wie es dann zu einer Relaxierung der glatten Muskulatur der Gefäße kommt, ist weitgehend unbekannt. Wie für cAMP existiert auch eine cGMP-abhängige Proteinkinase, doch sind die Substrate für dieses Enzym bislang nur ansatzweise bekannt. Wahrscheinlich beruhen die Wirkungen von cGMP – ähnlich wie es auch für cAMP nachgewiesen ist – auf einer Senkung der intrazellulären Ca^{2+}-Konzentration (Aufnahme in intrazelluläre Speicher und/oder Transport nach außen) und gleichzeitiger Modulation der Ca^{2+}-Wirkung. Neuere Befunde zeigen, daß die IP_3-Freisetzung auch durch Phosphorylierung eines IP_3-Rezeptor-assoziierten cGMP-Kinase-abhängigen Substrates (IRAG) moduliert wird (Abb. 16.3).

Aufgrund seines funktionellen Antagonismus zu Angiotensin II könnte ANP zur Behandlung der Hypertonie und der Herzinsuffizienz therapeutisch interessant werden.

ANP wird rasch durch die Endopeptidase abgebaut bzw. über die Clearancerezeptoren in die Zellen aufgenommen, so daß die Plasmahalbwertszeit mit wenigen Minuten sehr kurz ist. Ein weiterer Nachteil der Anwendung bei den genannten Indikationen ist die Peptidstruktur, die die wünschenswerte orale Applikation verbietet. Therapeutische Ansätze sind daher die Verlängerung der Halbwertszeit von endogenem ANP durch Inhibitoren der Endopeptidase, Hemmung der Clearancerezeptoren oder Entwicklung von stabilem ANP und/oder ANP-Analoga. Bisher am weitesten fortgeschritten ist die Entwicklung von Endopeptidase-Inhibitoren. *Omapatrilat*, ein sog. Vasopeptidase-Hemmer, inhibiert sowohl das Angiotensin-Konversionsenzym als auch die neutrale Endopeptidase. Die Substanz befindet sich in der Endphase der klinischen Prüfung und ist zur Behandlung der Herzinsuffizienz und der Hypertonie vorgesehen.

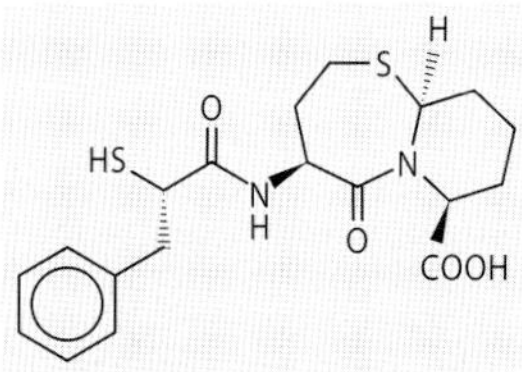

Omapatrilat

16.1.4 Agonisten, die indirekt die cGMP-Synthese steigern

Eine Reihe von Neurotransmittern, wie z. B. Acetylcholin, Histamin und Bradykinin, relaxieren die glatte Gefäßmuskulatur nach der Interaktion mit entsprechenden (z. B. M_3-, H_1-, B_2-)Rezeptoren. Diese Wirkung tritt jedoch nur auf, wenn das Gefäßendothel intakt ist. Dabei wird ein endothelabhängiger relaxierender Faktor (*EDRF* = „*e*ndothelium-*d*erived *r*elaxing *f*actor“) gebildet und freigesetzt, der in die glatte Muskelzelle diffundiert und dort die lösliche Guanylylcyclase aktiviert. Bei diesem endothelialen Faktor handelt es sich um Stickstoffmonoxid (NO), das aus L-Arginin gebildet wird (oder um ein Nitroso-Derivat, aus dem NO freigesetzt werden kann). In der Endothelzelle wird die NO-Synthese durch Erhöhung der intrazellulären Ca^{2+}-Konzentration (PI-Response) angestoßen. Die o.g. Neurotransmitter führen nach Reaktion mit dem M_3-, H_1- oder B_2-Rezeptor zur Aktivierung einer Phospholipase C-β und nachfolgender Hydro-

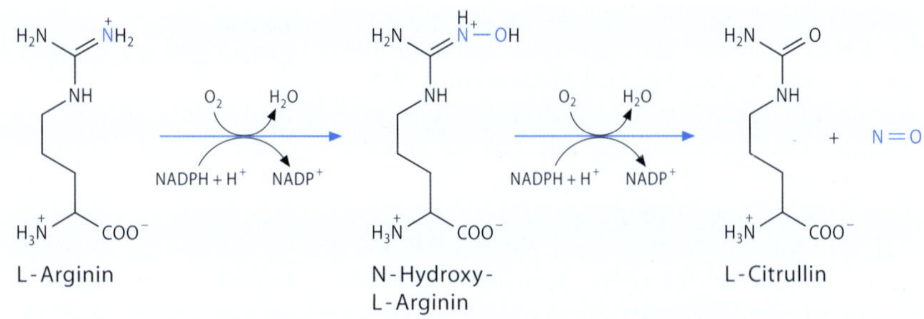

Abb. 16.4.
Synthese von NO aus Arginin durch die NO-Synthase.

lyse von Phosphatidylinosit-4,5-bisphosphat. Das entstehende Inosit-1,4,5-trisphosphat setzt Ca^{2+} aus intrazellulären Speichern frei. Durch die nachfolgende allosterische Aktivierung von Calmodulin wird die NO-Synthase aktiviert, die unter Verbrauch von NADPH und O_2 L-Arginin in L-Citrullin und NO überführt (Abb. 16.4).

Bei jeder Aktivierung der NO-Synthase wird gleichzeitig auch die PGI_2-Synthese stimuliert und Prostacyclin parallel zu NO, als zweiter Arm der Muskelrelaxierung, freigesetzt.

NO ist nicht nur an der Regulation des Gefäßtonus beteiligt, sondern wirkt u.a. auch als Botenstoff im ZNS und vermittelt die Zytotoxizität immunologisch aktivierter Zellen.

Der Mechanismus der cGMP-abhängigen Gefäßrelaxation ist weitgehend unbekannt. Zu möglichen Erklärungen s. oben unter ANP und Abb. 16.3.

16.2 Nichtrezeptorvermittelt wirkende Pharmaka

16.2.1 Hemmstoffe der Phosphodiesterasen

Die wichtigsten Verbindungen dieser Gruppe sind die Methylxanthine *Theophyllin*, *Theobromin* und *Coffein*, die über eine Hemmung der Phosphodiesterasen zu einer Erhöhung der intrazellulären cAMP- und cGMP-Konzentration führen. Diese indirekte Erhöhung der Konzentration zyklischer Nukleotide ist für die Erschlaffung der glatten Muskulatur verantwortlich (Vorstellungen zum Mechanismus s. oben und Abb. 16.3) und tritt nur in sehr hohen (mM) Konzentrationen auf. Ausgenutzt wird diese Wirkung (Aminophyllin) zur Therapie des Asthma bronchiale (s. S. 605). Zu diesem Effekt mag vielleicht zusätzlich beitragen, daß Methylxanthine bereits in wesentlich geringeren Konzentrationen (μM) Adenosinantagonisten an den Adenosinrezeptoren (A_1 und A_2) v.a. des ZNS, der Koronarien und der Thrombozyten sind.

A_1-Adenosinrezeptoren sind über inhibitorische G-Proteine (aus der G_i/G_o-Familie) hemmend an die Adenylylcyclase gekoppelt. Neben der verminderten Bildung von cAMP kommt es auch zur Aktivierung eines K^+-Kanals und zur Inaktivierung eines spannungsabhängigen Ca^{2+}-Kanals. Im ZNS führt die Aktivierung dieses Rezeptors zu einer Hyperpolarisation und damit zu dämpfenden Effekten. Eine Blockade des Rezeptors wird daher die dämpfenden Wirkungen aufheben und in ihr Gegenteil umkehren. Auf diesem Mechanismus mag die zentrale Wirkung des Coffeins (die morgendliche Tasse Kaffee!) beruhen. A_2-Adenosinrezeptoren sind über ein stimulierendes G-Protein (aus der G_s-Familie) aktivierend an die Adenylylcyclase gekoppelt. Wenn diese Rezeptoren z.B. an den Koronarien durch Methylxanthine blockiert werden, kann es bei Patienten mit einer Angina pectoris zu einem akuten Anfall kommen, da jetzt der purinerge Tonus, der an den Koronarien zu einer Vasodilatation (A_2) führt, reduziert wird und eine Gefäßkontraktion resultiert.

Eine zusätzliche Wirkungskomponente der Methylxanthine (Coffein) besteht darin, daß sie in der glatten Muskulatur die Ca^{2+}-Freisetzung aus dem sarkoplasmatischen Retikulum fördern (s. Abb. 16.1). Dies könnte zu einer Kontraktion z.B. der Meningealgefäße führen und die Begründung für den Einsatz von Coffein beim akuten Migräneanfall sein. Einzelheiten über Methylxanthine s. S. 605.

Weitere Hemmstoffe der Phosphodiesterasen sind *Carbochromen* mit geringer antianginöser Wirkung sowie *Papaverin* und *Moxaverin* (s. S. 89).

Ein relativ selektiver Hemmstoff der Phosphodiesterase vom Typ 5 ist *Sildenafil*, das zur Behandlung erektiler Dysfunktionen zugelassen ist.

Pentoxifyllin mag neben seiner Hemmwirkung auf die Phosphodiesterasen auch einen Einfluß auf die Rigidität der Erythrozyten besitzen. Diese Wirkung, die zu einer Verbesserung der Fließeigenschaften des Blutes führen kann, wird zur Behandlung peripherer Durchblutungsstörungen ausgenutzt.

16.2.2
Hemmstoffe von Rho-Kinasen

Wie oben besprochen und in Abb. 16.3 gezeigt, führt die Stimulation von G-Proteinen aus der $G_{12/13}$-Familie zur Aktivierung von Rho-Kinasen, für die ein Substrat die Myosin-Phosphatase ist. Das phosphorylierte Enzym ist inaktiv, so daß das phosphorylierte Myosin nicht dephosphoryliert werden kann und eine Kontraktion der glatten Muskulatur resultiert. Hemmstoffe der Rho-Kinasen, wie die Substanz *Y-27632* [(+)-(R)-trans-4-(1-Aminoethyl)-N-(4-pyridyl)-cyclohexancarboxamid], werden daher zur Relaxierung der glatten Muskulatur führen. Sie werden derzeit auf ihren therapeutischen Nutzen hin untersucht.

16.2.3
Hemmstoffe der Adenosinaufnahme

Zu dieser Gruppe von Substanzen gehören u.a. *Dipyridamol*, *Dilazep* und *Lidoflazin*. Diese Verbindungen verhindern die aktive Aufnahme von Adenosin in die Zelle, so daß die extrazelluläre Konzentration am Adenosinrezeptor erhöht wird. Die Stimulation der A_2-Rezeptoren an der glatten Muskulatur der Gefäße führt dann über die Erhöhung der intrazellulären cAMP-Konzentration letztlich zur Gefäßdilatation. Daneben haben diese Substanzen auch eine geringe Hemmwirkung auf die Phosphodiesterasen. Hauptanwendungsgebiet ist, mit mehr oder weniger Erfolg, die Behandlung der Angina pectoris (s. S. 356). Über Dipyridamol als Thrombozytenaggregationshemmer s. S. 447.

16.2.4
Öffner ATP-abhängiger Kaliumkanäle

In den letzten Jahren wurde eine Klasse von Kaliumkanälen beschrieben, die zytoplasmatisches ATP binden (K_{ATP}) und als verschiedene Subtypen in den Membranen zahlreicher Gewebe wie pankreatischer B-Zelle, Neuronen, Herzmuskulatur, quergestreifter und glatter Muskulatur vorkommen. Sie werden wahrscheinlich durch die Bindung von ATP reguliert, die ihrerseits einer Kontrolle durch den ATP/ADP-Quotienten bzw. über den pH-Wert unterliegt. Möglicherweise besteht auch eine Kontrolle über G-Proteine. Die Offenwahrscheinlichkeit dieser Kanäle ist bei physiologischem ATP-Gehalt der Zelle sehr gering, wird jedoch mit fallender ATP-Konzentration größer. Ein Teilaspekt der Bedeutung der K_{ATP} soll am Beispiel der Insulinsekretion aus der B-Zelle des Pankreas erläutert werden.

Bei einem Anstieg der Glucosekonzentration im Blut wird vermehrt Glucose in die B-Zelle aufgenommen und verstoffwechselt. Der dadurch bedingte Anstieg des ATP/ADP-Quotienten führt zum Schließen der K_{ATP} und damit zur Depolarisation der Zellmembran. Dadurch werden spannungsabhängige Calciumkanäle aktiviert und der transmembranäre Calciumeinstrom in die Zelle gefördert: Der Anstieg der freien Calciumkonzentration ist ein Stimulus für die Insulinsekretion.

Diese K_{ATP} sind nun der Angriffsort einer Reihe von Pharmaka, die diesen Kanal schließen, aber auch öffnen können. Zu den *Inaktivatoren* des Kanals gehören die Antidiabetika vom Sulfonylharnstofftyp wie *Tolbutamid* oder *Glibenclamid*, die über diesen Mechanismus die Insulinsekretion stimulieren (s. oben), aber auch strukturell unterschiedliche Antidiabetika wie *Repaglinid*.

In den letzten Jahren wurden zahlreiche chemisch unterschiedliche Verbindungen als *Aktivatoren* des K_{ATP} erkannt. Zu diesen Substanzen gehören neben den schon länger als Antihypertensiva therapeutisch genutzten *Minoxidil* und *Diazoxid* auch neue K^+-Kanalöffner wie *Cromakalim*, *Pinacidil* und *Nicorandil*, die sich noch in der klinischen Prüfung als Vasodilatatoren und Antihypertensiva befinden (Abb. 16.5). Diese Pharmaka öffnen den ATP-abhängigen Kaliumkanal der glatten Muskulatur der Gefäße und verhindern über die Hyperpolarisation den Calciumeinstrom durch spannungsab-

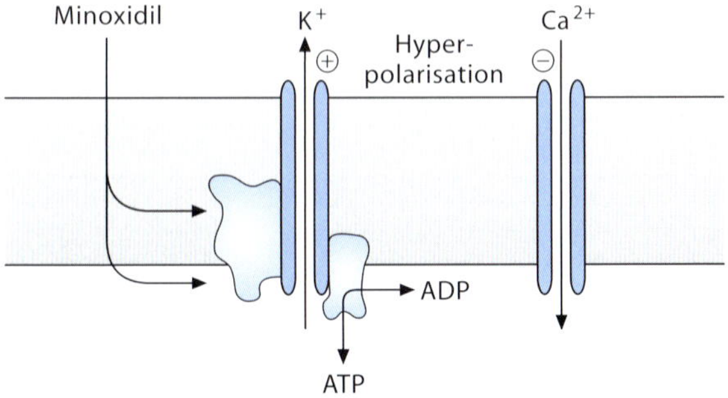

Abb. 16.5. Schematische Darstellung der Relaxierung glatter Gefäßmuskelzellen durch K^+-Kanalöffner. Nach Bindung an den normalerweise durch ATP/ADP regulierten K^+-Kanal führt z.B. Minoxidil zur Öffnung des Kanals. Die resultierende Hyperpolarisation schließt spannungabhängige Ca^{2+}-Kanäle. Weitere Einzelheiten s. Text.

hängige Calciumkanäle: Die Relaxierung der Gefäßmuskulatur führt zur Senkung des Blutdrucks. Diazoxid ist zusätzlich ein Aktivator des K_{ATP} an der B-Zelle. Die Hyperpolarisation verhindert den Calciumeinstrom und damit die Insulinsekretion. Diazoxid wird daher auch bei Hypoglykämien durch Inselzelltumoren therapeutisch verwendet.

16.2.5 Calciumantagonisten (Calciumkanalblocker, „Calcium entry Blocker")

Spannungsabhängige Calciumkanäle werden entsprechend ihren elektrophysiologischen und pharmakologischen Eigenschaften in 4 verschiedene Gruppen klassifiziert: T-, L-, N- und P-Typ-Calciumkanäle (Tabelle 16.1). Während der T-(transient)Typ-Calciumkanal bei relativ negativen Membranpotentialen aktiviert wird und schnell inaktiviert, benötigen L-(„long-lasting-large-capacitance") und N-(neuronal)-Typ-Calciumkanäle eine stärkere Depolarisation zur Aktivierung. Das Inaktivierungsverhalten des N-Typs ähnelt dem des T-Typs, während der L-Typ-Calciumkanal eine sehr langsame Inaktivierung zeigt. Funktionell zeigen T-Typ-Calciumkanäle nur eine geringe Calciumleitfähigkeit und modulieren in erregbaren Geweben die Frequenz von Aktionspotentialen (Neurone und Herzmuskelzellen). Sie sind insensitiv gegenüber Dihydropyridinen und ω-Conotoxin. N-Typ-Calciumkanäle finden sich v.a. in neuronalem Gewebe, zeigen eine mittlere Calciumleitfähigkeit und sind sensitiv gegen ω-Conotoxin, nicht jedoch gegenüber Dihydropyridinen. Ihre Funktion ist im Zusammenhang mit der Neurotransmitterfreisetzung zu sehen. Der L-Typ-Calciumkanal ist für den transmembranären Calciumeinstrom am bedeutungsvollsten. Er besitzt eine hohe Calciumleitfähigkeit und ist ein wichtiger Vermittler für die elektromechanische bzw. elektrosekretorische Kopplung. L-Typkanäle sind weit verbreitet (z.B. kardiovaskuläres System, Neuronen) und werden durch die klassischen Calciumkanalantagonisten blokkiert, die so den während der Depolarisation erfolgenden langsamen Ca^{2+}-Einstrom in die Zelle verhindern. Calciumantagonisten wirken daher nur an Zellen, die für ihre Funktion Calcium von außen aufnehmen müssen.

Tab. 16.1. Einige Charakteristika spannungsabhängiger Ca^{2+}-Kanäle

	L-Typ („long lasting")	T-Typ (transient)	N-Typ (neuronal)	P-Typ (Purkinje)
Aktivierung	-50 – -30 mV	-80 – -40 mV	-50 – -30 mV	dazwischen
Inaktivierung	langsam	schnell	schnell bis mittelschnell	mittelschnell bis sehr langsam
Vorherrschende Leitfähigkeit	hoch 25 pS	niedrig 8 pS	mittel 13 pS	mittel
Vorkommen	ubiquitär, Muskel!	ubiquitär, Schrittmacher (Herz, Neuronen)	Neuronen (Transmitter-freisetzung)	P-Zellen, Neuronen (Transmitter-freisetzung)
Hemmstoffe	Dihydropyridine, Phenylalkylamine	20 mmol/l Ni^{2+}	ω-Conotoxin	ω-Agatoxin

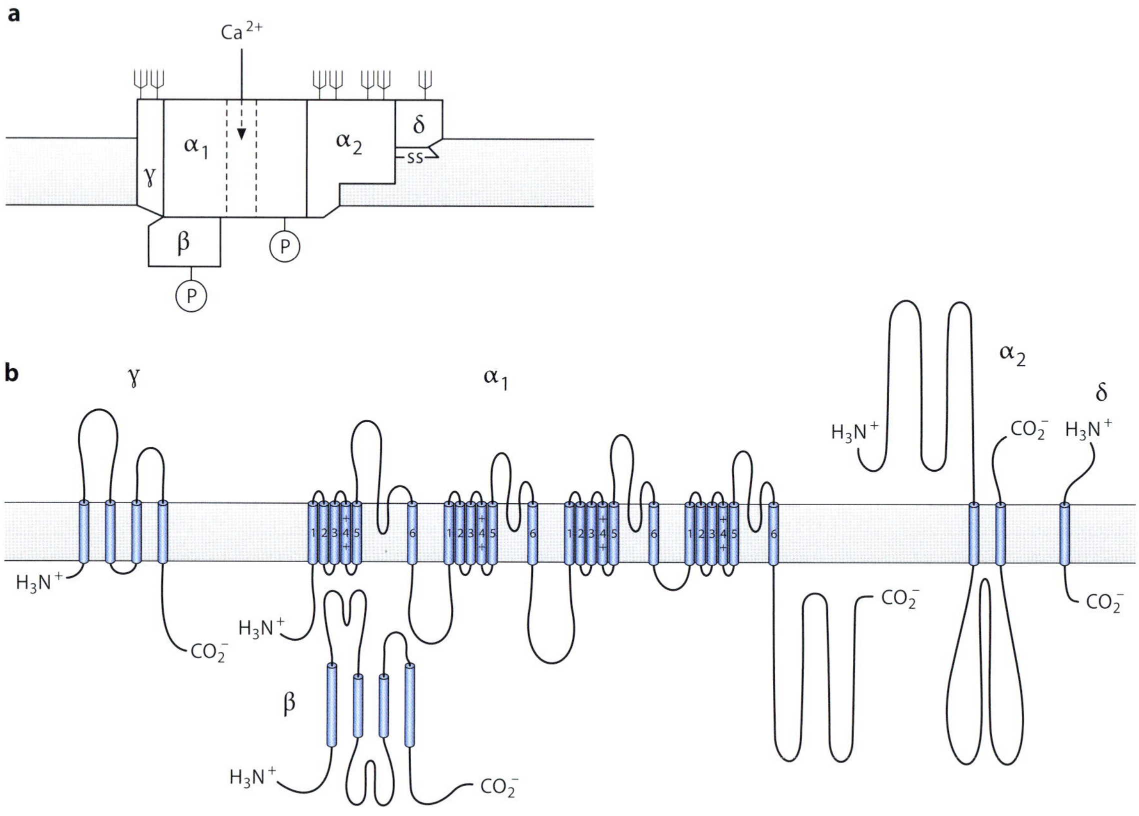

Abb. 16.6 a, b. Strukturelles Modell der Untereinheiten des muskulären L-Typ-Calciumkanals. **a** Schematische Darstellung des Zusammenhangs der einzelnen Untereinheiten und der Bildung der Kanalporen durch die α_1-Untereinheit, **b** mögliche transmembranäre Anordnung der Untereinheiten, wie sie sich aus der Aminosäuresequenz ergeben könnte. (Nach Catterall u. Striessnig 1992)

Die selektiven Blocker des langsamen Calciumkanals werden nach der chemischen Struktur in 3 Gruppen eingeteilt:

1) *Dihydropyridine* mit *Nifedipin* als Prototyp,
2) *Phenylalkylamine* mit *Verapamil* als Prototyp,
3) *Benzothiazepine* mit *Diltiazem.*

Ihre Bindungsstelle im L-Typ-Calciumkanal ist zum großen Teil aufgeklärt. Der muskuläre Kanal besteht beispielsweise aus 5 Untereinheiten (α_1, α_2, β, γ und δ) mit einem gemeinsamen Molekulargewicht von etwa 400 000. Die zentrale funktionelle Komponente des Komplexes ist die α_1-Untereinheit, ein Protein aus 4 homologen Domänen mit jeweils 6 α-helikalen transmembranären Segmenten, die die spannungsregulierten Kanalporen bilden. Auf der α_1-Untereinheit sind auch die „Rezeptoren" für Calciumkanalantagonisten lokalisiert. Es existieren hochaffine, spezifische und eigenständige Bindungsstellen für Dihydropyridin-, Phenylalkylamin- und Benzothiazepinderivate, die jedoch in sehr enger Nachbarschaft zueinander stehen und das gegenseitige Bindungsverhalten positiv oder negativ beeinflussen können (Abb. 16.6).

Die Nomenklatur der α_1-Untereinheiten hat sich geändert. Die z. B. früher gebräuchliche Bezeichnung „α_{1C}" für die Untereinheit an Herz, glatter Muskel und ZNS wurde durch „$Ca_V1.2$" ersetzt. Um zu zeigen, daß es sich an den drei Geweben um Splice-Varianten handelt, ist die korrekte Nomenklatur $Ca_V1.2a$ (Herz), $Ca_V1.2.b$ (glatter Muskel) und $Ca_V1.2.c$ (ZNS). Beide Bezeichnungen werden jedoch derzeit noch parallel gebraucht.

Die α_1-Untereinheit des L-Typ-Kanals (am Herzmuskel und an der Skelettmuskulatur) ist offensichtlich ein Substrat für die cAMP-abhängige Proteinkinase. Durch die Phosphorylierung eines Serinrestes wird der Calciumkanal in eine „verfügbare" Form gebracht, in der er zwischen 3 unterschiedlichen, vom Membranpotential abhängigen Zustandsformen wechseln kann. Unter Ruhepotentialbedingungen befindet sich der Calciumkanal im Ruhezustand, während dessen kein Calciumstrom fließen kann. Aus diesem Zustand kann der Calciumkanal durch Depolarisation der Zelle in den offenen, calciumleitenden Zustand übergehen, aus dem er in den Ruhezustand zurückkehren kann, oder aber durch längere Depolarisation in einen inaktiven Zustand, in dem kein Calciumstrom mehr fließt, versetzt wird. Aus dieser inaktiven Form, die einen wirksamen und sensiblen Schutzmechanismus der Zelle gegen Calciumüberladung darstellt, kann der Kanal langsam in den Ruhezustand zurückkehren.

Die pharmakodynamischen Unterschiede der Phenylalkylamin- und Benzothiazepinderivate einerseits und der Dihydropyridinderivate andererseits sind teilweise auf ihre physikalisch-chemischen Eigenschaften, teilweise auch auf Unterschiede des Ruhepotentials in Herz- und Gefäßmuskulatur und z.T. sicher auch auf bisher unbekannte Mechanismen zurückzuführen. *Verapamil* und verwandte Phenylalkylamine sowie *Diltiazem* sind basische Verbindungen, die bei physiologischem pH-Wert überwiegend (Verapamil) bzw. teilweise (Diltiazem) dissoziiert vorliegen. Dies bedeutet, daß sie ihre Bindungsstelle auf der α_1-Untereinheit nur durch den geöffneten Kanal erreichen können. Ihre Wirkung ist daher frequenzabhängig („use dependence") und wird sich überwiegend am Herz manifestieren, da sich der Calciumkanal am schlagenden Herzen vorwiegend im offenen Zustand befindet. Darüberhinaus sind die α_1-Untereinheiten am Herz und am glatten Muskel Splice-Varianten, so daß sich auch unterschiedliche Affinitäten der Liganden bemerkbar machen. *Dihydropyridine* wie z.B. *Nifedipin* sind lipophile Substanzen, die, unabhängig von der Offenwahrscheinlichkeit des Calciumkanals, durch die Membran zu ihrer Bindungsstelle diffundieren können. Dihydropyridine binden bevorzugt an den inaktivierten Kanal („voltage dependence") und stabilisieren diesen Zustand, so daß die Zahl der aktivierbaren Calciumkanäle abnimmt. Wie oben erwähnt, wird der Übergang in den inaktivierten Zustand durch ein niedriges Membranpotential ermöglicht. Dies könnte eine weitere Erklärung für die bevorzugte Wirkung der Dihydropyridine an der Gefäßmuskulatur sein, die ein niedrigeres Ruhepotential als der Herzmuskel aufweist. So wird auch verständlich, daß der Skelettmuskel unempfindlich gegenüber Dihydropyridinen ist, weil das Ruhepotential der Skelettmuskulatur hoch ist.

Diese Verbindungen werden zur Therapie der Hypertonie (s. S. 382), tachykarder Rhythmusstörungen (s. S. 340) sowie zur Prophylaxe der Angina pectoris (s. S. 354) verwendet. Über die unterschiedlichen Indikationen der einzelnen Substanzen siehe ebenfalls dort.

Ein Blocker des T-Typ-Calciumkanals, *Mibefradil*, wurde kürzlich wieder vom Markt genommen.

N-Typ-Calciumkanäle sind neuronal (präsynaptisch) lokalisiert. Ihre β-Untereinheit ist der Angriffsort der βγ-Untereinheit von G-Proteinen (G_o), durch die der Kanal inaktiviert wird.

Durch Blockade z.B. mit ω-Conotoxin lassen sich durch Hemmung der Transmitterfreisetzung zentral analgetische Effekte auslösen. Derzeit werden weitere Derivate des Toxins auf diese Fähigkeit hin untersucht, um möglicherweise zu therapeutisch nutzbaren Verbindungen zu kommen. In der klinischen Prüfung befindet sich z.Z. *Ziconotid*, ein synthetisches Analogon des ω-Conotoxin. Hauptaugenmerk gilt der Suche nach nicht-peptidischen Kanal-Blockern.

Es sei noch erwähnt, daß es auch Aktivatoren des Calciumeinstroms gibt, die den Calciumkanal länger geöffnet halten. Eine solche experimentell genutzte Verbindung ist z.B. Bay K 8644.

Neben den oben diskutierten selektiven Blokkern des langsamen Calciumkanals gibt es auch nichtselektive Blocker des L-Typ-Calciumkanals, die bereits bei inkompletter Hemmung des Calciumkanals den schnellen Natriumkanal inhibieren. Substanzen dieser Gruppe mit koronardilatierender Wirkung sind z.B. das Dicyclohexylpropylaminderivat *Perhexilin* und der Diphenylpropylaminabkömmling *Fendilin*. Zur Behandlung peripherer und zerebraler Durchblutungsstörungen werden die Diphenylpiperazinderivate *Cinnarizin* und *Flunarizin*, die als sog. „Calcium-overload-Blocker" zur Verringerung der Calciumkonzentration bei O_2-Mangelzuständen beitragen sollen, verwendet. Daneben wird ihnen auch eine Verbesserung der Fließeigenschaften des Blutes nachgesagt.

16.2.6 NO-Pharmaka

Unter NO-Pharmaka werden Substanzen zusammengefaßt, die sich von der salpetrigen Säure oder deren Ester (Nitrite: R-O-N=O) bzw. von Estern der Salpetersäure (Nitrate: R-O-NO_2) ableiten. Dazu kommen N-Nitrosamine (=N-N=O), wie in einem Metaboliten von Molsidomin, sowie Nitrosometallkomplexe wie Nitroprussidnatrium (Me-N=O).

All diesen Substanzen ist gemeinsam, daß ihre Wirkungen über die Freisetzung von NO vermittelt werden, das die lösliche Form der (ubiquitär vorkommenden) Guanylylcyclase stimuliert. Die sich daraus ergebende Erhöhung der cGMP-Konzentration scheint sich jedoch nur in der glatten Muskulatur der Gefäße, und hier v.a. an den venösen Gefäßen, auszuwirken. Zu Vorstellungen über die Beteiligung von cGMP bei der Relaxierung der glatten Muskulatur s. oben (Abb. 16.3).

Ein wesentlicher Unterschied der NO-Pharmaka ist darin zu sehen, daß nur aus R=N-N=O-enthaltenden Verbindungen (z.B. der aktive Metabolit Sin-1A des Molsidomins) bzw. aus Me-N=O-Komplexen (z.B. Nitroprussidnatrium) spontan NO freigesetzt wird, das dann die Guanylylcyclase direkt stimuliert, während aus organischen Nitraten (R-O-NO_2) erst im Verlauf metabolischer Reaktionen via Nitratreduktase und Nitrit labile Nitrosothiole (R-S-N=O) als Endprodukt entstehen, aus denen NO freigesetzt wird. Eine weiterer Weg der Freisetzung von NO-Radikalen aus organischen Nitraten kann über die Glutathion-S-Transferasen verlaufen, wenn auch seine Bedeutung nicht besonders groß zu sein scheint. In der letzten Zeit wird eine weitere Möglichkeit zur Aktivierung von NO-Radikalen diskutiert: die Bildung über ein Cytochrom-P450-abhängiges Enzymsystem mit reduzierenden Eigenschaften.

Diese Aktivierungswege der Nitrate und Nitrite sind die Erklärung dafür, daß in therapeutischer Dosierung vor allem die venösen Gefäße relaxiert werden, denn offensichtlich sind die glatten Muskelzellen der Venolen besser mit den für die Aktivierung notwendigen Enzymen ausgestattet. Pharmaka, aus denen spontan NO freigesetzt wird, führen zur Senkung der Vor- und Nachlast.

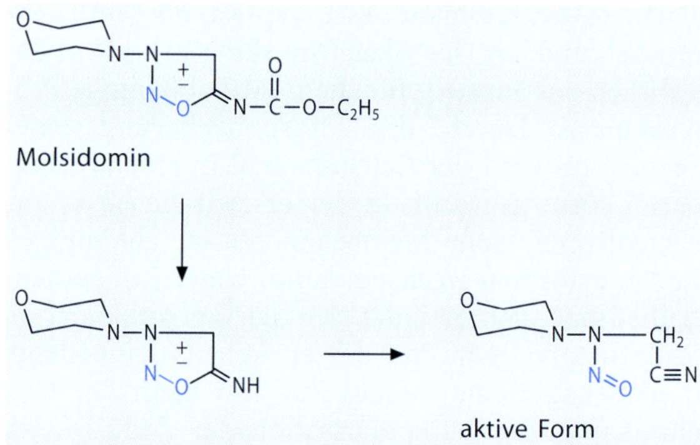

Abb. 16.7. Enzymatische Aktivierung von Molsidomin zu N-Nitrosohydrazinoacetonitril, aus dem spontan NO freigesetzt wird

Interessant ist, daß NO-Pharmaka sehr rasch zur Toleranz führen. Diese pharmakodynamische Toleranzentwicklung ist in ihren molekularen Grundlagen ungeklärt. Sie tritt vor allem nach Gabe von Nitraten und Nitriten auf und hängt möglicherweise mit der Bildung von Radikalen zusammen. Interessanterweise führen die Substanzen, aus denen spontan NO freigesetzt wird, nicht zur Toleranz.

Das *N*-acylierte Sydnonimin *Molsidomin* nimmt eine Sonderstellung ein, da diese Verbindung als Prodrug erst in der Leber enzymatisch (Abb. 16.7) in die direkt wirkende, aktive Form R=N-N=O überführt werden muß. Durch enzymatische Hydrolyse entsteht zunächst 3-Morpholinosydnonimin (SIN-1), aus dem durch spontane Ringöffnung ein *N*-Nitrosohydrazinoacetonitril (SIN-1A) entsteht, das weiter in NO und SIN-1C zerfällt. In seinen Wirkungen ist es dem Glyceroltrinitrat vergleichbar und kann zur Prophylaxe der Angina pectoris verwendet werden.

Nitrate (*Glyceroltrinitrat*, *Isosorbiddinitrat*, *Isosorbid-5-nitrat* und *Pentaerithrityltetranitrat*) werden zur Prophylaxe sowie zur Anfallsbehandlung der Angina pectoris (s. S. 349), *Nitroprussidnatrium* zur Behandlung hypertoner Blutdruckkrisen (s. S. 387) verwendet.

Eine neue Klasse von Aktivatoren der löslichen Guanylylcyclase sind sog. NO-Sensitizer, wie z.B.

YC-1 [3-(5'-hydroxymethyl-2'-furyl)-1-benzylindazol], die ohne Aktivierung durch allosterischen Angriff an der β-Untereinheit der löslichen Guanylylcyclase die Wirkung geringster NO-Konzentrationen potenzieren (s.Abb. 16.3).

16.2.7 Gefäßdilatierende Pharmaka mit unbekanntem Wirkungsmechanismus

Hier sind v.a. die als Antihypertensiva (s.S.383) verwendeten *Hydralazin* und *Dihydralazin* sowie die *Benzothiadiazindiuretika* zu nennen, die über einen bislang unbekannten Mechanismus zur Vasodilatation führen.

Die zur Senkung erhöhter Blutlipide verwendete *Nicotinsäure* oder deren Ester (s.S.556) erweitern in sehr hohen Dosen bevorzugt die Hautgefäße im oberen Körperbereich (Brust, Hals und Kopf) über einen ebenfalls bislang nicht bekannten Mechanismus (Rezeptor mit unbekanntem endogenen Liganden?). Die antilipolytische Wirkung ist dagegen rezeptorvermittelt.

Literatur

Aguilar-Bryan L, Bryan J (1999) Molecular biology of adenosine triphosphate-sensitive potassium channels. Endocr Rev 20:101–135

Ahlner J, Andersson RGG, Torfgard K, Axelsson KL (1991) Organic nitrate esters: Clinical use and mechanisms of actions. Pharmacol Rev 43:351–423

Anggard E (1994) Nitric oxide: Mediator, murderer, and medicine. Lancet 343:1199–1206

Ashcroft FM, Gribble FM (2000) New windows on the mechanism of action of K(ATP) channel openers. Trends Pharmacol Sci 21:439–445

Beavo JA (1995) Cyclic nucleotide phosphodiesterases: Functional implications of multiple isoforms. Physiol Rev 75:725–748

Beech DJ (1997) Actions of neurotransmitters and other messengers on Ca^{2+} channels and K^+ channels in smooth muscle cells. Pharmacol Ther 73:91–119

Berkels R, Klaus W (2000) Kalziumantagonisten näher betrachtet: Eine bekannte Stoffgruppe mit neuartigem Wirkprinzip? Dtsch Med Wochenschr 125:531–533

Berridge MJ (1993) Inositol trisphosphate and calcium signalling. Nature 361:315–325

Bootman MD, Berridge MJ (1995) The elemental principles of calcium signaling. Cell 83:675–678

Bugrim AE (1999) Regulation of Ca^{2+} release by cAMP-dependent protein kinase. A mechanism for agonist-specific calcium. Cell Calcium 25:219–226

Callewaert G (1992) Excitation-contraction coupling in mammalian cardiac cells. Cardiovasc Res 26:923–932

Catterall WA (1995) Structure and function of voltage-gated ion channels. Annu Rev Biochem 64:493–531

Catterall WA, Striessnig J (1992) Receptor sites for Ca^{2+} channel antagonists. Trends Pharmacol Sci 13:256–262

Cody RJ (1994) The clinical potential of renin inhibitors and angiotensin antagonists. Drugs 47:586–598

Cooke JP, Dzau VJ (1997) Nitric oxide synthase: Role in the genesis of vascular disease. Annu Rev Med 48:489–509

De Zeeuw D, Janssen WMT, De Jong PE (1992) Atrial natriuretic factor: Its (patho)physiological significance in humans. Kidney Int 41:1115–1133

Dolphin AC (1991) Regulation of calcium channel activity by GTP binding proteins and second messengers. Biochim Biophys Acta 1091:68–80

Elkayam U (1991) Tolerance to organic nitrates: Evidence, mechanisms, clinical relevance, and strategies for prevention. Ann Intern Med 114:667–677

Fasolato C, Innocenti B, Pozzan T (1994) Receptor-activated Ca^{2+} influx: How many mechanisms for how many channels. Trends Pharmacol Sci 15:77–83

Ferro CJ, Webb DJ (1996) The clinical potential of endothelin receptor antagonists in cardiovascular medicine. Drugs 51:12–27

Fleckenstein A (1983) History of calcium antagonists. Circ Res 52 [Suppl I]:3–16

Förstermann U (1994) Biochemistry and molecular biology of nitric oxide synthases. Arzneimittelforschung 44: 402–407

Förstermann U, Boissel JP, Kleinert H (1998) Expressional control of the „constitutive" isoforms of nitric oxide synthase (NOS I and NOS III). FASEB J 12:773–790

Frey A, Reif A, Zabel U, Schmidt HH (1998) NO: 10 years after. Biospektrum 2:27–32

Friebe A, Schultz G, Koesling D (1996) Sensitizing soluble guanylyl cyclase to become a highly CO-sensitive enzyme. EMBO J 15:6863–6868

Fukata Y, Amano M, Kaibuchi K (2001) Rho-Rho-kinase pathway in smooth muscle contraction and cytoskeletal reorganization of non-muscle cells. Trends Pharmacol Sci 22:32–39

Galen PJM van, Stiles GL, Michaels G, Jacobson KA (1992) Adenosin A_1 and A_2 receptors: Structure-function relationships. Med Res Rev 12:423–471

Garbers DL, Koesling D, Schultz G (1994) Guanylyl cyclase receptors. Mol Biol Cell 5:1–5

Gerzer R (1985) Das Herz, ein endokrines Organ: Die Entdeckung eines neuen Hormons. Klin Wochenschr 63:529–536

Glossmann H, Striessnig J (1990) Molecular properties of calcium channels. Rev Physiol Biochem Pharmacol 114:1–105

Goldmann B, Stoltefuss J (1991) 1,4-dihydropyridines: Effects of chirality and conformation on the calcium antagonist and calcium agonist activities. Angew Chem (Int Ed Engl) 30:1559–1578

Goldstein I, Lue TF, Padma-Nathan H. Rosen RC, Steers WD, Wicker PA (1998) Oral sildenafil in the treatment of erectile dysfunction. N Engl J Med 20:1397–1404

Griendling KK, Lassègue B, Alexander RW (1996) Angiotensin receptors and their therapeutic implications. Annu Rev Pharmacol Toxicol 36:281–306

Grobecker H (1994) Calciumantagonisten. Med Monatsschr Pharm 17:130–139

Harteneck C, Plant TD, Schultz G (2000) From worm to man: Three subfamilies of TRP channels. Trends Neurosci 23:159–166

Hellwig B (1994) Kaliumagonisten. Med Monatsschr Pharm 17:164–167

Hockerman GH, Peterson BZ, Johnson BD, Catterall WA (1997) Molecular determinants of drug binding and action on L-type calcium channels. Annu Rev Pharmacol Toxicol 37:361–396

Hofmann F, Biel M, Flockerzi V (1994) Molecular basis for Ca^{2+} channel diversity. Annu Rev Neurosci 17:399–418

Hollenberg MD (1994) Tyrosine kinase pathways and the regulation of smooth muscle contractility. Trends Pharmacol Sci 15:108–114

Horowitz A, Menice CB, Laporte R, Morgan KG (1996) Mechanisms of smooth muscle contraction. Physiol Rev 76:967–1003

Kam PCA, Govendeer G (1994) Nitric oxide: Basic science and clinical applications. Anaesthesia 49:515–521

Kamm KE, Stull JT (1985) The function of myosin and myosin light chain kinase phosphorylation in smooth muscle. Annu Rev Pharmacol Toxicol 25:593–620

Levin ER (1995) Endothelins. N Engl J Med 333:356–363

Levin ER, Gardner DG, Samson WK (1998) Natriuretic peptides. N Engl J Med 5:321–328

Masaki T (1995) Possible role of endothelin in endothelial regulation of vascular tone. Annu Rev Pharmacol Toxicol 35:235–255

Matsusaka T, Ichikawa I (1997) Biological functions of angiotensin and its receptors. Annu Rev Physiol 59:395–412

Means AR, VanBerkum MFA, Bagchi I, Lu KP, Rasmussen CD (1991) Regulatory functions of calmodulin. Pharmacol Ther 50:255–270

Mikoshiba K (1997) The $InsP_3$ receptor and intracellular Ca^{2+} signaling. Curr Opin Neurobiol 7:339–345

Moncada S, Higgs A (1993) The L-arginine-nitric oxide pathway. N Engl J Med 329:2002–2012

Nathan C, Xie QW (1994) Regulation of biosynthesis of nitric oxide. J Biol Chem 269:13725–13728

Orallo F (1996) Regulation of cytosolic calcium levels in vascular smooth muscle. Pharmacol Ther 69:153–171

Pfaffendorf M (1992) Atriales natriuretisches Peptid als Angiotensin-II-Antagonist: Eine neues therapeutisches Prinzip? Med Monatsschr Pharm 15:169–177

Pfaffendorf M (1996) Das Endothel als sekretorisches Organ. Med Monatsschr Pharm 19:42–53

Pietrobon D, Di Virgilio F, Pozzan T (1990) Structural and functional aspects of calcium homeostasis in eukaryotic cells. Eur J Biochem 193:599–622

Pinto-Sietsma SJ, Paul M (1998) A role for endothelin in the pathogenesis of hypertension: Fact or fiction? Kidney Int 54 Suppl 67:115–121

Po AL, Zhang WY (1998) What lessons can be learnt from withdrawal of mibefradil from the market? Lancet 351:1829–1830

Pongs O (1992) Structural basis of voltage-gated K^+-channel pharmacology. Trends Pharmacol Sci 13:359–365

Quayle JM, Standen NB (1994) K-ATP channels in vascular smooth muscle. Cardiovasc Res 28:797–804

Rembold CM (1992) Regulation of contraction and relaxation in arterial smooth muscle. Hypertension 20:129–137

Reynen K (1993) Nitrate. Dtsch Med Wochenschr 118:1532–1539

Scherübl H, Hescheler J (1992) Patch-clamp-Technik und Ionenkanäle: Bedeutung in der Medizin. Dtsch Ärztebl 89:B-215-B-218

Schlossmann J, Ammendola A, Ashman K, Zong X, Huber A, Neubauer G, Wang GX, Allescher HD, Korth M, Wilm M, Hofmann F, Ruth P (2000) Regulation of intracellular calcium by a signalling complex of IRAG, IP3 receptor and cGMP kinase Ibeta. Nature 404:197–201

Schmidt HHHW (1994) NO, endogener Botenstoff und Zellgift. Med Monatsschr Pharm 17:168–185

Schröder H (1992) Organische Nitrate: Neue Erkenntnisse zum Wirkungsmechanismus einer alten Substanzklasse. Med Monatsschr Pharm 15:134–139

Seasholtz TM, Majumdar M, Brown JH (1999) Rho as a mediator of G protein-coupled receptor signaling. Mol Pharmacol 55:949–956

Smyth EM, Keenan AK (1994) The vascular ANF-C receptor: Role in atrial peptide signalling. Cell Signal 6:125–133

Somlyo AP, Somlyo AV (2000) Signal transduction by G-proteins, rho-kinase and protein phosphatase to smooth muscle and non-muscle myosin II. J Physiol 522.2:177–185

Striessnig J, Grabner M, Mitterdorfer J, Hering S, Sinnegger MJ, Glossmann H (1998) Structural basis of drug binding to L Ca^{2+}-channels. Trends Pharmacol Sci 19:108–115

Sutko JL, Airey JA, Welch W, Ruest L (1997) The pharmacology of ryanodine and related compounds. Pharmacol Rev 49:53–98

Tang W-J, Gilman AG (1992) Adenylyl cyclases. Cell 70:869–872

Thompson WJ (1991) Cyclic nucleotide phosphodiesterases: Pharmacology, biochemistry and function. Pharmacol Ther 51:13–33

Zucchi R, Ronca-Testoni S (1997) The sarcoplasmic reticulum Ca^{2+} channel/ryanodine receptor: Modulation by endogenous effectors, drugs and disease states. Pharmacol Rev 49:1–51

Kapitel 17

Muskelrelaxanzien

17

K. Kuschinsky und E. Oberdisse

Muskelrelaxanzien

K. Kuschinsky und E. Oberdisse

Die aus den α-Motoneuronen im Vorderhorn des Rückenmarks entstammenden motorischen Nerven sind über eine neuromuskuläre Synapse, die motorische Endplatte, mit den quergestreiften Skelettmuskelfasern verbunden. Überträgersubstanz ist Acetylcholin, das präsynaptisch in Vesikeln gespeichert wird (Abb. 17.1). Durch eine fortgeleitete Erregung unter Einstrom von Ca^{2+}-Ionen aus den Vesikeln freigesetzt, diffundiert Acetylcholin durch den synaptischen Spalt und reagiert mit postsynap-

Abb. 17.1. Schema der neuromuskulären Übertragung und des Angriffes von Pharmaka. ACh: Acetylcholin

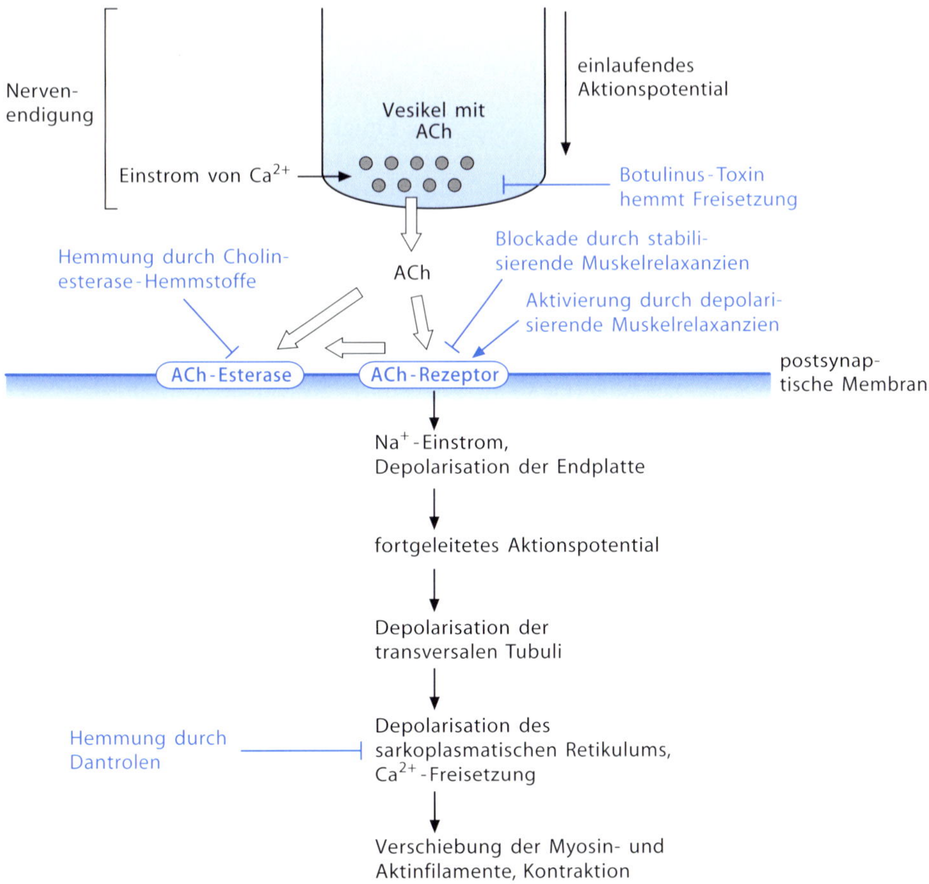

tischen Nicotinrezeptoren (N-Cholinozeptoren). Durch Konformationsänderung des Rezeptors kommt es zur Erhöhung der Na^{+}-Leitfähigkeit mit anschließender Depolarisation zunächst der postsynaptischen Membran; bei stärkerer Depolarisation wird diese über die Muskelmembran (das Sarkolemm) weitergeleitet und gelangt über die transversalen Tubuli ins Zellinnere. Die dort erfolgende Depolarisation führt zur Ca^{2+}-Freisetzung aus dem sarkoplasmatischen Retikulum. Über die Erhöhung der intrazellulären Ca^{2+}-Konzentration kommt es dann zur Muskelkontraktion, bei der sich unter ATP-Spaltung Aktin- und Myosinfilamente gegeneinander verschieben.

Mit der raschen Spaltung von Acetylcholin durch die Acetylcholinesterase, die post-, aber auch präsynaptisch lokalisiert ist, beginnt dann die Repolarisation der postsynaptischen Membran. Mit fortschreitender Repolarisation werden auch die transversalen Tubuli repolarisiert und der passive Ca^{2+}-Ausstrom aus dem sarkoplasmatischen Retikulum beendet. Ca^{2+} gelangt über einen aktiven Transport zurück ins sarkoplasmatische Retikulum; der Kontraktionsvorgang ist damit beendet.

Nach ihrem Angriffspunkt lassen sich Muskelrelaxanzien in peripher und zentral wirkende unterteilen.

17.1 Peripher wirkende Muskelrelaxanzien

Peripher wirkende Muskelrelaxanzien (Abb. 17.2) hemmen die Erregungsübertragung auf der postsynaptischen Seite der motorischen Endplatte. Es handelt sich hierbei um teilweise sehr große Moleküle mit gemeinsamen Struktureigenschaften: 2 quartäre Stickstoffatome sind im Abstand von 1,2–1,4 nm angeordnet.

Verwendet werden Muskelrelaxanzien v. a. in der Kombinationsnarkose, um eine ausreichende Erschlaffung der quergestreiften Muskulatur bei Operationen im Brust- und Bauchbereich mit möglichst geringen Narkotikakonzentrationen zu erreichen. Weiter werden Muskelrelaxanzien zur Intubation und bei Vergiftungen mit Strychnin oder bei Tetanus eingesetzt. In der Psychiatrie werden sie begleitend zur Elektrokonvulsionstherapie gegeben, um Muskelrisse oder Knochenbrüche zu vermeiden.

Die Substanzen dürfen nur an narkotisierte und künstlich beatmete Patienten verabreicht werden.

17.1.1 Stabilisierende Muskelrelaxanzien (nichtdepolarisiernde Muskelrelaxanzien)

Die Substanzen dieser Gruppe sind kompetitive Antagonisten des Acetylcholins an der subsynaptischen Membran der motorischen Endplatte, d. h. sie besitzen eine Affinität zum Rezeptor, aber keine intrinsische Aktivität. Dadurch wird die Reaktion des physiologischen Transmitters Acetylcholin mit dem Rezeptor verhindert: Die Depolarisation bleibt aus, und es resultiert eine Lähmung der Skelettmuskulatur. Diese Substanzen rufen in unterschiedlichem Ausmaße eine Blutdrucksenkung hervor, wegen Ganglienblockade und Histaminfreisetzung, letztere kann auch Bronchospasmen hervorrufen.

Prototyp dieser Substanzgruppe ist *d-Tubocurarin*, ein Alkaloid aus Curare, das aus verschiedenen Strychnos- und Chondrodendronarten gewonnen. Einige südamerikanische Indianerstämme verwenden Extrakte dieser Pflanzen als Pfeilgifte, um die Beutetiere zu lähmen.

Nach i. v.-Gabe von d-Tubocurarin kommt es dosisabhängig über eine Muskelerschlaffung schließlich zu einer vollständigen (schlaffen) Lähmung, die nach ca. 2 min beginnt, das Maximum nach ca. 5 min erreicht und ca. 40 min dauert. Dabei zeigt sich, daß die Skelettmuskulatur mit unterschiedlicher Empfindlichkeit reagiert. Zunächst werden die schnellen Muskeln des Auges, des Zungen-Schlund-Bereiches und der Finger gelähmt. Es folgt dann die Muskulatur im Bereich von Nacken, Stamm und Extremitäten, bis schließlich auch die Atem- und zuletzt die Zwerchfellmuskulatur ausfallen. Mit abklingender Wirkung kehrt die Funktion der Muskulatur in umgekehrter Reihenfolge zurück. Die Reihenfolge gilt auch für andere peripher wirkende Muskelrelaxanzien.

d-Tubocurarin wird aufgrund seiner physikalisch-chemischen Eigenschaften nur sehr schlecht aus dem Magen-Darm-Trakt resorbiert und dringt auch nicht ins ZNS ein; mit Curarepräparaten gelähmte Beutetiere können somit gefahrlos verzehrt werden. Die Verteilung von d-Tubocurarin erfolgt im wesentlichen extrazellulär. Eliminiert wird d-Tu-

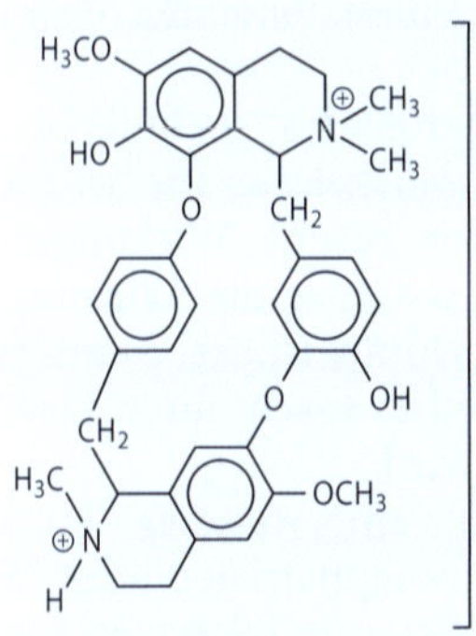

d-Tubocurarinchlorid

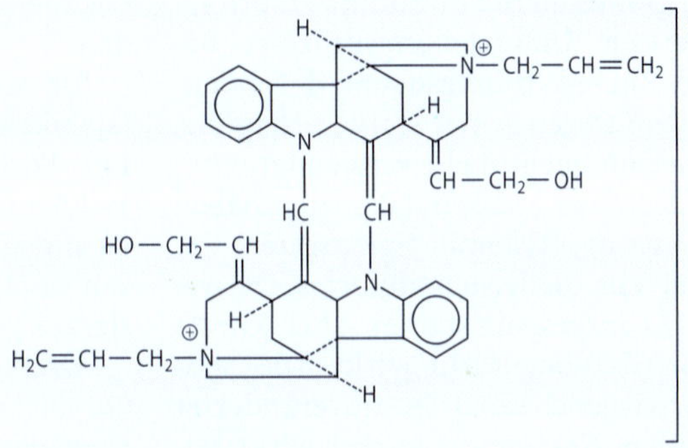

Alcuroniumchlorid

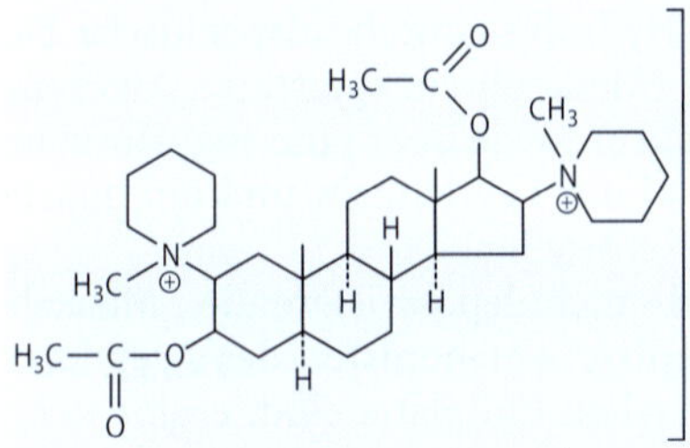

Pancuroniumbromid

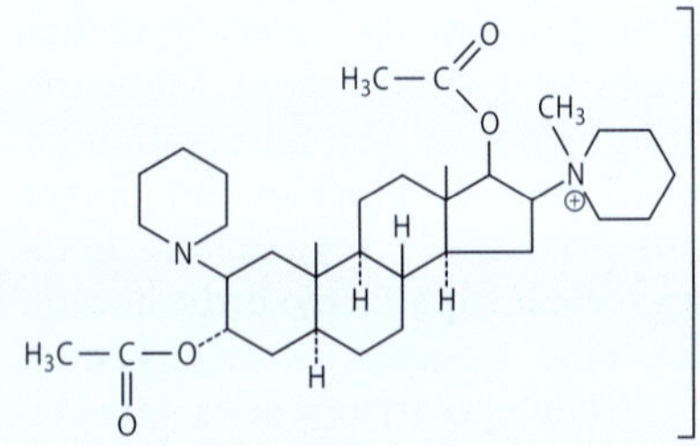

Vecuroniumbromid

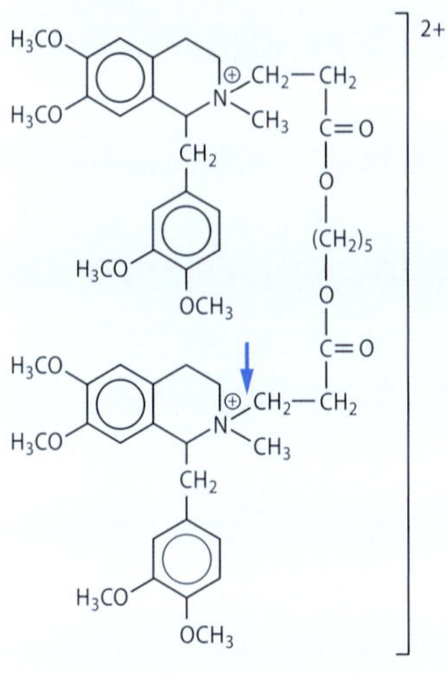

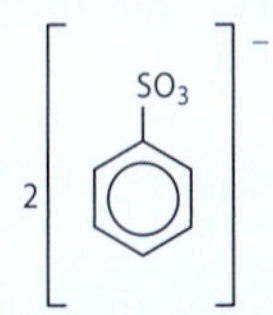

Atracuriumbesilat

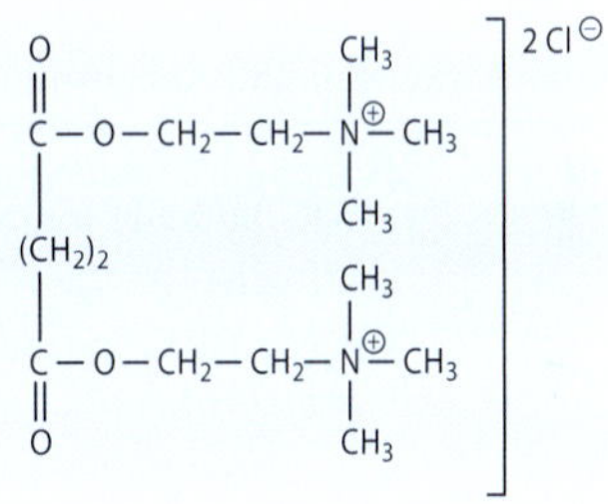

Suxamethoniumchlorid

Abb. 17.2. Strukturformeln einiger peripher wirkender Muskelrelaxantien. Der → bei Atracurium markiert die Stelle der Hofmann-Elimination, bei der Laudanosin und ein quartäres Monoacrylat entstehen

bocurarin durch glomeruläre Filtration; z. T. erfolgt eine Metabolisierung. Umverteilungsprozesse bedingen die relativ kurze Wirkungsdauer. d-Tubocurarin wird vor allem wegen seiner starken Neigung, Histamin freizusetzen, nicht mehr verwendet.

Andere stabilisierende Muskelrelaxanzien haben eine geringere Neigung, Histamin freizusetzen.

Alcuronium ist ein diallylsubstituiertes Derivat des Toxiferins, das insgesamt stärker, aber kürzer (etwa 30 min) als d-Tubocurarin wirkt. Die Substanz wird überwiegend renal in unveränderter Form ausgeschieden. Noch etwas kürzer wirkt Mivacurium.

Pancuronium, ein bisquartäres Androstanderivat ohne Hormonwirkungen, ist bei einer ähnlichen Wirkungsdauer (etwa 40–60 min) wie d-Tubocurarin etwa 5mal stärker wirksam. Die Elimination erfolgt zum großen Teil renal. Es blockiert im ganzen Umfange auch muscarinische Acetylcholinrezeptoren und ruft dadurch ein leichte Tachykardie hervor.

Vecuronium ist eine neueres, kurzwirkendes (etwa 10–30 min), nichtdepolarisierendes Muskelrelaxans, das in der chemischen Struktur (monquartäres Androstanderivat) große Ähnlichkeit mit Pancuronium zeigt. Die Elimination erfolgt überwiegend extrarenal, die Substanz kann daher bei niereninsuffizienten Patienten verwendet werden.

Ein weiteres steroidales, nichtdepolarisierendes (stabilisierendes) Muskelrelaxans ist *Rocuronium*. Ein Vorteil ist der rasche Wirkungseintritt von 1–1,5 min nach i.v.-Gabe; die Wirkung hält etwa 30 min an. Mivacurium wirkt sehr kurz (Halbwertszeit ca. 2 min), weil es rasch durch Plasmacholinesterase gespalten wird.

Atracurium ist ein weiteres kurzwirksames (20–30 min) nichtdepolarisierendes Muskelrelaxans, das jedoch Histamin freisetzen kann. Die Elimination, die weitgehend unabhängig von der renalen und hepatischen Funktion ist, verläuft über 2 Wege: Hydrolyse durch unspezifische Esterasen des Blutes (Metaboliten: quartärer Alkohol und quartäre Säure) sowie über eine sog. Hofmann-Elimination, bei der Laudanosin und ein quartäres Monoacrylat entstehen.

Weil nichtdepolarisierende Muskelrelaxanzien kompetitive Antagonisten des Acetylcholins an der motorischen Endplatte sind, ergibt sich, daß durch Erhöhung der Acetylcholinkonzentration am Rezeptor der Antagonist verdrängt werden kann. Dies kann z. B. durch Gabe eines Acetylcholinesterasehemmstoffes wie Neostigmin erreicht werden (De-

Tabelle 17.1. Nebenwirkungen und Anhaltspunkte zur Dosierung einiger peripher wirksamer Muskelrelaxanzien

d-Tubocurarin	Histaminfreisetzung mit Bronchospasmus und Blutdruckabfall, Ganglienblockade mit Blutdruckabfall, Blockade von M-Cholinozeptoren mit Tachykardie
Initiale Dosis	0,15 mg/kg i. v.
Alcuronium	Geringe Histaminfreisetzung und Ganglienblockade mit Blutdruckabfall
Initiale Dosis	0,15 mg/kg i. v.
Pancuronium	Kaum Histaminfreisetzung und Ganglienblockade, geringer Anstieg der Herzfrequenz
Initiale Dosis	0,02–0,08 mg/kg i. v.
Vecuronium	Wie Pancuronium
Initiale Dosis	0,08–0,1 mg/kg i. v.
Rocuronium	Wie Alcuronium
Initiale Dosis	0,6 mg/kg i. v.
Atracurium	Wie Pancuronium, jedoch Neigung zu Histaminfreisetzung
Initiale Dosis	0,3–0,6 mg/kg i.v.
Mivacurinum	Neigung zu Histaminfreisetzung
Initiale Dosis	70–150 μg/kg i.v.
Suxamethonium	Tachykardie, Bradykardie, Blutdruckabfall, Blutdruckanstieg, Arrhythmien, geringe Histaminfreisetzung und Ganglienblockade, erhöhter Angeninnendrcuk, sehr selten maligne Hyperthermie, sehr selten Hyperkaliämie
Initiale Dosis	50–100 mg i. v.

curarisierung). Cholinesterasehemmstoffe werden daher bei Überdosierung von stabilisierenden Muskelrelaxanzien oder zur Abkürzung ihrer Wirkungsdauer verwendet. Hierbei wird mit einem Parasympatholytikum (z.B. Atropin) kombiniert, um parasympathomimetische Nebenwirkungen zu vermeiden.

Synergistisch mit Muskelrelaxanzien vom stabilisierenden Typ wirken einige Antibiotika, wie z.B. Aminoglykoside, Colistin und Amphotericin B; aber auch Narkosemittel wie Halothan verstärken die Muskelrelaxierung. Dies muß bei der Dosierung berücksichtigt werden.

Nebenwirkungen und Anhaltspunkte zur Dosierung von stabilisierenden Muskelrelaxanzien s. Tabelle 17.1.

17.1.2 Depolarisierende Muskelrelaxanzien

Der einzige z.Z. verwendete Vertreter dieser Gruppe, Suxamethonium, zeigt strukturelle Gemeinsamkeiten mit den stabilisierenden Muskelrelaxanzien (2 quartäre Stickstoffatome im Abstand von 1,4 nm), hat jedoch im Gegensatz zu diesen eine intrinsische Aktivität. Es führt an der motorischen Endplatte, ähnlich wie Acetylcholin, zu einer postsynaptischen Depolarisation, doch wird durch die im Vergleich zu Acetylcholin langsamere Inaktivierung die Repolarisation verhindert, so daß die Muskulatur längerfristig depolarisiert bleibt: Es resultiert eine Erschlaffung der Muskulatur.

Depolarisierende Muskelrelaxanzien können bei hoher Dosierung oder wiederholter Gabe zu einem sog. „Dualblock" führen: Die zunächst bestehende Dauerdepolarisation (Phase I) wird durch eine Phase der Membranstabilisierung (Phase II) abgelöst, in der diese Substanzen wie stabilisierende Muskelrelaxanzien wirken. Acetylcholinesterasehemmstoffe können daher einen Phase-I-Block verstärken, einen Phase-II-Block dagegen aufheben. Der Phase-II-Block läßt sich vermutlich durch eine Subsensitivität der postsynaptischen N-Cholinozeptoren als Folge ihrer andauernden Aktivierung erklären.

Suxamethonium wirkt sehr schnell und kurz (5–10 min), da die Substanz rasch durch die Butyrylcholinesterase („Pseudocholinesterase") gespalten wird. Hierbei entsteht zunächst das noch (aber schwächer) wirksame Monocholinsuccinat, das weiter zu Cholin und Bernsteinsäure hydrolysiert wird.

Da Suxamethonium wie Acetylcholin die postsynaptische Membran depolarisiert, kommt es zu Beginn der Wirkung zu Kontraktionen der Muskulatur, die aber nicht gleichzeitig und synchron ausgelöst werden. Charakteristisch sind daher unkoordinierte Faszikulationen, die die Ursache für muskelkaterartige Schmerzen nach der Anwendung sein können und durch kleine, noch nicht relaxierend wirkende Dosen nichtdepolarisierender Muskelrelaxanzien verhindert werden können. Die Muskelerschlaffung erreicht ihr Maximum nach weniger als 1 min und beginnt an den Extremitäten. Es folgen dann die Muskeln von Halsbereich, Gesicht, Schlund und zum Schluß die Atemmuskulatur (Interkostalmuskulatur und Zwerchfell).

In seltenen Fällen kann eine übliche, kurzwirkende Dosis von Suxamethonium zu einer mehrere Stunden dauernden Lähmung der Muskulatur führen. Der Grund für diese atypisch lange Wirkungsdauer ist ein verlangsamter Abbau wegen eines genetisch bedingten oder erworbenen Defektes der Cholinesterase. Die Therapie dieses Zwischenfalls besteht in entsprechend langer künstlicher Beatmung, evtl. auch Injektion von menschlicher Butyrylcholinesterase. Nebenwirkungen und Anhaltspunkte zur Dosierung von Suxamethonium s. Tabelle 17.1.

17.1.3 Myotrope Muskelrelaxanzien (Dantrolen)

Dantrolen nimmt unter den peripheren Muskelrelaxanzien eine Sonderstellung ein, da es nicht an der motorischen Endplatte, sondern jenseits der neuromuskulären Übertragung im quergestreiften Muskel selbst wirkt. Über eine Hemmung der Ca^{2+}-Freisetzung aus dem sarkoplasmatischen Retikulum greift Dantrolen bei der elektromechanischen Koppelung an und hemmt die Kontraktionskraft.

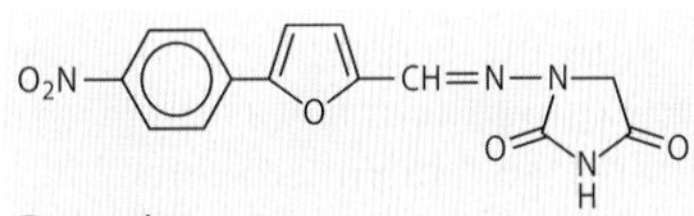

Dantrolen

Die wichtigste *Indikation* ist die maligne Hyperthermie, eine sehr seltene, mit Muskelstarre und schwerer, lebensbedrohender Hyperthermie einhergehende Erkrankung, die durch Inhalationsnarkotika oder auch Suxamethonium ausgelöst werden kann und auf einer pathologisch gesteigerten Freisetzung von Ca^{2+} aus dem sarkoplasmatischen Retikulum beruht. In begrenztem Umfange wird Dantrolen auch zur Behandlung chronisch-spastischer Tonussteigerungen der Skelettmuskulatur verwendet.

Dantrolen wird enteral gut resorbiert, im Falle der malignen Hyperthermie jedoch i.v. verabreicht (Initialdosis 2,5 mg/kg). Nebenwirkungen treten praktisch nur bei wiederholter Gabe auf: Müdigkeit, Schwindel, Muskelschwäche, Durchfälle, Leberschäden und psychische Veränderungen wie Euphorie oder Halluzinationen. Extravasale oder intraarterielle Injektion vermeiden! Gefahr der Photosensibilisierung.

17.1.4 Anhang: Botulinustoxin

Botulinustoxin, ein Polypeptid, hemmt die Freisetzung von Acetylcholin. Wegen seiner extremen Toxizität wurde es bisher nicht verwendet. Seit kurzem wird es jedoch therapeutisch genutzt und lokal (in kleinen Dosen) in spastisch kontrahierte Muskeln injiziert. Vor allem die Anwendung bei Blepharospasmus (spastischen Kontraktionen der Lidmuskulatur) scheint erfolgreich zu sein.

17.2 Zentral wirkende Muskelrelaxanzien

Der Tonus der quergestreiften Muskulatur wird im wesentlichen durch monosynaptische (Dehnungs-)Reflexe aufrechterhalten, die durch polysynaptische Reflexbögen aus dem Gehirn, dem Rückenmark oder der Peripherie bahnend oder hemmend moduliert werden. Bei bestimmten Funktionsstörungen sind die erregenden Einflüsse auf den Dehnungsreflex und die ihn vermittelnden α-Motoneurone verstärkt, so daß ein erhöhter Muskeltonus im Sinne einer Spastik oder einer Rigidität resultiert. Dies kann durch Veränderungen in der supraspinalen Kontrolle infolge von Schädigungen im Zentralnervensystem bedingt sein oder durch pathologisch gesteigerte Afferenzen aus der Peripherie, z. B. bei entzündlichen Prozessen. Zentrale Muskelrelaxanzien senken den Muskeltonus durch Angriff im Zentralnervensystem. Sie hemmen v.a. polysynaptische Reflexe durch eine Abnahme der Aktivität in segmental-spinalen sowie in absteigenden Bahnen aus höhergelegenen Zentren, z. B. der Formatio reticularis. Verwendet werden diese Substanzen bei Muskelspasmen verschiedener Genese (Verletzungen, Entzündungen) und spastischen Lähmungen verschiedener Ursache.

Muskelspasmen entzündlicher Genese können in der Regel durch Behandlung des entzündlichen Prozesses in der Peripherie, z. B. durch analgetisch-antiphlogistisch wirkende Substanzen, günstig beeinflußt werden, so daß zentral wirksame Muskelrelaxanzien bei derartigen Erkrankungen relativ selten indiziert sind.

Gemeinsam ist allen zentral wirkenden Muskelrelaxanzien eine mehr oder weniger ausgeprägte sedierende Wirkung und bei verschiedenen dieser Substanzen ein gewisses Abhängigkeitspotential. Kontraindiziert sind sie bei Myasthenia gravis, verschiedenen Formen von Lähmungen, Psychosen sowie bei Alkohol- oder Schlafmittelvergiftungen.

Folgende Substanzen bzw. Substanzgruppen werden als zentral wirkende Muskelrelaxanzien verwendet:

Benzodiazepine verstärken die Wirkung des inhibitorischen Transmitters γ-Aminobuttersäure (GABA) und hemmen dadurch die Ausbreitung neuronaler Erregungsprozesse. Obgleich alle Benzodiazepine ähnliche Wirksamkeit zeigen dürften, wird *Tetrazepam* speziell als zentral wirkendes Muskelrelaxans verwendet (mittlere Tagesdosis bei Bedarf steigern bis zu 200 mg oral). Weitere Einzelheiten s. Benzodiazepine.

Baclofen aktiviert einen Typ von GABA-Rezeptoren, den $GABA_B$-Rezeptor, der zum einen hemmend an die Adenylcyclase gekoppelt ist. Zum anderen kommt es über die Beeinflussung von Ionenkanälen zu einer Hyperpolarisation, die aber nicht wie beim $GABA_A$-Rezeptor über eine Zunahme der Cl^--Permeabilität erfolgt, sondern über eine Öffnung von K^+-Kanälen. Daneben werden auch Ca^{2+}-Kanäle geschlossen. Die mittlere Tagesdosis beträgt 30–75 mg p.o., auf 3 Einzeldosen verteilt. Zentralnervöse Nebenwirkungen verschiedenster Art werden beobachtet, Kontraindikation besteht bei Krampfleiden.

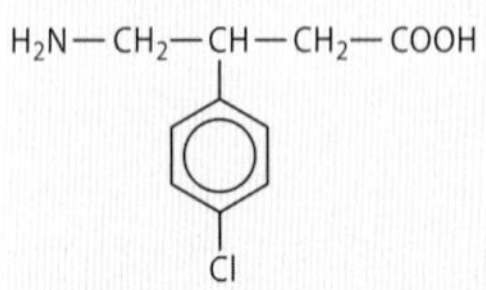

Baclofen

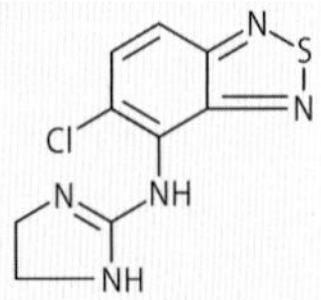

Tizanidin

Tizanidin erhöht wahrscheinlich die Wirkung des inhibitorischen Neurotransmitters Glycin, das die Erregungsausbreitung im Rückenmark hemmt.

Die Tagesdosis beträgt 12–24 (-36) mg, auf 3 Einzeldosen verteilt. Zentralnervöse Nebenwirkungen sind meist erst nach höheren Dosen von Bedeutung.

Weitere zentral wirksame Muskelrelaxanzien sind *Carisoprodol* (MTD 3mal 350-700 mg p.o.), *Methocarbamol* (MFD 2–3 mal 1500 mg p.o.), Orphenadrin (MTD 2mal 100 mg p.o.) und *Pridinol* (MTD 3mal 2–8 mg p.o.). Die beiden letztgenannten Substanzen weisen anticholinerge Nebenwirkungen auf.

Literatur

Hunter JM (1995) New neuromuscular blocking drugs. N Engl J Med 332:1691–1699

Kharkevich, DA (ed) (1986) New neuromuscular blocking drugs. Handbook of experimental pharmacology, vol 79. Springer, Berlin Heidelberg New York Tokyo

Reilly CS, Nimmo WS (1987) New intravenous anaesthetics and neuromuscular blocking drugs; a review of their properties and clinical use. Drugs 34:98–135

Taylor (1996) Agents acting at the neuromuscular junction and autonomic ganglia. In: Goodman and Gilman's The pharmacological basis of therapeutics, 9th edn. Mc Graw-Hill, New York, pp. 177–197

Kapitel 18

Pharmaka zur Behandlung der Herzinsuffizienz

18

E. Hackenthal

Pharmaka zur Behandlung der Herzinsuffizienz 18

E. Hackenthal

18.1 Physiologie und Pathophysiologie der Herzmuskelkontraktion

18.1.1 Zelluläre Mechanismen der Herzmuskelkontraktion

Auf zellulärer Ebene beginnt die *Kontraktion* mit der vom Sinusknoten ausgehenden Erregungswelle, die an der Membran der Herzmuskelzelle ein Aktionspotential auslöst. Dem elektrischen Phänomen des Aktionspotentials liegen Ionenbewegungen an der Zellmembran zugrunde, die sich am Myokard und Erregungsleitungssystem unterscheiden (s. Kap. 19). An der Herzmuskelzelle beginnt das Aktionspotential mit der Öffnung von Natriumkanälen. Natrium strömt entsprechend dem Gradienten aus dem Extrazellularraum in die Zelle ein und depolarisiert die Zelle (s. Abb. 18.1).

Mit einer Verzögerung folgt die Öffnung von Kaliumkanälen, die einen Ausstrom von Kalium aus der Zelle zuläßt und die Zelle repolarisiert. Diese gegenläufige Bewegung von Natrium- und Kaliumionen wird überlagert durch einen depolarisierenden Einstrom von Calciumionen durch sog. langsame, spannungsabhängige (durch die Depolarisation aktivierte) Calciumkanäle. Dieser Calciumeinstrom (Triggercalcium) löst im Zusammenwirken mit der Depolarisation eine zusätzliche Freisetzung von Calciumionen aus spezialisierten Speichervesikeln der Kardiomyozyten (sarkoplasmatisches Retikulum) aus. Mehr als 90 % des Calciumanstieges im Cytosol entfallen auf sarkoplasmatisches Calcium. Der Anstieg des freien Calciums im Cytosol von weniger als 0,1 μmol/l in der Diastole auf ca. 1 μmol/l zu Beginn der Systole aktiviert die Kontraktionsmaschinerie der Zelle. Calcium bindet an Troponin C, eine der 3 Komponenten des Troponinkomplexes, und hebt damit die hemmende Wirkung des Tropomyosin-Troponin-Komplexes auf die ATP-abhängige Interaktion von Aktin und Myosin auf. Die nachfolgende Kontraktion besteht in einer teleskopartigen gegenseitigen Verschiebung von Aktin und Myosin, die durch die leichten Ketten des Myosins vermittelt wird.

Die *Relaxation des Herzmuskels* wird eingeleitet durch die Schließung der spannungsabhängigen Calciumkanäle und die Beendigung der Freisetzungsreaktion aus dem sarkoplasmatischen Retikulum. Die Absenkung der freien Calciumkonzentration im Cytosol erfolgt im wesentlichen über 2 Mechanismen:

1) Calcium wird durch einen aktiven Transportmechanismus aus dem Zytosol zurück in das sarkoplasmatische Retikulum befördert (Ca^{2+}-ATPase).
2) Calcium wird durch ein Na^+-Ca^{2+}-Austauschsystem der Zellmembran aus dem Zytoplasma in den Extrazellulärraum befördert.

Dieser sog. Antiporter, der für 3 nach innen transportierte Natriumionen ein Calciumion nach außen transportiert, ist ein passives Carriersystem, das durch den hohen Gradienten des Natriums von außen nach innen angetrieben wird.

Für die Aufrechterhaltung und Wiederherstellung der intrazellulären Na^+- und K^+-Konzentrationen (und indirekt auch der Calciumkonzentration) sorgt eine aktives, ATP-verbrauchendes Transportsystem. Diese *Na^+-K^+-ATPase* (s. Abb. 18.2) transportiert im Verhältnis 3:2 Natrium von innen nach außen und Kalium von außen nach innen. Damit wird auch die Effizienz der Auswärtsbewegung von Calcium über den Na^+-Ca^{2+}-Austauscher wiederhergestellt, die von der Höhe des Na^+-Gradienten von außen nach innen abhängt. Diese Na^+ – K^+-ATPase ist Angriffspunkt der herzwirksamen Glykoside.

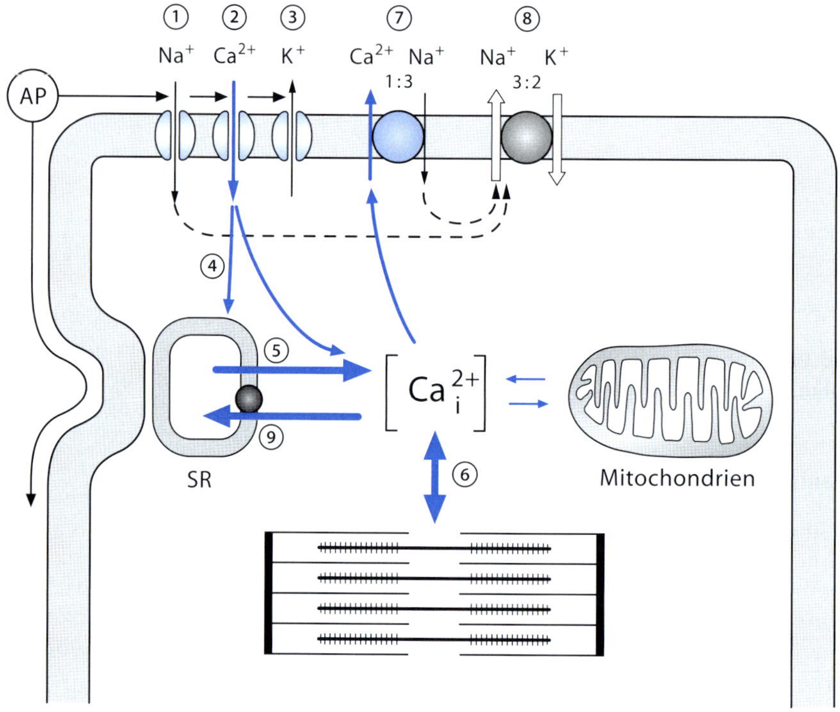

Abb. 18.1. Zelluläre Mechanismen des Kontraktions-Relaxations-Zyklus des Herzmuskels. Das Aktionspotential (*AP*) öffnet sequentiell den Natriumkanal (*1*), den langsamen L-Typ-Calciumkanal (*2*) und einen Kaliumkanal (*3*). Das einströmende Calcium (*4*) (Triggercalcium) setzt aus Speichervesikeln des sarkoplasmatischen Retikulums (*SR*) Calcium frei (*5*). Die zytosolische Calciumkonzentration steigt an und aktiviert den Kontraktionsmechanismus (*6*). Die Kontraktion wird beendet durch die Wiederaufnahme von Calcium in das sarkoplasmatische Retikulum (*SR*) (*9*) (aktiver Transport) und durch den passiven carriervermittelten Austausch von Calcium und Natrium (*7*) im Verhältnis 1:3 (Calcium-Natrium-Antiporter) der Zellmembran. Die intrazellulären Konzentrationen von Natrium und Kalium werden durch die Na^+-K^+-ATPase (*8*) wiederhergestellt, die Natrium und Kalium im Verhältnis 3:2 aktiv transportiert. *Mito* Mitochondrien

18.1.2 Regulation der Herzmuskelkontraktion

Die Anpassung der Herzleistung an erhöhte Anforderungen des Kreislaufs, etwa bei körperlicher Arbeit, erfolgt in erster Linie über eine sympathikusvermittelte Zunahme der Herzfrequenz. Die Herzleistung kann jedoch auch über Änderungen des Schlagvolumens, der Druckentwicklung sowie der Geschwindigkeit der Druckentwicklung reguliert werden, allerdings nur in einem relativ engen Bereich.

1) Eine *Zunahme der Sympathikusaktivität* mit erhöhter Freisetzung von Noradrenalin an den Endsynapsen führt zu vermehrter Aktivierung von β_1-adrenergen Rezeptoren an der Herzmuskelzelle (s. Abb. 18.3). Über die G_s-Protein-gekoppelte Aktivierung der Adenylcyclase kommt es zu einem Anstieg des intrazellulären cAMP (s. auch Kap. 2.2.).
   In der Herzmuskelzelle wird durch cAMP eine cAMP-abhängige Proteinkinase aktiviert, die durch Phosphorylierung der α_1-Untereinheit oder eines assoziierten Proteins des spannungsabhängigen Calciumkanals die Öffnungswahrscheinlichkeit dieses Kanals erhöht. Bei jeder Depolarisation strömt mehr Calcium in die Zelle ein, die Calciumfreisetzung aus dem sarkoplasmatischen Retikulum ist erhöht, Kraft und Geschwindigkeit der Kontraktion steigen an (positiv-inotrope Wirkung des Sympathikus). Diskutiert wird auch eine direkte Kopplung des β-Ad-

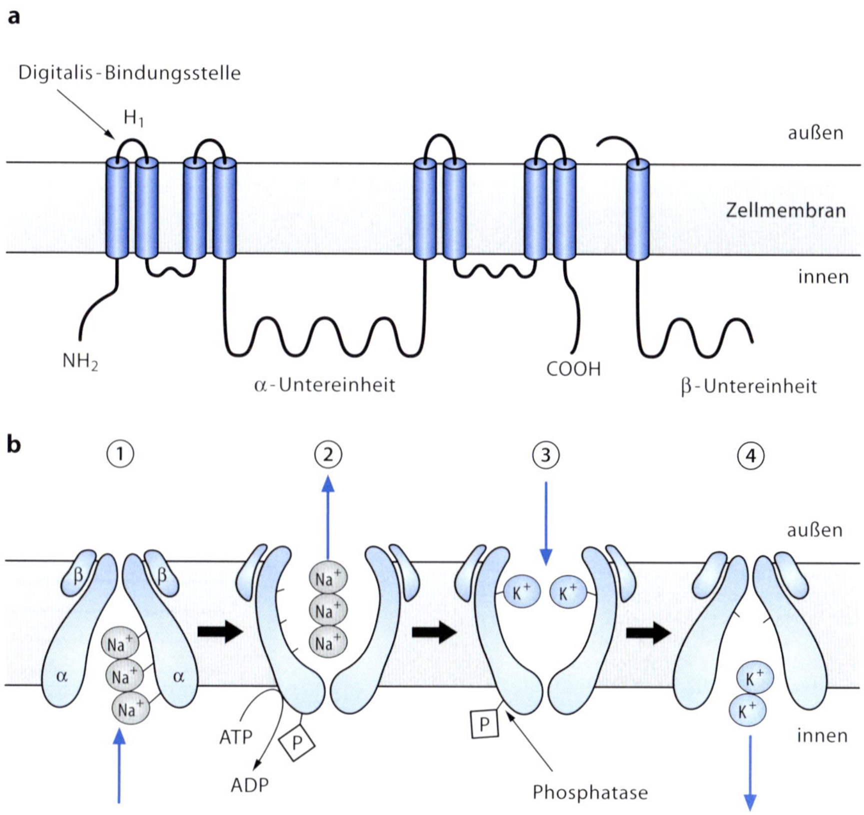

Abb. 18.2.
a Struktur der Na^+-K^+-ATPase. Die α-Untereinheit (ca. 1000 Aminosäuren) hat 8 hydrophobe Transmembrandomänen, die zusammen den transmembranären Ionenkanal bilden. Auch die ATPase-Aktivität und die Digitalisbindungsstelle sind in der α-Untereinheit lokalisiert. Die Funktion der β-Untereinheit ist noch nicht bekannt. **b** Hypothetische Funktionsweise der Na^+-K^+-ATPase. In *Schritt* ① binden 3 Natriumionen in dem nach innen geöffneten Kanal. Durch Phosphorylierung (ATPase-Aktivität, *Schritt* ②) wird eine Konformationsänderung erzwungen, die den Kanal nach innen schließt und nach außen öffnet. Na^+ verläßt den Kanal, 2 K^+-Ionen treten ein (Schritt ③). Durch Dephosphorylierung schließt der Kanal nach außen und öffnet nach innen. K^+ dissoziiert in das Zellinnere

renozeptors an den Calciumkanal über ein G-Protein, die eine Beeinflussung des Calciumkanals ohne die Mitwirkung des cAMP gestattet. Eine weitere Komponente der Noradrenalinwirkung am Herzen betriffft die Calciumspeicher des sarkoplasmatischen Retikulums. Eine cAMP-abhängige Proteinkinase phosphoryliert Phospholamban. Dieser Inhibitor des sarkoplasmatischen Calciumtransportes wird dadurch inaktiviert. Calcium wird effektiver und schneller in die Speicher sequestriert, was nicht nur die Kontraktion schneller beendet (positiv-lusitrope Wirkung), sondern auch eine höhere Calciumfreisetzung bei den folgenden Aktivierungszyklen gestattet (positiv inotrope Wirkung).
Die hier für Noradrenalin geschilderten Wirkungen können pharmakologisch durch β-adrenerge Agonisten oder Phosphodiesterasehemmer imitiert werden (s. unten).

2) Der *Frank-Starling-Mechanismus*, eine intrinsische Funktion des Herzmuskels, besteht darin, daß die Druckentwicklung in der Systole von der passiven Vordehnung des Herzmuskels abhängt. Steigt der zentrale Venendruck oder der Druck in der Lungenvene an (*Anstieg der Vorlast*), wird der Ventrikel diastolisch stärker gefüllt und vorgedehnt. Die nachfolgende Druckentwicklung ist höher, das Austreibungsvolumen und der arterielle Druck nehmen zu.

Die quantitative Beziehung zwischen enddiastolischem Füllungsdruck (oder Füllungsmenge) und der Druck-Volumen-Arbeit des Herzmuskels wird durch die Frank-Starling-Kurve beschrieben (s. Abb. 18.4). Diese Frank-Starling-Kurve ist nicht konstant, ihre Form hängt u.a. von der Höhe des Widerstandes im arteriellen System ab (Nachlast des Herzens). Bei erhöhtem peripherem Widerstand (z.B. bei Hypertonie) ist die Frank-Starling-

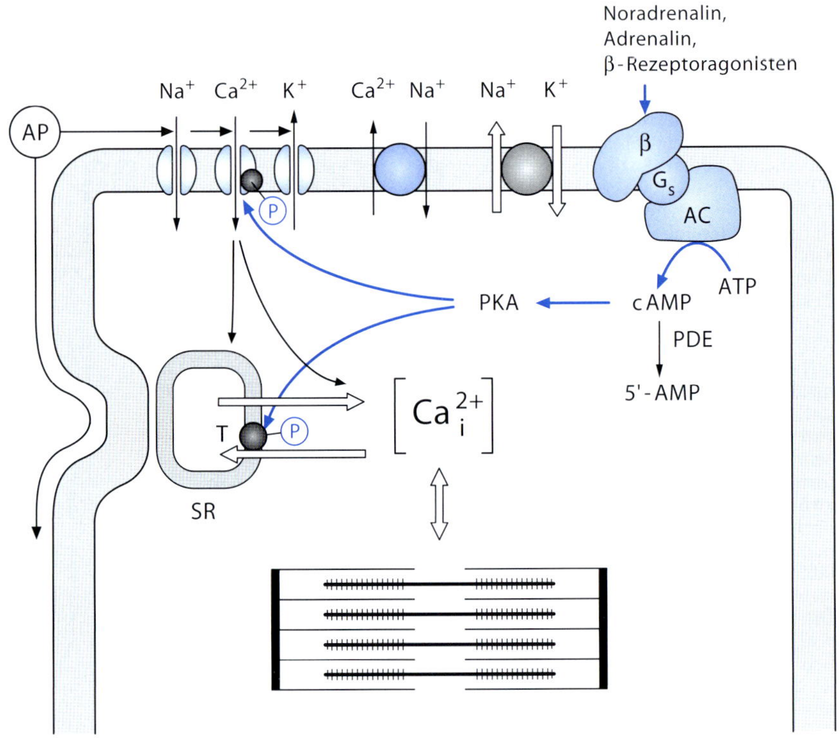

Abb. 18.3. Positiv-inotrope und positiv-lusitrope Wirkung des Sympathikus (und β-adrenerger Agonisten). Stimulation des β-Adrenozeptors der Zellmembran (*β*) aktiviert über ein G-Protein (G_s) die Adenylylcyclase (*AC*). Diese bildet vermehrt cAMP, das eine cAMP-abhängige Proteinkinase (*PKA*) aktiviert. Die PKA phosphoryliert (wahrscheinlich) den langsamen Calciumkanal, was den Calciumeinstrom und damit die Kontraktion verstärkt. Gleichzeitig wird ein Inhibitorprotein (Phospholamban) des Calciumtransporters am sarkoplasmatischen Retikulum (*SR*) phosphoryliert und damit inaktiviert, wodurch Calcium schneller wieder sequestiert und die Systolendauer verkürzt wird (positiv-lusitrope Wirkung). Die Wirkung des cAMP wird durch seine Hydrolyse zu 5'-AMP durch die Phosphodiesterase III (PDE) beendet

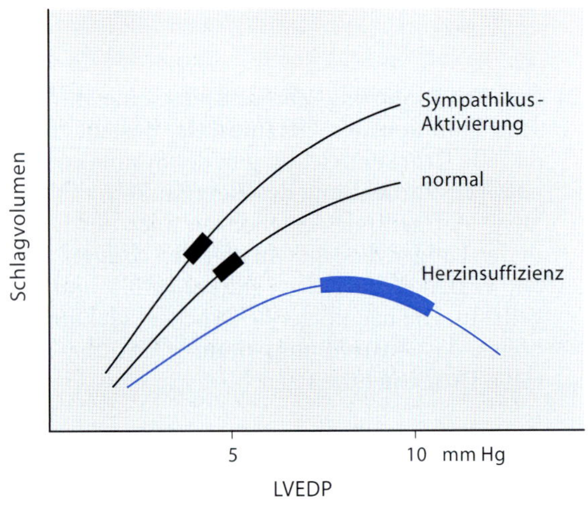

Abb. 18.4. Frank-Starling-Kurven des Herzens. Das Schlagvolumen des Herzens ist vom passiven Füllungsdruck (oder -volumen) abhängig. Diese Beziehung beschreibt die Frank-Starling-Kurve. Für jeden Funktionszustand (Sympathikusstimulation, Herzinsuffizienz, peripherer Widerstand) ändert sich die Funktion. Die *Blöcke* auf den Kurven geben den Arbeitsbereich des Herzens für den jeweiligen Funktionszustand an. *LVEDP* linksventrikulärer enddiastolischer Druck

Kurve abgeflacht, bei Sympathikusaktivierung ist sie steiler. In der Herzinsuffizienz ist die Frank-Starling-Kurve deutlich flacher und fällt meist nach Überschreiten eines Maximums wieder ab.

18.1.3 Herzinsuffizienz

Eine Herzinsuffizienz, d.h. ein Nachlassen der Kontraktilität des Herzmuskels, kann durch primäre Myokardschädigungen, Klappenfehler oder extrakardiale Ursachen wie eine chronische Überforderung bei erhöhtem peripherem Widerstand (Hypertonie) oder chronischem O_2-Mangel bei koronarer Herzkrankheit bedingt sein (s. Tabelle 18.1).

Zu Beginn einer chronischen Herzinsuffizienz wird das Herzzeitvolumen zunächst durch den Frank-Starling-Mechanismus und eine kompensatorische Steigerung der Herzfrequenz aufrechterhalten. Beide Kompensationsmechanismen sind jedoch für eine Langzeitadaptation an die chronische

Tabelle 18.1. Ursachen der Herzinsuffizienz

	[ca. %]
Koronare Herzkrankheit (chronischer O_2-Mangel)	30–60
Arterielle Hypertonie (chronisch erhöhte Nachlast)	25–80
Herzfehler (meist Klappenfehler)	5–8
Primäre Myokarderkrankungen (Infarkte, Myokarditis, toxische Myokardschäden z.B. durch Alkohol)	10–15

Überforderung des Herzens und die verminderte Kontraktilität nicht nur ungeeignet, sondern schädlich:

- Eine Abnahme des geförderten Volumens hat ein erhöhtes Restvolumen in der Diastole und, unter Ausnutzung des *Frank-Starling-Mechanismus*, ein zunächst wieder normalisiertes Auswurfvolumen zur Folge (Kompensation). Bei erhöhter enddiastolischer Füllung verbraucht der Herzmuskel jedoch für die gleiche Förderleistung mehr Sauerstoff. Außerdem geht die „funktionelle" Dilatation langfristig in eine „Gefüge"-Dilatation über, der Herzmuskel wird umstrukturiert und verliert an Elastizität (und weiter an Kontraktilität). Der erhöhte diastolische Füllungsdruck behindert außerdem die kapillare Durchblutung des subendokardialen Myokards.
- Die Frequenzsteigerung des Herzens durch *Sympathikusaktivierung* läßt den O_2-Verbrauch überproportional ansteigen. Gleichzeitig wird trotz verkürzter Kontraktionsdauer die diastolische Füllungszeit der Koronarien vermindert (s. Kap. 20).
- Die langfristige Aktivierung von Sympathikus und Renin-Angiotensin-System (neuroendokrine Aktivierung) induziert am Herzen Umbauvorgänge („remodeling"), die sich ungünstig auf die Herzmuskeleffizienz auswirken. Auch die extrakardialen Folgen der Aktivierung von Sympathikus und Renin-Angiotensin-System, wie die Zunahme des peripheren Widerstandes und die Salz- und Volumenretention, wirken sich ungünstig aus.

Funktionell lassen sich 2 Komponenten der chronischen Herzinsuffizienz unterscheiden (Abb. 18.5):

1) *Vorwärtsversagen.* Bei vermindertem Herzzeitvolumen wird der arterielle Druck nicht mehr aufrechterhalten. Ein vorher bestehender erhöhter Blutdruck scheint sich „normalisiert" zu haben. Kompensatorisch nimmt die Sympathikusaktivität weiter zu. Daraus resultieren: periphere Vasokonstriktion, verminderte glomerulärer Filtrationsleistung, verminderte Salz- und Wasserausscheidung der Niere, Aktivierung des Renin-Angiotensin-Systems, zusätzliche Vasokonstriktion, Stimulation der Aldosteronsekretion und weitere Retention von Salz und Wasser.
2) *Rückwärtsversagen.* Bei nachlassender Kontraktionskraft wird dem venösen System nicht mehr die normale Füllmenge abgenommen, der venöse Druck steigt. Es kommt zum Rückstau, d.h. bei Linksherzinsuffizienz zunächst in den Lungenkreislauf (Lungenstauung), bei Nachgeben auch des rechten Herzens in den großen Kreislauf. Die Zunahme des Druckes im venösen System führt zur verminderten Rücknahme von Flüssigkeit aus dem Extrazellulärraum, also zur Ausbildung von Ödemen. Am Herzen selbst führt der hohe venöse Füllungsdruck zur weiteren passiven Vordehnung der Ventrikel. Das Herz arbeitet jetzt auf einer pathologischen Frank-Starling-Kurve und auf dieser wiederum an einem ungünstigen Arbeitspunkt (s. Abb. 18.4). Alle aufgeführten pathophysiologischen Konsequenzen der Herzinsuffizienz belasten das Herz zusätzlich im Sinne eines Circulus vitiosus.

Im Unterschied zu dieser häufigsten Form der systolischen Insuffizienz liegt bei der diastolischen Dysfunktion primär eine Relaxationsstörung der Ventrikelmuskulatur vor. Bei dieser Form der Herzinsuffizienz (15–20 % aller Herzinsuffizienzen) dominiert die Symptomatik des „Rückwärtsversagens".

Die klinischen Symptome der Herzinsuffizienz sind in Tabelle 18.2 zusammengefaßt. Der Schweregrad der Herzinsuffizienz wird allgemein nach den Kriterien der New York Heart Association in die Stadien I – IV (NYHA I – IV) klassifiziert.

Die *Prognose* der manifesten Herzinsuffizienz ist etwa gleich ungünstig wie die der meisten Karzinome. Nach dem ersten Auftreten von Symptomen überleben weniger als 50 % der Patienten 5 Jahre, im Stadium IV der NYHA überleben weniger als 50 % 1 Jahr.

Abb. 18.5. Pathophysiologie der Herzinsuffizienz am Beispiel der chronischen arteriellen Hypertonie

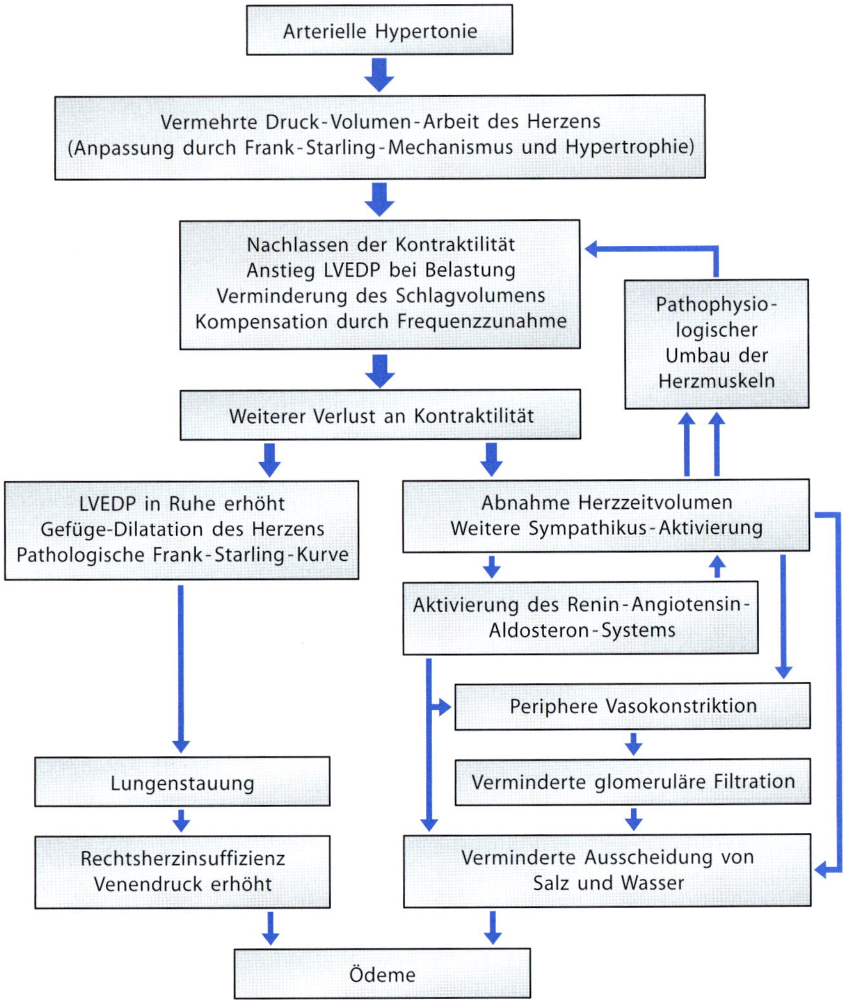

Zur Behandlung der Herzinsuffizienz können prinzipiell folgende Wege beschritten werden:

1) Behandlung der Ursachen der Herzinsuffizienz,
2) Steigerung der Kontraktionskraft,
3) Verminderung des peripheren Widerstandes (Nachlastreduktion),
4) Verminderung des venösen Volumens und Drucks (Vorlastreduktion),
5) Verbesserung des koronaren O_2-Angebotes,
6) Behandlung und Prävention kardialer Rhythmusstörungen.

18.2 Pharmaka mit Wirkung auf die Herzmuskelkontraktilität

Eine Steigerung der Kontraktionskraft und -geschwindigkeit wird als *positiv-inotrope-Wirkung* bezeichnet. Alle therapeutisch genutzten positiv-inotropen Pharmaka erhöhen – über unterschiedliche Mechanismen – die intrazelluläre Konzentration des freien Calciums während der Systole und verbessern damit die elektromechanische Kopplung. Verwendet werden herzwirksame Glykoside, β-Adrenozeptoragonisten und Phosphodiesterasehemmer.

Tabelle 18.2. Symptome der Herzinsuffizienz

Tachykardie	Kompensatorische Sympathikusaktivierung
Atemnot	Rückstau im Lungenkreislauf, vermehrte interstitielle Flüssigkeit durch erhöhten Venendruck. Belastungs- oder Ruhedyspnoe, besonders im Liegen. Verbesserung durch Aufsitzen
Stauungshusten	Übertritt von extrazellulärer Flüssigkeit in den Alveolen: bei akutem Verlauf Lungenödem
Zyanose	Störungen des Gasaustausches (s. oben) und verminderte periphere Versorgung bei Abnahme des Herzminutenvolumens (HMV)
Leistungsminderung, Schwäche	Vermindertes HMV, periphere Vasokonstriktion
Zerebrale Funktionsstörungen	Herzinsuffinzienz ist die häufigste Ursache von Schlafstörungen bei älteren Menschen
Venenstauung	Gestaute Halsvenen sichtbar, Rückwärtsversagen rechtes Herz
Ödeme	In Abhängigkeit von Körperhaltung (Beine). Erhöhter Venendruck
Leberstauung und Stauungsgastritis	
Nykturie	Nächtlicher Harndrang, da wegen horizontaler Lage periphere Ödeme „eingeschmolzen" werden. Vorübergehende Verbesserung der Ausscheidungsfunktion
Hitzeunverträglichkeit	Periphere Vasokonstriktion, insbes. verschlechterte Hautdurchblutung, dadurch schlechtere Wärmeabgabe

18.2.1 Herzwirksame Glykoside

Herzwirksame Glykoside (Digitalisglykoside) haben als gemeinsame Grundstruktur ein Steroidgerüst, 1–3 Zuckerreste und einen ungesättigten Laktonring (5- oder 6gliedrig) (s. Abb. 18.6). Die unterschiedliche Ausstattung mit polaren Gruppen, insbesondere Hydroxylgruppen, oder die halbsynthetische Einfügung von Methyl- oder Acetylgruppen an den Zuckerresten bedingen erhebliche Unterschiede in der Lipophilie und damit in der Pharmakokinetik (s. unten). Alle herzwirksamen Glykoside haben dagegen die gleichen pharmakodynamischen Eigenschaften.

Wirkungen auf das Herz

1) Die *Steigerung der Kontraktilität (positiv-inotrope Wirkung)* manifestiert sich in einer Zunahme der Geschwindigkeit der Druckentwicklung (dp/dt) und des maximal erreichbaren Drucks. Dementsprechend nimmt das Schlagvolumen zu, das Restvolumen nimmt ab.
2) Die *Abnahme der Herzfrequenz (negativ-chronotrope Wirkung)* ist am deutlichsten erkennbar bei Patienten mit Herzinsuffizienz und basiert v.a. darauf, daß durch die erhöhte Auswurfleistung die vorher bestehende sympathikusvermittelte kompensatorische Tachykardie nicht mehr notwendig ist. Weitere Komponenten der

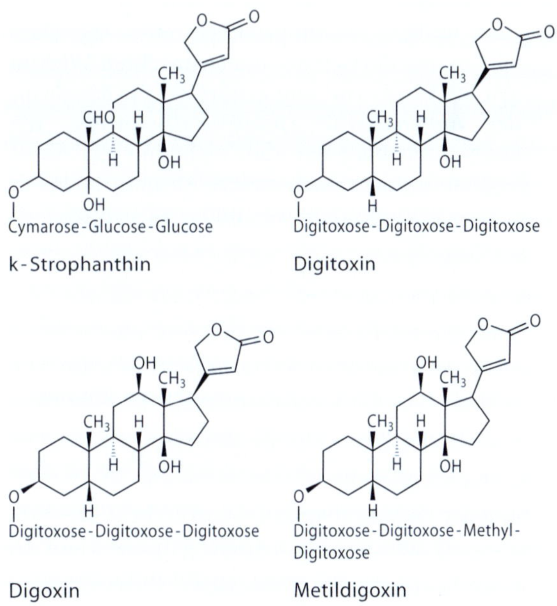

Abb. 18.6. Strukturen einiger herzwirksamer Glykoside

negativ-chronotropen Wirkung, die auch am suffizienten Herzen auftreten, sind eine Sensibilisierung des Sinusknotens gegenüber dem frequenzsenkenden Einfluß des Vagus, eine zentrale Vagusaktivierung und eine direkte Wirkung auf den Sinusknoten.

3) Die *Erregungsleitung und -ausbreitung im Herzmuskel* wird durch herzwirksame Glykoside in sehr komplexer und unterschiedlicher Weise beeinflußt. Klinisch am wichtigsten ist eine Verlangsamung *der Erregungsleitung im AV-Knoten (negativ-dromotrope Wirkung).* In diesem Abschnitt des Erregungsleitungssystems ist die Erregungsleitung schon unter physiologischen Bedingungen verlangsamt, wodurch eine zeitgerechte Folge von Vorhof- und Kammererregung ermöglicht wird (s. Kap. 19). Digitalisglykoside verstärken diese Verzögerung, z. T. durch eine Vagussensibilisierung. Die negativ-dromotrope Wirkung hat bei therapeutischer Dosierung keinen Einfluß auf die Herzfrequenz oder die Dynamik des Herzens. Erst bei Überdosierung kann es zur Löschung von Sinusimpulsen und damit zum partiellen oder totalen AV-Block kommen (s. unten). Die negativ-dromotrope Wirkung der herzwirksamen Glykoside kann bei Vorhofarrhythmien therapeutisch ausgenutzt werden (s. Antiarrhythmika, Kap. 19).

4) Eine weitere Wirkungskomponente, die ebenfalls in den Bereich der unerwünschten Wirkungen bei Überdosierung gehört, ist die *Steigerung der Automatizität (positiv-bathmotrope Wirkung).* Dies bedeutet, daß nicht nur der Sinusknoten, sondern auch andere Abschnitte des Erregungsleitungssystems und schließlich die Herzmuskelzelle selbst als Erregungsbildungszentren wirksam werden können (ektopische Erregungsbildung). Die Folge sind ventrikuläre Rhythmusstörungen, die sich von relativ harmlosen ventrikulären Extrasystolen bis hin zum tödlichen Kammerflimmern steigern können.

Im therapeutischen Dosisbereich führt die Steigerung der Kontraktilität in Verbindung mit der Abnahme der Herzfrequenz zu einer Verbesserung des Wirkungsgrades der Herzarbeit, gemessen am O_2-Verbrauch pro Schlag- oder Herzminutenvolumen *(Ökonomisierung der Herzarbeit)* und zur Verbesserung der Frank-Starling-Kurve des Herzens

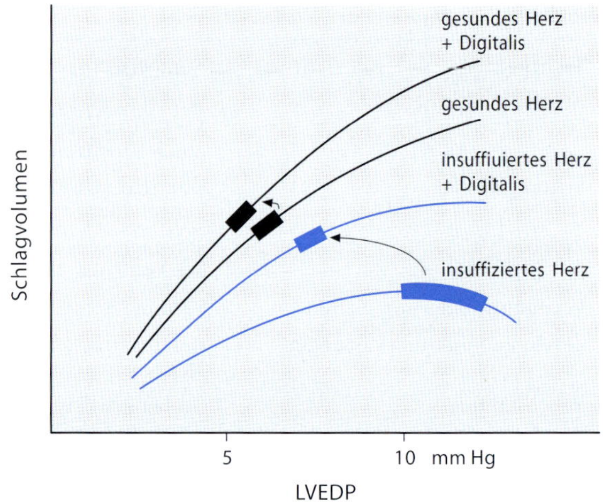

Abb. 18.7. Frank-Starling-Kurven des gesunden und insuffizienten Herzens unter dem Einfluß von herzwirksamen Glykosiden. Die *Blöcke* auf den Kurven geben die Arbeitspunkte des Herzmuskels (für eine definierte Nachlast) an. Beachte, daß auch das gesunde Herz auf Digitalis mit einer Steigerung der Kontraktilität antwortet. Das Schlagvolumen nimmt jedoch nur geringfügig zu. Am insuffizienten Herzen wird dagegen die diastolische Dilatation vermindert und das Schlagvolumen deutlich erhöht

(s. Abb. 18.7). Klinisch resultiert daraus die Rückbildung der Symptome einer Herzinsuffizienz (nur im Idealfall vollständig erreichbar), also das Verschwinden der Atemnot, die Einschmelzung der Ödeme, die durch eine verstärkte Diurese ausgeschieden werden, und die Verbesserung der körperlichen Leistungsfähigkeit.

Zellulärer Wirkungsmechanismus der herzwirksamen Glykoside

Als Wirkungsmechanismus wurde die Hemmung der Na^+-K^+-ATPase identifiziert (Abb. 18.8). Durch die (partielle) Hemmung dieses Transportsystems wird das während der Depolarisation einströmende Natrium langsamer als normal heraus transportiert, die submembranäre Na^+-Konzentration steigt an. Diese Zunahme der internen Natriumkonzentration vermindert die Höhe des Na^+-Gradienten außen:innen, damit die treibende Kraft für den Ca^{2+}-Na^+-Austausch und damit den Nettotransport von Calcium aus der Zelle heraus. Als Folge wird ein etwas größerer Anteil des während der Depolarisation aus dem Extrazellulärraum in die Zelle gelangten Calciums in die Speicher des sarkoplasma-

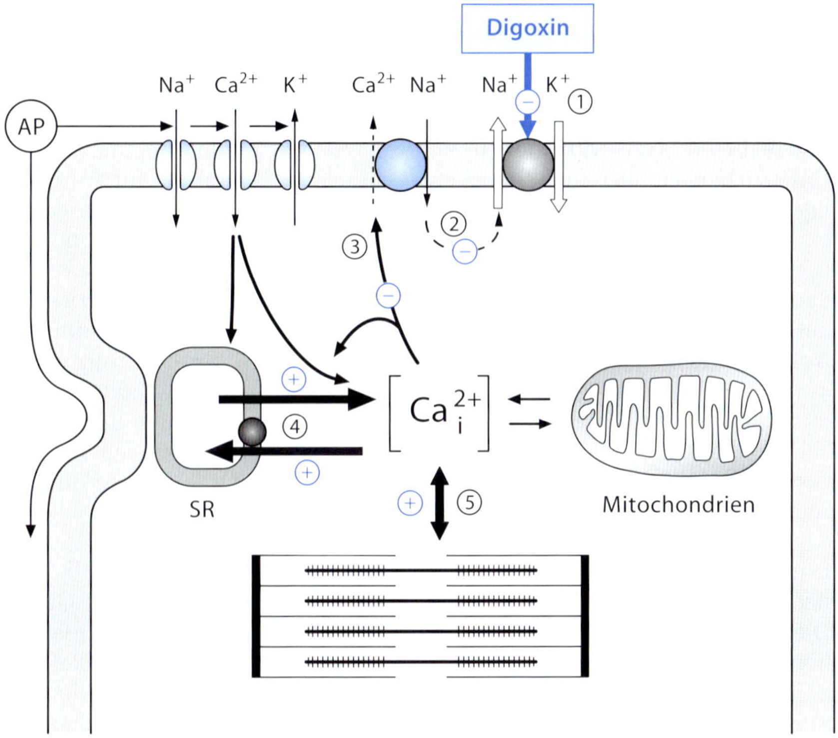

Abb. 18.8. Wirkungsweise herzwirksamer Glykoside. Herzwirksame Glykoside (Digoxin) hemmen die Aktivität der Na^+-K^+-ATPase (*1*). Es verbleibt mehr Natrium in der Zelle (*2*) . Dadurch ist der passive Na-Ca-Antiporter weniger aktiv, es verbleibt mehr Calcium in der Zelle (*3*). Die Calciumspeicher des sarkoplasmatischen Retikulums (*SR*) nehmen mehr Calcium auf und geben bei Depolarisation der Zelle (*AP*) mehr Calcium in das Zytosol ab (*4*). Bei jeder Kontraktion steht mehr Calcium für die elektromechanische Kopplung zur Verfügung (*5*) (s. auch Text)

tischen Retikulums transportiert. Diese Speicher werden also gegenüber dem Zustand ohne Digitalis vermehrt mit Calcium beladen und können während der Depolarisation mehr Calcium ausschütten. Die erhöhte zytoplasmatische Calciumkonzentration verbessert die Aktin-Myosin-Wechselwirkung, also die Kontraktion.

Während der Diastole wird jedoch die normale, sehr niedrige zytosolische Calciumkonzentration aufrechterhalten, da die sarkoplasmatischen Speicher das funktionelle Defizit des Na^+-Ca^{2+}-Austauschers kompensieren. Daß dieses System sich bei gleichbleibender Hemmung der Na^+-K^+-ATPase nicht zu immer höheren intrazellulären Calciumkonzentrationen „aufschaukelt", ist dadurch bedingt, daß die Effizienz des Na^+-Ca^{2+}-Austauschers nicht nur durch den Natriumgradienten, sondern auch durch die interne Calciumkonzentration (höhere Calciumkonzentration = höhere Besetzung des Carriers) bestimmt wird, das System also ein neues Gleichgewicht erreicht. Bei einer weitergehenden Hemmung der Na^+-K^+-ATPase durch Steigerung der Digitalisdosis (Überdosierung) folgt ein weiterer Anstieg der Natriumkonzentration und eine weitere Abnahme der Calciumextrusion über den Na^+-Ca^{2+}-Austauscher. Die Speicherkapazität des sarkoplasmatischen Retikulums wird überschritten, und die zytosolische Calciumkonzentration ist auch in der Ruhephase erhöht. Daraus resultieren zytotoxische Effekte des Calciums, u.a. eine Beeinflussung von Membranfunktionen (Arrhythmietendenz) und eine zunehmende Beladung der Mitochondrien mit Calcium. Die Mitochondrien synthetisieren weniger ATP, was sich auf verschiedene zelluläre Funktionen auswirkt: ATP-Mangel vermindert die Aktivität des ATP-abhängigen sarkoplasmatischen Calciumtransportes und der Na^+-K^+-ATPase, die cytosolische Calciumkonzentration steigt weiter an. Die Energiebereitstellung für die Kontraktion ist beeinträchtigt, was das klinisch zunächst überraschende Phänomen erklärt, daß in der Digitalisintoxikation die Symptome der Herzinsuffizienz erneut auftreten können (s. unten).

Endogenes Digitalis: Das Wirkprinzip der herzwirksamen Glykoside und die Tatsache, daß die Hemmung der Na^+-K^+-ATPase eine spezifische, stereoselektive Bindung der Glykoside erfordert, hat seit 30 Jahren zu Spekulationen und zahlreichen Untersuchungen über die Existenz eines endogenen Liganden des „Digitalisrezeptors" veranlaßt. Mehrmals wurde über Organextrakte und -präparationen berichtet, die alle für einen endogenen Liganden geforderten Eigenschaften besaßen (Hemmung der Na^+-K^+-ATPase, positiv-inotrope Wirkung am isolierten Herzmuskelpräparat, natriuretische Wirkung, Bindung an Digoxinantikörper). Neuere Untersuchungen weisen darauf hin, daß zumindest ein Teil der Wirkungen des „endogenen Digitalis" auf der Synthese von g-Strophantin oder eines Isomeren in Nebenniere und Hypothalamus beruht.

Extrakardiale Wirkungen der herzwirksamen Glykoside

Die glykosidempfindliche Na^+-K^+-ATPase ist ein ubiquitäres Transportsystem, das in nahezu jeder Zelle des Organismus vorkommt und für die direkte und indirekte Steuerung vieler zellulärer Funktionen benötigt wird. Die kardiale Na^+-K^+-ATPase liegt in 2 Isoformen vor, die sich in ihrer Digitalisempfindlichkeit unterscheiden sollen. Es ist nicht bekannt, ob die Na^+-K^+-ATPasen anderer Organe unterschiedliche Glykosidempfindlichkeiten aufweisen. Die relative Organspezifität der herzwirksamen Glykoside, d.h. die scheinbar selektive und deshalb therapeutisch ausnutzbare Wirkung am Herzmuskel, beruht wahrscheinlich eher darauf, daß bereits eine geringe Hemmung der Na^+-K^+-ATPase am Herzmuskel, die an anderen Organen wenig funktionelle Konsequenzen hat, durch die besondere funktionelle Kopplung der Na^+-K^+-ATPaseaktivität mit der Regulation des intrazellulären Calciums die Kontraktilität steigert. Aber auch im therapeutischen Konzentrationsbereich lassen sich bereits Effekte an extrakardialen Organen nachweisen: Die diuretische Wirkung der herzwirksamen Glykoside beruht nicht nur auf der Resorption von Ödemen und der Steigerung der renalen Durchblutung durch die Verbesserung der Hämodynamik, sondern auch auf der Hemmung der renalen Na^+-K^+-ATPase, deren Aktivität die treibende Kraft für verschiedene Mechanismen der Natriumreabsorption ist (s. Kap. 24).

Herzwirksame Glykoside haben weiterhin einen direkten vasokonstriktorischen Effekt im Widerstandssystem, der jedoch durch die reflektorische Vasodilatation bei Verbesserung der Auswurfleistung überdeckt wird. Auf die zentrale Vagusaktivierung durch herzwirksame Glykoside wurde bereits hingewiesen. Die wahrscheinlich geringen Unterschiede in der Glykosidempfindlichkeit der Na^+-K^+-ATPase verschiedener Organe macht die *geringe therapeutische Breite* der herzwirksamen Glykoside verständlich, denn bereits eine geringe Überschreitung der am Herzen therapeutisch wirksamen Digitaliskonzentration hat nicht nur am Herzen, sondern auch an anderen Organen unerwünschte Wirkungen. In der Tat lassen sich viele der Nebenwirkungen auf diesen Mechanismus zurückführen.

Pharmakokinetik

Herzwirksame Glykoside unterscheiden sich nicht in ihren pharmakodynamischen, sondern nur in ihren pharmakokinetischen Eigenschaften. Diese wiederum werden im wesentlichen durch die Lipophilie der Substanzen bestimmt: Das sehr lipophile Digitoxin hat eine hohe Resorptionsquote, eine hohe Plasmaeiweißbindung, ein großes Verteilungsvolumen, eine geringe glomeruläre Filtration (durch die hohe Eiweißbindung) und eine hohe tubuläre Reabsorption (also eine geringe renale Elimination) sowie einen hohen Anteil der Metabolisierung an der Elimination. Dagegen zeigte das mehr hydrophile Strophantin die entgegengesetzten Eigenschaften. Die Zuckerreste der herzwirksamen Glykoside haben keine Bedeutung für die pharmakodynamischen Eigenschaften, sind jedoch mitbestimmend für die Pharmakokinetik. Die Methylierung oder Acetylierung des Digoxins am terminalen Zuckerrest erhöht die Lipophilie und damit die orale Resorptionsquote.

Im 1. Metabolisierungsschritt werden die terminalen Zucker der Glykoside abgespalten. Deshalb haben Digoxin, Methyldigoxin und Acetyldigoxin eine nahezu identische Eliminationskinetik. Herzwirksame Glykoside unterliegen in Abhängigkeit von der Lipophilie einem sog. enterohepatischen Kreislauf. In der Leber werden die nativen Glykoside oder ihre Glukuronide in die Galle sezerniert und gelangen so wieder in den Darm. Glukuronide können bakteriell hydrolysiert und ebenso wie die

Tabelle 18.3. Pharmakokinetische Daten herzwirksamer Glykoside

	Strophantin	Digoxin	Methyldigoxin	Digitoxin
Orale Resorption	0–7 %	40–80 %	75–95 %	90–100 %
Wirkungseintritt oral	–	1,5–3h	1–3h	3–6h
Wirkungseintritt i.v.	5–15 min	10–20 min	–	–
Maximale Wirkung	1 h (i.v.)	4–6 h (oral)	3–5 h (oral)	2–10 h (oral)
Plasmaeliminations-HWZ[a]	18h	40h	40h	7 Tage
Plasmaproteinbindung	5 %	25 %	25 %	90 %
Hauptelimination	metabolisch	renal	renal	metabolisch
Therapeutische Plasmakonzentration	–	0,5–2 ng/ml	0,5–2 ng/ml	10–35 ng/ml
Toxische Plasmakonzentration	–	>2,5 ng/ml	>2,5 ng/ml	>50 ng/ml
Tägliche orale Erhaltungsdosis	–	0,125–0,5 mg	0,1–0,3 mg	0,05–0,2 mg

[a] Schließt die Glykoside nach Abspaltung des terminalen Zuckerrestes ein, die pharmakodynamisch identische Eigenschaften haben.

nativen Glykoside erneut resorbiert werden. Dieser enterohepatische Kreislauf ist nur bei Digitoxin quantitativ bedeutend und kann in der Behandlung der Überdosierung ausgenutzt werden, um Digitoxin schneller zu eliminieren (s. unten). Die wichtigsten pharmakokinetischen Daten einiger Digitalisglykoside sind in Tabelle 18.3 zusammengestellt.

Aus den pharmakokinetischen Eigenschaften ergeben sich folgende Konsequenzen für die Therapie:

1) Strophantin ist wegen der niedrigen, v.a. aber unzuverlässigen Resorption für die orale Therapie nicht geeignet.
2) Während die Plasmahalbwertszeit des Digoxins wegen der bevorzugten renalen Elimination von der Nierenfunktion abhängig ist, trifft dies für Digitoxin mit vorwiegend metabolischer Elimination nicht zu. Deshalb kann Digitoxin bei Patienten mit eingeschränkter Nierenfunktion meist ohne Dosisadaptation verwendet werden.
3) Gemessen an der Streubreite der oralen Resorption scheint Methyldigoxin gegenüber Digoxin günstiger zu sein. Zu berücksichtigen ist jedoch, daß die Angaben der Tabelle 18.4 die Daten von Kollektiven darstellen. Die individuelle Resorptionsquote unterliegt geringeren Schwankungen.
4) Da die therapeutisch gewünschten Gleichgewichtskonzentrationen im Plasma bei regelmäßiger Zufuhr der gleichen Tagesdosis erst nach 3–4 Halbwertszeiten erreicht werden, kann eine Therapie mit Digitoxin mit einer initialen Sättigungsdosierung begonnen werden (z.B. 3fache Erhaltungsdosis für 3 Tage). Für Digoxin wird dies selten notwendig sein.
5) Bei Verwendung von Digitoxin, meist auch bei Verwendung von Digoxin, reicht die einmalige tägliche Applikation aus.
6) Die geringe therapeutische Breite erfordert eine sehr genaue und individuelle Einstellung und eine kontinuierliche Überprüfung der Erhaltungsdosis.

Unerwünschte Wirkungen

Herzwirksame Glykoside haben eine sehr geringe therapeutische Breite. Wird bei einem Patienten mit optimal eingestellter Plasmakonzentration die Dosis chronisch um 30 % erhöht, so sind bereits erhebliche kardiale und extrakardiale Nebenwirkungen zu erwarten. Auch bei therapeutisch richtiger Dosierung können gelegentlich Nebenwirkungen wie Appetitlosigkeit, Übelkeit, Müdigkeit und leichte Verwirrtheit auftreten, insbesondere bei älteren Menschen. Der Übergang zu Überdosierungserscheinungen ist fließend. Zu berücksichtigen ist auch, daß der Glykosidbedarf des herzinsuffizienten Patienten nicht konstant ist, sondern durch Interferenzen mit anderen Pharmaka, Veränderungen der Plasmakaliumkonzentration, Änderungen der Pharmakokinetik oder Begleiterkrankungen erheblich variieren kann (s. unten und die folgende Übersicht). Auch Verschlechterungen der Herzfunktion, insbesondere eine myokardiale Ischämie, können die Empfindlichkeit gegenüber Digitalis steigern.

Digitaliswirkung verstärkende Faktoren

Alter (verlangsamte Elimination, erhöhte Empfindlichkeit)
Hypokaliämie (durch Diuretika, Laxanzien)
Hyperkalzämie (bei längerer Bettlägerigkeit, Nebenschilddrüsenerkrankungen, Kalziumzufuhr, besonders i.v.!)
Hyperthyreose (verlangsamte Elimination, erhöhte kardiale Empfindlichkeit)
Niereninsuffizienz (verlangsamte renale Ausscheidung von Digoxin, Methyl- und Acetyldigoxin, weniger von Digitoxin)

Die unerwünschten Wirkungen und Symptome der Überdosierung sind in der nachfolgenden Übersicht zusammengestellt.

Unerwünschte Wirkungen herzwirksamer Glykoside

Kardiale Wirkungen
- ventrikuläre Extrasystolen (Bigemini)
- ventrikuläre Tachyarrhythmie
- partieller atrioventrikulärer (AV-)Block

Gastrointestinale Beschwerden
- Appetitverlust
- Übelkeit, Erbrechen

Zentralnervöse Wirkungen
- Kopfschmerz, Müdigkeit, Benommenheit
- Verwirrtheit, Desorientierung
- neuralgische Gesichtsschmerzen
- Sehstörungen (Skotome, Farbsehstörungen)

Muskelschwäche

Übelkeit und Erbrechen sind das häufigste Zeichen einer Überdosierung und werden durch eine Aktivierung der Chemorezeptortriggerzone der Area postrema in der Medulla oblongata ausgelöst. Sehr häufig wird auch über starke Müdigkeit und Benommenheit geklagt. Die Muskelschwäche wird auf den kontinuierlichen Kaliumverlust des Skelettmuskels durch Hemmung der Na^+-K^+-ATPase zurückgeführt. Auch die toxische diuretische Wirkung beruht auf der Hemmung der renalen Na^+-K^+-ATPase. Sehstörungen in Form von Flimmerskotomen sind bei Überdosierung häufig, das oft zitierte „Gelbsehen“ wird dagegen seltener wahrgenommen.

Die *Diagnose einer Digitalisüberdosierung* bereitet nicht selten Schwierigkeiten, da fast alle, insbesondere aber die kardialen Symptome, auch ohne Digitalisüberdosierung vorkommen können. Die Bestimmung der Plasmakonzentration mit Radioimmunoassays ist möglich, in den meisten Fällen einer vermuteten Überdosierung aber wenig hilfreich. Sie ermöglicht zwar festzustellen, ob überhaupt herzwirksame Glykoside eingenommen wurden; die Abgrenzung einer toxischen von einer therapeutischen Plasmakonzentration ist jedoch wegen der starken Überlappung der beiden Bereiche erst bei erheblicher Überdosierung eindeutig möglich, wenn der klinische Verlauf ohnehin kaum Zweifel übrig läßt. Deshalb gilt nach wie vor die sorgfältige klinische Beobachtung als das beste Verfahren, sowohl die optimale Dosierung einzustellen als auch (zusammen mit dem EKG) eine Überdosierung zu erkennen.

Behandlung der Digitalisintoxikation

Meist reicht das Absetzen oder Reduzieren der Dosis aus. Handelt es sich um eine Überdosierung mit Digitoxin, so kann dessen enterohepatischer Kreislauf zur Beschleunigung der Elimination ausgenutzt werden. Mit der oralen Gabe von Aktivkohle oder Cholestyramin lassen sich bis zu 30 % des im Organismus befindlichen Digitoxins während der enterohepatischen Rezirkulation abfangen. Die enterohepatische Rezirkulation der anderen herzwirksamen Glykoside ist sehr viel geringer, so daß diese Maßnahme wirkungslos ist. Bei bedrohlichen ventrikulären Arrhythmien hat sich die Gabe von Phenytoin oder Lidocain (Antiarrhythmika der Klasse IB, s. Kap. 19) bewährt. Beide Substanzen haben im Gegensatz zu anderen Antiarrhythmika keinen Hemmeffekt auf die AV-Überleitung. Es besteht deshalb keine Gefahr, die negativ-dromotrope Wirkung der herzwirksamen Glykoside zum totalen AV-Block zu steigern. Eine Sinusbradykardie und/oder ein partieller AV-Block können häufig mit Atropin (0,5 mg i.v.) aufgehoben werden. Eine parenterale Substitution von Kaliumverlusten sollte wegen der Gefahr des AV-Blockes nur in Ausnahmefällen bei deutlicher Hypokaliämie und unter EKG-Kontrolle erfolgen. Meist ist die orale Substitution mit Kaliumchlorid in retardierter Form ausreichend.

Das Bild der akuten Digitalisintoxikation mit einem mehrfachen der therapeutischen Dosis wird beherrscht durch eine *Hyperkaliämie*, die durch die Hemmung der zellulären Aufnahme von Kalium über die Na^+-K^+-ATPase ausgelöst ist. Der Patient ist bewußtseinsgetrübt bis komatös und hat Störungen der zentralen Atem- und Kreislaufregulation sowie eine toxische Diurese. Es besteht die Gefahr des totalen AV-Blocks und Kammerflimmerns. Die frühzeitige i.v.-Infusion von Digoxinantikörpern kann die lebensbedrohenden Symptome schlagartig beseitigen. Zur Anwendung kommen Fab-Fragmente digoxinspezifischer Antikörper, da diese (zusammen mit gebundenem Digoxin oder Digitoxin) wegen der geringeren Molekülgröße (im Gegensatz zu kompletten Antikörpern) renal eliminiert werden.

Arzeimittelinterferenzen

Wegen der geringen therapeutischen Breite müssen Faktoren, die entweder die Pharmakokinetik oder die Wirksamkeit von herzwirksamen Glykosiden beeinflussen, besonders sorgfältig beachtet werden (s. Übersicht auf S. 318). In der Praxis ist der Kaliummangel die häufigste Ursache einer erhöhten Digitalisempfindlichkeit. Eine Hypokaliämie erhöht die Digitalisbindung und -wirksamkeit an der Na^+-K^+-ATPase. Sie ist meist durch Diuretika vom Typ der Saluretika oder Schleifendiuretika ausgelöst, wenn diese zur Behandlung einer Hypertonie oder der Herzinsuffizienz gegeben werden, ohne die Kaliumverluste auszugleichen. Eine weitere häufige Ursache eines Kaliummangels ist die chronische Einnahme von Laxanzien. Das mit den verschiedenen Verdauungssekreten in den Darm gelangte Kalium wird bei normaler Darmpassage weitgehend rückresorbiert. Unter dem Einfluß von Laxanzien wird diese Rückresorption verhindert und ein relativ kaliumreicher Darminhalt ausgeschieden. Da die Hypokaliämie zugleich ein obstipierender Faktor ist, liegt die erneute Einnahme oder Dosissteigerung von Laxanzien nahe. Bei Überdosierung tragen herzwirksame Glykoside selbst zum Kaliummangel bei: Die Hemmung der Na^+-K^+-ATPase vermindert den zellulären Kaliumgehalt, das überschüssige Kalium wird renal ausgeschieden.

Umgekehrt ist die Wirkung von herzwirksamen Glykosiden bei erhöhter Plasmakonzentration von Kalium abgeschwächt. Die Digitaliswirkung wird durch Calcium verstärkt. Calciumsalze dürfen während einer Digitalistherapie nicht intravenös gegeben werden. β-adrenerge Agonisten und Phosphodiesterasehemmer können die arrhythmogene Wirkung von Digitalis verstärken.

Die Gabe von Chinidin erhöht bei über 90 % aller digitalisierten Patienten dosisabhängig die Plasmakonzentrationen von Digoxin oder Digitoxin innerhalb von 48–72 h. Ursache ist die Verdrängung aus der Plasmaeiweißbindung und eine Verminderung der renalen Clearance. Auch bei gleichzeitiger Gabe von Clarithromycin, Chinin, Verapamil, Propafenon, Diltiazem, Nifedipin und Amiodaron sind erhöhte Digoxinplasmakonzentrationen und Überdosierungserscheinungen beobachtet worden.

Therapeutische Anwendung

In einer großen randomisierten, doppelblinden klinischen Studie mit 6700 Patienten mit Herzinsuffizienz (Ejektionsfraktion < 0.45) wurde Digoxin im Vergleich zu Placebo zusätzlich zu einer Basistherapie mit Diuretika und ACE-Hemmern über 3–5 Jahre gegeben (DIG-Studie). Digoxin hatte keinen Einfluß auf die Gesamtmortalität, verbesserte aber die Symptomatik, machte weniger Krankenhauseinweisungen notwendig und verbesserte die Lebensqualität. Diese und nachfolgende Studien haben den Stellenwert der Digitalisglykoside in der Therapie der Herzinsuffizienz neu definiert: Herzwirksame Glykoside haben nicht mehr das Primat in der Therapie der Herzinsuffizienz, da mit anderen Arzneimittelgruppen (ACE-Hemmer, β-Blokker) eine Senkung der Mortalität erreichbar ist. Sie können jedoch wegen ihres günstigen Einflusses auf die Beschwerde- und Funktionssymptomatik als Kombinationspartner anderer Pharmaka, wie ACE-Hemmer, β-Blocker und/oder Diuretika in allen Stadien der Herzinsuffizienz verwendet werden, wenn keine Kontraindikationen bestehen und mit anderen Pharmaka keine ausreichende Symptombesserung zu erzielen ist.

Allerdings gibt es auch kritische Stimmen, die in der Therapie mit Digitalis ein erhöhtes Mortalitätsrisiko sehen, und deshalb einen vollständigen Verzicht auf herzwirksame Glykoside empfehlen.

Bei isolierter diastolischer Dysfunktion sind sie dagegen kontraindiziert. Da alle herzwirksamen Glykoside die gleiche (geringe) therapeutische Breite und die gleichen Pharmakodynamik haben, sind nur pharmakokinetische Gesichtspunkte für die Wahl des Glykosids maßgebend. Die Standardtherapie erfolgt mit Digoxin oder Methyldigoxin mit guter und reproduzierbarer Resorptionsquote und einer mittleren Eliminationszeit (Dosierungen s. Tabelle 18.4). Digitoxin kann bei Patienten mit Niereninsuffizienz vorteilhaft sein, da seine Elimination weniger von der Nierenfunktion abhängt als die des Digoxins. Allerdings ist Digoxin einer der

Metaboliten des Digitoxins. Für Strophantin besteht kaum eine Indikation. Wenn ausnahmsweise ein schneller Wirkungseintritt erwünscht ist, kann dies auch mit der i.v.-Gabe von Digoxin erreicht werden (Wirkungseintritt nach 10–20 min).

Digitoxin und Digoxin können auch als *Antiarrhythmika* bei Vorhoftachyarrhythmien eingesetzt werden, wobei ihre negativ-dromotrope Wirkung ausgenutzt wird (s. Antiarrhythmika).

Digitaloide. Die zahlreichen auf dem Markt befindlichen Digitaloidzubereitungen und Extrakte aus Strophantus, Scilla, Convallaria u.a. sind abzulehnen. Die Präparate sind zwar auf das jeweilige Hauptglykosid standardisiert, die Begleitsubstanzen jedoch quantitativ oder sogar qualitativ nicht definiert. Die häufig angebene Indikation „Altersherz" existiert nicht.

Auch die Reinglykoside der Digitaloide bieten keinen Vorteil gegenüber Digitalisreinglykosiden. Sofern überhaupt dokumentiert, ist die Resorption der meisten Digitaloide gering und unzuverlässig. Eine mögliche Ausnahme ist das Meproscillarin, ein Methylester des Proscillaridins. Meproscillarin hat eine orale Bioverfügbarbkeit von 50–70 % und eine Eliminationshalbwertszeit von ca. 25–35 h, kommt in diesen Parametern also dem Digoxin nahe. Ein Vorteil gegenüber Digoxin könnte die vorwiegend metabolische Elimination sein, d.h. die Halbwertszeit wird durch die Nierenfunktion nur wenig beeinflußt. Pharmakodynamisch scheint sich das Meproscillarin von Digitalisglykosiden nicht zu unterscheiden. Die praktischen Erfahrungen sind allerdings beschränkt.

Die *sog. kleine Herztherapie* mit unterdosierten herzwirksamen Glykosiden ist als irrational anzusehen. Die prophylaktische Digitalisierung bei Patienten ohne manifeste Herzinsuffizienz vor einer belastenden Situation, etwa einer größeren Operation, muß sehr restriktiv und vorsichtig gehandhabt werden, weil die Symptome der erwünschten Wirkungen von Digitalis fehlen. Außerdem kann bei Patienten ohne Herzinsuffizienz eine sog. *paradoxe Digitaliswirkung* auftreten: Während die Behandlung einer Herzinsuffizienz mit Digitalis oft die Symptome einer gleichzeitig bestehenden Angina pectoris verbessert (durch Verbesserung der koronaren Füllungsdynamik), kann bei Patienten mit koronarer Herzkrankheit, die keine Insuffizienz haben, die Angina-pectoris-Symptomatik verstärkt werden, da Digitalis auch am nichtinsuffizienten Herzen positiv-inotrop wirkt und den O_2 Verbrauch steigert. Zur Bewertung von herzwirksamen Glykosiden im Vergleich mit anderen Pharmaka in der Behandlung der Herzinsuffizienz s.S.314.

18.2.2 Sympathikomimetika

Eine erhöhte Sympathikusaktivität hat auf das Herz eine direkte positiv-inotrope, positiv-dromotrope und positiv-lusitrope Wirkung (schnellere Relaxation), die vornehmlich über β_1-Adrenozeptoren vermittelt wird. Dementsprechend erhöhen β-Adrenozeptoragonisten die Kontraktilität, Frequenz und Relaxationsgeschwindigkeit des Herzmuskels. Diese Wirkungen werden, ebenso wie die der Sympathikusaktivierung, über einen Anstieg des intrazellulären cAMP vermittelt. Eine cAMP-abhängige Proteinkinase phosphoryliert die α_1-Untereinheit des L-Typ-Calciumkanals und erhöht dessen Öffnungswahrscheinlichkeit (s.S.310). Außerdem wird eine direkte, G-Protein-vermittelte Kopplung von kardialem β_1-Adrenozeptoren an spannungsabhängigen Calciumkanälen diskutiert, die unabhängig von einem cAMP-Anstieg den Calciumeinstrom verbessern soll. β-Agonisten sind jedoch wegen der nachteiligen Konsequenzen der Frequenzsteigerung (verminderte diastolische Füllungszeit der Koronarien, erhöhter O_2-Verbrauch) und der arrhythmogenen Wirkung für die chronische Therapie der Herzinsuffizienz nicht geeignet.

Dobutamin (Abb.18.9) hat eine geringere frequenzsteigernde Wirksamkeit, da es nicht nur β_1-Adrenozeptoren, sondern auch α-Adrenozeptoren aktiviert. In der Peripherie wird der vasodilatierende Effekt der β-Rezeptoraktivierung durch den vasokonstriktiven α-adrenergen Effekt weitgehend aufgehoben. Dobutamin wird intravenös für die Behandlung der akuten Herzinsuffizienz, u.a. bei kardiogenem Schock, eingesetzt.

18.2.3 Phosphodiesterasehemmer

Die Hemmung der cAMP-abbauenden Phosphodiesterase (PDE) durch *Methylxanthine*, neuere Dipy-

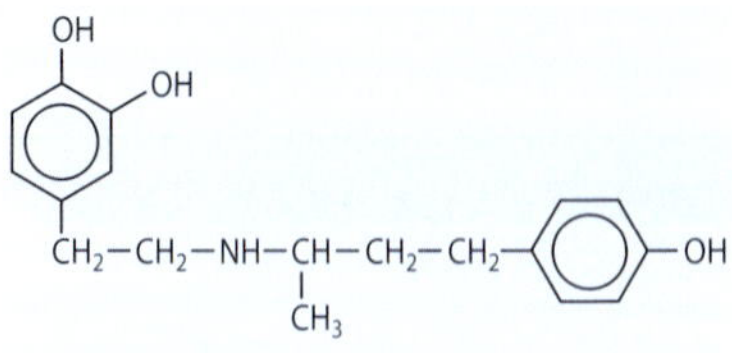

Dobutamin

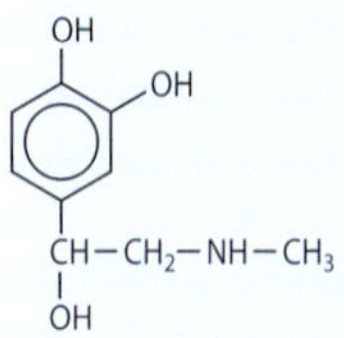

Adrenalin (Epinephrin)

Abb. 18.9. Strukturen einiger β-adrenerger Agonisten

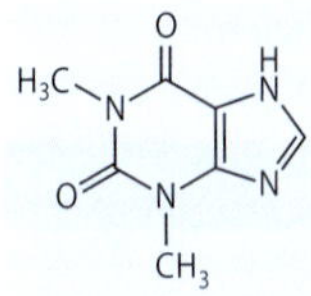

Theophyllin

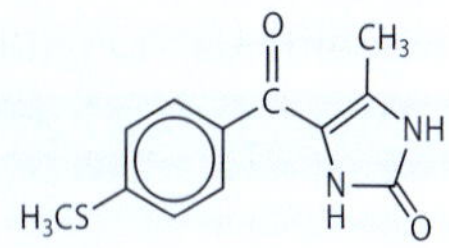

Enoximon

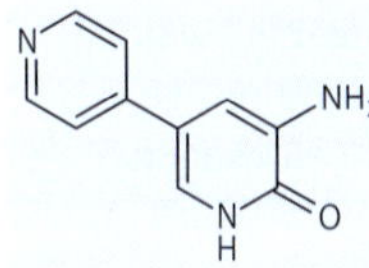

Amrinon

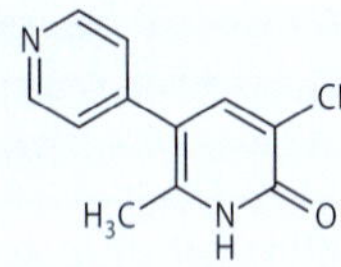

Milrinon

Abb. 18.10. Strukturen einiger Inhibitoren der Phosphodiesterase PDE III mit positiv-inotroper Wirkung

ridinderivate *(Amrinon, Milrinon, Piroximon)* und Imidazolderivate *(Enoximon)* erhöht ebenso wie die Aktivierung von β-Adrenozeptoren die intrazelluläre Konzentration von cAMP. Diese Substanzen wirken deshalb am Herzmuskel kontraktionssteigernd, die AV-Überleitung beschleunigend und die Systolendauer verkürzend (positiv-inotrop, -dromotrop, -lusitrop). Außerdem steigern sie die Herzfrequenz (s. Abb. 18.11). Diese neueren Substanzen haben im Gegensatz zu Methylxanthinen eine bevorzugte Wirksamkeit an einem Isoenzym der Phosphodiesterase, der PDE III, die im Herzmuskel für den Abbau von cAMP verantwortlich ist. Amrinon ist nur parenteral anwendbar und hat eine kurze Wirkdauer. In Langzeitstudien war keine Verbesserung der Herzfunktion oder Verringerung der Mortalität nachweisbar. Außerdem war die Amrinontherapie mit häufigen und schweren Nebenwirkungen belastet. Milrinon ist zwar oral anwendbar und hat eine längere Halbwertszeit (4–6 h), hat jedoch in einer Langzeitstudie zur Behandlung der Herzinsuffizienz eine um 27 % erhöhte Mortalität gegenüber Placebo gezeigt. Eine ähnliche Tendenz läßt sich für Enoximon erkennen, das nur für die intravenöse Kurzzeittherapie zugelassen ist.

Alle klinisch geprüften PDE-III-Hemmer haben ausgeprägte *Nebenwirkungen* (insgesamt bei mehr als 20 % der Patienten mit Herzinsuffizienz) wie Schlafstörungen, Benommenheit, Übelkeit, Diarrhöen, Leibschmerzen, Tachykardie, Herzrhyth-

Tabelle 18.4. Behandlung der Herzinsuffizienz mit kardial wirksamen Pharmaka

Substanz	Wirkprinzip funktionell	Wirkprinzip zellulär	Anwendungsdauer[a]
Herzwirksame Glykoside	Positiv-inotrop Negativ-chronotrop	Hemmung Na^+-K^+-ATPase Erhöhung Ca^{2+}-Konzentration	L
β-Sympathomimetika	Positiv-inotrop Positiv-chronotrop Positiv-lusitrop	Erhöhung cAMP Erhöhung Ca^{2+}-Konzentration	K
PDE-Hemmer	Positiv-inotrop Positiv-chronotrop Positiv-lusitrop	Erhöhung cAMP Erhöhung Ca^{2+}-Konzentration	K
β-Adrenozeptorantagonisten	Negativ-chronotrop Senkung O_2-Verbrauch	Senkung cAMP	L

[a] *L* Langzeitanwendung über Jahre; *K* nur für Kurzzeitanwendung (wenige Wochen) geeignet und zugelassen.

Tab. 18.5. Pharmakotherapie der Herzinsuffizienz

A Für die Langzeittherapie geeignet

Gruppe	Wirkungsweise	Syptome	Mortalität
ACE-Hemmer	Nachlastsenkung, neuroendokrine Protektion	↓	↓
AII-Antagonisten	Nachlastsenkung, neuroendokrine Protektion	↓	↓
Digoxin	positiv inotrop, negativ chronotrop	↓↓	–
β-Blocker	Nachlastsenkung, Senkung O_2-Bedarf, neuroendokrine Prot.	↓	↓
Diuretika	Volumenreduktion, Vor-und Nachlastsenkung	↓	–
Spironolacton	unbekannt (Aldosteronantagonist, Diurese)	(↓)	↓
B Für die Langzeittherapie nicht geeignet			
α1-Antagonisten	Nachlastsenkung	(↓)	↑
Moxonidin	zentrale Blutdrucksenkung, Nachlastsenkung	–	↑
Calciumantagonisten (Nifedipin-Typ)	Nachlastsenkung	–	–
Hydralazin	Vasodilat., Nachlastsenkung, (Nebenwirkungen!)	(↓)	–
C Nur für die Kurzzeittherapie geeignet (bei Langzeitanwendung erhöhte Mortalität)			
Dobutamin	positiv inotrop (positiv chrono- und bathmotrop)	↓	–
PDE-Hemmer	positiv inotrop (positiv chrono- und bathmotrop)	↓	–
β-Rezeptor-Agonisten	positiv inotrop (positiv chrono- und bathmotrop)	↓	–

musstörungen, Hypotonie, Leberfunktionsstörungen und andere Überempfindlichkeitsreaktionen. Unter der Behandlung mit Vesnarinon (nicht im Handel) wurden bei 2,5 % der Patienten reversible Neutropenien beobachtet.

Nach dem derzeitigen Kenntnisstand können diese Substanzen nur für die kurzfristige (14 Tage) Behandlung der schweren Herzinsuffizienz (NYHA III–IV), der akuten Herzinsuffizienz und des kardiogenen Schocks eingesetzt werden.

18.2.4 Calciumagonisten (Calciumkanalöffner)

In der chemischen Gruppe der Dihydropyridine vom Nifedipintyp fanden sich Substanzen, die im Gegensatz zu Nifedipin die Öffnungswahrscheinlichkeit des langsamen, spannungsabhängigen Calciumkanals am Herzmuskel erhöhen und dadurch positiv-inotrop wirken. Die bisher bekannten Substanzen dieser Gruppe, wie Bay K 8644, haben allerdings außer den erwünschten kardialen Wirkungen auch erhebliche unerwünschte Wirkungen, v. a. die starke periphere Vasokonstriktion, so daß ihre therapeutische Verwendung nicht möglich ist. Neuere „kardioselektive" Calciumagonisten sind in der Entwicklung.

18.2.5 Calciumsensibilisatoren

Der Nachteil aller klinisch verwendeten positiv-inotropen Pharmaka liegt darin, daß sie die zytosolische Calciumkonzentration erhöhten und damit nicht nur die Kontraktilität steigern, sondern auch unerwünschte Ca^{2+}-abhängige Reaktionen auslösen können. Insbesondere bei ischämiebedingter Herzinsuffizienz (koronare Herzkrankheit) mit ohnehin erhöhter Ca^{2+}-Konzentration im Zytosol der Kardiomyozyten äußert sich dies in einer erhöhten Arrhythmietendenz. Eine Verbesserung der elektromechanischen Kopplung der Herzmuskelkontraktion *ohne* Zunahme der zytosolischen Calciumkonzentration ist mit sog. Calciumsensitizern möglich. Klinische Studien mit der aussichtsreichsten Substanz, *Sulmazol*, mußten wegen tumorigener Wirkung im Tierversuch abgebrochen werden. Zur Zeit befindet sich *Pimobendan* und *Levosimendan* in der klinischen Prüfung (Phase III). Generell muß mit der Möglichkeit gerechnet werden, daß Sensitizer über die erhöhte Calciumempfindlichkeit des Tropomyosin-Troponin-Komplexes und der Aktin-Myosin-Interaktion nicht nur die Kontraktilität steigern, sondern auch in unerwünschtem Maße die Relaxation behindern. Diese Eigenschaft wäre besonders bei denjenigen Formen der Herzinsuffizienz ungünstig, die mit einer diastolischen Dysfunktion (verlangsamte diastolische Erschlaffung) einhergehen. Alle bisher untersuchten Calciumsensitizer hemmen auch die Phosphodiesterase (Abb. 18.11).

18.3 Nicht-inotrop wirksame Pharmaka

Während die therapeutische Bedeutung positiv-inotroper Pharmaka deutlich zurückgegangen ist, treten Pharmaka mit Wirkung auf die Vor- und Nachlast des Herzens, sowie Pharmaka, die die neuroendokrine Belastung des insuffizienten Herzens senken, immer mehr in den Vordergrund.

18.3.1 Bedeutung der Vor- und Nachlast für die Herzinsuffizienz

Die verminderte Auswurfleistung und Dilatation des insuffizienten Herzens sind primär durch das Kontraktilitätsdefizit des Herzmuskels bedingt. Mitbestimmend für die Abnahme des Schlagvolumens und für die Progression der Herzinsuffizienz sind jedoch auch der Widerstand im arteriellen Gefäßsystem *(Nachlast)* und der überhöhte venöse Füllungsdruck *(Vorlast)*.

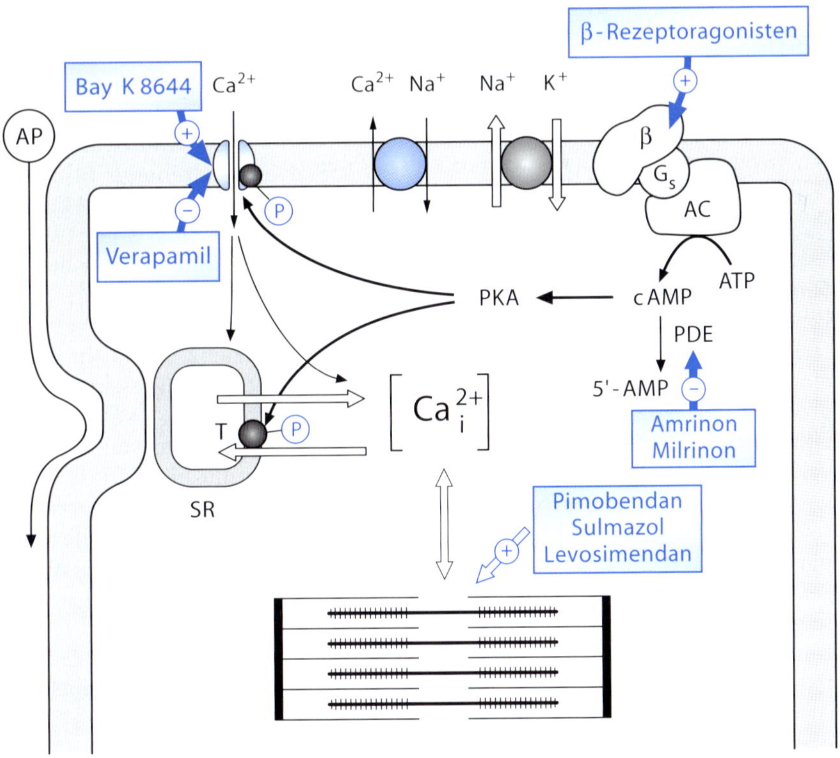

Abb. 18.11. Wirkungsweise positiv-inotroper Substanzen. *PDE* Phosphodiesterase, *AC* Adenylcyclase, *β* β-Adrenozeptor, G_s stimulierendes G-Protein, *SR* sarkoplasmatisches Retikulum, *PKA* AMP-abhängige Proteinkinase, *Bay K 8644* Calciumkanalöffner, *AP* Aktionspotential. (Einzelheiten s. Text)

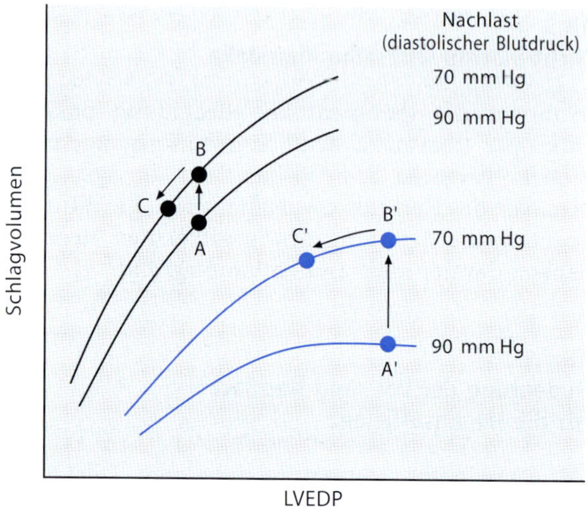

Abb. 18.12. Nachlastsenkung bei Herzinsuffizienz. Die Beziehung zwischen linksventrikulärem Füllungsdruck (*LVEDP*) und Schlagvolumen sind für 2 verschiedene diastolische Drücke (90 und 70 mmHg) in der Aorta dargestellt (Frank-Starling-Kurven). Am gesunden Herzen (*schwarze Kurve*) führt eine Nachlastsenkung von 90 auf 70 mmHg vom bisherigen Arbeitspunkt (*A*) bei zunächst gleichem enddiastolischem Füllungsdruck zu einem erhöhten Schlagvolumen (*B*), das jedoch durch Übergang zum Arbeitspunkt *C* bei jetzt vermindertem diastolischen Füllungsdruck wieder weitgehend normalisiert wird. Das insuffiziente Herz (*blaue Kurve*) arbeitet bei einer Nachlast von 90 mmHg bei starker enddiastolischer Dilatation im Punkt *A'* mit einem deutlich verminderten Schlagvolumen. Senkung der Nachlast steigert das Schlagvolumen zunächst auf den Arbeitspunkt *B'*. Durch Überführung auf den Arbeitspunkt *C'* bleibt bei einem deutlich verminderten enddiastolischen Druck das Schlagvolumen signifikant erhöht

Senkung der Nachlast

Eine Erhöhung des peripheren Widerstandes im arteriellen System mit einem erhöhten Blutdruck ist eine häufige Ursache für die Entwicklung und Progredienz der Herzinsuffizienz, da dem Herzmuskel eine chronisch erhöhte Druck-Volumen-Arbeit abverlangt wird. Bei bestehender Herzinsuffizienz werden vasokonstriktorische Systeme aktiviert (Sympathikus, Renin-Angiotensin-System) die den peripheren Widerstand erhöhen. Abbildung 18.12 zeigt den Einfluß der Nachlast auf die Frank-Starling-Kurve des gesunden und insuffizienten Herzens. Eine Senkung des peripheren Widerstandes (Nachlast des Herzens) kann die Druck-Volumen-Arbeit des Herzens vermindern und damit die Progredienz der Herzinsuffizienz verzögern.

Senkung der Vorlast

Der chronisch erhöhte Füllungsdruck des insuffizienten Herzens während der Diastole führt zur Überdehnung des Ventrikels (Gefügedilatation). Das Herz arbeitet auf einem dynamisch und energetisch sehr ungünstigem Abschnitt der ohnehin pathologischen Frank-Starling-Kurve, oft jenseits des Maximums der Kraftentwicklung (s. Abb. 18.4). Zusätzlich wird die Arbeit des Ventrikels bei fortschreitender Dilatation durch die atrioventrikuläre Klappeninsuffizienz belastet: Bedingt durch die Überdehnung des Ventrikels können die Mitral- und/oder Trikuspidalsegelklappen zwischen Vorhof und Ventrikel in der Systole nicht mehr vollständig schließen. Ein Teil des Schlagvolumens (im Extremfall bis zu 50 %) wird in den Vorhof zurückgepumpt, was für die Pumpfunktion und die Energiebilanz des Herzmuskels ungünstig ist.

Eine Verminderung der Vorlast und damit der passiven Vordehnung verschiebt den Arbeitspunkt des Herzmuskels auf der Frank-Starling-Kurve nach links (s. Abb. 18.4) in einen Bereich besserer Kraftentwicklung. Darauf beruht auch die (passagere) Wirksamkeit des früher üblichen Aderlasses bei der Herzinsuffizienz. Ein weiterer Vorteil der Vorlastsenkung besteht in der Verminderung der Klappeninsuffizienz.

Neuroendokrine Aktivierung

β-adrenerge Stimulation durch Sympathikusaktivierung und Aktivierung des Renin-Angiotensin-Systems sind, wie oben beschrieben, sinnvolle Adaptationsmechanismen an akute Belastungen des Herzens. Werden diese Systeme jedoch langfristig aktiviert, wie in der chronischen Herzinsuffizienz, so ist ihr Einfluß auf die Herzfunktion und die Progression der Erkrankung eher negativ zu bewerten, da sie den peripheren Widerstand erhöhen (Nachlaststeigerung), durch Salz- und Wasserretention die Vorlast des Herzens steigern, den O_2-Verbrauch des Herzens steigern und den funktionell ungünstigen fibrotischen Umbau des Herzens stimulieren (siehe auch 18.3).

Nicht wenige der im folgenden besprochenen Pharmaka sind sowohl über eine verminderte Volumenbelastung als auch die neuroendokrine Protektion des Herzmuskels therapeutisch wirksam.

18.3.2 Diuretika vom Typ der Benzothiadiazine (Saluretika)

Sie hemmen die Rückresorption von Natrium im frühdistalen Tubulus und fördern die Ausscheidung von Salz und Wasser (s. Kap. 24). Die Reduzierung des Extrazellulärvolumens und des zirkulierenden Plasmavolumens wirkt sich besonders bei bestehenden kardialen Ödemen im großen und kleinen Kreislauf über eine Reduktion der Vorlast des Herzens günstig aus. Benzothiadiazine haben auch eine direkte relaxierende Wirkung auf die glatte Gefäßmuskulatur der Widerstandsgefäße und setzen deren Empfindlichkeit gegenüber Noradrenalin herab. Dieser Mechanismus wirkt sich auch über eine Nachlastsenkung auf die Herzfunktion aus. Die diuretikainduzierte Hypokaliämie erfordert besondere Aufmerksamkeit bei gleichzeitiger Anwendung von herzwirksamen Glykosiden, da deren Wirksamkeit mit abnehmender Plasmakaliumkonzentration deutlich ansteigt und toxische Symptome bei vorher gut vertragener Dosierung auftreten können (Dosisreduktion). Eine weitere unerwünschte Folge der natriuretischen Wirkung der Diuretika ist die Aktivierung des Renin-Angiotensin-Systems. Das erhöhte Plasma-Angiotensin II stimuliert die Aldosteronsekretion, wirkt vasokonstriktorisch und ist möglicherweise an der Entwicklung der hämodynamisch ungünstigen Herzmuskelhypertrophie beteiligt. Trotz dieser nachteiligen Wirkungskomponenten sind Diuretika wichtiger Bestandteil des therapeutischen Arsenals bei der Behandlung der Herzinsuffizienz, auch wenn eine Mortalitätssenkung bisher nicht nachgewiesen wurde. Sie werden fast immer mit ACE-Hemmern und/oder β-Blockern kombiniert, wodurch auch die unerwünschten Wirkungen der neuroendokrinen Aktivierung unterdrückt werden (Einzelheiten zu Wirkungen, Pharmakokinetik, Dosierung und Nebenwirkungen der Diuretika s. Kap. 24).

18.3.3 Schleifendiuretika

Schleifendiuretika, wie *Furosemid* oder *Torasemid*, werden ebenfalls für die Behandlung der Herzinsuffizienz eingesetzt. Sie werden in dieser Indikation niedriger dosiert als für die Behandlung der Niereninsuffizienz. Torasemid hat gegenüber Furosemid den Vorteil einer länger anhaltenden Wirkung. Außerdem soll Torasemid auch bei Langzeitanwendung in niedriger Dosierung (2,5–5 mg/Tag) kaum zu Hypokaliämie, Verschlechterung der Glukosetoleranz oder Lipidstoffwechselstörungen führen. Das Exsikkoserisiko, insbesondere bei höherer Dosierung, ist zu beachten. Einzelheiten zu Wirkungsweise, Kinetik und unerwünschten Wirkungen s. Kap. 24.

18.3.4 Angiotensinkonversionsenzymhemmer (ACE-Hemmer)

ACE-Hemmer wurden zunächst ausschließlich als Antihypertensiva eingesetzt (s. Kap. 21), finden seit einigen Jahren aber auch Eingang in die Therapie der Herzinsuffizienz. Für ihre therapeutische Wirksamkeit in dieser Indikation werden folgende Wirkkomponenten verantwortlich gemacht:

- ACE-Hemmer senken den peripheren Gefäßwiderstand (Nachlast) durch Hemmung der Angiotensin-II-Bildung.
- Gegenüber anderen vasodilatierend wirksamen Pharmaka, wie z. B. Calciumantagonisten oder Dihydralazin, haben ACE-Hemmer den Vorteil, daß sie eines der beiden vasokonstriktorischen Systeme ausschalten, die in der Herzinsuffizienz aktiviert werden und sich pathophysiologisch ungünstig auswirken.
- Da Angiotensin II einen bahnenden Effekt auf die sympathische Synapse hat, wird durch ACE-Hemmer auch die periphere Sympathikusaktivität vermindert. Zentral wirksame ACE-Hemmer sollen auch die Aktivität des zentralen Sympathikus vermindern.
- Die direkte natriumretinierende und die aldosteronstimulierende Wirkung des Angiotensins wird vermindert.
- ACE-Hemmer verbessern die diastolische Relaxation des Herzmuskels (Verminderung der diastolischen Dysfunktion).
- Angiotensin II ist an der Ausprägung der langfristig ungünstigen Herzmuskelhypertrophie, wahrscheinlich auch an der Progression der Herzinsuffizienz beteiligt. Durch ACE-Hemmer werden diese Mechanismen unterbrochen.

- Das Angiotensinkonversionsenzym ist identisch mit der Kininase II, einem Kinin inaktivierenden Enzym. Die Hemmung dieser Aktivität durch ACE-Hemmer führt am Herzen zu einem Anstieg der Bradykininkonzentration. Tierexperimentell wirkt Bradykinin koronardilatierend, schwächt die ungünstige Herzmuskelhypertrophie ab und fördert die diastolische Relaxation. Es wird deshalb vermutet, daß die günstige Wirkung der ACE-Hemmer auf die Herzinsuffizienz zumindestens teilweise über die Erhöhung der Kininkonzentration zustande kommt.

Für mehrere ACE-Hemmer wurde eine Senkung der Mortalität (zwischen 10 und 35 %), eine Verbesserung der subjektiven Beschwerden, der körperlichen Leistungsfähigkeit und der Herzfunktion bei chronischer Herzinsuffizienz in randomisierten, doppelblinden Langzeitstudien (2–5 Jahre) nachgewiesen (SOLVD, CONSENSUS, V-HEFT, HOPE-Studien). Diese positiven Effekte waren auch bei normotensiven Patienten nachweisbar. Aus verschiedenen Studien wurde abgeleitet, daß ACE-Hemmer in allen Stufen der Herzinsuffizienz und unabhängig von der Ursache der Herzinsuffizienz wirksam sind. Kontraindikationen für die Anwendung von ACE-Hemmern bei Herzinsuffizienz sind: vorher bestehende Hypotonie, doppelseitige Nierenarterienstenose und fortgeschrittene Niereninsuffizienz. Eine regelmäßige Kontrolle der Nierenfunktion ist unter ACE-Hemmer-Therapie bei gleichzeitig bestehendem Diabetes, einer Therapie mit Diuretika und bei alten Menschen notwendig.

Die pharmakokinetischen Eigenschaften und unerwünschten Wirkungen der ACE-Hemmer sind in Kap. 21 beschrieben.

18.3.5 Angiotensin-Rezeptorantagonisten

Angiotensin AT1-Rezeptorantagonisten, wie z. B. Losartan, Irbesartan oder Candesartan haben ähnliche Wirkungen wie ACE-Hemmer. Ein Vorteil gegenüber ACE-Hemmern liegt möglicherweise darin, daß die klinisch verwendeten Angiotensin-Antagonisten die Wirkung von Angiotensin II selektiv am AT1-Subtyp der Angiotensinrezeptoren blockieren. Die fortbestehende Wirksamkeit des Angiotensin II an AT2-Rezeptoren soll kardiovaskulär günstig sein, da über diese Rezeptoren die NO-Synthese in Gefäßen und Niere stimuliert und die Proliferation der Gefäßintima gehemmt wird. Es bleibt abzuwarten, ob diese tierexperimentellen Befunde klinisch relevant sind.

Die bisher vorliegenden klinischen Studien zeigen hinsichtlich Mortalitätssenkung und Symptomverbesserung keinen Vorteil gegenüber ACE-Hemmern.

18.3.6 β-Adrenozeptorantagonisten (β-Blocker)

β-Adrenozeptorantagonisten (β-Blocker) galten hauptsächlich aus theoretischen Überlegungen, d. h. wegen ihrer indirekten negativ-inotropen Wirkung, bisher bei Herzinsuffizienz als kontraindiziert. Positive Erfahrungen in der Nachbehandlung des Herzinfarktes und neue Vorstellungen zur Pathogenese von Myokardveränderungen bei chronischer Herzinsuffizienz haben zu einer Überprüfung dieser Ansicht geführt:

1. Die für die chronische Herzinsufizienz typische Daueraktivierung des Sympathikus (und des Renin-Angiotensin-Systems) ist wegen der peripheren Vasokonstriktion, der renalen Na^+-Retention und der kardialen Frequenzsteigerung für die Funktion des insuffizienten Herzens ungünstig.
2. Die Sympathikusaktivierung mit einer erhöhten Freisetzung von Noradrenalin führt ebenso wie eine lokal erhöhte Angiotensin-II-Konzentration am Herzmuskel zu Umbauvorgängen, die kontraktionskinetisch ungünstig sind und offenbar die Entwicklung der Herzinsuffizienz begünstigen.

Als Wirkprinzipien der β-Blocker in der Behandlung der Herzinsuffizienz sind also anzusehen:

- Senkung der erhöhten Herzfrequenz
- Senkung des Sauerstoffbedarfs
- Verminderung des fibrotischen Umbaus des Herzmuskels
- Hemmung der Reninsekretion und verminderter Einfluß von Angiotensin II am Herzen
- Steigerung der in der Herzinsuffizienz stark verminderten Zahl von β1-Rezeptoren im Myokard.

Die therapeutische Wirkung der β-Blocker wurde in mehreren klinischen Langzeitstudien untersucht. Bei Herzinsuffizienz der Stadien I – IV konnte nicht nur die klinische Symptomatik verbessert werden (erhöhte Auswurffraktion, Zunahme der Leistungsfähigkeit, Abnahme der Insuffizienzbeschwerden), sondern auch eine signifikante Senkung der Mortalität erreicht werden. Der Nachweis der Mortalitätssenkung (zwischen 10 und 50 %) liegt für Carvedilol, Metoprolol und Bisoprolol vor, ist aber auch für andere β-Blocker zu erwarten. Nicht-selektive β-Blocker (Carvedilol) scheinen gegenüber β1-selektiven Blockern (Metoprolol) die Mortalität stärker zu senken. β-Blocker mit intrinsischer sympathomimetischer Aktivität (ISA) sind dagegen offenbar unwirksam, wie mehrere Studien mit Bucindolol zeigten. Diese Zusammenhänge bedürfen der Bestätigung. Die Pharmakologie der β-Blocker ist im Detail in Kap. 2 besprochen.

18.3.7 Aldosteronantagonisten

Aldosteronantagonisten wie *Spironolacton* wirken schwach diuretisch und hemmen die Kalium-retinierende Wirkung des bei Herzinsuffizienz stimulierten Aldosterons. Überraschenderweise zeigte Spironolacton in einer großen multizentrischen klinischen Studie an Patienten mit Herzinsuffizienz NYHA II-IV eine deutliche Senkung der Mortalität von ca. 30 %, wenn es im Vergleich zu Placebo zusätzlich zu einer Basistherapie von ACE-Hemmern und Diuretika in der niedrigen Dosis von 25 mg/Tag gegeben wurde. Inzwischen wurden Folgestudien begonnen, um den Effekt zu sichern. Ein weiterer Aldosteronantagonist – *Eplerenon* – wird zur Zeit auf seine Wirksamkeit bei Herzinsuffizienz untersucht. Eplerenon hat offenbar eine höhere Selektivität für Aldosteronrezeptoren und deswegen möglicherweise weniger Nebenwirkungen, wie die bei Spironolacton häufige Gynäkomastie.

Der Stellenwert der Aldosteronantagonisten im Gesamtkonzept der Therapie der Herzinsuffizienz bleibt noch zu klären. Zu den sonstigen pharmakologischen Eigenschaften der Aldosteronantagonisten siehe Kap. 24, S. 429.

18.3.8 NO-Pharmaka

Organische Nitro-Verbindungen wie *Molsidomin, Glyceroltrinitrat, Isosorbitmononitrat* und *Isosorbitdinitrat* haben ihre bevorzugte Anwendung in der Behandlung der koronaren Herzkrankheit (siehe dort), werden jedoch auch für die Behandlung der Herzinsuffizienz eingesetzt. Durch ihren direkten relaxierenden Effekt vor allem auf die Gefäße des Kapazitätssystems (venöser Gefäßbereich) fällt der zentrale Venendruck, die Ventrikel werden diastolisch weniger überdehnt, die Herzmuskelarbeit ökonomischer (geringerer Sauerstoffverbrauch) und die funktionelle atrioventrikuläre Klappeninsuffizienz geht zurück (Vorlastsenkung). Typische Nebenwirkungen der Nitro-Verbindungen sind Kopfschmerz, Flush und Tachykardie (Details siehe Kap. 20). Die „Nitrat-Toleranz" kann, wie in der Behandlung der koronaren Herzkrankheit, durch ein entsprechendes Dosierungsschema (freies Intervall) weitgehend vermieden werden. Einige klinische Studien weisen darauf hin, daß bei Kombination der organischen Nitroverbindungen mit ACE-Hemmern die Nitrat-Toleranz nicht auftritt. Die Hauptindikation von NO-Pharmaka in der Behandlung der Herzinsuffizienz sind gleichzeitig bestehende pektanginöse Beschwerden.

18.3.9 Sonstige Pharmaka

Calciumkanalblocker (Calciumantagonisten)

Calciumantagonisten vom Typ der Dihydropyridine hemmen den Calciumeinstrom durch langsame, spannungsabhängige (L-Typ) Calciumkanäle. Ihre bevorzugte relaxierende Wirkung an arteriellen Gefäßen wird zur Behandlung der arteriellen Hypertonie ausgenützt. Für die Behandlung der Herzinsuffizienz ist der Stellenwert der Dihydropyridine umstritten. Obwohl z. B. mit *Nifedipin* oder *Amlodipin* eine deutliche Senkung der Nachlast möglich ist und die Symptomatik der Herzinsuffizienz zumindestens in Kurzzeituntersuchungen günstig beeinflußt wird, ließ sich in Langzeitstudien keine Verringerung der Mortalität oder der Progression der Herzinsuffizienz nachweisen (PRAISE II-Studie).

Als Ursache für das Versagen der Dihydropyridine wird ihre negativ-inotrope Wirkung, die Reflextachykardie und die Aktivierung ungünstiger neuroendokriner Systeme (Sympathikus, Renin-Angiotensin-System angesehen). Die Pharmakologie der Calciumantagonisten ist in Kapitel 20 besprochen).

α1-Adrenozeptorantagonisten (α1-Blocker)

α1-Blocker galten lange als Standardtherapeutika bei arterieller Hypertonie. Wegen ihres Nachlastsenkenden Effektes wurden sie auch in der Therapie der chronischen Herzinsuffizienz verwendet. In einer großen Langzeitstudie an Hypertonikern (ALLHAT-Studie) zeigte sich jedoch in der Gruppe, die mit dem α1-Blocker Doxazosin behandelt wurden, eine signifikante Übersterblichkeit an Herzinsuffizienz, sodaß dieser Studienarm vorzeitig abgebrochen werden mußte. Diese Beobachtung veranlaßte die Fachgremien, α1-Blocker für die Therapie der Hypertonie nicht mehr zu empfehlen. In der Therapie der Herzinsuffizienz gelten α1-Blocker als kontraindiziert (siehe auch Kap. 20).

Moxonidin

Der antihypertensiv wirkende Imidazolin-Rezeptoragonist Moxonidin senkt ebenfalls die Nachlast des Herzens und kann kurzfristig die Symptomatik verbessern. Auch hier mußte eine Studie (MOXCON-Studie) wegen Übersterblichkeit unter Moxonidin abgebrochen werden.

Hydralazin und Dihydralazin

Diese Vasodilatatoren wirken direkt direkt relaxierend auf die glatte Muskulatur der arteriellen Gefäße (s. Kap. 20), senken also die Nachlast des Herzens. Sie werden wegen ihrer ausgeprägten unerwünschten Wirkungen (Tachykardie, erhöhter O^2-Bedarf des Herzens) in der Behandlung der Herzinsuffizienz nur selten verwendet. Kontrollierte Studien zur Mortalität liegen nicht vor.

18.4 Zusammenfassung

In der Therapie der Herzinsuffizienz hat sich in den letzten 15 Jahren ein Paradigmenwechsel vollzogen. Das Primat einer Therapie mit positiv-inotropen Substanzen, also der Steigerung der Kontraktilität, insbesondere mit herzwirksamen Glykosiden, wurde abgelöst durch eine Therapie, die sich auf den Schutz des Herzens vor Volumenüberladung (Vor- und Nachlast) und vor der neuroendokrinen Dauerstimulation durch Sympathikus und Renin-Angiotensin-System konzentriert. Wesentliche Wegbereiter dieses Paradigmenwechsels waren einerseits die Erkenntnis, daß die chronische Herzinsuffizienz mit einer sehr hohen Mortalität belastet ist, und andererseits die daraus resultierende Konsequenz in großen, randomisierten klinischen Studien erstmals die Frage zu stellen, ob und welche Therapie zu einer signifikanten Verlängerung der Überlebenszeit führt. Hauptergebnis dieser Bemühungen war der Nachweis einer signifikanten Mortalitätssenkung durch ACE-Hemmer und β-Blocker. Diese beiden Substanzgruppen sind auch die tragenden Säulen der Therapie der chronischen Herzinsuffizienz. Angiotensin-AT1-Rezeptorantagonisten waren den ACE-Hemmern nicht überlegen (z. B. ELITE II-Studie). Aus dem Ergebnis der DIG-Studie, daß Digoxin die Mortalität weder positiv noch negativ beeinflußt, jedoch die Symptomatik verbessert und die Hospitalisierungsrate senkt, wurde abgeleitet, daß Digoxin mit Vorteil für den Patienten zusätzlich zu einer Basistherapie mit ACE-Hemmern und/oder β-Blockern gegeben werden kann. Andere Kardiologen empfehlen den vollständigen Verzicht auf Digitalis. Diuretika vom Typ der Benzothiadiazine gelten trotz fehlender Nachweise einer Mortalitätssenkung als geeignete Kombinationspartner mit ACE-Hemmern und/oder β-Blockern, insbesondere wenn eine deutliche Flüssigkeitsretention besteht (Ödeme). Welchen Platz der mortalitätssenkende Aldosteronantagonist Spironolacton haben wird, ist noch unklar.

Für die Therapie der chronischen Herzinsuffizienz gibt es keine starren Therapieschemata. Die Auswahl der Substanzen variiert mit den Ursachen der Insuffizienz (Hypertonus, koronare Herzkrankheit), dem Vorliegen anderer Grunderkrankungen (Diabetes, Nierenerkrankungen) und dem Typ der Herzinsuffizienz.

Abschließend bleibt festzustellen, daß trotz unbestreitbarer Fortschritte in den letzten Jahren die chronische Herzinsuffizienz eine Erkrankung bleibt, die mit einer hohen Mortalität belastet ist. Deshalb sollten präventive Maßnahmen, also die frühzeitige Behandlung einer Hypertonie oder einer koronaren Herzkrankheit, als vordringliche Aufgabe angesehen werden.

Literatur

Beukelmann DJ, Erdmann E (1994) Digitalistherapie 1994. Internist 35:872–876

Consensus Trial Study Group (1987) Effects of enalapril on mortality in severe congestive heart failure. N Engl J Med 316:1429–1435

Deutsche Gesellschaft für Kardiologie (1998) Leitlinien zur Therapie der chronischen Herzinsuffizienz. Z Kardiol 87:645–658

Eisner DA, Lederer WJ (1985) Na-Ca exchange: stoichiometry and electrogenicity. Am J Physiol 248:C189–C202

Feldman AM, Bristow MR, Parmely WW et al. (1993) Effects of vesnarinone on morbidity and mortality in patients with heart failure. N Engl J Med 329:149–155

Fischer TA, Erbel R, Treese N (1992) Current status of phosphodiesterase inhibitor treatment of congestive heart failure. Drugs 44:928–945

Garg R, Yusuf S (1995) Overview of randomized trials of angiotensin converting enzyme inhibitors on mortality and morbidity in patients with heart failure. JAMA 273:1450–1456

Groden DL (1993) Vasodilator therapy for congestive heart failure. Arch Intern Med 153:445–454

Kim D, Cragoe ED Jr, Smith TW (1987) Relations among sodium pump, Na-Ca exchange activities, and Ca-H interaction in cultured chick heart cells. Circ Res 60:185–193

Kramer W, Waas W, Tillmanns H (1991) Therapie der chronischen Herzinsuffizienz. Langfristige Aspekte. Arzneimitteltherapie 9:102–110

Leyen H von der, Meyer W (1991) Phosphodiesterase III-Hemmstoffe in der Therapie der Herzinsuffizienz. Arzneimitteltherapie 9:42–55

Lindsay SJ, Kearney MT, Prescott RJ ,et al (1999) Digoxin and mortality in chronic heart failure. UK Heart Investigation. Lancet 354:1003

McMurray JJ (1999) Major beta blocker trials in chronic heart failure: a critical review. Heart 82 Suppl 4:14–22

Mooradian AD (1988) Digitalis: an update of clinical pharmacokinetics, therapeutic monitoring techniqes, and treatment recommendations. Clin Pharmacokinet 15:165–179

Packer M, Carver JR, Rodeheffer RJ et al. (1991) Effect of oral milrinone on mortality in severe chronic heart failure. N Engl J Med 325:1468–1474

Packer M, Gheorghiade M, Young JB et al. (1993) Withdrawal of digoxin from patients with chronic heart failure treated with angiotensin-converting-enzyme inhibitors. N Engl J Med 329:1–7

Packer M (1998) Beta-blockade in heart failure. Basic concepts and clinical results. Am J Hypertens 11: 23S – 37S

Pfaffendorf M (1997) Neue positiv inotrope Stoffe. Med Mo Pharm 20:205–217 (PDE-Hemmer, Calcium-sensitizer, K+-Kanalmodulatoren)

Pitt B, Zannad F, Remme WJ et al (1999) The effect of spironolactone on morbidity and mortality in patients with severe heart failure. Randomized aldactone evaluations. Study investigators. N Engl J Med 341:709–717 (RALES-Studie)

Pitt B, Poole-Wilson PA, Segal R et al. (2000) Effect of losartan compared with captopril on mortality in patients with symptomatic heart failure: randomised trial – the Losartan Heart Failure Survival Study ELITE II. Lancet 355:1582–1587

Praktische Aspekte der Therapie mit Angiotensinkonversionsenzymen (ACE)-Hemmern (1994) Arzneimittelbrief 28:25–30

Riaz K, Forker AD (1998) Digoxin use in congestive heart failure. Current status. Drugs 55:747–758

Scholz H (1984) Inotropic drugs and their mechanism of action. J Am Coll Cardiol 4:389–397

Sitzler G, Stäblein A, Böhm M (1996) Diastolische Dysfunktion des Herzens. Dtsch Med Wochenschr 121:70–76

SOLVD Investigators (1991) Effect of enalapril on survival in patients with reduced left ventricular ejection fraction and congestive heart failure. N Engl J Med 325:293–302

Stevenson LW, Fonarow G (1992) Vasodilators. A re-evaluation of their role in heart failure. Drugs 43:15–36

Strauer BE (Herausgeber)(1993) Herzinsuffizienz. Internist 34:885–961

Task Force of the Working Group in Heart Failure of the European Society of Cardiology (1997) Guidelines. The treatment of heart failure. Eur Heart J 18: 738–753

The ALLHAT Officers and Coordinators, for the ALLHAT Collaborative Research Group (2000) Major cardiovascular events in hypertensive patients randomized to doxazosin vs. placebo. JAMA 283:1967–1975

The Digitalis Investigators (1997) The effect of digoxin on mortality and morbidity in patients with heart failure. N Engl J Med 336:525–533

The Heart Outcomes Prevention Evaluation Investigators (2000) Effect of angiotensin-converting enzyme inhibitor, ramipril, on cardiovascular events in high-risk patients. N Engl J Med 342:145–153 (HOPE-Studie)

Thormann J, Mitrovic V, Bohavar H (1998) Therapiekonzepte der Herzinsuffizienz mit neuen Substanzen. Herz-Kreislauf 30:382–392 (Levosimendan, Moxonidin, Tedisamil, Endothelin-Antagonisten)

Trenk D (2000) Ergebnisse der HOPE-Studie. Arzneimitteltherapie 18:138–140

Weber KT (editor)(1987) The use of enoximone in heart failure. Am J Cardiol 60:1C-90C

Kapitel 19

Antiarrhythmika

19

K. Keller und J. Hescheler

Antiarrhythmika

K. Keller und J. Hescheler

19.1 Physiologie

Das Herz ist ein Netzwerk elektrisch gekoppelter Muskelzellen, das eine wellenartige Ausbreitung von elektrischen Potentialen, den Aktionspotentialen, ermöglicht. Ausgehend vom primären Schrittmacherzentrum, dem Sinusknoten, werden die Aktionspotentiale über das Vorhofmyokard, den Atrioventrikularknoten, das His-Bündel, die Tawara-Schenkel und die Purkinje-Fasern bis hin zum Kammermyokard fortgeleitet (Abb. 19.1). Der zeitlich genau festgelegte Verlauf der elektrischen Erregung dient der Feinabstimmung der Kontraktionen der verschiedenen Teile des Herzens und damit der optimalen Saug-Pumpfunktion. Während des Aktionspotentials ändert die Herzmuskelzelle kurzzeitig die Leitfähigkeit der Membran. Dies geschieht durch Ionenkanäle, integrale Membranproteine, die in Abhängigkeit vom Membranpotential öffnen oder schließen. Im offenen Zustand entsteht eine Kanalpore, durch die selektiv bestimmte Ionen durchfließen können. Aufgrund ihrer Selektivität unterscheidet man die für die Funktion der Herzzelle wichtigen Kanäle, Natrium-, Calcium- und Kaliumkanäle. Molekularbiologische und elektrophysiologische Methoden erlauben eine Strukturaufklärung der Ionenkanäle (Abb. 19.2). Da die Ionenkanäle und deren regulierende Rezeptoren Angriffsziele ("targets") fast aller heute bekannten Antiarrhythmika darstellen, sollen die wichtigsten Eigenschaften und Funktionen der herztypischen Ionenkanäle im folgenden zusammenfassend dargestellt werden.

Natriumkanäle sind während der schnellen Depolarisation (Aufstrich, Phase 0, V_{max}) der atrialen und ventrikulären Herzzellen aktiviert. Sie haben praktisch *keine* Bedeutung bei der Entstehung von Aktionspotentialen in Schrittmacherzellen des Sinus- und Atrioventrikularknotens. Die verzögerte Aktivierbarkeit ("recovery") von Natriumkanälen nach Ablauf eines Aktionspotentials ist die Ursache für die Refraktärperiode der atrialen und ventrikulären Herzzellen (Abb. 19.3). Der Strom durch Natriumkanäle spielt weiterhin eine entscheidende Rolle bei der schnellen Erregungsausbreitung besonders im ventrikulären Herzgewebe.

Aus den vielfältigen Funktionen der Natriumkanäle bei verschiedenen Aspekten der elektrischen Erregung des Herzens erklärt sich die besondere

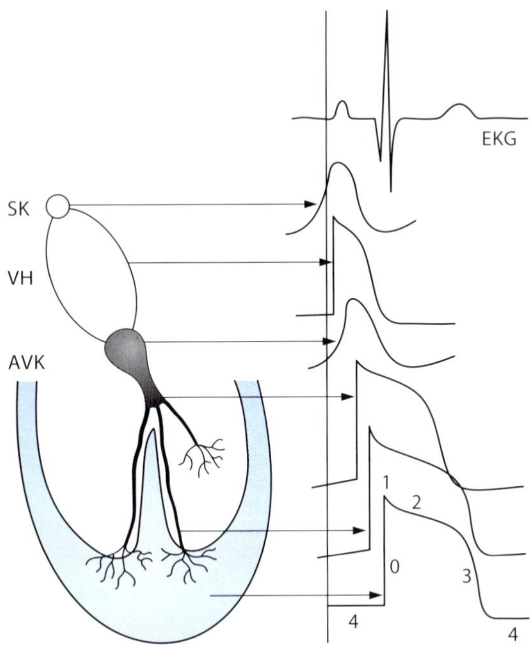

Abb. 19.1. Erregungsausbreitung im Herzen. Vom Sinusknoten (*SK*) wird die Erregung über die Vorhofmuskulatur (*VH*) zum Atrioventrikularknoten (*AVK*) geleitet, der die Überleitung zum Ventrikel ermöglicht. In den verschiedenen Herzregionen treten unterschiedliche Aktionspotentialformen auf. (Nach Gasic 1984)

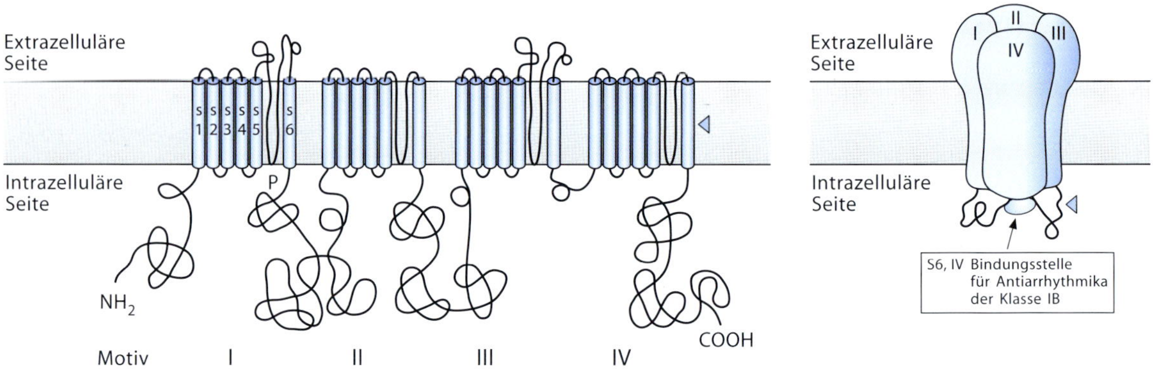

Abb. 19.2. Struktur des Natriumkanals. Molekularbiologische Untersuchungen zeigten, daß der Natriumkanal als integrales Membranprotein 4 Motive mit jeweils 6 transmembranären Segmenten (S1–S6) enthält. Die Motive sind zirkulär angeordnet, so daß die Innenseiten eine Kanalpore bilden. Ähnliche Strukturmerkmale gelten auch für spannungsabhängige Calcium- und Kaliumkanäle. (Nach Kandel et al. 1991)

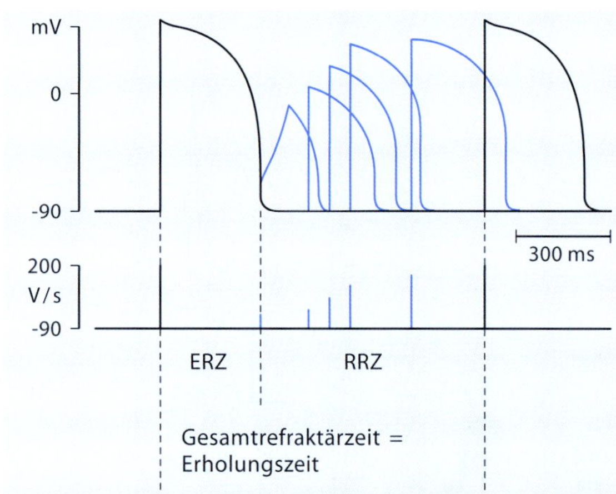

Abb. 19.3. Refraktärperiode des ventrikulären Aktionspotentials. Aufgrund der verzögerten Aktivierbarkeit von Natriumkanälen ("recovery") sind nach Ablauf eines regulären Aktionspotentials während der Refraktärzeit keine vollen Aktionspotentiale mehr auslösbar. Die effektive Refraktärzeit (*ERZ*) ist die Zeit nach Ablauf eines Aktionspotentials, während der kein weiteres ausgelöst werden kann. Unter relativer Refraktärzeit (*RRZ*, vulnerable Phase) versteht man die Phase im Anschluß an die ERZ, während der nur durch erhöhte Reizstärken ein deformiertes Aktionspotential ausgelöst werden kann. (Nach Scholz 1981)

Bedeutung der Klasse-I-Antiarrhythmika, die mehr oder weniger spezifische Natriumkanalblocker darstellen.

Kalziumkanäle sind für die lange Plateauphase (Phase 2) des Herzaktionspotentials verantwortlich. Ihre primäre Funktion besteht in der Koppelung des elektrischen Signals mit der Kontraktion. In Schrittmacherzellen übernehmen Kalziumkanäle als depolarisierendes System die Funktion der Natriumkanäle von Ventrikelzellen. Aufgrund der biophysikalischen Eigenschaften der Kalziumkanäle ist die Depolarisation der Schrittmacherzellen verzögert und die Aktionspotentialfortleitung langsamer („langsame Aktionspotentiale“).

Kalziumkanalblocker, die Klasse-IV-Antiarrhythmika, haben eine wichtige Bedeutung bei Arrhythmien des Erregungsbildungs- und -fortleitungssystems (supraventrikuläre Arrhythmien). Weiterhin sind sie wirksam bei allen Formen von Arrhythmien, die aufgrund von Zellschädigungen entstehen, die ebenfalls häufig mit der Bildung „langsamer Aktionspotentiale“ einhergehen.

Es sind hauptsächlich 2 Typen von *Kaliumkanälen* bekannt: Kaliumkanäle, die während des Ruhepotentials (Phase 4) und Kaliumkanäle, die während der Repolarisation der Aktionspotentiale (Phase 3) aktiviert sind. Während erstere noch nicht Ziel pharmakologischer Beeinflussung sind, sind letztere Angriffspunkt der Klasse-III-Antiarrhythmika. Diese Antiarrhythmika verlängern die Aktionspotentialdauer und damit auch die Refraktärperiode, was zur Unterbrechung verschiedener Formen von Arrhythmien führt.

Des weiteren ist zum allgemeinen Verständnis der antiarrhythmischen Therapie die Wirkung des autonomen Nervensystems auf die Erregungsbildung und -fortleitung im Herzen von Bedeutung. Katecholamine (Sympathikus, s. S. 88 f.) bewirken über β-Adrenozeptoren eine Beschleunigung der langsamen diastolischen Depolarisation der Herzschrittmacherzelle (vermutlich aufgrund einer Stimulation von Kalziumkanälen). Dies führt zur positiv-chronotropen (neben der positiv-inotropen und dromotropen) Wirkung. Klasse-II-Antiarrhythmika sind kompetitive Blocker der β-Adrenozeptoren und bewirken dadurch eine Aufhebung der Katecholaminwirkung am Herzen. Acetylcholin (Parasympathikus, s. S. 75 f.) verlangsamt über *muskarinische Cholinozeptoren* die diastolische Depolarisation (Aktivierung eines weiteren Kaliumkanaltyps) und bewirkt den negativ-chronotropen Effekt. Der kompetitive Antagonist des Acetylcholins an Cholinozeptoren, Atropin, führt dementsprechend zu einer Frequenzsteigerung und wird zur Therapie bradykarder Rhythmusstörungen eingesetzt.

Schließlich ist die elektrische Koppelung der Herzzellen zu nennen, die durch spezialisierte Kanäle, die gap junctions (Connexine) gegeben ist. Gap-junction-Kanäle sind große intrazelluläre Poren, die alle niedermolekularen Substanzen permeieren lassen. Die durch sie bewirkte elektrische Koppelung ist Voraussetzung für die Weiterleitung von elektrischer Erregung im Herzgewebe (Leitungsgeschwindigkeiten im Ventrikel ca. 1 m/s). Eine gestörte Erregungsweiterleitung führt zu verschiedenen Formen von Arrhythmien, z. B. dem Reentryphänomen (siehe unten).

19.2 Pathophysiologie

Aufgrund des oben Gesagten gibt es 2 Hauptursachen arrhythmogener Störungen im Herzen:

1) die Entstehung pathologischer Formen von Aktionspotentialen in einzelnen Herzzellen und
2) die pathologische Fortleitung der Aktionspotentiale.

Pathologische Aktionspotentiale entstehen aufgrund allgemeiner Zellschädigungen z. B. durch veränderte Stoffwechselbedingungen (Ischämie) oder toxische Einflüsse. Deformierte Aktionspotentiale, die während des normalen Ablaufs der Herzerregung entstehen, bezeichnet man als Extrasystolen. Extrasystolen aus dem Bereich des Herzvorhofs sind supraventrikuläre, aus dem Bereich des Ventrikels ventrikuläre Extrasystolen. Ferner sind die zu schnelle oder die zu langsame Erregungsbildung der Schrittmacherzellen als Ursache von Arrhythmien einzelner Herzzellen zu nennen. Klinisch häufiger treten Arrhythmien auf, die durch eine pathologische Fortleitung der Aktionspotentiale im Herzgewebe entstehen. Ursache dieser Formen der Arrhythmien ist die Schädigung ganzer Herzbereiche z. B. nach Ablauf eines Infarkts (oder aufgrund angeborener Defekte der Herzstruktur). Dadurch kann es dazu kommen, daß die elektrische Erregung kreisförmig verläuft und in kurzer Zeit auf refraktäres Gewebe (Abb. 19.3) trifft. Diese kreisförmige Erregung nennt man Reentryphänomen. Ziel der antiarrhythmischen Therapie ist die Unterbrechung der pathologischen Erregungsweiterleitung durch pharmakologische Beeinflussung der Refraktärität und der Erregungsleitung (Natriumkanalblocker).

Prinzipiell kann man die Arrhythmien wie folgt einteilen:

1) tachykarde Rhythmusstörungen,
   bradykarde Rhythmusstörungen;
2) supraventrikuläre Extrasystolen,
   ventrikuläre Extrasystolen,
   einfache ventrikuläre Extrasystolen,
   komplexe ventrikuläre Extrasystolen.
3) Überleitungsstörungen

19.3 Klassifizierung der Antiarrhythmika

Die Einteilung der gebräuchlichsten Antiarrhythmika anhand ihrer Wirkung auf das Aktionspotential isolierter Herzmuskelzellen erfolgt meist nach Vaughan Williams (1984), in der neuren Überarbeitung nach der „Sicilian Gambit Drug Classification" (s. Abb. 19.4).

19.3.1 Klasse-I-Antiarrhythmika

Wie bereits im vorigen Abschnitt angedeutet, besteht die Hauptwirkung der Klasse-I-Antiarrhythmika in einer Blockade von Natriumkanälen. Die Untereinteilung in Klasse IA, IB und IC bezieht sich auf die Art des Blocks und die zusätzlichen Wirkungen auf das Aktionspotential.

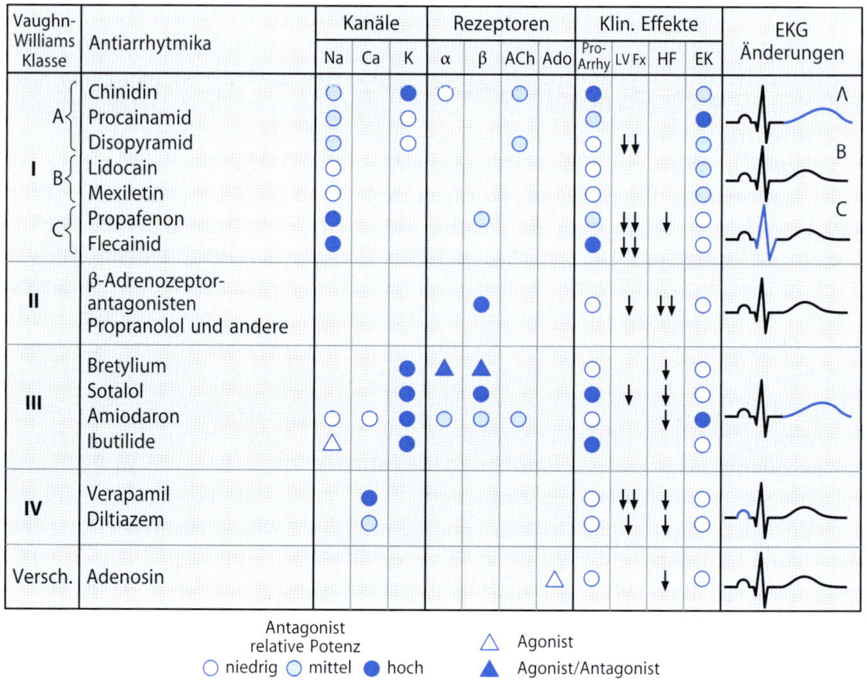

Abb. 19.4. Klassifizierung der Antiarrhythmika nach „Sicilian Gambit". *ACh* Azetylcholin, *Ado* Adenosin, *LVFx* linksventrikuläre Funktion, *HF* Herzfrequenz, *EK* extrakardiale Wirkungen

Unterklasse IA

Die Leitsubstanz ist Chinidin, ein Derivat des Chinins, das in der Malariatherapie Verwendung findet (s. S. 658). Chinidin war das erste erfolgreich eingesetzte Antiarrhythmikum. Neuere Vertreter der Klasse-I A-Antiarrhythmika sind Procainamid und Disopyramid. Chinidin bewirkt eine membranpotentialunabhängige Blockade von Natriumkanälen im Vorhofmyokard, His-Purkinje-System und Ventrikelmyokard (auch als membranstabilisierende Wirkung bezeichnet). Dadurch kommt es zur Abnahme der Aufstrich- und Verringerung der Leitungsgeschwindigkeit, wodurch v. a. Arrhythmien aufgrund pathologischer Erregungsausbreitung unterdrückt werden. Weitere Wirkungen der Antiarrhythmika vom Chinidintyp sind die Unterdrükkung der Automatie in Purkinje-Fasern und in hohen Konzentrationen auch im Sinusknoten, eine Verlängerung der Refraktärzeiten in Vorhof und Kammer (durch Hemmung von Kaliumkanälen). Durch Verlangsamung der diastolischen Depolarisation kommt es zusätzlich zu Frequenzabnahme und Suppression ektopischer Herde. In den Tabellen 19.1 und 19.2 findet sich die Zusammenstellung der pharmakokinetischen Daten und der Nebenwirkungen der Klasse-I A-Antiarrhythmika.

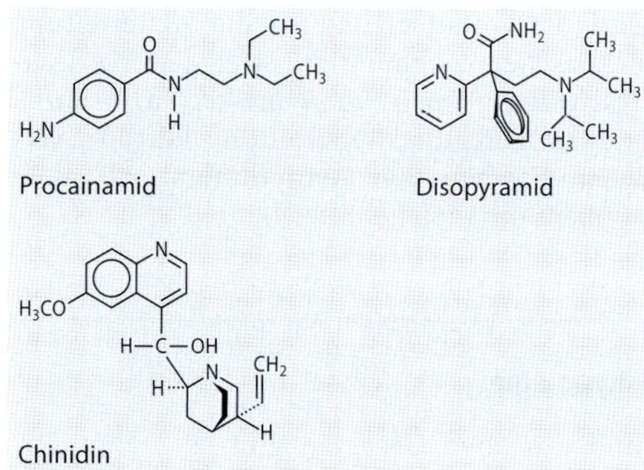

Unterklasse IB

Leitsubstanz ist das Lokalanästhetikum Lidocain (s. S. 206). Lidocain blockiert ebenfalls Natriumkanäle, jedoch wird die Blockade während der Ruhepotentialphase (Phase 4) aufgrund des negativen Membranpotentials wieder aufgehoben (Entblokkierung). Diese „use-dependency" bedingt, daß die Aufstrichgeschwindigkeit (Phase 0) und die Abnahme der Leitungsgeschwindigkeit unter Lidocain nicht so stark ausgeprägt sind wie bei den Klasse-I A-Antiarrhythmika. Die therapeutische Bedeutung von Lidocain liegt in der Unterdrückung vor-

Tabelle 19.1. Pharmakokinetische Daten der Klasse I A Antiarrhythmika

Substanz	Bioverfügbarkeit [%]	Plasma-Protein-bindung [%]	$t_{1/2}$* [h]	Elimination (% renale Ausscheidung der unveränderten Substanz)	Therapeutische Plasmakonzentration [µg/ml]	Arzneiformen**
Chinidin	80	80–90	5–8	~ 20; aktiver Hauptmetabolit 3-Hydroxychinidin	2–6	Filmtabletten, Retardtabletten
Procainamid	80	15–20	3–4	50–70; aktiver Hauptmetabolit: N-Acetyl-procainamid	4–10	nicht mehr im Angebot in Deutschland
Disopyramid	85	50–65; konzentrationsabhängig	5–7	~ 50; aktiver Hauptmetabolit: Mono-N-Desalkyldisopyramid	2–5	Kapseln, Retardtabletten, Injektionslösungen

* $t_{1/2}$ = Eliminationshalbwertszeit.
** Arzneiformen entsprechend den Angaben der Roten Liste 2000.

Tabelle 19.2. Nebenwirkungen der Klasse-I A-Antiarrhythmika

Neben dosisabhängigen Wirkungen auf die elektrophysiologischen Meßgrößen (im EKG QRS-Verbreiterung, Verlängerung des QT-Intervalls, ventrikuläre Tachyarrhythmien) und die Hämodynamik (z.B. Hypotonie) werden folgende substanzspezifischen Nebenwirkungen beobachtet:

Chinidin	Gastrointestinale Störungen (bis zu 30 %; Appetitlosigkeit, Übelkeit, Erbrechen, Diarrhö), allergische Reaktionen (Exantheme, asthmaähnliche Zustände, Fieber, selten Leukopenien, Thrombopenien, Anämien), Cinchonismus (nach sehr hohen Dosen Schwindel, Tremor, Störungen des Gehör- und Sehorgans u.a.m.) *Interaktionen*: Anstieg der Digoxinkonzentration im Plasma (Verringerung der renalen Clearance), Wirkungsverstärkung oraler Antikoagulanzien
Procainamid	Antinukleäre Antikörper (dosisabhängig bis zu 80 %), Lupus-erythematodes-ähnliches Krankheitsbild (ca. 30 %; Polyarthralgie, Myalgie, Fieber), allergische Reaktionen (Exantheme, Granulozytopenie, Thrombozytopenie, hämolytische Anämie), gastrointestinale Störungen (Appetitlosigkeit, Übelkeit, Erbrechen, Diarrhö)
Disopyramid	Ausgeprägte anticholinerge Wirkungen (Speicheldrüse: Mundtrockenheit; Auge: verschwommenes Sehen; Harnwege: Harnretention besonders bei Prostatahypertrophie; Darmtrakt: Obstipation), negative Inotropie (besonders bei schneller i.v.-Applikation), Hypotonie, gastrointestinale Störungen (seltener als nach Chinidin), Lebertoxizität

Tabelle 19.3. Pharmakokinetische Daten der Klasse-I B-Antiarrhythmika

Substanz	Bioverfügbarkeit [%]	Plasma-protein-bindung [%]	$t_{1/2}$ [h]	Elimination (% renale Ausscheidung der unveränderten Substanz)	Therapeutische Plasmakonzentration [µg/ml]	Arzneiformen
Lidocain	35, daher i.v. Applikation	70	2	< 10; aktive Metaboliten: Monoethylglycinxylid (MEGX) und Glycinxylid (GX)	2–6	Injektionslösung
Mexiletin	80–90	60–70	9–12	< 25	0,5–2	Kapseln, Retardkapseln, Injektionslösung
Phenytoin	95	90	22	2–5	10–20	Tabletten, Injektionslösung
Tocainid	~ 100	10	10–15	30–50	3–9	Filmtabletten

Tabelle 19.4. Nebenwirkungen der Klasse-I B-Antiarrhythmika

Bei Vorliegen therapeutischer Plasmakonzentrationen werden in der Regel keine signifikanten Veränderungen im EKG beobachtet. Charakteristisch für diese Unterklasse sind die vielfältigen Nebenwirkungen von seiten des Zentralnervensystems (Ataxie, Doppeltsehen, Kopfschmerzen, Krampfanfälle, Nystagmus, Parästhesien, Schwindel, Tremor, verwaschene Sprache) und gastrointestinale Störungen (Übelkeit, Erbrechen), die mehrheitlich ebenfalls zentral bedingt sind.

Lidocain	Zentralnervöse Störungen, allergische Reaktionen, Phlebitiden im Bereich der Injektionsstellen
Mexiletin	Zentralnervöse und gastrointestinale Störungen; selten Lebertoxizität (Anstieg der Transaminasen im Serum, selten Lebernekrose), Blutbildveränderungen (Thrombopenie, Leukopenie) *Interaktionen:* Anstieg der Theophyllinplasmakonzentration
Phenytoin	Zentralnervöse und gastrointestinale Störungen, Zahnfleischhyperplasie, Blutbildveränderungen (selten: Leukopenie, Agranulozytose, Thrombopenie, megaloblastische Anämie)
Tocainid	Zentralnervöse und gastrointestinale Störungen, selten interstitielle Pneumonie und pulmonale Fibrose, Blutbildveränderungen (Neutropenie, Thrombopenie, Agranulozytose, aplastische Anämie)

Tabelle 19.5. Pharmakokinetische Daten der Klasse-I C-Antiarrhythmika

Substanz	Bioverfügbarkeit [%]	Plasmaproteinbindung [%]	$t_{1/2}$ [h]	Elimination (% renale Ausscheidung der unveränderten Substanz)	Therapeutische Plasmakonzentration [μg/ml]	Arzneiformen
Flecainid	95	35	20	~ 30	0,2–1	Tabletten, Injektionslösung
Propafenon	< 50; Resorption: 90 %	95	6–7	< 1; aktive Metaboliten: z. B. N-Despropylpropafenon, 5-Hydroxypropafenon	< 0,5–3	Dragees, Filmtabletten, Injektionslösung
Ajmalin, Prajmalium	Gering und variabel; Resorption: 80–90 %	~ 75	4–5	ausgeprägter Metabolismus in der Leber, Akkumulation der Metaboliten	0,1–2 < 0,1	Injektionslösung, Filmtabletten

Tabelle 19.6. Nebenwirkungen der Klasse-I C-Antiarrhythmika

Verlängerung der PR-Strecke und Verbreiterung des QRS-Komplexes sind charakteristische EKG-Veränderungen dieser Unterklasse. Die induzierten Rhythmusstörungen können sich als Bradykardie, Kammerflimmern, Herzstillstand manifestieren. Die Postinfarktstudie CAST (*C*ardiac *A*rrhythmia *S*uppression *T*rial) hat gezeigt, daß in der Patientengruppe mit asymptomatischen ventrikulären Rhythmusstörungen, die mit Encainid oder Flecainid behandelt wurde, Todesfälle im Vergleich zur Placebogruppe häufiger auftraten.

Ajmalin/ Prajmalium	Zentralnervöse Störungen (Schwindel, Kopfschmerz, Verwirrtheit, Parästhesien), Lebertoxizität (bevorzugt nach Prajmalium: Anstieg der Transaminasen im Serum, Hepatitis, Cholestase, Ikterus), Blutbildveränderungen (Thrombopenien, Leukopenien)
Flecainid	Zentralnervöse Störungen (Schwindel und verschwommenes Sehen mit ca. 30 % am häufigsten, Kopfschmerzen, Tremor, Doppeltsehen, Parästhesien), gastrointestinale Störungen (Übelkeit, Erbrechen, Diarrhö), Blutbildveränderungen (Neutropenie)
Propafenon	Gastrointestinale Störungen (mit ca. 30 % am häufigsten; bittermetallischer Geschmack, Obstipation, Übelkeit, Erbrechen), zentralnervöse Störungen (Schwindel, verschwommenes Sehen, Kopfschmerzen, Krampfanfälle), Anstieg der Transaminasen, β-Adrenozeptorantagonistische Wirkung (Kontraindikation: schwere obstruktive Lungenerkrankungen) *Interaktionen:* Anstieg der Digoxinplasmakonzentration

zeitig einfallender Extrasystolen in der Ventrikelmuskulatur, wenn die Entblockierung der Natriumkanäle noch nicht stattgefunden hat (Verlängerung der relativen Refraktärperiode). Supraventrikuläre Rhythmusstörungen werden von Lidocain weniger effektiv unterdrückt. Pharmakokinetik und Nebenwirkungen der Klasse-I B-Antiarrhythmika sind in den Tabellen 19.3 und 19.4 zusammengestellt.

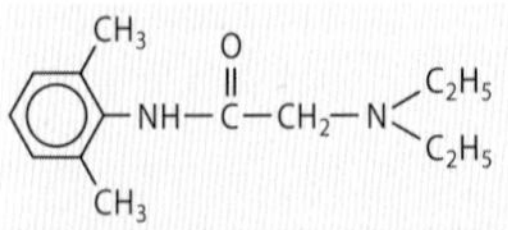
Lidocain

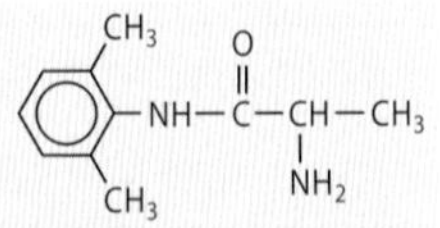
Tocainid

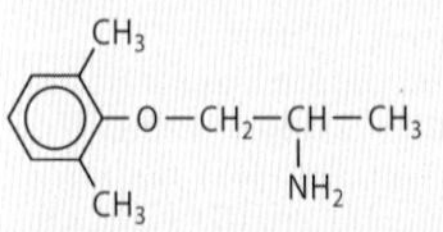
Mexiletin

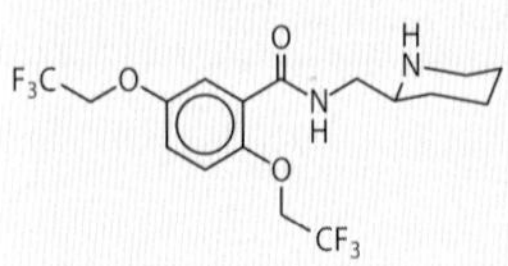
Flecainid

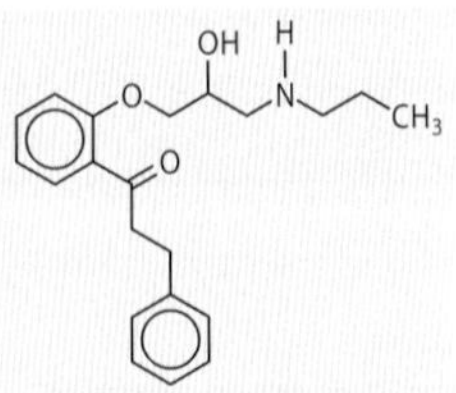
Propafenon

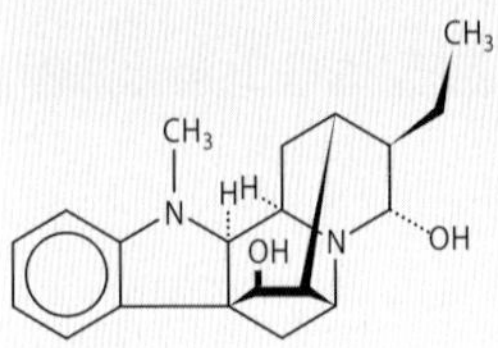
Ajmalin

Unterklasse IC

Diese Antiarrhythmika bewirken eine ausgeprägte Abnahme der Leitungsgeschwindigkeit und Unterdrückung der Automatie ektoper Zentren, beeinflussen jedoch nicht wie die Klasse-I A-Antiarrhythmika die Dauer der Aktionspotentiale. Klasse-I C-Antiarrhythmika sind sowohl bei supra- als auch bei ventrikulären Rhythmusstörungen wirksam. Pharmakokinetik und Nebenwirkungen der Klasse-I C-Antiarrhythmika sind in den Tabellen 19.5 und 19.6 zusammengestellt.

19.3.2 Klasse-II-Antiarrhythmika

Klasse-II-Antiarrhythmika vom Typ des Propranolols sind Antagonisten der Katecholamine am β-Adrenozeptor (β-Blocker, s. S. 356) und hemmen somit die Wirkung endogener Katecholamine auf die Erregungsbildung und -weiterleitung. Die Hauptwirkungen bestehen in der Senkung der Sinusfrequenz und der Verlangsamung der atrioventrikulären Übertragung. Klasse-II-Antiarrhythmika werden v. a. bei der Behandlung von Sinustachykardien bei Hyperthyreose und supraventrikulären Tachyarrhythmien eingesetzt. Weitere Indikationen sind digitalisinduzierte Rhythmusstörungen und das QT-Syndrom. Kardiale Nebenwirkungen der Klasse-II-Antiarrhythmika, die unter der antiarrhythmischen Therapie auftreten können, sind: Bradykardie, Verkürzung der QT-Zeit und Herzinsuffizienz.

19.3.3 Klasse-III-Antiarrhythmika

Das wichtigste Antiarrhythmikum der Klasse III ist Amiodaron. Messungen von Aktionspotentialen an isolierten Herzzellen zeigten eindeutig eine Zunahme der Dauer des Aktionspotentials, was auf eine Blockade der während der Repolarisationsphase aktivierten Kaliumkanäle hindeutet. Neben der durch die Verlängerung des Aktionspotentials bedingten erhöhten Refraktärperiode werden als zusätzliche Wirkungen von Amiodaron auch Leitungsblockaden im Ventrikelmyokard und His-Purkinje-System diskutiert. Klasse-III-Antiarrhythmika werden als Reservemittel bei therapieresistenten supraventrikulären und ventrikulären Rhythmusstörungen eingesetzt. Pharmakokinetik und Nebenwirkungen der Klasse-III-Antiarrhythmika sind in den Tabellen 19.7 uns 19.8 zusammengestellt.

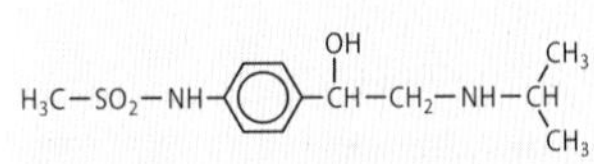
Sotalol

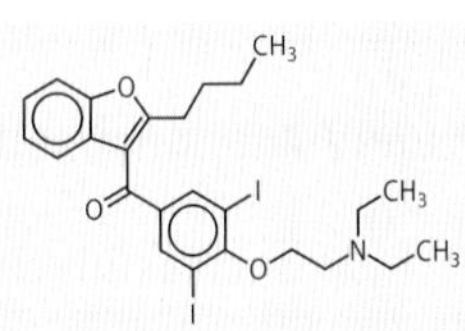
Amiodaron

Tabelle 19.7. Pharmakokinetische Daten der Klasse-III-Antiarrhythmika

Substanz	Bioverfügbarkeit [%]	Plasmaproteinbindung [%]	$t_{1/2}$ [h]	Elimination (% renale Ausscheidung der unveränderten Substanz)	Therapeutische Plasmakonzentration [μg/ml]	Arzneiformen
Amiodaron	~50 (22–86)	96	terminal: 1 Monat	<1; Hauptmetabolit: Desethylamiodaron	1–2,5	Tabletten, Injektionslösung
Sotalol	~100	nicht nachweisbar	10–15 h	90	2–3	Tabletten, Injektionslösung

Tabelle 19.8. Nebenwirkungen der Klasse-III-Antiarrhythmika

Verlängerung der PQ-Strecke, Verbreiterung des QRS-Komplexes und QT-Verlängerung sind charakteristische EKG-Veränderungen, die neben Sinusbradykardie und selten auch ventrikulären Tachyarrhythmien auftreten können.	
Amiodaron	Mikroablagerungen von Amiodaron und Lipofuscin in der Kornea (Mehrheit der Behandelten), gastrointestinale Störungen (bis zu 30%; Appetitlosigkeit, Übelkeit, Erbrechen, Obstipation), zentralnervöse Störungen (Schwindel, Tremor, periphere Neuropathien), Photosensibilisierung, Schilddrüsenstörungen (Hypothyreosen durch Hemmung der T4-Dejodase, die die Umwandlung von Thyroxin in das biologisch aktivere T3 katalysiert; Hyperthyreosen durch Abspaltung von Jod), Lungentoxizität (Husten und Dyspnoe, Pneumonie), Lebertoxizität (Anstieg der Leberenzyme im Serum, Leberzellschädigungen). *Interaktionen:* Anstieg der Digoxinplasmakonzentration, Wirkungsverstärkung der oralen Antikoagulanzien
Sotalol	Neben Effekten auf das Reizleitungssystem und die Kontraktilität des Herzens können durch Blockade von β-Adrenozeptoren an anderen Organen Hypotonie und Bronchospasmus auftreten

Tabelle 19.9. Pharmakokinetische Daten der Klasse-IV-Antiarrhythmika

Substanz	Bioverfügbarkeit [%]	Plasmaproteinbindung [%]	$t_{1/2}$ [h]	Elimination (% renale Ausscheidung der unveränderten Substanz)	Therapeutische Plasmakonzentration [μg/ml]	Arzneiformen
Verapamil	~20; Resorption: 90%	90	2–8	<4; aktive Metabolite: z.B. Norverapamil	0,1	Dragees; Filmtabletten, Retardkapseln, Retardtabletten, Injektionslösung
Diltiazem	40; Resorption: 90%	80	3–5	2–4; aktive Metaboliten: z.B. Desacetyldiltiazem	0,05–0,4	Trockensubstanz für Injektionen

19.3.4 Klasse-IV-Antiarrhythmika

Die Calciumkanalblocker (auch Calciumantagonisten genannt) werden auch zur Therapie der Angina pectoris (s. Antianginosa, S. 342) und Hypertonie (s. Antihypertensiva, S. 370) eingesetzt. Ihre antiarrhythmische Wirksamkeit zeigt sich v.a. bei supraventrikulären Arrhythmieformen. Die Leitsubstanz ist Verapamil mit seinem Methoxyderivat Gallopamil, daneben ist auch Diltiazem im Einsatz. Eine nur schwach ausgeprägte kardiale Wirkungskomponente haben die Calciumkanalblocker vom Dihydropyridintyp, die eher am glatten Muskel wirken (s. Antihypertensiva, S. 370 f.). Die Wirkung der Klasse-IV-Antiarrhythmika beruht v.a. darauf, daß

„langsame Aktionspotentiale" im Erregungsbildungssystem und im Atrioventrikularknoten, aber auch in geschädigten Zellen, reduziert bzw. unterdrückt werden. Ähnlich wie die Antiarrhythmika vom Lidocaintyp weist auch Verapamil eine Entblockierung während des negativen Ruhepotentials auf, so daß nur vorzeitig einfallende „langsame Aktionspotentiale" effektiv unterdrückt werden können. Im Atrioventrikularknoten verlangsamen Klasse-IV-Antiarrhythmika die Erregungsübertragung. Pharmakokinetische Daten sind in Tabelle 19.9 zusammengestellt. Das gesamte Spektrum der Nebenwirkungen der Calciumkanalblocker wird auf S. 371 f. behandelt. Kardiale Nebenwirkungen sind Bradykardie und Verlängerung der PR-Strecke, negative Inotropie mit Auslösung einer Herzinsuffizienz und Hypotonie. Interaktionen sind Anstieg der Digoxinplasmakonzentration (Diltiazem: 20–40 %, Verapamil: 50–70 %).

19.3.5 Adenosin

Adenosin ist ein ausgezeichnet wirksames Antiarrhythmikum zur Unterbrechung paroxysmaler supraventrikulärer Tachykardien. Durch Aktivierung von Adenosin A1-Rezeptoren werden Gi-Protein-modulierte Kaliumkanäle aktiviert mit der Konsequenz einer Hyperpolarisierung der Adenosinrezeptor-tragenden Zellen. Die antiarrhythmische Wirkung beruht auf einer Verlängerung der Refraktärzeiten und der Verlangsamung der Erregungsleitung über den AV-Knoten. Die Wirkung ist extrem kurz, die Halbwertszeit beträgt nur wenige Sekunden. Als häufig auftretende unerwünschte Wirkungen sind Flush, Bronchospasmus und Blutdrucksenkung zu nennen.

19.4 Indikationen

Die Indikationen für den Einsatz von Antiarrhythmika haben sich in den letzten Jahren grundlegend geändert. Therapeutische Maßnahmen außerhalb der Pharmakotherapie wie die elektrische Kardioversion, der Einsatz von implantierbaren Cardioverter-Defibrillatoren (ICD) oder die Ablationstherapie weisen bei bestimmten Formen von Herzrhythmusstörungen höhere Erfolgsquoten auf als die Pharmakotherapie. Klinische Studien belegen, daß bestimmte Antiarrhythmika zu einem Anstieg der Mortalität führen können (Cardiac Arrhythmic Suppression Trial = CAST) oder die Gesamtletalität nicht verändern, obwohl sie die Häufigkeit von Todesfällen durch Arrhythmien verringern (European Myocardial Infarction Amiodarone Trial = EMIAT). Zu der kritischen Bewertung tragen vor allem die negativ inotropen und proarrhythmischen Wirkungsqualitäten bei. Das Risiko induzierter Herzrhythmusstörungen beträgt global etwa 10 %; am häufigsten werden ventrikuläre Rhythmusstörungen beobachtet.

Die detaillierte Darstellung einer evidenzbasierten Pharmakotherapie von Herzrhythmusstörungen entspricht nicht der Zielsetzung dieses Lehrbuchs. Empfehlungen für die akute Behandlung von Herzrhytmusstörungen können den „Emergency Cardiovascular Care (ECC) Guidelines 2000" entnommen werden.

Behandlung und Prophylaxe ausgewählter supraventrikulärer und ventrikulärer Arrhythmien:

- Vorhof-Flimmern (AF)

Die Therapie dieser am häufigsten auftretenden Herzrhythmusstörungen verfolgt folgende Ziele: (1) die Kontrolle der Kammerfrequenz, (2) die Antikoagulation bei AF > 48 Stunden, (3) die elektrische Kardioversion, (4) die medikamentöse Kardioversion als Altenative und (5) die Rezidivfreiheit durch medikamentöse Prophylaxe. Zur Kontrolle der Ventrikelfrequenz sind bei intakter linksventrikulärer Funktion i.v. Verapamil und Diltiazem (Klasse IV), β-Adrenozeptorantagonisten (Klasse II) oder Amiodaron (Klasse III) geeignet. Bei eingeschränkter Herzfunktion ist Amiodaron die 1. Wahl. Für diese Indikation besitzt Digoxin vergleichsweise den langsamsten Wirkungseintritt und die geringste Wirksamkeit. Bei Patienten mit akzessorischer Leitungsbahn (Wolff-Parkinson-White-Syndrom) können Verapamil, Diltiazem, Digoxin und wahrscheinlich auch i.v. β-Adrenozeptorantagonisten zu einem paradoxen Anstieg der Kammerfrequenz führen. Im Zusammenwirken von Frequenzkontrolle und Antikoagulation ist die elektrische Kardioversion die wirksamste Maßnahme zur Wiederherstellung eines Sinusrhythmus. Als pharmakotherapeutische Alternative kann die Rhythmisierung bei intakter Ventrikelfunktion durch Antiarrhythmika der Klasse III (z. B. Amiodaron), Klasse Ic

(Flecainid, Propafenon) oder Klasse Ia (z. B. Procainamid) versucht werden. Amiodaron, Propafenon und Flecinid sind auch zur Rezidivprophylaxe gut wirksam (50–80% Rezidivfreiheit während eines Jahres). Bei chronischem AF werden Digitalisglykoside oder β-Adrenozeptorantagonisten zur Kontrolle der Kammerfrequenz eingesetzt.

- Paroxysmale supraventrikuläre Tachykardien (PSVT)
  Zur Akutbehandlung der PSVT eignen sich primär Vagusmanöver und/oder die i.v. Applikation von Adenosin. Bei normaler Ventrikelfunktion können auch i.v. Verapamil, Diltiazem, β-Adrenozeptorantagonisten oder Digoxin eingesetzt werden. Bei Therapieversagen der am AV-Knoten angreifenden Pharmaka oder der elektrischen Kardioversion werden Antiarrhythmika der Klasse III wie Amiodaron und Sotalol oder der Klasse Ic wie Flecainid und Propafenon empfohlen. Bei Patienten mit deutlich eingeschränkter linksventrikulärer Funktion sollten Amiodaron oder Digitalisglykoside bevorzugt zur Anwendung kommen. Zur Unterbrechung von paroxysmalen Reentry-Tachykardien mit akzessorischer Leitungsbahn eignen sich vor allem i.v. Ajmalin und Klasse-Ic-Antiarrhythmika. β-Adrenozptorantagonisten werden zur Rezidivprophylaxe eingesetzt.
- Hämodynamisch stabile (monomorphe) und polymorphe ventrikuläre Tachyarrythmien (VT) und Kammerflimmern (VF)
  Ajmalin kann anhaltende Kammertachykardien bei hämodynamisch stabilen Patienten wirksam unterbrechen. Amiodaron ist das Antiarrhythmikum der 1. Wahl bei Patienten mit eingeschränkter Ventrikelfunktion (Ejektionsfraktion $< 40\%$) oder klinischen Zeichen einer Herzinsuffizienz. Lidocain ist aufgrund ungenügender Wirksamkeit ein Mittel der 2. Wahl. Die internationalen ECC-Richtlinien empfehlen darüber hinaus i.v. Procainamid, Sotalol oder β-Adrenozeptorantagonisten. Die elektrische Kardioversion ist die wirksamste Therapieform bei Kammerflimmern. Intravenös appliziertes Amiodaron kann bei Formen von schockrefraktärem VF oder pulslosen VT mit einigem Erfolg eingesetzt werden. Prophylaktisch implantierte Defibrillatoren scheinen einer medikamentösen Sekundärprophylaxe überlegen zu sein.
- Plötzlicher Herztod bei Postinfarkt-Patienten
  Der Nutzen der β-Adrenozeptorantagonisten wurde überzeugend nachgewiesen. Auch Amiodaron kann zur Verbesserung der Überlebensprognose nach akutem Herzinfarkt bei Patienten mit ventrikulären Herzrhythmusstörungen und/oder manifester Herzinsuffizienz beitragen.

19.5 Therapie bradykarder Arrhythmien

Atropin (m-Cholinozeptorantagonist, s. S. 83) und Orciprenalin (β-Adrenozeptoragonist, s. S. 96) können bei bradykarden Herzrhythmusstörungen indiziert sein. Chronische bradykarde Rhythmusstörungen werden mit Hilfe eines implantierten Schrittmachers behandelt.

Literatur

Andersen JL, Harrison DC, Meffin PJ, Winkle RA (1978) Antiarrhythmic drugs. Clinical pharmacology and therapeutic uses. Drugs 15:271–309

ECC Guidelines. Part 6: Advanced Cardiovascular Life Support. Section 5: Pharmakology I: Agents for Arrhythmias. Circulation 102 [Suppl. I]: 112–128

Gasic S (1984) Klinische Verfahren zur Untersuchung der Medikamentenwirkung auf Herzrhythmus und Erregungsleitung, In: Kuemmerle H-P, Hitzenberger G, Spitzy KH (Hrsg) Klinische Pharmakologie, 4. Aufl. Ecomed, München

Guerra PG, Talajic M, Roy D, Dubuc M, Thibault B, Nattel S (1998) Is there a future for antiarrhythmic drug therapy? Drugs 56:767–781

Kandel IR, Schwartz JH, Jessel TM (1991) Principles of neural science, 3rd ed. Elsevier, New York Amsterdam London Tokyo

Lang F (1990) Pathophysiologie Pathobiochemie. Eine Einführung. Enke, Stuttgart

Lüderitz B (1993) Die Therapie der Herzrhythmusstörungen, 4. Aufl. Springer, Berlin Heidelberg New York Tokyo

Scholz H (1981) Elektrophysiologische Wirkungen neuer Antiarrhythmika. Pharmaz Z 126:2481–2491

Schwartz PJ und Zaza A. *The Sicilian Gambit revisited – theory and practice.* Eur. Heart J 13 Suppl. F: 23–29, 1992

Simon H (1985) Herzwirksame Pharmaka. Urban & Schwarzenberg, München Wien Baltimore

Vaughan Williams EM (1984) A classification of antiarrhythmic actions reassessed after a decade of new drugs. J Clin Pharmacol 24:129–147

Woosley RL (1991) Antiarrhythmic drugs. Annu Rev Pharmacol Toxicol 31:427–455

Woosley RL und Roden DM. *The Sicilian Gambit Approach to Arrhythmic Drug Actions.* In *Arrhythmic Therapy: A Pathophysiologic Approach.* Members of the Sicilian Gambit, editors. Futura Publishing Co., Inc., Armonk, NY, 1994, Kapitel 5, pp. 85–101.

Kapitel 20

Koronarpharmaka

20

E. Hackenthal

Koronarpharmaka 20

E. Hackenthal

20.1 Regulation der Koronardurchblutung

Die Koronardurchblutung wird durch physikalische, metabolische und neurohumorale Faktoren bestimmt und geregelt:

Physikalische Faktoren: Die Koronardurchblutung erfolgt im wesentlichen während der Diastole. In der Systole erreicht oder übersteigt die Druckentwicklung im Myokard den von der Aorta ausgehenden koronaren Perfusionsdruck, d.h. die transmuralen Äste der Koronararterie werden komprimiert, der Blutfluß wird unterbrochen (s. Abb. 20.1). Die koronare Perfusionszeit wird damit von der Dauer der Diastole bestimmt („diastolisches Fenster“). Steigt die Herzfrequenz an (bei körperlicher Arbeit oder in der Herzinsuffizienz), so nimmt die Gesamtdiastolendauer pro Zeiteinheit ab, während gleichzeitig der O_2-Verbrauch ansteigt. Diese offensichtliche Divergenz kann nur durch eine erhebliche Zunahme der koronaren Durchblutungsgeschwindigkeit ausgeglichen werden. In der Tat kann der koronare Blutfluß des gesunden Herzens vom Ruhezustand bis zur maximalen Dilatation der Koronargefäße um den Faktor 7–9 ansteigen (koronare Reserve).

Metabolische Faktoren: Die Koronardurchblutung wird metabolisch autoreguliert, d.h. der Tonus der Koronargefäße ist eng an den O_2-Verbrauch des Myokards gekoppelt. Der wichtigste metabolische Regulator scheint Adenosin zu sein: Wird das verstärkt arbeitende Myokard (etwa bei Anstieg der Herzfrequenz) hypoxisch, so kann ein Teil des aus ATP gebildeten ADP nicht wieder zu ATP phosphoryliert werden, sondern wird weiter zu Adenosin dephosphoryliert. Adenosin verläßt die Myokardzelle und stimuliert über Adenosin-A_2-Rezeptoren die Adenylylcyclase der koronaren Gefäßmuskula-

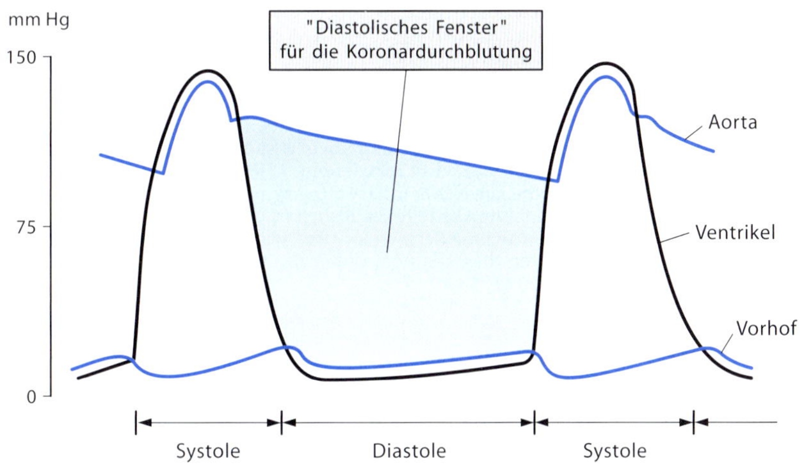

Abb. 20.1. Mechanik der Koronardurchblutung. Die Koronarien werden hauptsächlich während der Diastole perfundiert, da in der Systole die transmuralen Koronargefäße durch die Kontraktion der Ventrikelmuskulatur komprimiert werden. Das „diastolische Fenster“ der Koronardurchblutung wird kleiner, wenn die Frequenz zunimmt (Diastolendauer nimmt ab) oder wenn der diastolische Ventrikeldruck ansteigt (dilative Herzinsuffizienz)

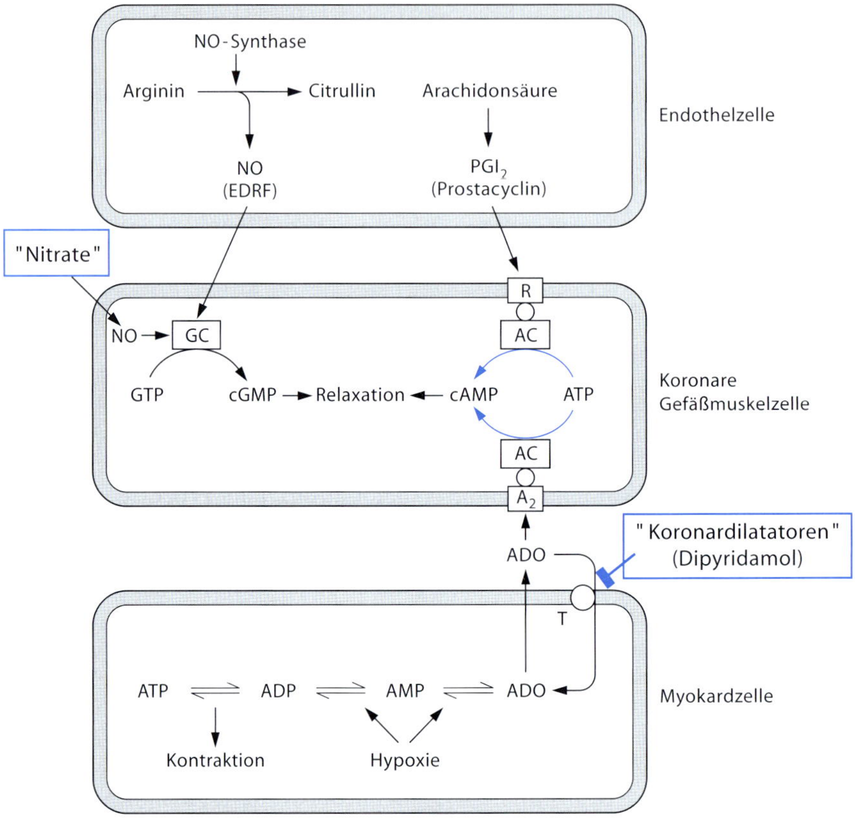

Abb. 20.2. Regulation des Koronargefäßtonus durch myokardiale und endotheliale Faktoren. Das Myokard reguliert seine eigene Durchblutung durch eine metabolische Kontrolle des Koronargefäßtonus: Bei vermehrter Arbeit und erhöhtem O_2-Verbrauch wird aus ATP vermehrt Adenosin (*ADO*) gebildet. Dieses verläßt die Herzmuskelzellen und stimuliert an der glatten Muskulatur der Koronarien den Adenosin-A_2-Rezeptor (A_2). Der daraus resultierende Anstieg des cAMP wirkt relaxierend. ADO wird über einen Nukleosidtransporter (*T*) wieder zellulär aufgenommen. Dieser Transporter kann durch einige Koronardilatatoren (z. B. Dipyridamol) kompetitiv gehemmt werden. Das Prostacyclin des Endothels stimuliert ebenfalls die Adenylcyclase und wirkt relaxierend. *EDRF (=NO)* wird durch die endotheliale NO-Synthase aus Arginin gebildet, stimuliert in der Gefäßmuskelzelle die lösliche Guanylylcyclase (*GC*) und bewirkt so eine Relaxation. Organische Nitroverbindungen stimulieren dieses System durch die Bildung von NO (s. auch Abb. 20.4)

tur. Der daraus resultierende Anstieg des cAMP relaxiert die Koronargefäße. Die Wirkung von Adenosin wird limitiert durch seine Wiederaufnahme in die Zelle über ein Nukleosidtransportsystem. Einige in der Therapie der KHK verwendeten Pharmaka haben ihren Angriffspunkt in diesem System (s. Abb. 20.2).

Neuronale und humorale Faktoren: Die größeren Koronargefäße haben α-Adrenozeptoren, die eine Vasokonstriktion vermitteln. Kleinere Gefäße sind mit dilatierenden β_2-Adrenozeptoren ausgestattet. Der Einfluß des Sympathikus auf den Koronargefäßtonus ist jedoch gering. Dementsprechend ist auch die pharmakologische Bedeutung der koronaren Adrenozeptoren gering. Eine größere Rolle scheint dagegen die endothelabhängige Regulation des koronaren Tonus zu spielen. Unter dem Einfluß humoraler und lokal gebildeter Substanzen wie Acetylcholin, Serotonin oder Bradykinin sowie bei der Einwirkung von Scherkräften an der Endotheloberfläche (bei Veränderung der Strömungsgeschwindigkeit) oder bei O_2-Mangel bilden Endothelzellen vermehrt den „endothelial derived relaxing factor" (EDRF). EDRF ist identisch mit dem kurzlebigen NO-Radikal (HWZ einige Sekunden). EDRF diffundiert in die glatte Gefäßmuskelzelle und stimuliert dort die lösliche Guanylylcyclase. Der Anstieg des intrazellulären cGMP relaxiert das Gefäß. Auch dieses System ist Ziel pharmakologischer Intervention mit sog. organischen Nitroverbindungen (s. Abb. 20.2). Weitere im Endothel gebildete Substanzen mit Einfluß auf die Gefäßmuskulatur sind das *PGI_2 (Prostacyclin)*, das über die Aktivierung der Adenylylcyclase vasodilatierend wirkt (Abb. 20.2) und das *Endothelin*, ein Peptid, das über Rezeptoren an der Gefäßmuskelzelle vasokonstriktorisch wirkt.

20.2 Pathophysiologie der koronaren Herzkrankheit

Ein Mißverhältnis von O_2-Bedarf und O_2-Angebot des Herzens wird als Koronarinsuffizienz bezeichnet.

Die wichtigste und häufigste Form der Koronarinsuffizienz ist *die koronare Herzkrankheit* (KHK). Der erhöhte Widerstand der Koronargefäße in der KHK kann folgende Ursachen haben:

- Koronarstenose infolge einer koronaren Arteriosklerose (häufigste Form),
- Koronarspasmen,
- Koronarthrombose, meist auf dem Boden eine Koronarsklerose.

Die Arteriosklerose der Koronargefäße ist häufig Teil einer allgemeinen Arteriosklerose. Betroffen sind v.a. die großen extramuralen, an der Herzoberfläche liegenden Hauptäste der beiden Koronararterien. Die arteriosklerotische Einengung (Stenose) kann einen oder mehrere Äste der Koronararterien befallen und eine Längenausdehnung von mehreren Zentimetern haben.

Die *Pathomechanismen der Koronarsklerose* sind dieselben, die auch der allgemeinen Arteriosklerose zugrunde liegen: Beginnend mit der Schädigung des Endothels und der darunterliegenden Strukturen durch Druck (Hypertonie), Pharmaka (z. B. Nikotin), Stoffwechselstörungen (z. B. Diabetes mellitus) oder native und oxidierte Lipoproteine (Hyperlipoproteinämie) kommt es an der defekten Stelle zur Aggregation von Thrombozyten. Es folgt die Einlagerung von Fibrin, Einwanderung von Leukozyten und Makrophagen sowie die Aufnahme und Ansammlung von Lipoproteinen, insbesondere von LDL und oxidiertem LDL über den Scavengerrezeptor der Makrophagen (s. Kap. 28.4). Schließlich kann der Defekt bindegewebig unter Hinterlassung eines „narbigen" arteriosklerotischen, lipoproteinhaltigen Plaques ausheilen. Die neue Innenoberfläche der Gefäße ist in der Regel weniger glatt als die des intakten Gefäßes. Die Produktion und Freisetzung des vasodilatierenden und protektiven EDRF ist deutlich eingeschränkt. Ebenso ist die Freisetzung von Prostacyclin (PGI_2) und damit die antiaggregatorische Wirkung des Endothels eingeschränkt oder verloren. Dementsprechend ist diese Stelle einen Prädilektionsort für erneut ablaufende Prozesse der Thrombozytenaggregation, fibrinoiden Verfestigung und Lipoproteinablagerung. Das Lumen wird durch die schubweise wachsenden arteriosklerotischen Plaques zunehmend eingeengt.

Bei langsam zunehmender Stenosierung eines Koronarastes kann die hinter der Stenose auftretende Myokardischämie z. T. durch *Kollateralen* kompensiert werden. Diese können einen Teil der Versorgung hinter der stenotischen Stelle übernehmen. Sie unterliegen nur wenig der metabolischen Kontrolle der Durchblutung, scheinen jedoch gut auf organische Nitroverbindungen zu reagieren (s. dort).

Die *Risikofaktoren der KHK* sind in der nachfolgende Übersicht zusammengestellt. Beim Vorliegen mehrerer Risikofaktoren steigt das Risiko überadditiv an. Der Prävention durch frühzeitige Vermeidung oder Ausschaltung von Risikofaktoren (Niko-

Risikofaktoren für die Entwicklung einer Koronarsklerose

Risikofaktoren 1. Ordnung
- Zigarettenrauchen
- Bluthochdruck
- Hypercholesterinämie (LDL-Hyperlipoproteinämie)
- Diabetes mellitus Typ I und II
- Erhöhtes Fibrinogen

Risikofaktoren 2. Ordnung
- Übergewicht
- Bewegungsmangel
- Emotionaler Streß (negativer Streß)
- Familiäre Disposition
- Erhöhte Plasmareninaktivität

tinabstinenz, Blutdrucknormalisierung, Behandlung der Hyperlipidämie, exakte Einstellung eines Diabetes) kommt deshalb eine sehr viel größere Bedeutung zu als dem pharmakotherapeutischen Versuch, die Folgeschäden der bereits eingetretenen Gefäßveränderungen und deren Progression möglichst gering zu halten.

20.3 Manifestationen der koronaren Herzkrankheit

1) *Die stabile Angina pectoris* ist die häufigste Erstmanifestation der KHK (ca. 50–60 % aller Fälle mit Myokardischämie). Sie tritt in der Regel erst auf, wenn das Lumen der betroffenen Koronararterie(n) um mehr als 50–60 % eingeengt ist. Die Angina-pectoris-Symptomatik signalisiert also nicht den Beginn, sondern ein fortgeschrittenes Stadium der Koronarsklerose. Angina-pectoris-Schmerzen treten in Abhängigkeit vom Stenosegrad und der Ischämie entweder nur bei stärkerer körperlicher Belastung (Belastungsangina), bei leichter Anstrengung oder bereits unter Ruhebedingungen (Ruheangina) auf. Die Intensität reicht von gelegentlichen stenokardischen Beschwerden bis zum schweren Angina-pectoris-Anfall mit stärksten Schmerzen, Vernichtungsgefühl, Angst, Schweißausbruch, Tachykardie und Kollapsneigung. Die Ursache des Schmerzes ist wahrscheinlich in der Myokardhypoxie zu suchen, jedoch sind die Mechanismen im Detail nicht bekannt.
2) Als *instabile Angina* bezeichnet man Verlaufsformen, in denen die Schmerzintensität schnell, d.h. im Verlauf von Tagen oder wenigen Wochen, deutlich zunimmt, Angina-pectoris-Schmerzen bereits unter Ruhebedingungen gehäuft auftreten oder der Bedarf an antianginösen Pharmaka schnell zunimmt. Diese Personengruppe (ca. 5 %) hat ein erhöhtes Infarktrisiko (20–25 %).
3) Eine Sonderform der Angina pectoris wird durch *Koronarspasmen* ausgelöst (Prinzmetal-Angina).

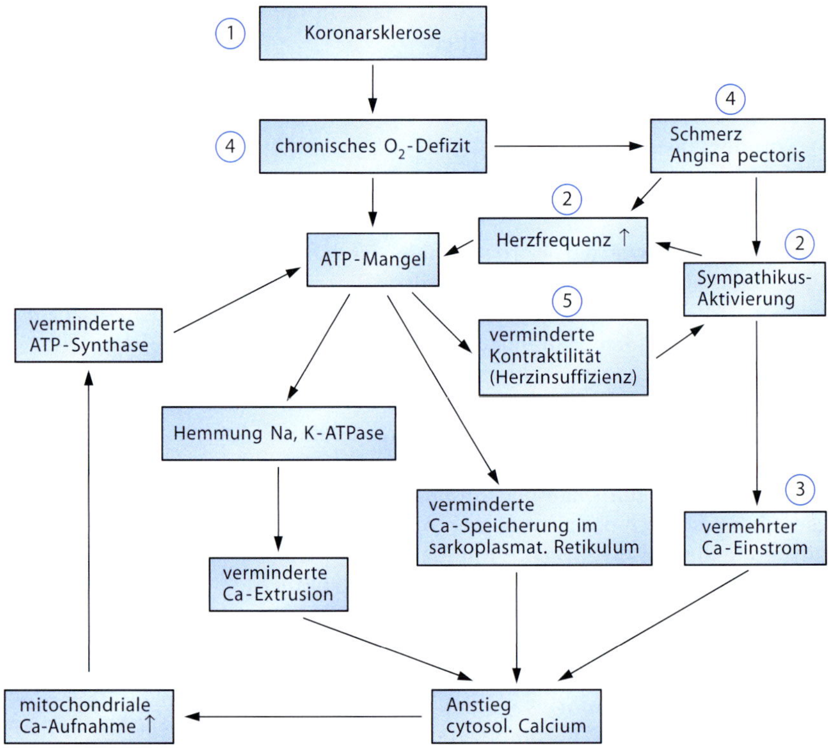

Abb. 20.3. Zusammenhang zwischen koronarer Herzkrankheit und Herzinsuffizienz. Möglichkeiten der therapeutischen Intervention: ① Verhinderung der Progression der Koronarsklerose (Ausschaltung von Risikofaktoren, Lipidsenker, Thrombozytenaggregationshemmer). ② Blockade der Sympathikuswirkung am Herzen durch β-Adrenozeptorantagonisten. ③ Verminderung des Calciumeinstroms während der Depolarisation durch Calciumantagonisten. ④ Verbesserung des koronaren O_2-Angebotes durch organische Nitroverbindungen und Calciumantagonisten. ⑤ Verminderung der Herzarbeit durch Vorlastsenkung (organische Nitroverbindungen, Diuretika) oder Nachlastsenkung (z.B. durch ACE-Hemmer, Diuretika, Calciumantagonisten)

4) Der *Herzinfarkt* entsteht meist aus einer chronisch-progredienten Angina pectoris. Bei ca. 20 % der Myokardischämien stellt jedoch der Infarkt die Erstmanifestation der KHK dar.
5) Folgeerkrankung der KHK ist neben Infarkt und plötzlichem Herztod die ischämisch bedingte Herzinsuffizienz (s. Kap. 19). Bei „stumm" verlaufender KHK kann die Herzinsuffizienz die erste Manifestation sein.

20.4 Pharmaka zur Behandlung der Angina pectoris

Die medikamentöse Therapie der stabilen Angina pectoris hat folgende Komponenten:

- Vermeidung oder Behandlung von Risikofaktoren (Rauchen, Diabetes, Hypertonie, Hyperlipidämie)
- Verminderung der Symptome (NO-Pharmaka)
- Verbesserung des O_2-Angebotes: Koronardilatation (NO-Pharmaka, Ca-Antagonisten)
- Verringerung des O_2-Bedarfes: Frequenz- und Blutdrucksenkung (β-Blocker, Ca-Antagonisten, ACE-Hemmer?)
- Verhinderung der Thrombozytenaggregation (Acetylsalizylsäure, Clopidogrel)
- Hemmung der Progression der Koronarsklerose (Lipidsenker, ACE-Hemmer?)

20.4.1 NO-Pharmaka (organische Nitroverbindungen, Nitrate)

Wirkungsweise

NO-Pharmaka sind Vasodilatatoren. Gemeinsames Merkmal und zugleich Wirkungsmechanismus aller NO-Pharmaka ist die enzymatische Abspaltung des Stickstoffmonoxid(NO)-Radikals. Aus organischen Nitraten (Glyceroltrinitrat, Isosorbidmono- und -dinitrat) wird NO direkt aus der Nitratgruppe in einer durch das Enzym Cytochrom-P-450-NADPH-Reduktase katalysierten Reaktion gebildet (Abb. 20.4). Dabei wird offenbar das freigesetzte NO vorübergehend auf ein reduziertes Thiol unter Bildung eines Nitrosothiols übertragen. Eine Hemmung der Disulfidreduktion und damit die Bereitstellung von reduzierten Thiolen als Akzeptor schwächt die vasodilatierende Wirkung von organischen Nitraten ab.

In diesem obligatorischen Zwischenschritt wird auch die Erklärung für die *Nitrattoleranz* gesehen: Bei längerer Einwirkung von organischen Nitraten werden die relevanten, reduzierten Sulfhydrylverbindungen in der Gefäßmuskelzelle depletiert, und Nitrate können nicht mehr zu NO metabolisiert werden. Diese Hypothese der Nitrattoleranz wird unterstützt durch die tierexperimentelle Beobachtung, daß nach eingetretener Toleranz die Wiederkehr der Nitratempfindlichkeit mit dem Anstieg der intrazellulären Sulfhydrylkonzentration korreliert. Für diese Erklärung der Toleranz spricht auch die Erfahrung, daß Nitroprussidnatrium und Molsidomin, die beide für die Freisetzung von NO keine Sulfhydrylintermediate benötigen, keine oder nur geringe Toleranz zeigen.

NO ist mit dem EDRF des Endothels identisch. Es ist gut diffusibel und stimuliert direkt die lösliche, zytosolische Guanylylcyclase der glatten Gefäßmuskelzellen. Der daraus resultierende Anstieg des intrazellulären cGMP und die Aktivierung einer cGMP-abhängigen Proteinkinase wirkt relaxierend, hauptsächlich über eine Verminderung der intrazellulären Calciumkonzentration. Die vasorelaxierenden Effekte des EDRF und der NO-Pharmaka beruhen also auf demselben Wirkmechanismus (Abb. 20.4).

Die oben beschriebenen unterschiedlichen Freisetzungsmechanismen für NO aus NO-Pharmaka korrelieren mit Unterschieden in der Gefäßselektivität in vivo: Während die klassischen „Nitrate" (Glyceroltrinitrat, Isosorbidmono- und -dinitrat) bevorzugt an Kapazitätsgefäßen wirken, sind Substanzen wie Molsidomin, Sin-1 oder Nitroprussidnatrium, die NO direkt freisetzen, auch an arteriellen Gefäßen dilatierend wirksam (Abb. 20.5).

Neben der deutlichen Senkung des zentralen Venendruckes vermindern diese NO-Pharmaka also auch den peripheren arteriellen Gefäßwiderstand. Bei therapeutischer Dosierung ist der Blutdruckabfall gering, trägt aber zur Entlastung des Herzens bei. Höhere Dosierungen können den Blutdruck signifikant absenken und eine reaktive Tachykardie auslösen. Die relaxierende Wirkung der NO-Pharmaka an anderen glattmuskulären Organen (Magen-Darm-Trakt, Bronchialmuskulatur) ist gering.

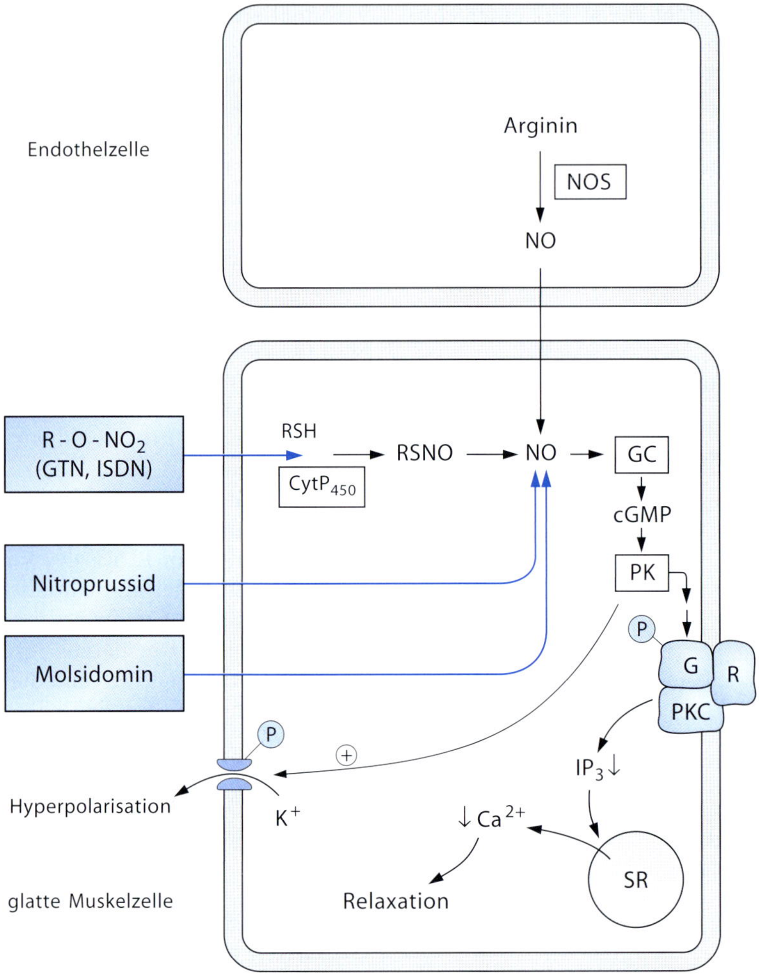

Abb. 20.4. Wirkungsweise organischer Nitroverbindungen. Organische Nitroverbindungen wirken gefäßerweiternd und koronardilatierend durch Ausnutzung des endogenen EDRF-cGMP-Systems: Die NO-Synthase (*NOS*) der Endothelzelle bildet aus Arginin das NO-Radikal (EDRF), das in die Muskelzelle diffundiert und dort die losliche Guanylcyclase (*GC*) stimuliert. Der Anstieg der cGMP relaxiert die glatte Muskulatur über mindestens 2 Mechanismen: eine cGMP-abhängige Proteinkinase (*PK*) phosphoryliert den calciumabhängigen Kaliumkanal. Die Kaliumleitfähigkeit nimmt zu, und die Zellmembran wird hyperpolarisiert, die Öffnungswahrscheinlichkeit des spannungsabhängigen L-Typ-Calciumkanals nimmt ab, die Zelle relaxiert. Als weiterer Mechanismus wurde eine Senkung der zytosolischen Calciumkonzentration durch eine verminderte agonistinduzierte Freisetzung von Inositoltriphosphat (*IP_3*) aus Phosphatidylinositoldiphosphat identifiziert. Als molekularer Mechanismus konnte eine Phosphorylierung des G-Proteins (*G*), das membranständige Rezeptoren mit der Phospholipase C (*PLC*) koppelt, wahrscheinlich gemacht werden. *SR* Calciumspeicher des sarkoplasmatischen Retikulums. Als weiterer relaxierender Mechanismus wird eine Stimulation des Calciumexports aus der Zelle diskutiert. Organische Nitroverbindungen vom Typ der Nitrate, wie Glyceroltrinitrat (*GTN*) oder Isosorbiddinitrat (*ISDN*) werden in der Muskelzelle durch eine Cytochrom-P450-abhängige Reaktion gespalten. Es entsteht ein Sulfhydrylintermediat (*RSNO*), das NO freigibt. Die Freisetzung von NO aus Nitroprussidnatrium oder Molsidomin bedarf nicht der Bildung eines Sulfhydrylintermediates

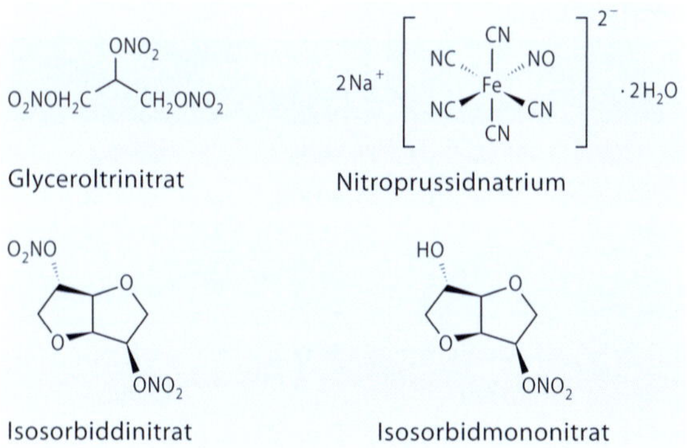

Abb. 20.5. Strukturen organischer Nitroverbindungen

Komponenten der antianginösen Wirkung von NO-Pharmaka (organische Nitroverbindungen)

- Venöse Dilatation, Senkung des zentralen Venendruckes, verminderte Herzarbeit, verminderter O_2-Bedarf (Hauptwirkung)
- Druckentlastung subendokardialer Myokardschichten, bessere O_2-Versorgung (Hauptwirkung)
- Hemmung der Thrombozytenaggregation und der Leukozytenadhäsion. Dadurch vermindertes Thromboserisiko
- Arterielle Dilatation, Senkung der Nachlast, Senkung der Herzarbeit, verminderter O_2-Bedarf (von untergeordneter Bedeutung)
- Dilatation von Kollateralgefäßen, verbesserte Perfusion ischämischer Bezirke (fragliche klinische Bedeutung)

Die venöse Dilatation führt zum Abfall des zentralen Venendruckes und des diastolischen Füllungsdruckes der Ventrikel (Vorlastsenkung). Ein verminderter diastolischer (passiver) Füllungsdruck vermindert die Herzarbeit, insbesondere wenn durch eine beginnende Herzinsuffizienz bereits eine erhöhte Vordehnung der Ventrikelmuskulatur existiert. Außerdem werden die Innenschichten des Herzmuskels (subendokardiales Myokard) druckentlastet und die Kapillardurchströmung dieser Muskelabschnitte begünstigt. Dieser Aspekt der Vorlastsenkung ist deshalb von besonderer Bedeutung, weil ein Angina-pectoris-Anfall oft mit einer akuten Steigerung des enddiastolischen Ventrikeldrucks einhergeht, möglicherweise durch diesen sogar ausgelöst wird.

Als direkte Wirkung der NO-Pharmaka auf die Koronargefäße ließ sich tierexperimentell eine Dilatation von Kollateralgefäßen nachweisen. Kollateralgefäße, die eine Querverbindung zwischen normalen Ästen und einem stenosierten Ast einer Koronararterie schaffen, scheinen an der hypoxieabhängigen metabolischen Regulation der Durchblutung nicht teilzunehmen. Durch Dilatation dieser Kollateralgefäße kann ein vorher mangelhaft perfundierter Gefäßabschnitt zusätzlich Blut aus einem benachbarten normal perfundiertem Bereich erhalten, der wiederum über metabolische Regulation seinen Eigenbedarf durch Dilatation sichert. Diese Umverteilung des Blutflusses erklärt, warum NO-Pharmaka bei Patienten mit Koronarsklerose, obwohl antianginös wirksam, den koronaren Blutfluß insgesamt nicht steigern.

In der folgenden Übersicht sind die Komponenten der antianginösen Wirksamkeit zusammengestellt.

Pharmakokinetische Eigenschaften

Die wichtigsten pharmakokinetischen Daten der NO-Pharmaka sind in Tabelle 20.1 enthalten (s. auch Einzelsubstanzen).

Unerwünschte Wirkungen

Fast alle Nebenwirkungen der NO-Pharmaka beruhen auf ihren kardiovaskulären Wirkungen:

Kopfschmerz und Benommenheit sind häufig und treten meist zu Beginn einer Behandlung auf. Der Kopfschmerz hat eine schnelle, dosisabhängige Toleranzentwicklung. Bei regelmäßiger Zufuhr mit gleichbleibender Plasmakonzentration (nicht erwünscht! s. unten) verschwindet er meist innerhalb von 2–3 Tagen. Die Toleranz geht aber auch schnell wieder verloren. Typisch dafür ist der sog. Montagskopfschmerz bei Arbeitern in nitroglycerinverarbeitenden Munitionsfabriken, die nach einem nitroglycerinfreien Wochenende am Montag erneut exponiert wurden, Kopfschmerzen bekamen, am Dienstag aber durch Toleranzentwicklung schon wieder beschwerdefrei waren. Der Kopfschmerz soll durch eine selektive Dilatation kleinerer zerebraler Arterien verursacht sein.

Blutdruckabfall, orthostatische Regulationsstörungen und *Flush* (Gesichtsrötung) sind ebenfalls Folgen der Vasodilatation und zeigen Toleranz. Organische Nitrate verstärken die blutdrucksenkende Wirkung anderer vasodilatierender Antihypertensiva.

Reflextachykardie tritt insbesondere bei stärkerem Blutdruckabfall auf. Gelegentlich werden auch bradykarde Rhythmusstörungen beobachtet.

Tabelle 20.2. Pharmakokinetische Eigenschaften organischer Nitroverbindungen

	Glyceroltrinitrat	ISDN	IS-5-MN IS-2-MN	Molsidomin	PETN
Orale Resorption	?	22 %	90 %	90 %	60 %
Orale Bioverfügbarkeit schließlich aktiver Metabolite	< 1 %	15 %	90 %	80 %	< 5 %
Sublinguale Bioverfügbarkeit	40 %	60 %	–	–	–
Transdermale Bioverfügbarkeit	50 %	33 %	–	–	–
Wirkungseintritt oral	s. Text	30 min	30 min	30 min	1 h
Wirkungseintritt i.v.	1 min	2 min	10 min	–	5 min
Wirkungseintritt sublingual	1–2 min	10 min	–	–	–
Wirkungseintritt transdermal	30 min	60 min	–	–	–
Wirkdauer	1–2 h	3–6 h	3–8 h	2–5 h	2 h
Plasmaeliminations-HWZ (einschließlich aktiver Metaboliten)	2–3 min	3–6 h	2–5 h	1–1,5 h (s. Text)	5 min
Übliche Dosierung oral/Tag	0,2–1,2 mg sublingual!	3mal 20–40 mg	3mal 20 mg	2mal 2–4 mg	2mal 80 mg

ISDN Isosorbiddinitrat
IS-5-MN Isosorbid-5'-mononitrat
IS-2-MN Isosorbid-2'-mononitrat
PETN Pentaerythrityltetranitrat

Als *Nitrattoleranz* bezeichnet man den Verlust an erwünschten und unerwünschten Wirkungen bei regelmäßiger Zufuhr von NO-Pharmaka vom Nitrattyp mit gleichbleibend hohen Plasmakonzentrationen der Substanz oder ihrer aktiven Metaboliten (s. auch S. 337). Die Toleranz kann weitgehend vermieden werden, wenn täglich ein nitratfreies Intervall von 8–10 h eingeschoben wird, in dem die Plasmakonzentrationen auf sehr niedrige Werte abfallen können. Treten in diesem nitratfreien Intervall behandlungsbedürftige Angina-pectoris-Beschwerden auf, so können diese mit sublingualer Anwendung von Glyceroltrinitrat (Nitroglycerin) behandelt werden. In der Kombination mit Calciumantagonisten sollen NO-Pharmaka eine geringere Toleranzentwicklung haben.

Therapeutische Anwendung und einzelne Substanzen

Nach den bisher vorliegenden Studien haben NO-Pharmaka keinen signifikanten Einfluß auf Infarkthäufigkeit und Mortalität der KHK. In der Verminderung der Symptomatik und der Verbesserung von Leistungsfähigkeit und Lebensqualität sind sie jedoch unübertroffen.

Glyceroltrinitrat (Nitroglycerin) wird hauptsächlich zu Glyceroldinitrat metabolisiert, das nur noch 10 % der Wirksamkeit des Trinitrates hat. Da Glyceroldinitrat jedoch eine deutlich längere HWZ als Glyceroltrinitrat hat, sind die klinischen Wirkungen auch durch das Dinitrat mitbestimmt. Für die Anfallkupierung wird Glyceroltrinitrat bevorzugt sublingual angewendet (0,2–0,4 mg sublingual). Auf diesem Wege wird eine schnelle Resorption erreicht und der hohe First-pass-Effekt bei enteraler Resorption umgangen. Die Angina-pectoris-Prophylaxe kann mit oralen Retardzubereitungen oder transdermalen Systemen (Wirkstofffreigabe 0,2 oder 0,4 mg/h) durchgeführt werden. Sowohl bei oraler als auch bei transdermaler Anwendung wird eine applikationsfreie Pause während der Nacht empfohlen, um die Toleranzentwicklung zu verhindern (s. oben).

Isosorbiddinitrat (ISDN) hat einen sehr hohen First-pass-Effekt. Die nach reduktiver Abspaltung von Nitrit entstehenden Hauptmetaboliten Isosorbid-5- bzw. -2-mononitrat sind jedoch therapeutisch wirksam. ISDN wird sublingual (Tablette oder Spray mit 5–10 mg) für die Anfallsprophylaxe oder Kupierung angewendet, für die Langzeitbehand-

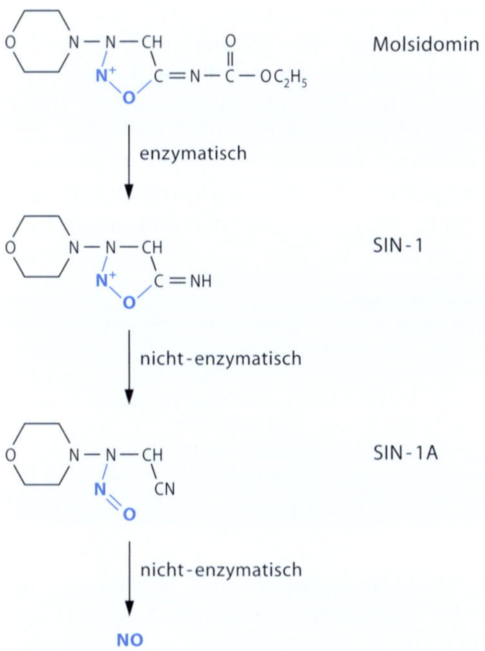

Abb. 20.6. Bildung von NO aus Molsidomin. Die Abspaltung des Ethoxycarbonylrestes zum 3-Morpholinosydnonimin (*SIN-1*) erfolgt vorwiegend enzymatisch, die nachfolgende Ringöffnung zum ringoffenen Nitrosamin SIN 1-A nichtenzymatisch

lung wird die perorale Therapie (3mal 20–40 mg) vorgezogen. Auch ISDN muß mit einem freien Intervall therapiert werden, insbesondere, wenn die höhere Einzeldosierung von 40 mg benötigt wird. Bei Leberfunktionsstörungen ist die Elimination verzögert. Transdermale Systeme sind verfügbar.

Isosorbidmononitrat (ISMN) ist der Hauptmetabolit (sowohl 5- als auch 2-mononitrat) des ISDN und hat eine längere Eliminationshalbwertszeit. ISMN wird für die perorale Prophylaxe und Langzeitbehandlung der Angina pectoris in Dosierungen von 3mal 30 mg/Tag eingesetzt.

Molsidomin gehört chemisch nicht zu den organischen Nitraten, sondern zur Gruppe der Sydnonimine. Es wird in der Leber zu SIN-1 desacetyliert. SIN-1 hydrolisiert spontan in einer pH-abhängigen Reaktion zu SIN-1 A (HWZ 5–10 min bei pH-Wert 7,4 und 37 °C), das unter O_2-Verbrauch mit einer HWZ von ca. 20 min zu NO und SIN-1 C zerfällt (s. Abb. 20.6). Für die orale Langzeittherapie stehen Retardzubereitungen zur Verfügung. Molsidomin ist *nicht* für die Kupierung des Angina-pectoris-Anfalles geeignet.

Molsidomin hat den Vorteil einer geringeren Toleranzentwicklung auch bei regelmäßiger Gabe, was auf den gegenüber Nitroverbindungen anderen Aktivierungsstoffwechsel zurückgeführt wird (s. oben).

Nitroprussidnatrium wird nur intravenös bei der Behandlung hypertensiver Krisen eingesetzt (s. dort).

Andere Anwendungen

Organische Nitroverbindungen werden auch bei der Behandlung der chronischen Herzinsuffizienz verwendet (s. dort) und können bei Gallengangspasmen eingesetzt werden.

20.4.2 β-Adrenozeptorantagonisten

Wirkungsweise

β-Adrenozeptorantagonisten blockieren die kardialen β_1-Adrenozeptoren und vermindern (oder verhindern) dadurch die Stimulation des Herzens durch den Sympathikus. Die Frequenzsenkung vermindert den kardialen O_2-Bedarf. Diese antianginöse Wirkung wird unterstützt durch die (indirekte) Senkung des Blutdrucks und die Hemmung der Reninsekretion in der Niere (s. Übersicht).

Komponenten der antianginösen Wirkung von *β*-Adrenozeptorantagonisten

- Senkung der Herzfrequenz und des Herzminutenvolumens (Abnahme des O_2-Bedarfes)
- Senkung eines erhöhten Blutdruckes (Verminderung der Nachlast des Herzens)
- Hemmung der Reninsekretion

Therapeutische Anwendung

β-Adrenozeptorantagonisten (β-Blocker) sind neben NO-Pharmaka die wichtigsten Pharmaka zur Behandlung der Angina pectoris. Nur für β-Blocker konnte eine langfristige Senkung der Infarkthäufigkeit und Mortalität nachgewiesen werden. Auch in der Reinfarktprophylaxe werden β-Blocker erfolgreich eingesetzt (s. unten).

Potentieller Nachteil der β-Adrenozeptorantagonisten in der Behandlung der KHK ist die (geringe) Widerstandszunahme der Koronargefäße (Blockade von β_2-Adrenozeptoren). Dementsprechend sind β-Adrenozeptorantagonisten bei vasospastischer Angina (Prinzmetal-Angina) kontraindiziert. Auch für die Anfallskupierung sind β-Adrenozeptorantagonisten nicht geeignet.

Für die Behandlung der KHK werden bevorzugt β_1-selektive Rezeptorantagonisten verwendet, um die über β_2-Adrenozeptorblockade vermittelten Wirkungen (Zunahme von Koronargefäßtonus und peripherem Widerstand, bronchokonstriktorische Tendenz) möglichst gering zu halten (s. ausführliche Beschreibung der Eigenschaften von β-Blokkern in den Kap. 2 und 21).

20.4.3 Calciumantagonisten

Wirkungsweise

Die pharmakologischen Wirkungen aller gebräuchlicher Calciumantagonisten (Verapamil-, Diltiazem-, Nifedipintyp) beruhen auf der Hemmung des Calciumeinstroms durch langsame, membranpotentialabhängige Calciumkanäle an der glatten Muskulatur der Gefäße, der Myokardzellen, den Zellen des Erregungsleitungssystems des Herzens und anderer Zelltypen. Diese Hemmung spannungsabhängiger Calciumkanäle wirkt sich an den Koronararterien dilatierend aus. Im Gegensatz zu den „klassischen Koronardilatatoren" (s. unten) betrifft diese Koronardilatation auch die größeren Koronargefäße und kann sich deshalb auch im Bereich der Stenose auswirken, sofern diese exzentrisch ist und das Gefäß noch funktionell dilatierbare Anteile enthält. Auch die neu gebildeten Kollateralen, die keiner metabolischen Kontrolle unterliegen, scheinen durch Calciumantagonisten relaxiert werden zu können. Allerdings ist auch für Calciumantagonisten, insbesondere für Nifedipin, ein „Stealeffekt" beschrieben worden (s. unten). Eine weitere Wirkungskomponente der Calciumantagonisten soll der Schutz des Myokards vor einer ischämischen „Calciumüberladung" sein, ein bisher noch wenig charakterisierter Mechanismus. Zur klinischen Wirkung kann auch die Senkung des peripheren Widerstandes (Nachlastsenkung) und damit der Herzarbeit beitragen (s. Übersicht). Calciumantagonisten vom Typ des Verapamils (Phenylalkylamine) und vom Typ des Nifedipins (Dihydropyridine) haben am L-Typ-Calciumkanal unterschiedliche Bindungsstellen und unterscheiden sich in ihrer Organspezifität. Während Verapamil (und Diltiazem) eine stärkere kardiale Wirksamkeit mit negativ-inotroper, frequenzsenkender und antiarrhythmischer Wirkung aufweist, sind Dihydropyridine stärker im peripheren arteriellen System (einschließlich der Koronargefäße) mit Blutdrucksenkung und reaktiver Tachykardie wirksam. Dementsprechend weren in der Behandlung der Angina pectoris fast ausschließlich Dihydropyridine verwendet. Die generellen pharmakodynamischen und pharmakokinetischen Eigenschaften verschiedener Calciumantagonisten sind im Detail in den Kap. 17 und 20 (S. 289 und 291) dargestellt.

Komponenten der antianginösen Wirkung der Calciumantagonisten

- Dilatation der größeren Koronararterien, bei exzentrischen Stenosen auch im Stenosebereich
- Abnahme des peripheren Widerstandes (Nachlastsenkung), Verminderung des O_2-Bedarfs
- Zytoprotektive Wirkung durch Verhinderung der Calciumüberladung der ischämischen Myokardzelle (fraglich)

Neuere Calciumantagonisten vom Dihydropyridintyp (sog. 2. Generation) zeigten in tierexperimentellen und ersten klinischen Untersuchungen Unterschiede in der Organselektivität. So soll Nimodipin eine bevorzugte Wirksamkeit an zerebralen Gefäßen, Nicardipin an Kapazitäts- und Widerstandsgefäßen und Nisoldipin an Koronargefäßen haben. Die therapeutische Relevanz dieser Unterschiede ist jedoch nicht belegt.

Neue Calcium-Antagonisten mit abweichendem Wirkprinzip sind *Mibefradil* und *Bepridil*. Mibefradil hemmt den Calciumeinstrom durch T-Calciumkanäle. Es wurde zur Therapie der Angina pectoris eingesetzt, jedoch wegen lebensbedrohlicher Interaktionen, insbesondere mit Antiarrhythmika, wieder vom Markt genommen. Bepridil hemmt Rezeptor-gesteuerte Calciumkanäle. Es hat am Herzen negativ-chronotrope, negativ-dromotrope, negativ-inotrope und antiarrhythmische Wirkungen. Es vermindert den kardialen O_2-Verbrauch, erhöht den koronaren Blutfluß und wirkt antianginös. Wegen seiner deutlichen Tendenz zur Auslösung von Rhythmusstörungen wird Bepridil (z.B. in den USA) nur bei Versagen anderer Anti-Anginosa eingesetzt. In der BRD ist Bepridil nicht im Handel.

Unerwünschte Wirkungen

Unerwünschte Wirkungen der Dihydropyridine sind eine (geringe) negativ-inotrope Wirkung, bei kurz-wirksamen Dihydropyridinen (Nifedipin) oder zu hoher Dosierung, stärkerer Blutdruckabfall mit reflektorischer Tachykardie, erhöhtem O_2-Bedarf und Zunahme der pektanginösen Beschwerden, Obstipation, periphere Ödeme, Kopfschmerzen. Auch über einen Steal-Effekt an den Koronarien mit Zunahme der Angina-pectoris-Symptomatik ist berichtet worden (Nifedipin). Als unerwünschte Wirkung ist auch die *Aktivierung des Renin-Angiotensin-Systems* anzusehen. Diese kommt einerseits reflektorisch über die Blutdrucksenkung, andererseits durch die Aufhebung der inhibitorischen Wirkung des Calciums auf die Reninfreisetzung aus den juxtaglomerulären Zellen der Niere zustande.

Therapeutische Anwendung

Calciumantagonisten werden zur Anfallsprophylaxe und Dauerbehandlung der koronaren Herzkrankheit eingesetzt. Der Stellenwert der Calciumantagonisten in der Therapie der KHK wird ebenso wie ihre Anwendung bei Herzinsuffizienz (s. Kap. 18) und Hypertonie (s. Kap. 21) z.Z. neu diskutiert: Calciumantagonisten zeigten zwar in kurzfristigen klinischen Studien eine antiischämische Wirkung, d.h. eine Verminderung der Angina-pectoris-Symptomatik und eine Verbesserung der Leistungsfähigkeit der Patienten. Neuere Untersuchungen ergaben jedoch z.T. unbefriedigende Langzeitergebnisse, insbesondere ließ sich keine signifikante Abnahme der Mortalität nachweisen, was eine kritischere Bewertung hinsichtlich der Indikationsstellung und der Auswahl unter den Calciumantagonisten veranlaßte.

Dihydropyridine (Nifedipintyp) gelten als Zusatzmedikation zusammen mit NO-Pharmaka oder β-Blockern, wenn deren Wirksamkeit nicht ausreichend ist. Da kurzwirksame Dihydropyridine wie Nifedipin in Langzeitstudien einen negativen Effekt hinsichtlich Symptomatik und Mortalität hatten, sollen nur langwirksame Dihydropyridine angewendet werden. Sie sind bevorzugt anzuwenden bei hypertensiven Patienten, da gleichzeitig eine Blutdrucksenkung erwünscht ist, um das Herz zu entlasten und seinen O_2-Verbrauch zu senken. Unbestritten ist die Vorrangstellung der Dihydropyridine in der Behandlung der vasospastischen Angina (Prinzmetal-Angina). Dagegen sollen sie bei instabiler Angina oder bei gleichzeitig bestehender Herzinsuffizienz nicht angewendet werden. Dies gilt insbesondere für Dihydropyridine mit kurzer Wirkdauer wie Nifedipin. Zur Behandlung der instabilen Angina sind Dihydropyridine ungeeignet. Die übliche Dosierung der Dihydropyridine bei Angina pectoris entspricht derjenigen in der Hypertoniebehandlung (s. dort).

20.4.4 Angiotensin-Conversionsenzym (ACE)-Hemmer

ACE-Hemmer haben einen festen Platz in der Behandlung des Herzinfarktes (s.u.). Bei stabiler Angina pectoris ist ihr Stellenwert unklar. Tierexperimentelle Studien zeigen, daß Angiotensin II ein proliferativer Reiz für arterielle Gefäße ist und zur Entstehung und Progression der Arterio- und Koronarsklerose beiträgt. Diese negativen Effekte können mit ACE-Hemmern unterbunden werden. Klinische Studien hatten bisher keinen präventiven Einfluß der ACE-Hemmer auf Infarkthäufigkeit und Mortalität nachweisen können. In der kürzlich veröffentlichten HOPE-Studie war mit Ramipril jedoch eine deutliche Senkung von Mortalität und Infarktrate bei Risikopatienten erreicht worden. Ramipril wurde daraufhin auch für die Behandlung der KHK zugelassen. Es ist zu erwarten, dass ACE-Hemmer insgesamt in die Initial-Therapie der stabilen Angina pectoris Eingang finden.

20.4.5 Thrombozytenaggregationshemmer

Die tägliche Einnahme von 100 mg *Acetylsalizylsäure* (ASS) senkt bei Patienten mit stabiler und instabiler Angina pectoris die Herzinfarktrate signifikant und ASS gehört zur Initial-(Standard)-Therapie bei diesen Personen. Die prophylaktische Einnahme von ASS bei älteren Menschen (> 50 Jahre) ohne Zeichen einer KHK wird dagegen nicht empfohlen. Zwar konnte mit 167 mg ASS/Tag auch in dieser Population (z. B. Studie an männlichen Ärzten, USA) eine Senkung der Häufigkeit des Herzinfarktes erreicht werden, doch wurde dieser geringe Vorteil (absolute Risikoreduktion 0,2 %) durch eine Zunahme des Risikos zerebraler Blutungen aufgehoben. Bei Frauen soll ASS keinen prophylaktischen Effekt haben. Der therapeutische Nutzen von ASS in der Behandlung des Herzinfarktes ist dagegen unumstritten (s. u.).

Der neue Thrombozyten-Aggregationhemmer *Clopidogrel* kann an Stelle von ASS bei Risikopatienten eingesetzt werden, wenn Kontraindikationen für ASS bestehen (Unverträglichkeit, Analgetika-Asthma, Magenprobleme).

20.4.6
Lipidsenker

Die Plasmakonzentrationen des LDL-Cholesterins korrelieren direkt mit der Entwicklung koronarer Plaques, der Herzinfarktrate und der Sterblichkeit an kardiovaskulären Ereignissen. Es wird deshalb für Risikopatienten (Hypertonie, LDL-Cholesterin >200 mg/dl, KHK, Diabetes, Familienanamnese, HDL-Cholesterin < 35 mg/dl) eine strikte diätetische Einstellung gefordert, deren Ziel von der Einstufung der Risiken abhängt. Im allg. soll das LDL-Cholesterin unter 130 mg/dl, bei Diabetikern unter 100 mg/dl liegen. Gelingt die diätetische Einstellung nicht, so werden Lipidsenker vom Typ der HMG-CoA-Reduktase-Hemmer (= Cholesterinsyntheseenzym (CSE)-Hemmer) wie Lovastatin, Atorvastatin, Simvastatin mit dem Therapieziel LDL-Cholesterin < 100 mg/dl eingesetzt. Mit CSE-Hemmern läßt sich die Plaque-Entwicklung verlangsamen. In mehreren großen an Risikopatienten durchgeführten Studien (4S, LIPID, CARE, AVERT, AFCAPS, WOSCOPS, Übersicht bei Wood, 1959, Velasco 1999, Meyer, 1999) konnte mit CSE-Hemmern die Zahl ischämischer Ereignisse, einschließlich tödlicher und nicht-tödlicher Herzinfarkte verringert werden. Selbst bei Personen mit normalen LDL-Cholesterinwerten und ohne kardiovaskuläre Risikofaktoren ist eine Risikoreduktion zu erreichen, allerdings müssen 50 Personen 5 Jahre behandelt werden (number needed to treat, NNT), um 1 ischämisches Ereignis (Infarkt, instabile Angina, plötzlicher Herztod) innerhalb dieser Zeit zu verhindern, was allein schon aus ökonomischen Gründen eine solche präventive Behandlung zweifelhaft erscheinen läßt. Zur Pharmakotherapie der Lipidsenker siehe Kap. 28.4

20.4.7
Andere Koronartherapeutika

Früher häufig verwendete Koronardilatatoren wie *Oxyfedrin, Dilazep, Carbocromen* oder *Dipyridamol* spielen therapeutisch keine Rolle mehr. Diese Substanzen sind z. T. als Calciumantagonisten, z. T. als Adenosinaufnahmehemmer wirksam. Am besten untersucht ist in dieser Hinsicht Dipyridamol, das infolge einer Strukturähnlichkeit zum Adenosin dessen zelluläre Aufnahme über den Nukleosidtransporter hemmt, dadurch die Konzentration von Adenosin im Interstitium erhöht und eine vasodilatierende Wirkung auslöst (s. Abb. 20.2). Diese tierexperimentell und an gesunden Probanden nachgewiesene Koronardilatation ist jedoch therapeutisch bei Patienten mit Angina-pectoris nicht nutzbar oder sogar schädlich, da die Koronargefäße in einem ischämischen Myokardbereich ohnehin über den endogenen Adenosinmechanismus bereits maximal dilatiert sind. Der koronardilatierende Effekt von Dipyridamol (und anderer Koronardilatatoren dieses Typs) kann sich daher nur an Koronarien normal durchbluteter Myokardabschnitte auswirken, was eine Umlenkung des Blutflusses von dem ischämischen hin zu gesunden Myokardbereichen zur Folge hat und die O_2-Versorgung des ischämischen Bereiches eher verschlechtert als verbessert (Stealeffekt).

Kaliumkanalöffner. Substanzen wie *Cromakalim, Pinacidil* (nicht im Handel) oder *Diazoxid* werden als Kaliumkanalöffner bezeichnet, da sie die ATP-gesteuerte Kaliumpermeabilität erhöhen. Die aus dem Kaliumausstrom resultierende Hyperpolarisation wirkt vasodilatierend. Ob diese Substanzen Eingang in die Therapie der koronaren Herzkrankheit finden, bleibt abzuwarten.

20.4.7
Zusammenfassung

Die folgende Tabelle gibt eine Übersicht über die therapeutischen Maßnahmen bei Angina pectoris:

Tabelle 20.2 Pharmaka in der Behandlung der Angina pectoris

Substanzen	Indikationsstellung
β-Blocker	*Initialtherapie*, wenn keine Kontraindikationen (Bradykardie, bradykarde Rhythmusstörungen, periphere arterielle Verschlußkrankheit (pAV))
Ca-Antagonisten (nur langwirksame)	Wenn Kontraindikationen für β-Blocker. Kombination mit β-Blockern, wenn diese allein nicht ausreichend wirksam.
Acetylsalicylsäure	*Initialtherapie* (100 mg/Tag), wenn keine Kontraindikationen (Analgetikaasthma, deutliche Magenunverträglichkeit)
Clopidogrel	Wenn Acetylsalizylsäure kontraindiziert.
Nitroglycerin sublingual	Zur Anfallskupierung
Langwirksame NO-Verbindungen (Nitrate)	Nur wenn β-Blocker kontraindiziert oder unwirksam (evtl. Kombination mit Ca-Antagonisten oder β-Blocker)
CSE-Hemmer	Wenn LDL-Cholesterin > 160 (130) mg/dl. Ziel <100 mg/dl
ACE-Hemmer	bei gleichzeitig bestehenden Zeichen einer Herzinsuffizienz (evtl auch Initialtherapie)

20.5 Therapie des Herzinfarktes

Der Herz- oder Myokardinfarkt entsteht durch den akuten Verschluß eines großen Astes einer Koronararterie. Meist auf dem Boden von arteriosklerotischen Läsionen des Gefäßes, häufig unter „Aufbrechen" arteriosklerotischer Plaques kommt es an der rauhen Oberfläche der Innenwand der Gefäße zur Aggregation von Thrombozyten. An dem sich bildenden Thrombozytenpfropf wird die Gerinnungskaskade aktiviert, Fibrin eingelagert und der Gerinnungspfropf verfestigt. Folge dieses Prozesses, der innerhalb von Minuten oder aber auch über einige Stunden ablaufen kann, ist ein totaler Verschluß des Koronargefäßes.

Die *Symptome* des eintretenden Herzinfarktes sind: Schwäche, Übelkeit, Schweißausbrüche, Ohnmachtsneigung, Angst und Schmerzen, die den Charakter eines Angina-pectoris-Anfalles haben, jedoch länger anhalten (>20 min). Etwa 20 % der Herzinfarkte verlaufen „stumm", d. h. ohne typische Schmerz- und Kollapssymptomatik.

Die *Folgen* des akuten Verschlusses einer Koronararterie resultieren aus der fehlenden Durchblutung des Myokards hinter dem Verschluß. Die auf einen oxidativen Stoffwechsel angewiesenen Myozyten werden irreversibel geschädigt, wobei eine Calciumüberladung der Zelle wichtig zu sein scheint (s. Abb. 20.3). Der endgültige Infarktbereich ist erst nach 6–8 h festgelegt. Es ist deshalb für die Prognose des Patienten wichtig, möglichst früh in den Prozeß der Infarktausbreitung einzugreifen. Die sich aus der Ischämie und der nachfolgenden Nekrose ergebenden Funktionsausfälle hängen von Lokalisation und Ausdehnung des Infarktes ab. Etwa 45 % der Infarktpatienten sterben innerhalb der ersten 48 h, davon der überwiegende Teil vor Erreichen des Krankenhauses, an Herzrhythmusstörungen (Kammerflimmern), akuter Linksherzinsuffizienz mit Lungenödem oder kardiogenem Schock.

Nach Überleben des akuten Infarktes bedrohen Spätkomplikationen den Patienten. Dazu gehören Linksherzinsuffizienz, Herzrhythmusstörungen und ein erhöhtes Risiko eines neuerlichen Herzinfarktes (Reinfarkt), mit einer zusätzlichen Mortalität von 10–15 %.

Therapie in der Akut- und Frühphase

Noch vor Erreichen des Krankenhauses kann die Therapie mit folgenden Maßnahmen eingeleitet werden:

- Sauerstoffzufuhr über Nasensonde
- Glyceroltrinitrat, 0,8 mg sublingual oder als Spray bei starker Angina-pectoris-Symptomatik, zur Vorlast-Senkung und Schmerzbehandlung, sofern der Blutdruck nicht unter 90 mm Hg, die Herzfrequenz nicht über 100/min liegt
- Benzodiazepine (z. B. Diazepam 5 mg langsam i. v.) zur psychischen Abschirmung
- Schmerztherapie mit Morphin (2–5–10 mg langsam i. v.). Morphin wirkt nicht nur analgetisch und sedierend, sondern vermindert auch das Gefühl der Atemnot, z. B. bei akuter Linksherzinsuffizienz, und senkt den Sympathikotonus.

Entscheidend für die Überlebenschancen des Patienten ist die schnelle Aufnahme in ein Krankenhaus, wo intensivmedizinische Maßnahmen zur Rekanalisierung des verschlossenen Gefäßes und zur Reduktion des Infarktbereiches eingeleitet werden können.

Die Überprüfung verschiedener Therapiekonzepte in multizentrischen, kontrollierten Studien hat für folgende Verfahren eine Verringerung der akuten und chronischen Mortalität ergeben:

Als Basistherapie in der Akutphase wird eine *Thrombozytenaggregationshemmung* mit Acetylsalizylsäure (ASS) initial 500 mg i.v. eingeleitet und mit 100 mg täglich oral weitergeführt. Die Wirkungsweise von ASS und die Begründung für die niedrige Dosierung sind in den Kap. 14 und 26 dargestellt.

In mehreren Studien (z.B. GISSI-3, ISIS-1, ISIS-4) wurde bei der Anwendung von *ACE-Hemmern* oder *β-Adrenozeptorantagonisten* in der Frühphase, d.h. in den ersten 2 Tagen nach Infarkt, eine Senkung der Mortalität und der Reinfarktrate gefunden. Deshalb werden beide Substanzgruppen unter Beachtung der Kontraindikationen jetzt auch in der Akutphase des Myokardinfarktes eingesetzt.

Ebenfalls in der Akutphase kann eine *thrombolytische (fibrinolytische) Therapie* durchgeführt werden: Bereits ohne Pharmakotherapie wird während des Infarktes das endogene fibrinolytische System aktiviert. Diese Aktivierung beruht auf der Umwandlung des inaktiven Plasminogens zum enzymatisch aktiven fibrinolytischen Plasmin und kann bei ca. 10 % der Infarktpatienten zu spontaner Rekanalisation führen. Die Aktivität dieses Systems kann durch *Plasminogenaktivatoren* gesteigert werden (s. auch Kap. 25).

Die thrombolytische Therapie muß innerhalb von 6–8 h nach Infarktbeginn durchgeführt werden.

Die Erfolgsquote, d.h. die Häufigkeit der Rekanalisation des verschlossenen Gefäßes, liegt bei frühzeitiger (<6 h) systemischer Thrombolyse bei 50–80 %, bei intrakoronarer Infusion etwas höher (bis 70–90 %).

Kontraindikationen für eine thrombolytische Therapie

- Hämorrhagische Diathese, orale Antikoagulanzienbehandlung
- Aktives Magen- oder Duodenalgeschwür, Ösophagusvarizen, Kolitis
- Schwere Hypertonie (systolisch >200 mm Hg, diastolisch >110 mm Hg), Schwangerschaft
- Operation innerhalb der letzten 2 Wochen
- Vorausgegangene i.m.-Injektion oder Arterienpunktion
- Apoplektischer Insult innerhalb der letzten 3 Monate

Die wichtigste *Nebenwirkung* der thrombolytischen Therapie ist eine erhöhte Blutungsneigung, speziell das Risiko von Hirnblutungen (0,5–1 %). Vor Einleiten der thrombolytischen Therapie sind die entsprechenden Kontraindikationen zu berücksichtigen (s. Übersicht). Mit einem erneuten Verschluß bei ca. 15–35 % der Fälle innerhalb der ersten 3 Wochen ist zu rechnen.

Eine *Heparinbehandlung* zur Verminderung der Reokklusionsrate im Anschluß der Thrombolysetherapie ist hinsichtlich ihres Erfolges umstritten. Eine Therapie mit *oralen Antikoagulanzien*, die früher in der Nachbehandlung des Herzinfarktes die Regel war, wird heute nur bei speziellen Indikationen (Vorhofflimmern mit Emboliegefahr, Aneurysma, Thrombenbildung) eingesetzt.

Als Alternative zur Fibrinolyse oder als zusätzliche Behandlung kommt die *transluminale, koronare Angioplastie* (PTCA) in Frage (mechanische Aufdehnung der stenotischen Koronararterie).

In mehreren Studien mit *Calciumantagonisten*, deren antiarrhythmische Wirkung, Koronardilatation und Nachlastsenkung theoretisch vorteilhaft sein könnten, sowie mit vorlastsenkenden *Nitroverbindungen* hat sich *keine* signifikante Verminderung der Mortalität in der Akutphase nachweisen lassen.

Die allgemeine Anwendung von *herzwirksamen Glykosiden* bei akuter Herzinsuffizienz infolge Infarkt wird wegen der Gefahr von schweren Rhythmusstörungen abgelehnt. Lediglich bei gleichzeitiger Vorhoftachyarrhythmie gilt Digoxin als sinnvoll. Die für die Langzeitprognose wichtige Behandlung der Herzinsuffizienz erfolgt bevorzugt mit ACE-Hemmern, Diuretika (Furosemid), evtl. Vasodilatatoren, kurzfristig auch mit Phosphodiesterasehemmern oder Dobutamin (s. S. 308).

Nachbehandlung (Sekundärprophylaxe)

Die Langzeitprognose nach überstandenem Herzinfarkt kann günstig beeinflußt werden durch eine umfassende Rehabilitationsbehandlung mit kontrolliertem körperlichem Training (Koronarsportgruppen) und entsprechendem Gesundheitsverhalten (Vermeidung von Risikofaktoren). Medikamentös müssen die weiterbestehende koronare Herzkrankheit (s. dort) und andere Grundkrankheiten wie Hypertonie, Herzinsuffizienz oder Rhythmusstörungen behandelt werden. Die Korrektur eine Hypercholesterinämie (LDL-Cholesterin >130 mg%) mit HMG-CoA-Reduktasehemmern (Statine) trägt signifikant zur Mortalitäts- und Morbiditätssenkung bei. Die Reinfarkthäufigkeit kann mit *β-Rezeptorantagonisten* signifikant vermindert werden. Bevorzugt werden kardioselektive β_1-Adrenozeptorantagonisten verwendet. Eine langfristige Thrombozytenaggregationshemmung mit *Acetylsalicylsäure* (100 mg/Tag) vermindert ebenfalls signifikant das Risiko des Reinfarktes. *Angiotensinkonversionsenzym-(ACE-)Hemmer* haben inzwischen einen gesicherten Platz in der Nachbehandlung des Infarktes. Sie werden unter der Vorstellung verwendet, daß Angiotensin II (evtl. lokal gebildet) an dem funktionell ungünstigen Umbau des Myokards nach Herzinfarkt (Remodeling) beteiligt ist und daß Kinine, deren Inaktivierung durch ACE-Hemmer (= Kininase II) verhindert wird, diesen Prozeß verzögern. Auch die Senkung des peripheren Widerstandes durch ACE-Hemmer kann zu ihrer Wirksamkeit in der Sekundärprophylaxe beitragen. Die Anwendung von NO-Pharmaka (organische Nitrate) hat keine Senkung von Mortalität oder Reinfarktrate ergeben. Der therapeutische Stellenwert von Calciumantagonisten in der Sekundärprophylaxe ist nach wie vor unklar und umstritten (Tabelle 20.3).

Abschließend ist festzustellen, daß trotz unbestrittener Fortschritte in der Therapie des Herzinfarktes die Verbesserungen hinsichtlich Reinfarktrate und Mortalität noch sehr unbefriedigend sind, denn die z.Z. erreichte Abnahme der Gesamtmortalitätsrate des Herzinfarktes einschl. Akutmortalität vor Krankenhausaufnahme, Krankenhausmortalität und Spätmortalität liegt in der Größenordnung von 5–10 %.

Literatur

Acute Infarction Ramipril Efficacy (AIRE) Study Investigators (1993) Effect of ramipril on mortality and morbidity of survivors of acute myocardial infarction with clinical evidence of heart failure. Lancet 342:821–827

Anderson TJ, Meredith IT, Ganz P, Selwyn AP, Yeung AC (1994) Nitric oxide and nitrovasodilators: similarities, differences and potential interactions. J Am Coll Cardiol 24:555–566

Antiplatelet Trialists' Collaboration. (1994) Collaborative overviews of randomized trials of antiplatelet therapy. I. Prevention of death, myocardial infarction, and stroke by prolonged antiplatelet therapy in various categories of patients. BMJ 308:81–106

Azetylsalizylsäure (ASS) als therapeutisches Prinzip bei kardiovaskulären Erkrankungen. Arzneimittelbrief 27:41–44

Bennett BM, McDonald BJ, Nigam R, Simon WC (1994) Biotransformation of organic nitrates and vascular smooth muscle cell function. Trends Pharmacol Sci 15:245–249

Berlin JA, Colditz GA (1990) A meta-analysis of physical activity in the prevention of coronary heart disease. Am J Epidemiol 132:612–628

Bertolet BD, Pepine CJ (1995) Daily life cardiac ischaemia. Should it be treated? Drugs 49:176–195

Britten M, Schächinger V (1998) Bedeutung der Endothelfunktion für ischämische Manifestationen der koronaren Atherosklerose. Herz 23:97–105

Campbell CA, Przyklenk K, Kloner RA (1986) Infarct size reduction: A review of the clinical trials. J Clin Pharmacol 26:317–329

Cody RJ (1994) Comparing angiotensin-converting enzyme inhibitor trial results in patients with acute myocardial infarction. Arch Intern Med 154:2029–2036

Davies MK (1994) Effects of ACE inhibitors on coronary haemodynamics and angina pectoris. Br Heart J [Suppl] 72:52–56

Domanski MJ (1999) Effect of angiotensin converting enzyme inhibition on sudden cardiac death in patients following acute myocardial infarction. A meta-analysis of randomised clinical trials. J Am Coll Cardiol 33:598–604

Dzau VJ, Re R (1994) Tissue angiotensin system in cardiovascular medicine: a paradigm shift? Circulation 89:493–498

Fung HL (1993) Clinical pharmacology of organic nitrates. Am J Cardiol 72:9C-15C

Tabelle 20.3. Pharmaka zur Behandlung des Herzinfarktes. (Mod. nach Empfehlungen der European Society of Cardiology 1998)

	Bemerkungen
Akutbehandlung	
Pharmaka	
Thrombolyse	Reokklusion häufig
Acetylsalizylsäure	Initial 500 mg i. v., danach 100 mg/Tag oral
β-Rezeptorantagonisten	β_1-selektive Adrenozeptor-Antagonisten
ACE-Hemmer	
Sekundärprophylaxe	
Acetylsalicylsäure	100 mg/Tag oral, Standardtherapie
β-Rezeptorantagonisten	Auswahl nach individuellen Parametern, Standardtherapie
ACE-Hemmer	
Orale Antikoagulanzien	Nur bei hohem Risiko thromboembolischer Ereignisse
Lipidsenker (Statine)	Bei Hypercholesterinämie LDL-Cholesterin >130 mg%

Grover GJ, Sleph PG, Dzwonczyk S, et al (1993) Effects of different angiotensin-converting enzyme (ACE) inhibitors on ischemic isolated rat hearts: relationship between cardiac ACE inhibition and cardioprotection. J Pharmacol Exp Ther 257:919–929

Gruppo Italiano per lo Studio Sopravivenca nell'Infarto Miocardico GISSI-3 (1994) Effects of lisinopril and transdermal glycerol trinitrate singly and together on 6-week mortality and ventricular function after acute myocardial infarction. Lancet 343:1115–1123

Heart Outcomes Prevention Evaluation (HOPE) study investigators (2000) Effects of an angiotensin-converting-enzyme inhibitor, ramipril, on cardiovascular events in high risk patients. N Engl J Med 342:145–153

ISIS-2 (Second International Study of Infarct Survival) Collaborative Group (1988) Randomized trial of intravenous streptokinase, oral aspirin, both or neither among 17187 cases of suspected cute myocardial infarction: ISIS-2. Lancet II:349–360

ISIS-4 Collaborative Group (1993) ISIS-4: randomized study of oral captopril in over 50.000 patients with suspected acute myocardial infarction. Circulation 88 [Suppl 1]:1–394

Johnston GD (1989) Digoxin after myocardial infarction. Does it have a role? Drugs 37:577–582

Kalziumantagonisten in der Therapie der koronaren Herzkrankheit (1993) Arzneimittelbrief 27:65–67

Koronare Herzkrankheit. Neue Richtlinien der Europäischen Atherosklerosegegesellschaft zur Prävention (1993) Med Monatsschr Pharmacol 16:210–213

Kuulasmaa K, Tunstall-Pedoe, Dobson A, et al. (2000) Estimation of contribution of changes in classic risk factors to trends in coronary-event rates across the WHO MONICA Project populations. Lancet 355:675–687

Langenfeld H (1993) β-Rezeptorenblocker bei frischem Myokardinfarkt. Dtsch Med Wochenschr 118:1569–1574

Lewis HD, Davis JW, Archibald DG, (1983) Protective effects of aspirin against acute myocardial infarction and death in men with unstable angina. Results of a Veterans Administration Cooperative Study. N Engl J Med 309:396–403

Lonn EM, Yusuf S,Jha P, Montague TJ, Teo KK, Benedict CR, Pitt B (1994) Emerging role of angiotensin-converting enzyme inhibitors in cardiac and vascular protection. Circulation 90:2056–2069

Meyer FP (1999) Statine in der Sekundär- und Primärprävention der koronaren Herzerkrankung? Arzneim-Therapie-Kritik 31:297–305

Morgan K (1994) Diverse factors influencing angiotensin metabolism during ACE inhibition: insights from molecular biology and genetic studies. Br Heart J [Suppl] 72:5–10

Nickening G, Böhm M (1998) Die Therapie des Myokardinfarktes mit ACE-Hemmern. Herz/Kreisl 30:378–381

Nielsen FE, Gram-Hansen P, Sørensen HT, Klausen IC (1990) Pain in acute myocardial infarction. Cardiology 77: 424–432

Ogilby ID, Heo AS, Iskandrian AS (1993) Effect of adenosine on coronary blood flow and its use as a diagnostic test for coronary artery disease. Cardiovasc Res 27:48–53

Parran JR (1994) Cardioprotection by angiotensin converting enzyme inhibitors – the experimental evidence. Cardiovasc Res 28:183–189

Peto R, Gray R, Collins R et al. (1988) Randomized trial of prophylactic daily aspirin in British male doctors. BMJ 296:313–316

Pfeffer MA, Braunwald E, Moye LA et al. (1992) Effect of captopril on mortality and morbidity in patients with left ventricular dysfunction after myocardial infarction: results of the survival and ventricular enlargement trial. The SAVE Investigators. N Engl J Med 327:669–677

Richardt G, Ungerer M, Schömig A (1993) Adenosin – eine endogene protektive Substanz im Herzen. Dtsch Med Wochenschr 118:1855–1859

Rutherford JD (1995) Nitrate tolerance in angina therapy. How to avoid it? Drugs 49:196–199

Scandinavian Simvastatin Survival Study Group (1994) Randomized trial of cholesterol lowering in 4444 patients with coronary heart disease. Lancet 344:1383–1389 (4 S-Study)

Scharfstein JS, Keaney JF Jr, Silvka A et al. (1994) In vivo transfer of nitric oxide between a plasma protein-bound reservoir and low molecular weight thiols. J Clin Invest 94:1432–1439

Schulz R, Triggle CR (1994) Role of NO in vascular smooth muscle and cardiac muscle function. Trends Pharmacol Sci 15:255–259

Swedberg K, Held P, Kjekshus J et al. (1992) Effects of the early administration of enalapril on mortality in patients with acute myocardial infarction: result of the Cooperative New Scandinavian Enalapril Survival Study II (Consensus II). N Engl J Med 327:678–684

Task Force Report (1998) The pre-hospital management of acute heart attacks. Eur Heart J 19:1140–1164

Tillmanns H (1992) Therapie des akuten Myokardinfarktes. Dtsch Apothekerztg 132:2612–2618

Timmis AD, Pitt B (1994) Effects of ACE inhibitors on coronary atherosclerosis and restenosis. Br Heart J [Suppl] 72:57–60

Todd PA, Goa KL, Langtry HD (1990) Transdermal nitroglycerin (glyceryl trinitrate). Drugs 40:880–902

Tunstall-Pedoe H, Vanuzzo D, Hobbs M, et al. (2000) Estimation of contribution of changes in coronary care to improving survival, event rates, and coronary heart disease mortality across the WHO MONICA Project populations. Lancet 355:688–700

Underwood MJ, More RS (1994) The aspirin papers. BMJ 308:71–72

Velasco JA (1999) After 4 S, CARE and LIPID – is evidence-based medicine being practised? Atherosclerosis 147, Suppl. 1:39–44

Vetrovec GW, Parker VE (1986) Alternative medical treatment for patients with angina pectoris and adverse reactions to β blockers. Am J Med 81 [Suppl 4 A]:20–27

Wood AJJ (1999) Drug treatment of lipid disorders. New Engl J Med 341:498–511

Yusuf S, Lessem J, Jha P, Lonn E (1993) Primary and secondary prevention of myocardial infarction and stroke: an update of randomly allocated, controlled trials. J Hypertens 11 [Suppl 4]:S61-S73

Yusuf S, Pepine CJ, Garces C et al. (1992) Effect of enalapril on myocardial infarction and unstable angina in patients with low ejection fraction. Lancet 340:1173–1178

Kapitel 21

Antihypertensiva

21

E. Hackenthal

Antihypertensiva

21

E. Hackenthal

21.1 Blutdruckregulation

Anatomisch und funktionell wird der Kreislauf unterteilt in das Kapazitätssystem (venöse Gefäße) und das Widerstandssystem (arterielle Gefäße). Im venösen Kapazitätssystem findet die Volumenregulation des Blutkreislaufes statt. Der Druck ist gering und abhängig von den hydrostatischen Gegebenheiten (zentraler Venendruck ca. 3–6 mm Hg). Im Widerstandssystem wird der arterielle Blutdruck durch die Pumparbeit des Herzens aufgebaut. Ein erheblicher Teil dieser Pumparbeit wird in die elastische Dehnung der großen Arterien überführt, die einen stetigen Blutfluß in die Peripherie auch während der Diastole ermöglicht (Windkesselfunktion). Die Höhe des Blutdruckes hängt ab

1) von der *Arbeit des Herzens* (Druck · Volumen),
2) dem *Tonus der Widerstandsgefäße* und
3) dem *Füllungszustand des Systems.*

Die Integration dieser 3 Parameter ist stark vereinfacht in Abb. 21.1 dargestellt.

Abb. 21.1. Schema der Kreislaufregulation (Einzelheiten s. Text)

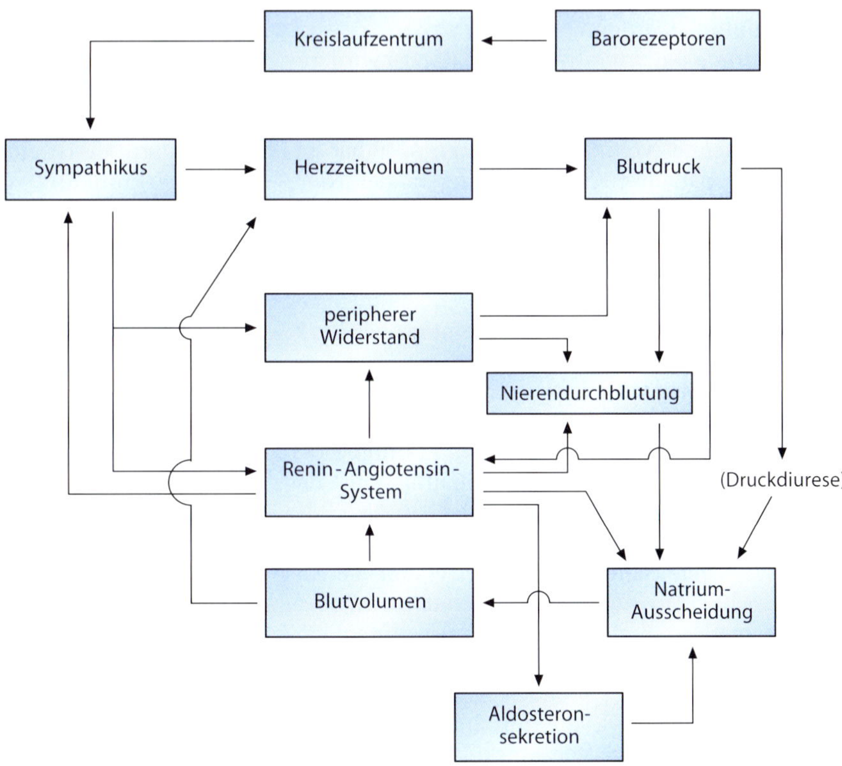

Der Blutdruck hat eine zirkadiane Rhythmik und unterliegt belastungsabhängigen Schwankungen. Er ist jedoch unter Berücksichtigung dieser Variabilität auf einem für das Individuum charakteristischen Niveau einreguliert. Sowohl die akuten Änderungen als auch das Blutdruckniveau werden im Kreislaufzentrum der Medulla oblongata reguliert. Das Kreislaufzentrum erhält kontinuierlich Informationen über den Druck im Gefäßsystem von drucksensiblen Strukturen (Barorezeptoren), die an strategisch wichtigen Stellen des Gefäßsystems, wie z.B. an der A. carotis interna und im Aortenbogen, lokalisiert sind.

An der Regulation des arteriellen Blutdruckes sind folgende Effektorsysteme beteiligt, die pharmakotherapeutisch beeinflußt werden können.

Der *Sympathikus* wird u.a. über das Kreislaufregulationszentrum gesteuert. Eine Aktivierung des Sympathikus erhöht Frequenz und Kontraktilität des Herzens sowie den Tonus der Widerstands- und Kapazitätsgefäße. Die sympathikusabhängige Einstellung des Blutdrucks kann durch zentral wirkende Antisympathotonika sowie durch peripher wirkende Adrenozeptoragonisten und -antagonisten beeinflußt werden.

Das *atriale natriuretische Peptid* (ANP) wird aus vesikulären Speichern der Myozyten in den Vorhöfen des Herzens bei erhöhtem diastolischem Füllungsdruck und -volumen freigesetzt. ANP hat neben seiner natriuretischen Wirkung in der Niere eine Hemmwirkung auf die Aldosteronsekretion und eine vasodilatierende Wirkung (s.S.271). Eine pharmakotherapeutische Ausnutzung dieses Systems zur Senkung eines erhöhten Blutdruckes durch ANP-Analoge oder Abbauhemmer wird z.Z. versucht.

Das *Renin-Angiotensin-System* ist über verschiedene Mechanismen an der Regulation von Blutdruck und Salz- und Wasserhaushalt beteiligt (s.Abb.21.8). Eine pharmakotherapeutische Beeinflussung des Renin-Angiotensin-Systems ist möglich über die Hemmung der Reninsekretion (β-Adrenozeptorantagonisten), eine Hemmung der Konversion von Angiotensin I zu Angiotensin II („Angiotensin-convertingenzyme-Hemmer"), Angiotensinrezeptorantagonisten und Inhibitoren des Renins.

Endotheline sind Peptide (21 Aminosäuren, verschiedene Isoformen), die im Endothel gebildet werden und an der glatten Muskulatur der Gefäße eine Vasokonstriktion auslösen. Therapeutisch nutzbare Endothelinrezeptorantagonisten sind (z.B. Bosentan) z.Z. in der klinischen Prüfung.

Der *„endothelial derived relaxing factor"* (EDRF), ebenfalls ein Endothelprodukt, ist wahrscheinlich identisch mit dem NO-Radikal, das an der glatten Gefäßmuskulatur relaxierend wirkt. Im Tierexperiment hat die Hemmung der NO-Synthase, die NO aus der Guanidinogruppe des Arginins bildet (s. Kap.20.4.1), eine lang anhaltende Blutdrucksteigerung zur Folge. Eine Stimulation der NO-Synthase ist experimentell-pharmakologisch möglich, hat aber keine klinische Bedeutung. Der EDRF-Mechanismus kann jedoch mit organischen Nitroverbindungen (NO-Pharmaka) imitiert werden, da aus ihnen in der glatten Muskelzelle NO gebildet wird (s. Kap.20.4.1). In der Therapie der Hypertonie spielen diese Substanzen eine untergeordnete Rolle, da sie ihre Wirkung hauptsächlich im venösen Bereich entfalten. Sie werden bevorzugt in der Therapie der Herzinsuffizienz und der koronaren Herzkrankheit eingesetzt.

21.2 Pathophysiologie und Klinik der Hypertonie

Die Hypertonie ist eine häufige und meist progrediente Erkrankung, die unbehandelt eine hohe Mortalität durch Herzinsuffizienz, Herzinfarkt, Schlaganfall oder Nierenversagen hat. Die Progredienz der primären Hypertonie besteht im wesentlichen darin, daß der erhöhte Blutdruck langfristig vaskuläre Schäden setzt, die ihrerseits den Hypertonus verstärken können: So sind druckbedingte Endothelschädigungen Wegbereiter der Arteriosklerose, die das Gefäß einengt und die Elastizität vermindert. Die Hypertrophie der Gefäßmuskulatur als Reaktion auf den erhöhten Druck geht einher mit einem funktionell ungünstigem Einwachsen von Muskelzellen in die Intima (Bindegewebsneubildung) und einer strukturellen Lumeneinengung („remodeling"). Im Gegensatz zur manifesten Herzinsuffizienz kann die Prognose der Hypertonie durch eine frühzeitige antihypertensive Therapie wesentlich verbessert werden. Unterschieden werden die sekundäre und die primäre Hypertonie (s. Übersicht).

Einteilung der Hypertonie nach Ursachen

Renale Hypertonie
- Nierenarterienstenose
- Andere Nierenerkrankungen
- Analgetikasyndrom

Endokrine Hypertonie
- Primärer Hyperaldosteronismus (Conn-Syndrom)
- Cushing-Syndrom
- Phäochromozytom
- Östrogenbehandlung

Essentielle (primäre) Hypertonie
- Ursachen unbekannt
- Genetische Faktoren
- Verschiedene Risikofaktoren

21.2.1 Sekundäre Hypertonie

Unter diesem Begriff werden solche Hypertonieformen verstanden, die eine erkennbare Ursache in einer anderen Grundkrankheit haben. Dazu gehören die Nierenarterienstenose, die durch den Druckabfall hinter der Stenose eine inadäquat hohe Reninsekretion induziert, sowie andere Nierenerkrankungen, weiterhin aldosteronproduzierende Tumoren der Nebenniere (Conn-Syndrom), eine Kortisolüberproduktion der Nebenniere (Cushing-Erkrankung) (s. Kap. 27) sowie das Phäochromozytom, ein meist gutartiger Tumor des Nebennierenmarks oder extraadrenaler Gewebe, der diskontinuierlich große Mengen von Adrenalin oder Noradrenalin sezerniert und zu episodischen Blutdrucksteigerungen führt. Diesen endokrinen Formen der Hypertonie ist gemeinsam, daß sie chirurgisch behandelt und meist völlig geheilt werden können. Ebenfalls zu den endokrinen Formen des Hochdrucks zählt das pharmakotherapeutisch durch hohe Dosierungen von Glukokortikoiden ausgelöste Cushing-Syndrom sowie die Hypertonie bei regelmäßiger Zufuhr von Östrogenen. Orale Antikonzeptiva sind die häufigste Ursache der Hypertonie bei jüngeren Frauen.

21.2.2 Primäre Hypertonie

Die verschiedenen Formen der sekundären Hypertonie sind mit zusammen ca. 5–8 % aller Hypertonien selten. Die restlichen 92–95 % der Hypertoniefälle, für die keine Ursache im Sinne der sekundären Hypertonie identifizierbar ist, werden als essentielle oder primäre Hypertonie bezeichnet. Die Diagnose „primäre Hypertonie“ wird also durch den Ausschluß aller anderen Formen der Hypertonie gestellt. Die Bezeichnung „essentielle Hypertonie“ beruht auf der früheren Auffassung, daß ein erhöhter Blutdruck bei arteriosklerotischer Einengung der Arterien notwendig ist, um die Organdurchblutung zu gewährleisten (Erfordernishochdruck).

Für die Entstehung der primären Hypertonie werden verschiedene Pathomechanismen diskutiert, wie z.B. die Unfähigkeit der Niere, bei normalem Blutdruck eine erhöhte Salzbeladung des Organismus durch eine entsprechend höhere Salzausscheidung auszugleichen (Volumenkonzept von Guyton), ein pathologisch erhöhter Sympathikotonus und/oder eine Störung der Regulation des intrazellulären Calciums in der Gefäßmuskulatur (Vasokonstriktorkonzept). Keines der verschiedenen Konzepte konnte bisher bestätigt werden. Vielmehr wird heute angenommen, daß die primäre Hypertonie eine multigenetische Erkrankung ist und daß sich hinter dem Begriff „primäre Hypertonie“ verschiedene Pathomechanismen verbergen.

Risikofaktoren

Epidemiologisch lassen sich eine Reihe von Risikofaktoren beschreiben (s. die folgende Übersicht). Die primäre Hypertonie tritt familiär gehäuft auf. Die Natur der *genetischen Disposition* ist nicht bekannt. Zur Zeit werden verschiedene molekularbiologisch-genetische Studien zur Identifizierung von Kandidatengenen als Risikofaktoren durchgeführt. So wurden z.B. bestimmte Anomalien des Gens für das Angiotensinkonversionsenzym oder des Gens für Angiotensinogen bei Hypertonikern gefunden. Welche kausale, prognostische oder diagnostische Bedeutung diesen und ähnlichen Befunden zukommt, ist noch unklar.

Risikofaktoren der primären Hypertonie

- Genetische Disposition
- Hypercholesterinämie
- Diabetes
- Zigarettenrauchen
- Übergewicht
- Erhöhter Salzkonsum
- Bewegungsmangel
- Alkoholkonsum
- Psychosozialer Streß

Die Bedeutung des *Salzkonsums* als pathogenetische Ursache der Hypertonie war lange umstritten. Verschiedene ältere epidemiologische Studien hatten eine enge Korrelation zwischen der Höhe des Salzkonsums einer Population und der Häufigkeit der arteriellen Hypertonie gezeigt. In neueren Studien wurde entweder keine deutliche Korrelation, oder eine Salzabhängigkeit des Blutdruckes nur bei einer Subpopulation von ca. 25% aller Normotensiven oder Hypertoniker gefunden.

Salzabhängigkeit des Blutdruckes findet sich vor allem bei übergewichtigen Personen. Dessen ungeachtet ist bei nahezu allen antihypertensiv behandelten Hypertonikern mit einer Kochsalzreduktion auf < 6 g/Tag eine zusätzliche Blutdrucksenkung von 2–4 mm Hg zu erreichen. Bei alten Menschen ist allerdings darauf zu achten, daß durch eine Kochsalzreduktion keine Hypovolämie entsteht.

Auch regelmäßiger *Alkoholkonsum* ab 30 g/Tag ist bei Männern als blutdrucksteigernder Faktor nachgewiesen worden (Frauen wurden nicht untersucht).

21.3 Pharmaka zur Behandlung der Hypertonie

Der pathologisch erhöhte Blutdruck ist keine zufällige Größe, sondern unterliegt der gleichen Regulation wie der normale Blutdruck. Für die Therapie des Hypertonus bedeutet dies, daß jede pharmakologische Senkung des Blutdrucks Gegenregulationen auslöst, die als Nebenwirkungen oder Begrenzung der therapeutischen Wirksamkeit die Therapie komplizieren können.

Folgende Gruppen von Pharmaka werden für die Behandlung der Hypertonie angewendet:

- Diuretika (z.B. Hydrochlorothiazid),
- β-Adrenozeptorantagonisten (β-Blocker),
- α-Adrenozeptorantagonisten (α-Blocker),
- zentral wirksame Antisympathotonika (z.B. Clonidin),
- Speicherhemmer (z.B. Reserpin),
- Calciumkanalblocker (Calciumantagonisten),
- Angiotensin-converting-enzyme-(ACE-)Hemmer; (z.B. Captopril),
- Angiotensin II-Rezeptorantagonisten,
- direkte Vasodilatatoren (z.B. Hydralazin),
- experimentelle Substanzen (z.B. Kaliumkanalöffner, ANP-Analoga, Endothelinantagonisten).

Eine Übersicht über die Wirkorte verschiedener Antihypertensiva gibt Abb. 21.2.

21.3.1 Diuretika

Für die Behandlung der Hypertonie werden hauptsächlich Diuretika vom Typ der Benzothiadiazine eingesetzt. Sie werden auch als *Saluretika* bezeichnet, da sie im Gegensatz zu Karboanhydrasehemmern Natrium und Chlorid in nahezu gleichen molaren Mengen zur Ausscheidung bringen (Einzelheiten s. Kap. 24).

Wirkungsprinzip

Der antihypertensive Wirkungsmechanismus der Saluretika ist nicht sicher bekannt. Eine wesentliche Komponente ist wahrscheinlich die Abnahme des Natriumchloridbestandes des Organismus und damit eine Verminderung des Extrazellulärvolumens, der Vorlast des Herzens, des Herzzeitvolumens und schließlich des peripheren Widerstandes. Die Natriurese beginnt innerhalb weniger Stunden nach der ersten Dosis und hält 2–4 Tage an. Danach ist die Natriumbilanz trotz Fortführung der Therapie wieder ausgeglichen, allerdings mit einem erniedrigten Natriumbestand des Organismus. Die antihypertensive Wirkung setzt jedoch meist erst 2–4 Wochen nach Beginn der Therapie ein. Der volle Effekt wird erst nach Monaten erreicht.

Als weiterer Mechanismus der antihypertensiven Wirkung wurde eine verminderte Ansprechbarkeit der Gefäße auf vasokonstriktorische Substanzen wie *Noradrenalin* und *Angiotensin II* beschrieben. Die zellulären Mechanismen sind nicht bekannt. Vermutet wird eine Hyperpolarisation durch eine Zunahme der Kaliumleitfähigkeit (Kaliumkanalöffner), wie sie als Wirkungsmechanismus des nichtdiuretischen Benzothiadizinderivates Diazoxid nachgewiesen worden ist (s. S. 375).

Pharmakokinetik

Die pharmakokinetischen Daten der in der Hypertonietherapie gebräuchlichen Saluretika sind in Tabelle 24.6 (S. 411) zusammengestellt.

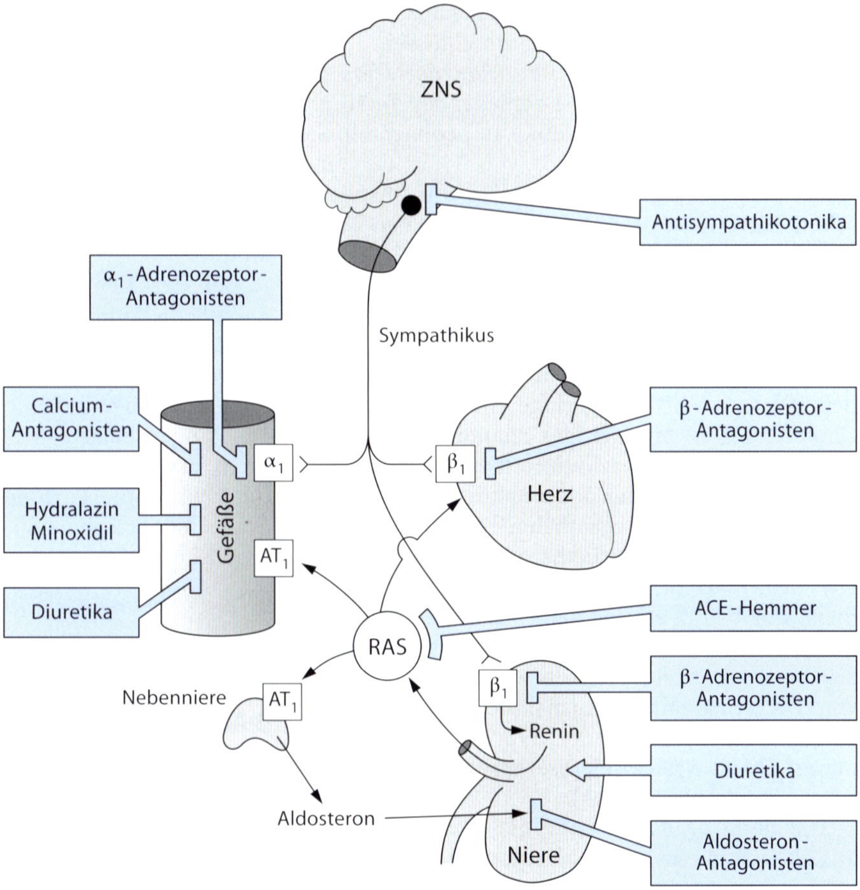

Abb. 22.2. Wirkorte verschiedener Antihypertensiva

Unerwünschte Wirkungen

Die unerwünschten Wirkungen der Thiaziddiuretika und pharmakologisch verwandter Substanzen bei Langzeitanwendung sind in der nachfolgenden Übersicht zusammengestellt. Zwischen einzelnen Substanzen bestehen nur geringe quantitative Unterschiede.

Die häufigste Nebenwirkung ist die *Hypokaliämie.* Sie entsteht druch einen erhöhten Na^+-K^+-Austausch im Sammelrohr der Niere (s. S. 410). Eine Hypokaliämie verstärkt die Wirksamkeit herzwirksamer Glykoside, kann bei disponierten Patienten Rhythmusstörungen am Herzen auslösen, wirkt den blutdrucksenkenden Eigenschaften der Saluretika entgegen und ist an der diabetogenen Wirkung beteiligt. Zur Vermeidung der Hypokaliämie wird entweder eine kaliumreiche, vegetabile Kost (oft ausreichend), die orale Kaliumsubstitution oder die Kombination mit kaliumsparenden Diuretika empfohlen. Die Kombination mit Amilorid oder Triamteren vermindert zwar das Risiko oder das Ausmaß

Unerwünschte Wirkungen der Benzothiadiazine und verwandter Diuretika

- Hypokaliämie, Hyponatriämie, Hypomagnesiämie (häufig)
- Hyperurikämie (häufig, aber nur bei Gichtpatienten relevant)
- Hyperlipoproteinämie (häufig)
- Diabetogene Wirkung (nur geringe klinische Bedeutung)
- Kreislaufstörungen (Orthostase) bei Hypovolämie
- Müdigkeit, Benommenheit (weniger häufig, Folge der Blutdrucksenkung?)
- Potenzstörungen (3–5 %)
- Blutbildveränderungen auf allergischer Basis (selten)

einer Hypokaliämie, doch sind Hypokaliämien, seltener Hyperkaliämien, nicht ausgeschlossen.

Eine *Zunahme der Harnsäurekonzentration* im Plasma (Hyperurikämie) ist bei jeder regelmäßiger Einnahme von Thiaziddiuretika zu beobachten. Sie entsteht aus der Konkurrenz von Thiaziden und Harnsäure um die Bindungsstellen am unspezifischen Säuretransportsystem des proximalen Tubulus. Doch nur bei Gichtpatienten ist diese Zunahme der Harnsäurekonzentration praktisch relevant und kann eine Gichtsymptomatik auslösen (s. S. 549).

Eine *Hyperlipoproteinämie* und einen Anstieg der LDL und VLDL, in geringerem Maße auch des Cholesterins, ist ein häufiges Phänomen bei Langzeiteinnahme von Thiaziddiuretika. Da eine Hyperlipoproteinämie zu den Risikofaktoren der Hypertonie gehört, wird gelegentlich die Eignung von Diuretika für die Hypertonietherapie in Frage gestellt. Die LDL-Konzentration im Plasma steigt jedoch meist nur mäßig an und zeigt nach mehreren Monaten der Anwendung von Diuretika eine Tendenz zur Normalisierung. Deshalb wird auf den Einsatz von Diuretika nur in Ausnahmefällen verzichtet, wie bei vorher bestehender Hyperlipoproteinämie, bei erhöhtem Arterioskleroserisiko oder metabolischem Syndrom (s. unten).

Die *diabetogene Wirkung* der Thiaziddiuretika äußert sich in einer Verschlechterung der Glucosetoleranzkurve. Als Mechanismen der diabetogenen Wirkung kommen in Frage: Die Diuretika-induzierte Hypokaliämie, eine geringe, aber signifikante Hemmung der Insulinsekretion (Wirkung als Kaliumkanalöffner? s. oben) sowie eine in ihrem Mechanismus unklare Zunahme der peripheren Insulinresistenz. Diese diabetogene Wirkung hat jedoch nur geringe klinische Bedeutung.

Unter Langzeittherapie mit Thiaziddiuretika nimmt das Risiko eines Nierenzellkarzinoms zu. Dieses Risiko ist jedoch absolut gesehen sehr gering und wird nicht als einschränkend für die Anwendung von Diuretika angesehen.

Störungen des Sexualverhaltens, insbesondere Impotenz und nachlassendes sexuelles Interesse, werden mit sehr unterschiedlicher Häufigkeit (1–25 %) angegeben. Nach einer Metaanalyse mehrerer großer Studien ist bei üblicher Dosierung (s. unten) mit einer Häufigkeit von 2–5 % zu rechnen.

Neuere klinische Studien zeigen, daß Diuretika in der Hypertonietherapie ohne wesentliche Einbuße an Wirksamkeit niedriger dosiert werden können als bisher üblich (30–50 % der früher empfohlenen Dosis). Lassen sich diese Ergebnisse bestätigen, so ist die Diuretikaanwendung in einem Dosisbereich denkbar, in dem die geschilderten unerwünschten Wirkungen selten und gering sind.

Bei der Behandlung der Hypertonie werden auch Schleifendiuretika wie *Furosemid, Piretamid, Bumetamid, Torasemid* oder *Etozolin* in niedrigen Dosierungen oder in Form von Retardpräparaten eingesetzt. Sie sind mit ähnlichen unerwünschten Wirkungen belastet wie die Saluretika. Bislang ist nicht erwiesen, daß sie in der Standardtherapie der Hypertonie Vorteile gegenüber Benzothiazdiazinen haben (pharmakologische Eigenschaften s. Kap. 24.6).

21.3.2 β-Adrenozeptorantagonisten

β-Adrenozeptorantagonisten (β-Blocker) gehören wie Diuretika zu den Basis-Pharmaka in der Hypertoniebehandlung.

Wirkungsprinzip

β-Rezeptorantagonisten hemmen kompetitiv die Bindung und Aktivierung β-adrenerger Rezeptoren durch zirkulierendes Adrenalin und den Neurotransmitter des Sympathikus Noradrenalin (s. Kap. 2.2). Die Struktur-Wirkungs-Beziehungen, die Signaltransduktionsmechanismen und die intrazellulären Folgereaktionen der Aktivierung oder Hemmung von β-Adrenozeptoren sind in 2.2 beschrieben, die zellulären Wirkungen am Herzen in Kap. 18. Die antihypertensive Wirkung der β-Rezeptorantagonisten beruht auf folgenden Wirkungskomponenten:

1) negativ-chronotrope Wirkung am Herzen (Senkung des Herzzeitvolumens),
2) negativ-inotrope Wirkung am Herzen,
3) Hemmung der sympathikusabhängigen, β-Adrenozeptor-vermittelten Reninsekretion aus den juxtaglomerulären Zellen der Niere,

4) sedierend-tranquilisierende Wirkung, Hemmung des zentralen Sympathikus?
5) Blockade präsynaptischer (aktivierender) β-Rezeptoren.

Die negativ-inotrope Wirkung sowie die Blockade präsynaptischer β-Adrenozeptoren sind wahrscheinlich für die antihypertensive Wirkung von untergeordneter Bedeutung, die tranquillierende Wirkung ist nur bei β-Blockern mit hoher Lipophilie und ohne intrinsische Aktivität (s.unten) vorhanden.

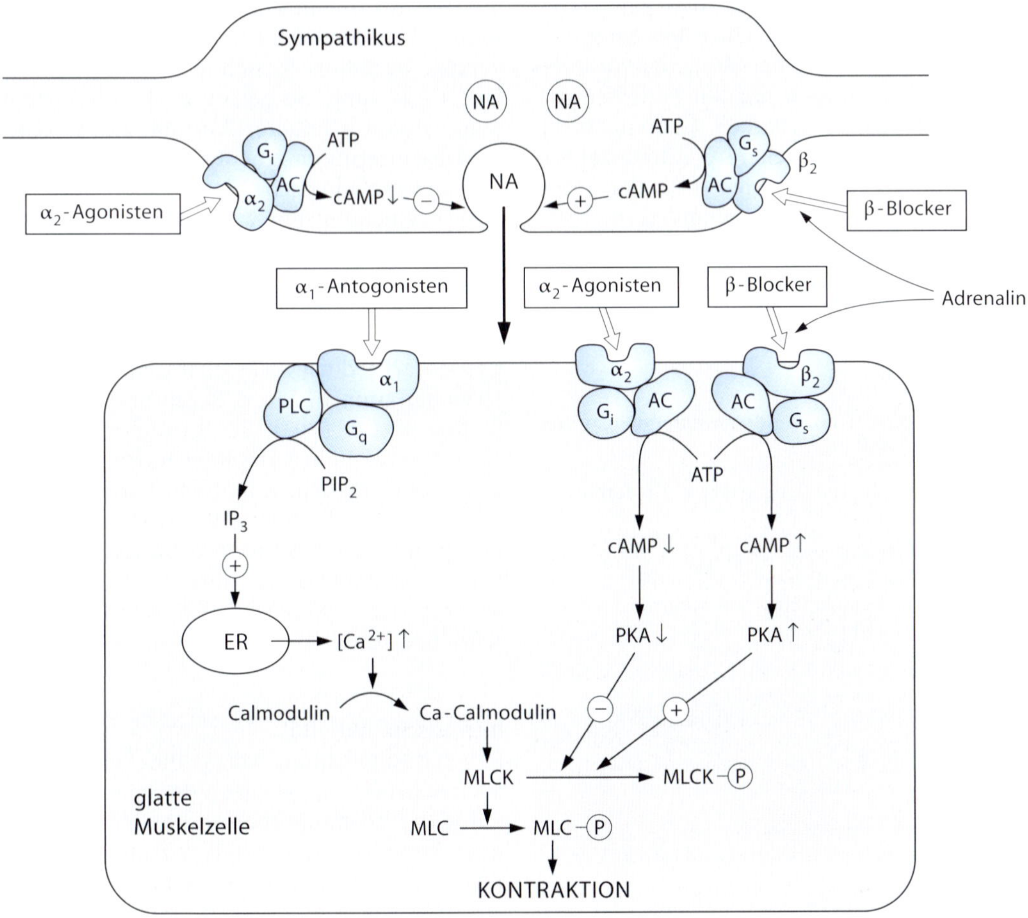

Abb. 21.3. Pharmakologie der sympathischen Synapse an der glatten Gefäßmuskelzelle. Funktionell dominierend ist der *postsynaptische* α_1*-Adrenozeptor* (α_1). Noradrenalin (*NA*) aktiviert über diesen Rezeptor die G-Protein(G)-abhängige Phospholipase C (*PLC*). Inositoltriphosphat (IP_3) setzt aus dem endoplasmatischen Retikulum (*RE*) vermehrt Calcium frei. Der Ca^{2+}-Calmodulinkomplex aktiviert die Myosinleichte-Ketten-Kinase (*MLCK*), die wiederum die Myosinleichte-Kette (*MLC*) durch Phosphorylierung (*P*) aktiviert und die Kontraktion verstärkt (Hemmung durch α_1-Antagonisten). Dagegen wirkt die Aktivierung *postsynaptischer* β_2*-Adrenozeptoren* (β_2), die in deutlich geringerer Zahl als α_1-Rezeptoren vorhanden sind, gefäßrelaxierend. Über die Dissoziation eines stimulatorischen G-Protein-Komplexes (G_s), die Aktivierung der Adenylcyclase und der cAMP-abhängigen Proteinkinase A (*PKA*) wird die MLCK phosphoryliert und damit inaktiviert. β-Blocker haben dementsprechend eine vasokonstriktorische Wirkung. Die nur in geringer Zahl *vertretenen postsynaptischen* α_2*-Adrenozeptoren* wirken über eine G_i-Protein-abhängige Hemmung der Adenylcyclase tonuserhöhend. Funktionell wichtiger als postsynaptische sind *präsynaptische* α_2*-Adrenozeptoren* (aktiviert durch α_2-Agonisten), die über den gleichen Signaltransduktionsweg die weitere Noradrenalinausschüttung hemmen (präsynaptische Hemmung, Autohemmung). Schließlich lassen sich *auch präsynaptische* β_2*-Adrenozeptoren* nachweisen, deren Aktivierung die NA-Ausschüttung begünstigt (Abschwächung durch β-Blocker)

Unerwünschte Wirkungen

Nicht nur die erwünschten, sondern auch die meisten unerwünschten Wirkungen entstehen durch Blockade von β-Adrenozeptoren. Die Blockade der postsynaptischen β_2-Adrenozeptoren an Gefäßen erhöht den Gefäßtonus (Hemmung der dilatierenden Komponente des Sympathikus und des zirkulierenden Adrenalins) und damit den peripheren Gefäßwiderstand (s. Abb. 21.3). Über denselben Mechanismus wird der Tonus der Bronchialmuskulatur erhöht, was sich jedoch nur bei Patienten mit erhöhter bronchialer Erregbarkeit (Asthma bronchiale) negativ auswirkt. Weitere β-Adrenozeptor-abhängige Funktionen, mit denen β-Blocker interferieren können, sind die Glykogenolyse, die Insulinsekretion, der Tonus der Uterusmuskulatur und die atrioventrikuläre Erregungsleitung am Herzen (weitere unerwünschte Wirkungen s. in der folgenden Zusammenstellung).

Unerwünschte Wirkungen von β-Adrenozeptorantagonisten in der Hypertoniebehandlung

- *Muskelschwäche* (10–20 %; durch periphere Minderdurchblutung?)
- *Bronchokonstriktion, Atemnot* (3–6 %; durch Blockade bronchodilatierender β_2-Adrenozeptoren; nur bei bronchialer Übererregbarkeit)
- *Müdigkeit* (10–20 %; bei lipophilen β-Blockern)
- *Unwohlsein, Übelkeit, Durchfall* (5–8 %); *Impotenz* (3–10 %)
- *Bradykardie* [10–15 %; nicht bei Blockern mit intrinscher sympathomimetischer Aktivität (ISA)]
- *Schlafstörungen, Unruhe* (2–10 %; häufiger bei ISA-Blockern)
- *Kalte Extremitäten* (4–8 %) durch Blockade vasodilatierender β_2-Adrenozeptoren, geringer bei β_1-selektiven und ISA-Blockern
- *Hypoglykämie* durch Verhinderung der sympathikusinduzierten hepatischen Glykogenolyse (hauptsächlich bei Diabetes relevant)
- *Hyperlipidämie* (10–20 %) Anstieg von Cholesterin, LDL, VLDL, Triglyceriden im Plasma. Klinische Wertigkeit umstritten. Wahrscheinlich bei heute üblicher niedriger Dosierung ohne klin. Bedeutung.

Differenzierung von β-Adrenozeptorantagonisten

β-Blocker unterscheiden sich in ihrer Rezeptorselektivität (β_1-β_2), der intrinsischen sympathomimetischen Aktivität (ISA), die auch partialantagonistische Aktivität (PAA) genannt wird, und in ihren pharmakokinetischen Eigenschaften.

Selektivität

Während der Herzmuskel überwiegend mit dem β_1-Typ der β-Rezeptoren ausgestattet ist, überwiegt an Gefäßen, Bronchialmuskulatur, Uterusmuskulatur und Hepatozyten der β_2-Rezeptortyp. Im Fettgewebe wurde ein weiterer Typ von β-Rezeptoren (β_3) identifiziert. Alle Rezeptortypen haben die gleiche transmembranäre Signaltransduktion. Die molekularen Strukturunterschiede sind ebenfalls gering, gestatten jedoch eine pharmakologische Differenzierung. So gelang es, β-Adrenozeptorantagonisten mit höherer Affinität zu β_1- gegenüber β_2-Adrenozeptoren zu entwickeln. Im Hinblick auf die pharmakologische Zielsetzung werden β_1-selektive Antagonisten auch als kardioselektive β-Blocker bezeichnet, von denen man sich eine geringere Nebenwirkungsquote an extrakardialen Organen mit bevorzugter β_2-Adrenozeptorausstattung erwartet. Die pharmakologische Kardioselektivität darf jedoch nicht überschätzt werden. Etwa 10 % der bronchialen β-Rezeptoren gehören zum β_1-Typ und 20–30 % der kardialen β-Rezeptoren zum β_2-Typ. Eine komplette Kardioselektivität ist also nicht möglich. Außerdem haben kardioselektive β-Blocker auch eine Restwirkung an β_2-Adrenozeptoren, so daß bronchospastische Reaktionen bei einem Asthmatiker auch mit einem kardioselektiven (β_1-selektiven) β-Blocker nicht auszuschließen sind.

Intrinsische Aktivität

Bei der Entwicklung von β-Blockern fanden sich auch Substanzen, die neben der kompetitiven Hemmung der Wirkung des Noradrenalins auch eine eigene Rezeptor-aktivierende Wirkung haben. Diese Eigenschaft wird als intrinsische sympathomimetische Aktivität (ISA) oder partialagonistische Aktivität (PAA) bezeichnet. Der mögliche therapeutische Vorteil von β-Blockern mit ISA wird darin gesehen, daß sie durch die Erregung vaskulärer postsynaptischer β_2-Adrenozeptoren den Widerstand im Gefäßsystem nicht erhöhen, was in der Hypertoniebehandlung zumindest theoretisch von Vorteil ist. Der klinische Vergleich eines β-Blockers ohne ISA (Propranolol) mit einem „ISA-Blocker" (Pindolol) hat in der Tat gezeigt, daß, wie erwartet, Propranolol initial den Gefäßwiderstand erhöht, Pindolol hingegen nicht. Jedoch war nach ca. 3 Monaten kontinuierlicher Therapie der periphere Widerstand in beiden Behandlungsgruppen gleich niedrig.

Ein anderer möglicher Vorteil der β-Blocker mit ISA liegt darin, daß sie die Ruhefrequenz des Herzens nicht absenken: Bei niedriger Noradrenalinkonzentration wird die frequenzsenkende Blockade der β-Rezeptoren durch die intrinsische Aktivität des ISA-Blockers kompensiert. Bei einer Sympathikusaktivierung mit vermehrter Ausschüttung von Noradrenalin steht jedoch die gewünschte blockierende Wirkung im Vordergrund, die Frequenzsteigerung wird unterbunden oder abgeschwächt. Dieser (bei Patienten mit niedriger Ruhefrequenz) günstige Effekt wird gelegentlich durch zusätzliche unerwünschte Wirkungen der ISA-Blocker, insbesondere zentrale Symptome wie Schlafstörungen, beeinträchtigt.

Die sog. lokalanästhetische, membranstabilisierende Wirkung der β-Rezeptorantagonisten, die unabhängig von der Interaktion mit β-Adrenozeptoren ist, wurde früher als wichtige Funktionskomponente angesehen, hat nach heutiger Ansicht jedoch keine nennenswerte Bedeutung. Eine Übersicht über die Eigenschaften häufig verwendeter β-Blocker gibt Tabelle 21.1.

21.3.3 α-Adrenozeptorantagonisten

Die vasokonstriktorische Wirkung des Sympathikus wird vor allem über die Aktivierung postsynaptischer α_1-Adrenozeptoren vermittelt (siehe Abb. 21.3). Dementsprechend sind α-Adrenozeptorantagonisten (α-Blocker) geeignet, den arteriellen und venösen Gefäßtonus zu senken.

α-Adrenozeptorantagonisten (α-Blocker) unterscheiden sich pharmakodynamisch hinsichtlich der Spezifität für die beiden Subtypen von α-Rezeptoren. *Nicht-selektive α-Rezeptorantagonisten* sind *Phentolamin* und *Phenoxybenzamin*. Beide Substanzen werden in der Therapie der Hypertonie wegen ihrer unerwünschten Wirkungen nicht verwendet. Sie führen zur orthostatischen Dysregulation (fehlende Tonisierung der venösen Gefäße bei aufrechter Körperhaltung) und lösen eine starke reaktive Sympathikusaktivierung (durch den Blutdruckabfall) aus. Die gleichzeitige Hemmung der präsynaptischen α_2-Rezeptoren bewirkt am Herzen eine vermehrte Ausschüttung von Noradrenalin mit Tachykardien, Zunahme des Herzzeitvolumens und Rhythmusstörungen.

Tabelle 21.1. Pharmakodynamische und pharmakokinetische Eigenschaften einiger β-Adrenozeptorantagonisten

Substanz	β_1- selektiv	ISA (PAA)	Lipophilie	Plasma-HWZ [h]	Übliche Tagesdosis [mg]
Propranolol	–	–	++	2–4	2- bis 3mal 40–80
Tertatolol	–	–	++	3–5	1mal 5
Bupranolol	–	–	+	1–2	2mal 50–100
Nadolol	–	–	+	14–24	1mal 60–120
Timolol	–	–		4–5	
Carvedilol**	–	–	+	3–6	2 × 12.5
Alprenolol	–	(+)	(+)	2–3	4mal 100–200
Carteolol	–	+	–	4–6 (10–20)[a]	1mal 5–15
Pindolol	–	+	(+)	3–6	1- bis 2mal 5–10
Oxprenolol	–	(+)	+	2–5	2mal 80–160
Metoprolol	+	–	(+)	2–5 (6–10)[a]	2mal 50–100
Atenolol	+	–	–	4–8	1mal 50–100
Acebutolol	(+)	+	–	1,5–2 (6–12)[a]	2mal 200
Bisoprolol	+	–	(+)	4–6 (10–20)[a]	1mal 5–10
Talinolol	+	–	(+)	3–6	1mal 100–200
Esmolol	+	–	–	8–10 min	– (nur i.v.)

[a] In Klammern HWZ aktiver Metaboliten. **Carvedilol hat zusätzlich α_{-1}-adrenozeptorantagonistische Eigenschaften.
ISA intrinsische sympathomimetische Aktivität oder auch partiell agonistische Aktivität (*PAA*).

Während Phentolamin ein kompetitiver α-Rezeptorantagonist ist, hat Phenoxybenzamin eine irreversible, nichtkompetitive Wirkung. Wie das Formelbild auf S. 107 zeigt, ist Phenoxybenzamin eine alkylierende Verbindung vom N-Losttyp. Unter Cl-Abspaltung kommt es spontan zur Ausbildung einer Aziridiniumverbindung, die bei Ringöffnung ein Carbeniumion enthält, das den α-Adrenozeptor alkyliert und irreversibel inaktiviert. Die Wirkung des Phenoxybenzamins hält deshalb solange an, bis genügend neue α-Adrenozeptoren synthetisiert sind, d.h. ca. 36–48 h. Sowohl Phentolamin als auch Phenoxybenzamin werden nur zur Kontrolle von Blutdruckkrisen bei Phäochromozytom, insbesondere vor und während der operativen Entfernung des Tumors und gelegentlich bei neurogenen Blasenentleerungsstörungen bei Kindern eingesetzt. Phentolamin kann auch in der Diagnostik des Phäochromozytoms verwendet werden.

Größere praktische Bedeutung haben *α_1-Adrenozeptor-selektive Antagonisten* wie Prazosin, Terazosin, Doxazosin, Urapidil und Indoramin. Ihr therapeutischer Nutzen in der Hochdrucktherapie wird vor allem durch die Ergebnisse der ALLHAT-Studie in Frage gestellt (siehe unten).

Eigenschaften und Wirkungsweise

Der am längsten bekannte und deshalb am besten charakterisierte Vertreter dieser Gruppe ist das *Prazosin.* Prazosin hat eine ca. 1000fach höhere Affinität zu α_1- gegenüber α_2-Adrenozeptoren. Es blokkiert postsynaptische α_1-Adrenozeptoren an den glatten Muskelzellen der Gefäße (s. Abb. 21.3) und verhindert die vasokonstriktorische Wirkung des Noradrenalins. Entsprechend der Verteilung von α_1-Adrenozeptoren im Gefäßsystem sind α_1-Adrenozeptorantagonisten sowohl im venösen Gefäßbett (Vorlastsenkung) als auch im arteriellen System (Nachlastsenkung) wirksam. Die durch den Blutdruckabfall ausgelöste reflektorische Tachykardie ist deutlich geringer als z.B. bei Phentolamin, da Prazosin die präsynaptischen α_2-Adrenozeptoren nicht blockiert und die α_2-Adrenozeptor-vermittelte Hemmung der Noradrenalinausschüttung am Herzen nicht beeinträchtigt.

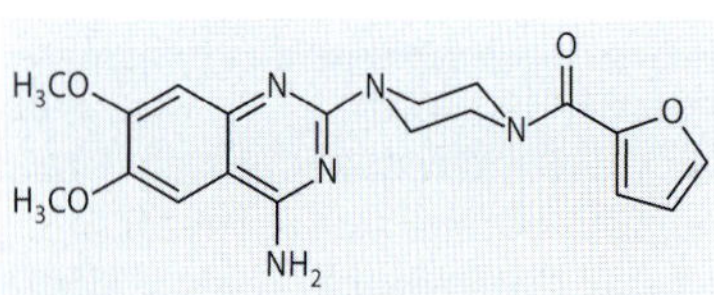

Prazosin

Pharmakokinetik (s. Tabelle 21.2).

Therapeutische Anwendung

Prazosin und die strukturverwandten Substanzen *Doxazosin, Terazosin* und *Bunazosin* werden zur Behandlung der primären Hypertonie verwendet. Ein günstiger Einfluß von Prazosin und seiner Verwandten auf Plasmalipide (Abnahme des Gesamtcholesterins, der VLDL und LDL-Fraktion und Anstieg der HDL) wurde beschrieben. Ebenso kann eine Abschwächung oder Aufhebung der Insulinresistenz bei dem sog. metabolischen Syndrom (s. S. 384) durch diese Substanz therapeutisch vorteilhaft sein. In der großen ALLHAT-Studie zur Langzeitwirkung verschiedener Antihypertensiva (Antihypertensive und Lipid-Lowering Treatment to prevent Heart Attack Trial) wurde unter der Therapie mit Doxazosin im Vergleich zu dem Diuretikum Chlorthalidon eine um 25% höhere Mortalität, hauptsächlich durch Zunahme der Herzinsuffizienz, beobachtet. Dieser Teil der Studie wurde daraufhin abgebrochen. Aufgrund dieser Ergebnisse

Tabelle 21.2. Eigenschaften von α_1-Adrenozeptorantagonisten

	Orale Bioverfügbarkeit [%]	Plasma-HWZ [h[	Übliche Dosierung [mg/Tag]	Bemerkungen
Prazosin	70	2–3	3mal 3–10	Einschleichende Dosierung (Erstdosisphänomen)
Terazosin	90	8–14	2mal 1–5	Einschleichende Dosierung (Erstdosisphänomen)
Doxazosin	80	9–12	1mal 2–4	Einschleichende Dosierung (Erstdosisphänomen)
Urapidil	80	2–3	2mal 30–60 (retard)	Zusätzlich 5 HT_{1A}-Agonist und α_2-Antagonist
Indoramin	40	4–12	2- bis 3mal 25	
Labetalol[a]	20	4	400–600	Zusätzlich nichtselektiver β-Antagonist

[a] Nicht mehr im Handel.

gehören α_1-Blocker, insbesondere Doxazosin nicht mehr zu den in der ersten Stufe der Hypertoniebehandlung empfohlenen Substanzen (siehe unten). Die α_1-Adrenozeptorantagonisten werden weiterhin zur symptomatischen Therapie der benignen Prostatahypertrophie (BPH) genutzt, da sie den α_1-adrenergen Tonus des Blasensphinkters vermindern. Eine weitere Anwendung ist die Therapie peripherer arterieller Durchblutungsstörungen, sofern diese durch einen erhöhten Sympathikotonus bedingt sind (Raynaud-Erkrankung).

Unerwünschte Wirkungen

Eine reflektorische Tachykardie ist gering (s. oben). Typisch für Prazosin und verwandte Substanzen wie Terazosin und Doxazosin ist das Erstdosisphänomen: Wird eine antihypertensive Therapie mit der üblichen Erhaltungsdosis begonnen, kommt es 60–90 min nach der Einnahme zu einem starken Blutdruckabfall mit Kollapsneigung. Deshalb muß die Therapie mit niedrigen Dosierungen (z. B. Prazosin 0,5 mg abends) begonnen werden. Weitere Nebenwirkungen sind Schwindel, Übelkeit, Müdigkeit (als Folge der Blutdrucksenkung), Natrium- und Wasserretention und dadurch Gewichtszunahme (ebenfalls durch die Blutdrucksenkung).

Hybridantagonisten

Urapidil hat eine deutlich geringere α_1-Selektivität als Prazosin. Dafür soll Urapidil jedoch eine zusätzliche agonistische Wirkung an zentralen Serotoninrezeptoren des 5-HT_{1A}-Typs haben, die eine zentrale Sympathikushemmung auslöst. Dies könnte erklären, warum Urapidil trotz Blutdrucksenkung keine reflektorische Tachykardie auslöst. Als *Nebenwirkungen* können gelegentlich orthostatische Dysregulation, Kopfschmerzen, Müdigkeit und Schwindel auftreten. Der Nachteil von Urapidil ist die kurze Wirkdauer, die jedoch durch Retardzubereitungen verlängert werden kann.

Indoramin ist ebenfalls ein selektiver postsynaptischer α_1-Adrenozeptorantagonist. Im Gegensatz zu Prazosin und Verwandten ist eine orthostatische Dysregulation selten, und die Reflextachykardie fehlt, evtl. durch eine zusätzliche zentrale antisympathikotone Wirkung von Indoramin. *Unerwünschte Wirkungen* sind: Sedation, Mundtrockenheit, Schwindel, Ejakulationsstörungen.

Carvedilol hat neben seiner α_1-Adrenozeptor-antagonistischen auch eine nichtselektive β-Adrenozeptor-antagonistische Wirkung (Hybridblocker). Es senkt den peripheren Widerstand der Gefäße und den erhöhten Blutdruck ohne Zunahme der Herzfrequenz. Es ist noch unklar, ob die theoretisch günstige kombinierte Wirkung an α_1- und β-Adrenozeptoren auch therapeutisch vorteilhaft ist. Carvedilol hat die typischen Nebenwirkungen und Risiken der β-Adrenozeptorantagonisten. Am häufigsten wird über Kopfschmerz, Schwindel und Müdigkeit geklagt.

Labetalol ist ebenfalls ein Hybridblocker mit α_1- und β-antagonistischen Eigenschaften. Allerdings sind diese Eigenschaften nicht in einer Substanz enthalten, sondern verteilen sich auf die Stereoisomere des Labetalols. Labetalol ist nicht mehr im Handel.

21.3.4 Antisympathikotonika

Wirkungsweise

Antisympathotonika wirken vorwiegend durch zentralnervöse Mechanismen blutdrucksenkend. Wirkort im ZNS ist das Kreislaufregulationszentrum der Medulla oblongata (Abb. 21.4). Die neuronale oder pharmakologische Aktivierung der kaudalen oder ventrolateralen Medulla (CVLM) führt über die Aktivierung inhibitorischer Neurone zu einer Abnahme der peripheren Sympathikusaktivität. Die „klassischen" Antisympathotonika wie α-Methyldopa (bzw. der Metabolit α-Methylnoradrenalin), *Guanfacin* und *Clonidin* sind α_2-adrenerge Agonisten.

Man nahm zunächst an, daß die blutdrucksenkende Wirkung ausschließlich durch die Aktivierung von *α_2-Adrenozeptoren* im Kreislaufzentrum vermittelt wird. Die ebenfalls zentrale Hemmung der Sympathikusaktivität durch neuere Substanzen mit Imidazolgrundstruktur wie z. B. Moxonidin ließ an diesem Konzept Zweifel aufkommen, da Moxonidin eine nur sehr geringe α_2-adrenerge Wirkung hat. Die Suche nach einem anderen Wirkprinzip zolrezeptoren beschrieben. Der Imidazol-I_1-Rezeptor ist auf der Zellmembran lokalisiert. Der I_2-Rezeptor wurde auf der äußeren Mitochondrienmem-

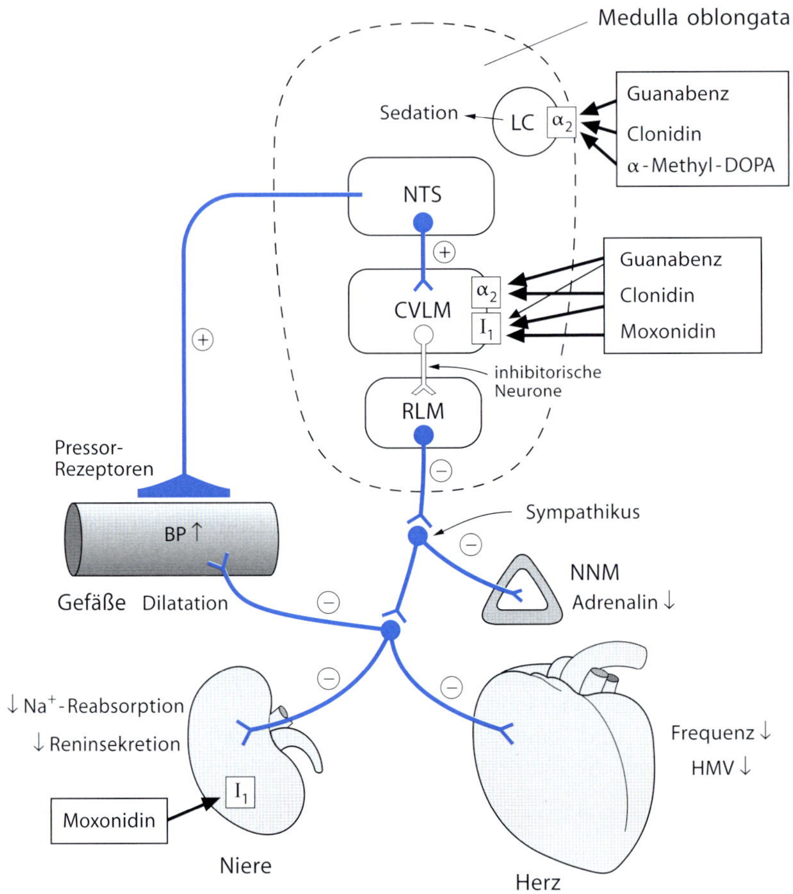

Abb. 21.4. Wirkungsweise zentral wirkender Antisympathotonika. Die normale Steuerungsfunktion des Kreislaufregulationszentrums ist für die Situation eines Blutdruckanstieges (*BP* ↑) dargestellt. Pressorsensoren (z.B. im Karotissinus und Aortenbogen) werden aktiviert. Ihre afferenten Fasern erreichen den Nucleus tractus solitarii (*NTS*), der seinerseits Kerngebiete der kaudalen ventrolateralen Medulla (*CVLM*) aktiviert. Hier werden inhibitorische Neurone aktiviert, die über eine Hemmung der rostralen ventralen Medulla (*RVM*) die Aktivität des peripheren Sympathikus vermindern. Als Konsequenz werden Herzfrequenz, Herzminutenvolumen, Gefäßtonus, Adrenalin- und Noradrenalinausschüttung des Nebennierenmarks (*NNM*) sowie die Na^+-Reabsorption und Reninsekretion der Niere reduziert. Dieser Regelkreis wird über α_2-Adrenozeptoren und Imidazolin-I_1-Rezeptoren in der CVLM im Sinne einer Hemmung des Sympathikus beeinflußt. Clonidin und Substanzen mit überwiegender α_2-adrenerger Wirkung wie Guanabenz oder α-Methylnoradrenalin (Vorstufe α-Methyldopa) wirken außerdem über α_2-Rezeptoren des Locus caeruleus (*LC*) sedierend. In der Niere hat Moxonidin durch die Aktivierung von I_1-Imidazolinrezeptoren auch eine direkte Wirkung

führte zur Entdeckung einer neuen Klasse von Rezeptoren, die man in Hinblick auf die Grundstruktur der aktivierenden und hemmenden Substanzen als *Imidazolrezeptoren* bezeichnet. Imidazolrezeptoren (besser spricht man noch von Bindungsstellen, da die Kopplung mit intrazellulären Funktionen noch nicht bekannt ist) sind neben α_2-Adrenozeptoren in der Medulla oblongata (in der CVLM) nachgewiesen. Sie kommen aber auch in verschiedenen Hirnarealen sowie in Niere, Nebennierenmark, Magen und Thrombozyten vor.

Als einer der endogenen Liganden der Imidazolrezeptoren konnte *Agmatin*, Decarboxylierungsprodukt des Arginins, identifiziert werden (Abb. 21.5). Mit der Identifizierung weiterer endogener „clonidine-displacing substances“ (CDS) ist zu rechnen. Inzwischen werden 2 Typen von Imida-

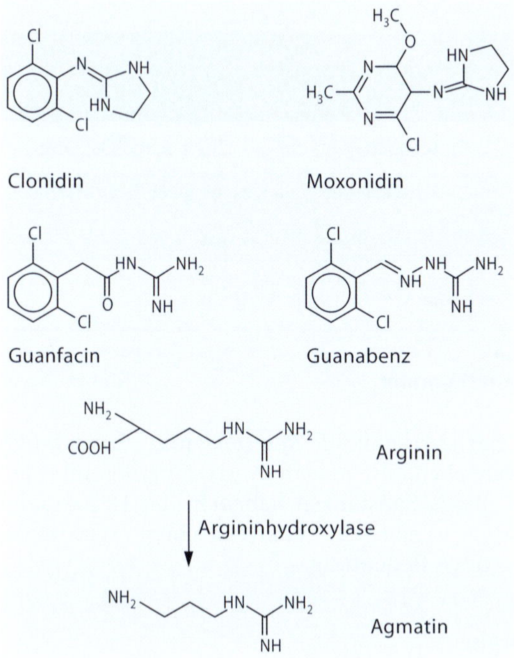

Abb. 21.5. Strukturen einiger Antisympathikotonika mit Affinität zu α_2-Adrenozeptoren und Imidazolin-I_1-Rezeptoren. Einer der endogenen Liganden der Imidazolinrezeptoren ist Agmatin, das aus Arginin durch Decarboxylierung gebildet wird. Zur Verdeutlichung der Strukturähnlichkeit (Guanidinogruppe) ist die Struktur des Arginins abweichend von der herkömmlichen Schreibweise dargestellt

bran gefunden und hat Beziehung zur Monoaminoxidase B.

Die verschiedenen Antisympathotonika zeigen sehr unterschiedliche Affinitäten zu α_2-Adrenozeptoren und zentralen Imidazolin-I_1-Rezeptoren. So haben α-Methylnoradrenalin (als aktiver Metabolit von α-Methyldopa), Guanabenz und Guanfacin eine bevorzugte Wirkung an α_2-Adrenozeptoren, Clonidin aktiviert mit etwa gleicher Affinität α_2-Adreno- und Imidazolinrezeptoren, während Moxonidin eine hohe Selektivität für den Imidazolinrezeptor hat. Die pharmakologische Bedeutung dieser Differenzierung liegt u.a. darin, daß über zentrale α_2-Adrenozeptoren weitere, meist unerwünschte Wirkungen vermittelt werden, die den Imidazolinrezeptoren offenbar fehlen. So haben α-Methyldopa und Clonidin eine stark ausgeprägte sedierende Wirkung durch Aktivierung von α_2-Rezeptoren des Locus caeruleus, während Moxonidin nur wenig sediert (s. auch Abb. 21.4).

Die meisten zentral wirksamen Antisympathotonika mit α_2-adrenerger Wirkung sind auch peripher an post- und präsynaptischen α_2-Adrenozeptoren wirksam. Während die präsynaptische α_2-Adrenozeptoraktivierung zur antihypertensiven Wirkung beiträgt, kann durch postsynaptische Aktivierung der Tonus erhöht werden. So kann es bei i.v.-Gabe von Clonidin vorübergehend zu einer Blutdrucksteigerung kommen. Die Bedeutung peripherer Imidazolinrezeptoren für das Wirkprofil von Imidazolinrezeptoragonisten wie Moxonidin ist noch nicht bekannt. Es wird vermutet, daß Moxonidin auch eine direkte Wirkung auf die Nierendurchblutung hat und die renale Na^+-Reabsorption, die Reninfreisetzung und die Freisetzung von Adrenalin und Noradrenalin aus dem Nebennierenmark hemmt.

Therapeutische Eigenschaften und unerwünschte Wirkungen

Die einzelnen Antisympathotonika haben folgende Eigenschaften (Strukturen s. Abb. 21.5):

Clonidin, Guanfacin und *Guanabenz* senken bei oraler Gabe den systolischen und diastolischen Blutdruck und die Herzfrequenz. Die renale Natrium- und Chloridausscheidung ist meist vermindert. Die Plasmareninaktivität wir durch die verringerte Sympathikusaktivität gesenkt. Pharmakokinetische Eigenschaften und Dosierung siehe Tabelle 21.3.

Häufig sind Sedierung, Mundtrockenheit und Obstipation, seltener Potenzstörungen. Die Natrium-, Chlorid- und Wasserretention (durch die Senkung des Blutdrucks) ist Ursache der Gewichtszunahme, die mehrere Kilogramm betragen kann (Kombination mit Diuretika sinnvoll). Bei plötzlichem Absetzen ist mit krisenhaftem Blutdruckanstieg zu rechnen (ausschleichende Dosierung). Clonidin und andere Antisympathotonika sollen nicht mit β-Adrenozeptorantagonisten oder Digoxin kombiniert werden (Verstärkung der Bradykardie). Trizyklische Antidepressiva schwächen die blutdrucksenkende Wirkung ab.

α-Methyldopa wurde unter der Vorstellung entwickelt, mit einem kompetitiven Hemmer der DOPA-Decarboxylase den Noradrenalingehalt der peripheren sympathischen Synapsen zu vermin-

Tabelle 21.3. Eigenschaften einiger Antisympathikotonika

	Orale Bioverfügbarkeit [%]	Plasma-HWZ [h]	Übliche Dosierung [mg/Tag]	Bemerkungen
Clonidin	75	9–11	2mal 0,075–0,25	Einschleichende und ausschleichende Dosierung
Guanfacin	95	16–22	1mal 2	Einschleichende und ausschleichende Dosierung
Guanabenz	75	7–10	2mal 4–12	Einschleichende und ausschleichende Dosierung
Moxonidin	90	2–3	1- bis 2mal 0,2	-
α-Methyldopa	8–70	7–18	3mal 200–500	Bei Langzeittherapie Toleranz

dern. Dieser Effekt ist zwar vorhanden, spielt aber bei der antihypertensiven Wirkung des α-Methyldopa keine signifikante Rolle. Vielmehr gelangt ein Teil des α-Methyldopa in das ZNS (über ein Aminosäuretransportsystem), wird dort zu α-Methyldopamin decarboxyliert und zu α-Methylnoradrenalin hydroxyliert. α-Methylnoradrenalin hat eine hohe Affinität zu α_2-Adrenozeptoren und wirkt deshalb über den gleichen Mechanismus wie Clonidin zentral blutdrucksenkend. α-Methyldopa hat die gleichen unerwünschten Wirkungen wie Clonidin. Zusätzlich besteht ein deutliches Risiko zur Auslösung von Depressionen, insbesondere bei älteren Menschen. 10–20 % der Behandelten entwickeln einen positiven, direkten Coombs-Test (Bildung von Autoantikörpern vom Typ IgG), der jedoch selten mit einer hämolytischen Anämie einhergeht.

Moxonidin senkt ebenso wie Clonidin den Sympathikotonus. Herzfrequenz, systolischer und diastolischer Blutdruck nehmen ab. Die sedierende Wirkung ist deutlich geringer als die des Clonidins und anderer α_2-adrenerger Antisympathotonika. Auch die Mundtrockenheit als Ausdruck der zentralen Aktivierung des Vagus scheint geringer zu sein. Die für Clonidin typische Salz- und Wasserretention scheint bei Moxonidintherapie nicht aufzutreten. Sie wird möglicherweise durch eine direkte Hemmung der tubulären Na^+-Reabsorption kompensiert. Als weitere Nebenwirkungen sind allergische Hautreaktionen und orthostatische Dysregulationen beschrieben worden. Moxonidin soll nicht bei Verdacht auf Herzinsuffizienz angewendet werden, da unter der Therapie mit Moxonidin eine Verschlechterung der Herzinsuffizienz und Zunahme der Mortalität auftritt (siehe Kap. 18.3.9).

21.3.5 Speicherhemmer

Die Speicherhemmer *Reserpin* und *Guanethidin* werden ebenfalls zu den Antisympathotonika gezählt. Beide Substanzen haben in der Hypertonietherapie wegen der unerwünschten Wirkungen kaum noch Bedeutung.

Reserpin

Wirkungsweise: Reserpin hemmt die Speicherung biogener Amine (Dopamin, Noradrenalin, Serotonin) in den vesikulären Speichern neuronaler Synapsen (s. Abb. 21.6). Diese Speicherung erfolgt über ein Amintransportsystem in der Vesikelmembran und wird durch einen hohen Protonengradienten vom Vesikelinneren zum Zytosol angetrieben. In diesem Antiportsystem werden 2 Protonen gegen 1 Aminmolekül ausgetauscht. Intravesikulär können hohe Konzentrationen der Amine aufgebaut werden, da sie in protonierter Form als Salz vorliegen. Der Protonengradient wird durch eine Mg-abhängige H^+-ATPase (Protonenpumpe) erzeugt. Reserpin hemmt spezifisch und irreversibel diese Protonenpumpe. Dadurch fehlt die treibende Kraft für den Amin-Protonen-Antiporter. Adrenalin, Noradrenalin und Dopamin werden nicht mehr vesikulär gespeichert, sondern durch die Monoaminoxidase abgebaut. Der Noradrenalingehalt der synaptischen Vesikel sinkt ab, die Noradrenalinausschüttung wird geringer, der Sympathikotonus nimmt ab. Reserpin hat diese Wirkung nicht nur an der sympathischen Endsynapse, sondern auch an zentralnervösen aminergen Synapsen, u. a. an dopaminergen und serotoninergen Synapsen. Darauf beruhen sowohl die zentralen Nebenwirkungen als auch die neuroleptische Wirkung von Reserpin, die früher therapeutisch genutzt wurde. Da die Speicherhemmung durch Reserpin irreversibel ist, wird die Funktionsfähigkeit der Synapse erst mit der Neubildung von Speichervesikel wiederhergestellt. Die Wirkungsdauer ist deshalb länger (1–2 Tage) als die Eliminationshalbwertszeit.

Unerwünschte Wirkungen: Starke Sedierung, häufig depressive Verstimmung (bis zu 20 % bei älteren Patienten), Obstipation, Diarrhö, verstopfte Nase, Potenzstörungen, extrapyramidalmotorische Störungen (keine Anwendung bei Parkinsonpatienten!).

Reserpin wird, wenn überhaupt, nur noch in sehr niedriger Dosierung (0,1–0,2 mg/Tag oral) und meist in Kombination mit anderen Antihypertonika angewendet.

Guanethidin

Wirkungsweise: Die antisympathikotone und blutdrucksenkende Wirkung von Guanethidin hat 3 Komponenten (Abb. 21.6):

1) es hat eine reserpinartige Hemmwirkung auf die Noradrenalinspeichervesikel (jedoch reversibel);
2) es hemmt die axonale Ausbreitung des Aktionspotentials;
3) es hemmt die neuronale Aufnahme von Adrenalin und Noradrenalin aus dem synaptischen Spalt durch den Na^+-Cl^--Amin-Kotransport (Uptake I).

Aus dieser Kombination von Wirkungen auf den peripheren Sympathikus erklärt sich die sehr starke blutdrucksenkende Wirkung von Guanethidin.

Unerwünschte Wirkungen: Guanethidin hat aufgrund der Blockade des peripheren Sympathikus ausgeprägte Nebenwirkungen: schwere orthostatische Dysregulation, Impotenz, Ejakulationsstörungen, Diarrhö, Muskelschwäche, Bradykardie, Gewichtszunahme durch Salz- und Wasserretention. Etwa 15 % der Patienten brechen eine Therapie we-

Abb. 21.6. Wirkungsweise von Reserpin und Guanethidin an der noradrenergen Synapse. Reserpin hemmt irreversibel das Protonentransportsystem der vesikulären Speicher und verhindert damit die protonengetriebene Aufnahme von Noradrenalin und Dopamin in die Speicher. Das nicht gespeicherte NA wird durch die Monoaminooxidase (*MAO*) metabolisiert. Die Synapse verarmt an NA. Guanethidin hat mehrere Angriffspunkte. Es hemmt kompetitiv die Aufnahme (Uptake I) von Noradrenalin (*NA*) aus dem synaptischen Spalt. Es wird selbst über diesen Mechanismus in die Zelle transportiert, wo es die Aufnahme von Noradrenalin und Dopamin in die vesikulären Speicher hemmt. Außerdem beeinträchtigt Guanethidin die Ausbreitung des Aktionspotentials

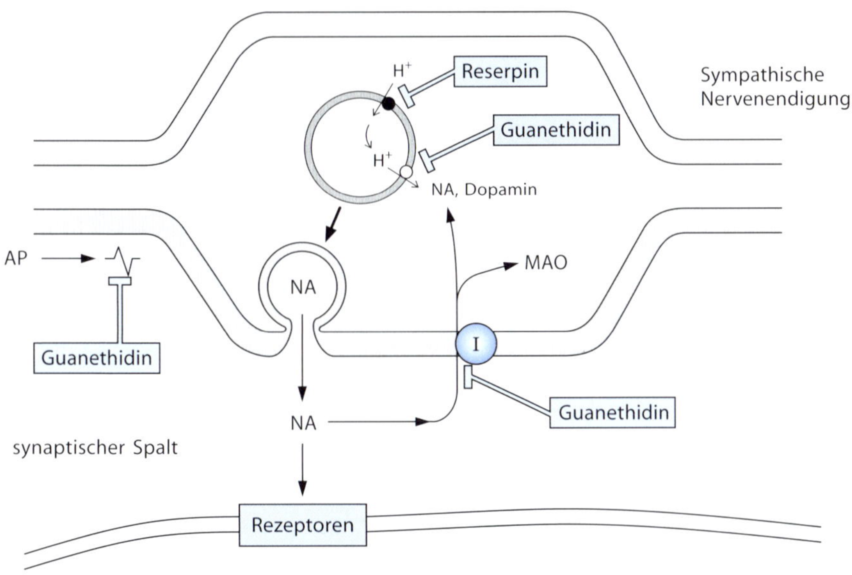

gen dieser Nebenwirkungen ab. Seltener sind Kurzatmigkeit, Kopfschmerz, Depression oder Müdigkeit.

Guanethidin wird als Reserve-Antihypertensivum bei Versagen anderer Antihypertensiva in Kombination mit Diuretika in Dosierungen von 10–50 mg/Tag oral eingesetzt.

21.3.6 Antihypertensiva mit Wirkung auf das Renin-Angiotensin-System

Das Renin-Angiotensin-System (RAS) ist neben dem Sympathikus das wichtigste Effektorsystem in der Regulation von Blutdruck und Salz- und Wasserhaushalt. Es hat folgende Komponenten (s. auch Abb. 21.7):

Das Enzym *Renin*, eine Aspartylprotease, wird in den juxtaglomerulären Zellen der Niere synthetisiert und gespeichert. Renin bildet aus dem Glykoprotein Angiotensinogen das Dekapeptid Angiotensin I. Das Dekapeptid *Angiotensin I* wird durch Abspaltung eines Dipeptides zum Effektor des Systems, dem Oktapeptid Angiotensin II, umgewandelt. Diese Reaktion wird durch das *Angiotensinkonversionsenzym (ACE)* katalysiert. Dieses Enzym ist nur zum geringeren Teil in gelöster Form im Plasma wirksam, der größere Teil ist als Exoenzym an der Plasmaseite des Endothels fixiert. Die höchsten vaskulären Konzentrationen werden im Lungenkreislauf gefunden.

Eine weitere enzymatische Funktion von ACE ist die Metabolisierung und damit Inaktivierung von Kininen, vornehmlich Bradykinin im Kreislauf (ACE = Kininase II). Bradykinin hat an verschiedenen Organsystemen, u.a. an den Gefäßen, eine dem Angiotensin II entgegengerichtete Wirkung (s. Abb. 21.8).

Das Effektorpeptid des RAS, Angiotensin II, wirkt direkt vasokonstrikorisch (Aktivierung der Phospholipase C und des IP_3-Calciumsystems, s. Kap. 2), erhöht die Aktivität der sympathischen Synapse, stimuliert die Aldosteronsynthese und -sekretion in der Nebennierenrinde, erhöht durch eine direkte Wirkung an den Nierentubuli die Natriumrückresorption, wirkt am Herzen positiv-inotrop, stimuliert das Trinkverhalten und ist an der zentralnervösen Regulation des Sympathikus und des Blutdrucks beteiligt.

Neben diesen akuten Wirkungen ist das Angiotensin II an langfristigen Adaptationsvorgängen bei arterieller Hypertonie beteiligt, u.A. an der Entwicklung der hämodynamisch ungünstigen Herzmuskelhypertrophie und, durch eine proliferative Wirkung auf glatte Gefäßmuskelzellen, am Umbau

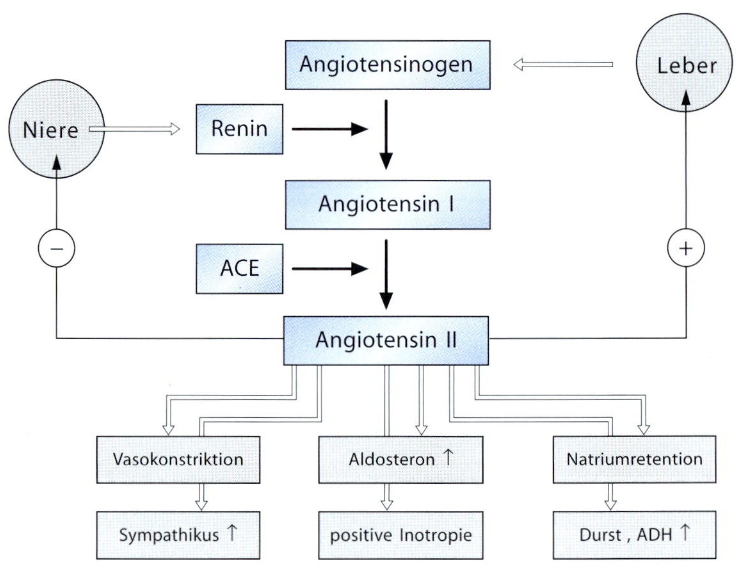

Abb. 21.7. Funktionsschema des Renin-Angiotensin-Systems (Einzelheiten s. Text)

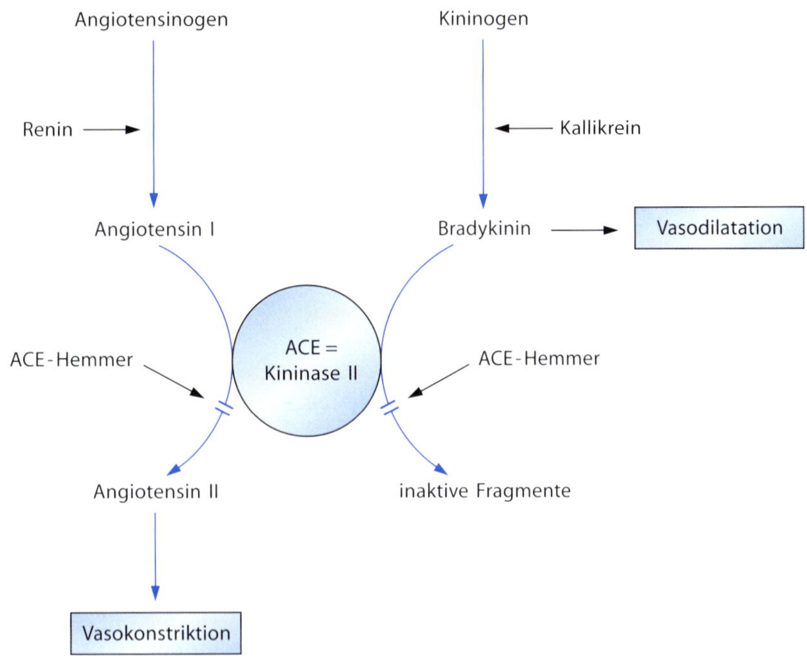

Abb. 21.8. Funktionelle Verknüpfung des Renin-Angiotensin-Systems und des Kininogen-Kinin-Systems

arterieller Gefäße mit Elastizitätsverlust, Endotheldysfunktion und Bahnung der Atherosklerose.

Die Aktivität des Renin-Angiotensin-Systems wird hauptsächlich über die Beeinflussung der Sekretionsrate des Renins moduliert. Die wichtigsten Stimulatoren der Reninsekretion sind die Sympathikusaktivität (vermittelt über β-Adrenozeptoren an den juxtaglomerulären Zellen), ein Abfall des arteriellen Blutdrucks (vermittelt durch noch unbekannte Drucksensoren in der afferenten Arteriole), der „endothelial derived relaxing factor" (EDRF), ein Abfall der tubulären NaCl-Beladung der Niere (s. Kap. 24) und langfristig ein Salz- und Volumenverlust des Organismus. Viele in der Hypertonietherapie verwendete Pharmaka beeinflussen direkt oder indirekt die Reninsekretion und können so ihre eigenen antihypertensiven Effekte abschwächen (s. Tabelle 21.4).

Die pharmakologische Beeinflussung des Renin-Angiotensin-Systems ist auf verschiedenen Ebenen möglich (s. nachfolgende Übersicht). Von therapeutischer Bedeutung ist z. Z. die Hemmung der Reninsekretion als Begleiteffekt einer Therapie mit β-Rezeptorantagonisten, die Hemmung des Angioten-

Tabelle 21.4. Stimulation des Renin-Angiotensin-Systems als Nebenwirkung von Antihypertensiva

Substanzgruppe	Mechanismus
Calciumantagonisten	Blockade des Hemmeffektes von Calcium auf die Reninsekretion
Hydralazin und verwandte Vasodilatoren	Indirekte Stimulation des Renins über Druckabfall und Sympathikus
Organische Nitroverbindungen	Indirekte und direkte Wirkung auf juxtaglomeruläre Zellen
ACE-Hemmer	Aufhebung der Feed-back-Hemmung der Reninsekretion durch Angiotensin II. Jedoch nicht wirksam da A II-Bildung gehemmt
Angiotensin-II-Antagonisten	Wie ACE-Hemmer
Diuretika (Schleifendiuretika und Thiazide)	Stimulierte Reninsekretion durch Natriumverlust und Blutdrucksenkung

sinkonversionsenzyms mit ACE-Hemmern und die Hemmung der Angiotensin-II-Wirkung mit Angiotensin-II-Rezeptorantagonisten.

Pharmakotherapeutische Beeinflussung des Renin-Angiotensin-Systems

1) Hemmung der Reninsekretion durch β-Adrenozeptorantagonisten.
2) Hemmung der Reninaktivität durch kompetitive Antagonisten (z.B. Remikiren). Zur Zeit in der klinischen Prüfung.
3) Inhibitoren des Angiotensin-converting-enzyme = (ACE-)Hemmer. Größte praktische Bedeutung.
4) Angiotensin-II-AT_1-Rezeptorantagonisten (z.B. Losartan).

21.3.7 Angiotensinkonversionsenzym (ACE)-Hemmer

Wirkungsweise

Als *ACE-Hemmer* wurden ursprünglich Peptidanaloge des Angiotensin I verwendet. Durch „molecular modeling" wurden diese Peptide, die als kompetitive Inhibitoren des ACE wirksam sind, soweit modifiziert, daß enzymatisch stabile und für eine orale Anwendung geeignete Substanzen entstanden, deren Ähnlichkeit mit einer Peptidstruktur kaum noch zu erkennen ist (s. Abb. 21.9). Da das ACE mit der Kininase II identisch ist, hemmen ACE-Hemmer nicht nur die Bildung des aktiven Angiotensin II, sondern auch die Inaktivierung des Bradykinins (s. oben).

Therapeutische Eigenschaften

ACE-Hemmer senken den systolischen und diastolischen *Blutdruck*. Sie wirken besser blutdrucksenkend bei einer erhöhten Aktivität des Renin-Angiotensin-Systems (erhöhte Plasmareninaktivität), sind aber auch bei Hypertonikern mit niedrigem Plasmarenin wirksam. Als Erklärung wird die verminderte Metabolisierung von Kininen angenommen (s. oben). Bradykinin stimuliert im Endothel die Synthese des EDRF (NO) und des Prostacyclins und wirkt dadurch vasodilatierend. Die Senkung des Blutdrucks mit ACE-Hemmern löst keine reaktive Tachykardie aus, da die Sympathikusaktivität gedämpft wird. Die Anwendung der ACE-Hemmer bei der Behandlung der Herzinsuffizienz und des Herzinfarktes wurde in Kap. 18 und 20 beschrieben.

ACE-Hemmer beeinflussen die *Nierenfunktion* in komplexer Weise: Sie wirken renal vasodilatierend und diuretisch, da sie die Angiotensin-II-induzierte Aldosteronsynthese und die Angiotensin-II-induzierte Na^+-Reabsorption vermindern. ACE-Hemmer verhindern oder verlangsamen die progrediente Einschränkung der Nierenfunktion des Hypertonikers. ACE-Hemmer reduzieren Albuminurie, Morbidität und Mortalität bei diabetischer Nephropathie, eine Wirkung, die über die der Blutdrucksenkung hinausgeht.

Andererseits ist während der Therapie mit ACE-Hemmern oft ein leichter Anstieg der Harnstoff- und Kreatininkonzentrationen im Plasma sowie eine geringe Abnahme der glomerulären Filtration festzustellen. Diese Effekte beruhen wahrscheinlich auf einer Dilatation der efferenten Arteriole (Wegfall der Vasokonstriktion durch Angiotensin II) und damit einer Abnahme des effektiven Filtrationsdruckes. Bei Nierengesunden spielt dieses Phänomen kein Rolle. Bei reduzierter renaler Durchblutung kann daraus jedoch eine bedrohliche Einschränkung der Nierenfunktion resultieren. Dies betrifft besonders Patienten mit doppelseitiger Nierenarterienstenose, aber auch Patienten mit schwerer Herzinsuffizienz, Hypovolämie oder ältere Menschen mit hochdosierter Diuretikatherapie.

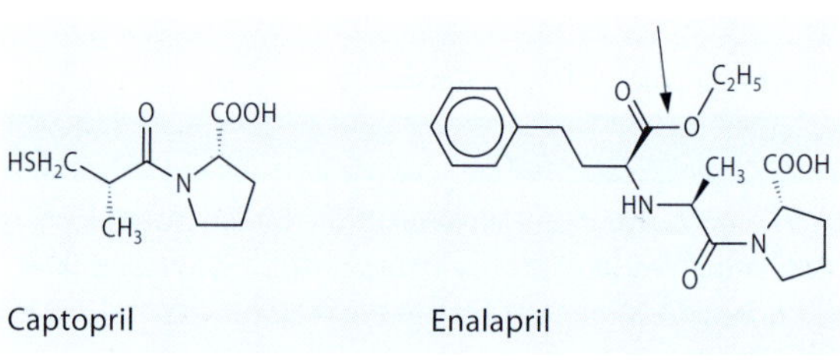

Abb. 21.9. Strukturen der ACE-Hemmer Captopril und Enalapril. Der ACE-Hemmer Captopril ist eine Sulfhydrylverbindung und ohne Metabolisierung wirksam. Enalapril ist ein Prodrug. Nach Resorption wird die Esterbindung (*Pfeil*) gespalten, es entsteht die Wirksubstanz Enalaprilat

Pharmakokinetik

Die meisten ACE-Hemmer werden als Prodrugs in Form von Estern verwendet. In dieser mehr lipophilen Form werden sie besser resorbiert und in der Leber und anderen Geweben zur aktiven Wirkform (freie Säure) hydrolysiert. Die Wirkdauer ist meist erheblich länger als der Plasma-HWZ entspricht, was auf die sehr langsame Dissoziation des Enzym-

Tabelle 21.5. Pharmakokinetische Daten einiger ACE-Hemmer

	Captopril	Enalapril	Perindo-pril	Lisinopril	Ramipril	Quinapril	Cilazapril	Fosinopril
Wirkungseintritt [h]	0,25–0,5	1–2	1–2	1–2	1–2	0,5–1,0	1–2	1–2
Bioverfügbarkeit [%]	65	40	30	25	45	35	65	25
Plasmaeiweißbindung [%]	30	50	20	–	55	97	–	95
Prodrug	nein	ja	ja	nein	ja	ja	ja	ja
Effektive HWZ [h][a]	2	11	9	13	13–17	3	9	2
Terminale HWZ [h][b]	?	35	30	30–40	ca. 100	26	40–50	12
Wirkdauer [h]	8–10	12–24	24	24	48	12–24	24	24
Mittlere Dosierung [mg/Tag]	2mal 25	1mal 10–20	1mal 4–8	1mal 10–20	1mal 2,5–5	1- bis 2mal 10–20	1mal 2,5	1mal 10–20

[a] Identisch mit Kumulationshalbwertszeit.
[b] Entspricht der Halbwertszeit für die Dissoziation des Enzyminhibitorkomplexes. Alle Angaben gelten für die aktive Form der ACE-Hemmer.

Inhibitor-Komplexes zurückgeführt wird. Die wichtigsten pharmakokinetischen Daten der ACE-Hemmer sind in Tabelle 21.5 zusammengestellt.

Unerwünschte Wirkungen

Typische dosisabhängige Wirkungen sind Geschmacksstörungen (1–3 %), Husten (5–25 %, kininabhängig?), Angioödem (0,1–0,3 %), schwere Hypotonie (1–3 %) und Nierenfunktionsstörungen (0,1–0,2 %, s. oben). Häufig steigt die Kaliumkonzentration im Plasma geringfügig an (Abnahme der Angiotensin-II-abhängigen Aldosteronsekretion). Die Kombination von ACE-Hemmern mit kaliumsparenden Diuretika ist deshalb kontraindiziert, während die Kombination mit niedrigdosierten Thiaziddiuretika sinnvoll sein kann. (Renale Nebenwirkungen siehe oben.) Bei behandelten Diabetikern können ACE-Hemmer eine Hypoglykämie auslösen. Seltene Nebenwirkungen sind Hautveränderungen (Exantheme), Leberfunktionsstörungen, Neutropenien und Thrombozytopenien auf allergischer Basis, sehr selten hämolytische Anämien. In jüngster Zeit wurden Einzelfälle schwerer anaphylaktischer Reaktionen beschrieben, meist bei Patienten, die unter einer Therapie mit ACE-Hemmern von einer Wespe gestochen wurden. Im Plasma dieser Patienten waren keine Antikörper gegen ACE-Hemmer nachweisbar.

Unterschiede

In der BRD sind jetzt mehr als 10 verschiedene ACE-Hemmer auf dem Markt. Anfänglich wurde über erhebliche Unterschiede in den Nebenwirkungen berichtet. Bei Vergleich von äquipotenten Dosierungen hinsichtlich der Blutdrucksenkung scheinen diese Unterschiede jedoch gering zu sein. Ein praktisch wichtiger Vorteil der neueren ACE-Hemmer ist ihre länger anhaltende Wirkung.

21.3.8 Angiotensin-II-Antagonisten

Wirkungsweise

Angiotensin-II-Rezeptorantagonisten, wie *Losartan* und *Valsartan* verdrängen Angiotensin II kompetitiv von AT_1-Rezeptoren und antagonisieren dadurch fast alle kardiovaskulären Wirkungen von Angiotensin II. Sie wirken antihypertensiv durch Senkung des peripheren Gefäßwiderstandes, Verminderung der peripheren Sympathikusaktivität, und Hemmung der Aldosteronsekretion. Sie vermindern die Angiotensin II-abhängige Sympathikusaktivierung und Angiotensin II-vermittelte Umbauprozesse des Myokards. Ein Vorteil der Angiotensin II-Antagonisten gegenüber ACE-Hemmern könnte darin liegen, daß sie selektiv den AT_1-Subtyp blockieren. Die weiter bestehende Aktivierung des Angiotensin-AT_2-Rezeptors vermittelt antiproliferative und vasodilatierende Effekte. Die praktische Bedeutung dieser Differenzierung zwischen AT_1- und AT_2-Rezeptoren ist noch unklar.

Pharmakokinetik

Die pharmakokinetischen Daten der Angiotensin II-Antagonisten sind in Tabelle 21.6 zusammengestellt.

Tabelle 21.6. Pharmakokinetische Daten einiger Angiotensin AT_1Antagonisten

	Bioverfügbarkeit (%)	HWZ (h)	Wirkdauer (h)	Plasma-EB (%)	Tagesdosen (mg)
Candesartan	42	9	24	99.5	600–800
Eprosartan	13	4–8	24	98	600–800
Irbesartan	80	13–17	24	90	75–300
Losartan	33	2	6–8	99	2 X 25–50
Telmisartan	43	24	> 24	99	20–80
Valsartan	25	6–7	24	96	80–100

HWZ = terminale Eliminationshalbwertszeit
Plasma-EB = Plasma-Eiweißbindung

Unerwünschte Wirkungen

Am häufigsten werden Kopfschmerzen, Schwindel und Müdigkeit berichtet. Selten treten orthostatische Hypertonie, Husten und Angioödem auf. Die Häufigkeit der meisten unerwünschten Wirkungen liegt nur wenig höher als in den Placebo-Gruppen. Angioödeme sind jedoch deutlich häufiger als in den Kontrollgruppen.

Kontraindikationen sind wie für ACE-Hemmer Nierenarterienstenose, Zustand nach Nierentransplantation, hypertrophe Kardiomyopathie, Herzklappenfehler.

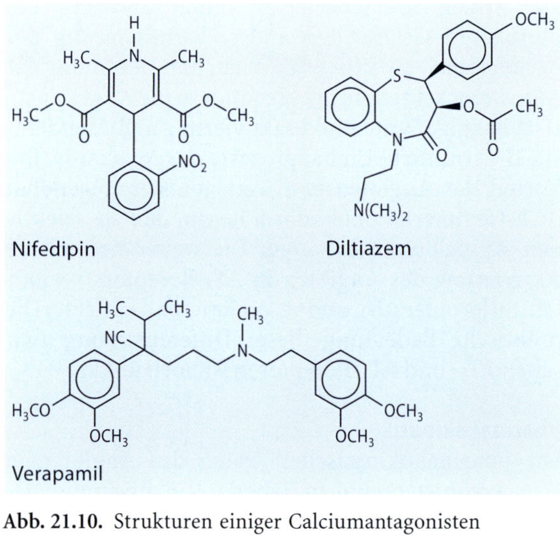

Abb. 21.10. Strukturen einiger Calciumantagonisten

21.3.9 **Calciumkanalblocker** (Calciumantagonisten)

Wirkungsweise

Calciumkanalblocker hemmen den Einstrom von extrazellulären Calciumionen in die glatten Gefäßmuskelzellen v.a. der Arteriolen, weniger der Venen. Sie besetzen spezifische Bindungsstellen an der α_1-Untereinheit der langsamen, spannungsabhängigen Calciumkanäle (L-Typ) und vermindern dadurch deren Öffnungswahrscheinlichkeit und Öffnungsdauer (Einzelheiten s. Kap. 2).

Folgende Gruppen von L-Typ-Calciumkanalblockern werden unterschieden (Abb. 21.10):

Phenylalkylamine (Prototyp *Verapamil*) und *Benzothiazepine* (einziger Vertreter *Diltiazem*) wirken bevorzugt am Herzen. Sie vermindern die Entladungsrate des Sinusknotens (negativ-chronotrop) die Kontraktilität des Myokards (negativ-ino-

Tabelle 21.7. Kardiovaskuläre Wirkungen der Calciumantagonisten

	Verapamil	Diltiazem	Nifedipin
Blutdruck	↓	↓	↓↓
Herzfrequenz	↓	↓	↑
Schlagvolumen	↓	↓	(↓)
Herzminutenvolumen	↓	↓	↑
zentraler Venendruck	↓↓	↓	↓
peripherer Widerstand	(↓)	(↓)	↓↓
Koronarfluß	↑	↑↑	↑↑
antiarrhythmische Wirkung	+	+	–

trop) und verlangsamen die atrioventrikuläre Überleitung (negativ-dromotrop). Phenylalkylamine werden deshalb bevorzugt als Antiarrhythmika verwendet (s. Kap. 20). Ihre direkte Gefäßwirkung ist gering, die Blutdrucksenkung wird hauptsächlich durch die Senkung des Herzminutenvolumens vermittelt.

In der Hypertonietherapie werden meist die *Dihydropyridine* (Prototyp *Nifedipin*) bevorzugt. Ihre negativ-inotrope Wirkung ist geringer, die Blutdrucksenkung resultiert aus der Abnahme des peripheren Gefäßwiderstandes. Die typischen kardiovaskulären Effekte dieser 3 Substanzgruppen sind in Tabelle 21.7 zusammengestellt.

Innerhalb der Gruppe der Dihydropyridine ergeben sind in tierexperimentellen und ersten klinischen Studien Unterschiede in der Organselektivität der Gefäßwirkung. So sollen Nimodipin und Nivaldipin im Vergleich zu Nifedipin eine bevorzugte Wirkung an zerebralen Gefäßen, Nicardipin an peripheren Widerstandsgefäßen und Nisoldipin an Koronargefäßen haben. Es bleibt jedoch abzuwarten, ob diese Unterschiede therapeutisch relevant sind.

Pharmakokinetik

Die wichtigsten pharmakokinetischen Daten einiger Calciumantagonisten sind Tabelle 21.8 zusammengestellt.

Unerwünschte Wirkungen

Typisch für Nifedipin ist die barorezeptorvermittelte Sympathikusaktivierung als Folge der Blutdrucksenkung mit den Symptomen Tachykardie, Flush, Schwitzen, Tremor, Kopfschmerz und Palpationen. Diese Symptomatik ist bei Calciumkanalblockern mit langsamen Wirkungseintritt und langer Wirkdauer deutlich geringer, da bei stetiger Blutdrucksenkung eine Anpassung der Barorezeptorfunktion (Barorezeptorresetting) eintritt. Die fehlende Barorezeptoradaptation bei der Therapie mit kurzwirksamen Calciumkanalblockern, insbesondere die daraus resultierende Tachykardie, ist möglicherweise auch die Erklärung für die in Metaanalysen und Fallkontrollstudien gefundene erhöhte kardiale Mortalität bei der Behandlung von Hypertonikern mit Nifedipin. Diese Studien sind allerdings auch methodisch umstritten. Jedenfalls wurde bei Verwendung langwirksamer Calciumkanalblocker oder von retardiertem Nifedipin keine erhöhte Mortalität beobachtet. Weitere Nebenwirkungen sind periphere Ödeme (wahrscheinlich durch Erhöhung des kapillarhydrostatischen Drukkes), Übelkeit und Müdigkeit.

Wechselwirkungen mit anderen Pharmaka

Cimetidin erhöht die orale Bioverfügbarkeit der meisten Calciumkanalblocker durch eine Hemmung des Cytochrom-P450-abhängigen Metabolismus. Einige Calciumantagonisten erhöhen die Plasmakonzentration von Digoxin. Verapamil und Diltiazem verstärkten die negativ-inotrope Wirkung von β-Rezeptorantagonisten.

21.3.10 Andere Vasodilatatoren

Hydralazin und *Dihydralazin* sind Antihypertensiva mit einer direkten, d.h. rezeptor- und endothelunabhängigen Wirkung auf die glatte Gefäßmuskulatur. Der Wirkungsmechanismus ist nicht bekannt. Hydralazin erhöht in Gefäßmuskelzellen

Tabelle 21.8. Pharmakokinetische Daten einiger Calciumantagonisten. Die Elimination erfolgt bei allen Dihydropyridinen überwiegend durch renale Ausscheidung der unveränderten Substanzen. *R* Retardpräparate

	Bioverfügbarkeit [%]	Eiweißbindung [%]	HWZ [h]	Mittlere Dosierung [mg/Tag]
Nifedipin	45–68	96	2–8	3mal 10
Nitrendipin	16–30	98	8–12	1mal 20
Nisoldipin	4–8	98	8–15	2mal 10
Nicardipin	7–30	98	1–4	3mal 20
Isradipin	17	97	9	2mal 5
Felodipin	12–16	99	10–18	1mal 5 (R)
Nivaldipin	14–19	99	15–20	1mal 8 (R)
Amlodipin	63	99	36	1mal 5–10
Lacidipin	10	95	>24	1mal 2–4

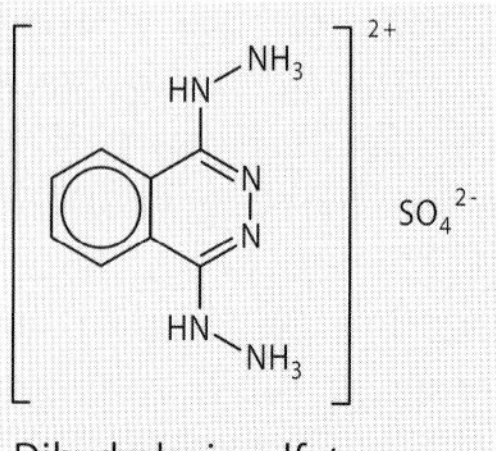

Dihydralazinsulfat

die Konzentration von cGMP, möglicherweise über eine Stimulation der NO-Synthese in der Muskelzelle selbst. Die relaxierende Wirkung ist auf Arterien und Arteriolen beschränkt.

Unerwünschte Wirkungen

Der Blutdruckabfall durch Senkung des peripheren Widerstandes löst eine starke reaktive Tachykardie aus, die bei Patienten mit latenter Koronarinsuffizienz zu stenokardischen Beschwerden und, in seltenen Fällen, zu Infarkten führen kann. Weitere unerwünschte Wirkungen sind Schwitzen, Kopfschmerzen, Übelkeit, sehr selten ein systemischer Lupus erythematosus. Beide Substanzen werden deshalb selten und fast ausschließlich in Kombination mit β-Rezeptorantagonisten angewendet.

Pharmakokinetik

Die Anwendung von Hydralazin und Dihydralazin wird auch durch Besonderheiten der Pharmakokinetik kompliziert: Beide Substanzen werden überwiegend durch Acetylierung in der Leber eliminiert. Die Elimination ist deshalb vom Acetylierungsstatus des Patienten abhängig (schnelle Acetylierer ca. 2–3 h, langsame Acetylierer ca. 5–10 h), so daß bei langsamen Acetylierern sehr schnell toxische Konzentrationen erreicht werden, wenn keine Dosisanpassung erfolgt. Außerdem zeigt die Elimination eine Sättigungskinetik, was das Risiko einer kumulativen Intoxikation erhöht.

Minoxidil, Cromakalim, Pinazidil und *Diazoxid* sind Vasodilatatoren, die zur Gruppe der *Kaliumkanalöffner* gezählt werden. Sie antagonisieren die Hemmwirkung von ATP an ATP-abhängigen Kaliumkanälen. Die Permeabilität der Kaliumkanäle nimmt zu, die daraus resultierende Hyperpolarisation vermindert den depolarisationsabhängigen Einstrom von Calcium und damit den Tonus der glatten Muskelzellen (s. Abb. 21.13, S. 388).

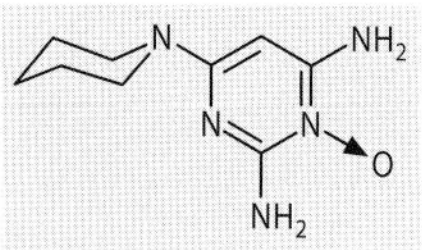

Minoxidil

Minoxidil ist ein sehr potentes und lang wirksames Antihypertensivum. Ein häufig auftretender Hirsutismus sowie kardiotoxische Effekte limitieren jedoch seine therapeutische Anwendung. *Cromakalim, Nicorandil* und *Pinazidil* werden therapeutisch noch nicht verwendet. Zur Zeit werden klinische Studien zur Anwendung in der Hypertonie- oder Asthmatherapie durchgeführt (Diazoxid s. unten).

21.4 Hypertonie und metabolisches Syndrom

Die primäre Hypertonie wird mit einer Häufigkeit von > 40 % von einem metabolischen Syndrom begleitet. Das metabolische Syndrom umfaßt die Symptome Übergewicht, periphere Insulinresistenz insbes. der Skelettmuskulatur, Hyperinsulinämie, Hyperlipoproteinämie und Glukoseintoleranz, stellt also die häufigste Variante eines latenten oder manifesten Typ-II-Diabetes dar. Der Zusammenhang mit der Hypertonie wird in der atherogenen Tendenz des diabetischen und prädiabetischen Stoffwechsels und in der direkten Wirkung des erhöhten Plasmainsulins auf die Gefäße gesehen. Insulin ist ein Wachstumsfaktor, der die Proliferation und Migration glatter Gefäßmuskelzellen sowie die Ablagerung von LDL-Cholesterin in der Gefäßwand fördert.

Therapeutisch ist außer der Senkung des erhöhten Blutdruckes eine Gewichtsnormalisierung und eine der Stoffwechselstörung angemessene Diät zu fordern. Unter den antihypertensiv wirksamen Pharmaka werden β-Adrenozeptorantagonisten und Diuretika als weniger günstig angesehen, da sie die Glukosetoleranz weiter verschlechtern, die Konzentration der atherogenen Lipoproteine (LDL) erhöhen und die des protektiven HDL senken (Tabelle 21.9). Andere Untersucher bezweifeln jedoch die klinische Relevanz dieser Wirkungen. Meist werden jedoch ACE-Hemmer und Calciumkanalblocker bevorzugt, mit denen die Insulinresistenz vermindert werden kann. Während ACE-Hemmer und Cal-

Tabelle 21.9. Einfluß verschiedener Antihypertensiva auf den Lipidstoffwechsel und die Insulinresistenz bei metabolischem Syndrom

	Cholesterin gesamt	Triglyceride	LDL-Cholesterin	HDL-Cholesterin	Insulinresistenz
Diuretika	↑	↑ ↑	↑	↓	↑
β-Rezeptorblocker	→	↑ ↑	↑	↓	↑
β-Rezeptorblocker mit ISA	→	→	→	→	(↑)
α_1-Rezeptorblocker	↓	↓	↓	↑	↓
Calciumantagonisten	→	→	→	→	↓
ACE-Hemmer	→	→	→	→	↓

→ unverändert
↑ Zunahme
↓ Abnahme

ciumkanalblocker die Lipoproteinkonzentration im Plasma nicht signifikant verändern, senken α_1-Adrenozeptorantagonisten das LDL-Cholesterin und erhöhen die HDL-Konzentration.

21.5 Strategien der Hypertoniebehandlung

21.5.1 Diagnose und Bewertung der Hypertonie

Wie Abb. 21.11 zeigt, gibt es hinsichtlich der kardiovaskulären Folgeerkrankungen der Hypertonie keine „Schwelle" für einen erhöhten Blutdruck,

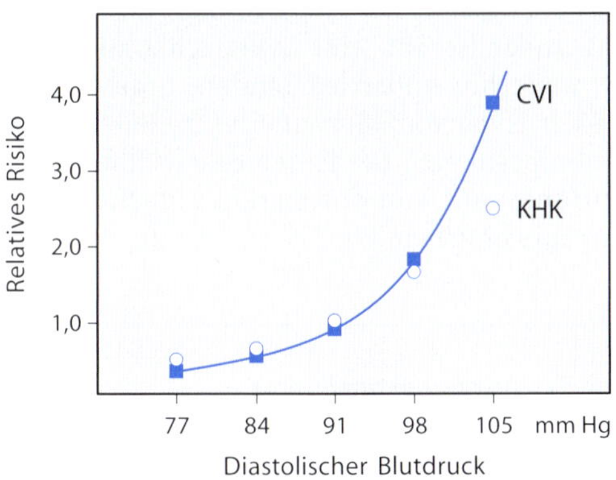

Abb. 21.11. Relatives Risiko eines Herzinfarktes oder Schlaganfalls in Abhängigkeit vom diastolischen Blutdruck. Relatives Risiko des Schlaganfalls (zerebrovaskulärer Insult, *CVI*) und von Koronarereignissen (Infarkte, *KHK*) in Abhängigkeit vom diastolischen Blutdruck. Zusammenfassung der Ergebnisse von 10 prospektiven Studien. (Nach MacMahon 1990)

vielmehr steigt mit Zunahme des diastolischen (und systolischen) Blutdrucks das Risiko von Folgeerkrankungen kontinuierlich an. Auf der Basis dieser und vieler weiterer Studien mit ähnlichen Ergebnissen haben die WHO und die Internationale Hypertoniegesellschaft 1999 neue Empfehlungen für die Klassifikation, Risikobewertung und Therapie der Hypertonie formuliert:

Einteilung der Blutdruckwerte (WHO und ISH 1999)

Bewertung	Blutdruck (diastolisch/systolisch)
optimal	< 80/120 mm Hg
normal	< 85/129 mm Hg
hochnormal	85–89/130–139 mm Hg
milde Hypertonie (1)	90–99/140–159 mm Hg
mittlere Hypertonie (2)	100–109/160–179 mm Hg
schwere Hypertonie (3)	> 110/180 mm Hg

Obwohl auch die Senkung eines hochnormalen Blutdruckes auf optimale Werte das relative Risiko für Schlaganfall oder Herzinfarkt um 10–20 % reduziert, wird die Behandlung des hochnormalen Blutdruckes mit Antihypertensiva nicht generell empfohlen. Das absolute Risiko für ein kardiovaskuläres Ereignis ist in dieser Personengruppe mit 0,1–0,2 % pro Jahr so niedrig, dass >500 Personen umsonst behandelt werden müssten, um ein Ereignis zu verhindern (NNT = number needed to treat). In der Nutzen Risiko-Abwägung überwiegt hier eindeutig das Risiko unerwünschter Wirkungen.

Der erhöhte Blutdruck ist nur einer unter mehreren Risikofaktoren für eine erhöhte kardiovaskuläre

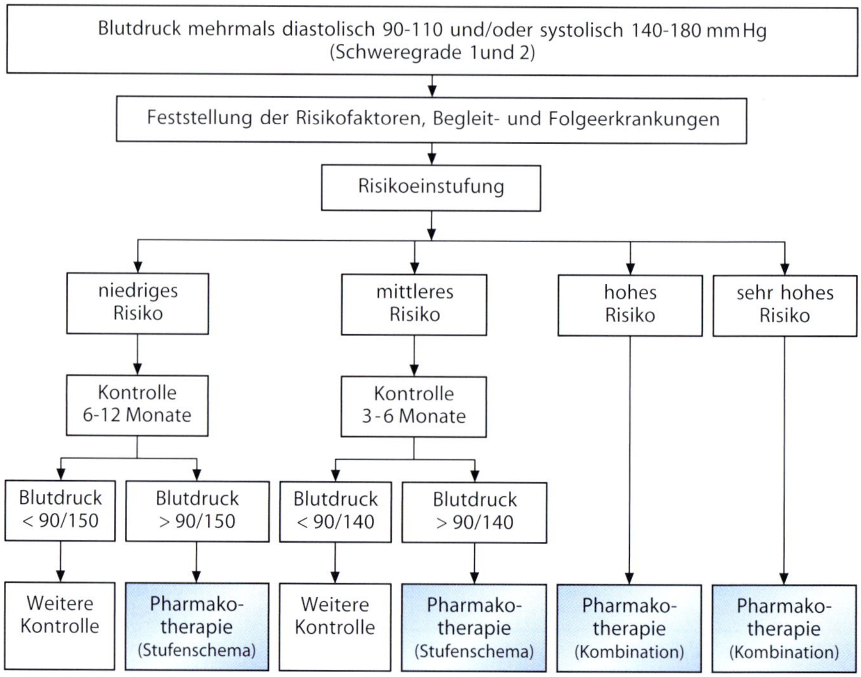

Abb. 21.12. Diagnostisches und therapeutisches Vorgehen bei „Grenzwert-hypertonie"

Morbidität und Mortalität. Außerdem steigt mit Häufigkeit und Schweregrad von Risiken und Folgeerkrankungen das Risiko tödlicher und nichttödlicher Ereignisse über-additiv an. Dementsprechend wird empfohlen, die therapeutische Entscheidung bei Vorliegen eines erhöhten Blutdruckes von der Risikoeinstufung des Patienten abhängig zu machen. Die Risikobewertung ist in Tab. 21.10 (S. 389) und das daraus hervorgehende therapeutische Verhalten in Abb. 21.12 dargestellt.

Entscheidend für das Schicksal eines Hypertonikers ist seine aktive Mitarbeit an der Therapie durch die Vermeidung hypertensiv wirkender Verhaltensweisen und anderer kardiovaskulärer Risikofaktoren wie Rauchen, hoher Salzkonsum, Bewegungsmangel, Übergewicht, falsche Ernährung, psychosozialer Streß, Hyperlipoproteinämie.

21.5.2 Stufenschema der Hypertoniebehandlung

Nach der Empfehlung der Deutschen Liga zur Bekämpfung des hohen Blutdruckes sollte eine Hypertonie zunächst mit einer Monotherapie behandelt werden, wobei alternativ Diuretika, Calciumantagonisten, β-Rezeptorantagonisten oder ACE-Hemmer verwendet werden können (s. Übersicht). Dieses Schema wird aufgrund des jeweiligen Kenntnisstandes kontinuierlich modifiziert. Kann der Blutdruck mit einer über mehrere Monate durchgeführten Monotherapie nicht befriedigend gesenkt werden (was bei ca. 35 % der Hypertoniker der Fall ist), so wird zunächst auf eine Zweifachkombination und bei weiterhin unbefriedigendem Ergebnis (bei ca. 10 % der Hypertoniker) auf eine Dreifachkombination übergegangen. Bei Patienten mit hoher Risikoeinstufung wird von vornherein eine Kombinationstherapie eingeleitet.

21.5.3 Auswahl des Antihypertensivums

Bisher haben sich keine signifikanten Unterschiede in der Effektivität der Blutdrucksenkung bei milder Hypertonie zwischen den verschiedenen etablierten Antihypertensiva der Stufen 1 und 2 des Schemas (s. Abb. 21.13) nachweisen lassen. Auch hinsichtlich der unerwünschten Wirkungen sind bei äquieffektiven Dosierungen der Antihypertensiva die Unterschiede nicht so eindeutig, wie vielfach angenommen wird. Die Summe der objektiven und subjektiven Nebenwirkungen einschließlich der Befindlichkeitsstörungen wird seit einigen Jahren unter dem Begriff „Lebensqualität" bzw. deren Beeinträchtigung zusammengefaßt. Neuere Antihypertensiva werden oft mit dem Argument propagiert, daß sie die Lebensqualität weniger beeinträchtigen als ältere Therapeutika. Für diese Argumentation gibt es jedoch keine eindeutigen Belege. Auch die früher üblichen Präferenzen bei alten gegenüber jungen Hypertonikern (eher Diuretika, keine β-Blocker) haben sich nicht überzeugend bestätigen lassen. Wichtige Auswahlkriterien für bestimmte Antihypertensiva sind dagegen Begleit- oder Grundkrankheiten, wie sie in Tabelle 21.9 zusammengestellt sind.

21.6 Therapie des hypertensiven Notfalles und die hypertensive Krise

Ein rascher Anstieg des Blutdruckes auf diastolische Werte über 120 mm Hg und/oder systolische Werte über 200 mm Hg bei bestehendem Hypertonus und bereits bestehender Endorganschädigung (Enzephalopathie, Retinopathie, Myokardinfarkt, Eklampsie) ist ein seltener *Notfall* (< 0,5 % aller Hypertoniker), der eine schnelle Blutdrucksenkung innerhalb 1 h erfordert, um eine weitergehende Endorganschädigung und die zerebrale Massenblutung durch Gefäßruptur zu vermeiden. *Hypertensive Krisen* (1–3 %) sind weniger dramatische Blutdruckerhöhungen bei Hypertonikern ohne entsprechende Endorganschäden, die keine akute Lebensbedrohung oder die Gefahr schnell eintretender schwerer Endorganschädigungen bedeuten. In diesen Fällen ist eine langsame Blutdrucksenkung über mehrere Stunden bis zu einem Tag sinnvoll, um Schädigungen durch eine zu schnelle Blutdrucksenkung zu vermeiden.

Für die kontrollierte Blutdrucksenkung werden v. a. *Isosorbiddinitrat, Nifedipin, ACE-Hemmer, Urapidil, Diazoxid* und *Nitroprussidnatrium* in verschiedenen Zubereitungen in verschiedenen Stufenschemata verwendet.

In den meisten Fällen kann zunächst ein Versuch mit sublingualer oder bukkaler Anwendung von Nitroglycerin als Spray, Nifedipin als Tropfen oder Zerbeißkapseln unternommen werden. In schweren Fällen (Notfall) oder bei Versagen der oralen Therapie ist die parenterale Anwendung (i. v.-Injektion oder i. v.-Infusion) von Urapidil, Enalapril, Dihydralazin, Clonidin, Phentolamin, Diazoxid oder Nitroprussidnatrium notwendig. Die Auswahl des Antihypertensivums richtet sich nach den kardiovaskulären Bedingungen, vorliegenden Organfunktionsstörungen und Begleiterkrankungen des Patienten.

Tabelle 21.9. Einfluß von Begleiterkrankungen auf die Auswahl von Antihypertensiva

Begleiterkrankung	Bevorzugte Antihypertensiva
Herzinsuffizienz	ACE-Hemmer, Diuretika, β-Blocker (Kombination)
Koronare Herzkrankheit	β-Blocker, Calciumkanalblocker (Kombination)
Herzmuskelhypertrophie (durch Hypertonus)	ACE-Hemmer, Calciumkanalblocker, β-Blocker
Myokardinfarkt	ACE-Hemmer, β-Blocker (Kombination)
Diabetische Nephropathie	ACE-Hemmer, Calciumantagonisten (Kombination)
Hypertonische Nephrosklerose	ACE-Hemmer
Hyperurikämie (Gicht)	Alle Antihypertensiva außer Diuretika
Dyslipoproteinämie, manifester oder latenter Diabetes (metabolisches Syndrom)	α_1-Adrenozeptorantagonisten, Calciumkanalblocker, ACE-Hemmer (siehe 21.4)
Asthma bronchiale	Alle Antihypertensiva außer β-Blockern und hochdosierten Diuretika
Benigne Prostatahypertrophie	α_1-Adrenozeptorantagonisten
Periphere arterielle Verschlußkrankheiten	Alle Antihypertensiva außer β-Blockern ohne ISA
Gravidität	β_1-selektive β-Blocker, α-Methyldopa

Stufenschema der Hypertoniebehandlung
(Empfehlungen der Deutschen Liga zur Bekämpfung des hohen Blutdruckes)

1. Stufe Monotherapie	Betablocker oder Diuretikum oder Calciumantagonist oder ACE-Hemmer		
2. Stufe Zweierkombination	Diuretikum	plus Betablocker oder Calciumantagonist oder ACE-Hemmer	
3. Stufe Dreierkombination	Diuretikum	plus Betablocker plus ACE-Hemmer	und Vasodilatator * und Calciumantagonist

* Calciumantagonist, ACE-Hemmer oder Dihydralazin
Der Wechsel auf die nächste Stufe erfolgt bei unbefriedigender Blutdruckeinstellung über mehrere Monate

Die pharmakologischen Eigenschaften der meisten genannten Antihypertensiva wurden bereits dargestellt (s. Kap. 21.3). Diazoxid und Nitroprussidnatrium, die für die allgemeine Therapie der Hypertonie ungeeignet sind, werden hier beschrieben.

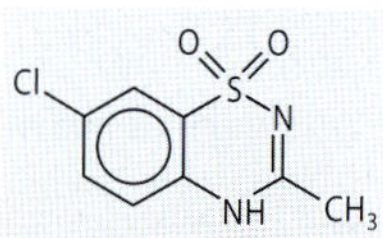

Diazoxid

Diazoxid ist ein Strukturverwandter der Benzothiadiazin-Diuretika. Diazoxid hat jedoch keine diuretische Wirkung, sondern löst eher eine Natriumretention aus. Die blutdrucksenkende Wirkung von Diazoxid beruht auf seiner Eigenschaft als Kaliumkanalöffner (Abb. 21.13). Wie andere Vertreter dieser pharmakologischen Gruppe verhindert Diazoxid den Hemmeffekt des ATP auf die Öffnung des ATP-abhängigen Kaliumkanals. Der vermehrte Kaliumausstrom aus der Zelle hyperpolarisiert die Zellmembran; der Calciumeinstrom durch spannungsabhängige Calciumkanäle ist vermindert. An

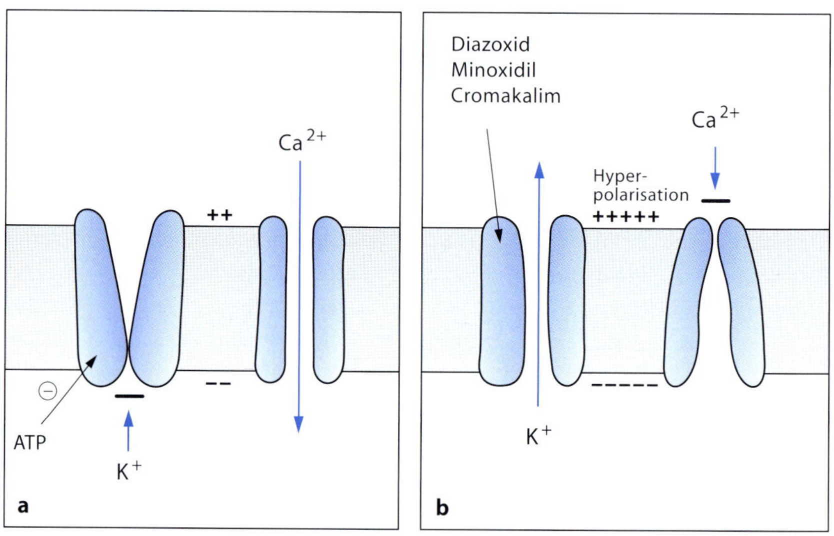

Abb. 21.13. Wirkungsweise von Diazoxid und anderen Kaliumkanalöffnern. *A* ATP hemmt den K^+-Kanal, die Polarisierung der Zellmembran nimmt ab (Depolarisation). Spannungsabhängige Calciumkanäle öffnen sich. Einströmendes Ca^{2+} erhöht den Tonus oder die Insulinsekretion. *B* Kaliumkanalöffner (Diazoxid, Minoxidil, Cromakalium) erhöhen den Ausstrom von K+, die Zellmembran hyperpolarisiert, spannungsabhängige Calciumkanäle können sich nicht öffnen, der Tonus der Muskelzelle und die Insulinsekretion der Inselzelle nehmen ab

der glatten Muskelzelle resultiert daraus eine Relaxation, an den Inselzellen des Pankreas eine Hemmung der calciumabhängigen Insulinsekretion (diabetogene Wirkung).

Diazoxid ist oral unwirksam. Außerdem hat es eine sehr hohe Bindungsaffinität zu Plasmaalbumin, so daß erst bei Überschreiten der Bindungskapazität die freie Konzentration des Diazoxids zum antihypertensiv wirksamen Niveau ansteigt, jedoch auch schnell toxische Konzentrationen erreicht werden. Aus diesem Grunde ist die Anwendung von Diazoxid auf die i.v.-Behandlung der hypertensiven Krise beschränkt. Es wird auch in dieser Indikation zunehmend durch andere Antihypertensiva ersetzt, wie z.B. Calciumkanalblocker, Nitroprussidnatrium und ACE-Hemmer (s. oben).

Nitroprussidnatrium gehört zur pharmakologischen Gruppe der NO-Pharmaka (s. Kap. 20.4.5), die über eine Stimulation der löslichen Guanylcyclase in den glatten Gefäßmuskelzellen vasodilatierend wirksam sind. Im Gegensatz zu anderen NO-bildenden Pharmaka (organische Nitroverbindungen), die präferentiell venöse Kapazitätsgefäße erweitern, wirkt Nitroprussidnatrium in gleicher Weise auch an arteriellen Gefäßen dilatierend. Der zentrale Venendruck und der periphere Widerstand nehmen ab. Das Herzminutenvolumen ist jedoch nicht signifikant vermindert, da die Abnahme des Füllungsdrucks durch die reflektorische Tachykardie kompensiert wird. Nitroprussidnatrium ist oral unwirksam und wird im Kreislauf innerhalb weniger Minuten zu Thiocyanat metabolisiert. Diese Eigenschaften beschränken die Anwendbarkeit von Nitroprussidnatrium auf die kurzzeitige Behandlung der hypertensiven Krise und die kontrollierte Hypotension bei kardiovaskulären Operationen. Die Lösung für die i.v.-Anwendung muß jeweils frisch angesetzt werden, da bei längerem Stehen und bei Lichtexposition Cyanid entsteht. Bei längerer Anwendung (mehrere Stunden) können Symptome der Thiocyanatintoxikation mit Schwäche, Übelkeit und Hypothyreose auftreten.

Literatur

Amery A, Fagard R, Lijnen P, Staessen J, Van Hoof R (1990) Treatment of the elderly hypertensive patient. J Hypertens 8 [Suppl 2]):S39-S47

Anderson S, Rennke HG, Brenner BM (1986) Therapeutic advantage of converting enzyme inhibitors in arresting progressive renal disease associated with systemic hypertension in the rat. J Clin Invest 77:1993–2000

Bakris GL, Barnhill BW, Sadler R (1992) Treatment of arterial hypertension in diabetic humans: Importance of therapeutic selection. Kidney Int 41:912–919

Bauer JH, Reams GP (1995) The angiotensin II type 1 receptor antagonists: A new class of antihypertensive drugs. Arch Intern Med 155:1361–1368

Bauer JH, Reams GP, Hewett J (1992) A randomized double-blind, placebo-controlled trial to evaluate the effect of enalapril in patients with clinical diabetic nephropathy. Am J Kidney Dis 20:443–457

Behandlung hypertensiver Krisen (1994) Arzneimittelbrief 28:41–44

Bönner G, Rahn KH (1994) ACE-Hemmer-Handbuch, 2. Aufl. Schattauer, Stuttgart

Tabelle 21.10. Leitlinien zur Risikoeinschätzung bei Hypertonie (Empfehlungen der nationalen Herz-Kreislauf-Konferenz)

Risikofaktoren* und Erkrankungen	Milde Hypertonie (1) 140–159 systolisch 90– 99 diastolisch	Mittelschw. Hypertonie (2) 160–179 systolisch 100–109 diastolisch	Schwere Hypertonie (3) > 189 systolisch > 110 diastolisch
keine	niedriges Risiko	mittleres Risiko	hohes Risiko
1–2 Faktoren	mittleres Risiko	mittleres Risiko	sehr hohes Risiko
3 und mehr Faktoren oder Diabetes oder Endorganschäden	hohes Risiko	hohes Risiko	sehr hohes Risiko
manifeste Folgeerkrankungen**	sehr hohes Risiko	sehr hohes Risiko	sehr hohes Risiko

* Risikofaktoren: Männer älter als 55 Jahre, Frauen älter als 65 Jahre
Rauchen
Gesamtcholesterin > 250 mg/dl
Diabetes
Familienanamnese für frühe kardiovaskuläre Ereignisse

** Herzinsuffizienz, Herzinfarkt, Schlaganfall

Burnier M, Brunner HR (2000) Angiotensin II receptor antagonists. Lancet 355:637–645
Cohen RA (1993) Pathways controlling healthy and diseased arterial smooth muscle. Am J Cardiol 72:39C-47C
Collins R, Peto R, MacMahon S et al. (1990) Blood pressure, stroke and coronary heart disease. Part 2. Short term reductions in blood pressure: Overview of randomised drug trials in their epidemiological context. Lancet 335:827–838
Dahlof B, Pennert K, Hansson L (1992) Reversal of left ventricular hypertrophy in hypertensive patients: a meta-analysis of 109 treatment studies. Am J Hypertens 5:95–110
Davey-Smith G, Egger M (1994) Who benefits from medical intervention? Treating low risk patients can be a high risk strategy. BMJ 308:72–74
Elving LD, Wetzels JFM, Van-Lier HJJ, et al. (1994) Captopril and atenolol are equally effective in retarding progression of diabetic nephropathy. Diabetologie 37:604–609
Ernsberger P, Haxhiu MA, Graff et al. (1994) A novel mechanism of action for hypertension control: moxonidine as a selective I_1-imidazoline agonist. Cardiovasc Drugs Ther 8 [Suppl 1]:27–41
Fulton B, Wagstaff AJ, Sorkin EM (1995) Doxazosin. Drugs 49:295–320
Ganten D, Ritz E (Hrsg)(1985) Lehrbuch der Hypertonie. Schattauer, Stuttgart
Hamilton CA (1992) The role of imidazoline receptors in blood pressure regulation. Pharmacol Ther 54:231–248
Hansson L, Lindholm LH, Niskanen L, et al (1999) Effect of angiotensin-converting-enzyme inhibition compared with conventional therapy on cardiovascular morbidity and mortality in hypertension: the Captopril Prevention Project (CAPP) randomised trial. Lancet 353:611–616
Hansson L, Zanchetti A, Carruthers SG, et al (1998) Hot Study Group: Effects of intensive blood pressure lowering and low-dose aspirin in patients with hypertension: principal results of the Hypertension Optimal Treatment (HOT) randomised trial. Lancet 351:1755–1762
He J, Ogden LG, Vupputuri S, et al (1999) Dietary sodium intake and subsequent risk of cardiovascular disease in overweight adults. JAMA 282:2027–2034
Hieble JP, Kolpak DC (1993) Mediation of the hypotensive action of systemic clonidine in the rat by alpha 2-adrenoceptors. Br J Pharmacol 110:1635–1639
Jover B, Mimran A (1994) Angiotensin II receptor antagonists versus angiotensin converting enzyme inhibitors: effects on renal function. J Hypertens 12 [Suppl 9]:S3-S9
Julius S, Jamerson K, Mejia A, Krause L, Schork N, Jones K (1990) The association of borderline hypertension with target organ changes and higher coronary risk. JAMA 254:354–358
Klaus D (1993) Stellenwert der Diuretika in der Monotherapie der Hypertonie. Fortschr Med 111:304–308
Lantry HD, Mammen GJ, Sorkin EM (1989) Urapidil. Drugs 38:900–940
Li G, Regunathan S, Barrow CJ, Eshraghi J, Cooper R, Reis DJ (1994) Agmatine: an endogenous clonidine-displacing substance in the brain. Science 263:966–969
Ludwig M, Stumpe KO, Heagerty AM et al. (1993) Vascular wall thickness in hypertension: the perindopril regression of vascular thickening European Community Trial (PROTECT). J Hypertens 11 [Suppl 5]:5316–5317
Luke RG (1993) Essential hypertension: a renal disease? Hypertension 21:380–390
MacMahon S, Peto R, Cutler J et al. (1990) Blood pressure, stroke and coronary heart disease. Part 1. Prolonged differences in blood pressure: Prospective observational studies corrected for the regression dilution bias. Lancet 335:765–774
Mancia G, van Zwieten PA (1996) How safe are calcium antagonists in hypertension and coronary heart disease. J Hypertens 14:13–17
Mandal AK, Markert RJ, Saklayen MG, Mankus RA, Yokokawa K (1994) Diuretics potentiate angiotensin converting enzyme inhibitor-induced acute renal failure. Clin Nephrol 42:170–174
McAreavey D, Robertson JIS (1990) Angiotensin converting enzyme inhibitors and moderate hypertension. Drugs 40:326–345
McInnes GT (1994) Role of ACE inhibitors in hypertension complicated by vascular disease. Br Heart J 72 [Suppl]: 33–37
Miller K (1994) Pharmacological management of hypertension in paediatric patients. Drugs 48:868–887
Molderings GJ (1995) Imidazolrezeptoren. Arzneimitteltherapie 13:344–350
Mombouli JV, Vanhoutte PM (1995) Kinins and endothelial control of vascular smooth muscle. Ann Rev Pharmacol Toxicol 35:679–705
Pahor M, Psaty BM, Alderman MH, et al (2000) Therapeutischer Nutzen von ACE-Inhibitoren und anderen antihypertensiven Medikamenten bei Patienten mit Typ-2-Diabetes. Diabetes Care 23:888–892
Pinkney JH, Yudkin JS (1994) Antihypertensive drugs: issues beyond blood pressure control. Prog Cardiovasc Dis 36:397–415
Praktische Aspekte der Therapie mit Angiotensinkonversionsenzym (ACE)-Hemmern (1994) Arzneimittelbrief 28:25–29
Raine AEG (1994) Hypertension and the kidney. Br Med Bull 50:322–341
Regunathan S, Reis DJ (1996) Imidazoline receptors and their endogenous ligands. Ann Rev. Pharmacol Toxicol 36:511–544
Richards AM, Nicholls MG, Crozier IG (1994) Role of ACE inhibitors in hypertension with left ventricular hypertrophy. Br Heart J 72 [Suppl]:24–32
Robertson JIS (1994) Role of ACE inhibitors in uncomplicated essential hypertension. Br Heart J 72 [Suppl]:15–23
Salvetti A, Brogi G, Di Legge V, Bornini GP (1993) The interrelationship between insulin resistance and hypertension. Drugs 46 [Suppl 2]:149–159
Samani NJ (1994) Molecular genetics of susceptibility to the development of hypertension. Br Med Bull 50:260–271
Schmieder RE, Gatzka C, Schächinger H, Schobel H, Rüddel H (1993) Obesity as a determinant for response to antihypertensive treatment. BMJ 307:537–540
Staessen JA, Gasowski J, Wang JG (2000) Outcome trials in older patients with isolated systolic hypertension. Eur Heart J Suppl 2D:D13-D16
Streeten DHP, Anderson GH (1992) Secondary hypertension. Drugs 43:805–819
Swales JD (ed)(1995) Manual of hypertension. Blackwell, Oxford
The HOPE Study Investigators (2000) Effects of long-term Ramipril in preventing cardiovascular death, MI, and stroke, in high risk patients. N Engl J Med 342:145–153
UK Prospective Diabetes Study Group (1998) Tight blood pressure control and risk of macrovascular and microvascular complications in type 2 diabetes. BMJ 317:703–713
Ummenhofer C, Kluthe R (1994) Definition von „Salzsensitivität“. Dtsch Med Wochenschr 119:49–57

Wiemer G, Schölkens BA, Linz W (1994) Endothelial protection by converting enzyme inhibitors. Cardiovasc Res 28:166–172

World Health Organization (1999) International Society of Hypertension Guidelines for the Management of Hypertension. J Hypertens 17:151–183

Zwieten PA van (1993) An overview of the pharmacodynamic properties and therapeutic potential of combined α- and β-adrenoceptor antagonists. Drugs 45:509–517

KAPITEL 22

Behandlung der Hypotonie und des Schocks 22

E. HACKENTHAL

Behandlung der Hypotonie und des Schocks 22

E. Hackenthal

22.1 Behandlung der Hypotonie

22.1.1 Pathophysiologie und allgemeine Maßnahmen

Blutdruckwerte, die konstant oder episodisch unter 110/70 mm Hg (systolisch/diastolisch) liegen, werden als Hypotonie bezeichnet (ca. 3 % der Bevölkerung). Als typische Beschwerden werden Schwindelgefühl, Müdigkeit, Konzentrationsschwäche, Benommenheit, depressive Verstimmung und Kopfschmerzen genannt. Solange der systolische Druck nicht unter 90 mm Hg abfällt, was nur sehr selten vorkommt und meist eine erkennbare Ursache hat (Blutverlust, Medikamentennebenwirkungen, Infektionen, Schockzustände, s. Kap. 14.5.2), sind keine Organfunktionsstörungen durch Mangelperfusion zu erwarten.

Sofern bei einer kontinuierlich bestehenden Hypotonie Medikamenteneinnahme als Ursache (Antihypertensiva, Psychopharmaka, Laxanzien, Diuretika) ausgeschlossen werden kann, liegt meist eine sog. konstitutionelle Hypotonie vor. Hier ist eine medikamentöse Therapie selten indiziert, zumal die medikamentöse Anhebung des Blutdruckes keineswegs zuverlässig die Beschwerden beseitigt. Wichtig ist die sachgemäße Beratung des Patienten. Er soll seine Kochsalzzufuhr nicht beschränken, ausreichend Flüssigkeit zu sich nehmen, sich körperlich betätigen und andere roborierende Maßnahmen, z.B. Kneipp-Güsse durchführen. Man kann den Patienten auch darauf hinweisen, daß sein Zustand keine Erkrankung ist und daß für Hypotoniker eine signifikant höhere Lebenserwartung gegenüber Hypertonikern nachgewiesen wurde („Hypertoniker leben gut, aber kurz, Hypotoniker schlecht, aber lange").

Eine häufige Variante der Hypotonie ist die orthostatische Dysregulation. Bei schnellem Aufrichten aus dem Liegen oder Sitzen ist die sympathikusvermittelte venöse Vasokonstriktion unzureichend oder zu langsam. Das Blut „versackt" in der unteren Körperhälfte, der venöse Zustrom zum Herzen (Vorlast) und damit das Herzzeitvolumen sind vermindert, der Blutdruck kann vorübergehend nicht aufrechterhalten werden. Die orthostatische Hypotonie tritt bevorzugt bei älteren Menschen (häufig Flüssigkeitsmangel), als Nebenwirkung von Pharmaka (Antihypertensiva, Diuretika, Vasodilatatoren, trizyklische Antidepressiva, DOPA und Dopamin-Agonisten), sowie bei endokrinen Störungen (Hypothyreose) oder neurologischen Erkrankungen (Parkinson, diabetische Polyneuropathie, autonome Dysfunktion) auf. Typische Symptome sind Schwindel bis zum vorübergehenden Bewusstseinsverlust (Synkope) beim Aufrichten, Schwäche, Kopfschmerz.

Allgemeine therapeutische Maßnahmen sind ausreichende Kochsalz- und Flüssigkeitszufuhr, langsames Aufstehen und Stützstrümpfe.

22.1.2 Pharmaka zur Behandlung der Hypotonie

Zur Unterstützung dieser allgemeinen Maßnahmen kommen bei orthostatischer Dysregulation oder ausgeprägter konstitutioneller Hypotonie folgende Pharmaka in Frage:

Dihydroergotamin (2mal 1–2,5 mg/Tag oral) hat in dieser Dosierung eine bevorzugte venentonisierende Wirkung. Wegen der Nebenwirkungen bei Langzeitanwendung (Dauerkopfschmerz und periphere Durchblutungsstörungen) sowie seiner unzuverlässigen Resorption wird Dihydroergotamin kaum noch angewendet.

Amezinium ist ein indirektes Sympathomimetikum mit komplexer Wirkungsweise (Monoaminoxidasehemmung, Hemmung der Katecholaminaufnahme aus dem synaptischen Spalt, s. auch Kap. 2.2, S. 101). Amezinium erhöht die Konzentration von Noradrenalin im synaptischen Spalt, der Gefäßtonus nimmt zu. *Unerwünschte Wirkungen* sind Übelkeit, Unruhe, Kopfschmerzen, Zittrigkeit, Tachykardie. Amezinium (2mal 10 mg/Tag) wird oral mit einer Bioverfügbarkeit von ca. 50 % resorbiert und mit einer Halbwertszeit von 8–12 h eliminiert.

Andere Sympathomimetika wie Etilefrin, Oxilofrin, Midodrin und Norfenefrin werden ebenfalls verwendet, haben jedoch meist eine geringe Bioverfügbarkeit und eine kurze Wirkdauer.

Bei ausgeprägter orthostatischer oder konstitutioneller Hypotonie kann eine Therapie mit synthetischen Mineralokortikoiden (z. B. Fludrocortison, 0,1–0,3 mg/Tag) versucht werden.

22.2 Behandlung des Schocks

22.2.1 Pathophysiologie

Als Kreislaufschock bezeichnet man ein akut lebensbedrohendes Versagen der Herz-Kreislauf-Funktion mit einer Mangeldurchblutung der Organe. Der Blutdruck fällt auf systolische Werte unter 80 mm Hg ab. Der Patient ist benommen, schwitzt, hat eine kühl-blasse Haut (nicht bei allen Schockformen) und einen schnellen, fadenförmigen Puls. Die Urinausscheidung ist eingeschränkt oder sistiert völlig (Oligurie, Anurie). Der Kreislaufschock kann verschiedene Ursachen haben wie starken Blut- oder Flüssigkeitsverlust, Verbrennungen, eine anaphylaktische Reaktion (z. B. nach Penicillininjektion), septische bakterielle Infektionen oder eine akute kardiale Ursache (z. B. Herzinfarkt). Pathophysiologisch ist allen Schockformen gemeinsam, daß das zirkulierende Blutvolumen zu gering ist, sei es durch direkten Blutverlust, sei es durch eine Vasodilatation und den Übertritt von Flüssigkeit in Gewebe. Der venöse Zufluß zum Herzen ist verringert, Herzzeitvolumen und Blutdruck nehmen ab (s. Abb. 22.1). Reaktiv werden der Sympathikus und das Renin-Angiotensin-System aktiviert. Die starke periphere Vasokonstriktion hat wiederum eine Gewebehypoxie zur Folge, es kommt zur Freisetzung verschiedener Mediatoren wie Histamin, Serotonin, Kinine, Cytokine, die den pathophysiologischen Prozeß, insbesondere die Störungen der Mikrozirkulation und die pathologisch erhöhte Kapillarpermeabilität, verstärken. Als weitere pathologische Faktoren können je nach auslösender Ursache Gerinnungsstörungen (bei septischem Schock) und Bronchokonstriktion (anaphylaktischer Schock) auftreten. Die lebensbedrohenden Konsequenzen des Schocks sind das akute Nierenversagen, die Schocklunge und das Herzversagen.

22.2.2 Pharmaka zur Behandlung des Schocks

Therapeutisch ist neben der Behandlung der jeweiligen Schockursache die O_2-Zufuhr und die kontrollierte Volumensubstitution des Kreislaufs mit Plasmaersatzmitteln die wichtigste Maßnahme.

Plasmaersatzmittel sind isotone Elektrolytlösungen, denen onkotisch wirksame Substanzen zugesetzt sind wie Dextrane, Hydroxyethylstärke oder Gelatinezubereitungen.

Dextrane werden durch partielle Hydrolyse bakterieller Glukopolysaccharide hergestellt. Dextrane stehen in Präparaten mit unterschiedlicher Molekülmasse zur Verfügung. Dextran 60 hat eine mittlere Molekülmasse von 60 000 (Bereich 25 000–100 000), Dextran 40 eine mittlere Masse von 40 000 (Bereich 15 000–70 000). Isoonkotisch sind 4 %ige Lösungen von Dextran 60 und eine 3,5 %ige Lösung von Dextran 40. Verwendet werden auch hyperonkotische Lösungen (6 % Dextran 60 oder 10 % Dextran 40, z. B. in 0,9 % NaCl), die geeignet sind, Flüssigkeit aus dem Gewebe in das intravasale Kompartment zu ziehen. Die hyperonkotische Zubereitungen bezeichnet man deshalb auch als Plasmaexpander.

Die niedermolekularen Anteile des Dextrans werden bevorzugt über die Nieren eliminiert (Molekülmasse unter 40 000). Die höhermolekularen Anteile werden durch Aufnahme in das retikuloendotheliale System (z. B. Makrophagen, Kupffer-Zellen der Leber) aus dem Plasma entfernt und langsam metabolisiert. Die Plasmahalbwertszeiten für Dextran 40 und 60 liegen bei 5 bzw. 10 h.

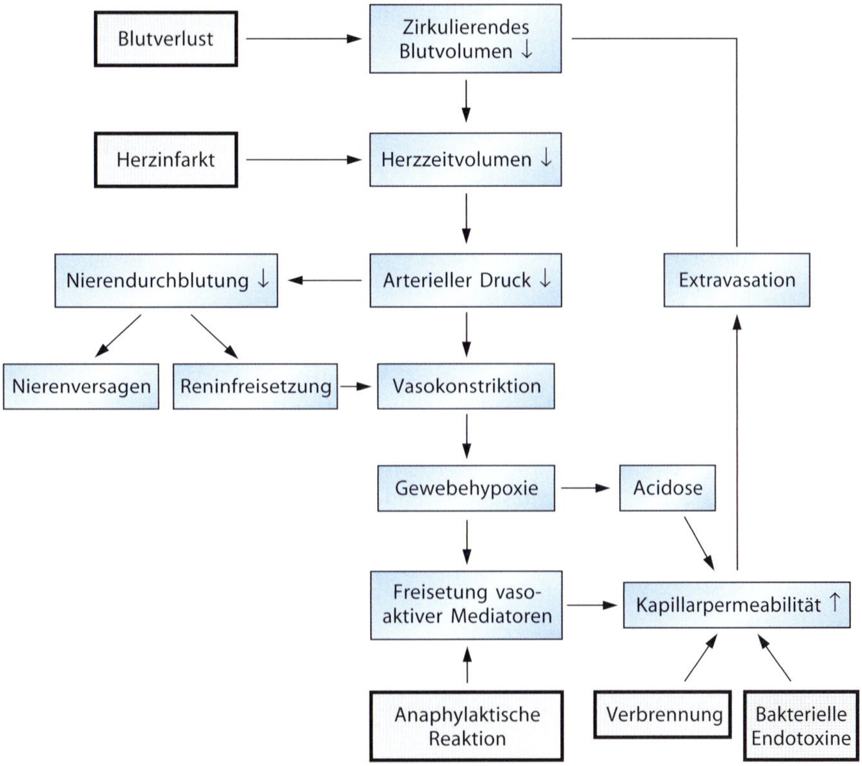

Abb. 22.1. Pathophysiologie des Kreislaufschocks

Dextrane können selten (ca. 1: 10 000) anaphylaktische Reaktionen auslösen. Die Sensibilisierung kann bereits durch Dextrane in Nahrungsmitteln erfolgt sein, die Schockreaktion also auch bei erstmaliger Infusion des Plasmaersatzmittels auftreten. Deshalb kann zur Prophylaxe eine kleine Menge niedermolekularer Dextrane (20 ml Dextran mit einer Molekülmasse von ca. 1000) vorinfundiert werden, um vorhandene Antikörper abzufangen. In jedem Fall ist der Patient in den ersten Minuten der Dextraninfusion sorgfältig zu überwachen.

Hydroxyethylstärke (HES) enthält Amylopektin, bei dem die Glukose partiell hydroxyliert ist. Die Hydroxylierung verzögert die Hydrolyse des Amylopektins durch Amylase im Kreislauf erheblich. Die Plasmaeliminationshalbwertszeit der üblichen Hydroxyethylstärke mit einer mittleren Molekülmasse von 450 000 beträgt 4–6 h. Auch mit HES werden anaphylaktische Reaktionen beobachtet, allerdings seltener als bei Dextranen.

Gelatinezubereitungen werden durch partielle Hydrolyse von tierischem Kollagen und nachfolgender kontrollierter Polymerisation durch verschiedene Verfahren hergestellt. Verwendung finden *Oxypolygelatine* (mittlere Molekülmasse 30 000, Bereich 5000–100 000), *Succinylgelatine* (mittlere Molekülmasse 35 000, Bereich 10 000–100 000) und *Harnstoffgelatine* (mittlere Masse 35 000, Bereich 4000–250 000). Die Plasmaelimination der Gelatinepräparate erfolgt schneller als die der Dextrane, hauptsächlich durch renale Ausscheidung. Die niedermolekularen Anteile der Gelatine verteilen sich schnell im extravasalen Extrazellulärraum (Interstitium), d. h. die onkotische Druckdifferenz zum Plasmaraum und damit die Mobilisierung von Flüssigkeit aus den Geweben sind geringer als bei Dextran.

Alle aufgeführten Plasmasubstitutionsmittel verändern auch die Viskosität und weitere rheologische Eigenschaften des Blutes und werden deshalb auch bei peripheren und zerebralen Durchblutungsstörungen zur Hämodilution verwendet (s. Kap. 14.6).

Albumin vom Menschen wurde früher in großem Umfang für die Plasmasubstitution verwendet.

Nachdem sich in den meisten Indikationen kein eindeutiger Vorteil gegenüber anderen Plasmasubstitutionsmitteln ergab und Humanalbumin erheblich teurer ist als diese, ist die Verwendung von Humanalbumin stark zurückgegangen.

Weitere Komponenten der Schockbehandlung sind die Behandlung der Azidose, die Herztherapie und die Sicherstellung der Nierendurchblutung. Die Azidose, die sich auf Grund der Gewebehypoxie mit einem vorwiegend anaeroben Stoffwechsel entwikkelt, wird mit Natriumbikarbonatinfusion (4,5 %) oder mit der Infusion von Trometamol (THAM= Tris=Trishydroxymethylaminomethan, 0,3 mol/l) behandelt.

Steht eine akute Verminderung der kardialen Pumpleistung im Vordergrund, so werden β-Sympathomimetika, v.a. Dobutamin, verwendet. Eine Verbesserung der Nierendurchblutung kann mit Dopamin erreicht werden.

Literatur

Balakumaran K, Hugenholtz PG (1986) Cardiogenic shock. Current concepts in management. Drugs 32:372–382

Barret-Connor E, Palinkas LA (1994) Low blood pressure and depression in older man. A population based study. BMJ 308:446–449

Braune S, Lücking CH (1997) Orthostatische Hypotonie. Pathophysiologie, Differentialdiagnose und Therapie. Dt. Ärztebl. 94: A 3413–3418

Glauser MP, Heumann D, Baumgartner JD, Cohen J (1994) Pathogenesis and potential strategies for prevention of treatment of septic shock: an update. Clin Infect Dis 18 [Suppl 2]:S205-S216

Lenke D, Gries J, Kretzschmar R (1981) Pharmacology of amezinium, a novel antihypotensive drug. III Studies on the mechanism of action. Drug Res 31:1558–1565

Schaps D, Seitz W, Hetzer R, Tholen A (1985) Kardiozirkulatorische Effekte des neuen Sympathikomimetikums Ameziniummethylsulfat. Ergebnisse humanpharmakologischer Studien. Anaesthesist 34:79–84

Wolff HP, Weihrauch TR (Hrsg) (1994) Internistische Therapie 1994/95, 10. Aufl. Urban & Schwarzenberg München

Zur Behandlung der Hypotonie (1990). Arzneimittelbrief 24:1–2

Kapitel 23

Periphere und zentrale Durchblutungsstörungen

23

E. Hackenthal

Periphere und zentrale Durchblutungsstörungen 23

E. Hackenthal

23.1 Periphere arterielle Durchblutungsstörungen

Periphere arterielle Durchblutungsstörungen können funktionell durch Gefäßspasmen (Raynaud-Syndrom, Akrozyanose), durch organische Gefäßwandveränderungen (Arteriosklerose, diabetische Makro- und Mikroangiopathien, chronische Entzündungen), sowie durch Einengung und Verlegung des Lumens (Thrombosen, Embolien) hervorgerufen werden. Mit peripher bezeichnet man alle arteriellen Bereiche mit Ausnahme der zerebralen Arterien. Die Koronar- und die Mesenterialarterien nehmen eine Sonderstellung ein.

23.1.1 Funktionelle Durchblutungsstörungen

Die häufigste Ausprägung funktioneller Durchblutungsstörungen ist das Raynaud-Syndrom, bei dem anfallsartig eine oft symmetrische Ischämie mit Weißwerden einzelner Finger oder Zehen auftritt. Häufige Auslösefaktoren sind Kälte oder psychische Anspannung. Im akuten Anfall reicht therapeutisch meist das Erwärmen der Hände oder Füße aus. Wichtig ist v.a. die Vermeidung der Auslösesituation. Soweit die Spasmen durch sympathikotone Aktivierung postsynaptischer α_1-Adrenozeptoren vermittelt werden, können α_1-Adrenozeptorantagonisten die Durchblutung akut verbessern. Auch Calciumkanalblocker vom Typ der Dihydropyridine (z.B. Nifedipin) können als Vasodilatatoren in schweren Fällen hilfreich sein (Pharmakokinetik, Dosierungen und unerwünschte Wirkungen s.Kap. 21). Auch ACE-Hemmer haben sich als wirksam erwiesen, obwohl die Beteiligung des Renin-Angiotensin-Systems an der Auslösung der Vasokonstriktion nicht nachgewiesen wurde. Möglicherweise spielt hier die Hemmung des Abbaus vasodilatierender Kinine eine Rolle (s.Kap. 21).

23.1.2 Symptomatik organischer, arterieller Durchblutungsstörungen

Die häufigste Form der arteriellen Durchblutungsstörung ist die chronische arterielle Verschlußkrankheit, die in einer obliterierenden Arteriosklerose besteht und meist jenseits des 40.Lebensjahres beginnt. Als wichtigste Risikofaktoren gelten Rauchen, Diabetes, arterielle Hypertonie und Fettstoffwechselstörungen. Die Erkrankung wird nach Fontaine in 4 Stadien eingeteilt:

Stadium I: Die Gefäßeinengung ist voll kompensiert. Es bestehen keine Symptome.

Stadium II: Unzureichende Blutversorgung bei Belastung. Typisches Merkmal ist das Auftreten ischämischer Schmerzen in den Beinen nach längerer Wegstrecke. Der Patient bleibt stehen, nach einer Weile lassen die Schmerzen nach, er kann erneut eine gewisse Wegstrecke schmerzfrei gehen (intermittierendes Hinken: Claudicatio intermittens). Unterteilt wird das Stadium II in Stadium IIa: schmerzfreie Gehstrecke ohne Steigung mehr als 200 m, IIb: schmerzfreie Gehstrecke weniger als 200 m.

Stadium III: Durchblutung bereits in Ruhe unzureichend, Ruheschmerzen.

Stadium IV: Nekrosen, Ulzerationen, Gehunfähigkeit.

23.1.3 Therapie der arteriellen Verschlußkrankheit

Die wichtigste Therapie besteht in einem möglichst frühzeitigen aktiven „Gefäßtraining“ (Stadien I und II). Die Muskelarbeit führt lokal zur Mehrdurchblutung, zur Verbesserung der O_2-Versorgung und Verzögerung der obliterierenden Prozesse. Daneben kommen operative Maßnahmen in Frage (z.B. Bypassoperationen, perkutane, transluminale Angioplastik). Pharmakotherapeutisch werden Substanzen eingesetzt, die im einzelnen oft unklare Wirkungen auf verschiedene metabolische Funktionen und die Fließeigenschaften des Blutes haben. Gemessen an der Verlängerung der schmerzfreien Gehstrecke im Stadium II der Verschlußkrankheit haben sich folgende Substanzen als beschränkt wirksam erwiesen:

Unerwünschte Wirkungen: Vereinzelt Unruhe, Verwirrtheit, Kopfschmerzen, Zittern, Magenschmerzen, Übelkeit.

Naftidrofuryl soll hauptsächlich über einen Serotoninrezeptorantagonismus vasodilatierend wirken. Die durch Serotonin induzierte erhöhte Kapillarpermeabilität kann durch Naftidrofuryl vermindert werden. Auch Verbesserungen der rheologischen Eigenschaften des Blutes sind beschrieben worden. Naftidrofuryl wird oral gut resorbiert und mit einer Halbwertszeit von 1–2 h durch Metabolisierung eliminiert. Dosierung: 3mal 100 mg/Tag.

Unerwünschte Wirkungen: Gelegentlich Schlafstörungen, Unruhe, Kopfschmerzen. Die früher übliche Infusionstherapie ist wegen schwerer kardiovaskulärer Nebenwirkungen nicht mehr zugelassen.

Buflomedil wirkt vasodilatierend und verbessert die rheologischen Eigenschaften des Blutes mit unbekanntem Wirkungsmechanismus. Die Elimination erfolgt durch Metabolisierung mit einer Halbwertszeit von 2–3 h. Dosierung: 3mal 150 mg/Tag.

Unerwünschte Wirkungen: vereinzelt Kopfschmerzen und Schlafstörungen, Exantheme, Magenbeschwerden.

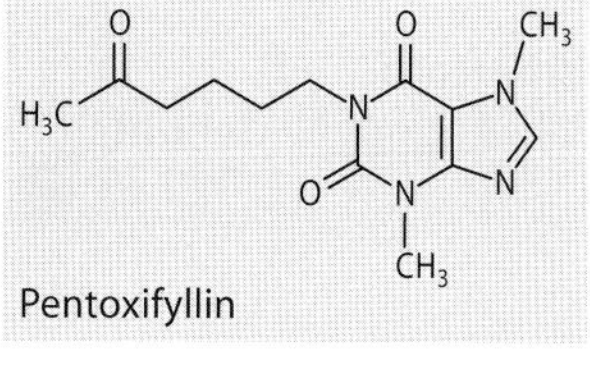

Pentoxifyllin

Pentoxifyllin ist der am häufigsten bei der peripheren arteriellen Verschlußkrankheit eingesetzte Vasodilatator, der auch bei Durchblutungsstörungen des Innenohrs (Hörsturz) und der Netzhaut des Auges Verwendung findet. Pentoxifyllin ist ein Methylxanthin, das neben seiner vasodilatierenden Wirkung (Phosphodiesterasehemmung?) die Erythrozyten- und Thrombozytenaggregation hemmt, die Erythrozytenverformbarkeit erhöht und die Blutviskosität senkt. Pentoxifyllin wird oral gut resorbiert (30–50% Bioverfügbarkeit) und durch Metabolisierung mit einer Halbwertszeit von 2–3 h eliminiert. Dosierung: 2mal 400 mg (Retardpräparat).

Unerwünschte Wirkungen: Flush, Kopfschmerzen, Magendruck, Schlafstörungen. In letzter Zeit wurden mehrere Fälle von Netzhautblutungen im Zusammenhang mit der Einnahme von Pentoxifyllin beschrieben.

Keine in kontrollierten Langzeitstudien gesicherte therapeutische Wirksamkeit haben Bencyclan, Cyclandelat, Cinnarizin, Isoxsuprin und Xantinolnikotinat.

Prostaglandinderivate wie *Iloprost*, *Ciprosten* und *Alprostil* haben pharmakologische Wirkungen, die weitgehend denen des Prostacyclins (PGI_2) entsprechen. Sie wirken vasodilatierend, hemmen die Thrombozytenaggregation und wirken gegenüber Entzündungsmediatoren protektiv auf das Endothel. Prostacyclinanaloge werden in den Stadien III und IV der arteriellen Verschlußkrankheit eingesetzt, wenn andere Maßnahmen (physikalisch, operativ) nicht wirksam oder nicht möglich sind. Sie werden i.v. oder i.a. infundiert, wobei die Dosierung an den erwünschten und unerwünschten Wirkungen titriert wird.

Als *unerwünschte Wirkungen* werden lokale Nebenwirkungen, Übelkeit, Erbrechen, Diarrhöen, Flush und Kopfschmerz beobachtet. Sie sind bei i.a.-Infusion häufiger als bei i.v.-Infusion. In mehreren kontrollierten Studien konnte mit der Infusion von Prostacyclinanaloga eine signifikante Zunahme der maximalen Gehstrecke, z.T. auch eine Abnahme des Analgetikabedarfs und eine bessere Heilungstendenz von Ulcera cruris erreicht werden. Der positive Effekt hält länger an als nach der Behandlung mit den oben genannten „Vasodilatatoren“.

Als weitere Maßnahme kann in schweren Fällen die Hämodilution mit Plasmasubstitutionsmitteln wie *Dextran-* oder *Hydroxyethylstärkelösungen* durchgeführt werden (siehe oben) mit denen der Hämatokrit auf 30–35% gesenkt wird. Der therapeutische Nutzen ist jedoch umstritten.

23.1.4 Arterielle Verschlußkrankheit und kardiovaskuläres Risiko

Endstadium der isolierten peripheren arteriellen Verschlusskrankheit (PAVK) ist die Amputation, meist eines Beines (Raucherbein). Es darf jedoch nicht übersehen werden, dass die PAVK meist Ausdruck einer generellen atherothrombotischen Gefäßerkrankung ist. Das häufigste Schicksal des Patienten mit PAVK ist nicht die Amputation, sondern der frühzeitige Tod durch Herzinfarkt oder ischämischen Schlaganfall. Seine Lebenserwartung ist um ca. 10 Jahre verkürzt. Es muß also in jedem Fall einer PVAK nach Organmanifestationen der allgemeinen Atherothrombose gefahndet und entsprechend behandelt werden. Eine rigorose Vermeidung oder Minderung von Risikofaktoren ist die wichtigste Maßnahme.

In der Scandinavian Simvastatin Survival Study (4 S) konnte mit dem HMG-CoA-Reduktase-Hemmer Simvastatin und in der CAPRIE-Studie mit Clopidoprel eine signifikante Abnahme der Symptomatik der PAVK nachgewiesen werden.

23.2 Periphere venöse Durchblutungsstörungen

23.2.1 Pathophysiologie venöser Durchblutungsstörungen

Zu unterscheiden ist zwischen akuten Störungen der Venenfunktion und der chronischen venösen Insuffizienz.

Die *akute Venenthrombose* entsteht durch eine intravasale Gerinnung in einer Vene. Begünstigende Faktoren sind Schädigungen der Gefäßwand, Verlangsamung der Strömungsgeschwindigkeit (Bettruhe, Herzinsuffizienz), Hämokonzentration, erhöhte Gerinnungsneigung, Übergewicht. Während der nachfolgenden Organisation des Thrombus kommen meist Entzündungsreaktionen hinzu (akute Venenentzündung).

Als Folge einer vorangegangenen akuten Venenthrombose mit unvollständiger Rekanalisation oder bleibenden Störungen der Venenfunktion kann eine sog. *venöse Insuffizienz* auftreten. Symptome sind Ödeme, periphere Zyanosen, atrophische Hautveränderungen und Ulcus cruris.

23.2.2 Therapie venöser Durchblutungsstörungen

Je nach Lokalisation ist die akute Venenthrombose unterschiedlich zu beurteilen und zu behandeln. Bei oberflächlichen Venenthrombosen besteht keine Emboliegefahr, die Prognose ist gut. Die Therapie besteht in Bewegungstraining, Kompressionsbehandlung (Stützstrümpfe) und evtl. einer medikamentösen Unterstützung durch *Ibuprofen* 4mal 200 mg/Tag oder *Acetylsalicylsäure* 3mal 0,5 g/Tag.

Bei akuter tiefer Venenthrombose besteht die Gefahr, daß sich ein Thrombus von der Venenwand löst und in die Lunge einschwemmt (Lungenembolie). Sofern keine Kontraindikation besteht, wird eine Behandlung mit *Antikoagulanzien* durchgeführt, die mit niedermolekularen Heparinen (z. B. Dalteparin, Enoxaparin, Nadroparin) beginnt und nach 5–7 Tagen mit oralen Antikoagulantien für 3–6 Monate fortgeführt wird. Der Nutzen einer thrombolytischen Therapie ist nicht gesichert (s. Kap. 25). Zur Prävention der Lungenembolie und eines Rezidivs der Venenthrombose hat sich als zusätzliche Maßnahme die Hemmung der Thrombozytenaggregation mit niedrigdosierter *Acetylsalicylsäure* (75–250 mg/Tag) oder Clopidogrel (75 mg/Tag) als sehr wirksam erwiesen (s. S. 405). Das Risiko einer Lungenembolie kann auf die Hälfte oder weniger reduziert werden. Sinnvoll ist auch ein Kompressionsverband und eine möglichst frühzeitige Mobilisierung.

Auch bei der Behandlung der chronischen venösen Insuffizienz sind zuerst physikalische Maßnahmen wie Muskeltraining, Kompressionsstrümpfe und die Beseitigung von gefäßschädigenden Faktoren wie Rauchen, Übergewicht, langes Stehen und Bewegungsmangel indiziert. Als adjuvante Therapie können Diuretika (bei Bestehen von Ödemen) eingesetzt werden (s.Kap.24). Als präventive Maßnahme zur Verhinderung weiterer thrombotischer

Prozesse hat sich die tägliche Gabe von *Acetylsalicylsäure* in niedriger Dosierung (z.B. 100 mg/Tag) als wirksam erwiesen (Wirkungsweise s. S. 230). Auf dem Markt befindet sich weiterhin eine große Zahl von sog. Venenmitteln, denen venentonisierende und kapillarabdichtende Wirksamkeit zugeschrieben werden. Dazu gehören u.a. *Dihydroergotamin, Aescine* und andere Inhaltsstoffe des Samens von Aesculus hippocastanum, *Rutin, Troxerutin* und andere Rutosidderivate sowie *Benzaron, Diosmin* und *Tribenosid*. Während für einzelne Stoffe und Kombinationen tierexperimentell Wirkungen auf die Gefäßpermeabilität oder den venösen Tonus nachgewiesen wurden, ist ihr therapeutischer Nutzen bei chronischen venösen Durchblutungsstörungen in Frage zu stellen.

23.3 Zerebrale Durchblutungsstörungen

23.3.1 Pathophysiologische Aspekte

Eine generelle Abnahme der geistigen Leistungsfähigkeit im Alter, insbesondere der Konzentrations- und Merkfähigkeit, sowie Störungen der Emotionalität und des Realitätsbewußtseins werden häufig auf diffuse, arteriosklerotisch bedingte Störungen der Hirndurchblutung zurückgeführt („Zerebralsklerose", „zerebrovaskuläre Insuffizienz"). Dieser Zusammenhang ist möglich, läßt sich jedoch nur schwer nachweisen, und die Abgrenzung von degenerativen Formen der Demenz ist schwierig. Außerdem sind diese Formen der Funktionseinschränkung mit durchblutungsfördernden Pharmaka oder Nootropika (s.Kap. 7) nur sehr begrenzt beeinflußbar. Wie für andere arteriosklerotisch bedingte kardiovaskuläre Erkrankungen gilt auch für diese vaskuläre Form von Hirnfunktionsstörungen, daß die frühzeitige Prävention, d.h. die Vermeidung oder Reduktion von Risikofaktoren wie Hypertonie, Hypercholesterinämie, Rauchen etc., für das Schicksal des Patienten von sehr viel größerer Bedeutung ist als die medikamentöse Behandlung der Ausfallerscheinungen.

Dagegen sind lokalisierte Hirndurchblutungsstörungen, die durch thrombotische oder thromboembolische Ereignisse entstehen, nicht nur besser definiert, sondern auch einer Pharmakotherapie besser zugänglich.

Pathogenetisch sind mindestens 3 Mechanismen unterscheidbar:

1. Loslösung eines Thrombus aus dem linken Herzen (bei Vorhofflimmern oder rheumatischen Klappenfehlern). Einschwemmen des Thrombus in eine Hirnarterie (Embolie). Kompletter Verschluß.
2. Thrombenbildung auf arteriosklerotischen Plaques großer Hirnarterien (A.carotis interna, A.vertebralis). Loslösung des Thrombus, Einschwemmen in kleine Hirnarterien (arterioarterielle Embolie). Verschluß.
3. Thrombozytenaggregation und Thrombenbildung auf arteriosklerotischen Plaques kleinerer oder größerer Hirnarterien. Lokal partieller oder totaler Verschluß.

Hinsichtlich des klinischen *Verlaufs* sowie der *Therapie* werden verschiedene Stadien und/oder Schweregrade unterschieden:

Transitorische ischämische Attacken (TIA), meist plötzlich auftretende, weniger als 60 min anhaltende lokale neurologische Störungen mit Sehstörungen, Sprachstörungen oder neuropsychologischen Ausfällen, Ataxis, Schwindel sowie ein- oder beidseitigen motorischen und sensorischen Störungen (je nach Lokalisation). Patienten mit TIA haben ein hohes Risiko eines Schlaganfalles (10–15% innerhalb eines Jahres).

Partielle reversible ischämisch-neurologische Defizite (PRIND) stellen eine Steigerung der neurologischen Ausfälle dar, die zudem nicht vollständig zurückgebildet werden.

Der ischämische Schlaganfall mit den typischen lokalisationsabhängigen Ausfällen wie Sprechunfähigkeit und Halbseitenlähmung, ist auch bei weitgehender Rückbildung der Ausfälle mit einem hohen Risiko eines erneuten Schlaganfalles belastet.

Risikofaktoren der TIA, der PRIND und des Schlaganfalles sind die Hypertonie, die dekompensierte Herzinsuffizienz mit Vorhofflimmern, Hyperlipidämien, Diabetes mellitus, orale Kontrazeption und Zigarettenrauchen.

Von diesen thromboembolischen Ereignissen muß der hämorrhagische Schlaganfall abgegrenzt werden, der durch eine Blutung (meist Gefäßruptur bei Hypertonie) ausgelöst wird und eine andere Therapie, u.a. eine vorsichtige Blutdrucksenkung, erfordert.

23.3.2 Pharmaka zur Behandlung zerebraler Ischämien

Acetylsalicylsäure

Acetylsalicylsäure (ASS) kann in subanalgetischer Dosierung (75–250 mg/Tag) zur kumulativen Hemmung der Thrombozytenaggregation verwendet werden. Die Wirkung beruht auf der irreversiblen Inaktivierung der thrombozytären Cyclooxygenase und Hemmung der Thromboxansynthese (Einzelheiten s. Kap. 16). In großen randomisierten Studien an Patienten mit TIA oder PRIND konnte die Häufigkeit von kompletten Schlaganfällen durch ASS signifikant um 30–40% reduziert werden *(Sekundärprävention)*. Auch nach eingetretenem Schlaganfall kann mit einer Langzeitbehandlung mit ASS das hohe Risiko eines erneuten Schlaganfalls signifikant gesenkt werden (30%), bei Patienten mit vorhandenen kardiovaskulären Risikofaktoren (generalisierte Atherosklerose, periphere arterielle Verschlußkrankheit, vorangegangener Herzinfarkt) ist ebenfalls gesichert.

Bei Personen ohne solche Risikofaktoren ist das Risiko eines thrombotischen Schlaganfalls so gering, daß ein eventuell vorhandener präventiver Effekt von ASS möglicherweise durch das (allerdings ebenfalls geringe) Risiko einer zerebralen Blutung aufgehoben wird.

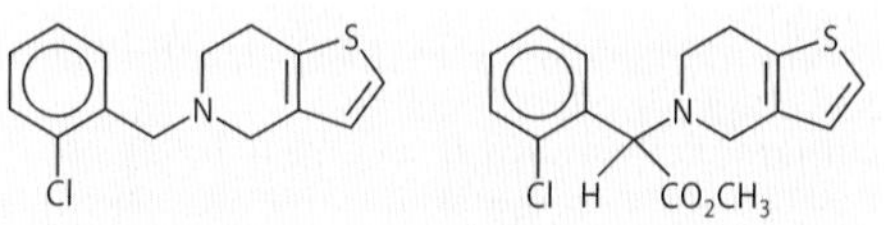

Ticlopidin Clopidogrel

Ticlopidin und Clopidogrel

Ticlopidin und das chemisch verwandte Clopidrogrel sind Thrombozytenaggregationshemmer. Über ihre aktiven Metabolite hemmen sie irreversibel die Funktion des ADP-Rezeptors auf der Thrombozytenoberfläche und heben die ADP-vermittelte Hemmung der Adenylylcyclase auf. Dadurch kann der Glykoprotein-IIb/IIIa-Rezeptorkomplex nicht aktiviert werden, die Quervernetzung der Thrombozyten durch Fibrinogen über diese Rezeptoren und damit die Aggregation sind nicht mehr möglich.

Da die Wirkung beider Aggregationshemmer irreversibel ist, kann mit niedriger Dosierung (250 bzw. 75 mg/Tag) von Ticlopidin oder Clopidrogel durch kumulative Hemmung über 2–8 Tage eine therapeutisch ausreichende Aggregationshemmung erreicht werden. Die Aggregationsfähigkeit kehrt 3–8 Tage nach Absetzen zum Ausgangsniveau zurück.

Unerwünschte Wirkungen: Ticlopidin hatte in den meisten Studien eine höhere Nebenwirkungsquote als ASS. Als schwerwiegendste Nebenwirkung wird bei 1–3% der mit Ticlopidin Behandelten eine Neutropenie beobachtet, die in eine lebensbedrohende Agranulozytose übergehen kann. Ticlopidin wird deshalb kaum noch verwendet. Dagegen scheint das Risiko einer Neutropenie durch Clopidogrel sehr viel geringer zu sein (in der CAPRIE-Studie geringer als bei ASS). Beobachtet werden eine leichte Zunahme der Blutungsneigung (wie bei ASS), Dyspepsien, Durchfälle, reversible Hautexantheme und reversible Leberfunktionsstörungen.

Therapeutische Anwendung: Clopidrogel war in einer großen randomisierten, doppelblinden Studie an nahezu 20 000 Patienten mit überstandenem Herzinfarkt oder Schlaganfall (**C**lopidogrel versus **A**spirin in **P**atients at **R**isk of **I**schemic **E**vents = CAPRIE) in der Sekundärprophylaxe von Schlaganfall oder Infarkt der Acetylsalizylsäure leicht überlegen. Ob Clopidrogrel die ASS in dieser Indikation verdrängen wird, bleibt abzuwarten. Über die Anwendung von Clopidogrel in der Primärprävention des Schlaganfalls bei Risikopatienten (z. B. nach vorausgegangener TIA) sowie in der Primärprophylaxe des Herzinfarktes bei Patienten mit koronarem Risiko liegen noch keine ausreichenden Daten vor.

Dipyridamol

Diese früher als Koronardilatator verwendete Substanz (s. Kap. 20) hemmt die Thrombozytenaggregation durch eine Hemmwirkung auf die cAMP-Phosphodiesterase und/oder eine adenosinantagonistische Wirkung. Dipyridamol wurde in Kombination mit ASS für die Sekundärprophylaxe des ischämischen Insultes eingesetzt. Die vorliegenden Daten zeigen keinen Vorteil dieser Kombination gegenüber der Monotherapie mit ASS.

Antikoagulantien und Fibrinolytika

Orale Antikoagulanzien vom Cumarintyp werden für die Behandlung des ischämischen Schlaganfalls mit großer Zurückhaltung eingesetzt, da die Gefahr einer Einblutung in den Ischämiebereich besteht (zur Pharmakologie s. Kap. 24). Als gesicherte Indikation gelten thromboembolische ischämische Insulte, die vom linken Herzen bei Vorhofflimmern oder rheumatischen Klappenfehlern ausgehen und eine hohe Rezidivquote haben.

Verschiedene Studien, in denen eine fibrinolytische Therapie mit Streptokinase durchgeführt wurde, mußten wegen erhöhter Blutungsgefahr und Zunahme der Mortalität abgebrochen werden. Die vorsichtige Fibrinolyse mit rekombinantem Gewebeplasminogenaktivator z. B. Alteplase hat möglicherweise bessere Erfolgschancen, bleibt jedoch auf Grund negativer Ergebnisse neuer Studien (z. B. ECASS I und II) umstritten. Das Zeitfenster für eine erfolgreiche Lyse schein enger zu sein (max. 3 Stunden nach dem ischämischen Schlaganfall) als für den Herzinfarkt.

Hämodilutionstherapie

Theoretisch ist zu erwarten, daß eine Hämodilution mit verbesserten Fließeigenschaften des Blutes die Hirndurchblutung in der Peripherie ischämischer Bezirke verbessern kann. Klinische Studien haben jedoch bisher keinen überzeugenden Beweis für eine klinische Wirksamkeit geliefert.

Calciumantagonisten

Unter der Vorstellung, daß eine Calciumüberladung der Zelle im ischämischen Bereich zytotoxische Schädigungen auslöst, die zu der neurologischen Symptomatik beitragen, wurden verschiedene Calciumkanalblocker, insbesondere Nimodipin, untersucht. Die bisher vorliegenden Befunde lassen vermuten, daß mit Nimodipin die neurologische Symptomatik bei TIA, PRIND oder komplettem Schlaganfall nicht verbessert werden kann. Der hypotensive Effekt der Calciumkanalblocker wirkt sich eher ungünstig aus. Zur Pharmakologie der Calciumantagonisten s. Kap. 21.

Neue therapeutische Ansätze

Experimentelle Befunde weisen darauf hin, daß lokale Stoffwechselstörungen in ischämischen Hirnarealen mit einer vermehrten Freisetzung exzitatorischer Aminosäuren, insbesondere Glutamat, sowie der verstärkten Bildung von O_2-Radikalen einhergehen und daß die Störungen zum Zelluntergang beitragen. Dementsprechend werden z.Z. verschiedene Glutamatantagonisten (NMDA-Antagonisten), Radikalfänger und Peroxidationshemmer sowie zytoprotektive Cytokine experimentell und z.T. bereits in klinischen Studien auf ihre Eignung zur Behandlung ischämischer zerebraler Zustände untersucht (z.B. Eliprodil, Selfotel, Aptiganel).

Literatur

Antiplatelet Trialists' Collaboration (1994). Collaborative overview of randomized trials of antiplatelet therapy. I. Prevention of death, myocardial infarction, and stroke by prolonged antiplatelet therapy in various categories in patients. BMJ 308:81–106. III. Reduction in venous thrombosis and pulmonary embolism by antiplatelet prophylaxis among surgical and medical patients. BMJ 308:235–246

CAPRIE Steering Committee (1996) A randomized blinded trial of clopidogrel versus aspirin in patients at risk of ischemic events (CAPRIE). Lancet 348:1229–1239

Challenor VF (1994) Angiotensin converting enzyme inhibitors in Raynaud's phenomenon. Drugs 48:864–867

Clissold SP, Lynch S, Sorkin EM (1987) Buflomedil: A review of its pharmacological and pharmacokinetic properties and therapeutic efficacy in peripheral and cerebral vascular disease. Drugs 33:430–448

De Backer TL, Vander Stichele TH, Warie HH et al. (2000) Oral vasoactive medication in intermittent claudication: utile or futile? Eur J Clin Pharmacol 56:199–206 (Metaanalyse)

Diehm C, Stammler F (1999) Therapie der tiefen Beinvenenthrombose. Arzneimitteltherapie 17:188–195

Die Bedeutung der Prostanoide in der Behandlung arterieller Durchblutungsstörungen (1992). Arzneimittelbrief 26:73–77 (1992)

Diener HC (1990) Zerebrale Durchblutungsstörungen. Med Monatsschr Pharmacol 13:69–73

Diener HC (1995) Nimodipin bei Schaganfall. Arzneimitteltherapie 13:84–85

Ernst E (1994) Pentoxifylline for intermittent claudication. A critical review. Angiology 45:339–345

Girolamo B, Bernardi E, Prins MH et al. (1999) Treatment of intermittent claudication with physical training, smoking cessation, pentoxifylline, or nafronyl. Arch Intern Med 159:337–345

Hacke W, Hund E, Grau A (1993) Therapie des ischämischen Schlaganfalls. Therapiewoche 43:2120–2128

Hacke W et al. (1998) Randomized double-blind placebo-controlled trial of thrombolytic therapy with intravenous alteplase in acute ischemic stroke (ECASS II) Lancet 352:1245–1251

Hankey GJ, Warlow CP (1999) Treatment and secondary prevention of stroke: evidence, costs, and effects on individuals and populations. Lancet 354:1457–1463

Heidrich H (1985) Vasoaktive Pharmaka bei peripheren arteriellen Durchblutungsstörungen. Dtsch Med Wochenschr 110:1219–1224

McTavish D, Faulds D, Goa KL (1990) Ticlopidine. Drugs 40:238–259

Pedersen TR, Kjekshus J, Pyörälä K et al. (1998) Effect of simvastatin on ischemic signs and symptoms in the Scandinavian Simvastatin Survival Study (4 S). Am J Cardiol 81:333–335

Pineo GF, Hull RD (1996) Prevention and treatment of venous thromboembolism. Drugs 52:71–92

Sila CA (1993) Prophylaxis and treatment of stroke. The state of the art in 1993. Drugs 45:327–337

Sors H, Meyer G (2000) Place of aspirin in prophylaxis of venous thromboembolism. Lancet 355:1295–1302

The SALT collaborative group (1991) Swedish aspirin low dose trial (SALT) of 75 mg aspirin as secondary prophylaxis after cerebrovascular ischemic events. Lancet 338:1345–1349

Weinmann EE, Salzman EW (1994) Deep-vein thrombosis. N Engl J Med 331:1630–1641

Warlow C (1992) Secondary prevention of stroke. Lancet 339:724–726

Kapitel 24

Pharmaka zur Beeinflussung der Nierenfunktion, des Elektrolyt-, Wasser- und Säure-Basen-Haushaltes 24

E. Hackenthal

Pharmaka zur Beeinflussung der Nierenfunktion, des Elektrolyt-, Wasser- und Säure-Basen-Haushaltes

24

E. Hackenthal

24.1 Zusammensetzung und Regulation des Extrazellulärraumes

24.1.1 Zusammensetzung des Extrazellulärraumes

Die Körpermasse eines erwachsenen Menschen besteht zu etwa 55–60% aus Wasser. Bei einem Körpergewicht von 70 kg sind dies ca. 40 l, von denen sich 25 l intrazellulär, 10–11 l im interstitiellen Raum, d.h. in den Zellzwischenräumen und ca. 3,5 l im Blutplasma befinden. Der interstitielle Raum und das Plasmavolumen bilden zusammen den Extrazellulärraum (Tabelle 24.1).

Blutplasma und interstitieller Raum kommunizieren über Lücken zwischen den Endothelzellen der Kapillarwand (Fenestrationen), die für niedermolekulare Substanzen (Molekulargewicht <5000) eine freie Diffusion gestatten. Proteine haben dagegen mit zunehmendem Molekulargewicht immer weniger Gelegenheit, den intravasalen Raum zu verlassen.

Tabelle 24.1. Ionenzusammensetzung der intrazellulären, intravasalen und interstitiellen Flüssigkeit

	Plasma [mmol/l]	Interstitium [mmol/l]	Intrazellulär[c] [mmol/l]
Natrium	150	143	10
Kalium	4	4	155
Calcium	2,5[a]	1,5	<0,001[b]
Magnesium	1	0,5	15
Chlorid	110	115	8
Bikarbonat	27	28	10
Protein	1	≪1	6

[a] Ca. 40% der Calciumionen sind an Plasmaprotein gebunden.
[b] Nur freies zytosolisches Calcium angegeben.
[c] Je nach Zelltyp unterschiedlich.

Austausch und Durchmischung des interstitiellen Raumes erfolgen durch Filtration und Rückfluß im Kapillargebiet (Abb. 24.1). Über diese Flüssigkeitsbewegung wird der gesamte interstitielle Flüssigkeitsraum mit einer Halbwertszeit von 20–30 min ausgetauscht. Diese Halbwertszeit ist zugleich die Verteilungshalbwertszeit von Pharmaka im Extrazellulärraum, sofern diese niedermolekular und nicht plasmaproteingebunden sind und keine weiteren verteilungsbestimmenden Umstände vorliegen (pH-Wert-abhängige Verteilungen, zelluläre Aufnahme, Gewebebindung, siehe Kapitel 1.2). Eine Zunahme des hydrostatischen Drucks in den Venen oder eine Abnahme des onkotischen Drucks, also der Plasmaproteinkonzentration, sind Ursachen für eine verminderte Rückresorption von Flüssigkeit aus dem Gewebe und damit der Ödembildung. Nachfolgend sind die wichtigsten Ödemursachen zusammengestellt (s. nächste Seite)

24.1.2 Regulation des Extrazellulärraumes

Die Konstanz von Volumen, Elektrolytzusammensetzung und osmotischem Druck des Extrazellulärraumes wird durch ein komplexes System von Regelmechanismen gewährleistet, die zugleich an der Regulation des Blutdrucks beteiligt sind. Abbildung 24.2 zeigt in stark vereinfachter Form die Wirkungsweise und Vernetzung dieser Systeme am Beispiel von 3 Grenzsituationen, die den Bestand des Extrazellulärraumes gefährden:

Ein *Blutdruckabfall* (z.B. durch Blutverlust, Schock oder Pharmaka) löst eine barorezeptorvermittelte Aktivierung des Sympathikus aus, die den Gefäßtonus erhöht und Herzfrequenz und Kontraktionsleistung steigert. Etwas langsamer als der Sym-

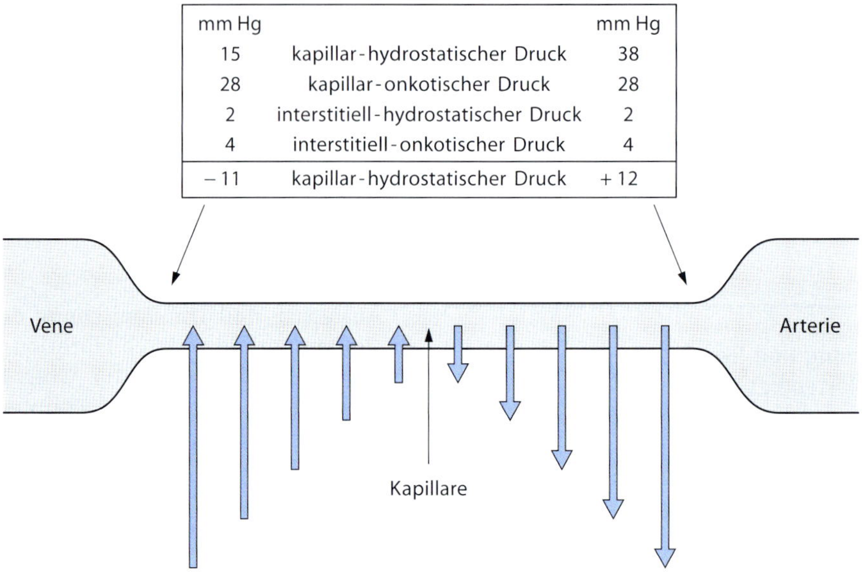

Abb. 24.1. Dynamik des interstitiellen Flüssigkeitsraumes. Der interstitielle Raum wird von der arteriellen Seite der Kapillaren gespeist. Der arterielle Druck ist hier höher als der onkotische Druck der Plasmaeiweiße. Mit einer Druckdifferenz von ca. 10–12 mmHg als effektivem Filtrationsdruck wird Plasmawasser durch die Poren der Kapillarwand in das Gewebe filtriert. Im venösen Bereich der Kapillaren übersteigt der onkotische Druck den intravasalen hydrostatischen Druck. Interstitielle Flüssigkeit wird wieder in das Gefäßbett „hineingezogen". Auf diese Weise wird der gesamte interstitielle Raum (10–11 l) mit einer Halbwertszeit von 20–30 min ausgetauscht

Pathogenetische Mechanismen der Ödembildung

A. Zunahme des hydrostatischen Druckes im venösen Bereich
- Herzinsuffizienz mit erhöhtem Venendruck im Lungenkreislauf (Lungenstauung, Lungenödem) oder großen Kreislauf (Ödeme der abhängigen Partien)
- Lokale venöse Abflußstauung durch Lumeneinengung oder Kompression
- Venöse Insuffizienz nach Venenthrombose (lokale Ödeme meist eines Beines)
- Einengung der Lebervenen bei Leberzirrhose (auch über den onkotischen Druck)

B. Abnahme des onkotischen Druckes der Plasmaproteine
- Proteinverluste (nephrotisches Syndrom), verminderte Proteinsynthese [Leberschädigung, Eiweißmangelernährung (Hungerödeme)]

C. Erhöhte Kapillarpermeabilität mit vermehrtem Übertritt von Proteinen in das Interstitium
- Lokale Ödeme bei Entzündungen und allergischen Reaktionen, Lymphstau

pathikus reagiert das Renin-Angiotensin-System. Die Ausschüttung von Renin aus den juxtaglomerulären Zellen der Niere wird durch die Sympathikusaktivierung (über β-Adrenozeptoren) und durch den Blutdruckabfall selbst (Barorezeptormechanismen der Reninfreisetzung in der Niere) stimuliert. Angiotensin II wirkt vasokonstriktorisch und positiv-inotrop und verbessert die synaptische Transmission des Sympathikus.

Eine weitere Gegenregulation ist die Einschränkung der Ausscheidung von Natrium, Chlorid und Wasser über die Nieren: Ein hoher Sympathikustonus trägt durch eine renale Vasokonstriktion mit verminderter glomerulärer Filtrationsrate und eine direkte α_1-Adrenozeptor-vermittelte erhöhte Natriumrückresorption im proximalen Tubulus dazu bei. Das wichtigere System in der Natriumkonservierung ist jedoch das Renin-Angiotensin-Aldosteron-System. Angiotensin II hat ebenfalls eine direkte natriumretinierende Wirkung am proximalen Tubulus. Außerdem stimuliert Angiotensin II die Synthese und Sekretion von Aldosteron in der Nebennierenrinde. Aldosteron aktiviert mit einer Latenzzeit von einigen Stunden die Natriumreabsorption in den Sammelrohrzellen der Niere (siehe S. 412). Zusätzlich fördert Angiotensin II durch zentrale Mechanismen die ADH-Sekretion, den Salzappetit und das Trinkverhalten.

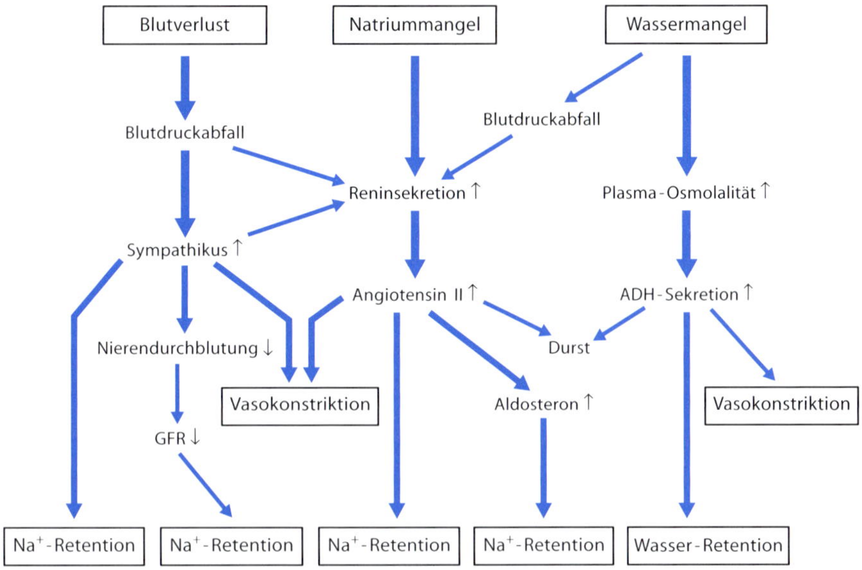

Abb. 24.2. Regulation des Extrazellulärraumes unter Grenzbedingungen (Erläuterungen s. Text)

Natriummangel wird beim Menschen weniger durch eine Natriumarmut seiner Nahrung, sondern eher durch exzessiven Natriumverlust induziert (Durchfälle, Erbrechen, starkes Schwitzen, Laxanzienabusus, Diuretika). Natriummangel aktiviert prinzipiell dieselben Systeme wie ein Blutverlust, nur steht hier des Renin-Angiotensin-Aldosteron-Systems im Vordergrund (s. Abb. 24.2).

Schließlich ist als 3. Grenzsituation der *Wassermangel* zu betrachten, bei dem in erster Linie wasserkonservierende Maßnahmen aktiviert werden. Wichtigstes Regelsystem ist hier das antidiuretische Hormon (ADH), das insbesondere bei einer Zunahme der Plasmaosmolalität vermehrt aus dem Hypophysenhinterlappen ausgeschüttet wird und v.a. die Wasserrückresorption in der Niere fördert (s. S. 416).

Es muß nicht betont werden, daß die beschriebenen Regelsysteme nicht nur in Extremsituationen, sondern permanent aktiv sind und die Extrazellulärraumhomöostase unter den wechselnden Bedingungen des Alltags mit sehr unterschiedlicher Aufnahme von Elektrolyten und Wasser sicherstellen. Dies gilt auch für weitere an der Regulation des Extrazellulärraumes beteiligte Systeme wie z.B. den atrialen natriuretischen Faktor.

24.2 Nierenfunktion

In der Niere wird durch die oben beschriebenen Regelsysteme die Homöostase fast aller Anionen und Kationen sowie Volumen und pH-Wert des Extrazellulärraumes eingestellt. Funktionseinheit der Niere ist das Nephron (ca. 1,3 Mio./Niere). Nephrone (s. Abb. 24.3) bestehen aus einer Filtrationseinheit, dem Glomerulus, und dem Tubulus, der aus einem einschichtigen Epithel gebildet wird. Die Filtrationsfläche des Glomerulus entsteht durch die Verzweigung des zuführenden arteriellen Gefäßes, der afferenten Arteriole, in ein Kapillarknäuel. Sie hat für beide menschliche Nieren zusammen eine Filtrationsfläche von ca. 0,5 m^2 und ermöglicht damit eine Filtrationsrate von 18–20% des renalen Plasmaflusses (s. Tabelle 24.2).

Die Siebeigenschaften des Filters schließen Proteine (und damit proteingebundene Pharmaka) weitgehend aus. Das Ultrafiltrat des Plasmas (Primärharn) wird von dem aufgeweiteten Anfangsteil des Tubulus aufgefangen, der das Glomerulus als Bowman-Kapsel umfaßt. Die Kapillaren des Glomerulus sammeln sich in der efferenten Arteriole, die in ein zweites Netz von Kapillaren mündet, das die Tubuli umgibt und die aus dem Tubuluslumen

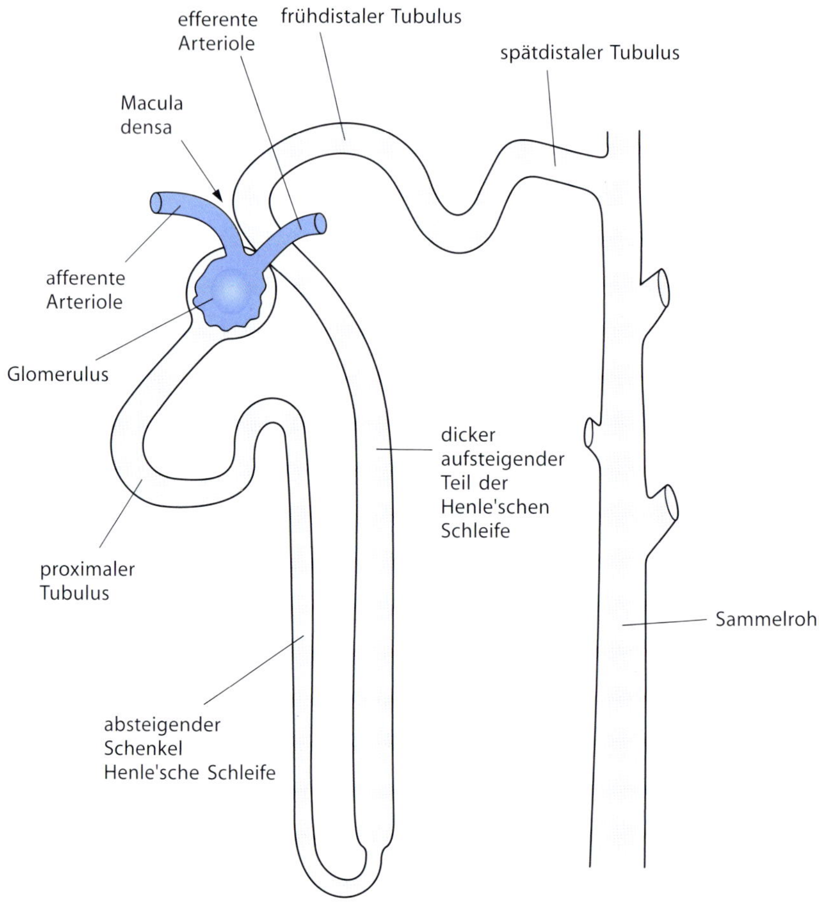

Abb. 24.3. Strukturelemente des Nephrons

Tabelle 24.2. Einige Nierenfunktionsdaten. Die Werte gelten für beide Nieren des Menschen

	Pro min [ml]	Pro Tag [l]
Renaler Blutfluß	1200	1700
Renaler Plasmafluß (RPF)	660	950
Glomeruläre Filtrationsrate (GFR)	125	180

	Filtrat/ Tag	Ausge- schieden/Tag	Reabsor- biert [%]
Na^+	26 000 mmol	100–200 mmol	98–99,5
Cl^-	20 000 mmol	100–200 mmol	98–99,5
HCO_3^-	5 000 mmol	2 mmol	99–99,9
K^+	700 mmol	50 mmol	93–95
H_2O	180 l	1–2 l	98–99,8

reabsorbierte Flüssigkeit aufnimmt (peritubuläre Kapillaren). Die Nieren haben eine Filtrationsrate von ca. 180 l/Tag, was dem 12- bis 15fachen Volumen und Natriumgehalt des Extrazellulärraumes entspricht. Von diesem Filtrat werden mehr als 99% des Wassers, Natriums, Bikarbonats und Chlorids während der Passage des Filtrates durch den Tubulus wieder rückresorbiert (Tabelle 24.2).

Der Tubulus wird nach morphologischen und funktionellen Kriterien in mehrere Abschnitte eingeteilt (Abb. 24.3): den proximalen Tubulus, die Henle-Schleife mit einem dünnen absteigenden und einem im oberen Teil dicken aufsteigendem Schenkel sowie den distalen Tubulus, der in das Sammelrohr als gemeinsamen Ausführungsgang mehrerer Nephrone mündet. Die Abtrennung des luminalen Harnraumes vom interstitiellen Raum ist durch

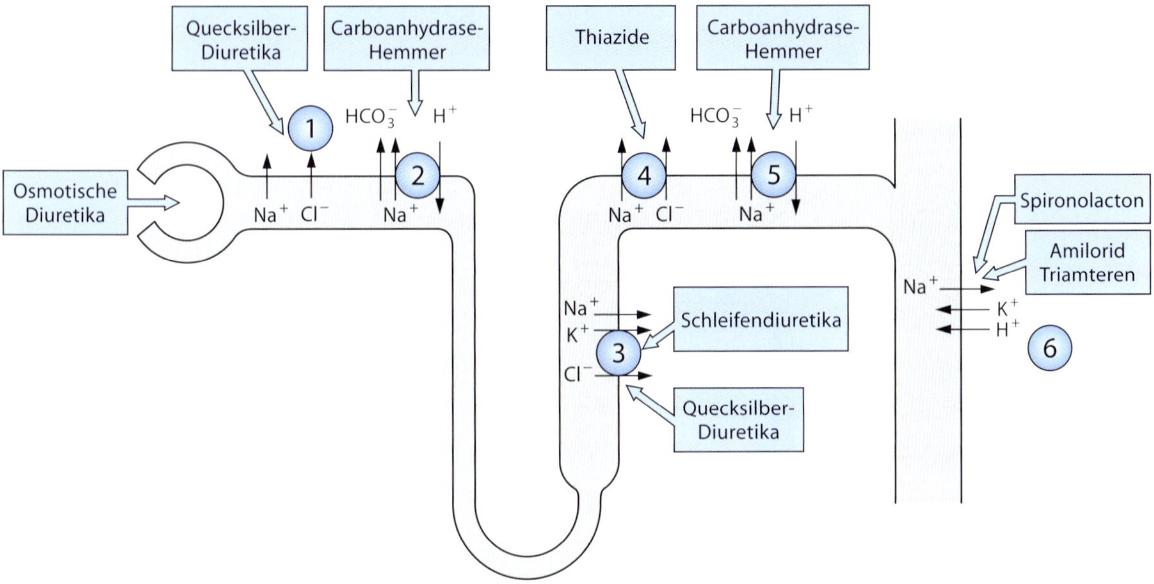

Abb. 24.4. Schematische Darstellung verschiedener Natriumreabsorptionsmechanismen in verschiedenen Tubulusabschnitten und Angriffspunkte von Diuretika. Die Bezeichnungen ①–⑥ entsprechen den Reabsorptionsmechanismen, die im einzelnen in den Abb. 24.6, 24.8, 24.11 und 24.13 dargestellt sind

spezielle Regionen der Membran gegeben, die als Schlußleisten oder „tight junctions" bezeichnet werden (s. Abb. 24.4). Diese Schlußleisten sind in verschiedenen Abschnitten des Tubulusepithels unterschiedlich dicht. Insbesondere im proximalen Tubulus und im absteigenden Teil der Henle-Schleife gestatten sie den Durchtritt von Wasser und Elektrolyten.

Ein beträchtlicher Teil der Wasserrückresorption aus dem Tubuluslumen erfolgt jedoch transzellulär durch Poren in den luminalen und apikalen Membranen der Tubulusepithelien. Diese Poren werden durch integrale Membranproteine (Aquaporine) gebildet und haben einen freien Durchmesser von 0,15–0,2 nm und sind für Elektrolyte, Metaboliten und Pharmaka impermeabel. Bislang sind in den verschiedensten Zelltypen des Organismus 5 molekular und funktionell unterschiedliche Aquaporine (AQP_1-AQP_5) identifiziert worden. In der Niere findet man das AQP_1 in der luminalen und basolateralen Membran des proximalen Tubulus und des absteigenden Teils der Henle-Schleife. Die Wasserpermeabilität dieser Poren ($AQP_{1,2,3,5}$) kann durch Quecksilberdiuretika gehemmt werden. In der luminalen Membran der Hauptzellen des Sammelrohrs sind ADH-kontrollierte AQP_2, in der basolateralen Membran quecksilberempfindliche und Harnstoff-permeable AQP_3 lokalisiert (s.S. 431).

Die verschiedenen Komponenten der Tubulusflüssigkeit werden in den einzelnen Tubulusabschnitten unterschiedlich rückresorbiert und unterliegen unterschiedlichen hormonalen, neuronalen und physikalischen Regulationen, so daß sich Menge und Zusammensetzung der Tubulusflüssigkeit während der Passage stetig ändern. Sie sind außerdem durch verschiedene Typen von Diuretika selektiv hemmbar (Abb. 24.4).

Diese unterschiedlichen Rückresorptionsmechanismen haben jedoch, von wenigen Ausnahmen abgesehen, ein gemeinsames Grundprinzip (s. Abb. 24.5): Primär treibende Kraft für die Rückresorption nicht nur von Na^+ und Cl^-, sondern auch von K^+, HCO_3^-, Phosphat und anderen Ionen ist die Aktivität der Na^+-K^+-ATPase, die in der basolateralen Zellmembran lokalisiert ist. Diese transportiert im Verhältnis 3:2 Natrium aus der Zelle heraus und Kalium hinein. Damit wird kontinuierlich ein Diffusionsgefälle für Na^+ zwischen tubulärem Lumen und Intrazellulärraum aufrechterhalten. Natrium

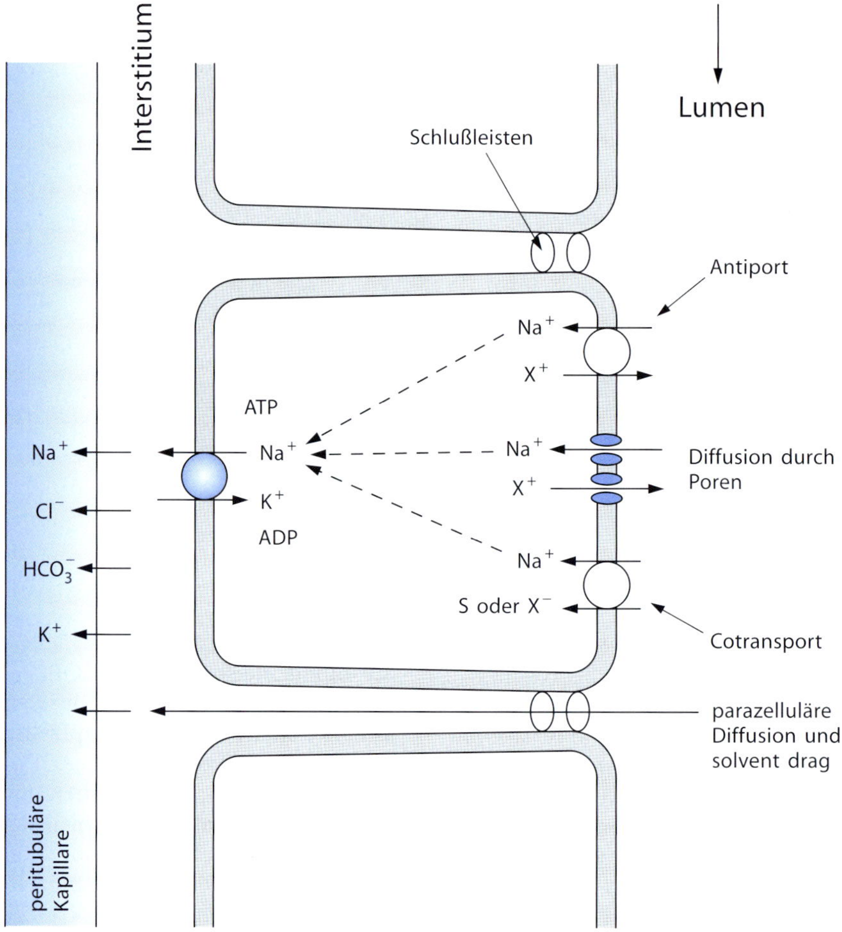

Abb. 25.5. Grundprinzip der tubulären Natriumreabsorption. Primär treibende Kraft für fast alle Natriumrückresorptionsmechanismen von Tubuluszellen ist die Aktivität der basolateralen (transluminalen) Na^+-K^+-ATPase. Dieses ATP-verbrauchende Transportsystem (●) sorgt für die Aufrechterhaltung eines hohen Na^+-Gradienten zwischen Tubuluslumen und Cytosol. An der luminalen Membran kann dieser Gradient genutzt werden, um folgende nicht primär aktive Mechanismen (○) anzutreiben: 1) den carriervermittelten Kotransport von Natrium mit einem Anion (x^-), mit Glukose oder Aminosäuren (*S*), 2) den carriervermittelten Antiport von Natrium gegen ein Kation (x^+) und 3), die kontrollierte Diffusion von Natrium durch Poren (Kanäle). Die „Abdichtung" des Tubuluslumens gegen das Interstitium wird durch Schlußleisten („tight junctions") gewährleistet, die als mehrfache Bänder die Tubuluszellen verbinden. Diese Schlußleisten haben in verschiedenen Tubulusabschnitten unterschiedliche Permeabilitäten für Wasser und Elektrolyte. Im proximalen Tubulus können z.B. über die Schlußleisten sowohl Wasser als auch Natrium- und Chloridionen aus dem Tubuluslumen in das Interstitium diffundieren (parazellulärer Transport). Die unterschiedlichen Reabsorptionsmechanismen in verschiedenen Tubulusabschnitten sind in den folgenden Abbildungen dargestellt

strömt entlang dieses Diffusionsgefälles entweder über Carrier oder durch Poren in die Zelle ein. Als Ladungsausgleich für die mit dem Natrium in die Zelle eintretende positive Ladung kann ein Anion wie Chlorid oder Phosphat „mitgenommen" werden oder ein Kation (NH_4^+, H^+ oder K^+) über die luminale Membran in die Tubulusflüssigkeit „abgegeben" (sezerniert) werden. Die unterschiedliche Ausstattung der verschiedenen Tubulusabschnitte mit den entsprechenden Membraneigenschaften ermöglicht dem Organismus die spezifische Regulation der Ausscheidung aller einzelnen Elektrolyte unter Verwendung eines einzigen „Motors", der Na^+-K^+-ATPase.

Diese zentrale Rolle der Na^+-K^+-ATPase erklärt die *diuretische Wirkung der herzwirksamen Glykoside*, da diese bei höherer Dosierung nicht nur die kardiale, sondern auch die renale Na^+-K^+-ATPase hemmen und damit nahezu alle zellulären Reabsorptionsmechanismen beeinträchtigen.

24.3 Diuretika

24.3.1 Carboanhydrasehemmer

Wirkungsweise

Im proximalen Tubulus werden ca. 55% des filtrierten Natriums parazellulär, über den Na^+-Glucosekotransport oder den Na^+-Aminosäurekotransport sowie ca. 10% über den *Carboanhydrasemechanismus* reabsorbiert. In diesem Carboanhydrase-System wird der notwendige Ladungsausgleich für den carriervermittelten Einstrom von Natrium durch die Sekretion von Protonen in einem Antiportsystem hergestellt (s. Abb. 24.6).

Im Tubuluslumen reagieren die sezernierten Protonen mit dem Bikarbonatanion unter Bildung von H_2CO_3. Dem tubulären Bikarbonat kommt damit eine wichtige Pufferfunktion zu. Gleichzeitig dient die gebildete Kohlensäure als Quelle für die intrazelluläre Protonenbereitstellung. Die an der Außenseite der luminalen Membran lokalisierte Carboanhydrase (Exoenzym) katalysiert die Reaktion $H_2CO_3 \rightarrow CO_2 + H_2O$. Das freigesetzte, physikalisch gelöste CO_2 kann im Gegensatz zum polaren, nichtdiffusiblen Bikarbonatanion durch die luminale Plasmamembran diffundieren. In der Tubuluszelle beschleunigt die dort ebenfalls lokalisierte Carboanhydrase die Reaktion $CO_2 + H_2O \rightarrow H_2CO_3$ bzw. $CO_2 + OH^- \rightarrow HCO_3^-$. Die dadurch gewonnenen Protonen stehen für die Sekretion zur Verfügung. Das auf diese Weise resorbierte Bikarbonatanion verläßt die Zelle über die basolaterale Membran zusammen mit Natriumionen in einem Kotransportsystem. In der Bilanz führt die Aktivität des Carboanhydrasemechanismus zur Rückresorption von Natriumbikarbonat und damit zur Konservierung der sog. Alkalireserve des Organismus sowie zur Ausscheidung des im Stoffwechsel entstehenden Überschusses an Säureäquivalenten, d.h. das System dient der Einstellung der pH-Werthomöostase des Organismus. Dieser Mechanismus kann durch sog. *Carboanhydrase-Hemmer* gehemmt werden. Der Hauptvertreter dieser Gruppe, *Acetazolamid*, ist ein Sulfonamidderivat, das seine Entwicklung als Diuretikum der Zufallsbeobachtung verdankte, daß Sulfanilamid, Prototyp aller Sulfonamide, eine (sehr schwache) diuretische Wirkung zeigte. Acetazolamid wird durch den Säuretransportmechanismus des proximalen Tubulus in das Tubuluslumen sezerniert und hier konzentriert. Es hemmt deshalb vorwiegend die luminale Carboanhydrase mit einer IC_{50} von 10 nmol. Um eine klinisch relevante diuretische Wirkung zu erreichen, muß die Carboanhydrase zu >98% gehemmt sein. Als Folge der Hemmung wird im Lumen weniger CO_2 gebildet, und intrazellulär steht weniger CO_2 für die Protonengewinnung zur Verfügung. Durch den Mangel an Protonen kann weniger Natrium reabsorbiert werden, d.h. es verbleibt mehr Natriumbikarbonat im Harn. Ein Teil des nicht reabsorbierten Natriums und Bikarbonats wird allerdings im distalen Tubulus kompensatorisch reabsorbiert, so daß nur etwa 40–50% des filtrierten Bikarbonates im Urin erscheinen.

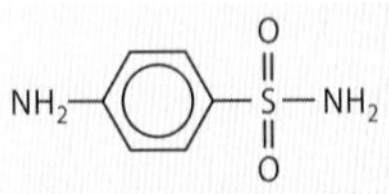

Sulfanilamid

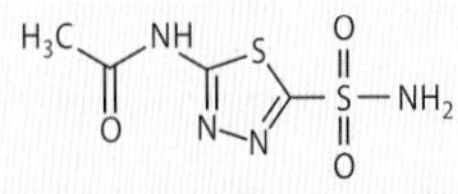

Acetazolamid

Die diuretische Wirksamkeit des Acetazolamid ist gering. Mit dem alkalischen bikarbonatreichen Urin (bis pH-Wert 8,5) werden maximal 2–4% des filtrierten Natriums ausgeschieden. Eine vermehrte Kaliumausscheidung unter Carboanhydrasehemmern kommt indirekt durch einen vermehrten Na^+-K^+-Austausch im distalen Tubulus und Sammelrohr zustande (zum Mechanismus s. Schleifendiuretika und Abb. 24.10). Auch Calcium und Phosphat werden durch Carboanhydrasehemmer vermehrt ausgeschieden, die Ausscheidung von Magnesium und Zitrat ist dagegen vermindert.

Bei wiederholter Anwendung resultiert aus dem Verlust an Natriumbikarbonat eine systemische Azidose, die innerhalb weniger Tage zum Wirkungsverlust der Carboanhydrasehemmer führt.

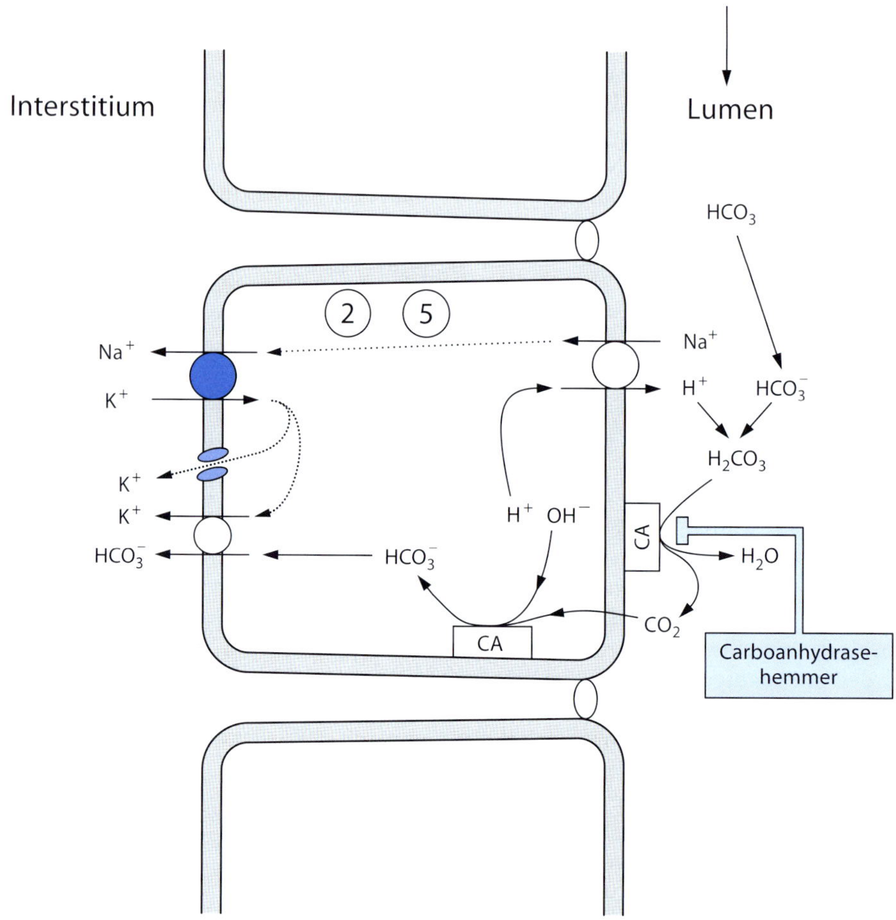

Abb. 24.6. Der Carboanhydrasemechanismus als Wirkort der Carboanhydrasehemmer. Dieser Mechanismus ist sowohl im proximalen ② als auch im distalen Tubulus und im Sammelrohr ⑤ lokalisiert. An der luminalen Membran befördert der Na^+-H^+-Antiporter Protonen in das Lumen. Er wird angetrieben durch den Gradienten von Natrium außen:innen. Die sezernierten Protonen senken den intraluminalen pH-Wert, die Dissoziation des Bikarbonates nimmt ab. Die Freisetzung von CO_2 aus H_2CO_3 wird durch das Exoenzym Carboanhydrase beschleunigt, CO_2 diffundiert in die Zelle, wird dort durch Carboanhydrase hydratisiert, die Kohlensäure dissoziiert entsprechend dem intrazellulären pH-Wert und stellt damit Protonen für die Sekretion zur Verfügung. Das Bicarbonat verläßt die Zelle über ein Kotransportsystem der basolateralen Membran zusammen mit Natrium. Natrium wird außerdem über den aktiven Na^+-K^+-Transport (Na^+-K^+-ATPase) in das Interstitium gepumpt. Der Nettoeffekt dieses Mechanismus besteht in der Reabsorption von $NaHCO_3$. Durch Hemmung der Carboanhydrase, insbesondere des luminalen Exoenzyms durch Acetazolamid, wird die Protonenbereitstellung und damit der Na^+-H^+-Austausch eingeschränkt

Der Carboanhydrasemechanismus ist auch in Zellen des distalen Tubulus und Sammelrohres lokalisiert und dort meist mit einem luminalen Cl^--HCO_3^--Antiporter gekoppelt. Auch hier sind Carboanhydrasehemmer wirksam. Im distalen Tubulus gibt es außerdem einen primär aktiven H^+-Transportmechanismus, der durch Carboanhydrasehemmer weniger beeinflußt wird, da für die Protonenbereitstellung hauptsächlich die intrazelluläre Carboanhydrase zuständig ist.

Pharmakokinetik

Acetazolamid wird oral rasch und vollständig resorbiert. Es wird in carboanhydrasehaltigem Gewebe vorübergehend angereichert (Erythrozyten) und mit einer Halbwertszeit von 6–8 h unverändert über die Nieren ausgeschieden. Die Wirkung hält ca. 12 h an. Durch Sekretion über den Säuretransportmechanismus im proximalen Tubulus liegt Acetazolamid in der Tubulusflüssigkeit in höherer Konzentration als im Plasma vor.

Unerwünschte Wirkungen

Im Vordergrund steht die systemische Azidose mit Wirkungsverlust des Acetazolamids (s.oben). Bei entsprechender Disposition kann eine Nephrokalzinose auftreten (verminderte Rückresorption von Calcium). Eine Hypokaliämie ist geringer als bei Saluretika (s.dort). Gastrointestinale Störungen und allergische Reaktionen (Urtikaria, Exanthem, Fieber, Knochenmarkdepression) sind selten.

Therapeutische Anwendung

Als Diuretikum wird Acetazolamid heute kaum noch verwendet. Hauptanwendungsgebiet ist die Behandlung des Glaukoms. Die Carboanhydrase ist an der Produktion des Kammerwassers im Auge beteiligt. Durch Hemmung der Carboanhydrase kann die Flüssigkeitsproduktion eingeschränkt und der Augeninnendruck gesenkt werden. Im Glaukomanfall werden 500 mg Acetazolamid langsam i.v. appliziert. Auch die chronische Therapie mit Acetazolamid ist möglich. Eine weitere Indikation ist die Anfallsprophylaxe der Epilepsie (Grand mal und Petit mal). Als therapeutisch wirksamer Mechanismus wird die systemische Azidose diskutiert. Sehr hohe Dosierungen werden bei akuter Pankreatitis eingesetzt. Eine weitere Anwendung ist die prophylaktische Gabe (5 Tage je 500 mg) zur Verminderung der Symptome der Höhenkrankheit bei Bergsteigern, die z.T. auf eine Alkalose durch verstärkte Abatmung von CO_2 zurückgeführt werden.

Interferenzen

Der Kaliummangel ist bei gleichzeitiger Therapie mit Herzglykosiden zu beachten. Durch eine gesteigerte Iodidausscheidung kann ein relativer Iodmangel auftreten. Die neurotoxischen und kardiotoxischen Wirkungen einer Lithiumtherapie werden verstärkt.

Andere Carboanhydrase-Hemmer

Ausschließlich für die lokale Anwendung am Auge bei Glaukom stehen *Dorzolamid* und *Brinzolamid* zur Verfügung.

24.3.2 Schleifendiuretika

Wirkungsweise

Die Henle-Schleife besteht aus einen absteigenden Schenkel, einem kurzen dünnen Teil des aufsteigenden Schenkels und dem dicken aufsteigenden Schenkel. In der Henle-Schleife werden ca. 20% des filtrierten Natriums und Chlorids reabsorbiert, sowie ein osmotischer Gradient zwischen Nierenmark und Nierenrinde hergestellt. Diese beiden Funktionen basieren auf folgenden Eigenschaften des Tubulusepithels: Der absteigende Teil der Henle-Schleife ist durch Wasserporen frei permeabel für Wasser (s.oben), der dicke aufsteigende Teil ist dagegen wasserimpermeabel (keine Wasserporen). Der aufsteigende Teil ist außerdem mit dem Na^+-K^+-$2Cl^-$-Kotransporter ausgestattet, der in der luminalen Membran lokalisiert ist (Abb.24.7) und diese Ionen im molaren Verhältnis 1:1:2 aus dem Tubuluslumen in die Zelle hineintransportiert. Dieses passive, d.h. kein ATP-verbrauchende System wird angetrieben durch die Gradienten für Na^+ und Chlorid, während K^+ gegen einen Gradienten „mitgenommen" wird. Wiederum ist die eigentlich treibende Kraft dieses Transportes die basolaterale Na^+-K^+-ATPase, die den Gradienten für Na^+ aufrecht erhält.

Das über den Kotransport aufgenommene Natrium verläßt die Zelle basolateral über den Na^+-K^+-ATPase-Transporter, die aufgenommenen K^+-Ionen diffundieren z.T. wieder in das Tubuluslumen, z.T. zusammen mit Chlorid über ein basolaterales Carriersystem in das Interstitium. Zusätzlich wird Na^+ durch ein negatives transzelluläres Potential parazellulär rückresorbiert. Die Nettobilanz dieser Zellfunktion ist die Rückresorption von NaCl. Da der aufsteigende Teil der Henle-Schleife wasserimpermeabel ist, wird die Tubulusflüssigkeit in diesem Nephronabschnitt bis auf 100 mosmol/l verdünnt (Verdünnungssegment). Umgekehrt führt die NaCl-Reabsorption ohne Mitnahme von Wasser aus dem aufsteigenden Schenkel zu einem Anstieg der Osmolarität im umgebenden Interstitium. Diese Hyperosmolarität zieht Wasser aus dem absteigenden Schenkel der Henle-Schleife. Da sich dieser Prozeß entlang des gesamten absteigenden Schenkels kontinuierlich fortsetzt, werden der Tu-

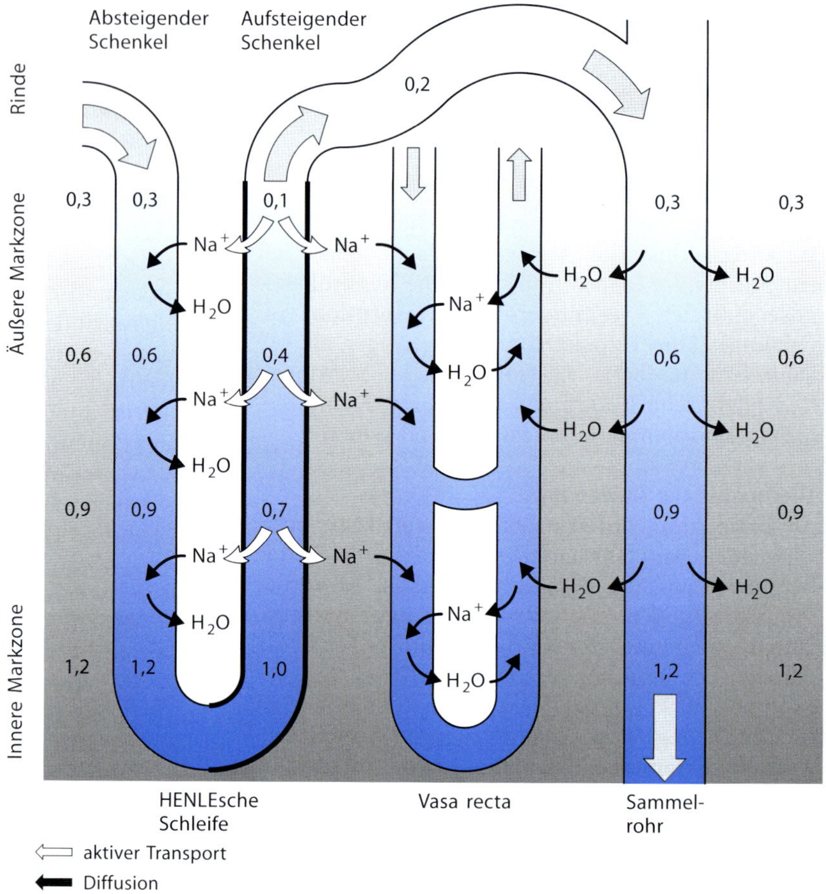

Abb. 24.7. Gegenstromkonzentrierung im Nierenmark und Kopplung mit der hormonell kontrollierten Wasserrückresorption im Sammelrohr. Durch die Transportleistung des dicken aufsteigenden Teils der Henle-Schleife (Na^+-K^+-2-Cl^--Kotransport) und die Wasserimpermeabilität dieses Tubulusabschnittes steigt die osmotische Konzentration im absteigenden Teil der Schleife und im Interstitium zum inneren Nierenmark hin stetig an (Angaben in osmol/l), während die Flüssigkeit im obersten Abschnitt des aufsteigenden Teils der Schleife hypoosmolar wird. Dieser kortikomedulläre osmotische Gradient teilt sich auch den Vasa recta mit. Er wird ausgenutzt, um den parallellaufenden Sammelrohren Wasser zu entziehen und den Urin zu konzentrieren. Die Wasserpermeabilität des Sammelrohrs ist abhängig von der Anwesenheit des Hypophysenhormons Adiuretin. (Mod. nach G.Thews et al. 1989)

bulusinhalt und die interstitielle Flüssigkeit zur Spitze der Schleife hin immer konzentrierter (Abb.24.8). Durch diesen als Gegenstromkonzentrierung bezeichneten Mechanismus steigt die Osmolarität insbesondere an der Spitze der juxtamedullären Nephrone bis zu 1300 mosmol/l an. Am Aufbau dieses Gradienten sind auch die tubulären Bewegungen von Harnstoff beteiligt. Durch eine relativ restriktive Durchblutung des medullären Interstitiums in den Vasa recta (in denen sich wegen der hohen Permeabilität dieser Gefäße der gleiche osmotische Gradient aufbaut) wird gewährleistet, daß der osmotische Gradient nicht „ausgewaschen" wird. Die Funktion dieser hohen interstitiellen Osmolarität besteht darin, dem Sammelrohr osmotisch Wasser zu entziehen (s.unten).

Schleifendiuretika hemmen den Na^+-K^+-2Cl^--Kotransport der Henle-Schleife (Abb.24.8). Sie werden ebenso wie Thiaziddiuretika über das Säuretranssportsystem des proximalen Tubulus in das Tubuluslumen transportiert und gegenüber der Plasmakonzentration 5- bis 10fach konzentriert. Sie wirken ausschließlich von der luminalen Seite auf den Na^+-K^+-2Cl^--Kotransport, wahrscheinlich durch Anlagerung an eine der beiden Chloridbindungsstellen. Schleifendiuretika hemmen dadurch nicht nur die Reabsorption von maximal 20% des filtrierten Natriums und Chlorids in der Henle-Schleife, sondern verhindern auch den Aufbau des osmotischen Gradienten. Durch die Hemmung des Na^+-K^+-2Cl^--Kotransportes der Macula-densa-Zellen am Beginn des distalen Tubulus wird auch der „Sensor" für

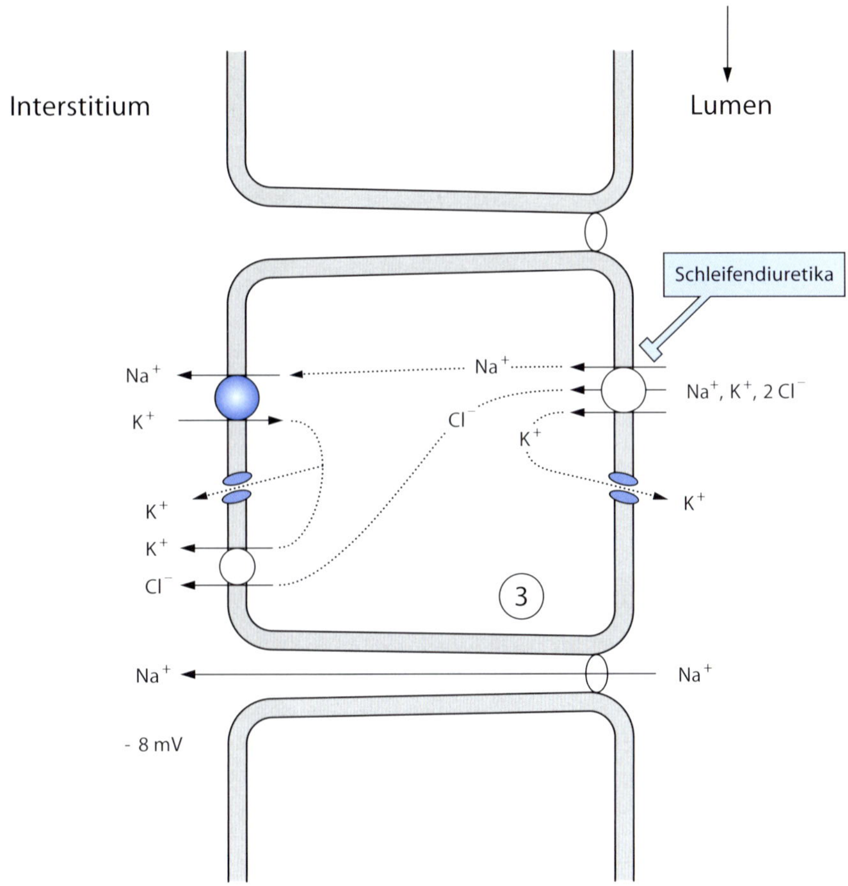

Abb. 24.8. Der Na^+-K^+-$2Cl^-$-Kotransport in der Henle-Schleife als Wirkort der Schleifendiuretika. Über den luminalen Na^+-K^+-$2Cl^-$-Kotransporter (○ nichtaktiver Transport) gelangen Natrium, Kalium und Chlorid im Verhältnis 1:1:2 in die Zelle. Natrium verläßt die Zelle über den aktiven (●) Na^+-K^+-Transport (Na^+-K^+-ATPase) der basolateralen (transluminalen) Membran. Kalium diffundiert z.T. zurück in das Tubuluslumen, z.T. über die basolaterale Membran in das Interstitium, wobei es durch seine Ladung Chlorid „mitzieht". Außerdem ist in der basolateralen Membran ein Transportsystem für Chlorid lokalisiert (nicht eingezeichnet), dessen pharmakologische Beeinflußbarkeit zur Zeit untersucht wird. Natrium kann in diesem Tubulusabschnitt auch über parazelluläre Diffusion (durch die Schlußleisten) das Tubuluslumen verlassen. Die Nettobilanz der Funktion dieser Zellen besteht in der Reabsorption von NaCl. Schleifendiuretika hemmen diesen Mechanismus durch Bindung an den Na^+-K^+-$2Cl^-$-Kotransporter

den tubuloglomerulären Feed back (TGF) ausgeschaltet und damit eine kompensatorische Drosselung der glomerulären Filtration verhindert. Die glomeruläre Filtrationsrate bleibt unverändert oder steigt an. Diese Wirkungen, zusammen mit einer Steigerung der medullären Durchblutung („wash out") des osmotischen Gradienten, machen die Schleifendiuretika zu den wirksamsten Diuretika („High-ceiling-Diuretika").

Sekundäre tubuläre Effekte

Prinzipiell kann die Hemmung der Natriumreabsorption an einem bestimmten Tubulusabschnitt zu sekundären, „kompensatorischen" Veränderungen der Elektrolytzusammensetzung führen. Diese kommen dadurch zustande, daß die Natriumreabsorption an allen Mechanismen des distalen Tubulus und des Sammelrohres u.a. durch das Diffusionsgefälle zwischen Tubuluslumen und Intrazellulärraum bestimmt wird. Eine durch Diuretika erhöhte Natriumkonzentration (und Menge) in der Tubulusflüssigkeit kann dementsprechend eine vermehrte „Inanspruchnahme" der stromabwärts gelegenen Reabsorptionssysteme bedingen (s.Übersicht).

Im Falle der Schleifendiuretika reicht dieser Effekt nicht aus, den diuretischen Effekt nennenswert abzuschwächen, dazu ist die gesamte Rückresorptionskapazität des distalen Tubulus und des Sammelrohrs zu gering. Es kommt jedoch zu einer vermehrten Natriumreabsorption im Sammelrohr über den Na^+-K^+-Austauschmechanismus, deren Bedeutung in der dadurch erzwungenen vermehrten Kaliumausscheidung liegt (s. unten und

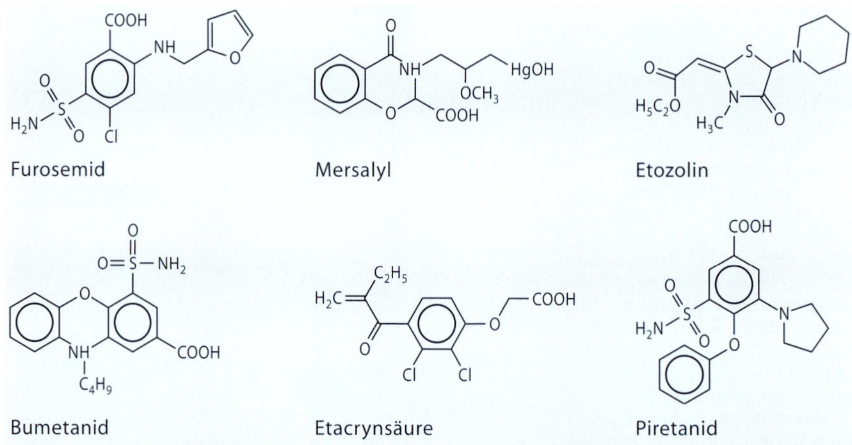

Abb. 24.9. Strukturen einiger Schleifendiuretika

Sekundäre tubuläre Effekte von Diuretika

Bei Hemmung der NaCl-Reabsorption im proximalen Tubulus:
- Pharmakologisch möglich, doch diuretisch unwirksam, da in Henle-Schleife und distalem Tubulus vollständig kompensiert.

Bei Hemmung des Carboanhydrasemechanismus im proximalen Tubulus (Azetazolamid):
- Kann in Henle-Schleife *nicht* kompensiert werden, da Na^+-K^+-2 Cl^--Kotransport durch Chloridkonzentration bestimmt wird.
- Vermehrtes distales Na^+-Angebot fördert jedoch Na^+-K^+-Austausch (Hypokaliämie).

Bei Hemmung des Na^+-K^+-$2Cl^-$-Kotransportes in der Henle-Schleife (Schleifendiuretika):
- Über distalen NaCl-Kotransport nur geringfügig kompensierbar (geringe Kapazität).
- Vermehrte Na^+-Reabsorption über Na^+-H^+-Antiporter im distalen Tubulus und Sammelrohr wird durch (geringe) Carboanhydrasehemmung der Schleifendiuretika ausgeglichen.
- Vermehrte Na^+-Reabsorption durch Na^+-K^+-Austausch im Sammelrohr (Hypokaliämie).

Bei Hemmung des NaCl-Kotransportes im distalen Tubulus (Thiazide u.a. Saluretika):
- Vermehrte Na^+-Reabsorption über Na^+-H^+-Antiport durch (geringe) Carboanhydrasehemmung der Thiazide kompensiert.
- Vermehrte Na^+-Reabsorption über Na^+-K^+-Austausch im Sammelrohr (Hypokaliämie).

Bei Hemmung des Na^+-K^+-Austausches im Sammelrohr (Aldosteronantagonisten, kaliumsparende Diuretika):
- Keine nachgeschalteten Kompensationsmöglichkeiten.

Abb. 24.10). Dieses Phänomen tritt auch bei Carboanhydrasehemmern und Thiaziddiuretika auf und wird durch den Diuretika-induzierten sekundären Hyperaldosteronismus verstärkt.

Als weiterer „Kompensationsmechanismus" steht im distalen Tubulus die Natriumreabsorption über den Carboanhydrasemechanismus zur Verfügung. In der Tat wird nach Gabe von *Quecksilberdiuretika* oder des Schleifendiuretikums *Etacrynsäure* eine vermehrte Sekretion von Protonen über diesen Mechanismus, eine Ansäuerung des Harnes und, bei wiederholter Gabe, eine systemische hypochlorämische Alkalose beobachtet. Diese Komplikation spielt jedoch bei den heute gebräuchlichen Schleifendiuretika und auch bei den Thiaziddiuretika kaum eine Rolle, da diese Diuretika zusätzlich zu ihrem eigentlichen Wirkprinzip eine schwache Carboanhydrasehemmwirkung haben. Diese ist auch an der vermehrten Ausscheidung von Bikarbonat mit dem Urin erkennbar (Abb. 24.10).

Die verschiedenen Wirkungen der Schleifendiuretika resultieren also in einer starken Diurese mit Ausscheidung eines meist neutralen, isotonen Urins und einer vermehrten Ausscheidung von Kalium. Durch eine verminderte Rückresorption im aufsteigenden Teil der Henle-Schleife werden Calcium und Magnesium ebenfalls vermehrt ausgeschieden. Die Reninsekretion wird durch Hemmung des Na^+-K^+-$2Cl^-$-Kotransportes der Macula-densa-Zellen und den NaCl-Verlust stimuliert. Ein Anstieg der Aldosteronsekretion der Nebennierenrinde folgt aus

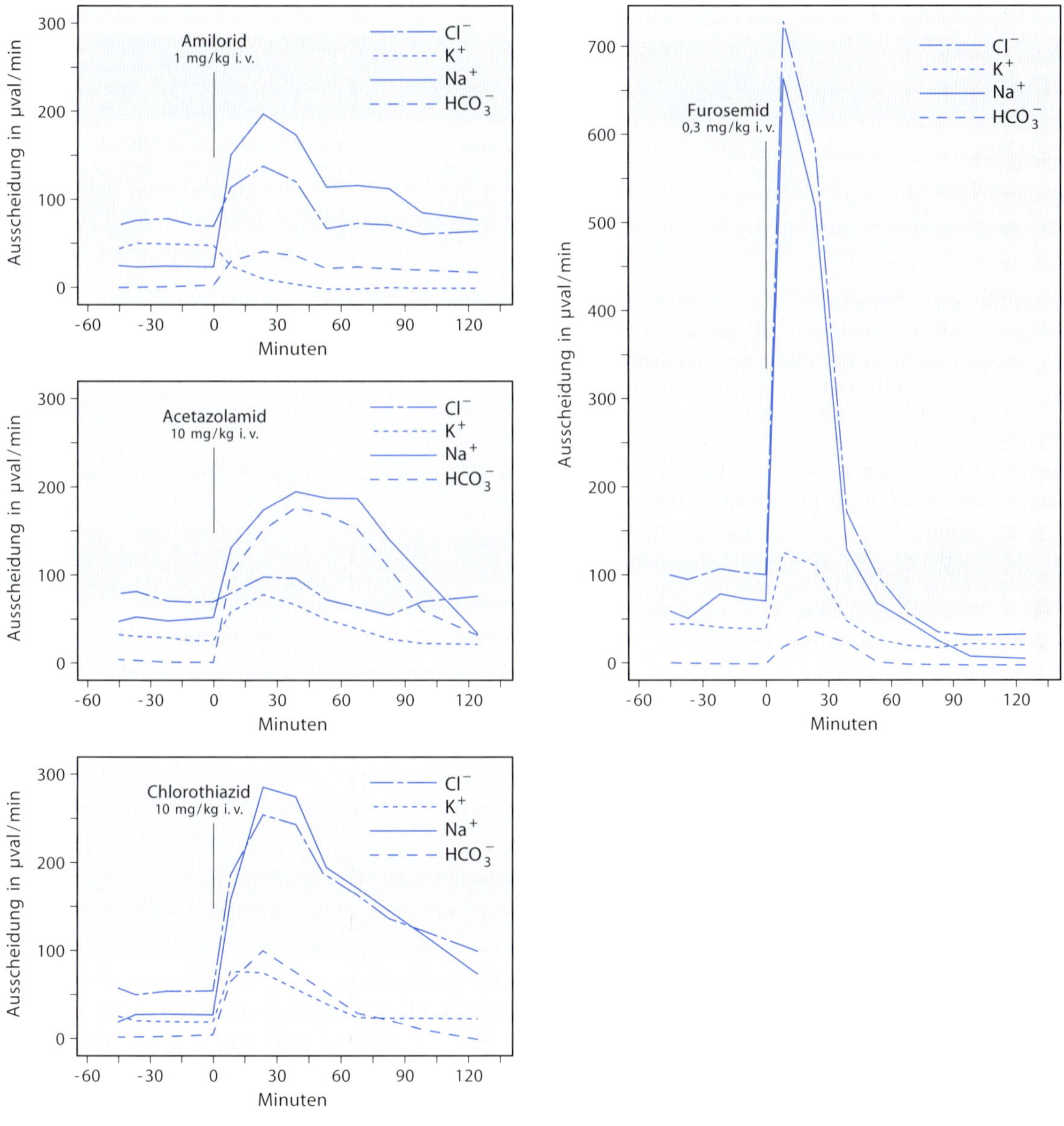

Abb. 24.10. Renale Elektrolytausscheidung unter dem Einfluß von Diuretika. Ausscheidung von Natrium, Chlorid, Kalium und Bikarbonat im Urin von Hunden nach i.v.-Injektion von Diuretika. (Mod. nach Meng u. Loew 1974. Einzelheiten s. Text)

dem erzwungenen Salzverlust und der erhöhten Reninaktivität (sekundärer Hyperaldosteronismus). *Torasemid* soll neben der für Schleifendiuretika typischen Hemmung des Na^+-K^+-$2Cl^-$-Kotransportes auch eine Hemmung des basolateralen Chloridtransportes bewirken (Abb. 24.8).

Pharmakokinetik

Schleifendiuretika (Strukturen s. Abb. 24.9) unterscheiden sich hauptsächlich in ihren pharmakokinetischen Eigenschaften (Tabelle 24.3). Furosemid,

Tabelle 24.3. Pharmakokinetische Daten von Schleifendiuretika

	Orale Bioverfügbarkeit [%]	t_{max} Plasma [h]	Eliminations-HWZ [h]	Wirkdauer [h]	Anteil der renalen Elimination [%]	Orale Dosierung Erwachsener [mg/Tag]
Furosemid	50–70	1	0,8–1,5	4–6	40–60	20–80
Piretanid	80–90	1	0,7–1,0	2–2,5	40–50	3–6
Bumetanid	90	1	0,6–1,5	4–6	60	0,5–1,5
Azosemid	10–15	2–4	2–3	5–7	1–3	60–100
Torasemid	80	1	3–4	8	25	2,5–5

Piretamid und Bumetamid haben eine kürzere Wirkdauer als die neueren Substanzen Azosemid und Torasemid. Mit Ausnahme von Azosemid setzt bei allen Schleifendiuretika bei oraler Gabe die Wirkung schnell, d.h. innerhalb von 1 h ein. Von Bedeutung ist auch das Ausmaß der renalen Ausscheidung der unveränderten Substanz bzw. der aktiven Metaboliten. Substanzen mit einem hohen renalen Eliminationsanteil werden bei eingeschränkter Nierenfunktion langsamer ausgeschieden, das Risiko des Erreichens toxischer Konzentrationen ist erhöht. In dieser Hinsicht hat Azosemid den Vorteil, daß es vollständig metabolisiert wird.

Unerwünschte Wirkungen

Diese (s.nachfolgende Übersicht) basieren meist auf einer Überdosierung oder Nichtbeachtung der Elektrolytverschiebungen, insbesondere der Kalium- und Magnesiumverluste. Bei adäquater Dosierung, Beachtung von Kontraindikationen und Ausgleich des Kaliumverlustes werden Schleifendiuretika meist gut vertragen. Da die Plasmakonzentrationen deutlich niedriger sind als die tubuläre Konzentration (s.oben) wird der Na^+-K^+-$2Cl^-$-Kotransport anderer Organe nur wenig gehemmt.

Unerwünschte Wirkungen der Schleifendiuretika

Hypokaliämie (häufig)

Kardiale Arrhythmien (Kalium- und Magnesiumverlust) selten

Natriummangel, Exsikkose

Orthostatischer Blutdruckabfall (Volumenmangel)

Wadenkrämpfe (Natrium- und Magnesiummangel)

Appetitlosigkeit, Übelkeit

Innenohrstörungen (Hemmung des Kaliumtransportes in die Endolymphe) (selten)

Erhöhtes Thromboserisiko (erhöhte Blutviskosität)

Hyperkaliämische Alkalose (nur bei langfristiger Anwendung, nur bei Substanzen mit geringer Carboanhydrasehemmwirkung)

Hyperglykämie (nur bei manifestem oder latentem Diabetes relevant)

Hyperurikämie (Hemmung des Harnsäuretransportes im proximalen Tubulus. Nur bei Gichtpatienten relevant)

Nephrolithiasis (durch vermehrte Calcium- und Magnesiumausscheidung)

Allergische Reaktion und Dermatosen bei Substanzen mit Sulfonamidgrundstruktur, Kreuzallergie mit Sulfonamiden

Therapie

Therapeutische Indikationen *für Schleifendiuretika* sind die Kurz- und Langzeitbehandlung von Ödemen kardialer, hepatischer und renaler Genese, wenn mit Thiaziden kein ausreichender Effekt erreicht werden kann. Die Behandlung der essentiellen Hypertonie mit Schleifendiuretika wird meist auf Patienten mit Niereninsuffizienz beschränkt. Der Nachteil einer zu kurzen Wirkdauer kann mit Retardpräparaten ausgeglichen werden. Schleifendiuretika eignen sich für die Behandlung des akuten, kardial bedingten Lungenödems, z.B. nach Herzinfarkt. Bei dieser Indikation werden die Substanzen i.v. gegeben und meist höher dosiert als bei oraler Therapie. Der schnelle Wirkungseintritt beruht wahrscheinlich auf einer akuten Verminderung der Vorlast durch die schnell einsetzende Diurese und auf einer venösen Dilatation durch Stimulation der renalen Prostaglandinsynthese. Auch für die Behandlung einiger Formen des Hirnödems sind Schleifendiuretika geeignet.

Schleifendiuretika werden für die Aufrechterhaltung einer Restdiurese bei schwerer Niereninsuffizienz (auch unter Dialyse) eingesetzt, sofern die spontane Diurese noch mehr als 200 ml/24 h beträgt. Furosemid wird auch für die forcierte Diurese

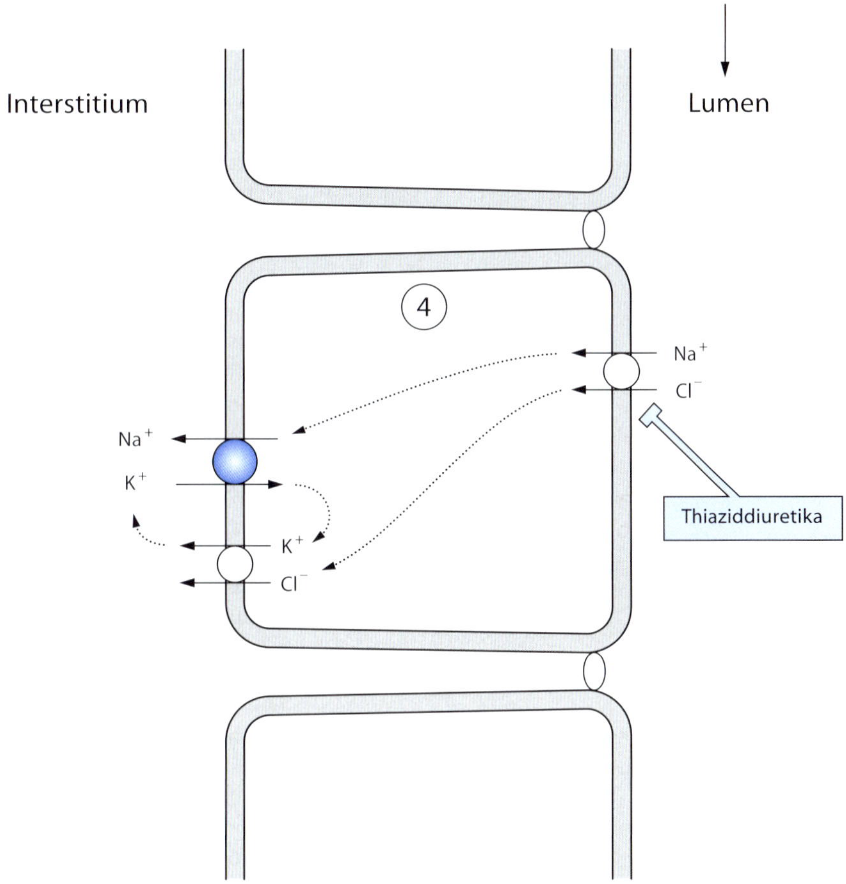

Abb. 24.11. Natriumreabsorption im frühdistalen Tubulus als Wirkort der Thiaziddiuretika. Natrium und Chlorid gelangen über einen carriervermittelten Kotransport (④ in Abb. 24.4) aus dem Tubuluslumen in die Zelle. Primär treibende Kraft ist die Na^+-K^+-ATPase (aktiver Na^+-K^+-Transport) der basolateralen Membran, während der NaCl-Kotransport als carriervermittelte Diffusion bezeichnet werden kann. Natrium verläßt die Zelle über die Na^+-K^+-ATPase, während Chlorid in einem Kotransport mit Kalium in das Interstitium gelangt. Kalium kann zusätzlich über Kanäle in der basolateralen Membran die Zelle verlassen

bei gleichzeitiger Substitution mit Elektrolytlösungen bei der Vergiftungsbehandlung eingesetzt.

Kontraindikationen

Kontraindikationen für die Anwendung von Schleifendiuretika sind Anurie, deutliche Hypotonie oder Hypovolämie, Nierenversagen mit Anurie und Hyponatriämie und/oder Hypokaliämie.

Wechselwirkungen

Die ototoxischen Wirkungen von Aminoglykosiden werden verstärkt. Probenecid oder anderen Urikosurika schwächen die Wirkung von Schleifendiuretika durch Hemmung des tubulären Transportes ab. Bei gleichzeitiger Gabe von nichtsteroidalen Antirheumatika ist die diuretische Wirkung abgeschwächt (Hemmung der renalen Prostaglandinsynthese). Durch den Kaliumverlust wird die Wirksamkeit herzwirksamer Glykoside verstärkt.

24.3.3 Benzothiadiazine und verwandte Diuretika

Wirkungsweise

Vorwiegend in der 1. Hälfte des distalen Tubulus ist als weiterer Rückresorptionsmechanismus ein Na^+-Cl^--Cotransportsystem in der luminalen Plasmamembran lokalisiert (Abb. 24.11). Dieses System, das durch *Benzothiadiazine (Thiazide)* und verwandte Diuretika gehemmt wird, kann 8–10% des filtrierten Natriums (und Chlorids) reabsorbieren. Auch hier handelt es sich um einen carriervermittelten Kotransport ohne direkten ATP-Verbrauch, die ei-

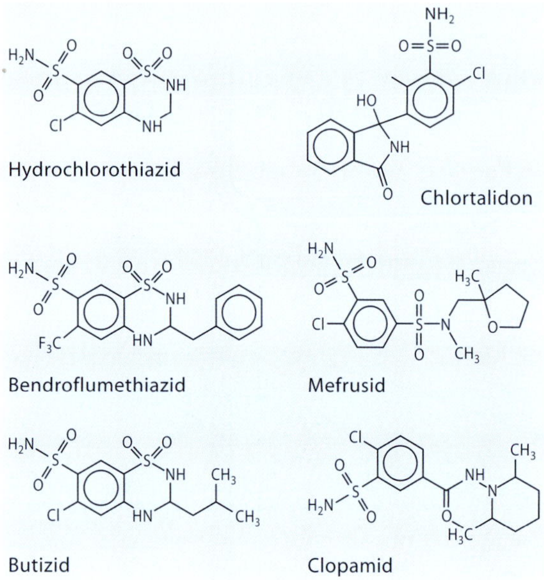

Abb. 24.12. Strukturen einiger Thiazide und verwandter Diuretika

gentliche treibende Kraft ist wiederum die basolaterale Na^+, K^+-ATPase. Die Hemmung der Na^+-Reabsorption in diesem Tubulusabschnitt hat im Sammelrohr einen vermehrten Na^+-K^+-Austausch und eine systemische Hypokaliämie zur Folge, wie oben für die Schleifendiuretika beschrieben wurde. Eine schwache Carboanhydrasehemmwirkung (erkennbar an einem deutlichen Anstieg der Bikarbonatausscheidung, s. S. 423) verhindert die vermehrte Na^+-Rückresorption über den Carboanhydrasemechanismus und die Entwicklung einer Alkalose. Da aufgrund dieser zusätzlichen Wirkung Natrium- und Chloridionen in etwa gleichen molaren Konzentrationen ausgeschieden werden (im Gegensatz zu Quecksilberdiuretika mit Überwiegen des Chlorids und im Gegensatz zu Carboanhydrasehemmern mit Überwiegen des Natriums) werden die Diuretika dieser Gruppe auch als *Saluretika* bezeichnet (Abb. 24.12).

Mit Thiaziden können maximal 10% des filtrierten Natriums ausgeschieden werden („Low-ceiling-Diuretika"). Neben einer vermehrten Ausscheidung von Magnesium und Kalium findet man auch eine Zunahme der Ausscheidung von Bromid und Iodid (*cave:* Hypothyreose). Bei Langzeitanwendung ist die Calcium- und Phosphatreabsorption erhöht (was zur Prophylaxe kalziumhaltiger Nierensteine ausgenutzt werden kann). Die antihypertensive Wirkung kommt einerseits durch Verminderung des Extrazellulärraumvolumens, andererseits durch eine direkte Wirkung auf die Gefäße zustande, an denen die Ansprechbarkeit auf Katecholamine vermindert wird.

Pharmakokinetik

Die Daten einiger Thiaziddiuretika sind in Tabelle 24.4 zusammengestellt. Ebenso wie Schleifendiuretika werden Thiazide über den Säuretransportmechanismus im proximalen Tubulus in das Lumen sezerniert und wirken von der luminalen Seite. Wie die Tabelle 24.4 zeigt, ist die Wirkdauer aller Thiaziddiuretika deutlich länger als die Plasmaeliminationshalbwertszeit. Eine ungewöhnlich lange Wirkdauer hat Chlortalidon mit 24–72 h.

Tabelle 24.4. Pharmakokinetische Daten einiger Saluretika

	Orale Bioverfügbarkeit [%]	Wirkungseintritt [h]	Eliminations-HWZ [h]	Wirkdauer [h]	Anteil der renalen Elimination [%]	Orale Dosierung Erwachsener [mg/Tag]
Bendroflumethiazid	90	1	9	12–24	30	5
Bemetizid	70	2	6	15–24	0	25
Clopamid	90	2	6–7	15–24	30	20
Hydrochlorothiazid	60	2	3–5	6–12	65	25
Mefrusid	90	2	7	20–24	0	25
Trichlormethiazid	70	1–2	2	10–15	80	2
Xipamid	70	1–3	6–8	12–24	50	20
Chlortalidon	65	2	40–60	24–72	60	25–50 (jeden 2. Tag)
Indapamid	80	2	17	24–36	7	1,5–2,5

Unerwünschte Wirkungen der Thiazide und verwandter Diuretika bei längerer Anwendung

- Hypokaliämie (häufig, mit Muskelschwäche, Parästhesien, Arrhythmien)
- Hyponatriämie (selten)
- Hypomagnesiämie (häufig)
- Anstieg von LDL, VLDL, Cholesterin, Triglyceriden
- Diabetogene Wirkung (nur bei Diabetestendenz relevant)
- Hyperurikämie (nur bei Gichtpatienten relevant)
- Potenzstörungen
- Müdigkeit
- Allergische Reaktionen

Unerwünschte Wirkungen

Thiaziddiuretika haben eine große therapeutische Breite, die akute Toxizität ist gering. Am häufigsten muß bei wiederholter Anwendung mit den Folgen einer vermehrten Kaliumausscheidung sowie eines Magnesiumverlustes gerechnet werden (s. Übersicht nächste Seite). Dazu gehören Alkalose, EKG-Veränderungen, Rhythmusstörungen und eine erhöhte Digitalisempfindlichkeit, sowie Parästhesien, Übelkeit und Obstipation.

Zur Vermeidung der Hypokaliämie werden Thiazide häufig mit kaliumsparenden Diuretika oder Aldosteronantagonisten kombiniert. Bei Langzeitanwendung können Störungen im Lipidstoffwechsel mit einem Anstieg der Triglyceride, von LDL und Cholesterin im Plasma auftreten. Durch eine (leichte) Hemmung der Insulinsekretion und eine Abnahme der Insulinempfindlichkeit verschiedener Gewebe in Verbindung mit einer Hypokaliämie haben Benzothiadiazine eine diabetogene Wirkung. Bei der heute üblichen Dosierung von Saluretika in der Kombinationsbehandlung der Hypertonie (z. B. Hydrochlorothiazid 12,5 mg/Tag) sind diese metabolischen Effekte jedoch von untergeordneter Bedeutung. Gichtpatienten sind durch die Harnsäureretention gefährdet (Risiko eines Gichtanfalls).

Im Gegensatz zu Schleifendiuretika führen Saluretika auch bei Langzeitbehandlung nur selten zu Hypovolämie, stärkerer orthostatischer Hypotonie, Hämokonzentration oder Thrombosen. Allergische Reaktionen treten insbesondere bei Saluretika des Sulfonamidtyps mit Juckreiz, Urtikaria, Fieber und Purpurea auf (weitere Risiken bei Langzeitanwendung s. Kap. 21).

Therapeutische Anwendung

Thiazide und verwandte Diuretika werden für die Ausschwemmung kardialer, hepatischer und renaler Ödeme verwendet. Saluretika sollen nicht bei deutlich eingeschränkter Nierenfunktion gegeben werden. Am häufigsten werden Saluretika in der Hypertonietherapie als Monotherapie, in Kombination mit kaliumsparenden Diuretika oder in Kombination mit anderen Antihypertensiva verwendet. Thiazide gelten auch heute noch bei dieser Indikation als Mittel der 1. Wahl. Auch in der Behandlung der chronischen Herzinsuffizienz (NYHA Klasse II und III) haben Thiazide und verwandte Diuretika ihren festen Platz. Bei renalem Diabetes insipidus vermindern Thiazide das Urinvolumen um 50%. Der Mechanismus der antidiuretischen Wirkung ist unklar. Thiazide fördern die Calciumrückresorption in der Niere. Die daraus resultierende Abnahme der tubulären Calciumkonzentration kann zur Prophylaxe calciumhaltiger Nierensteine verwendet werden. Ältere Menschen, deren Hypertonie mit Thiaziden behandelt wird, profitieren von der verminderten Calciumausscheidung und des entsprechend verzögerten Knochenabbaus mit einer deutlichen Abnahme (50%) des Risikos von Knochenfrakturen.

Kontraindikationen

Dazu gehören fortgeschrittene Niereninsuffizienz (siehe jedoch Diuretika-Resistenz), schwere Leberfunktionsstörungen, Überempfindlichkeit gegen Sulfonamide, Gicht, Hyponatriämie, Hypokaliämie, Hypovolämie, Diabetes mellitus.

Wechselwirkungen

Gleichzeitige Anwendung von Glucocorticoiden oder Laxanzien verstärkt die Hypokaliämie. Colestyramin oder Colestipol vermindern die Resorption. Die Wirkung von oralen Antidiabetika wird abgeschwächt. Die Ausscheidung von Lithiumionen wird vermindert (s. S. 152).

Diuretika-Resistenz

Ein Wirkungsverlust von Diuretika bei weiter bestehendem hydropischen Zustand und noch ausreichender Ausscheidungsfunktion wird als Diuretika-Resistenz bezeichnet. Diese Diuretika-Resistenz kann verschiedene Ursachen haben: Zunächst muß eine schlechte Compliance ausgeschlossen werden. Die Hälfte aller mit Diuretika behandelten Patienten nimmt diese nicht oder nicht nach Vorschrift ein. Eine weitere Ursache liegt in zu weiten Dosie-

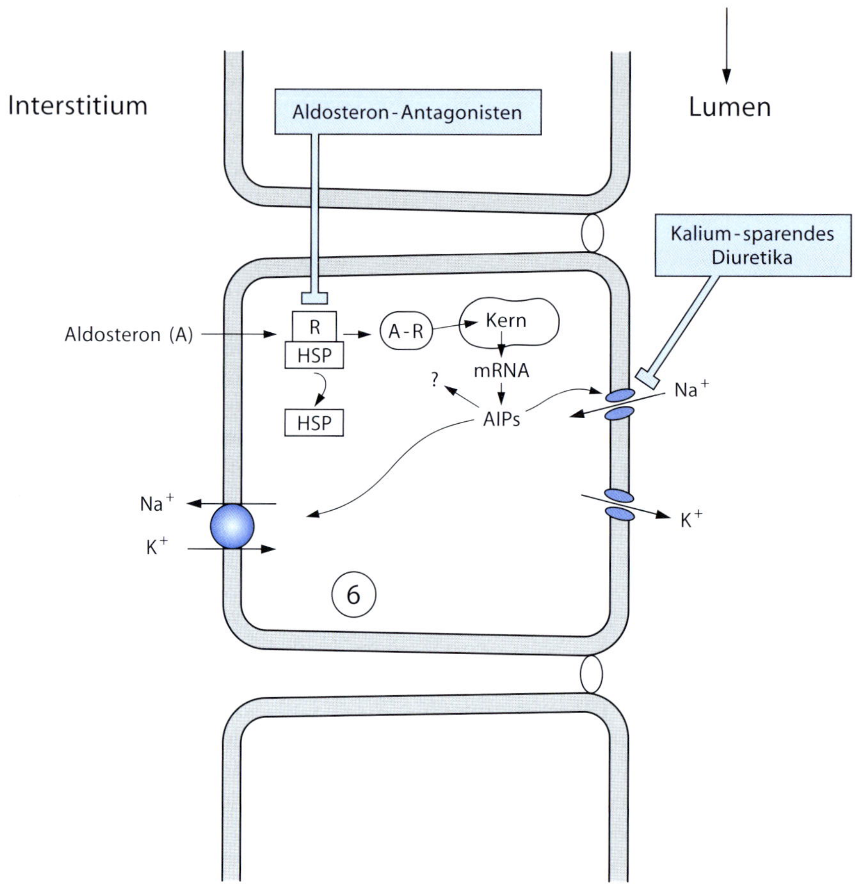

Abb. 24.13 Natrium-Kalium-Austausch im distalen Tubulus und Sammelrohr als Wirkort der Aldosteronantagonisten und kaliumretinierenden Diuretika. Natrium diffundiert, entsprechend dem Konzentrationsgefälle, über Kanäle (Poren) in der luminalen Membran in die Zelle ein. In dem Maße, wie durch den Natriumeinstrom die positive Ladung des Zellinneren gegenüber dem Tubulus zunimmt, kann Kalium, ebenfalls seinem Konzentrationsgradienten folgend, über selektive Kanäle in das Tubuluslumen diffundieren. Zahl und Permeabilität der Natriumkanäle werden durch Aldosteron hormonell kontrolliert. Aldosteron bindet an intrazelluläre Rezeptoren (*R*), wodurch ein inhibitorisches „Hitzeschockprotein" (*HSP*) abdissoziiert. Der Aldosteronrezeptorkomplex (*AP*) wirkt im Zellkern als Transkriptionsfaktor und induziert damit die Synthese von „Aldosteron-induzierten Proteinen" (*AIP*). Die Aldosteronwirkung ist durch kompetitive Aldosteronrezeptorantagonisten hemmbar. Eine direkte pharmakologische Hemmung der Natriumkanäle ist mit Triamteren oder Amilorid möglich. Damit wird indirekt die „Sekretion" von Kalium gehemmt. Umgekehrt kann bei gleichbleibender Zahl von Natriumkanälen der Natriumeinstrom und damit auch der Kaliumausstrom erhöht sein, wenn die tubuläre Na^+-Konzentration ansteigt, etwa unter dem Einfluß von Thiaziddiuretika

rungsintervallen. Nach Abklingen der Wirkung kommt es zu einem Rebound mit vermehrter Na^+-Reabsorption und insgesamt positiver Natriumbilanz. Hier sind kürzere Dosierungsintervalle sinnvoll. Ein beträchtlicher Anteil von Patienten, die mit Schleifendiuretika behandelt werden, vornehmlich also Patienten mit chronischer Niereninsuffizienz, entwickeln eine Diuretika-Resistenz, weil durch adaptive Mechanismen im distalen Tubulus die Natriumreabsorption gesteigert wird und die natriuretische Wirkung des Schleifendiuretikums dadurch aufgehoben wird. In diesen Fällen hat sich die kombinierte Gabe eines Schleifen-mit einem Thiaziddiuretikum bewährt, da die adaptiv vermehrte Natriumreabsorption durch das Thiaziddiuretikum weitgehend verhindert wird. Haben

Patienten mit einer chronischen Niereninsuffizienz eine deutliche Proteinurie, so kann das „normal" dosierte Diuretikum durch Proteinbindung im Tubuluslumen an Wirksamkeit verlieren. Hier ist eine entsprechende Dosiserhöhung notwendig.

24.3.4 Aldosteronantagonisten

Wirkungsweise

Im Endteil des distalen Tubulus und den Hauptzellen des Sammelrohres ist der Na^+-K^+-Austauschmechanismus lokalisiert (Abb. 24.13). Die Epithelzellen haben an ihrer luminalen Plasmamembran natriumpermeable Poren, durch die Natriumionen entsprechend dem Konzentrationsgefälle Lumen: Intrazellulärraum in die Zelle eintreten. Die Menge des auf diesem Wege reabsorbierten Natriums hängt von der Zahl der Poren, ihrer Permeabilität (zusammen die sog. Leitfähigkeit ausmachend) und dem Konzentrationsgradienten ab. Diese wird sowohl durch die luminale Natriumkonzentration als auch die Aktivität der basolateralen Na^+-K^+-ATPase bestimmt.

Die Kopplung des Natriumeinstroms in die Zelle mit der „Kaliumsekretion" beruht ausschließlich auf der Ladungsverschiebung durch die in die Zelle eintretenden Natriumionen. Durch den Natriumeinstrom nimmt die positive Ladung im Zellinnern zu (elektrogener Natriumeinstrom). Dies gestattet Kaliumionen, ihrem Gradienten folgend, durch kaliumpermeable Poren in das Tubuluslumen zu diffundieren. Der Natriumeinstrom kontrolliert also indirekt den Kaliumaustrom. Parallel mit Kaliumionen werden über den Austausch mit Natrium auch Protonen in das Lumen abgegeben. Der Funktionsstatus dieser Zellen wird durch das Hormon Aldosteron der Nebennierenrinde bestimmt. Aldosteron hat eine Vielzahl von akuten und langfristigen Wirkungen an diesen Zellen, die in einer Zunahme der Zahl und Leitfähigkeit der Natriumporen, einer Zunahme der Na^+-K^+-ATPaseaktivität der basolateralen Membran und einer Zunahme energiebereitstellender Mechanismen resultieren. In der Bilanz fördert Aldosteron also den Na^+-K^+-Austausch im Sammelrohr. Die meisten Aldosteroneffekte werden über die Bindung an zytosolische Rezeptoren vermittelt. Der Aldosteronrezeptorkomplex bindet im Zellkern an die DNS und induziert als Transkriptionsfaktor die Expression relevanter Proteine (aldosteroninduzierte Proteine) wie z. B. Proteine, die an der Bildung der Natriumkanäle beteiligt sind. Parallel zu der erhöhten Natriumrückresorption durch Aldosteron geht zunächst vermehrt Kalium verloren. Der Kaliumverlust schwächt sich jedoch mit längerer Aldosteronzufuhr ab („escape"), was darauf zurückzuführen ist, daß die Potentialdifferenz an der luminalen Membran nicht ausschließlich durch den Natriumeinstrom bestimmt wird.

Der Na^+-K^+-Austausch des Sammelrohrepithels kann durch Aldosteronantagonisten und kaliumsparende Diuretika gehemmt werden:

Aldosteron-Antagonisten wie *Spironolacton* verdrängen Aldosteron aus seiner Bindung an zytosolische Rezeptoren. Damit können die zellulären Wirkungen des Aldosterons aufgehoben werden. Da die Hauptwirkung des Aldosterons über die Neusynthese von Proteinen vermittelt wird, tritt die natriuretische Wirkung der Aldosteronantagonisten mit einer Latenzzeit von 10 h bis 2 Tagen ein. Außerdem wird die Sammelrohrzelle durch das Fehlen der Aldosteronwirkung nicht völlig funktionsuntüchtig. Sie hält einen basalen Na^+-K^+-Austausch aufrecht. Deshalb sind die durch Aldosteronantagonisten erzwungenen Natriumverluste und die Kaliumretention geringer als bei Verwendung sog. kaliumsparender Diuretika (Amilorid, Triamteren). Aldosteronantagonisten steigern auch die Protonensekretion und Ausscheidung von Calcium, während die Ausscheidung von Magnesium vermindert ist. Aldosteronrezeptoren und damit Effekte von Aldosteronantagonisten sind auch an anderen Organen wie Speicheldrüse und Kolon lokalisiert. Diese Wirkorte spielen jedoch therapeutisch keine Rolle. Die natriuretische Wirkung der Aldosteronantagonisten ist gering. Maximal werden 1,5% des filtrierten Natriums ausgeschieden. Bei längerer Anwendung schwächt sich der kaliumretinierende Effekt ab.

Pharmakokinetik

Kaliumcanrenoat wird ausschließlich parenteral verwendet. Seine Wirkung beruht auf der partiellen Umwandlung zum Canrenon (s. Abb. 24.14) mit intaktem Lactonring. Canrenoat und Canrenon werden mit einer Halbwertszeit von 5–10 h hauptsächlich durch Glucuronidierung eliminiert. Spironolacton wird mit einer Bioverfügbarkeit von 50% oral

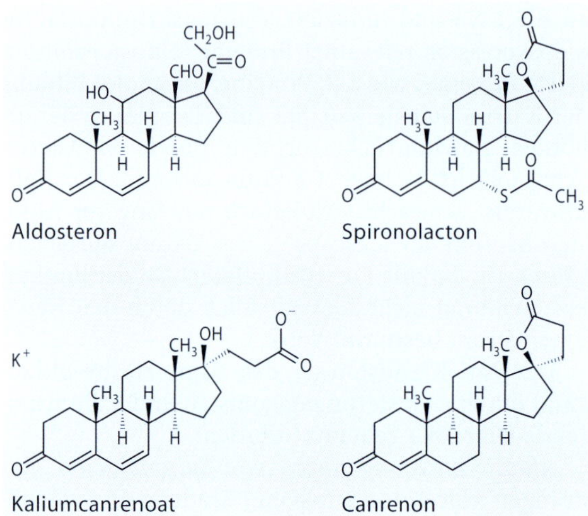

Abb. 25.14. Strukturen von Aldosteron und Aldosteronantagonisten

resorbiert. Nach einer Einzeldosis setzt die Wirkung nach 5–10 h ein und hält 2–3 Tage an. Aktiver Hauptmetabolit (80%) ist das 7α-Thiomethylspironolacton, 20% werden in Canrenon umgewandelt.

Unerwünschte Wirkungen

Bei alleiniger Anwendung verursachen Aldosteronantagonisten eine Hyperkaliämie und evtl. eine Azidose (durch Hemmung der Protonensekretion, s. bei Triamteren). Auch in der Kombination mit Thiaziden können eine Hyperkaliämie und Azidose auftreten, insbesondere bei Patienten mit eingeschränkter Nierenfunktion. Gastrointestinale Beschwerden sind häufig. Bei längerer Anwendung können Aldosteronantagonisten aufgrund ihrer Steroidstruktur mit körpereigenen Steroiden interferieren und beim Mann Gynäkomastie und Potenzstörungen, bei der Frau Menstruationsbeschwerden und (selten) Hirsutismus auslösen (s. nachfolgende Übersicht). Im Gegensatz zu Spironolacton hat Kaliumcanrenoat potentiell mutagene und tumorinduzierende Wirkungen, die durch Hydroxymetaboliten vermittelt werden. Die Langzeitanwendung wird deshalb vermieden.

Therapeutische Anwendung

Therapeutisch verwendet werden Kaliumcanrenoat und Spironolacton (Abb. 24.14) bei primärem und sekundärem Hyperaldosteronismus. Bei der Behandlung der Herzinsuffinzienz und der Hypertonie werden sie mit Thiaziden und verwandten Diuretika kombiniert, um deren kaliuretische Wirkung zu kompensieren.

Unerwünschte Wirkungen der Aldosteronantagonisten

- Hyperkaliämie
- Gynäkomastie, Potenzstörungen beim Mann
- Amenorrhö, Hirsutismus, „Stimmbruch“ bei der Frau
- Magen-Darm-Störungen

24.3.5 Amilorid und Triamteren

Wirkungsweise

Amilorid und Triamteren (Abb. 24.15) werden als sog. kaliumsparende Diuretika bezeichnet. Diese Bezeichnung ist insofern unglücklich, als die Kaliumretention bei alleiniger Anwendung der Substanz gefährlich und die diuretische Wirkung der Substanzen sehr gering ist. Triamteren und Amilorid hemmen im spätdistalen Tubulus und im Sammelrohr den luminalen, elektrogenen Natriumeinstrom in die Tubuluszelle und damit den potentialabhängigen Kaliumausstrom in das Tubuluslumen (Abb. 24.13). Die natriuretische Wirkung ist gering, maximal können 2% des filtrierten Natriums ausgeschieden werden. Die Protonensekretion wird geringgradig vermindert. Die Chloridausscheidung ist etwas geringer als die des Natriums. Die Wirkungen sind unabhängig von Aldosteron. Amilorid und Triamteren fördern die tubuläre Calcium- und Magnesiumrückresorption. In sehr hoher Dosierung hat Triamteren eine positiv-inotrope Wirkung am Herzen und soll digitalisbedingte Rhythmusstörungen günstig beeinflussen. Ein weiteres kaliumsparendes Diuretikum ist Chlorazanil (Abb. 24.13), das im Gegensatz zu Triamteren und Amilorid die renale Prostaglandinsynthese stimulieren soll.

Pharmakokinetik

Triamteren und Amilorid werden oral mit Bioverfügbarkeiten von 60 bzw. 30% resorbiert. Die Plasmahalbwertszeiten liegen bei 6–12 h, die Wirkdauer bei 12 bzw. 24 h. Amilorid wird unverändert renal eliminiert, während Triamteren in der Leber nahezu vollständig metabolisiert wird (Verlängerung der Wirkdauer bei Leberinsuffizienz).

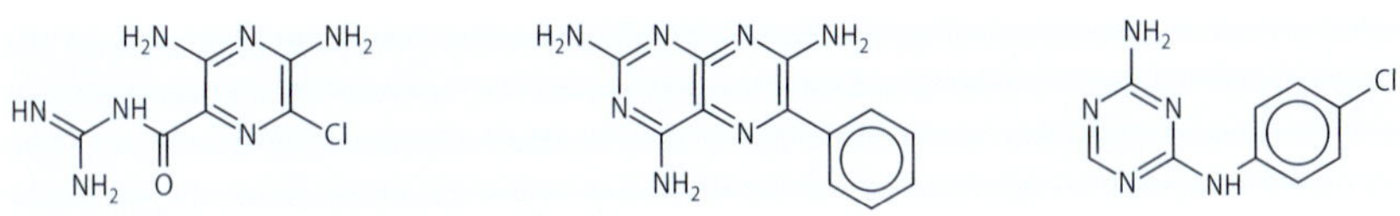

Amilorid Triamteren Chlorazanil

Abb. 24.15. Strukturen von kaliumretinierenden Diuretika

Unerwünschte Wirkungen

Die wichtigste unerwünschte Wirkung ist die Hyperkaliämie, die besonders bei Patienten mit Niereninsuffizienz oder diabetischer Nephropathie gefährlich ist. Zur Symptomatik der Hyperkaliämie gehören zentralnervöse Störungen wie Schwindel, Sehstörungen, Bewußtseinsstörungen, kardiale Wirkungen mit Arrhythmien sowie Parästhesien und Muskelkrämpfe. Kaliumsparende Diuretika verursachen häufig gastrointestinale Beschwerden wie Übelkeit, Durchfall oder Obstipation, in Einzelfällen sind Magenulzera beobachtet worden (s. auch die folgende Zusammenstellung). Unter der Behandlung mit Triamteren können bei Patienten mit Neigung zur Nephrolithiasis vermehrt Konkremente auftreten.

Unerwünschte Wirkungen der kaliumsparenden Diuretika

- Hyperkaliämie mit ZNS-Störungen, Herzrhythmusstörungen, Muskelkrämpfen
- Magen-Darm-Beschwerden, selten Magenulzera
- Schwindelgefühl
- Megaloblastenanämie (Triamteren, Hemmung der Dihydrofolsäurereduktase, selten)
- Nierenkonkremente (Triamteren)

Therapeutische Anwendung

Kaliumsparende Diuretika werden fast ausschließlich in fixer Kombination mit Thiaziden und verwandten Diuretika eingesetzt, um deren kaliuretische Wirkung zu kompensieren. Die alleinige Anwendung ist wegen der Gefahr der Hyperkaliämie und der geringen diuretischen Wirkung nicht sinnvoll. Amilorid wird inhalativ zur Therapie der zystischen Fibrose eingesetzt. Durch die Hemmung des Natriumeinstroms in das Bronchialepithel wird im Lumen Wasser gebunden und das Sekret verflüssigt.

24.3.6 Antidiuretisches Hormon

Im Endabschnitt des distalen Tubulus und im Sammelrohr wird der Harn durch die Rückresorption von freiem Wasser konzentriert und die Feineinstellung der Ausscheidung von Natrium und Kalium vorgenommen. Die Wasserbewegung aus dem Tubuluslumen wird durch den hohen osmotischen Gradienten zwischen medullärem Interstitium (ca. 1200 mosmol/l) und der hypotonen Tubulusflüssigkeit (120–200 mosmol/l) angetrieben und erfolgt transzellular durch Wasserporen (Aquaporine) der luminalen (AQP_2) und apikalen (AQP_3) Membran (s. Abb. 24.16).

Die AQP_2-Poren werden durch das *antidiuretische Hormon* (ADH = Adiuretin = Vasopressin) kontrolliert. Die Stimulation von V_2-Rezeptoren durch ADH löst über mehrere intrazelluläre Zwischenschritte eine Translokation von Aquaporinen des Typs AQP_2 aus: Diese Wasserporen sind in ADH-Abwesenheit in zytosolischen Vesikeln sequestriert. Unter ADH-Einfluß fusionieren diese Vesikel mit der luminalen Plasmamembran und machen diese wasserpermeabel. Fällt die Plasmakonzentration von ADH ab (z.B. bei Zufuhr hypotoner Lösungen), so werden diese membranständigen Wasserporen wieder intrazellulär sequestriert. Dadurch kann die Wasserpermeabilität des Sammelrohrepithels schnell an die Plasmaosmolalität adaptiert werden. Langfristig induziert ADH auch die Neusynthese von Kanalproteinen (AQP_2).

Die Bedeutung des ADH wird beim Krankheitsbild des Diabetes insipidus centralis (Wasserharnruhr) deutlich. Durch das Fehlen von ADH bleiben distaler Tubulus und Sammelrohr impermeabel für Wasser, so daß trotz des hohen osmotischen Druckes im Interstitium kein Wasser reabsorbiert wird. Die Patienten scheiden bis zu 20 l eines hypotonen Urins aus. Die Therapie besteht in der Substitution von ADH.

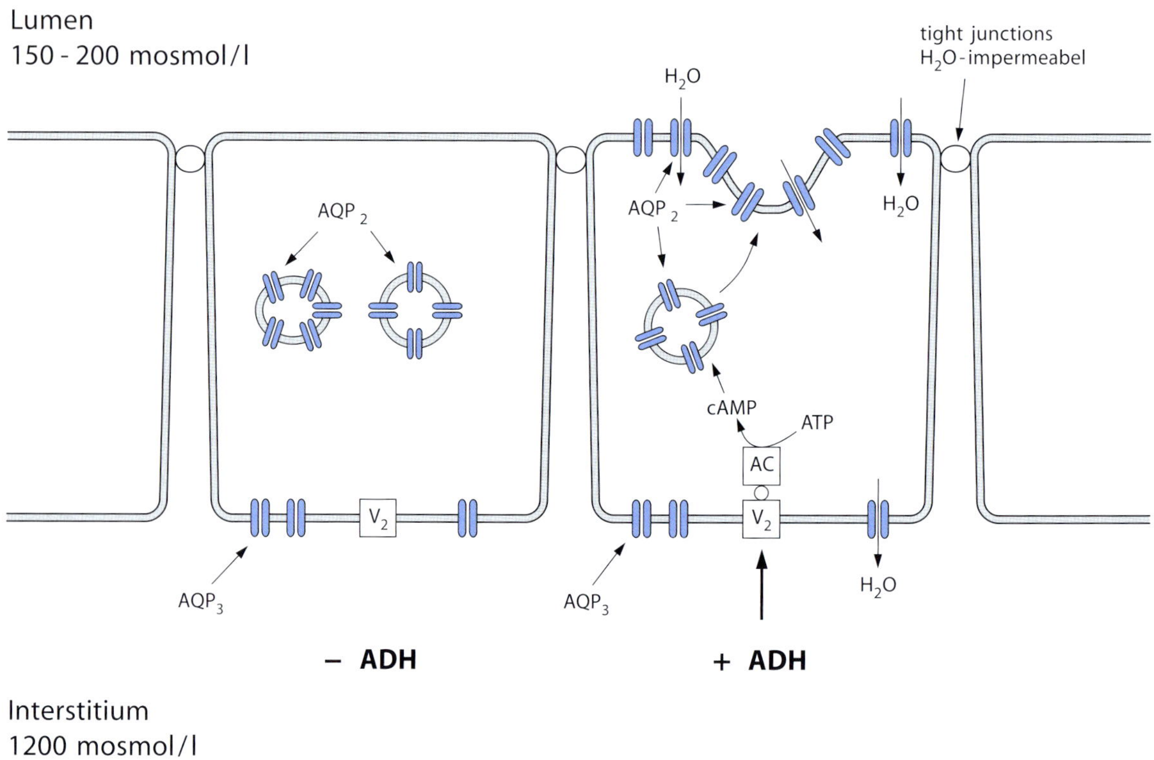

Abb. 24.16. Wirkungsweise von Adiuretin (ADH) an den Sammelrohrzellen der Niere. ADH (Vasopressin) aktiviert V_2-Rezeptoren an der basolateralen Zellmembran und stimuliert damit die Adenylylcyclase. Der daraus resultierende Anstieg der cAMP-Konzentration führt über noch unbekannte Zwischenschritte zur Verschmelzung intrazellulärer Vesikel, in deren Membran Aquaporine des Typs AQP_2 eingebaut sind, mit der luminalen Zellmembran. Dadurch werden diese Zellen wasserpermeabel. Fällt die Plasmakonzentration von ADH, so werden die Wasserporen wieder in Vesikel sequestriert. In der basolateralen Membran wird die Wasserpermeabilität durch Aquaporine Typ AQP_3 ermöglicht, die nicht ADH-abhängig sind

Der renale (nephrogene) Diabetes insipidus ist dagegen durch eine ADH-Unempfindlichkeit der Sammelrohrzellen gekennzeichnet. Bei den hereditären Formen beruht diese ADH-Unempfindlichkeit entweder auf einer Mutation des Gens für den Vasopressin-(ADH-)V_2-Rezeptor oder einer Mutation des für AQP_2 kodierenden Gens. Pharmakologisch kann ein renaler Diabetes insipidus durch eine Therapie mit Lithium (Depressionsbehandlung s.S. 152) ausgelöst werden. Diese (reversible) Form beruht auf einer Downregulation der Aquaporine AQP_2.

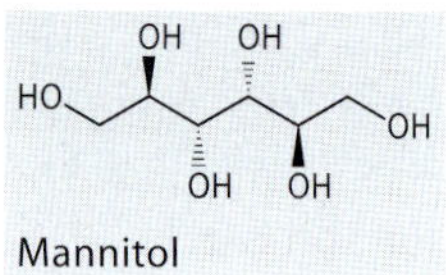

Mannitol

24.3.7 Osmotische Diuretika

Wirkungsweise

Wichtigster Vertreter dieser Gruppe ist das Mannit, ein 6wertiger Alkohol, der kaum metabolisiert wird und im Tubulus nicht rückresorbiert werden kann. Sorbit hat ähnliche Eigenschaften, wird jedoch in der Leber partiell zu Fruktose oxidiert. Sorbit wird kaum therapeutisch verwendet. Mannit wird glomerulär filtriert und während der kontinuierlichen isotonen Rückresorption im proximalen Tubulus zunehmend konzentriert. Mannit wird dadurch osmotisch wirksam, hält Wasser im Tubulus zurück und hemmt in geringem Maße auch die Natriumreabsorption. Zusätzlich steigert Mannit die medulläre Durchblutung, der osmotische Gradient wird ausgewaschen. Mannit führt zur Ausscheidung eines großen Urinvolumens mit verminderter Na^+-Konzentration, aber (mäßig) gesteigerter Natrium-(und Chlorid)menge.

Therapeutische Anwendung

Mannit wird zur Aufrechterhaltung der Nierendurchblutung und der Urinproduktion bei drohendem Nierenversagen mit i.v.-Infusion einer 10%igen Lösung eingesetzt. Allerdings besteht die Gefahr, daß die erwartete Wirkung (wegen des beginnenden Nierenversagens) ausbleibt, der Organismus mit einer hyperonkotischen Lösung überladen wird und unerwünschten Flüssigkeitsverschiebungen vom intra- in den extrazellulären Raum auftreten. Deshalb wird Mannit für diese Indikation nur restriktiv und nach Testinjektion einer kleinen Menge eingesetzt. Weitere Indikationen sind die forcierte Diurese bei Vergiftungen mit harnfähigen Substanzen und evtl. die Mobilisierung intrazellulärer Ödeme (Hirnödem) mit hypertonen Lösungen von Mannit.

24.3.8 Xanthinderivate

Die positiv-inotrope und chronotrope sowie die zentral stimulierende Wirkung der Methylxanthine (Theophyllin, Aminophyllin, Coffein, Theobromin) werden begleitet von einer meist unerwünschten Diurese, die hauptsächlich über eine Zunahme der Durchblutung des Nierenmarks (Auswaschen des osmotischen Gradienten) und eine (geringe) Hemmung der tubulären NaCl-Resorption zustande kommt.

24.4 Pharmaka mit Wirkung auf den pH-Wert des Urins

Eine Alkalisierung des Harnes kann therapeutisch erwünscht sein, z.B. um bei Überdosierungen die Ausscheidung von Pharmaka mit schwacher Säurefunktion wie Salicylate, Sulfonamide oder Barbiturate zu beschleunigen oder um während einer urikosurischen Therapie die Auskristallisation von Harnsäure in den Nierentubuli zu verhindern. Eine Alkalisierung des Harnes kann mit Natriumbikarbonat erreicht werden. Besser praktikabel ist die Zufuhr von Natriumsalzen schwacher Säuren (Citrat, Acetat, Lactat). Diese werden metabolisiert, das überschüssige Natrium wird als Natriumbikarbonat renal ausgeschieden und erhöht den Urin-pH-Wert bis auf 8,5. Umgekehrt kann ein saurer Harn durch die Zufuhr von Argininhydrochlorid oder Ammoniumchlorid erreicht werden. Arginin wird zellulär aufgenommen, und Ammoniak wird in der Leber zu Harnstoff metabolisiert. Es entsteht eine leichte hyperchlorämische Azidose, die in der Niere durch eine erhöhte Protonensekretion ausgeglichen wird. Der Urin wird sauer. Dieser Mechanismus kann z.B. zur beschleunigten Ausscheidung von schwachen Basen wie Pethidin oder Metamphetamin ausgenutzt werden, da durch die Ansäuerung der Tubulusflüssigkeit der protonierte, polare Anteil der Base erhöht und damit die Substanz an der Rückdiffusion in die Blutbahn gehindert wird.

24.5 Störungen der Natrium- und Flüssigkeitsbilanz und ihre Behandlung

Die Osmolalität des Extrazellulärraumes wird durch die Konzentration von NaCl bestimmt und durch das antidiuretische Hormon (ADH-Vasopressin) reguliert (s. 24.3.6). Für die Volumenregulation sind die Plasmaproteine (onkotischer Druck), die Nierenfunktion und die Herzarbeit (Druckdiurese) bestimmend.

24.5.1 Volumenmangel

Eine Abnahme des Gesamtvolumens des Extrazellulärraumes wird als *Hypovolämie, Dehydratation* oder *Volumenkontraktion* bezeichnet. Die Dehydratation kann *isoton* sein und z.B. durch Diuretika, Blutverlust oder Durchfälle ausgelöst werden. Für eine Dehydratation, die mit einer Abnahme der Na^+-Konzentration verbunden ist (hypotone Dehydratation), kommen als Ursachen ein Na^+-Mangel der Nahrung, Natriumverluste durch Schwitzen, Erbrechen, Durchfälle, Diuretika oder Nebenniereninsuffizienz in Frage.

Eine hypertone Dehydration entsteht entweder durch Wassermangel oder durch Wasserverluste, z.B. durch osmotische Diuretika, bei Diabetes insipidus (ADH-Mangel) oder Diabetes mellitus (hohe Plasmaglukose, osmotische Diurese durch Glucoseausscheidung). Eine hypotone Dehydratation hat ebenso wie eine hypertone Rückwirkungen auf das zelluläre Volumen, da der entstehende osmotische Gradient entsprechende Wasserbewegungen von intra- nach extrazellulär oder umgekehrt induziert.

Die *Therapie der Dehydratation* besteht neben der Behandlung der Grundkrankheit in der Volumen-Substitution. Für die i.v.-Infusion werden entweder fertige oder individuell angepaßte Infusionslösungen verwendet. Die Eigenschaften von Plasmaexpandern werden in Kap.26 besprochen.

24.5.2 Hypervolämie

Eine Zunahme des Gesamtvolumens des Extrazellulärraumes wird als *Hypervolämie, Hyperhydratation* oder *Volumenexpansion* bezeichnet. Die Hyperhydratation ist meist isoton, wie z.B. in Form kardialer oder nephrotischer Ödeme oder Aszites bei Leberzirrhose. Behandelt wird die Grundkrankheit. Zusätzlich können Diuretika, meist Saluretika oder Schleifendiuretika, verwendet werden. Bei Aszites werden wegen des sekundären Hyperaldosteronismus auch Aldosteronantagonisten eingesetzt. Meist sind weitere Störungen des Elektrolythaushaltes vorhanden, die entsprechend korrigiert werden müssen (s.unten).

24.6 Störungen des Kaliumhaushaltes und ihre Behandlung

24.6.1 Störungen des Kaliumhaushaltes

Etwa 98% des Körperkaliums befinden sich intrazellulär. Der hohe Gradient der Kaliumkonzentration vom intrazellulären (120–140 mmol/l) zum extrazellulären (3,6–5 mmol/l) Raum wird durch die Aktivität der Na^+-K^+-ATPase hergestellt und aufrechterhalten.

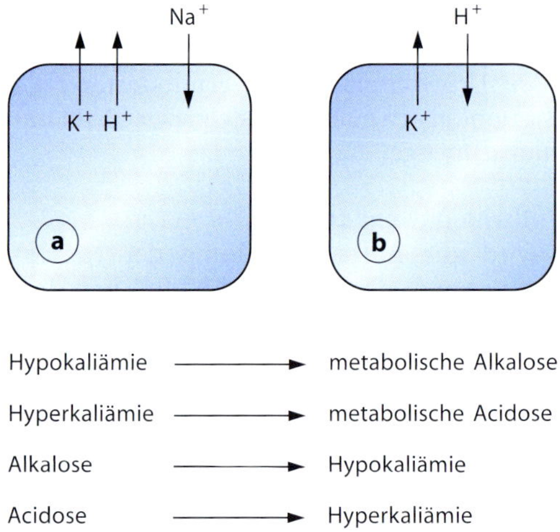

Abb. 24.17. Zusammenhang zwischen Kaliumhomöostase und Säure-Basen-Haushalt. Im distalen Tubulus und im Sammelrohr der Niere konkurrieren K^+ und H^+ um den Austausch mit rückresorbiertem Na^+. (*A*) Bei einer hohen Protonenkonzentration im Plasma und Interstitium (Azidose) wird deshalb weniger K^+ ausgeschieden (Hyperkaliämie). Eine Alkalose begünstigt dagegen die Kaliumausscheidung (Hypokaliämie). Umgekehrt fördert eine Hypokaliämie die Protonenausscheidung, es kommt zu einer Alkalose, während die Hyperkaliämie eine Azidose fördert. Zusätzlich haben die Zellen vieler Gewebe einen K^+-H^+-Austauschmechanismus. (*B*) Eine Steigerung des Plasmakaliums mit einem erhöhten Eintritt von K^+ in die Zelle über die Na^+-K^+-ATPase fördert die Protonenabgabe und umgekehrt. Ebenso kann eine erhöhte Protonenkonzentration im Plasma (Azidose) die zelluläre Kaliumaufnahme vermindern und die Abgabe fördern, während eine Alkalose die intrazelluläre Kaliumkonzentration erhöht. Diese zellulären Mechanismen sind in dieselbe Richtung wirksam wie die Konkurrenz von K^+ und H^+ in der Niere, so daß generell eine Hypokaliämie von einer Alkalose begleitet wird

Die Verteilung von Kalium zwischen Intra- und Extrazellulärraum wird zusätzlich durch *Insulin* und den *pH-Wert* des Blutplasmas beeinflußt: Insulin fördert direkt die Kaliumaufnahme in insulinempfindliche Zellen (Fett- und Muskelgewebe). Bei Insulinmangeldiabetes (Typ I) kommt es deshalb zu einem zellulären Kaliumverlust und zu einer vermehrten renalen Ausscheidung von Kalium. Umgekehrt kann die Injektion von Insulin bei einem Patienten im ketoazidotischen Koma durch Förderung der Kaliumaufnahme eine schwere, lebensbedrohliche Hypokaliämie auslösen, sofern keine Kaliumsubstitution erfolgt. Der *Zusammenhang zwischen Plasma-pH-Wert und Plasmakalium* ist komplex. Kalium konkurriert im Sammelrohr der Niere mit der Ausscheidung von Protonen und unterliegt einem Austausch mit Protonen in vielen Körperzellen. Daraus resultiert eine enge Assoziation zwischen Azidose und Hyperkaliämie und zwischen Alkalose und Hypokaliämie (s. Abb. 24.17).

24.6.2 Behandlung der Hypokaliämie

Typische Ursachen einer Hypokaliämie sind die langfristige Anwendung von Diuretika (Thiazide und Schleifendiuretika) ohne Kompensation des Kaliumverlustes, eine Glucocorticoidtherapie, die chronische Laxanzienanwendung, die Injektion von Insulin bei Coma diabeticum (s.oben), ein Hyperaldosteronismus sowie die Anwendung von Pharmaka mit aldosteronartiger Wirkung wie Carbenoxolon oder von Glycyrrethinsäure (in Lakritze). Die *Folgen des Kaliummangels* sind Adynamie der Skelettmuskulatur, Tonusabnahme im Magen-Darm-Trakt, Obstipation (erneute Laxanzieneinnahme!), Parästhesien und evtl. kardiale Rhythmusstörungen. Bei Hypertonikern, die mit Diuretika behandelt werden, schwächt die Hypokaliämie die antihypertensive Wirkung ab. Bei digitalisierten Patienten nimmt die Digitaliswirkung zu und kann bei gleichbleibender Dosierung toxische Effekte haben (s.S. 318).

Die *Therapie der Hypokaliämie* besteht in der Zufuhr von Kaliumionen. Die i.v.-Zufuhr ist selten nötig. Zu beachten ist vor allem, daß unter einer Infusion die Plasmakaliumkonzentration nicht über 5,5 mmol/l ansteigt, da höhere Konzentrationen erhebliche Störungen der kardialen Erregungsausbreitung auslösen. Bei Plasmakonzentrationen ab 10 mmol/l tritt Kammerflimmern, bei höherer Konzentration Herzstillstand durch Kontraktur (vollständige Kaliumdepolarisation) auf. Die Infusion muß deshalb unter EKG-Kontrolle erfolgen und soll 20–30 mmol/h nicht überschreiten. Auch bei Einhaltung dieser Infusionsbedingungen sind lokale Reizungen der Venenwand häufig. Bei versehentlicher paravenöser Infusion treten Gewebenekrosen auf.

Auch bei oraler Gabe von Kalium (meist als KCl) ist zu beachten, daß im Magen-Darm-Trakt keine zu hohen lokalen Kaliumkonzentrationen auftreten. Auch die Zellen des Magens und Darmes werden durch hohe extrazelluläre Konzentrationen von Kalium depolarisiert, was lokale Reizerscheinungen (Magenschmerzen) und Zellnekrosen auslöst und zu Ulzerationen in Magen oder Dünndarm mit Blutungen oder Perforationen führen kann. Deshalb muß KCl entweder in stark verdünnter Lösung zugeführt werden oder besser in Zubereitungen, aus denen Kaliumchlorid langsam aus einer Matrix freigesetzt wird. Die tägliche Dosis sollte 100 mmol nicht überschreiten.

24.6.3 Behandlung der Hyperkaliämie

Eine Hyperkaliämie kommt vor als Begleiterscheinung einer Azidose (s.oben), bei verminderter Kaliumausscheidung durch die Nieren, insbesondere bei unsachgemäßer Anwendung von „kaliumsparenden" Diuretika (s. 25.3.5) oder bei forciertem Zelluntergang, z.B. bei einer Tumorchemotherapie mit Zytostatika. Als Folgen einer Hyperkaliämie sind Adynamie, Muskellähmungen und Störungen der Erregungsausbreitung im Myokard zu erwarten.

Als *Therapie* kommt die Hemmung der Kaliumresorption, insbesondere des mit den Verdauungssekreten in den Darm sezernierten Kaliums, in Frage. Verwendet werden *Austauscherharze*, die mit Na^+ oder Ca^{2+} beladen sind und diese Kationen gegen K^+ austauschen. Bei lebensbedrohlicher Hyperkaliämie kann mit der i.v.-Zufuhr von Calcium (als Calciumgluconat) ein funktioneller Antagonismus erreicht werden. In besonderen Fällen ist auch die i.v.-*Injektion von Insulin* zusammen mit Glucose (zur Vermeidung einer schweren Hypoglykämie) sinnvoll, da Insulin die zelluläre Kaliumaufnahme fördert.

24.7 Störungen des Calcium- und Magnesiumhaushaltes und ihre Behandlung

Die normale Calciumkonzentration im Plasma liegt zwischen 2,2 und 2,7 mmol/l. Etwa 50% des Plasmacalciums sind an Plasmaproteine gebunden. Funktionell ist nur das freie Calcium von Bedeutung. Die Plasmacalciumkonzentration wird hormonell durch Parathormon, Calcitonin und Vitamin D geregelt (s.S. 491, 492). Calcium im Extrazellulärraum ist ein essentielles Kation für die Blutgerinnung, die elektromechanische Kopplung in Skelett-, Herz- und glattem Muskel und die Sekretionsaktivität exokriner und endokriner Drüsen.

24.7.1
Hypokalzämie

Eine Hypokalziämie tritt auf bei Mangel an Vitamin D, bei Resorptionsstörungen, Hypoparathyreoidismus sowie bei Behandlung mit Glucocorticoiden oder Antiepileptika. *Symptome* der Hypokalzämie sind Tremor und eine gesteigerte Muskelerregbarkeit mit tetanischen Kontraktionen bis zu Krämpfen. Die Therapie besteht in schweren Fällen in der langsamen intravenösen Zufuhr von Calciumgluconat.

24.7.2
Hyperkalzämie

Eine Hyperkalziämie tritt auf bei Hyperparathyreoidismus, Vitamin-D-Überdosierung, Addison-Erkrankung, Hypophosphatämie und unter der Langzeitanwendung von Diuretika. Als Sonderfall ist die Hyperkalzämie als Begleiterscheinung maligner Tumoren (paraneoplastische Hyperkalzämie) anzusehen, die meist bei osteoklastischen Metastasen mit Knocheneinschmelzung und Calciumfreisetzung vorkommt, aber auch bei Tumoren ohne Metastasierung in den Knochen beobachtet wird.

Zu den *Symptomen der Hyperkalzämie* gehören zentralnervöse Störungen wie Benommenheit, Lethargie, Verwirrtheit, depressive Verstimmungen, gastrointestinale Beschwerden wie Appetitverlust und Übelkeit sowie die Ablagerung von Nierensteinen (Nephrokalzinose) und kardiale Störungen.

Die *Therapie der Hyperkalzämie* hängt von den Auslösemechanismen ab. In Frage kommt die Korrektur einer gleichzeitig bestehenden Dehydratation, die häufig eine Hyperkalzämie normalisieren kann, oder evtl. eine forcierte Diurese mit Schleifendiuretika und kontinuierlichem Ersatz der ausgeschiedenen Elektrolyte und Flüssigkeit. Bei paraneoplastischer Hyperkalzämie werden *Diphosphonate*, z.B. *Clodronat* oder *Pamidronat*, verwendet. Diese hemmen die Osteoklastenaktivität und damit den Knochenabbau.

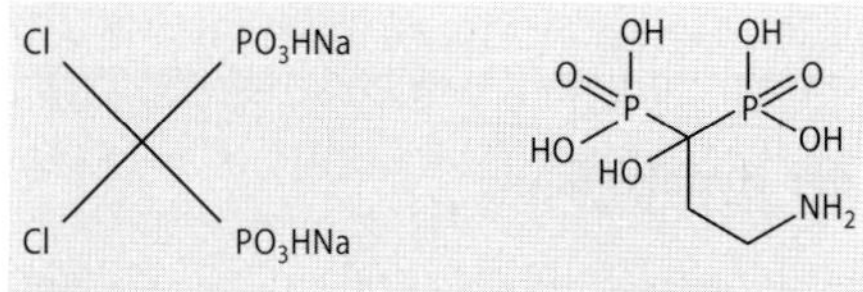

Clodronat Pamidronsäure

Bei schwersten Hyperkalzämien ist die Infusion des Chelatbildners *EDTA als Dinatriumsalz* möglich. Allerdings hat EDTA nephrotoxische Wirkungen. Wirksamste Maßnahme bei schweren Hyperkalzämien ist die Hämodialyse gegen calciumfreie Lösungen.

24.7.3
Störungen des Magnesiumhaushaltes

Die normale Plasmamagnesiumkonzentration liegt zwischen 0,6 und 1,2 mmol/l. Die intrazellulären Konzentrationen sind ca. 5fach höher.

Ein isolierter *Magnesiummangel* ist selten. Meist treten Hypomagnesiämie und Hypokalzämie gemeinsam auf. *Ursachen* sind eine verminderte Resorption (chronischer Alkoholismus, Erbrechen, Durchfall, Hungerzustände) oder eine erhöhte Magnesiumausscheidung, z.B. durch Thiaziddiuretika, Cisplatin, Ciclosporin oder Aminoglykosidantibiotika. Symptome sind Tetaniezeichen (trotz normaler Calciumkonzentration), selten zentrale Depression mit Krampfanfällen oder Psychosen. Die *Therapie* besteht in der Substitution mit Magnesiumsalzen wie z.B. *Magnesiumhydrogenaspartat*.

Eine *Hypermagnesiämie* ist selten. Sie kann z.B. bei chronischer Einnahme magnesiumhaltiger Antazida bei gleichzeitiger renaler Ausscheidungsstörung auftreten. Typische Symptome und Folgen sind eine neuromuskuläre Blockade, Atemdepression oder kardiale Störungen. *Therapeutisch* können Calciumsalze *(Calciumglukonat)* gegeben oder hämodialysiert werden.

24.8 Störungen des Säure-Basen-Haushaltes und ihre Behandlung

Der Normalbereich des pH-Wertes im Blutplasma liegt zwischen 7,35 und 7,45. Wichtigster Puffer ist das Bicarbonat-Kohlensäure-System (26–28 mmol/l, pK_a-Wert 6,1); bei physiologischem pH-Wert liegen ca. 95% dieses Puffers in der Bicarbonatform vor. Weitere Puffersysteme sind das Phosphat und die Plasmaproteine. Der intrazelluläre pH-Wert ist in den meisten Zelltypen mit 6,0–7,0 deutlich niedriger als im Plasma.

Die pH-Konstanz des Plasmas wird durch die Abgabe von CO_2 über die Lungen und die Rückresorption bzw. Ausscheidung von Bicarbonat in der Niere über den Carboanhydrasemechanismus gesteuert.

Die Bicarbonatausscheidung der Niere ist ein sich selbst regulierender Prozeß. Nimmt z.B. die Alkalinität des Plasmas zu (systemische Alkalose), so wird ein entsprechend alkalischer Primärharn filtriert. In einem mehr alkalischen Milieu (mit geringerer Protonenkonzentration) ist die Protonierung des Bicarbonats und damit die Bildung von CO_2 geringer ($HCO_3^- + H^+ \; H_2CO_3 = CO_2 + H_2O$). Es kann weniger CO_2 in die Tubuluszelle diffundieren. Intrazellulär stehen damit weniger Protonen für den Na^+- H^+-Antiporter zur Verfügung (s. Abb. 24.6). Es wird ein alkalischer, $NaHCO_3$-reicher Urin ausgeschieden. Entsprechend umgekehrt reagiert das System bei einer Azidose.

Die CO_2-Abgabe über die Lunge wird dagegen zentral geregelt. Ein erhöhter Partialdruck des CO_2 im Plasma wird im Atemzentrum der Medulla oblongata in eine Stimulation von Atemfrequenz und -tiefe umgesetzt und damit mehr CO_2 abgeatmet.

Eine Überschreitung des pH-Wertes im Plasma (>7,45) wird als *Alkalose*, eine Unterschreitung (≤7,35) als *Azidose* bezeichnet. Die Störungen können entweder respiratorisch (respiratorische Azidose oder Alkalose) oder metabolisch (metabolische Azidose oder Alkalose) bedingt sein.

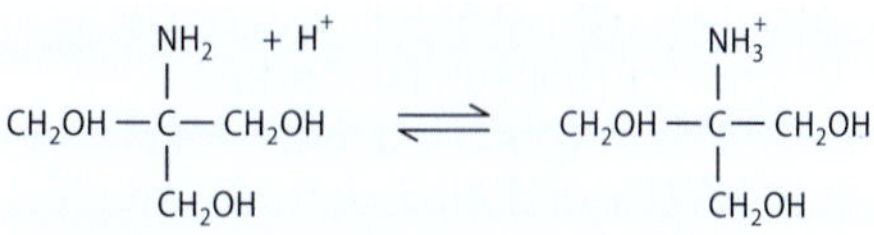

Abb. 24.18. Pufferwirkung von Trometamol. Trometamol [Tris(hydroxymethyl)aminoethan = THAM = TRIS] verteilt sich ausschließlich im Extrazellulärraum

24.8.1 Behandlung der Azidose

Die *respiratorische Azidose* kann Folge einer zentralen Atemdepression sein, z.B. durch Opioidanalgetika oder andere zentral wirkende Pharmaka, oder durch Einschränkung des Gasaustausches infolge bronchopulmonaler Erkrankungen entstehen. In jedem Fall muß die Grundstörung behandelt werden. Eine therapeutische Zufuhr von Sauerstoff mit 2–3 l/min ist möglich.

Die *metabolische Azidose* kann Folge einer vermehrten Produktion von sauren Metaboliten im Intermediärstoffwechsel sein, wie z.B. bei Typ-I-Diabetes (diabetische Ketoazidose). Auch eine verminderte Ausscheidung von organischen Säuren bei Niereninsuffizienz wirkt azidotisch. Pharmakologisch kann eine Azidose z.B. durch Carboanhydrasehemmer (Hemmung der renalen $NaHCO_3$-Reabsorption) oder antidiabetische Biguanide (Lactatazidose) ausgelöst werden. Neben der Behandlung der Grundkrankheit bzw. dem Absetzen der verursachenden Pharmaka ist die Zufuhr von Puffersubstanzen möglich. Verwendet wird die langsame i.v.-Infusion einer isotonen (1,25%) *Natriumbicarbonatlösung* unter pH-Wert-Kontrolle. Die *Natriumsalze* der *Milchsäure* und der *Essigsäure* sind weniger geeignet, da sie oxidativ metabolisiert werden müssen und bei Azidose häufig Störungen des Intermediärstoffwechsels vorliegen.

Wenn die mit der Zufuhr von $NaHCO_3$ verbundene Belastung des Organismus mit Natrium nicht erwünscht ist, kann als Puffer auch *Trometamol* verwendet werden. Trometamol (Abb. 24.18) ist eine organische Base mit einem pK_a-Wert von 8,1, ist also über einen weiten physiologischen und pathophysiologischen pH-Bereich als Protonenakzeptor wirksam. Trometamol wird als 0,3 molare

Lösung auf den pH-Wert 8,6–9,0 eingestellt und langsam i.v. infundiert (bis zu 300 mg/kg).

Unerwünschte Wirkungen sind eine lokale Venenreizung (pH-Wert!) und eine zentrale Atemdepression durch den Abfall des CO_2-Partialdrucks.

24.8.2 Behandlung der Alkalose

Die *respiratorische Alkalose* entsteht durch eine vermehrte Abatmung von CO_2. Ursachen sind z.B. eine psychogene Hyperventilation, eine Salizylatüberdosierung oder Fieberzustände. Behandelt wird ausschließlich die Grundstörung.

Die *metabolische Alkalose* entsteht meist im Gefolge eines Kaliummangels und wird dementsprechend durch Kaliumzufuhr behandelt (s. S. 419). Seltener kann eine metabolische Alkalose durch das Erbrechen von saurem Magensaft oder durch die Einnahme größerer Mengen von $NaHCO_3$ (als Antazidum) ausgelöst werden. Wenn eine Therapie erforderlich ist, können *basische Aminosäuren (Arginin* oder *Lysin)* in Form ihrer Hydrochloride als Infusionslösung gegeben werden.

Literatur

Bärtsch P (1993) Akute Bergkrankheit und Höhenlungenödem. Dtsch Med Wochenschr 118:1463–1464
Beck FX, Sone M, Dorge A (1992) Effect of loop diuretics on organic osmolytes and cell electrolytes in the renal outer medulla. Kidney Int 42:843–850
Brater DC (1991) Clinical pharmacology of loop diuretics. Drugs 41 [Suppl 3]:14–22
Buschauer A (1993) Diuretika – eine chemisch-pharmakologische Betrachtung. Pharmazeut Ztg 138:177–188
Carlsen JE, Kober L, Torp-Pedersen C, Johansen P (1990) Relation between dose of bendrofluazide, antihypertensive effect and adverse biochemical effects. BMJ 300:975–978
Chipperfield AR (1986) The (Na^+-K^+-Cl^-) co-transport system. Clin Sci 71:465–476
Chrispeels MJ, Agre P (1994) Aquaporins: waterchannel proteins of plant and animal cells. Trends Biol Sci 19:421–425
Dormans T, Gerlag PG, Russel FG, Smits P (1998) Combination diuretic therapy in severe congestive heart failure. Drugs 55:165–172
Dunn CJ, Fitton A, Brogden RN (1995) Torasemide. An update of its pharmacological properties and therapeutic efficacy. Drugs 49:121–142
Feig PU (1986) Cellular mechanism of action of loop diuretics: Implications for drug effectiveness and adverse effects. Am J Cardiol 57:14A–19A
Fliser D, Ritz E (1998) Störungen des Kalzium- und Phosphathaushaltes. Internist 39:825–830
Freis ED (1986) The cardiovascular risks of thiazide diuretics. Clin Pharmacol Ther 39:239–243
Frelin C, Vigne P, Barbry P, Lazdunski M (1987) Molecular properties of amiloride action and of its Na^+ transporting targets. Kidney Int 32:785–793
Greger RF, Knauf H, Mutschler H (Hrsg.) (1995) Diuretics. Handbuch der experimentellen Pharmakologie, Bd 117. Springer, Berlin Heidelberg New York Tokyo
Gross P, Passauer J (1998) Störungen des Kaliumhaushaltes. Internist 39:810–814
Johnston CI (1993) The place of diuretics in the treatment of hypertension in 1993: Can we do better? Clin Exp Hypertens 15:1239–1255
Kisters K (1998) Störungen des Magnesium-Haushaltes. Internist 39:815–819
Krück F (1991) Acute and long term effects of loop diuretics in heart failure. Drugs 41 [Suppl 3]:60–68
Loew D, Heimroth V, Kuntz E, Schilcher H (Hrsg) (1990) Diuretika: Chemie, Pharmakologie und Therapie. Thieme, Stuttgart New York
Luft FC (1998) Salz- und Wasserhaushalt für den klinischen Alltag. Internist 39:804–809
McInnes GT, Yeo WW, Ramsay LE, Moser M (1992) Cardiotoxicity and diuretics: much speculation – little substance. J Hypertens 10:317–335
McKenney JM, Goodman RP, Wright JT, Rifai N, Aycock DG, King ME (1986) The effect of low-dose hydrochlorothiazide on blood pressure, serum potassium and lipoproteins. Pharmacotherapy 6:179–184
McLaughlin ML, Kassirer JP (1990) Rational treatment of acid-base disorders. Drugs 39:841–855
McVeigh G, Galloway D, Johnston D (1988) The case for low dose diuretics in hypertension: comparison of low and conventional doses of cyclopenthiazide. BMJ 297:95–98
Pollare T, Lithell H, Berne C (1989) A comparison of the effects of hydrochlorothiazide and captopril on glucose and lipid metabolism in patients with hypertension. N Engl J Med 321:868–873
Puschett JB, Greenberg A (ed) (1993) Diuretics IV.Chemistry, pharmacology and clinical application. Elsevier, New York Amsterdam
Reyes AJ (1992) Effects of diuretics on outputs and flow of urine and urinary solutes in healthy subjects. Drugs 41 [Suppl 3]:35–59
Ritz E, Andrassy K (1990) Störungen des Elektrolyt- und Wasserhaushaltes. In: Schettler G, Greten H (Hrsg) Innere Medizin, Bd 1. Thieme, Stuttgart New York
Sabolić I, Brown D, (1995) Water channels in renal and nonrenal tissues. News Physiol Sci 10:12–17
Schaefer RM, Schaefer L (1998) Störungen des Säure-Basenhaushaltes. Internist 39:820–824
Singh BN, Hollenberg NK, Poole-Wilson PA, Robertson JIS (1992) Diuretic-induced potassium and magnesium deficiency – relation to drug-induced QT prolongation, cardiac arrhythmias and sudden death. J Hypertens 10:301–316
Thews G, Mutschler E, Vaupel P (1989) Anatomie und Psysiologie des Menschen. Wissenschaftliche Verlagsgesellschaft, Stuttgart
Waller PC, Ramsay LE (1989) Predicting acute gout in diuretictreated hypertensive patients. J Hum Hypertens 3:457–461
Weinberger MH (1992) Mechanisms of diuretic effects on carbohydrate tolerance, insulin sensitivity and lipid levels. Eur Heart J 13 [Suppl G]:5–9
Wittner M, DiStefano A, Wangemann P, Greger R (1991) How do loop diuretics act? Drugs 41 [Suppl 3]:1–13

Kapitel 25

Pharmaka mit Wirkung auf die Blutgerinnung

25

C. Taube

Pharmaka mit Wirkung auf die Blutgerinnung

C. Taube

25.1 Physiologie und Biochemie der Gerinnung

Die Fähigkeit des Organismus zum – mitunter lebensrettenden – Verschluß verletzter Blutgefäße, Hämostase genannt, beruht auf einem Zusammenspiel von Gefäßwand, Thrombozyten und plasmatischem Gerinnungs- und Fibrinolysesystem, als dessen Folge ein sich bildender Fibrinpfropf das kontrahierte Gefäß vorläufig verschließt. Intravasal laufen ständig Gerinnungs- und Fibrinolysevorgänge ab, die die Bildung und den Abbau von Fibrin in einem physiologischen Gleichgewicht halten. Bei pathologischen Veränderungen kann jedoch verstärkt eine intravasale Gerinnung mit Thrombenbildung oder eine gesteigerte Fibrinolyse mit Blutungsneigung auftreten.

Sowohl die Gerinnungs- als auch die Fibrinolysevorgänge können durch *extravasale Gewebefaktoren* (exogenes oder extrinsisches System) oder durch *intravasale plasmatische Faktoren* (endogenes oder intrinsisches System) ausgelöst werden. Die einzelnen Faktoren stehen kaskadenförmig in Beziehung zueinander (Abb. 25.1). Ein wichtiger Selbstschutzmechanismus des Organismus besteht darin, daß diese Gerinnungsfaktoren nur inaktiv vorliegen und erst durch voneinander abhängige proteolytische Vorgänge aktiviert werden müssen.

Die wichtigsten Regulationsmechanismen der Blutgerinnung und Fibrinolyse sind heute gut bekannt und werden im folgenden kurz skizziert.

25.1.1 Thrombozytenaggregation

Die Thrombozyten als kleinste korpuskuläre Bestandteile des Blutes sind wesentlich an der Blutgerinnung beteiligt, eine Veränderung ihrer Quantität oder Qualität führt zu schweren Blutgerinnungsstörungen.

Der Kontakt von Thrombozyten mit dem Gefäßendothel oder mit anderen Zellen wird als Adhäsion, mit weiteren Thrombozyten dagegen als Aggregation bezeichnet. Diese Prozesse bestehen aus verschiedenen rezeptorvermittelten Stufen.

Auf der Oberfläche der Thrombozyten sind zahlreiche Glykoprotein (GP)-Rezeptoren lokalisiert. Für den Erstkontakt der Thrombozyten mit der Gefäßwand bindet ein GPIb-V-IX-Komplex an den von-Willebrand-Faktor. Dadurch werden die Thrombozyten an die Gefäßwand angelagert und andere Rezeptoren aktiviert. Der Kollagenrezeptor GPIa/IIa vermittelt morphologische Veränderungen („shape change") und sichert unter Einbeziehung von GPIIb/IIIa die Anhaftung der aktivierten Thrombozyten an der Oberfläche. Die Konformationsänderung von GPIIb/IIIa aktiviert unter Einbeziehung zusätzlicher Induktoren wie Fibronectin, Vitronectin und dem von-Willebrand-Faktor seine Fibrinogen-Bindungsseite. Dadurch kann Fibrinogen an die Thrombozytenmembran gebunden und die Aggregation von Thrombozyten über eine Fibrinogenbrücke ermöglicht werden. Die Thrombozyteninteraktion wird über zusätzliche GP-Rezeptoren für Thrombospondin (GPIV), Kollagen (GPIa/IIa) und Fibronectin (GPIa/IIc) stabilisiert, wozu auch der Einschluß anderer Blutzellen wie Erythrozyten, Neutrophile oder Monozyten beiträgt.

Die Anlagerung der aggregatorischen Substanzen an die Thrombozytenmembran löst verschiedene Signale aus: Über die Phospholipase C werden Inosit-1,4,5-triphosphat und über die Phospholipase A_2 Arachidonsäure freigesetzt, aus der über die Cyclooxygenase Endoperoxide und aus diesen über die Thromboxan-Synthetase Thromboxan A_2 entsteht. Diese Prozesse führen zu einer Erhöhung des intrazellulären Calciums, was zur weiteren Aktivierung von Gerinnungsfaktoren führt.

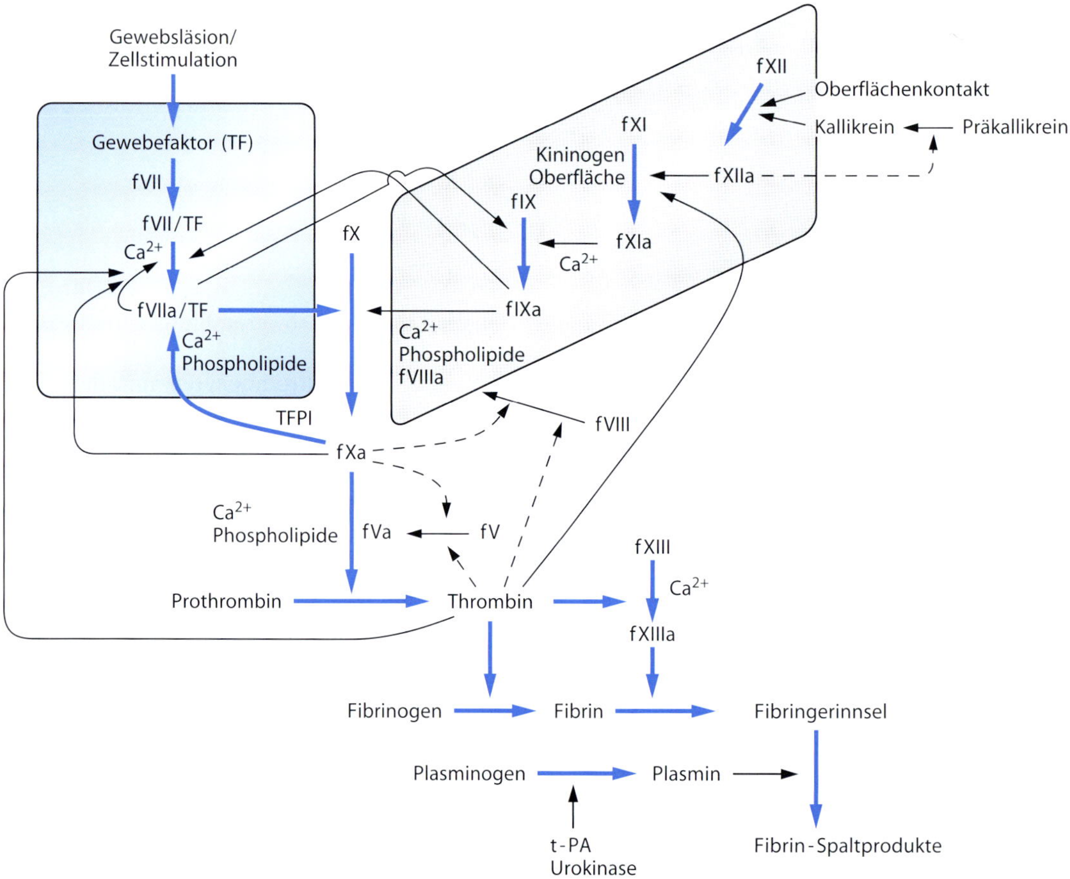

Abb. 25.1. Schematische Darstellung der Blutgerinnung und Fibrinolyse, die durch Kästen markierten Abläufe heben die sog. Initiierungs- (blau unterlegt) bzw. die durch Thrombin verursachte sog. Amplifizierungsreaktion hervor. → Initiierungs- bzw. Umwandlungsreaktionen, → Verstärkungs- bzw. Aktivierungsreaktionen, --▸ feed back

Da cAMP die intrazelluläre Calciumkonzentration erniedrigt, wirken Stimulatoren der Adenylcyclase sowie Hemmstoffe der Phosphodiesterasen antiaggregatorisch. Gleiches gilt für Adenosin und die Prostaglandine I_2, D_2, E_1 und – schwächer – für E_2. Diese vasodilatierenden und antiaggregatorischen Prostaglandine werden im Gefäßendothel gebildet und sorgen dafür, daß die Thrombozyten nicht an der Gefäßwand anhaften.

25.1.2 Plasmatische Gerinnung

Die Gerinnungskaskade (Abb. 25.1.) wird durch die Bindung des aktivierten Plasmafaktor FVIIa an einen auf der Endothelzellmembran lokalisierten Gewebsfaktor (TF) ausgelöst. FVII seinerseits wird durch stimulierte Endothelzellen oder Monozyten, z.B. als Folge einer Verletzung, aktiviert. Damit setzt ein kompliziertes Zusammenspiel verschiedener Enzyme ein, die meist als inaktive Vorstufen im Blut vorhanden sind und durch proteolytische Vorgänge stufenweise aktiviert werden. Ionisiertes Calcium ist in fast allen Stufen notwendig. Die einzelnen Gerinnungsfaktoren sind in Tabelle 25.1 zusammengefaßt. Am Ende der Gerinnungskaskade steht die durch Thrombin katalysierte Umwandlung von Fibrinogen in Fibrin, das durch Faktor XIII sta-

Tabelle 25.1. Zusammenstellung der an der plasmatischen Gerinnung beteiligten Faktoren

Faktor	Synonym	$t_{1/2}$ [h]	Bildungsort
I	Fibrinogen	96–120	Leber
II	Prothrombin	50–70	Leber, Vitamin-K-abhängig
III	Gewebethromboplastin Gewebethrombokinase		Gewebe, extravasal
IV	Ca^{2+}-Ionen		
V	Proaccelerin Acceleratorglobulin	20–35	Leber?
VII	Proconvertin (PCV)	3–6	Leber, Vitamin-K-abhängig
VIII	Antihämophiles Globulin A	8–16	Milz/RES
IX	Antihämophiles Globulin B, Plasmathromboplastinkomponente, Christmas-Faktor	20–30	Leber, Vitamin-K-abhängig
X	Plasmathrombokinase, Plasmathromboplastin, Stuart-Power-Faktor	40–60	Leber, Vitamin-K-abhängig
XI	Plasma-Thromboplastin-Antecedant (PTA)	48–60	RES?
XII	Hageman-Faktor	50–70	RES?
XIII	Fibrinstabilisierender Faktor	100–144	Leber

bilisiert und durch Thrombosthenin kontrahiert und verfestigt wird.

Thrombin ist das Schlüsselenzym am Endpunkt der Gerinnungskaskade und kann durch Autokatalyse die Gerinnungsvorgänge verstärken. Die Thrombinaktivität wird durch im Plasma vorhandene Inhibitoren wie z.B. ATIII, α_2-Makroglobulin, Heparinkofaktor II (HCII) und TFPI (tissue factor pathway inhibitor) kontrolliert, durch Komplexbildung mit Protein S und C werden FVa und FVIIIa gehemmt und so die weitere Aktivierung der Gerinnungskaskade durch Thrombin gestoppt.

Thrombin aktiviert außerdem die Freisetzung des Gewebsplasminogenaktivators (t-PA) und die Proliferation von Endothelzellen sowie die Kontraktion der Gefäße, so daß auch Gewebswachstum, Fibrinolyse und Blutfluß der Kapillaren durch Thrombin beeinflußt werden.

25.1.3 Fibrinolyse

Unter Fibrinolyse versteht man den Abbau von Fibrin oder Fibrinpolymeren (Abb. 25.2). An diesen Vorgängen ist v.a. das proteolytische Enzym Plasmin beteiligt, das aus seiner inaktiven Vorstufe Plasminogen durch verschiedene Stimuli gebildet wird. Dabei wird ein von den Endothelzellen synthetisierter Plasminogenaktivator (t-PA) über Lysinbindungsstellen an Fibrin gebunden und aktiviert das dort ebenfalls gebundene Plasminogen zu Plasmin, welches nach erfolgter Fibrinspaltung freigesetzt und sofort irreversibel durch α_2-Antiplasmin und α_2-Makroglobulin inaktiviert wird. Ein Plasminogen-Aktivator-Inhibitor (PAI) hemmt über t-PA die weitere Umwandlung von Plasminogen (Abb. 25.7). Durch diese Prozesse wird die Aktivität des Plasmins auf den Ort seiner Bindung – das Fibringerinnsel – beschränkt und eine systemische Fibrinolyse verhindert.

Eine pharmakologische Beeinflussung der Blutgerinnung kann in 2 Richtungen erfolgen:

1. durch eine Hemmung der Gerinnungsvorgänge zur Prophylaxe oder Therapie thromboembolischer Prozesse und
2. durch eine Förderung der Blutgerinnung bei unerwünschten Blutungen.

25.2 Blutgerinnungshemmende Stoffe

25.2.1 Hemmstoffe der Thrombozytenaggregation

Da eine Aggregation und die damit verbundene Aktivierung der Thrombozyten Voraussetzung für die Bildung eines Blutgerinnsels ist, kann mit einer selektiven Beeinflussung dieses Prozesses eine wirksame Hemmung der Blutgerinnung erfolgen. Die Thrombozytenaggregation kann auf verschiedenen

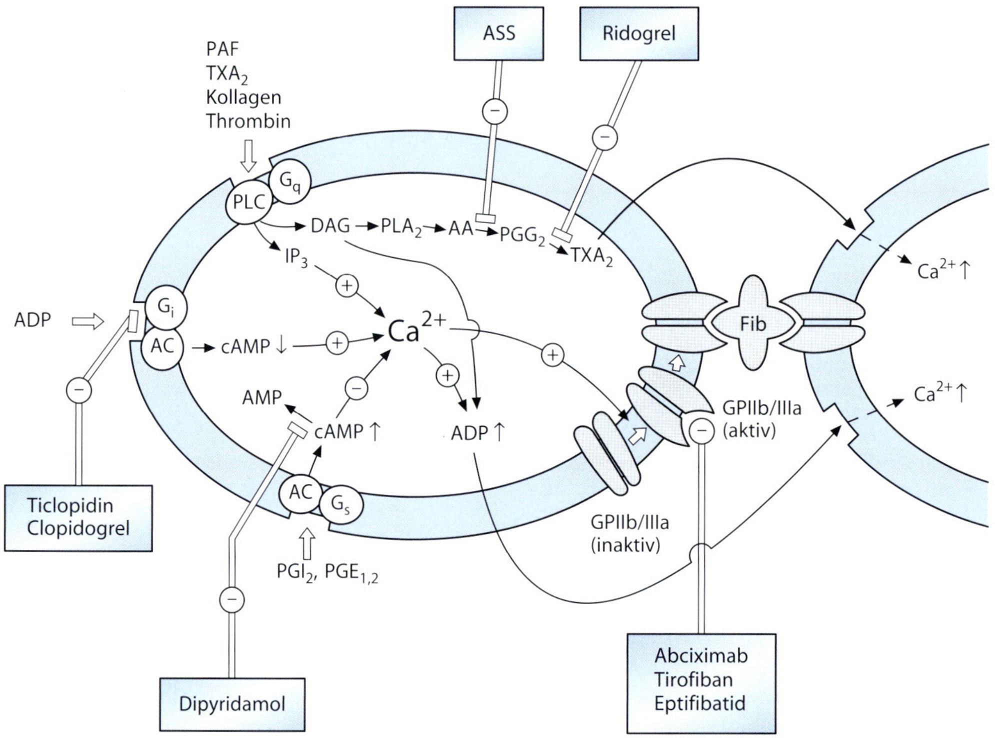

Abb. 25.2. Schematische Darstellung der Thrombozytenaggregation und deren pharmakologische Beeinflussung (AA Arachidonsäure, AC Adenylcyclase, DAG Diacylglycerin, Fib Fibrinogen, GP Glykoprotein, IP_3 Inosit-1,4,5-triphosphat, PAF plättchenaktivierender Faktor, PG Prostaglandin, PL Phospholipase, TX Thromboxan)

Ebenen gehemmt werden (Abb. 25.2). Für keinen der Thrombozytenaggregationshemmer gibt es ein Antidot.

26.2.1.1 Cyclooxygenasehemmer

Die Bildung von Thromboxan A_2 verläuft in 2 Stufen: Aus Arachidonsäure entstehen zunächst über den Cyclooxygenasekomplex-1 (COX-1) die zyklischen Endoperoxide PGG_2 und PGH_2, aus denen dann über die Thromboxansynthetase Thromboxan A_2 gebildet wird. Sowohl die TXA_2-Bildung als auch die TXA_2-Rezeptordichte der Thrombozyten ist bei IHK erhöht.

Eine Hemmung der Thromboxanbildung ist prinzipiell auf beiden enzymatischen Stufen möglich, klinisch relevant ist allerdings bisher vorwiegend die Cyclooxygenasehemmung mittels nichtsteroidaler Antiphlogistika, da spezifische TXA_2-Synthetasehemmer den Anteil an PGH_2 erhöhen, das seinerseits aggregatorisch wirkt.

Nichtsteroidale Antiphlogistika

Nichtsteroidale Antiphlogistika ermöglichen dosisabhängig eine komplette Hemmung der Cyclooxygenaseaktivität, wobei allerdings nicht nur die Bildung von Thromboxan A_2 gehemmt wird, sondern auch die Bildung der antiaggregatorischen Prostaglandine I_2 und E_1, die im Gefäßendothel bzw. für PGE_1 auch im Thrombozyten abläuft. Trotzdem werden nichtsteroidale Antiphlogistika als Thrombozytenaggregationshemmer mit großem therapeutischem Erfolg eingesetzt. Das hängt damit zusammen, daß bei niedriger Dosierung der Substanzen aus pharmakokinetischen Gründen (Diffusionsvorgänge) der Grad der Cyclooxygenasehemmung in den Thrombozyten stärker ausgeprägt ist als in den Gefäßendothelzellen. Dadurch bleibt die Prostacyclinbildung in den Endothelzellen, die kein

Thromboxan bilden, erhalten. Demgegenüber wird die Thromboxanbildung im Thrombozyten, der über keine nennenswerte Prostacyclinsynthese verfügt, weitgehend gehemmt. Deshalb sollten Cyclooxygenasehemmer besser niedrigdosiert zur selektiven Thrombozytenaggregationshemmung eingesetzt werden.

Klinische Bedeutung als Thrombozytenaggregationshemmer hat v.a. Acetylsalicylsäure erlangt.

Acetylsalicylsäure

Acetylsalicylsäure (ASS) nimmt eine Sonderstellung unter den Cyclooxygenasehemmern ein, da sie über die Acetylierung des aktiven Zentrums der Cyclooxygenase zu einer irreversiblen Blockade dieses Enzyms führt. Diese Acetylierung findet prinzipiell in allen Geweben statt und wird erst durch Neusynthese des Enzymkomplexes aufgehoben. Im Gegensatz zum Gefäßendothel, das zu einer relativ schnellen Neusynthese des Cyclooxygenasekomplexes befähigt ist, kann der kernlose und nur mit geringem RNA-Vorrat versehene Thrombozyt das Enzym nicht nachbilden. Daher hält die Hemmung der Cyclooxygenaseaktivität in den Thrombozyten über deren gesamte Lebensdauer bis zur Bildung neuer Zellen an. Dies bedingt eine Wirkdauer der Acetylsalicylsäure von etwa 6–10 Tagen. Der Wirkungseintritt liegt nach oraler Gabe von 500 mg Acetylsalicylsäure bei etwa 1 h, nach i.v.-Gabe bei wenigen Minuten.

Die endotheliale Prostacyclinbildung wird durch niedrige Dosen von Acetylsalicylsäure – u.U. intermittierend gegeben, um die Regeneration der Cyclooxygenase durch Neusynthese zu ermöglichen – geschont. Es wurde nachgewiesen, daß bereits 20 mg Acetylsalicylsäure pro Tag eine ausreichende Hemmung der Thrombozytenaggregation gewährleisten. Dabei gilt es jedoch zu bedenken, daß die Thromboxanbildung in den subendothelialen Gefäßschichten, die unter physiologischen Bedingungen keine Auswirkungen auf die Thrombozytenaggregation hat, bei einer Schädigung des Gefäßendothels infolge arteriosklerotischer Prozesse durch diese niedrigen Dosen von Acetylsalicylsäure evtl. nicht ausreichend gehemmt wird. Außerdem wird diskutiert, daß nur 2–3% der Thrombozyten ohne Acetylsalicylsäurekontakt genügen könnten, um zusammen mit anderen synergistisch wirkenden aggregatorischen Substanzen eine Thrombusbildung auszulösen. Daher sind die optimalen Dosierungen zur Thromboseprophylaxe nach wie vor umstritten, obwohl Acetylsalicylsäure heute zur Standardtherapie beim Herzinfarkt gehört. In der Frühphase eines Myokardinfarktes verbessert eine Kombination von ASS mit Heparin den Therapieerfolg.

Für die *Langzeitprophylaxe* von thromboembolischen Prozessen und zur *Sekundärprevention von Herzinfarkten* werden z.Z. 20–100 mg/Tag empfohlen. Es stehen auch Tabletten zu 30 mg zur Verfügung. Bei Diabetikern müssen höhere Dosen verabreicht werden. Transdermale Applikation von Acetylsalicylsäure führt zu einer ausreichenden Hemmung der Thromboxanbildung unter Erhaltung des Prostacyclins und verhindert die gefürchteten Komplikationen im Magen-Darm-Trakt, so daß sich daraus neue Therapiemöglichkeiten für die Langzeitbehandlung zur Thromboseprophylaxe ergeben.

Die pharmakokinetischen Eigenschaften von Acetylsalicylsäure sowie ihre Nebenwirkungen sind auf S. 245 beschrieben.

Sulfinpyrazon

Eine reversible Hemmung der Cyclooxygenase wird mit 2- bis 4mal täglich 200 mg Sulfinpyrazon erreicht. Darüber hinaus schützt Sulfinpyrazon das Gefäßendothel vor Schädigungen, indem es die Adhäsion von Thrombozyten am Subendothel hemmt und die Proliferation glatter Muskelzellen der Gefäße unterdrückt. Die Prostacyclinbildung wird stärker als durch niedrigdosierte Acetylsalicylsäure gehemmt.

Im Hinblick auf schwerwiegende Nebenwirkungen wie Leucozytopenie und Agranulozytose wird der Einsatz von Sulfinpyrazon zur Thrombozytenaggregation nur alternativ empfohlen. Weitere Einzelheiten über Sulfinpyrazon s. S. 550.

Polyungesättigte Fettsäuren

Der Befund, daß bei Eskimos kaum Herzinfarkte auftreten, führte zu der Erkenntnis, daß bestimmte polyungesättigte Fettsäuren wie *Eicosapentaensäure* (im Fischöl) oder *Linolensäure* [in Nachtkerzen (Primrose) oder Leinöl enthalten], zu einer verminderten Thrombozytenaggregation und zu einer verlängerten Blutungszeit führen. Diese Fettsäuren führen über eine kompetitive Hemmung der Cyclooxygenase zu einer gleichzeitig verminderten Bildung von Thromboxan A_2 und Prostacyclin. Da aus Eicosapentaensäure jedoch auch Thromboxan A_3, das kaum eine aggregatorische Potenz aufweist, und PGI_3, das stark antiaggregatorisch wirkt, entstehen, werden die oben genannten günstigen Veränderungen der Blutgerinnung verständlich.

Eicosapentaensäure gibt es in Kapselform, um den unangenehmen Fischgeschmack zu umgehen. Klinische Studien zur Prophylaxe von Herzinfarkt und anderen thromboembolischen Prozessen zeigten eine gute therapeutische Wirksamkeit der polyungesättigten Fettsäuren.

25.2.1.2 Thromboxanrezeptorantagonisten

Die Wirkung von TXA_2 kann über die entsprechenden Rezeptoren beeinflußt werden. Sog. duale TXA_2-Rezeptorantagonisten (z.B. *Ridogrel*) blokkieren gleichzeitig die Bindung von TXA_2 und PGH_2 an den Rezeptor. Sie hemmen dadurch die Thrombozatenaggregation ähnlich effektiv wie ASS und sollen bei frischen Thrombosen sogar wirksamer sein. Klinische Erfahrungen und Kosten sprechen allerdings für ASS.

25.2.1.3 Prostaglandinderivate

Prostacyclin und Prostaglandin E_1 gehören zu den stärksten antiaggregatorischen Substanzen, die aber aufgrund ihrer kurzen Halbwertszeiten vorwiegend in Form ihrer stabilen Derivate eingesetzt werden (z.B. *Carbacyclin, Iloprost, Alprostadil, Epoprostanol*). Sie bewirken u.a. eine cAMP-Erhöhung in den Thrombozyten und verstärken die antiaggregatorische Wirkung von Adenosin.

Prostacyclin besitzt über die Thrombozytenaggregationshemmung hinaus eine thrombolytische Aktivität und schützt durch seine als „Zytoprotektion" umschriebene Wirkkomponente zusätzlich das Endothel. Darüberhinaus verbessert es die rheologischen Eigenschaften des Blutes und aktiviert die körpereigene Fibrinolyse.

Hauptindikation für Prostanoidderivate ist die intraarterielle oder intrakoronare Gabe bei frischen thromboembolischen Prozessen und Herzinfarkt sowie der Einsatz bei extrakorporalem Kreislauf und als Zusatz zu Blutkonserven. Die relativ starken Nebenwirkungen (Blutdruckabfall, Diarrhö, Flush etc.) bedingen eine strenge Indikation für die systemische Anwendung. Prostanoidderivate werden auch mit Erfolg bei sonst therapieresistenten Patienten mit schwerer Claudicatio intermittens und Ulcus cruris angewendet und können oft eine drohende Amputation verhindern.

25.2.1.4 GP IIb/IIIa-Antagonisten

Die GP IIb/IIIa–Rezeptoren vermitteln die Entstehung eines festen Gerinnsels als Endstufe der Blutgerinnung unabhängig davon, welche Faktoren initial zu der Thrombozytenaktivierung und -adhäsion geführt haben.

Diese Erkenntnis hat zu einer neuen Gruppe von Thrombozytenaggregationshemmern geführt, den GPIIb/IIIa-Antagonisten. Sie verhindern die gemeinsame Endstrecke aller Reaktionswege, die eine Thrombozytenaggregation hervorrufen würden (Abb. 25.2).

Als GPIIb/IIIa-Antagonisten eignen sich verschiedene Substanzgruppen:

Monoklonale Antikörper

Abciximab ist das gentechnologisch hergestellte Fab-Fragment eines chimären monoklonalen Antikörpers gegen den GPIIb/IIIa-Rezeptor. Es bindet mit hoher Affinität an GPIIb/IIIa, aber auch an den Vitronectin- und an den Leukozyten-Integrin-Rezeptor. Als Peptid wird Abciximab intravenös verabreicht, am wirksamsten als initiale Bolusinjektion, gefolgt von einer 12–24 h-Infusion. Die Thrombozytenfunktion normalisiert sich nach ca. 48 h.

Der Einsatz von Abciximab erfolgt vorwiegend bei koronaren Revaskularisationen in Kombination mit ASS oder Heparin. Die besten Ergebnisse wurden bei Diabetikern erreicht. Als *Nebenwirkungen* sind Blutungen und immunologische Reaktionen zu beachten.

Synthetische Antagonisten

Einige Peptide, die sog. Disintegrine, werden vorwiegend aus Schlangengiften gewonnen und wirken als Rezeptorantagonisten – so z. B. *Trigramin*. Ihre starken antigenen Eigenschaften haben zur Entwicklung synthetischer Nichtpeptide wie *Tirofiban*, zu cyclischen Peptiden wie *Eptifibatid* bzw. zu oral wirksamen Peptidderivaten wie *Lamifiban, Sibrafiban, Xemlofiban, Lefradafiban, Orbofiban* und *Roxifiban* geführt.

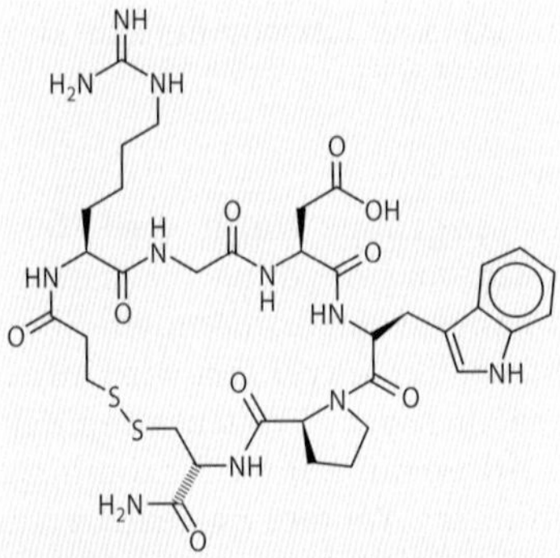

Eptifibatid

Die oral wirksam Substanzen haben eine geringe therapeutische Breite. Bisherige Studien konnten keine verbesserte Wirksamkeit der oralen GPIIb/IIIa-Antagonisten gegenüber herkömmlichen Therapien, aber eine erhöhte Blutungsgefahr nachweisen.

Im Gegensatz zu Abciximab binden Tirofiban und Eptifibatid an den GPIIb/IIIa-Rezeptor mit hoher Spezifität, aber niedriger Affinität. Die Thrombozytenfunktion normalisiert sich bereits 8 h nach Absetzen der Infusion. Es gibt keine Hinweise für eine Antigenität, aber die Gefahr von Blutungen. Die Anwendung erfolgt wie bei Abciximab in Kombination mit ASS oder Heparin.

Alle Vertreter der GPIIb/IIIa-Antagonisten hemmen die Thrombozytenaggregation sehr wirkungsvoll. Sie werden vor allem zur Prophylaxe eines Herzinfarktes bei kardiologisch und/oder serologisch gesichertem akutem Koronarsyndrom eingesetzt.

25.2.1.5 Thiophenderivate

Ticlopidin und *Clopidrogel* sind Thienopyridinderivate. Sie hemmen selektiv die Bindung von ADP an dessen Rezeptor auf den Thrombozyten und damit die ADP-vermittelte Aktivierung des GPIIb/IIIa-Rezeptors und verhindern so eine Thrombozytenaggregation. Zusätzlich fehlt durch die ADP-Rezeptorblockade die Hemmwirkung auf die PGE_1-stimulierte cAMP-Erhöhung in den Thrombozyten. Die Rezeptorblockade ist irreversibel und so ist die Thrombozytenfunktion erst 5–10 Tage nach Absetzen der Thiophene wieder hergestellt. Die Thiophene werden in der Leber zu aktiven Metaboliten verstoffwechselt, deshalb ist der volle Wirkungseintritt erst nach 3–5 Tagen vorhanden.

Da Clopidogrel in umfangreichen klinischen Studien allein und in Kombination mit ASS ebenso wirksam war wie Ticlopidin, wird ihm wegen der geringeren Nebenwirkungsrate heute der Vorzug gegeben. Ticlopidin kann zu Neutropenie, Thrombozytopenie, aplastischer Anämie und hepatischer Cholestase führen. Clopidogrel kann auch bei Patienten mit Unverträglichkeit gegenüber Ticlopidin angewendet werden. Der Einsatz erfolgt zur Sekundärprophylaxe thromboembolischer Prozesse bei Herzinfarkt und Schlaganfall, wenn ASS nicht anwendbar ist. Bei peripherer arterieller Verschlußkrankheit soll es dagegen ASS und anderen Thrombozytenaggregationshemmern überlegen sein.

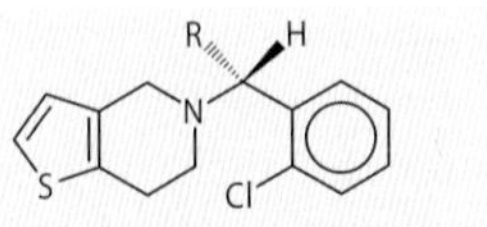

Ticlopidin: R = H
Clopidogrel: R = CO_2CH_3

25.2.1.6 Phosphodiesterasehemmer

Wie aus Abb. 26.2 hervorgeht, kann die Thrombozytenaggregation auch über cAMP beeinflußt werden: Erhöhte cAMP-Konzentrationen hemmen die Aggregation. Neben einer Stimulierung der Adenylcyclase, z. B. durch Prostacyclin, führt auch eine Hemmung der Phosphodiesterasen zu einer Erhöhung der intrazellulären cAMP-Konzentration.

Dipyridamol

Diese Substanz wurde ursprünglich als Koronardilatator entwickelt. Die antiaggregatorische Wirkung von Dipyridamol wird im wesentlichen auf eine

Hemmung der Phosphodiesterasen zurückgeführt. Zusätzlich blockiert Dipyridamol den Nukleosidtransport an den Gefäßen (Erhöhung der Adenosinkonzentration). Auch die plättchenhemmende Wirkung der Prostaglandine I_2 und E_1 wird verstärkt. Dipyridamol ist nur in Kombination mit ASS für die Prävention eines Schlaganfalls wirksam (ESPS-2-Studie).

Dipyridamol wird in einer Dosierung von 1- bis 3mal 75 mg/Tag eingesetzt. Es kann dabei zu Blutdruckabfall, Schwindel, Kopfschmerzen und v.a. bei Patienten mit koronarer Herzkrankheit zu Stenokardien kommen, für die die unspezifische Koronardilatation durch Dipyridamol verantwortlich sein dürfte.

Cilostazol

Cilostazol ist ein Chinolonderivat und hemmt die Phosphodiesterase-Isoform in Thrombozyten. Es wird v.a. in Japan und USA zur Behandlung einer Claudicatio intermittens eingesetzt und ist in Kombination mit ASS etwa äquieffektiv zur Kombination von ASS und Ticlopidin.

25.2.1.7 Thrombin-Rezeptor-Antagonisten

Thrombozyten besitzen 2 unterschiedliche G-Protein-gekoppelte Thrombinrezeptoren – PAR 1 und PAR 4. Ersterer vermittelt eine schnelle Thrombozytenreaktion bei niedrigen Thrombinkonzentrationen, während PAR 4 erst bei so hohen Thrombinwerten aktiviert wird, die PAR 1 wiederum hemmen.

Das Vorhandensein dieser unterschiedlichen Rezeptoren hat bisher eine wirksame pharmakologische Beeinflussung mit klinischer Relevanz dieser wichtigen Schaltstelle im Gerinnungsprozeß verhindert, obwohl eine Reihe von Peptid- und Nichtpeptid-Rezeptorantagonisten synthetisiert wurde.

26.2.1.8 Beeinflussung der Thrombozytenmembran

Durch Veränderungen der Membraneigenschaften der Thrombozyten kann deren Aggregabilität beeinflußt werden.

Dextran 40

Das als Plasmaexpander verwendete niedermolekulare Dextran (Dextran 40) vermindert durch seine Anlagerung an die Oberfläche der Thrombozyten deren Adhäsivität. Es werden ca. 10 ml/kg 10%iges Dextran 40 als Infusion über mehrere Stunden zur Thrombozytenaggregationshemmung eingesetzt. Vorsicht ist wegen häufig auftretender allergischer Reaktionen geboten. Weitere Einzelheiten zu Dextran 40 s. S. 470.

β-Rezeptorenblocker

Auch für diese Substanzgruppe wurde eine Hemmung der Thrombozytenaggregation nachgewiesen, die auf den membranstabilisierenden Effekt der β-Rezeptorenblocker zurückgeführt wird. Möglicherweise wird zusätzlich der verstärkende Effekt von körpereigenem Adrenalin auf die Thrombozytenaggregation vermindert. Weitere Einzelheiten zu β-Rezeptorenblockern s. S. 104.

25.2.2 Hemmstoffe der plasmatischen Gerinnung (Antikoagulanzien)

Eine Beeinflussung der plasmatischen Gerinnung kann auf 3 Stufen erfolgen:

- durch Bindung der vielfältig an der Gerinnungskaskade beteiligten Ca^{2+}-Ionen,
- durch Hemmung von Gerinnungsfaktoren über eine Aktivierung physiologischer Inhibitoren (direkte Antikoagulanzien),
- durch Synthesehemmung von Gerinnungsfaktoren (indirekte Antikoagulanzien).

25.2.2.1 Calciumbindende Substanzen

Im calciumfreien Milieu kann die Gerinnungskaskade nicht ablaufen. Eine derartige Gerinnungshemmung ist jedoch nur in vitro möglich, da bereits eine Senkung der Calciumkonzentration unter 2 mmol/l zur Tetanie führt.

Um Blut außerhalb des Körpers ungerinnbar zu machen (für Blutkonserven, Laboruntersuchungen etc.), verwendet man:

Abb. 25.3. Struktur der hochaffinen Pentasaccharidsequenz des Heparin

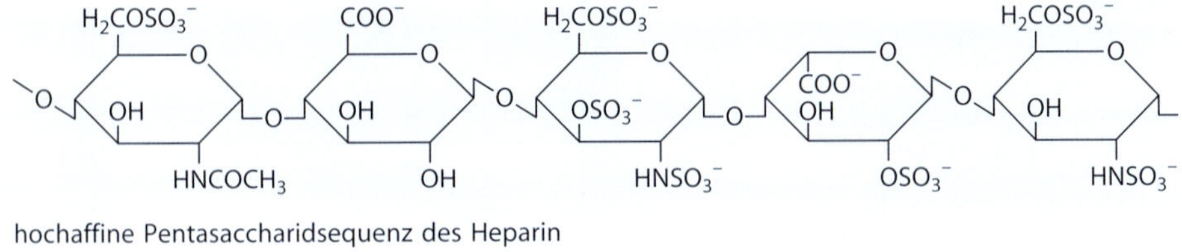

- die Chelatkomplexbildner Ethylendinitrilotetraessigsäure *(EDTA)* oder Ethylenbis(oxyethylennitrilo)tetraessigsäure *(EGTA)*,
- *Ammoniumoxalat* und
- *Natriumcitrat* (3,8%ige Lösung 1:10 dem Blut zugesetzt).

Bei der Transfusion von Citratblut ist zu beachten, daß der Citratanteil von 1 mg/kg KG/min nicht überschritten werden darf und daß die Transfusion langsam zu erfolgen hat.

25.2.2.2 Direkte Antikoagulanzien

Heparin

Heparin ist eine körpereigene Substanz, die in den basophilen Granula der Mastzellen an Histamin und basophile Proteine gebunden vorliegt und in dieser Form gespeichert wird. Besonders heparinreich sind Leber, Lunge und Darmmukosa.

Chemie: Heparin gehört zur Gruppe der Mucopolysaccharide. Es ist ein sulfatiertes Glukosaminoglykan und durch die zahlreichen, für seine Wirkung essentiellen Sulfatgruppen die stärkste organische Säure des menschlichen Organismus.

Die lineare Molekülstruktur setzt sich aus 2 unterschiedlichen Disaccharideinheiten zusammen, die jeweils aus einem Aminozucker (D-Glucosamin) und einer Uronsäure (D-Glucuronsäure- bzw. L-Iduronsäure) in glykosidischer Bindung bestehen.

Das Molekulargewicht des Heparins schwankt je nach Kettenlänge zwischen 5000 und 25000, die am häufigsten vorkommenden Heparinmoleküle bestehen aus 30 alternierenden Disaccharideinheiten.

Heparin wird aus Tiermaterial gewonnen und – wegen des schwankenden Molekulargewichts – in standardisierten internationalen Einheiten (IE nach WHO-Standard oder NIH-E nach USP-Standard) angegeben. 1 mg sog. unfraktioniertes Heparin (UFH) mit einem mittleren Molekulargewicht von 15000 entspricht etwa 100–150 IE.

Wirkungsmechanismus und Wirkungen: Durch seine polyanionische Struktur kann Heparin mit zahlreichen körpereigenen Substanzen, u.a. auch mit Proteohormonen und Enzymen, Komplexe bilden und sich an Oberflächen binden. Es besitzt jedoch eine hohe strukturelle Spezifität, so daß bestimmte Proteine selektiv beeinflußt werden.

Innerhalb der Gerinnungskaskade greift Heparin in verschiedenen Phasen ein. So aktiviert Heparin den Thrombininhibitor ATIII über eine Anlagerung an dessen Lysinbindestelle. Diese Bindung korreliert mit bestimmten hochaktiven Pentasaccharid-Untereinheiten des Heparinmoleküls (Abb. 25.3), in Abhängigkeit von deren Anzahl kann auch das körpereigene Heparin eine hohe oder niedrige ATIII-Aktivität besitzen. Etwa 1/3 des UFH ist hochaffin zu ATIII. Die ATIII-Reaktionen laufen normalerweise sehr langsam ab und werden durch Heparin bis auf das 2000-fache beschleunigt. Heparinmoleküle mit mindestens 18 Saccharideinheiten inaktivieren außer Thrombin auch den Faktor IIa. Für die Inaktivierung des Faktor Xa genügen auch kürzerkettige Heparinmoleküle (LMWH, Abb. 25.4). Die Hemmung der Faktoren IXa, XIa und XIIa durch Heparin ist von untergeordneter klinischer Bedeutung, wohingegen die Hemmung der thrombinabhängigen Autoaktivierungsreaktion der Faktoren V und VIII therapierelevant ist. Heparin aktiviert außerdem die ATIII-unabhängigen Plasmainhibitoren TFPI, HCII und den TF/VIIa-Komplex.

Heparin kann aus den ATIII-Komplexen wieder freigesetzt werden und steht damit für weitere Reaktionen zur Verfügung.

Heparin vermindert außerdem die Bildung von Fibrin aus Fibrinogen und beeinflußt dosisabhän-

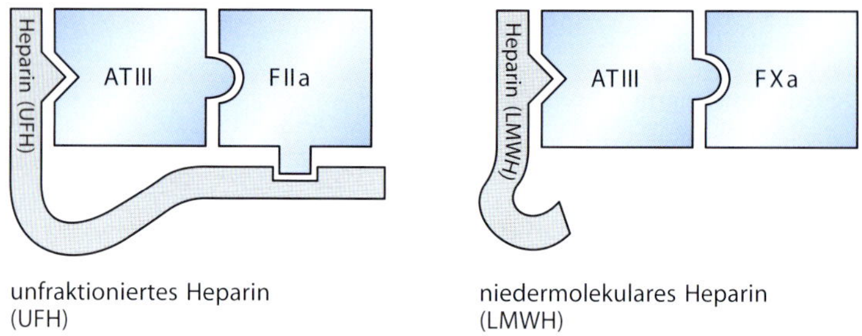

Abb. 25.4. Schematische Darstellung der katalytischen Wirkung von Heparin in Abhängigkeit von seiner Molekülgröße – für die Inaktivierung des Faktors IIa ist eine Mindestkettenlänge des Heparins von 18 Saccharideinheiten nötig, für die Inaktivierung des Faktors Xa genügt kürzerkettiges, unfraktioniertes Heparin.

gig die Fibrinolyse. Niedrige Heparindosen setzen Aktivatoren des Plasminogens aus dem Endothel frei und erhöhen so die fibrinolytische Aktivität. Hohe Heparindosen hingegen beschleunigen die Reaktion von Plasmin mit Fibrin und hemmen somit die fibrinolytische Aktivität.

Heparin (besonders hochmolekulares) erhöht die Gefäßpermeabilität. Unabhängig von seiner antikoagulatorischen Aktivität vermindert es die Proliferation der vaskulären glatten Muskulatur.

Weitere Wirkungen von Heparin betreffen die Zellproliferation mit allgemeiner Verzögerung der Wundheilung.

Die lipolytische Aktivität von Heparin in lipämischem Plasma beruht auf einer Freisetzung von Lipoproteinlipasen aus dem Gefäßendothel, die einen beschleunigten Abbau von Triglyceriden katalysieren.

Pharmakokinetik: Ladung und Molekülgröße des Heparins verhindern seine Resorption nach oraler Gabe. Es muß daher parenteral (s.c. oder i.v.) appliziert werden. Die Wirkdauer beträgt dosisabhängig 1–3 h. Die Dosis-Wirkungs-Kurve verläuft nicht linear, sondern mit steigender Dosis nehmen Wirkstärke und -dauer sowie die Eliminationshalbwertszeit nichtproportional zu.

Heparin wird durch Heparinase in der Leber zu inaktiven, desulfatierten Spaltprodukten abgebaut, die renal ausgeschieden werden. Da die Heparinasekapazität begrenzt ist, kann dosisabhängig auch unverändertes, aktives Heparin im Harn erscheinen.

Eine perkutane Anwendung von Heparin führt auch bei hohen Dosen nicht zu einer ausreichenden Resorption in den großen Kreislauf. Die Anwendung von Heparinsalben zur Behandlung von Hämatomen ist umstritten.

Indikationen: Im Vordergrund der Anwendung stehen Therapie und Prophylaxe thromboembolischer Erkrankungen. Zur Behandlung frischer Thromben und des Herzinfarktes werden hohe Dosen Heparin infundiert, während zur Prophylaxe postoperativer Thrombosen die sog. „Low-dose-Heparin-Therapie" durchgeführt wird. Weitere Indikationen für Heparin sind Verbrauchskoagulopathien sowie die Heparinisierung des Blutes im extrakorporalen Kreislauf.

Heparin kann in der Schwangerschaft angewendet werden, da es nicht plazentagängig ist.

Kontraindiziert ist Heparin bei hämorrhagischen Diathesen, schwerer Hypertonie, bakterieller Endokarditis, drohendem Abort, Blutungen in das ZNS, Ulzera des Magen-Darm-Traktes sowie bei Heparinallergie.

Nebenwirkungen: Bei diskontinuierlicher Gabe von Heparin, seltener bei Infusion, können massive Blutungen auftreten. Durch sorgfältige Überwachung des Patienten, individuelle Dosierung und präzise Indikationsstellung kann dies jedoch weitgehend vermieden werden.

Allergische Reaktionen (u.a. Bronchospasmus, Urtikaria, Fieber oder anaphylaktischer Schock) sind insgesamt selten und hängen entscheidend von der Reinheit des Präparates ab. Am 8.–10. Tag auftretende heparininduzierte Thrombozytopenien (HIT) sind wahrscheinlich ebenfalls immunologisch bedingt – hervorgerufen durch einen multimolekularen Komplex aus Heparin und Plättchenfaktor (PF) 4 – und zwingen zum Absetzen, da oft gleichzeitig schwere arterielle und venöse thromboembolische Prozesse ablaufen und die Letalität der Behandelten bis zu 25% betragen kann. Hingegen verschwinden die in den ersten 3 Tagen bei bis zu 30% der Patienten auftretenden Thrombozytopenien (HIT I) meist von selbst.

Wechselwirkungen von Heparin mit ASS und Nitroglycerin müssen beachtet werden.

Bei mehrmonatiger Heparintherapie kann es reversibel zu Haarausfall und Osteoporose kommen, die Wundheilung ist verzögert.

Eine Heparintherapie darf nicht abrupt abgebrochen werden, da sonst im Sinne eines Reboundphänomens eine verstärkte Thrombosegefahr besteht.

Antidot: Die Heparinwirkung kann durch Protaminsulfat oder -chlorid sofort aufgehoben werden. Protamin ist ein arginin- und lysinreiches, stark basisches Polypeptid mit einem Molekulargewicht zwischen 2000 und 10000. Dieses Polykation verbindet sich mit dem Polyanion Heparin zu einem inaktiven Komplex, der allerdings wieder dissoziieren kann, so daß aktives Heparin freigesetzt wird, was zu erneuten Blutungen führt. Im Gegensatz dazu tritt das oben genannte Reboundphänomen mit thrombotischem Geschehen auf, wenn Heparin schlagartig inaktiviert wird.

Protamin selbst kann allergische Reaktionen auslösen und wirkt in hohen Dosen gerinnungshemmend, fällt Fibrinogen aus und fördert die Fibrinpolymerisation.

Niedermolekulares Heparin

Niedermolekulares Heparin („low molecular weight heparin", LMWH) hat ein mittleres Molekulargewicht von 4000–6000. Es besitzt eine wesentlich höhere Affinität zum Faktor Xa als zum Faktor IIa (Abb. 25.4). LMWH wird nicht wie UFH durch PF4 inaktiviert und setzt TFPI konstanter frei. Die Thrombozytenfunktion wird im Gegensatz zu UFH kaum beeinflußt. Außerdem soll ein fibrinolytischer Effekt über t-PA vorhanden sein. Dadurch hat es eine verstärkte inhibitorische Wirkung auf die Thrombinbildung und eine gute antikoagulatorische, dem unfraktionierten Heparin vergleichbare Wirkung. Die Blutungsneigung ist im Vergleich zum unfraktionierten Heparin jedoch geringer.

Ein weiterer Vorteil des LMWH liegt in den pharmakokinetischen Eigenschaften. Es hat bei s.c.-Applikation eine bessere Bioverfügbarkeit (95%) und eine 2- bis 3fach längere Halbwertszeit (3,3 h), die allerdings auch dosisabhängig ist.

Im klinischen Gebrauch genügt i.allg. eine einmalige Gabe von LMWH pro Tag. Auch bei mehrmonatiger Therapie werden nur geringe Nebenwirkungen beobachtet. Mit immunologischen Reaktionen muß jedoch gerechnet werden. Es besteht Kreuzreaktivität zu UFH.

LMWH wird vorwiegend zur Therapie tiefer Venenthrombosen und peripherer Gefäßerkrankungen sowie zur Prophylaxe postoperativer thromboembolischer Prozesse eingesetzt. Es sollte jedoch nur maximal 3 Wochen verabreicht und danach auf eine Therapie mit oralen Antikoagulanzien übergegangen werden.

Heparinoide

Zur Behandlung einer heparininduzierten Thrombozytopenie und bei Heparinunverträglichkeit kann *Danaparoid-Natrium* – ein Gemisch aus niedermolekularen sulfatierten Glukosaminglykanen aus tierischer Darmmukosa – eingesetzt werden. Die Kreuzreaktivität zu heparininduzierten Antikörpern liegt bei 10 %. Danaparoid wirkt als Antagonist des Faktor Xa, die Thrombozytenfunktion und -aggregation bleibt weitgehend unbeeinflußt. Als Nachteile sind seine lange Halbwertszeit (ca. 17 h) und das Fehlen eines Antidots zu nennen.

Halbsynthetische Heparinoide (sulfatierte Polysaccharide) haben eine verminderte spezifische Aktivität gegenüber den Gerinnungsfaktoren und eine höhere Toxizität. Somit bieten sie keine Vorteile und werden nur lokal als Salben bei Hämatomen, Prellungen und Thrombophlebitiden angewendet. Die Wirkung ist jedoch umstritten.

Hirudin

Hirudin ist ein aus Blutegeln isoliertes Polypeptid (65 Aminosäuren) mit einem Molekulargewicht von 8000–9000. Es wird auch gentechnisch als rekombiniertes Hirudin (z.B. *Desirudin*) hergestellt.

Hirudin besitzt eine besondere Affinität zu katalytischen Zentren des Thrombins, mit dem es in einer stöchiometrischen ATIII-unabhängigen Reaktion einen schwerlöslichen, inaktiven Komplex bildet und ist damit der Prototyp eines direkten Thrombininhibitors. Die komplette Inaktivierung des Thrombins bewirkt neben der Hemmung der Fibrinpolymerisation auch die Hemmung der Faktoren V, VIII und XIII. Im Gegensatz zu Heparin wird Hirudin nicht durch Heparinantikörper oder PF 4 inaktiviert.

Hirudin wird nach i.m.- oder s.c.-Applikation schnell resorbiert, seine Eliminationshalbwertszeit beträgt 40–240 min; bis zu 80% werden in aktiver Form über die Nieren ausgeschieden.

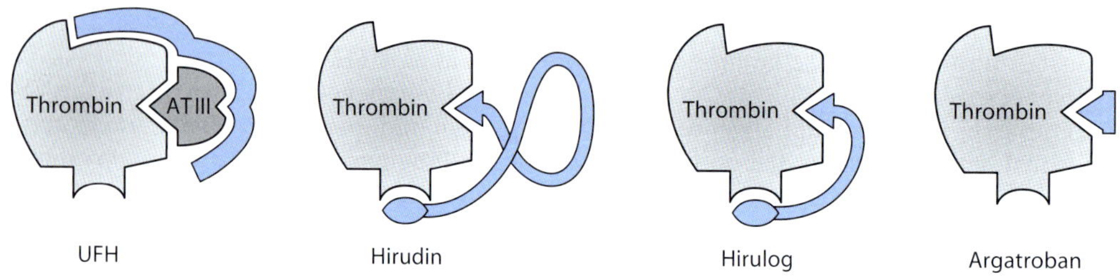

Abb. 25.5. Schematische Darstellung der Thrombininaktivierung durch unfraktioniertes Heparin (UFH) unter Einbeziehung von ATIII, sowie durch direkte Bindung an das katalytische Zentrum durch Hirudin, Hirulog und (reversibel) durch Argatroban

Hirudin wird außer zu diagnostischen Zwecken zur Therapie der disseminierten intravasalen Gerinnung, des Herzinfarktes und tiefer Venenthrombosen – z. B. bei Hüft- und Kniegelenksoperationen – eingesetzt. Allerdings mußten 3 größere klinische Studien mit r-Hirudin wegen exzessiver Blutungen abgebrochen werden. Es gibt kein Antidot. Die empfohlene Dosierung beträgt 0,4 mg/kg als Bolus und eine anschließende Infusion von 0,15 mg/kg/Tag über 72 h.

Neuere Entwicklungen zielen auf Thrombininhibitoren, die nur das thrombusgebundene und nicht das zirkulierende Thrombin binden. Dazu gehören *Hirudinderivate* wie *Hirulog*, *Hirugen*, *Lepirudin*, *Efegatran* und *Inogratan* sowie *Argatroban*. *Hirulog* hat bei s.c. Gabe mit 30 min eine kürzere HWZ als Hirudin. Lepirudin ist ein aus Blutegeln gewonnes rekombinantes Hirudin.

Argatroban ist ein synthetischer Thrombininhibitor (MG ca. 500). Es verlängert dosisabhängig die Blutungszeit und hemmt zumindest in vitro auch die FXIII-vermittelte Fibrinvernetzung sowie die Thrombozytenaggregation.

Klinische Tests konnten die theoretisch erwartete Überlegenheit der synthetischen spezifischen Thrombininhibitoren bisher noch nicht bestätigen.

Antithrombin III

Antithrombin III (AT III) ist ein in der Leber synthetisiertes Glykoprotein mit einem Molekulargewicht von ca. 68000. Es enthält 425 Aminosäuren und 4 Oligosaccharide. Seine biologische Halbwertszeit liegt bei 60 h.

AT III wird besonders bei angeborenem Mangel erfolgversprechend angewendet, weil hier Heparin keine Wirkung entfalten kann. Darüber hinaus wird sein Einsatz bei Verbrauchskoagulopathien und disseminierter intravasaler Gerinnung erprobt.

25.2.2.3 Indirekte Antikoagulanzien vom Cumarintyp

Indirekte Antikoagulanzien werden auch als Syntheseblocker bezeichnet, weil sie die Synthese von Gerinnungsfaktoren in der Leber hemmen und so im Gegensatz zu den direkten Antikoagulanzien nicht unmittelbar in die Gerinnungskaskade eingreifen. Dieser Unterschied muß bei der therapeutischen Anwendung beachtet werden. So ist der volle Wirkeintritt erst nach dem Verbrauch der im Blut vorhandenen Gerinnungsfaktoren, d.h. nach 1–3 Tagen, zu erwarten. Auf der anderen Seite ist die Wirkdauer nach Absetzen der Medikation bis zur Neusynthese dieser Faktoren verlängert. Indirekte Antikoagulanzien stellen bei Langzeitanwendung eine erhebliche Belastung für die Leberfunktion dar; umgekehrt verstärkt eine Leberinsuffizienz die Cumarinwirkung.

Chemie: Blutungen bei Rindern nach dem Genuß von verdorbenem Süßklee führten zur Entdeckung

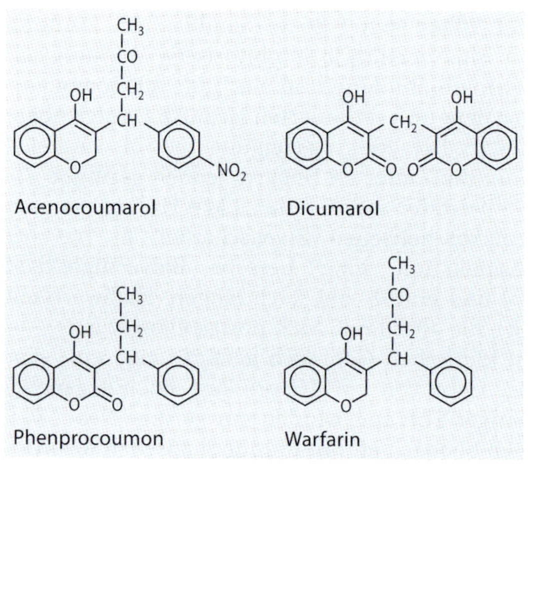

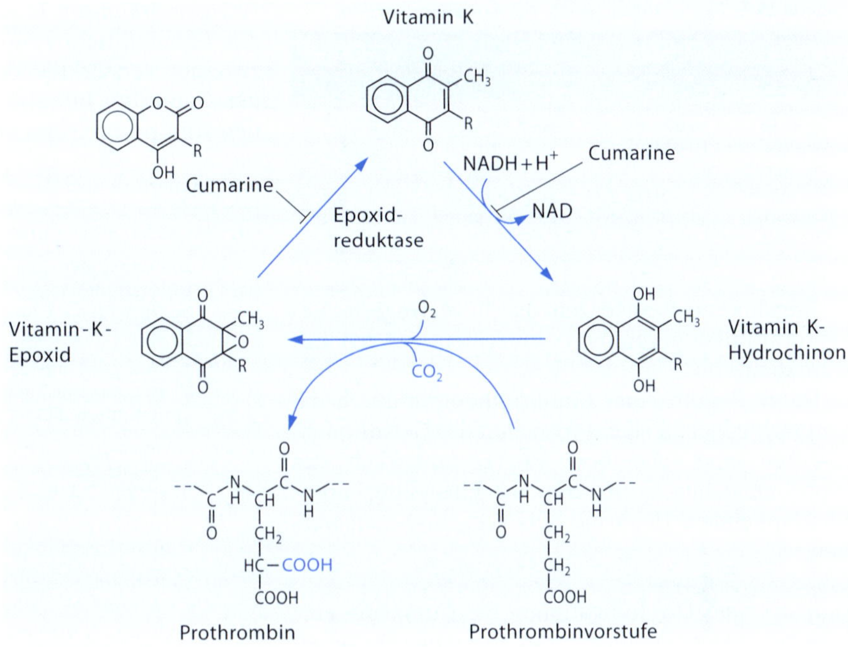

Abb. 25.6. Zusammenhang zwischen der γ-Glutamylcarboxylierung des Prothrombinpräkursors und dem Vitamin-K-Zyklus. Die Reduktion des Epoxids zum Chinon und weiter zum Hydrochinon wird wahrscheinlich durch dasselbe Enzym katalysiert. Die Bildung des Hydrochinons kann jedoch auch durch NADH- und NADPH-abhängige Reduktasen erfolgen. Weitere Einzelheiten s. Text

der sog. Cumarine. Es handelt sich dabei um Derivate des 4-Hydroxycumarins, von denen *Dicumarol*, *Phenprocoumon* und *Warfarin* therapeutische Bedeutung erlangt haben. Die Indandione werden wegen ihrer Toxizität nicht mehr verwendet.

Essentiell für die Wirkung der Cumarine sind ein prototropes Keto-Enol-System sowie eine freie Hydroxylgruppe in 4-Stellung.

Wirkungsmechanismus und Wirkungen: Cumarine sind kompetitive Antagonisten zum strukturanalogen Vitamin K_1 (Phyllochinon, Phytomenadion), das – alimentär zugeführt – in der Leber die Bildung der Gerinnungsfaktoren II, VII, IX und X aus deren Vorstufen katalysiert.

Die Cumarine hemmen kompetitiv die Phyllochinonreduktase, die die Regeneration von Vitamin K aus seinem Epoxid katalysiert (Abb. 25.6). Auch die Reduktion von Chinon zum Vitamin-K-Hydrochinon wird durch Cumarine inhibiert. Dadurch unterbleibt die Carboxylierung der Präkursorproteine der genannten Gerinnungsfaktoren sowie der Gerinnungsmodulatoren Protein C und S, die im Durchschnitt 10–13 Glutamindomänen besitzen. Es bilden sich inkomplette und inaktive Faktoren, die Glutaminsäurereste statt der für die Calciumbindung notwendigen γ-Carboxylglutaminsäurereste enthalten (s. auch S. 569).

Die Aktivität der im Blut befindlichen Gerinnungsfaktoren wird durch die Cumarine nicht beeinflußt. Cumarine wirken daher im Gegensatz zu Heparin nur in vivo.

Pharmakokinetik: Die Cumarine werden nach oraler Applikation schnell und vollständig resorbiert, in den Lebermikrosomen biotransformiert (Hydroxylierung und Glucuronidierung) und biliär oder renal, z.T. als aktive Metabolite, ausgeschieden. Die Plasmaproteinbindung von ca. 99,9%, die tubuläre Rückresorption sowie ein enterohepatischer Kreislauf sind für die lange Eliminationshalbwertszeit, die substanzabhängig ist, verantwortlich: Warfarin 44±20 h, Phenprocoumon 80–270 h und Acenocoumarol 8–24 h. Diese großen individuellen Schwankungen bei geringer therapeutischer Breite erfordern eine patientenbezogene Anpassung der Dosis, die nach der Höhe des INR- bzw. Quick-Wertes (15–20% des Normalwertes) erfolgen und engmaschig kontrolliert werden sollte. Anhaltspunkte zur Dosierung s. Tabelle 25.2.

Tabelle 25.2. Dosierungsbeispiele für Antikoagulanzien

INN	Initialdosis	Erhaltungsdosis	Wirkdauer
Heparin	10 000 IE i.v.	5000 IE s.c.	3–4 h
Acenocoumarol	10–20 mg p.o.	2–8 mg p.o.	1–3 Tage
Warfarin	15–20 mg p.o.	2–10 mg p.o.	3–5 Tage
Phenprocoumon	10–20 mg p.o.	2–8 mg p.o.	7–10 Tage

Angeborene Resistenzen durch verringerte Rezeptoraffinität gegenüber Cumarinen wurden beschrieben.

Da zu Beginn einer Cumarintherapie durch die unterschiedlichen Halbwertszeiten der Gerinnungsfaktoren eine scheinbare Übergerinnbarkeit des Blutes entstehen kann, sollte die Einstellung unter überlappendem Heparinschutz vorgenommen werden.

Indikationen: Die Indikationen für Cumarine entsprechen prinzipiell denen des Heparins. Da sie jedoch oral applizierbar sind, werden sie als Dauermedikation zur Prophylaxe und Therapie thromboembolischer Erkrankungen inkl. Herzinfarkt angewendet.

Auch die *Kontraindikationen* entsprechen denen des Heparins. Allerdings sind Cumarine während Schwangerschaft und Stillzeit kontraindiziert, da sie die Plazenta überwinden und in die Muttermilch übergehen. Embryopathien mit Mißbildungen entstehen vorwiegend im 1. Trimenon der Gravidität, während Veränderungen des Zentralnervensystems während der gesamten Schwangerschaft beschrieben sind.

Cumarinderivate werden auch als Rodentizide verwendet und sind so eine mögliche Quelle für Intoxikationen.

Nebenwirkungen: Sie sind mit denen des Heparins vergleichbar. Als Antidot wird Vitamin K_1 in hoher Dosierung verabreicht. Bei akuten Blutungen kann wegen der Latenzzeit bis zur Neusynthese der Gerinnungsfaktoren die Gabe von Plasmafraktionen oder Vollblut notwendig sein. Gefährlich sind unerkannte innere Sickerblutungen. Bei angeborenem Protein C- oder Protein S-Mangel können cumarinbedingte Hautnekrosen entstehen, die zum Absetzen der Therapie zwingen.

Wechselwirkungen: Eine Wechselwirkung mit anderen Arzneimitteln kann auf verschiedenen Ebenen zu einer verstärkten oder verminderten Wirkung der Cumarine führen. Die wichtigsten Interaktionen sind nachfolgend zusammengestellt.

Interferenzen verschiedener Pharmaka mit Cumarinen

1. **Verstärkung der Cumarinwirkung**
   a) *Hemmung des Abbaus*
   Chloramphenicol, Allopurinol, Phenylbutazon, Sulfinpyrazon, Cimetidin, Disulfiram, Trimethoprim, Amiodaron
   b) *Verdrängung aus der Plasmeiweißbindung*
   Phenylbutazon, Indomethacin, Acetylsalicylsäure, Sulfonamide, Ethacrynsäure, orale Antidiabetika
   c) *Hemmung der Synthese von Gerinnungsfaktoren*
   Salicylate, Tetracycline, Opiate, Phenothiazine, Thyroxin, Anabolika, Ethanol
   d) *Vermindertes Vitamin -K-Angebot*
   Oral applizierte Breitbandantibiotika
   e) *Unbekannter Mechanismus*
   Erythromycin, antimykotisch wirkende „Azole", Isoniazid, Piroxicam, Tamoxifen, Chinin, Phenytoin, Vitamin E in hohen Dosen
2. **Abschwächung der Cumarinwirkung**
   a) *Beschleunigter Abbau durch Enzyminduktion*
   Barbiturate, Rifampicin, Carbamazepin, Griseofulvin
   b) *Verminderte Resorption*
   Cholestyramin, Clofibrat, Antazida, Laxanzien
   c) *Vermehrtes Vitamin-K-Angebot*
   Vegetarische Kost mit grünem Gemüse
   d) *Unbekannter Mechanismus*
   Ovulationshemmer, Diuretika, Tranquilizer, Haloperidol, Digitalisglykoside

Ganz allgemein gilt, daß während einer Cumarintherapie die gleichzeitige Gabe von ACE-Hemmern, Calciumantagonisten, ß-Blockern und Herzglykosiden vermieden oder zumindest gut kontrolliert werden sollte.

25.2.3 Fibrinolytika

Eine Auflösung von Thromben (Thrombolyse) durch Fibrinspaltung gelingt nur in frischen Thromben, die noch nicht bindegewebig organisiert sind. Durch Fibrinolytika soll eine Aktivierung der Fibrinolyse und damit die proteolytische Spaltung des Fibringerinnsels erreicht werden.

Therapeutisch verwendet man Urokinase, Streptokinase, Staphylokinase, humanes Plasmin oder rekombinierte Plasminogenaktivatoren (Rt-PA) (Abb. 25.7). Es handelt sich in jedem Fall um Polypeptide, die nur i.v. angewendet werden können.

Indikation für eine fibrinolytische Therapie ist vorwiegend die Auflösung frischer Thromben (arterielle und venöse Thrombose, Herzinfarkt, Lungenembolie), wobei die Zeit vom Entstehen des Thrombus bis zum Einsatz der Fibrinolytika entscheidend für den Therapieerfolg ist, und die prophylaktische Gabe bei Operationen. *Kontraindikationen* für eine Lysetherapie sind frische Traumen, apoplektischer Insult, Ulzera des Magen-Darm-Traktes sowie Ösophagusvarizen.

25.2.3.1 Urokinase

Urokinase hat ein Molekulargewicht von 54000 und wird für den therapeutischen Einsatz aus menschlichen Nierenzellkulturen oder gentechnologisch gewonnen. Als homologes Protein ist die Antigenität im Vergleich zu Streptokinase geringer. Da das Substrat der Urokinase Plasminogen ist, wird die fibrinolytische Aktivität im gesamten Organismus aktiviert, die therapeutische Breite ist daher sehr gering.

Einstrang-Urokinase („single chain urokinase", SC-UK, Prourokinase, Saruplase) wird proteolytisch aus Urokinase, die aus 2 Peptidketten besteht, gewonnen. Man nimmt heute an, daß die Einstrang-Urokinase im Plasma inhibiert vorliegt und daß diese Hemmung durch Bindung an Fibrin aufgehoben wird. So wird an einem Fibringerinnsel Plasmin durch die SC-UK aktiviert und das vorhandene Fibrin gespalten. Das dabei in den Kreislauf freigesetzte Plasmin wird durch das vorhandene α_2-Antiplasmin und die plasminaktivierte körpereigene Urokinase durch die entsprechenden Urokinaseinhibitoren inaktiviert. Damit ist SC-UK ein „ideales" – da spezifisch am Gerinnsel angreifendes – Fibrinolytikum, dessen Anwendung sich in klinischer Erprobung befindet.

25.2.3.2 Streptokinase

Streptokinase ist ein proteolytisches Enzym aus β-hämolysierenden Streptokokken mit einem Molekulargewicht von 47000–50000. Im Gegensatz zu Urokinase besitzt sie keine eigene enzymatische (fibrinolytische) Aktivität. Sie bindet hochspezifisch und äquimolar an Plasminogen; aus diesem Plasminogen-Streptokinase-Komplex wird aktives Plasmin abgespalten. Schließlich entstehen Plasmin-

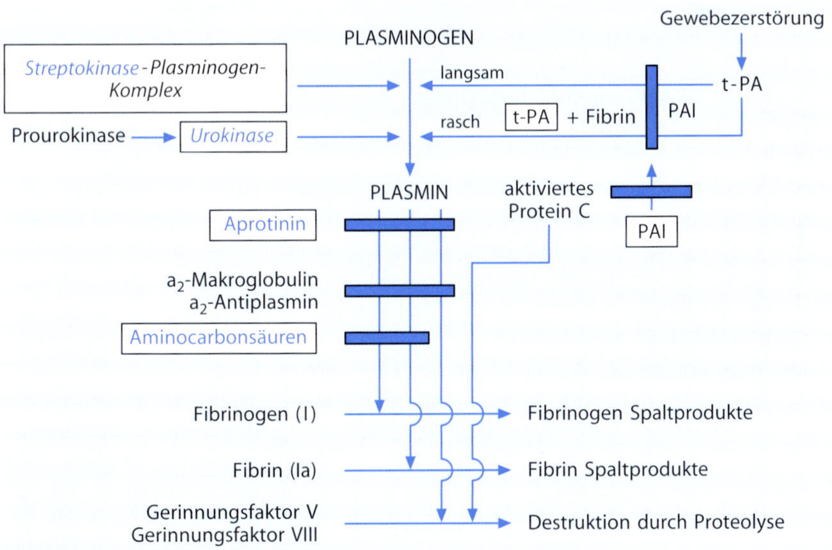

Abb. 25.7. Schematische Darstellung der Fibrinolyse und deren pharmakologische Beeinflussung -⊩- Hemmung, → Aktivierung

Streptokinase-Komplexe, die jedoch durch α_2-Antiplasmin nicht inaktiviert werden, also systemisch wirksam sind.

Bei vorangegangenen Streptokokkeninfektionen befinden sich noch Antikörper im Blut, deshalb muß vor einer Therapie der Antistreptokinasetiter (AS-Titer) bestimmt werden. Wenige Tage nach einer Streptokinasetherapie steigt der AS-Titer auf das 50- bis 100fache an und bleibt für 4–6 Monate erhöht. In diesem Zeitraum darf keine neue Streptokinasetherapie durchgeführt werden.

Streptokinase wird erfolgreich mit Acetylsalicylsäure oder anderen Antikoagulanzien kombiniert. Dadurch ist einmal eine geringere Dosierung der Streptokinase möglich, und zum anderen wird die erhöhte Thrombosegefahr nach Absetzen der Streptokinase (Reboundphänomen in etwa 20% der Fälle) verringert.

Hohe Streptokinasedosierung kann zu einer paradoxen Wirkung führen: Durch komplette Bindung des Plasminogens kommt es zum Substratmangel und damit zu einer verringerten fibrinolytischen Aktivität im Organismus.

Weitere *Nebenwirkungen* sind allergische Reaktionen. Deshalb sollten mit der Lysetherapie Glucocorticoide und Antihistaminika verabreicht werden. Wegen der Gefahr möglicher Blutungen ist die Anwendung bei Ulzera im Bereich des Magen-Darm-Traktes, Hypertonie und in der Schwangerschaft *kontraindiziert.*

25.2.3.3 Anisoylierter Plasminogen-Streptokinase-Aktivatorkomplex (APSAC)

APSAC ist ein equimolarer, nichtkovalenter Komplex zwischen humanem Lysinplasminogen und Streptokinase, dessen aktives Zentrum mit p-Anisoylgruppen titriert wurde. Das führt zu einer verlängerten Halbwertszeit von 70 min bei uneingeschränkter Affinität zum Fibrin.

Patienten mit hohem Antistreptokinase-Titer sind auch „Nonresponder“ für APSAC, das seinerseits den AS-Titer schnell und langanhaltend erhöht.

25.2.3.4 Staphylokinase

Staphylokinase wird von Staphylococcus aureus produziert, hat ein Molekulargewicht von 15000 und wird heute gentechnisch hergestellt. Staphylokinase bildet, ähnlich wie Streptokinase, einen stöchiometrischen Komplex mit Plasminogen und bewirkt so dessen Aktivierung. Im Gegensatz zur Streptokinase wird dieser Komplex jedoch in Abwesenheit von Fibrin sehr schnell durch α_2-Antiplasmin inaktiviert und dadurch eine systemische Fibrinolysesteigerung verhindert. Damit hat die Staphylokinase – bei einer der Streptokinase vergleichbaren thrombolytischen Aktivität – den Vorteil des spezifischen Abbaus von Fibringerinnseln.

25.2.3.5 Rekombinierter Gewebeplasminogenaktivator (Rt-PA)

Gewebeplasminogenaktivator (t-PA) ist ein proteolytisches Polypeptid, das gentechnologisch gewonnen wird. Es spaltet über die Aktivierung von Plasmin bevorzugt Fibrin in Fibringerinnseln, zu dem es eine besonders hohe Affinität besitzt, ohne dabei die systemische Fibrinolyse zu aktivieren; die fibrinolytische Aktivität des t-PA ist also durch Fibrin getriggert.

Um die Fibrinspezifität und die fibrinolytische Aktivität zu erhöhen, verwendet man sog. rekombiniertes t-PA (Rt-PA) z.B. Reteplas – ein chemisches Konjugat von Antikörpern gegen Fibrin und dem aktiven Zentrum von t-PA. Aus diesem Komplex kann der unmodifizierte Plasminogenaktivator dosiert freigesetzt werden.

Rt-PA gibt es als Einstrang- und als Zweistrangpräparate. Sie sollten körpergewichtsbezogen dosiert und mit Heparin kombiniert werden.

Als nachteilig hat sich jedoch erwiesen, daß es körpereigene Inhibitoren für t-PA gibt und daß in höheren Dosierungen auch eine systemische Fibrinogenolyse stattfindet.

Neuere Studien zeigen, daß Rt-PA zur Herzinfarkttherapie ebenso effektiv wie Streptokinase eingesetzt werden kann, in der Kombination mit Heparin soll es sogar überlegen sein. Rt-PA ist außerdem einfacher in der Handhabung (2 Bolusinjektionen im Abstand von 30 min), allerdings wesentlich teurer.

25.2.3.6 Ancrod

Ancrod ist ein proteolytisches Enzym der malaiischen Grubenotter. Es spaltet Fibrinogen und verbessert außerdem die rheologischen Eigenschaften des Blutes durch Hemmung der Erythrozytenaggregation.

Die Thrombinbildung wird nicht vermindert, evtl. sogar erhöht. Der Fibrin-spaltende und -vermindernde Effekt ist unzuverlässig und variiert sehr stark. Ancrod wird deshalb nicht mehr empfohlen.

25.3 Blutgerinnungsfördernde Substanzen

Bei Blutgerinnungsstörungen oder Überdosierung blutgerinnungshemmender Substanzen kann es zu lebensbedrohlichen Blutungen kommen. Es gibt verschiedene Möglichkeiten, hier therapeutisch einzugreifen.

25.3.1 Antifibrinolytika

Ist die Blutung durch eine Überaktivität des fibrinolytischen Systems verursacht (gesteigerte Fibrinolyse oder Überdosierung von Fibrinolytika), können sog. Antifibrinolytika eingesetzt werden (Abb. 25.7).

Eine gesteigerte Fibrinolyse entsteht besonders durch Verletzungen oder Operationen in plasminogenreichen Geweben (Uterus, Prostata, Lunge, Niere, venöse Gefäße).

25.3.1.1 Proteasenhemmer (Aprotinin)

Zur Gruppe der Proteasenhemmer gehört v.a. Aprotinin, ein Peptid aus Rinderorganen mit einem Molekulargewicht von 6500, das mit Plasmin einen inaktiven Komplex bildet und damit im Sinne eines direkten Antifibrinolytikums die Wirkung des Plasmins hemmt. Zusätzlich werden auch andere proteolytische Enzyme wie Trypsin, Chymotrypsin und Kallikrein inaktiviert. Durch die Inaktivierung von Kallikrein wird indirekt die Bildung des Faktors XIIa gehemmt. Somit hat Aprotinin neben der direkten fibrinolytischen auch eine indirekte antikoagulatorische Wirkung. Die Thrombozytenaggregation bleibt unbeeinflußt.

Aprotinin muß parenteral appliziert werden. Seine Halbwertszeit beträgt ca. 160 min; es wird in inaktiver Form über die Nieren ausgeschieden.

Indikation für Aprotinin ist eine ausgeprägte intravasale Gerinnung mit sekundärer Fibrinolyse. Aprotinin wird dabei gleichzeitig mit Heparin verabreicht. Mögliche *Nebenwirkungen* sind allergische Reaktionen, die besonders bei wiederholter Gabe von Aprotinin auftreten. Auf die Herkunft der Rinderorgane muß im Hinblick auf eine Creutzfeldt-Jakob-Infektion geachtet werden.

26.3.1.2 Aminocarbonsäuren

Die als Antifibrinolytika verwendeten Aminocarbonsäuren hemmen als Strukturanaloga zu Lysin und Arginin kompetitiv die proteolytischen Enzymaktivatoren der Umwandlung von Plasminogen in aktives Plasmin. Zu den Aminocarbonsäuren gehören *ε-Aminocapronsäure* (EACA), *p-Aminomethylbenzoesäure* (PAMBA) und *4-Aminomethylcyclohexancarbonsäure* (AMCHA, Tranexamsäure). Die antifibrinolytische Aktivität ist unterschiedlich ausgeprägt und beträgt (relativ) für EACA 100, für PAMBA 500 und für AMCHA 1000.

Der volle Wirkeintritt der Aminocarbonsäuren ist erst nachweisbar, wenn noch im Plasma vorhandenes Plasmin aufgebraucht ist, und ist damit in-

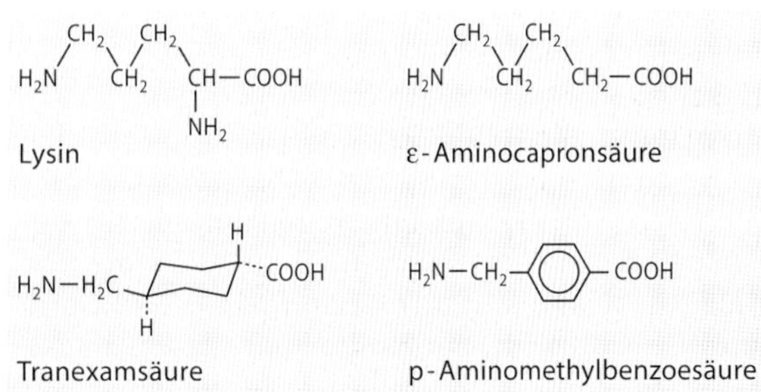

dividuell sehr unterschiedlich. Die Wirkdauer beträgt 4–6 h. Die Substanzen werden renal eliminiert, PAMBA zu 50–70% in unveränderter Form.

Indikationen für Aminocarbonsäuren sind fibrinolytische Prozesse als Folge von Operationen (z.B. im Urogenitaltrakt oder Uterus) oder während der Menstruation. Die Applikation kann oral oder parenteral erfolgen.

Nebenwirkungen der Aminocarbonsäuren sind dosisabhängig und umfassen gastrointestinale Beschwerden und – in seltenen Fällen – die Entwicklung thromboembolischer Prozesse.

25.3.2 Desmopressin

Die Plasmakonzentrationen von FVIII, der bei Patienten mit Hämophilie, und des von-Willebrand-Faktors, der bei Patienten mit der gleichnamigen Erkrankung fehlen oder defekt sind, können durch die Gabe von Desmopressin (1-Deamino-8-D-Arginin-Vasopressin) erhöht werden. Damit wird eine Blutung zumindest kurzfristig aufgehoben. Obwohl eine Tachyphylaxie bereits nach 3–4 Gaben entstehen kann, ist Desmopressin das Mittel der Wahl bei leichter Hämophilie und bei von-Willebrand-Erkrankung Typ I. Darüberhinaus wirkt Desmopressin auch bei anderen angeborenen und erworbenen Bluterkrankheiten (incl. Nebenwirkungen einer ASS- oder Ticlopidintherapie!). Es erhöht außerdem den Effekt von Plasmafraktionen der entsprechenden Gerinnungsfaktoren um das 2–4fache.

Desmopressin kann schwerwiegende *Nebenwirkungen* wie arterielle Thrombosen mit Schlaganfall und Herzinfarkt hervorrufen. Sein antidiuretischer Effekt als Vasopressinanalogon führt zu Wasserretention und Natriumverlust. Häufig treten unter der Infusion Flush und Kopfschmerzen auf.

25.3.3 Moroctocog alfa (rFVIII SQ)

Hierbei handelt es sich um ein rekombiniertes Glykoprotein, dem im Unterschied zu FVIII die zentrale B-Domäne zwischen Serin (S-745) und Glutamin (Q-1638) fehlt, die für die koagulatorische Aktivität nicht essentiell ist.

Moroctocog alfa wird zur Hämophiliebehandlung eingesetzt.

25.3.4. Konjugierte Östrogene

Im Gegensatz zu anderen Östrogenpräparaten reduzieren konjugierte Östrogene eine verlängerte Blutungszeit bei Patienten mit akuter oder chronischer Niereninsuffizienz. Der Wirkungsmechanismus ist unbekannt.

Die konjugierten Östrogene können oral oder i.v. gegeben werden. Eine einmalige Infusion von 0,6 mg/kg verkürzt die Blutungszeit bei Urämikern um ca. 50 % für ca. 2 Wochen. Eine orale Gabe von 50 mg/Tag erreicht diesen Effekt nach ungefähr 7 Tagen. Bei einer Begrenzung der Therapiedauer auf max. 1 Woche treten keine hormonspezifischen Wirkungen auf.

Erythropoietin (s. S. 467) verkürzt ebenfalls die Blutungszeit bei Niereninsuffizienten.

25.3.5 Vitamin K_1 (Phytomenadion)

Vitamin K_1 wird bei Mangel und bei Cumarinüberdosierung oder -unverträglichkeit oral oder parenteral verabreicht.

25.3.6 Lokale Hämostyptika

Zur lokalen Blutstillung bei kapillären Blutungen kann eine Reihe von Substanzen eingesetzt werden. Metallsalze wie *Eisen(III)-chlorid* oder *Kalium-Aluminium-Sulfat* (Alaun) bewirken Eiweißdenaturierung und Fibrinogenausfällung. *Thrombin* oder *Thrombokinase* beschleunigen den Gerinnungsvorgang, und *Schlangengifte* wirken als proteolytische Enzyme thrombinähnlich. *Fibrin* oder synthetische hochmolekulare *Polymere* (Pektine, Gelatine) beschleunigen die Gerinnungsvorgänge durch Oberflächenkontakt. Eine Kombination von Thrombin und Fibrin wird als „Zweikomponentenkleber" bei Parenchymverletzungen von Milz und Leber verwendet.

Literatur

Adgey AA (1998) An overview of the results of clinical trials with glykoprotein IIb/IIIa inhibitors. Am Heart J 135: S43–55

Bartoli F, Lin HK, Ghomashchi F, Gelb MH, Jain MK, Apitz-Castro R (1994) Tight binding inhibitors of 85-kDa phospholipase A_2 but not 14-kDa phospholipase A_2 inhibit release of free arachidoneate in thrombin-stimulated human platelets. J Biop Chem 269: 15625–15630

Bell WR Jr (1997) Evaluation of thrombolytic agents. Drugs 54 (Suppl 3):11–17

Bennett JS (2001) Novel platelet inhibitors. Annu Rev Med 52:161–184

Bennett CL, Connors JM, Carwile JM (2000) Thrombotic thrombocytopenic purpura associated with clopidogrel. N Engl J Med 342:1773–1777

Bhatt DL, Topol EJ (2000) Current role of platelet glycoprotein IIb/IIIa inhibitors in acute coronary syndromes. JAMA 284:1549–1558

Blackhart BD, Ruslim-Litrus L, Lu CC, Alves VL, Teng W, Scarborough RM, Reynolds EE, Oksenberg D (2000) Extracellular mutations of protease-activated receptor-1 result in differential activation by thrombin and thrombin receptor agonist peptide. Mol Pharmacol 58:1178–1187

Bode C, Smalling RW, Berg G (1996) Randomized comparison of coronary thrombolysis achieved with double-bolus Reteplase (recombinant plasminogen activator) and front-loaded, accelerated alteplase (recombinant tissue plasminogen activator) in patients with acute myocardial infarction. The RAPID II invetigators. Circulation 94: 891–898

Carmeliet P, Collen D (1999) New Developments in the molecular biology of coagulation and fibrinolysis. In: Antithrombotics, ed. by Uprichard ACG, Gallagher KP: Handbook of Experimental Pharmacology 132:41–79

Catella-Lawson F (1997) Direct thrombin inhibitors in cardiovascular disease. Coron Artery Dis 8:105–111

Catella-Lawson F, FitzGerald GA (1999) Therapeutic aspects of platelet pharmacology. In: Antithrombotics, ed. by Uprichard ACG, Gallagher KP: Handbook of Experimental Pharmacology 132:719–734

Clarke RJ, Mayo G, Price P, FitzGerald GA (1992) Suppression of thromboxane A_2 but not of systemic prostacyclin by controlled-release aspirin. N Engl J Med 325:1137–1141

Clemetson KJ, Polgar J (1999) Platelet adhesion and aggregation receptors. In: Antithrombotics, ed. by Uprichard ACG, Gallagher KP: Handbook of Experimental Pharmacology 132:155–175

Coller BS, Anderson KM, Weisman HF (1996) The anti-GPIIb/IIIa agents: fundamental and clinical aspects. Haemostasis 26 (Suppl 4): 285–293

Coughlin SR (2000) Thrombin signalling and protease-activated receptors. Nature 407:258–264

Coutrè S, Leung L (1995) Novel antithrombotic therapeutics targeted against platelet glycoprotein IIb/IIIa. Annu Rev Med 46:257–265

Davis-Bruno KL, Halushka PV (1994) Molecular pharmacology and therapeutic potential of thromboxane A_2 receptor antagonists. Adv Drug Res 25:173–202

Domburg van RT, Boersma E, Simoons ML (2000) A review of the long term effects of thrombolytic agents. Drugs 60:293–305

Doutremepuich C, Seze O de, LeRoy D, Lalanne MC, Anne MC (1990) Aspirin at very ultra low dosage in healthy volunteers: Effects on bleeding time, platelet aggregation and coagulation. Haemostasis 20:99–105

Esmon CT (1987) The regulation of natural anticoagulant pathways. Science 235–1348–1352

Fareed J, Bacher P, Messmore HL (1992) Pharmacological modulation of fibrinolysis by antithrombotic and cardiovascular drugs. Prog Cardiovasc Dis 34:379–398

Fareed J, Lewis BE, Callas DD, Hoppensteadt DA, Walenga JM, Bick RL (1999) Antithrombin agents: the new class of anticoagulant and antithrombotic drugs. Clin Appl Thromb Hemost 5 (Suppl 1): S45–55

Ferguson JJ, Waly HM, Wilson JM (1998) Fundamentals of coagulation and glycoprotein IIb/IIIa receptor inhibition. Am Heart J 135:S35–42

Fernandes P, Mayer R, MacDonald JL, Cleland AG, Hay-McKay C (2000) Use of danaparoid sodium (Orgaran) as an alternative to heparin sodium during cardiopulmonary bypass: a clinical evaluation of six cases. Perfusion 15:531–539

Furie B, Furie CB (1992) Molecular and cellular biology of blood coagulation. N Engl J Med 326:800–806

Fuster V, Dyken ML, Vokonas PS, Hennekens C (1993) Aspirin as a therapeutic agent in cardiovascular disease. Circulation 87:659–675

Gaede A, Terres W (1999) Therapie des akuten Koronarsyndroms. ASS, Heparin, LMWH, Hirudin und GP-IIb/IIIa-Blocker. Herz 24: 353–362

Gallus AS (1994) Anticoagulants and antiplatelets drugs. Med J Aust 160:78–82

Graham FP, Russell DH (1997) Low-molecular-weight heparin: prophylaxis and treatment of venous thromboembolism. Annu Rev Med 48:79–91

Groos M (1994) Lokal applizierte Acetylsalicylsäure hemmt Thromboxan A2-Bildung. Arzneimitteltherapie 12:121–122

Gulba DC (1997) Gerinnungshemmende Substanzen. Herz 21: 12–27

Haberl RK, Tiecks FP (1993) Azetylsalizylsäure und Ticlopidin in der Schlaganfallprophylaxe. Psycho 19:763–768

Halushka PV, Pawate S, Martin ML (1999) Thromboxane A_2 and other eicosanoids. In: Antithrombotics, ed. by Uprichard ACG, Gallagher KP: Handbook of Experimental Pharmacology 132:459–479

Hampton JR, Schroder R, Wilcox RG et al. (1995) Randomised, double-blind comparison of reteplase double-bolus administration with streptokinase in acute myocardial infarction (INJECT): Trial to investigate equivalence. Lancet 346:329–336

Harder S, Thurmann P (1996) Clinically important drug interactions with anticoagulants. An update. Clin Pharmacokinet 30:416–444

Hedner U (1998) Recombinant activated factor VII as a universal haemostatic agent. Blood Coagul Fibrinolysis 9 (Suppl 1): S147–152

Hirsh J, Fuster V (1994) Guide to anticoagulant therapy. 1.Heparin. Circulation 89:1449–1468

Hirsh J, Fuster V (1994) Guide to anticoagulant therapy. 2.Oral anticoagulants. Circulation 89:1469–1480

Hoyer LW (1994) Hemophilia A. N Engl J Med 330:38–47

Hursting MJ, Alford KL, Becker JC, Brooks RL, Joffrion JL, Knappenberger GD, Kogan TP, McKinney AA, Schwarz RP Jr (1997) Novastan (brand of argatroban): a small-molecule, direct thrombin inhibitor. Semin Thromb Hemost 23:503–516

Jarvis B, Simpson K (2000) Clopidogrel. A review of its use in the prevention of atherothrombosis. Drugs 60: 347–377

Johnson PH (1994) Hirudin: Clinical potential of a thrombin inhibitor. Annu Rev Med 45:165–177

Keimowitz RM, Pulvermacher G, Mayo G, Fitzgerald DJ (1993) Transdermal modification of platelet function. A dermal aspirin preparation selectively inhibits platelets cyclooxygenase and preserves prostacyclin biosynthesis. Circulation 88:556–561

Leblond L, Winocour PD (1999) The coagulation pathway and antithrombotic strategies. In: Antithrombotics, ed. by Uprichard ACG, Gallagher KP: Handbook of Experimental Pharmacology 132:1–39

Lefkovits J, Plow EF, Topol EJ (1995) Platelet glycoprotein IIb/IIIa receptors in cardiovascular medicine. N Engl J Med 332:1553–1559

Link KP (1959) The discovery of dicumarol and its sequels. Circulation 19:97–107

Madan M, Berkowitz SD (1999) Understanding thrombocytopenia and antigenicity with glycoprotein IIb/IIIa inhibitors. Am Heart J 138:317–326

Maksimenko AV, Tischenko EG (1999) New thrombolytic strategy: bolus administration of tPA and urokinase-fibrinogen conjugate. J Thromb Thrombolysis 7:307–312

Mannucci PM (2000) Hemostatic drugs. N Engl J Med 339:245–253

Markwardt F (1993) Hirudin: The famous anticoagulant agent. Adv Exp Med Biol 340:191–211

Menache D, Grossman BJ, Jackson CM (1992) Antithrombin III: Physiology, deficiency, and replacement therapy. Transfusion 32:580–588

Monreal M, Costa J, Salva P (1996) Pharmacological properties of hirudin and its derivatives. Potential clinical advantages over heparin. Drugs Aging 8: 171–182

Patrono C (1994) Aspirin as an antiplatelet drug. N Engl J Med 330:1287–1294

Pineo GF, Hull RD (1997) Low-molecular-weight heparin: prophylaxis and treatment of venous thromboembolism. Annu Rev Med 48:79–91

Rao LV, Ezban M (2000) Active site-blocked activated factor VII as an effective antithrombotic agent: mechanism of action. Blood Coagul Fibrinolysis 11 (Suppl 1):S135–143

Siess W (1997) Platelet receptors: the thrombin receptor. In: Platelets and their factors, ed. by Bruchhausen von F, Walter U. Handbook of Experimental Pharmacology 126:101–154

Suttie JW (1993) Synthesis of vitamin K-dependent proteins. FASEB J 7:445–452

Thiagarajan P, Wu KK (1999) Mechanisms of antithrombotic drugs. Adv Pharmacol 46:297–324

Turpie AGG, Gent CBM, Laupacis A (1993) A comparison of aspirin with placebo in patients treated with warfarin after heart-valve replacement. N Engl J Med 329:524–529

Vorchheimer DA, Badimon JJ, Fuster V (1999) Platelet glycoprotein IIb/IIIa receptor antagonists in cardiovascular disease. JAMA 281:1407–1414

Walenga JM, Fareed J (1997) Current status on new anticoagulant and antithrombotic drugs and devices. Curr Opin Pulm Med 3:291–302

Warkentin TE (1999) Heparin-induced thrombocytopenia: a ten-year retrospective. Annu Rev Med 50:129–147

Weiller C, Diener HC (1993) Ticlopidin – Sekundärprävention des ischämischen Schlaganfalls. Arzneimitteltherapie 11:182–189

Weitz JI (1997) Low-molecular-weight heparins. N Engl J Med 337:688–698

Weitz JI, Hirsh J (1993) New anticoagulant strategies. J Lab Clin Med 122:364–373

Kapitel 26

Pharmaka zur Behandlung von Anämien, zum Blutersatz und zur Verbesserung der Rheologie

26

C. Taube

Pharmaka zur Behandlung von Anämien, zum Blutersatz und zur Verbesserung der Rheologie

C. Taube

26.1 Antianämische Pharmaka

Eine Anämie ist gekennzeichnet durch eine Verringerung der Erythrozytenzahl, Hämoglobinmenge und Hämatokritwert (Normwerte s. Tabelle 26.1). Eine Einteilung der verschiedenen Anämieformen und deren Ursachen ist nachfolgend zusammengefaßt. Die Therapie einer Anämie ist bei Eisen-, Folsäure- oder Vitamin-B_{12}-Mangel im Sinne einer Substitution möglich, alle anderen Anämieformen können nur symptomatisch behandelt werden.

Einteilung der Anämien

1. **Verminderte Hämoglobinsynthese** (hypochrome Anämien)
   - Eisenmangelanämie
   - Sideroachrestische Anämien
2. **Gestörte Erythrozytenreifung** (hyperchrome, makrozytäre Anämien)
   - Perniziöse Anämie
   - Folsäuremangelanämie
   - Aplastische Anämien
3. **Beschleunigter Erythrozytenabbau** (normochrome Anämien)
   - Hämolytische Anämien

26.1.1 Eisen

Eisen gehört zu den lebenswichtigen bioanorganischen Stoffen, die mit der Nahrung zugeführt werden müssen.

Physiologie des Eisens

Der Gesamtbestand des menschlichen erwachsenen Organismus an Eisen beträgt etwa 3–5 g, anteilig enthalten im Hämoglobin (69,7%), Myoglobin und Enzymen (11,6%), Speichereisen (18,6%) und Transferrin (0,1%). Der tägliche Eisenbedarf beträgt 1 mg und wird bei vollwertiger Kost vollständig aus der Nahrung gedeckt, die wegen der geringen Resorptionsquote etwa 10 mg Eisen enthalten muß.

Größerer Bedarf entsteht durch Blutungen (z.B. gehen während der Menstruation 15–40 mg Eisen verloren, während der Geburt etwa 600 mg) sowie während der Schwangerschaft und in Phasen des Wachstums.

Für die Hämoglobinsynthese werden täglich 25 mg Eisen benötigt, die vorwiegend aus dem Erythrozytenabbau stammen. Demgegenüber ist der Austausch mit dem Depot-, Myoglobin- und

Tabelle 26.1. Hämatologische Normwerte

	Hb [g/dl]	Erythrozytenzahl [$\cdot 10^6/\mu l$]	HK [%]	Fe/Hb [mg/l]	Fe/Plasma [mg/l]	Ferritin [$\mu g/l$]
Frau	14	4,5	42	100±30	476	50 (14–148)
Mann	16	5,0	48	120±20	544	165 (39–340)

Hb Hämoglobin, *Fe/Hb* Eisengehalt des Hämoglobins, HK Hämatokrit, *Fe/Plasma* Eisengehalt des Plasmas, *Ferritin* Ferritingehalt des Plasmas.

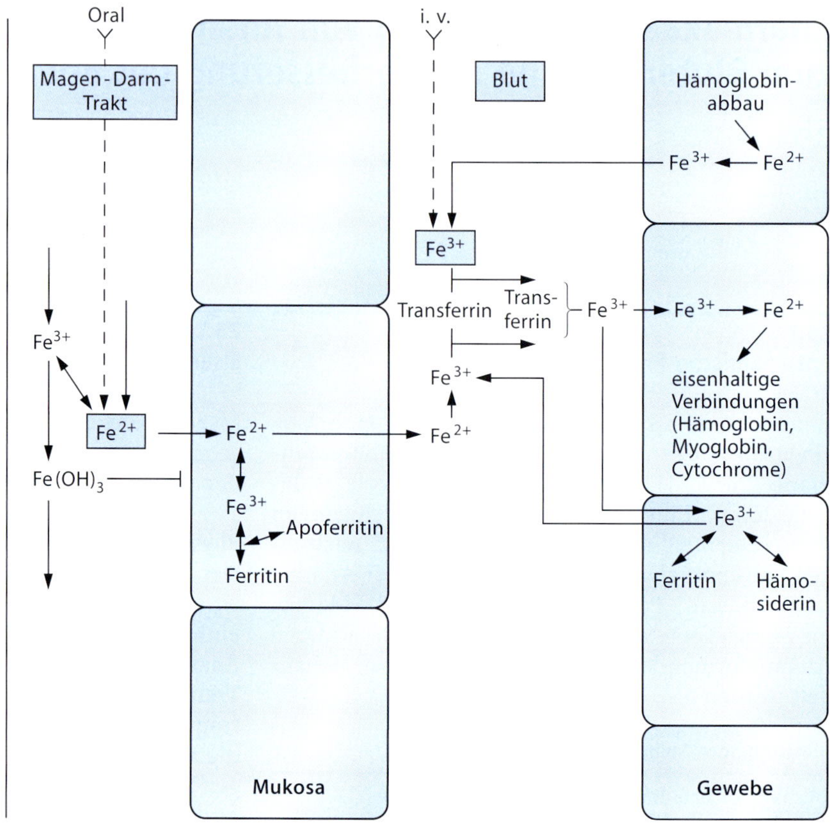

Abb. 26.1. Schematische Darstellung der Resorption und Verteilung von Eisen sowie der Substitutionsmöglichkeiten

Enzymeisen gering. Eine schematische Zusammenfassung des Eisenstoffwechsels zeigt Abb. 26.1.

Pharmakokinetik

Die Eisenresorption im Magen-Darm-Trakt ist prinzipiell für die 2- und 3-wertige Form (Fe^{2+} und Fe^{3+}) möglich. Bei den im Dünndarm vorherrschenden pH-Werten von >3 fällt jedoch Fe^{3+} als Hydroxyd aus, das in dieser Form nicht resorbiert werden kann. Fe^{2+} ist dagegen gut löslich. Seine Resorption findet rezeptorvermittelt (m-Transferrin) in der Darmmukosa statt. Dieser Vorgang unterliegt der Sättigung: ein Teil des resorbierten Eisens wird in den Mukosazellen gespeichert und so die Eisenabgabe an das Blut begrenzt. Vor einem Überangebot schützt dieser, auch als „Mukosablock" bezeichnete Vorgang jedoch nicht. Bei größeren Eisenmengen überwiegt die passive Diffusion mit der Gefahr der Intoxikation, besonders bei Kindern.

Die Eisenresorption wird verbessert durch Ascorbinsäure und andere organische Säuren, sie wird verschlechtert durch Komplexbildner wie Tetracycline, Oxalat, Phosphat und Antazida sowie durch Cholestyramin.

Aus der Darmmukosa resorbiertes Eisen wird im Blut durch die Ferrioxidase (Caeruloplasmin) als Fe^{3+} an Plasmatransferrin mit einer Kapazität von 3 mg Eisen/l Blut gebunden, oder es bildet zusammen mit Apoferritin die Speicherform Ferritin, aus der Eisen bei erhöhtem Bedarf freigesetzt werden kann. Bei Überschreiten der Bindungskapazität wird Hämosiderin – vorwiegend im RES – abgelagert.

Eisenpräparate zur oralen Therapie enthalten Fe^{2+} in verschiedenen Verbindungen, zur parenteralen Therapie wird Fe^{3+} verwendet. Für die orale Eisentherapie – als Methode der Wahl – werden etwa 150–250 mg Fe^{2+} (als Ferrosalz) in 3–4 Einzeldosen verabreicht.

Für eine parenterale Eisentherapie werden Fe^{3+}-(Ferri-)Salze eingesetzt. Sie ist jedoch wegen der Intoxikationsgefahr durch Übersättigung der Bindungskapazität des Transferrin nur bei mangelhafter Eisenresorption indiziert.

Indikationen

Eine Eisentherapie ist bei Eisenmangelanämien (Wachstumsphase, Schwangerschaft, Stillzeit, chronische Blutverluste, Ernährungsdefizite, Hämodialyse) indiziert. Die Therapie sollte durchschnittlich über 6 Monate durchgeführt werden, um auch die Eisenspeicher ausreichend aufzufüllen. *Kontraindiziert* ist eine Eisentherapie bei Hämochromatose und Thalassämie.

Nebenwirkungen

Etwa 15–20% der Patienten reagieren auf eine orale Eisentherapie mit gastrointestinalen Beschwerden (Übelkeit, Erbrechen, Diarrhö etc.). Eine parenterale Eisenzufuhr kann zu Schmerzen an der Injektionsstelle, zu Hitzegefühl und zu Blutdruckabfall bis zum Kreislaufkollaps führen. Bei chronischer Überdosierung kann sich eine Hämosiderose oder Hämatochromatose mit Organschäden entwickeln.

Eisenintoxikation

Bei akuter Überdosierung von Eisen kommt es zu lebensgefährlichen Intoxikationen. Bei Kindern liegt die letale Dosis bei 1–2 g $FeSO_4$, beim Erwachsenen zwischen 10 und 50 g.

Die Intoxikation beginnt nach ca. 30 min mit Durchfall, Erbrechen und Blutdruckabfall. Es kommt zu Blutungen im Magen-Darm-Trakt und zu Störungen des peripheren und zentralen Nervensystems (Krampfanfälle und Koma). Unbehandelt führt die Intoxikation nach 12–48 h zum Tode. Als Spätfolge einer überstandenen Eisenintoxikation können durch die korrosive Wirkung des Eisens Vernarbungen im Magen-Darm-Trakt entstehen.

Therapie der Eisenintoxikation

Bei Intoxikation mit oralen Eisenpräparaten sollte sofort Milch gegeben werden, um das Eisen zu binden. Eine primäre Giftentfernung muß so früh wie möglich unter Beachtung der Gefahr der Magenperforation infolge der ätzenden Wirkung des Eisens durchgeführt werden.

Als **Antidot** wird Deferoxamin, ein höhermolekularer Chelatbildner mit 3 Hydroxamsäureresten, parenteral gegeben. In schweren Fällen ist als Ultima ratio eine Austauschtransfusion zu erwägen. Kontraindiziert ist Dimercaprol (BAL, in Deutschland nicht mehr im Handel), da es mit Eisen toxische Komplexe bildet.

Deferoxamin kann auch – außer in der Schwangerschaft – zur Langzeitbehandlung der Hämosiderose eingesetzt werden. Es ist allerdings sehr schwierig, gespeichertes Eisen wieder zu mobilisieren. Deferoxamin selbst verursacht gastrointestinale Beschwerden, Hypotonie, Urtikaria und Schmerzen an der Injektionsstelle.

26.1.2 Vitamin B_{12}

Vitamin B_{12} ist ein häminähnlicher Corrinabkömmling mit 3 statt 4 Methinbrücken im makrozyklischen Liganden und einem zentralen Kobaltatom. Im Organismus fungiert es in Form des Desoxyadenosyl- und Methylcobalamins als Coenzym; therapeutisch eingesetzt wird jedoch ein stabiles Cyanid (Cyanocobalamin) oder Hydroxocobalamin.

Vitamin B_{12} wird von Darmbakterien gebildet oder mit der Nahrung zugeführt und über die Darmschleimhaut resorbiert. Der Tagesbedarf beträgt ca. 1–7 μg, der – vorwiegend in der Leber gespeicherte – Gesamtbestand des Körpers 4–5 mg. Vitamin B_{12} ist v.a. wichtig für die Nukleinsäuresynthese, für die Umwandlung von Methylmalonyl-Coenzym A zu Succinyl-Coenzym A sowie für die Synthese von Methionin und die Bildung der Myelinscheiden im Nervensystem (s. auch S. 574). Seine Wirkungen sind in enger Beziehung zum Folsäurestoffwechsel zu sehen, z.B. für die Rückgewinnung der Tetrahydrofolsäure aus der methylierten Form (s. auch S. 574).

Ein Mangel an Vitamin B_{12} verursacht Störungen des Wachstums, der Erythropoese, der Reifung von Epithelzellen und der Bildung von Myelin im Nervensystem. Klinisch manifestiert sich der Mangel in einer Megaloblastenanämie, bei der statt normaler Erythroblasten unreife Megaloblasten im Blut erscheinen. Die Hämoglobinsynthese bleibt ungestört, so daß eine hyperchrome makrozytäre Anämie entsteht. Diese durch Vitamin-B_{12}-Mangel verursachte Megaloblastenanämie *(perniziöse Anämie)* führt unbehandelt zum Tode. Vor der Isolierung des Vitamin B_{12} (1948) bestand die einzige Therapiemöglichkeit in der Gabe großer Mengen tierischer Leber, die viel Vitamin B_{12} enthält und von den Patienten roh gegessen werden mußte.

Kennzeichnend für die Perniziosa ist das Auftreten einer folsäureresistenten funikulären Myelose (Rückenmarkdegeneration) mit entsprechenden neurologischen Ausfällen.

Pharmakokinetik

Vitamin B_{12} wird als sog. „extrinsic factor" mit Hilfe eines in der Magenschleimhaut gebildeten Mucoproteids (sog. „intrinsic factor" oder „Castle-Faktor") und der R-Proteine aus dem Dünndarm resorbiert. Die Affinität von Vitamin B_{12} zu diesen Proteinen ist pH-Wert-abhängig. Bei Erkrankungen der Magenschleimhaut und Achylie fehlt der intrinsische Faktor, so daß Vitamin B_{12} nur bei etwa 100fach höherer Dosis resorbiert werden kann. Eine orale Gabe von Vitamin B_{12} bei der perniziösen Anämie ist deshalb nur bei gleichzeitiger Gabe des „intrinsic factor" wirksam – i.allg. zieht man daher die parenterale Gabe vor. Zu Therapiebeginn werden 100 μg Hydroxocobalamin oder auch Cyanocobalamin täglich i.v. oder s.c. verabreicht, um die Speicher aufzufüllen. Eine gleichzeitige Gabe von Folsäure und Eisen ist sinnvoll. Später genügt eine Injektion von 500 μg Vitamin B_{12} als Depotpräparat alle 4–8 Wochen. Die Therapie muß lebenslang durchgeführt werden, da die eigentliche Ursache der Perniziosa, die fehlende Resorption von Vitamin B_{12}, nicht geheilt werden kann.

Die Ausscheidung des Vitamin B_{12} erfolgt renal durch glomeruläre Filtration und mit der Galle – dieser Anteil unterliegt einem enterohepatischen Kreislauf.

Indikation

Vitamin B_{12} wird vorwiegend zur Therapie der perniziösen Anämie eingesetzt. Ein Maß für den Therapieerfolg ist der Anstieg der Retikulozyten im Blut („Retikulozytenkrise") sowie die Normalisierung der Erythrozytenzahl und des Hämoglobinwertes. Die Prognose der degenerativen Nervenerkrankungen hängt entscheidend vom Therapiebeginn ab, mit zunehmender Erkrankungsdauer verschlechtern sich die Erfolgschancen erheblich.

Die Gabe von Vitamin B_{12} bei anderen neurologischen oder hepatischen Erkrankungen ist umstritten.

In der Toxikologie kann Hydroxocobalamin mit gutem Erfolg bei Cyanidvergiftungen eingesetzt werden, allerdings benötigt man sehr große Mengen, so daß die Therapie sehr kostenintensiv ist.

Nebenwirkungen

Nebenwirkungen sind auch bei hohen Vitamin-B_{12}-Dosierungen kaum bekannt. Es kann allerdings durch Einlagerung von Aquocobalamin eine Blaufärbung der Haut auftreten.

Wechselwirkungen

H_2-Antihistaminika hemmen die Resorption von Cyanocobalamin.

26.1.3 Folsäure

Folsäure (Pteroylglutaminsäure) besteht aus 3 Einheiten: einem Pteridinrest, p-Aminobenzoesäure und Glutaminsäure. Sie wird mit der Nahrung (v.a. aus grünen Pflanzen) zugeführt und aus dem Dünndarm durch erleichterte Diffusion resorbiert. Der Mensch benötigt ca. 1 mg/Tag, der Gesamtbestand des Körpers beträgt 12–15 mg. Bei Leukämiepatienten steigt der Bedarf auf 3–6 mg/Tag, ebenso bei einer Therapie mit Antikonvulsiva, Ovulationshemmern oder Trimethoprim.

Im Organismus wird Folsäure über Dihydrofolsäure (FH_2) zu Tetrahydrofolsäure (FH_4) umgewandelt. FH_4 ist essentiell für den DNA/RNA-Stoffwechsel, da sie als Koenzym für die Übertragung verschiedener C_1-Bruchstücke fungiert (s. auch S. 573).

Folsäure und Vitamin B_{12} sind synergistisch (Abb. 26.2) an diesen Reaktionen beteiligt, v.a. bei der Erythropoese. Bei einem Vitamin B_{12}-Mangel kann Methyl-FH_4 nicht zu aktiver FH_4 zurückverwandelt werden. So entsteht bei einem Vitamin-B_{12}-Mangel, wie bei der perniziösen Anämie, ein sekundärer Folsäure-Mangel; gleiches gilt für einen Mangel an Ascorbinsäure.

Ein primärer Folsäuremangel wird verursacht durch:

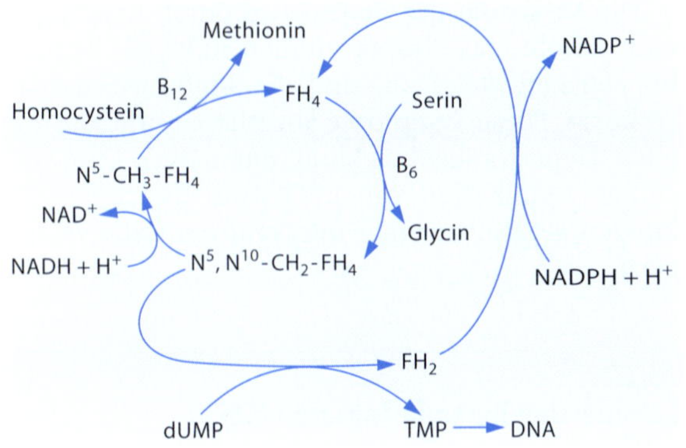

Abb. 26.2. Schematische Darstellung des Zusammenhanges zwischen Vitamin B_{12} und Folsäure bei der DNA-Synthese. Einzelheiten s. Text (*FH_2* Dihydrofolsäure, *FH_4* Tetrahydrofolsäure, *dUMP* Desoxyuridinmonophosphat, *TMP* Thymidinmonophosphat, *N^5-CH_3-FH_4* N^5-Methyl-FH_4, *N^5,N^{10}-CH_2-FH_4* N^5,N^{10}-Methylen-FH_4)

- Diätfehler,
- verminderte Resorption (Alkoholismus, Sprue etc.),
- verminderte Ausnutzung im Gewebe,
- erhöhten Bedarf (z.B. Schwangerschaft).

Klinisch manifestiert sich ein Folsäuremangel als hyperchrome makrozytäre Anämie, die vom Blutbild her nicht von einer Perniziosa zu unterscheiden ist, bei der aber keine degenerativen Veränderungen des Nervensystems beobachtet werden.

Pharmakokinetik

Folsäure wird meist oral in Tagesdosen von 5–20 mg als Anfangsdosis und 2–10 mg als Erhaltungsdosis verabreicht. Dies entspricht dem mehrfachen Tagesbedarf und gewährleistet auch bei verminderter Resorption eine noch ausreichende Zufuhr. Nur bei schwersten Erkrankungen ist eine parenterale Gabe notwendig.

Bei einer Zytostatikatherapie mit dem Folsäureantagonisten Methotrexat (s. S. 731), der die Umwandlung von Folsäure in FH_4 kompetitiv blockiert, muß der Mangel an FH_4 durch Folinsäure kompensiert werden, da die Zufuhr von Folsäure wirkungslos bleibt.

Nebenwirkungen

Nebenwirkungen sind bei einer Folsäuretherapie selten und äußern sich als gastrointestinale Beschwerden. Bei Epileptikern können hohe Dosen Folsäure zu verminderter Wirkung der Antiepileptika Primidon, Hydantoin oder Barbitursäurederivate führen.

26.2 Hämatopoetische Wachstumsfaktoren

Die Hämatopoese, die das Wachstum aller korpuskulären Blutbestandteile des Blutes umfaßt, wird von verschiedenen Glykoproteidhormonen und parakrinen Peptiden kontrolliert und im Gleichgewicht gehalten. Die Zahl der Erythrozyten, Leukozyten und Thrombozyten ist relativ konstant, ändert sich aber in Wachstumsrate und Differenzierung sehr schnell durch Stimuli wie Blutverlust, Infektionen oder anderes.

Zu den Regulatoren der Hämatopoese gehören Erythropoietin, Thrombopoietin, die myeoliden koloniestimulierenden Faktoren, Granulozyten und Monozyten sowie Interleukine, die das lymphatische System und einige Präkursoren stimulieren. Diese hämatopoetischen Wachstumsfaktoren sind kaskadenförmig miteinander verknüpft und regulieren die Zelldifferenzierung von den Vorstufen bis zu den zirkulierenden ausgereiften Zellen.

Einige dieser hämatopoetischen Wachstumsfaktoren konnten isoliert und kloniert werden. Die rekombinierten Proteine wurden in ihrer Struktur und Funktion vielfältig untersucht und stehen heute für einen ersten therapeutischen Einsatz zur Verfügung.

26.2.1 Erythropoietin

Dieses Hormon besteht aus einer Eiweißkette von 165 Aminosäuren mit 4 Kohlenhydratseitenketten mit einem Gesamtgewicht von 35 kD und wurde erstmalig 1977 aus menschlichem Urin isoliert. Die Niere (peritubuläre Zellen) ist der Hauptbildungsort für Erythropoietin. Die Serumkonzentration bei nichtanämischen, normoxischen Personen beträgt 10–25 U/l (entspricht 3–7 pmol/l) unabhängig von Alter und Geschlecht und unterliegt einem zirkadianen Rhythmus. In der Schwangerschaft steigt die Erythropoietinkonzentration auf 35–80 U/l an. Exponentiell mit der Abnahme des O_2-Gehaltes im

Blut kann durch Anämie und/oder Hypoxie ein Anstieg des Erythropoietin bis zum 1000fachen ausgelöst werden. Umgekehrt wird die Erythropoietinbildung durch jede Art von Polyzythämie gehemmt. Diese Veränderungen sind pH-Wert-abhängig – die Stimulierung ist stärker ausgeprägt bei Alkalose und weniger ausgeprägt bei Azidose. Prinzipiell besteht eine inverse Korrelation zwischen der Plasmaerythropoietinaktivität und der Hämoglobinkonzentration bzw. dem Hämatokritwert.

Die Erythropoietinbildung wird durch zahlreiche körpereigene Modulatoren reguliert. Dazu gehören u.a. die renalen Prostanoide, Adenosin, das Renin-Angiotensin-System, Katecholamine, ACTH, Schilddrüsen- und Sexualhormone.

Für die *Therapie* steht rekombiniertes humanes Erythropoietin (rh-EPO) zur Verfügung, das sich vom natürlichen Hormon durch das Ausmaß der Glykosylierung unterscheidet. Als Glykoprotein muß EPO parenteral verabreicht werden. Als Dosierung werden 25–150 U/kg KG 3mal wöchentlich, in Abhängigkeit vom Grad der Anämie und von der Erythropoietinkonzentration des Patienten, empfohlen. Bei Erreichen eines Hämatokritwertes von 0,30–0,34 oder einer Hämoglobinkonzentration von 100–115 g/l soll die Dosis reduziert, bei gleichzeitigem Eisenmangel muß entsprechend substituiert werden. Die Eliminationshalbwertszeit beträgt dosisabhängig 2–13 h.

Indikationen

EPO wird erfolgreich zur Behandlung einer Anämie bei chronischer Niereninsuffizienz mit oder ohne Dialyse eingesetzt, verbessert eine Anämie bei Zytostatikatherapie, HIV, Operationen und Frühgeborenen und verhindert weitgehend das Entstehen einer myokardialen Hypertrophie bei renaler Niereninsuffizienz.

Unerwünschte Wirkungen

Unter der i.v.-Gabe können vorübergehend grippeähnliche Symptome auftreten (Fieber, Schüttelfrost, Myalgien etc.). Als ernstere Nebenwirkungen sind beschrieben: Hypertonie bei 30%, schwere Hypertonien und zerebrale Ischämie bei 5% der Patienten mit Niereninsuffizienz. Bei nichtrenalen Anämien und bei Gesunden wurde die Entwicklung einer Hypertonie nicht oder nur unter starker körperlicher Belastung (Sportler!) beobachtet.

Die Viskosität des Blutes wird durch Erythropoietin erhöht, das Plasmavolumen sinkt, die Thrombozytenzahl steigt an, und die Blutungszeit wird verkürzt. Diese Symptome korrelieren offenbar mit einer Hypertonieentwicklung unter EPO. Eine subcutane Applikation von EPO kann die Nebenwirkungen gegenüber einer intravenösen Gabe verringern.

26.2.2 Koloniestimulierende Faktoren (CSF)

Innerhalb dieser myeloiden Faktoren unterscheidet man drei wichtige Gruppen, die von T-Lymphozyten, Monozyten oder Makrophagen, Endothelzellen und Fibroblasten gebildet werden können:

- den Granulozyten-Kolonie-stimulierenden Faktor (G-CSF),
- den Makrophagen-Kolonie-stimulierenden Faktor (M-CSF) und
- den Granulozyten-Makrophagen-Kolonie-stimulierenden Faktor (GM-CSF).

Derzeit ist die praktische Bedeutung der koloniestimulierenden Faktoren noch sehr gering.

In der Therapie wird v.a. G-CSF als rekombinierte humane Form des endogenen Proteins, r-met-HuG-CSF (*Filgrastim, Neupogen*) eingesetzt. G-CSF stimuliert die Proliferation, Differenzierung und Aktivierung der Stammzellen der Neutrophilen. Die Reifungszeit dieser Zellen wird von 5 auf 1 Tag verkürzt, ihre Überlebenszeit bleibt unverändert. Die Zahl der Neutrophilen steigt dosisabhängig an, ebenso ihre phagozytäre und antimykotische Aktivität sowie ihre Fähigkeit, die Freisetzung von IL-2 zu stimulieren. Eosinophile und Megakaryozyten bleiben unbeeinflußt, während sich Monozyten und Makrophagen leicht vermehren.

Als Protein muß Filgrastim i.v. oder s.c. verabreicht werden. Die Halbwertszeit beträgt ca. 2,7 h, es entsteht auch bei Infusion keine Kumulation.

Filgastrim wird bei allen Formen von Neutropenie eingesetzt incl. Aids-Patienten und Chemotherapie.

26.2.3 Interleukine

Die Interleukine, von denen bisher die Interleukine-1 bis -11 isoliert wurden, sind ebenfalls hämatopoetische Wachstumsfaktoren, wobei man Interleukin-3 (IL-3) aufgrund struktureller und funktioneller Ähnlichkeiten auch als multi-CSF bezeichnet. IL-3 gehört, wie GM-CSF, zu den multipotenten Wachstumsfaktoren und stimuliert Neutrophile, Monozyten, Eosinophile, Megakaryozyten und Basophile schon in früheren Stadien der Zelldifferenzierung als GM-CSF. Die Interleukine-3, -4 und -5 sind zusammen mit M-CSF und GM-CSF auf Chromosom 5 kodiert. Die Interleukine stimulieren auch das T-Zell- und B-Zell-Wachstum und haben große Bedeutung für die Immunantwort.

Der humane IL-3-Rezeptor besteht aus einer IL-3-affinen α-Subeinheit (DUK-1) und einer β-Untereinheit, die neben IL-3 auch IL-5 und GM-CSF bindet. Durch die Bindung von IL-3 wird eine hochaktive Rezeptorkonfirmation induziert.

IL-3 erhöht vorwiegend die absolute Zahl der Neutrophilen, ist aber zusammen mit anderen Faktoren an der Hämatopoese aller Stammzellen beteiligt.

IL-3 wird daher vorwiegend zur Stimulierung der Hämatopoese bei Aids-Patienten oder immunologisch bedingten Erythrozytopenien und Leukämien, bei Knochenmarktransplantationen und zur Unterstützung einer antiviralen sowie einer Chemotherapie eingesetzt.

Als *Nebenwirkungen* sind bei den an sich gut verträglichen Substanzen Knochenschmerzen und grippeähnliche Symptome in den ersten 30 min nach i.v.-Injektion sowie reversible Erhöhungen der Serumaktivitäten von alkalischer Phosphatase und Laktatdehydrogenase beschrieben. Die Nebenwirkungen sind von der Dosis und der Grunderkrankung abhängig. Eine erhöhte Toxizität wird nur bei wenigen Patienten mit einer Dosis von 1–2 µg/kg beobachtet, während bei Dosen >5 µg/kg und mit der Dauer der Behandlung die Nebenwirkungen verschwinden oder nur vermindert auftreten. Die Ursachen für diesen paradoxen Effekt sind noch unbekannt. Eine Antikörperbildung wurde bisher nicht beobachtet. Eine Kombination von GM-CSF mit IL-3 erhöht die Unverträglichkeit. Toxische Effekte mit Pleura- und Perikardergüssen oder Aszites infolge Kapillarwandschädigung sind für GM-CSF ab einer Dosierung von 30 µg/kg/Tag beschrieben.

26.3 Blut- und Plasmaersatzmittel

Ein akuter Blutverlust führt zum hämorrhagischen Schock, wobei sowohl der Volumenmangel mit Herz-Kreislauf-Insuffizienz als auch der durch das Fehlen des Hämoglobins bedingte ungenügende O_2-Transport zum Tode führen können. Für den Notfall sollen sog. Plasmaexpander oder Plasmaersatzmittel den Volumenverlust beheben. Der Mangel an Erythrozyten für den O_2-Transport (Hämatokrit <30%) kann wirksam durch die Transfusion von Blut oder Erythrozytenkonzentrat ausgeglichen werden, wobei die Gefahr der Übertragung von Virusinfektionen wie z.B. Hepatitis oder Aids besteht (ca. 0,1%). Als Alternative steht hier die O_2-speichernde *Fluosolemulsion* zur Verfügung.

Zur Behebung von Gerinnungsstörungen können Plasmafraktionen verabreicht werden, die die Gerinnungsfaktoren enthalten. Humane Blut- und Plasmapräparate zählen jedoch definitionsgemäß nicht zu den Plasmaersatzmitteln.

Die wesentlichen Funktionen der Plasmaersatzmittel sind:

- den kolloidosmotischen Druck zu gewährleisten,
- die Isotonie des Blutes aufrechtzuerhalten,
- ausreichend lange zu wirken, ohne gespeichert zu werden,
- metabolisierbar und/oder eliminierbar zu sein,
- die rheologischen Eigenschaften des Blutes zu verbessern,
- biologisch inert zu sein.

Darüber hinaus müssen Plasmaexpander sterilisierbar, temperaturstabil und möglichst lange lagerfähig sein.

Als Volumenersatzmittel haben sich bisher 3 Gruppen von Makromolekülen bewährt: Dextrane, Gelatinepräparate und Hydroxyethylstärke. Da diese Moleküle selbst zu groß sind, um eine Isotonie des Blutes zu gewährleisten, werden sie in isotonischen Elektrolyt- oder Glucoselösungen infundiert.

Tabelle 26.2. Zusammenfassung der wichtigsten Plasmaersatzmittel

INN	Mittleres Molekulargewicht	Verweildauer [h]	Verwendete Lösung [%]
Oxypolygelatine (OPG)	30 000	2–4	5,5
Succinylgelatine (MFG)	35 000	2–4	3
Harnstoffgelatine (HGP)	35 000	2–4	3,5
Dextran 40 (D40)	40 000	3–5	10
Dextran 60 (D60)	60 000	6–8	6
Hydroxyethylstärke (HÄS)	450 000	8–10	6
Fluosol		8–24	20 (+3 % HÄS)

26.3.1 Dextrane

Dextrane sind Glucopolysaccharide in kettenförmiger 1–6 α-glykosidischer Verknüpfung mit unterschiedlicher Molekülgröße, die sich in ihren pharmakodynamischen und pharmakokinetischen Eigenschaften unterscheiden (Tabelle 26.2). Sie werden meist als hyperonkotische Lösungen eingesetzt, um Wasser aus dem Extravasalraum zu mobilisieren und so als echte Plasmaexpander im Sinne einer Volumenerhöhung des zirkulierenden Blutes zu wirken.

26.3.1.1 Niedermolekulares Dextran (Dextran 40)

Dieses niedermolekulare Dextran hat ein mittleres Molekulargewicht von 40000 mit Variationen zwischen 15000 und 70000. Es wird meist als 10%ige hyperonkotische Lösung in 0,9%iger Kochsalz- oder 5%iger Glucoselösung verwendet. Isoonkotisch ist eine 3,4%ige Lösung von Dextran 40.

Dextran 40 verbessert die Fließeigenschaften des Blutes auf verschiedenen Wegen: Es ist weniger viskös als Blut und verringert sowohl die Erythrozyten- als auch die Thrombozytenaggregation, was sich in einer verringerten Blutsenkungsgeschwindigkeit und Thrombosegefahr ausdrückt. Zu letzterem trägt außerdem bei, daß Dextran die Freisetzung von vasalen Gerinnungsfaktoren reduziert, die Fibrinpolymerisation durch seine Anlagerung an Fibrinogen stört und damit das Fibringerinnsel an Festigkeit verliert. Dextran 40 wird renal ausgeschieden, seine Halbwertszeit beträgt etwa 6 h.

26.3.1.2 Höhermolekulare Dextrane (Dextran 60–85)

Diese Dextrane haben ein Molekulargewicht zwischen 25000 und 120000 mit einem mittleren Molekulargewicht von 60000 (Dextran 60) bzw. 70000, 75000 oder 85000 (Dextrane 70, 75, 85). Diese Dextrane werden in der Regel 6%ig in isotonischen Lösungen verwendet. Eine isoonkotische Lösung enthält 4% hochmolekulare Dextrane.

Im Gegensatz zu Dextran 40 verursachen die hochmolekularen Dextrane eine verstärkte Erythrozytenaggregation mit beschleunigter Blutsenkungsgeschwindigkeit.

Dextrane 60–85 werden nur langsam hydrolysiert und haben daher gegenüber Dextran 40 eine verlängerte Halbwertszeit von 24 h.

26.3.1.3 Niedermolekulares Dextran (Dextran 1)

Dieses Dextran mit einem Molekulargewicht von 1000 bindet die dextranreaktiven Antikörper, ohne eine Immunantwort auszulösen. Diese Antikörper können daraufhin nicht mehr mit höhermolekularen Dextranen reagieren. Deshalb gibt man vor der Infusion der Dextrane 40–85 etwa 20 ml Dextran 1 langsam i.v.

26.3.2 Gelatine

Die aus tierischem Kollagen gewonnene Gelatine wird in 3 verschiedenen Präparationen (Tabelle 26.2) zur Volumensubstitution eingesetzt:

- Oxypolygelatine (OPG) mit einem Molekulargewicht von 30000 (6000–100000) als 5,5%ige Lösung in isotonischer Kochsalzlösung,
- succinylierte Gelatine oder modifizierte flüssige Gelatine (MFG) mit einem Molekulargewicht von 35000 (10000–100000) 3%ig in Kochsalz- oder Calciumchloridlösung,
- Harnstoffgelatinepolymerisat (HGP) mit einem Molekulargewicht von 35000 (4300–280000) 3,5%ig in Kalium- oder Natriumchloridlösung.

Da die Viskosität der Gelatine höher ist als die der Dextrane, resultiert eine gesteigerte Erythrozytenaggregation. Obwohl die Blutsenkungsgeschwindigkeit erhöht ist, wird die Blutgruppenbestimmung nicht gestört. Gelatinepräparate haben einen größeren Anteil an niedermolekularen Fraktionen als die Dextrane und werden innerhalb von 2–4 h renal ausgeschieden. Sie sind daher schlechtere Plasmaexpander als Dextrane. Die Antigenität nimmt von MFG über HGP zu OPG zu.

Gelatinepräparate sind lange lagerfähig und billig, werden allerdings bei tieferen Temperaturen fest und müssen dann vor Gebrauch erwärmt werden. Neben den allgemein für Plasmaersatz geltenden Kontraindikationen zählt auch eine Digitalisierung der Patienten dazu, da Gelatineinfusionen viel Ca^{2+}-Ionen enthalten.

26.3.3 Hydroxyethylstärke

Hydroxyethylstärke (HÄS) ist ein Amylopektin mit 1,4- und 1,6-glykosidischen Verknüpfungen, das aus Sorghumstärke gewonnen wird. HÄS hat ein mittleres Molekulargewicht von 40000–450000, verbessert aber trotzdem die rheologischen Eigenschaften des Blutes vergleichbar mit dem Dextran 40. Dies wird darauf zurückgeführt, daß das Molekül Kugelform besitzt, im Gegensatz zu den Dextranen, die kettenförmig aufgebaut sind.

Die körpereigene Amylase kann die Hydroxyethylstärke nur sehr langsam spalten. Die Spaltung verläuft um so langsamer, je höher der Substitutionsgrad und das C_2C_6-Hydroxylierungsverhältnis ist. Die Halbwertszeit von HÄS beträgt 8–10 h (Tabelle 26.2). Hochsubstituiertes, schwer spaltbares HÄS 200/0,62 (*Elohäst*) und hochmolekulares HÄS 450/0,7 (z.B. *Plasmasteril*) oder HÄS 480/0,7 (z.B. *Hetastarch*) bewirkt bei 10-tägiger Volumentherapie eine 80 %ige Abnahme des Faktor VIII/von-Willebrand-Faktors, während leicht spaltbares HÄS 200/0,5 (z.B. *HAES-steril, Hemohes*) bzw. niedermolekulares HÄS 70/0,5 (*Rheohes*) zu keiner relevanten Abnahme der Gerinnungsfaktoren führt. Gleichzeitig werden auch die Thrombozyten und das RES weniger beeinflußt, die rheologischen Eigenschaften dieser HÄS-Verbindungen sind insgesamt günstiger. Außerdem sorgt die kürzere Wirkdauer für eine bessere Steuerbarkeit.

Allergische Reaktionen liegen in ihrer Häufigkeit zwischen der für Dextrane und Gelatine.

26.3.4 Fluosol

Die Plasmaexpander auf Gelatine-, Dextran- oder Stärkebasis können zwar den kolloidosmotischen Druck und das Volumen des Blutes aufrechterhalten, die Aufgabe des O_2-Transportes können sie jedoch nicht übernehmen. Bisher stehen dafür nur fluorierte Kohlenwasserstoffe zur Verfügung, die bis zu 60% ihres Volumens an Sauerstoff speichern können. Verwendet wird Fluosol, ein Gemisch aus Perfluordecalin und Perfluortripropylamin, das als 20%ige Emulsion mit 3% Hydroxyethylstärke in einer Dosierung von 20–30 ml/kg KG bei gleichzeitiger O_2-Beatmung infundiert wird. Fluosol wird außerdem bei der Ballonkatheterisierung der Koronararterien zur Verhinderung von Reperfusionsschäden eingesetzt.

Fluorkohlenwasserstoffe werden nicht metabolisiert. Sie lagern sich im RES ab und werden langsam über Haut und Lunge ausgeschieden. Die Eliminationshalbwertszeit beträgt 9 Tage, nach 2–6 Monaten sind die Substanzen aus dem Körper entfernt (Tabelle 26.2)

26.3.5 Modifiziertes Hämoglobin

Durch chemische Modifikationen des Hämoglobinmoleküls wurde polymerisiertes, konjugiertes, rekombinantes, synthetisches sowie mikroverkapseltes Hämoglobin gewonnen. Diese Hämoglobine haben eine wesentlich verkürzte Verweildauer im Organismus und sind teilweise weniger nierentoxisch. Heterologes Hämoglobin kann wegen seiner Immunogenität nur für Organperfusionen bei niedrigen Temperaturen eingesetzt werden.

Literatur

Adamson JW, Spivak JL (1994) Physiologic basis for the pharmacologic use of recombinant human erythropoietin in surgery and cancer treatment. Surgery 115:7–15

Aisen P, Brown EB (1977) The iron-binding function of transferrin in iron metabolism. Semin Hematol 14:31–53

Bartzsch O, Riepl M, Busch M, Michael G, Allgauer M, Voss AC, Sauer R, Duhmke E, Gademann G, Molls M (1998) Use of G-CSF (Neupogen) in multimodal treatment in radiotherapy. Strahlenther Onkol 174:551–555

Beck WS (1991) Diagnosis of megaloblastic anemia. Annu Rev Med 42:311–322

Begemann H, Rastetter J (1986) Klinische Hämatologie. 3. Aufl. Thieme, Stuttgart New York

Bothwell TH, Charlton RW, Cool JD, Finch CA (1979) Iron metabolism in man. Blackwell Scientific Publications, Oxford

Brizzi MF, Avanzi GC, Pegoraro (1991) Hematopoietic growth factor receptors. Intern J Cell Cloning 9:274–300

Burns DL, Mascioli EA, Bistrian B (1995) Parenteral iron dextran: A review. Nutrition 11:163–168

Burns DL, Pomposelli JJ (1999) Toxicity of parenteral iron dextran therapy. Kidney Int 55: Suppl 69:S-119–124

Collins AJ, Keane WF (1998) Higher haematocrit levels: do they improve patient outcomes, and are they cost effective? Nephrol Dial Transplant 13:1627–1629

Cook JD (1977) Absorption of food iron. Fed Proc 36:2028–2932

Cook JD, Skikne BS, Baynes RD (1993) Serum transferrin receptor. Annu Rev Med 44:63–74

Crosier PS, Clark SC (1992) Basic biology of the hematopoietic growth factors. Semin Oncol 19:349–361

D'Andrea AA (1994) Cytokine receptors in congenital hematopoietic disease. N Engl J Med 330:839–846

Demetri GD, Antman KHS (1992) Granulocyte-macrophage colony-stimulating factor (GM-CSF): Preclinical and clinical investigations. Semin Oncol 19:362–385

Eckardt KU, Bauer C (1989) Erythropoietin in health and disease. Eur J Clin Invest 19:117–127

Eckardt KU (1998) Erythropoietin: Karriere eines Hormons. Dt Ärztebl 95: A285–290

Eder M, Geissler G, Ganser A (1997) IL-3 in the clinic. Stem Cells 15:327–333

Foote M, Welch W (1999) Biopharmaceutical drug development: Filgrastim (r-metHuG-CSF) use in patients with HIV infection. J Hematother Stem Cell Res 8 (Suppl 1):S3–8

Forth W, Rummel W (1973) Iron absorption. Physiol Rev 53: 724–792

Garcia JF, Ebbe SN, Hollander L, Cutting HO, Miller ME, Cronkite EP (1982) Radioimmunoassay of erythropoietin: Circulatory levels in normal and polycythemic human beings. J Lab Clin Med 99:624–635

Goodnough LT, Monk TG, Andriole GL (1997) Erythropoietin therapy. N Engl J Med 336: 993–938

Groopman JE, Molina J-M, Scadden DT (1989) Hematopoietic growth factors: Biology and clinical applications. N Engl J Med 321:1449–1459

Hallberg L (1982) Iron absorption and iron deficiency. Hum Nutr Clin Nutr 36C:259–278

Haller H, Cristel C, Dannenberg L, Thiele P, Luft FC (1996) Signal transduction of erythropoietin in endothelial cells. Kidney Int 50:481–488

Hartung T, Pitrak D, Foote MA (1998) Filgrastim restores interleukin-2 production in blood from patients with advanced human immunodeficiency virus infection. J Infect Dis 178:686

Hood SA, O' Brien M, Higgins R (2000) The safety of intravenous iron dextran (Dexferrum) during hemodialysis in patients with end stage renal disease. Nephrol Nurs J 27:41–42

Heinrich HC (1978) Ätiologie, Diagnostik und Dimensionierung der Therapie des Eisenmangels. Löhr GW et al. (Hrsg.): Probleme der Erythropoese, Granulozytopoese und des malignen Lymphoms. Hämatologie und Bluttransfusion. Nd. 21, Springer, Berlin Heidelberg New York

Hoyer LW (1994) Hemophilia A. N Engl J Med 330:38–47

Huebers H, Huebers E, Csiba E, Rummel W (1983) The significance of transferrin for intestinal iron absorption. Blood 61:283–290

Jacobs A (1977) Serum ferritin and iron stores. Fed Proc 36:2024–2027

Jelkmann W (1992) Erythropoietin: Structure, control of production, and function. Physiol Rev 72:449–489

Lieschke GJ, Burgess AW (1992) Granulozyte colony-stimulation factor and granulocyte-macrophage colony-stimulation factor, part I and II. N Engl J Med 327:28–35, 99–106

Luft FC (2000) Erythropoietin and arterial hypertension. Clin Nephrol 53 (Suppl 1):S61–64

Munn DH, Cheung NK (1992) Preclinical and clinical studies of macrophage colony-stimulating factor. Semin Oncol 19:395–407

Nicola NA (1989) Hematopoietic cell growth factors and their receptors. Ann Rev Biochem 58:45–78

Oski FA (1993) Iron deficiency in infancy and childhood. N Engl J Med 329:190–193

Ostendorf PC (Hrsg.) (1991) Hämatologie. Urban & Schwarzenberg, München Wien Baltimore

Pruthi RK, Tefferi A (1994) Pernicious anemia revisited. Mayo Clin Proc 69:144–150

Sears D (1991) Iron deficiency. In: Rakel RE (ed): Conn's current therapy. S 299–301. Saunders, Philadelphia

Sowade B, Sowade O, Mocks J, Franke W, Warnke H (1998) The safety of treatment with recombinant human erythropoietin in clinical use: a review of controlled studies. Int J Mol Med 1(2):303–314

Spangrude GJ (1994) Biological and clinical aspects of hematopoietic stem cells. Annu Rev Med 45:93–104

Spivak JL (1993) Recombinant erythropoietin. Annu Rev Med 44:243–253

Treib J, Haaß A, Pindur G, Wenzel E, Schimrigk K (1997) Blutungskomplikationen durch Hydroxyethylstärke sind vermeidbar. Dt Ärztebl 94: A 2326–2330

Vadhan-Raj S, Keating M, LeMaistre A, Hiltelman WW, McCudie K, Tryillo JM, Broxmeyer HE, Herney C, Gulterman JU (1987) Effects of recombinant human granulocyte macrophage colony-stimulating factor in patients with myelodysplastic syndromes. N Engl J Med 317:1545–1552

Williams WJ, Beutler E, Erslen AJ, Lichtman MA (1990) Hematology. McGraw-Hill, New York

Kapitel 27

Pharmaka zur Behandlung von Funktionsstörungen des endokrinen Systems

27

E. Oberdisse

Pharmaka zur Behandlung von Funktionsstörungen des endokrinen Systems 27

E. Oberdisse

Der wichtigste Weg für die Zell-zu-Zell-Kommunikation des Organismus verläuft über die Synthese von chemischen Botenstoffen, die in bestimmten Zellen synthetisiert und sezerniert werden und ihre Botschaft dann an andere Zellen weitergeben. Dies ist der Weg, über den die klassischen Hormone, Gewebshormone, Wachstumsfaktoren und Neurotransmitter wirken.

Hormone können auf unterschiedliche Weise und in unterschiedlicher Entfernung von ihren Zielorganen freigesetzt werden:

Von *autokriner Sekretion* spricht man, wenn der autokrine Botenstoff auf die Zelle zurückwirkt, aus der er freigesetzt wurde (z.B. Zytokine wie Interleukin-2).

Bei der *parakrinen Sekretion* wirkt das parakrine Hormon in unmittelbarer Umgebung der sie abgebenden Zellen (z.B. Prostaglandine, Leukotriene, Wachstumsfaktoren).

Endokrine Hormone sind spezifisch wirkende Botenstoffe, die in bestimmten Organen, den endokrinen Drüsen, gebildet werden, auf dem Blutweg an den Ort ihrer Wirkung gelangen und dort ganz bestimmte Schlüsselreaktionen auslösen. Zusammen mit dem Nervensystem sind sie für den Stoffwechsel und die Koordination der Körperfunktionen zuständig.

Die Hormonkonzentration im peripheren Blut ist nicht konstant. Synthese und Abgabe unterliegen z.B. bei einigen Hormonen einem ganz bestimmten zeitlichen Rhythmus. So zeigen Glucocorticoide eine zirkadiane Rhythmik, d.h. ihre Konzentration im Blut ist vom Tag-Nacht-Rhythmus des betreffenden Individuums abhängig. Die weiblichen Sexualhormone schwanken in ihrer Konzentration entsprechend dem monatlichen Sexualzyklus, den sie steuern. Die Konzentration der Schilddrüsenhormone wird dagegen weitgehend konstant gehalten, während die Abgabe des Insulins durch die Höhe der Blutzuckerkonzentration reguliert wird. Bei einigen Hormonen wird die Synthese und Abgabe durch einen negativen Feedbackmechanismus gesteuert: Eine niedrige Hormonkonzentration im peripheren Blut fördert Synthese und Abgabe in der entsprechenden endokrinen Drüse, während hohe periphere Hormonkonzentrationen Bildung und Abgabe unterdrücken (z.B. Glucocorticoide, Schilddrüsenhormone, Sexualhormone).

27.1 Angriffspunkte von Hormonen (Rezeptoren)

Hormone können Proteine, Peptide, Aminosäurenderivate oder Steroide sein. Allen ist gemeinsam, daß sie mit spezifischen Strukturen (Rezeptoren) der Zielzellen reagieren. Deren Aufgabe ist es, einen Agonisten zu erkennen und mit hoher Affinität reversibel zu binden. Die dadurch ausgelöste Sekundärreaktion führt dann zu definierten Funktionsänderungen und Folgereaktionen. Die Information eines Hormons wird daher sehr spezifisch und selektiv weitergegeben, da nur solche Zellen reagieren, die den entsprechenden Rezeptor besitzen.

Hormonrezeptoren können auf der Außenseite der Zellmembran oder im Zellinneren lokalisiert sein. Im wesentlichen bestehen 3 verschiedene Mechanismen der Signaltransduktion durch Hormone.

Hydrophile Hormone binden überwiegend an Rezeptoren an der Außenseite der Plasmamembran. Je nach Art der Signaltransduktion lassen sich die membranständigen Rezeptoren verschiedenen Klassen zuordnen.

Rezeptoren können eine funktionelle Einheit (ein Molekül) mit dem Effektor bilden (Abb. 1.28). Dies trifft z.B. für die Rezeptoren von Wachstumsfaktoren wie EGF oder PDGF und auch Insulin zu. Wenn das Hormon an die extrazelluläre Domäne

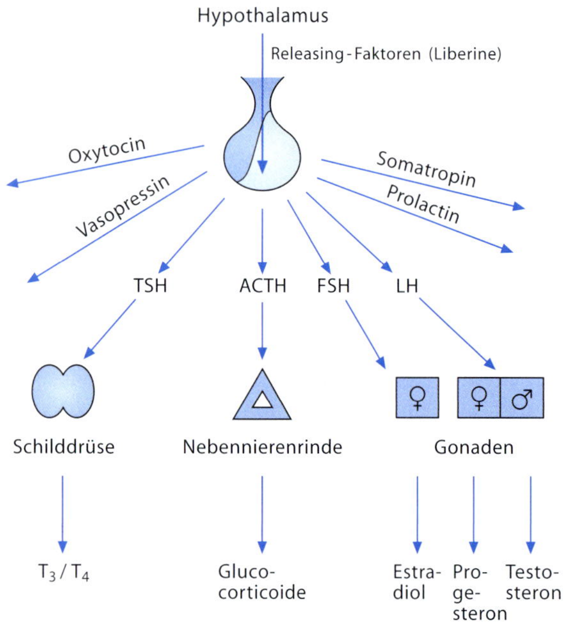

Abb. 27.1. Schematische und zusammenfassende Darstellung hypophysärer Hormone. Während die glandotropen Hormone (TSH, ACTH, FSH, LH) eine nachgeschaltete endokrine Drüse stimulieren, wirken Somatotropin (überwiegend), Prolactin, Oxytocin und Vasopressin direkt an ihren Zielorganen

dieser Rezeptoren bindet, wird der Effektor, eine Tyrosylreste-phosphorylierende Proteinkinase, aktiviert, die die Autophosphorylierung des Rezeptors sowie die Phosphorylierung zusätzlicher Proteine an Tyrosylresten katalysiert. Ein weiteres Beispiel für diesen Transduktionstyp ist das ANP-Guanylylcyclase-System: Der Rezeptor für ANP und die Guanylylcyclase sind ein identisches Protein. Auch ligandengesteuerte Ionenkanäle (z.B. N-Cholinozeptor) gehören in diese Gruppe.

Sehr viel häufiger sind jedoch Systeme, bei denen zwischen Rezeptor und Effektor Transduktionskomponenten geschaltet sind (Abb. 1.30, S. 43). Dieses System besteht aus 3 Komponenten, die reversibel miteinander interagieren: Ein Rezeptor mit 7 transmembranären Helices kommuniziert über ein heterotrimeres G-Protein mit dem Effektor, der ein Enzym oder auch ein Ionenkanal sein kann. Weitere Einzelheiten s. S. 47.

Eine Ausnahme bilden die lipophilen Steroid- sowie Schilddrüsenhormone, die durch die Lipidschicht der Plasmamembran penetrieren können, nachdem sie aus ihrer Transportform, einem Komplex mit spezifischen Transportproteinen, freigesetzt wurden. Im Zellinneren reagieren sie mit zytoplasmatischen oder nukleären Rezeptoren, die durch die Bindung eine Konformationsänderung erfahren. Durch Bildung von Homo- oder Heterodimeren wird die Affinität des Agonist-Rezeptor-Komplexes zu bestimmten Enhancer-Regionen der durch das betreffende Hormon regulierten Gene erhöht. Als Folge der Genaktivierung kommt es zu gesteigerter Transkription und Translation mit der Bildung spezifischer Proteine (Abb. 1.32, S. 45).

27.2 Hypothalamus

Für einige Hormone ist der Hypothalamus das übergeordnete Regulationszentrum, in dessen Neuronen (N. infundibularis, N. dorsomedialis, N. ventromedialis) eine Reihe von Oligopeptidhormonen gebildet werden. Dabei handelt es sich um sog. „Releasing-Hormone" (Liberine) oder auch „Release-inhibiting-Hormone" (Statine), die über das hypophysäre Pfortadersystem zum Hypophysenvorderlappen gelangen und dort die Freisetzung der durch sie regulierten Hormone fördern oder hemmen (Tabelle 27.1).

27.2.1 Hypothalamische Hormone

Von den hypothalamischen Hormonen finden Gonadotropin-releasing-Hormon (GnRH, Gonadorelin) und Analoga, Thyreotropin-releasing-Hormon (TRH, Protirelin), Somatotropin-releasing-Hormon (GHRH, Somatorelin), Somatotropin-release-inhibiting-Hormon (GHRIH, Somatostatin) und Corticotropin-releasing-Hormon (CRH, Corticorelin) medizinische Verwendung.

Gonadorelin, ein Dekapeptid, fördert, pulsatil freigesetzt, die Synthese und Freisetzung von Follitropin (FSH) und Lutropin (LH) aus dem Hypophysenvorderlappen. Anwendung findet Gonadorelin zur Diagnostik der Gonadenfunktion sowie (als Alternative zu HCG) zur Therapie des Kryptorchismus und der hypothalamischen Amenorrhö. Eine

Tabelle 27.1. Zusammenstellung einiger hypothalamischer Releasing-(Liberine) und Release-inhibiting-(Statine)Hormone (*AS* Aminosäuren)

Hormon	Abkürzung	Struktur	Setzt frei	Hemmt Freisetzung
Gonadorelin	GnRH	Dekapeptid	LH, FSH	–
Protirelin	TRH	Tripeptid	TSH, Prolactin	–
Somatorelin	GHRH	44 AS	STH	–
Corticorelin	CRH	41 AS	ACTH	–
Somatostatin	GHRIH	14 AS	–	STH, TSH u.a.
Dopamin				Prolactin

weitere Indikation ist ein hypothalamisch bedingter Hypogonadismus bei Männern (hypogonadotroper Hypogonadismus wie das Kallmann-Syndrom).

Gonadorelinanaloga wie *Buserelin, Goserelin, Leuprorelin, Nafarelin* und *Triptorelin* sind hochaffine Agonisten an den hypophysären Rezeptoren, die verzögert abgebaut werden. Wenn sie nichtpulsatil appliziert werden, kommt es daher zu einer „Desensitisierung" der Rezeptoren. Dadurch wird die Freisetzung der Gonadotropine FSH und LH gehemmt. Sie haben also entgegengesetzte Effekte wie bei pulsatiler Gabe und werden daher zur Therapie des hormonabhängigen Prostatakarzinoms und der Endometriose verwendet. Weitere Indikationen sind Uterus myomatosus, prämenopausales Mammakarzinom sowie Pubertas praecox. Die Anwendung erfolgt parenteral oder nasal.

Inzwischen wurden mit *Cetrorelix* und *Ganirelix* die ersten Gonadorelin (GnRH)-Antagonisten zugelassen. Beide Substanzen blockieren die hypophysären GnRH-Rezeptoren und verhindern somit die Ausschüttung von FSH und LH ohne vorherige Stimulation, wie dies bei Gonadorelinanaloga der Fall ist. Beide Substanzen werden zur Verhinderung eines vorzeitigen LH-Anstiegs und damit eines vorzeitigen Eisprunges bei Patientinnen eingesetzt, die sich einer kontrollierten ovariellen Stimulation im Rahmen einer assistierten Reproduktionstechnik unterziehen.

Protirelin, ein Tripeptid, stimuliert die Synthese und Freisetzung von Thyreotropin aus dem Hypophysenvorderlappen und wird zur Differentialdiagnose von Schilddrüsenfunktionsstörungen (TRH-Test) verwendet.

Somatorelin, ein Peptid mit 44 Aminosäuren, stimuliert die Synthese und Freisetzung von Somatropin aus dem Hypophysenvorderlappen. Es wird zur Differentialdiagnose des hypophysären Zwergwuchses eingesetzt. *Sermorelin* ist ein Analogon des Somatorelin und wird zur Funktionsdiagnostik des Hypophysenvorderlappens bei Verdacht auf Wachstumshormonmangel verwendet.

Somatostatin, ein Peptid aus 14 Aminosäuren, hemmt neben der Freisetzung von Somatotropin und zahlreicher weiterer Hormone wie z.B. Thyreotropin, Corticotropin, Glucagon, Insulin, Gastrin, Sekretin u.a. auch die Salzsäurebildung im Magen. Verwendung findet Somatostatin als Hämostyptikum bei schweren Gastroduodenalblutungen (s.S. 586).

Octreotid, ein zyklisches Oktapeptid mit struktureller Verwandtschaft zu Somatostatin, weist bei längerer Wirkungsdauer die gleichen Hemmwirkungen wie Somatostatin auf und wird zur Behandlung endokrinaktiver Tumoren des Magen-Darm-Traktes (Karzinoid, Vipom, Glucagonom) eingesetzt. Eine weitere Indikation ist die Akromegalie.

Corticorelin, ein Peptid aus 41 Aminosäuren, fördert (zusammen mit Vasopressin) die Freisetzung von Corticotropin (ACTH) und wird zur Funktionsdiagnostik des Hypophysenvorderlappens eingesetzt.

27.3 Hypophyse

Die Hypophyse gliedert sich anatomisch und funktionell in 2 Teile, den Hypophysenvorderlappen

(Adenohypophyse) und den Hypophysenhinterlappen (Neurohypophyse), zwischen denen der schmale Zwischenlappen (Pars intermedia) liegt.

27.3.1 Hormone des Hypophysenvorderlappens (Adenohypophyse)

Die meisten Hormone der Adenohypophyse sind sog. glandotrope Hormone, die anderen endokrinen Drüsen vorgeschaltet sind und deren Funktion steuern. Diese „tropen“ Hormone haben eine Art Anlasserfunktion für die entsprechenden peripheren endokrinen Drüsen. Dort werden unter ihrem Einfluß die eigentlichen peripheren Hormone gebildet und abgegeben. Hormone, deren Regulation über das hypothalamisch-hypophysäre System verläuft, sind die Schilddrüsen-, Sexual- und Nebennierenrindenhormone (Abb. 27.1 und Tabelle 27.2). Daneben gibt es aber auch Hormone, die direkt, ohne Zwischenschaltung peripherer endokriner Drüsen, als organotrope Hormone wirken (Prolaktin und Somatotropin).

27.3.1.1 Adrenocorticotropes Hormon (Corticotropin, ACTH)

Die Wirkungsweise eines glandotropen Hormons soll am Beispiel des ACTH dargestellt werden (Abb. 27.2). ACTH wird unter dem Einfluß des hypothalamischen Releasinghormons Corticorelin (CRH) freigesetzt und reguliert die Synthese und Abgabe der Glucocorticoide aus der Nebennierenrinde. Hohe Hormonkonzentrationen im peripheren Blut hemmen sowohl die Freisetzung von CRH und damit indirekt als auch direkt die Freisetzung von ACTH: Die Folge ist eine verminderte Bildung von Steroidhormonen. Daneben hemmt ACTH auch die Ausschüttung von CRH. Ein Abfall der peripheren Hormonkonzentration führt zu einer gesteigerten Freisetzung des Releasinghormons mit vermehrter Ausschüttung von ACTH. Ein solches System der Rückkopplung wird als negativer Feedbackmechanismus bezeichnet. Darüber hinaus führen auch Stress und Entzündungsmediatoren wie Interleukine über vermehrte CRH- und ACTH-Freisetzung zu gesteigerter Glucocorticoid-Synthese und -abgabe.

Physiologischerweise zeigt die ACTH-Abgabe eine zirkadiane Rhythmik, die zeitlich verschoben der der Glucocorticoide vorausgeht. Die höchsten Konzentrationen findet man am frühen Morgen, die niedrigsten in den Abendstunden.

Die Struktur des ACTH ist seit langem aufgeklärt; es handelt sich um ein Peptid aus 39 Aminosäuren (Abb. 27.3), das aus einem größeren Vorläufermolekül, dem Proopiomelanocortin (POMC), zusammen mit β-Lipotropin durch Proteolyse freigesetzt wird. Im Hypophysenvorderlappen entstehen v.a. ACTH und β-Lipotropin, während im Hypothalamus und in der Pars intermedia der Hypophyse weitere biologisch aktive Peptide aus POMC und β-Lipoprotein freigesetzt werden (α-Melano-

Tabelle 27.2. Zusammenstellung hypophysärer Hormone (*AS* Aminosäuren)

Hormon	Abkürzung	Struktur
Corticotropin	ACTH	39 AS
Follitropin	FSH	α: 89 AS β: 115 AS
Lutropin	LH	α: 89 AS β: 115 AS
Thyreotropin	TSH	α: 89 AS β: 112 AS
Prolactin	PRL	198 AS
Somatotropin	STH	191 AS

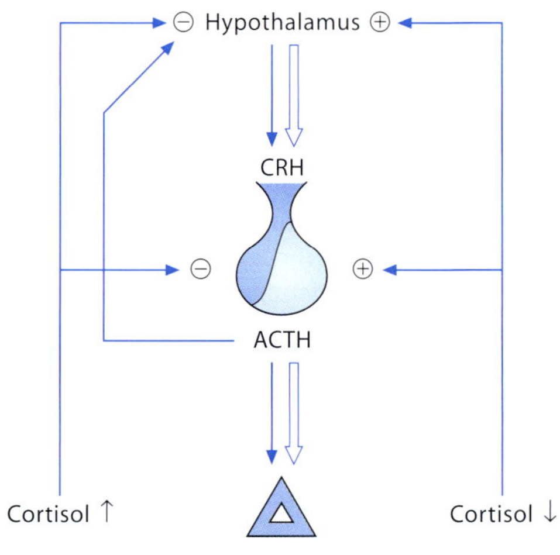

Abb. 27.2. Schematische Darstellung des negativen Feedbackmechanismus zur Regulation der peripheren Cortisolkonzentration. Hohe Cortisolkonzentration (↑) hemmt (-), niedrige Cortisolkonzentration (↓) fördert (+) die Freisetzung von CRH und ACTH

```
                                                    1                                                                    10
H2N – Ser – Tyr – Ser – Met – Glu – His – Phe – Arg – Trp – Gly – Lys – Pro
                                        20                                        |
Asp – Pro – Tyr – Val – Lys – Val – Pro – Arg – Arg – Lys – Lys – Gly – Val
 |                                      30
Ala – Gly – Glu – Asp – Glu – Ser – Ala – Glu – Ala – Phe – Pro – Leu – Glu – Phe – COOH
```

Abb. 27.3. Aminosäuresequenz des menschlichen ACTH, *grau unterlegt* das ebenfalls wirksame Peptid aus 24 Aminosäuren (Tetracosactid, Corticotropin 1–24)

tropin, α-MSH; β-Melanotropin, β-MSH; γ-Lipotropin, β-Endorphin u.a.).

ACTH fördert die Synthese und Abgabe der Glucocorticoide. Die Signaltransduktion erfolgt über die Stimulation der Adenylylcyclase via stimulierendem G-Protein und nachfolgender Aktivierung cAMP-abhängiger Proteinkinasen. Der hierbei wichtigste durch ACTH regulierte Schritt ist die Cholesterinesterspaltung durch die Cholesterinesterhydrolase (Aktivierung durch Phosphorylierung über cAMP-ahängige Proteinkinasen) und die Aufnahme von Cholesterin in die Mitochondrien: Dort kommt es dann zur Abspaltung der Seitenkette des Cholesterins mit der Bildung von Pregnenolon, der gemeinsamen Vorstufe aller Nebennierenrindenhormone.

Ein synthetisches ACTH (Abb.27.3) mit 24 Aminosäuren (*Tetracosactid*, Corticotropin 1–24) zeigt identische Wirkungen.

Die therapeutischen Anwendungsmöglichkeiten des ACTH sind begrenzt. Weder die Gabe bei sekundärer Nebennierenrindeninsuffizienz (ACTH-Mangel) noch die begleitende Gabe während einer Therapie mit Glucocorticoiden (Vermeidung der Nebennierenrindenatrophie) haben sich bewährt. Weitere Nachteile des ACTH sind die Notwendigkeit der parenteralen Applikation und das Risiko der Allergisierung. Eine Anwendungsmöglichkeit besteht in der Funktionsdiagnostik zur Prüfung der Nebennierenrindenfunktion. Anhaltspunkte zur Dosierung von ACTH s.Tabelle 27.3.

Tabelle 27.3. Anhaltspunkte zur Dosierung der hypophysären Hormone Corticotropin (*ACTH*) und Somatotropin (*STH*)

Hormon	Mittlere Dosis
ACTH	80–180 I.E./Tag i.m., i.v.
Tetracosactid	0,25 mg/Tag i.v.
STH	2 I.E./m^2 KO/Tag s.c.

27.3.1.2 Thyreotropes Hormon (Thyreotropin, TSH)

TSH – ein Glykoprotein mit einem Molekulargewicht von 32000 – wird in den basophilen Zellen des Hypophysenvorderlappens unter dem Einfluß des Releasinghormons Protirelin (TRH) gebildet. Wie bei allen glandotropen Hormonen wird auch die TSH-Abgabe durch einen negativen Feedbackmechanismus über die periphere Konzentration der Schilddrüsenhormone kontrolliert.

TSH besteht aus 2 Untereinheiten, der α- und der β-Kette; die α-Kette ist identisch mit der der beiden gonadotropen Hormone FSH und LH. Die Spezifität der biologischen Wirkung des TSH wird über die β-Kette vermittelt und besteht in einer Stimulation der Schilddrüsenfunktion (via Aktivierung der Adenylylcyclase und Anstieg von cAMP). Neben der Aufnahme von Iodid in die Schilddrüse wird auch die Oxidation von Iodid zu Iod sowie der Einbau von Iod in die Tyrosylreste des Thyreoglobulins beschleunigt. Weiter stehen die Kopplung von Iodthyroninen und die Abspaltung der Schilddrüsenhormone aus dem Thyreoglobulin unter dem Einfluß von TSH (s.später). Auch die Morphologie der Schilddrüse wird verändert.

TSH ist ein klinischer Parameter zur Funktionsdiagnostik der Schilddrüse. Dabei wird vor und nach Stimulation mit TRH die TSH-Konzentration im Blut bestimmt. Diese Werte erlauben, zusammen mit der gemessenen peripheren Schilddrüsenhormonkonzentration, eine Differenzierung zwischen den verschiedenen Formen einer Hypo- und Hyperthyreose.

27.3.1.3 Gonadotropine

Gonadotropine sind Hormone des Hypophysenvorderlappens, die mit Ausnahme des Prolactins (PRL; luteotropes Hormon, LTH) auf die Gonaden, also auf die Keimdrüsen, einwirken. Zu ihnen zählen

Follitropin (follikelstimulierendes Hormon, FSH) und *Lutropin (luteinisierendes Hormon, LH*, das auch als interstitielle Zellen stimulierendes Hormon, *ICSH*, bezeichnet wird). Es handelt sich um Glykoproteine mit Molekulargewichten von 32000, die aus 2 Untereinheiten (α- und β-Kette) aufgebaut sind. Die α-Ketten sind identisch, die β-Ketten hormonspezifisch.

Die pulsatile Freisetzung aus dem Hypophysenvorderlappen erfolgt unter dem Einfluß von Gonadorelin (aus dem Hypothalamus), das sowohl Follitropin (FSH) als auch Lutropin (LH) freisetzt.

Angriffspunkte des FSH sind Ovar und Hoden. Bei der Frau bewirkt FSH Wachstum und Reifung der Follikel sowie eine Förderung der Estrogensynthese, während es beim Mann (wahrscheinlich nur indirekt) zusammen mit Testosteron an der Spermatogenese beteiligt ist. Demgegenüber ist die Funktion der Sertoli-Zellen FSH-abhängig: FSH induziert die Bildung eines Androgenbindungsproteins (ABP) und die von Inhibin, das für die Regulation der FSH-Freisetzung verantwortlich ist (s. auch S. 502 und S. 513).

LH stimuliert beim Mann die Androgenbildung in den Leydig-Zwischenzellen des Hodens. Bei der Frau ist es zusammen mit FSH an der Follikelreifung beteiligt. Daneben bewirkt es den Eisprung und die Bildung des Gelbkörpers (Progesteronsynthese).

FSH und LH wirken am Ovar in einem fein abgestimmten Zusammenspiel. Die von ihnen ausgelösten Veränderungen der Hormonkonzentration im Verlauf des weiblichen Zyklus bewirken u.a. auch die charakteristischen Veränderungen der Uterusschleimhaut (s. S. 502).

Die Gonadotropinabgabe aus dem Hypophysenvorderlappen unterliegt einem negativen Feedbackmechanismus. Hohe Estrogenkonzentrationen hemmen die Freisetzung von FSH wie auch von LH, während hohe Progesteronkonzentrationen v.a. die LH-Abgabe inhibieren. Auch im Ovar wird das Peptid Inhibin gebildet, das die Sekretion von FSH inhibiert. Daneben gibt es auch eine positive Rückkopplung zwischen Estrogenen und LH. In der Mitte des weiblichen Zyklus erreicht die Estrogenkonzentration die höchsten Werte, die zu einer vermehrten LH-Freisetzung führen. Dieser LH-Peak löst die Ovulation aus.

Neben den hypophysären Gonadotropinen FSH und LH wird auch in der Plazenta ein Gonadotropin gebildet, das deshalb *H*umanes *C*horiongonadotropin (HCG) genannt und aus dem Harn von Schwangeren gewonnen wird. Seine Aufgabe besteht in der Aufrechterhaltung des Corpus luteum. Strukturell ist es dem LH verwandt, der Unterschied liegt in der β-Kette. In seiner biologischen Wirksamkeit entspricht es daher dem LH.

Aus dem Harn von Frauen in der Menopause wird ein Gemisch aus LH und FSH mit überwiegender FSH-Wirkung isoliert, das als *H*umanes *M*enopausengonadotropin (HMG, Menotropin) bezeichnet wird.

Neuerdings stehen auch gereinigtes FSH (Follitropin α) und rekombinantes humanes FSH (Follitropin β) zur Verfügung.

Wichtige Indikationen für HCG (und HMG) sind beim Mann der Kryptorchismus und – bei Kinderwunsch – der hypogonadotrope Hypogonadismus. Zur Behandlung bestimmter Formen weiblicher Sterilität (hypo- und normogonadotrope Formen der primären und sekundären Amenorrhö) wird eine Kombination von HMG (Follikelreifung) und HCG (Ovulation) angewendet. Für die In-vitro-Fertilisation (bessere Planung der Eientnahme, Reifung mehrerer Follikel) werden Gonadotropine allein oder in Kombination mit GnRH-Analoga oder GnRH-Antagonisten verabreicht.

27.3.1.4 Prolactin

Prolactin, ein Peptidhormon mit 198 Aminosäuren und einem Molekulargewicht von 235000, fördert beim Menschen v.a. den Aufbau und die Funktion der Brustdrüse. Während der Schwangerschaft steigt die Konzentration an, so daß die Brustdrüse für die Laktation vorbereitet ist; die hohen Estrogenkonzentrationen der Schwangeren hemmen jedoch bis zur Entbindung noch die Milchsekretion, die deshalb erst nach der Geburt einsetzt. Auch während der Stillzeit bleibt die Prolactinbildung erhöht, da jedes Anlegen des Kindes an die Brust einen starken Reiz für die Prolactinsekretion bildet.

Die Freisetzung von Prolactin wird durch hypothalamische Releasinghormone und Release-inhibiting-Hormone gesteuert. Es wird angenommen, daß TRH und Oxytocin die physiologischen Releasinghormone für Prolactin sind, das Release-inhibiting-Hormon ist offensichtlich Dopamin.

Erhöhte Prolactinkonzentrationen, die pathologischerweise infolge von Hypophysentumoren oder während einer Behandlung mit Neuroleptika auftreten können, führen bei der Frau zu Zyklusstörungen, Amenorrhö, Gynäkomastie und Galaktorrhö; beim Mann kommt es zu Libidoverlust und Infertilität.

Therapeutisch wird Prolactin nicht verwendet. Bei verschiedenen Erkrankungen, die mit einer Hyperprolactinämie einhergehen, werden Dopaminagonisten therapeutisch eingesetzt. Wichtige Indikationen für Bromocriptin, Lisurid u.a. sind primäres und sekundäres Abstillen sowie Fertilitätsstörungen der Frau und des Mannes, sofern sie durch eine Hyperprolactinämie bedingt sind (s.auch weiter unten unter „Modifizierte Mutterkornalkaloide“).

27.3.1.5 Somatotropin (STH)

Somatotropin, ein Peptid mit 191 Aminosäuren und einem Molekulargewicht von 226000, gehört zu den Hormonen des Hypophysenvorderlappens, die nicht auf eine periphere endokrine Drüse einwirken, sondern direkt, teilweise auch indirekt unter Vermittlung von Somatomedinen, die Funktion einer Reihe von Geweben modifizieren. Seine pulsatile Freisetzung wird durch 2 Peptide reguliert: Somatorelin aus dem Hypothalamus fördert die Freisetzung, während Somatostatin die Freisetzung hemmt. Der wirksamste Reiz für die Freisetzung ist ein Absinken der Blutzuckerkonzentration.

Ein Mangel an Somatotropin führt zum hypophysären Minder- oder Zwergwuchs, die überschießende Bildung zum Gigantismus und nach abgeschlossenem Längenwachstum zur Akromegalie.

Die Wirkungen des Somatotropins, in koordiniertem Zusammenspiel mit Schilddrüsen-, Sexual- und Nebennierenrindenhormonen, betreffen nicht nur das Längenwachstum. Neben einer Anregung des Längenwachstums der Knochen wirkt es im Proteinstoffwechsel durch eine verbesserte Aufnahme von Aminosäuren in die Zellen und gesteigerte Proteinsynthese anabol (eiweißaufbauend). Im Kohlenhydratstoffwechsel ist es ein funktioneller Antagonist zum Insulin: Die Glucoseaufnahme in die Zellen wird gehemmt und damit die Blutzuckerkonzentration erhöht. Auch die lipolytische Wirkung ist der Wirkung des Insulins entgegengerichtet.

Ein Teil der Wirkungen des Somatotropins, v.a. die, die mit gesteigerter DNA- und Proteinsynthese verbunden sind, also das Wachstum betreffen, werden nicht direkt durch Somatotropin, sondern durch weitere Peptide vermittelt, deren Synthese durch Somatotropin in der Leber angeregt wird und die als *Somatomedine* bezeichnet werden. Das wichtigste, Somatomedin C (oder IGF-1, „*i*nsulin-like *g*rowth *f*actor 1“), ist aus 70 Aminosäuren aufgebaut und zeigt große strukturelle Ähnlichkeit mit Proinsulin. Somatomedin C regt z.B. die Knorpelbildung in den Chondrozyten durch Erhöhung des Schwefeleinbaus in Proteoglykane sowie das Längenwachstum der langen Röhrenknochen an.

Für IGF-1 gibt es spezifische Rezeptoren auf der Zelloberfläche. Sie bestehen, ähnlich wie der Insulinrezeptor, mit dem sie vieles gemeinsam haben, aus je 2 α- und β-Untereinheiten, die über Disulfidbrücken verbunden sind. Die α-Untereinheiten sind extrazellulär lokalisiert und tragen die IGF-1-Bindungsstellen. Die β-Untereinheiten besitzen eine transmembranäre Domäne und zeigen Tyrosylkinaseaktivität, die die Phosphorylierung von Zielproteinen vermittelt.

Somatotropin wirkt artspezifisch, d.h. nur beim Menschen ist menschliches Somatotropin wirksam. Zur Verfügung steht gentechnologisch hergestelltes Wachstumshormon. Das früher aus menschlichen Hypophysen extrahierte Somatotropin wird nicht mehr verwendet, da Verunreinigungen des Extraktes in dem Verdacht stehen, das Jacob-Creutzfeld-Syndrom, eine degenerative Erkrankung des ZNS mit motorischen und intellektuellen Defekten, auszulösen.

Die wichtigsten Indikationen für Somatotropin, sofern die Epiphysenfugen noch nicht geschlossen sind, sind Zwerg- und Minderwüchse, die auf einem Mangel an Somatotropin (hypophysärer Zwergwuchs) beruhen. Kommende Indikationen (bei nicht erniedrigten Werten, aber erhöhtem IGF-1) könnten chronisch-konsumierende Erkrankungen, schweres Asthma bronchiale und weitere Erkrankungen werden. Anhaltspunkte zur Dosierung s.Tabelle 27.3.

27.3.1.6
Anhang: Modifizierte Mutterkornalkaloide

Für Prolactin gibt es kein zugeordnetes peripheres endokrines Organ, dessen Hormon über einen negativen Feedbackmechanismus die Sekretion des Hypophysenhormons steuern könnte. Deshalb sind neben dem Liberin auch hypothalamische Hemmfaktoren erforderlich. Im Falle des Prolactins handelt es sich jedoch nicht um ein Peptid, sondern um das Katecholamin Dopamin. Dopamin wird im Hypothalamus gebildet, gelangt auf dem Blutweg zu den prolactinproduzierenden Zellen der Hypophyse und hemmt dort über D_2-Rezeptoren die Prolactinfreisetzung.

Dopaminantagonisten, wie z.B. Neuroleptika, erhöhen deshalb die Prolactininkretion, so daß es bei Frauen zu Zyklusstörungen und pathologischer Milchsekretion (Galaktorrhö) kommen kann.

Dopaminerge Substanzen, wie z.B. die halbsynthetischen Mutterkornderivate *Bromocriptin, Lisurid, Cabergolin* und *Metergolin*, können daher zum Abstillen sowie allgemein zur Behandlung der Hyperprolactinämie und ihrer Folgen verwendet (z.B. Sterilität, Amenorrhö) werden. Auch das strukturell differente *Quinagolid* (trizyklisches Oktahydro-benzo(g)chinolin) entspricht in seinem Wirkprofil als selektiver D_2-Antagonist den oben genannten Mutterkornderivaten mit identischer Indikation.

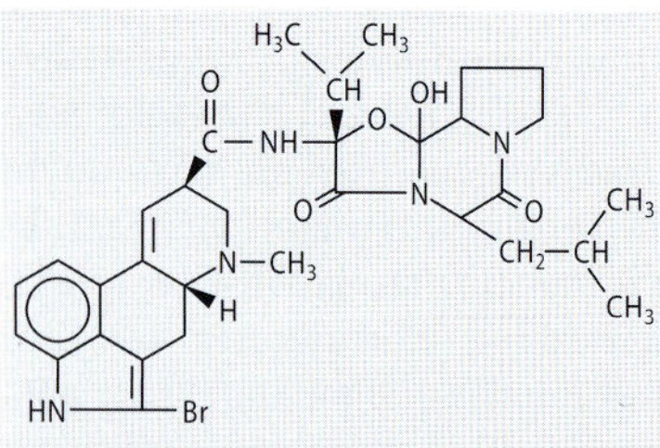
Bromocriptin

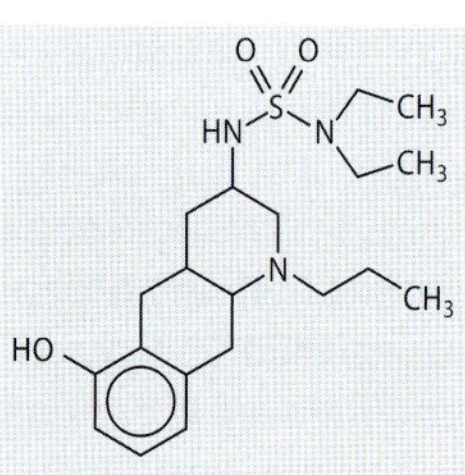
Quinagolid

Tabelle 27.4. Anhaltspunkte zur Dosierung modifizierter Mutterkornalkaloide

INN	Mittlere Dosis
Bromocriptin	5–10-20 mg/Tag p.o.
Lisurid	0,2–0,6 mg/Tag p.o.
Metergolin	12–24 mg/Tag p.o.
Cabergolin	1 mg/Woche p.o.
Quinagolid	75–150 µg/Tag p.o.

Ebenso können diese Verbindungen in manchen Fällen eine überschießende Somatotropinabgabe hemmen. Dies kann zur unterstützenden Therapie der Akromegalie (Operation und/oder Bestrahlung des Hypophysentumors) therapeutisch genutzt werden. Anhaltspunkte zu Dosierung s.Tabelle 27.4.

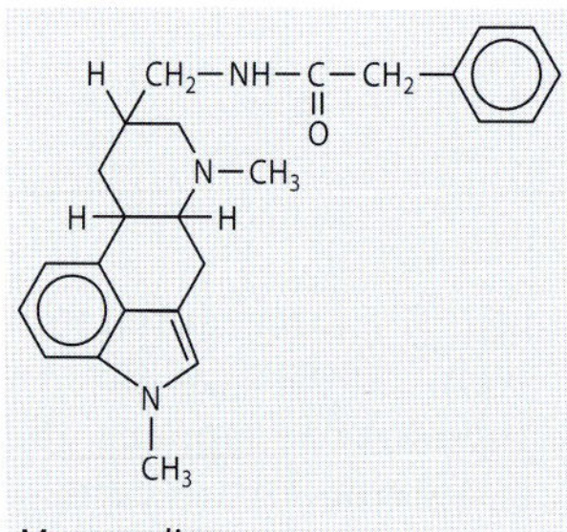
Metergolin

Dopaminagonisten werden auch zur Behandlung des Parkinsonismus eingesetzt (s.S. 192).

27.3.2
Hormone des Hypophysenhinterlappens (Neurohypophyse)

Der Hypophysenhinterlappen enthält 2 Hormone (Vasopressin und Oxytocin), die nach ihrer Bildung in den hypothalamischen Kerngebieten des N.supraopticus und des N.paraventricularis über Nervenverbindungen zur Neurohypophyse transportiert, dort in Granula gespeichert und auf adäquate Reize hin in die Blutbahn freigesetzt werden. Beide Hormone werden als Teil eines größeren Vorläufermoleküls synthetisiert und in die Speichergranula aufgenommen: Vasopressin als Präprovasopressin und Oxytocin als Präprooxytocin. Während des axonalen Transports der Sekretgranula kommt es durch proteolytische Spaltung zur Freisetzung der Hormone. Die Speichergranula enthalten daher neben dem Hormon ein typisches Neurophysin (Neurophysin I bei Oxytocin und Neurophysin II bei Vasopressin) und im Falle des Vasopressins zusätzlich ein Glykoprotein. Beide Hormone sind zyklische Nonapeptide, die auch synthetisch hergestellt werden können.

27.3.2.1 Vasopressin (ADH)

Die Freisetzung von Vasopressin (antidiuretisches Hormon, ADH) erfolgt durch verschiedene Stimuli. Die beiden wichtigsten Regulatoren sind die Osmolalität und das Volumen des Blutes. Bei Erhöhung der Osmolalität des Blutes wird unter Vermittlung von Osmorezeptoren im Hypothalamus (in der Nähe des Nucleus supraopticus) vermehrt Vasopressin ausgeschüttet; eine verminderte Osmolalität dagegen reduziert die Vasopressinfreisetzung. Weiter wird die Vasopressinausschüttung auch über Volumenrezeptoren im sog. Niederdrucksystem gesteuert. Bei Abnahme des Blutvolumens (z.B. Blutungen, reduziertes Herzminutenvolumen) werden Rezeptoren im linken Vorhof erregt, die eine Zunahme der Vasopressinsekretion bewirken. Neben diesen physiologischen Stimuli kann die ADH-Abgabe auch durch Schmerz und andere psychische Faktoren sowie durch Pharmaka (z.B. Morphin) gesteigert werden. Alkohol kann die ADH-Freisetzung völlig unterbinden.

Vasopressin reagiert mit spezifischen Vasopressinrezeptoren. Die Hauptangriffspunkte des ADH sind distales Konvolut und Sammelrohre der Niere. Dort aktiviert ADH V_2-Rezeptoren, die stimulierend an die Adenylylcyclase gekoppelt sind. Die Aktivierung cAMP-abhängiger Proteinkinasen führt zur Phosphorylierung und damit zur Aktivierung von Zielproteinen (Wasserporen = Aquaporine, zum Mechanismus s. S. 431), durch die die Wasserpermeabilität im Sammelrohr gesteigert wird. Fehlt ADH, wie z.B. beim hypophysären Diabetes insipidus, werden große Mengen eines hypotonen Harns ausgeschieden. Der Erkrankte muß zur Kompensation entsprechende Flüssigkeitsmengen trinken.

Eine zweite Wirkung des ADH, die allerdings nur nach Gabe hoher Dosen auftritt, erklärt den Namen Vasopressin: Der Tonus der glatten Muskulatur, einschließlich der Gefäße, wird erhöht. Dies führt sowohl zu einer Blutdrucksteigerung als auch zu einer Zunahme von Tonus und Motilität des Magen-Darm-Traktes. Diese Wirkungen werden über den V_1-Rezeptor ausgelöst, der aktivierend an die Phospholipase C gekoppelt ist: „PI-response" mit Anstieg des zytosolischen Calciums und Aktivierung der Proteinkinase C.

Die letztgenannten Wirkungen haben nur eine geringe therapeutische Bedeutung. Zur Behandlung von postoperativen Darm- und Blasenatonien werden Parasympathomimetika vorgezogen. Die vasokonstriktorische Wirkung kann allenfalls beim Zusatz zu Lokalanästhetika ausgenutzt werden, da die systemische Anwendung zur Vasokonstriktion durch die Gefahr der Koronarkonstriktion limitiert ist.

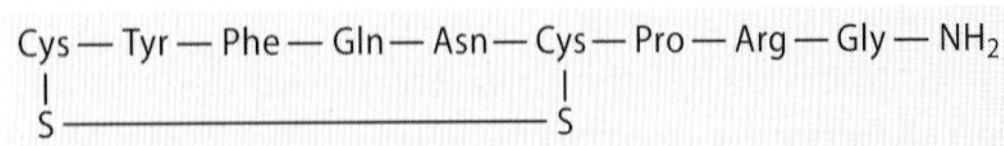
Cys — Tyr — Phe — Gln — Asn — Cys — Pro — Arg — Gly — NH2
S
S
Argininvasopressin

Neben dem natürlichen Vasopressin *(Argininvasopressin)* werden auch analog wirkende Peptide verwendet. Dabei kann es zu einer Dissoziation der Wirkungen kommen. Im Falle des *Desmopressins* (1-Desamino-8-D-Arginin-Vasopressin (DDAVP)) ist die antidiuretische Wirkung erheblich verstärkt, während die vasokonstriktorische Wirkung fast vollständig aufgehoben ist. Der zugrunde liegende Mechanismus ist komplex und wahrscheinlich über die Aktivierung endothelialer V_2-Rezeptoren zu erklären. Die V_1-Affinität von Desmopressin ist äußerst gering. 8-Lysinvasopressin *(Lypressin)*, das dem Schweinevasopressin entspricht, hat insgesamt schwächere vasokonstriktorische und antidiuretische Wirkungen als Argininvasopressin. *Ornipressin* (8-Ornithinvasopressin) und *Terlipressin* (Triglyceryl-8-lysin-Vasopressin) wirken vorwiegend vasokonstriktorisch.

Da ADH als Peptid im Gastrointestinaltrakt zerstört wird, muß die Applikation parenteral erfolgen. Vasopressintannat (Ölsuspension) wird i.m. appliziert und hat eine längere Wirkungsdauer. Vasopressin kann auch über die Nasenschleimhaut geschnupft werden.

Die Hauptindikation für Vasopressin ist der hypophysäre Diabetes insipidus. Bei dieser Indikation wird üblicherweise Desmopressin verwendet. Die die Psychotherapie der Enuresis nocturna unterstützende Therapie ist eine weitere Indikation für Desmopressin, das auch die Konzentration des Gerinnungsfaktors VIII, vermutlich durch gesteigerte Freisetzung aus dem Gefäßendothel, erhöht: Anwendung bei leichter Hämophilie A. Derivate des Vasopressins (Ornipressin, Terlipressin) werden auch zur Behandlung von Ösophagusvarizenblutungen eingesetzt, weil sie den Pfortaderdruck durch Verengung der Gefäße im Splanchnikusbereich senken. Als Zusatz zu Lokalanästhetika wird *Felypressin* verwendet. Anhaltspunkte zur Dosierung s. Tabelle 27.5.

27.3.2.2 Oxytocin

Dieses Hormon des Hypophysenhinterlappens zeichnet sich durch eine erregende Wirkung auf die Muskulatur des Uterus und der weiblichen Brust aus.

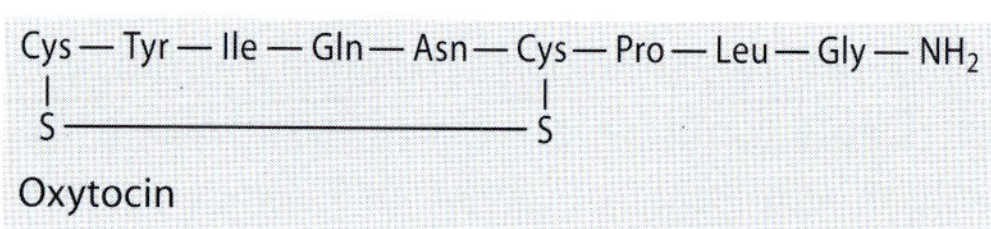

Kontraktionskraft und Frequenz der Kontraktionen des Uterus werden in Abhängigkeit vom Hormonstatus gesteigert. Während Estrogene die Empfindlichkeit steigern, wird sie durch Gestagene reduziert. Bis kurz vor Ende einer Schwangerschaft ist der Uterus weitgehend unempfindlich gegenüber Oxytocin. Kurz vor, während und nach der Geburt wird dann ein Maximum der Ansprechbarkeit erreicht. Ob jedoch Oxytocin für die Einleitung und den normalen Ablauf der Geburt verantwortlich ist, ist nicht geklärt.

Tabelle 27.5. Anhaltspunkte zur Dosierung von Vasopressin und analoger Peptide

INN	Mittlere Dosis (ED)	
Argipressin	5–10 I.E.	i.m., s.c.
Desmopressin	5–20–40 μg	nasal
Lypressin	5 I.E.	nasal
Ornipressin	0,06 I.E./min	i.v.-Infusion
Terlipressin	0,2–1–2 mg	i.v.

Tabelle 27.6. Anhaltspunkte zur Dosierung von Oxytocin, Methylergometrin und Ergometrin

INN	Mittlere Dosis (ED)	
Oxytocin	0,5–1–5 I.E.	i.m., i.v.
Methylergometrin	0,05–0,2 mg	i.m., s.c., p.o., i.v.

An den myoepithelialen Zellen der Milchdrüse führt Oxytocin durch eine Kontraktion zum Auspressen der Milch aus den Alveolen in die Ausführungsgänge. Dieser Vorgang der Milchejektion wird durch Berühren der Brustwarzen beim Saugakt ausgelöst.

In hohen Dosen bewirkt Oxytocin durch Dilatation der Gefäße, wahrscheinlich über V_2-Rezeptoren vermittelt, einen Blutdruckabfall.

Aus den Wirkungen des Oxytocins lassen sich die Anwendungsmöglichkeiten ableiten: Einleitung der Geburt aus verschiedenen Indikationen, Blutungen in der Nachgeburtsperiode, Plazentaretention und Laktationsstörungen. Anhaltspunkte zur Dosierung s. Tabelle 27.6.

Vor kurzem wurde *Atosiban* als kompetitiver Antagonist des Oxytocins zugelassen. Es handelt sich um ein Oxytocin-Analogon ([Mpa^1, D-$Tyr(Et)^2$, Thr^4, Orn^8]-Oxytocin), das die Kontraktionsfrequenz und den Tonus der Uterusmuskulatur senkt und daher, unter Beachtung einer Reihe von Kriterien, bei drohender Fehlgeburt zur Wehenhemmung eingesetzt wird. Die Wirksamkeit soll der von β_2-Sympathomimetika vergleichbar sein.

27.3.2.3 Anhang: Sekalealkaloide

Sekalealkaloide und ihre dihydrierten Derivate haben neben der vasokonstriktorischen und α-adrenozeptorenblockierenden Wirkung auch eine uteruskontrahierende Komponente, die allerdings bei den einzelnen Alkaloiden unterschiedlich stark ausgebildet ist.

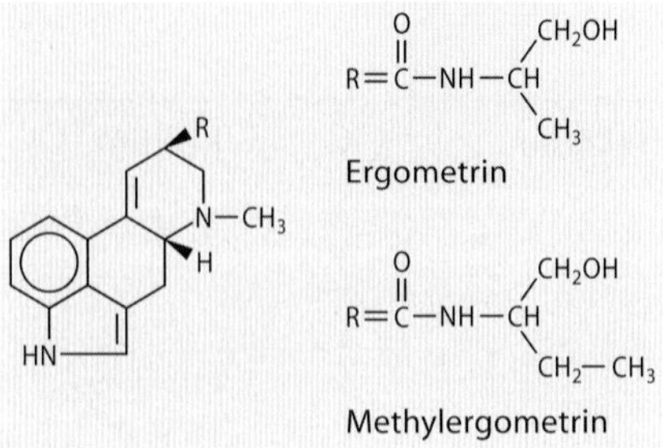

Ergometrin, dem die α-adrenolytische Wirkung fehlt, zeigt von den nativen Sekalealkaloiden (s.auch Tabelle 2.11) die stärkste Wirkung auf den Uterus, die ähnlich wie die des Oxytocins vom Funktionszustand des Organs abhängig ist. Bereits in geringen Dosen werden rhythmische Kontraktionen ausgelöst, die nach höheren Dosen in einen Tetanus uteri übergehen.

Aufgrund dieser Wirkungen kann das lipophile Derivat *Methylergometrin* in der Nachgeburtsperiode therapeutisch verwendet werden (Blutstillung bei atonischem Uterus nach der Geburt). Für diese Indikation werden heute jedoch meist Prostaglandine ($PGF_{2\alpha}$, *Dinoprost*) verwendet. Zur Wehenauslösung sind beide Mutterkornalkaloide wegen der Gefahr des Tetanus uteri nicht geeignet. Anhaltspunkte zur Dosierung s. Tabelle 27.6.

27.4 Schilddrüse

Mikroskopisch ist die Schilddrüse aus Läppchen aufgebaut, die aus Follikeln bestehen. Die Follikel besitzen ein einschichtiges Epithel und umschließen das sog. Kolloid, in dem die Schilddrüsenhormone gespeichert werden. Gestalt und Größe der Follikel und des Epithels wechseln in Abhängigkeit vom Funktionszustand der Schilddrüse. Die aktive Sekretionsphase ist durch hohes zylindrisches Epithel mit Kolloidtröpfchen gekennzeichnet. Das Kolloid selbst ist hell, verflüssigt und zeigt Randvakuolen. In der Ruhe- oder Stapelform findet man abgeflachte Epithelien und ein eingedicktes, homogenes Kolloid.

27.4.1 Schilddrüsenhormone

Synthese, Abgabe und Regulation der Schilddrüsenhormone

Voraussetzung für die Bildung der iodhaltigen Schilddrüsenhormone ist die Aufnahme von Iodid in die Schilddrüse (Iodination; Abb.27.4). Dieser Prozeß ist carriervermittelt und erfolgt gegen ein Konzentrationsgefälle (aktiver Transport).

In einem 2.Schritt wird Iodid durch eine Peroxidase zu Iod oxidiert und auf Tyrosylreste des Thyreoglobulins übertragen (Iodisation). Dabei entstehen im Verband des Thyreoglobulins Mono- und Diiodtyrosine, von denen dann in einer Kopplungsreaktion je 2 zu Iodthyroninresten zusammengefügt werden. Bei Kopplung zweier Diiodtyrosinreste entsteht Tetraiodthyronin = Thyroxin (T_4) bzw. beim Zusammenschluß von Monoiodtyrosin und Diiodtyrosin Triiodthyronin (3,5,3'-Triiodthyronin, T_3; Abb.27.4). In geringen Mengen entsteht auch inaktives 3,3',5'-Triiodthyronin (reverse T_3, rT_3). Die gebildeten Thyronine verbleiben im Verband des Thyreoglobulins und werden mit ihm zusammen im Kolloid gespeichert und auf adäquate Reize hin freigesetzt.

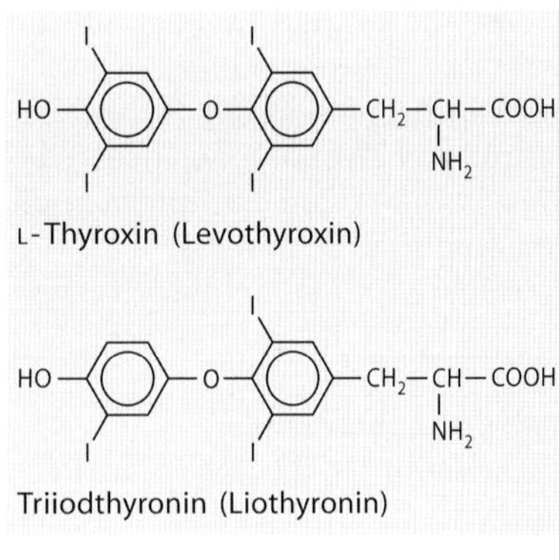

Die Sekretion der Schilddrüsenhormone vollzieht sich in 3 Schritten. Zunächst werden kleine Kolloidtropfen durch Endozytose in die Zelle aufgenommen. Die Kolloidtropfen verbinden sich mit Lysosomen zum sog. Phagolysosom, in dem Thyreoglobulin gespalten wird. Dabei werden T_4 und T_3 freigesetzt und anschließend ans Blut abgegeben.

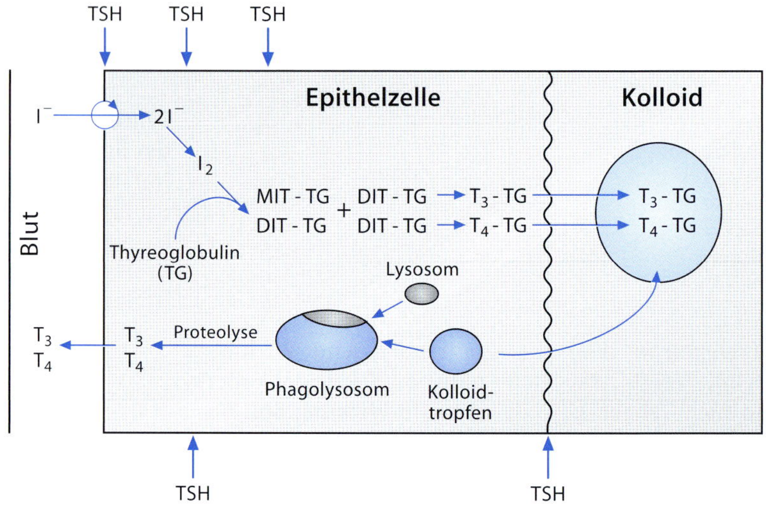

Abb. 27.4. Schematische Darstellung der Synthese und Abgabe der Schilddrüsenhormone T_3 und T_4. Die unter dem Einfluß von TSH stehenden Prozesse sind durch (↑) gekennzeichnet (*MIT-TG* Monoiodtyrosin im Verband des Thyreoglobulins, *DIT-TG* Diiodtyrosin im Verband des Thyreoglobulins. Entsprechendes gilt für T_3-TG und T_4-TG)

Die Regulation steht unter dem Einfluß von TSH, das fast alle Schritte der Synthese und Abgabe moduliert. Die periphere Hormonkonzentration reguliert ihrerseits (über einen negativen Feedbackmechanismus) die Freisetzung von Protirelin im Hypothalamus und die von TSH in der Hypophyse. Folgende Prozesse werden durch TSH gesteuert:

- Stimulation des aktiven Transportes von Iodid in die Schilddrüse,
- Oxidation von Iodid zu Iod und Einbau von Iod in die Tyrosylreste des Thyreoglobulins,
- Aufnahme von Kolloidtropfen in das Follikelepithel und Abspaltung von T_4 und T_3 aus dem Thyreoglobulin. Dies ist die schnellste physiologische Antwort auf einen TSH-Stimulus.
- Langfristig die Proliferation des Schilddrüsengewebes.

Wirkungen der Schilddrüsenhormone

Die Wirkungen der Schilddrüsenhormone sind äußerst vielfältig und in ihrem Zustandekommen noch nicht sicher aufgeklärt.

Von besonderer Bedeutung sind die Schilddrüsenhormone für Wachstum, Reifung und Differenzierung des Organismus in der embryonalen und postnatalen Entwicklungsperiode. Ein Mangel während dieser Zeit führt zum Stillstand des Wachstums und der Reifung verschiedener Organe. Besonders empfindlich ist das Zentralnervensystem: Die Differenzierung bleibt aus, und eine geistige Retardierung mit intellektuellen Defekten ist die Folge.

Die Bedeutung der Schilddrüsenhormone für die Entwicklung zeigen 2 Formen der Hypothyreose im Kindesalter: die angeborene Hypothyreose infolge einer Aplasie oder Ektopie der Schilddrüse sowie der endemische Kretinismus. Bei der angeborenen Hypothyreose, bei der ein TSH-Rezeptordefekt die Differenzierung der Thymozyten verhindert, sind die Kinder bei Geburt häufig unauffällig. Wichtig ist eine frühzeitige Diagnose (Screening bei allen Neugeborenen), um durch eine sofort einsetzende Substitutionstherapie bleibende Schäden zu verhindern. Im Gegensatz dazu beruht der endemische Kretinismus auf einem Iodmangel während der embryonalen Entwicklung. Er kommt daher nur in Iodmangelgebieten vor. Bei der Geburt zeigen die Kinder schon ein typisches Aussehen. Häufig bestehen Struma und Schwerhörigkeit. Im Gegensatz zur angeborenen Hypothyreose ist das Gehirn bereits irreversibel geschädigt. Seit Einführung der Iodprophylaxe kommt dieses Krankheitsbild jedoch kaum noch vor.

Die Hypothyreose des Erwachsenen ist das Myxödem. Sie ist durch erniedrigten Grundumsatz, Hypothermie und Bradykardie gekennzeichnet. Eine geistige Unbeweglichkeit und eine gallertartige Schwellung der Haut durch Einlagerung von Mucopolysacchariden (Myxödem) sind weitere Symptome.

Weitere Wirkungen der Schilddrüsenhormone werden bei einer Überfunktion der Schilddrüse (Hyperthyreose) deutlich. Am längsten bekannt ist die Wirkung auf den Grundumsatz: Schilddrüsenhormone erhöhen den gesamten Stoffwechsel mit vermehrtem O_2-Verbrauch und gesteigerter Wärmeproduktion. Nicht alle Organe sind von der Stoffwechselsteigerung betroffen: Gehirn und Gonaden sind weitgehend resistent. Insgesamt arbeitet der Organismus unökonomisch: Für eine bestimmte Leistung wird mehr Energie verbraucht. Auf den Kohlenhydrat-, Fett- und Proteinstoffwechsel wirken Schilddrüsenhormone in hohen Dosen katabol, d.h. die Glykogenvorräte nehmen ab, Fettgewebe und Muskulatur werden eingeschmolzen. Ebenfalls lange bekannt sind die Wirkungen der Schilddrüsenhormone auf das Herz. Bei hyperthyreoten Patienten nehmen die Herzfrequenz und das Schlagvolumen zu. Bei der klassischen Hyperthyreose, dem Morbus Basedow, handelt es sich um eine Autoimmunerkrankung, bei der stimulierende Autoantikörper gegen den TSH-Rezeptor gebildet werden. Eine interessante Pathogenese findet man bei den Patienten mit einer Hyperthyreose, bei denen eine Mutation des TSH-Rezeptors zu einem konstitutiv aktiven Rezeptor führt, der ohne Bindung des Agonisten TSH aktiv ist (s. auch S. 51, inverse Agonisten).

Wirkungsmechanismus

Die Zuordnung aller geschilderten Wirkungen unter einen gemeinsamen Angriffspunkt bzw. Wirkungsmechanismus ist schwierig.

Schilddrüsenhormone können die Zellmembran überwinden. Nach der intrazellulären Umwandlung von T_4 in T_3 bindet T_3 an nukleäre, mit der DNA assoziierte Rezeptoren. Zusammen mit anderen Transkriptionsregulatoren wirken sie als Transkriptionsfaktoren. Anders als bei anderen intrazellulären Rezeptoren bilden die Rezeptoren für Schilddrüsenhormone keine Homodimere sondern Heterodimere mit einem zusätzlichen Rezeptor RXR (= Retinoat-X-Rezeptor, s.auch S. 564). Über die Aktivierung des Promotors kann die RNA-Polymerase II gebunden werden und die Transkription einleiten. Schilddrüsenhormone wirken also induzierend. Durch Untersuchungen an thyreoidektomierten Tieren ist bekannt, daß die Gabe von Schilddrüsenhormon zu charakteristischen, zeitlich aufeinander abgestimmten Veränderungen der Syntheseleistungen von Zellkern, Ribosomen und Mitochondrien führt (Abb. 27.5).

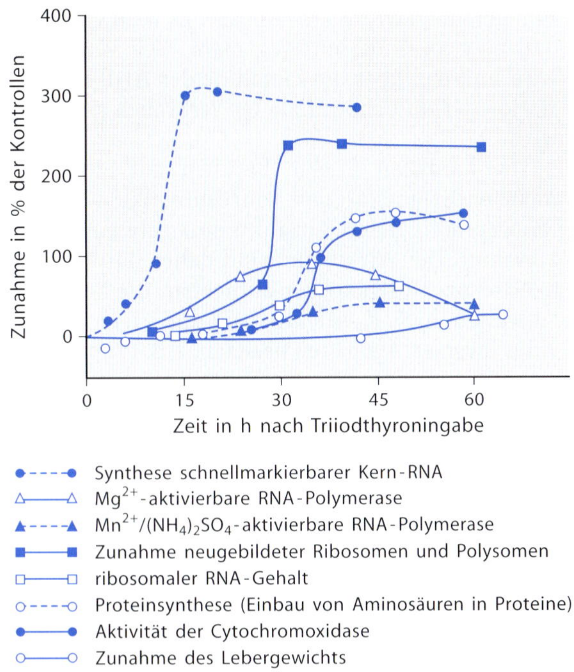

Abb. 27.5. Zeitlicher Verlauf der Induktionsvorgänge in der Leber thyreoidektomierter Ratten durch die Substitution mit Triiodthyronin. (Nach Tata 1967)

Die Rezeptoren für Schilddrüsenhormone, von denen offensichtlich mehrere existieren, gehören zu einer Superfamilie von Rezeptoren, die große Homologie mit dem v-ErbA-Onkogen aufweisen und zu der auch die Rezeptoren für Steroidhormone, für die Vitamine A und D und möglicherweise auch der Ah-Rezeptor gehören (s.auch S. 41).

Schwieriger ist der Wirkungsmechanismus hinsichtlich der Stoffwechselsteigerung zu erklären. Sie wurde früher mit einer Entkopplung der oxidativen Phosphorylierung (ATP-Synthese) vom Elektronentransport in Verbindung gebracht. Die Steigerung der Zellatmung hängt möglicherweise auch mit der induzierenden Wirkung zusammen. Schilddrüsenhormone führen sehr früh zu einer Stimulation der gesamten mitochondrialen Proteinsynthese; dies könnte zu erhöhtem ATP-Verbrauch mit gesteigerter Atmung führen. Weiter erhöhen Schilddrüsenhormone die Aktivität und die Menge der membrangebundenen Na^+-K^+-ATPase. Es wird vermutet, daß auch über diesen Weg mehr ATP verbraucht wird und daß über die Zunahme der ADP-Konzentration der mitochondriale O_2-Verbrauch gesteigert wird.

Die kardialen Effekte beruhen auf einer vermehrten Expression von konstitutiv aktiven β-Adrenozeptoren, deren Anzahl um das etwa 2–3fache zunimmt. Die Wirkungen sind daher durch solche β-Adrenozeptorenblocker aufhebbar, die keine ISA aufweisen, nicht β_1-selektiv sind und Eigenschaften eines inversen Agonisten besitzen, z.B. Propranolol.

Pharmakokinetik

T_4 und T_3 sind die beiden in der Schilddrüse gebildeten Hormone. Pro Tag werden etwa 75–80 μg T_4, 5 μg T_3 und <5 μg rT_3 sezerniert (Abb.27.6). T_4 wird außerhalb der Schilddrüse in das etwa 4mal stärker wirkende T_3 umgewandelt, das damit das eigentliche Schilddrüsenhormon ist.

Nach der Abgabe an das Blut werden T_3 und T_4 an Plasmaproteine gebunden. Für T_4 sind 3 Serumproteine bekannt, die in unterschiedlichem Ausmaß T_4 binden können. Etwa 80 % des Serum-T_4 wird an ein T_4-bindendes Globulin (TBG), der Rest etwa gleichmäßig an ein T_4-bindendes Präalbumin (TBPA) und an Albumin gebunden. T_3 wird überwiegend gleichmäßig an TBG und Albumin gebunden.

Die Konzentrationen an freiem Hormon sind außerordentlich gering. So liegen vom T_4 bei einer Gesamtserumkonzentration von 70–80 μg/l nur etwa 0,03 % in der freien Form vor, während bei T_3 etwa 0,3 % ungebunden sind (Gesamtmenge 1–2 μg/l).

Etwa 30–35 % (25 μg) des zirkulierenden T_4 wird zu T_3, etwa 50 % (35 μg) zu rT_3 umgewandelt.

Die Inaktivierung der Schilddrüsenhormone verläuft über Deiodierung sowie über die Konjugation mit Glucuronsäure und Sulfat. Die biliär ausgeschiedenen Konjugate werden im Darm gespalten und die freigesetzten Hormone wieder resorbiert.

Weitere pharmakokinetische Daten beider Hormone gibt Tabelle 27.7. Ein Teil der in der Tabelle aufgeführten Unterschiede zwischen beiden Hormonen läßt sich durch die unterschiedliche Eiweißbindung erklären. Ein Verteilungsvolumen von 11 l spricht für eine vorwiegend extrazelluläre Vertei-

Tabelle 27.7. Pharmakokinetische Unterschiede zwischen T_4 und T_3

	T_4	T_3
Freies Hormon [%]	0,03	0,3
Verteilungsvolumen (l)	11	45
Halbwertszeit (Tage)	7	1
Wirkungsdauer (Tage)	7–10	3–5
Wirkungseintritt (Tage)	3–5	1–2

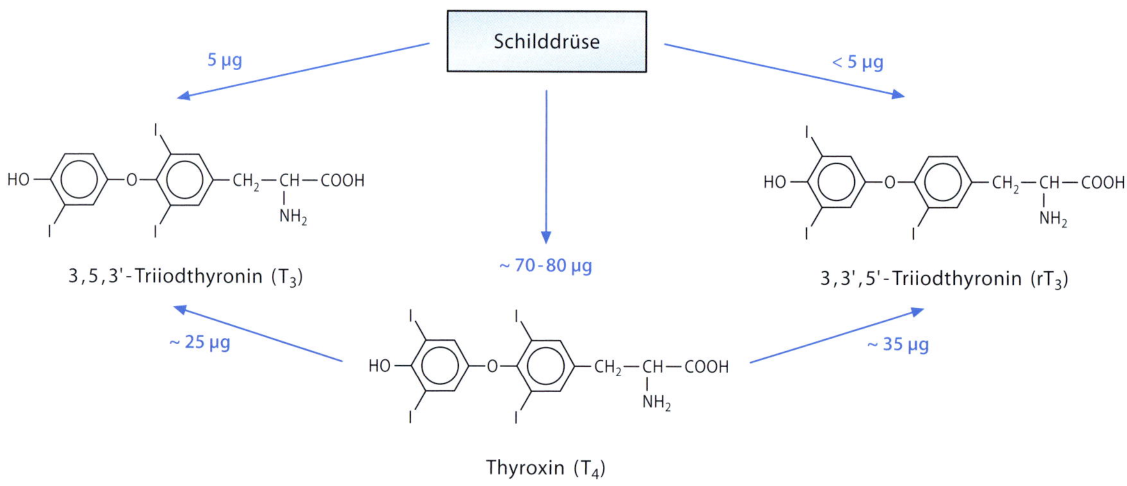

Abb. 27.6. Tägliche Synthese- und Konversionsraten der Schilddrüsenhormone

Tabelle 27.8. Anhaltspunkte zur Dosierung (Erhaltungsdosis) der Schilddrüsenhormone

INN	Mittlere Erhaltungsdosis/Tag
Levothyroxin (T_4)	100–300 µg
Liothyronin (T_3)	20–100 µg
Kombination T_3/T_4 1:5	20/100 µg

lung von T_4, während ein Verteilungsvolumen von 45 l (T_3) für eine Verteilung im Gesamtkörperwasser spricht (intrazelluläres Hormon). Die deutlich kürzere Plasmahalbwertszeit von T_3 und auch der raschere Wirkungseintritt lassen sich über die Verteilung erklären.

Indikationen

Schilddrüsenhormone sind zur Substitution bei allen Formen der Hypothyreose indiziert. Dabei wird meist T_4 wegen der protrahierteren Wirkung bevorzugt. Weitere Indikationen sind die Verhinderung der strumigenen Wirkung der Thyreostatika sowie die euthyreote Struma.

Die Dosierung erfolgt individuell mit langsamer Steigerung der Dosis bis zum gewünschten Effekt. Anhaltspunkte zur Dosierung (Erhaltungsdosen) s. Tabelle 27.8.

Bei richtig durchgeführter Therapie treten keine Nebenwirkungen auf. Symptome einer Hyperthyreose sind immer die Folge einer Überdosierung. Kontraindiziert (wegen der kardialen Wirkungen) sind Schilddrüsenhormone bei Patienten mit Angina pectoris, Herzinfarkt, Myokarditis, Tachykardie und Herzinsuffizienz.

27.4.2 Antithyreoidale Substanzen (Thyreostatika)

Thyreostatika sind Stoffe, die die Synthese oder die Abgabe der Schilddrüsenhormone inhibieren und zur Behandlung der Hyperthyreose eingesetzt werden.

27.4.2.1 Iodinationshemmer

Eine Reihe einwertiger Anionen (Pseudohalogenide wie SCN^-; ClO_4^-, TcO_4^- und andere) sind in der Lage, wegen nahezu identischem Ionenvolumen mit Iodid, den aktiven Transport des Iodids in die Schilddrüse kompetitiv zu hemmen. Es wird daher die Anreicherung von Iodid in der Schilddrüse vermindert; dies führt zu einer reduzierten Hormonsynthese.

Von allen Hemmstoffen der Iodidaufnahme wird Perchlorat als einziger verwendet, allerdings auch nur dann, wenn Substanzen aus der Reihe der Iodisationshemmer aus bestimmten Gründen (z.B. wegen Unverträglichkeiten) nicht verwendet werden können.

Die dosisabhängigen *Nebenwirkungen* sind beträchtlich und betreffen v.a. das blutbildende System (aplastische Anämien, Agranulozytosen, Thrombozytopenien). Allergische Reaktionen, gastrointestinale Beschwerden und u.U. ein nephrotisches Syndrom sind weitere unerwünschte Wirkungen. Der strumigene Effekt (Vergrößerung der Schilddrüse) erklärt sich aus dem Regelkreis der Schilddrüsenhormone: Über die verminderte periphere Hormonkonzentration wird die TRH- und hierdurch die TSH-Ausschüttung stimuliert. Die entstehende Hyperplasie der Schilddrüse kann durch gleichzeitige Gabe von Schilddrüsenhormon verhindert werden. Anhaltspunkte zur Dosierung s. Tabelle 27.9.

27.4.2.2 Iodisationshemmer

Zu dieser Substanzklasse gehören die Thioharnstoffderivate *Propylthiouracil, Thiamazol* und dessen Prodrug *Carbimazol.*

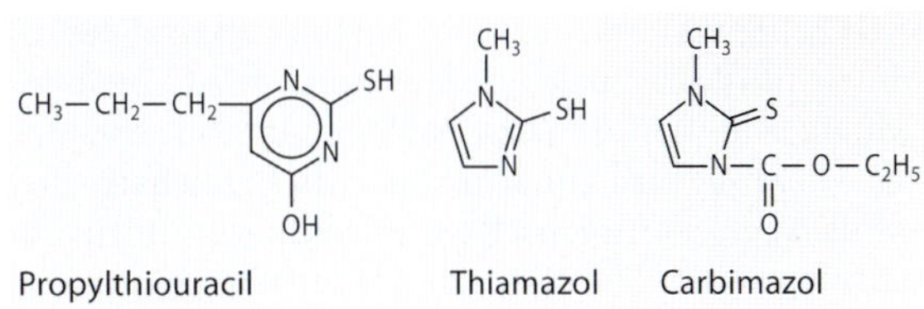

Der *Wirkungsmechanismus* dieser Verbindungen ist komplex. Sie haben weder einen Einfluß auf die Iodidaufnahme noch auf die Abgabe von Schilddrüsenhormon. Über wahrscheinlich mehrere Wege hemmen sie die Synthese der Schilddrüsenhor-

Tabelle 27.9. Anhaltspunkte zur Dosierung von Thyreostatika

INN	Mittlere Dosis/Tag initial [mg]	Dauer [mg]
Perchlorat	800–2000	200–400
Carbimazol	10–40	2,5–15
Propylthiouracil	150–300	25–100
Thiamazol	10–30	2,5–5

mone. Zum einen wird die Oxidation von Iodid zu Iod und damit der Einbau von Iod in die Tyrosylreste des Thyreoglobulins gehemmt. Zum anderen scheinen sie auch die Kopplungsreaktion der Iodtyrosine zu den Thyroninen zu blockieren. Welcher Art der Einfluß auf die Peroxidase ist, ist nicht klar. Für Propylthiouracil ist ein zusätzlicher extrathyreoidaler Angriffspunkt nachgewiesen: Propylthiouracil hemmt die Umwandlung von T_4 zu T_3 und verhindert so die Bildung des eigentlich wirksamen Hormons. Neuerdings wird auch eine immunsuppressive Wirkung der Thioharnstoffderivate diskutiert. Dies ist besonders im Hinblick auf die Therapie des M.Basedow interessant, der ja als Autoimmunerkrankung angesehen wird.

Alle Iodisationshemmer werden rasch und ausreichend (ca. 80 %) resorbiert. Die Halbwertszeiten liegen zwischen 1 und 2 h, die von Thiamazol bei etwa 6 h.

Die *Hauptindikation* der Thyreostatika, v.a. der Iodisationshemmer, ist die Therapie der Hyperthyreose. Daneben dienen sie zusammen mit Iodid der Behandlung der akuten thyreotoxischen Krise sowie der Operationsvorbereitung (Strumektomie). Da Thyreostatika nur die Hormonsynthese hemmen, aber keinen Einfluß auf die Hormonabgabe haben (die Schilddrüse speichert Hormon), wird verständlich, daß die Wirkung erst nach einiger Zeit einsetzt. Die Therapie wird zunächst bis zum Erreichen einer euthyreoten Stoffwechsellage mit höheren Initialdosen eingeleitet. Die folgende Dauerbehandlung mit reduzierten Dosen wird für etwa 10–12 Monate durchgeführt und dann unterbrochen. Diese Therapie führt in etwa 60 % der Fälle zu einer Dauerremission. Anhaltspunkte zur Dosierung s.Tabelle 27.9.

Kontraindiziert sind Thyreostatika bei einer retrosternalen Struma: während der Schwangerschaft und Laktation kleinste Dosis.

Ernste *Nebenwirkungen* betreffen v.a. das hämatopoetische System mit Agranulozytosen, auch allergischer Natur, sowie Leuko- und Thrombozytopenien. Neben gastrointestinalen Beschwerden treten weitere allergische Reaktionen mit vielfältiger Symptomatik (Haut, Arzneimittelfieber, Ödeme) auf. Wie die Iodinationshemmer können auch die Iodisationshemmer über eine Beeinflussung des hypothalamisch-hypophysären Regelsystems zu einer Schilddrüsenhyperplasie (strumigene Wirkung) führen, die durch gleichzeitige Gabe von Schilddrüsenhormon verhindert werden kann.

27.4.2.3 Iodid

Die Wirkung hoher Iodiddosen ist komplex und nicht in allen Einzelheiten geklärt. Sicher scheint zu sein, daß hohe Dosen Iodid zu einer Hemmung der Hormonabgabe aus der Schilddrüse (durch Hemmung der Proteasen?) führen. Daneben besteht aber auch die Möglichkeit, daß der Iodeinbau in die Tyrosylreste des Thyreoglobulins beeinträchtigt ist.

Die Wirkung setzt außerordentlich rasch ein, hält aber nur kurze Zeit an (ca. 14 Tage), so daß eine längere Therapie nicht möglich ist. Iodid kann daher in hohen Dosen (50–100 mg/Tag) in Kombination mit Thioharnstoffderivaten kurzfristig zur Operationsvorbereitung (Strumektomie) und zur Behandlung der akuten thyreotoxischen Krise verwendet werden.

Nebenwirkungen betreffen v.a. die Haut und die Schleimhäute: Rhinitis, Konjunktivitis, Bronchitis, Gastroenteritis und Exantheme. Daneben kann es auch zu allergischen Reaktionen mit Fieber und Leberschäden kommen.

27.4.2.4 Radioiod

^{131}I wird wie inaktives Iod von der Schilddrüse aufgenommen. Da der überwiegende Teil (90 %) seiner Strahlung β-Strahlung mit geringer Reichweite (2,2 mm in H_2O) ist, wird das Schilddrüsengewebe relativ selektiv geschädigt und zerstört. Die γ-Strahlung mit größerer Reichweite wurde zur Diagnostik der Schilddrüsenfunktion (Szintigraphie) ausgenutzt. Wegen der langen physikalischen Halbwertszeit von ^{131}I (etwa 8 Tage) werden zur Schilddrüsenszintigraphie jetzt kurzlebige Isotope wie ^{123}I (physikalische Halbwertszeit 13,5 h) oder ^{99m}Tc (physikalische Halbwertszeit 6 h) vorgezogen. Die Gefahr der Strahlungsschäden außerhalb der Schilddrüse (Gonaden!) erfordert eine strenge Indikationsstellung. Bei Jugendlichen und Schwangeren ist Radioiod kontraindiziert.

27.4.2.5 Anhang: Iodprophylaxe

Die Ursache des endemischen Kretinismus und des endemischen Kropfes ist ein Iodmangel. Er tritt v.a. in hochgelegenen Tälern auf, da die mit der Nahrung und dem Trinkwasser aufgenommene Iodmenge zu gering ist (der tägliche Bedarf an Iod beträgt etwa 200 µg). Durch Zugabe von Kaliumiodid zum Kochsalz wird dieser Mangel behoben, so daß das Krankheitsbild des endemischen Kretinismus nur noch selten auftritt.

27.4.3 Calcitonin

Neben den eigentlichen Schilddrüsenhormonen wird in der Schilddrüse in den sog. parafollikulären oder C-Zellen ein weiteres Hormon, Calcitonin, gebildet. Es ist ein Peptidhormon aus 32 Aminosäuren und einem Molekulargewicht von 3500, das, wie viele Peptidhormone, durch Proteolyse aus einem größeren Vorläufermolekül, Präprocalcitonin, zusammen mit einem weiteren Peptid, Katacalcin, abgespalten wird. Außer für die beiden Peptide kodiert das Calcitoningen auch für weitere Peptide, wie die „calcitonin gene-related peptides“, die als Neurotransmitter angesehen werden und eine Vasodilatation bewirken.

Calcitonin ist zusammen mit Parathormon, dessen Wirkungen teilweise antagonisiert werden, und Vitamin D an der Calciumhomöostase beteiligt. Calcitonin erniedrigt die Plasmakonzentration von Calcium und Phosphat. Dabei steht die cAMP-vermittelte Wirkung auf den Knochen im Vordergrund. Durch die Hemmung der Osteoklastentätigkeit kommt es zu einem gesteigerten Einbau von Calcium und Phosphat in die Knochen bzw. zu einer Hemmung des Knochenabbaus. In der Niere fördert Calcitonin neben der Calcium- und Phosphatausscheidung auch die Ausscheidung von Natrium, Kalium und Magnesium.

Die Synthese und Abgabe wird durch Ca^{2+} und gastrointestinale Hormone, besonders Gastrin, gesteuert: Anstieg der Serumkonzentration von Ca^{2+} und Gastrin führt zur Freisetzung von Calcitonin.

Calcitonin wird bei Hypercalcämie verschiedener Genese (z.B. Hyperparathyreoidismus) verwendet. Weitere Indikationen sind M. Paget (Ostitis deformans), Osteoporose, tumorbedingte Knochenschmerzen und Sudeck-Syndrom. Als Peptidhormon muß Calcitonin parenteral verabreicht werden. Zur Verfügung stehen synthetisches Lachs- und humanes Calcitonin. Anhaltspunkte zur Dosierung: initial 100 I.E./Tag s.c. oder i.m., später Reduktion auf 50 I.E./Tag über höchstens einige Wochen.

Die *Nebenwirkungen* sind üblicherweise gering. Flushartige Beschwerden, Übelkeit und Hauterscheinungen werden beobachtet.

27.4.4 Bisphosphonate

Bei einigen der im Abschnitt „Calcitonin“ aufgeführten Krankheitsbilder, die mit gesteigertem osteoklastären Knochenabbau und erhöhtem Serumcalcium einhergehen, werden zunehmend auch Bisphosphonate eingesetzt.

Bei ihnen handelt es sich um eine Gruppe von Pharmaka mit ausgeprägter osteotroper Wirkung. Chemisch sind sie abbauresistente Analoga des Pyrophosphat, dem natürlichen Inhibitor der Knochenmineralisation, dessen P—O—P-Struktur bei den Bisphosphonaten durch P—C—P ersetzt ist. Durch die jetzt möglichen Substitutionen am Kohlenstoffatom ergeben sich zahlreiche Variationsmöglichkeiten. Derzeit sind (Reihenfolge mit ansteigender antiresorptiver Wirkung, in Klammern relative Potenz) *Etidronsäure* (1), *Clodronsäure* (10), *Tiludronsäure* (10), *Pamidronsäure* (100), *Alendronsäure* (1000) *Ibandronsäure* (10000) im Handel.

Wirkungsmechanismus und Wirkungen. Bisphosphonate hemmen die Knochenresorption, wahrscheinlich über eine Hemmung der Auflösung von Calciumphosphat-Kristallen, zu deren Oberfläche sie eine hohe Affinität aufweisen. Daneben wird auch ein direkter Effekt auf die Osteoklasten (reduzierte Anzahl, Hemmung der Proteinsynthese oder der Protonenproduktion) angenommen. Vor allem Verbindungen mit einem Stickstoff im Molekül weisen ausgeprägte antiresorptive Potenz auf.

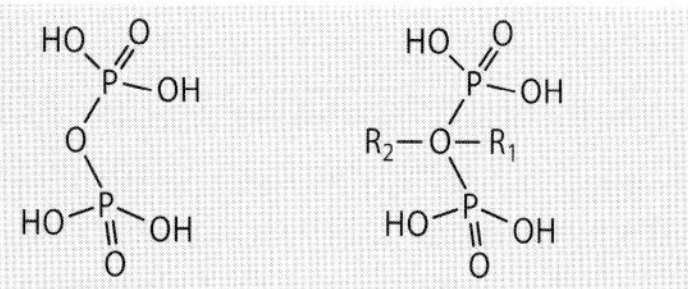

	R_1	R_2
Etidronsäure:	-OH	$-CH_3$
Pamidronsäure:	-OH	$-CH_2-CH_2-NH_2$
Ibandronsäure:	-OH	$-CH_2-CH_2-N(CH_3)-(CH_2)_4-CH_3$

Pharmakokinetik. Alle Bisphosphonate werden nur geringfügig (1 bis maximal 5 %) aus dem Magen-Darm-Trakt resorbiert; die Resorption wird zusätzlich durch Calcium und Eisen gehemmt. Deshalb sollen Bisphosphonate nicht zusammen mit Milch oder einer Mahlzeit eingenommen werden. Etwa 60 % der resorbierten Menge werden im Knochen (Hydroxylapatit-haltige Strukturen) gespeichert, der Rest unverändert renal ausgeschieden.

Indikationen. Aufgrund der großen Affinität zu Calciumphosphat-Kristallen sind radioaktiv markierte Bisphosphonate Diagnostika bei der Knochenszintigraphie. Wegen der Hemmung der Knochenresorption werden diese Verbindungen therapeutisch bei Erkrankungen verwendet, die mit gesteigertem osteoklastären Knochenabbau und erhöhter Serum-Calciumkonzentration einhergehen, wie z.B. der Morbus Paget oder die Osteolyse durch Knochenmetastasen solider Tumoren, bzw. die tumorinduzierte Hypercalcämie mit oder ohne Metastasen. Bisphosphonate können auch bei normocalcämischen Patienten mit Knochenmetastasen eingesetzt werden (z.B. beim Plasmozytom). Weitere Indikationen sind die postmenopausale Osteoporose sowie die Verhinderung heterotoper Ossifikation. Nicht alle Bisphosphonate sind jedoch für die genannten Indikationen zugelassen. Die Dosierung bei den einzelnen Indikationen ist unterschiedlich und wird der jeweiligen Situation angepaßt.

Nebenwirkungen. Bei einigen Verbindungen kann es zu einer passageren Temperaturerhöhung mit grippeartigen Symptomen kommen. Gastrointestinale Beschwerden sowie Elektrolytveränderungen mit Hypocalcämie und Hypophosphatämie sind möglich. Blutbildveränderungen mit Leukozyto- und Thrombozytopenie werden ebenso beobachtet wie Hautreaktionen.

27.5 Nebenschilddrüse

27.5.1 Parathormon (Parathyrin)

Parathormon (PTH), das Hormon der Nebenschilddrüse, reguliert zusammen mit Calcitonin und Vitamin D die Calcium- und Phosphathomöostase. Es ist ein Peptidhormon aus 84 Aminosäuren und einem Molekulargewicht von 9500, das aus einem Vorläufermolekül (Präpro-PTH) durch stufenweise Proteolyse freigesetzt wird.

Synthese und Abgabe werden über die Konzentration des ionisierten Calciums im Blut gesteuert und unterliegen einer negativen Feedbackregulation: Hohe Ca^{2+}-Konzentrationen hemmen die Freisetzung, während niedrige die Hormonausschüttung fördern. Unter dem Einfluß von PTH wird die Konzentration des freien Calciums erhöht und die des Phosphats erniedrigt.

Folgende über cAMP vermittelte Wirkungen und Angriffspunkte des Parathormons sind bekannt:

1. Am Knochen führt Parathormon über die Aktivierung der Osteoklasten zu einer Mobilisierung von Ca^{2+} und PO_4^{3-} aus dem Knochen. Für diese Wirkung ist die Anwesenheit von Vitamin D erforderlich.

2. In der Niere wird über eine Hemmung der Rückresorption im proximalen Tubulus die Phosphatausscheidung gefördert und gleichzeitig die Calciumrückresorption im distalen Tubulus erhöht.
3. In der Niere wird weiter die Bildung von 1,25-Dihydroxycholecalciferol stimuliert, das dann seinerseits die Resorption von Calcium und Phosphat aus dem Dünndarm fördert.

Aus dem Zusammenspiel zwischen Parathormon und Calcitonin, dem Antagonisten des Parathormons aus den parafollikulären Zellen der Schilddrüse, ergibt sich die Feinabstimmung der Calciumhomöostase.

Zur Therapie des Hypoparathyreoidismus wird anstelle des Parathormons die Kombination von Ca^{2+} und Vitamin D_3 (Cholecalciferol) bei gleich guter Wirkung mit dem Vorteil der oralen Anwendbarkeit verwendet. *Dihydrotachysterol* ist ebenfalls therapeutisch wirksam.

27.6 Nebennierenrinde

In der Nebennierenrinde lassen sich histologisch 3 Zonen unterscheiden, in denen jeweils unterschiedliche Hormone gebildet werden. In der äußeren Schicht, der Zona glomerulosa, entstehen die Mineralocorticoide. Die sich anschließende Zona fasciculata ist der Bildungsort der Glucocorticoide, während in der innersten Schicht, Zona reticularis, Sexualhormone synthetisiert werden.

27.6.1 Glucocorticoide

Die physiologische Bedeutung der Glucocorticoide liegt in ihrer Wirkung auf den Kohlenhydrat-, Fett- und Proteinstoffwechsel. Darüber hinaus besitzen sie weitere Wirkungen, die allerdings erst in höheren Dosen zu Tage treten.

Synthese der Glucocorticoide

Ausgangspunkt der Synthese ist Cholesterin. Unter Abspaltung von Isocapronsäure entsteht Pregnenolon, das durch eine Dehydrogenase und eine Isomerase zu Progesteron umgewandelt wird. Durch eine Reihe von Hydroxylierungsreaktionen entstehen aus Progesteron die verschiedenen Nebennierenrindenhormone, wobei die Reihenfolge der Hydroxylierungen die Zugehörigkeit zu einer bestimmten Hormongruppe bestimmt (Abb. 27.7). Cortisol ist das wichtigste Glucocorticoid des Menschen.

Das unter dem Einfluß von ACTH (s. oben) in der Nebennierenrinde gebildete Cortisol wird (ohne Speichermöglichkeit) sofort mit zirkadianer Rhythmik an das Blut abgegeben. Höchste Konzentrationen werden am frühen Morgen, niedrigste in den Abendstunden gemessen. Die Gesamtmenge an Cortisol, die in 24 h gebildet wird, beträgt etwa 20–45 mg; die durchschnittlichen Blutkonzentrationen schwanken zwischen 5 und 25 μg/100 ml Blut.

Wirkungsmechanismus

Glucocorticoide diffundieren in die Zielzelle und binden dort an spezifische, zytoplasmatische Rezeptoren. Die Glucocorticoidrezeptoren gehören zu der Superfamilie der Rezeptoren, die große Homologie zum v-ErbA-Onkogen aufweisen. Der Wirkungsmechanismus ist ausführlich auf S. 44 beschrieben.

Wirkungen der Glucocorticoide

Die physiologische Hauptwirkung der Glucocorticoide betrifft den *Kohlenhydratstoffwechsel*. Sie sind Gegenspieler des Insulins, d.h. der Glucosetransport in die Zelle wird vermindert. Unter ihrem Einfluß kommt es auch zu einer vermehrten Zuckerneusynthese aus Aminosäuren (Gluconeogenese), die v.a. in der Leber stattfindet und über eine Induktion gluconeogenetischer Schlüsselenzyme zustande kommt. Besonders Aminosäuren, die zu Pyruvat abgebaut werden bzw. die in ihrem Stoffwechsel in den Citratzyklus einfließen (sog. glucoplastische Aminosäuren), werden zur Zuckerneubildung herangezogen.

Diese Effekte (Neusynthese und Hemmung der peripheren Glucoseverwertung) führen zu einer Erhöhung der Glucosekonzentration im Blut, da nur ein Teil der neugebildeten Glucose in Glykogen umgewandelt werden kann.

Eng verknüpft mit der Wirkung auf den Kohlenhydratstoffwechsel ist die Wirkung auf den Proteinstoffwechsel.

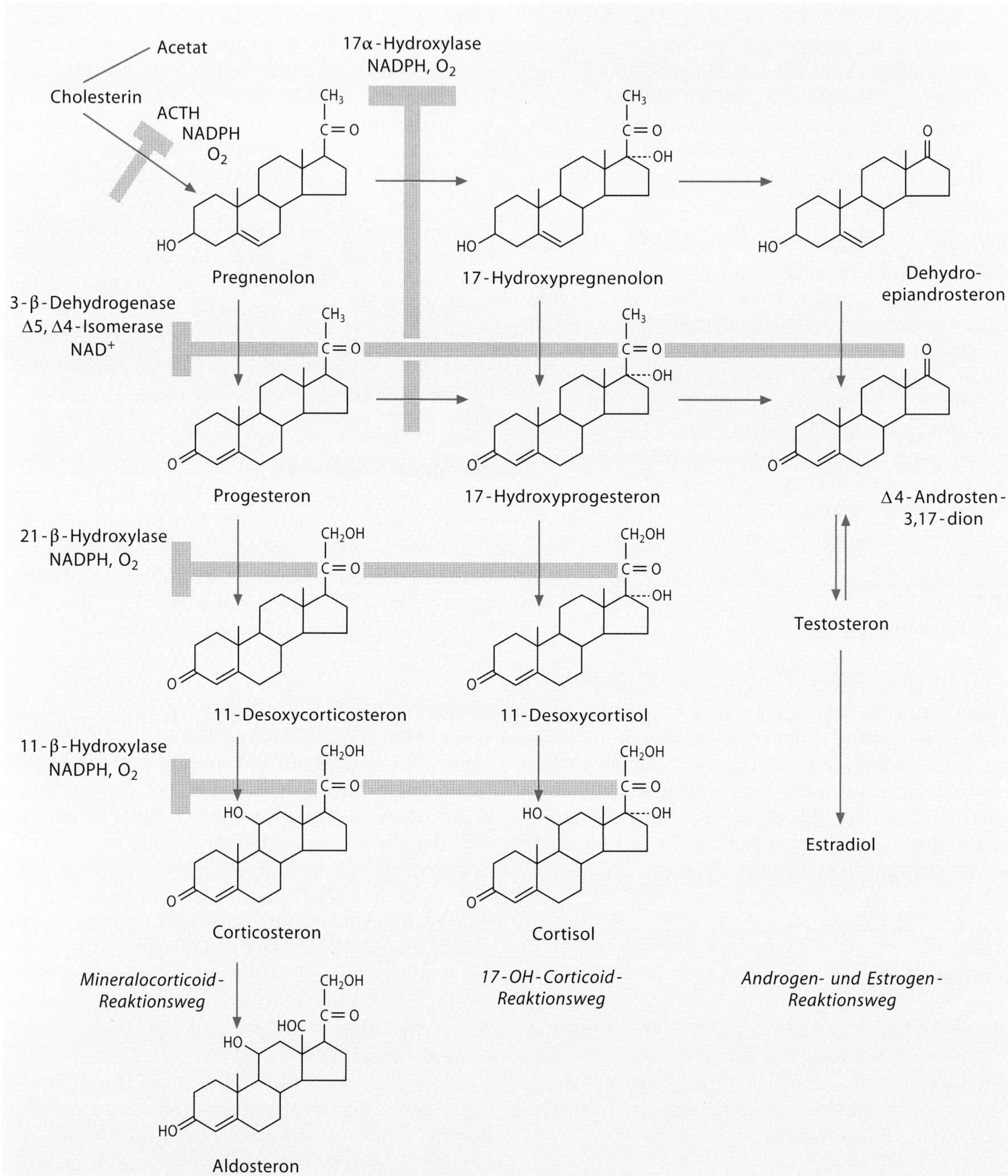

Abb. 27.7. Struktur und Biosynthese der Nebennierenrindenhormone. Die an der Synthese beteiligten Enzyme sind *am linken und oberen Rand* angegeben. Ein Enzymdefizit (*graurote Balken*) blockiert die Hormonsynthese an den angegebenen Stellen. (Nach Meyers et al. 1975)

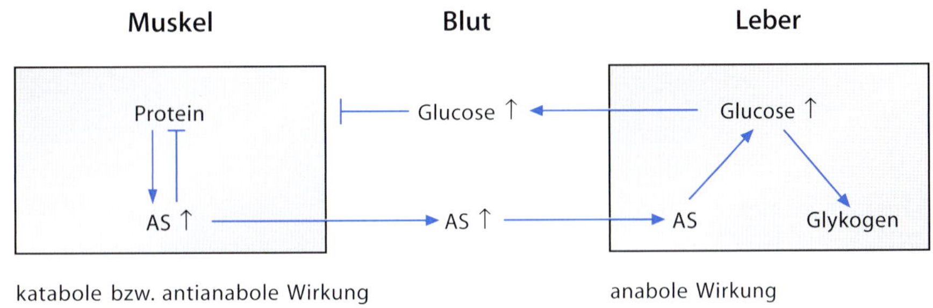

Abb. 27.8. Zusammenhang zwischen Protein- und Kohlenhydratstoffwechsel unter dem Einfluß von Glucocorticoiden (*AS* Aminosäuren, ⊢ Hemmung, ↑ Erhöhung)

Proteinstoffwechsel: Glucocorticoide erhöhen die Blutkonzentration der Aminosäuren. Dies geschieht einmal durch eine Hemmung der Neusynthese von Proteinen (antianabole Wirkung), zum anderen durch vermehrten Proteinabbau (katabole Wirkung). Diese Wirkungen betreffen besonders die Muskulatur und die Knochenmatrix. Es kommt zur Verringerung der Muskelmasse, und an den Knochen kann sich eine Osteoporose entwickeln. Die glucoplastischen Aminosäuren fließen dann, nachdem sie zu entsprechenden Vorstufen abgebaut wurden, in die Gluconeogenese ein. Die katabolen Wirkungen sind an einer negativen Stickstoffbilanz und an einer Erhöhung des Reststickstoffs im Serum erkennbar. Die Zusammenhänge zwischen Kohlenhydrat- und Proteinstoffwechsel sind in Abb. 27.8 schematisch zusammengefaßt.

Fettstoffwechsel: Im Fettgewebe wirken Glucocorticoide in einigen Körperregionen lipolytisch bzw. unterstützen die lipolytische Aktivität anderer Hormone wie Adrenalin oder Glukagon. Die Fettdepots werden eingeschmolzen. Daneben kommt es bei exzessiv hohen Dosen von Glucocorticoiden auch zu einer vermehrten Neubildung von Fett, die in ihrem Mechanismus noch nicht geklärt ist (Insulinbeteiligung?). Typisch für einen M. Cushing (Überfunktion der Nebennierenrinde) bzw. für eine längere Therapie mit hohen Dosen von Glucocorticoiden ist eine abnorme Fettverteilung mit dünnen Extremitäten (Lipolyse), einer Stammfettsucht und Fettablagerungen im Gesicht (Vollmondgesicht) und Nacken (Stiernacken).

Mineralhaushalt: Alle physiologischen und z.T. auch die synthetischen Glucocorticoide haben eine geringe mineralocorticoide Wirkung. Die Natrium- und H_2O-Retention sowie die Kaliumelimination sind zwar nicht so ausgeprägt wie beim Aldosteron, doch können sich diese Wirkungen bei längerer Zufuhr hoher Dosen als Nebenwirkung bemerkbar machen. Daneben wird auch die renale Ca^{2+}-Ausscheidung erhöht.

Blut und lymphatisches Gewebe: In hohen Dosen haben Glucocorticoide auch eine katabole Wirkung auf das lymphatische Gewebe: Die Zellen verkleinern sich und werden eingeschmolzen. Parallel dazu vermindert sich die Zahl der Lymphozyten im peripheren Blut. Diese Lymphopenie ist wahrscheinlich nicht auf eine verminderte Bildung oder verstärkte Zerstörung dieser Zellen, sondern auf eine Umkompartimentierung zurückzuführen und betrifft v.a. die T-Lymphozyten. Sie ist nach einiger Zeit – zumindest beim Menschen – reversibel. Die Zahl der Eosinophilen und Basophilen wird ebenfalls vermindert. Die Gesamtzahl der Leukozyten nimmt zu, v.a. durch einen Anstieg der neutrophilen Granulozyten. Die Thrombozyten und Erythrozyten werden ebenfalls – wenn auch nur geringfügig – erhöht.

Antiphlogistische, immunsuppressive und antiallergische Wirkungen: Diese Wirkungen werden v.a. therapeutisch genutzt. Glucocorticoide greifen an verschiedenen Stellen in das entzündliche oder immunologische Geschehen ein. Dabei sind Mechanismus, Bedeutung und Wertigkeit der Einzeleffekte nicht völlig geklärt. Alle 3 Wirkungen sind nicht immer voneinander zu trennen und sind häufig eine Frage der Dosis. Die Wirkung ist unspezifisch und symptomatisch, d.h. sie ist nicht gegen eine bestimmte Noxe gerichtet, es werden nur die allgemeinen Reaktionen des Organismus gegen ein schädigendes Agens unterdrückt.

Wie diese Wirkungen zustande kommen, ist erst in Ansätzen bekannt. Neben direkten Effekten wie

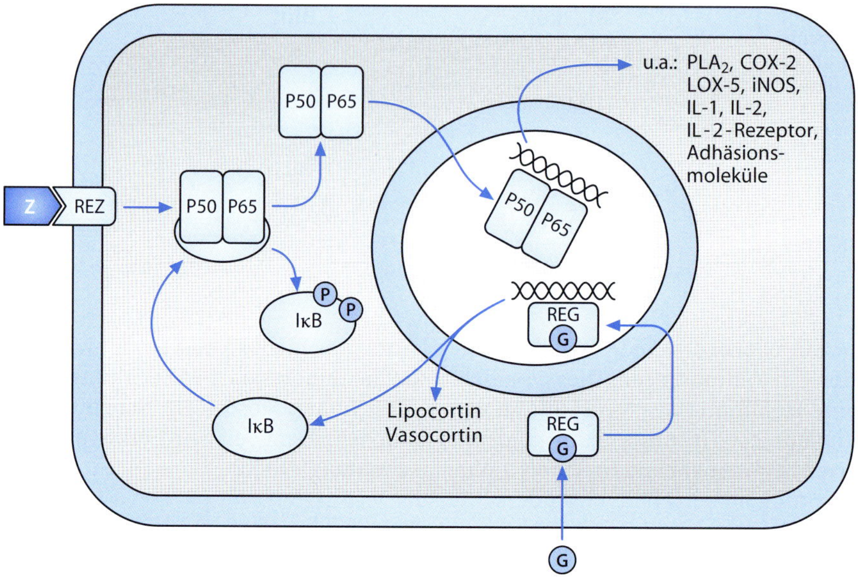

Abb. 27.9. Schematische Darstellung zum Wirkungsmechanismus von Glucocorticoiden. REG Rezeptor für Glucocorticoide (G), REZ Rezeptor für proinflammatorische Zytokine (Z), IκB Inhibitor kappa B, P50 und P65 50 bzw. 65 kDa-Untereinheit von NFκB (nuclear factor kappa B), PLA_2 Phospholipase A_2, COX-2 Cyclooxygenase 2, LOX-5 5-Lipoxygenase, iNOS induzierbare NO-Synthase, IL-1/IL-2 Interleukin 1/2. Einzelheiten s. Text. (Nach J. Marx, Science 270, 232–233 (1995)

der Induktion bestimmter Proteine *(Lipocortin, Vasocortin)* spielen auch indirekte Wirkungen über die Hemmung von Transkriptionsfaktoren eine Rolle. Relativ gut sind die Effekte untersucht, die mit der Inaktivierung der Transkriptionsfaktoren AP-1 (activator protein 1) und NFκB (nuclear factor κB) zusammenhängen.

AP-1 ist ein Homo- oder Dimer von Fos- und Jun-Proteinen (Produkte der Fos- und Jun-Protoonkogene). Glucocorticoide hemmen die Bindung an die Zielgene und damit deren Anschaltung offensichtlich durch eine Protein-Protein-Interaktion zwischen AP-1 und dem Glucocorticoid-Rezeptor. Unter diesen gehemmten Genen sind auch die für das Enzym Kollagenase und für das Zytokin Interleukin-2.

Komplexer sind die Vorgänge mit NFκB (s. Abb. 27.9). NFκB ist ein Heterodimer mit den beiden Untereinheiten p50 und p65, der für eine schnelle Aktivierung von Genen, die für frühe Abwehr- und Entzündungsreaktionen verantwortlich sind, führt. In nicht-stimulierten Zellen liegt NFκB im Zytosol im Komplex mit einem Inhibitor, IκB (MG 37 kDa) vor. Die Aktivierung von NFκB erfolgt durch proinflammatorische Stimuli derart, daß es über die Modifikation von IκB (wahrscheinlich Phosphorylierung) zu einer Dissoziation von NFκB kommt und IκB rasch proteolytisch abgebaut wird. NFκB kann in den Zellkern transloziert werden und wirkt als Transkriptionsfaktor.

Zu den NFκB-kontrollierten Genen gehören z. B. die für eine Reihe von Zytokinen (Tumornekrosefaktor, verschiedene Interleukine), die für Adhäsionsmoleküle und für den IL-2-Rezeptor. Darüber hinaus werden mehrere Enzyme (Cyclooxygenase-2, Lipoxygenase-5, induzierbare NO-Synthase) vermehrt exprimiert.

Glucocorticoide beeinflussen die Transkriptionsaktivität von NFκB über zwei Wege. Zum einen wird über die klassische genomische Wirkung die Menge an IκB erhöht, das aktiviertes NFκB im Zytosol abfängt und inaktiviert. Zum anderen interagiert der Glucocorticoid-Rezeptor mit der p65-Untereinheit von NFκB über eine Protein-Protein-Wechselwirkung, so wie oben für AP-1 beschrieben.

Folgende Effekte werden für die *antiphlogistischen Wirkungen* verantwortlich gemacht:

- Glucocorticoide induzieren die Bildung von *Lipocortin-1,* das mit verschiedenen Phospholipasen interagiert. Lipocortin gehört in eine Familie von calciumregulierten phospholipidbindenden Pro-

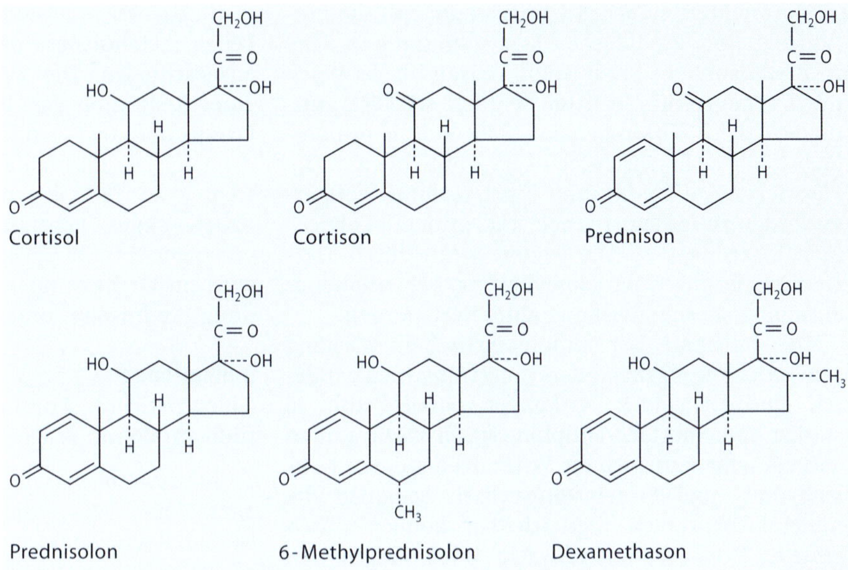

Abb. 27.10. Strukturformeln einiger Glucocorticoide

teinen, die als Annexine oder Calpactine bezeichnet werden, und über nicht näher bekannte Mechanismen die Aktivität einer Reihe von Phospholipasen hemmen. Durch die Hemmung der Phospholipase A_2 wird die Freisetzung von Arachidonsäure aus Phospholipiden reduziert und die Synthese von Entzündungsmediatoren wie Prostaglandine, Leukotriene und PAF (*p*latelet *a*ctivating *f*actor) gehemmt.

- Über die Induktion von IκB und die Inaktivierung von NFκB kommt es zur Synthesehemmung von TNF-α und einer Reihe von Interleukinen (u.a. IL-1 und -2) sowie von Adhäsionsmolekülen (ELAM-1, ICAM-1) und dem IL-2-Rezeptor. Darüber hinaus wird die Expression einer Reihe von Enzymen wie Cyclooxygenase 2, 5-Lipoxygenase und induzierbare NO-Synthase gehemmt.
- Über die Interaktion mit AP-1 ist die Expression von Kollagenasen vermindert.

Zur *immunsuppressiven* bzw. *antiallergischen Wirkung* tragen u.a. folgende Effekte bei:

- Glucocorticoide vermindern die Zahl der Lymphozyten im Blut über eine Umverteilung, wobei T-Zellen stärker als B-Zellen betroffen sind.
- Glucocorticoide hemmen die Phagozytosetätigkeit von Makrophagen und damit die Weiterverarbeitung des antigenen Materials. Dadurch wird der antigene Reiz abgeschwächt.
- Glucocorticoide hemmen die Expression und Freisetzung, teilweise auch die Wirkung, zahlreicher Mediatoren aus Makrophagen und T-Zellen (s. oben). Dies betrifft für die Immunsuppression vor allem IL-1 und IL-2. Durch die gestörte interzelluläre Kommunikation wird die Immunreaktion abgeschwächt.
- Die Antikörperbildung wird erst durch extrem hohe Dosen beeinflußt. Möglicherweise beruht die Wirkung der Glucocorticoide auf allergische Reaktionen vom Soforttyp auf der Hemmung der Entzündungsreaktionen, die durch die Antigen-Antikörper-Reaktion ausgelöst werden. Die Induktion der *Vasocortin*-Synthese mag über die Hemmung der Histaminfreisetzung zu den antiallergischen Effekten beitragen. Insgesamt werden zelluläre Reaktionen stärker als humorale unterdrückt.

Synthetische Glucocorticoide

Ausgehend vom Cortisol und Cortison sind zahlreiche Glucocorticoide synthetisiert worden, um bestimmte Wirkungen (z.B. antiphlogistische Wirkungen) zu verstärken und um andere typische Glucocorticoidwirkungen zu vermindern (Abb. 27.10).

Die wichtigsten Schritte waren zunächst die Einführung einer zusätzlichen Doppelbindung in Ring A. Prednison und Prednisolon weisen im Vergleich mit Cortisol und Cortison deutlich stärkere antiphlogistische Wirkungen auf, während die mineralocorticoiden Eigenschaften abgeschwächt sind. Die Fluorierung in 9α-Position führt zu einer Verstärkung der antiphlogistischen und mineralocorticoiden Eigenschaften. Die letztere kann durch 16α-Hydroxylierung oder Methylierung bei erhaltener antiphlogistischer Wirkung eliminiert werden.

Die Zunahme der antiphlogistischen Wirkung geht jedoch weitgehend den (unerwünschten) anderen glucocorticoiden Wirkungen parallel, d.h. je stärker eine Substanz antiphlogistisch wirkt, um so ausgeprägter sind auch die Wirkungen auf den Kohlenhydrat- und Proteinstoffwechsel. Lediglich die mineralocorticoiden Eigenschaften können durch gezielte Synthese abgeschwächt oder aufgehoben werden. Eine Übersicht über die relativen Wirkungsstärken einzelner Glucocorticoide gibt Tabelle 27.10.

Pharmakokinetik

Nach der Abgabe ans Blut wird Cortisol zu etwa 90 % an ein spezifisches Transportprotein (Transcortin) gebunden, dessen Bindungskapazität allerdings limitiert ist. Wird sie überschritten, findet eine unspezifische Bindung an Albumin statt.

Für die systemische Anwendung wird meist die orale Applikation bevorzugt, da Glucocorticoide gut und schnell resorbiert werden. Bei Erkrankungen der Haut und des Auges genügt häufig die lokale Applikation.

Glucocorticoide werden fast ausschließlich in der Leber metabolisiert und in inaktiver Form renal ausgeschieden. Die Hauptabbauwege bestehen in einer Reduktion von Ring A (Doppelbindung und Oxogruppe an C_3) mit anschließender Glucuronidierung. Die Plasmahalbwertszeit von Cortisol beträgt etwa 120 min, synthetische Glucocorticoide haben wegen langsamerer Metabolisierung eine verlängerte Halbwertszeit (etwa 3–5 h). Prednison wird im Organismus erst in die wirksame Verbindung Prednisolon umgewandelt.

Indikationen

Glucocorticoide kommen für drei grundsätzliche Indikationen in Frage:

1. *Substitutionstherapie* der Nebenniereninsuffizienz: Beim M. Addison (primäre Nebennierenrindeninsuffizienz) werden die physiologischen Glucocorticoide zusammen mit einem Mineralocorticoid bevorzugt. Für die Therapie der sekundären Nebennierenrindeninsuffizienz (Ausfall der Hypophyse) genügt meist die Gabe eines Glucocorticoids, da die Aldosteronsekretion normal verläuft. Die Dosen liegen in der Größenordnung der physiologischen Sekretionsrate und werden entsprechend der zirkadianen Rhythmik über den Tag verteilt.

2. *Suppressions- und Substitutionstherapie beim adrenogenitalen Syndrom (AGS):* Dieser angeborenen Stoffwechselstörung liegt ein Mangel an Hydroxylasen für die Glucocorticoidsynthese zugrunde. Infolgedessen ist die Synthese der Glucocorticoide vermindert. Dies führt zu einer überschießenden Abgabe von ACTH mit nachfolgender Hyperplasie

Tabelle 27.10. Übersicht der relativen Wirksamkeiten gebräuchlicher Glucocorticoide

INN	Antiphlogistische Wirkung	Mineralocorticoide Wirkung	Äquieffektive Dosen [mg]
Cortison	0,8	0,8	50
Hydrocortison (Cortisol)	1	1	40
Prednisolon	4	0,8	10
Prednison	4	0,8	10
Prednyliden	4	0	12
Fluocortolon	4	0	10
6-Methylprednisolon	5	0	8
Triamcinolon	5	0	8
Paramethason	10	0	4
Betamethason	30	0	2
Dexamethason	30	0	2

der Nebennierenrinde und zur Überproduktion von Androgenen. Das Überangebot an Androgenen führt bei Mädchen zu Virilisierungserscheinungen und zu einem Pseudohermaphroditismus. Bei Knaben entwickelt sich eine Pseudopubertas praecox. Die hohe Androgenkonzentration hemmt aber gleichzeitig die Gonadotropinfreisetzung, so daß sich eine primäre Amenorrhö bei Mädchen bzw. ein Hypogonadismus bei Knaben entwickelt. Da auch die Bildung der Mineralocorticoide durch den Enzymdefekt betroffen sein kann (der häufigste Defekt ist ein Mangel an 21β-Hydroxylase), kann es in schweren Fällen auch zu einem Ausfall der Aldosteronbildung und damit zu einem lebensbedrohenden Salzverlustsyndrom kommen.

Die Therapie des AGS besteht in der zirkadianen Gabe von Glucocorticoiden, um die überschießende ACTH-Sekretion zu bremsen; die Hyperplasie der Nebennierenrinde bildet sich zurück. Bei einem AGS mit Salzverlust wird zusätzlich ein Mineralocorticoid gegeben.

3. Am häufigsten werden Glucocorticoide wegen ihrer *antiphlogistischen, antiallergischen* und *immunsuppressiven Wirkung* therapeutisch genutzt. Die *folgende Übersicht* gibt eine (unvollständige) Zusammenfassung der Indikationen für Glucocorticoide. Die Dosierung der Glucocorticoide wird individuell der Schwere der Erkrankung angepaßt. Sie sollte bei der Dauertherapie so niedrig wie möglich sein und die Cushing-Schwellendosis nicht überschreiten. Das darf allerdings nicht zu einem starren Dosierungsschema führen. Die Effektivität einer gewählten Dosis muß in regelmäßigen Abständen kontrolliert werden, um ggf. die Dosis weiter reduzieren zu können.

Zur inhalativen Anwendung als Basistherapie beim Asthma bronchiale (s.S. 609) werden *Beclometason, Budesonid* und *Flunisolid* verwendet, *Mometason* äußerlich als Dermatikum. Ein neues, stark wirkendes, topisch anzuwendendes Glucocorticoid ist *Fluticason* (3fach fluoriert).

Die absoluten und relativen Kontraindikationen ergeben sich aus den Nebenwirkungen.

Ausgewählte wichtige Indikationen für Glucocorticoide

Rheumatische Erkrankungen
- Akutes rheumatisches Fieber (mit Antibiotika)
- Primär-chronische Polyarthritis

Kollagenosen
- Lupus erythematodes
- Panarteriitis

Allergische Reaktionen
- Asthma bronchiale
- Anaphylaktischer Schock
- Quincke-Ödem

Tumoren
- Akute Leukämien
- Lymphogranulomatose

Autoimmunerkrankungen
- Hämolytische Anämie
- Thrombozytopenische Purpura

Immunsuppression bei Transplantationen

Nephrotisches Syndrom

Colitis ulcerosa

Diverse Hauterkrankungen (systemisch und/oder lokal)
- Psoriasis vulgaris
- Ekzematöse Dermatitis
- Lichen planus
- Pemphigus vulgaris

Nebenwirkungen

Die meisten Nebenwirkungen der Glucocorticoide stehen mit den Wirkungen bzw. mit dem physiologischen Regulationsmechanismus in enger Verbindung. Wenn Glucocorticoide über längere Zeit in hohen Dosen gegeben werden, tritt ein sog. iatrogenes Cushing-Syndrom auf, d.h. es entwickeln sich alle Symptome einer Nebennierenrindenüberfunktion einschließlich der Suppression der ACTH-Freisetzung. Es wurden deshalb sog. Cushing-Schwellendosen eingeführt, bei deren langfristiger Überschreitung ein Cushing-Syndrom auftreten kann. Sie entsprechen etwa den äquieffektiven Dosen der Tabelle 27.10. Das bedeutet nicht, daß diese Dosen nicht überschritten werden dürfen, doch sollte nach Möglichkeit die Erhaltungsdosis unter der Schwellendosis liegen.

Da Glucocorticoide die ACTH-Freisetzung hemmen, kommt es zur Nebennierenrindenatrophie und zum Versiegen der endogenen Glucocorticoidsynthese. Wenn Glucocorticoide zu schnell und abrupt abgesetzt werden und die Patienten auf eigene Glucocorticoide angewiesen sind (z.B. in „Streßsituationen"), können lebensbedrohliche Zustände auftreten. Glucocorticoide müssen daher schrittweise über einen längeren Zeitraum (Wochen bis Monate) reduziert werden, um der Nebennierenrinde Gelegenheit zu geben, sich zu erholen. Die

Gefahr der Atrophie kann verringert werden, wenn bei der Applikation die zirkadiane Rhythmik berücksichtigt wird bzw. die Gabe alternierend (d.h. jeden 2. Tag) erfolgt (nicht immer durchführbar).

Wegen der vermehrten Zuckerneubildung (Gluconeogenese) wird der Blutzucker erhöht. Diese „diabetogene" Wirkung kann dazu führen, daß ein latenter Diabetes mellitus manifest wird bzw. ein manifester Diabetes entgleisen kann.

Auf die katabole Wirkung sind mehrere Nebenwirkungen zurückzuführen. Neben der Osteoporose (zusammen mit der vermehrten Ca^{2+}-Ausscheidung) kommt es auch zum Einschmelzen von Muskelgewebe (Steroidmyopathie).

Die Immunsuppression bedingt eine Verminderung der körpereigenen Abwehr und erleichtert die Ausbreitung von Infektionen. Dies kann besonders bei viralen Infekten von Bedeutung sein, da Virusinfektionen nur unzureichend behandelt werden können (bei bakteriellen Infektionen Antibiotika!).

Ulzera im Bereich des Magen-Darm-Traktes können entstehen bzw. vorhandene reaktiviert werden. Neben der antiphlogistischen Wirkung sind hierfür eine erhöhte Salzsäureproduktion und eine reduzierte Schleimbildung im Magen verantwortlich. Da entzündliche Reaktionen und damit auch der Entzündungsschmerz unterdrückt werden, kann es ohne entsprechende Symptomatik zur Ulkusperforation kommen. Auch die Narbenbildung und die Wundheilung nach Operationen sind verzögert.

Infolge der mineralocorticoiden Restwirkung, die einige Glucocorticoide besitzen, können Ödeme entstehen. Durch die Na^+- und Wasserretention kann es zur (raschen) Gewichtszunahme und Blutdrucksteigerung kommen. Eine langsame Gewichtszunahme wird durch die Appetitsteigerung ausgelöst.

Psychische Veränderungen mit gesteigerter Stimmungslage oder Euphorie werden häufig beobachtet. Daneben können aber auch Depressionen und in besonderen Fällen (Kinder, Epileptiker) Krampfanfälle ausgelöst werden.

Das Risiko thromboembolischer Erkrankungen (besonders bei vorgeschädigten Gefäßen) ist erhöht.

Bei langfristiger lokaler Applikation (aber auch bei systemischer Gabe) treten Veränderungen der Haut und der Augen auf. Atrophien an Haut und Hornhaut sind nicht selten. Am Auge kann es außerdem zur Kataraktbildung und zur Erhöhung des Augeninnendrucks kommen (Glaukom).

27.6.2 Mineralocorticoide

Das wichtigste physiologische Mineralocorticoid ist Aldosteron aus der äußeren Schicht der Nebennierenrinde (Zona glomerulosa), das an der Regulation des Wasser- und Elektrolythaushalts beteiligt ist. Hauptangriffsort sind der distale Tubulus und das Sammelrohr des Nephrons. Dort führt Aldosteron nach der Bindung an zytoplasmatische Rezeptoren über die Induktion (s. oben Glucocorticoidrezeptoren) „Aldosteron-induzierter-Proteine" (u. a. luminaler Na^+-Kanal und basolaterale Na^+/K^+-ATPase zu einer gesteigerten Na^+-Rückresorption, die mit der Resorption einer entsprechenden Menge Wasser verbunden ist. Die Wirkungen des Aldosterons sind also primär darauf gerichtet, Blutvolumen und extrazelluläre Flüssigkeit zu vergrößern. Weiteres s. S. 429.

Reguliert wird die Aldosteronbildung und -abgabe durch das Renin-Angiotensin-System und das Verhältnis von Na^+ und K^+ im Serum. Verminderung der zirkulierenden Blutmenge, Senkung des arteriellen Mitteldrucks sowie eine Hyponatriämie führen ebenso wie eine niedrige NaCl-Konzentration an der Macula densa des distalen Tubulus zur Reninfreisetzung aus den juxtaglomerulären Zellen. Über Angiotensin II (s. unten) wird dann die Aldosteronsynthese und -freisetzung angestoßen. Eine Hyperkaliämie ist dagegen ein direkter Stimulus der Aldosteronabgabe aus der Nebennierenrinde (Abb. 27.11).

Die therapeutische Bedeutung der Mineralocorticoide ist gering. Sie werden bei primärer Nebennierenrindeninsuffizienz (M. Addison) sowie beim adrenogenitalen Syndrom (s. oben) mit Salzverlust zusammen mit Glucocorticoiden therapeutisch verwendet.

Die einzelnen Mineralocorticoide *(Aldosteron, 11-Desoxycorticosteron = Desoxycorton* und *Fludrocortison)* unterscheiden sich nur in quantitativer Hinsicht: Aldosteron besitzt die ausgeprägtesten

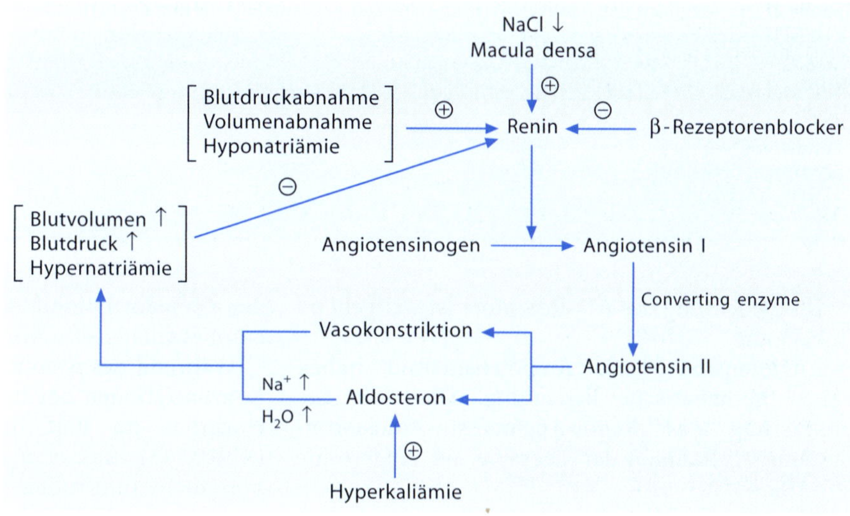

Abb. 27.11. Schematische Darstellung der Aldosteron- und Reninfreisetzung (⊕ Förderung, ⊖ Hemmung, ↑ Erhöhung)

mineralocorticoiden Wirkungen, Desoxycorticosteron und Fludrocortison sind deutlich schwächer wirksam (Tabelle 27.11).

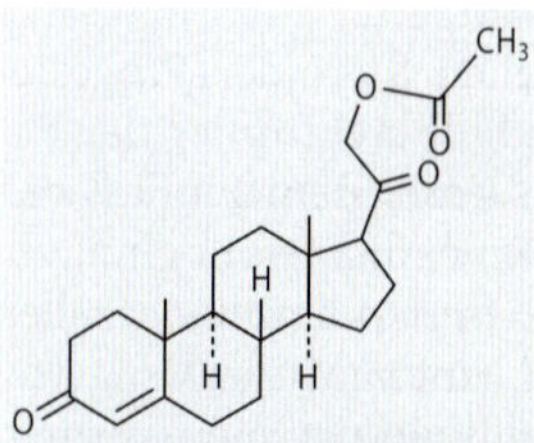
Desoxycortonacetat

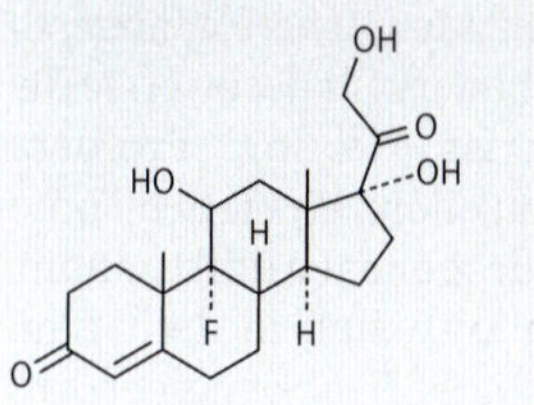
Fludrocortison

27.6.3 Anhang: Renin-Angiotensin-System

Neben der Beeinflussung der Aldosteronfreisetzung hat das Renin-Angiotensin-System auch einen direkten Einfluß auf die Blutdruckregulation. Kommt es zu einem Blutdruckabfall und damit zu einem verminderten Perfusionsdruck in der Niere, so wird Renin aus den juxtaglomerulären Zellen freigesetzt und an das Blut abgegeben. Eine Stimulation von β_1-Adrenozeptoren der juxtaglomerulären Zellen führt ebenfalls zur Reninfreisetzung. Renin, ein proteolytisches Enzym, spaltet aus Angiotensinogen das Dekapeptid Angiotensin I ab, aus dem durch das „converting enzyme" schließlich das Oktapeptid Angiotensin II entsteht.

Es sei noch darauf hingewiesen, daß auch Bradykinin (s. S. 523) durch das „converting enzyme" (Kininase II) abgebaut wird. Dies kann bei der Anwendung von Hemmstoffen dieses Enzyms (z.B. Captopril u.a.) bei der Therapie der Hypertonie von Bedeutung werden.

Wichtige Wirkungen des Angiotensin II, die über den AT_1-Rezeptor (G-Protein-abhängig) vermittelt werden, sind:

- Die Vasokonstriktion, die Ca^{2+}-abhängig über $G_{q/11}$ (Aktivierung einer Phospholipase C-β) und Ca^{2+}-unabhängig über $G_{12/13}$ via Rho und Rho-Kinasen erfolgen kann.
- Die Aldosteronfreisetzung erfolgt ebenfalls über $G_{q/11}$.
- Freisetzung von Noradrenalin aus noradrenergen Neuronen über präsynaptische Heterorezeptoren.
- Die mitogenen und proliferativen Effekte erfolgen über $G_{q/11}$. Hier bestehen via Ca^{2+} oder Proteinkinase C Verbindungen zur ERK (extracellular signal-regulated kinase)-MAPK (mitogen-activated protein kinase)-Kaskade.

Tabelle 27.11. Vergleich der relativen Wirkungsstärken verschiedener Mineralocorticoide

INN	Mineralocorticoide Wirkung	Glucocorticoide Wirkung	Applikation
Hydrocortison	1	1	
Aldosteron	3000	<1	i.v., i.m.
Desoxycorticosteron (Desoxycorton)	100	<1	i.m., bukkal
Fludrocortison	800	15	p.o.

Die Bedeutung des AT_2-Rezeptors ist weitgehend unbekannt.

Angiotensin II bzw. Angiotensinamid haben keine therapeutische Bedeutung. Über die Beeinflussung des Renin-Angiotensin-Aldosteron-Systems im Rahmen der Therapie der Hypertonie s.S. 378f.

Über den funktionellen Antagonismus zwischen Angiotensin II und ANP (Atriales natriuretisches Peptid) s.S. 286.

27.7 Keimdrüsen

27.7.1 Ovarien

27.7.1.1 Der weibliche Zyklus

Die Geschlechtsreife der Frau beginnt mit dem 1. biphasischen Zyklus und dauert bis zum Erlöschen der generativen Funktion der Ovarien. Sie beträgt etwa 30 Jahre. Der Zeitpunkt der ersten Menstruation wird als Menarche bezeichnet. Es folgen dann zunächst monophasische Zyklen, bis unter dem Einfluß von Progesteron die Geschlechtsreife eintritt (biphasische Zyklen).

Als Klimakterium wird der Lebensabschnitt bezeichnet, in dem die Ovarien langsam die Hormonproduktion einstellen. Dabei nimmt die Bildung der Gestagene eher ab als die der Estrogene. Der Zeitpunkt der letzten Blutung wird als Menopause bezeichnet. Die Zeit davor ist die Prämenopause, die Zeit danach die Postmenopause. Über die reduzierte und schließlich eingestellte Bildung der Sexualhormone kommt es zunächst zu einer zunehmenden Gonadotropinbildung, die im weiteren Verlauf dann ebenfalls abnimmt (Abb. 27.12).

Während des weiblichen Zyklus ändern sich die Konzentrationen der hypophysären und ovariellen Hormone im Blut in charakteristischer Weise (Abb. 27.13). Aus dem Hypothalamus wird GnRH pulsatil in Intervallen von 70–100 min freigesetzt und gelangt über das hypophysäre Pfortadersystem zur Adenohypophyse. Unter seinem Einfluß werden in der Hypophyse FSH und v.a. LH, ebenfalls pulsatil und mit gleicher Frequenz, freigesetzt. In der lutealen Phase des Zyklus werden dann die Freisetzungsintervalle durch den hemmenden Einfluß des Progesterons auf 3–4 h verlängert.

Die Synthese der ovariellen Steroide (Progesteron, Testosteron und Estradiol) steht unter der Regulation von LH und FSH. Unter dem Einfluß von FSH aus dem Hypophysenvorderlappen beginnt ein Follikel im Ovar zu reifen. In den Granulosazellen dieses Follikels wird dann (unter Mitwirkung von LH) vermehrt Estradiol gebildet, das einen erneuten Aufbau der während der Menstruation abgestoßenen Uterusschleimhaut bewirkt. Dieser erste Teil des Endometriumaufbaus ist die sog. Proliferationsphase. In den Thekazellen entstehen unter dem Einfluß von LH Androgene (Androstendion und Testosteron), die nach Diffusion in die Granulosazellen zu Estrogenen (via FSH-abhängiger Aromatase) umgewandelt werden.

Kurz vor dem Eisprung, also in der Mitte des Zyklus, erreicht die Estradiolkonzentration ein Maximum. Der Estradiolgipfel führt über einen positiven Feedbackmechanismus zu einem steilen Anstieg der Gonadotropinabgabe, besonders aber der LH-Sekretion, der, zusammen mit anderen Faktoren, wie z.B. $PGF_{2\alpha}$, die Ovulation auslöst. Der FSH-Gipfel fällt offensichtlich deshalb niedriger als der LH-Gipfel aus, weil auch im Ovar Inhibin gebildet wird, das die FSH-Synthese hemmt (s.auch Testo-

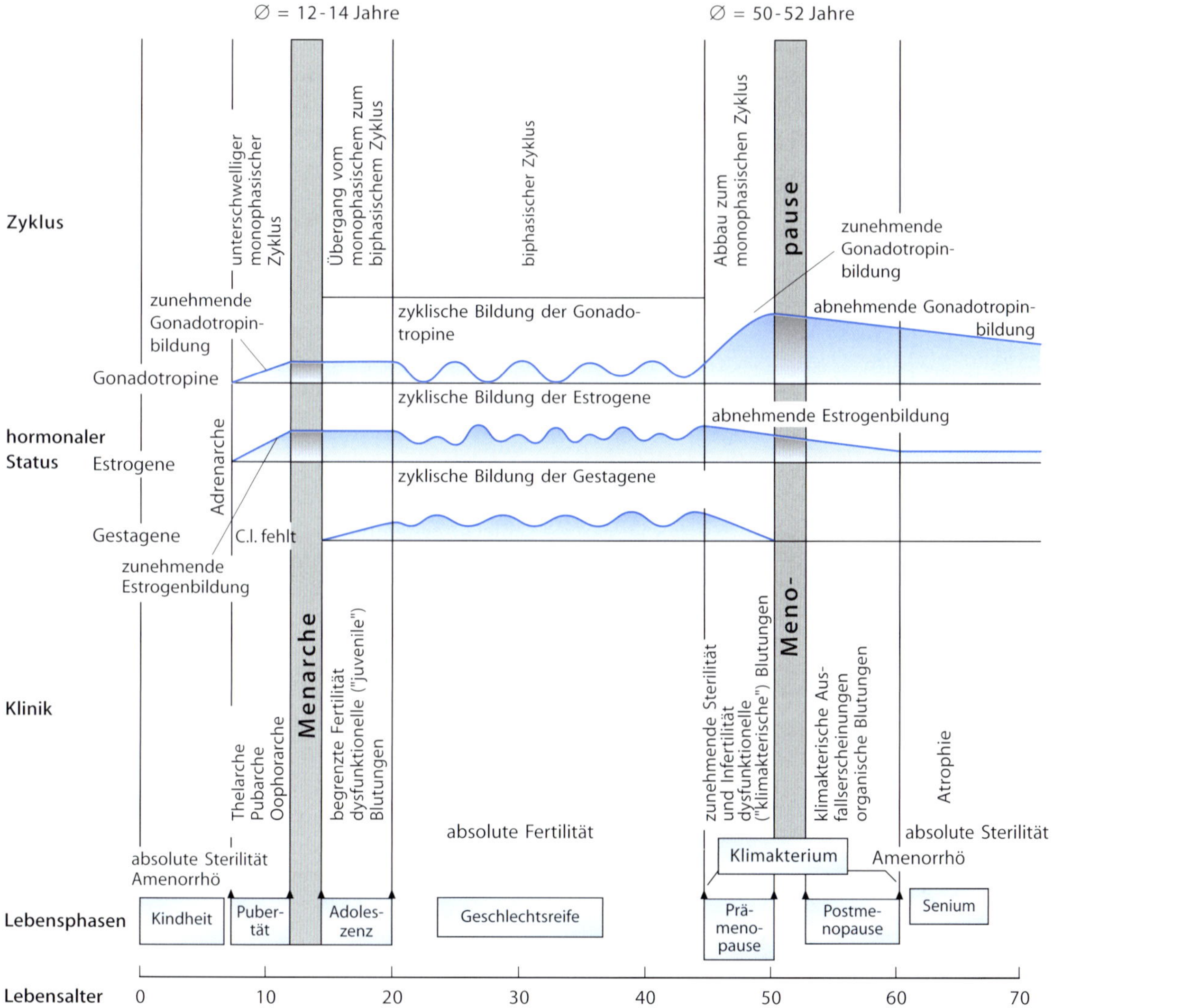

Abb. 27.12. Die Lebensphasen der Frau mit schematischer Darstellung des zugehörigen hormonellen Status. (Nach Labhardt 1978)

steron S. 513). Das Ei wird vom Fimbrienende des Eileiters aufgefangen und zum Uterus transportiert.

Nach dem Eisprung wandelt sich der Follikel zum Gelbkörper und bildet unter dem Einfluß von LH Progesteron (und Estrogene). Progesteron führt den Aufbau des Endometriums fort und wandelt die durch Estradiol vorbereitete Uterusschleimhaut in die Sekretionsphase um (Vorbereitung zur Aufnahme eines befruchteten Eis). Durch Progesteron wird die morgendliche Körpertemperatur in der zweiten Zyklushälfte um ca. 0,5°C angehoben (thermogenetischer Effekt des Progesterons).

Gegen Ende des Zyklus, wenn kein Ei befruchtet wurde, degeneriert der Gelbkörper, da Progesteron und Estradiol die Abgabe der Gonadotropine (v.a. LH) über einen negativen Rückkopplungsmechanismus hemmen. Dadurch wird die periphere Hormonbildung eingeschränkt, das Endometrium kann nicht aufrecht erhalten werden und wird abgestoßen (Menstruation). Daran sind auch Oxytocin und

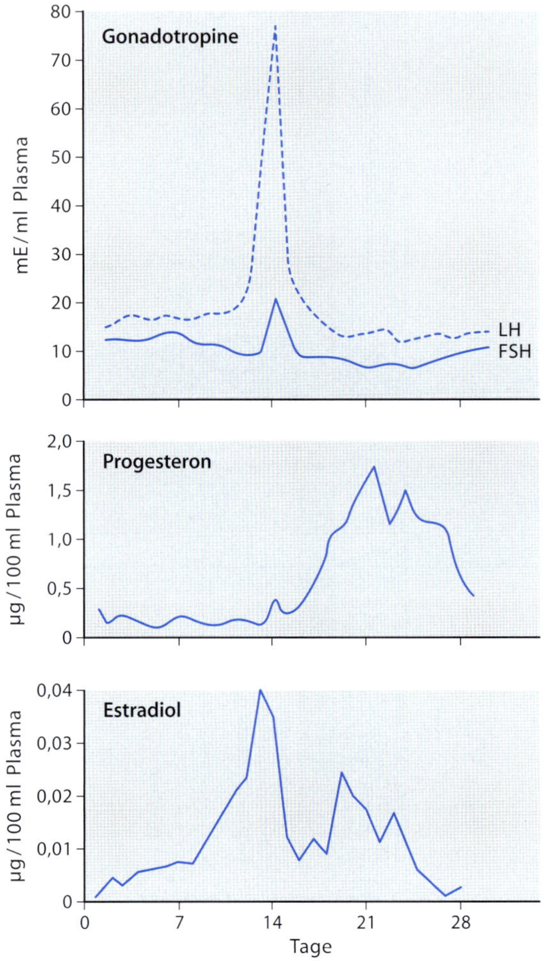

Abb. 27.13. Schematische Darstellung der Veränderungen der Konzentrationen von LH, FSH, Progesteron und Estradiol im Verlauf des weiblichen Zyklus. (Nach Meyers et al. 1975)

$PGF_{2\alpha}$ beteiligt. Die niedrigen peripheren Hormonkonzentrationen führen jetzt zu einer erneuten typischen pulsatilen Freisetzung von Gonadorelin aus dem Hypothalamus: Mit der nachfolgenden Freisetzung von FSH und LH aus der Hypophyse beginnt ein neuer Zyklus.

Wird jedoch ein Ei befruchtet, so bleibt das Corpus luteum zunächst noch erhalten und bildet unter dem Einfluß von Choriongonadotropin (HCG), das im Synzytiotrophoblasten gebildet wird und in Funktion und Struktur dem LH verwandt ist, weiter Estradiol und Progesteron. HCG ist bereits sehr früh nachweisbar (6–8 Tage nach der Ovulation) und kann daher zur Schwangerschaftsdiagnose herangezogen werden. Höchste Konzentrationen werden etwa in der 9.–12.Schwangerschaftswoche gemessen. Danach fällt seine Konzentration stetig ab und erreicht ein Plateau für die letzten 15 Wochen der Schwangerschaft. Etwa ab dem 3.Schwangerschaftsmonat übernimmt dann die Plazenta die Estrogen- und Gestagenbildung, während sich das Corpus luteum zurückbildet. Der Mechanismus der Geburtseinleitung ist erst in Ansätzen bekannt. Eine Rolle spielen Oxytocin, Abnahme der Progesteronkonzentration, Zunahme der Prostaglandinsynthese und möglicherweise auch andere Faktoren wie Relaxin und fetale Hormone der Nebennierenrinde.

Eine Amenorrhö bezeichnet das Ausbleiben der Regelblutung. Physiologisch ist sie vor der Geschlechtsreife und während der Schwangerschaft. Eine pathologische Amenorrhö kann verschiedene Ursachen haben (z.B. vaginale, uterine, ovarielle, hypophysäre oder hypothalamische Ursachen).

Bei einer primären Amenorrhö ist die Regelblutung, obwohl die Patientin älter als 18 Jahre ist, bisher nicht aufgetreten. Eine sekundäre Amenorrhö besteht, wenn eine bislang regelmäßige Blutung längere Zeit ausbleibt.

Von Dysmenorrhö spricht man, wenn am Beginn und während der Menstruation kolikartige Schmerzen auftreten, die häufig mit Übelkeit, Brechreiz und Kopfschmerz verbunden sind.

27.7.1.2 Estrogene

Die natürlichen Estrogene werden in den Granulosazellen der Follikel unter dem Einfluß von FSH gebildet. Daneben entstehen sie auch im Corpus luteum und während der Schwangerschaft in der Plazenta.

Das wichtigste physiologische Estrogen ist *17β-Estradiol. Estron* und das Abbauprodukt *Estriol* sind schwächer wirksam. Über die Biosynthese der Estrogene informiert Abb. 27.14.

Wirkungen

Estrogene sind für die Entwicklung und Aufrechterhaltung der weiblichen Sexualfunktion verantwort-

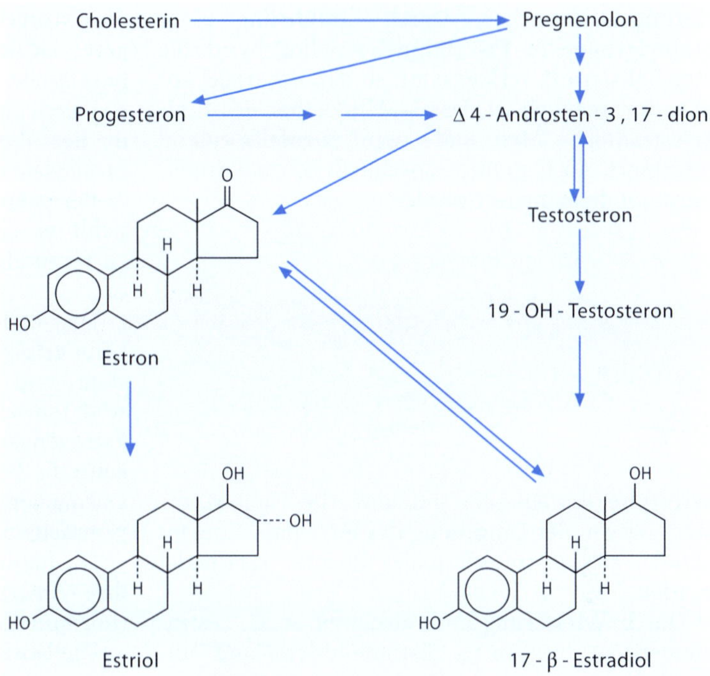

Abb. 27.14. Biosynthesewege von Estradiol, Estron und Estriol

lich. Genitalfunktion, Ausbildung der sekundären Geschlechtsmerkmale, weiblicher Zyklus und Schwangerschaft werden durch Estrogene (teilweise zusammen mit Gestagenen) gesteuert. Wie bei allen Steroidhormonen kommen die Wirkungen über die Interaktion mit spezifischen intrazellulären Rezeptoren zustande, die nach Translokation in den Zellkern als Transkriptionsfaktoren wirken (s. auch S. 44).

Die wichtigsten Wirkungen der Estrogene sind in der folgenden Übersicht zusammengefaßt.

Pharmakokinetik

Estrogene werden nach der Abgabe ans Blut an spezifische Transportproteine („sex hormone binding globulin"; SHBG) gebunden. Durch Hydroxylierungsreaktionen (v.a. am C_2) werden sie überwiegend in der Leber inaktiviert. Der Hauptmetabolit ist Estriol, das, wie die anderen Metaboliten, an Glucuron- oder Schwefelsäure gekoppelt renal oder biliär ausgeschieden wird. Bedeutungsvoll ist, daß die Hydroxylierung induzierbar ist.

Wirkungen der Estrogene

- *Auf das weibliche Genitale*
  - Wachstum und Reifung der Follikel
  - Erhöhung der Tubenmotilität
  - Wachstum des Uterus
  - Auslösung der Proliferationsphase am Endometrium
  - Kontraktion des Uterus (mit Oxytocin)
- *Sekundäre Geschlechtsmerkmale*
  - Typisch weiblicher Körperbau und Fettverteilung
  - Typische Behaarung
  - Stimme
  - Psychisches Verhalten
  - Hemmung der Talgdrüsenfunktion, dünne Haut
- *Allgemeine Wirkungen*
  - Anabole Wirkungen
  - Förderung von Calcium und Phosphateinbau in den Knochen
  - Pubertät: Epiphysenschluß
  - Natrium- und Wasserretention
  - Leberstoffwechsel: vermehrte Synthese von Transcortin, thyroxinbindendes Globulin, Gerinnungsfaktoren und vermehrte Bildung von HDL

Obwohl Estrogene enteral gut resorbiert werden, können sie wegen der schnellen hepatischen Metabolisierung (First-pass-Effekt) dennoch nicht per os gegeben werden. Es wurden daher Substanzen entwickelt, die einer raschen enzymatischen Inaktivierung widerstehen. Durch Einführung einer Ethinylgruppe in C_{17} (Ethinylestradiol) wird die Metabolisierung verlangsamt, so daß die orale Applikation möglich ist. Der 3-Methylether des Ethinylestradiols – *Mestranol* – wird ebenfalls enteral resorbiert, doch muß er anschließend zu Ethinylestradiol demethyliert werden.

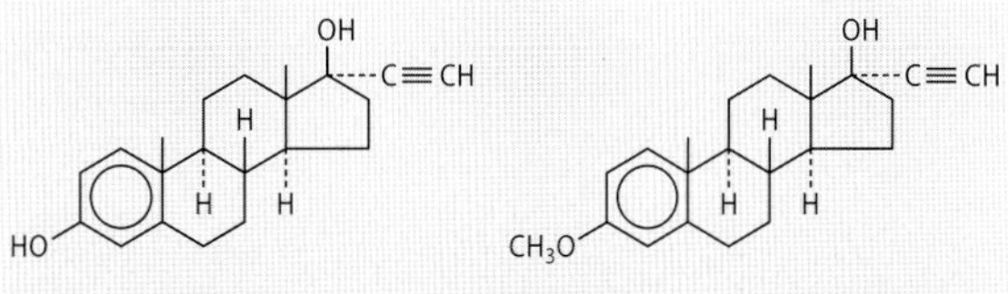

Ethinylestradiol Mestranol

Estrogene werden sehr gut über die Haut resorbiert. Wegen der Umgehung des First-pass-Effektes können sie als transdermales Pflaster verwendet werden.

Durch Veresterung mit Fettsäuren an C_3 (Estradiolbenzoat) bzw. an C_{17} (Estradiolvalerat und -undecylat) entstehen Verbindungen, die, als Depotpräparate injiziert, eine lange Wirkungsdauer haben.

Stilbenderivate (Diethylstilbestrol) haben die gleichen Wirkungen wie die natürlichen Estrogene, obwohl sie keine Steroide sind. Sie werden enteral gut resorbiert. Wegen gravierender Nebenwirkungen (s. unten) werden sie in Deutschland in der Frauenheilkunde nicht mehr verwendet.

Indikationen

Eine wichtige Indikation ist die Substitutionstherapie bei ovarieller Insuffizienz sowie im weiblichen Klimakterium, dessen Symptome auf einen Estrogenmangel zurückzuführen sind. Zur Behandlung typischer Beschwerden des Klimakteriums wie Hitzewallungen, Angst und Depressionen sowie trophischer Störungen des Urogenitaltraktes ist jedes Estrogen, das oral gegeben werden kann, in geringer Dosierung anwendbar, wenn auch meist natürliche Estrogene (trotz schneller hepatischer Metabolisierung) bevorzugt werden. Die Dosierung beträgt etwa 1–2 mg Estradiolvalerat oder 0,6 mg konjugierte Estrogene. Zur Vermeidung einer Uterushyperplasie und um der Gefahr des Endometriumkarzinoms vorzubeugen, sollten die Estrogene zyklusgerecht in einer Kombination mit Gestagenen verabreicht werden. Bei dieser Indikation können die Estrogene auch transdermal in sehr viel geringerer Dosierung appliziert werden, da der First-pass-Effekt umgangen wird.

Durch eine Substitution mit Estrogenen kann die in der Postmenopause auftretende Osteoporose prophylaktisch verzögert oder verhindert werden.

Bei primärer und sekundärer Amenorrhö empfiehlt es sich ebenfalls, Estrogene zyklusgerecht zu verabreichen und mit Gestagenen zu kombinieren.

Die Behandlung einer Akne mit Estrogenen kann erfolgreich sein. Bestimmte Formen von Prostata- und Mammakarzinomen in der Menopause sind teilweise estrogenempfindlich, so daß durch Estrogengaben Remissionen möglich sind. Auch kann in bestimmten Fällen die Anwendung von Estrogenen zur Hemmung eines übermäßigen Längenwachstums bei Mädchen indiziert sein.

Die häufigste Indikation für Estrogene ist jedoch ihre Anwendung zur Hemmung der Ovulation (hormonelle Kontrazeption).

Die Dosierung der Estrogene erfolgt bei den einzelnen Indikationen individuell. *Kontraindiziert* sind Estrogene bei schweren Leberfunktionsstörungen, Stoffwechselstörungen (Lipidstoffwechsel), thromboembolischen Erkrankungen, hormonabhängigen, rezeptorpositiven Tumoren des Uterus und der Brust, Endometriose, idiopathischem Schwangerschaftsikterus und Schwangerschaftspruritus in der Anamnese sowie während der Schwangerschaft.

Nebenwirkungen

Wenn Estrogene über längere Zeit ununterbrochen zugeführt werden, treten Nebenwirkungen auf, die z.T. mit den physiologischen Wirkungen zusammenhängen: Am Endometrium kann es zu einer glandulär-zystischen Hyperplasie und an der Brust zu einer Mastopathia cystica kommen. Die Funktion der Ovarien (Follikelreifung und Ovulation) wird eingeschränkt.

Die Gabe von Estrogenen an Mädchen vor Abschluß der Pubertät kann zum Schluß der Epiphysenfugen und damit zum Wachstumsstillstand führen. Die Natrium- und Wasserretention führt zu Ödemen und Gewichtszunahme.

Am gravierendsten ist jedoch die Erhöhung des Risikos thromboembolischer Erkrankungen. Dies wurde v.a. im Zusammenhang mit estrogenhaltigen hormonellen Kontrazeptiva mit hohem Estrogengehalt beobachtet. Als auslösende Ursachen kommen eine vermehrte Synthese von Gerinnungsfaktoren sowie eine erhöhte Thrombozytenaggregation in Frage.

Die Frage nach der Karzinogenität der Estrogene wird heute bejaht. Sie scheinen eine Promotorwirkung zu besitzen.

In den USA wurde beobachtet, daß Mädchen, deren Mütter in der Schwangerschaft wegen einer drohenden Fehlgeburt Diethylstilbestrol erhielten, auffallend häufig Vaginalkarzinome im jugendlichen Alter entwickelten. Diethylstilbestrol wird deshalb heute nur noch zur Behandlung von Prostatakarzinomen verwendet.

27.7.1.3 Antiestrogene

Antiestrogene sind kompetitive Antagonisten der Estrogene am Rezeptor mit teilweise schwacher estrogener Eigenwirkung (partielle Agonisten), die die Wirkung körpereigener Estrogene aufheben oder abschwächen.

Zu diesen Verbindungen gehört u. a. *Clomifen*, das aufgrund seiner antiestrogenen Wirkung das hypothalamisch-hypophysäre Regelsystem stört. Durch Aufhebung des negativen Feedbackmechanismus, über den Estrogene die Freisetzung hypothalamischer Releasinghormone steuern, kommt es zu einer vermehrten Freisetzung von GnRH aus dem Hypothalamus und damit auch zu vermehrter Freisetzung von Gonadotropinen aus der Hypophyse.

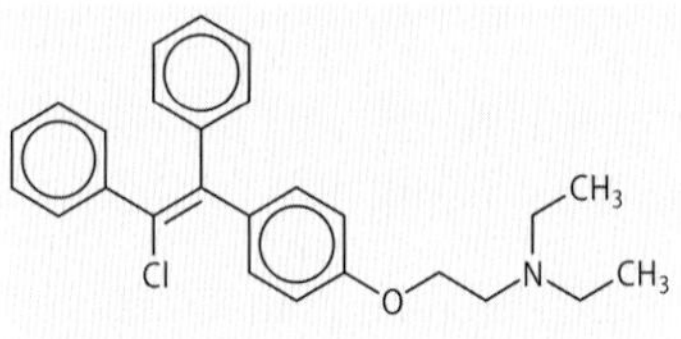

Clomifen

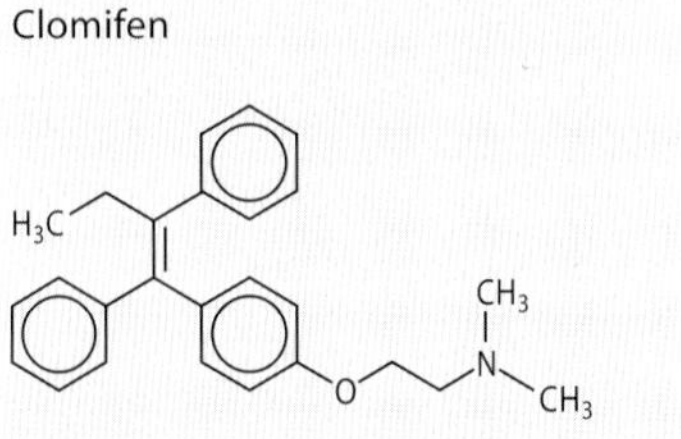

Tamoxifen

Diese oral wirksame Substanz kann daher bei anovulatorischen Zyklusstörungen Ovulationen auslösen. Bei dieser Indikation wird Clomifen in einer Dosierung von 50–150 mg/Tag von 5.–9. Zyklustag verwendet. Als *Nebenwirkungen* von Clomifen werden gastrointestinale Beschwerden, Sehstörungen, Hitzewallungen, Kopfschmerzen, u. U. Mehrlingsschwangerschaften und Vergrößerungen der Ovarien mit Zystenbildung gesehen. Zur Ovulationsauslösung werden auch Gonadotropine wie HCG verwendet (s. auch S. 480).

Tamoxifen, ein weiterer partieller Agonist an den Estrogenrezeptoren, wird zur adjuvanten Therapie nach Primärtherapie des Mammakarzinoms sowie bei metastasierendem Mammakarzinom in einer Dosierung von 20–40 mg/Tag p.o. verwendet. Tamoxifen führt zu Übelkeit, Erbrechen, Hitzewallungen, Ödemen sowie zu Leukozyto- und Thrombozytopenien.

Neben den Antiestrogenen, die über eine Rezeptorblockade wirken, gibt es weitere Substanzen, die als selektive Hemmstoffe der Aromatase die Bildung der Estrogene verhindern. *Anastrozol* und *Letrozol* sind nichtsteroidale Antagonisten der Aromatase. Sie binden an die Cytochrom-P450-Untereinheit der Aromatase und hemmen das Enzym reversibel.

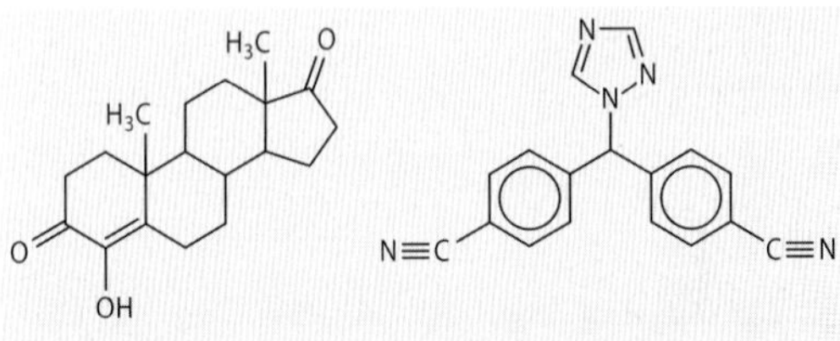

Formestan Letrozol

Steroidale Aromatasehemmer wie *Formestan* und *Exemestan* sind dagegen irreversible Hemmstoffe, die an der Substratbindungsstelle für Androstendion angreifen. Aromatasehemmstoffe kommen bei fortgeschrittenem Mammakarzinom bei Frauen in der Menopause nach Vorbehandlung mit anderen Antiestrogenen zur Anwendung.

Aminoglutethimid hemmt nicht nur die Aromatase, sondern auch die Cytochrom P450-abhängige Bildung von Pregnenolon aus Cholesterin und somit die gesamte Steroidbiosynthese. Bei vergleichbarer Indikation wie für die anderen Aromataseinhibitoren, müssen daher Glucocorticoide substituiert werden.

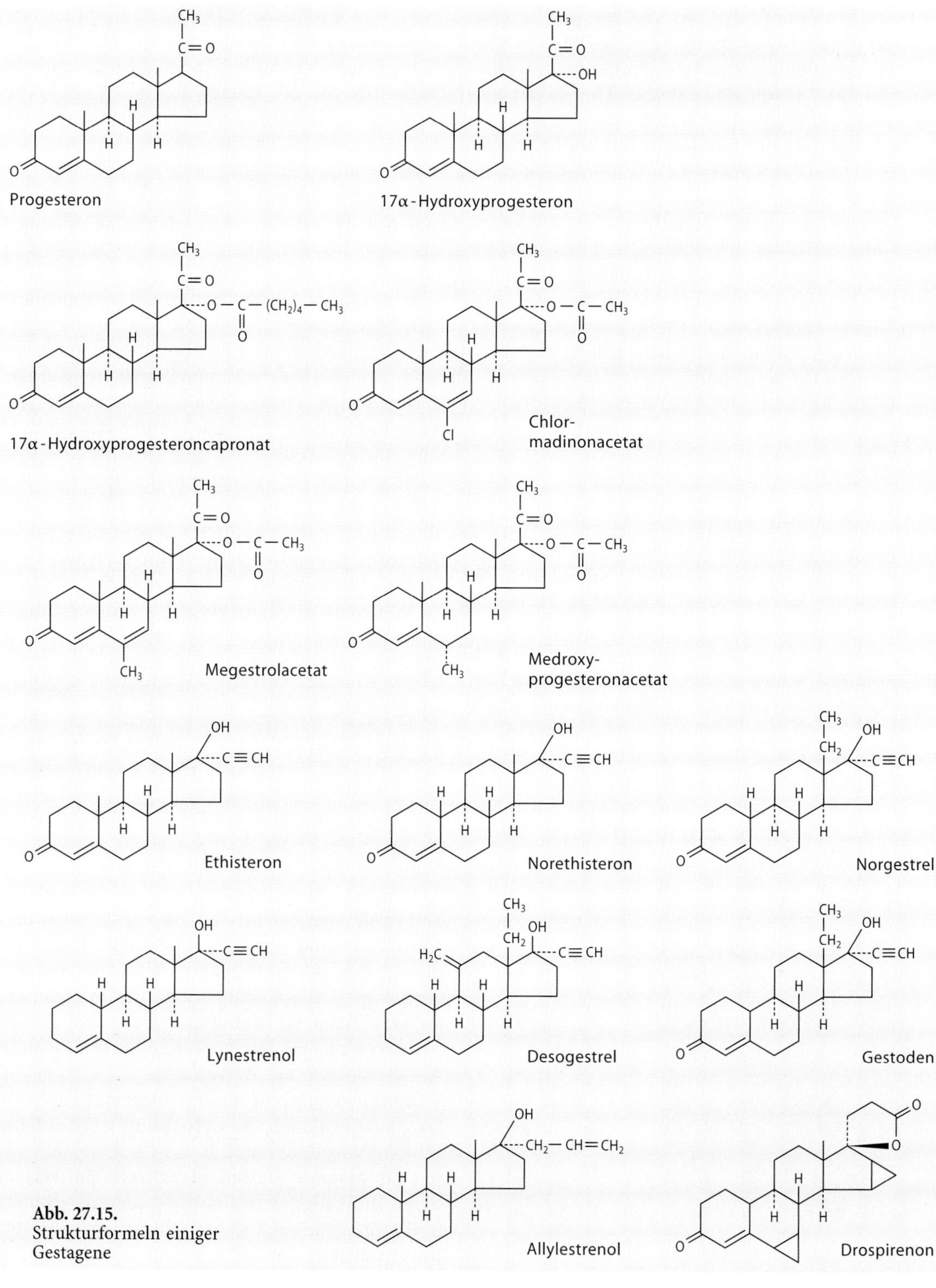

Abb. 27.15. Strukturformeln einiger Gestagene

Raloxifen ist ein sog. „selektiver Estrogenrezeptor-Modulator". So soll Raloxifen z. B. am Knochen als Estrogenagonist, an der Brust jedoch antagonistisch wirken. Zugelassen ist Raloxifen zur Prävention atraumatischer Wirbelbrüche bei Frauen in der Postmenopause mit erhöhtem Osteoporose-Risiko.

27.7.1.4 Gestagene

Das physiologische Gestagen ist das im Corpus luteum unter dem Einfluß von LH und in der Plazenta gebildete Progesteron. Wegen seiner ungünstigen pharmakokinetischen Eigenschaften (s.später) sind zahlreiche Verbindungen mit gestagener Wirkung synthetisiert worden, die sich von unterschiedlichen Steroiden herleiten. Neben Abkömmlingen des Progesterons stehen Derivate des Testosterons und Nortestosterons zur Verfügung. Diese Substanzen haben daher neben der gestagenen Wirkung auch androgene Wirkanteile.

Wirkungen

Progesteron ist das physiologische Hormon für die Vorbereitung und Erhaltung der Schwangerschaft. In der 2.Zyklushälfte wird es vom Corpus luteum gebildet und wandelt das Endometrium – nach Vorbereitung durch Estrogene – in die Sekretionsphase um. Dadurch wird das Endometrium für die Implantation eines befruchteten Eies vorbereitet. Die Motilität von Uterus und Tuben wird herabgesetzt. Der zum Zeitpunkt der Ovulation leicht spinnbare und wenig visköse Zervixschleim (keine Penetrationsbarriere für Spermien) wird unter dem Einfluß des Progesterons in der 2.Hälfte des Zyklus zunehmend visköser und zäher. Dadurch wird ein Eindringen von Spermien in die Uterushöhle verhindert. Über die thermogenetische Wirkung des Progesterons steigt die morgendliche Körpertemperatur in der 2.Zyklushälfte um etwa 0,5°C an (Möglichkeit zur Bestimmung des Ovulationstermins). Die Abbruchblutung am Ende des Zyklus (Menstruation) ist durch den Abfall der Progesteronkonzentration bedingt.

Gestagene hemmen über einen negativen Feedbackmechanismus die Ausschüttung von Gonadotropinen (v.a. LH) aus dem Hypophysenvorderlappen. Darauf beruht ein Teil der kontrazeptiven Wirkung der Gestagene (Verhinderung des LH-Gipfels und damit Hemmung der Ovulation).

Gestagenrezeptorkomplexe wirken nach der Translokation in den Zellkern ebenfalls als Transkriptionsfaktoren (s.S. 44).

Pharmakokinetik

Progesteron wird rasch in der Leber inaktiviert. Das Hauptausscheidungsprodukt ist das an Glucuronsäure oder Schwefelsäure gekoppelte 3α, 20α-Pregnandiol (Reduktion der Doppelbindung im Ring A und der Ketogruppen in C_3 und C_{20}).

Wegen der schnellen hepatischen Metabolisierung ist Progesteron nach oraler Gabe kaum wirksam, obwohl es gut enteral resorbiert wird (First-pass-Effekt). Die Halbwertszeit beträgt etwa 20 min.

Dieser pharmakokinetische Nachteil führte zur Entwicklung oral applizierbarer bzw. länger wirksamer Gestagene (Abb.27.15). Ausgehend vom 17α-Hydroxyprogesteron entstanden Depotpräparate bzw. oral anwendbare Gestagene. *Hydroxyprogesteroncapronat* ist ein langwirkendes Depotgestagen. Weitere Modifikationen waren die Einführung einer zusätzlichen Doppelbindung zwischen C_6 und C_7 und eine Methylgruppe *(Megestrolacetat)* oder eines Chloratoms in C_6 *(Chlormadinonacetat)*.

Durch Einführung von Ethinylresten am C_{17} des Testosterons bzw. Nortestosterons entstanden metabolisch stabile Substanzen mit gestagener Wirkung. Diese oral wirksamen Substanzen haben eine schwache androgene Restwirkung, die sich bei der Anwendung dieser Verbindungen bemerkbar machen kann (v.a. hohe Dosen).

Ein neues Gestagen ist das 17α-Spirolacton-Derivat *Drospirenon*. Neben den gestagen Wirkungen soll diese Verbindung auch antiandrogene und geringe antimineralocorticoide Eigenschaften aufweisen.

Indikationen

Das häufigste Anwendungsgebiet der Gestagene ist ihre Verwendung im Rahmen der hormonellen Kontrazeption. Daneben gibt es eine Reihe gynäkologischer Indikationen, bei denen Gestagene allein oder in Kombination mit Estrogenen verwendet werden. Dazu gehören z.B. dysfunktionelle Blutungen, Dysmenorrhö, Polymenorrhö, die Endometriose, Mastopathien oder auch die glandulär-zystische Hyperplasie. Eine Verschiebung der Regelblutung kann ebenfalls durch Gestagene erreicht werden. Die Wirkung bei drohendem oder habituellem Abort ist fraglich, da die verschiedensten Faktoren eine Fehlgeburt auslösen können.

Die Dosierung der Gestagene erfolgt bei den einzelnen Indikationen individuell.

Kontraindiziert sind Gestagene bei schweren Leberfunktionsstörungen, idiopathischem Schwangerschaftsikterus und Schwangerschaftspruritus in der Anamnese sowie während der Schwangerschaft.

Nebenwirkungen

Die wichtigsten Nebenwirkungen von Gestagenen mit androgener Komponente sind Virilisierungserscheinungen bei Frauen bzw. die Vermännlichung des äußeren Genitales weiblicher Feten bei Gabe in der kritischen Phase der Schwangerschaft. Progesteronderivate scheinen diese Nebenwirkung nicht zu haben. Psychische Veränderungen äußern sich in Libidoverlust und Depressionen. An der Gewichtszunahme kann sowohl eine Wasserretention als auch der gesteigerte Appetit beteiligt sein. Übelkeit, Erbrechen, Kopfschmerzen und Spannungsschmerzen in der Brust sind weitere Nebenwirkungen.

Danazol: Das Isoxazolderivat des Ethisterons besitzt schwache gestagene, androgene und anabole Wirkungen. Der wichtigere Effekt ist jedoch, daß Danazol durch einen Angriff im Hypothalamus und in der Hypophyse die Freisetzung der Gonadotropine hemmt. Die hiervon abgeleiteten Indikationen sind die Endometriose und zystische Veränderungen der Brust. Weiter wird Danazol zur Behandlung des hereditären angioneurotischen Ödems verwendet. Die Nebenwirkungen ergeben sich aus den gestagenen und androgenen Effekten.

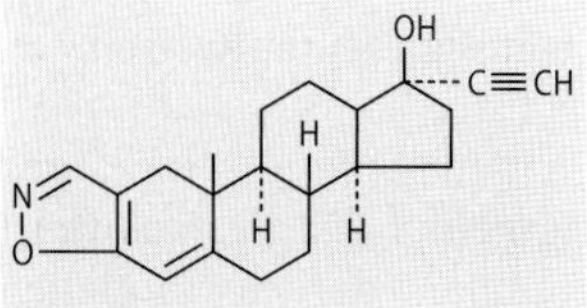

Danazol

27.7.1.5 Hormonelle Kontrazeption

Ziel der hormonellen Kontrazeption ist es, durch Gabe von Sexualhormonen die weibliche Fertilität vorübergehend aufzuheben, um eine unerwünschte Schwangerschaft zu verhindern. Dies kann durch eine Hemmung der Follikelreifung und Ovulation bzw. durch eine Erhöhung der Viskosität des Zervixschleims und einer Veränderung des Endometriums erreicht werden. Es stehen mehrere Möglichkeiten zur Verfügung.

Einphasenmethode

Bei dieser Methode werden sog. Kombinationspräparate, bestehend aus einem Estrogen und einem Gestagen, vom 5.–24. Zyklustag eingenommen. Diese Kombination hemmt die Gonadotropinausschüttung im Hypophysenvorderlappen und führt damit sowohl zu einer Hemmung des Follikelwachstums als auch zu einer Hemmung der Ovulation (FSH und LH werden unterdrückt). Daneben sind noch zusätzliche Faktoren an der Kontrazeption beteiligt. Das Endometrium wird zwar aufgebaut, doch findet keine so ausgeprägte Umwandlung in die Sekretionsphase statt, die ein befruchtetes Ei aufnehmen könnte. Der Zervixschleim wird zäh und viskös und bildet eine wirksame Barriere gegen eindringende Spermien. Auch der Eitransport durch die Tuben scheint beeinträchtigt zu sein. Die verschiedenen Angriffspunkte der Estrogen-Gestagen-Kombinationen machen verständlich, daß die Einphasenmethode den größten kontrazeptiven Schutz bietet.

Zweiphasenmethode

Bei der als Sequentialmethode bezeichneten Art der Kontrazeption wird in der ersten Zyklusphase nur ein Estrogen (5.–19. Zyklustag) und anschließend ein Estrogen-Gestagen-Gemisch (20.–25. Tag) eingenommen. Als Vorteile gegenüber der Einphasenmethode gelten, daß das Endometrium physiologischer aufgebaut wird und daß die Nebenwirkungen geringer sind. Nachteilig ist allerdings eine geringere Schutzwirkung. Das ist darauf zurückzuführen, daß die Ovulation allein durch das Estrogen verhindert wird, was aber nicht immer gelingt. Daneben fallen die zusätzlichen Schutzfaktoren weg (Fehlen des zähen Zervixschleims zum Zeitpunkt der Ovulation, fast physiologischer Aufbau des Endometriums).

Eine Weiterentwicklung sind sog. Zweistufenpräparate, bei denen im 1. Teil des Zyklus geringe Mengen eines Gestagens zusammen mit einem Estrogen gegeben werden. In der 2. Zyklushälfte wird dann eine

Estrogen-Gestagen-Kombination mit höherem Gestagenanteil eingenommen. Die Sicherheit der Wirkung entspricht etwa der der Einphasenpräparate.

Dreiphasenmethode

Eine weiter verbesserte Anpassung der exogen zugeführten Hormone an den weiblichen Zyklus wird durch diese Art der Kontrazeption angestrebt. Dabei wird vom ersten bis zum letzten Einnahmetag eine Estrogen-Gestagen-Kombination eingenommen. In den ersten 6 Tagen enthalten die Präparate eine niedrige Estrogen- und Gestagenmenge, die für die folgenden 5 Tage erhöht und für den Rest des Zyklus auf die initiale Estrogenmenge, bei nochmals erhöhtem Gestagen, reduziert wird. Die Sicherheit entspricht der der Einphasenpräparate.

„Minipille"

Bei der „Minipille" wird die Empfängnisverhütung durch die kontinuierliche Einnahme geringer Gestagenmengen gewährleistet. Allerdings ist die kontrazeptive Sicherheit wesentlich geringer als bei den anderen Methoden. Dies liegt daran, daß die Ovulation mitunter nicht gehemmt wird (geringer Einfluß auf Gonadotropine). Die Kontrazeption kommt allein durch eine Veränderung des Zervixschleims und eine atypische Transformation des Endometriums zustande. Wegen der geringen Gestagenkonzentrationen, die leicht schwanken können, und bedingt durch das Fehlen der Estrogene, treten häufig Schmier- und Durchbruchblutungen auf. Der Vorteil besteht aber darin, daß keine Estrogene gegeben werden.

Weitere Kontrazeptiva

Bei der sog. *„Dreimonatsspritze"* wird in vierteljährlichem Abstand ein Gestagen, z.B. Medroxyprogesteronacetat in einer Dosierung von 150 mg oder Norethisteronönanthat (200 mg), i.m. injiziert. Aus diesem Depot wird dann das Gestagen freigesetzt und resorbiert. Nachteilig ist, daß es nach Beendigung der Behandlung häufig zu einer länger anhaltenden Amenorrhö kommen kann.

Zur *postkoitalen Kontrazeption* können sehr hohe Estrogendosen verwendet werden, z.B. 5 mg Ethinylestradiol pro Tag über 3 Tage. Dieses Vorgehen ist jedoch mit sehr schweren Nebenwirkungen behaftet. Günstiger zu beurteilen ist eine Kombination eines Estrogens (Ethinylestradiol 0,05 mg) und eines Gestagens (Levonorgestrel 0,25 mg) mit der Einnahme von 2 Tabletten innerhalb 48 h nach ungeschütztem Koitus. Die gleiche Dosis wird 12 h später nochmals eingenommen.

Mifepriston (RU 486) ist ein synthetisches Steroid, das als Antigestagen eine hohe Affinität zum Progesteronrezeptor aufweist.

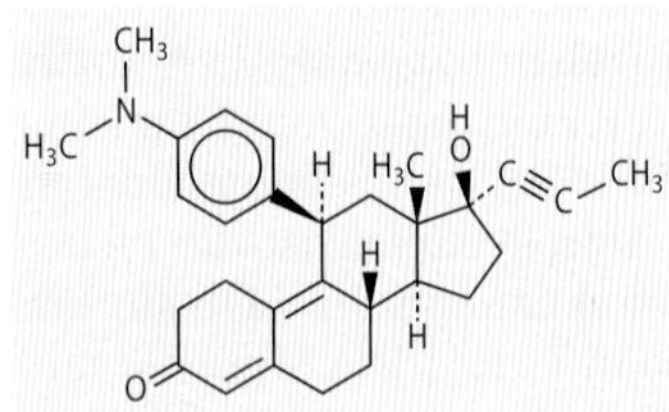

Mifepriston (RU 486)

Aufgrund dieses Wirkungsmechanismus unterbindet Mifepriston den schwangerschaftserhaltenden Einfluß von Progesteron. Mifepriston ist zur Beendigung einer intakten intrauterinen Schwangerschaft bis zum 49. Tag nach Beginn der letzten Regelblutung in sequentieller Anwendung mit einem Prostaglandin zugelassen. Beide Stoffe dürfen zum Schwangerschaftsabbruch ausschließlich in Übereinstimmung mit den jeweiligen nationalen gesetzlichen Bestimmungen verordnet und verabreicht werden.

Kontrazeptiva für Männer befinden sich noch weitgehend im experimentellen Stadium. *Gossypol* aus dem Baumwollsamen, führt zu einer meist reversiblen Azoospermie. *GnRH-Antagonisten* bewirken bei kontinuierlicher Gabe eine Hemmung der Gonadotropinfreisetzung aus der Hypophyse. Besonders effektiv scheint eine Kombination von GnRH-Antagonisten mit Testosteron zu sein. Eine Oligospermie durch Hemmung der Gonadotropinfreisetzung läßt sich auch durch Testosteron und Derivate wie Testosteronönanthat oder auch durch die Kombination mit einem Gestagen wie Medroxyprogesteron erzielen.

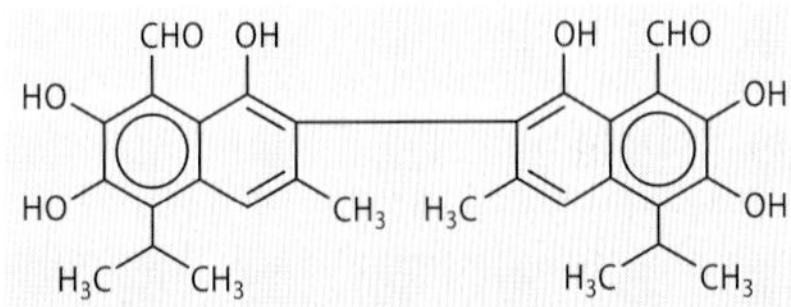

Gossypol

Sicherheit der Wirkung

Die Sicherheit der hormonellen Kontrazeption wird durch den sog. Pearl-Index beschrieben. Er sagt etwas aus über die Anzahl der Schwangerschaften bei konzeptionsverhütenden Methoden bezogen auf 100 Frauenjahre.

Die meisten Versager bei der hormonellen Kontrazeption sind auf Einnahmefehler zurückzuführen. Bei der Einphasenbehandlung darf die zeitliche Differenz zwischen der Einnahme von 2 Tabletten 36 h nicht überschreiten. Bei den Sequentialpräparaten mit niedrigem Estrogenanteil ist die Sicherheit bereits eingeschränkt, wenn die tägliche Einnahmezeit nur um 6 h differiert. Die Minipille muß stets zur gleichen Tageszeit genommen werden.

Neben Einnahmefehlern können auch andere gleichzeitig gegebene Pharmaka bzw. Begleiterkrankungen die Sicherheit reduzieren. Zu Interaktionen führen v.a. solche Arzneimittel, die eine Induktion des arzneimittelabbauenden Enzymsystems und damit einen beschleunigten Abbau der Steroide bewirken. Bekannte Induktoren sind z.B. Rifampicin und Barbiturate. Verzögerte oder unvollständige Resorption, wie z.B. bei Diarrhö, kann die Sicherheit ebenfalls reduzieren.

Nebenwirkungen

Bei der Anwendung kombinierter (Estrogene und Gestagen enthaltender) oraler Kontrazeptiva tritt eine Reihe von Nebenwirkungen auf, von denen ein Teil i.allg. nicht schwerwiegend ist und meist bei längerer Anwendung zurückgeht, während andere Nebenwirkungen ein erhebliches gesundheitliches Risiko darstellen.

Es gilt heute als gesichert, daß hormonelle Kontrazeptiva das Risiko, an thromboembolischen Komplikationen zu erkranken oder zu sterben, erhöhen. Dabei besteht eine positive Korrelation zur Höhe der Estrogendosis. Daher leitet sich die Forderung nach einer möglichst geringen Estrogendosis ab, die 50 μg nicht überschreiten sollte. Neben dem Estrogengehalt der Präparate bestimmen weitere Faktoren das Mortalitätsrisiko, an kardiovaskulären Erkrankungen zu sterben. Ganz im Vordergrund steht das Lebensalter der Frauen. In der Gruppe der 24- bis 34jährigen ist die Mortalität im Vergleich zu einer Kontrollgruppe auf das Doppelte gesteigert und nimmt bei 34- bis 44jährigen auf das 4fache zu. Unter den weiteren Risikofaktoren steht das Rauchen an erster Stelle: Das höchste Mortalitätsrisiko besteht bei rauchenden älteren Frauen (über 35 Jahre). Weitere das Risiko erhöhende Faktoren sind frühere Thromboembolien, Diabetes mellitus, Hyperlipämien, Hypertonie und Fettsucht.

Die Frage nach der Karzinogenität der hormonellen Kontrazeptiva läßt sich noch nicht endgültig beurteilen. Einige Befunde sprechen jedoch dafür, daß möglicherweise gutartige Lebertumoren häufiger auftreten.

Weitere Nebenwirkungen, die insgesamt selten, aber bei Frauen mit entsprechender Disposition häufiger auftreten, sind eine Erniedrigung der Glucosetoleranz (häufiger bei Frauen mit hereditärer Diabetesbelastung) und das Auftreten bzw. die Verschlechterung einer Hypertonie. Auch Leberfunktionsstörungen werden beobachtet sowie vermehrte Gallensteinbildung. In vielen Fällen kommt es auch zu einer Zunahme der Triglyceride im Blut.

Zu Beginn der Medikation mit oralen Kontrazeptiva treten Nebenwirkungen auf, die den Symptomen einer Schwangerschaft entsprechen und mit zunehmender Anwendungsdauer meist verschwinden. Ödeme, rasche Gewichtszunahme, Übelkeit, Erbrechen, Kopfschmerzen, Spannungsgefühl in den Brüsten und zervikale Hypersekretion werden dabei dem Estrogenanteil zugeschrieben, während langsame Gewichtszunahme, Appetitsteigerung, Libidoverminderung, Müdigkeit, Abgeschlagenheit und depressive Verstimmung gestagenbedingt sind.

Kontraindiziert sind hormonelle Kontrazeptiva bei bestehenden oder vorangegangenen thromboembolischen Erkrankungen, schweren Leberfunktionsstörungen, Fettstoffwechselstörungen, schwerem Diabetes mellitus, idiopathischem Schwangerschaftsikterus und -pruritus in der Anamnese, Schwangerschaft, hormonabhängigen, rezeptorpositiven Tumoren (Mamma- oder Korpuskarzinom), Sichelzellanämie und nicht abgeschlossenem Längenwachstum bei jungen Mädchen.

Gründe, die zu einem sofortigen Absetzen der oralen Kontrazeptiva zwingen, sind das Auftreten von ungewohnten Kopfschmerzen, akuten Sehstörungen, akuten thromboembolischen Symptomen, das Auftreten eines Ikterus, Blutdruckanstieg sowie eine längere Immobilisierung, z.B. vor und nach größeren Operationen.

27.7.2 Testes

27.7.2.1 Testosteron

Das männliche Sexualhormon Testosteron wird in den Leydig-Zwischenzellen des Hodens gebildet.

Im Hypothalamus wird pulsatil Gonadorelin ausgeschüttet, das auf dem Blutweg zur Hypophyse gelangt und dort die Abgabe von LH und FSH stimuliert. LH interagiert mit spezifischen Rezeptoren auf der Außenseite der Leydig-Zwischenzellen, stimuliert die Adenylylcyclase und fördert über die Aktivierung cAMP-abhängiger Proteinkinasen via Seitenkettenabspaltung vom Cholesterin die Testosteronsynthese. Testosteron hemmt über einen negativen Rückkopplungsmechanismus seine eigene Synthese: In der Hypophyse kann die LH-Sekretion direkt (?) gehemmt werden, im Hypothalamus kommt es zu einer Verlangsamung der pulsatilen Gonadorelin- und damit auch der LH-Freisetzung.

FSH aktiviert ebenfalls die Adenylylcyclase: In den Sertoli-Zellen wird die Synthese des Androgenbindungsproteins und die von Inhibin stimuliert. Wahrscheinlich ist FSH auch indirekt an der Testosteronbildung (Reifung der Leydig-Zellen?) beteiligt. Für die Spermatogenese sind FSH, Testosteron und eine normale Sertoli-Zellfunktion („supporting function“) notwendig. Die Kontrolle der FSH-Abgabe erfolgt über Inhibin, das in den Sertoli-Zellen unter dem Einfluß von FSH gebildet wird. Inhibin ist ein heterodimeres Protein mit einer α- und β-Untereinheit, das wahrscheinlich die Synthese der β-Kette des FSH in der Hypophyse hemmt (Abb. 27.16).

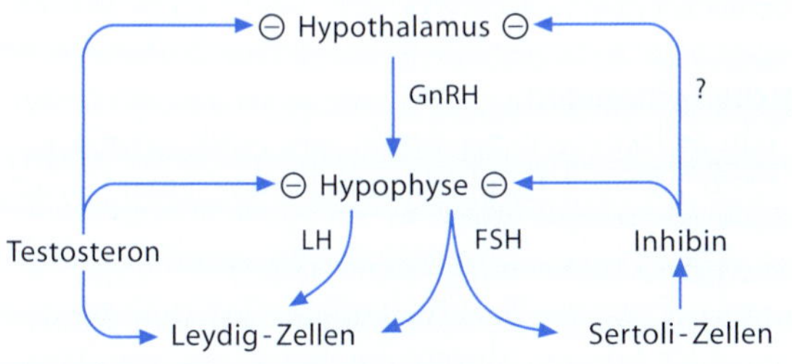

Abb. 27.16. Schematische Darstellung zur Regulation der LH- und FSH-Abgabe durch Testosteron und Inhibin

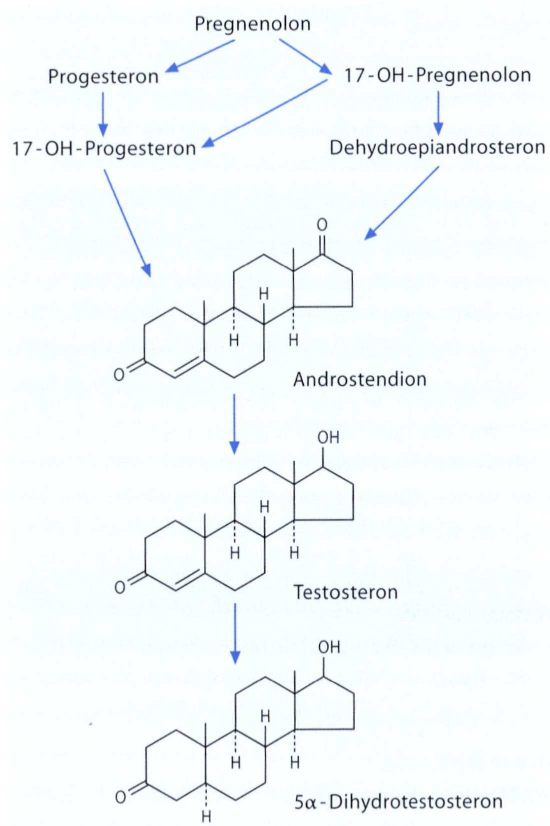

Abb. 27.17. Biosynthesewege von Testosteron

Geringe Mengen Testosteron werden auch in der Nebennierenrinde und im Ovar (s. auch S. 502) synthetisiert. Die Synthesewege sind in Abb. 27.17 dargestellt.

Wirkungen

Testosteron ist für die Ausbildung und Entwicklung der primären und sekundären männlichen Geschlechtsmerkmale verantwortlich. Unter seinem Einfluß wachsen Penis, Skrotum, Samenblase und Prostata. Auch das typisch männliche Skelett und die Behaarung (Schamhaare und Geheimratsecken) werden durch Testosteron geprägt. Der Kehlkopf wird entsprechend der männlichen Stimmlage umgeformt, die Haut wird dicker und die Talgdrüsensekretion verstärkt.

Die Wirkungen des Testosterons lassen sich gut bei seinem Fehlen erkennen. Zur Zeit der Pubertät führt ein Testosteronmangel zum sog. eunuchoiden Hochwuchs, da durch einen verzögerten Schluß der Epiphysenfugen und erst späterer Verknöcherung das Längenwachstum fortschreitet. Die Genitalien sind unterentwickelt, der Kehlkopf bildet sich nicht um (hohe Stimme), und die Haut bleibt dünn. Typisch für Eunuchen sind weiter eine gering ausgebildete Muskulatur bei vermehrtem Fettansatz. Alle diese Symptome sind bei rechtzeitiger Substitution reversibel. Kommt es erst nach der Pubertät zu einem Testosteronmangel, nehmen Libido und Potenz ab, die sekundären Geschlechtsmerkmale atrophieren.

Die anabole Wirkung (eiweißaufbauend) hängt eng mit der androgenen zusammen. Unter dem Einfluß von Testosteron nimmt die Muskelmasse über eine Steigerung der Proteinsynthese zu. Dies führt zu einer positiven Stickstoffbilanz (der Stickstoffgehalt im Harn nimmt ab). Parallel zur anabolen Wirkung werden Na^+, Cl^-, Ca^{2+}, Phosphat und Wasser retiniert.

Versuche, die anabole Komponente bei gleichzeitiger Abschwächung der androgenen Wirkung zu verstärken, führten zu den sog. *Anabolika*.

Pharmakokinetik

Nach der Abgabe aus den Leydig-Zwischenzellen wird Testosteron – zu überwiegendem Teil an Plasmaeiweiße gebunden – an die Zielorgane transportiert. Dort findet die Umwandlung (durch eine 5α-Reduktase) in das eigentlich wirksame Hormon 5α-Dihydrotestosteron statt. Höchste Aktivitäten dieses Enzyms finden sich z.B. in der Prostata, Samenblase, Leber und Haut, während in der Muskulatur Testosteron das eigentlich wirksame Hormon ist. Der Hemmstoff der 5α-Reduktase *Finasterid* wird auf S. 515 besprochen.

Die Metabolisierung in der Leber ist analog der anderer Steroidhormone: Reduktion der Doppelbindung und Oxogruppe in Ring A sowie Oxidation am C_{17} (17-Ketosteroide) und anschließende Kopplung mit Glucuron- oder Schwefelsäure an C_3. Die Halbwertszeit beträgt etwa 10 min.

Wegen der schnellen Inaktivierung in der Leber (First-pass-Effekt) kann Testosteron nicht p.o. gegeben werden. Auch bei parenteraler Applikation ist Testosteron nur kurz wirksam. Es wurden deshalb Derivate entwickelt, die der schnellen enzymatischen Inaktivierung widerstehen. Die Veresterung der OH-Gruppe an C_{17} mit längerkettigen Fettsäuren, z.B. *Testosteronönanthat*, führt zu Verbindungen, die bei i.m.-Injektion eine Depotwirkung haben, da sie verzögert freigesetzt werden. Derivate, die auch oral gegeben werden können (geringerer First-pass-Effekt), sind *Mesterolon*, *Testolacton* (beide schwach wirksam) und *Testosteronundecanoat*.

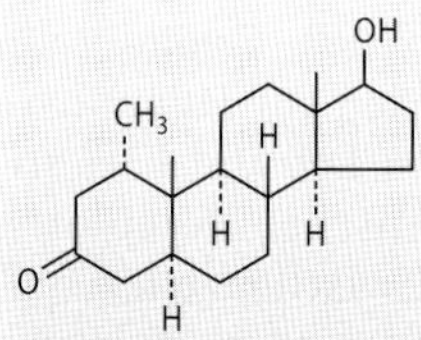
Mesterolon

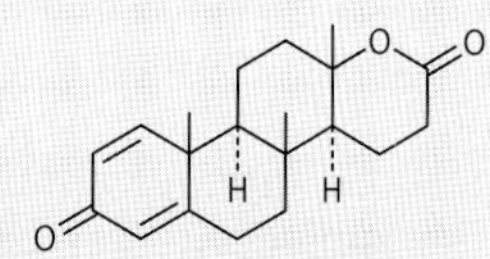
Testolacton

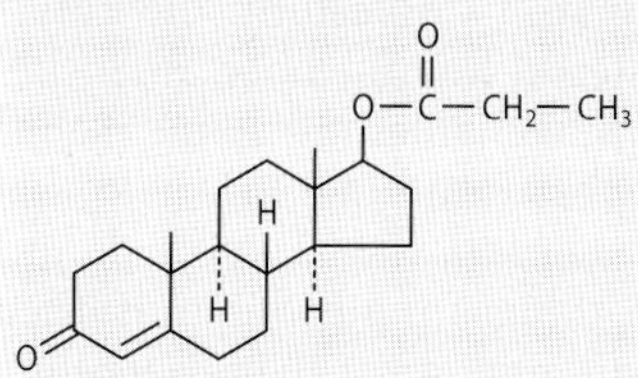
Testosteronpropionat

Indikationen

Die Hauptindikation für Testosteron ist die Substitutionstherapie bei Hypogonadismus infolge Unterfunktion der Gonaden bzw. der Hypophyse.

Bei Frauen werden Androgene zusammen mit Estrogenen in der Menopause zur Behandlung klimakterischer Beschwerden gegeben (*cave:* Virilisierung!). Manche Mammakarzinome sind testosteronempfindlich und können in ihrem Wachstum für kurze Zeit gehemmt werden. Die Dosierung erfolgt bei den einzelnen Indikationen individuell.

Kontraindiziert sind Androgene in der Schwangerschaft sowie bei bestehendem Prostatakarzinom bzw. -adenom, da sie das Tumorwachstum anregen.

Nebenwirkungen

Nebenwirkungen im Sinne der Androgenwirkung treten nur bei Kindern und Frauen auf (Virilisierungserscheinungen).

Andere Nebenwirkungen betreffen jedoch auch Männer. Wegen der Wirkungen auf den Mineralhaushalt können durch die Retention von Wasser und Elektrolyten Ödeme entstehen. Durch die Rückkopplung auf hypothalamische Zentren wird (durch hohe Dosen) die LH-Ausschüttung vermindert, und die Gonaden atrophieren. Die Hemmwirkung von Mesterolon auf die Hypophyse ist deutlich geringer.

Oral applizierbare C_{17}-alkylierte Testosteronderivate können in hoher Dosierung zu einem cholestatischen Ikterus führen.

27.7.2.2 Antiandrogene

Antiandrogene sind kompetitive Antagonisten in den Zielzellen des Testosterons an den zytoplasmatischen Rezeptoren, während die Synthese des Testosterons unbeeinflußt bleibt: Die Wirkung des körpereigenen Testosterons wird abgeschwächt oder aufgehoben.

Cyproteronacetat ist ein steroidaler kompetitiver Testosteronantagonist mit zusätzlichen gestagenen Wirkungen. Dadurch wird auch die Gonadotropinfreisetzung gebremst, die Spermatogenese eingeschränkt und die Testosteronsynthese gehemmt.

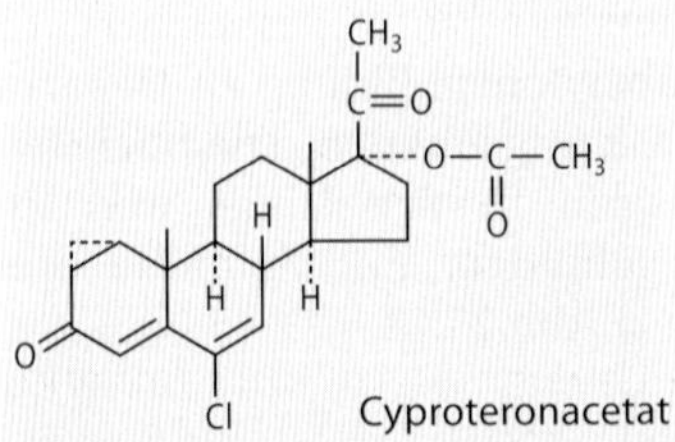

Cyproteronacetat

Beim Mann findet Cyproteronacetat Anwendung zur Dämpfung der Hypersexualität (Triebverbrecher) und zur Behandlung von Sexualdeviationen. Prostatakarzinome werden teilweise günstig beeinflußt.

Bei Frauen wird Cyproteronacetat, auch in der Kombination mit einem Estrogen (Ethinylestradiol), zur Behandlung des Hirsutismus, schwerer Formen von Akne und Seborrhö sowie bei der androgenetischen Alopecie, verwendet.

Allgemeine *Nebenwirkungen* sind Sedierung, Antriebsminderung und depressive Verstimmungen. Beim Mann kommt es zur Hemmung der Spermatogenese und zur Gynäkomastie, bei Frauen gelegentlich zu Spannungen in den Brüsten.

Flutamid, ein nichtsteroidales Antiandrogen, hat keine zusätzlichen gestagenen Effekte. Im Gegensatz zu Cyproteronacetat regt Flutamid die Testosteronsynthese an. Diese Verbindung wird ausschließlich zur Behandlung von Prostatakarzinomen eingesetzt.

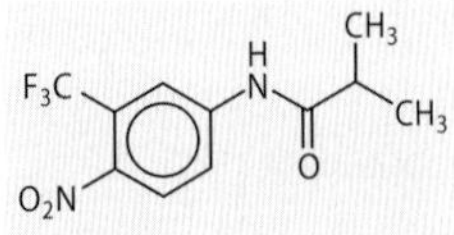

Flutamid

27.7.2.3 5α-Reduktase-Hemmstoffe

Finasterid ist ein Hemmstoff der 5α-Reduktase, die die Umwandlung von Testosteron in 5α-Dihydrotestosteron in einigen Zielorganen, wie z. B. der Prostata, katalysiert. Durch Wegfall des hormonellen Stimulus kann das Prostatawachstum reduziert werden. Finasterid wird daher zur Behandlung der benignen Prostatahyperplasie eingesetzt. Seit kurzem wird Finasterid bei Männern im Alter von 18–40 Jahren bei beginnender androgenetischer Alopezie angewendet.

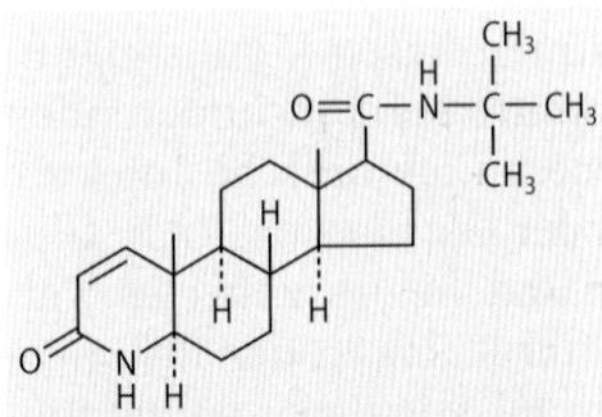

Finasterid

27.7.2.4 Anabolika

Diese Substanzen leiten sich vom Testosteron bzw. vom Nortestosteron ab. Ziel der Synthese war eine Dissoziation der spezifisch anabolen von der typisch androgenen Wirkung. Bei einer Reihe von Substanzen ist dies in einem therapeutisch vertretbaren Ausmaß gelungen, wenn auch die androgene Wirkungskomponente nicht ganz beseitigt werden konnte. Daher muß bei langfristiger Gabe hoher Dosen immer mit androgenen Wirkungen gerechnet werden. Von den ehemals zahlreichen Substanzen sind *Clostebol*, *Metenolon* und *Nandrolon* übriggeblieben.

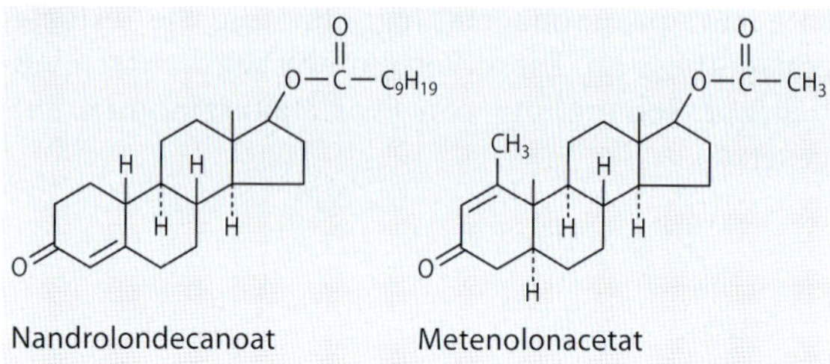

Wirkungen

Die erwünschte Wirkung ist die Steigerung der Eiweißsynthese mit Positivierung der Stickstoffbilanz. Dieser anabole Effekt betrifft fast alle Organe, macht sich aber an der Muskulatur durch eine Zunahme der Masse besonders bemerkbar. Begleitet ist diese Wirkung immer von einer erhöhten Na^+-, Cl^--, Ca^{2+}-, Phosphat- und Wasserretention.

Indikationen

Anabole Steroide sind bei relativem oder absolutem Eiweißmangel indiziert, wenn eine Zunahme der Proteinsynthese allein durch eine eiweißreiche Diät nicht erzielt werden kann. Eine ausreichende Substitution mit Aminosäuren ist daher die Voraussetzung für die Wirkung. Unter diesen Voraussetzungen können anabole Steroide bei konsumierenden Erkrankungen (z.B. Tumoren, chronische Infekte), bei bestimmten Formen der Osteoporose (z.B. Glucocorticoidosteoporose) und bei verzögerter Kallusbildung nach Knochenbrüchen, in der Rekonvaleszenz und auch bei der aplastischen Anämie therapeutisch verwendet werden. Es sind jedoch keine allgemein „tonisierenden" Substanzen. Die Anwendung zur Steigerung der Muskelkraft bei Sportlern fällt unter das Doping und ist verboten. *Kontraindiziert* sind Anabolika in der Schwangerschaft (Gefahr der Vermännlichung weiblicher Feten) sowie bei Patienten mit Prostatakarzinomen.

Die Dosierung erfolgt individuell, Anhaltspunkte gibt Tabelle 27.12.

Tabelle 27.12. Anhaltspunkte zur Dosierung von Anabolika

INN	Mittlere Dosis (ED)
Metenolonönanthat	100 mg alle 2 Wochen i.m.
Nandrolondecanoat	25–50 mg alle 3–4 Wochen i.m.
Nandrolonpropionat	50 mg alle 4 Wochen i.m.

Nebenwirkungen

Die Nebenwirkungen ergeben sich aus der androgenen Komponente und treten deshalb v.a. bei Frauen und Kindern auf. Bei Kindern kann es zu vorzeitigem Epiphysenschluß (vermindertes Längenwachstum) und bei Frauen zu Virilisierungserscheinungen mit Tieferwerden der Stimme (häufig irreversibel) und abnormer Behaarung (Beine, Bartwuchs) kommen. Durch die Wasserretention entstehen Ödeme. Nach Gabe C_{17}-alkylierter Verbindungen ist das Auftreten eines cholestatischen Ikterus beschrieben worden.

27.8 Gewebshormone und andere extrazelluläre Mediatoren

27.8.1 Histamin

Histamin, ein biogenes Amin, entsteht durch Decarboxylierung aus der Aminosäure Histidin und wird zum größten Teil in den Mastzellen und den basophilen Leukozyten des Blutes gespeichert. In diesen Zellen ist es über Ionenbindung an Heparin und ein basisches Protein gebunden. Die höchsten Konzentrationen werden in der Lunge und im Magen-Darm-Trakt gefunden. Zur Synthese und Abbau von Histamin s. Abb. 27.18.

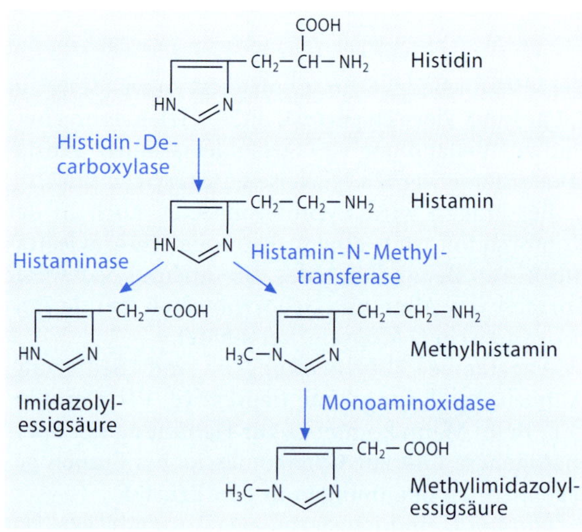

Abb. 27.18. Biosynthese und Abbau von Histamin

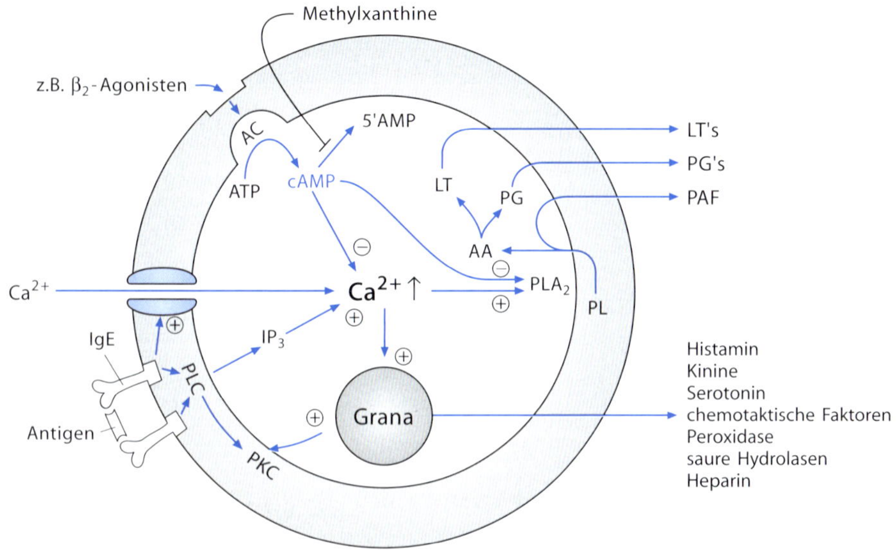

Abb. 27.19. Schematische Darstellung der Vorgänge, die zur Freisetzung von Histamin und anderen Mediatoren aus der Mastzelle führen (*AC* Adenylylcyclase, *LT* Leukotriene, *PG* Prostaglandine, *AA* Arachidonsäure, *PAF* plättchenaktivierender Faktor, *PL* Phospholipide, *PLA$_2$* Phospholipase A$_2$, *PLC* Phospholipase C, *IP$_3$* Inosit-1,4,5-trisphosphat, *PKC* Proteinkinase C, + fördert, setzt frei)

Verschiedene Stimuli können Histamin aus seiner Bindung freisetzen. Histamin wird ohne Zerstörung der Speicherzellen durch „Degranulation" der Mastzellen freigesetzt. Dies ist z.B. durch Pharmaka (sog. Histaminliberatoren) wie Morphin und auch d-Tubocurarin möglich. Von größerer Bedeutung ist jedoch, daß Histamin bei allergischen Reaktionen vom Soforttyp freigesetzt wird. Hierbei sind Antikörper vom IgE-Typ beteiligt, die an die Mastzelloberfläche fixiert sind. Durch die Reaktion dieser Antikörper mit dem Antigen kommt es zur Freisetzung von Histamin, das zusammen mit anderen freigesetzten Mediatoren die anaphylaktische Reaktion auslöst. Die noch sehr lückenhaften Vorstellungen über den Mechanismus der stimulierten Mediatorfreisetzung aus Mastzellen sind in Abb. 27.19 schematisch dargestellt.

Das zentrale Ereignis ist die Erhöhung der intrazellulären Ca^{2+}-Konzentration durch die Auslösung des „PI-Response" bzw. die Aktivierung von Kationenkanälen durch den aktivierten IgE-Rezeptor. Die Erhöhung der Ca^{2+}-Konzentration und die Aktivierung der Proteinkinase C führt dann auf unbekanntem Wege zur Freisetzung von Histamin und anderen Mediatoren (Kinine, Serotonin, chemotaktische Faktoren, Peroxidase, saure Hydrolasen). Gleichzeitig wird auch die Phospholipase A$_2$ aktiviert, so daß zusätzlich Stoffwechselprodukte der Arachidonsäure (Prostaglandine, Leukotriene) und andere Lipidmediatoren wie PAF vermehrt sezerniert werden.

Zyklisches AMP, das via Aktivierung der Adenylylcyclase bzw. Hemmung der Phosphodiesterase intrazellulär akkumuliert, hemmt auf bislang unbekanntem Wege die Mediatorfreisetzung und die Aktivierung der Phospholipase A$_2$.

Wirkungen

Angriffspunkte des Histamins sind die Histaminrezeptoren, die in H_1-, H_2- und H_3-Rezeptoren unterteilt werden, wobei die H_3-Rezeptoren präsynaptische hetero- und Autorezeptoren sind. Entsprechend der Einteilung in H_1- und H_2-Rezeptoren lassen sich die prinzipiellen Wirkungen des Histamins 2 Gruppen zuordnen: H_1-Rezeptoren vermitteln die Wirkungen auf die glatte Muskulatur der Gefäße, des Bronchialsystems, des Magen-Darm-Traktes und des Uterus. Eine Erregung von H_2-Rezeptoren führt zur Tachykardie, Zunahme der Kontraktionskraft des Herzens und einer vermehrten Sekretion von Magensaft. Histamin wirkt bei den verschiedenen Tierspezies unterschiedlich, so daß die Wirkungen nicht verallgemeinert werden können. Wichtige Wirkungen des Histamins sind in Tabelle 27.13 zusammengefaßt.

H_1-Rezeptoren sind über G-Proteine aus der G_q/G_{11}-Familie stimulierend an eine Phospholipase C gekoppelt, so daß die über diesen Rezeptorsubtyp

Tabelle 27.13. Zusammenstellung der durch H_1- und H_2-Rezeptoren vermittelten Wirkungen

Zelltyp	Rezeptor	Wirkung
Magen	H_2	Volumen ↑, pH ↓, Pepsin ↑
Ileum	H_1	Kontraktion
	H_2	Relaxation
Bronchien	H_1	Kontraktion
Arteriolen	H_2	Relaxation
	H_1	Relaxation (NO)
Venolen	H_1	Kontraktion
Endothel	H_1	NO, Permeabilität ↑, Ödem ↑
Koronarien	H_1/H_2	Relaxation
Herz	H_2	positiv-inotrop, positiv-chronotrop
Mastzellen	H_2	Histaminfreisetzung ↓
Neutrophile Granulozyten	H_2	O_2^--Produktion ↓
Sensorische Nerven	H_1	Depolarisation, Schmerz, Juckreiz
ZNS	H_1	Vigilanz ↑, intellektuelle Leistung ↑

vermittelten Wirkungen auf der Aktivierung der Proteinkinase C und der erhöhten intrazellulären Ca^{2+}-Konzentration (PI-Response) beruhen. H_2-Rezeptoren sind im wesentlichen über G-Proteine aus der G_s-Familie aktivierend an die Adenylylcyclase gekoppelt und erhöhen die intrazelluläre cAMP-Konzentration (s. auch Tab. 1.5).

Histamin hat besondere Bedeutung bei allergischen Reaktionen vom Soforttyp. Sich entwickelnde Krankheitsbilder können sein: Asthma bronchiale, Rhinitis, Konjunktivitis, Urtikaria, Ödem und ein anaphylaktischer Schock. Wenn Histamin in die Haut gelangt (Brennesselhaare, Insektenstich) kommt es zum sog. „triple response“: punktförmige Hautrötung (sofort), flüchtiger Flush (30–40 s) lokales Ödem (1–2 min).

In letzter Zeit wird vermehrtes Augenmerk auf das therapeutische Potential von H_3-Agonisten (Behandlung von Asthma, kardialen Erkrankungen, Migräne, Entzündungen) und H_3-Antagonisten (Behandlung von Fettsucht, Epilepsie, M. Alzheimer, weiteren kognitiven Defekten) gelegt. Auf Leukozyten wurde kürzlich ein H_4-Rezeptor beschrieben, der wie der H_3-Rezeptor über G-Proteine aus der $G_{i/o}$-Familie koppelt. Interessant ist, daß Histaminrezeptoren, besonders H_2- und H_3-Rezeptoren, ohne Agonistenbesetzung konstitutiv daueraktiviert sind. Histamin selbst besitzt weder diagnostische noch therapeutische Bedeutung.

27.8.1.1 Antihistaminika

Entsprechend den beiden Histaminrezeptoren lassen sich Antihistaminika in 2 Gruppen einteilen. Die „klassischen Antihistaminika“ sind Substanzen, die die durch H_1-Rezeptoren ausgelösten Wirkungen antagonisieren, während sie die H_2-vermittelten Wirkungen unbeeinflußt lassen.

H_2-Antihistaminika
werden auf S. 582 besprochen.

H_1-Antihistaminika
H_1-Antihistaminika sind kompetitive Antagonisten (inverse Agonisten?) des Histamins an den entsprechenden Rezeptoren, ohne einen Einfluß auf Synthese oder Freisetzung zu haben. Ihre Affinität zu diesen Rezeptoren erklärt sich durch ihre chemische Struktur, die in einem bestimmten Teil des Moleküls (β-Aminoethylseitenkette) eine gewisse Übereinstimmung mit der des Histamins zeigt. Formal können H_1-Antihistaminika in Ethylendiamin- (=N–CH_2–CH_2–N=), Ethanolamin-(–O–CH_2–CH_2–N=) und Alkylaminderivate (=CH–CH_2–CH_2–N=) eingeteilt werden. Daneben gibt es weitere H_1-Antihistaminika, die als Analoga der genannten Typen aufgefaßt werden können (Abb. 27.20).

Wirkungen
Alle über H_1-Rezeptoren ausgelöste Histaminwirkungen können durch Antihistaminika dieses Typs

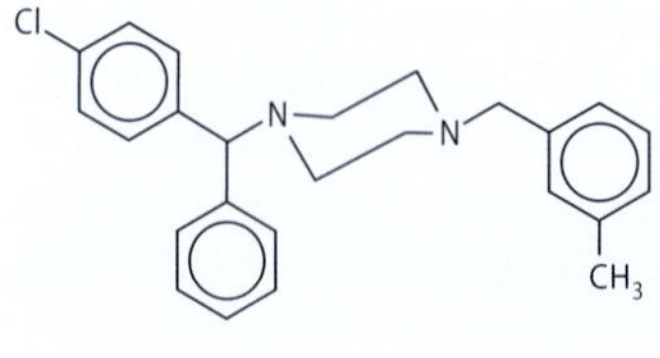

Meclozin

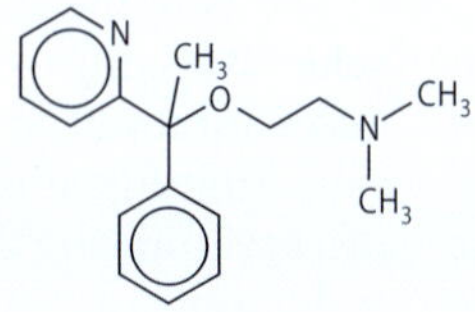

Doxylamin

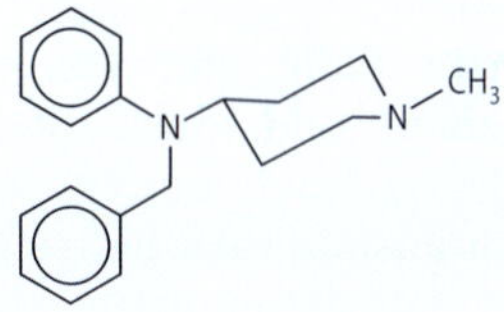

Bamipin

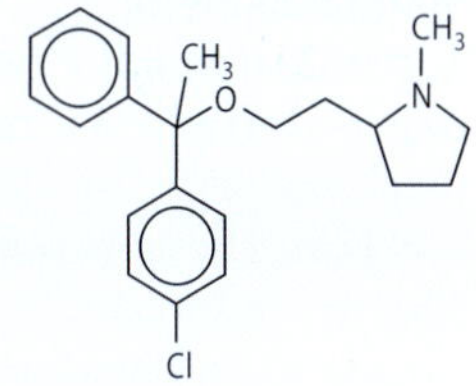

Clemastin

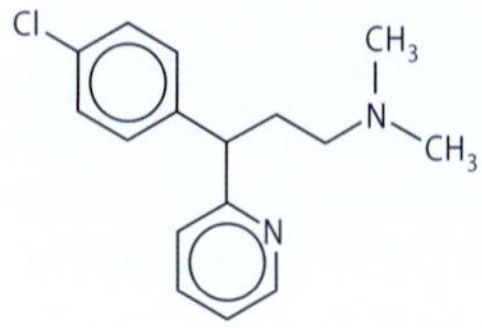

Dexchlorpheniramin

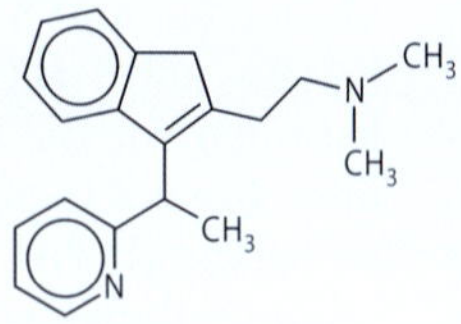

Dimetinden

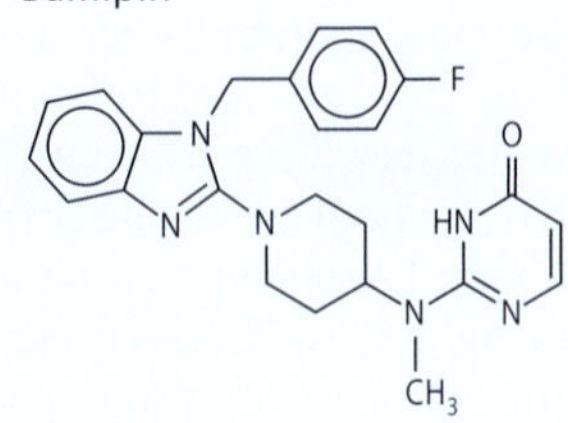

Mizolastin

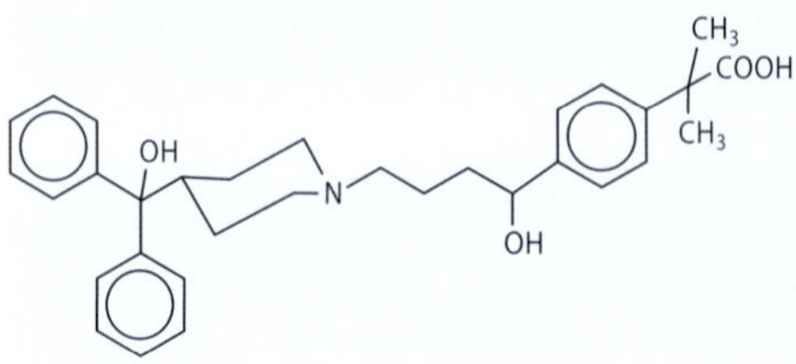

Fexofenadin

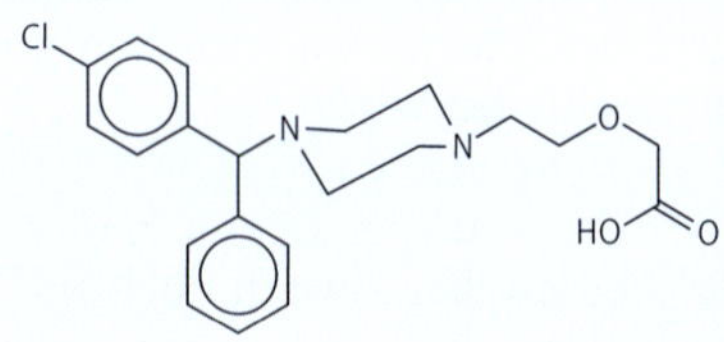

Cetirizin

Abb. 27.20. Strukturformeln einiger H_1-Antihistaminika

abgeschwächt und z.T. aufgehoben werden. So sind die erregenden Wirkungen des Histamins auf die glatte Muskulatur des Magen-Darm-Traktes und die Erhöhung der Gefäßpermeabilität besonders gut zu antagonisieren, während die Vasodilatation (Beteiligung von H_2-Rezeptoren) und die Bronchokonstriktion (Beteiligung zusätzlicher Mediatoren) beim anaphylaktischen Schock nur z.T. aufgehoben werden können. Deshalb sprechen nur einige allergische Reaktionen gut auf Antihistaminika an. Beim ausgebildeten anaphylaktischen Schock können sie zusätzlich zur Gabe von Adrenalin und Glucocorticoiden sinnvoll sein.

Aufgrund ihrer Struktur können sich die älteren Antihistaminika (Antihistaminika der sog. 1. Generation) in Grenzflächen anreichern. Das erklärt, warum neben der H_1-Rezeptoren-blockierenden Wirkung auch anticholinerge (trockener Mund, Auslösung eines Glaukomanfalles), antiadrenerge (Blutdruckabfall bei hohen Dosen) sowie lokalanästhetische (Überleitungsstörungen) Effekte auftreten können. Die lokalanästhetischen Wirkungen werden bei der Behandlung des Sonnenbrandes genutzt. Einige Antihistaminika weisen auch einen guten antiemetischen Effekt auf, z.B. *Meclozin*.

Viele Antihistaminika der 1. Generation haben eine zentral dämpfende und sedierende Komponente, die das Reaktionsvermögen beeinträchtigt, aber in bestimmten Fällen jedoch therapeutisch erwünscht sein kann. So werden beispielsweise *Doxylamin* oder *Diphenhydramin* als Schlafmittel verwendet.

Daneben sind auch neuere Antihistaminika mit geringer sedierender Komponente bekannt, die als sog. „Tagesantihistaminika" verwendet werden. Zu den Substanzen der sog. 2. Generation gehören *Terfenadin, Cetirizin, Fexofenadin, Loratidin* und *Mizolastin*, die offensichtlich spezifische H_1-Antihistaminika sind.

Pharmakokinetik

H_1-Antihistaminika werden i.allg. gut aus dem Magen-Darm-Trakt resorbiert und meist intensiv metabolisiert. Die Wirkungsdauer beträgt etwa 3-6-12 h. Die neueren Antihistaminika haben eine längere Halbwertszeit, so daß die einmalige Gabe pro Tag ausreichend ist. Terfenadin, Mizolastin, Loratidin und Astemizol werden über CYP3A4 des Cytochrom P450-Systems metabolisiert. Daher kann ihr Stoffwechsel durch eine Konkurrenz mit anderen Verbindungen um das Enzym beeinträchtigt werden. Hier sind vor allem Makrolidantibiotika und Antimykotika vom „Azol-Typ" zu nennen. Terfanadin ist ein Prodrug, das oxidativ zu Fexofenadin umgewandelt und dann unverändert ausgeschieden wird. Interaktionen mit anderen Pharmaka sind daher nicht zu erwarten. Die Halbwertszeiten beider Pharmaka sind etwa 15 h. Ähnliches gilt auch für Cetirizin, das im wesentlichen unverändert renal ausgeschieden wird.

Indikationen

Antihistaminika werden v.a. - wenn auch mit unterschiedlichem Erfolg - bei allergischen Reaktionen (Typ I) wie Urtikaria, Heuschnupfen, Rhinitis, Konjunktivitis eingesetzt. Dabei sollten Verbindungen ohne sedierende Komponente und ohne kardiotoxisches Potential verwendet werden. Beim ausgebildeten anaphylaktischen Schock kommt die therapeutische Anwendung ohnehin zu spät.

Tabelle 27.14. Anhaltspunkte zur Dosierung von Antihistaminika

INN	Mittlere Dosis/Tag [mg]
Meclozin	25–50
Doxylamin	25–75
Dexchlorpheniramin	3–12
Bamipin	50–200
Clemastin	2mal 1
Dimetinden	3mal 2
Cetirizin	10
Loratidin	10
Terfenadin	60–120
Fexofenadin	120
Mizolastin	10
Tritoqualin	100–300

Die den älteren Verbindungen eigene antiemetische Wirkung kann bei Bewegungskrankheiten ausgenutzt werden. Weitere Indikationen sind Juckreiz (antihistaminerger und lokalanästhetischer Effekt) und die Verwendung als Schlafmittel (zentraldämpfende Antihistaminika sind Bestandteil hypnotischer Mischpräparate). Anhaltspunkte zur Dosierung gibt Tabelle 27.14.

Ketotifen hemmt die Mediatorfreisetzunmg aus Mastzellen und Basophilen und blockiert zusätzlich H_1-, M- und 5-HT-Rezeptoren. Es hat ähnliche Indikationen wie die H_1-Antihistaminika und wird darüber hinaus (wegen der Hemmung der Mediatorfreisetzung) zur Prophylaxe des exogen-allergischen Asthmas verwendet (s.S. 609).

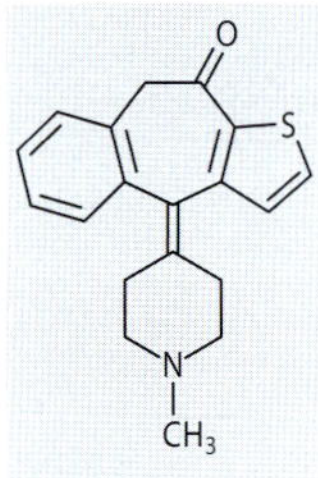

Ketotifen

Tritoqualin ist ein Hemmstoff der Histidindecarboxylase und verhindert damit die Synthese von Histamin. Daraus ergibt sich, daß diese Substanz bei sonst den H_1-Antihistaminika vergleichbaren Indikationen nur prophylaktisch angewendet werden kann.

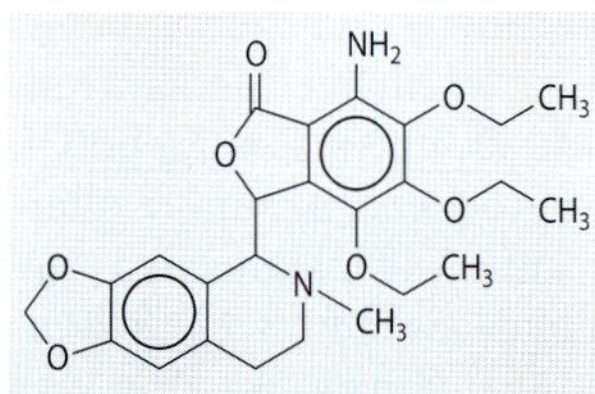

Tritoqualin

Nebenwirkungen

Die wichtigste Nebenwirkung ist die den älteren Antihistaminika eigene sedierende Komponente, die in Kombination mit anderen zentral dämpfenden Substanzen (z.B. Alkohol, Benzodiazepine) verstärkt wird. Selten wird eine zentrale Erregung beobachtet (Unruhe, Schlaflosigkeit). Auch Kopfschmerzen sind möglich. Weitere Nebenwirkungen betreffen den Magen-Darm-Trakt und äußern sich in Übelkeit, Erbrechen, Appetitlosigkeit, Schmerzen im Epigastrium sowie Obstipation oder Diarrhö. Eine Sensibilisierungsgefahr besteht v.a. bei lokaler Applikation auf die Haut. Die durch die anticholinergen, antiadrenergen und lokalanästhetischen Effekte hervorgerufenen Nebenwirkungen sind bereits oben erwähnt.

Insgesamt sind die neuen Antihistaminika gut verträglich. Allerdings zeigen einige dieser Verbindungen ein kardiotoxisches Potential, was sich in QT-Verlängerungen bis hin zu Torsades de pointes äußert. Nachgewiesen wurde dies für Terfenadin und Astemizol bei absoluter oder relativer (Hemmung des Abbaus) Überdosierung. Astemizol wurde aus dem Handel gezogen, Terfenadin sollte durch seinen aktiven Metaboliten Fexofenadin ersetzt werden. Loratidin, Mizolastin und Cetirizin scheinen bei Gesunden keinen Einfluß auf das QT-Intervall zu haben.

Hemmstoffe der Mediatorfreisetzung zur Therapie des exogen-allergischen Asthma werden ausführlich auf S. 608 besprochen.

27.8.2 Serotonin

Serotonin ist ein biogenes Amin, das in den serotoninenthaltenden Zellen aus der Aminosäure Tryptophan durch Hydroxylierung und anschließende Decarboxylierung entsteht. Thrombozyten haben keine Serotoninsynthese, sondern nehmen Serotonin aktiv aus der Umgebung auf. Serotonin kommt sowohl in Neuronen als auch extraneural vor: Etwa 90 % werden in den enterochromaffinen Zellen des Magen-Darm-Traktes gefunden, die restlichen 10 % in Thrombozyten und neuronalem Gewebe. Wie die Katecholamine wird Serotonin in Vesikeln gespeichert und auf adäquate Reize hin freigesetzt. Aus Neuronen freigesetztes Serotonin wird wieder aktiv in das Neuron aufgenommen und durch die Monoaminoxidase zu 5-Hydroxyindolessigsäure, dem Hauptmetaboliten, oxidiert. Monoaminoxidase-Hemmstoffe hemmen den Abbau, trizyklische Antidepressiva die Wiederaufnahme von Serotonin.

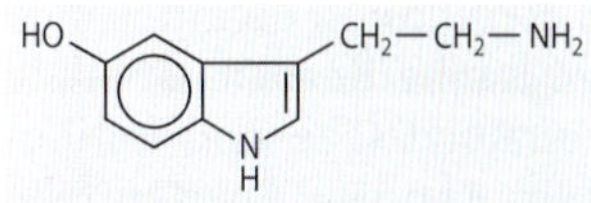

Serotonin

Serotoninrezeptoren

Serotonin weist ein großes Spektrum unterschiedlicher und komplexer Wirkungen an verschiedenen Organsystemen auf. In den letzten Jahren hat sich herausgestellt, daß es nicht *den* Serotoninrezeptor gibt, sondern daß verschiedene Serotoninrezeptoren mit zusätzlichen Subtypen existieren. Derzeit werden 7 Hauptgruppen unterschieden, von denen 4 pharmakologisches Interesse besitzen.

- *5-HT$_1$-Rezeptoren* mit den Subtypen 5-HT$_{1A}$, 5-HT$_{1B}$, 5-HT$_{1D}$; 5-HT$_{1E}$ und 5-HT$_{1F}$. Sie kommen vor allem im ZNS vor und koppeln über ein G-Protein aus der $G_{i/o}$-Familie hemmend an die Adenylylcyclase, der 5-HT$_{1A}$-Rezeptor zusätzlich öffnend an Kaliumkanäle und inaktivierend an Ca^{2+}-Kanäle.
- *5-HT$_2$-Rezeptoren* mit den Subtypen 5-HT$_{2A}$, 5-HT$_{2B}$ und 5-HT$_{2C}$ aktivieren über $G_{q/11}$ eine Phospholipase C-β mit der Bildung der Botenstoffe Inosit-1,4,5-trisphosphat und Diacylglycerin.
- 5-HT$_3$-Rezeptoren gehören zu der großen Familie der Liganden-gesteuerten Ionenkanäle, die bei Erregung zur Depolarisation führen.
- 5-HT$_4$-Rezeptoren sind über G_s aktivierend an die Adenylylcyclase gekoppelt.
- Die nicht näher charakterisierten 5-HT$_{5,6,7}$ aktivieren ebenfalls über G_s die Adenylylcyclase. Das atypische Neuroleptikum Clozapin ist u.a. ein Antagonist am 5-HT$_7$-Rezeptor.

Serotoninwirkungen

Serotonin besitzt ein breites Spektrum peripherer Wirkungen im Bereich des Magen-Darm-Traktes, der Bronchien und des kardiovaskulären Systems sowie im ZNS. Die genaue Analyse der kardiovaskulären Effekte von Serotonin wird dadurch erschwert, daß sich in vivo direkte und reflektorische Effekte überlagern können, die zudem vom Ausgangstonus der Gefäße abhängig sind.

Den pharmakologisch beeinflußbaren Serotoninrezeptoren läßt sich mehr oder weniger eindeutig eine Funktion zuordnen.

Präsynaptische $5\text{-}HT_{1A}$-Rezeptoren befinden sich im Hippocampus und den Raphe-Kernen. Über sie werden bei Stimulation anxiolytische und antidepressive Effekte vermittelt. Die 5-HT-vermittelte Hemmung der Sympathikusaktivität läßt den peripheren Blutdruck sinken. $5\text{-}HT_{1D}$-Rezeptoren sind in der Substantia nigra, dem Nucleus caudatus, dem Globus pallidus und an Kopfarterien lokalisiert. Agonisten führen u.a. zu einer Kontraktion kranieller Arterien.

$5\text{-}HT_2$-Rezeptoren vermitteln erregende Wirkungen auf die glatte Muskulatur der Gefäße, des Magen-Darm-Traktes und der Bronchien. Auf Thrombozyten fördern sie die Aggregation.

Über $5\text{-}HT_3$-Rezeptoren werden in der Area postrema Ionenkanäle aktiviert, die zur Depolarisation und Aktivierung von Neuronen führen, die an der Auslösung von Erbrechen beteiligt sind.

Über den $5\text{-}HT_4$-Rezeptor wird die Peristaltik im Bereich des Magen-Darm-Traktes via Acetylcholinfreisetzung gesteigert.

Im ZNS ist Serotonin offensichtlich ein Neurotransmitter und Neuromodulator, der eine Reihe von Funktionen beeinflußt. So scheint die Steuerung des Schlaf-Wach-Rhythmus und der Stimmung ebenso serotoninerg moduliert zu werden, wie Gedächtnis, sensorische Wahrnehmungen, Nozizeption, Temperaturregulation, Sexualverhalten und die Freisetzung von Hormonen.

Eine pathophysiologische Bedeutung besitzt Serotonin bei der endogenen Depression, der möglicherweise ein Mangel an Serotonin oder eine Abnormalität der 5-HT-Rezeptorregulation zugrunde liegt. Auch an der Entstehung der Migräne ist Serotonin als pathogenetischer Faktor beteiligt. Ein Tumor der enterochromaffinen Zellen (Karzinoidsyndrom) des Dünndarms führt zu massiver Serotoninüberproduktion mit charakteristischer Symptomatik: Diarrhö mit schweren Koliken, Bronchospasmus sowie Oligurie und Ödeme. Die begleitende Endokardfibrose mit Herzklappenverdickungen ist in ihrem Pathomechanismus ungeklärt. Eine anfallsweise auftretende Hautrötung der oberen Körperhälfte (Flush) ist wahrscheinlich auf Bradykinin und nicht auf Serotonin zurückzuführen.

27.8.2.1 Serotoninagonisten

Hier sind *Buspiron* (Tranquilizer) als $5\text{-}HT_{1A}$-Agonist und *Urapidil* (Antihypertensivum), ebenfalls mit $5\text{-}HT_{1A}$-agonistischer Wirkkomponente, zu nennen. Beide Verbindungen sind an anderer Stelle besprochen, Buspiron s. S. 128, Urapidil s.S 108.

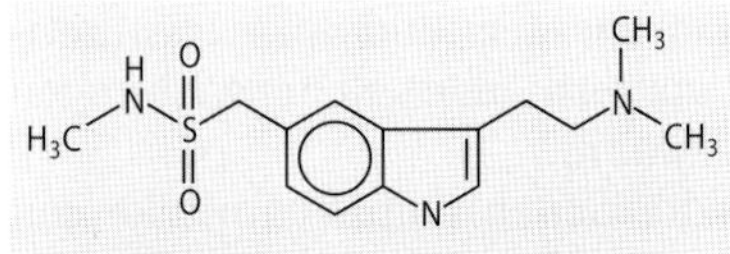

Sumatriptan

Ein Serotoninagonist mit spezifischer und selektiver Wirkung auf $5\text{-}HT_1$-Rezeptoren ($5\text{-}HT_{1B/D}$) ist *Sumatriptan*. Diese Verbindung kontrahiert offensichtlich kraniale Gefäßbereiche, die bei der Entstehung der Migräne von Bedeutung sind. Darüberhinaus kommt es wohl auch zu einer Abschwächung der „neurogenen Entzündungsreaktion" über eine Hemmung der Freisetzung von Neuropeptiden wie Substanz P u.a. Weitere Einzelheiten des Wirkungsmechanismus sind noch unbekannt.

Indiziert ist Sumatriptan zur Behandlung des akuten Migräneanfalls und des Clusterkopfschmerzes. Einzelheiten s.S. 277.

Der $5\text{-}HT_4$-Agonist Metoclopramid wird auf Seite 587 besprochen.

27.8.2.2 Serotoninantagonisten

Methysergid ist ein halbsynthetisches Ergotaminamidalkaloid mit großer Wirksamkeit als Serotoninantagonist an den $5\text{-}HT_2$-(und auch an den $5\text{-}HT_1$-) Rezeptoren.

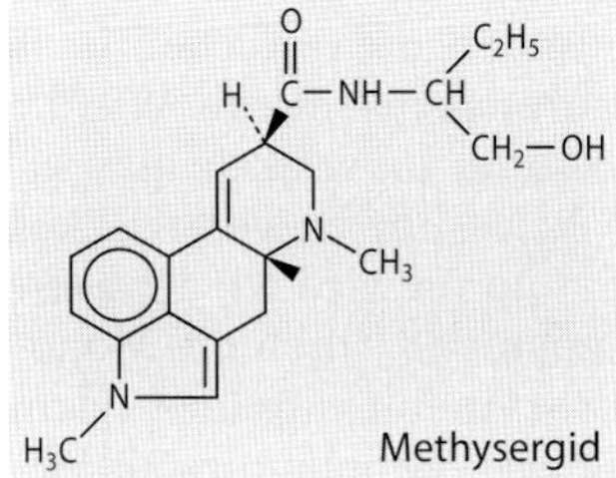

Methysergid

Methysergid wird zur Prophylaxe der Migräne und anderer vaskulär bedingter Kopfschmerzen verwendet. Die prophylaktische Wirkung setzt erst nach 1–2 Tagen ein, im akuten Anfall ist Methysergid nicht wirksam. Eine weitere Indikation ist das Karzinoid.

Cyproheptadin, eine trizyklische Verbindung mit chemischer Verwandschaft zu Amitriptylin, blokkiert neben 5-HT_1-Rezeptoren auch 5-HT_2-, H_1- und M-Rezeptoren. Diese zusätzlichen Effekte dürften z.T. für die Nebenwirkungen verantwortlich sein (anticholinerge Effekte, Sedierung). Verwendung findet Cyproheptadin als Antiallergikum, eine appetitsteigernde Wirkung wird bei Appetitlosigkeit mit Untergewicht ausgenutzt. Die Dosierung beträgt 2- bis 4mal 4 mg/Tag.

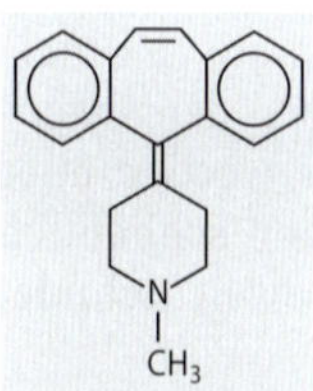

Cyproheptadin

Pizotifen ist im wesentlichen wie Cyproheptadin zu beurteilen (Blockade von 5-HT_1-, 5-HT_2-, H_1- und M-Rezeptoren). Therapeutische Verwendung findet Pizotifen zur Prophylaxe der Migräne; eine appetitsteigernde Wirkung wird bei Untergewichtigen ausgenutzt. Die Nebenwirkungen sind insgesamt nicht sehr ausgeprägt und entsprechen denen von Cyproheptadin. Sie verlieren sich meist bei längerer Therapie. Die Dosierung beträgt 3mal 0,5 mg/Tag.

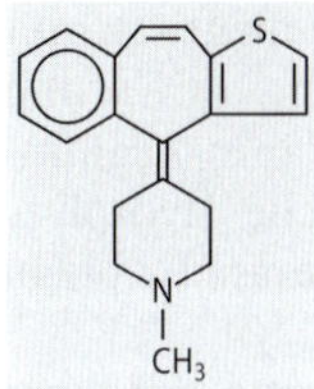

Pizotifen

Ondansetron, ein selektiver 5-HT_3-Antagonist zur Prophylaxe des Zytostatika-induzierten Erbrechens, wird auf Seite 587 besprochen.

27.8.3 Bradykinin

Bradykinin gehört zusammen mit Kallidin zu den Kininen, kurzkettigen Peptiden von 9–11 Aminosäuren, die im Zusammenhang mit entzündlichen Prozessen gesehen werden.

Bradykinin entsteht aus inaktiven Vorstufen durch eine kaskadenartige Aktivierung proteolytischer Enzyme, bei der Verbindungen zum Gerinnungssystem bestehen. Präkallikrein (in der Leber gebildet) ist die inaktive Vorstufe der Protease Kallikrein, die aus hochmolekularem Kininogen (α_2-Globulin, MG 110000) das Nonapeptid Bradykinin abspaltet. Die Serinprotease Kallikrein wird durch den aktivierten Gerinnungsfaktor XII (Hageman-Faktor), Trypsin, Plasmin und auch durch Kallikrein selbst aktiviert (Abb. 27.21).

Die Halbwertszeit der Kinine beträgt nur wenige Sekunden, da sie rasch durch Kininasen abgebaut werden. Am Abbau sind 2 Enzyme beteiligt: Kininase I (eine Carboxypeptidase, die am C-Terminus die Aminosäure Arginin abspaltet) und Kininase II,

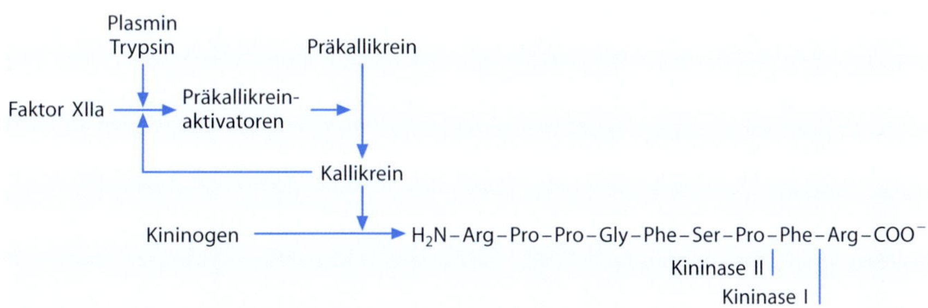

Abb. 27.21. Schematische Darstellung der Aktivierung und Freisetzung von Bradykinin aus dem Vorläufermolekül Kininogen. Die Inaktivierung erfolgt durch Kininase I und Kininase II, die als Carboxypeptidase und Dipeptidase am C-Terminus angreifen

eine Dipeptidase. Dieses Enzym ist identisch mit dem Angiotensin-converting Enzym (ACE) und spaltet vom C-Terminus den Phenylalanin-Arginin-Rest ab (Abb.27.21). Durch die rasche Hydrolyse des Bradykinins, v.a. durch die Kininase II, bleibt seine Wirkung lokal begrenzt.

Die Wirkungen des Bradykinins sind die eines Entzündungsmediators: Vasodilatation, Erhöhung der Gefäßpermeabilität, Kontraktion glatter Muskulatur (v.a. Bronchien, Magen-Darm-Trakt) und Hyperalgesie. Möglicherweise ist ein Teil der Effekte auf die Aktivierung der Phospholipase A_2 und die damit verbundene Bildung von Eicosanoiden zurückzuführen. Kinine haben wahrscheinlich keine physiologische Bedeutung, sind aber sicher pathogenetisch bedeutsam: Entzündung, allergische Reaktionen, Karzinoidsyndrom, akute Pankreatitis.

Bisher sind 2 Bradykininrezeptorsubtypen identifiziert: B_1 und B_2, wobei dem B_2-Rezeptor wahrscheinlich die größere Bedeutung zukommt. Er ist aktivierend an die Phospholipase C gekoppelt.

Dieses System Kallikrein-Kinin, das in vielem dem Renin-Angiotensin-System ähnelt, kann an mehreren Stellen pharmakologisch beeinflußt werden. Die Kininbildung wird z.B. durch den Kallikreininhibitor Aprotinin, der auch andere Proteasen hemmt, inhibiert (s.auch S. 457). Inzwischen sind auch Antagonisten für die B_1- und B_2-Rezeptoren synthetisiert worden. Es sei noch darauf hingewiesen, daß Hemmstoffe des Angiotensin-converting- Enzyms, wie z.B. Captopril, die Wirkung der Kinine verstärken. Möglicherweise ist eine typische Nebenwirkung der Hemmstoffe des Angiotensin-converting-Enzyms, der trockene Reizhusten, auf den verzögerten Abbau der Kinine zurückzuführen. Ein 2., auch therapeutisch relevanter Aspekt ergibt sich aus dem Zusammenwirken von ACE-(Kininase-II-)Inhibitoren und Bradykinin. Durch die Hemmung des Bradykininabbaus kommt es über die Erhöhung der Bradykininkonzentration zur Aktivierung des B_2-Rezeptors auf der Endothelzelle mit nachfolgender Verstärkung der endothelialen NO- und PGI_2-Synthese: Beide Mediatoren relaxieren die glatte Muskulatur der Gefäße und verstärken so synergistisch die Wirksamkeit von ACE-Inhibitoren.

27.8.4 Eicosanoide

Eicosanoide sind eine ständig wachsende Familie oxidierter C_{20}-Fettsäuren, die derzeit aus 3 Untergruppen besteht. *Prostanoide*, die über den Cyclooxygenaseweg entstehen; *Leukotriene* werden über den Lipoxygenaseweg gebildet und schließlich *Epoxide*, die über den Epoxygenaseweg gebildet werden (Abb.27.22).

27.8.4.1 Verbindungen des Cyclooxygenaseweges

Ausgangssubstrat für die Synthese dieser Substanzen sind ungesättigte Fettsäuren (beim Menschen im wesentlichen Arachidonsäure, 5,8,11,14-Eicosatetraensäure), die durch die Phospholipase A_2 aus Phospholipiden freigesetzt werden. Aus diesen Fettsäuren entsteht (über die 11-Lipoxygenase) zu-

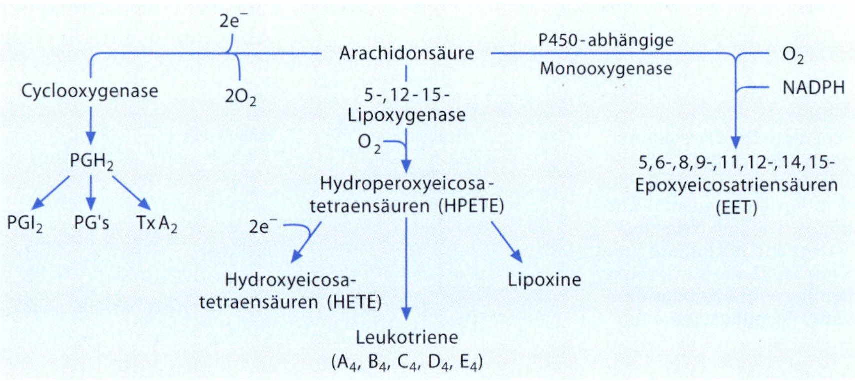

Abb. 27.22. Zusammenfassende Übersicht über die Wege des Arachidonsäurestoffwechsels

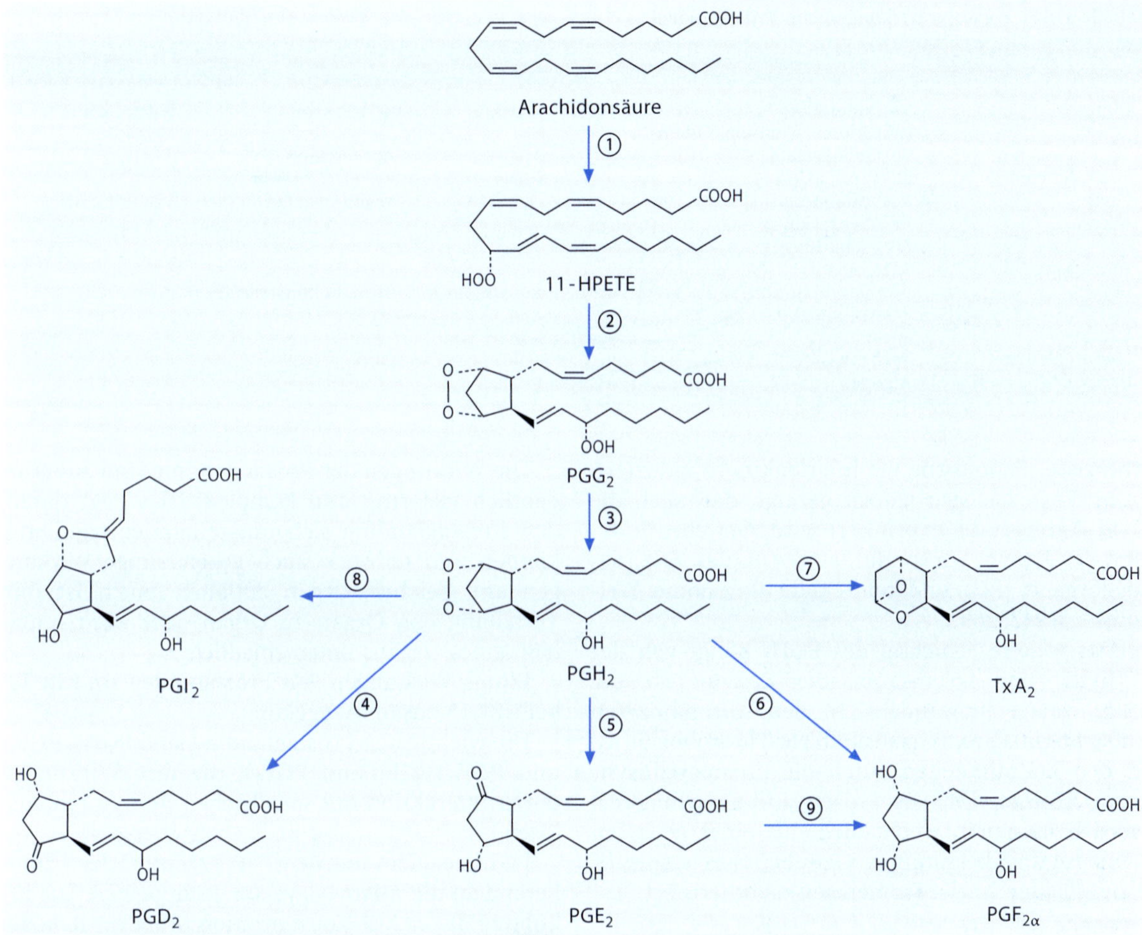

Abb. 27.23. Biosynthese der Prostanoide (*1* 11-Lipoxygenase, *2* Cyclooxygenase, *3* Hydroperoxidase, *2+3* Prostaglandinendoperoxidsynthase, *4* PGD_2-Endoperoxidisomerase, *5* PGE_2-Endoperoxidisomerase, *6* $PGF_{2\alpha}$-Endoperoxidreduktase, *7* Thromboxansynthase, *8* Prostacyclinsynthase, *9* PGE_2-9-ketoreduktase). Weitere Abkürzungen s. Text

nächst 11-HPETE (11-Hydroperoxy-6,8,11,14-eicosatetraensäure), die in das instabile und reaktionsfähige Endoperoxid PGG_2 überführt wird. Diese Reaktion wird durch die Prostaglandinendoperoxidsynthase katalysiert, die Cyclooxygenase- und Hydroperoxydaseaktivität besitzt. Die Hydroperoxydase wandelt in einer glutathionabhängigen Reaktion die Hydroperoxidgruppe des PGG_2 in eine OH-Gruppe um: Es entsteht PGH_2, die gemeinsame Vorstufe aller Typ-2-Prostaglandine (mit 2 Doppelbindungen), des Prostacyclins und Thromboxans A_2 (Abb. 27.23). Typ-1-Prostaglandine (mit einer Doppelbindung entstehen aus 8,11,14-Eicosatriensäure (Dihomo-γ-linolensäure).

Von der Cyclooxygenase sind inzwischen 2 Isoenzyme, COX-1 und COX-2, nachgewiesen, die nur zu 62 % Homologie zeigen und sich durch Lokalisation und Induzierbarkeit unterscheiden. Die konstitutiv gebildete COX-1 kommt z.B. in Thrombozyten, Endothelzellen, Magenmukosa und Nierenzellen vor und ist wahrscheinlich für die physiologische Bildung der Prostanoide zuständig. Demgegenüber wird COX-2 in Entzündungszellen wie neutrophile Granulozyten und Makrophagen exprimiert und durch Entzündungsstimuli wie Zytokine,

Tabelle 27.15. Wichtige Wirkungen von Prostanoiden

Gewebe	PGE_2	$PGF_{2\alpha}$	TxA_2	PGI_2
Blutgefäße	Vasodilatation (Arteriolen, Venolen, Ödem)	Variable Effekte	Kontraktion	Dilatation
Thrombozyten	Variable Effekte		Aggregation ↑	Aggregation ↓
Granulozyten	O_2^--Produktion ↓			
Niere	Vasodilatation		Vasokonstriktion	Vasodilatation
Magen	HCl-Sekretion ↓ Mukusbildung ↑			
Intestinum	Spasmogen			
Lunge	Bronchodilatation	Bronchokonstriktion	Bronchokonstriktion	
Herz	Positiv-inotrop			
Uterus	Spasmogen	Spasmogen		
Hypothalamus	Pyrogen			
Periphere Nerven	Algogen	Algogen		Algogen

Mitogene, Endotoxine via Interleukin-10 induziert. Inzwischen hat sich jedoch gezeigt, daß auch die COX-2 konstitutiv exprimiert wird. Gewebe, in denen das Enzym vorkommt, sind z.B. das ZNS, Sexualorgane, Niere und kolorektale Karzinome. Weiteres s.S. 242, 260.

Das weitere Schicksal des PGH_2 hängt von der Aktivität und Lokalisation der Enzyme ab, die PGH_2 weiter umwandeln. In den Thrombozyten entsteht via Thromboxansynthase Thromboxan A_2, in den Endothelzellen durch die Prostacyclinsynthase Prostacyclin. Die Prostaglandine schließlich werden ubiquitär, wenn auch mit einer gewissen Bevorzugung bestimmter Gewebe, durch spezifische Enzyme (meist Isomerasen) synthetisiert.

Prostanoide

Der Begriff Prostanoide wurde eingeführt, um zu verdeutlichen, daß hier nicht nur Prostaglandine, sondern auch Thromboxan und Prostacyclin als Produkte des Cyclooxygenaseweges gemeint sind. Sie alle sind ubiquitär vorkommende Gewebshormone oder Mediatoren, die nicht gespeichert, sondern bei Bedarf durch zahlreiche unterschiedliche Stimuli synthetisiert und abgegeben werden.

Prostaglandine werden sehr rasch inaktiviert, so daß die Halbwertszeit im Plasma meist <1 min ist. Die wichtigsten initialen Abbaureaktionen, die v.a. in den Lungen, Nieren und in der Milz stattfinden, werden durch die 15-Hydroxyprostaglandindehydrogenase und anschließend durch die Prostaglandin-Δ13-Reduktase katalysiert. Der weitere Abbau erfolgt dann über die Fettsäureoxidation zu Dicarbonsäuren.

Die Wirkungen der Prostaglandine sind außerordentlich vielseitig und komplex. Dies liegt daran, daß Prostaglandine sich untereinander regulieren können und teilweise auch gegensinnige Wirkungen am gleichen Organ entfalten. Auch ist ihre Verteilung von Organ zu Organ oder auch innerhalb eines Organs unterschiedlich.

Einige Wirkungen von Prostanoiden sind in Tabelle 27.15 zusammengefaßt.

Die wichtigsten Prostaglandine sind PGD_2, $PGF_{2\alpha}$ und PGE (PGE_1 und PGE_2), die ihre Wirkungen durch Interaktion mit spezifischen Rezeptoren auslösen.

PGD_2 reagiert mit dem DP-Rezeptor, der stimulierend an die Adenylylcyclase gekoppelt ist. Die Erhöhung der cAMP-Konzentration führt zur Relaxierung der glatten Muskulatur in verschiedenen Organen und Geweben (Gefäße, Gastrointestinaltrakt).

$PGF_{2\alpha}$ stimuliert den FP-Rezeptor. Die Aktivierung einer Phospholipase C löst den „PI-response" aus. Die Wirkungen sind daher i.allg. erregend auf die glatte Muskulatur.

PGE_2 reagiert mit 4 Rezeptorsubtypen:

- Der EP_1-Rezeptor koppelt über $G_{q/11}$;
- der EP_2-Rezeptor bindet an G_s;
- der EP_3-Rezeptor kann mit $G_{q/11}$, $G_{i/o}$ und G_s, interagieren,
- der EP_4-Rezeptor aktiviert G_s.

Dementsprechend werden die PGE_2-vermittelten Wirkungen, je nach Gewebe und Rezeptorsubtyp erregend oder hemmend sein.

Tabelle 27.16. Zusammenstellung einiger Mediatoren der Entzündung und ihrer Wirkungen

	Vasodilatation	Exsudation (Ödem)	Chemotaxis	Phagozytose	Schmerz	Broncho-konstriktion	Fieber
Bradykinin	++	++			++	+	
Histamin	++	++	+		+	+	
Komplementsystem	++	+		+			
Lipoxine A, B			+				
LTB_4		+	++	+			
LTC_4, LTD_4, LTE_4	Kontraktion	++				++	
Lymphokine	++		++	+			
PAF	++	++	++		+	++	
PGE_2	++	++			++		+
PGF_2					+	+	
Thromboxan A_2	Kontraktion					++	

Die *physiologische Bedeutung* der Prostanoide ist noch weitgehend ungeklärt, auch wenn sie an der Steuerung vieler physiologischer Vorgänge beteiligt sind. Von besonderem (pharmakologischem) Interesse ist, daß Prostaglandine und andere Umwandlungsprodukte der Arachidonsäure an der Auslösung von Entzündungsreaktionen mitbeteiligt sind (Tabelle 27.16) und exsudative und proliferative Prozesse begünstigen. Durch Hemmung der Prostanoidsynthese kann daher ein entzündliches Geschehen therapeutisch beeinflußt werden.

Glucocorticoide (s. S. 495) hemmen u.a. die Phospholipase A2 über die Induktion von Lipocortin und führen zu einer verminderten Expression der COX-2. Nichtsteroidale Antiphlogistika (s. S. 260) sind Hemmstoffe der Cyclooxygenasen.

Auch an der Entstehung von Schmerzen (Einzelheiten s.S. 242) scheinen Prostaglandine mitzuwirken. V.a. Prostaglandine vom E-Typ führen zu einer langanhaltenden Hyperalgesie. Zusätzlich kann auch die Histamin- und Bradykininwirkung verstärkt werden.

Die Rolle der Prostaglandine (besonders der E-Reihe) bei der Fieberentstehung ist noch unsicher (Einzelheiten s.S. 242).

Die therapeutische Bedeutung der Prostaglandine ist z.Z. noch gering. Die uteruskontrahierende Wirkung (Abb.27.24) von *PGE_2 (Dinoproston)* und *$PGF_{2\alpha}$ (Dinoprost)* sowie die des *PGE_2-Derivats Sulproston* und des *PGE_1-Analogon Gemeprost* wird in der Gynäkologie und Geburtshilfe ausgenutzt.

Dinoproston wird zur Geburtseinleitung oder zur Vorbereitung eines Schwangerschaftsabbruches eingesetzt. Die Hauptindikationen von Dinoprost sind atonische Nachblutungen nach Ausräumung des Uterus oder nach der Geburt sowie die Vorbeugung einer Uterusatonie nach Mehrlingsschwangerschaften. Sulproston wird zur Zervixdilatation bei Schwangeren bzw. zur Vorbereitung einer instrumentellen Ausräumung des Uterus eingesetzt. Gemeprost schließlich wird lokal zur Zervixerweichung und -dilatation als Vorbereitung für gynäkologische Eingriffe eingesetzt.

Wegen der vielfältigen Wirkungen der Prostaglandine ist bei systemischer Applikation mit zahlreichen Nebenwirkungen zu rechnen (Übelkeit, Erbrechen, Diarrhö, Temperaturanstieg, Schüttelfrost, Schwindel, Kopfschmerzen, kolikartige Schmerzen sowie bei $PGF_{2\alpha}$ u.U. ein Bronchospasmus).

PGE_1 (Alprostadil) wird bei der chronisch-arteriellen Verschlußkrankheit i.a. oder i.v. verabreicht. Nebenwirkungen sind u.a. lokale Reaktionen an der Injektionsstelle, Beschwerden von seiten des Magen-Darm-Traktes (Übelkeit, Erbrechen, Diarrhö), zentrale Symptome (Kopfschmerzen, Verwirrtheit) sowie Tachykardie und Blutdruckabfall. Eine weitere Indikation für Alprostadil ist die zeitweilige Offenhaltung des Ductus arteriosus Botalli bei Neugeborenen mit angeborenen Herzfehlern.

Das *PGE_1-Derivat Misoprostol* wird zur Behandlung von Magen- und Duodenalulzera verwendet (s.S. 585).

Das Prostaglandin $F_{2\alpha}$-Analogon *Latanoprost* wird lokal zur Senkung des Augeninnendrucks beim primären Offenwinkelglaukom eingesetzt. Die Wirkung beruht auf einer Zunahme des uveoskleralen Kammerwasserabflusses. Latanoprost führt zu Farbveränderungen der Iris.

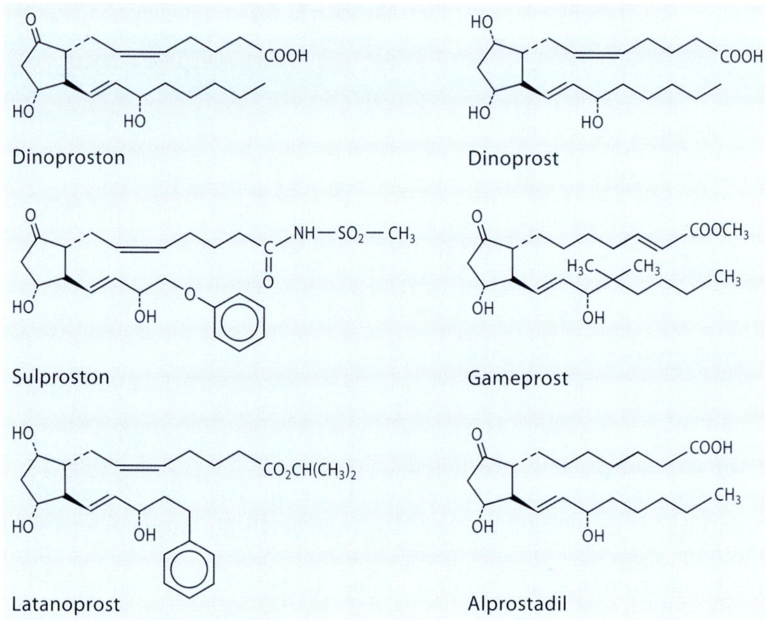

Abb. 27.24. Strukturformeln therapeutisch genutzter Prostaglandine bzw. Prostaglandinanaloga

Thromboxan A_2 wird, wie bereits erwähnt, in den Thrombozyten synthetisiert, fördert die Thrombozytenaggregation und führt zur Vasokonstriktion. Durch die Interaktion mit dem TP-Rezeptor wird die Phospholipase C aktiviert (Kopplung über $G_{q/11}$ und $G_{12/13}$). Thromboxan A_2 wird sehr rasch (Halbwertszeit etwa 30 s) zum inaktiven Thromboxan B_2 hydrolysiert.

Einzelheiten zur Thrombozytenaggregation und zur Hemmung dieser Vorgänge s. S. 444.

Prostacyclin (PGI_2) ist ein Gegenspieler des Thromboxan A_2. Es wird überwiegend in den Endothelzellen der Gefäße gebildet. Über den IP-Rezeptor, der stimulierend an die Adenylylcyclase gekoppelt ist, kommt es zur Vasodilatation und zur Hemmung der Thrombozytenaggregation (s. Abb. 25.2; S. 446). PGI_2 wird im Gegensatz zu den anderen Prostanoiden nicht in die Lungenzellen aufgenommen und dort metabolisiert, sondern zerfällt spontan mit einer Halbwertszeit von etwa 3 min zu 6-Keto-$PGF_{1\alpha}$. Ein metabolisch stabiles Prostacyclinanalogon, *Iloprost*, ist zur Behandlung schwerer peripherer Durchblutungsstörungen zugelassen (s. S. 402).

27.8.4.2 Verbindungen des Lipoxygenaseweges

Ein zweiter Weg des Arachidonsäurestoffwechsels wird durch Lipoxygenasen katalysiert (Abb. 27.25), die das Substrat an den Positionen 5, 12 oder 15 zu den entsprechenden Hydroperoxyeicosatetraensäuren (HPETE) oxidieren, die selbst keine Mediatoren, wohl aber die Vorstufen für die Leukotriene bzw. für die entsprechenden Hydroxyeicosatetraensäuren (HETE) sind.

Ausgangsverbindung für die Synthese der *Leukotriene* (LT) ist 5-HPETE (5-Hydroperoxy-6,8,11,14-eicosatetraensäure), die durch die *5-Lipoxygenase* aus Arachidonsäure entsteht. Dieses Enzym ist v.a. in Leukozyten, Basophilen und Mastzellen nachgewiesen. Aus dem labilen 5-HPETE entsteht zunächst ein ebenfalls labiles Epoxid, Leukotrien A_4 (LTA_4), das unter Kopplung von Glutathion (durch die Glutathion-S-Transferase) in Leukotrien C_4 (LTC_4) überführt wird bzw. unter Wasseraufnahme zu Leukotrien B_4 (LTB_4) wird. Durch Abspaltung von Glutaminsäure wird LTC_4 in Leukotrien D_4 (LTD_4) überführt, aus dem schließlich nach Abspaltung von Glycin Leukotrien E_4 (LTE_4) wird. Ein weiteres Stoffwechselprodukt des 5-Lipoxygenaseweges ist 5-HETE.

LTA_4 scheint keine Wirkung zu haben und geht als labiles Zwischenprodukt rasch in LTB_4 und LTC_4 über. LTB_4 wirkt ausgeprägt chemotaktisch, vermittelt die Adhäsion von Leukozyten am Endothel und stimuliert die Produktion von Interferon-γ und Interleukin-2 in T-Zellen. Die Leukotriene C_4, D_4 und E_4 sind starke Bronchokonstriktoren (ein Gemisch dieser Leukotriene ist die seit langem bekannte „slow reacting substance of anaphylaxis", SRS-A) und in bestimmten Gefäßbezirken (z.B. Koronarien) wirken sie auch als Vasokonstriktoren. Darüber hinaus erhöhen sie die Gefäßpermeabilität (Tabelle 27.16 und 27.17). 5-HETE wirkt ebenfalls chemotaktisch.

Die Wirkungen der Leukotriene werden über membranständige Rezeptoren vermittelt. Derzeit sind 3 Subtypen bekannt:

- Der BLT-Rezeptor bindet bevorzugt LTB_4 und koppelt über $G_{q/11}$ und $G_{i/o}$;
- der $CysLT_1$-Rezeptor bindet mit gleicher Affinität LTC_4 und LTD_4, und koppelt über $G_{q/11}$;
- der $CysLT_2$-Rezeptor bindet LTC_4 mit höherer Affinität als LTD_4 und interagiert mit $G_{q/11}$.

Leukotriene sind offensichtlich an der Pathogenese einer Reihe von Erkrankungen beteiligt. Diskutiert wird ein Zusammenhang beim Asthma bronchiale, bei der Psoriasis, bei rheumatoider Arthritis sowie bei der Colitis ulcerosa und beim M. Crohn. Es ist daher nicht verwunderlich, daß das Hauptaugenmerk der Leukotrienforschung auf der Entwicklung spezifischer Leukotrienantagonisten und Hemmstoffen der 5-Lipoxygenase ruht. Zugelassen als Zusatzmedikation bei Asthma bronchiale ist der Leukotrienantagonist *Montelukast* (in den USA auch *Zafirlukast*). Ein Hemmstoff der 5-Lipoxygenase, *Zileuton*, befindet sich in der klinischen Prüfung (Einzelheiten (s. S. 610).

In Eosinophilen und auch Mastzellen findet sich eine *15-Lipoxygenase*, die die Bildung von 15-HPETE katalysiert, aus der sich die chemotaktisch wirkenden Lipoxine A und B generieren. Über die *12-Lipoxygenase* (z.B. in Thrombozyten) entsteht 12-HPETE, das durch eine Peroxidase zu 12-HETE, einer ebenfalls chemotaktisch wirkenden Verbindung, umgewandelt wird.

Tabelle 27.17. Wichtige Wirkungen von Leukotrienen

LTB_4	LTC_4, LTD_4, LTE_4
Aggregation	Bronchokonstriktion
Chemotaxis	Muköse Sekretion (Atemwege)
O_2^--Produktion	Plasmaexsudation (Ödem)
Plasmaexsudation (Ödem)	Vasokonstriktion (Koronarien)

27.8.4.3 Verbindungen des Epoxygenaseweges

Neben den bisher beschriebenen Reaktionen zur Bildung von Eicosanoiden über Dioxygenasen ist Arachidonsäure auch Substrat für Cytochrom-P450-abhängige Monooxygenasen. Über diesen Reaktionsweg entstehen Epoxyeicosatriensäuren (EET), aus denen durch die Epoxidhydrolase Dihydroxyeicosatriensäuren (DHET) entstehen. Beide Substanzklassen zeigen ein breites Profil von Wirkungen; im Vordergrund des Interesses stehen die stimulierenden Wirkungen auf die Freisetzung von Hypophysenhormonen wie Somatostatin, LH, TSH, Prolactin, Oxytocin, Vasopressin u.a.

27.8.5 Plättchenaktivierender Faktor (PAF)

PAF (1-O-Alkyl-2-acetyl-sn-glyceryl-3-phosphorylcholin) ist ein sehr potenter Lipidmediator mit einem großen Spektrum biologischer Wirkungen.

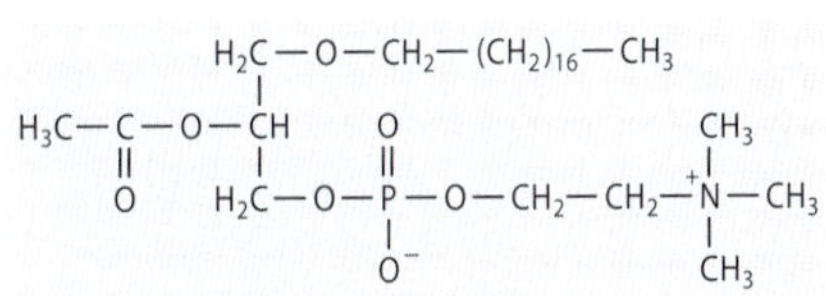

plättchenaktivierender Faktor (PAF)

Die Vorstufe von PAF ist Acyl-PAF. Durch die Phospholipase A_2 (Abspaltung von Arachidonsäure) entsteht Lyso-PAF, das dann zu PAF acetyliert wird. Zur Synthese sind fast alle Zellen befähigt, die an Entzündungsreaktionen beteiligt sind: Neutrophile, Makrophagen, Mastzellen, Basophile und Thrombozyten.

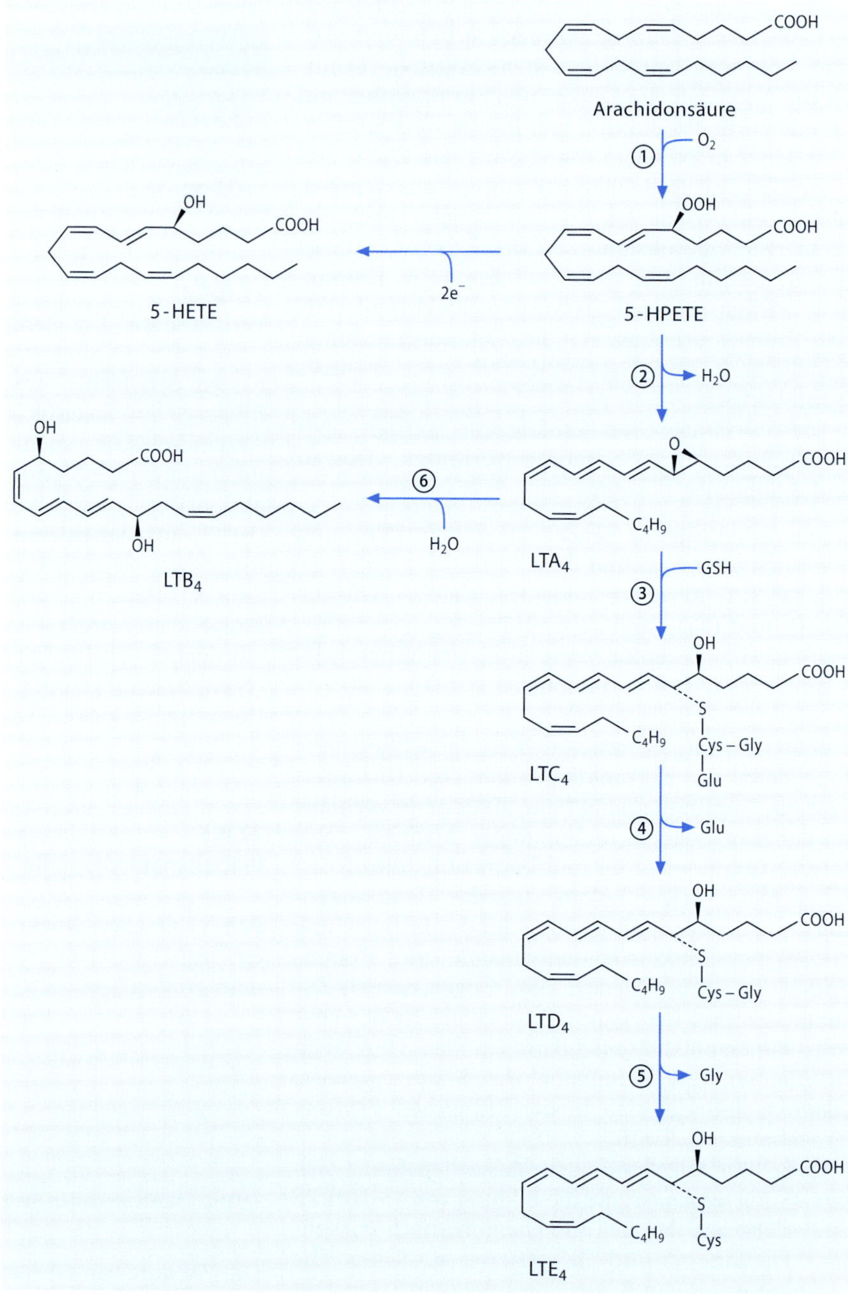

Abb. 27.25. Biosynthese der Leukotriene [*1* 5-Lipoxygenase, *2* 5-Lipoxygenase (Dehydrase), *3* Glutathion-S-Transferase (LTC_4-Synthase), *4* γ-Glutamyltranspeptidase, *5* Dipeptidase, *6* LTA_4-Hydrolase]

Die Wirkungen von PAF sind vielfältig, und die meisten entsprechen seiner Wirkung als Entzündungsmediator (Tabelle 27.16): Vasodilatation und erhöhte Permeabilität der Gefäße, Thrombozytenaggregation, Hyperalgesie, Aktivierung der Phospholipase A_2. An der glatten Muskulatur der Bronchien und des Magen-Darm-Traktes wirkt PAF kontrahierend. Vieles spricht dafür, daß PAF ein wichtiger Faktor in der Pathogenese des Asthma bronchiale und des Endotoxinschocks ist.

PAF interagiert mit spezifischen membranständigen Rezeptoren, die nach derzeitigen Kenntnissen über $G_{q/11}$ eine Phospholipase C aktivieren. Daneben ist auch eine Stimulation der Phospholipasen A_2 und D sowie eine Kopplung über $G_{i/o}$ möglich.

Wegen der vielfältigen Wirkungen und der pathogenetischen Bedeutung von PAF wird intensiv nach PAF-Antagonisten und selektiven Hemmstoffen der PAF-Synthese (Lyso-PAF-Acetyltransferase) gesucht.

Literatur

Agarwal MK, Mirshahi M (1999) General overview of mineralocorticoid hormone action. Pharmacol Ther 84:273–326

Baird DT, Glasier AF (1993) Hormonal contraception. N Engl J Med 328:1543–1549

Baron JA, Sandler RS (2000) Nonsteroidal anti-inflammatory drugs and cancer prevention. Annu Rev Med 51:511–523

Baumgarten HG, Göthert M (eds) (1997) Serotoninergic neurons and 5-HT receptors in the CNS. In: Handbook of experimental pharmacology, vol 129. Springer, Berlin Heidelberg New York

Belchetz PE (1994) Hormonal treatment of postmenopausal women. N Engl J Med 330:1062–1071

Bell GI, Reisine T (1993) Molecular biology of somatostatin receptors. Trends Neurosci 16:34–38

Berenson JR, Lipton A (1999) Bisphosphonates in the treatment of malignant bone disease. Annu Rev Med 50:237–248

Bergkvist L, Adami H-O, Persson I, Hoover R, Schairer C (1989) The risk of breast cancer after estrogen and estrogen-progestin replacement. N Engl J Med 321:293–297

Bhoola KD, Figueroa CD, Worthy K (1992) Bioregulation of kinins: Kallikreins, kininogens, and kininases. Pharmacol Rev 44:1–80

Boess FG, Martin IL (1994) Molecular biology of 5-HT receptors. Neuropharmacology 33:275–317

Brash AR (1999) Liposygenases: Occurrence, functions, catalysis, and acquisition of substrate. J Biol Chem 274:23679–23689

Brent GA (1994) The molecular basis of thyroid hormone action. N Engl J Med 331:847–853

Brogden RN, Goa KL, Faulds D (1993) Mifepristone: A review of its pharmacodynamic and pharmacokinetic properties, and therapeutic potential. Drugs 45:348–409

Brune K, Hinz B (1998) Zum aktuellen Stand der Zyklooxygenase-Forschung. Dtsch Ärztebl 95:C271–273

Cadepond F, Ulmann A, Baulieu EE (1997) RU486 (mifepristone): Mechanisms of action and clinical uses. Annu Rev Med 48:129–156

Chrousos GP (1995) The hypothalamic-pituitary-adrenal axis and immune-mediated inflammation. N Engl J Med 332:1351–1362

Conn PM, Crowley WF (1991) Gonadotropin-releasing hormone and its analogs. Annu Rev Med 45:391–405

Cooper DS (1984) Antithyroid drugs. N Engl J Med 311:1353–1362

Cronstein BN, Weissmann G (1995) Targets for antiinflammatory drugs. Annu Rev Pharmacol Toxicol 35:449–462

Dray A, Perkins M (1993) Bradykinin and inflammatory pain. Trends Neurosci 16:99–104

Drazen JM, Israel E, O'Byrne PM (1999) Treatment of asthma with drugs modifying the leukotriene pathway. N Engl J Med 340:197–206

Drife JO, Baird DT (eds) (1993) Contraception. Br Med Bull Vol 49/1, Churchill Livingstone, Edingburgh

Eastell R (1998) Treatment of postmenopausal osteoporosis. N Engl J Med 338:736–746

Farmer SG, Burch RM (1992) Biochemical and molecular pharmacology of kinin receptors. Annu Rev Pharmacol Toxicol 32:511–536

Flower RJ, Rothwell NJ (1994) Lipocortin-1: Cellular mechanisms and clinical relevance. Trends Pharmacol Sci 15:71–76

Franklyn JA (1994) The management of hyperthyroidism. N Engl J Med 330:1731–1738

Frey BM, Frey FJ (1990) Clinical pharmacokinetics of prednisone and prednisolone. Clin Pharmacokinet 19:126–146

Funder JW (1993) Aldosterone action. Annu Rev Physiol 55:115–130

Funder JW (1997) Glucocorticoid and mineralocorticoid receptors: Biology and clinical relevance. Annu Rev Med 48:231–240

Gittoes NJ, Franklyn JA (1998) Hyperthyroidism. Current treatment guidelines. Drugs 55:543–553

Glass CK, Rose DW, Rosenfeld MG (1997) Nuclear receptor coactivators. Curr Opin Cell Biol 9:222–232

Goodfried TL, Elliot ME, Catt KJ (1996) Angiotensin receptors and their antagonists. N Engl J Med 334:1649–1654

Griffin JE, Ojeda SR (eds) (1996) Textbook of endocrine physiology, 3rd ed. Oxford Univ Press, New York Oxford

Hall JM (1997) Bradykinin receptors. Gen Pharmacol 28:1–6

Helfer EL, Rose LI (1989) Corticosteroids and adrenal suppression: Characterising and avoiding the problem. Drugs 38:838–845

Heller A, Koch T, Schmeck J, van Ackern K (1998) Lipid mediators in inflammatory disorders. Drugs 55:487–496

Hesch RD (Hrsg) (1989) Endokrinologie Teil A: Grundlagen. In: Gerok W, Hartmann F, Schuster H-P (Hrsg) Innere Medizin der Gegenwart, Bd 4. Urban & Schwarzenberg, München Wien Baltimore

Hesch RD (Hrsg) (1989) Endokrinologie Teil B: Krankheitsbilder. In: Gerok W, Hartmann F, Schuster H-P (Hrsg) Innere Medizin der Gegenwart. Bb 5. Urban & Schwarzenberg, München Wien Baltimore

Humphrey PPA, Hartig P, Hoyer D (1993) A proposed new nomenclature for 5-HT receptors. Trends Pharmacol Sci 14:233–236

Kam PC, See AU (2000) Cyclo-oxygenase isoenzymes: Physiological and pharmacological role. Anaesthesia 55:442–449

Kaunitz AM, Rosenfield A (1993) Injectable contraception with depot medroxyprogesterone acetat: Current status. Drugs 45:857–865

Khaw KT (ed) (1992) Hormone replacement therapy. Br Med Bull Vol 48/2, Churchill divingstone, Edinburgh

Leff JA et al. (1998) Montelukast, a leukotriene-receptor antagonist, for the treatment of mild asthma and exercise-induced bronchocontriction. N Engl J Med 339:147–152

Leurs R, Blandina P, Tedford C, Timmerman H (1998) Therapeutic potential of histamine H_3-receptor agonists and antagonists. Trends Pharmacol Sci 19:177–183

Liscovitch M, Cantley LC (1994) Lipid second messengers. Cell 77:329–334

Liu C, Ma XJ, Jiang X, Wilson SJ, Hofstra CL, Blevitt J, Pyati J, Li X, Chai W, Carruthers N, Lovenberg TW (2001) Cloning and pharmacological characterization of a fourth histamine receptor (H_4) expressed in bone marrow. Mol Pharmacol 59:420–426
Lucas PC, Granner DK (1992) Hormone response domains in gene transcription. Annu Rev Biochem 61:1131–1173
Lukas SE (1993) Current perspectives on anabolic-androgenic steroid abuse. Trends Pharmacol Sci 14:61–68
Markham A, Wagstaff AJ (1998) Fexofenadine. Drugs 55:269–274
Martin GR, Humphrey PPA (1994) Receptors for 5-hydroxytryptamine: Current perspectives on classification and nomenclature. Neuropharmacology 33:261–273
Marx J (1995) How the glucocorticoids suppress immunity. Science 270:232–233
McEwen BS (1991) Non-genomic and genomic effects of steroids on neuronal activity. Trends Pharmacol Sci 12:141–147
Meyers FH, Jawetz E, Goldfien A (1975): Lehrbuch der Pharmakologie. Springer, Berlin, Heidelberg, New York
Mitlak BH, Cohen FJ (1999) Selective estrogen receptor modulators. Drugs 57:653–663
Mundy GR, Yoneda T (1998) Bisphosphonates as anticancer drugs. N Engl J Med 339:398–400
Musser JH, Kreft AF (1992) 5-Lipoxygenase: Properties, pharmacology, and the quinolinyl(bridged)aryl class of inhibitors. J Med Chem 35:2501–2524
Neely EK, Rosenfeld RG (1994) Use and abuse of human growth hormone. Annu Rev Med 45:407–420
Oettel M, Schillinger E (eds) (1999) Estrogens and antiestrogens I and II. In: Handbook of experimental pharmacology, vol 135/1 and 135/2. Springer, Berlin Heidelberg New York
Paschke R, Ludgate M (1997) The thyrotropin receptor in thyroid diseases. N Engl J Med 337:1675–1681
Petersen OH, Petersen CCH, Kasai H (1994) Calcium and hormone action. Annu Rev Physiol 56:297–319
Power RF, Conneely OM, O'Malley BW (1992) New insights into activation of the steroid hormone receptor superfamily. Trends Pharmacol Sci 13:318–323
Pratt WB (1997) The role of the hsp90-based chaperone system in signal transduction by nuclear receptors and receptors signaling via MAP kinase. Annu Rev Pharmacol Toxicol 37:297–326
Raiteri M (1994) Functional studies of neurotransmitter receptors in human brain. Life Sci 54:1635–1647
Raynal P, Pollard HB (1994) Annexins: The problem of assessing the biological role for a gene family of multifunctional calcium- and phospholipid-binding proteins. Biochim Biophys Acta 1197:63–93
Reinwein D, Röher H-D, Emrich D (1993) Therapie der Hyperthyreose: Aktueller Stand. Dtsch Med Wochenschr 118:1036–1043
Reznek RH, Armstrong P (1994) The adrenal gland. Clin Endocrinol 40:561–576
Rodan GA (1998) Mechanisms of action of bisphosphonates. Annu Rev Pharmacol Toxicol 38:375–388
Sautebin L, Carnuccio R, Ialenti A, Di Rosa M (1992) Lipocortin and vasocortin: Two species of anti-inflammatory proteins mimicking the effects of glucocorticoids. Pharmcol Res 25:1–12
Schneider WE (1978): Ovar. In: Labhardt A: Klinik der inneren Sekretion. Springer, Berlin, Heidelberg, New York. 523–686
Shimizu T, Honda Z, Nakamura M, Bito H, Izumi T (1992) Platelet-activating factor receptor and signal transduction. Biochem Pharmacol 44:1001–1008
Simons FER, Simons KJ (1994) The pharmacology and use of H_1-receptor-antagonist drugs. N Engl J Med 330: 1663–1670
Slater JW, Zechnich AD, Haxby DG (1999) Second-generation antihistamines: A comparative review. Drugs 57:31–47
Smith WL, DeWitt DL, Garavito RM (2000) Cyclooxygenases: Structural, cellular, and molecular biology. Annu Rev Biochem 69:145–182
Spitz IM, Croxatto HB, Robbins A (1996) Antiprogestins: Mechanism of action and contraceptive potential. Annu Rev Pharmacol Toxicol 36:47–81
Strauss RH, Yesalis CE (1991) Anabolic steroids in the athlete. Annu Rev Med 42:449–457
Strobl JS, Thomas MJ (1994) Human growth hormone. Pharmacol Rev 46:1–34
Tata JR (1967): Ribosomes and thyroid hormones. In: Karlson P (Hrsg.): Wirkungsmechanismen der Hormone. Spinger, Berlin, Heidelberg, New York, 87–103
Toft AD (1994) Thyroxine therapy. N Engl J Med 331:174–180
Turnbull AV, Rivier CL (1999) Regulation of the hypothalamic-pituitary-adrenal axis by cytokines: Actions and mechanisms of action. Physiol Rev 79:2–43
Ur E, Grossman A (1992) Corticotropin-releasing hormone in health and disease: An update. Acta Endocrinol 127:193–199
Vance ML (1994) Hypopituitarism. N Engl J Med 330: 1651–1662
Wehling M, Christ M, Gerzer R (1993) Aldosterone-specific membrane receptors and related rapid, non-genomic effects. Trends Pharmacol Sci 14:1–4
Weiss RE, Refetoff S (1992) Thyroid hormone resistance. Annu Rev Med 43:363–375
Weetman AP, Grossman A (eds) (1997) Pharmacotherapeutics of the thyroid gland. In: Handbook of experimental pharmacology, vol 128. Springer, Berlin Heidelberg New York
Wehling M (1997) Specific, nongenomic actions of steroid hormones. Annu Rev Physiol 59:365–393
White PC (1994) Disorders of aldosterone biosysthesis and action. N Engl J Med 331:250–258
Wilckens T (1995) Glucocorticoids and immune function: Physiological relevance and the pathogenic potential of hormonal dysfunction. Trends Pharmacol Sci 16:193–197
Wilde MI, Goa KL (1999) Finasteride. An update of its use in the management of symptomatic benign prostatic hyperplasia. Drugs 57:557–581
Winkler M, Rath W (1999) Anwendungsbereiche von RU 486 in Gynäkologie und Geburtshilfe. Dtsch Ärztebl 96: C1437–1442
Woodruff TK, Mather JP (1995) Inhibin, activin and the female reproductive axis. Annu Rev Physiol 57:219–244
Yen PM, Chin WW (1994) New advances in understanding the molecular mechanisms of thyroid hormone action. Trends Endocrinol Metabol 5:65–72
Zhang J, Lazar MA (2000) The mechanism of action of thyroid hormones. Annu Rev Physiol 62:439–466
Zifa E, Fillion G (1992) 5-Hydroxytryptamine receptors. Pharmacol Rev 44:401–458

Kapitel 28

Pharmaka zur Behandlung von Stoffwechselerkrankungen 28

R. Seifert

Pharmaka zur Behandlung von Stoffwechselerkrankungen 28

R. Seifert

28.1 Pharmaka zur Behandlung der Hyperglykämie (Diabetes mellitus)

Die Glucose ist der wichtigste Energielieferant für die Aufrechterhaltung der Funktion des Zentralnervensystems und muß Tag und Nacht in ausreichender Menge verfügbar sein. Da die nutritive Bereitstellung von Glucose jedoch diskontinuierlich erfolgt, müssen Mechanismen existieren, die die Blutglucosekonzentration in engen Grenzen konstant halten. Für die Regulation der Glucosekonzentration im Blut sind Insulin, Glucagon, Adrenalin, Wachstumshormon und die Glucocorticoide die entscheidenden interzellulären Signalmoleküle. Insulin erniedrigt die Glucosekonzentration, indem es die Glucoseaufnahme in die Zellen und die Glykogenbildung stimuliert. Glucagon, Adrenalin, Wachstumshormon und Glucocorticoide sind funktionelle Antagonisten von Insulin und erhöhen die Blutglucosekonzentration. Dies erfolgt v.a. durch Stimulation der Glykogenolyse. Das Wachstumshormon hemmt die Glucoseaufnahme in die Zellen. Die Glucocorticoide erhöhen die Blutglucosekonzentration durch Stimulation der Gluconeogenese aus Aminosäuren und Hemmung der Glucoseaufnahme in die Zellen (s.auch S. 493).

28.1.1 Insulin

Bildung und Sekretion von Insulin

Insulin wird an den Ribosomen der B-Zellen in den Langerhans-Inseln des Pankreas in Form von Proinsulin synthetisiert. Humanes Proinsulin besteht aus der 21 Aminosäuren umfassenden A-Kette und der aus 30 Aminosäuren zusammengesetzten B-Kette, die zunächst noch über ein 35 Aminosäuren umfassendes Verknüpfungspeptid miteinander verbunden sind (Abb.28.1). Außerdem sind A- und B-Kette über 2 Disulfidbindungen miteinander verknüpft. Ferner gibt es eine Disulfidbrückenbindung innerhalb der A-Kette. Schweineinsulin unterscheidet sich vom Humaninsulin in nur einer Aminosäure (anstelle von Threonin an Position 30 der B-Kette enthält Schweineinsulin dort Alanin). Rinderinsulin zeigt im Vergleich zu Humaninsulin Unterschiede in 3 Aminosäuren (Alanin in Position 8 der A-Kette, Valin in Position 10 der A-Kette und Alanin in Position 30 der B-Kette). Über das Röhrensystem des endoplasmatischen Retikulums wird Proinsulin zum Golgi-Apparat transportiert, wo es in Speichergranula gepackt wird. Dort wird das Verknüpfungspeptid abgespalten. Es entsteht das biologisch wirksame Insulin, das im Komplex mit Zn^{2+} vorliegt. Die Freisetzung von Insulin erfolgt durch Verschmelzung der Membran der Speichergranula mit der Plasmamembran. Im Pankreas sind ca. 200 internationale Einheiten (I.E.) Insulin gespeichert. Der Insulintagesbedarf eines erwachsenen Menschen beträgt $\leq$60 I.E.

Die Freisetzung von Insulin aus den B-Zellen ist ein sorgfältig regulierter Prozeß. Die Insulinsekretion wird durch Zucker wie Glucose und Mannose sowie durch Aminosäuren wie Arginin stimuliert. Stimulierend auf die Insulinsekretion wirken ferner eine Aktivierung des Parasympathikus und verschiedene aus endokrinen Zellen des Gastrointestinaltraktes freigesetzte interzelluläre Signalmoleküle (z.B. Glucagon-ähnliches Peptid 1 (GLP-1)). Die Stimulation von β_2-Adrenozeptoren führt ebenfalls zur Stimulation der Insulinsekretion. Inhibitorisch auf die Insulinsekretion wirken Somatostatin und α_2-Adrenozeptoragonisten.

Der wichtigste Stimulus für die Insulinsekretion ist Glucose. Die Aktivierung der Insulinsekretion erfolgt biphasisch: Die initiale und transiente Phase

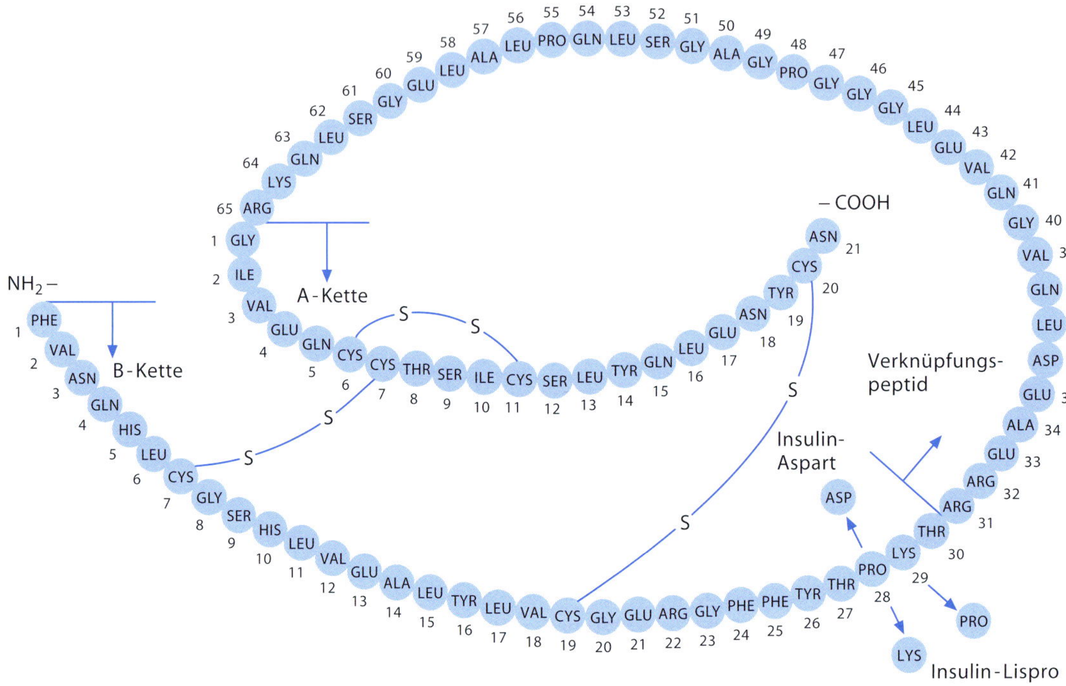

Abb. 28.1. Aminosäurensequenz des humanen Proinsulins sowie Aminosäureveränderungen in synthetischen Humaninsulinderivaten. Durch proteolytische Abspaltung entsteht das biologisch aktive Insulin. Im synthetischen Insulin-Lispro sind die Positionen von Lysin und Prolin in der B-Kette ausgetauscht. Im Insulin-Aspart ist in der B-Kette Prolin gegen Asparginsäure ausgetauscht

der Insulinsekretion beruht auf der Freisetzung von gespeichertem Insulin. Die verzögert einsetzende, aber lang anhaltende Phase der Insulinsekretion ist die Folge einer vermehrten Insulinbiosynthese.

Der Mechanismus, über den Glucose die Insulinsekretion stimuliert, beinhaltet zunächst die Aufnahme des Zuckers in die B-Zelle über einen spezifischen Transporter (Abb. 28.2). Glucose wird dann durch die Glucokinase zu Glucose-6-phosphat phosphoryliert und anschließend in der Glykolyse und im Citratzyklus weiter metabolisiert. Daraus resultiert ein Anstieg der intrazellulären ATP-Konzentration und ein Abfall der intrazellulären ADP-Konzentration. B-Zellen besitzen Kaliumkanäle, deren Öffnung durch ADP stimuliert und durch ATP gehemmt wird. Somit führt ein Anstieg der Blutglucosekonzentration über den Anstieg der intrazellulären ATP-Konzentration zur Hemmung von Kaliumkanälen. Dies wiederum führt zur Depolarisation und Aktivierung spannungsabhängiger Calciumkanäle. Durch den erhöhten Ca^{2+}-Einstrom steigt die freie zytosolischen Ca^{2+}-Konzentration an. Ca^{2+}-Ionen vermitteln dann die Insulinsekretion.

Wirkungsmechanismus und Wirkungen von Insulin

An seinen Zielzellen bindet Insulin an spezifische Rezeptoren. Abb. 28.3 faßt die durch Insulin ausgelöste transmembranäre Signaltransduktion schematisch zusammen. Der Insulinrezeptor ist ein Glykoprotein mit einem Molekulargewicht von 350000. Er besteht aus 2 α- und 2 β-Untereinheiten, die durch Disulfidbrücken miteinander verbunden sind. Die α-Untereinheiten sind extrazellulär lokalisiert und tragen die Insulinbindungsstellen. Die β-Untereinheiten besitzen eine transmembranäre Domäne und zeigen Tyrosinkinaseaktivität. Nach der Bindung von Insulin an die α-Untereinheiten kommt es zur Aktivierung der Tyrosinkinase, wodurch die β-Untereinheiten autophosphoryliert werden. Die Insulinrezeptortkinase phosphoryliert dann die Insulinrezeptorsubstrate IRS-1 und IRS 2 an Tyrosinresten.

IRS-1 und IRS-2 sind Andockstellen für andere Signalproteine, die dann die zellulären Effekte von

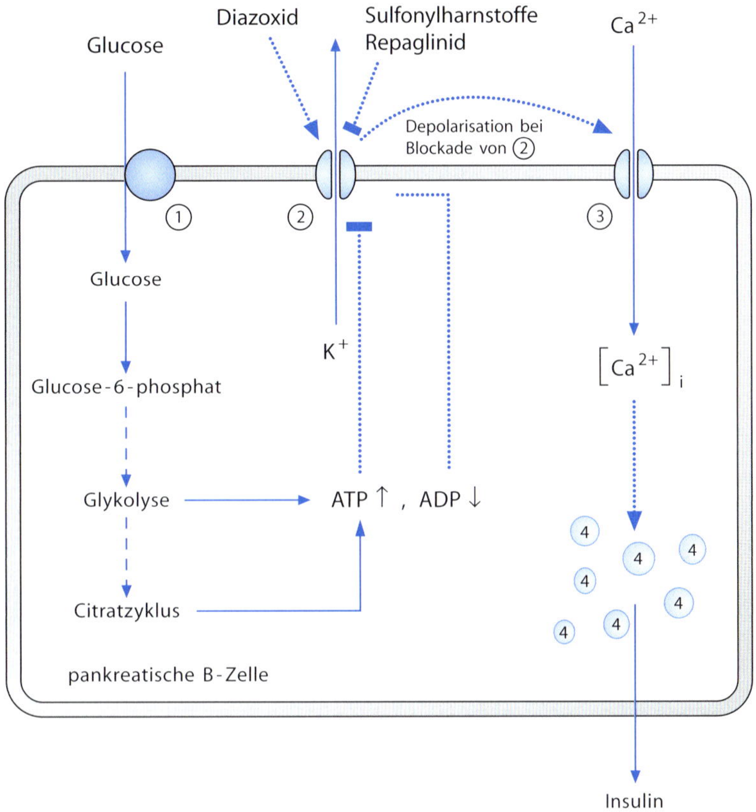

Abb. 28.2. Mechanismus der durch Glucose induzierten Insulinsekretion pankreatischer B-Zellen: Angriffspunkte von Sulfonylharnstoffen und Repaglinid sowie Diazoxid. *1* Glukosetransporter GLUT 2; *2* Kaliumkanäle (Tetramer aus SUR 1 und Kir6. 2-Kanälen); *3* spannungsabhängige Calciumkanäle; *4* insulinenthaltende Speichergranula

Insulin vermitteln. Über die Aktivierung der Phosphatidylinositol-3-Kinase kommt es zur Phosphorylierung von Glucosetransportern, die an die Plasmamembran transloziert werden und die Glucoseaufnahme in die Muskel- und Fettzelle stimulieren. Über die S6-Kinase werden Aktivitätsveränderungen von Enzymen des Intermediärstoffwechsels induziert. Der ras-Komplex spielt bei der Vermittlung von Insulin-Langzeiteffekten eine wichtige Rolle. Die Langzeiteffekte von Insulin involvieren Veränderungen in der Transkription verschiedener Gene, u.a. solcher, die den Kohlenhydratstoffwechsel und die Zellproliferation regulieren.

Insulin beeinflußt nicht nur den Kohlenhydratstoffwechsel, sondern auch den Stoffwechsel von Lipiden und Proteinen (Tabelle 28.1). Insulin stimuliert in der Leber die Glykolyse und die Glykogensynthese, wohingegen die Gluconeogenese und die Glykogenolyse gehemmt werden. Der Glucosetransport in den Hepatozyten wird durch Insulin nicht beeinflußt. Die Lipogenese wird gefördert, die Lipolyse gehemmt. In Muskel- und Fettzellen fördert Insulin die Glucoseaufnahme über spezifische Transporter. Glucose wird rasch zu Glucose-6-phosphat phosphoryliert. In den Muskelzellen wird Glucose v.a. für die Glykogensynthese und für die Glykolyse verwendet. In Fettzellen wird Glucose u.a. in Glycerin umgewandelt und damit die Triglyceridsynthese gefördert. Gleichzeitig hemmt Insulin die Lipolyse in den Fettzellen, wodurch der Leber weniger Fettsäuren angeboten werden. Die Folge davon ist eine verringerte Bildung von Ketonkörpern. Beim Insulinmangel hingegen kommt es zu einer Enthemmung der Ketonkörperbildung. Unter dem Einfluß von Insulin wird die Aufnahme von Kalium in die Zellen gefördert.

Pharmakokinetik

Über die V. pancreatica gelangt Insulin in die Pfortader und in die Leber. Dort werden bereits 40–50% des sezernierten Insulins enzymatisch inaktiviert, und zwar über eine Reduktion der Di-

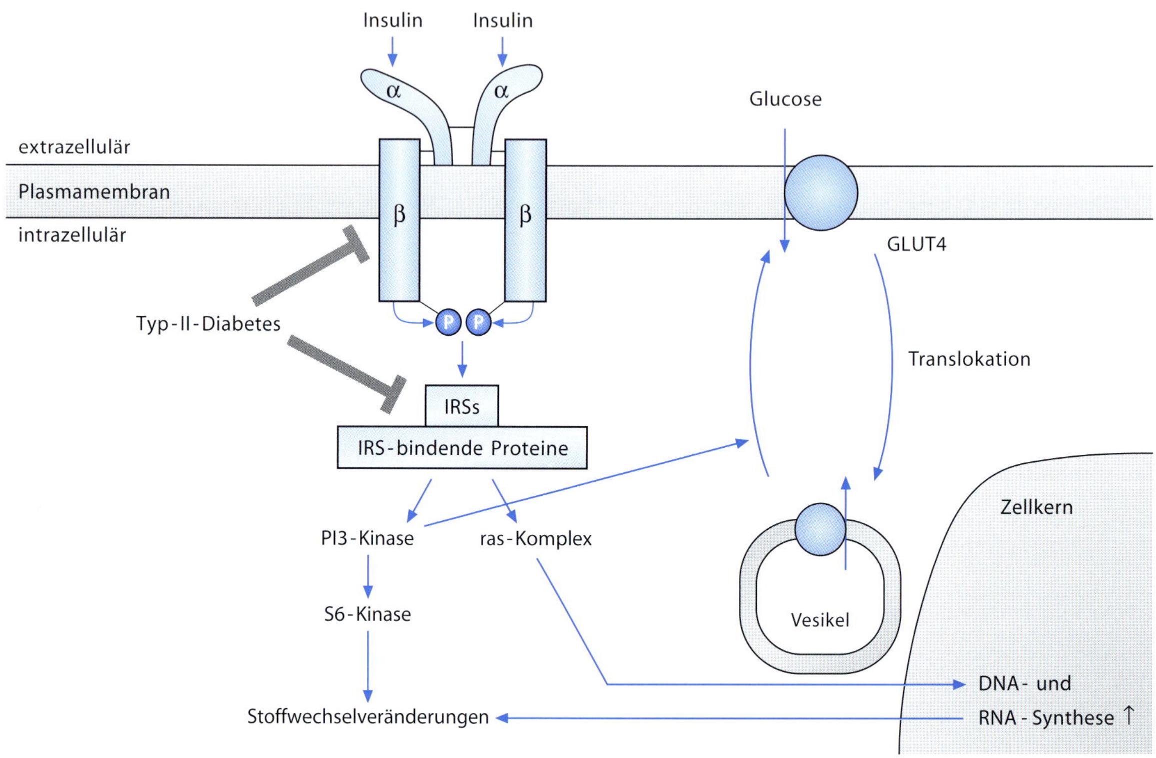

Abb. 28.3. Insulinrezeptor, durch Insulin vermittelte transmembranäre Signaltransduktion sowie Signaltransduktionsdefekt bei Typ-II-Diabetes. α α-Untereinheit des Insulinrezeptors; *β* β-Untereinheit des Insulinrezeptors; *β*-P phosphorylierte β-Untereinheit des Insulinrezeptors. GLUT 4 Glucosetransporter Typ 4; IRS Insulinrezeptorsubstrate; PI3-Kinase Phosphatidylinositol-3-Kinase

sulfidbrücken und durch eine Proteolyse der A- und B-Kette (Abb. 28.1). Die Plasmahalbwertszeit von Insulin liegt bei 5–10 min. Als Peptidhormon wird Insulin im Gastrointestinaltrakt zerstört und somit nicht resorbiert. Für die Therapie muß Insulin deshalb parenteral zugeführt werden. Um die Diabetes-Behandlung zu vereinfachen wird derzeit die Anwendung von Insulin-Aerosolen klinisch untersucht.

28.1.2 Diabetes mellitus

Pathophysiolgie und Therapieziele

Der Diabetes mellitus ist die häufigste Stoffwechselerkrankung (ca. 6,5% der erwachsenen Bevölkerung der Industriestaaten). Ein Diabetes mellitus

Tabelle 28.1. Wichtige Stoffwechselwirkungen von Insulin (– Hemmung, + Stimulation, *AS* Aminosäuren)

Stoffwechselwirkung	Leberzelle	Muskelzelle	Fettzelle
Kohlenhydrate	Gluconeogenese – Glykogenolyse – Glykolyse + Glykogensynthese +	Glucoseaufnahme + Glykolyse + Glykogensynthese +	Glucoseaufnahme + Glycerinsynthese +
Lipide	Lipogenese + Lipolyse –		Lipogenese + Lipolyse –
Proteine	Proteinabbau –	AS-Aufnahme + Proteinsynthese +	

Tabelle 28.2. Wesentliche Merkmale des Diabetes mellitus

Merkmal	Typ I	Typ II
Manifestation	Jugend, junge Erwachsene	Mittleres bis hohes Erwachsenenalter
Adipositas	Selten	Häufig
Insulin im Plasma	Fehlend	Normal bis hoch
Insulinresistenz	Möglich (Insulinantikörper)	Ja (meist Postrezeptorebene)
Kalorienreduktion	Meist nicht erforderlich	Häufig erforderlich
Häufige Mahlzeiten	Wichtig	Nicht erforderlich
Acarbose	Adjuvans (+ Insulin)	Wirksam
Biguanide	Nicht indiziert	Wirksam
Sulfonylharnstoffe, Repaglinid	Nicht indiziert	Wirksam
Thiazolidindione	Nicht indiziert	Wirksam
Insulintherapie	Bereits zu Beginn erforderlich	Häufig in späteren Stadien erforderlich

liegt vor, wenn die Nüchternglucosekonzentration im Kapillarblut >120 mg/dl ist, bzw. wenn sie 2 h nach oraler Gabe von 75 g Glucose >200 mg/dl ist. Die Gefahren des Diabetes mellitus liegen in seinen Komplikationen (Coma diabeticum als Ausdruck einer akuten Stoffwechseldekompensation, Mikro- und Makroangiopathie sowie Polyneuropathie als Spätkomplikationen).

Man unterscheidet einen Typ-I- und einen Typ-II-Diabetes mellitus, die sich in wesentlichen Merkmalen voneinander unterscheiden (Tabelle 28.2). Beim Typ-I-Diabetes mellitus kommt es zur Zerstörung der insulinproduzierenden Zellen mit nachfolgendem absolutem Insulinmangel. Kurz nach Manifestation der Erkrankung kann es zu einer transienten Remission des Insulinmangels kommen. Die Prävalenz des Typ-II-Diabetes mellitus hat in den vergangenen Jahren stark zugenommen und ist mit der Zunahme von Adipositas assoziiert. Beim Typ-II-Diabetes mellitus liegt die Kombination einer gestörten Insulinsekretion mit Insulinresistenz der Gewebe vor. Lange Zeit wurde angenommen, daß die Insulinresistenz beim Typ-II-Diabetes mellitus Folge einer Insulinrezeptorfunktionsstörung ist. Dies ist jedoch nur bei einer Minderheit der Patienten der Fall. Neuere Forschungsergebnisse weisen vielmehr darauf hin, daß in den meisten Fällen von Typ-II-Diabetes mellitus die Funktion der Insulinrezeptorsubstrate gestört ist, d.h. es scheint ein Signaltransduktionsdefekt auf einer Postrezeptorebene vorzuliegen (Abb. 28.3). Insbesondere bei adipösen Typ-II-Diabetikern findet man häufig eine Hyperinsulinämie, die das Risiko der Enstehung einer Makroangiopathie erhöht (sog. metabolisches Syndrom). Die unterschiedliche Pathogenese des beiden Diabetesformen erfordert deshalb unterschiedliche Therapieformen.

Die Folge einer verminderten Insulinwirkung ist eine reduzierte Glucoseaufnahme in die Zellen mit gesteigerter Glykogenolyse und Gluconeogenese. Dies führt zur Hyperglykämie. Wenn die renale Rückresorptionskapazität für Glucose überschritten wird, resultiert eine Glucosurie, die wiederum zu einer osmotischen Diurese führt. Die Folge der osmotischen Diurese ist eine Erhöhung der Osmolalität des Blutes. Es kommt zur Dehydratation der Zellen und zum K^+-Verlust, da Insulin auch die K^+-Aufnahme in die Zellen fördert. Klinische Leitsymptome für diese Veränderungen sind ein stark gesteigertes Durstgefühl mit Polydipsie.

Ein Insulinmangel bewirkt auch Störungen im Lipidstoffwechsel. Die Lipolyse ist gesteigert und die Lipidsynthese gehemmt. Dadurch fallen vermehrt freie Fettsäuren an, die bis zum Acetyl-CoA abgebaut werden. Dieses wird jedoch im Citratzyklus nicht weiter oxidiert. Daher entstehen über Acetoacetat vermehrt β-Hydroxybuttersäure und Aceton (sog. Ketonkörper). Es resultiert eine metabolische Azidose, die durch die K^+-Verluste noch verstärkt wird.

Der Proteinstoffwechsel ist beim Diabetes mellitus ebenfalls verändert. Der Proteinabbau ist gesteigert und die Proteinsynthese gehemmt. Daraus folgt ein Anstieg der Aminosäurenkonzentration im Blut. Die Aminosäuren werden der Gluconeogenese zugeführt.

Im Coma diabeticum sind die oben genannten Veränderungen besonders stark ausgeprägt. Es besteht eine starke Hyperglykämie, Glucosurie, Ketoazidose und Ketonurie. Es kommt zu großen renalen Flüssigkeits- und Elektrolytverlusten mit nachfolgender Dehydratation. Die zerebrale Durchblutung ist eingeschränkt, das Bewußtsein getrübt.

Ziel der Therapie des Diabetes mellitus ist eine Normalisierung des gestörten Stoffwechsels, um die Entwicklung eines Coma diabeticum sowie die Entstehung von Spätkomplikationen zu verhindern. Die Nüchternglucoseblutkonzentration sollte im Normbereich sein, es sollte keine Glucosurie vorliegen, und Ketonkörper im Urin sollten ebenfalls nicht nachweisbar sein. Hämoglobin A_{1C} wird durch Glucose nichtenzymatisch glykosyliert. Dies kann man sich zur Langzeitkontrolle des Stoffwechsels beim Diabetes mellitus zunutze machen. Die Konzentration von Hämoglobin A_{1C} sollte unter 7.0% liegen.

Die Grundlage der Therapie des Typ-I- und Typ-II-Diabetes mellitus ist die Diät (s. Tabelle 28.2). Bei Typ-I-Diabetikern ist die Zufuhr von Insulin obligat, da eine irreversible Zerstörung der insulinsezernierenden Zellen vorliegt. Nahrungs- und Insulinzufuhr müssen sich nach der körperlichen Aktivität der Patienten richten und individuell ermittelt werden. Beim Coma diabeticum ist neben der Gabe von Insulin die Korrektur des gestörten Flüssigkeits- und Elektrolythaushalts durch Infusionstherapie entscheidend (Substitution von H_2O, NaCl und KCl sowie ggf. Korrektur der Azidose durch $NaHCO_3$).

Beim Typ-II-Diabetes mellitus ist die Insulinsekretion zunächst noch teilweise intakt, es besteht aber häufig eine Insulinresistenz der Gewebe (s. Abb. 28.3). Bei dieser Krankheitsform muß eine konsequente Diät mit Beseitigung des Übergewichts angestrebt werden, da sich dadurch die Insulinresistenz verringern läßt. Nur wenn die Diät allein nicht zum Erfolg führt, sind orale Antidiabetika (Acarbose, Biguanide oder Sulfonylharnstoffe) indiziert. In späteren Stadien des Typ-II-Diabetes mellitus wird die Gabe von Insulin häufig unumgänglich.

Insulinzubereitungen

Für die Therapie standen lange Zeit nur Schweine- und Rinderinsulin zur Verfügung, die aus Pankreasgewebe von Schlachttieren isoliert werden. Inzwischen steht die Therapie mit Humaninsulin ganz im Vordergrund. Humaninsulin kann semisynthetisch aus Schweineinsulin oder gentechnisch hergestellt werden. Es besteht jedoch keine Notwendigkeit, Patienten, die mit einem Rinder- oder Schweineinsulinpräparat gut eingestellt sind, auf ein Humaninsulinpräparat umzustellen. Die verschiedenen Insulinzubereitungen unterscheiden sich nur in ihren pharmakokinetischen Eigenschaften, d.h. im Wirkungseintritt, Wirkungsmaximum und Wirkungsdauer nach Injektion (Tabelle 28.3).

Tabelle 28.3. Zeitliches Wirkungsprofil einiger Insulinzubereitungen. Die Angaben beziehen sich auf die s.c.-Applikation

Insulinart	Wirkungseintritt [h]	Wirkungsmaximum [h]	Wirkungsdauer [h]
Insulin-Aspart	0,15–0,3	1–3	3–5
Normalinsulin	0,5	2–3	5–8
Verzögerungsinsuline vom Intermediärtyp[a]	1	4–8	12–18
Verzögerungsinsuline vom Langzeittyp[b]	2–3	7–24	28–34

[a] Hierzu gehören NPH- und Aminoquinuridinsuline sowie gemischt amorph/kristalline Insulin-Zink-Suspensionen.
[b] Hierzu gehören amorphe Insulin-Zink-Suspensionen.

Normalinsulin (auch als reguläres Insulin oder Altinsulin bezeichnet) besitzt einen raschen Wirkungseintritt und eine kurze Wirkdauer. Normalinsulin kann i.v. oder s.c. appliziert werden.

Um die Anzahl der täglich erforderlichen Insulininjektionen zu reduzieren, wurden Verzögerungsinsuline entwickelt. Das Wirkungsprinzip der Verzögerungsinsuline beruht darauf, daß durch verschiedene Zusätze zum Insulin dessen Löslichkeit herabgesetzt wird und somit die Resorption von Insulin vom Injektionsort verlangsamt abläuft:

1. Bildung von Protein-Insulin-Komplexen (Bindung an Protaminsulfat oder Globin aus menschlichem Hämoglobin).
2. Bildung eines Aminoquinurid-Insulin-Komplexes (Surfen®-Insuline).
3. Bildung von Insulinkristallsuspensionen (Bildung schwer löslicher Insulin-Zink-Kristalle).

Nach dem Grad der erzielten Wirkungsverlängerung unterscheidet man Verzögerungsinsuline vom Intermediärtyp und vom Langzeittyp. Als NPH („neutrales Protamin Hagedorn")-Insuline werden Insulinzubereitungen mit einem aufeinander abgestimmten Verhältnis von Protamin und Insulin bezeichnet, die bei physiologischem pH-Wert ausfallen. Bestimmte Insuline (Protamininsuline, Aminoquinuridinsuline, Protamin-Zink-Insuline) lassen sich mit Normalinsulin mischen.

Um die Insulin- und Nahrungszufuhr besser miteinander zu koordinieren, wurden die Humaninsulinderivate Insulin-Lispro sowie Insulin-Aspart entwickelt (Abb. 28.1) entwickelt. Durch die Modifikationen in der B-Kette des Insulins werden die Lösungseigenschaften von Insulin im Gewebe verbessert, wodurch ein rascherer Wirkungseintritt gekoppelt mit verkürzter Wirkdauer erzielt wird (Tabelle 28.3). Ob sich durch diese Veränderungen in den pharmakokinetischen Eigenschaften von Insulin tatsächlich therapeutische Vorteile gegenüber konventionellen und preiswerteren Insulinzubereitungen ergeben, bleibt zu klären.

Die s.c.-Injektion von Insulin erfolgt über konventionelle Insulineinwegspritzen oder über sog. Insulinpens, die die Applikation von Insulin für die Patienten erleichtern. Bei ausgewählten Patienten mit labilem Stoffwechsel können Insulinpumpensysteme eingesetzt werden. Zur Zeit noch experimentell sind Versuche, die defekte Insulinsekretion durch eine Transplantation von Pankreasgewebe bzw. Langerhans-Inseln zu korrigieren. Der Transplantation schließt sich eine immunsuppressive Therapie (z.B. mit Ciclosporin A) an.

Außer durch das Problem der Transplantatabstoßung ist dieser Therapieansatz durch die geringe Verfügbarkeit geeigneten Spendermaterials limitiert und deshalb für die Behandlung großer Patientenkollektive ungeeignet. Es werden deshalb gentherapeutische Strategien zur Substitution von B-Zellen entwickelt. Immortalisierte B-Zellinien und differenzierte B-Zell-Vorläuferzellen könnten hier zum Einsatz kommen.

Indikationen und Kontraindikationen

Insulin ist bei allen Formen des Typ-I-Diabetes mellitus indiziert und wirksam (einschl. des Coma diabeticum). Beim Coma diabeticum wird Normalinsulin i.v. injiziert, bei der Langzeittherapie steht die s.c.-Gabe im Vordergrund. Außer bei Typ-I-Diabetikern ist die Gabe von Insulin bei Patienten mit Typ-II-Diabetes mellitus indiziert, wenn sich trotz Diät und Anwendung oraler Antidiabetika die Stoffwechsellage verschlechtert (s. Tabelle 28.2). Falls die Kontrolle eines Diabetes mellitus bei einer Schwangerschaft mit Diät allein nicht gelingt, muß Insulin gegeben werden. Die Aufstellung des optimalen Planes für Insulininjektionen erfolgt individuell für jeden Patienten. In der Regel soll der Patient sich die erforderlichen Insulindosen selbst applizieren und die Höhe der aktuellen Glucosekonzentration im Kapillarblut mittels einfach zu handhabender Teststreifen überprüfen. Üblicherweise stellt ein Verzögerungsinsulin vom Intermediär- oder Langzeittyp die basale Insulinversorgung des Organismus sicher. Vor den Mahlzeiten wird dann Normalinsulin injiziert, um die Verwertung der angebotenen Nährstoffe sicherzustellen und um postprandiale Hyperglykämien zu vermeiden.

Nebenwirkungen

Die wichtigste Nebenwirkung von Insulin ist die Hypoglykämie. Sie tritt bei unregelmäßiger und nicht am tatsächlichen Energiebedarf orientierter Ernährung und bei fehlerhaften Insulininjektionen auf (Injektion zu hoher Insulindosen und/oder Injektion zur falschen Zeit). Bei der Verwendung von Verzögerungsinsulinen vom Langzeittyp besteht insbesondere das Risiko nächtlicher Hypoglykämien. Die Symptome der Hypoglykämie sind durch adrenerge Gegenregulationsphänomene gekennzeichnet (z.B. Heißhunger, Schweißausbruch, Tremor, Tachykardie). Auch zentralnervöse Symptome wie Konzentrationsschwäche, Kopfschmerzen sowie Seh- und Sprachstörungen können Ausdruck einer Hypoglykämie sein. Bei schwerer Hypoglykämie treten Bewußtlosigkeit und Krämpfe ein (Behandlung hypoglykämischer Zustände s. unter 28.2). Wenn eine gleichzeitige Therapie mit Insulin und β-Adrenozeptorantagonisten erfolgt, sind die Symptome der Hypoglykämie abgeschwächt, obwohl das Risiko eines hypoglykämischen Schocks in dieser Situation erhöht ist (s.S. 368).

Durch Bildung von Antikörpern der IgE-Klasse gegen tierisches Insulin können selten allergische Reaktionen vom Typ I auftreten. In einem solchen Fall muß ein Wechsel auf ein Präparat einer anderen Spezies erfolgen. Auch Begleitstoffe und Verunreinigungen der Insulinpräparate können allergen wirken. Lipoatrophien bzw. Lipohypertrophien an den Insulininjektionsstellen sind wahrscheinlich ebenfalls Ausdruck einer allergischen Reaktion. Es können außerdem zirkulierende Antikörper gegen Insulin auftreten, die Insulin binden und zur Insulinresistenz führen. Eine Insulinresistenz liegt vor, wenn der Insulintagesbedarf 200 I.E. überschreitet.

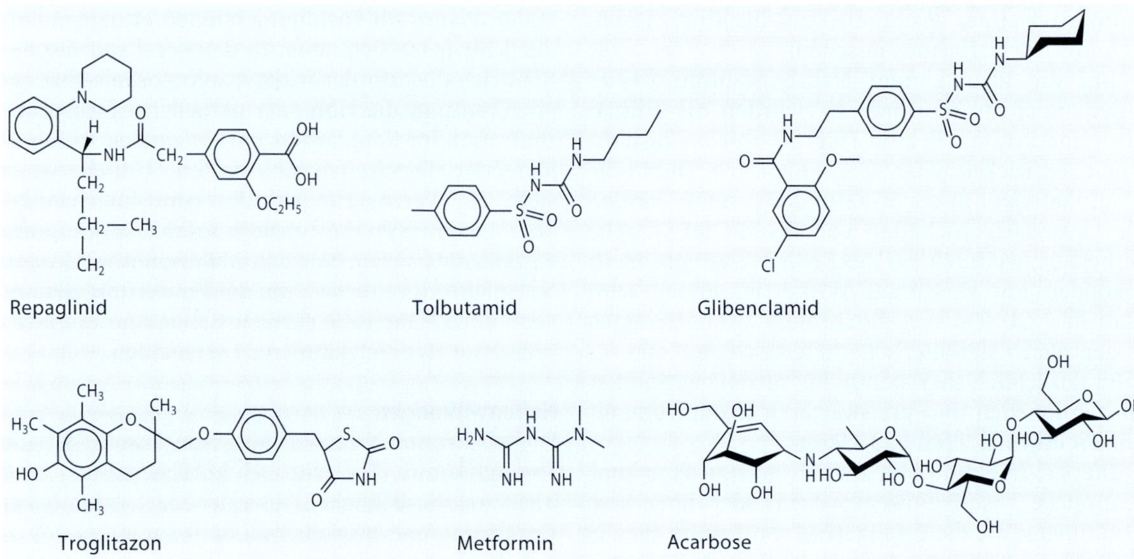

Abb. 28.4. Pharmaka zur Behandlung der Hyperglykämie (Diabetes mellitus): oral wirksame Antidiabetika

28.1.3 Sulfonylharnstoffe

Die Sulfonylharnstoffe leiten sich von den Sulfonamiden ab und gehören zu den oralen Antidiabetika. Die Sulfonylharnstoffe senken die Blutglucosekonzentration.

Wirkungsmechanismus und Wirkungen

Voraussetzung für die blutglucosesenkende Wirkung der Sulfonylharnstoffe ist eine verbliebene Restfähigkeit der B-Zelle zur Insulinfreisetzung. Die Senkung der Blutglucosekonzentration durch die Sulfonylharnstoffe erfolgt über eine Steigerung der Insulinsekretion.

Sulfonylharnstoffe verhindern die Öffnung von Kaliumkanälen in den B-Zellen, d.h. sie sind Kaliumkanalblocker. Dadurch kommt es zur Depolarisation, Aktivierung spannungsabhängiger Calciumkanäle und zur nachfolgenden Insulinsekretion (Abb. 28.2). Somit ahmen die Sulfonylharnstoffe den hemmenden Effekt von Glucose auf die Kaliumkanäle nach, der über einen Anstieg der ATP-Konzentration vermittelt wird.

Man unterscheidet Sulfonylharnstoffe der 1. Generation (z.B. *Tolbutamid*, *Chlorpropamid*, *Azetohexamid*, *Tolazamid*) von Sulfonylharnstoffen der 2. Generation (z.B. *Glibenclamid*, *Glibornurid*, *Glisoxepid* und *Gliquidon*). Abb. 28.4 zeigt die Strukturformeln von Tolbutamind und Glibenclamid als typische Vertreter der Sulfonylharnstoffe. Tabelle 28.4 vergleicht einige Eigenschaften und die Dosierungen von Tolbutamid und Glibenclamid.

Pharmakokinetik

Nach oraler Gabe werden die Sulfonylharnstoffe gut und rasch resorbiert. Die Plasmaeiweißbindung ist hoch. Tolbutamid wird in der Leber fast vollständig zu inaktiven Metaboliten umgewandelt und renal eliminiert. Glibenclamid wird in der Leber zu aktiven und inaktiven Metaboliten umgewandelt. Die Elimination erfolgt renal und biliär. Glibenclamid hat eine wesentlich längere Wirkungsdauer als Tolbutamid. Daraus ergibt sich ein höheres Risiko für die Enstehung einer Hypoglykämie (Tabelle 28.4). Die Dosen, in denen Glibenclamid therapeutisch wirksam ist, sind um ein Vielfaches niedriger als diejenigen von Tolbutamid.

Indikationen und Kontraindikationen

Die Gabe von Sufonylharnstoffen kann bei Patienten mit Typ-II-Diabetes mellitus, deren Stoffwech-

Tabelle 28.4. Vergleich einiger Eigenschaften von Tolbutamid und Glibenclamid (*NW* Nebenwirkungen)

Eigenschaft	Tolbutamid	Glibenclamid
Relative Potenz	1	150
Mittlere Tagesdosis	0,5–2,0 g	1,75–10,5 mg
Wirkdauer	6 h	18–24 h
Plasmaproteinbindung	>98 %	>98 %
NW-Häufigkeit	3 %	7 %
Hypoglykämiefrequenz	<1 %	4–6 %
Niereninsuffizienz	Keine Wirkungsverstärkung	Wirkungs verstärkung
Leberinsuffizienz	Wirkungsverstärkung	

sel durch Diät allein nicht befriedigend reguliert werden kann, indiziert sein. Bei fehlender Wirksamkeit von Tolbutamid ist ein Therapieversuch mit Glibenclamid möglich. Ältere Patienten sollten wegen des geringeren Hypoglykämierisikos bevorzugt Tolbutamid erhalten. Der Nutzen einer Therapie mit Sulfonylharnstoffen ist Gegenstand kontroverser Diskussion. Es liegt die Vermutung nahe, daß die durch Sulfonylharnstoffe stimulierte Insulinsekretion die ohnehin vorhandene Hyperinsulinämie beim Typ-II-Diabetes mellitus verstärkt und so der durch Insulin mitverursachten Makroangiopathie Vorschub geleistet wird. Schließlich kann es durch unkritischen Einsatz von Sulfonylharnstoffen zu einem frühen Verlust der Insulinreserven der B-Zellen kommen, wodurch ein Wirkungsverlust des Pharmakons (Sekundärversagen) resultiert.

Kontraindikationen

für die Gabe von Sulfonylharnstoffen sind der Typ-I-Diabetes mellitus, die diabetische Ketoazidose, unzureichende Wirksamkeit bei Typ-II-Diabetes mellitus (Primär- und Sekundärversagen), Niereninsuffizienz und Schwangerschaft.

Nebenwirkungen

Die Frequenz unerwünschter Wirkungen ist bei der Therapie mit Tolbutamid niedriger als mit Glibenclamid (Tabelle 28.4). Die wichtigsten unerwünschten Wirkungen sind die Hypoglykämie und eine Alkoholunverträglichkeit vom Disulfiramtyp, die darauf beruht, daß Sulfonylharnstoffe die Aldehyddehydrogenase hemmen (Akkumulation von Acetaldehyd). Daneben findet man u.a. gastrointestinale Unverträglichkeiten, Exantheme und selten hämatologische Störungen (z.B. Thrombozytopenie, Leukozytopenie, Anämie). Kreuzallergien von Sulfonylharnstoffen mit Sulfonamiden und Thiaziddiuretika werden ebenfalls beobachtet (s.auch S. 642 und S. 427).

Interaktionen

Die möglichen Interaktionen von Sulfonylharnstoffen mit anderen Pharmaka sind zahlreich. So verdrängen Clofibrat, Salicylate und Sulfonamide die Sulfonylharnstoffe von den Plasmaproteinen und verstärken so deren Wirkung. Cimetidin, Cumarine, MAO-Inhibitoren und Chloramphenicol können die hepatische Metabolisierung der Sulfonylharnstoffe hemmen und damit deren Wirkung verstärken. Die blutglucosesenkende Wirkung von Sulfonylharnstoffen wird durch Insulin verstärkt. Man versucht, sich dies bei der Therapie von Patienten mit Typ-II-Diabetes mellitus, die mit Diät und Sulfonylharnstoffen allein nicht mehr ausreichend behandelt sind, zunutze zu machen. Gefährlich kann die Verstärkung einer durch Sulfonylharnstoffe induzierten Hypoglykämie dann werden, wenn eine gleichzeitige Therapie mit β-Adrenozeptoantagonisten durchgeführt wird (z.B. bei gleichzeitigem Vorliegen eines Diabetes mellitus und einer Hypertonie oder einer koronaren Herzkrankheit), da β-Adrenozeptorantagonisten die typischen Symptome einer Hypoglykämie unterdrücken. Umgekehrt schwächen β-Adrenozeptoragonisten die blutglucosesenkende Wirkung von Sulfonylharnstoffen ab, ebenso Glucocorticoide, Thiaziddiuretika, Diazoxid und orale Kontrazeptiva.

Repaglinid

Repaglinid ist ein Benzamidoderivat (Abb. 28.4), das kürzlich zur Behandlung des Typ-II-Diabetes mellitus zugelassen wurde. Repaglinid ist ebenso wie die Sulfonylharnstoffe ein Kaliumkanalblocker (Abb. 28.2), allerdings haben Repaglinid und Sulfonylharnstoffe unterschiedliche Bindungsstellen am Kaliumkanal. Nach oraler Gabe wird Repaglinid rasch resorbiert und anschließend in der Leber zu inaktiven Metaboliten umgewandelt (Plasma-Halbwertzeit 1 h). Bedingt durch seine pharmakokinetischen Eigenschaften beschränkt Repaglinid die Stimulation der Insulinsekretion auf die Phase der Nahrungsverdauung und reduziert damit im Vergleich zu den Sulfonylharnstoffen das Risiko interprandialer Hypoglykämien. Die pharmakokinetischen Eigenschaften von Repaglinid sollen die Führung des Patienten dadurch erleichtern, daß die Tabletteneinnahme an die Nahrungsaufnahme gekoppelt wird („Eine Hauptmahlzeit - eine Tablette, keine Hauptmahlzeit - keine Tablette"). Es bleibt abzuwarten, wie die Langzeitergebnisse einer Therapie mit Repaglinid ausfallen.

28.1.4 Biguanidderivate

Biguanidderivate sind ebenfalls in der Lage, die Blutglucosekonzentration bei Patienten mit Typ-II-Diabetes mellitus zu senken. Die Wirkung tritt innerhalb einiger Tage ein. Im Unterschied zu den Sulfonylharnstoffen bewirken Biguanide jedoch keine Hypoglykämie. Biguanide stimulieren zwar nicht die Insulinsekretion, aber dennoch ist ihre Wirkung vom Vorhandensein einer gewissen Insulinrestsekretion abhängig. Der Wirkungsmechanismus der Biguanide ist komplex. Sie hemmen den Substratfluß in den Mitochondrien. Dadurch kommt es zur Akkumulation von Laktat mit Aktivierung der Glykolyse und ATP-Verarmung. Die Gluconeogenese in der Leber und die Glucosefreisetzung aus der Leber sind gehemmt, ebenso die gastrointestinale Glucoseresorption. Die Glucoseaufnahme in die peripheren Gewebe (z.B. Muskulatur) ist erhöht.

Das Risiko der Entstehung einer Lactatazidose unter einer Biguanidtherapie ist lange überschätzt worden, weshalb die Anwendung der Biguanide in Deutschland auf wenige Patienten beschränkt blieb. Die Lactatazidose kommt insbesondere bei Patienten mit Niereninsuffizienz, fiebrigen Erkrankungen, Alkoholabusus, akutem Herzinfarkt und Zustand nach Operationen vor, weshalb diese Zustände Kontraindikationen für die Anwendung von Biguaniden darstellen. In 5–20% aller Behandlungsfälle treten transiente gastrointestinale Unverträglichkeitserscheinungen auf (z.B. Appetitlosigkeit, Übelkeit, Diarrhö).

Der therapeutische Stellenwert der Biguanide hat jedoch eine Neubewertung erfahren. Die Ergebnisse der United Kingdom Prospective Diabetes Study (UKPDS), der größten und längsten Therapiestudie zum Typ-II-Diabetes mellitus, zeigten, daß Biguanide bei übergewichtigen Patienten den Sulfonylharnstoffen und Insulin überlegen sind.

Metformin

Metformin ist derzeit das einzige in Deutschland für die Therapie des Typ-II-Diabetes mellitus zugelassene Biguanid (Abb. 28.4). Nach der Resorption im Gastrointestinaltrakt wird Metformin ohne vorhergehende Metabolisierung renal eliminiert. Die Halbwertszeit beträgt 2–4 h. Die Therapie beginnt einschleichend (850 mg/Tag) und kann ggf. auf das Dreifache erhöht werden. Bei sorgfältiger Beachtung der Kontraindikationen ist das Risiko der Enstehung einer Lactatazidose gering.

28.1.5 α-Glucosidaseinhibitoren

Es ist erstrebenswert, Schwankungen der Blutglucosekonzentration bei Diabetikern möglichst zu vermeiden, insbesondere postprandiale Hyperglykämien. Zwei Möglichkeiten, dieses Ziel zu erreichen, bestehen darin, die Glucoseresorption zu verhindern bzw. die Magenentleerung zu verzögern.

Acarbose

Acarbose ist ein geschmackloses Pseudooligosaccharid (Abb. 28.4). Acarbose hemmt reversibel und kompetitiv verschiedene α-Glucosidasen im Dünndarm. Dadurch wird der Abbau von Oligosacchariden zu Monsacchariden unterbunden und somit die Resorption von Glucose gehemmt. Dementsprechend ist der Anstieg der postprandialen Blutglucosekonzentration verzögert und die Verdauung der Oligosaccharide in untere Darmabschnitte verschoben. Die Hyperinsulinämie und die Insulinresistenz der peripheren Gewebe werden durch Acarbose vermindert.

Im Kolon unterliegen die Oligosaccharide dem Abbau zu H_2, CO_2 und Methan durch die bakterielle Standortflora. Die Folge davon sind Blähungen. Weiterhin entstehen aus den Oligosacchariden durch bakteriellen Abbau kurzkettige Fettsäuren, die jedoch nur unvollständig resorbiert werden, so daß es zur Diarrhö kommt. Blähungen und Diarrhö wurden bei bis zu 60% der mit Acarbose behandelten Patienten beobachtet. In höherer Dosierung kann Acarbose die Eisenresorption beeinträchtigen. Ferner wurde über Anstiege der Serumtransaminasen und das Auftreten einer Eosinophilie berichtet. In 2% der Behandlungsfälle traten

Hypoglykämien auf. Selten wurden Schlaflosigkeit, Schwächegefühl, Schwindel, Kopfschmerzen, Exantheme und Juckreiz beobachtet.

Acarbose wird nach oraler Gabe in nur geringem Ausmaß resorbiert. Die Kombination mit anderen oralen Antidiabetika und Insulin ist möglich. Die durchschnittliche Tagesdosierung liegt bei 300 mg. Daten zur Wirkung von Acarbose im Vergleich zu anderen oralen Antidiabetika und Insulin wurden in der UKPDS nicht erhoben. Daher ist der Stellenwert von Acarbose in der Therapie des Typ-II-Diabetes mellitus ungeklärt.

Miglitol

Miglitol ist ebenso wie Acarbose ein α-Glucosidase-Inhibitor. Im Unterschied zu Acarbose wird Miglitol im Darm resorbiert. Miglitol wird nicht metabolisiert und über die Niere ausgeschieden. Wegen der renalen Elimination soll Miglitol nicht bei Niereninsuffizienz eingenommen werden. Die Zulassung von Miglitol erfolgte mit zehnjähriger Verspätung. Es ist unklar, welche therapeutischen Vorteile Miglitol gegenüber Acarbose besitzt.

28.1.6 Neue Konzepte zur Behandlung des Typ-II-Diabetes mellitus

Die suboptimale Therapie des Typ-II-Diabetes mellitus mit den derzeit verfügbaren Pharmaka, gekoppelt mit der hohen Prävalenz der Erkrankung, hat in den letzten Jahren zu einer verstärkten Suche nach neuen Therapiekonzepten geführt, die den Signaltransduktionsdefekt beim Typ-II-Diabetes mellitus, die Insulinresistenz auf der Postrezeptorebene (Abb. 28.3), stärker als bisher berücksichtigen. Eine Vielzahl neuer Strategien ist entwickelt worden, von denen einige bereits klinisch erprobt werden.

Thiazolidindione

Troglitazon ist der Protoyp dieser Substanzklasse (Abb. 28.4). Strukturell mit Troglitazon verwandt sind *Ciglitazon, Pioglitazon, Englitazon, Rosiglitazon* und *Darglitazon*. Die Thiazolidindione erhöhen die zelluläre Insulinsensitivität durch Bindung an den nukleären „Peroxisome proliferator activated receptor-γ" (PPAR-γ), der im Zusammenspiel mit dem Retinoid-X-Rezeptor die Transkription insulin-sensitiver Gene aktiviert (Abb. 28.5). In Fettzellen, in denen PPAR-γ am stärksten exprimiert ist, stimulieren Thiazolidindione die Expression der Lipoproteinlipase, eines Fettsäuretransporterproteins, eines Fettsäure-bindenden Proteins, der Acetyl-CoA-Synthase und des Glucosetransporters GLUT4. Insgesamt kommt es durch die Thiazolidindione zu einer verstärkten Glucoseaufnahme, verminderten Gluconeogenese, verstärkten Fettsäureaufnahme in die Zelle und erhöhten Lipogenese, also Wirkungen, die denen des Insulin ähneln (Tabelle 28.1). Auch im Skelettmuskel und in der Leber verstärken die Thiazolidindione die Wirkungen von Insulin. Ein weiterer Mechanismus, über den Thiazolidindione die Insulin-Sensitivität erhöhen, kann die funktionelle Antagonisierung der Wirkungen von Tumornekrosefaktor-α sein.

Troglitazon ist seit 1997 in den USA als Zusatzbehandlung mit Sulfonylharnstoffen und Insulin zugelassen. In Großbritannien und Dänemark wurde Troglitazon ebenfalls zugelassen, aber nur kurz nach der Zulassung erfolgte in diesen beiden Ländern wegen des gehäuften Auftretens von Leberschäden (150 Berichte über Leberschäden bei 500.000 behandelten Patienten) die Marktrücknahme. In den USA ist die Anwendung von Troglitazon eingeschränkt worden. In Deutschland ist Troglitazon nicht zugelassen. Eine Hepatotoxizität wurde bislang nicht für Rosiglitazon und Pioglitazon beobachtet.

Andere Strategien

Vanadiumsalze sind unspezifische Phosphataseinhibitoren. Über eine Hemmung der Insulinrezeptordephosphorylierung erhöhen Vanadiumsalze die Insulinsensitivität. Peroxivanadiumsalze und organische Vanadiumverbindungen zeigen eine erhöhte Selektivität für Insulinrezeptorphosphatasen, wodurch sich die Toxizität reduzieren läßt. Außerdem erhöhen Vanadiumsalze über bislang ungeklärte Mechanismsen die Translokation und Aktivität von Glucosetransportern. Ein Metabolit des Pilzes *Pseudomassaria* (LY83281) aktiviert mit hoher Spezifität die Insulinrezeptorkinase und verstärkt darüber die Wirkungen von Insulin.

Das intestinale Hormon GLP-1 potenziert die Sekretion von Insulin über eine Aktivierung der Adenylatzyklase. Der rasche Abbau von GLP-1 macht dieses Peptid für die Therapie jedoch unge-

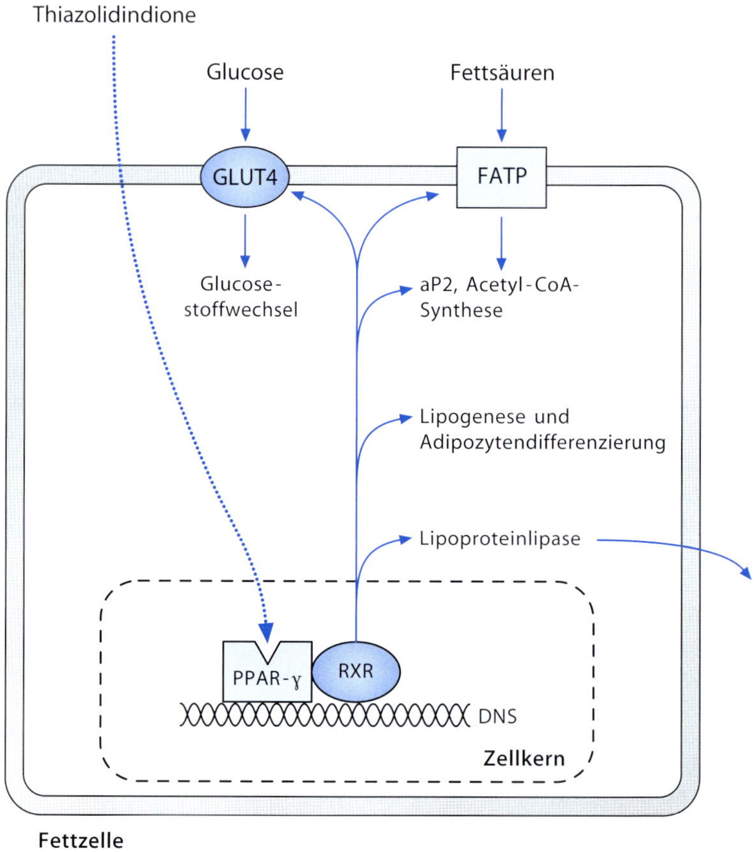

Abb. 28.5. Wirkungsmechanismus der Thiazolidindione. GLUT4 Glucosetransporter Typ 4; FATP Fettsäuretransporterprotein; aP2 Fettsäure-bindendes Protein der Adipozyten; PPAR-γ „Peroxisome proliferator activated receptor-γ"; RXR, Retinoid-X-Rezeptor

eignet. Exendin-4 ist ein metabolisch stabileres GLP-1-Derivat, das auch die Neogenese von B-Zellen aus duktalen Progenitorzellen stimulieren kann. α_2-Adrenozeptorantagonisten sowie Erythromycinderivate ohne antibakterielle Aktivität stellen weitere Ansätze zur Stimulation der Insulinfreisetzung dar. Typ-II-Diabetes mellitus geht häufig mit Adipositas einher. Zur Behandlung der Adipositas, die häufig mit Typ-II-Diabetes mellitus einhergeht, siehe 28.5.

28.2 Pharmaka zur Behandlung hypoglykämischer Zustände

Eine Hypoglykämie liegt vor, wenn die Blutglucosekonzentration <50 mg/dl ist (Symptome der Hypoglykämie s. unter 28.1.2). Eine Hypoglykämie kann insbesondere durch Schädigung des Gehirns lebensbedrohend werden. Häufigste Ursache der Hypoglykämie ist die Hyperinsulinämie (Insulininjektionen, Sulfonylharnstoffe). Weitere Pharmaka, die Hypoglykämien induzieren können, sind Salicylate (s.S. 245), β-Adrenozeptorantagonisten (s.S. 368), Chinin (s.S. 689) und Pentamidin (s.S. 694). Auch eine Nebenniereninsuffizienz und Alkoholabusus können zur Hypoglykämie führen.

Die Behandlung der Hypoglykämie beim nichtbewußtlosen Patienten besteht in der sofortigen Zufuhr von gelösten Kohlenhydraten (z.B. Fruchtsaft, verdünnte Zuckerlösung). Beim bewußtlosen Patienten erfolgt die i.v.-Zufuhr von Glucose (250 ml einer 20%igen Lösung).

Diazoxid

Diazoxid ist ein antihypertensiv und antidiuretisch wirksames Benzothiadiazinderivat, das gleichzeitig eine Hyperglykämie induziert (s.auch S. 288). Diazoxid ist ein Kaliumkanalöffner, wodurch es zu einer Hemmung der Insulinsekretion aus den B-Zellen kommt (Abb.28.2). Diazoxid besitzt somit eine den Sulfonylharnstoffen entgegengesetzte Wirkung. Diazoxid kann zur Therapie anderweitig nicht behandelbarer insulinsezernierender Tumoren (Insulinome) eingesetzt werden. Diazoxid kann oral gegeben werden. Die Dosierung beträgt 3–8 mg/kg/Tag. Neben der Flüssigkeitsretention werden Hyperurikämie, Hypertrichose, Thrombozytopenie und Leukozytopenie als unerwünschte Wirkungen beschrieben. Zur Therapie hypertoner Zustände s.S. 387.

28.3 Pharmaka zur Behandlung der Gicht

Die Gicht ist durch Harnsäureablagerungen (in Form von Natriumurat) in den harnableitenden Wegen sowie in Synovialis, Gelenkkapseln, Gelenkknorpel, knorpelnahem Knochen, Schleimbeuteln und Sehnenansätzen gekennzeichnet. Die Gicht ist die Folge einer Hyperurikämie. Harnsäure ist das Endprodukt des Purinstoffwechsels (Abbau von Nahrungspurinen und endogenen Nukleinsäuren). Die beiden letzten Schritte der Harnsäuresynthese werden durch die Xanthinoxidase katalysiert (Abb.28.6). Harnsäure wird glomerulär filtriert, fast vollständig im proximalen Tubulus reabsorbiert und weiter distal aktiv sezerniert (Abb.28.7). Die Löslichkeitsgrenze von Natriumurat im Blut liegt bei 6,5 mg/dl. Bei höheren Harnsäurekonzentrationen besteht die Gefahr der Uratausfällung. Harnsäurekonzentrationen >6,4 mg/dl (Männer) bzw. >7,0 mg/dl (Frauen) werden als Hyperurikämie bezeichnet.

Die Gicht wird in 4 Stadien eingeteilt. Im 1.Stadium besteht eine asymptomatische Hyperurikämie. Der sehr schmerzhafte akute Gichtanfall (2.Stadium) betrifft häufig das Großzehengrundgelenk und ist durch das Auftreten von Harnsäurekristallen im Gelenkpunktat gekennzeichnet. Im 3.Stadium (interkritische Phase) bestehen keine klinischen Symptome. Im 4.Stadium (chronische Gicht) kommt es zu einer progredienten Harnsäueablagerung in den Gelenken, die zur Deformation und Funktionseinschränkung führt. Bei 10–25% der

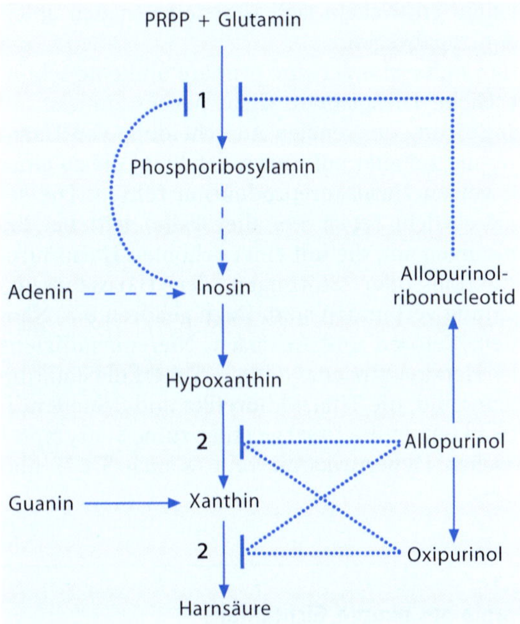

Abb. 28.6. Wirkungen der Urikostatika auf den Harnsäurestoffwechsel. *PRPP* Phosphoribosylpyrophosphat; *1* PRPP-Amidotransferase; *2* Xanthinoxidase

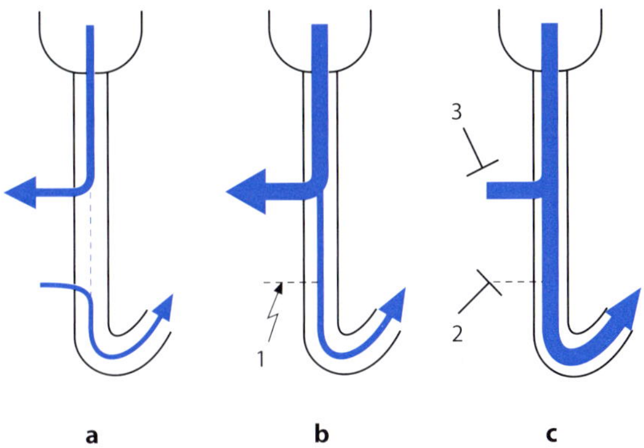

Abb. 28.7. Rückresorption und Sekretion von Harnsäure im proximalen Nierentubulus. *a* Normalzustand; *b* Situation bei unbehandelter Hyperurikämie; *c* Situation bei Hyperurikämie und gleichzeitiger Behandlung mit Urikosurika; *1* häufiger Defekt bei primärer Gicht; *2* Hemmung der Sekretion von Harnsäure durch Urikosurika in niedriger und therapeutischer Dosierung; *3* Hemmung der Rückresorption von Harnsäure durch Urikosurika nur in therapeutischer Dosierung

Patienten entwickeln sich Uratsteine in den ableitenden Harnwegen.

Man unterscheidet eine primäre und eine sekundäre Gicht. Die primäre Gicht beruht zumeist auf einer Störung der renalen Ausscheidung von Harnsäure und seltener auf Enzymdefekten, die zu einer gesteigerten Harnsäureproduktion führen. Die sekundäre Gicht (etwa 5% aller Fälle) tritt bei Erkrankungen auf, die mit einer erhöhten Harnsäureproduktion oder Störungen der Harnsäureausscheidung verbunden sind. Dazu gehören u.a. Neoplasien, Ketosen und Azidosen, Niereninsuffizienz und Herzinsuffizienz. Das Tuberkulostatikum Pyrazinamid, die Thiaziddiuretika und Schleifendiuretika können die Ursache einer zumeist asymptomatischen Hyperurikämie sein (s.auch S. 677 und S. 427).

28.3.1 Therapie des akuten Gichtanfalls

Ziel der Behandlung des akuten Gichtanfalls ist die rasche Linderung der Schmerzen und der Entzündung.

Colchicin

Colchicin ist ein Alkaloid der Herbstzeitlose (Abb.28.8). Es lindert die Symptome des akuten Gichtanfalls innerhalb von 4–8 h nach Therapiebeginn bei 60–95% der Patienten. Die Dosierung ist in Tabelle 28.5 angegeben.

Colchicin wirkt weder direkt analgetisch noch direkt antiphlogistisch, noch führt es zu einer Senkung der erhöhten Harnsäurekonzentration. Colchicin bindet an Tubulin und verhindert dadurch die Ausbildung von Mikrotubuli. Über diesen Mechanismus arretiert Colchicin proliferierende Zellen in der Metaphase und wirkt zytostatisch (s.auch S. 733).

Beim akuten Gichtanfall löst die Ausfällung von Harnsäure eine Entzündungsreaktion aus, die zur Einwanderung (Chemotaxis) und Aktivierung neutrophiler Granulozyten führt. Diese Zellen setzen lysosomale Enzyme, O_2-Radikale sowie weitere Entzündungsmediatoren wie Leukotrien B_4 und den plättchenaktivierenden Faktor frei (s.auch S. 528 und S. 529). Somit wird die Entzündungsreaktion verstärkt. Durch die gleichzeitige Laktatfreisetzung aus den neutrophilen Granulozyten mit konsekutivem pH-Wertabfall wird die weitere Ausfällung von Harnsäure gefördert. Intakte Mikrotubuli sind für die Chemotaxis neutrophiler Granulozyten unabdingbar. Durch die Bindung an Tubulin in diesen Zellen unterbricht Colchicin diesen Vorgang und hemmt somit indirekt die Entzündungsreaktion. Auch die Phagozytoseaktivität der Granulozyten wird durch Colchicin gehemmt.

Tabelle 28.5. Dosierung von Pharmaka zur Behandlung der Gicht (Beispiele)

Pharmakon	Tagesdosis
Colchicin	3–8 mg (6- bis 8mal 0,5–1,0 mg, akuter Anfall) 0,5–1,5 mg (Prophylaxe)
Allopurinol	300–600 mg (100 mg in Kombination mit Benzbromaron)
Benzbromaron	50–200 mg (20 mg in Kombination mit Allopurinol)
Sulfinpyrazon	200–400 mg
Probenecid	0,5–3,0 g

Nach oraler Gabe wird Colchicin gut und rasch resorbiert und in der Leber desacetyliert. Die Elimination erfolgt renal und biliär (enterohepatischer Kreislauf).

Häufige Nebenwirkungen sind Nausea, Erbrechen, Bauchkrämpfe, wäßrig-blutige Diarrhö mit Flüssigkeits- und Elektrolyverlust (Exsikkosegefahr) sowie Hautbrennen. Seltener sind Haarausfall, Blutbildungsstörungen sowie Leber- und Nierenfunktionsstörungen. Auch zentralnervöse Schädigungen (aufsteigende Paralyse) sind beschrieben worden. Bei Neutropenien, hämatologischen Erkrankungen sowie schweren Leber- und Nierenerkrankungen ist Colchicin kontraindiziert.

Antiphlogistika

Wegen der nicht unerheblichen Nebenwirkungen des Colchicins werden heutzutage nichtsteroidale Antiphlogistika (z.B. Indomethacin, 3- bis 4mal 75 mg/Tag oral) vermehrt und mit mit Erfolg zur Behandlung des akuten Gichtanfalls eingesetzt (s.auch S. 260). Auch Diclofenac und Piroxicam sind wirksam (s.auch S. 260). Eine Kombination von Colchicin mit nichtsteroidalen Antiphlogistika ist möglich. Auch im Hinblick auf die Anwendung von Glucocorticoiden ist die frühere Skepsis einer positiveren Bewertung gewichen. Glucocorticoide (z.B. 40 mg Prednisolon für 3–5 Tage, dann Dosisreduktion um jeweils 5 mg über 10–14 Tage) sind bei schweren Fällen wirksam, ohne daß unvertretbare Nebenwirkungen auftreten (s.auch S. 495). Auch eine intraartikuläre Injektion von Glucocorticoiden kann in hartnäckigen Fällen indiziert sein.

28.3.2 Dauertherapie der Gicht

Behandlungsziel ist es, das Auftreten akuter Gichtanfälle, die Enstehung von Konkrementen in den ableitenden Harnwegen sowie die Entwicklung einer Gichtnephropathie zu verhindern sowie bereits vorhandene Harnsäureausfällungen in den Gelenken abzubauen. Bei ausschließlichem Gelenkbefall soll die Harnsäurekonzentration im Blutplasma auf <6,0 mg/dl gesenkt werden, bei gleichzeitigem Vorliegen einer Urolithiasis auf <3–5 mg/dl. Die asymptomatische Hyperurikämie bedarf in der Regel keiner Pharmakotherapie. Die Behandlung erfolgt lebenslang. Die Basis einer erfolgreichen Therapie der Gicht ist die Diät [Normalisierung des Körpergewichts, Verringerung der Purinzufuhr (z.B. Vermeidung von Innereien) und des Alkoholkonsums].

Die pharmakotherapeutischen Möglichkeiten zur Senkung der erhöhten Harnsäurekonzentration bestehen darin, die renale Elimination von Harnsäure zu steigern (Urikosurika; s.Abb.28.7) und die Bildung von Harnsäure zu unterbinden (Urikostatika; s.Abb.28.6). Urikosurika und Urikostatika wirken weder antiphlogistisch noch analgetisch. Zu Beginn einer Therapie mit Vertretern beider Pharmakagruppen kann es als Folge rascher Verschiebungen von Harnsäure zwischen Gewebe und Blut zu gehäuften akuten Gichtanfällen kommen. Deshalb sollte in den ersten 3 Monaten der Behandlung mit Urikosurika und Urikostatika eine Prophylaxe mit Colchicin durchgeführt werden (Dosierung s.Tabelle 28.5).

Urikostatika

Allopurinol ist das einzige derzeit therapeutisch relevante Urikostatikum und das am häufigsten angewendete Pharmakon zur Behandlung der Gicht (Abb.28.8). Allopurinol ist ein Strukturanalogon von Hypoxanthin und hemmt ebenso wie sein Hauptmetabolit Oxipurinol die Xanthinoxidase (Abb.28.6). Dadurch kommt es zur Erniedrigung der erhöhten Harnsäurekonzentration und zur Akkumulation von Hypoxanthin und Xanthin, die im Plasma besser löslich und leichter renal elimiert werden. Eine Folge der Xanthinoxidasehemmung ist auch ein Anstau der Vorstufe von Hypoxanthin, des Inosins. Inosin hemmt das Schlüsselenzym der De-novo-Purinbiosynthese, die Phosphoribosylpyrophosphatamidotransferase (PRPP-Amidotransferase) (Abb.28.6). Dieses Enzym katalysiert die Bildung von Phosphoribosylamin aus PRPP und Glutamin. Außerdem hemmt der Allopurinolmetabolit Allopurinolribonukleotid die PRPP-Amidotransferase (Abb.28.6). Die Hemmung der PRPP-Amidotransferase trägt somit zur harnsäuresenkenden Wirkung von Allopurinol bei.

Nach oraler Gabe wird Allopurinol rasch und fast vollständig aus dem Gastrointestinaltrakt resorbiert (Dosierung s.Tabelle 28.5). Die Halbwertszeit von Allopurinol beträgt 3 h, die seines Metaboliten Oxipurinol 18–30 h. Die Elimination erfolgt renal. Der therapeutische Effekt von Allopurinol ist nach 48 h nachweisbar und nach 1 Woche maximal. Unter Dauertherapie können Harnsäuredepots durch Allopurinol abgebaut werden. Auch bei Niereninsuffizienz ist Allopurinol im Unterschied zu den Urikosurika wirksam, allerdings muß die Dosis reduziert werden. Allopurinol wird außerdem bei der Therapie mit Zytostatika eingesetzt, um die Entstehung eines akuten Gichtanfalls durch den massiven Zellzerfall zu verhindern.

Insgesamt ist Allopurinol gut verträglich. Die Häufigkeit von Nebenwirkungen beträgt 2–3%. Exantheme, Hautjucken, gastrointestinale Unverträglichkeit und Mundtrockenheit werden beobachtet. Gelegentlich findet man Haarausfall, Fieber, Leukopenie, toxische Epidermolyse (Lyell-Syndrom) und Transaminasenanstieg. Sehr selten ist die Bildung von Xanthinsteinen in den ableitenden Harnwegen.

Eine wichtige Arzneimittelinteraktion besteht zwischen Allopurinol und 6-Mercaptopurin bzw. Azathioprin. Allopurinol hemmt deren Abbau, so daß die Dosis von 6-Mercaptopurin und Azathioprin reduziert werden muß (s.auch S. 730).

Urikosurika

Urikosurika hemmen in Abhängigkeit von der applizierten Dosis die tubuläre Rückresorption und die tubuläre Sekretion von Harnsäure differentiell.

Abb. 28.8.
Pharmaka zur Behandlung der Gicht

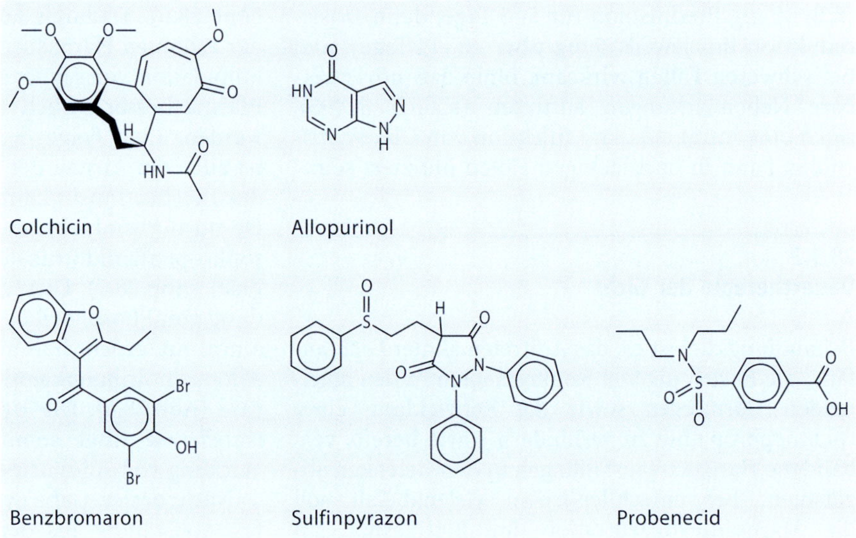

In niedriger Dosierung hemmen Urikosurika die Harnsäuresekretion, ohne die Rückresorption zu beeinflussen (s. Abb. 28.7). Dies kann zu einer weiteren Erhöhung der Harnsäurekonzentration im Blut und zur Auslösung eines akuten Gichtanfalls führen. In therapeutischer, d.h. höherer Dosierung hemmen Urikosurika sowohl die tubuläre Sekretion als auch die tubuläre Rückresorption. Da die Hemmung der Rückresorption überwiegt, wird Harnsäure in der Gesamtbilanz vermehrt zur Ausscheidung gebracht. Es muß für eine ausreichende Flüssigkeitszufuhr und Harnalkalisierung auf einen pH-Wert von 6,5 (z.B. mit 3mal 3 g Kaliumnatriumhydrogenzitrat/Tag) gesorgt werden, um der Ausfällung von Harnsäure in den ableitenden Harnwegen vorzubeugen. Bei eingeschränkter Nierenfunktion sind Urisosurika wegen des Risikos der Induktion einer Gichtnephropathie kontraindiziert. Die Urolithiasis ist eine Kontraindikation für die Gabe von Urikosurika. Salicylate schwächen die Wirkung der Urikosurika ab. Urikosurika verzögern die Ausscheidung von Pharmaka, die tubulär sezerniert werden (z.B. Penicilline und Thiaziddiuretika).

Benzbromaron, *Sufinpyrazon* und *Probenecid* sind die wichtigsten Urikosurika (Abb. 28.8). Übliche Tagesdosen sind in Tabelle 28.5 angegeben.

Das Benzofuranderivat *Benzbromaron* ist das am stärksten wirksame und in Deutschland am meisten verschriebene Urikosurikum. Benzbromaron wird nach oraler Gabe verzögert und nur unvollständig (zu etwa 50%) resorbiert. Nach der Resorption wird Benzbromaron in der Leber stufenweise zum Benzaron dehalogeniert. Benzaron ist wahrscheinlich die eigentliche Wirksubstanz (Halbwertszeit etwa 12 h). Die urikosurische Wirkung von Benzbromaron erreicht dementsprechend erst mit Verzögerung (etwa nach 5 Tagen) ihr Maximum, ist aber lang anhaltend. Benzbromaron hat nur wenig Nebenwirkungen. Sehr selten findet man gastrointestinale Störungen, Kopfschmerzen und Exantheme.

Im Handel sind auch fixe Kombinationen von Benzbromaron und Allopurinol erhältlich. Die Wirkung dieser Kombinationen bei der Hyperurikämie ist additiv, so daß eine Verringerung der Dosis der Einzelsubstanzen möglich ist (s. Tabelle 28.5). Eine Notwendigkeit zur Kombinationstherapie ergibt sich allerdings nur in den seltenen Fällen, bei denen durch Allopurinol oder Benzbromaron allein kein ausreichender Effekt erzielt werden kann. In allen anderen Fällen hat die Kombinationstherapie keine Vorteile hinsichtlich der therapeutischen Erfolgsrate und der Häufigkeit von Nebenwirkungen.

Sulfinpyrazon ist vom Phenylbutazon abgeleitet, besitzt aber keine antiphlogistische Wirksamkeit. Außerdem wirkt Sulfinpyrazon hemmend auf die

Thrombozytenaggregation (s.S. 445). Die Resorption von Sulfinpyrazon nach oraler Gabe ist rasch und vollständig. Die Plasmaproteinbindung ist >95%.

Probenecid wird nach oraler Gabe rasch und vollständig aus dem Gastrointestinaltrakt resorbiert und in der Leber glucuronidiert. Probenecid wird in der Niere glomerulär filtriert, tubulär sezerniert und auch rückresorbiert. Die Halbwertszeit beträgt 6–10 h. An Nebenwirkungen wurden Exantheme, Hautjucken (2–4%) und Übelkeit (2%) sowie in seltenen Fällen ein nephrotisches Syndrom beobachtet.

28.4 Pharmaka zur Behandlung von Fettstoffwechselstörungen

Arteriosklerotisch bedingte Erkrankungen des Herz-Kreislauf-Systems sind die häufigste Todesursache in Deutschland. Bei der Enstehung der Arteriosklerose stellt die Hypercholesterinämie neben der Hypertonie und dem Rauchen einen wesentlichen Risikofaktor dar. Insbesondere eine Erhöhung der Low-density-Lipoproteine (LDL) geht mit einem erhöhten Risiko einher, während den High-density-Lipoproteinen (HDL) eine protektive Wirkung zukommt. Es wird angenommen, daß die Oxidation von Lipoproteinen für die Entstehung der Arteriosklerose von Bedeutung ist: LDL wird in der Arterienwand durch Radikale oxidiert und schädigt dadurch Endothelzellen. Makrophagen nehmen oxidiertes LDL über spezifische Rezeptoren auf und verwandeln sich in Schaumzellen. Solche Zellen werden besonders häufig in arteriosklerotischen Frühläsionen gefunden.

Im Blut werden die wasserunlöslichen Lipide in Form von Lipoproteinen transportiert (Tabelle 28.6). Lipoproteine bestehen aus verschiedenen Lipiden und Apolipoproteinen. Neben den LDL und HDL sind die Chylomikronen und die Very-low-density-Lipoproteine (VLDL) die wichtigsten Transportsysteme. Die unterschiedliche Zusammensetzung der Lipoproteine hat eine unterschiedliche Dichte, elektrophoretische Mobilität und Größe zur Folge (Tabelle 28.6).

Chylomikronen werden in den Mukosazellen des Duodenum und Jejunum gebildet. Sie transportieren die mit der Nahrung aufgenommenen Triglyceride und das Cholesterin. Die durch die Lipoproteinlipase entstehenden Abbauprodukte (sog. Remnants) werden teilweise in die HDL inkorporiert und teilweise rezeptorvermittelt in die Leber aufgenommen (Abb. 28.9). Chylomikronen findet man nur nach fettreichen Mahlzeiten. Die VLDL werden in der Leber synthetisiert und transportieren Triglyceride und Cholesterin in die peripheren Gewebe (Abb. 28.9). Beim Abbau der VLDL durch die Lipoproteinlipase in der Peripherie entstehen LDL. Aufgabe der LDL ist die Versorgung der Körperperipherie mit dem in der Leber synthetisierten Cholesterin. Aufgabe der HDL ist der Rücktransport von Cholesterin zur Leber. Cholesterin ist Bestandteil jeder Plasmamembran und dient außerdem als Ausgangssubstrat für die Biosynthese von Gallensäuren und der Steroidhormone (s. auch S. 475, 485).

Hepatozyten und Zellen extrahepatischer Gewebe besitzen LDL-Rezeptoren, über die LDL in die Zellen aufgenommen wird (s. Abb. 28.9). Aus den

Tabelle 28.6. Eigenschaften von Lipoproteinen (*TG* Triglyceride, *CE* Cholesterinester, *C* Cholesterin, *PL* Phospholipide, *Elektro. Mob.* elektrophoretische Mobilität)

Eigenschaft	Chylomikronen	VLDL	LDL	HDL
TG-Gehalt [%]	80–95	45–65	4–8	2–7
CE-Gehalt [%]	2–4	16–22	45–50	15–20
C-Gehalt [%]	1–3	4–8	6–8	3–5
PL-Gehalt [%]	3–6	15–20	18–24	26–32
Apoliproproteine [%]	1–2	6–10	18–22	45–55
Dichte [g/ml]	<0,94	<1,006	1,019–1,063	1,063–1,215
Elektro. Mob.	Start	prä-β	β	α
Durchmesser [nm]	70–120	30–70	18–23	5–12

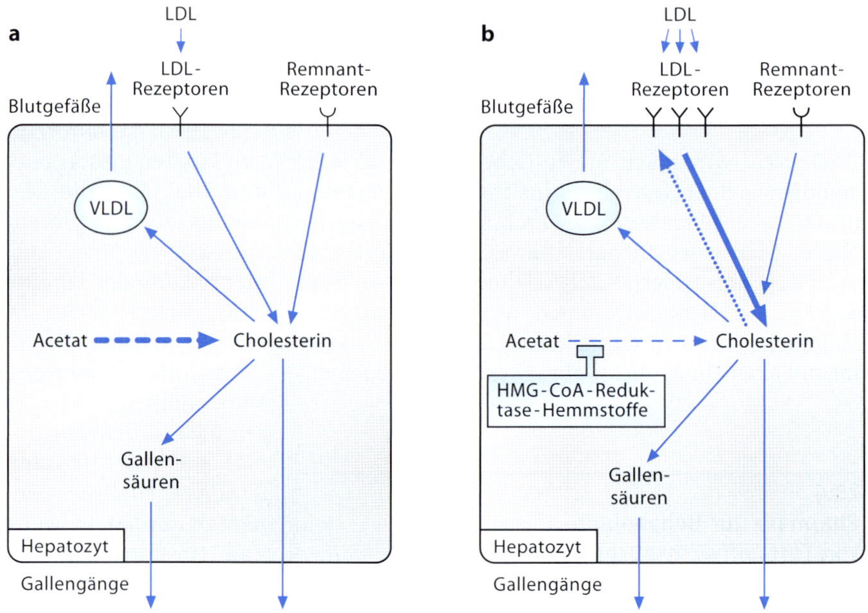

Abb. 28.9. Schematische Darstellung des hepatischen Cholesterinstoffwechsels. *a* Stoffwechsel in Abwesenheit von HMG-CoA-Reduktasehemmstoffen; *b* Stoffwechsel in Anwesenheit von HMG-CoA-Reduktasehemmstoffen

LDL wird Cholesterin freigesetzt. Cholesterin hemmt das Schlüsselenzym der Cholesterinsynthese, die Hydroxymethylglutaryl-CoA-Reduktase (HMG-CoA-Reduktase), so daß die De-novo-Synthese von Cholesterin im Sinne einer negativen Rückkopplung gehemmt wird (Abb.28.10). Gleichzeitig wird die Synthese von LDL-Rezeptoren gehemmt, um die weitere Aufnahme von Cholesterin in die Zelle zu verhindern. Umgekehrt ist bei einer verringerten Cholesterinsynthese die Neubildung von LDL-Rezeptoren erhöht, um so den Cholesterinmangel zu kompensieren (s.Abb.28.9). Die Folge der vermehrten LDL-Aufnahme in die Zellen ist ein Abfall der LDL im Blut. Somit besteht die Möglichkeit, die Plasma-LDL über die Hemmung der Cholesterinsynthese und die gesteigerte Expression von LDL-Rezeptoren indirekt zu erniedrigen. Diese Eingriffsmöglichkeit ist von erheblicher pharmakologischer Relevanz (s.28.4.1).

Es werden primäre und sekundäre Hyperlipoproteinämien unterschieden. Die primären Hyperlipoproteinämien sind auf mono- oder polygenetische Ursachen zurückzuführen; ihre Einteilung erfolgt nach dem von Fredrickson aufgestelltem Schema (Tabelle 28.7). Die den Hyperlipoproteinämien zugrundeliegenden biochemischen Defekte sind teilweise bekannt. Die Häufigkeit der verschiedenen Formen der primären Hyperlipoproteinämien ist sehr unterschiedlich, ebenso das mit ihnen verbundene Arterioskleroserisiko. Am besten untersucht ist die Hyperlipoproteinämie vom Typ IIa, die mit einem hohen Arterioskleroserisiko einhergeht. Es handelt sich um eine autosomal-dominante Erkrankung (Hetereozygotenhäufigkeit 1:500), deren Ursache in einem defekten Gen für den LDL-Rezeptor liegt. Hetereozygote besitzen ca. 50% der LDL-Rezeptorzahl Gesunder. Die Folge des LDL-Rezeptordefektes ist eine Störung der LDL-Aufnahme in die Zellen, woraus eine Erhöhung des LDL-Cholesterins im Blut resultiert. Es wird dann vermehrt in die Gefäßwand aufgenommen und verstärkt so den arteriosklerotischen Prozeß.

Ursachen für sekundäre Hyperlipoproteinämien sind der Diabetes mellitus, der Hypothyreoidismus, das nephrotische Syndrom, die Urämie, die primäre biliäre Zirrhose, Alkoholabusus und die Einnahme oraler Kontrazeptiva. Bei den sekundären Hyperlipoproteinämien steht die optimale Therapie der Grunderkrankung bzw. das Absetzen der oralen Kontrazeptiva im Vordergrund.

Das Therapieziel der Hyperlipoproteinämien ist die Senkung der Plasmacholesterinkonzentration auf <200 mg/dl (LDL-Cholesterin <130 mg/dl) bzw. der Triglyceridplasmakonzentration auf <150 mg/dl.

Tabelle 28.7. Klassifikation der primären Hyperliproproteinämien (*C* Cholesterin, *TG* Triglyceride). (Nach Fredrickson 1987)

Typ	Erhöhte Lipoproteine	Erhöhte Lipide	Biochemischer Defekt	Häufigkeit	Arteriosklerorisiko	Heridität	Therapie
I	Chylomikronen	TG	Lipoproteinlipasedefekt	Sehr selten	Nicht erhöht	Monogenetisch rezessiv	Entfällt
IIa	LDL	C	LDL-Rezeptordefekt	Häufig	Hoch	Monogenetisch dominant	HMG-CoA-Reductasehemmstoffe, Austauscherharze, Nikotinsäure, Probucol
IIb	LDL, VLDL	C, TG	Unbekannt	Häufig	Hoch	Polygenetisch	Austauscherharze, Nikotinsäure, Clofibrinsäurederivate
III	LDL, VLDL, atypische β-Lipoproteine	C, TG	Abnorme Form des Apolipoprotein E2	Weniger häufig	Mäßig hoch	Monogenetisch rezessiv	Nikotinsäure, Clofibrinsäurederivate
IV	VLDL	TG	Unbekannt (erhöhter VLDL-Abbau ?, erhöhte VLDL-Synthese ?)	Sehr häufig	Mäßig hoch	Monogenetisch dominat	Nikotinsäure, Clofibrinsäurederivate
V	Chylomikronen, VLDL	C, TG	Erhöhte VLDL-Synthese	Weniger häufig	Nicht erhöht	Monogenetisch dominant	Nikotinsäure, Clofibrinsäurederivate

Von einer Therapie, die naturgemäß langfristig erfolgen muß, verspricht man sich eine Verzögerung des Voranschreitens der Arteriosklerose bzw. eine Regression vorhandener arteriosklerotischer Läsionen. Die Basis der Behandlung der Fettstoffwechselstörungen ist die Diät. Im Vordergrund steht die Reduktion der Zufuhr von Triglyceriden und Cholesterin. Die Einschränkung der Zufuhr gesättigter Fettsäuren ist von Bedeutung, da diese die Aktivität der LDL-Rezeptoren reduzieren. Eine Normalisierung des Körpergewichts ist anzustreben. Wenn eine Diät allein nicht ausreichend ist, soll eine Pharmakotherapie in Betracht gezogen werden.

Die Wirksamkeit der medikamentösen Therapie der Hypercholesterinämie als Maßnahme zur sekundären Prävention der koronaren Herzerkrankung ist erwiesen: Durch eine Langzeitbehandlung mit HMG-CoA-Reduktasehemmstoffen läßt sich die Inzidenz von Myokardinfarkten senken. Zahlenmäßig im Vordergrund steht in Deutschland derzeit die Behandlung mit HMG-CoA-Reduktasehemmstoffen sowie Clofibrinsäurederivaten. Weniger häufig werden Nicotinsäure, Nicotinsäurederivate, Austauscherharze sowie verschiedene andere Wirkstoffe eingesetzt. Tabelle 28.7 faßt die Hauptindikationen für verschiedene zur Behandlung von Fettstoffwechselstörungen eingesetze Pharmaka zusammen. Die Dosierung ausgewählter Pharmaka ist in Tabelle 28.8 angegeben.

28.4.1 HMG-CoA-Reduktasehemmstoffe

Lovastatin, *Simvastatin* und *Pravastatin* sind hochaffine kompetitive Hemmstoffe der HMG-CoA-Reduktase (Abb. 28.11). Diese Pharmakagruppe wird auch als Cholesterinsynthese(CSE)-Hemmstoffe bezeichnet. Die HMG-CoA-Reduktasehemmstoffe hemmen die Umwandlung von HMG-CoA in Mevalonsäure (s. Abb. 28.10). Abb. 28.11 A zeigt die Strukturähnlichkeit zwischen den HMG-CoA-Reduktasehemmstoffen und HMG-CoA. Die Folge der Cholesterinsynthesehemmung ist eine vermehrte Synthese von LDL-Rezeptoren mit vermehrter LDL-Sequestration zur Kompensation des zellulären Cholesterinmangels (s. Abb. 28.9). Die PLasma-LDL-Konzen-

Tabelle 28.8. Dosierung von Pharmaka zur Behandlung von Fettstoffwechselstörungen (Beispiele)

Pharmakon	Tagesdosis
Lovastatin	10–80 mg (mittlere Dosis 20 mg), einschleichend
Simvastatin	5–40 mg (mittlere Dosis 10 mg), einschleichend
Pravastatin	10–40 mg, einschleichend
Bezafibrat	3mal 200 mg
Clofibrat	3- bis 4mal 500 mg
Gemfibrozil	1mal 900 mg
Nicotinsäure	3–6 g, einschleichend
Acipimox	2- bis 3mal 250 mg
Colestyramin	3mal 4–12 g, einschleichend
Probucol	2mal 500 mg

tration sinkt um bis zu 40% ab, die HDL-Konzentration wird nur wenig beeinflußt. Bei heterozygoten Patienten mit Hyperlipoproteinämie vom Typ IIa kann der Defekt in der Expression von LDL-Rezeptoren durch HMG-CoA-Reduktasehemmstoffe korrigiert werden, nicht jedoch bei monozygoten Patienten. Bei diesen Patienten besteht die Möglichkeit der gentherapeutischen Transfektion isolierter Hepatozyten mit LDL-Rezeptoren, die dann retransplantiert werden. Bei schweren Hypercholesterinämien besteht außerdem die Möglichkeit, LDL mittels extrakorporaler LDL-Apherese zu entfernen.

Nach oraler Gabe werden alle HMG-CoA-Reduktasehemmstoffe rasch, aber unvollständig (30%) resorbiert. Die Resorption von Pravastatin wird durch die Nahrungsaufnahme um etwa ein Drittel reduziert. Die Plasmeiweißbindung für Lovastatin und Simvastatain ist >95%, die für Pravastatin etwa 55–60%. Ursache für diesen Unterschied ist die höhere Hydrophilie von Pravastatin im Vergleich zu Lovastatin und Simvastatin (siehe Abb. 28.11 B). Die höhere Hydrophilie soll zur Folge haben, daß Pravastatin die Cholesterinsynthese vornehmlich in der Leber hemmt, während sie in extrahepatischen Geweben nicht beeinträchtigt sein soll. Die Folge einer solchen Organselektivität könnte möglicherweise eine geringere Häufigkeit unerwünschter Wirkungen (z.B. Myopathie) sein. Lovastatin und Simvastatin besitzen einen Laktonring, der bei der ersten Leberpassage in die dazugehörige Hydroxysäure überführt wird (s. Abb. 28.11 A). Dabei entsteht die eigentlich wirksame

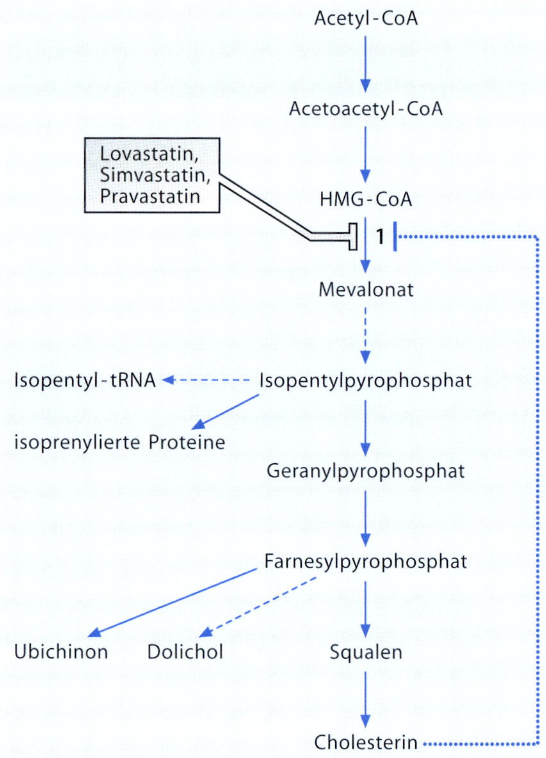

Abb. 28.10. Cholesterinbiosynthese beim Menschen: Hemmung der HMG-CoA-Reduktase durch Lovastatin, Simvastatin, Pravastatin und Cholesterin. *1* HMG-CoA-Reduktase

Form dieser Verbindungen, die damit Beispiele für Prodrugs sind (s.Kap. 1, S. 29). Demgegenüber besitzt Pravastatin bereits einen geöffneten Lactonring und wirkt deshalb per se hemmend auf die HMG-CoA-Reduktase. Die Halbwertszeit von Lovastatin und Simvastatin liegt im Bereich von 1–2 h, diejenige von Pravastatin bei 1,5–6 h. Die Elimination aller 3 HMG-CoA-Reduktasehemmstoffe erfolgt hauptsächlich biliär.

Insgesamt sind die HMG-CoA-Reduktasehemmstoffe gut verträglich, was für die Einnahmetreue (Compliance) bei einer Langzeittherapie von Bedeutung ist. Dosisabhängige, asymptomatische Erhöhungen der Serumtransaminasen werden bei 1,5% aller behandelten Patienten beobachtet. Außerdem kommen asymptomatische Kreatinkinaseerhöhungen und klinisch apparente Myopathien vor. Im schlimmsten Falle kann eine Rhabdomyo-

Abb. 28.11. HMG-CoA-Reduktasehemmstoffe. A Umwandlung vom Prodrug in die aktive Form und strukturelle Ähnlichkeit mit HMG-CoA. B Chemische Unterschiede zwischen Lovastatin, Simvastatin und Pravastatin

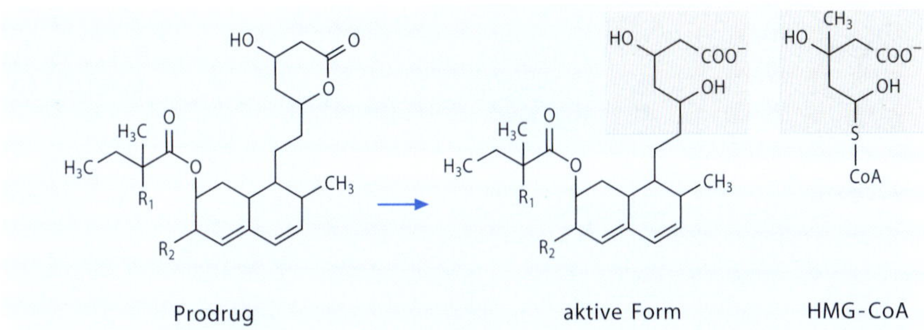

a HMG-CoA-Reduktasehemmstoff

	R_1	R_2	Prodrug
Lovastatin	$-H$	$-CH_3$	ja
Simvastatin	$-CH_3$	$-CH_3$	ja
Pravastatin	$-H$	$-OH$	nein

b

lyse auftreten. Besonders gefährdet gegenüber der Myopathie und Rhabdomyolyse sind Patienten, die gleichzeitig mit Ciclosporin A, Nicotinsäure, Gemfibrozil oder Erythromycin behandelt werden. Außerdem werden Kopfschmerzen sowie gastrointestinale Störungen (z.B. Übelkeit, Flatulenz, Diarrhö) unter einer Behandlung mit HMG-CoA-Reduktasehemmstoffen beobachtet. Der Verdacht, HMG-CoA-Reduktasehemmstoffe könnten Linsentrübungen verursachen, hat sich nicht bestätigt.

28.4.2 Clofibrinsäurederivate

Zu den Clofibrinsäurederivaten (Fibrate) gehören u.a. *Clofibrat*, *Bezafibrat*, *Etofibrat*, *Etophyllinclofibrat*, *Fenofibrat* und *Gemfibrozil*. In Abb.28.11 sind die Strukturformeln einiger Clofibrinsäurederivate gezeigt. Clofibrat ist der älteste Vertreter aus dieser Gruppe. Etofibrat ist ein über Ethylenglykol verbundener Doppelester, bestehend aus Clofibrinsäure und Nicotinsäure (s.Abb.28.12 und in 28.4.3). Abgesehen vom Etofibrat wirken die übrigen Clofibrinsäurederivate gleichartig und zeigen im wesentlichen nur Unterschiede in der Wirkstärke und den pharmakokinetischen Eigenschaften.

Die Clofibrinsäurederivate senken die Plasmatriglyceride stärker und zuverlässiger (25–60%) als das Plasmacholesterin (5–25%). Die VLDL-Konzentration wird erniedrigt, die LDL können erhöht oder leicht erniedrigt sein. Die Wirkungsmechanismen der Clofibrinsäurederivate sind komplex: Die Aktivität der Lipoproteinlipase wird erhöht, woraus ein erhöhter Abbau von VLDL resultiert. Auch die hepatische Synthese und Freisetzung der VLDL kann erniedrigt sein. Clofibrinsäurederivate vermindern die Fettsäurefreisetzung aus dem Fettgewebe und erhöhen die Cholesterinausscheidung über die Galle. Die Zusammensetzung der Lipoproteinfraktionen wird normalisiert. Außerdem kommt es zu einer Fibrinogensenkung. Clofibrinsäurederivate sind insbesonders bei den Hyperlipoproteinämien vom Typ IIb, III, IV und V wirksam (Tabelle 28.7).

Nach oraler Gabe werden die Clofibrinsäurederivate rasch resorbiert. Clofibrat wird biliär eliminiert, die übrigen Vertreter renal. Die Halbwertszeit von Clofibrinsäure beträgt 12 h. Die Plasmaproteinbindung liegt bei >95%. Daraus können klinisch relevante Arzneimittelinteraktionen resultieren (z.B. Verdrängung von Cumarinen mit erhöhter Blutungsneigung oder von Sulfonylharnstoffen mit erhöhtem Hypoglykämierisiko).

Häufigste unerwünschte Wirkungen sind gastrointestinale Beschwerden (Übelkeit, Diarrhö). Ebenso ist ein grippeähnliches Syndrom beschrieben worden. Des weiteren kommen asymptomatische Kreatinkinaseerhöhungen und symptomati-

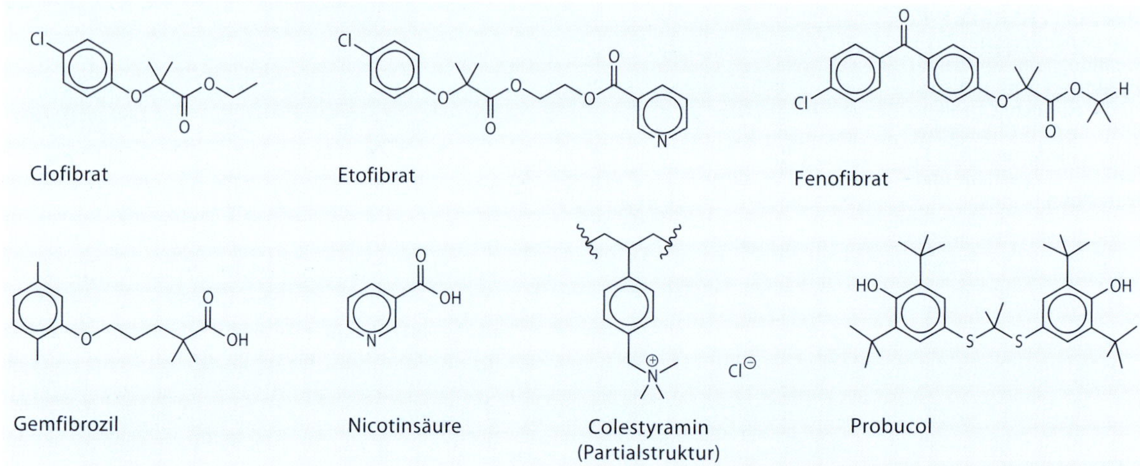

Abb. 28.12. Verschiedene Pharmaka zur Behandlung von Fettstoffwechselstörungen

sche Myositiden vor. Auch das Myokard kann betroffen sein. Diese Myositiden sind beim Absetzen reversibel. Clofibrinsäurederivate erhöhen die biliäre Elimination von Cholesterin, wodurch die Entwicklung von Gallensteinen begünstigt werden kann. Seltener wurden Leukopenie, Hepatomegalie und Haarausfall beobachtet. Bei Männern können Clofibrinsäurederivate feminisierend wirken (Libidoverlust, Brustschmerzen).

28.4.3 Nicotinsäure und Derivate

Die lipidsenkende Wirkung der *Nicotinsäure* ist unabhängig von ihrer Wirkung als Vitamin (s.auch S. 550 und Abb.28.12). *Inositolnicotinat*, *Pyrididylmethanol*, *Acipimox*, und *Xantinolnicotinat* sind Nicotinsäurederivate. Sie sind ähnlich wie Nicotinsäure zu beurteilen. Nicotinsäure senkt die Plasmatriglyceridkonzentration um bis 20–80%. Insbesondere die VLDL werden beeinflußt. Die Wirkung setzt innerhalb von 1–4 Tagen ein. Zum Mechanismus der VLDL-Senkung gibt es folgende Vorstellung: Nicotinsäure hemmt in den Fettzellen die Adenylcyclase, woraus eine Hemmung der Lipolyse mit verringerter Fettsäurefreisetzung in das Plasma resultiert. Die Folge des verringerten Substratangebots ist eine verminderte hepatische VLDL-Produktion. Bei der Hemmung der VLDL-Bildung durch Nicotinsäure scheinen auch eine verminderte Fettsäureveresterung in der Leber sowie eine Erhöhung der Lipoproteinlipaseaktivität beteiligt zu sein. Als Folge der geringeren VLDL-Bildung wird auch die LDL-Produktion gehemmt. Der LDL-Abfall ist nach 5–7 Tagen nachweisbar. Das LDL-Cholesterin wird um 10–15% reduziert. Im Gegensatz dazu steigt das HDL-Cholesterin unter einer Therapie mit Nicotinsäure geringfügig an. Indiziert ist Nicotinsäure bei Hyperlipoproteinämien der Typen II–V. Wegen der relativ schlechten Verträglichkeit sollte der Einsatz von Nicotinsäure auf Patienten mit schweren Stoffwechselstörungen beschränkt bleiben.

Nach oraler Gabe wird Nicotinsäure rasch und vollständig resorbiert. Die Halbwertszeit beträgt 60 min. Die Elimination erfolgt überwiegend unverändert über die Niere, teilweise auch über eine hepatische Metabolisierung.

Häufige, besonders zu Beginn der Therapie auftretende Nebenwirkungen sind Flush und Juckreiz, die insbesondere die obere Körperhälfte betreffen. Durch einschleichende Dosiserhöhung läßt sich dieses Problem, das zu einer erheblichen Beeinträchtigung der Einnahmetreue der Patienten führen kann, verringern. Die Einnahme von Acetylsalicylsäure (125–325 mg 10–30 min vor Nicotinsäure) führt zu einer Verringerung der Flushs, was auf eine Beteiligung von Prostaglandinen bei dessen

Enstehung hindeutet (s. auch S. 524). Gastrointestinale Beschwerden (z.B. Übelkeit, Diarrhö) kommen ebenfalls vor. Unter einer Dauertherapie mit Nicotinsäure wurden eine Verschlechterung der Glucosetoleranz, Leberschäden mit Anstieg der Serumtransaminasen und der alkalischen Phosphatase sowie eine Hyperurikämie beobachtet. Ferner kann Nicotinsäure Sehstörungen hervorrufen.

28.4.4 Austauscherharze

Colestyramin ist ein Polymer aus Styrol und Divinylbenzol und wirkt als basischer Anionenaustauscher, der nach oraler Gabe im Gastrointestinaltrakt nicht resorbiert wird (s. Abb. 28.12). Colestyramin bindet Gallensäuren und entzieht sie auf diese Weise dem enterohepatischen Kreislauf. Um diesen Verlust an Gallensäuren auszugleichen, wird kompensatorisch die Anzahl der hepatischen LDL-Rezeptoren erhöht. Dies führt zu einer vermehrten Cholesterinaufnahme in die Leber mit nachfolgendem Abfall der Plasma-LDL-Konzentration (ca. 20–30% innerhalb von 2 Wochen) (s. Abb. 28.9). Dementsprechend ist Colestyramin insbesondere bei heterozygoter Hyperlipoproteinämie vom Typ IIa indiziert. Die Kombination mit HMG-CoA-Reduktasehemmstoffen ist möglich und führt zu einer verstärkten LDL-Reduktion.

Bei bis zu 50% aller Patienten findet man eine Obstipation. Appetitlosigkeit, Übelkeit, Flatulenz und Sodbrennen werden ebenfalls beobachtet. Der unangenehme Geschack von Colestyramin kann die Einnahmetreue der Patienten beeinträchtigen. Die Verträglichkeit von Cholestyramin wird verbessert, wenn es kurz vor einer Mahlzeit eingenommen wird. In hoher Dosierung kann Colestyramin die Resorption fettlöslicher Vitamine stören und eine Steatorrhö induzieren. Colestyramin bindet u.a. auch Herzglykoside, Cumarine, Thyroxin und Eisensalze. Diese Pharmaka müssen in ausreichend großem Abstand vom Colestyramin eingenommen werden (1 h vor oder 4 h nach Colestyramin).

28.4.5 Probucol

Probucol zeigt keinerlei chemische Verwandtschaft mit anderen Pharmaka zur Behandlung von Fettstoffwechselstörungen. Seine lipidsenkende Wirkung wurde nur zufällig in Screeningversuchen entdeckt. Probucol ist sehr lipophil und besteht aus 2 butylierten Hydroxytoluolmolekülen, die über eine -S-C-S-Brücke miteinander verbunden sind (s. Abb. 28.12). Probucol senkt das LDL-Cholesterin im Plasma um 10–20%. Auch die HDL-Konzentration wird herabgesetzt (20–30%). Diese Effekte sind nach einer 1- bis 3monatigen Therapie nachweisbar. Probucol hemmt die hepatische Cholesterinsynthese, steigert die Gallensäureausscheidung und vermindert die Synthese triglyceridreicher Lipoproteine. Bei Patienten mit homozygoter Hyperlipoproteinämie vom Typ IIa führt Probucol zum Verschwinden tuberöser Xanthome. Möglicherweise mobilisiert Probucol Cholesterin aus peripheren Geweben und ateriosklerotischen Läsionen. Probucol hemmt außerdem die Oxidation von LDL und könnte dadurch zu einer antiarteriosklerotischen Wirkung führen (s. 28.4).

Trotz seiner Lipophilie wird Probucol nach oraler Gabe in einem nur geringen Ausmaß resorbiert. Es wird im hydrophoben Zentrum von Lipoproteinen transportiert und im Fettgewebe gespeichert. Noch Monate nach Beendigung einer Therapie wird Probucol aus dem Fettgewebe freigesetzt, d.h. das Fettgewebe ist für Probucol ein tiefes Kompartiment (s. S. 38).

Bei 10% der behandelten Patienten findet man gastrointestinale Nebenwirkungen (Diarrhö, Flatulenz, Übelkeit). Gelegentlich werden Eosinophilie, Parästhesie und angioneurotische Ödeme beobachtet. Beim Menschen sind unter einer Probucoltherapie Verlängerungen des QT-Intervalls beobachtet worden, weshalb EKG-Kontrollen erforderlich sind. Wegen der Akkumulation von Probucol muß bei Frauen bis 6 Monate nach Beendigung einer Therapie eine sichere Kontrazeption gewährleistet sein.

28.5 Pharmaka zur Behandlung der Adipositas

Der Body-Mass-Index (BMI) ist der Quotient aus Körpergewicht: Körpergröße^2 (kg/m^2). Ist der BMI bei Erwachsenen $>$ 24,9, so liegt Übergewicht vor. In schwersten Fällen (sog. morbide Adipositas) kann der BMI einen Wert von 40 überschreiten. Adipositas geht häufig mit Diabetes mellitus, koronarer Herzerkrankung und Hypertonie einher und ist mit erhöhter Letalität assoziiert. In Deutschland ist jeder zweite Mensch übergewichtig. In den USA sind ca. 300.000 Todesfälle pro Jahr auf Adipositas zurückzuführen. Schon eine Gewichtsreduktion von 5–10 % kann kardiale Risikofaktoren senken.

Eine Gewichtsreduktion läßt sich über verschiedene Wege erreichen. Unabdingbar ist eine Verringerung der Nahrungszufuhr. Die Fettzufuhr sollte 60–70 g/d nicht überschreiten. Raffinierte Kohlenhydrate und Alkohol sind ebenfalls zu reduzieren. Ein vermehrter Energieverbrauch über Bewegungstherapie kann ebenfalls zur Gewichtsreduktion führen, ebenso eine Hemmung der Absorption von Nährstoffen, insbesondere von Fett, im Darm. Schließlich kann eine Gewichtsreduktion durch Eingriff in die komplexen neuronalen und hormonalen Mechanismen der Gewichtsregulation versucht werden.

Die Pharmakotherapie der Adipositas war sowohl hinsichtlich Effektivität als auch Toxizität bislang sehr unbefriedigend. Zentral wirkende Anorektika wie Phenmetrazin und Aminorex verschwanden wegen pulmonaler Hypertonien vom Markt; die ebenfalls zentral wirkenden Anorektika Fenfluramin und Dexfenfluramin wurden wegen Herzklappenfehlern vom Markt genommen (siehe auch S. 162).

28.5.1 Orlistat

Orlistat ist ein hydrogeniertes Derivat des Lipstatin, einem natürlichen Produkt des Bakterium *Streptomyces toxytricini* (Abb. 28.13). Orlistat wirkt intraluminal im Darm und hemmt kovalent die Magen- und Pankreaslipase. Dadurch kommt es zu einer verminderten Hydrolyse von Triglyzeriden mit nachfolgend verminderter Resorption von Monoglyzeriden und Fettsäuren. Demzufolge nimmt die fäkale Fettausscheidung von 4 % auf 30 % zu. Dies kann sich in Fettstühlen (20 % der Patienten), Zunahme des Stuhlvolumnes (20 %), Fettflecken in der Unterwäsche (27–37 %), häufigem und plötzlichen Defäkationsdrang (22–39 %) sowie Flatulenz mit unwillkürlichem Stuhlabgang (24–44 %) manifestieren. Außerdem kommt es zu einem Verlust von fettlöslichen Vitaminen, dem durch entsprechende Substitution entgegengebeugt werden sollte. Je höher der Fettanteil in der Nahrung ist, umso unangenehmer und intensiver sind auch die Beschwerden unter Therapie mit Orlistat. Dies wird vom Vertreiber sogar als therapeutischer Vorteil („Bio-feedback") dargestellt. In Anbetracht der unerwünschten Wirkungen von Orlistat und der hohen Therapiekosten bei Langzeitanwendung stellt sich die Frage, ob eine Gewichsreduktion nicht doch besser und preiswerter durch Weglassen fetter Speisen erreicht werden kann.

Orlistat wird nur gering im Darm resorbiert. Bei einer Tagesdosierung von 3 × 120 mg/d führt Orlistat nach einem Jahr zu einer Gewichtsreduktion von 8,9 % (Plazebo 5,8 %). Orlistat reduziert auch das Plasma-Gesamtcholesterin und das LDL-Cholesterin und soll die Einstellung des Typ-II-Diabetes mellitus erleichtern.

28.5.2 Sibutramin

Sibutramin ist ein Inhibitor der neuronalen Noradrenalin- und Serotoninwiederaufnahme (Abb. 28.13, s. auch 6.2). Entsprechend diesem molekularen Wirkungsmechanismus wurde Sibutramin zunächst als Antidepressivum eingesetzt, ehe die appetithemmende Wirkung als Nebenwirkung auffiel. Auch für andere Antidepressiva wie den selektiven Serotoninwiederaufnahme-Inhibitor Fluoxetin wurden appetithemmende Wirkungen beschrieben (s. auch S. 149).

In einer Dosierung von 10 mg bzw. 15 mg/d bewirkt Sibutramin innerhalb von 12 Wochen eine Gewichtsreduktion von 6,1 % bzw. 7,4 %. Plazebo bewirkt eine Gewichtsreduktion von 2,7 %. Sibutramin wird nach oraler Gabe gut resorbiert. In der Leber entstehen Cytochrom P_{450}-vermittelt zwei ak-

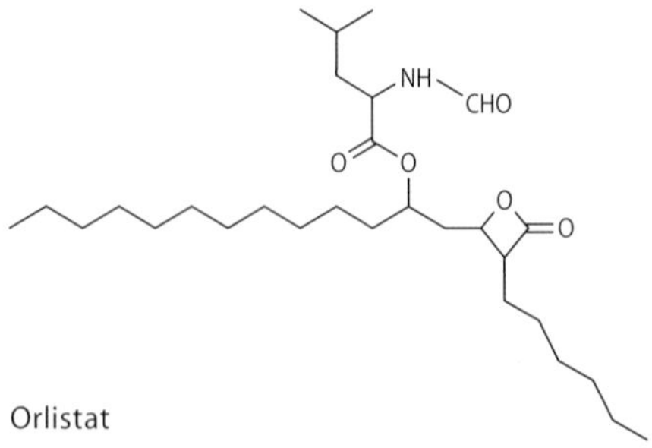

Orlistat

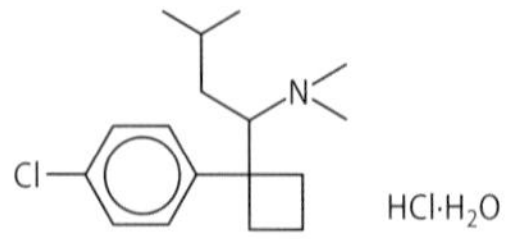

Sibutramin

Abb. 28.13. Pharmaka zur Behandlung der Adipositas

tive Metabolite mit Plasmahalbwertzeiten von 14–19 Stunden. Aus dem Metabolismus von Sibutramin ergibt sich, daß man vorsichtig sein muß bei gleichzeitiger Einnahme von Pharmaka, die über Cytochrom P_{450} metabolisiert werden bzw. Cytochrom P_{450} induzieren.

An unerwünschten Wirkungen sind Mundtrokkenheit (10–26%), Appetitsteigerung (14–17%), Obstipation (11–18%), Schlaflosigkeit (9–11%), Schwindel (8%), Hypertonie (5%) sowie Tachykardie (4–8%) zu erwähnen. Die koronare Herzerkrankung ist eine relative Kontraindikation für Sibutramin. Bislang sind Herzklappenveränderungen und pulmonale Hypertonie nicht überzufällig beobachtet worden. Ein Abhängigkeitspotential besteht wahrscheinlich nicht. Die Therapie mit Sibutramin ist ebenfalls sehr teuer.

28.5.3 Neue Konzepte zur Behandlung der Adipositas

Die gastrointestinalen Peptide Cholecystokinin, Gastrin-freisetzendes Peptid, Neuromedin B, Glucagon und GLP-1 reduzieren die Nahrungsaufnahme. Die therapeutische Ausnutzung der physiologischen Wirkungen dieser Peptide ist von der Entwicklung stabiler und gut resorbierbarer Derivate abhängig.

Leptin ist ein Peptid, das überwiegend in Fettzellen produziert wird und u.a. über eine Hemmung der Neuropeptid Y-Freisetzung in spezifischen Neuronen des Hypothalamus den Energieverbrauch senkt und die Nahrungsaufnahme reduziert. Bislang sind die größten Gewichtsreduktionen mit Leptin bei dem sehr seltenen angeborenen Leptin-Mangel zu verzeichnen. Antagonisten an den Neuropeptid Y-Rezeptorsubtypen 1 und 5 stellen ebenfalls potentielle Pharmaka für die Adipositastherapie dar.

Eine Vielzahl weiterer Rezeptoren ist in die zentrale Regulation der Nahrungsaufnahme eingeschaltet. So könnten Agonisten des α_1- und β_2-Adrenozeptors, des Serotonin Typ 2C-Rezeptors, des Dopamin D_1-Rezeptors, des Melanocortin 4-Rezeptors und des Corticotropin-releasing Hormon-Rezeptors potentiell Pharmaka zur Behandlung der Adipositas darstellen. Spezifische β_3-Adrenozeptoragonisten können über eine gesteigerte Thermogenese in den Fettzellen eine Gewichtsabnahme bewirken.

Weitere Ansatzpunkte zur Pharmakotherapie der Adipositas bestehen in einer Hemmung des intestinalen Fettsäuretransporters, der Aktivierung von mitochondrialen Proteinen, die den oxidativen Stoffwechsel von der ATP-Erzeugung entkoppeln, sowie der Hemmung von Enzymen des Lipidstoffwechsels. Als Beispiel wäre hier die kürzlich klonierte Acyl-CoA-Diazylglyceryltransferase zu nennen, die den letzten Schritt der Triglyzeridsynthese katalysiert.

Literatur

Bailey CJ (2000) Potential new treatments for type 2 diabetes. Trends Pharmacol Sci 21:259–265
Bray GA, Tartaglia LA (2000) Medicinal strategies in the treatment of obesity. Nature 404:672–677
Dart AM (1990) Managing elevated blood lipid concentrations. Who, when and how? Drugs 39:374–387
Fredrickson DS, Goldstein JL, Brown MS (1987) The familial hyperlipidemias. In: Stanbury JB, Wyngarden JB, Fredrickson DS (eds.): The metabolic basis of inherited disease, 4th ed, McGraw-Hill New York, 604–655
Gerich JE (1989) Oral hypoglycemic agents. N Engl J Med 321:1231–1245
Gröbner W, Zöllner N (1989) Differentialindikation Urikosurika und Alopurinol. Klin. Wochenschr 67:313–315
Grundy SM (1988) HMG-CoA reductase inhibitors for treatment of hypercholesterolemia. N Engl J Med 319:24–33

Illingworth DR (1991) Clinical implications of new drugs for lowering plasma cholesterol concentrations. Drugs 41:151–160

NN (1998) Therapie des Diabetes mellitus Typ 2. Neue wichtige Ergebnisse der UKPDS (United Kingdom Prospective Diabetes Study) Arzneimittelbrief 32, 81–84

NN (1990) Behandlung von Gicht und Hyperurikämien. Arzneimittelbrief 24:41–45

NN (2000) Medikamentöse Therapie der Adipositas? Arzneimittelbrief 34:9–15

Petrie JR, Donnelly R (1994) New pharmacological approaches to insulin and lipid metabolism. Drugs 47:701–710

Star VL, Hochberg MC (1993) Prevention and management of gout. Drugs 45:212–222

Windler E, Greten H (1991) Therapie von Fettstoffwechselstörungen. Dtsch Med Wochenschr 116:181–185

Kapitel 29

Vitamine

29

E. Oberdisse

Vitamine

29

E. Oberdisse

Vitamine sind zur Aufrechterhaltung der Körperfunktion notwendige organische Verbindungen, die vom menschlichen Organismus nicht synthetisiert werden können und daher mit der Nahrung zugeführt werden müssen. Ihre Funktion besteht darin, daß sie Koenzyme oder prosthetische Gruppen von Enzymen sind bzw. werden können.

Vitamine werden aus historischen Gründen nach ihrer Löslichkeit eingeteilt. Den *wasserlöslichen Vitaminen* (B-Gruppe, Nicotinsäureamid, Folsäure, Vitamin C, Pantothensäure, Biotin) stehen die *fettlöslichen* (A, D, E, K) gegenüber, deren Resorption von einer intakten Fettresorption abhängig ist.

In vollwertiger Nahrung, wie sie heute in Industrienationen zur Verfügung steht, sind alle Vitamine in ausreichender Menge vorhanden, so daß ernährungsbedingte Hypo- oder Avitaminosen sehr selten sind. Auf die zusätzliche Vitamingabe kann daher meist verzichtet werden. Lediglich in Zeiten erhöhten Vitaminbedarfs (Schwangerschaft, Stillzeit, Säuglingsalter) müssen einige Vitamine zusätzlich zugeführt werden.

Wenn in unseren Breiten Vitaminmangelzustände auftreten, sind sie daher meist nicht durch ein ungenügendes Angebot ausgelöst, sondern beruhen auf Erkrankungen oder Interferenzen mit anderen Substanzen bzw. exzentrischer (einseitige) Ernährung. Ein Verschlußikterus beeinträchtigt z.B. die Resorption fettlöslicher Vitamine. Bei Fehlen des „intrinsic factor" wird Vitamin B_{12} trotz ausreichenden Angebots nicht resorbiert. Hypovitaminosen können auch durch Pharmaka ausgelöst werden. Eine Therapie mit sog. Breitbandantibiotika kann über eine Schädigung der physiologischen Darmflora zu einem Vitamin-K-Mangel führen. Hydralazine oder auch INH bilden mit Vitamin B_6 ein Hydrazon: Es entwickelt sich ein Vitamin-B_6-Mangel. Folsäureantagonisten können eine Folsäuremangelanämie hervorrufen. Durch die rechtzeitige Gabe des entsprechenden Vitamins sind alle Symptome einer Avitaminose bzw. eine Hypovitaminose reversibel.

Eine Übersicht über die Vitamine, die Mangelerkrankungen und den mittleren Tagesbedarf gibt Tabelle 29.1.

Tabelle 29.1. Übersicht der fett- und wasserlöslichen Vitamine

Vitamin	Mangelerkrankung	Tagesbedarf [mg]	Vorrat im Organismus ca. [mg]
A: Retinol	Nachtblindheit	2	500
D: Cholecalciferol	Rachitis	0,01	–
E: Tocopherol	?	15	3000
K: Phytomenadion	Hämorrhagische Diathese	0,1	1
B_1: Thiamin	Beriberi	1–2	4
B_2: Riboflavin	Keratitis	2	1000
B_6: Adermin, Pyridoxin	Störungen des Nervensystems	2	150
B_{12}: Cobalamin	Perniziöse Anämie	0,002	5
C: Ascorbinsäure	Skorbut	60	4
Niacin, Niacinamid	Pellagra	20	65
Folsäure	Makrozytäre Anämie	0,4–0,8	12
Pantothensäure	Uncharakteristisch	8	–
Biotin	Dermatitis	0,2	–

29.1 Fettlösliche Vitamine

29.1.1 Vitamin A

Vitamin A ist die Bezeichnung für alle Retinoide, die die biologische Aktivität von all-trans-Retinol bzw. seines Aldehyd all-trans-Retinal aufweisen. Retinol kommt nur im Tierreich, nicht dagegen in der Pflanzenwelt vor. Dort findet man die sog. Carotinoide, die nach Aufnahme in den tierischen Organismus zu Retinol umgewandelt werden können.

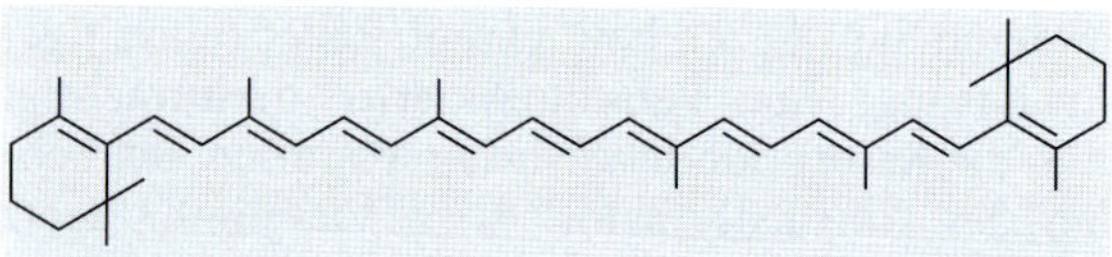

β-Carotin

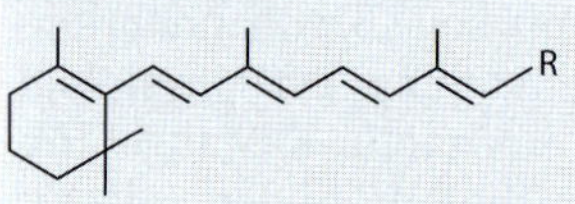

R: CH_2OH Vitamin A (Retinol)

R: CHO Retinal

R: COOH Retinsäure

Aus β-Carotin (Provitamin), das in gelben und grünen Pflanzen und Beeren enthalten ist, entsteht in der Darmzelle durch oxidative Spaltung (Dioxygenase) Retinal. Die anschließende Reduktion des Aldehyds führt zum Alkohol Retinol, der, mit Fettsäuren verestert, die Speicher- und Transportform des Vitamins darstellt. Größere Mengen von präformiertem Retinol kommen im Lebertran und der Leber sowie anderen tierischen Produkten wie Butter, Milch und Eiern in Form von Retinylestern vor.

Pharmakokinetik

Die Resorption (Abb. 29.1) des Provitamins β-Carotin erfolgt durch passive Diffusion, die von präformiertem Vitamin A (nach Esterhydrolyse durch unspezifische Lipasen im Darmlumen) durch erleichterte Diffusion. Nach Reveresterung des Retinols wird Vitamin A als Bestandteil der Chylomikronen an die Lymphe abgegeben und erreicht über den Ductus thoracicus den großen Kreislauf. Durch den Umbau der Chylomikronen im Blut entstehen sog. „Remnants", die vom Apolipoprotein-E-Rezeptor der Leber erkannt und zusammen mit dem Vitamin A in die Leberzelle aufgenommen werden. Vitamin A wird dort metabolisiert, gespeichert (als Retinylester) oder auch (bei Bedarf) an RBP (retinolbindendes Protein) gekoppelt ans Blut abgegeben. Im Blut bildet das an RBP gebundene Retinol einen weiteren stabilisierenden Komplex mit Transthyretin – ein schilddrüsenhormonbindendes Präalbumin – und wird wahrscheinlich rezeptorvermittelt in die Zielzelle aufgenommen.

Wirkungsmechanismus und Wirkungen

In der Zielzelle wird Retinol an ein zelluläres, retinolbindendes Protein (CRBP) gekoppelt und in den Zellkern transloziert. Die modifizierte Genaktivität führt über eine vermehrte Transkription (Induktion) zur Steigerung oder auch Hemmung der Proteinsynthese (Abb. 29.1). Die Rezeptoren der Retinoide gehören zu der großen Familie der Steroidhormon-Rezeptoren und lassen sich in zwei Untergruppen mit jeweils mehreren Isoformen unterteilen. Der klassische Retinoat-Rezeptor RAR (RAR = retinoic acid receptor) mit den Isoformen α, β und γ wird durch all-trans-Retinoat aktiviert. Im Unterschied zu den Steroidhormon-Rezeptoren müssen die Retinoat-Rezeptoren zur Aktivierung entsprechender Gene nicht als Homodimer vorliegen, sondern bilden mit einem zusätzlichen Rezeptor RXR (= Retinoat-X-Rezeptor) ein Heterodimer. Die Funktion von RXR besteht darin, daß er die Transkription bestimmter Gene steigert, indem zytosolische Hormonrezeptoren durch Bildung eines Heterodimers aktiviert werden, z. B. Schilddrüsenhormon-Rezeptor, Vitamin D-Rezeptor oder der PPAR-γ (peroxisome proliferator-activated receptor-γ; s. auch Insulin-Sensitizer S. 545).

Vitamin A hat zahlreiche Funktionen. Es ist u. a. ein Schutzfaktor für epitheliales Gewebe: Wachstum und Differenzierung der Epithelzellen werden gefördert und die Schleimhäute vor Verhornung geschützt. Durch die Abdichtung der Schleimhautepithelien ist es auch Teil der Infektabwehr. Darüber hinaus beeinflußt es Knochenwachstum, embryonale Entwicklung und Reproduktion.

Große Bedeutung hat Vitamin A für das Dämmerungs- und Nachtsehen in den Stäbchenzellen der Netzhaut. In der 11-cis-Retinalform bildet es zu-

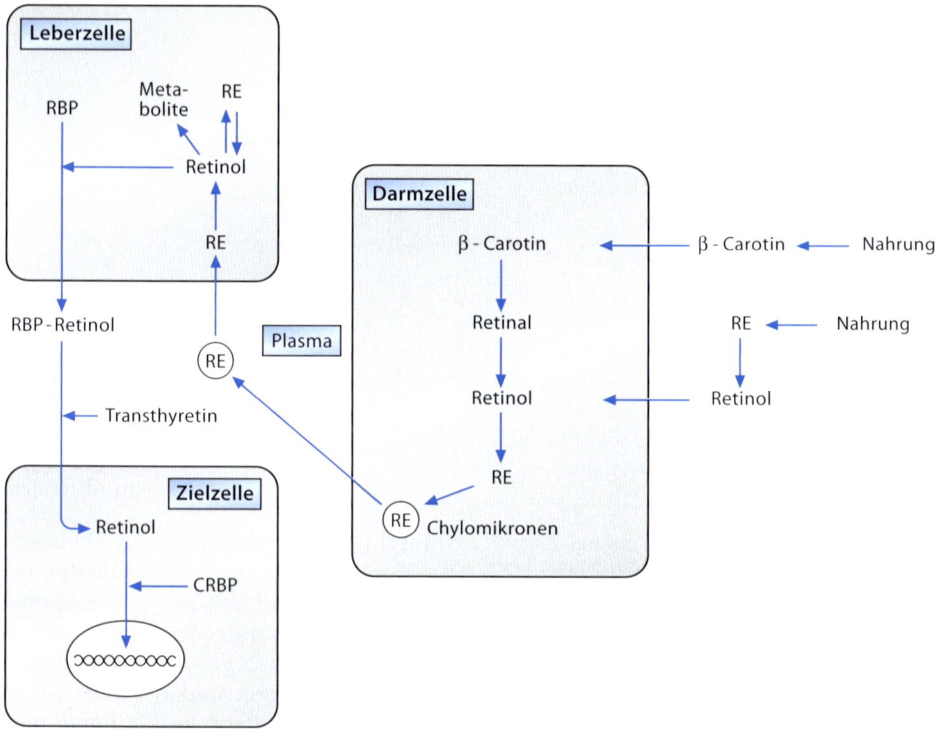

Abb. 29.1. Vitamin-A-Stoffwechsel (Einzelheiten s. Text). *RE* Retinylester, *RBP* retinolbindendes Protein, *CRBP* zelluläres retinolbindendes Protein

sammen mit Opsin den Sehpurpur (Rhodopsin), der unter Lichteinwirkung in Millisekunden über zwei Zwischenstufen in Metarhodopsin II umgewandelt wird. Neugebildetes Metarhodopsin aktiviert Transducin, ein heterotrimeres (α-, β- und γ-Untereinheit) Protein aus der Familie der G-Proteine. Durch die Aktivierung (Austausch von GDP durch GTP) dissoziiert Transducin in die $\beta\gamma$-($T_{\beta\gamma}$) und α-Untereinheiten (T_α-GTP): T_α-GTP aktiviert dann eine cGMP-hydrolysierende Phosphodiesterase.

Im Dunkelzustand ist die cGMP-Konzentration in der Zelle sehr hoch, und die cGMP-regulierten Na^+-Kanäle befinden sich in offenem Zustand. Durch Belichtung wird die Phosphodiesterase aktiviert, die cGMP-Konzentration nimmt ab und die Na^+-Kanäle werden geschlossen: Es kommt zur Hyperpolarisation (sekundäres Rezeptorpotential). Wenn das Rezeptorpotential ausreichend hoch ist, werden unter Vermittlung der bipolaren Zellen Aktionspotentiale im Sehnerven ausgelöst.

Durch die endogene GTPase-Aktivität der α-Untereinheit wird GTP zu GDP hydrolysiert. Die nun inaktive α-Untereinheit bindet erneut einen $\beta\gamma$-Komplex und kann einen weiteren Aktivierungszyklus durchlaufen (Abb. 29.2).

Wegen der Speicherung von Vitamin A in der Leber tritt eine Hypovitaminose bei normaler Ernährung nur selten und langsam auf. Sie wird sich vor allem dann entwickeln, wenn durch chronische Erkrankungen des Magen-Darm-Traktes (Zöliakie, Sprue) und der Anhangsorgane (Leber, Pankreas) mit gestörter Fettresorption auch die Vitamin-A-Resorption beeinträchtigt wird.

Erste Anzeichen eines *Vitaminmangels* beim Menschen sind Störungen des Nacht- und Dämmerungssehens (Nachtblindheit). Weitere Symptome betreffen die Haut und die Schleimhäute. Am Auge kann es zur Verdickung und Verhornung der Konjunktiven sowie zur Trübung und Ulzeration der Hornhaut kommen. Auch andere Schleimhäute verhornen. Infektionen breiten sich leichter aus.

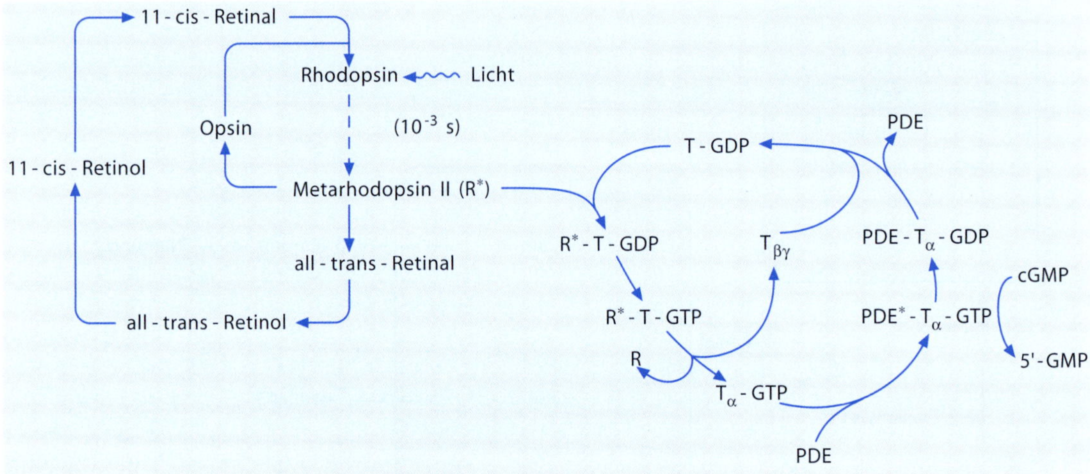

Abb. 29.2. Schematische Darstellung der Umwandlung von Vitamin A und der Aktivierung der Phosphodiesterase beim Sehvorgang (Einzelheiten s. Text). R^* aktivierter Rezeptor, T Transducin, T_α-, $T_{\beta\gamma}$ α-, β- und γ-Untereinheit des Transducins, PDE^* aktivierte Phosphodiesterase

Bei exzessiver Zufuhr von Vitamin A sind Intoxikationen möglich. Symptome der akuten Überdosierung sind Müdigkeit, Kopfschmerzen, Reizbarkeit, Papillenödem, Hirndruckzeichen und Hautschuppung. Bei chronischer Überdosierung treten zusätzlich Schleimhautblutungen, Haarausfall, Ödeme, Gelenkschmerzen, Anämie, Hepatosplenomegalie und u.U. Nierenversagen auf. Bei Kindern kann es zum vorzeitigen Epiphysenschluß kommen.

Zur Prophylaxe des Vitamin-A-Mangels kann Retinol bis zu 10000 I.E. p.o. gegeben werden, zur Therapie schwerer Mangelzustände sind höhere Dosen (25000–50000 I.E./Tag) notwendig (1 I.E. entspricht 0,3 µg). Da Mißbildungen sowohl bei Mangel als auch bei Hypervitaminose zu erwarten sind, dürfen während der Schwangerschaft 10000 I.E. als tägliche Dosis nicht überschritten werden. Angaben zum Tagesbedarf s. Tabelle 29.1.

29.1.2 Anhang: Retinoide

Vitamin A wurde zur Behandlung von Hauterkrankungen wie Akne oder Psoriasis in hohen Dosen verwendet. Wegen der zu erwartenden unerwünschten Wirkungen wurde Vitamin A deshalb bei diesen Indikationen durch die Retinoide ersetzt.

Retinoide sind natürliche Verbindungen oder synthetische Derivate des Retinol mit Vitamin-A-Aktivität. Zu ihnen gehören *Vitamin-A-Säure* (Tretinoin), *Isotretinoin* und *Acitretin* (Abb. 29.3). Natürliche und synthetische Retinoide besitzen zahlreiche Wirkungen. So werden die Zellproliferation und Differenzierung verhornender Epithelien reguliert: Die Proliferation von Keratinozyten und Sebozyten wird vermindert. Weiter kommt es zu einer Zunahme der Bildung von Keratohyalin sowie zu einer Hemmung der Synthese des über Disulfidbrücken verknüpften Keratins und damit zu einer Normalisierung des gestörten und veränderten Keratinmusters. Durch eine Auflockerung der Horn-

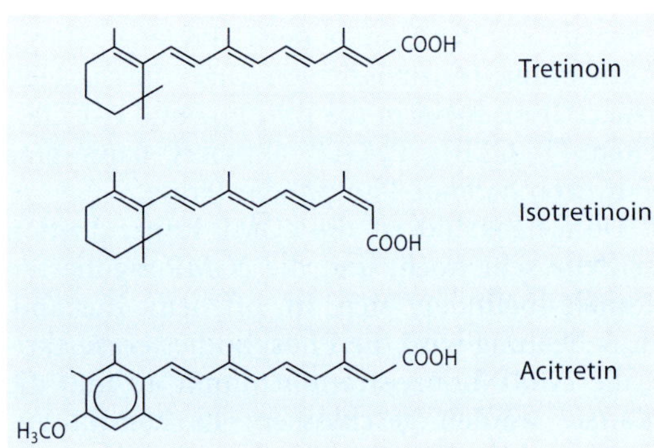

Abb. 29.3. Strukturformeln von Retinoiden

schicht wird die Permeabilitätsbarriere beeinträchtigt; dies kann zu transepidermalen Wasserverlusten führen. Die Zahl undifferenzierter Sebozyten nimmt zu, und die Talgsekretion wird durch eine Verlängerung der Reifungszeit der Sebozyten reduziert. Daneben wirken Retinoide immunmodulatorisch und antiphlogistisch. Durch die verschiedenen Wirkungsschwerpunkte der einzelnen Substanzen ergeben sich unterschiedliche Indikationen.

Vitamin-A-Säure (Tretinoin) wird lokal zur Behandlung der Acne vulgaris verwendet. Bei dieser Applikationsform sind Nebenwirkungen selten: Beobachtet werden Hautreizungen und Hypopigmentierungen.

Isotretinoin (Halbwertszeit etwa 10–20 h) wird systemisch (p.o.) bei schweren Akneformen (Acne conglobata, Acne fulminans) verwendet. Die Dosierung erfolgt individuell und richtet sich nach Krankheitsbild und individueller Verträglichkeit. Ein Anhaltspunkt für die Dosierung ist 0,5 mg/kg/Tag.

Für *Acitretin* (Halbwertszeit zwischen 20 und 100 h, durchschnittlich 50 h), dem aktiven Metaboliten von Etretinat (Halbwertszeit bei Langzeitanwendung 80–100 Tage, es wird nicht mehr verwendet) bestehen folgende Indikationen: schwerste Verhornungsstörungen der Haut wie Psoriasis vulgaris, Hyperkeratosen, Ichthyosis u.a. Auch hier erfolgt die Dosierung individuell, ein Anhaltspunkt ist 3mal 10 mg/Tag.

Die beiden systemisch anwendbaren Substanzen zeichnen sich wie Vitamin A durch eine hohe Toxizität aus und sind hinsichtlich der dosisabhängigen Nebenwirkungen vergleichbar. Fast alle Patienten zeigen Lippentrockenheit und Lippenentzündung, Trockenheit der Mund- und Nasenschleimhaut sowie Abschälung der Haut an Handflächen und Fußsohlen. Weitere häufige Nebenwirkungen sind Rötung und Schuppung der gesamten Haut, Juckreiz, Haarverlust, Gefühl der „brennenden und klebrigen Haut", seltener auch Leberdysfunktionen und Erhöhung der Serumlipide. Wie Vitamin A wirken auch die systemisch anwendbaren Retinoide teratogen und dürfen daher nicht während der Schwangerschaft gegeben werden. Vor, während und bis 4 Wochen (Isotretinoin) bzw. 2 Jahre (Acitretin) nach der Therapie ist eine Schwangerschaft auszuschließen.

29.1.3 Vitamin D

Vitamin D ist der Sammelbegriff für eine Reihe von Verbindungen mit vergleichbaren Wirkungen im Calciumstoffwechsel. Das eigentliche D-Vitamin ist Vitamin D_3 (Cholecalciferol), das in der Haut durch UV-Bestrahlung aus 7-Dehydrocholesterin (Provitamin) entsteht. Analog entsteht aus Ergosterin, das in Hefen vorkommt, durch UV-Bestrahlung Ergocalciferol (Vitamin D_2), auf das aber wegen seiner geringen therapeutischen Breite verzichtet werden kann. Chemisch unterscheidet sich Vitamin D_2 vom Vitamin D_3 durch eine Doppelbindung sowie eine zusätzliche Methylgruppe in der Seitenkette. In den USA wird Vitamin D_2 wegen der leichten Zugänglichkeit zur Anreicherung von Milch und Milchprodukten verwendet.

Vitamin D_3 ist zunächst unwirksam und muß erst durch weitere Umsetzungen im Organismus in die biologisch aktive Verbindung überführt werden. In der Leber entsteht zunächst 25-Hydroxycholecalciferol (Calcifediol), das in der Niere durch die 25-Hydroxycholecalciferol-1α-Hydroxylase zu 1,25-Dihydroxycholecalciferol (Calcitriol), der am stärksten antirachitisch wirkenden Verbindung, hydroxyliert wird. Diese letzte Reaktion steht unter dem fördernden Einfluß von Parathormon; bei niedrigen Parathormonkonzentrationen wird vermehrt inaktives 24,25-Dihydroxycholecalciferol gebildet (Abb. 29.4).

Wegen der vielfältigen extra- und intrazellulären Wirkungen von Ca^{2+}, muß dessen extrazelluläre Konzentration in engen Grenzen (um 1,2 mM) konstant gehalten werden. Zusammen mit Parathormon und Calcitonin (s. S. 492, 491) ist Vitamin D an der Ca^{2+}-Homöostase und am Knochenstoffwechsel beteiligt.

Vitamin D fördert die Calcium- und Phosphatresorption aus dem Darm. Der zugrundeliegende Mechanismus ist, daß die Bildung eines Ca^{2+}-bindenden und -transportierenden Proteins induziert wird. 1,25-Dihydroxycholecalciferol bindet in den Darmepithelien an zytoplasmatische Rezeptoren, die dann in den Zellkern transloziert werden und zur vermehrten Transkription führen (s. auch S. 44).

In der Niere wird die Calcium- und Phosphatrückresorption gesteigert, die vermutlich über analoge Prozesse zustande kommt. Beide Wege führen zu einer Erhöhung der Calciumkonzentration im

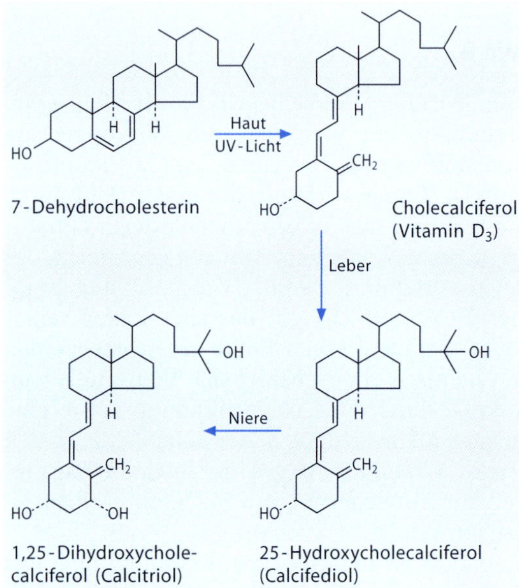

Abb. 29.4. Umwandlung von 7-Dehydrocholesterin in 1,25-Dihydroxycholecalciferol

Blut. Stimulation der Osteoklastentätigkeit im Knochen mobilisiert Calcium, insgesamt überwiegt jedoch der Knochenaufbau. Der Grund hierfür dürfte darin zu sehen sein, daß die Knochen (wegen der erhöhten Ca^{2+}-Plasmakonzentration) mehr Calcium aufnehmen, als sie durch die Osteoklastentätigkeit verlieren.

Da die wirksamen Verbindungen in bestimmten Organen im Körper gebildet, mit dem Blut an den Wirkort transportiert werden und sich vom Wirkungsmechanismus her wie typische Steroidhormone verhalten, handelt es sich eigentlich nicht um Vitamine, sondern um Hormone.

Hauptquelle für Vitamin D_3 ist v.a. Fischleberöl. Die körpereigene Synthese hängt dagegen von der geographischen Breite ab. Im Erwachsenenalter (s.unten) ist ein Vitamin-D-Mangel sehr selten. Sehr viel häufiger ist er im Kindesalter (v.a. in den ersten Lebensjahren), da der erhöhte Vitaminbedarf durch die endogene Bildung nicht gedeckt werden kann (mangelnde UV-Bestrahlung in nördlichen Ländern).

Der Vitamin-D-Mangel führt im Kindesalter zum Krankheitsbild der Rachitis. Wegen der verminderten Calciumresorption aus dem Darm sinkt der Calciumspiegel des Blutes ab. Um die Serumcalciumkonzentration konstant zu halten, wird Calcium aus dem Knochen mobilisiert (Parathormon). Typische Symptome der Rachitis sind daher weiche, leicht verformbare bzw. deformierte Knochen (z.B. O-Beine, Glockenthorax, Kraniotabes) und der sog. Rosenkranz an der Knorpel-Knochen-Grenze der Rippen. Bei sehr niedrigen Ca^{2+}-Konzentrationen im Blut kommt es u.U. auch zur rachitogenen Tetanie. In nördlichen Ländern kann daher auf eine Rachitisprophylaxe nicht verzichtet werden. Neugeborene und Säuglinge erhalten 500 I.E. $=25\ \mu g$ Vitamin D_3 täglich bis zum Ende des 1.Lebensjahres und nochmals im darauffolgenden Winter.

Vitamin D gehört zu den Vitaminen, die schwere Intoxikationen bei Überdosierung hervorrufen können. Sie sind meist durch eine Hypercalcämie mit Hypercalciurie und Polyurie gekennzeichnet. Häufige Symptome sind Übelkeit, Erbrechen, Durchfälle, Schwäche, Schwindel, Kopfschmerzen und Schlaflosigkeit. Manchmal kann es auch zu Kalkablagerungen in Niere und Blutgefäßen kommen. Die Therapie besteht in der Unterbrechung der Vitamin-D-Zufuhr und der Gabe von Glucocorticoiden sowie calciumarmer Ernährung.

Beim Erwachsenen bezeichnet man die Vitaminmangelkrankheit mit Mineralisationsstörungen als Osteomalazie, die auf ungenügender UV-Bestrahlung, alimentärem Mangel, Malabsorption oder Maldigestion (Leber- und Pankreasdysfunktion, Zöliakie, Sprue, Dünndarmresektion) oder unzureichender Bildung der aktiven Stoffwechselprodukte in Leber und Niere beruhen kann. Bei chronischer Niereninsuffizienz entwickelt sich die sog. renale Osteopathie. Da die insuffiziente Niere nicht mehr genügend Phosphat ausscheiden kann, kommt es über die resultierende Hyperphosphatämie zur Hypocalcämie, die ihrerseits zur vermehrten Parathormonsekretion führt. Zusätzlich wird in den Nieren nicht mehr genügend 1,25-Dihydroxycholecalciferol gebildet. Es entwickelt sich ebenfalls eine Osteomalazie.

Die Therapie der Osteomalazie richtet sich nach der Ursache. Bei ungenügender Zufuhr und/oder UV-Bestrahlung bzw. bei Malabsorption und Maldigestion kann Vitamin D_3 p.o. oder parenteral gegeben werden. Zur Therapie der renalen Osteopathie, bei der die Bildung des biologisch aktiven Vitamin-D-Derivates (Calcitriol) nicht oder nur ungenügend erfolgt, müssen bereits hydroxylierte Vitamin-D-Derivate gegeben werden. Dazu eigen sich Calcifediol (*25-Hydroxycholecalciferol*), Calcitriol (*1,25-Dihydroxycholecalciferol*), Alfacalcidol (*1α*-Hydroxycholecalciferol), *5,6-trans-25-Hydroxycholecalciferol* und *Dihydrotachysterol*.

29.1.4 Vitamin E

Unter der Bezeichnung Vitamin E wird eine Reihe von Substanzen zusammengefaßt, die sich vom Chromanderivat Tocol ableiten und sich durch die unterschiedliche Anzahl und Stellung von Methylgruppen am Benzolring unterscheiden (α-, β-, γ-, δ-Tocopherol). Die stärkste biologische Wirkung weist α-Tocopherol auf.

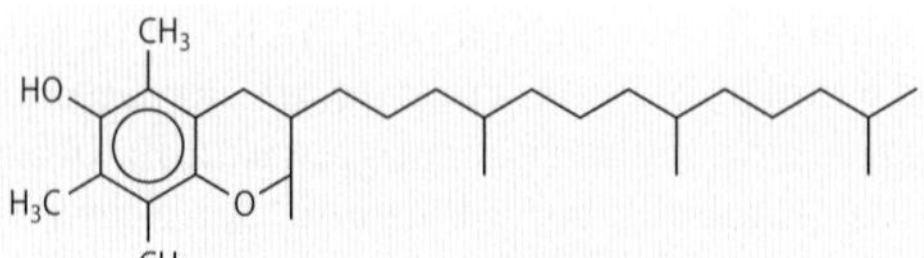

α-Tocopherol

Die Wirkungen und Funktionen des Vitamin E, das v.a. in Getreiden und Pflanzenölen vorkommt, sind bisher nur ungenügend bekannt. Am bedeutungsvollsten scheint seine Wirkung als Antoxidans und Radikalfänger zu sein, d.h. empfindliche körpereigene Verbindungen werden vor der Oxidation geschützt. So wird z.B. die Oxidation ungesättigter Fettsäuren zu Peroxiden (sog. Lipidperoxidation) verhindert. Über einen solchen Mechanismus könnte die Schutzwirkung gegenüber Membranen zustande kommen.

Die Symptome eines Vitamin-E-Mangel sind bei den verschiedenen Spezies sehr unterschiedlich und vielfältig und reichen im Tierexperiment von Fertilitätsstörungen über Muskeldystrophie bis zur Megaloblastenanämie. Beim Menschen sind Hypovitaminosen nicht bekannt. Bei Frühgeborenen wurde eine hämolytische Anämie beobachtet, die durch Vitamin-E-Substitution behandelt werden konnte und auf eine erhöhte Labilität der Erythrozytenmembran zurückgeführt wird. Der Tagesbedarf wird auf etwa 10 mg geschätzt. (s.Tabelle 29.1).

29.1.5 Vitamin K

Vitamin K ist ein Sammelbegriff für eine Reihe von 1,4-Naphthochinonderivaten, von denen 2, Vitamin K_1 (Phytomenadion) und Vitamin K_2 (Menachion), in der Natur vorkommen, während Vitamin K_3 (Menadion, 2-Methyl-1,4-naphthochinon) ein synthetisches Produkt ist. Das beim Menschen wirksame Vitamin K ist Menachion, das durch Phytomenadion ersetzt werden kann.

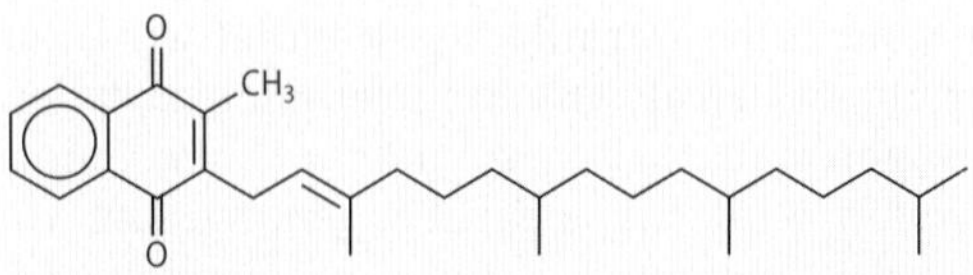

Vitamin K_1

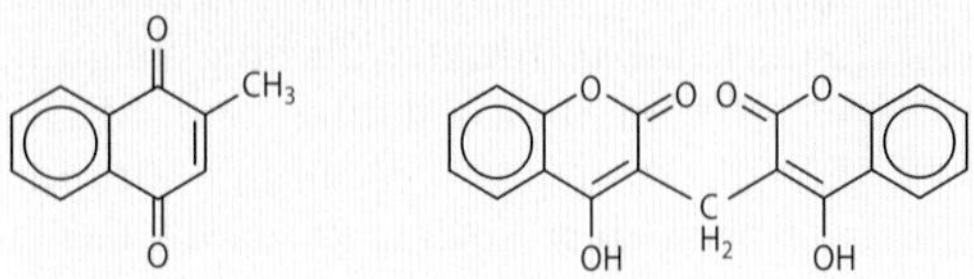

Vitamin K_3 Dicumarol

Hauptquelle für den Vitamin-K-Bedarf des Menschen sind grüne Pflanzen, aber auch Bakterien synthetisieren dieses Vitamin, so daß ein Teil der vom Menschen benötigten Menge von den physiologischen Darmbakterien gebildet werden kann.

Vitamin K ist Kofaktor bei der Synthese der Proteine C und S sowie der Gerinnungsfaktoren II (Prothrombin), VII (Proconvertin), IX (antihämophiles Globulin B) und X (Stuart-Prower-Faktor) in der Leber, die als Prothrombinkomplex zusammengefaßt werden.

Besonders eingehend ist der Wirkungsmechanismus bei der Überführung der Prothrombinvorstufe in die aktive Form untersucht. Hierbei müssen Glutaminsäurereste, unter Beteiligung von Vitamin K als Kofaktor, posttranslational γ-carboxyliert werden. Diese Reaktion ist an einen Vitamin-K-Zyklus gebunden (s.Abb. 25.6). Zunächst wird Vitamin K in einer NADH-abhängigen Reaktion vom Chinon zum aktiven Hydrochinon überführt, das in einer O_2-verbrauchenden Reaktion ein γ-Proton vom Glutamat abzieht. Dabei entstehen das 2,3-Epoxid des Vitamin K und ein γ-Carbanion des Glutamats, das mit CO_2 reagiert: Es entsteht ein γ-Carboxyglutamatrest. Durch die Reduktion des Epoxids zum Vitamin-K-Chinon schließt sich mit der Regeneration von Vitamin K der Zyklus. Antikoagulanzien vom Cumarintyp hemmen die Epoxidreduktase und verhindern damit die Carboxylierung des Prothrombinvorläufermoleküls.

Eine Hypo- oder Avitaminose ist sehr selten. Sie kann auftreten, wenn die Resorption des fettlöslichen Vitamins durch einen Mangel an Gallensäuren (z.B. Verschlußikterus) behindert ist, oder wenn bei einer Langzeitbehandlung mit Breitbandantibiotika die physiologische Darmflora geschädigt wird und die Darmbakterien als Vitaminlieferanten ausfallen. Der Antagonismus zwischen Vitamin K und Cumarinderivaten wird therapeutisch genutzt, um die Synthese der Gerinnungsfaktoren zu hemmen (Antikoagulanzien). s. S. 452.

Die Symptome des Vitamin-K-Mangels betreffen die Blutgerinnung mit verstärkter Blutungsneigung, die zunächst als Zahnfleischblutung und Mikrohämaturie auftritt. Zufuhr von Vitamin K beendet diesen Zustand nach einer Latenzzeit, da die Gerinnungsfaktoren erst neu synthetisiert werden müssen. Zur Substitution des Vitamin-K-Mangels genügt die tägliche Gabe von 10–20 mg Vitamin K_1 p.o. Bei schweren Blutungen durch Überdosierung von Cumarinderivaten muß Vitamin K langsam (wegen der Gefahr schockartiger Zwischenfälle) i.v. gegeben werden. Zur Therapie der hämorrhagischen Diathese erhalten Neugeborene 1 mg Vitamin K_1 i.m. Angaben zum Tagesbedarf s. Tabelle 29.1.

29.2 Wasserlösliche Vitamine

29.2.1 Vitamin B_1

Vitamin B_1 (Thiamin, Aneurin) besteht aus 2 Heterozyklen, einem Thiazol- und einem Pyrimidinring, die über eine Methylenbrücke verbunden sind, und kommt v.a. in Hefe, Vollkornprodukten, Gemüsen und Kartoffeln vor.

Die wirksame Form ist das im Organismus entstehende Thiaminpyrophosphat, das als Koenzym bei

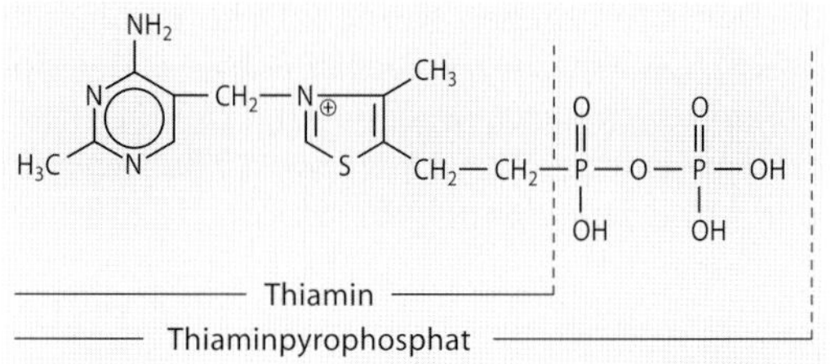

zahlreichen Reaktionen im Kohlenhydratstoffwechsel, wie Decarboxylierungs- und Aldehydtransferreaktionen, z.B. Pyruvat-Dehydrogenase-Komplex (Bildung von Acetyl-CoA), α-Ketoglutarat-Dehydrogenase-Komplex (Bildung von Succinyl-CoA) und Transketolase (Übertragung von C_2-Einheiten im Pentosephosphatzyklus), beteiligt ist. Der Vitaminbedarf ist daher auch von der Zusammensetzung der Nahrung abhängig und bei kohlenhydratreicher Kost erhöht.

Ein Vitamin-B_1-Mangel ist selten. Er tritt auf, wenn die Resorption gestört ist, oder im Gefolge von Mangel- und Fehlernährung, wie z.B. beim chronischen Alkoholismus. Während der Schwangerschaft oder der Stillperiode besteht ein gesteigerter Bedarf.

Beim Vitaminmangel stehen Störungen der Muskulatur und des Nervensystems im Vordergrund. Ein Schwund der Skelettmuskulatur und eine Herzinsuffizienz lassen sich ebenso wie eine Polyneuritis und psychische Veränderungen (Reizbarkeit, verminderte geistige Leistungsfähigkeit) nachweisen. Leichtere Formen des Mangels können uncharakteristische Symptome wie allgemeine Schwäche und Parästhesien aufweisen.

Die klassische Form der Avitaminose ist die Beriberi-Krankheit, die v.a. in Ostasien nach Genuß von poliertem Reis auftrat. Durch das Polieren wird das Silberhäutchen entfernt, und die in der Hülle vorhandenen Vitamine und Spurenelemente gehen verloren. Das ausgebildete Krankheitsbild ist durch Polyneuritiden, Parästhesien, Muskelschwund und -atrophie (sog. trockene Form) bzw. zusätzlich durch Herzinsuffizienz mit Ödemen (sog. feuchte Form) gekennzeichnet.

Der Thiaminmangel bei Alkoholikern führt zum Wernicke-Korsakow-Syndrom, dessen akute Symptomatik durch Ataxie, Augenmotilitätsstörungen, Opisthotonus, Sopor und schließlich Koma gekennzeichnet ist. Das Krankheitsbild ist in der Frühphase durch Thiamingaben reversibel, mündet je-

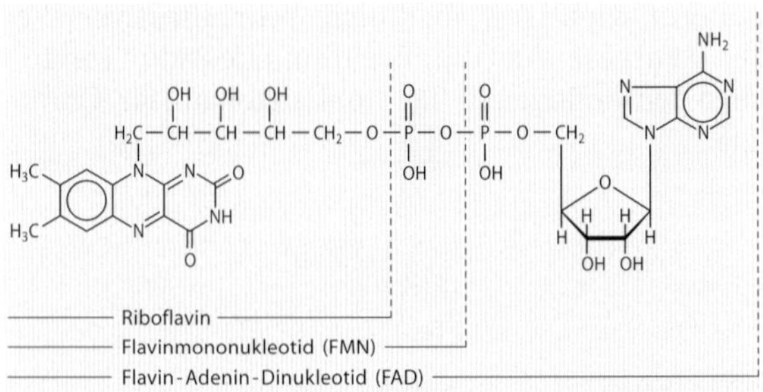

doch unbehandelt (wenn überlebt) in das Korsakow-Syndrom mit schweren mentalen Defekten. Möglicherweise ist eine genetisch veränderte Transketolase mit verminderter Affinität zu Thiamin an der Entwicklung dieser Erkrankung beteiligt.

Zur Prophylaxe von Mangelzuständen genügen im allgemeinen 5–10 mg/Tag p.o., zur Therapie von Mangelzuständen werden initial 300 mg/Tag, anschließend 50–200 mg/Tag in mehreren Einzeldosen gegeben. Bei i.v.-Injektion können in Einzelfällen anaphylaktische Reaktionen auftreten. Angaben zum Tagesbedarf s. Tabelle 29.1.

29.2.2 Vitamin B_2

Riboflavin (oder Lactoflavin) ist ein Isoalloxazinderivat mit einer D-Ribitolgruppe und kommt v.a. in Gemüsen, Hefe, tierischen Organen, Milch und Milchprodukten vor. Ein Teil des menschlichen Bedarfs wird auch von Darmbakterien gebildet.

Aus Riboflavin entsteht im Organismus zunächst durch Phosphorylierung Riboflavin-5'-phosphat (*F*lavin*mono*n*u*kleotid, *FMN*), das dann unter Aufnahme von AMP zum *F*lavin-*A*denin-*D*inukleotid (*FAD*) wird. Beide, FMN und FAD, sind prosthetische Gruppen (eigentlich sind sie Koenzyme, da sie aber sehr fest an ihre Enzyme binden, können sie auch als prosthetische Gruppen bezeichnet werden) der Flavoenzyme und können aufgrund ihres Isoalloxazinringes als Redoxsystem fungieren. Sie sind an zahlreichen Oxidations-/Reduktionsreaktionen über die Aufnahme und Weitergabe von 2 e^- beteiligt. Beispiele für flavoproteingekoppelte Reaktionen sind die Succinatdehydrogenase (Zitronensäurezyklus), Dihydrolipoyldehydrogenase (als Bestandteil des Pyruvat- und des α-Ketoglutaratdehydrogenase-Komplexes), Acyl-CoA-Dehydrogenase (β-Oxidation von Fettsäuren), Aminosäurenoxidase, Monoaminoxidase, NADH-CoQ-Reduktase und Succinat-CoQ-Reduktase als Bestandteil der Elektronentransportkette in den Mitochondrien sowie die NADPH-Cytochrom-P450-Reduktase als Teil des fremdstoffoxidiernden System des endoplasmatischen Retikulums.

Ein Vitamin-B_2-Mangel ist sehr selten. Er tritt v.a. dann auf, wenn intestinale Resorptionsstörungen (chronische Enteritiden) vorliegen oder wenn ein gesteigerter Bedarf (Schwangerschaft oder Stillperiode) besteht.

Symptome eines Riboflavinmangels sind v.a. Entzündungen der Mundwinkel (Rhagaden), der Lippen (Cheilitis) und der Zunge (Glossitis). Auch Veränderungen an den Augen mit Vaskularisierung der Cornea, Lichtscheu und Tränenfluß sind möglich. Anämien können ebenfalls zum Krankheitsbild des Vitamin-B_2-Mangels gehören.

Zur Prophylaxe von Mangelzuständen sind 1–2 mg/Tag ausreichend, zur Therapie des Vitaminmangels werden 5–25 mg/Tag gegeben. Angaben zum Tagesbedarf s. Tabelle 29.1.

29.2.3 Vitamin B_6

Die Pyrinderivate Pyridoxal, Pyridoxamin und Pyridoxin werden unter dem Begriff des Vitamin B_6 zusammengefaßt, da sie im Stoffwechsel ineinander überführbar sind.

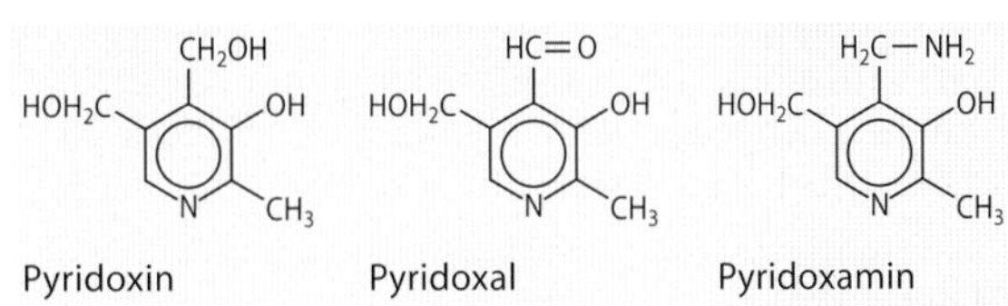

Sie kommen in allen tierischen Zellen, Getreide, grünem Gemüse, Milch und Milchprodukten vor. Die wirksame Verbindung ist Pyridoxalphosphat, das durch die Pyridoxalkinase im Organismus entsteht und als Koenzym im Stoffwechsel von Aminosäuren bei Decarboxylierungs- und Transaminierungsreaktionen beteiligt ist. Ein erhöhter Bedarf besteht daher bei einer eiweißreichen Kost.

Wichtige Stoffwechselwege, bei denen Pyridoxalphosphat als Koenzym wirkt, betreffen die Synthese von Neurotransmittern wie Katecholamine, Serotonin, Histamin und γ-Aminobuttersäure. Auch der 1. Schritt der Häm-Synthese ist Vitamin-B_6-abhängig. Der Nicotinamidanteil von NAD^+ und $NADP^+$ kann aus dem Stoffwechsel von Tryptophan stammen: Die Umwandlung von 3-Hydroxykynurenin zu 3-Hydroxyanthranilat durch die Kynureninase benötigt Pyridoxalphosphat. Auch im Kohlenhydratstoffwechsel ist Vitamin B_6 Kofaktor: Pyridoxalphosphat ist essentiell für die Glykogenphosphorylase.

Ein alimentärer Mangel ist selten. Häufiger kann er während der Schwangerschaft und Stillzeit, bei längerer Fehlernährung, chronischem Alkoholabusus oder im Gefolge einer Therapie mit INH oder Hydralazinen auftreten. INH inaktiviert Pyridoxal über eine Hydrazonbildung und hemmt zusätzlich die Pyridoxalkinase, so daß auch weniger Pyridoxalphosphat gebildet wird.

Mangelerscheinungen manifestieren sich überwiegend am peripheren und zentralen Nervensystem: Polyneuritiden und Erregungszustände mit Krämpfen können charakteristische Symptome sein. Daneben bestehen manchmal seborrhoische Hautveränderungen, Entzündungserscheinungen an den Schleimhäuten des Mundes und eine hypochrome, mikrozytäre Anämie.

Zur Prophylaxe der Mangelzustände sind Dosen von 1–25 mg/Tag ausreichend, zur Therapie der Mangelzustände werden 20–300 mg/Tag (manchmal auch mehr) benötigt. In dem empfohlenen Dosisbereich ist nicht mit Nebenwirkungen zu rechnen, bei längerfristiger Einnahme von über 1 g/Tag sind neurotoxische Nebenwirkungen nicht auszuschließen. Angaben zum Tagesbedarf s. Tabelle 29.1.

29.2.4 Nicotinsäure und Nicotinsäureamid (Niacin und Niacinamid)

Die Hauptmenge des Nicotinamidanteils der Nicotinamidkoenzyme stammt beim Menschen aus Nicotinsäureamid und Nicotinsäure, die beide mit der Nahrung aufgenommen werden. Hauptquelle für Nicotinsäure und Nicotinsäureamid sind Getreide, Hefe, Leber, Fleisch, Eier und Milchprodukte. Ein weiterer wichtiger, aber nicht sehr effektiver Weg der Synthese für die Pyridinnukleotide, verläuft über den endogenen Tryptophanabbau (via Chinolinat).

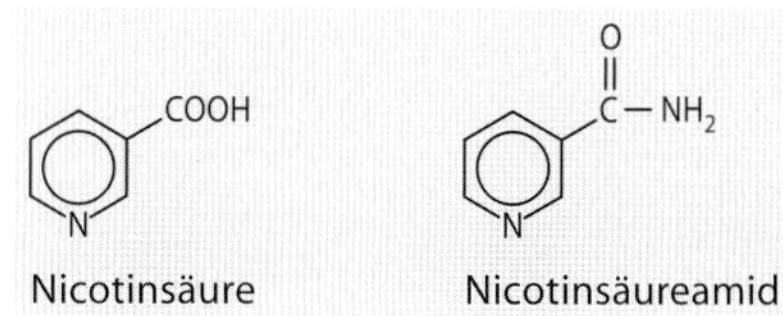

Nicotinsäureamid ist Bestandteil der wasserstoffübertragenden Koenzyme NAD^+ (*N*icotinsäureamid-*A*denin-*D*inukleotid) und $NADP^+$ (*N*icotinsäureamid-*A*denin-*D*inukleotid-*P*hosphat), die an zahlreichen oxidativen und reduktiven Stoffwechselreaktionen beteiligt sind. Die Funktion dieser Koenzyme besteht darin, daß sie Elektronen aufnehmen und sie in ihrer reduzierten Form (als NADH oder NADPH) weitergeben können. NAD^+ ist der Hauptelektronenakzeptor bei der Oxidation von „Brennstoffmolekülen" wie Glucose oder Fettsäuren; die reduzierte Form (NADH) überträgt z. B. im Rahmen der oxidativen Phosphorylierung ihre Elektronen über eine Elektronentransportkette auf Sauerstoff: Die Oxidation von einem Molekül NADH führt zur Bildung von 3 Molekülen ATP. NADPH ist nicht an der mitochondrialen Atmungskette beteiligt, sondern wird v. a. für reduktive Biosynthesen wie die Fettsäure- oder Steroidsynthese benötigt.

Ein Nicotinsäureamidmangel wird sich v. a. dann einstellen, wenn neben einer verminderten alimentären Zufuhr von Nicotinsäure und Nicotinsäureamid zusätzlich eine tryptophanarme Nahrung (z. B. ausschließlich Mais) aufgenommen wird. Beim Hartnup-Syndrom, einer Stoffwechselerkrankung mit Störung der Tryptophanresorption aus dem Darm und der Rückresorption in der Niere, kann es ebenfalls zu einer verminderten NAD^+- und $NADP^+$-Synthese kommen. Das Krankheitsbild ähnelt in vielem der Pellagra.

Die Avitaminose ist die *Pellagra* (Pella agra: rauhe Haut), die durch Veränderungen an Haut, Magen-Darm-Trakt und des Nervensystems gekennzeichnet ist (D-Trias: *D*ermatitis, *D*iarrhö, *D*emenz). Typisch sind eine symmetrische Dermatitis an unbedeckten Körperpartien und Entzündungen im gesamten Intestinaltrakt (auch im Mundbereich mit Glossitis, Stomatitis, Cheilosis) und Diarrhö. Die degenerativen Ausfälle des Nervensystems äußern sich in peripheren Neuritiden und evtl. Lähmungen sowie Depression, Halluzinationen, Delirien und Demenz.

Zur Prophylaxe des Mangelzustandes genügen 8–40 mg/Tag, zur Therapie der Pellagra werden 40–300 mg/Tag gegeben. Angaben zum Tagesbedarf s. Tabelle 29.1.

29.2.5
Folsäure

Folsäure bzw. Folsäurekonjugate (mit bis zu 5 über Isopeptidbindungen an den γ-Carboxygruppen angehefteten Glutaminsäureresten) kommen in grünen Blättern, Hefe und Leber vor. Daneben können auch Darmbakterien Folsäure bilden. Eukaryonten nehmen Folsäure mit der Nahrung auf, Bakterien sind auf die De-novo-Synthese aus kleinen Bausteinen angewiesen. Da nur Folsäure mit *einem* Glutaminrest verwertet werden kann, müssen nach der Resorption zunächst die überzähligen Glutaminsäurereste durch Konjugasen abgespalten werden.

Folsäure wird im menschlichen Organismus durch die Dihydrofolsäurereduktase unter Beteiligung von Vitamin C in einer Zweistufenreaktion über Dihydrofolsäure zur Tetrahydrofolsäure reduziert. In dieser Form ist sie Koenzym bei der Übertragung von C_1-Bruchstücken, die kovalent über N^5 und/oder N^{10} an Tetrahydrofolsäure gebunden sind. Solche C_1-Bruchstücke, die die Oxidationsstufe von Formiat, Formaldehyd oder Methanol haben können, sind durch Redox-Reaktionen ineinander überführbar (Abb. 29.5). Hauptlieferanten für C_1-Bruchstücke mit der Bildung von N^5,N^{10}-Methylentetrahydrofolsäure sind Serin bei der Glycinbildung und die Spaltung von Glycin. Beispiele für tetrahydrofolsäureabhängige Reaktionen sind die Synthese der Purinbasen (N^{10}-Formyltetrahydrofolsäure) und von Thymidinmonophosphat (N^5,N^{10}-Methylentetrahydrofolsäure) für die DNA und RNA-Synthese. An der Bildung von Methionin aus Homocystein ist nicht nur Tetrahydrofolsäure (N^5-Methyltetrahydrofolsäure), sondern auch Vitamin B_{12} beteiligt (s. Abb. 26.2).

Ein Folsäuremangel, der häufig auf Resorptionsstörungen im Dünndarm (z.B. bei Zöliakie, Sprue) oder auf Mangel- und Fehlernährung beruht, betrifft v.a. das blutbildende System: Durch die Störung der Nukleinsäuresynthese ist die Erythrozytenreifung beeinträchtigt. Unreife Megaloblasten werden an das Blut abgegeben; es entwickelt sich eine hyperchrome, makrozytäre Anämie, die mit einer Leuko- und Thrombozytopenie vergesellschaftet sein kann. Entzündungen der Mundschleimhaut und der Zunge sind weitere Symptome. Im Gegensatz zum Vitamin-B_{12}-Mangel treten keine degenerativen Veränderungen des Nervensystems auf. Während einer Therapie mit Folsäureantagonisten (Hemmung der Folsäurereduktase) kann sich ebenfalls eine makrozytäre Anämie entwickeln, die jedoch nicht durch die Gabe von Folsäure gebessert werden kann, da die Reduktion der Folsäure gehemmt ist. In diesem Fall ist Folinsäure als bereits reduzierte Verbindung wirksam.

Zur Prophylaxe der Mangelzustände werden 0,16–1 mg/Tag gegeben, zur Therapie des Defizits 1–15 mg/Tag. Angaben zum Tagesbedarf s. Tabelle 29.1. Weiteres s. auch S. 466.

29.2.6
Vitamin B_{12}

Grundgerüst des Vitamin B_{12} ist Corrin, das sich vom Porphin durch das Fehlen einer Methingruppe

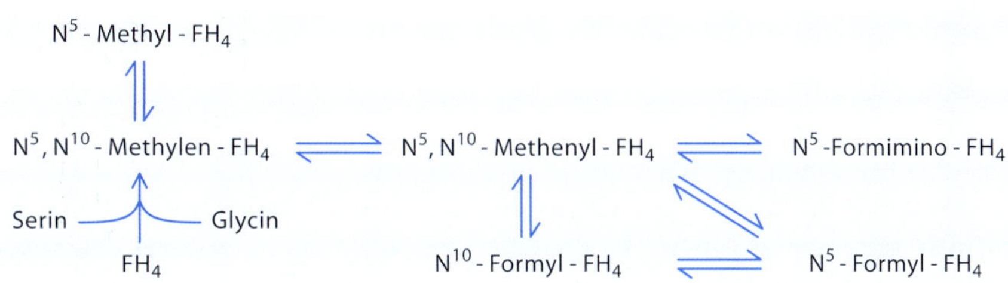

Abb. 29.5. Umwandlung der durch Tetrahydrofolsäure (FH_4) übertragbaren C_1-Bruchstücke

und die Anzahl der Doppelbindungen unterscheidet. Das zentrale, komplex gebundene Kobalt ist dreiwertig.

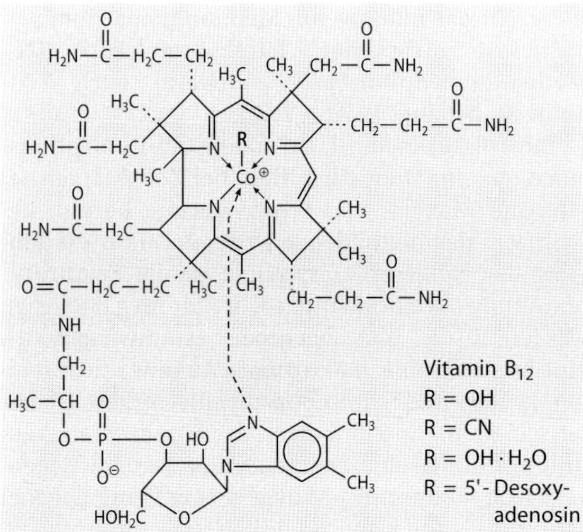

Vitamin B_{12} wird von Bakterien gebildet, mit der Nahrung aufgenommen und im menschlichen und tierischen Organismus gespeichert. Besonders vitaminreich sind Leber, Nieren und Muskulatur. Die menschliche Leber speichert etwa 3 mg Vitamin B_{12}. Da der tägliche Bedarf jedoch nur ca. 1–2 μg beträgt, werden Mangelerscheinungen erst nach einer Latenzzeit von mehreren Jahren sichtbar.

Je nach Struktur des 6. Liganden des Kobalt werden verschiedene B_{12}-Vitamine unterschieden [Cyano-(CN), Hydroxo-(OH) Methyl-(CH_3) und Aquo-(OH · H_2O)cobalamin]. Alle Formen sind wirksam, da sie im Organismus in das B_{12}-Koenzym, bei dem der 6. Ligand des Kobalts aus 5'-Desoxyadenosin oder einer Methylgruppe besteht, überführt werden können. Dieses Cobalaminkoenzym ist an einer Reihe von enzymatischen Reaktionen, z.T. mit Folsäure gemeinsam, beteiligt, von denen jedoch nur 2 bei Säugern vorkommen: die Umwandlung von Methylmalonyl-CoA zu Succinyl-CoA durch die Methylmalonyl-CoA-Mutase sowie die Synthese von Methionin aus Homocystein durch die Homocysteinmethyltransferase.

Die vollausgebildete Avitaminose ist die perniziöse Anämie, die durch hyperchrome, makrozytäre Erythrozyten und degenerative Ausfälle des Nervensystems gekennzeichnet ist. Da aber nur 2 biochemische Reaktionen bekannt sind, an denen Vitamin B_{12} beim Säuger beteiligt ist, kann nur darüber spekuliert werden, wie es zu diesen Ausfällen kommt. Hingewiesen sei auf den Zusammenhang und die Beziehungen zwischen Vitamin B_{12} und Folsäure im Nukleinsäurestoffwechsel bei der Übertragung von C_1-Bruchstücken (s. Abb. 26.2). Bei der Vitamin-B_{12}-abhängigen Bildung von Methionin aus Homocystein wird auch Tetrahydrofolsäure aus N^5-Methyltetrahydrofolsäure regeneriert. Bei einem Mangel an Vitamin B_{12} kommt es zu einem Anstau von N^5-Methyltetrahydrofolsäure und einem Defizit an Tetrahydrofolsäure, das zu einer Beeinträchtigung der Purin- und Thymidylatsynthese führen kann. Weitere Einzelheiten zu Vitamin B_{12} s. S. 465.

29.2.7 Vitamin C

Ascorbinsäure, das γ-Lacton der 3-Oxo-L-gulonsäure, ist nur für Primaten und das Meerschweinchen ein Vitamin, da ihnen die Fähigkeit zur Synthese fehlt (Fehlen der L-Gulonolactonoxidase). Hauptlieferanten für das Vitamin sind frisches Obst, Gemüse und v.a. die Kartoffel.

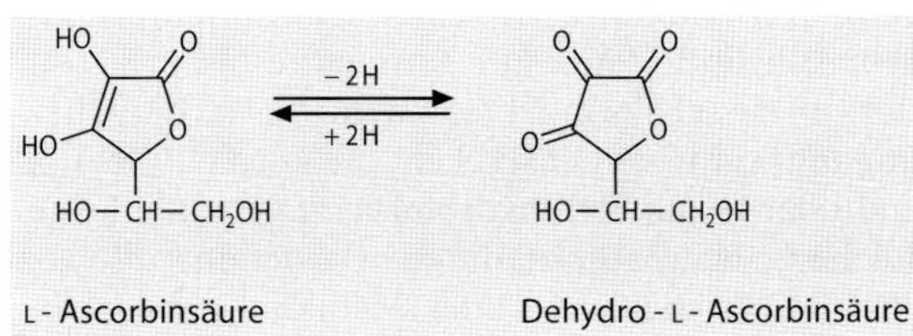

Die physiologische Bedeutung besteht darin, daß Ascorbinsäure mit Dehydroascorbinsäure ein reversibles Redoxsystem bildet, das an zahlreichen Reaktionen – v.a. Hydroxylierungen – beteiligt ist. Unter Ringöffung entsteht die unwirksame 2,3-Diketogulonsäure.

Von den zahlreichen Wirkungen und Angriffspunkten der Ascorbinsäure, die in ihrem Mechanismus noch weitgehend ungeklärt sind, sollen nur einige angeführt werden:

1. Von großer Bedeutung ist die Mitwirkung bei der Kollagenbildung. Ascorbinsäure ist an der Hydroxylierung von Prolin und Lysin im Prokol-

lagen beteiligt, das sich ohne Hydroxylierung nicht zu Kollagenfibrillen anordnen kann. Damit ist Vitamin C am Aufbau des Bindegewebes, an der Wundheilung, an der Knochenbildung und anderen Prozessen, bei denen Kollagen eine Rolle spielt, beteiligt.
2. Beteiligung bei der Synthese von Steroidhormonen in der Nebennierenrinde.
3. Beteiligung bei weiteren Hydroxylierungsreaktionen wie die von Dopamin zu Noradrenalin oder die von Tryptophan im Rahmen der Serotoninsynthese.
4. Beteiligung an der Reduktion von Folsäure zu Tetrahydrofolsäure.
5. Verbesserung der enteralen Eisenresorption durch Reduktion von Fe^{3+} zu Fe^{2+}.
6. Schließlich ist Ascorbinsäure wichtig als Radikalfänger und Antoxidans, die zahlreiche empfindliche körpereigene Verbindungen vor Oxidation schützt.

Ein Vitamin-C-Mangel ist selten. Er kann auftreten bei Fehl- und Mangelernährung, im Rahmen von Infektionskrankheiten oder schweren Traumen und bei Methämoglobinämie im Kindesalter.

Die typische Mangelerscheinung im Erwachsenenalter, die heute nur sehr selten beobachtet wird, ist der *Skorbut*. Charakteristische Symptome der ausgebildeten Avitaminose sind Müdigkeit, Schwäche, Infektanfälligkeit, Entzündungen des Zahnfleisches mit Lockerung und Ausfallen der Zähne sowie großflächige oder petechiale Blutungen. Häufig besteht eine mikrozytäre hypochrome Anämie. Im Kindesalter führt ein Vitamin-C-Mangel (M.Möller-Barlow) zusätzlich zu Störungen des Knochen- und Zahnwachstums.

Der Vitamin-C-Bedarf ist während der Schwangerschaft und Stillzeit sowie bei Tumoren und Infektionen erheblich gesteigert (etwa 100–300 mg/Tag). Die Gabe größerer Mengen Vitamin C (über 1 g) bringt keinen Nutzen, da überschüssiges Vitamin C schnell renal ausgeschieden wird. Da der Hauptmetabolit der Ascorbinsäure Oxalsäure ist, besteht bei Einnahme großer Mengen von Vitamin C die Gefahr der Nierensteinbildung (Oxalatsteine). Die Frage, ob Vitamin C einen protektiven Effekt bei Erkältungskrankheiten besitzt, wird immer noch kontrovers diskutiert.

Zur Prophylaxe des Mangels genügen 50–200 mg/Tag, zur Therapie werden 200–1000 mg/Tag p.o. gegeben. Angaben zum Tagesbedarf s. Tabelle 29.1.

29.2.8 Pantothensäure

Pantothensäure (Pantoyl-β-alanin), das Amid aus (R)-β,β-Dimethyl-α,γ-dihydroxybuttersäure und β-Alanin), ist Bestandteil des Coenzyms A, das im Intermediärstoffwechsel zentrale Bedeutung besitzt. Coenzym A dient der Aktivierung von Fettsäuren und ist in Form von Acetyl-CoA das Bindeglied zwischen den Nahrungsbestandteilen und der Energiegewinnung über den Zitronensäurezyklus und die oxidative Phosphorylierung. Aus den meisten Nahrungsbestandteilen (Fettsäuren, Glycerin, Glucose, einige Aminosäuren) entsteht beim Abbau als gemeinsames Zwischenprodukt Acetyl-CoA, das Acetylgruppen als energiereichen Thioester in den Zitronensäurezyklus einführt (die $\Delta G^{0\prime}$ für die Hydrolyse beträgt –31,5 kJ/mol).

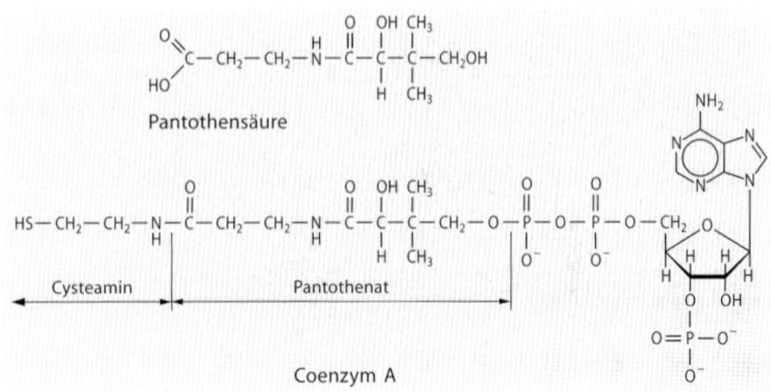

Obwohl Pantothensäure und damit Coenzym A fundamentale Bedeutung im Intermediärstoffwechsel besitzt, sind Mangelerscheinungen extrem selten, wohl deshalb, weil Pantothensäure ubiquitär in der Nahrung vorkommt. Eine Substitution ist daher nicht notwendig, der Tagesbedarf beträgt etwa 8 mg.

Dexpanthenol, der Alkohol der Pantothensäure, besitzt die gleiche Wirksamkeit, da er im Organismus in die Säure überführt wird. Panthenol wird auch lokal auf Haut und Schleimhäuten zur Wundheilung verwendet.

29.2.9 Biotin

Biotin, eine bizyklische Verbindung aus einem Imidazolidin- und einem Tetrahydrothiophenring, ist weniger als Koenzym oder Kosubstrat, sondern als prosthetische Gruppe einer Reihe von Carboxylasen anzusehen (Koenzyme oder Kosubstrate binden meist reversibel an das Enzym, prosthetische Gruppen sind häufig kovalent an ihr Enzym gebunden). Die Bindung des Biotins an das Enzym erfolgt kovalent über eine Amidbindung zwischen der COOH-Gruppe seiner Valeratseitenkette mit der ε-Aminogruppe eines Lysins der Carboxylase. Mit der Ureidogruppe wird (unter ATP-Verbrauch) CO_2 gebunden, das dann auf das Substrat übertragen wird, z.B. bei der Bildung von Oxalacetat aus Pyruvat durch die Pyruvatcarboxylase (Gluconeogenese) oder bei der Synthese von Malonyl-CoA aus Acetyl-CoA durch die Acetyl-CoA-Carboxylase (Fettsäuresynthese).

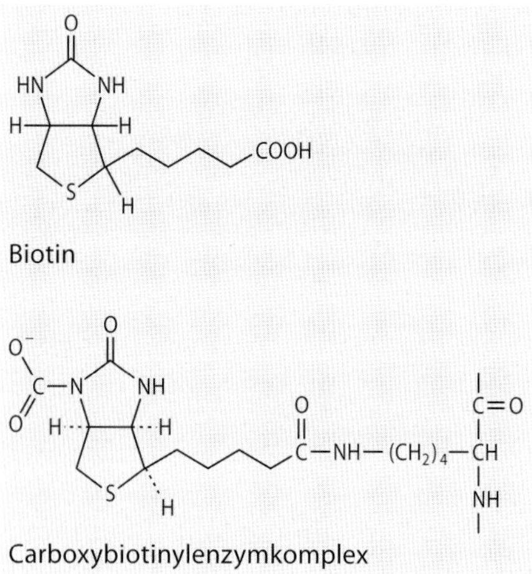

Ein Mangel an Biotin ist extrem selten, da auch Darmbakterien zur Synthese befähigt sind. Ein Vitaminmangel wurde beim Menschen bisher nur bei einseitiger Ernährung mit rohem Hühnereiweiß beobachtet. Rohes Hühnereiweiß enthält Avidin, ein biotinbindendes und -inaktivierendes Protein. Ein Biotinmangel ist v.a. durch Veränderungen der Haut und Schleimhäute (schuppende Dermatitis) gekennzeichnet. Der Tagesbedarf ist schwer abzuschätzen, er beträgt etwa 100–200 μg/Tag.

Literatur

Bäßler KH, Grühn E, Loew D, Pietrzik K (1992) Vitamin-Lexikon. Fischer, Stuttgart

Biesalski HK, Fürst P, Nagel E (1998) Therapeutischer Einsatz antioxidativer Vitamine und Aspekte klinischer Ernährungsmedizin. Dtsch Ärztebl 95:A156–159

Blomhoff R, Green MH, Norum KR (1992) Vitamin A: Physiological and biochemical processing. Annu Rev Nutr 12:37–57

Carr A, Frei B (1999) Does vitamin C act as a pro-oxidant under physiological conditions? FASEB J 3:1007–1024

Friedrich W (Hrsg) (1987) Handbuch der Vitamine. Urban & Schwarzenberg, München Wien Baltimore

Gillis JC, Goa KL (1995) Tretinoin. A review of its pharmacodynamic and pharmacokinetic properties and use in the management of acute promyelocytic leukaemia. Drugs 50:897–923

Gudas LJ (1994) Retinoids and vertebrate development. J Biol Chem 269: 15399–15402

Jones G, Strugnell SA, DeLuca HF (1998) Current understanding of the molecular actions of vitamin D. Physiol Rev 78:1193–1231

Kaupp UB, Koch K-W (1992) Role of cGMP and Ca^{2+} in vertebrate photoreceptor excitation and adaption. Annu Rev Physiol 54:153-175

Kiemle-Kallee J, Porzsolt F (1993) Retinoide in der Onkologie. Dtsch Med Wochenschr 118:390-394

Kumar R (1990) Vitamin D metabolism and mechanisms of calcium transport. J Am Soc Nephrol 1:30–42

Larsen FG, Nielsen-Kudsk F, Jakobsen P, Weismann K, Kragballe K (1992) Pharmacokinetics and therapeutic efficacy of retinoids in skin diseases. Clin Pharmacokinet 23:42–61

Lipsky JJ (1994) Nutritional sources of vitamin K. Mayo Clin Proc 69:462-466

May JM (1999) Is ascorbic acid an antioxidant for the plasma membrane? FASEB J 13:995–1006

Navas P, Villalba JM, Cordoba F (1994) Ascorbate function at the plasma membrane. Biochim Biophys Acta 1197:1–13

Orfanos CE, Ehlert R, Gollnick H (1987) The retinoids: A review of their clinical pharmacology and therapeutic use. Drugs 34:459–503

Orfanos CE, Zouboulis CC, Almond-Roesler B, Geilen CC (1997) Current use and future potential role of retinoids in dermatology. Drugs 53:358–388

Sauberlich HE, Machlin LJ (eds) (1992) Beyond deficiency: New views on the function and health effects of vitamins. Ann N Y Acad Sci, vol 669

Sies H (1990) Carotinoide. Dtsch Ärztebl 87:B812–B815

Suttie JW (1993) Synthesis of vitamin-K-dependent proteins FASEB J 7:445-452

Webb AR, Holick MF (1988) The role of sunlight in the cutaneous production of vitamin D_3. Annu Rev Nutr 8:375–399

Wolfram G (1990) Hypovitaminosen und Hypervitaminosen, In: Mehnert H (Hrsg) Stoffwechselkrankheiten. Thieme, Stuttgart, S 98–114

Kapitel 30

Pharmaka mit Wirkung auf den Verdauungstrakt

30

E. Oberdisse

Pharmaka mit Wirkung auf den Verdauungstrakt

E. Oberdisse

30.1 Substitution mit Azida und pankreatischen Verdauungsenzymen

30.1.1 Azida

Bei einer Hypo- oder Achlorhydrie kann u.U. die Zufuhr von Säure notwendig werden, weil der optimale pH-Wert von etwa 2 für die Aktivierung von Pepsin nicht mehr erreicht wird. Bei der Substitution mit Säuren ergibt sich jedoch die Schwierigkeit, daß die üblicherweise verwendeten Mengen bei weitem nicht ausreichen, weil durch den Mageninhalt eine starke Pufferung stattfindet. Der Wert einer „üblichen" Säuresubstitution bleibt daher zweifelhaft.

Verwendet werden *verdünnte Salzsäure* (Acidum hydrochloricum dilutum, 20–50 Tropfen auf ein Glas Wasser) und *Zitronensäure* (0,5–1,0 g) sowie *Glutaminsäurehydrochlorid* und *Betainhydrochlorid*, aus denen in wäßriger Lösung Salzsäure abgespalten wird. Der Zusatz von Pepsin zu diesen Azida erscheint wenig sinnvoll, weil das pH-Wertoptimum für Pepsin kaum erreicht wird.

Zu einer direkten oder reflektorischen Stimulation der Magensaftsekretion (einschl. Salzsäure) führen alkoholische Extrakte von *Bitterstoffen* (z.B. Tinctura amara, Aperitifs, Magenbitter) sowie Coffein. Ihre Wirksamkeit ist sehr gering.

Betazol und *Pentagastrin* werden diagnostisch zur Funktionsanalyse der Magensaftsekretion verwendet.

30.1.2 Verdauungsenzyme

Bei chronischer Insuffizienz des exokrinen Pankreas kann eine Substitutionstherapie mit den Pankreasenzymen Trypsin, Chymotrypsin, Amylase und Lipase indiziert sein, v.a. dann, wenn eine pankreatogene Steatorrhö besteht. Verwendet wird meist *Pankreatin*, ein standardisierter Pankreasgesamtextrakt. Entscheidend ist der Lipaseanteil, der bei den einzelnen Präparaten unterschiedlich ist und bei der Dosierung berücksichtigt werden muß. Als Anhalt kann gelten, daß etwa 5 g Pankreatin, entsprechend 200000 FIP-Einheiten, als Tagesdosis benötigt werden. Die Enzymsubstitution wird dadurch erschwert, daß die Enzyme als Proteine durch den sauren Mageninhalt (Pepsin) inaktiviert werden, bevor sie an den Ort ihrer Wirkung gelangen und daß sie sich dort, im oberen Dünndarm, nicht gleichmäßig mit dem Speisebrei vermischen. Einnahme während des Essens (Pufferwirkung) und u.U. Kombination mit Antazida vermindert die Inaktivierung ebenso wie magensaftresistente Dragées, bei denen aber die Vermischung mit der Nahrung nicht ausreichend sein kann, da sie sich manchmal erst im unteren Dünndarm auflösen.

30.2 Pharmaka zur Therapie von Magen- und Duodenalulzera

Ulzera zählen zu den häufigsten Erkrankungen des Magen-Darm-Traktes, ohne daß die Ätiologie bisher eindeutig geklärt ist. Inzwischen ist jedoch eine Infektion mit Helicobacter pylori als der bedeutendste ulzerogene Faktor anerkannt. Dies steht nicht im Widerspruch zu der alten Aussage „ohne

Säure kein Geschwür", denn nach wie vor geht man davon aus, daß dem Ulkusleiden ein gestörtes Gleichgewicht zwischen den die Schleimhaut schützenden Faktoren wie Schleimschicht und ausreichende Bikarbonatsekretion und den aggressiven Faktoren wie Salzsäure und Helicobacter pylori zugrunde liegt. Bei etwa 95 % der Patienten mit einem Ulcus duodeni und etwa 80 % der mit einem Ulcus ventriculi läßt sich Helicobacter pylori in der Antrumschleimhaut nachweisen. Warum aber nur 25 % der Infizierten je ein Ulkus entwickeln, ist nicht bekannt.

Die Ziele der Therapie der Ulkuskrankheit sind rasche Schmerzlinderung, Ulkusheilung und die Rezidivprophylaxe. Schmerzlinderung und Ulkusheilung werden am besten durch Pharmaka erreicht, die die Säuresekretion hemmen. Durch eine Kombination mit Antibiotika wird die Helicobacter pylori-Infektion behandelt; dies führt zu einer Beschleunigung der Ulkusheilung und zu einer effektiven Rezidivprophylaxe. Andere Ulkustherapeutika haben kaum noch Bedeutung in der Ulkustherapie.

Die wichtigsten Stimuli für die Säuresekretion aus den Belegzellen des Magens sind Acetylcholin, Histamin und Gastrin. Auf der anderen Seite wird die Säuresekretion durch Prostaglandine vom E-Typ und Somatostation gehemmt. Die Verhältnisse sind in Abb. 30.1 zusammengefaßt.

Durch Erregung des N. vagus postganglionär freigesetztes Acetylcholin löst nach Aktivierung des M_3-Rezeptors auf den Belegzellen einen „PI-Response" aus, der zur Bildung der intrazellulären Botenstoffe Inosit-1,4,5-trisphosphat und Diacylglycerin führt. Zum anderen aktiviert Acetylcholin über GRP (*g*astrin-*r*eleasing-*p*eptide)-Neuronen die Gastrinfreisetzung aus G-Zellen des Magenantrums, das auf dem Blutweg zu den Belegzellen des Fundus gelangt und dort über CCK_B (Cholecystokinin)-Rezeptoren ebenfalls einen „PI-Response" auslöst. Acetylcholin und Gastrin aktivieren zusätzlich H-(Histamin) oder ECL-(enterochromaffin-like) Zellen, die daraufhin Histamin freisetzen, das dann benachbarte Belegzellen parakrin aktiviert. Die Stimulation von H_2-Rezeptoren führt über die Aktivierung der Adenylylcyclase mit konsekutivem Anstieg der cAMP-Konzentration zur Säuresekretion. Alle 3 Mediatoren führen also zur Bildung von Botenstoffen, die Proteinkinasen aktivieren. Am Ende einer Kaskade von Phosphorylierungsreaktionen, die im Detail noch nicht geklärt sind, steht schließlich die Aktivierung der H^+/K^+-ATPase mit der Sekretion von Protonen in das Magenlumen.

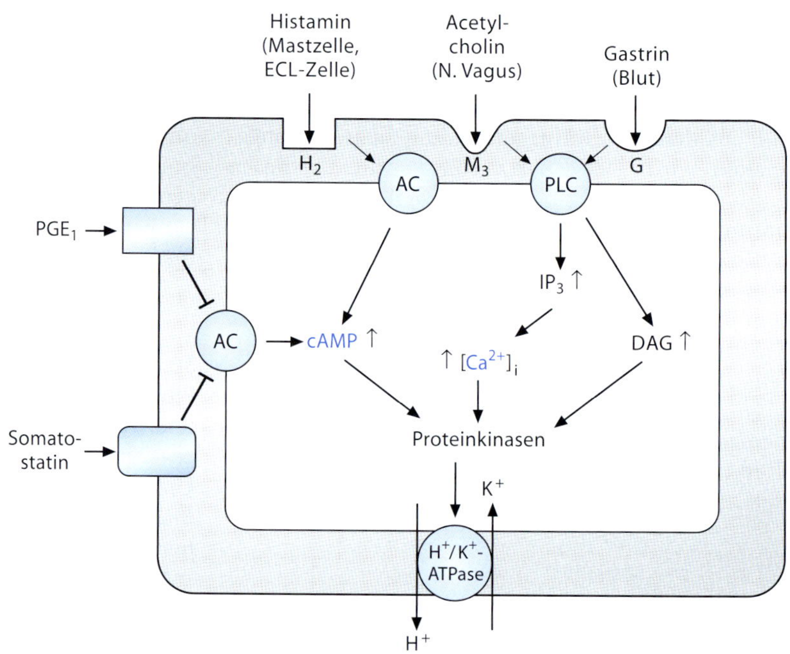

Abb. 30.1. Schematische Darstellung der Regulation der Salzsäureproduktion in der Belegzelle des Magens. *AC* Adenylylcyclase, *PLC* Phospholipase C, *IP_3* Inosit-1,4,5-trisphosphat, *DAG* Diacylglycerin, *H^+/K^+-ATPase* Kaliumprotonenpumpe, ECL-Zelle enterochromaffin-like Zelle

Somatostatin und PGE sind über ihre Rezeptoren hemmend an die Adenylylcyclase gekoppelt. Die Signaltransduktion die dann zur Verminderung der Säuresekretion führt, ist unbekannt.

Nach dem Angriffsort lassen sich daher zwei Gruppen von Ulkustherapeutika differenzieren:

- Pharmaka, die mit der Säurebildung bzw. ihrer Inaktivierung interferieren wie H_2-Antihistaminika, Anticholinergika, Protonenpumpen-Hemmer, Prostaglandin E_1-Analoga und Antazida,
- Pharmaka, die protektive Faktoren fördern, wie Sucralfat, Wismutsalze und Prostaglandin E_1-Analoga.

30.2.1 Antazida

Antazida sind Substanzen, die Säure binden bzw. neutralisieren können. Für die Beurteilung eines Antazidum sind dessen Säurebindungskapazität (Tabelle 30.1) sowie die Geschwindigkeit der Neutralisierungsreaktion (Wirkungseintritt) und die Wirkungsdauer von Bedeutung. Antazida werden in systemische, die resorbiert werden und zu Störungen des Säure-Basen-Haushaltes führen, sowie nichtsystemische Antazida, die im Magen-Darm-Trakt nichtresorbierbare Verbindungen eingehen, unterteilt.

Natriumbicarbonat ist ein Vertreter der systemischen Antazida, das unter Bildung von CO_2 mit Salzsäure reagiert:

$$NaHCO_3 + HCl \rightarrow NaCl + CO_2 + H_2O.$$

Dem Vorteil der raschen Wirkung stehen die kurze Wirkungsdauer sowie eine Reihe von unerwünschten Wirkungen entgegen. Das bei der Neutralisierungsreaktion freiwerdende CO_2 kann Beschwerden wie Völlegefühl, Blähungen und Aufstoßen auslösen und u.U. bestehende Ulzera zur Perforation bringen. Durch die Resorption von Na^+ und HCO_3^- besteht die Gefahr der Flüssigkeitsretention mit der Ausbildung von Ödemen und der Verschlechterung einer Hypertonie sowie das Auftreten einer metabolischen Alkalose. Eine eingeschränkte Nierenfunktion kann diesen Prozeß verstärken. Die wiederholte Alkalisierung des Harns fördert die Bildung von Phosphatsteinen. Ein weiterer Nachteil ist, daß Natriumbicarbonat zur reaktiven Hypersekretion von HCl führt.

Tabelle 30.1. Säurebindungskapazität einiger Antazida (pro g Substanz)

Substanz	$mÄqH^+$
$NaHCO_3$	12
$CaCO_3$	21
$Mg(OH)_2$	33,8
$Al(OH)_3$	1,2–2,5
$Mg_2Si_3O_8 \cdot n\ H_2O$	1

Calciumcarbonat reagiert wie Natriumbicarbonat im Magen mit HCl unter Bildung von CO_2:

$$CaCO_3 + 2HCl \rightarrow CaCl_2 + CO_2 + H_2O.$$

Im Jejunum jedoch verbinden sich Ca^{2+} und CO_2 zu $CaCO_3$, da bei den dort vorliegenden pH-Wertverhältnissen ausreichend CO_3^{2-} im Gleichgewicht mit HCO_3^- ist. Calciumcarbonat wird daher, da es nicht resorbiert wird, in fast gleicher Menge ausgeschieden, wie es zugeführt wurde.

Bei guter Säurebindungskapazität wirkt $CaCO_3$ schnell und lange. Nachteilig ist seine obstipierende Wirkung, die auf die Bildung unlöslicher Calciumseifen zurückzuführen ist. Über eine Gastrinfreisetzung kommt es zu einer reaktiven Hyperazidität. Gelegentlich, v.a. bei längerfristigem Gebrauch, kann eine Hypercalcämie, verbunden mit Alkalose, auftreten.

Magnesiumoxid bildet zunächst unter Wasseraufnahme Magnesiumhydroxid, das mit der Salzsäure reagiert. Es entsteht Magnesiumchlorid:

$$MgO + H_2O \rightarrow Mg(OH)_2$$
$$Mg(OH)_2 + 2HCl \rightarrow MgCl_2 + 2H_2O.$$

Die Säurebindungskapazität von $Mg(OH)_2$ ist hoch, der Wirkungseintritt rasch. Nachteilig ist die laxierende Wirkung. Da ein Teil des Magnesiums aus dem Magen-Darm-Trakt resorbiert wird, besteht, besonders bei Patienten mit Niereninsuffizienz, die Gefahr der Hypermagnesiämie, die u.U. zu Lethargie, Koma und neuromuskulärer Lähmung führen kann.

Magnesiumtrisilikat hat nur eine geringe Säurebindungskapazität bei langsamem Wirkungseintritt.

Die Wirkungsdauer ist jedoch relativ lang. Die Nebenwirkungen entsprechen denen der anderen magnesiumhaltigen Antazida.

Aluminiumhydroxid reagiert mit Salzsäure unter Bildung von $AlCl_3$:

$$Al(OH)_3 + 3HCl \rightarrow AlCl_3 + 3H_2O.$$

Aluminiumhydroxid, das als Gel zugeführt wird, bindet nicht sehr viel Säure, obwohl es theoretisch eine hohe neutralisierende Wirkung besitzen müßte. Einem langsamen Wirkungseintritt steht eine lange Wirkungsdauer gegenüber. Aluminiumhaltige Antazida wirken obstipierend.

Mit einer Reihe von Pharmaka gehen sie Komplexe ein und beeinflussen deren Resorption. Beispiele hierfür sind Tetracycline, Chlorpromazin und herzwirksame Glykoside. Aluminiumionen bilden mit Phosphat unlösliches $AlPO_4$, das nicht resorbiert wird. Bei Patienten mit Niereninsuffizienz kann dies zur Behandlung der Hyperphosphatämie ausgenutzt werden. Auf der anderen Seite besteht bei Nierengesunden die Gefahr der Hypophosphatämie und einer sich daraus entwickelnden Osteoporose.

Aluminium-Magnesium-Silikate sind etwa wie eine Kombination von $Al(OH)_3$ und $Mg(OH)_2$ zu bewerten. Ähnliches gilt auch für *Magaldrat*, einer Komplexverbindung, aus der $Al(OH)_3$ und $Mg(OH)_2$ freigesetzt werden.

Hydrotalcit (Dialuminium-hexamagnesium-carbonat-hexadecahydroxid-tetrahydrat) vereinigt eine hohe Neutralisierungskapazitat mit raschem Wirkungseintritt.

30.2.2 H_2-Antihistaminika

H_2-Antihistaminika sind inverse Agonisten an den H_2-Rezeptoren, die sowohl die basale als auch die pentagastrinstimulierte Säuresekretion im Magen hemmen. Sie führen zu rascher Schmerzlinderung und zu einer erheblichen Verkürzung der Heilungsdauer von Magen- und Duodenalulzera. H_2-Antihistaminika sind wichtige Therapeutika bei Patienten mit Ulzera im Bereich des Magen-Darm-Traktes, auch wenn sie wegen der geringeren säurehemmenden Wirkung mehr Therapeutika der 2. Wahl geworden sind. Da sie preisgünstiger als Protonenpumpenhemmer sind, bestehen Kostenvorteile bei der Therapie des unkomplizierten Helicobacter pylori-negativen Ulcus ventriculi und Ulcus duodeni sowie zur Rezidivprophylaxe. Weitere Indikationen sind Ulzera, die durch nichtsteroidale Antirheumatika ausgelöst wurden sowie eine Refluxösophagitis. Beim Absetzen muß allerdings mit einer hohen Rezidivrate gerechnet werden.

Derzeit werden *Cimetidin*, *Ranitidin*, *Famotidin*, *Nizatidin* und *Roxatidinacetat* verwendet, die sich nur geringfügig in pharmakodynamischer und pharmakokinetischer Hinsicht voneinander unterscheiden (Abb.30.2). Unterschiede bestehen hinsichtlich der Potenz und der sich daraus ergebenden Dosierung.

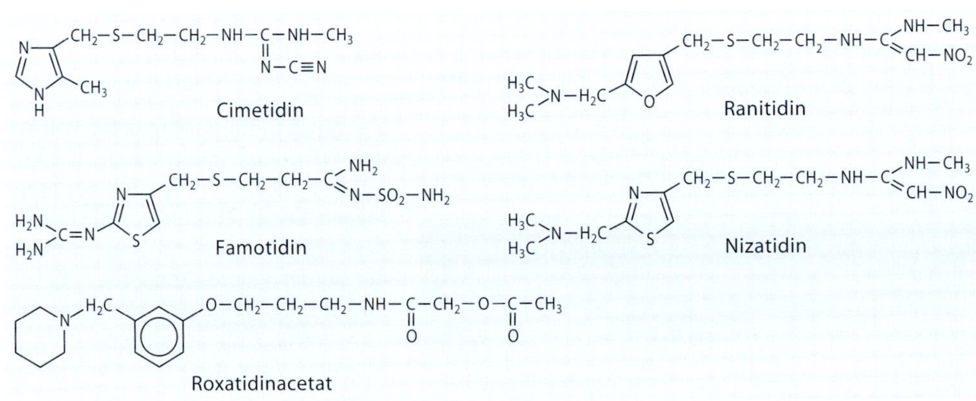

Abb. 30.2. Strukturformeln gebräuchlicher H_2-Antihistaminika

Pharmakokinetik

Alle H_2-Antagonisten werden nach oraler Gabe rasch (maximale Plasmakonzentrationen nach 1–2 h) aus dem Magen-Darm-Trakt resorbiert. Die Bioverfügbarkeit beträgt für Cimetidin und Ranitidin etwa 50–60(–70)%, für Famotidin ca. 40–50% und für Nizatidin ungefähr 90%. Roxatidinacetat ist ein Prodrug, die Bioverfügbarkeit des Hauptmetaboliten Roxatidin wird mit über 90% angegeben. Die Elimination erfolgt überwiegend renal, teilweise in metabolisierter Form. Vergleichbar sind auch die Halbwertszeiten, die zwischen 1 und 3 h betragen.

Dosierungen

Da der nächtlichen Säuresekretion eine größere Bedeutung in der Pathogenese der Ulcus-duodeni-Erkrankung zukommt und die Säuresekretion beim Ulkuspatienten während der Nacht Höchstwerte erreicht, hat in den letzten Jahren ein Wechsel von der bis dahin üblichen mindestens 2mal täglichen Gabe von H_2-Antagonisten zu einer einmaligen Applikation am Abend stattgefunden, was zu einer stärkeren Hemmung der nächtlichen Sekretion und vergleichbaren Abheilungsraten führte. Die tägliche, meist einmalige abendliche Gabe (mit der letzten Mahlzeit) beträgt für Cimetidin 800 mg, für Ranitidin 300 mg, für Famotidin 40 mg, für Nizatidin 300 mg und für Roxatidinacetat 150 mg. Zur Rezidivprophylaxe wird abends die halbe Tagesdosis gegeben.

Nebenwirkungen

Da Cimetidin bisher am längsten verwendet wird, ist es relativ gut zu beurteilen. Nebenwirkungen betreffen den Gastrointestinaltrakt mit Übelkeit, Erbrechen und Diarrhö. Auch vorübergehende Störungen des ZNS mit Schlaflosigkeit, Benommenheit und Verwirrtheit (v.a. bei Patienten mit Leber- oder Nierenschäden) wurden beobachtet. In seltenen Fällen traten eine Gynäkomastie und Impotenz auf. Sehr selten wurde auch über Knochenmarkschäden mit Leukozytopenien und Thrombozytopenien berichtet. Cimetidin hemmt die mikrosomalen, Cytochrom-P450-abhängigen oxidativen Metabolisierungsvorgänge, so daß der Abbau anderer, über dieses System metabolisierbarer Pharmaka verzögert ist und Wirkungsverstärkungen oder Wirkungsverlängerungen resultieren. Beispiele für einen verzögerten Abbau sind Antikoagulanzien vom Cumarintyp, Diazepam, Propranolol, Phenytoin u.a.

Die bisher bekannten Nebenwirkungen der anderen H_2-Antagonisten sind denen des Cimetidins vergleichbar, wenn auch die endokrinen Störungen und die Beeinflussung des Cytochrom-P450-Systems geringer sein sollen. Vor allem Nizatidin und Roxatidin lassen sich wegen vergleichsweise geringer klinischer Erfahrungen noch nicht endgültig beurteilen.

30.2.3 Anticholinergika

Parasympatholytika wie Atropin sind in der Lage, die Säure- und Pepsinogenbildung durch eine kompetitiv antagonistische Wirkung an den M_3-Cholinozeptoren der Belegzellen des Magens zu reduzieren, doch sind die dazu benötigten Dosen von 1 mg oder mehr so hoch, daß bereits Nebenwirkungen von seiten anderer Organe (Akkomodationsstörungen, Mydriasis, Tachykardie) auftreten. Atropin ist daher für die Therapie des Ulkus entbehrlich.

Pirenzepin, eine trizyklische Verbindung (Pyridobenzodiazepinderivat) ist ein relativ selektiver Acetylcholinantagonist an den M_1-Cholinozeptoren der parasympathischen Ganglien, über die die Stimulation der Belegzellen vermittelt wird. Die Affinität zu den M-Rezeptoren anderer Organe (M_2 und M_3) scheint geringer zu sein, so daß in den üblicherweise verwendeten Dosen typische, atropinartige Nebenwirkungen insgesamt seltener sind. In hoher Dosierung können sie jedoch zutage treten.

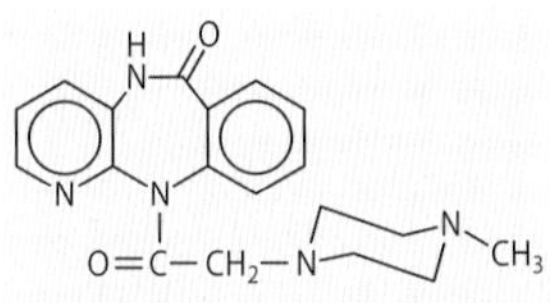

Pirenzepin

Pirenzepin ist eine sehr hydrophile Substanz, die nur zu etwa 25% aus dem Magen-Darm-Trakt resorbiert wird. Aufgrund dieser Eigenschaft dringt Pirenzepin auch nicht in das ZNS ein: Zentrale

Nebenwirkungen sind daher nicht zu erwarten. Die Elimination (Halbwertszeit etwa 10 h) erfolgt renal und biliär, ein geringer Teil wird auch metabolisiert.

Pirenzepin beschleunigt die Abheilung von Magen- und Duodenalulzera und wirkt auch prophylaktisch beim Ulcus duodeni. Die Dosierung beträgt morgens und abends jeweils 25–50 mg.

Wegen der im Vergleich zu Atropin doch schwachen cholinolytischen Wirkung, muß Pirenzepin höher dosiert werden, so daß typische Atropinnebenwirkungen auftreten können: Mundtrockenheit, Akkomodationsstörungen und Obstipation werden beobachtet. Auf Pirenzepin kann heute verzichtet werden.

30.2.4 H^+/K^+-ATPase-Hemmstoffe

Die bisher besprochenen Hemmstoffe der Säureproduktion wirken dadurch, daß sie die für diesen Prozeß notwendigen Signaltransduktionswege durch Blockade des jeweiligen Rezeptors inhibieren. Bei den ATPase-Hemmstoffen handelt es sich um Verbindungen, die irreversibel das Enzym hemmen, das den aktiven Transport von H^+ aus der Belegzelle in das Magenlumen katalysiert.

Omeprazol

Omeprazol ist das erste klinisch genutzte Benzimidazolderivat, das die „Protonenpumpe" und damit die Säuresekretion inhibiert. Andere Benzimidazole wie Mebendazol, Albendazol und Tiabendazol werden als Anthelmintika verwendet und sind keine Hemmstoffe der H^+/K^+-ATPase, da ihnen die dafür notwendige Sulfoxidgruppe fehlt.

Wirkungsmechanismus

Omeprazol ist ein Prodrug, das erst im sauren Milieu (pH-Wert <4,2) in die Wirkform überführt wird (Abb. 30.3). In der Belegzelle entsteht über ein Spiroderivat und Omeprazolsulfensäure schließlich der aktive Metabolit Omeprazolsulfenamid, der mit SH-Gruppen der H^+/K^+-ATPase unter Bildung einer Disulfidbrücke reagiert und das Enzym irreversibel blockiert. Dabei bindet ein Molekül ATPase 2 Moleküle Omeprazol. Die hohe Selektivität und Spezifität für das gastrale Enzym ergibt sich durch die Erfordernis eines niedrigen pH-Wertes für die Aktivierung. In therapeutischer Dosierung kommt es zu einer 100%igen Hemmung der Säuresekretion. Wegen der irreversiblen Hemmung der ATPase wird der Ausgangs-pH-Wert erst nach 4–5 Tagen wieder erreicht, wenn das Enzym neu gebildet wurde.

Pharmakokinetik

Omeprazol ist sehr instabil und zerfällt rasch in wäßrigen Lösungen. Da im sauren Milieu des Magens die protonisierte, nichtresorbierbare Spiroverbindung entsteht, wird Omeprazol in magensaftresistenter Verkapselung appliziert und im Dünndarm resorbiert. Die Bioverfügbarkeit wird mit zunehmender Dauer der Einnahme verbessert und beträgt etwa 60%. Nicht in die Belegzelle aufgenommenes Omeprazol wird nahezu komplett metabolisiert. Die Hauptmetaboliten Omeprazolsulfid, Hydroxyomeprazol, Omeprazolcarbonsäure und Omeprazolsulfon werden überwiegend renal, z.T. auch biliär ausgeschieden. Die terminale Halbwertszeit beträgt etwa 1 h.

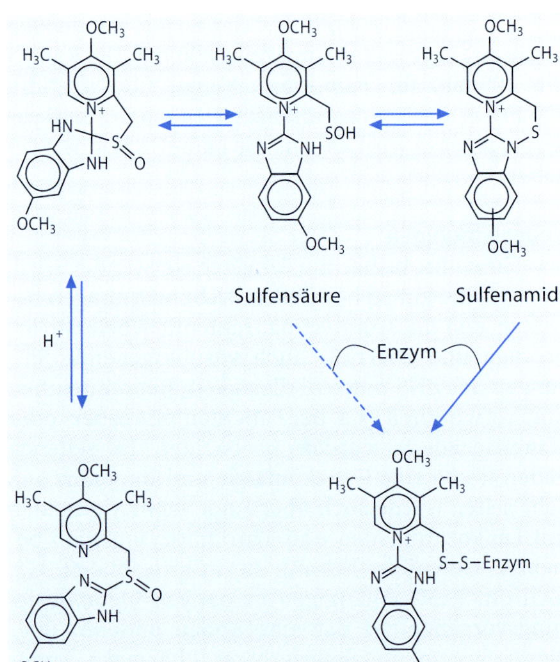

Abb. 30.3. Aktivierung von Omeprazol

Indikationen

Omeprazol wird zur Behandlung des Ulcus ventriculi und Ulcus duodeni, der Refluxösophagitis und des Zollinger-Ellison-Syndroms verwendet. Die Dosierung beträgt normalerweise 20(–40)mg/Tag, beim Zollinger-Ellison-Syndrom 60 mg/Tag.

Nebenwirkungen

Omeprazol wird i.allg. gut vertragen. Nebenwirkungen betreffen den Magen-Darm-Trakt mit Übelkeit, Diarrhö und Koliken sowie Störungen des ZNS mit Kopfschmerzen, Müdigkeit und Schwindel. Extrem selten wurden auch Blutbildschäden und Hautreaktionen gesehen. Im Tierexperiment wurde als Folge der reaktiven Hypergastrinämie eine Hypertrophie der enterochromaffinen Zellen beobachtet, die vereinzelt zum Auftreten eines Karzinoids im Magen führte. Daher sollte eine Behandlung mit Omeprazol nicht länger als 8 Wochen durchgeführt werden.

Omeprazol interagiert mit verschiedenen Isoenzymen des Cytochrom P450, die induziert, aber auch gehemmt werden können. Klinisch relevant könnte eine Abbauhemmung von Diazepam, Phenytoin oder Cumarinderivaten sein.

Weitere ATPase-Inhibitoren sind *Lansoprazol*, *Rabeprazol* und *Pantoprazol*, die sich praktisch nicht vom Omeprazol unterscheiden.

30.2.5 Sucralfat

Sucralfat, ein basisches Aluminiumsaccharosesulfat, bildet in verdünnter Salzsäure einen gelartigen, viskösen Niederschlag, der die Schleimhaut und die Ulzera bedeckt und so eine Schutzschicht bildet, die von Säure und Pepsin nicht durchdrungen werden kann. Daneben wird auch Pepsin durch Bindung inaktiviert.

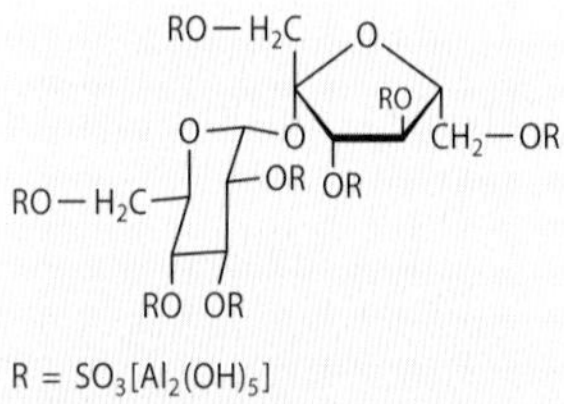

Sucralfat

Sucralfat hat sich als wirksam bei der Behandlung von Magen- und Duodenalulzera sowie zur Rezidivprophylaxe des Ulcus duodeni erwiesen. Die Tagesdosis zur Ulkustherapie beträgt 4mal 1 g, zur Rezidivprophylaxe 2mal 1 g, jeweils auf leeren Magen. Weiter wird es zur Stressulkusprophylaxe verwendet.

Da Sucralfat nicht resorbiert wird, sind Nebenwirkungen selten. Beobachtet wurden Übelkeit und Obstipation.

30.2.6 Wismutverbindungen

Der vor etwa 10 Jahren erstmals angezüchtete Erreger Helicobacter pylori gilt als der Verursacher von Magen- und Duodenalulzera und wird in einem hohen Prozentsatz (80–90%) in der Magenschleimhaut von Ulkuspatienten gefunden, jedoch fast nie bei Magengesunden. Wismutsalze erfuhren eine Wiederentdeckung, als beobachtet wurde, daß sie bakterizid gegenüber H. pylori wirken.

Verwendet wird eine Reihe von Wismutsalzen, wie *Wismutnitrat*, *Wismutgallat*, *Wismutsalicylat*, *Wismutaluminat* und *Wismutcitrathydroxid-Komplex*, die jedoch allenfalls als Reservepharmaka anzusehen sind, bzw. Bestandteil der Kombinationstherapie zur Eradikation von H. pylori sind.

30.2.7 Prostaglandinanaloga

Prostaglandine der E-Reihe üben vielfältige Wirkungen auf die protektiven und aggressiven Faktoren (Zytoprotektion) im Bereich des Magens aus. So wird die Säureproduktion in den Belegzellen vermindert. Daneben kommt es auch zu vermehrter Bikarbonatsekretion sowie Schleimbildung und -sekretion. Auch die Durchblutung der Mukosazellen wird verbessert.

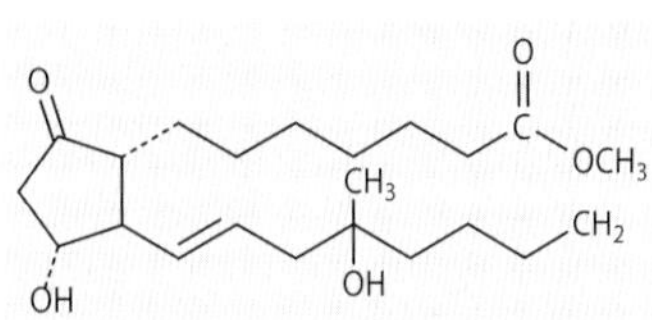

Misoprostol

Diese an sich positiven Eigenschaften konnten wegen der kurzen Halbwertszeit natürlicher Prostaglandine nicht ausgenutzt werden. Beim *Misoprostol*, einem Prostaglandin-E_1-Analogon, wurde der metabolische Abbau durch die Veresterung der COOH-Gruppe sowie einer OH-Gruppe in C_{16} und deren Stabilisierung durch eine CH_3-Gruppe in C_{16} verzögert.

Misoprostol wird rasch aus dem Magen-Darm-Trakt resorbiert und in metabolisierter Form im wesentlichen renal ausgeschieden. Die Halbwertszeit beträgt etwa 40 min.

Prostaglandinanaloga beschleunigen die Ulkusheilung, allerdings nur in Dosen, die die Säuresekretion hemmen und daher zu einer Reihe von Nebenwirkungen führen. Sie haben sich daher zur Ulkustherapie nicht durchsetzten können, scheinen aber in geringerer Dosierung zur Prophylaxe der durch nichtsteroidale Antiphlogistika ausgelösten Magenläsionen wirksam zu sein. Die Dosierung zur Behandlung von Magen- und Duodenalulzera beträgt 4mal 200 µg/Tag, die Dosierung zur Prophylaxe der Magenläsionen durch Antiphlogistika morgens und abends jeweils 200 µg.

Bei den Nebenwirkungen stehen Diarrhö und kolikartige Krämpfe im Abdomen im Vordergrund. Selten werden auch Übelkeit, Kopfschmerzen und Benommenheit gesehen. Da Misoprostol den Uterus zu Kontraktionen anregt, muß bei Frauen im gebärfähigem Alter für einen ausreichenden kontrazeptiven Schutz gesorgt werden.

30.2.8 Proglumid

Dieses synthetische Peptid hemmt die Säuresekretion über einen Antagonismus zu Gastrin an den Belegzellen des Magens. Die Dosierung beträgt 3mal 400 mg/Tag vor den Mahlzeiten.

30.2.9 Somatostatin

Somatostatin ist ein Polypeptid aus 14 Aminosäuren, das auf zahlreiche endokrine Systeme wirkt. An der Belegzelle des Magens wirkt Somatostatin inhibierend auf die Adenylylcyclase und führt zur Verminderung der Säuresekretion. Im Rahmen der Ulkustherapie wird Somatostatin nicht eingesetzt, sondern nur als Hämostyptikum zur Behandlung schwerer Gastroduodenalblutungen verwendet.

31.2.10 Helicobacter pylori-Eradikationstherapie

Therapieziel der Ulkusbehandlung ist bei allen Patienten mit nachgewiesener Helicobacter pylori-Infektion die Eradikation des Erregers. Ohne Keimeradikation rezidivieren etwa 60 % der Ulcera ventriculi und ca. 80 % der Duodenalulzera. Durch Eradikation wird die Rezidivhäufigkeit auf etwa 10 % gesenkt.

Derzeit werden 2 „Tripeltherapieformen" mit Eradikationsraten von 90 % sowie ein Reserveschema als „Quadrupeltherapie" empfohlen.

Tripeltherapie I über 7 Tage:
- Protonenpumpenhemmer (2mal 1 Standarddosis/Tag)
- Clarithromycin (2mal 250 mg/Tag)
- Metronidazol (2mal 400 mg/Tag)

Tripeltherapie II über 7 Tage
- Protonenpumpenhemmer (2mal 1 Standarddosis/Tag)
- Amoxicillin (2mal 1000 mg/Tag)
- Clarithromycin (2mal 500 mg/Tag)

Abb. 30.4. Strukturformeln einiger Antiemetika und Prokinetika

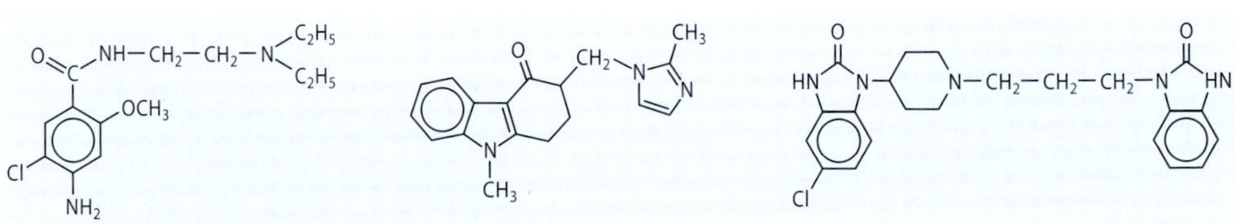

Metoclopramid Ondansetron Domperidon

Quadrupeltherapie über 10 Tage

- Protonenpumpenhemmer (2mal 1 Standarddosis/Tag), Tag 1–10
- Wismutsalz (Wismutsalicylat: 4mal 300 mg/Tag), Tag 4–10
- Tetracyclin (4mal 500 mg/Tag), Tag 4–10
- Metronidazol (3mal 400 mg/Tag), Tag 4–10

Standarddosen der Protonenpumpenhemmer sind 20 mg Omeprazol, 30 mg Lansoprazol und 40 mg Pantoprazol. Es sei noch darauf hingewiesen, daß die Antibiotika in diesen Schemata nicht ausgetauscht werden dürfen, vor allem Clarithromycin nicht gegen Erythromycin oder Amoxicillin gegen Ampicillin.

30.3 Antiemetika

Antiemetika sind Substanzen, die den Brechreiz oder das Erbrechen unterdrücken. Erbrechen wird durch das Brechzentrum in der Medulla oblongata ausgelöst, das z.B. über sensible Fasern aus dem oberen Magen-Darm-Trakt und aus dem Gleichgewichtsorgan reflektorisch erregt wird. Am Boden des 4. Ventrikels befindet sich in der Area postrema die sog. chemosensible Triggerzone, die außerhalb der Blut-Hirn-Schranke liegt. Sie kann durch Substanzen im Blut direkt gereizt werden und über dopaminerge Rezeptoren zum Erbrechen führen.

Antiemetika kommen aus pharmakologisch unterschiedlichen Gruppen. Zur Behandlung und Prophylaxe von Bewegungskrankheiten (Reisekrankheit) eignen sich *Parasympatholytika*, wie Scopolamin oder *H_1-Antihistaminika*, wie Meclozin oder Diphenhydramin. Bei sonst nicht beherrschbarem Erbrechen (z.B. schweres Schwangerschaftserbrechen) können u.U. auch *Neuroleptika* bei strenger Indikationsstellung verwendet werden. Hierfür eignet sich z.B. Triflupromazin.

Einige der unten aufgeführten Pharmaka werden auch bei Motilitätsstörungen des Gastrointestinaltraktes als Prokinetika verwendet (Abb.30.4).

Metoclopramid ist ein Dopaminantagonist (an D_1- und D_2-Rezeptoren), der zentral an der chemosensiblen Triggerzone angreift und Erbrechen unterdrückt. Durch einen zusätzlichen peripheren Angriffspunkt an D_2-Rezeptoren wird die Peristaltik des Magens und des Darmes erhöht und der Tonus des Pylorus vermindert. Dadurch kommt es zu einer raschen Entleerung des Magens und einer Beschleunigung der Darmpassage. Möglicherweise werden die Wirkungen auf den Gastrointestinaltrakt über muskarinische Cholinozeptoren vermittelt, da Metoclopramid als $5HT_4$-Agonist die Acetylcholinfreisetzung fördert. In höheren Dosen soll Metoclopramid auch $5\text{-}HT_3$-Rezeptoren blockieren.

Die Bioverfügbarkeit von Metoclopramid schwankt sehr stark und beträgt im Mittel etwa 70%, die Halbwertszeit wird mit ca. 4 h angegeben.

Indiziert ist Metoclopramid bei Übelkeit und Erbrechen, Motilitätsstörungen im Bereich des oberen Magen-Darm-Traktes sowie bei der Refluxösophagitis. Die Dosierung beträgt 3- bis 4mal 10(–20) mg/Tag.

Nebenwirkungen ergeben sich v.a. aus der ZNS-Gängigkeit und der damit verbundenen Blockade zentraler D_2-Rezeptoren: Extrapyramidale Symptome mit Dyskinesien treten v.a. bei Kindern auf. Eine Hyperprolaktinämie kann in seltenen Fällen zur Galaktorrhö und Gynäkomastie führen. Weiter werden motorische Unruhe, Schwindel und Müdigkeit beschrieben. Durch die beschleunigte Magen-Darm-Passage kann es zur Diarrhö kommen. Da die Verweildauer anderer Pharmaka im Magen-Darm-Trakt verkürzt wird, kann deren Resorption vermindert sein.

Bromoprid unterscheidet sich von Metoclopramid lediglich durch den Ersatz des Chlors durch Brom. Auch Bromoprid ist ZNS-gängig und ist wie Metoclopramid zu beurteilen. Die Dosierung beträgt 3mal 10 mg/Tag.

Domperidon, ist ebenfalls ein D_2-Rezeptorantagonist, aber als polare Verbindung nicht ZNS-gängig. Die orale Bioverfügbarkeit beträgt etwa 20%, die Halbwertszeit ca. 7 h. Domperidon wird für ähnliche Indikationen wie Metoclopramid verwendet; die Dosierung beträgt 3mal 10–20 mg/Tag. Die Nebenwirkungen entsprechen denen von Metoclopramid, zentrale Effekte sind offensichtlich seltener.

Ondansetron, ein Carbazolderivat, ist ein selektiver $5\text{-}HT_3$-Rezeptorantagonist, der keine Affinität zu α- und β-Adrenozeptoren, zu muscarinischen und nicotinischen Cholinozeptoren, zu Histamin- oder Dopaminrezeptoren aufweist.

$5\text{-}HT_3$-Rezeptoren sind v.a. im peripheren und zentralen Nervensystem nachgewiesen und spielen offensichtlich eine Rolle bei der Schmerzvermittlung und wahrscheinlich auch bei der Entstehung des zytostatikainduzierten Erbrechens. Sie gehören zu der großen Familie der ligandengesteuerten Ionenkanäle und führen bei Erregung zur Depolarisation. Ondansetron wirkt daher antiemetisch, v.a. dann, wenn Übelkeit und Erbrechen durch Zytostatika und/oder Bestrahlung ausgelöst werden.

Die Bioverfügbarkeit von Ondansetron beträgt etwa 60%. Eliminiert wird Ondansetron überwiegend renal in metabolisierter Form. Die Halbwertszeit beträgt ca. 3,5 h.

Ondansetron ist zur Behandlung von Übelkeit und Erbrechen, sofern sie durch Zytostatika und/oder Strahlenbehandlung ausgelöst wurden, zugelassen.

Die *Nebenwirkungen* lassen sich derzeit nicht endgültig abschätzen. Häufig werden Kopfschmerzen, Diarrhö oder Obstipation angegeben. Gelegentlich wurden auch passagere Leberschäden oder allergische Reaktionen beschrieben.

Die beiden Indolderivate *Tropisetron* und *Granisetron* mit zusätzlichem Tropangerüst, sind ebenfalls Antagonisten am $5\text{-}HT_3$-Rezeptor. Sie haben die gleichen Indikationen wie Ondansetron, ein Vorteil mag für beide Substanzen die längere Halbwertszeit sein, die eine einmalige tägliche Gabe erlaubt.

Dolasetron ist ein Prodrug mit einer Halbwertszeit von etwa 8 h. Die Dosierungen betragen 2mal 8 mg/Tag für Ondansetron, 1mal 5 mg/Tag für Tropisetron, 1mal 3 mg/Tag für Granisetron und 1mal 200 mg für Dolasetron.

30.4 Emetika

Emetika sind Pharmaka, die entweder reflektorisch über eine Reizung der Magenschleimhaut oder durch Stimulation der chemosensiblen Triggerzone Erbrechen auslösen. Sie werden zur primären Giftentfernung bei Vergiftungen verwendet. Bei ihrer Anwendung, die nicht durch Laien erfolgen sollte, ist darauf zu achten, daß eine Aspiration des Erbrochenen vermieden wird. *Kontraindiziert* ist die Anwendung von Emetika bei der Ingestion von ätzenden sowie waschaktiven, schäumenden Substanzen, eingeschränkt bei Lösungsmitteln und bei konvulsiv wirkenden Pharmaka. Bewußtseinsgetrübte und krampfende Patienten dürfen keine Emetika erhalten.

Die Gabe von *Kochsalzlösung* (1 Eßlöffel auf ein Glas Wasser) ist im Kindesalter wegen der Gefahr der Kochsalzintoxikation bei ausbleibendem Erbrechen obsolet. Hier hat sich die Gabe von *Sirupus Ipecacuanhae*, der reflektorisch über sein Alkaloid Emetin wirkt, durchgesetzt. Die Dosis beträgt in Abhängigkeit vom Alter 10–30 ml.

Beim Erwachsenen wird der zentral durch Stimulation der Chemorezeptorentriggerzone wirkende Dopaminagonist *Apomorphin* vorgezogen. Wegen der Gefahr des Kreislaufkollapses ist Apomorphin zurückhaltend zu verwenden und stets mit einem α-Sympathomimetikum (z.B. Norfenefrin) zu kombinieren. Die Einzeldosis beträgt 10 mg s.c. oder i.m.

30.5 Pharmaka zur Behandlung der Diarrhö

Durchfall ist ein häufiges Symptom mit einer Vielzahl von Ursachen. Von einer Diarrhö wird gesprochen, wenn eine mehr als 3malige Entleerung (in 24 h) eines zu flüssigen Stuhles mit einem über 200 g liegenden Stuhlgewicht besteht. Nach der Art der zugrundeliegenden Störung lassen sich Durchfälle in
- malassimilatorische,
- sekretorische und
- funktionelle Durchfälle einteilen.

Malassimilatorische Diarrhö entsteht durch Maldigestion und Malabsorption und zeichnet sich dadurch aus, daß der Stuhl eine hohe Osmolarität aufweist, jedoch wenig Elektrolyte enthält.

Sekretorische Durchfälle können durch Toxine, Bakterien, Viren, Protozoen und auch Arzneimittel ausgelöst werden. Daneben finden sie sich auch im Verlauf von Erkrankungen wie z.B. der Colitis ulcerosa. Eine Sonderform ist die chologene Diarrhö, die nach Resektion des Ileum auftritt.

Durch den gestörten Kotransport von Na^+ und Cl^- wird die Resorption dieser Ionen aus dem

Darmlumen verhindert. Da aus osmotischen Gründen eine entsprechende Menge Wasser gebunden wird, stehen die Elektrolyt- und Wasserverluste ganz im Vordergrund des Krankheitsbildes.

Gut untersucht ist der Pathomechanismus der Diarrhö bei der Cholera. Choleratoxin führt zu einer Daueraktivierung der Adenylylcyclase in den Mukosazellen mit permanenter cAMP-Synthese: cAMP hemmt den Kotransport von Na^+ und Cl^- aus dem Darmlumen. Der molekulare Mechanismus dieser Aktivierung besteht darin, daß Choleratoxin zur ADP-Ribosylierung der α-Untereinheit des die Adenylylcyclase stimulierenden G-Proteins G_s führt.

Da die Diarrhö nur ein Symptom ist, steht die Erkennung und Behandlung der Ursache im Vordergrund. Als akute Maßnahme muß für eine ausreichende Flüssigkeits- und Elektrolytzufuhr gesorgt werden, die u.U. auch parenteral vorgenommen werden muß. Häufig genügt die orale Gabe von Fruchtsäften, die die nötigen Elektrolyte enthalten. Sehr gut bewährt hat sich die Mischung aus 3,5 g NaCl, 2,5 g $NaHCO_3$, 1,5 g KCl und 20 g Glucose auf 1 l abgekochtes Wasser.

Chemotherapeutika sind nur in wenigen Fällen, z.B. bei der Ruhr (Shigellen) oder dem Typhus (S.typhi), indiziert. Unkompliziert verlaufende Salmonellosen bedürfen keiner antibiotischen Therapie. Auch die Reise- oder Sommerdiarrhö ist keine Indikation für Antibiotika, schon gar nicht für Hydroxychinolinderivate, da ihre Wirksamkeit nicht erwiesen ist, die möglichen Nebenwirkungen jedoch gravierend sein können (s.auch Seite 691).

Bei chologener Diarrhö werden *Ionenaustauscherharze*, wie z.B. Cholestyramin, gegeben, die Gallensäuren, aber auch gleichzeitig applizierte Pharmaka binden, so daß Interaktionen möglich sind.

Zur unterstützenden Therapie können in bestimmten Fällen auch kurzfristig *Quellstoffe* wie Pektin (Muzilaginosa) oder *Adstringenzien*, wie Tanninverbindungen oder Wismut- bzw. Silbersalze, gegeben werden.

Aktivkohle hat neben einer leichten obstipierenden Wirkung v.a. adsorbierende Eigenschaften, die auf ihrer großen Oberfläche beruhen. Ihr Einsatz bei der Diarrhö geht von der Vorstellung aus, daß freie Bakterientoxine gebunden werden. Wenn überhaupt eine Wirkung zu erwarten ist, müssen größere Mengen Kohle (10–30 g) eingenommen werden. Hauptanwendungsgebiet für Aktivkohle ist jedoch die Behandlung von Vergiftungen im Rahmen der primären Giftentfernung. Bei der Verwendung von Aktivkohle muß beachtet werden, daß auch Pharmaka adsorbiert werden, die so der Resorption entgehen können.

Obstipanzien sind Stopfmittel, mit denen versucht wird, die verkürzte Darmpassage bei Durchfall zu verlängern und so die Wasser- und Elektrolytverluste zu verringern. Ihre Anwendung ist jedoch nur kurzfristig indiziert. Es ist zu beachten, daß die Ruhigstellung des Darmes bei einer bakteriell bedingten Diarrhö auch die Ausscheidung der Erreger verzögert. Obstipanzien sind daher am ehesten bei funktioneller Diarrhö, wenn eine Störung der vegetativen Innervation vorliegt, indiziert.

Opium, in Form von Tinctura opii, führt aufgrund seines Papaveringehaltes zu einer atonischen Obstipation. Die Dosierung beträgt etwa 10–20 Tropfen. Opium unterliegt der BtmVV.

Synthetische Opioide

Loperamid und *Diphenoxylat* (Abb.30.5) zeigen in der chemischen Struktur Ähnlichkeiten mit Pethi-

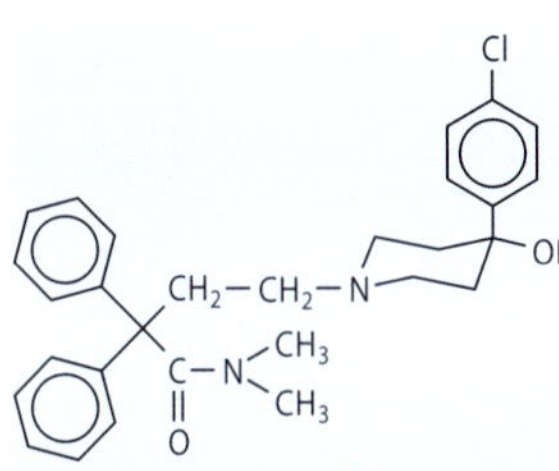

Loperamid

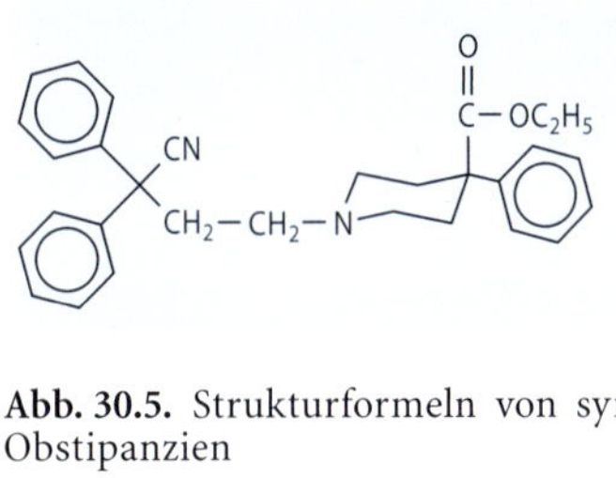

Diphenoxylat

Abb. 30.5. Strukturformeln von synthetischen Opioiden als Obstipanzien

din und führen über die Stimulation von Opioidrezeptoren im Bereich des Magen-Darm-Traktes zu einer Hemmung der Peristaltik.

Diphenoxylat besitzt noch zentrale Wirkungen, die dem kaum ZNS-gängigen Loperamid fehlen. Nebenwirkungen sind bei beiden Verbindungen insgesamt selten, auch wenn Diphenoxylat noch ein gewisses Abhängigkeitspotential besitzt. Es wird daher stets mit Atropin kombiniert; die Dosierung von Diphenoxylat beträgt 3mal 5 mg/Tag p.o., Loperamid wird in einer Dosis von 4 mg/Tag p.o. appliziert.

Da bei Säuglingen und Kleinkindern die Blut-Hirn-Schranke noch nicht voll ausgebildet ist, soll Loperamid bei dieser Patientengruppe wegen der möglichen Atemdepression nicht verwendet werden. Naloxon ist bei dieser Nebenwirkung Antidot. Auf Diphenoxylat kann verzichtet werden.

30.6 Laxanzien

Laxanzien sind Abführmittel, die die Konsistenz des Stuhles herabsetzen und die Stuhlentleerung beschleunigen. Sie werden daher bei Obstipation verwendet, die als zu seltene Entleerung eines harten und trockenen Stuhles definiert ist. Die Ursachen der chronischen Obstipation sind vielfältig und beruhen entweder auf einer verzögerten Darmpassage oder einem gestörten Defäkationsmechanismus. In der heutigen Industriegesellschaft beruht eine Obstipation in den meisten Fällen auf unzureichenden Eß- und Lebensgewohnheiten. Bewegungsmangel und schlackenarme Ernährung führen dazu, daß Laxanzien (zusammen mit Analgetika und Tranquilizern) zu den am häufigsten mißbräuchlich verwendeten Pharmaka gehören, d.h. Laxanzien werden vom Patienten ohne ärztliche Verordnung eingenommen.

Laxanzien sind nur selten indiziert. Eine wichtige Indikation ist ihre Anwendung zur primären Giftentfernung bei Intoxikationen. Weiter kann ihre Gabe vor Röntgenuntersuchungen und Operationen im Bauchraum sinnvoll sein. Die chronische Obstipation ist zunächst keine Indikation für Laxanzien. Erst wenn eine Umstellung der Lebens- und Eßgewohnheiten, verbunden mit einer psychischen Führung durch den Arzt, nicht zum Erfolg führt, kann die Gabe von Laxanzien erwogen werden.

Nebenwirkungen treten v.a. bei chronischem Gebrauch auf. Ganz im Vordergrund stehen die Elek-

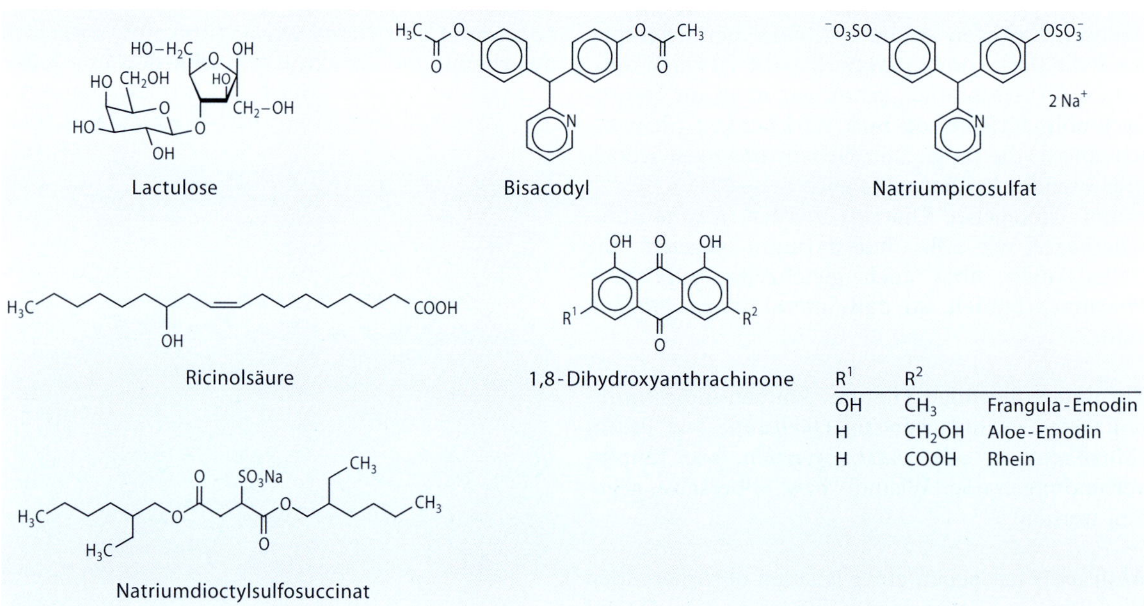

R^1	R^2	
OH	CH_3	Frangula-Emodin
H	CH_2OH	Aloe-Emodin
H	COOH	Rhein

Abb. 30.6. Strukturformeln gebräuchlicher Laxanzien

trolytverluste, besonders von Kalium. Die entstehende Hypokaliämie beeinträchtigt die Kontraktionsfähigkeit der glatten Muskulatur des Darmes und verstärkt so die Obstipation, die der Patient durch erhöhten Laxanzienverbrauch zu kompensieren sucht. Verstärkt wird der Kaliumverlust durch einen sich entwickelnden sekundären Hyperaldosteronismus, der durch die enteralen Wasser- und Na^+-Verluste ausgelöst wird. Bei akuter einmaliger Verwendung sind Laxanzien praktisch ohne Nebenwirkungen.

Laxanzien (Abb.30.6) werden nach ihren Wirkungsprinzipien in osmotisch wirkende Laxanzien, Quellstoffe, Gleitmittel und hydragog bzw. antiresorptiv wirkende Laxanzien eingeteilt.

30.6.1 Osmotische Laxanzien

Das Wirkungsprinzip dieser Laxanzien entspricht dem der osmotischen Diuretika. Es handelt sich hier um schwer oder schlecht resorbierbare Salze oder Zuckeralkohole, die aus osmotischen Gründen Wasser im Darmlumen binden und so den Darminhalt vergrößern und die Peristaltik des Darmes anregen. Wenn normotone Salzlösungen verwendet werden, wird Wasser im Darmlumen zurückgehalten, während bei Anwendung hypertoner Lösungen Wasser ins Darmlumen abgegeben wird. Um den Flüssigkeitsverlust mit der Gefahr der Hämokonzentration zu vermeiden, sollten osmotische Laxanzien mit ausreichender Flüssigkeitsmenge verabreicht werden. Am günstigsten sind isotone Lösungen.

Die wichtigsten Vertreter der schwer resorbierbaren Salze sind *Natriumsulfat* (Na_2SO_4, Glaubersalz) und *Magnesiumsulfat* ($MgSO_4$, Bittersalz), von denen 10–20 g als isotone Lösung eingenommen werden müssen (etwa 1–2 Eßlöffel auf ein Glas Wasser). Eine isotone Lösung von $Na_2SO_4 \cdot 10\ H_2O$ ist 3,2%ig, von $MgSO_4 \cdot 7\ H_2O$ 3,7%ig.

Bei Anwendung hypertoner Lösungen vergehen etwa 10 h bis zum Wirkungseintritt, weil Wasser langsam in das Darmlumen abgegeben wird, während isotone Lösungen bereits nach 3–4 h zur Entleerung eines wäßrigen Stuhles führen. Nebenwirkungen sind bei kurzfristiger Anwendung nicht zu erwarten. Bei chronischem Gebrauch und eingeschränkter Nierenfunktion kann es bei Glaubersalz zur Natriumretention mit Ödemen und u.U. zu einer Hypertonie kommen. Magnesiumhaltige Abführmittel führen unter vergleichbaren Umständen wegen verminderter Mg^{2+}-Ausscheidung zur Muskelschwäche.

Die Zuckeralkohole *Sorbit* und *Mannit* wirken ähnlich wie die salinischen Abführmittel. Auch hier werden etwa 10–20 g für die abführende Wirkung benötigt. (Eine Rolle sorbithaltiger Bonbons kann „verheerende" Wirkungen haben).

Das Disaccharid *Lactulose* wird durch die Bakterien im Colon zu Lactat und Acetat gespalten, die osmotisch Wasser binden und damit die Darmperistaltik anregen. Durch die gleichzeitige Senkung des pH-Wertes im Dickdarm wird die Bildung von nichtresorbierbarem NH_4^+ aus NH_3 gefördert, so daß weniger Ammoniak gebildet wird, das durch die Leber entgiftet werden muß. Da bei schweren Lebererkrankungen die hepatische Ammoniakentgiftung eingeschränkt ist und Ammoniak zur Zellschädigung des ZNS führt, wird Lactulose auch zur Behandlung der hepatischen Enzephalopathie verwendet. Die Dosierung als Laxans beträgt 10–20 g, die Wirkung setzt nach 6–10 h ein.

30.6.2 Quellstoffe und Gleitmittel

Als Quellstoffe, die unter Wasseraufnahme ihr Volumen vergrößern, werden natürliche und halbsynthetische, nichtverdauungsfähige Polysaccharide verwendet. Sie regen durch die vermehrte Darmfüllung die Peristaltik an, wirken also wie schlackenreiche Kost.

Quellstoffe sind *Agar-Agar, Methyl-* und *Carboxymethylcellulose, Weizenkleie, Leinsamen* u.a. Die Wirkung tritt erst nach einer Latenz von mehreren Tagen ein. Bei ihrer Anwendung ist zu beachten, daß ausreichend Flüssigkeit getrunken wird, um ein Verkleistern des Darminhaltes mit der Gefahr eines Ileus zu vermeiden. Quellmittel werden meist mit anderen Laxanzien kombiniert. Die Dosis beträgt üblicherweise mehrere Teelöffel.

Gleitmittel machen den Darminhalt weicher und gleitfähig. Zu ihnen zählen *Paraffinöl* (Paraffinum subliquidum) und die oberflächenaktive Substanz

Natriumdioctylsulfosuccinat, das die Konsistenz des Darminhaltes herabsetzt und ebenfalls mit anderen Laxanzien kombiniert wird.

Paraffinöl sollte, wenn überhaupt, nur kurzfristig genommen werden. Vor chronischer Anwendung als Laxans ist zu warnen, da es zu einer Hypovitaminose (verminderte Resorption der fettlöslichen Vitamine durch Lösung im Paraffinöl) sowie zu Fremdkörperreaktionen im Bauchraum (und auch im Pleuraraum) kommen kann, wenn Öltröpfchen resorbiert werden.

Auch die Anwendung im Rahmen der primären Giftentfernung bei Intoxikationen mit organischen Lösemitteln und anderen lipidlöslichen Noxen zur Resorptionsverminderung ist, wegen der Gefahr der Aspiration, heute obsolet: Die meisten Noxen werden sehr gut an Kohle gebunden.

30.6.3 Hydragog und antiresorptiv wirkende Laxanzien

Die Laxanzien dieser Gruppe wirken über eine Verflüssigung des Stuhles sowie über eine Zunahme der Darmfüllung mit reflektorischer Stimulation der Defäkation laxierend. Diese Wirkungen kommen 1. durch eine Hemmung der Na^+- und Wasserresorption aus dem Darm und 2. über einen vermehrten Einstrom von Elektrolyten und Wasser in das Darmlumen zustande. An dem letztgenannten Vorgang scheint eine erhöhte Permeabilitat der „tight junctions" beteiligt zu sein. Welche Rolle die intrazelluläre cAMP-Konzentration für den Sekretionsvorgang spielt, ist noch unklar.

Rizinusöl ist das Triglycerid der Ricinolsäure (12-Hydroxyoleinsäure), die im Dünndarm durch Lipasen aus dem unwirksamen Triglycerid freigesetzt wird. Sie ist die wirksame Verbindung. Die Wirkung setzt zuverlässig und prompt ein; nach etwa 1–2 h werden weiche Stühle entleert. Wegen seiner guten Verträglichkeit kann Rizinusöl auch bei Schwangeren und Kindern gegeben werden. Kontraindiziert ist Rizinusöl bei Ileus; Vorsicht ist bei Patienten mit Gallenkrankheiten wegen der cholagogen Wirkung geboten. Rizinusöl sollte nur bei akuten Anlässen, nicht jedoch chronisch, verwendet werden. Die Einzeldosis beträgt 10–50 ml.

Diphenylmethanderivate

Das älteste Laxans dieser Gruppe ist *Phenolphthalein*, das aber heute kaum noch als alleiniges Abführmittel verwendet wird. Es ist aber Bestandteil einiger Kombinationen.

Für die Wirksamkeit dieser Pharmaka sind die freien phenolischen OH-Gruppen verantwortlich. Bei *Bisacodyl* sind sie mit Essigsäure verestert, um die Verträglichkeit zu verbessern. Nach oraler Aufnahme wird Bisacodyl teilweise resorbiert und deacetyliert. Die in der Leber gebildeten Glucuronide werden mit der Galle in den Darm abgegeben. Im Dickdarm erfolgt durch Bakterien die Abspaltung der Glucuronsäure: Es entsteht die Wirkform mit freien Diphenolgruppen. Der pharmakokinetische Umweg erklärt die lange Latenzzeit von 6–8 h bis zum Wirkungseintritt. Rektal verabreicht ist Bisacodyl daher schneller wirksam. Die Einzeldosis beträgt 10 mg.

Natriumpicosulfat, ein Schwefelsäureesteranalogon des Bisacodyls, wird kaum resorbiert und ebenfalls durch Darmbakterien in das freie Diphenylderivat überführt. Wegen der fehlenden Resorption und des Umweges über die Leber wirkt Natriumpicosulfat rascher als Bisacodyl. Nach einer Dosis von 5–10 mg setzt die abführende Wirkung nach 2–4 h ein.

Anthrachinonderivate

Eine Reihe von Drogen [*Aloe*, *Sennesblätter* (Folia Sennae), *Kreuzdornbeere* (Fructus Rhamni catharticae), *Faulbaumrinde* (Cortex Frangulae), *Rhabarberwurzel* (Rhizoma Rhei), u.a.] wirken über ihre Inhaltsstoffe laxierend. Es handelt sich hierbei um Hydroxyanthrachinonglykoside, die selbst unwirksam sind. Im Darm müssen zunächst durch Zuckerabspaltung die Aglykone, die als Emodine bezeichnet werden, entstehen. Durch Darmbakterien (E.coli) werden die Anthrachinone zum Anthron reduziert. Die anschließende Umlagerung zum Antranol führt zu der eigentlich wirksamen Verbindung. Dieser Aktivierungsprozeß erklärt die relativ lange Latenz bis zum Wirkungseintritt (6–10 h).

Anthrachinone werden überwiegend mit dem Stuhl ausgeschieden. Geringe Anteile, die resorbiert werden, erscheinen dann im Urin, der ebenso wie der Stuhl dunkel gefärbt sein kann.

Abb. 30.7. Strukturformeln von Mesalazin, Olsalazin und Sulfasalazin

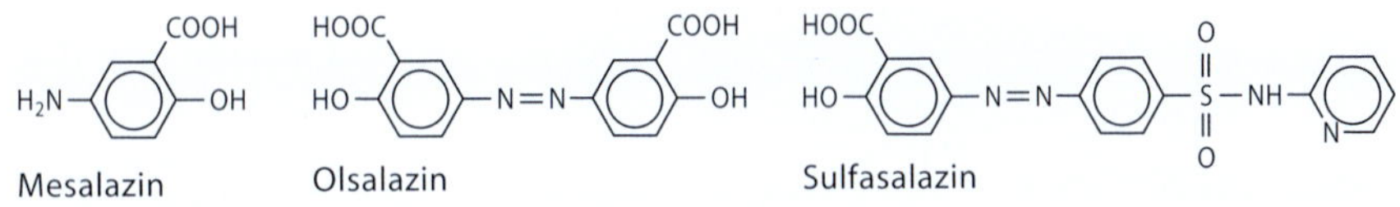

Nebenwirkungen treten kaum auf. In der Schwangerschaft und in der Stillzeit sollten Anthrachinone nicht genommen werden. Die Dosierung beträgt z.B. von Senna-Glykosiden 25–50 mg. Ein synthetisches Anthrachinon ist *Dantron*.

30.7 Pharmaka zur Behandlung der Colitis ulcerosa und des M.Crohn

Sulfasalazin (Salazosulfapyridin)

Bei dieser Verbindung handelt es sich um ein Prodrug, bei dem Salicylsäure und Sulfapyridin über eine Azobrücke miteinander verbunden sind. Durch Reduktion der Azobrücke durch Bakterien des Dickdarms entstehen Sulfapyridin und *5-Aminosalicylsäure*, das die eigentliche Wirkform ist und vom Darmlumen her wirkt. Sulfapyridin selbst ist ohne Wirkung; die Azoverbindung dient nur dazu, die Resorption von 5-Aminosalicylsäure aus dem Dünndarm zu verhindern. Der Wirkungsmechanismus ist unbekannt. Möglicherweise spielt eine Hemmung der Cyclooxygenase sowie der Lipoxygenasen eine Rolle.

Im Dickdarm freigesetzte 5-Aminosalicylsäure wird mit den Faeces ausgeschieden, während Sulfapyridin zu einem großen Teil resorbiert wird und für die Nebenwirkungen verantwortlich ist: Übelkeit, Erbrechen, Kopfschmerzen, Schäden des blutbildenden Systems (Thrombozytopenie, Leukozytopenie, hämolytische Anämie) sowie allergische Hautreaktionen und Arzneimittelfieber.

Mesalazin (5-Aminosalicylsäure)

Es ist der wirksame Metabolit des Sulfasalazins, der bereits in den oberen Dünndarmabschnitten vollständig resorbiert wird. Daher muß bei oraler Anwendung Mesalazin entweder mit einer säurefesten Ummantelung versehen sein, so daß die Freisetzung erst in den tiefen Dünndarmabschnitten bzw. im Colon erfolgt, oder aber es werden 2 Moleküle 5-Aminosalicylsäure über eine Azobrücke *(Olsalazin)* verbunden, die erst im Colon bakteriell gespalten wird. In der klinischen Prüfung befindet sich Balsalazid (4-Aminobenzoyl-β-alanin), bei dem Mesalazin über eine Azobrücke mit Alanin verbunden ist.

Salazosulfapyridin, Mesalazin und Olsalazin (Abb. 30.7) werden zur Behandlung und Rezidivprophylaxe der Colitis ulcerosa und des M.Crohn verwendet. Dabei beträgt die Dosierung für Sulfasalazin 3–4 g/Tag, für Mesalazin 3mal 0,5 g/Tag und für Olsalazin 2mal 0,5 g/Tag.

Vor kurzem wurde *Infliximab*, ein chimärer, monoklonaler, human-muriner Antikörper gegen den Tumornekrosefaktor-α (TNF-α) zur Behandlung des M. Crohn zugelassen.

30.8 Anhang: Pharmaka zur Behandlung der Cholelithiasis

Für die medikamentöse Gallensteinauflösung eignen sich nur reine Cholesterinsteine mit einer maximalen Größe von 10 mm Durchmesser.

Cholesterin ist in wäßrigem Medium praktisch unlöslich, wird aber in der Gallenflüssigkeit in Form von Mizellen, die es mit Phosphatidylcholin und Gallensäuren bildet, in Lösung gehalten. Für die Bildung stabiler Mizellen müssen die 3 Bestandteile in einem bestimmten Mischungsverhältnis vorliegen. Bei zunehmendem Gehalt an Cholesterin oder vermindertem Gehalt an Phospholipiden oder Gallensäuren kann Cholesterin nur unvollständig in Lösung gehalten werden. Jede Änderung dieser Verhältnisse führt also zum Ausfällen von Cholesterinkristallen. Die Bildung einer mit Cholesterin übersättigten Gallenflüssigkeit beruht im wesentlichen auf einer vermehrten biliären Cholesterinsekretion, an der ursächlich eine gesteigerte Neusynthese von Cholesterin, ein verminderter Abbau zu Gallensäuren oder eine verminderte Veresterung von Cholesterin beteiligt sind. Daneben spielt auch eine verminderte Sekretion von Gallensäuren eine Rolle.

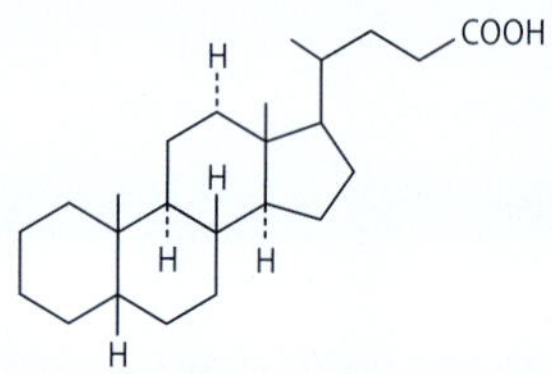

Cholansäure

3α, 7α-Dihydroxycholansäure: Chenodesoxycholsäure
3α, 7β-Dihydroxycholansäure: Ursodesoxycholsäure

Abb. 30.8. Strukturformeln von Cholansäurederivaten

Zur medikamentösen Auflösung von Cholesteringallensteinen werden *Chenodesoxycholsäure* und *Ursodesoxycholsäure* (Abb.30.8) verwendet. Ihre Wirkung beruht darauf, daß sie nach der Resorption mit der Galle ausgeschieden werden und den Gallensäurepool der Gallenflüssigkeit, der bei Gallensteinträgern vermindert ist, erhöhen. Dadurch wird die Cholesterinsättigung der Gallenflüssigkeit reduziert, so daß Cholesterin graduell aus Cholesterinsteinen gelöst werden kann. Daneben wird auch die Cholesterinsynthese gehemmt bzw. der Abbau zu Gallensäuren aktiviert: Hemmung der bei Gallensteinträgern erhöhten Aktivität der Hydroxymethylglutaryl-CoA-Reduktase sowie Aktivierung der Cholesterin-7α-Hydroxylase.

Bei einer Therapiedauer von 1–2 Jahren wird die Erfolgsquote einer solchen Behandlung mit 30–50% angegeben. Um die Nebenwirkungen (v.a. der Chenodesoxycholsäure mit Diarrhö und passagerem Anstieg der Serumtransaminasen) gering zu halten, wird heute eine Kombination von Ursodesoxycholsäure und Chenodesoxycholsäure bevorzugt, bei der beide Substanzen in einer Dosierung von je 5–8 mg/kg KG/Tag gegeben werden.

Literatur

Ardizzone S, Porro GB (1998) A practical guide to the management of distal ulcerative colitis. Drugs 55:519–542
Avery GS, Davies EF, Brogden RN (1972) Lactulose: A review of its therapeutic and pharmacological properties with particular reference to ammonia metabolism and its mode of action in portal systemic encephalopathy. Drugs 4:7–48
Awouters F, Niemeggers CJE, Janssen PAJ (1983) Pharmacology of antidiarrheal drugs. Annu Rev Pharmacol Toxicol 23:279–301
Bertaccini G (ed) (1982) Mediators and drugs in gastrointestinal motility I and II. Handbook of experimental pharmacology, vol 59/I, 59/II. Springer, Berlin Heidelberg New York
Bianchi-Porro G, Parente F (1991) „Difficult“ duodenal ulcer patients: Clinical and therapeutic problems. Dig Dis 9:219–228
Bornkessel B (1997) Medikamentöse Behandlung von Ulkuserkrankungen: Consensusstatement des American College of Gastroenterology. Arzneimitteltherapie 4:124–127
Brogden RN, Carmine AA, Heel RC, Speight TM, Avery GS (1982) Ranitidine: A review of its pharmacological and therapeutic use in peptic ulcer disease and other allied diseases. Drugs 24:267–303
Clemett D, Markham A (2000) Prolonged-release mesalazine: A review of its therapeutic potential in ulcerative colitis and Crohn's disease. Drugs 59:929–956
Collen MJ, Benjamin SB (eds) (1991) Pharmacology of peptic ulcer disease, In: Handbook of experimental pharmacology, vol 99. Springer, Berlin Heidelberg New York Tokyo
Cover TL, Blaser MJ (1992) Helicobacter pylori and gastroduodenal disease. Annu Rev Med 43:135–145
Czaky TZ (ed) (1984) Pharmacology of intestinal permeation I and II. Handbook of experimental pharmacology, vol 70/I, 70/II. Springer, Berlin Heidelberg New York Tokyo
Guerrant RL, Bobak DA (1991) Bacterial and protozoal gastroenteritis. N Engl J Med 325:327–340
Harrington RA, Hamilton CW, Brogden RN, Linkewich JA, Romanhiewicz JA, Heel RC (1983) Metoclopramide: An updated review of its pharmacological properties and clinical use. Drugs 25:451–494
Hersey SJ, Sachs G (1995) Gastric acid secretion. Physiol Rev 75:155–189
Kruis W, Pohl C (1998) Rezidiv-verhütende (remissionserhaltende) Therapie bei chronisch-entzündlichen Darmerkrankungen. Dtsch Med Wochenschr 123:85–87
Langtry H, Wilde MI (1998) Omeprazole. Drugs 56:447–486
Lanzini A, Northfield TC (1994) Pharmacological treatment of gallstones: Practical guidelines. Drugs 47:458–470
Lauritsen K, Laursen LS, Rask-Madsen J (1990) Clinical pharmacokinetics of drugs used in the treatment of gastrointestinal diseases (Part I and II). Clin Pharmacokinet 19:11–31, 94–125
Leopolder-Ochsendorf A, Holtermüller K-H (1985) Nebenwirkungen der Antazida. Dtsch Med Wochenschr 110:1216–1219
Logan RP (1996) The chemotherapeutic effects of H^+/K^+ inhibitors on Helicobacter pylori infection. Pharmacol Ther 69:79–83
Malagelada JR, Distrutti E (1996) Management of gastrointestinal motility disorders: A practical guide to drug selection and appropriate ancillary measures. Drugs 52:94–506
Maton PN, Burton ME (1998) Antacids revisited. Drugs 57:855–870
McCarthy DM (1991) Sucralfate. N Engl J Med 325:1017–1025
Murer H, Burckhardt G (1983) Membrane transport of anions across epithelia of mammalian small intestine and kidney proximal tubule. Rev Physiol Biochem Pharmacol 96:1–51
Nash J, Lambert L, Deakin M (1994) Histamine H_2-receptor antagonists in peptic ulcer disease: Evidence for a prophylactic use. Drugs 47:862–871
NN (1980) Laxanzien – pharmakologische Wirkungen, Nebenwirkungen und kritischer Gebrauch. Arzneimittelbrief 14:85–89

Okhuysen PC, Ericsson CD (1992) Travellers' diarrhea, prevention and treatment. Med Clin North Am 76:1357–1373
Pope AJ, Parsons ME (1993) Reversible inhibitors of the gastric H^+/K^+-transporting ATPase: A new class of anti-secretory agents. Trends Pharmacol Sci 14:323–325
Prakash A, Wagstaff AJ (1998) Domperidone. Drugs 56:429–445
Raufman J-P (1992) Gastric chief cells: Receptors and signal-transduction mechanisms. Gastroenterology 102:699–710
Richardson P, Hawkey CJ, Stack WA (1998) Proton pump inhibitors. Drugs 56:307–335
Rösch W (1993) Diagnose und Therapie der funktionellen Dyspepsie. Dtsch Med Wochenschr 118:1729–1732
Ruoff H-J, Fladung B, Demol P, Weihrauch TR (1991) Gastrointestinal receptors and drugs in motility disorders. Digestion 48:1–17
Sachs G, Shin JM, Briving C, Wallmark B, Gersey S (1995) The pharmacology of the gastric acid pump: The H^+/K^+ ATPase. Annu Rev Pharmacol 35:277–305
Sack DA (1982) Treatment of acute diarrhoea with oral rehydratation solution. Drugs 23:150–157
Simon B, Müller P (1991) Ondansetron. Arzneimitteltherapie 9:97–99
Slomiany BL, Piotrowsi J, Tamura S, Slomiany A (1991) Enhancement of the protective qualities of gastric mucus by sucralfate: Role of phosphoinositides. Am J Med 91 [Suppl 2A]:30S-36S
Stange EF, Schreiber S (1997) Morbus Crohn und Colitis ulcerosa. Von der Immunpathogenese zur Therapie. Dtsch Ärztebl 94:A1493–1498
Walsh JH, Peterson WL (1995) The treatment of Helicobacter pylori in the management of peptic ulcer disease. N Engl J Med 333:984–991
Walt RP (1992) Misoprostol for the treatment of peptic ulcer and antiinflammatory-drug-induced gastroduodenal ulceration. N Engl J Med 327:1575–1580
Wanitschke R (1985) Leitsymptom Diarrhö. Dtsch Ärztebl 82:563–573
Wöhrle M (1998) Antiemetika. Dtsch Apoth Ztg 19:43–46

Kapitel 31

Pharmaka mit Wirkung auf den Respirationstrakt 31

Eberhard Hackenthal

Pharmaka mit Wirkung auf den Respirationstrakt 31

E. Hackenthal

31.1 Pathophysiologie des Asthma bronchiale

Die häufigsten obstruktiven Atemwegserkrankungen sind das Asthma bronchiale und die chronische obstrukte Bronchitis.

Das *Asthma bronchiale* ist charakterisiert durch Anfälle oder Phasen von Atemnot, die durch endogene oder exogene Reize ausgelöst werden können. Die Erkrankung ist durch folgende pathogenetische Komponenten charakterisiert:

1. Chronische (eosinophile) *Entzündung* der Bronchialschleimhaut,
2. *erhöhte bronchiale Erregbarkeit* der Bronchialmuskulatur,
3. Anfälle oder Phasen eines erhöhten Tonus der Bronchialmuskulatur (Bronchospasmus)
4. *Sekretionsstörung* der Bronchialschleimhaut mit vermehrter Produktion eines zähflüssigen Schleimes (Hyperkrinie und Dyskrinie).
5. chronisch-destruktive und fibrotische Umbauprozesse mit Übergang der funktionellen in eine organische Atemwegsbehinderung.

Chronische Entzündung

Während bisher die bronchospastische Reaktion ganz im Vordergrund der pathogenetischen Betrachtung und auch der therapeutischen Intervention stand, wird neuerdings das Asthma bronchiale primär als chronische Entzündung des Bronchialgewebes angesehen. Dies gilt gleichermaßen für das allergische (extrinsische) und das nichtallergische (intrinsische) Asthma. Das allergische Asthma ist fast ausschließlich dem anaphylaktischen Typ der Hyperreaktivität zuzuordnen (s. Kap. 1, S. 59). In der Sensibilisierungsphase induziert das Antigen (meist durch Inhalation) eine selektive Synthese von Antikörpern des Typs IgE. Diese besetzen in hoher Dichte Bindungsstellen an der Oberfläche von Mastzellen. Erneute Exposition mit Antigen führt zur Überbrückung und Fixierung von 2 IgE-Molekülen und löst eine Degranulation der Mastzellen aus. Mit der Degranulation werden verschiedene präformierte (TNF-α, Histamin, ECF, NCF) oder ad hoc gebildete (Leukotriene, Thromboxan, PAF) Substanzen freigesetzt, die Entzündungsmediatoren sind, und z.T. direkt bronchokonstriktorisch wirken (Frühphase) und/oder andere Entzündungszellen aktivieren, aus denen weitere Bronchokonstriktoren und Entzündungsmediatoren freigesetzt werden (Spätphase). An der Entzündungsreaktion sind neben Mastzellen auch Makrophagen, Lymphozyten, neutrophile Granulozyten und, als auffälligster Zelltyp, eosinophile Granulozyten beteiligt (deshalb „eosinophile" Entzündung; s. Tabelle 31.1 u. Abb. 31.1).

Die Ursachen des nichtallergischen Asthma bronchiale sind nicht bekannt. Es fehlt die IgE-Antigenreaktion als Auslöser der Mastzelldegranulation. Die weiteren Mechanismen sind jedoch identisch, d.h. es besteht eine erhöhte Degranulationsbereitschaft der Mastzellen (durch andere Auslöser) sowie eine chronische eosinophile Entzündung mit bronchialer Übererregbarkeit (Abb. 31.1).

Bronchiale Übererregbarkeit

Auf der Basis der chronischen Entzündung reagiert die Bronchialmuskulatur des Asthmatikers auf Reize, die bei bronchial Gesunden keine Reaktion auslösen, mit einem Bronchospasmus. Zu diesen Reizen gehören körperliche Anstrengung, psychische Anspannung, Einatmung kalter Luft, Allergenexposition bei allergischem Asthma, Einatmung reizender Gase (NO_2, SO_2) oder von Partikeln. Bei 15–20% aller Asthmapatienten kann ein Asthmaanfall durch Prostaglandinsynthesehemmer

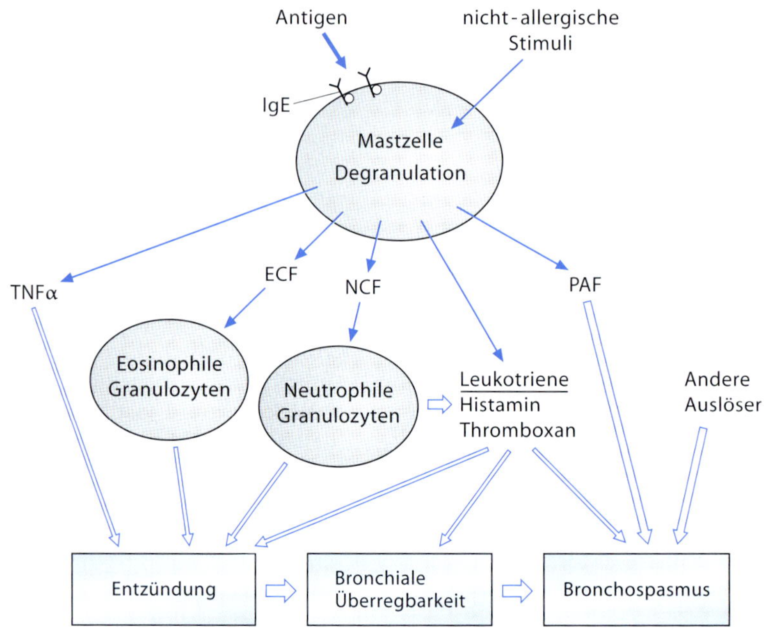

Abb. 31.1. Pathomechanismen des Asthma bronchiale. Basophile Mastzellen können sowohl durch eine Antigen-Antikörper (IgE)-Reaktion an der Zelloberfläche als auch durch nicht-allergische Stimuli zur Degranulation gebracht werden. Zu den Freisetzungsprodukten gehören Leukotriene, Thromboxan, Histamin, Cytokine sowie chemotaktische Faktoren wie der Eosinophilen-chemotaktische Faktor (ECF) und der Neutrophilen-chemotaktische Faktor (NCF). Im Zentrum der weiteren Pathogenese steht die chronische Entzündung, in der neben neutrophilen Granulozyten und Makrophagen eosinophile Granulozyten als Entzündungszellen bestimmend sind. Diese Entzündung bedingt eine bronchiale Übererregbarkeit, d.h. relativ geringfügige exogene oder endogene Reize (Kälte, körperliche oder psychische Anspannung, Vagusaktivierung, Inhalation von Noxen) können einen Bronchospasmus auslösen. Verschiedene Mediatoren aus Mastzellen, Makrophagen und Granulozyten sind sowohl Entzündungsmediatoren als auch Auslöser einer Bronchokonstriktion

Tabelle 31.1. Beteiligte Zelltypen und Mediatoren beim Asthma bronchiale (*ECF* Eosinophilen-chemotaktischer Faktor, *NCF* Neutrophilen-chemotaktischer Faktor, *TNF* Tumornekrosefaktor α, *PAF* Platelet Activating Factor)

Zelltypen	Mediatorenfreisetzung	Bronchokonstriktion	Entzündung
Mastzellen	Histamin	+	+
	Leukotriene	++	++
	ECF	–	Chemotaxis
	NCF	–	Chemotaxis
	Thromboxan	+	+
	TNFα	–	++
Makrophagen	PAF	++	++
	Leukotriene	++	++
	Proteasen	–	++
	O_2-Radikale	–	++
	TNFα	–	++
Eosinophile Granulozyten	Proteasen	–	++
	Zytotoxische Mediatoren		++
	Leukotriene	++	++
Neutrophile Granulozyten	Proteasen	–	++
	O_2-Radikale	–	++

wie Salizylate und nichtsteroidale Antirheumatika ausgelöst werden. Es wird angenommen, daß bei diesen Patienten ein Bronchospasmus durch eine erhöhte Synthese von Prostaglandinen verhindert wird. Prostaglandine vom Typ PGE_2 haben eine bronchodilatierende Wirkung und hemmen die Freisetzung bronchokonstriktorischer und entzündungsfördernder Leukotriene (LTB_4, LTC_4) aus Granulozyten und Makrophagen.

Bronchospasmus

Kardinalsymptom des Asthma-bronchiale-Anfalls ist die erschwerte Ausatmung (exspiratorische Dyspnoe). Die bronchiale Obstruktion entsteht durch das Zusammenwirken von Bronchospasmus, entzündlichen Ödemen der Bronchialschleimhaut und Sekretion eines zähflüssigen Schleimes. Zu Beginn der Erkrankung ist der Bronchospasmus rein funktionell, d.h. er kann mit einem Bronchospasmolytikum vollständig aufgehoben werden. Später kommt es zu strukturellen Veränderungen.

Komplikationen und Folgeerkrankungen des Asthma bronchiale sind die Herzinsuffizienz durch den episodischen bzw. chronischen O_2-Mangel, eine pulmonale Hypertonie mit Rechtsherzversagen durch den erhöhten Widerstand im Lungenkreislauf und das Lungenemphysem.

Nicht oder nicht optimal behandelte Asthma-bronchiale-Patienten haben eine deutlich verkürzte Lebenserwartung. In Deutschland liegt die Asthmaprävalenz bei 3–6%, mit einem höheren Anteil bei Kindern (bis 10%). Eine Spontanheilung ist bei Erwachsenen selten (<10%), bei Kindern häufiger (bis 40%). Bei Erwachsenen wird der Anteil des allergischen Asthmas auf 10–15% geschätzt, Mischformen sind häufiger. Bei Kindern sind etwa 50% der Asthmaerkrankungen allergisch ausgelöst.

31.2 Behandlung des Asthma bronchiale

Abgesehen von der primären allergenen Reaktion sind die weiteren pathogenetischen Mechanismen des allergischen und nichtallergischen Asthma bronchiale weitgehend identisch. Da klinisch ohnehin Mischformen überwiegen, bestehen, mit Ausnahme der *Hyposensibilisierung*, keine nennenswerten Unterschiede in der Pharmakotherapie der beiden Formen. In der folgenden Übersicht sind die Grundprinzipien der Pharmakotherapie zusammengestellt.

Pharmakotherapeutische Möglichkeiten der Asthmabehandlung

Bronchospasmolyse: Akute symptomatische Therapie mit β-Sympathomimetika, Parasympatholytika, Methylxanthine (Theophyllin).

Mastzellstabilisierung: Dauertherapie zur Hemmung der Mastzelldegranulation und der bronchialen Übererregbarkeit, Prävention des Asthmaanfalls mit Cromoglicinsäure, Nedocromil (Ketotifen).

Entzündungshemmung: Dauertherapie zur Verminderung der eosinophilen Entzündung und damit der bronchialen Übererregbarkeit und der chronischen fibrotischen Umbauprozesse mit Glucocorticoiden, Nedocromil, Cromoglicinsäure (Theophyllin).

Hyposensibilisierung: mit identifizierbarem Antigen bei allergischem Asthma (nur selten ausnutzbar).

31.2.1 Hyposensibilisierung

Eine Hyposensibilisierung bei allergischem Asthma ist möglich bei Patienten unter 50 Jahren, wenn die Beschwerden nicht länger als 5 Jahre bestanden haben und ein Antigen identifizierbar ist. Das Prinzip der Hyposensibilisierung besteht darin, durch die nichtinhalative Zufuhr sehr kleiner Mengen des Antigens (im asthmafreien Intervall) eine bevorzugte Bildung von Immunglobulinen des Typs IgG bei gleichzeitigem Abfall der vorhandenen IgE-Antikörper zu induzieren. Damit wird erreicht, daß bei erneuter inhalativer Zufuhr des Antigens die bronchiale Antigen-Antikörper-Reaktion auf Mastzellen vermindert ist und das Antigen durch IgG „abgefangen" werden kann.

Die subkutane Zufuhr des Antigens ist wirksamer als die orale Zufuhr, jedoch mit dem Risiko lebensbedrohlicher Unverträglichkeitsreaktionen verbunden.

Gute Erfolge sind nur bei Pollenallergie und Insektengiftallergie (Bienen-, Wespenstich) zu erwarten. Bei jüngeren Menschen beträgt die Erfolgsquote bei diesen Indikationen ca. 70%. Die Behandlung mit Anti-IgE-Antikörpern befindet sich noch in der klinisch-experimentellen Phase.

31.2.2 β-Adrenozeptoragonisten (β-Sympathomimetika)

Wirkungsweise

β-Adrenozeptoragonisten sind die am häufigsten verwendeten Antiasthmatika. Ihre bronchospasmolytische Wirkung ist deutlich stärker als die der Anticholinergica und der Methylxanthine (Theophyllin).

Die glatte Muskulatur der Bronchien ist bevorzugt mit β_2-Adrenozeptoren ausgestattet. Deshalb werden für die Relaxation der spastisch kontrahierten Bronchien und für die Anfallsprophylaxe fast ausschließlich β_2-Adrenozeptoragonisten (β_2-Agonisten) verwendet.

Der Wirkungsmechanismus besteht in der Aktivierung von β-Adrenozeptoren an der Bronchialmuskulatur mit einer Stimulation der Adenylcyclase (Abb.31.3). Das vermehrt gebildete cAMP aktiviert wiederum Proteinkinasen, die über verschiedene Mechanismen (verbesserte Kalziumsequestrierung im sarkoplasmatischen Retikulum, vermehrte Kalziumextrusion, Inaktivierung der Myosin-leichte-Ketten-Kinase durch Phosphorylierung) die Muskelzelle relaxieren (s.Kap.2). Als physiologischer Aktivator der bronchialen β_2-Adrenozeptoren wird das zirkulierende Adrenalin (aus dem Nebennierenmark) angesehen, da die sympathische Innervation der Bronchien gering ist. Als weitere bronchospasmolytische Komponente der β-adrenergen Agonisten wird eine Hemmung der durch Vagusaktivierung ausgelösten Bronchokonstriktion diskutiert, die über eine Aktivierung präsynaptischer Rezeptoren des bronchialen Parasympathikus mit einer Hemmung der Acetylcholinausscheidung vermittelt werden soll (siehe Abb. 31.2). β-adrenerge Agonisten haben nur einen geringen Einfluß auf den eosinophilen Entzündungsprozeß, obwohl eine Beeinflussung der Degranulation von Mastzellen in vitro nachgewiesen wurde. Für Salmeterol und andere β_2-Agonisten ist tierexperimentell eine antiinflammatorische Wirkung beschrieben worden, deren klinische Bedeutung jedoch nicht bekannt ist.

β-adrenerge Agonisten haben eine positiv-inotrope Wirkung und vermindern den Druck im kleinen Kreislauf. Die klinische Relevanz dieser Wirkung für die Asthmatherapie ist unklar. Die Bevorzugung von β_2-adrenergen Agonisten gegenüber unspezifischen Agonisten dient v.a. der Verminderung unerwünschter kardialer Wirkungen wie Tachykardie und Rhythmusstörungen. Doch sind am Herzmuskel neben der überwiegenden Repräsentanz von β_1-Rezeptoren auch 10–20% β_2-Rezeptoren vorhanden. Die Selektivität der β_2-adrenergen Agonisten ist also nicht absolut, und kardiale Nebenwirkungen durch β_2-adrenerge Agonisten sind nicht vermeidbar. Die periphere Vasodilatation durch β_2-adrenerge Agonisten kann über die reaktive Stimulation des Sympathikus ebenfalls zur Tachykardie beitragen. Bei regelmäßiger Zufuhr von β_2-adrenergen Agonisten kann nach 1–3 Wochen eine Wirkungsabnahme auftreten. Diese Toleranz oder Desensitisierung wird auf eine Abnahme funktioneller β_2-Adrenozeptoren durch verminderte Synthese und funktionelle Inaktivierung durch Phosphorylierung zurückgeführt. Neuerdings wird auch eine Induktion der Phosphodiesterase 4 (PDE4) mit einem beschleunigten Abbau von cAMP als Mechanismus der Desensitisierung diskutiert. Diese Desensitisierung tritt vor allem bei regelmäßiger, insbesondere oraler Zufuhr von β_2-Agonisten auf und kann zur Folge haben, daß in einem Asthmaanfall die akute bronchospasmolytische Wirkung ausbleibt oder abgeschwächt auftritt. Bei gleichzeitiger Therapie mit Glukokortikoiden sind Häufigkeit und Ausmaß der Desensitisierung geringer.

Pharmakokinetik

Die orale Resorption der verschiedenen β-adrenergen Agonisten ist sehr unterschiedlich, die absolute Bioverfügbarkeit liegt jedoch meist bei weniger als 10% (hoher First-pass-Effekt). Deshalb sind die oralen Dosierungen meist 5- bis 10fach höher als die inhalativen Dosierungen (s.Übersicht auf S.582). Die Wirkung tritt nach oraler Gabe nach 30–60 min ein. Bei inhalativer Anwendung beginnt die Wirkung nach 3–5 min, die volle Wirkung ist nach 15–20 min erreicht. Die Dauer der Wirkung nach oraler Gabe nichtretardierter Präparate unterscheidet sich nicht wesentlich von der nach inhalativer Anwendung (Tabelle 31.2). Die Elimination erfolgt sowohl durch renale Ausscheidung der unveränderten Substanz (Salbutamol, Terbutalin), metabolische Aktivierung (Bambuterol zu Terbutalin) als auch durch Konjugation mit Glukuronsäure

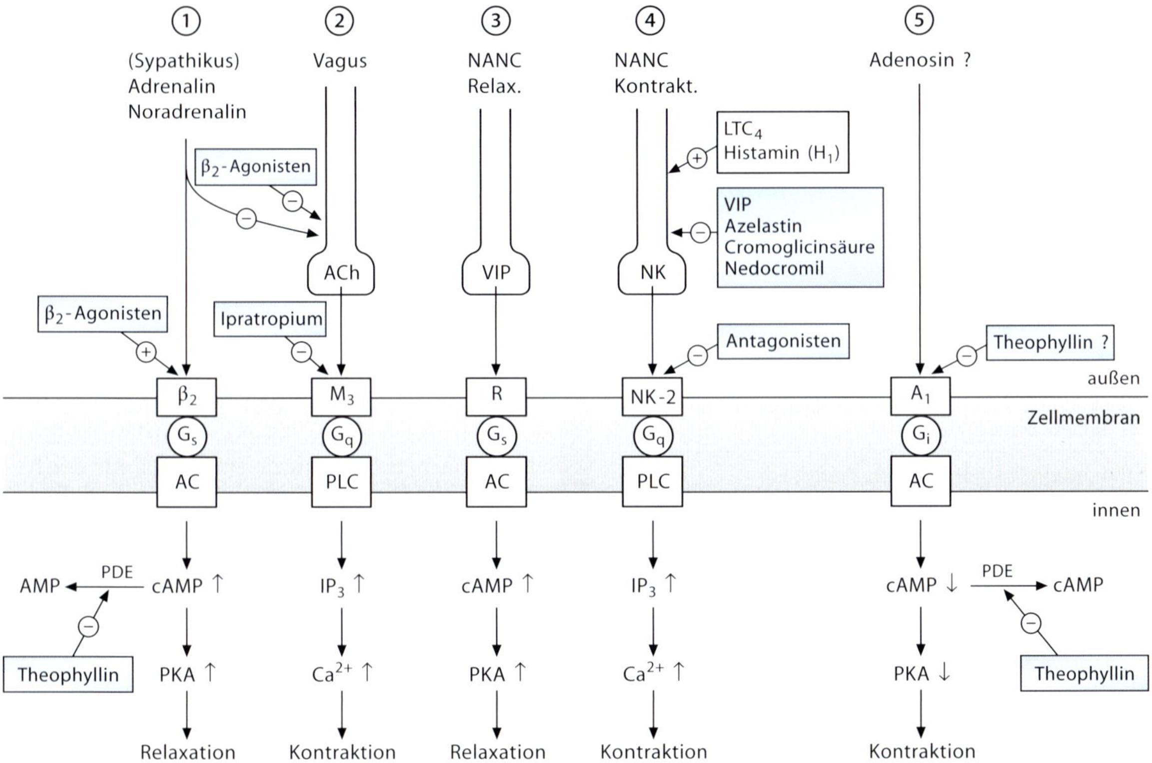

Abb. 31.2. Physiologie, Pathophysiologie und Pharmakologie des Bronchialtonus. ① Sympathikus und Adrenalin aktivieren den Signalweg β_2-Rezeptor, stimulierende G-Proteine (G_s), Adenylcyclase (*AC*), cAMP-Anstieg, Relaxation. Außerdem hemmen sie präsynaptisch an der cholinergen Synapse. *Pharmakologie*: β_2-Adrenozeptoragonisten und Phosphodiesterase (PDE)-Hemmer. ② Vagale Bronchokonstriktion über Acetylcholin(ACh)-Freisetzung, muskarinische M_3-Rezeptoren, G_q-Proteinkopplung, Aktivierung der Phospholipase C (*PLC*) mit Anstieg von Inositoltrisphosphat (IP_3), Mobilisierung von Calcium, Kontraktion. *Pharmakologie*: Kompetivtive ACh-Hemmung durch Anticholinergika. ③ Relaxierende *n*icht-*a*drenerge-*n*icht-*c*holinerge (*NANC*) Nervenfasern mit vasoaktivem intestinalem Polypeptid (*VIP*) als Transmitter. *Pharmakologie*: experimentelle VIP-Analoge. ④ Kontrahierende NANC-Nervenfasern mit Neurokininen (*NK*) als Transmitter. *Pharmakologie*: präsynaptische Hemmung durch Histamin-H_1-Antagonisten, Leukotrienantagonisten, Nedocromil, Cromoglicinsäure. ⑤ Adenosin wirkt bronchokonstriktorisch, möglicherweise über Adenosin-A_1-Rezeptoren (A_1), hemmendes G_i-Protein und Hemmung der Adenylcyclase. *Pharmakologie*: Theophyllin als A_1-Rezeptorantagonist (?) und PDE-Hemmer (nicht gesichert)

oder Sulfat. Salmeterol hat hinsichtlich seiner Pharmakokinetik eine Sonderstellung, da die maximal Plasmakonzentration bei inhalativer Anwendung zwar bereits nach 5–15 min erreicht wird, die bronchodilatierende Wirkung jedoch erst nach 15–30 min beginnt und ihr Maximum nach 3–4 h erreicht. Diese Diskrepanz kann möglicherweise durch eine zusätzliche langsame Bindung des langkettig-lipophilen Anteils des Salmeterols (Abb. 31.3) an eine „unspezifische“ Bindungsstelle im Bereich des β_2-Rezeptors erklärt werden („Exosite-binding“). Der verzögerte Wirkungseintritt macht Salmeterol eher für die Prävention als für die akute Behandlung des Bronchospasmus geeignet.

Unerwünschte Wirkungen

Die β_2-adrenergen Agonisten werden von den meisten Patienten gut vertragen. Bei systemischer, in geringerem Maße auch bei inhalativer Anwendung ist mit Tachykardie, Unruhe, Schlafstörungen und Tremor, selten mit Extrasystolen, Arrhythmien, Kopfschmerz und Muskelkrämpfen zu rechnen. Bei

Tabelle 31.2. Dosierungen, Halbwertszeit und Wirkdauer einiger β_2-Sympathomimetika

	Dosierung oral [mg/Tag]	inhalativ [mg/Tag]	Plasma-HWZ oral [h]	Wirkdauer oral+inhalativ [h]
Bambuterol	2mal 10	–	10	15–24
Clenbuterol	2mal 0,02	–	30	8
Fenoterol	3mal 2,5	3mal 0,2 (maximal 2,0/Tag)	3	6
Formeterol	2mal 0,1	2mal 0,012	2	12–16
Salbutamol	4mal 2,0	4mal 0,2 (maximal 0,8/Tag)	3–5	4–6
Salmeterol	–	2mal 0.05	6–8	12–20
Terbutalin	3mal 2,5	4x 0,25	3,5	4–6

Eigenschaften von β_2-Sympathomimetika in der Therapie des Asthma bronchiale

Therapeutisch nutzbare Eigenschaften
- Schnelle und zuverlässige Bronchodilatation;
- Verbesserung der mukoziliären Clearance;
- Positiv-inotrope Wirkung; Abnahme des pulmonal-arteriellen Druckes;
- Hemmung der Mediatorfreisetzung aus Mastzellen;
- Senkung der Freisetzung von eosinophilen kationischen Proteinen aus Eosinophilen Granulozyten (besonders der langwirksamen Substanzen Formoterol und Salmeterol) (Entzündungshemmung?).

Nachteile und unerwünschte Wirkungen
- Nur geringe Entzündungshemmung;
- Vermehrter, zähflüssiger Schleim;
- β-Adrenozeptordesensitisierung;
- Tremor, Schlafstörungen;
- Tachykardie, Vasodilatation;
- Hypokaliämie;
- Erhöhte Mortalität bei regelmäßiger Langzeitanwendung? (s. Text);
- Möglicherweise Überdeckung von Schwere und Progredienz der destruktiv-entzündlichen Prozesse.

Langzeitanwendung kann eine Hypokaliämie auftreten. Als Hauptgefahr der regelmäßigen oder häufigen Anwendung von β_2-adrenergen Agonisten wird paradoxerweise die gute akute Bronchodilatation angesehen. Dieser positive Effekt überdeckt die Progredienz des chronisch-entzündlichen und destruktiven Prozesses, die konsequente entzündungshemmende Therapie wird möglicherweise vernachlässigt. Die in verschiedenen klinischen Studien in England, Australien und Kanada (Saskatchewan-Studie) wurde bei regelmäßiger (über Monate bis Jahre) oraler und/oder inhalativer Anwendung von β_2-adrenergen Agonisten (meist Fenoterol) beobachtete erhöhte Mortalität ist wahrscheinlich durch diesen Mechanismus zu erklären. Bei Koronarpatienten wurde eine Zunahme der Angina pectoris-Symptomatik beobachtet.

Anwendung

β_2-adrenerge Agonisten sind die am häufigsten verwendeten Antiasthmatika. Die früher geübte orale Dauertherapie wird heute nicht mehr empfohlen. Bevorzugt wird die inhalative Anwendung eines Dosieraerosols zur akuten Behandlung einer bronchospastischen Phase oder die präventive Anwendung kurz vor der Exposition gegenüber einem bronchospastischen Reiz, z.B. bei Verlassen des Hauses bei winterlich-kalter Außenluft oder bei bevorstehender körperlicher Belastung. Patienten mit gehäuft auftretendem nächtlichem Asthma können abends präventiv eine langwirksame Substanz, z.B. Salmeterol oder Formeterol inhalieren.

Bei fortgeschrittenem Asthma bronchiale (Stufe 3 und 4) kann ein langwirksamer β_2-Agonist als Inhalation zur Basistherapie zusammen mit Glukokortikoiden verwendet werden (siehe Tab. 31.5).

β_2-adrenerge Agonisten wirken relaxierend auf die Uterusmuskulatur (Tokolyse) und werden zur Hemmung der vorzeitigen Wehentätigkeit verwendet. Ihre Anwendbarkeit in dieser Indikation wird durch die systemischen Nebenwirkungen bei Mutter und Föt, insbesondere durch die Tachykardie, die Blutdrucksenkung und die Hypokaliämie beschränkt.

Kontraindikationen

Kardiale Rhythmusstörungen sowie eine hypertrophe Kardiomyopathie und Thyreotoxikose sind

Abb. 31.3. Strukturen einiger β_2-Adrenozeptoragonisten (β_2-Sympathomimetika)

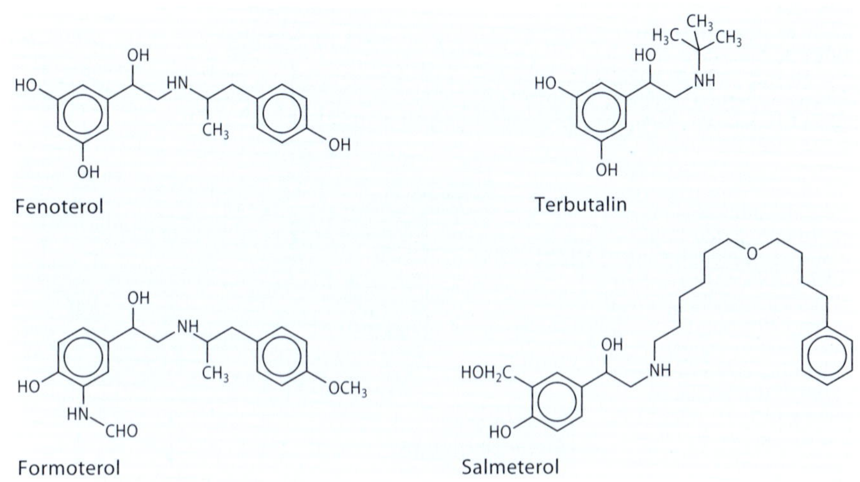

Kontraindikationen. Vorsicht ist geboten bei frischem Myokardinfarkt und schlecht eingestelltem Diabetes mellitus. Eine bestehende Hypokaliämie durch Diuretika und Laxanzien sollte vor Therapiebeginn kompensiert werden.

31.2.3 Methylxanthine

Methylxanthine, insbesondere *Theophyllin*, gehören zu den „Klassikern" der Asthmatherapeutika. Ihre generelle Anwendung ist jedoch umstritten (s.unten).

Wirkungsweise

Theophyllin wirkt bronchospasmolytisch, verbessert die mukoziliäre Clearance und hemmt die Mastzelldegranulation, sowie die Aktivierung anderer Entzündungszellen. Theophyllin beeinflußt deshalb auch die chronische bronchiale Entzündung.

Theophyllin fördert die Kontraktilität und Frequenz des Herzens, vermindert den Druck im kleinen Kreislauf und wirkt zentral atemstimulierend. Es fördert die Nierendurchblutung und wirkt schwach natriuretisch.

Die zellulären Mechanismen der bronchospasmolytischen Wirkung sind noch nicht sicher bekannt. Diskutiert werden (s.auch Abb.31.2 und 31.4):

1. Phosphodiesterasehemmung: Eine Hemmung der cAMP-Phosphodiesterase (PDE) erhöht die zelluläre cAMP-Konzentration und wirkt dadurch an der Bronchialmuskulatur relaxierend. Obwohl mit therapeutisch wirksamen und erreichbaren Plasmakonzentrationen des Theophyllins von 30–50 µmol/l nur eine partielle (10–20%) Hemmung der PDE zu erwarten ist, gilt dieser Mechanismus als der wahrscheinlichste.

Eine weitere Wirkungkomponente des Theophyllins, die seine (leichte) entzündungshemmende Wirksamkeit erklären könnte, ist die partielle PDE-Hemmung und damit die Mediatorfreisetzung von Mastzellen und anderen Entzündungszellen der Bronchialschleimhaut (Abb.31.4). Theophyllin ist ein unspezifischer PDE-Hemmer. Substanzen mit Selektivität für PDE III und IV, die in den genannten Entzündungszellen vorherrschen, werden z.Z. geprüft.

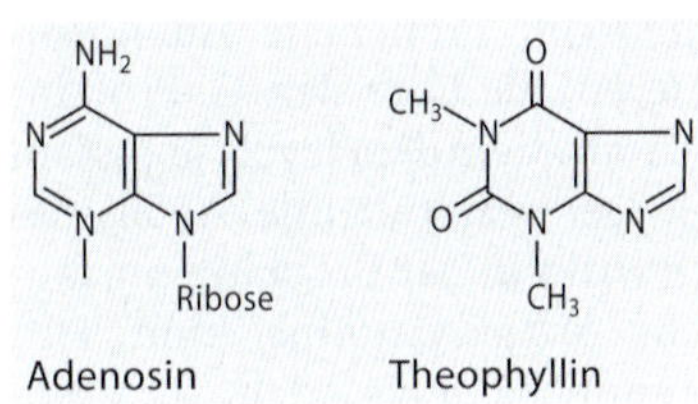

2. Adenosin-Antagonismus: Adenosin ist möglicherweise ein Mediator der asthmatischen Bronchokonstriktion. Die Inhalation von Adenosin löst bei Asthmatikern, nicht jedoch bei Gesunden, eine Bronchokonstriktion aus. Nach Provokation eines Bronchospasmus mit einem Allergen wird im Lun-

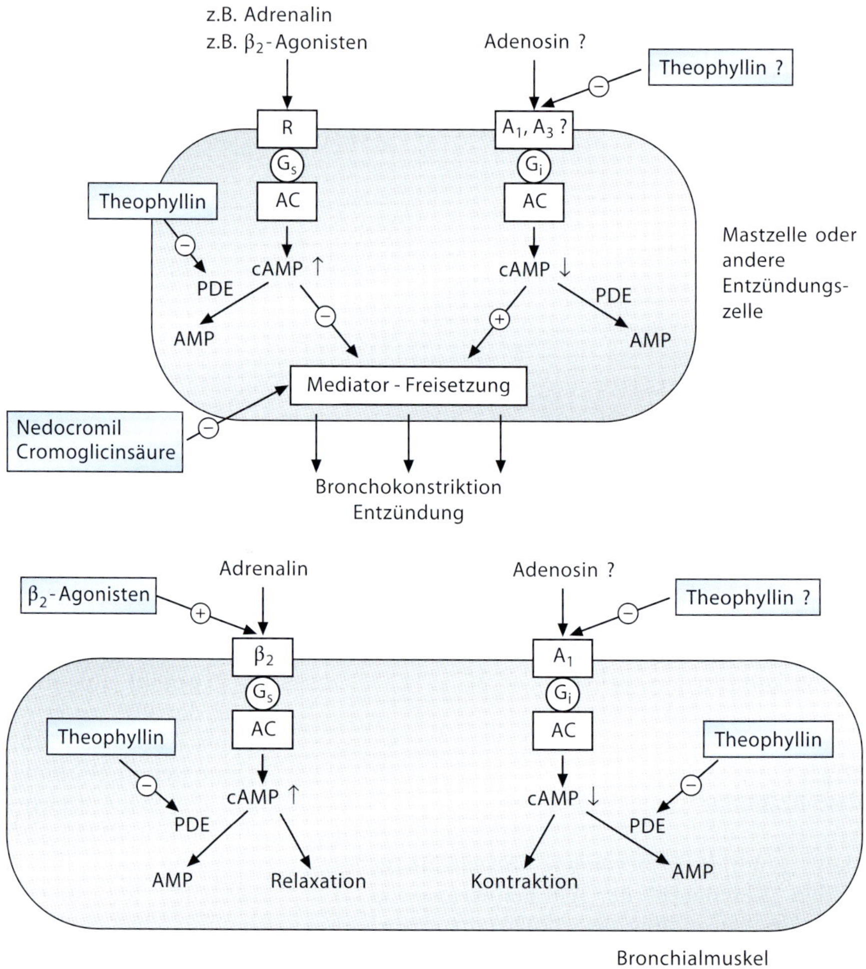

Abb. 31.4. Mögliche bronchiale Wirkungsmechanismen von Theophyllin. In Mastzellen, Makrophagen und eosinophilen Granulozyten hemmt ein Anstieg des intrazellulären cAMP die Freisetzung von Bronchokonstriktoren und Entzündungsmediatoren. In der glatten Bronchialmuskelzelle führt ein Anstieg des cAMP zur Relaxation. Theophyllin kann an beiden Zelltypen die cAMP-Konzentration steigern, entweder über einen Adenosinrezeptor-Antagonismus (nicht gesichert) oder über eine Hemmung der Phosphodiesterase (PDE; wahrscheinlichere Wirkungsweise)

gengewebe des Asthmatikers vermehrt Adenosin freigesetzt. Adenosin kann bronchiale Adenosin-A_1-Rezeptoren aktivieren, die über den G_i-Proteinkomplex inhibitorisch an die Adenylcyclase gekoppelt sind (Abb.31.4). Der resultierende Abfall des intrazellulären cAMP wirkt in der Bronchialmuskulatur konstriktorisch. Methylxanthine sind aufgrund ihrer Strukturähnlichkeit als Adenosinrezeptorantagonisten wirksam und können dadurch den bronchokonstriktorischen Effekt des Adenosins aufheben. Die dafür notwendige Plasmakonzentration liegt bei ca. 20–50 μmol/l und damit im Bereich der therapeutisch wirksamen Konzentration. Gegen diese Hypothese spricht, daß neuerdings Methylxanthine mit guter bronchospasmolytischer Wirksamkeit, aber nur schwachem Adenosinantagonismus (z.B. Enprophyllin) beschrieben wurden.

Pharmakokinetik

Theophyllin wird bei oraler Gabe nichtretardierter Präparate nahezu vollständig resorbiert. Maximale Plasmakonzentrationen werden nach 2 h erreicht. Die Resorption aus Zäpfchen ist stark schwankend und unzuverlässig. Lokale Reizwirkungen (Proktitis) sind häufig. Die inhalative Applikation ist nicht möglich. Theophyllin wird zu 80% hepatisch metabolisiert und zu 10–20% unverändert renal ausgeschieden. Die Eliminationshalbwertszeit beträgt bei Erwachsenen 7–9 h (bei Rauchern 3–6 h), bei Kindern 3–5 h, bei Früh- und Neugeborenen 4–20 h.

Abb. 31.5.
Als Bronchospasmolytika verwendete Anticholinergika

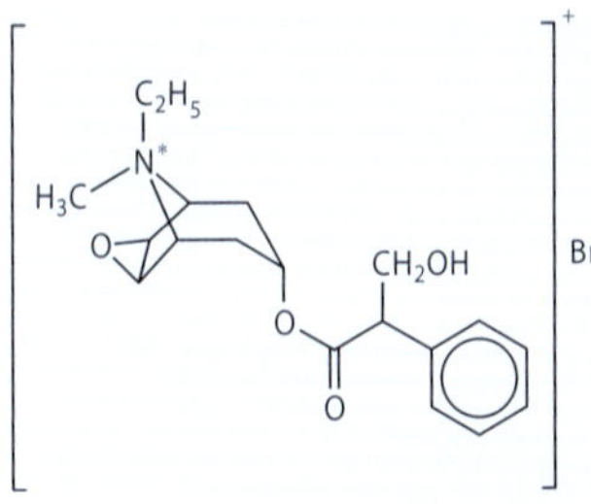

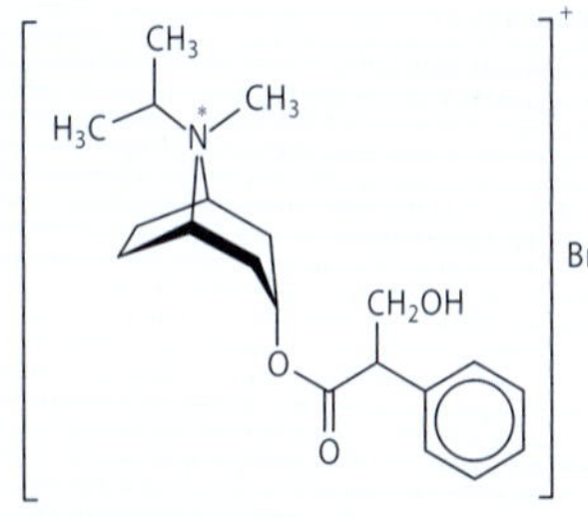

Unerwünschte Wirkungen

Methylxanthine haben eine geringe therapeutische Breite. Bereits bei therapeutischen Plasmakonzentrationen von 20–50 μmol/l treten häufig Übelkeit, Magenkrämpfe, Oberbauchschmerzen (erhöhte Salzsäure- und Pepsinsekretion), Refluxösophagitis und Tachykardie auf. Auch zentrale Wirkungen wie Kopfschmerz, Übelkeit, Tremor, Unruhe, Schlafstörungen sind häufig. Bei Plasmakonzentrationen ab 100 μmol/l sind toxische Wirkungen mit Agitiertheit, Manien, Fieber, Tinnitus, Krämpfen und Arrhythmien zu erwarten.

Anwendung

Wegen der geringen therapeutischen Breite werden Methylxanthine meist nur in Kombination mit anderen Antiasthmatika eingesetzt und dabei relativ niedrig dosiert, um Nebenwirkungen gering zu halten (Erwachsene 10–12 mg/kg). Eine früher häufige Anwendung, die Prävention nächtlicher Asthmaanfälle mit oralen Retardpräparaten von Theophyllin, geht mit der Verfügbarkeit langwirksamer, inhalativer β_2-adrenerger Agonisten (z.B. Salmeterol) zurück.

Andererseits wird der entzündungshemmenden Eigenschaft der Methylxanthine jetzt vermehrt Bedeutung zugemessen und ihr Stellenwert in der Asthmatherapie erneut diskutiert. Bei Kindern scheinen unerwünschte Wirkungen von Theophyllin im Verhältnis zur therapeutischen Wirksamkeit seltener zu sein. Seine parenterale Anwendung erfordert eine engmaschige Kontrolle der Plasmakonzentrationen.

31.2.4 Parasympatholytika

Wirkungsweise

Die Aktivierung des Vagus stellt einen bronchotonussteigernden Reiz dar und löst bei vielen Asthmapatienten einen Asthmaanfall aus. Die Wirkung wird über muskarinische M_3-Acetylcholinrezeptoren an der glatten Bronchialmuskulatur vermittelt (Abb. 31.2). Die Parasympatholytika Ipratropiumbromid und Oxitropiumbromid (Abb. 31.6) blockieren diese Rezeptoren und können so einen vagal ausgelösten Bronchospasmus aufheben. Diese beiden Parasympatholytika haben keine Selektivität innerhalb der Subtypen der M-Acetylcholin-Rezeptoren. Wegen ihrer quaternären Struktur fehlen ihnen jedoch weitgehend zentrale (unerwünschte) Wirkungen. Parasympatholytika haben keinen Einfluß auf das bronchiale Ödem und die Zilientätigkeit (mukoziliäre Clearance).

Pharmakokinetik

Ipratropiumbromid und Oxitropiumbromid werden ausschließlich inhalativ angewendet. Die systemische Bioverfügbarkeit von Ipratropiumbromid beträgt nach oraler Gabe 2%, bei inhalativer Anwendung 6–8%. In der Mundhöhle niedergeschlagene und verschluckte Substanz wird unverändert über die Fäzes ausgeschieden. Die Elimination erfolgt mit einer Halbwertszeit von 3–5 h. Die Wirkung beginnt 1–3 min nach Inhalation und hält 4–8 h an.

Unerwünschte Wirkungen

Die beiden quaternären Parasympatholytika sind gut verträglich. Bei 20% der Patienten treten Mundtrockenheit und ein bitterer Geschmack auf. Wegen der geringen Bioverfügbarkeit sind systemische

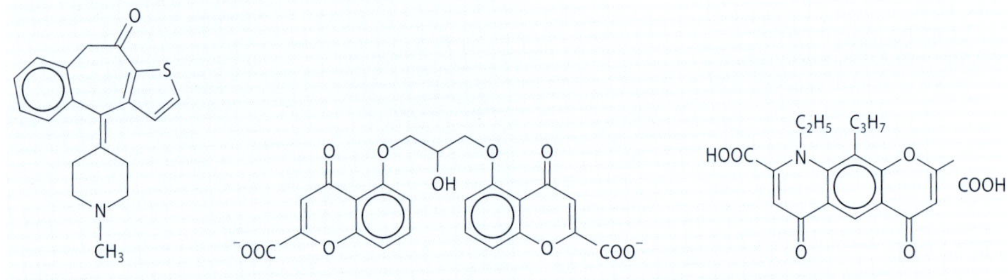

Abb. 31.6. Strukturen von Mastzellstabilisatoren und Entzündungshemmern in der Asthmatherapie

Nebenwirkungen wie Tachykardie, Obstipation und Mundtrockenheit selten. Beim Absetzen kann (selten) ein Rebound-Bronchospasmus auftreten.

Anwendung

Oxitropium und Ipratropium werden bevorzugt inhalativ eingesetzt (100 bzw. 20 μg pro Sprühstoß). Sie sind nur bei Asthmapatienten wirksam, deren Bronchotonus vagal erhöht ist. Da auch bei diesen Patienten andere Auslösebedingungen zusätzlich aktiv sind, werden Parasympatholytika meist in Kombination mit anderen Bronchospasmolytika eingesetzt.

31.2.5 Mastzellstabilisatoren und Antihistaminika

Wirkungsweise

Cromoglicinsäure, *Nedocromil* und in geringem Maße auch *Ketotifen* verhindern sowohl die durch IgE-Antigen ausgelöste als auch die nichtallergische Degranulation von Mastzellen. Der zelluläre Wirkungsmechanismus ist nicht bekannt. Möglicherweise sind Veränderungen der Kalziumpermeabilität und eine Phosphodiesterasehemmung beteiligt. Cromoglicinsäure und Nedocromil hemmen auch Mastzell-unabhängige Entzündungsreaktionen wie die chemotaktische Ansammlung von Eosinophilen und Neutrophilen, die Freisetzung von Mediatoren aus Makrophagen, neuronale Mechanismen der Entzündung und die Wirkungen von PAF. Während Cromoglicinsäure eine etwas bevorzugte Wirkung auf Allergen-ausgelöste Mastzellreaktionen haben soll, ist Nedocromil offenbar mit einer breiteren, nichtselektiven entzündungshemmenden Wirkung ausgestattet. Cromoglicinsäure und Nedocromil haben evtl. auch bronchospasmolytische Effekte durch präsynaptische Hemmung von NANC-Nerven (siehe Abb. 31.3). Ketotifen hat im Vergleich zu Cromoglicinsäure eine schwache mastzellstabilisierende Wirkung, dagegen eine deutliche Histamin-H_1-antagonistische Wirkung (Abb.31.7).

Für einige Histamin-H_1- oder -H_2-Antagonisten wie Astemizol, Cetirizin, Loratadin, Terfenadin ist eine bronchospasmolytische und entzündungshemmende Wirkung bei Asthma, insbesondere bei kindlichem Asthma nachgewiesen. Histaminantagonisten können jedoch allenfalls als adjuvante Asthmatherapeutika angesehen werden (zur Pharmakologie der Antihistaminika s.27.8.1).

Kinder mit atopischer Dermatitis entwickeln in der Adoleszenz nicht selten ein Asthma bronchiale. Diese Konversion konnte mit einem Histamin-H_1-Blocker (Catirizin) bei etwa 50 % der Patienten verhindert werden.

Pharmakokinetik

Cromoglicinsäure (als Dinatriumsalz = DNCG) und Nedocromil haben eine geringe orale Bioverfügbarkeit (1 bzw. 2,3%). Sie werden ausschließlich inhalativ angewendet (Dosieraerosol, DNCG auch als Pulverinhalat). Endobronchial wird Cromoglicinsäure zu 5–10%, Nedocromil zu 60–80% systemisch resorbiert. Die Elimination erfolgt durch renale Ausscheidung mit einer Halbwertszeit von 1–2 h.

Für die therapeutische Wirkung ist jedoch nicht die Plasmakonzentration, sondern die Wirkstoffmenge in der Bronchialschleimhaut relevant. Wegen der kürzeren Verweildauer im Bronchialepithel ist die mehrmalige Inhalation pro Tag erforderlich. Ketotifen wird oral angewendet. Es hat eine Bioverfügbarkeit von 50% und wird mit einer Halbwertszeit von 18–23 h durch Metabolisierung (Glukuronidierung) eliminiert.

Unerwünschte Wirkungen

Dinatriumcromoglykat und Nedocromil sind bei inhalativer Anwendung meist gut verträglich. Bei Inhalation von Cromoglykat als Pulver können durch die Reizwirkung der Partikel Husten, Heiserkeit und (seltener) ein Bronchospasmus auftreten. Durch präventive Inhalation eines β_2-adrenergen Agonisten kann diese Reaktion verhindert werden. Andere, gelegentlich auftretende Nebenwirkungen der Cromoglicinsäure sind gastrointestinale Beschwerden, Juckreiz, Dermatitis, während Nedocromil eher zu Geschmacksstörungen, Kopfschmerz, Schwindel und gastrointestinalen Beschwerden führt.

Ketotifen wirkt häufig (10–20%) sedierend, bei 2–5% der Patienten nimmt das Körpergewicht deutlich zu, ebenso häufig wird über Mundtrockenheit, Schwindel und Kopfschmerz geklagt.

Anwendung

Cromoglicinsäure und Nedocromil werden für die entzündungshemmende Langzeittherapie des Asthmas verwendet. Die Schutzwirkung gegenüber einem Asthmaanfall hält ca. 3–6 h an. Die üblichen Dosierungen liegen bei 1–5 mg Cromoglicinsäure pro Sprühstoß und bei 2 mg Nedocromil pro Sprühstoß. Beide Substanzen haben keine akute bronchospasmolytische Wirkung und sollen nicht während eines Asthmaanfalles inhaliert werden. Ketotifen wird für die Asthmatherapie kaum noch angewendet.

31.2.6 Glucocorticoide

Wirkungsweise

Glucocorticoide haben eine starke entzündungshemmende Wirkung, die auf verschiedenen Teilkomponenten beruht:

- Hemmung der Phospholipase A_2 über die Induktion eines inhibitorischen Peptides (Lipmodulin = Macrocortin). Daraus resultiert eine verminderte Synthese aller Lipoxigenase- und Cyclooxigenase-Produkte mit entzündungsfördernder Wirkung.
- Hemmung der Induktion der Cyclooxigenase-2 (COX-2) in Mastzellen und Makrophagen.
- Hemmung der mesenchymalen (fibrotischen) Reaktion.
- Immunsuppressive Wirkung.
  (Einzelheiten siehe Kap. 28).

Bei Asthmapatienten hemmen Glucocorticoide die allergisch-entzündliche Spätreaktion, bei chronischer Anwendung auch die Frühreaktion, sie verstärken die Wirksamkeit der β_2-adrenergen Agonisten, heben die Toleranz gegenüber β_2-adrenergen Agonisten auf und hemmen die bronchiale Hypersekretion. Die Wirkung beginnt meist innerhalb von 1–2 Tagen, die volle therapeutische Wirkung ist erst nach 3–4 Wochen erreicht.

Pharmakokinetik

Glucocorticoide werden bei Asthma bronchiale bevorzugt inhalativ eingesetzt, um systemische Nebenwirkungen möglichst gering zu halten. Da sich bei inhalativer Anwendung ein beträchtlicher Anteil (60%) des Glucocorticoids auf der Schleimhaut des Mundes und des Rachens niederschlägt und verschluckt wird, sollten inhalativ angewendete Glucocorticoide eine möglichst geringe orale Bioverfügbarkeit haben. Auch die Verfügbarkeit aus dem bronchial sedimentierten Anteil der Substanz sollte gering sein. Ein zusätzlicher Schutz vor systemischen Wirkungen wird durch eine schnelle systemische Elimination erreicht. Die für die inhalative Therapie zur Verfügung stehenden Glucocorticoide *Beclometason-Dipropionat*, *Budenosid*, *Fluticasonproprionat* und *Flunisolid* sind in dieser Hinsicht weitgehend vergleichbar (Tabelle 31.3).

Unerwünschte Wirkungen

Bei inhalativer Anwendung mit optimaler Inhalationstechnik (s.31.2.7) sind systemische Nebenwirkungen selten, sofern die in Tabelle 31.3 angegebenen Tagesdosen nicht überschritten werden. Allerdings ist bei Langzeitanwendung inhalativer Glucocorticoide mit einer Demineralisation des Knochens und einer Abnahme der Knochendichte, sowie mit einer Zunahme des Glaukom- und Kataraktrisikos zu rechnen (s.Kap. 27). Als lokale Nebenwirkungen sind eine Pilzbesiedlung (Candida albicans) der Mund- und Rachenschleimhaut (5–15%) sowie Heiserkeit (Dysphonie 10–50%) zu erwarten. Diese Nebenwirkungen entstehen aus der lokalen immunsuppressiven und entzündungshem-

Tabelle 31.3. Inhalative Glucocorticoide

		Dosierung pro Hub [μg]	Dosierung[b] pro Tag [μg]	Orale[a] Bioverfügbarkeit [%]	Eliminations-HWZ [h]
Beclometason	Dosieraerosol	50–250	500/1000/2000	20	2,7
	Pulverinhalat	200			
Budenosid	Dosieraerosol	200	400/800/1600	11	2,2
	Pulverinhalat	200			
Flunisolid	Dosieraerosol	250	500/1000/2000	15	1,8
Fluticason	Dosieraerosol	200	250/500/1000	1	3–8
	Pulverinhalat				

[a] Orale Bioverfügbarkeit der in Mundhöhle und Rachen niedergeschlagenen Substanz bei inhalativer Anwendung.
[b] Maximale Tagesdosen in den Stufen 2–4 der Asthma-Therapie (siehe Stufenschema Tab. 31.5) nach Empfehlungen der Deutschen Atemwegsliga siehe auch Stufenschema Tab. 31.5.

menden Wirkung bzw. aus der lokalen proteinkatabolen Wirkung der Glucocorticoide an der Kehlkopfmuskulatur. Sie hängen von der Menge des in den oberen Luftwegen präzipitierten Aerosols oder Pulverinhalates ab und lassen sich durch eine Optimierung der Inhalationstechnik und Verwendung eines Spacers sowie durch Ausspülen des Mundes nach der Inhalation deutlich reduzieren.

Anwendung
Inhalative Glucocorticoide werden in zunehmendem Maße bereits frühzeitig in der Asthmatherapie eingesetzt (ab Stufe 2).

Bei schwerem Asthma (Stufe 4 der Asthmatherapie, s. 31.2.7) werden Glucocorticoide auch systemisch (orale Gabe) angewendet. Die pharmakokinetischen Eigenschaften der systemisch angewendeten Glucocortikoide sind in Kap. 27 dargestellt.

31.2.7 Leukotrienrezeptor-Antagonisten

Leukotriene wie LTC_4 und LTD_4 sind u. a. Entzündungsmediatoren und haben eine direkte bronchospastische Wirkung. Dementsprechend haben kompetitive Antagonisten an Cys-LT_1-Rezeptoren, wie *Zafirlukast* oder *Montelukast* eine bronchospasmolytische und (mäßige) entzündungshemmende Wirkung. In der bronchospasmolytischen Wirksamkeit sind Leukotrienrezeptor-Antagonisten den inhalativen β_2-Agonisten unterlegen. Montelukast ist in Deutschland für die zusätzliche Therapie des Asthma in Stufe 2 und 3 zugelassen (Dosierung 1 × tägl. 10 mg oral). Seine Bioverfügbarkeit liegt bei 65 %, die Eliminationshalbwertszeit bei 3–6 h, die Wirkdauer bei 16–24 h. Montelukast ist nicht für die akute Anfalltherapie geeignet. Als unerwünschte Wirkungen wurden Fieber, Durchfall, Übelkeit und Entzündungen der oberen Atemwege beobachtet.

31.2.8 Prinzipien der Asthmatherapie

Trotz der verbesserten Therapiemöglichkeiten hat die Asthmamortalität in den letzten 10 Jahren sowohl in den USA als auch in den europäischen Ländern zugenommen. Die Ursachen sind unklar. Vermutet werden eine Zunahme der Umweltbelastung und der Luft mit Reizstoffen und zytotoxischen Substanzen, eine Zunahme allergischer Reaktionen, eine schlechte Therapiecompliance der Patienten (so soll die Nichtcompliance in Deutschland bei 80% liegen!) und die Verkennung der Schwere eines Asthma bronchiale durch die gute akute Bronchospasmolyse der β_2-adrenergen Agonisten, die eine frühzeitige Behandlung der chronischen Entzündung verhindert.

Unter Berücksichtigung dieser Aspekte hat sich die Strategie der Behandlung des Asthma bronchiale in den letzten Jahren grundlegend gewandelt:

1. Der Patient wird mehr als bisher selbstverantwortlich in die Therapie eingebunden („geführte Selbstbehandlung"). Zu seinen Aufgaben gehören: seine aktive psychische Stabilisierung (z. B. durch autogenes Training), die bewußte Vermeidung von Auslösesituationen, die objektive Selbstkontrolle

des jeweiligen Funktionszustandes seines Bronchialsystems durch Messung des Peak-flow-Volumens, die regelmäßige Registrierung der Meßwerte, sowie die Dokumentation des Krankheitsverlaufes (Häufigkeit und Dauer von Atemnot, körperliche Aktivitäten, Medikation etc.). Ferner soll der Patient gemeinsam mit dem behandelnden Arzt einen Plan für die Akuttherapie des Asthmaanfalles und für die Dauerbehandlung erstellen und ist für die Einhaltung verantwortlich.

2. Fast alle in der Asthmatherapie eingesetzten Substanzen sind heute für die inhalative Therapie verfügbar. Um ausreichende Mengen von Wirksubstanz an den Wirkort zu bringen und gleichzeitig die Niederschlagung des Aerosols in Mundhöhle, Rachen und Trachea zur Vermeidung lokaler und systemischer Nebenwirkungen möglichst gering zu halten, muß der Patient die *Inhalationstechnik* unter Anleitung systematisch erlernen. Die richtige Inhalation umfaßt folgende Schritte: Ruhiges und gleichmäßiges Ausatmen, Betätigen des Aerosols, langsames Einatmen möglichst bis zur Vitalkapazität, Anhalten des Atems für 5–10 s und langsames Ausatmen möglichst über die Nase. Für Dosieraerosole werden inzwischen Inhalationshilfen angeboten, hauptsächlich sog. „Spacer", die durch Erhöhung des Totraumes zwischen Austrittsöffnung und Mundhöhle die für manche Patienten schwierige Synchronisation von Aerosolausstoß und Inhalation überflüssig machen. Diesem Zweck dienen auch Atmungs-gesteuerte Aerosole.
3. Während sich die Pharmakotherapie (s. Tabelle 31.4) früher auf die Behandlung des Bronchospasmus konzentrierte und Glucocorticoide wegen ihrer (vermeintlichen) Gefährlichkeit äußerst zurückhaltend eingesetzt wurden, hat heute die Behandlung der Entzündung mit einem frühzeitigen Einsatz inhalativer Glucocorticoide Vorrang. β-adrenerge Agonisten sollen möglichst ausschließlich inhalativ verwendet werden. Die abendliche Inhalation eines langwirksamen β_2-adrenergen Agonisten (z.B. Salmeterol) bei häufig auftretenden nächtlichen bronchospastischen Zuständen ist möglich. Der Stufenplan der Deutschen Atemwegsliga (1999) ist in modifizierter Form in Tab. 31.5 wiedergegeben.

Tabelle 31.4. Wirkung verschiedener Asthmatherapeutika

Substanzgruppe	Bronchospasmolyse (akut) „Reliever"	Entzündungshemmung Mastzellstabilisierung „Controller"
β_2-Adrenozeptoragonisten (β_2-Mimetika)	++++	+
Anticholinergica	+++	–
Theophyllin	+++	++
Nedocromil	–	++
Cromoglicinsäure	–	++
Glucocorticoide	+	++++

31.2.9 Behandlung des Status asthmaticus

Ein schwerer Asthmaanfall, der sich über viele Stunden oder Tage erstreckt und mit der vorher wirksamen Therapie nicht durchbrochen werden kann, wird als Status asthmaticus bezeichnet. Dieser Zustand ist lebensbedrohend und erfordert eine intensivmedizinische Behandlung. Mittel der 1. Wahl sind β_2-adrenerge Agonisten, die i.v. gegeben werden (z.B. Salbutamol 50–150 µg in 10 min, danach niedrigdosierte Dauerinfusion). Bei Versagen kann auch Theophyllin i.v. versucht werden (5 mg/kg i.v. in 30 min). Weitere Maßnahmen sind die Gabe von Glucocorticoiden i.v., der Ausgleich eines Flüssigkeitsdefizites und einer evtl. bestehenden Elektrolytstörung, insbesondere einer Hypokaliämie, und evtl. O_2-Zufuhr über eine Nasensonde (2–4 l/min) oder mechanische Ventilation.

31.2.10 Neue Therapieansätze

Bemühungen um neue Asthmatherapeutika konzentrieren sich v.a. auf die Beeinflussung von Entzündungsmediatoren. So sind einige *Leukotriensyntheseinhibitoren* (z.B. Zileutin) und *Antagonisten des plättchenaktivierenden Faktors (PAF)* in der klinischen Prüfung als Antiasthmatika. Weiterhin wird die Wirksamkeit von spezifischen *Hemmstoffen der Phosphodiesterasen* (PDE_{III}, PDE_{IV}) geprüft. Interesse haben auch *Kaliumkanalöffner* vom

Tabelle 31.5. Stufenschema der Asthma-bronchiale-Therapie. (Mod. nach Empfehlungen der Deutschen Atemwegsliga 1998)

	Symptomatik	Basistherapie	Bedarfsmedikation
1	*Geringgradiges intermittierendes Asthma* Anfälle < 2/Woche FEV_1 oder PEF > 80 %	Keine	Kurzwirksame inhalative β_2-Agonisten
2	*Leichtes, persistierendes Asthma* Anfälle >2/Woche nachts >2/Monat Geringe körperliche Einschränkung FEV_1 oder PEF >80 %, mit β_2-Agonisten normalisierbar	Inhalative Glucocorticoide Niedrige Dosierung; Alternativ: Cromoglicinsäure oder Nedocromil	Kurzwirksame inhalative β_2-Agonisten oder inhalative Anticholinergica
3	*Mittelgradiges, persistierendes Asthma* täglich Symptome, nachts >1/Woche körperliche Leistungsfähigkeit deutlich eingeschränkt FEV_1 oder PEV 60–80 %, mit β-Agonisten nicht vollständig normalisierbar	Inhalative Glucocorticoide, mittlere Dosierung; plus langwirksame inhalative β_2-Agonisten; evtl. abends Theophyllin retard.	Kurzwirksame inhalative β_2-Agonisten oder inhalative Anticholinergica
4	*Schweres Asthma* häufige Exacerbationen, häufig nächtliche Symptome. Körperliche Leistungsfähigkeit stark eingeschränkt. FEV_1 oder PEF <60 % mit β_2-Agonisten nicht normalisierbar	Inhalative Glucocorticoide hohe Dosierung; plus orale Glucocorticoide; plus langwirksame inhalative β_2-Agonisten, insb. abends bei nächtlichem Asthma	kurzwirksame inhalative β_2-Agonisten

FEV_1 = forciertes expiratorisches Volumen 1 min
PEF = peak effective flow (Eigenmessung mit peak flow meter)

Typ des Cromakalim und Lemakalim gefunden, die niedrig-affine, ATP-sensitive Kaliumkanäle öffnen und eine Hyperpolarisation herbeiführen. Ob aus diesen Ansätzen klinisch allgemein akzeptierte Therapien entstehen, kann z.Z. noch nicht abgeschätzt werden.

In den letzten Jahren wurde die „traditionelle“ Vorstellung von der Regulation des Bronchialtonus, wie sie in Abb. 31.3 skizziert ist, wiederholt in Frage gestellt. v.a. wird dem zyklischen Guanosinmonophosphat (cGMP) und dem cGMP-abhängigen Proteinkinasen eine wichtige Rolle zugeschrieben, z.B. in der Phosphorylierung calciumabhängiger Kaliumkanäle, deren Öffnung die glatte Muskelzelle hyperpolarisiert und damit einer Kontraktion entgegenwirkt. Aus diesen Vorstellungen ist jedoch noch kein therapeutisch praktikables Prinzip abgeleitet worden.

Auch neue Erkenntnisse über die Innervation des Bronchialsystems können Ansatzpunkte für neue Entwicklungen sein (s. Abb. 31.3). Neben der parasympathischen Innervation sind v.a. NANC-(Non - adrenergic - non - cholinergic -)Nervenfasern von Interesse. Relaxierende NANC-Fasern mit vasoaktivem, intestinalem Polypeptid (VIP) oder Stickstoffmonoxid (NO) als Transmitter stehen kontrahierend und entzündungsfördernd wirksamen NANC-Fasern mit Tachykinen (Substanz P, Neurokinine) gegenüber. Einige bekannte Asthmatherapeutika (Leukotrienantagonisten, Nedocromil, Cromoglicinsäure) verdanken ihre Wirksamkeit möglicherweise der präsynaptischen Hemmung entzündungsfördernder NANC-Neurone. Als mögliche Therapeutika werden z.Z. Tachykinrezeptorantagonisten untersucht.

31.3.1 Pathophysiologie der chronisch-obstruktiven Lungenerkrankungen

Zum Krankheitsbild der COPD (chronic obstructive pulmonary disease) gehören die chronisch obstruktive Bronchitis und die Emphysembronchitis. Die Erkrankung hat eine Prävalenz von 6–10 % aller Männer und 2–4 % aller Frauen über 45 Jahren.

Sie verkürzt die Lebenserwartung und ist zu 3–5% bei Männern und 1–2% bei Frauen Ursache des vorzeitigen Todes.

Auslöser ist bei mehr als 90% der Betroffenen das Rauchen. Pathogenetisch sind von Bedeutung: eine chronische Entzündung des Bronchialepithels (chronische Bronchitis), Bronchospasmus, mit Epithelverlust und fibrotischen Veränderungen, Obstruktion der kleinen Bronchien und Bronchiolen, sowie ein Elastizitätsverlust der Lunge durch enzymatische Zerstörung (Elastasen) des Lungenparenchyms insbes. der Alveolenwände (Emphysem). Dieser chronische Prozess verläuft zunächst unbemerkt. Wenn deutliche Beschwerden, wie Atemnot bei mäßiger Anstrengung auftreten, ist der Prozeß bereits weit fortgeschritten. Er ist kaum reversibel (<10%). Spätzustand ist die chronische Hypoxie mit Cor pulmonale.

31.3.2 Behandlung der chronisch-obstruktiven Lungenerkrankung

Die einzige Maßnahme, die zu einer deutlichen Zunahme der Lebenserwartung führt, ist die frühzeitige Aufgabe des Rauchens. Die pharmakotherapeutischen Möglichkeiten sind dagegen sehr begrenzt und dienen vor allem der Linderung der Beschwerden und der Verbesserung der Lebensqualität.

Anticholinergica

Oxitropiumbromid und Ipatropiumbromid als Pulverinhalate haben bei COPD eine gute und lang anhaltende bronchospasmolytische Wirkung. Die Bronchialmuskulatur ist fast ausschließlich mit M_3-muskarinischen Acetylcholinrezeptoren ausgestattet. Die beiden genannten Anticholinergica haben jedoch keine Selektivität innerhalb der Muskarin-Rezeptorfamilie. Da präsynaptische M_2-Autorezeptoren eine Hemmung der Acetylcholinausschüttung vermitteln, ist es therapeutisch von Interesse, selektive M_3-Rezeptorantagonisten zu entwickeln, die M_2-Rezeptoren unbeeinflusst lassen. Solche Substanzen wie z.B. Tiotropinbromid sind in der klinischen Prüfung.

β_2-Adrenozeptoragonisten

Während Anticholinergica als Dauertherapeutika eingesetzt werden, kann mit kurzwirksam inhalativen β_2-Agonisten wie Salbutamol, Fenoterol oder Terbutalin die schnelle Auflösung eines akuten Bronchospasmus erreicht werden (Dosierungen und Kinetik siehe Tab. 31.2). β_2-Agonisten werden zusätzlich zu Anticholinergica gegeben.Mit der inhalativen Dauertherapie mit langwirksamen β_2-Agonisten wie Salmeterol oder Formoterol kann eine Verbesserung der Lebensqualität, kaum jedoch eine Verbesserung der Lungenfunktionsparameter erreicht werden.

Theophyllin

Nur ein kleiner Teil der Patienten mit COPD insbes. mittleren Schweregrades kann von oral gegebenem Theophyllin (retardiert) profitieren.

Glucocorticoide

Die therapeutische Wirksamkeit der Glucocorticoide (inhalativ oder oral) bei COPD ist geringer als bei Asthma bronchiale. Nur bei 10–15% der Patienten mit COPD wird das FEV_1, durch Glucocorticoide deutlich (>15%) verbessert. Lediglich bei akuten Exacerbationen haben kurzfristig (2–3 Wochen) angewendete Glucocorticoide einen günstigen Einfluß auf die Lungenfunktionsparameter. Langfristig werden diese wenig beeinflußt. Es wird vermutet, daß eine Verbesserung des FEV_1-Wertes um mehr als 15% durch ein gleichzeitig bestehendes Asthma bronchiale zu erklären ist. Wegen der insgesamt geringen therapeutischen Möglichkeiten gehören Glucocorticoide dennoch zur Standardtherapie der COPD.

Sauerstofftherapie

Bei fortgeschrittenem COPD mit ventilatorischer Insuffizienz und Hypoxie kann eine intermittierende Selbstbeatmung mit Sauerstoff hilfreich sein.

Mukolytika

Der therapeutische Nutzen von Mukolytika, wie Acetylcystein, Carbocistein, oder Ambroxol, die bei COPD-Patienten sehr häufig verwendet werden, wurde in kontrollierten klinischen Studien nicht bestätigt.

Abb. 31.7.
Strukturen von Opioidantitussiva

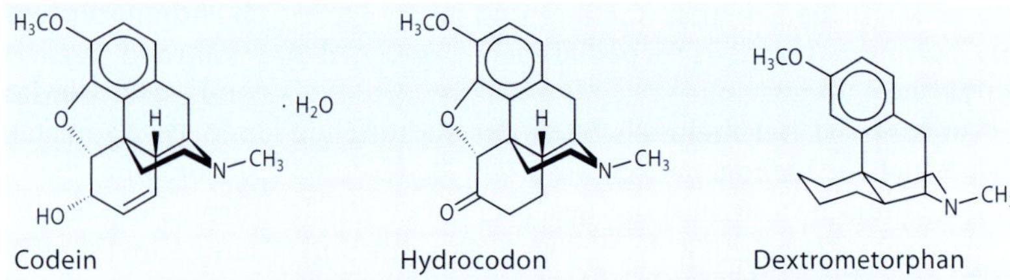

Antibiotikatherapie

Akute bronchopulmonale Infekte werden meist mit Amoxicillin/Clavulansäure oder Cephalosporinen behandelt.

31.4 Antitussiva

Husten ist primär ein Schutzreflex und Reinigungsmechanismus, der nicht prinzipiell unterdrückt werden sollte.

Jeder länger anhaltende Husten bedarf der diagnostischen Klärung und gegebenenfalls der Behandlung der Grundkrankheit [Bronchialkarzinom, virale oder bakterielle Infektion, chronische Bronchitis, inhalative Noxen (Rauchen), Herzinsuffizienz]. Eine antitussive Behandlung ist nur sinnvoll bei trockenem, unproduktivem Reizhusten, wenn dieser das Allgemeinbefinden sehr einschränkt (sehr lange Attacken, schlaflose Nacht) oder durch den erhöhten intrathorakalen Druck zu Komplikationen führt (erschwerter Gasaustausch, Zyanose, Einflußstauung des Herzens, Druckanstieg und Abflußstauung in den Venen des Kopfes).

31.4.1 Opioide als Antitussiva

Alle Opioidanalgetika haben eine gute und zuverlässige antitussive Wirkung. Sie hemmen den zentralen Hustenreflex über die Aktivierung von μ- und δ-Opioidrezeptoren im zentralen Hustenzentrum. Als spezifische Antitussiva werden jedoch nur *Codein*, *Dihydrocodein* und *Hydrocodon* genutzt (Abb.31.8).

Diese Selektion beruht darauf, daß für Codein eine etwas stärkere antitussive Wirkung im Verhältnis zur analgetischen Wirkung beobachtet wurde. Daraus wurde gefolgert, daß auch das Abhängigkeitspotential geringer sein müßte als das der analgetisch verwendeten Opioide. Diese Schlußfolgerung ist jedoch nicht sicher belegt. Insbesondere scheint auch mit analgetisch verwendeten Opioiden wie Morphin eine antitussive Wirkung mit subanalgetischen Dosierungen erreichbar zu sein. Auch spricht die Tatsache, daß Codein, Dihydrocodein und Hydrocodon bei Opioidabhängigen Entzugserscheinungen verhindern können gegen eine prinzipielle Sonderstellung dieser Opioide. Da andererseits für die Hustenhemmung etwas niedrigere Dosierungen als für die Analgesie verwendet werden (s.Tabelle 31.6), sind typische Opioidnebenwirkungen wie Spasmen der glatten Muskulatur, Miktionsstörungen, Übelkeit und Erbrechen selten. Eine leichte Sedierung kann dagegen erwünscht sein. Bei üblicher therapeutischer (begrenzter) Anwendung scheint kein nennenswertes Abhängigkeitsrisiko zu bestehen.

31.4.2 Nichtopioide als Antitussiva

Unter den Nichtopioiden kann nur *Dextrometorphan* als wirksam und geeignet angesehen werden. Die Wirksamkeit von *Noscapin*, einem Alkaloid der Papaveringruppe, ist umstritten, außerdem kann

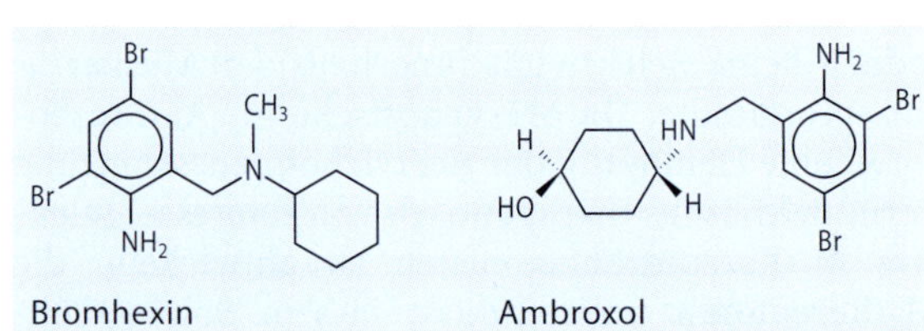

Abb. 31.8. Strukturen von Bromhexin und Ambroxol. Bromhexin und Ambroxol sind als Expektoranzien wirksam. Bromhexin wird im Organismus partiell zu Ambroxol umgewandelt

Tabelle 31.6. Antitussiva

Substanz	Eliminations-HWZ [h]	Wirkdauer [h]	Übliche Dosierung oral [mg]
Codein	2–3	4–6	4mal 30 mg (3mal 40 mg retard)
Dihydrocodein	3–4	4–5	4mal 20 mg (2mal 40 mg retard)
Hydrocodon	4	4–5	4mal 10 mg
Dextrometorphan	3–5	4–6	4mal 20 mg (2mal 60 mg retard)

Noscapin durch Histaminfreisetzung Bronchospasmen auslösen. Die therapeutische Wirksamkeit vieler anderer Nichtopioidantitussiva wie *Pentoxyverin*, *Clobutinol*, *Butamirat*, *Oxaledin*, *Dropopizin* und *Pipazetat* ist umstritten. Keinesfalls erreichen sie die Wirksamkeit von Codein.

Die häufige fixe Kombination von Antitussiva mit Expektoranzien ist abzulehnen. Von Expektoranzien wird eine Sekretverflüssigung und Volumenvermehrung erwartet, was nur sinnvoll ist, wenn die Möglichkeit zum Abhusten gegeben ist. Auch die fixe Kombination mit Antibiotika ist nicht sinnvoll, da eine dem Bedarf angepaßte Dosierung der Komponenten nicht möglich ist.

31.5 Expektoranzien

Expektoranzien sollen die Bronchialsekretion stimulieren, ein zähes, schlecht abhustbares Sekret verflüssigen und den mukoziliären Transport des Sekretes steigern.

Die Steigerung der Bronchialsekretion ist reflektorisch über die Reizung der Magenschleimhaut durch *Emetin* (in *Ipecaccuanha* enthalten), *Guajakol* und verschiedene pflanzliche *Saponine* möglich. Emetin hat, in höheren Mengen resorbiert, kardiotoxische Wirkungen und darf deshalb bei Kindern und Patienten mit Herzinsuffizienz oder Herzrhythmusstörungen nicht verwendet werden.

Eine direkte Stimulation der Bronchialsekretion ist mit inhalierten oder oral applizierten *ätherischen Ölen (Eukalyptusöl, Pfefferminzöl, Terpentinöl)* erreichbar. Nach oraler Gabe werden die wirksamen Inhaltsstoffe über die Bronchialschleimhaut ausgeschieden und wirken lokal sekretionsfördernd. *Mentholhaltige Präparate* dürfen nicht bei Kleinkindern und Säuglingen angewendet werden (auch keine Auftragung auf Haut oder Kleidung), da Menthol zentrale Erregungszustände evtl. mit Krämpfen auslösen kann.

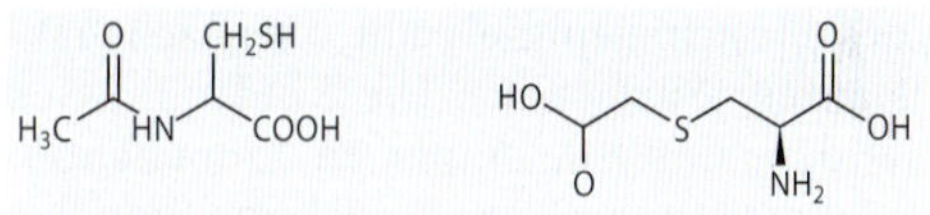

Acetylcystein Carbocistein

Die Verflüssigung eines zähen Bronchialsekretes ist mit *Acetylcystein* oder *Carbocistein* möglich. Der Wirkungsmechanismus ist nicht bekannt. Acetylcystein wird oral in einer Dosierung von 3mal 100–200 mg (bei Kindern entsprechend reduzierte Dosierungen) und inhalativ 3- bis 5mal täglich 30–60 mg angewendet. Carbocistein wird 3mal täglich mit 300–600 mg oral dosiert. *Unerwünschte Wirkungen* beider Substanzen sind gelegentlich Kopfschmerz, gastrointestinale Störungen wie Sodbrennen, Übelkeit, Durchfall oder Urtikaria.

Weitere Expektoranzien sind *Bromhexin* und *Ambroxol* (Abb. 31.9), die ein zähes Bronchialsekret verflüssigen (durch Depolymerisation?). Sie sollen außerdem das Flimmerepithel aktivieren und die mukoziliäre Clearance erhöhen. Bromhexin (3mal täglich 30 mg) und Ambroxol (3mal täglich 20 mg) werden meist oral gegeben, stehen jedoch auch für die Inhalation zur Verfügung. Typische *Nebenwirkungen* von Bromhexin und Ambroxol sind Magenbeschwerden, Durchfälle und (selten) Urtikaria.

Beanspruchte, aber durch klinische Studien nur unzureichend abgesicherte Indikationen für Expektoranzien sind akute und chronische bronchopulmonale Erkrankungen mit einer Störung der Sekretbildung und des Sekretionstransportes, in erster Linie also die chronische Bronchitis. Für die häufige Anwendung bei banalen Katarrhen der oberen Luftwege gibt es keine sachliche Begründung.

31.6 Surfactantbeeinflussung durch Pharmaka

Surfactant wird vom Alveolarepithel gebildet und enthält u.a. langkettige Phospholipide. Es bildet auf der Oberfläche der Bronchialepithelien einen dünnen Flüssigkeitsfilm, der die Zellen vor Austrocknung schützt. Bei dem Atemnotsyndrom der Früh- und Neugeborenen [„infant respiratory distress syndrom" (IRDS) Häufigkeit ca. 1%, bei Frühgeborenen bis 10%] besteht u.a. eine mangelhafte Auskleidung des Bronchialepithels mit oberflächenaktiven Substanzen (Surfactant). Die Kinder müssen beatmet werden, was fast immer zu Komplikationen führt, langfristig v.a. zur bronchopulmonalen Dysplasie, einer Schädigung des Lungengewebes mit Nekrose des Epithels, Fibrose und Gefäßveränderungen. Das Expektorans *Ambroxol* aktiviert das Surfactantsystem durch direkte Beeinflussung der Alveolarepithelien und des Flimmerepithels der kleinen Bronchien. Zur Verbesserung der Surfactantproduktion wird Ambroxol möglichst schon vor der Geburt (Therapie der Mutter) *zusammen mit Glukokortikoiden* appliziert. Obwohl Ambroxol die Häufigkeit der bronchopulmonalen Dysplasie signifikant vermindert, gilt es heute nicht mehr als 1.Wahl. Verwendet werden v.a. Surfactantpräparationen aus Rinder- oder Schweinelungen, sowie das „künstliche" Surfactant *Colfosceril*, das den Vorteil größerer Reinheit und besserer Applizierbarkeit hat. Colfosceril (Dipalmitylphosphatidylcholin), das inhalativ zugeführt wird, vermindert gegenüber Placebo signifikant die Beatmungshäufigkeit, senkt die Mortalität und vermindert die Entwicklung einer bronchopulmonalen Dysplasie.

Literatur

Adam D, Ferlinz R, Frei R, Geisler L, Knothe H, Lode H, Shah P (1992) Antibakterielle Therapie bei infektiösen Bronchialerkrankungen. Med Monatsschr Pharm 15: 100–105

Appleton S, Smith B, Veale A, Bara A (2001) Long-acting beta 2-agonists for chronic obstructive pulmonary disease (Cochrane Review). In: The Cochrane Library, Issue 1, 2001, Oxford.

Asthma im Kindesalter (1992) Arzneimittelbrief 28:97–99

Barnes PG (1995) Beta-adrenergic receptors and their regulation. Am J Respir Crit Care Med 152:838–860

Barnes PJ (1994) Cytokines as mediators of chronic asthma. Am J Respir Crit Care Med 150:542–549

Barnes PJ, Adcock I (1992) Anti-inflammatory actions of steroids: Molecular mechanisms. Trends Pharmacol Sci 14:436–441

Barnes PJ, Pauwels R (1994) Theophylline in the management of asthma: time for reappraisal. Eur Respir J 7:579–591

Barnes PJ (1998) Chronic obstructive pulmonary disease: new opportunities for drug development. Trends Pharmacol Sci 19:415–423

Barr RG, Rowe BH, Camargo Jr CA (2001) Methyl-xanthines for exacerbations of chronic obstructive pulmonary disease (Cochrane Review). In: The Cochrane Library, Issue 1, 2001, Oxford.

Boulet LP (1994) Long- versus short-acting β_2-agonists. Implications for drug therapy. Drugs 47:207–222

Brogden RN, Faulds D (1991) Salmeterol xinafoate. A review of its pharmacological properties and therapeutic potential in reversible obstructive airway disease. Drugs 42:895–912

Chung KF, Barnes PJ (1988) PAF-antagonists. Their potential role in asthma. Drugs 35:93–103

Coleman RA, Johnson M, Nials AT, Vardey CJ (1996) Exosites: their current status, and their relevance to the action of long-acting β_2-adrenoceptor agonists. Trends in Pharmacol Sci 17:324–330

Collis MG, Hourani DMP (1993) Adenosine receptor subtypes. Trends Pharmacol Sci 14:360–366

Drazen JM, Israel E, O'Byrne PM (1999) Treatment of asthma with drugs modifying the leukotriene pathway. N Engl J Med 340:197–206

Editorial (1999) Behandlung der stabilen chronisch obstruktiven Lungenerkrankung. Arznei-telegramm 9:91–94

Giembycz MA (1996) Phosphodiesterase 4 and tolerance to β_2-adrenoceptor agonists. Trends in Pharmacol Sci 17:331–336

Gonzalez JP, Brogden RN (1987) Nedocromil sodium. A preliminary review of its pharmacodynamic and pharmacokinetic properties, and therapeutic efficacy in the treatment of reversible obstructive airways disease. Drugs 34:560–577

Halliday HL (1996) Natural vs Synthetic surfactants in neonatal respiratory distress syndrome. Drugs 51:226–237

Hofmann F, Ludwig A, Pfeiffer A, Raeburn D, Giembycz MA (eds) (1994) Cyclic GMP and the control of airways smooth muscle tone. In: Airways smooth muscle biochemical control of contraction and relaxation. Birkhäuser, Basel, pp 253–269

Hanania NA, Chapman KR, Sturtridge WC et al (1995) Dose-related decrease in bone density among asthmatic patients treated with inhaled corticosteroids. J Allergy Clin Immunol 96:571–579

Howarth PH, Bradding P, Montefort S et al. (1994) Mucosal inflammation and asthma. Am J Respir Crit Care Med 150:518–522
Jarvis B, Markham A (2000) Montelukast: a review of its therapeutic potential in persistent asthma. Drugs 59:891–928
Knight DA, Stewart GA, Thompson PJ (1994) The respiratory epithelium and airway smooth muscle homeostasis: its relevance to asthma. Clin Exp Allergy 24:698–706
Kroegel C, Herzog V, Knöchel B, et al (1996) 5-Lipoxigenase-Inhibitoren und Leukotrien-Rezeptorantagonisten. Arzneimittelther. 14:299–309
Linden J (1994) Cloned adenosine A_3-receptors. Pharmacological properties, species differences and receptor function. Trends Pharmacol Sci 15:298–306
Lipworth BJ (1999) Modern drug treatment of chronic asthma. Brit Med J 318:380–383
Lipworth BJ (1999) Leukotriene-receptor antagonists. Lancet 353:57–62
Magnussen H (1993) Der schwere und lebensbedrohliche Asthmaanfall. Internist 36:779–784
McFadden ER, Hejal R (1995) Asthma. Lancet 345:1215–1220
McGill KA, Busse WW (1996) Zileuton. Lancet 348:519–524
Milgrom H, Fick RB Jr, Su JQ et al. (1999) Treatment of allergic asthma with monoclonal anti-IgE antibody, rhuMAB-E25 Study Group. N Engl J Med 341:1966–1973
Morley J (1994) K^+ channel openers and suppresion of airway hyperreactivity. Trends Pharmacol Sci 15:463–468
Pauwels RA (1989) New aspects of the therapeutic potential of theophyllin in asthma. J Allergy Clin Immunol 83:548–553
Pauwels RA, Lofdahl CG, Postma DS et al. (1997) Effect of inhaled formoterol and budenoside on exacerbations of asthma. Formoterol and Corticosteroid Establishing Therapy (FACET) International Study Group. N Engl J Med 337:1405–1411
Persson CGA (1987) The pharmacology of antiasthmatic xanthines and the role of adenosine. Asthma Rev 1:61–93
Poole PJ, Black PN (2001) Mucolytic agents for chronic bronchitis (Cochrane Review). In: The Cochrane Library, Issue 1, 2001, Oxford.
Rhoden KJ (1988) Inhibition of cholinergic neurotransmission in human airways by β-2-adrenoceptors. J Appl Physiol 65:700–705
Richardson P (1987) Oral N-acetylcysteine: how does it act? Eur J Respir Dis 70:71–72
Schmidt M, Martin E (1994) Asthma und Antiasthmatika. Wissenschaftliche Verlagsgesellschaft, Stuttgart
Sorkness CA (2001) Leukotriene receptor antagonists in the treatment of asthma. Pharmacotherapy 21:34S-37S
Spitzer WO, Suissa S, Ernst P et al. (1992) The use of β-agonists and the risk of death and near death from asthma. N Engl J Med 326:501–506
Thesen R (1993) Colfosceril zur Surfactantsubstitution. Pharmazeut Ztg 138:1793–1798
Torphy TJ (1994) β-adrenoceptors, cAMP and airway smooth muscle relaxation: challenges to the dogma. Trends Pharmacol Sci 15:370–374
Weinberger M, Hendeles L (1996) Theophylline in Asthma. NEJM 334:1380–1388
Wettengel R, Berdel D, Hofmann D et al (1998) Asthmatherapie bei Kindern und Erwachsenen. Empfehlungen der Deutschen Atemwegsliga in der Deutschen Gesellschaft für Pneumologie. Med Klinik 93:639–650
Wettengel R (1999) Zum Kataraktrisiko durch inhalative Kortikoide. Pneumologie 53:409–410
Wood-Baker R, Walters EH, Gibson P (2001) Corticosteroids for acute exacerbations of chronic obstructive pulmonary disease (Cochrane Review). In: The Cochrane Library, Issue 1, 2001, Oxford.
Woolcock AJ (1990) β-Agonists and asthma mortality. Drugs 40:653–656

Kapitel 32

Kontrastmittel und Radiopharmaka

32

U. Speck und U. Hübner-Steiner

Kontrastmittel und Radiopharmaka

32

U. Speck und U. Hübner-Steiner

32.1 Wirkprinzipien

Die bildgebende Diagnostik nutzt ganz verschiedene physikalische Prinzipien und Darstellungsweisen, um Strukturen und Prozesse im Inneren des Körpers sichtbar zu machen. Entsprechend sind die Substanzen, die zur Verbesserung des Informationswertes dieser Verfahren eingesetzt und meist als Kontrastmittel bezeichnet werden sehr unterschiedlicher Natur und werden in sehr unterschiedlicher Dosierung verwendet (Tab. 32.1).

Am bekanntesten sind die Röntgenverfahren, mit deren Hilfe entweder Projektionsbilder oder Schnittbilder erstellt werden können. Bei der Projektion entsteht auf einem Film oder einem flächigen Detektor ein Schattenbild, das das Ausmaß der durch Knochen, Organe und Körperhöhlen absorbierten Röntgenstrahlung widerspiegelt (Beispiel: Lungenaufnahme). Das Schnittbild stellt die quantitativ gemessene und für jeden Punkt einer Scheibe durch den Körper errechnete Röntgenstrahlenabsorption als Gesamtbild mit unterschiedlichen Grautönen dar (Computertomographie). Die Röntgenstrahlen haben den Nachteil, daß sie – wenn auch in geringem Maße – die Moleküle im Körper einschließlilch der Nukleinsäuren verändern können. Zu berücksichtigen ist allerdings, dass es eine natürliche, unvermeidliche Strahlung gleicher Qualität gibt, der wir ohnehin ausgesetzt sind. Röntgenkontrastmittel sind Substanzen, die die Röntgenstrahlen stärker, seltener auch weniger stark als die Gewebe absorbieren.

In der Magnetresonanztomographie werden vor allem die Wasserstoffatome des Körperwassers dargestellt. Dies geschieht durch elektromagnetische Anregung der Protonen in einem statischen Magnetfeld und der Messung der von den Protonen erzeugten Radiowellen. Durch Zuordnung einer ganz bestimmten magnetischen Feldstärke zu jedem Punkt im Körper ist die räumliche Lage der Protonen genau zu bestimmen und wird ähnlich wie in der Computertomographie meist in Schnittbildern abgebildet. Die Intensität des Signals wird von der Konzentration der Protonen in dem Meßvolumen und Besonderheiten des lokalen Magnetfeldes beeinflußt und im Bild in Helligkeitsunterschieden dargestellt. Kontrastmittel für die Magnetresonanztomographie beeinflussen das lokale Magnetfeld und damit die Bildhelligkeit. Eine relevante schädliche Wirkung der Magnetresonanztomographie ist nicht bekannt.

Die Sonographie mißt Ultraschallsignale aus dem Gewebe, die entweder durch Reflektion, durch Streuung, durch Modifikation der Frequenz des eingestrahlten Ultraschalls oder durch sonstwie im Körper stimulierte Schallerzeugung entstehen. Die Sonographie erzeugt Schnittbilder, wegen des geringeren Durchdringungsvermögens des diagnostischen Ultraschalls jedoch meist nur von Sektoren

Tabelle 32.1 Pharmazeutische Präparate für die bildgebende Diagnostik

Technik	Kontrastgebendes Prinzip	Wirkung durch	Dosis je Untersuchung
Röntgen	Strahlenabsorption	Jod, Barium	10–300 g
Magnetresonanz	(Para-)magnetische Substanzen	Gd, Mn, Fe	0,1–30 g
Ultraschall	Reflektion, Streuung, induzierte Emission	Gasblasen	0,1–10 g
Szintigraphie	Radioisotope	99mTc, 123 I, 18F	0,001 g

aus einem Gesamtschnitt durch den Körper. Kontrastmittel für die Sonographie reflektieren oder streuen Ultraschall besonders stark oder können durch eingestrahlten Ultraschall einer Frequenz zur Aussendung stark unterschiedlicher Frequenzen veranlaßt werden. Der diagnostische Ultraschall verursacht keine Schäden. Sehr hohe Schallenergien, noch dazu auf ein kleines Volumen fokussiert, können neben vielfältigen anderen Wirkungen starke mechanische Kräfte freisetzen.

In allen drei Verfahren können Kontrastmittel die Erkennbarkeit von Strukturen im Körper verbessern, aber auch Informationen über Blutfluß, Kapillarpermeabilität, Verteilungsräume, aktive Transportprozesse und Ausscheidungsfunktionen vermitteln. In der Zukunft mögen auch andere physiologische Größen und charakteristische biochemische Eigenschaften durch von außen zugeführte und sichtbare Substanzen und Präparate erkannt werden können.

Während die bisher genannten Verfahren auch ohne Kontrastmittel anwendbar sind, sind die Radiopharmaka unbedingt Voraussetzung für die nuklearmedizinische Diagnostik. Die dem Patienten verabreichten Radiopharmaka senden die Strahlung (ähnlich der diagnostischen Röntgenstrahlung) aus, die zur Erzeugung der Bilder genutzt wird. Ohne ein Radiopharmakon gibt es kein Bild. Die Strahlenexposition der Patienten ist trotz der Aufnahme der meist sehr kurzlebigen Radioisotope in den Körper oft geringer als bei Röntgenaufnahmen. Die Nachweisempfindlichkeit für die Radioisotope ist sehr hoch, so daß geringste Mengen für diese Methode ausreichen. Das erlaubt es die Bindung an spezifische, aber nur in sehr geringer Konzentration vorkommender Rezeptormoleküle etc. zu erfassen oder Transportvorgänge mit sehr niedriger Kapazität sichtbar zu machen oder auch zu quantifizieren. Allerdings ist die räumliche Auflösung gering.

Radiopharmaka können aufgrund ihrer spezifischen Bindung an beispielsweise Tumorzellen in sehr viel höherer radioaktiver Dosis und bei Verwendung besonders radiotoxischer Isotope auch als Therapeutika eingesetzt werden.

32.2 Röntgenkontrastmittel

32.2.1 Wirkung

Röntgenkontrastmittel sind gasförmige, flüssige oder feste Stoffe, die die Eigenschaft besitzen, Röntgenstrahlen mehr oder weniger als das umgebende Gewebe zu absorbieren. Die Absorption der Röntgenstrahlen ist abhängig von der Ordnungszahl der in den Kontrastmitteln vorhandenen Atome, von der Konzentration der Moleküle und von der durchstrahlten Schichtdicke. Einige Strukturen des Körpers wie die Knochen, die lufthaltige Lunge oder das Herz liefern bei Thoraxaufnahmen einen ausreichenden natürlichen Kontrast. Andere Organe, Hohlräume und Gewebestrukturen, die zu geringe Absorptionsunterschiede besitzen, können mit Hilfe von Kontrastmitteln sichtbar gemacht werden. Eingesetzt werden heutzutage hauptsächlich wasserlösliche iodhaltige Kontrastmittel für die Darstellung der verschiedenen Gefäßsysteme, Körperhöhlen und Organe sowie unlösliches Bariumsulfat für die Magen-Darm-Diagnostik.

Computertomographie und Subtraktionstechniken sind bildgebende Verfahren, die die Kontrastauflösung der Röntgentechnik noch erhöhen können.

32.2.2 Eigenschaften

Die Löslichkeit, Viskosität und Osmolalität der Röntgenkontrastmittel sowie ihre Molekülstruktur sind im wesentlichen verantwortlich für die Verträglichkeit und z.T. auch für die Kontraststärke im Organismus.

Löslichkeit

Eine gute Wasserlöslichkeit ermöglicht die Herstellung von hochkonzentrierten röntgendichten Kontrastmitteln, wie sie z.B. in der Kardioangiographie benötigt werden. Gut wasserlösliche Kontrastmittel werden meist auch weniger stark an Proteine gebunden, stören die Funktion biologischer Membranen seltener und sind insgesamt besser verträglich.

Viskosität

Die Viskosität der Kontrastmittel bestimmt die Geschwindigkeit des Kontrastmittelflusses durch Nadeln, Katheter und Gefäße bei konstantem Injektionsdruck. Sie nimmt bei steigender Konzentration und bei sinkender Temperatur zu. Gemessen wird sie in mPa·s.

Osmolalität

Der osmotische Druck der Kontrastmittellösung hängt von der Konzentration der freibeweglichen Teilchen (Moleküle, Ionen) ab und wird in (mosmol/kg H_2O), MPa oder auch in Atmosphären angegeben. Bei hoher Dosierung bewirken osmotisch stark wirksame Kontrastmittel durch beträchtliche Verschiebungen von Ionen und Wasser vom extra- in den intravasalen Raum unabhängig von der Art der Anwendung eine allgemeine Vasodilatation, Blutdruckabfall, Hypervolämie und Diurese. Diese Wirkungen treten bei nichtionischen Kontrastmitteln, die generell einen niedrigeren osmotischen Druck besitzen, seltener auf. Die Entwicklung führte dann zu den blutisotonen Kontrastmitteln **Iotrolan** und **Iodixanol**.

Molekülstruktur

Seit 1950 ist das *Triiodbenzol* die Grundsubstanz aller wasserlöslichen parenteral applizierbaren Röntgenkontrastmittel. Drei wesentliche Eigenschaften von Triiodbenzol führten dazu: die hohe Kontrastdichte, die besonders feste Bindung des Iods an den Benzolkern und die geringe Toxizität vieler Derivate des Triiodbenzols. In der Struktur der Seitenketten in den Positionen 1, 3 und 5 liegen die wichtigen Unterschiede der verschiedenen Kontrastmittel. So bestimmen die Seitenketten die Stärke der Eiweißbindung, den Ausscheidungsweg und auch die Verträglichkeit. Es wurde schnell erkannt, daß viele Nebenwirkungen der Uroangiographika auf ihrer hohen Osmolalität beruhen. In den 70er Jahren gelang die Synthese zweier niederosmolarer Kontrastmittel, des dimeren *Ioxaglat* und des nichtionischen *Metrizamid*. Die Weiterentwicklung führte zu den noch besser verträglichen nichtionischen monomeren Kontrastmitteln: *Iopamidol*, *Iohexol*, *Iopromid*, *Ioversol*, *Iopentol*, *Iomeprol* und den dimeren, blutisotonen *Iotrolan* und *Iodixanol* (Abb. 32.1).

32.2.3 Anforderungen an Röntgenkontrastmittel

Röntgenkontrastmittel werden oftmals in relativ hohen Dosen (bis zu mehr als 100 g pro Anwendung) appliziert und müssen deshalb eine gute allgemeine und lokale Verträglichkeit aufweisen. Sie sollten besonders gut kreislaufverträglich sein, möglichst wenig unerwünschte Wirkungen wie z.B. Schwindel, Übelkeit, Erbrechen und Kopfschmerzen verursachen und keine Interaktionen mit dem Organismus eingehen. Am Zielorgan, z.B. Niere und Gallenblase, sollten sie in hoher Konzentration vorliegen und schnell unverändert oder in konjugierter Form ausgeschieden werden. Hohlsysteme werden meist direkt mit Röntgenkontrastmitteln angefüllt (Angio-, Broncho-, Myelo-, Lympho- und Gastrographie).

Um die genannten Anforderungen erfüllen zu können, müssen Röntgenkontrastmittel folgende physikalischen Eigenschaften besitzen:

- Die Iodatome sollen fest an den Grundkörper gebunden sein.
- Die Substanzen für die parenterale Anwendung sollen gut wasserlöslich sein.
- Sie sollen stabile Lösungen mit niedriger Viskosität bilden und
- geringe osmotische Effekte aufweisen.
- Der pH-Wert sollte im Neutralbereich liegen.

In der Magen-Darm-Diagnostik eingesetzte Bariumsulfatpräprate sollten eine standardisierte Partikelgröße von 0,3–1 μm besitzen. Zur Verbesserung der Haftfähigkeit und Benetzbarkeit sowie zur Verringerung der Sedimentationsgeschwindigkeit können Zusätze wie Traganth, Methylcellulose, Glycerin verwendet werden.

32.2.4 Pharmakokinetik

Nach dem bevorzugten Weg der Ausscheidung über die Niere bzw. die Galle lassen sich die wasserlöslichen organischen Iodverbindungen in die beiden Gruppen nephrotrope Kontrastmittel (Uroangiographika) und hepatrope Kontrastmittel (Cholegraphika) einteilen.

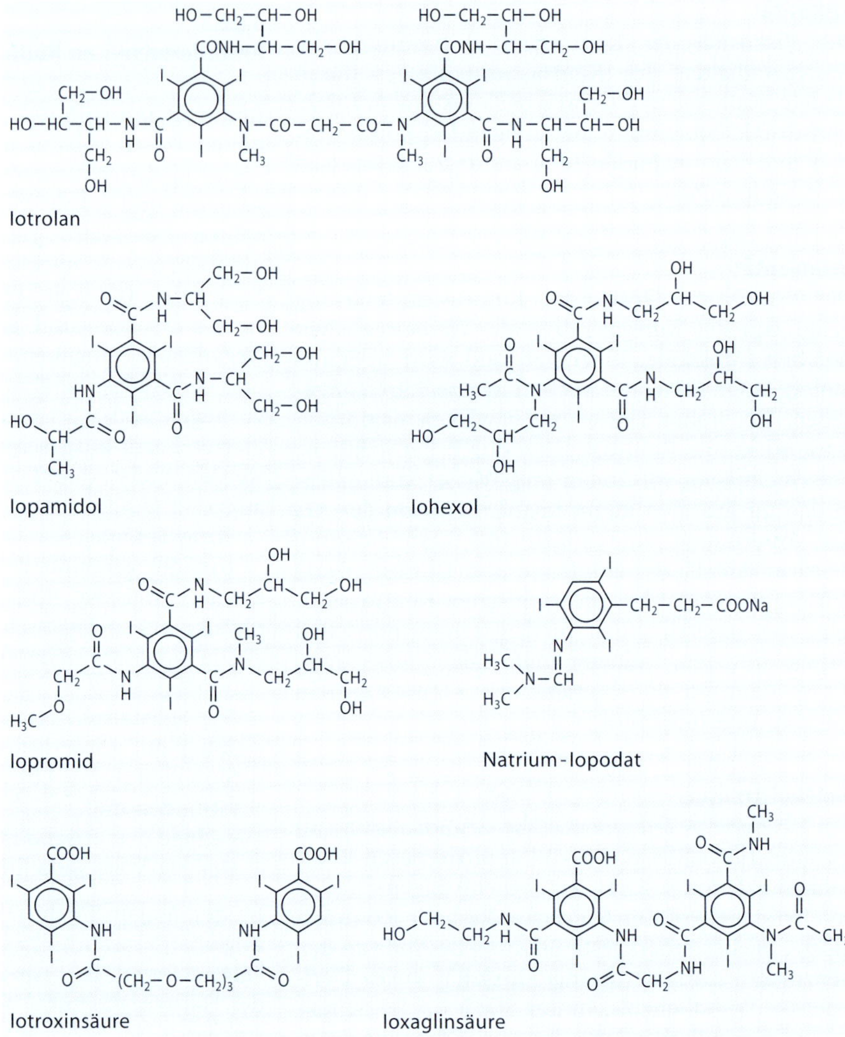

Abb. 33.1. Strukturformeln ausgewählter Röntgenkontrastmittel

Bei den *Uroangiographika* ist das pharmakokinetische Verhalten der nichtionischen Kontrastmittel denen der ionischen Kontrastmittel sehr ähnlich. Die Kontrastmittel werden nach oraler Gabe kaum resorbiert. Sie verteilen sich nach intravasaler Gabe vorwiegend im interstitiellen, nicht jedoch im intrazellulären Raum und durchdringen auch nicht die intakte Blut-Hirn-Schranke, wohl aber in geringem Maße die Plazenta. Nach i.v.-Bolusinjektion ergibt sich beim Menschen für die Verteilungsphase eine Halbwertszeit bis zu 30 min. Die der Ausscheidung entsprechende Plasmahalbwertszeit renaler Kontrastmittel beträgt etwa 1,5–3 h. Die Ausscheidungsgeschwindigkeit hängt von der glomerulären Filtrationsrate ab. 24 Stunden nach der Injektion werden bis zu 90% der Dosis in unveränderter Form im Harn gefunden.

Hepatotrope Kontrastmittel besitzen im Gegensatz zu den nephrotropen Kontrastmitteln eine wesentlich höhere Plasmaeiweißbindung, die bis zu 90% betragen kann. Die Eiweißbindung bedeutet jedoch keine Selektivität für den hepatobiliären Eliminationsweg, sondern vermindert vor allem die frühzeitige Kontrastmittelausscheidung über die

Tabelle 32.2. Anwendungsgebiete von Röntgenkontrastmitteln

Anwendung	Dargestellte Organe oder Gewebe	Röntgenkontrastmittel (INN)
Urographie (Pyelographie)	Nierenparenchym, Nierenbecken und ableitende Harnwege	*Nichtionisch:* Iohexol, Iopamidol, Iopromid, Iodixanol
Angiographie (Veno-, Arterio-Kardiographie)	Blutgefäße	
Computertomographie	Parenchym, Gefässe, Perfusion	
Cholegraphie (Cholezystographie, Cholangiographie)	Gallenblase und Gallenwege	*Oral:* Iopodat *Parenteral, i. v.:* Iotroxinat
Gastrographie	Magen/Darm	Bariumsulfat
Myelographie	Rückenmarkkanal, Liquorräume	Iopamidol, Iotrolan
Bronchographie	Bronchien	Iotrolan
Lymphographie (direkt)	Lymphgefäße	Fettsäureethylester des iodierten Mohnöls(Oleum papaveri)
Hysterosalpingographie	Uterus mit Eileiter	Iotrolan, Iohexol, Iopamidol, Iopromid

Nieren. Die hepatobiliäre Ausscheidung hängt viel mehr vom Molekulargewicht und den lipophilen Eigenschaften des Moleküls ab.

Natriumiopodat zeigt die für oral anwendbare Cholegraphika typische Struktur; Lipophilie, die geringere Azidität der nicht direkt an den Aromaten gebundenen Karboxylgruppe und die geringe Molekülgröße fördern die Resorption. Das Kontrastmittel wird nach oraler Gabe rasch und vollständig aus dem Darm resorbiert und nach Kopplung an Glucuronsäure in die Galle sezerniert. Mit der Gallenflüssigkeit gelangt es ins Duodenum. Nach teilweiser enteraler Rückresorption wird das Kontrastmittel schließlich größtenteils in Form des Glucuronids renal ausgeschieden.

Die intravenösen Cholangiographika sind Dicarbonsäuren mit einer aliphatischen Kette zwischen 2 triiodierten Benzolringen. Ihre Molekülgröße und Struktur erleichtert eine biliäre Ausscheidung. Die Kontrastmittelhalbwertszeit im Plasma beträgt bei lebergesunden Patienten nach diagnostischen Gaben bis zu 2 h. Bei Patienten mit eingeschränkter Leberfunktion und nach Gabe höherer Dosen verlängert sich die Halbwertszeit. Die Ausscheidung über die Leberzellen in die Gallenkapillaren wird durch eine maximale Transportkapazität begrenzt.

Das Transportmaximum liegt beim Menschen bei 0,4 mg Iod/kg KG/min. Diese Kontrastmittel werden bei langsamer i.v.-Injektion (10–20 min) zu 80–90% an Plasmaprotein gebunden und fast vollständig mit dem Stuhl ausgeschieden. Bei normaler Leberfunktion erscheinen 90% der Dosis im Stuhl und 10% werden über die Nieren eliminiert.

32.2.5 Indikationen

Die Anwendungsmöglichkeiten von iodhaltigen Röntgenkontrastmitteln sind vielfältig. Sie reichen von der Abbildung von Hohlorgangen und Hohlräumen bis hin zur Kontrastierung von Gewebestrukturen und Darstellung der Blutperfusion oder Kapillarpermeabilität. Über die Anwendungsgebiete von Röntgenkontrastmitteln informiert Tabelle 32.2.

32.2.6 Kontraindikationen und Risiken

Die intravasale Anwendung stark hypertoner, ionischer nierengängiger Röntgenkontrastmittel ist wegen des erhöhten Risikos von Nebenwirkungen kontraindiziert. Alle jodhaltigen Röntgenkontrastmittel enthalten so viel anorganisches Jodid oder setzen dies im Körper frei, daß die Funktion der Schilddrüse beeinflußt werden kann. Folglich ist die Anwendung iodhaltiger Röntgenkontrastmittel bei Patienten mit manifester Hyperthyreose und Struma kontraindiziert.

Die Indikation für Röntgenkontrastmittel ist besonders streng zu stellen bei Krankheiten, die mit Nierenfunktionsstörungen einhergehen.

Bei Patienten mit stark eingeschränkter Leberfunktion kann es bei wiederholter Gabe von oral applizierbaren Gallenkontrastmitteln zum akuten Nierenversagen kommen. Ebenso können bei multimorbiden Patienten (eingeschränkte Nierenfunktion, Herzinsuffizienz, Lungenemphysem) nach Applikation von Röntgenkontrastmitteln schwere Nierenfunktionsstörungen auftreten, die oft erst mehrere Tage nach der Gabe in Erscheinung treten.

Bei Patienten mit insulinpflichtigem Diabetes mellitus zeigen eine Erhöhung des Serumkreatinins und eine Proteinurie eine fortgeschrittene diabetische Nephropathie an. Bei Gabe von Röntgenkontrastmitteln muß mit einer Verschlechterung der Nierenfunktion gerechnet werden. Auch das Plasmozytom stellt eine relative Kontraindikation für die Anwendung von Röntgenkontrastmittel dar.

32.2.7 Unerwünschte Reaktionen

Die Ursachen unerwünschter Reaktionen von Röntgenkontrastmitteln lassen sich in 2 große Gruppen einteilen:

1. chemisch-toxische bzw. osmotisch bedingte Nebenwirkungen, die dosisabhängig sind, und
2. allgemeine, weitgehend dosisunabhängige Nebenwirkungen (anaphylaktoide Reaktionen).

Durch die Einführung nichtionischer Substanzen konnte die Verträglichkeit der Röntgenkontrastmittel erheblich verbessert werden. Die meisten nichtionischen Kontrastmittel sind jedoch noch immer deutlich hyperton gegenüber dem Blut. Bei arterieller Injektion kann es zu lokalen Schmerzen kommen. Insbesondere bei rascher Injektion und hoher Dosis sind Hitzegefühl, Vasodilatation und Hypervolämie zu beachten. Hohe Dosierung und im Laufe weniger Tage mehrfach wiederholte Kontrastmittelgaben können insbesondere bei dehydratisierten Patienten mit vorbestehender Einschränkung der Nierenfunktion zu einer weiteren Verminderung der glomerulären Filtrationsrate bis hin zum Nierenversagen führen. Weniger osmotisch aktive Kontrastmittel sind offensichtlich auch in dieser Hinsicht besser verträglich.

Nichtionische Kontrastmittel enthalten keine elektrischen Ladungen. Dies führt zu einer geringeren Proteinbindung und Hemmung verschiedener Enzyme sowie zu einer verminderten Beeinträchtigung der Funktion biologischer Membranen. Für den Patienten bedeutet dies weniger unerwünschte Wirkungen wie Übelkeit, Erbrechen, Urtikaria oder kardiovaskuläre Symptome.

Allgemeine anaphylaktoide Reaktionen werden nach Gabe von nichtionischen Kontrastmitteln weniger häufig als von ionischen gesehen. Sie können von leichten Reaktionen (Hitzegefühl, Erbrechen, Übelkeit, leichte Tachykardie) über mittelschwere Reaktionen (Bronchospasmus, Blutdruckabfall, Dyspnoe) bis hin zu schweren Reaktionen (Atemstillstand, Krampfanfälle, akutes Nierenversagen) führen. Diese Reaktionen sind insgesamt sehr selten, können jedoch bei jedem Patienten ohne Vorwarnung auftreten. Patienten mit bekannter Kontrastmittelunverträglichkeit bzw. schlechtem Allgemeinzustand sind deutlich stärker gefährdet.

32.2.8 Interaktionen

Untersuchungen über den Einfluß von Röntgenkontrastmitteln auf die Ergebnisse klinisch-chemischer Bestimmungen in Serum und Harn des Menschen haben gezeigt, daß in der Routine übliche Enzymbestimmungen nicht gestört werden. Bestimmungen von Bilirubin, Protein oder anorganischen Stoffen wie Eisen, Kupfer, Calcium und Phosphor sollten erst durchgeführt werden, wenn das Röntgenkontrastmittel eliminiert ist.

Für einige wenige Pharmaka sind in der Literatur Angaben über Nebenwirkungen bei gleichzeitiger Applikation von Röntgenkontrastmitteln zu finden, so z.B. für Interleukin-2: Nach Gabe des Röntgenkontrastmittel kam es u.a. häufiger zu Fieber, Übelkeit und Erbrechen.

Die Behandlung mit Biguaniden sollte wegen der Gefahr der Laktatazidose sofort nach Kontrastmittelgabe für mindestens 2 Tage unterbrochen werden und erst wieder aufgenommen werden, wenn eine ausreichende Nierenfunktion sichergestellt ist.

Neuroleptika (Chlorpromazin) können die an sich geringe konvulsive Wirkung nichtionischer Röntgenkontrastmittel bei der Myelographie verstärken.

32.3 Magnetresonanz-Kontrastmittel

Die Magnetresonanztomographie beruht auf der Erkennung induzierter elektromagnetischer Signale von körpereigenen Protonen (im wesentlichen des Körperwassers und des Fettes). Die Protonen werden im permanenten Magnetfeld ausgerichtet und angeregt und geben ihre Energie entsprechend den Relaxationsgeschwindigkeiten R1 und R2 ab, wobei eine kurze Relaxationszeit R1 im allgemeinen zu einer hohen Signalintensität (hell im Bild) und eine Verkürzung von R2 zu einer verminderten Signalintensität (dunkel im Bild) führt. Die gebräuchlichen Kontrastmittel für die Magnetresonanztomographie sind selbst nicht sichtbar. Es sind paramagnetische Substanzen, die die von den Protonen vor allem des Wassers ausgehende Signalintensität beeinflussen, indem sie die Relaxationszeiten verkürzen. Dabei ist zwischen Substanzen zu unterscheiden, die R1 und R2 in annähernd gleichem Ausmaß verkürzen und solchen, die R2 wesentlich stärker verkürzen als R1. Zu den ersteren gehören die Komplexe von paramagnetischen Metallionen, zu letzteren Eisenoxidnanopartikel, die ihre starke magnetische Wirksamkeit aus einer Interaktionen der dicht benachbarten Eisenatome beziehen. Die Eisenoxidpartikel werden durch adsorbierte Oligo- oder Polysaccharide in Lösung stabilisiert und auch in der Verträglichkeit beeinflußt. Beispiele für die heute verfügbaren Kontrastmittel für die Magnetresonanztomographie sind in Abb. 32.2 dargestellt. Eine Übersicht über die einzelnen Produkte vermittelt Tab. 32.3.

Wesentlich für die Wirkung sind die Relaxivitäten. Das Seltene Erden Element Gadolinium hat mit 7 ungepaarten Elektronen die stärksten paramagnetischen Eigenschaften und wird daher bevorzugt eingesetzt. Gadoliniumionen werden nach parenteraler Gabe sehr langsam ausgeschieden und können daher nur in Form stabiler Komplexe mit organischen Molekülen, z. B. der Diäthylentriaminopentaessigsäure (DTPA) angewandt werden. Die Stabilität der Komplexe, die Vollständigkeit der Ausscheidung und die Verträglichkeilt sind weitere wichtige Kriterien. Die Kontrastmittel für die Magnetresonanztomographie sind wesentlich wirksamer als die Röntgenkontrastmittel. Dosierungen für die intravenöse Injektion liegen meist zwischen 0,5 g (Eisenoxidpartikel) und 10 g, seltener bis 30 g. Daher sind die bei Röntgenkontrastmitteln wichtigen physikochemischen Eigenschaften der Lösungen hier weniger bedeutend. Auch lassen sich bei der niedrigeren Dosis wesentlich leichter Kontrastmittel mit spezifischen pharmakokinetischen Eigenschaften für die Darstellung spezieller Verteilungsräume (intravasal) oder Organe (Leber, Lymphknoten, Pancreas) oder – das jedoch eher in der Zukunft – pathologischer Prozesse finden.

Die Pharmakokinetik der meisten Metallchelate ist derjenigen der nierengängigen Röntgenkontrastmittel sehr ähnlich: extrazelluläre Verteilung, minimale enterale Resorption, keine Passage durch die

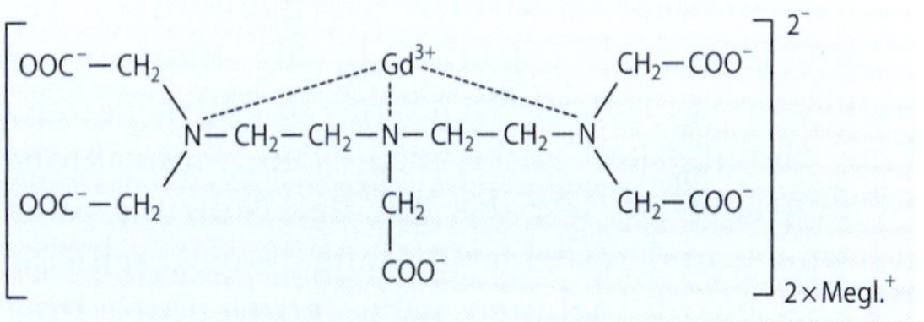

Gadopentat (= Gadolinium DTPA)
Offenkettiger Komplex, Stabilitätskonstante 10^{22-23}

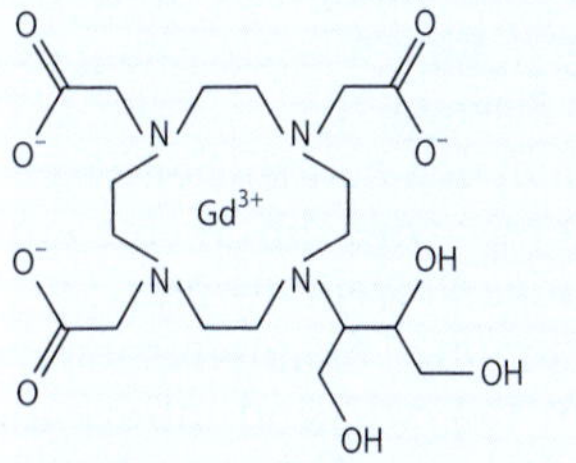

Gadobutrol
Makrocyclischer Komplex, Stabilitätskonstante 10^{23}

Abb. 32.2 Strukturformeln von Metallkomplexen als Kontrastmittel für die Magnetresonanztomographie

Tabelle 32.3 Magnetresonanz – Kontrastmittel

Name, Wirkstoff	Wirkung auf Relaxationszeit	Pharmakokinetik	Konzentration, gebrauchsfertig	Zubereitung
Gd DTPA/Dimeglumin Gadopentat*	T1	extrazellulär nierengängig	0,5 molar	klare Lösung, Fertigpräparat
Gadopentetat/enteral s. oben	T1	Magen-Darm, keine Resorption	1 mmolar	klare Lösung, zu verdünnen
Ferristen	T2	Magen-Darm	23,4 mg Fe/200 ml	Granulat in Wasser, visköse Suspension
Ferumoxsilum	T2	Magen-Darm, 300 ml	52,5 mg Fe/Fertigpräparat	Suspension
GdBOPTA/Dimeglumin Gadobenat	T1	Leber, 10 % biliär ausgeschieden	0,5 molar	klare Lösung, Fertigpräparat
Ferumoxides	T2	Retikuloendotheliales System	89,6 mg Fe/100 ml	braune Suspension, zu verdünnen
MnDPDP Mangafodipir	T1	Hepatozyten (Pancreas, Herz), Manganionen	10 mmolar	klare Lösung, zu verdünnen

Ähnliche Produkte: (Gadoteridol), (Gadodiamid) und 1 molar: (Gadobutrol)

intakte Blut-Hirn-Schranke, nahezu ausschließlich renale Ausscheidung durch glomeruläre Filtration mit einer Halbwertzeit von ca. 2 h bei nierengesunden Patienten. Lipophile Chelate werden zu einem bis zu 50 %igen Anteil biliär ausgeschieden und erreichen auf dem Weg in die Galle diagnostisch nutzbare Konzentrationen im Leberparenchym. Der Mangankomplex MnDPDP (Mangafodipir) setzt unmittelbar nach Injektion in die Blutbahn die Manganionen frei, die sich dann in Leber, Pancreas und Herzmuskel anreichern. Die Manganionen werden langsam wie das mit der Nahrung aufgenommene und resorbierte Mangan ausgeschieden. Die Eisenoxide nehmen nach intravenöser Injektion den typischen Weg von Mikropartikeln mit Extravasation nur in Organen mit hoher Kapillarpermeabilität (Leber, Milz, Lymphknoten) und der Aufnahme in Makrophagen. Eine Ausscheidung des Eisens erfolgt nicht. Die Eisenpartikel werden aufgelöst und die Eisenionen in den natürlichen Eisenbestand übernommen. Dieser wird durch eine einmalige Dosis nur um wenige Prozent erhöht.

Die Kontrastmittel für die Magnetresonanztomographie werden ganz überwiegend intravenös injiziert, seltener auch oral zur Abgrenzung des Magen-Darm-Traktes oder intraartikulär verabreicht. Die bei den Röntgenkontrastmitteln im Hinblick auf die Verträglichkeit wichtige arterielle Gabe entfällt. Die Indikationen sind ähnlich wie die Indikationen für Röntgenkontrastmittel in der Computertomographie: Darstellung von Blutgefäßen, Perfusion, Störungen der Blut-Hirn-Schranke, Nieren und Harnwegen, Tumoren, Entzündungen und Körperhöhlen. Die Indikationen sind weiter zu fassen als in der Computertomographie, da die Kontrastmittel wirksamer sind und die Strahlenexposition entfällt.

Die Verträglichkeit der extrazellulären, nierengängigen Kontrastmittel für die Magnetresonanztomographie ist sehr gut, Nebenwirkungen sind um den Faktor 3 oder mehr seltener als bei den bestverträglichen Röntgenkontrastmitteln. Eine Beeinträchtigung der Nierenfunktion ist nach Verabreichung der Gadoliniumchelate offenbar extrem unwahrscheinlich. Ansonsten ist die Qualität der Nebenwirkungen weitgehend die gleiche, läßt man den Einfluß der jodierten Röntgenkontrastmittel auf die Schilddrüse außer acht. Es ist nicht sicher zu entscheiden, ob die bessere Verträglichkeit der Gadoliniumchelate vor allem auf die gegenüber den Röntgenkontrastmitteln niedrigere Dosierung oder die andere chemische Struktur zurückzuführen ist.

Das erste der als Magnetit bezeichnete Eisenoxidnanopartikel – Präparat (Ferumoxides) verursacht deutlich mehr Nebenwirkungen, die für partikelhaltige Zubereitungen typisch sind: Hitzegefühl, Kreislaufreaktionen, Rückenschmerzen; es darf nur langsam infundiert werden. Auch der Mangankomplex darf nur langsam und in geringer Dosis gegeben werden. Hier werden die Unverträglichkeitsreaktionen auf die Freisetzung von Manganionen zurückgeführt.

Interaktionen sind vor allem aufgrund des in den meisten Präparaten enthaltenen geringen Komplexbildnerüberschusses zu erwarten. So können als Radiopharmaka nur in Spuren injizierte radioaktive Metallionen durch die Komplexbildner gebunden und in ihrer Pharmakokinetik in unerwünschter Weise beeinflußt werden. Ebenso können Labortests z. B. zur Messung von Eisenionen gestört werden. Wegen der raschen Ausscheidung der Komplexe und Komplexbildner besteht aber bereits 24 h nach Verabreichung der Kontrastmittel kaum noch ein Risiko für irgendwelche Interaktionen.

32.4 Sonographische Kontrastmittel

Schall wird an Grenzen zwischen unterschiedlich dichten Materialien reflektiert und gestreut. Als in dieser Hinsicht besonders wirksam hat sich die Grenzfläche zwischen Gas und Flüssigkeit erwiesen. Ultraschallkontrastmittel sind daher Gasbläschen. Gasblasen haben gegenüber z. B. festen Partikeln weitere in der Sonographie nutzbare Eigenschaften: Unter dem Druck des eingestrahlten Schalls können sie schwingen und dabei auch die doppelte oder vierfache oder die halbe oder viertel etc. Frequenz des anregenden Schalls annehmen. Diese harmonischen Schwingungen können mit großer Empfindlichkeit selektiv gemessen werden. Gasbläschen können darüber hinaus durch den Schalldruck zerstört werden und senden dann charakteristische Ultraschallsignale so hoher Intensität aus, daß jede einzelne Mikroblase detektierbar ist. Die Größe der Gasblasen wird einerseits durch den Kapillardurchmesser bestimmt andererseits durch die mit sinkender Größe rasch abnehmende Effektivität. Es resultiert ein Durchmesser von 1–3 μm für die Blasen, die den größten Anteil an der Wirkung der sonographischen Kontrastmittel haben. Bisher sind nur wenige Produkte im Handel (Tab. 32.4); es gibt aber zahlreiche Produkte in unterschiedlichen Stadien der Entwicklung.

Gasblasen verlassen den Intravasalraum nur in Organen mit diskontinuierlichem Kapillarendothel (Lückenendothel; Leber und Milz). Sie lösen sich im Blut binnen weniger Minuten auf oder werden von dem retikulo-endothelialen System als Partikel erkannt und aufgenommen. Glomeruläre Filtration und die biliäre Ausscheidung sind nicht möglich. Einige Ultraschallkontrastmittel enthalten Perfluorgas, wegen dessen geringer Löslichkeit in Wasser bzw. Blut. Das Perfluorgas wird sehr rasch nach Injektion des Kontrastmittels abgeatmet. Die zur Erzeugung und Stabilisierung der bisher im Handel befindlichen Gasbläschen verwendeten Hilfsstoffe sind Naturprodukte (Galaktose, Fettsäure, Albumin), die im Stoffwechsel abgebaut und nicht ausgeschieden werden.

Sonographische Kontrastmittel verstärken Ultraschallsignale aus reflektionsarmen Flüssigkeiten und der Leber oder bewirken die Entstehung von Signalen durch Anregung. Sie sind zur Darstellung des Blutflusses und feiner Gefäße geeignet. Als Beispiel für Flußdarstellung sei der Nachweis eines offenen Foramen ovale durch Echovist sowie die Dar-

Tabelle 32.4 Sonographische Kontrastmittel*

Präparat	Zusammensetzung	Anwendungen/Kinetik
Echovist®-200	Luft, Galaktose	Herzdiagnostik bei Kindern, Hysterosalpingo-Kontrastechographie; keine Lungenpassage
Echovist®-300	Luft, Galaktose	Rechtsherzdiagnostik, Ventrikelseptumdefekte, Venen; keine Lungenpassage
Levovist®	Luft, Galaktose, Palmitinsäure	Herz- und Gefäßerkrankungen, Tumorvaskularisierung; kapillargängig
Optison®	Octafluorpropan, Humanalbumin	Herzerkrankungen; kapillargängig

* nur über den Handelsnamen zu kennzeichnen

stellung von Blutgefäßen in Tumoren erwähnt. Ultraschallkontrastmittel helfen bei der besseren Abgrenzung der Herzhöhlen und der Erkennung intrakranieller Blutgefäße. Tumoren in der Leber werden wegen der Unterschiede in der Kapillarstruktur und dem Fehlen des retikuloendothelialen Systems in Metastasen und Cholangiokarzinomen sichtbar. Schließlich kann die Durchgängigkeit von Tuben in der Fertilitätsdiagnostik und der vesiko-renale Reflux bei Kindern mit Hilfe von sonographischen Kontrastmitteln untersucht werden.

Kontraindikationen und Anwendungsbeschränkungen leiten sich aus der Anwendung der für die Erzeugung und Stabilisierung der Blasen benutzten Hilfsstoffe ab (Galaktosämie bei Galaktosepräparaten, Überempfindlichkeit gegen Humanalbumin) sowie einer Belastung des Kreislaufs bei schwer herzkranken Patienten und Patienten mit schwerer pulmonaler Hypertonie. Die Nebenwirkungen beschränken sich auf lokale Reizungen am Injektionsort und meist unspezifisch Allgemeinreaktionen. Wesentliche Interaktionen sind nicht bekannt.

32.5 Radiopharmaka

Radiopharmaka enthalten radioaktive Isotope, die ihren Nachweis trotz außerordentlich geringer Masse ermöglichen oder aber im Falle des therapeutischen Einsatzes schädliche Zellen durch intensive Bestrahlung aus unmittelbarer Umgebung an der Vermehrung hindern oder abtöten.

Dabei werden die unterschiedlichsten Isotope angewandt (Tab. 32.5), die verschiedene Arten von Strahlung abgeben (α, β, γ, Positronen). Klar bevorzugt sind aber für die Diagnostik die Isotope 99mTc und als Positronen – Emitter 19F. Die Auswahl bei den therapeutisch eingesetzten Isotopen ist weniger eindeutig. Die Isotope können als einfache anorganische Salze (z. B. Jodid oder Thallium) eingesetzt werden, als einfache oder sehr komplexe chemische Verbindungen oder sogar an Zellen gebunden. Ziel ist es stets, diejenige Form eines Isotops zu finden, die die radioaktive Substanz am wirkungsvollsten und selektivsten an das pathologisch veränderte Ziel bringt. Radiopharmaka sollen mit Ausnahme der strahlungsbedingten Effekte keine pharmakologische Wirkung haben; das wird im allgemeinen schon wegen der extrem niedrigen Dosierungen (meist <1 mg) vollständig erreicht. Erst in der jüngeren Vergangenheit sind rezeptorspezifische Radiopharmaka experimentell untersucht worden, die – rezeptorvermittelt – so deutliche pharmakologische Wirkungen verursachten, daß auf ihren Einsatz verzichtet werden mußte.

Wie die Zusammensetzung so ist auch die Pharmakokinetik der Radiopharmaka so außerordentlich vielfältig, daß sie hier nicht einmal für die hauptsächlichen Gruppen abgehandelt werden kann. Schon der Einsatz unterschiedlicher Isotope in Form ihrer Ionen als Salze ermöglicht ein breites Spektrum an spezifischen Verteilungsmustern im Körper. Die organischen Verbindungen bis hin zu den Antikörper-Konjugaten vergrößern die praktisch zugängliche Vielfalt ins Unendliche. Es sollen daher nur einige Gemeinsamkeiten und Probleme hervorgehoben werden.

In der nuklearmedizinischen Diagnostik muß eine besonders hohe Konzentration des Isotops im Zielgewebe (z. B. Myokard) erreicht werden und – mindestens ebenso wichtig – eine möglichst nied-

Tabelle 32.5 Radiopharmaka, Beispiele (Tc = Technetium, Tl = Thallium)

Isotop, Präparat	Strahlung, Energie	Halbwertszeit	Substanzklasse	Anwendung
123 I-Iodid	γ, 159 keV	13 h	anorganisches Salz	Schilddrüse
99mTc-Methylendiphosphonat	γ, 140 keV	6 h	Komplex, neg. Ladung	Knochenmetastasen
99mTc-Sestamibi			Komplex, positive Ladung, lipophil	Myokardperfusion
201 Tl-Chlorid	γ, breites Spektrum	3d	anorganisches Salz	Myokardperfusion
18 F-Desoxyglucose	β^+	110 min	Glucosederivat	Tumor

rige Konzentration in dem umgebenden Gewebe. Da in den meisten Fällen ein kleines Zielgebiet von dicken Schichten normalen Gewebes umgeben und von Blut durchströmt wird, kommt es darauf an, die Konzentration im Blut und im umgebenden gesunden Gewebe so niedrig wie möglich zu halten. Dagegen stört eine Anreicherung eines diagnostischen Radioisotops in entfernten Organen kaum (z. B. Niere bei der Myokarduntersuchung, Hirn bei der Suche nach Lungenmetastasen mit der 19F Desoxyglucose-Positronen-Emissionstomographie). Für therapeutische Zwecke muß dagegen jede Anreicherung des Radioisotops in strahlenempfindlichen gesunden Geweben unabhängig von deren Lage zum Zielgebiet vermieden werden.

Der Ausscheidung der Radiopharmaka wird im Gegensatz zu den meisten Arzneistoffen und den Kontrastmitteln für Röntgen und Magnetresonanztomographie keine große Bedeutung beigemessen, da die Dosierungen so niedrig sind und es sich um Einmalanwendungen handelt. Wichtig ist der Zerfall der Radioisotope, der die Strahlenexposition begrenzt.

Kontraindikationen, Risiken und Nebenwirkungen betreffen fast ausschließlich die Strahlenexposition. Dies gilt insbesondere für die therapeutisch eingesetzten Präparate, bei denen z. T. bis zur Grenze der Strahlenbelastbarkeit essentieller Organe dosiert wird. Vereinzelt gibt es Berichte über allergoide Reaktionen auf Radiopharmaka, wobei der eigentliche Auslöser meist ungewiß bleibt.

Die Pharmakokinetik und damit die diagnostische Aussage von Radiopharmaka wird in einigen Fällen durch die gleichzeitige Gabe von Pharmaka in erwünschter Weise verändert. Das trifft insbesondere für Perfusionsstudien des Herzens und Hirns zu. In anderen Fällen kommt es zu unerwünschten Veränderungen der Pharmakokinetik von Radiopharmaka und damit einer Minderung von deren Wirksamkeit. Diesen Interaktionen liegt kein einheitliches Prinzip zugrunde. Über die Möglichkeit der Interaktion muß man sich im Einzelfall informieren. Eine Interaktion im Sinne einer vermehrten Nebenwirkungshäufigkeit unabhängig von der Strahlenexposition der unterschiedlichen Gewebe ist nicht bekannt.

Literatur

Cosgrove, DO (1997) Echoenhancers and ultrasound imaging. Eur J Radiol; 26: 64–76

Dawson P, Clauß W (1998) Contrast Media in Practice, 2nd Ed. Springer, Berlin Heidelberg New York Tokio

Dawson P, Cosgrove DO, Grainger RG (Edts) (1999) Textbook of Contrast Media. Isis Medical Media Oxford

Elke M (1992) Kontrastmittel in der radiologischen Diagnostik. Thieme, Stuttgart New York

Owunwanne A, Patel M, Sadek S (1995) The Handbook of Radiopharmaceuticals. Chapman & Hall Medical, London Glasgow Weinheim New York Tokio Melbourne Madras

Peters PE, Zeitler E (Hrsg) (1991) Röntgenkontrastmittel. Nebenwirkungen, Prophylaxe, Therapie. Springer, Berlin Heidelberg New York Tokio

Speck U (Hrsg) (1998) Kontrastmittel. Übersicht, Anwendung und pharmazeutische Aspekte. 4. Aufl. Springer, Berlin Heidelberg New York Tokio

Thomsen HS, Muller RN, Mattrey RF (Edts) (1999) Trends in Contrast Media. Springer, Berlin Heidelberg New York Tokio

Urich K (1995) Wege und Irrwege der Kontrastmittelforschung. Blackwell, Berlin

KAPITEL 33

Pharmaka zur Behandlung und Prophylaxe von Infektionskrankheiten

33

E. OBERDISSE

Pharmaka zur Behandlung und Prophylaxe von Infektionskrankheiten

E. Oberdisse

33.1 Allgemeine Gesichtspunkte

Der Begriff der Chemotherapie geht auf Paul Ehrlich zurück, der sie als eine spezifische, gegen Krankheitserreger gerichtete Therapie den körpereigenen Abwehrkräften gegenüberstellte. Seine „Chemotherapia specifica" ist die Anwendung von Substanzen, die für Krankheitserreger tödlich sind und in den verwendeten Dosen den Warmblüter nicht schädigen. Diese Forderung beinhaltet die Feststellung der therapeutischen Breite eines Pharmakons, die durch das Verhältnis von Dosis tolerata zur Dosis curativa beschrieben wird und in dieser Definition noch heute gültig ist.

Unter Chemotherapeutika versteht man alle Substanzen, die geeignet sind, Krankheitserreger (Bakterien, Pilze, Viren, Protozoen) oder Tumorzellen im Warmblüterorganismus zu schädigen. Ursprünglich galt der Begriff nur für synthetische Stoffe, um sie gegenüber Stoffen biologischen Ursprungs, den sog. Antibiotika, abzugrenzen. Inzwischen haben sich die Grenzen verwischt, da eine Vielzahl von biologisch produzierten Stoffen hinzukam. Viele Stoffwechselprodukte von Mikroorganismen sind aufgrund ihrer relativ einfachen Struktur vollsynthetisch darstellbar.

Während bei der üblichen Pharmakotherapie nur die Beziehungen zwischen Pharmakon und Makroorganismus beschrieben und untersucht werden, ist das Besondere der Chemotherapie eine Wechselwirkung des Pharmakons sowohl mit dem Makroorganismus als auch mit dem Mikroorganismus (Krankheitserreger). Zusätzlich beeinflussen sich Mikro- und Makroorganismus auch gegenseitig. Diese Verhältnisse sind in Abb. 33.1 zusammengefaßt.

Die Beziehungen zwischen Mikroorganismus und Makroorganismus werden durch die Begriffe *Virulenz* und *Disposition* gekennzeichnet, d.h. durch den Grad der Pathogenität eines Erregers und den Grad der Krankheitsbereitschaft des Makroorganismus.

Die Wechselwirkungen zwischen Pharmakon und Makroorganismus sind durch die *Pharmakokinetik* der Substanz und durch das Auftreten von *unerwünschten Wirkungen* charakterisiert.

Die Interaktion zwischen Pharmakon und Mikroorganismus, das eigentliche therapeutische Ziel, wird durch *den Wirkungsmechanismus*, *das Wirkungsspektrum*, *den Wirkungstyp* und *die Wirkungsintensität* des Pharmakons und durch die *Resistenz* des Mikroorganismus beschrieben.

Wirkungsmechanismus

Im Sinne der „Chemotherapia specifica" sollte ein Chemotherapeutikum seine Wirkung entfalten, ohne den Wirt nennenswert zu schädigen. Der Idealfall setzt daher voraus, daß Zellkomponenten oder Stoffwechselwege geschädigt werden, die typisch für den Mikroorganismus sind oder sich zumindest in entscheidenden Einzelheiten von entsprechenden Zellstrukturen bzw. Zelleistungen des Warmblüters unterscheiden. Mögliche Wirkungsorte der Chemotherapeutika sind in der folgenden Übersicht aufgeführt.

Aus der Übersicht geht hervor, daß eine selektive Schädigung nur bei den Penicillinen/Cephalospori-

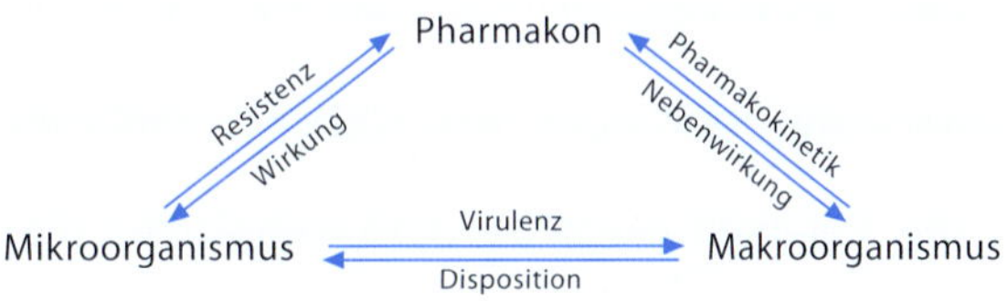

Abb. 33.1. Schematische Darstellung der Wechselwirkungen zwischen Pharmakon und Mikro- bzw. Makroorganismus sowie zwischen Mikro- und Makroorganismus

Angriffspunkte ausgewählter Chemotherapeutika (ohne Zytostatika)

1) **Zellwand**
β-Lactamantibiotika
2) **Zytoplasmamembran**
Polymyxine
3) **Intermediärstoffwechsel**
a) *Proteinsynthese*
Tetracycline, Chloramphenicol, Aminoglykoside, Makrolide
b) *RNA-Synthese*
Rifampicin, Ethambutol?
c) *DNA-Synthese*
Gyrasehemmstoffe
d) *Antimetaboliten*
Sulfonamide, PAS, Trimethoprim, Proguanil
e) *Mucolsäuresynthese*
INH

nen, einigen Antimetaboliten (Sulfonamide), den Gyrasehemmstoffen und beim INH zu erwarten ist. Alle anderen Substanzen interagieren mit vitalen Prozessen oder Strukturen, die auch beim Warmblüter von Bedeutung sind. Daß diese Pharmaka dennoch therapeutisch genutzt werden können, liegt z.T. daran, daß trotz prinzipieller Gleichheit aller Stoffwechselreaktionen ausnutzbare Unterschiede im Detail bestehen. So unterscheiden sich z.B. die Ribosomen, der Ort der Proteinsynthese, in Bakterien (70S-Ribosomen mit 50S- und 30S-Untereinheiten) und Warmblütern (80S-Ribosomen mit 60S- und 40S-Untereinheiten): Wegen der geringeren Affinität von Hemmstoffen der Proteinsynthese zu eukaryonten Ribosomen lassen sich bakterielle Systeme durch therapeutisch tolerierbare Konzentrationen hemmen.

Antimetabolite zeigen unterschiedliche Affinität zu bestimmten Enzymen. So sind z.B. von Trimethoprim – einem Hemmstoff der Folsäurereduktase zur vergleichbaren Hemmung des bakteriellen Enzyms wesentlich geringere Konzentrationen als zur Hemmung des Warmblüterenzyms notwendig (Tabelle 33.1). Auch die Permeation eines Chemotherapeutikums kann in die Bakterienzelle besser als in die Warmblüterzelle sein (z.B. Aminoglykoside).

Die Kenntnis des Wirkungsmechanismus und damit des Angriffspunktes der Chemotherapeutika hat nicht nur akademische Bedeutung. Eine optimale Therapie (Kenntnis einer möglichen Kreuzresistenz, Verstärkung der Toxizität oder der antago-

Tabelle 33.1. Empfindlichkeit der Folsäurereduktase aus verschiedenen Quellen gegenüber Folsäureantagonisten. Angegeben ist die Konzentration (nmol/l) für eine 50%ige Hemmung des Enzyms

Substanz	Humanleber	E. coli	Plasmodium Berghei
Methotrexat	2,0	1,0	0,7
Pyrimethamin	1 800	2500	0,5
Trimethoprim	300 000	5,0	70

nistischen Beeinflussung) und die Suche nach neuen Chemotherapeutika setzen Kenntnisse über den Wirkungsmechanismus voraus.

Wirkungstyp

Der Wirkungstyp kennzeichnet die Art der Vitalitätsschädigung von Zellen durch Chemotherapeutika. Er kann bakteriostatisch oder bakterizid sein. *Bakteriostatisch* bedeutet, daß es nach unterschiedlich langer Latenzzeit zur Proliferationshemmung einer Zellpopulation kommt (Abb. 33.2). Der Effekt ist reversibel. Wenn die Konzentration eines bakteriostatisch wirkenden Chemotherapeutikums unter die wirksame Konzentration absinkt, setzt erneut eine Zellvermehrung ein. Es müssen also in vivo ausreichende bakteriostatische Konzentrationen aufrecht erhalten werden, um den Organismus bei der körpereigenen Infektabwehr zu unterstützen.

Eine *bakterizide* Wirkung (Abb. 33.3) ist dadurch gekennzeichnet, daß die Bakterien irreversibel geschädigt und abgetötet werden. Es lassen sich 2 Formen unterscheiden. Die häufigere ist die sog.

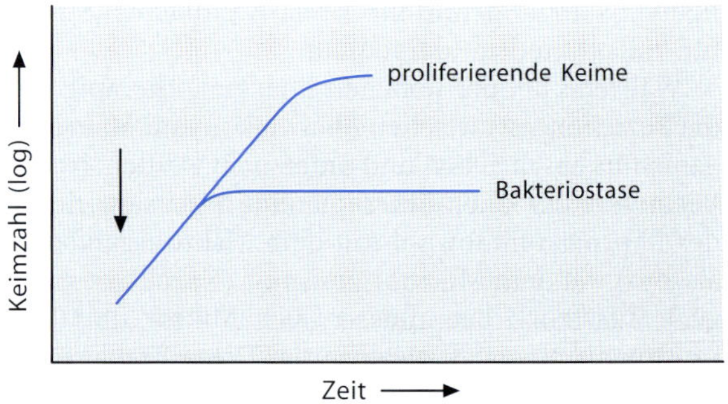

Abb. 33.2. Schematische Darstellung der Bakteriostase. *Pfeil:* Zugabe des Chemotherapeutikums

sekundäre oder *degenerative Bakterizidie*: Sie ist an proliferierende Keime gebunden. Nach einer Latenzzeit werden die Keime irreversibel geschädigt und sterben ab. Ruhende Keime werden nicht beeinflußt. Das bekannteste Beispiel für diesen Wirkungstyp sind die β-Lactamantibiotika wie z.B. die Penicilline. Unterschwellig angewandt können bakterizid wirkende Chemotherapeutika eine bakteriostatische Wirkung vortäuschen.

Sehr viel seltener ist der sog. *primär* oder *absolut bakterizide* Wirkungstyp. Die Wirkung setzt sofort ohne Latenzphase ein und ist nicht an die Proliferation der Keime gebunden. Dieser Typ ist charakteristisch für Desinfektionsmittel sowie für einige Polypeptidantibiotika.

Wirkungsspektrum

Das Wirkungsspektrum eines Chemotherapeutikums umfaßt die Erregerspezies, die durch diese Substanz geschädigt werden können. Es kann sehr eng sein und nur wenige Erreger umfassen (z.B. Penicillin G). Chemotherapeutika mit größerem Spektrum (im grampositiven und gramnegativen Bereich) werden als Breitspektrumchemotherapeutika bezeichnet (z.B. Tetracycline, Aminoglykosidantibiotika).

Aus dem Wirkungsspektrum lassen sich nicht ohne weiteres Hinweise auf die klinische Verwendbarkeit einer Substanz ableiten. Der eine oder andere Erregerstamm kann zwar in das Spektrum eines Chemotherapeutikums fallen, inzwischen aber resistent geworden sein, so daß sich die therapeutische Anwendung verbietet oder unsicher ist. Die Zahl empfindlicher Stämme kann z.B. bei Tetracyclinen nur 40% betragen. Andererseits läßt sich aus dem Spektrum aber definitiv ablesen, bei welchen Erregern ein Chemotherapeutikum nicht indiziert ist.

Wirkungsintensität

Ein Maß für die Wirkungsintensität eines Chemotherapeutikums, und damit auch für die Resistenzlage, ist die *minimale Hemmkonzentration* (MHK). Es ist die Konzentration, die in vitro unter standardisierten Bedingungen gerade noch zu einer Hemmung des Erregerwachstums führt. Die wesentlichen Testsysteme zur Bestimmung der MHK sind der Reihenverdünnungstest sowie der Agardiffusionstest. Unter *postantibiotischem Effekt* versteht man das Nachwirken eines Antibiotikums in einem Zeitabschnitt, in dem die Konzentration des Chemotherapeutikums schon unter die Wirkkonzentration abgefallen ist.

Resistenz

Resistenz ist die Unempfindlichkeit eines Erregers gegenüber einem Chemotherapeutikum. Sie besteht, wenn die MHK, die in vitro ermittelt wird, in vivo, am Ort der Infektion, nicht erreicht werden kann.

Die Resistenz ist angeboren oder erworben. Bei der *angeborenen (natürlichen) Resistenz* sind alle Stämme einer Spezies resistent gegenüber einem Chemotherapeutikum. Sie liegen außerhalb des Wirkungsspektrums.

Die *erworbene Resistenz*, die immer Folge einer Selektion ist, kann *primär* sein, wenn sie vor der Behandlung mit einem Chemotherapeutikum auftritt; sie ist *sekundär*, wenn sie sich während der Behandlung entwickelt.

Die Geschwindigkeit der sekundären Resistenzentwicklung ist unterschiedlich. Beim sog. Streptomycintyp der Resistenzentwicklung genügt eine einzige Mutation, um eine Resistenz auszulösen *(Einschrittmuster)*. Demgegenüber entwickelt sich beim Penicillintyp die Resistenz langsam und stufenweise: Es müssen mehrere Mutationen erfolgen, bis sich schließlich eine resistente Mutante entwikkelt hat *(Mehrschrittmuster)*.

Die erworbene Resistenz kann auf 2 Wegen entstehen.

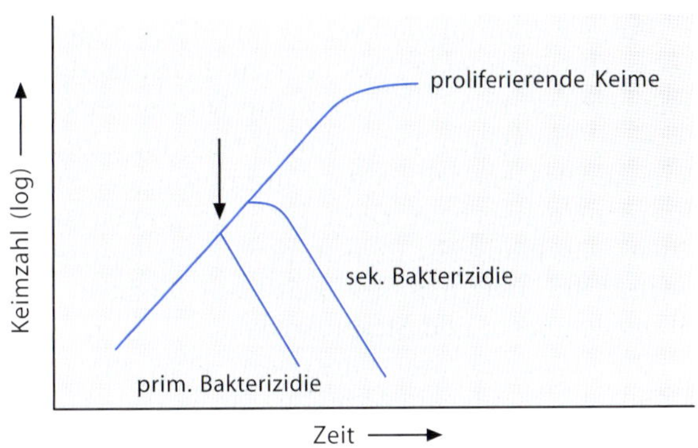

Abb. 33.3. Schematische Darstellung der Bakterizidie. *Pfeil:* Zugabe des Chemotherapeutikums

1. *Spontane Mutation (chromosomale Resistenz)*
In einer empfindlichen Bakterienpopulation können einzelne Bakterien (mit einer Mutationsrate von 10^{-7} – 10^{-10} pro Verdopplungszyklus) spontan mutieren und Eigenschaften annehmen, die ehemals wirksame Chemotherapeutika unwirksam werden lassen. Durch den Selektionsdruck des Chemotherapeutikums (die noch empfindlichen Bakterien werden eliminiert) entsteht schließlich eine resistente Population. Diese Art der Resistenz ist chromosomal (im Kernäquivalent der Zelle) verankert und wird im wesentlichen nur bei der Zellteilung auf die Tochterzellen weitergegeben.

2. *Extrachromosomale oder infektiöse Resistenz*
Zusätzlich zur chromosomalen DNA können Bakterien auch extrachromosomale, zirkuläre DNA enthalten, die als Plasmide bezeichnet werden und sich autonom replizieren *(Replikon)*. Neben den *Virulenzplasmiden* (z.B. Bildung von Toxinen) und den *metabolischen Plasmiden* (z.B. Stoffwechsel von Naturprodukten) sind es die *Resistenzplasmide (R-Plasmide)*, die die genetische Information für die Resistenz gegenüber Chemotherapeutika (Resistenz(R)-Faktoren) tragen. Daneben enthalten die R-Plasmide auch die Information für die sog. Resistenztransferfaktoren. Diese Resistenztransferfaktoren ermöglichen den Zell-zu-Zell-Kontakt verschiedener Bakterien unter Ausbildung eines sog. Pilus (tubulärer Proteinfaden) zwischen der Donor- und der Empfängerzelle, über den die R-Plasmide weitergegeben werden. Diese Art der Resistenzweitergabe wird als *Konjugation* bezeichnet und spielt v.a. bei gramnegativen Bakterien eine große Rolle.

Bei der *Transduktion* wird genetisches Material, sei es chromosomale DNA oder ein Plasmid, durch Bakteriophagen auf weitere Bakterien der gleichen Spezies übertragen und, wenn es sich um chromosomale DNA handelt, in das Chromosom der Empfängerzelle eingebaut. Diese Form der Parasexualität ist von klinischer Bedeutung bei der Resistenzweitergabe zwischen grampositiven Kokken wie Staphylokokken und Streptokokken.

Die Aufnahme von „infektiöser" DNA aus einer Donorzelle durch eine Akzeptorzelle wird als *Transformation* bezeichnet.

Die größte Bedeutung für die infektiöse Resistenz hat die Übertragung von R-Faktoren durch Konjugation. Das Besondere dieser Art der Resistenzerwerbung ist, daß

- die Verbreitung der Resistenz sehr viel schneller vor sich geht als bei der chromosomalen Resistenzentwicklung. Dies liegt daran, daß sich Plasmide autonom replizieren können und sowohl bei der Zellteilung als auch durch Konjugation weitergegeben werden können;
- häufig Mehrfachresistenzen übertragen werden, weil Plasmide mehrere R-Faktoren tragen können. Dieses Phänomen kann über die sog. *Transposition* erklärt werden. Darunter versteht man die Möglichkeit der Übertragung und Integration bestimmter kleiner DNA-Abschnitte *(Transposons)* von einem Plasmid auf ein anderes oder von einem Plasmid auf das Chromosom und umgekehrt;
- die Übertragung nicht speziesspezifisch ist. Die Resistenz kann sowohl innerhalb einer Spezies (z.B. von E.coli auf E.coli) als auch zwischen verschiedenen Spezies (von E.coli auf Shigellen, Salmonellen, Proteus) übertragen werden;
- diese Art der Resistenz reversibel sein kann, da die Fähigkeit zur Bildung von Resistenzfaktoren verlorengehen kann oder es zum Verlust der Resistenzplasmide kommt. Ein Einbau der Plasmide in die Chromosomen ist extrem selten.

Die wesentlichen *biochemischen Mechanismen*, die zur Resistenz führen, sind die enzymatische Inaktivierung des Chemotherapeutikums sowie die Veränderung von Zellbestandteilen des Bakteriums oder anderer pathogener Zellen.

Durch inaktivierende Enzyme kann ein Chemotherapeutikum zerstört oder modifiziert werden. Gut untersucht ist die enzymatische Zerstörung von Penicillinen durch β-Lactamasen, die den β-Lactamring hydrolysieren. Durch modifizierende Enzyme werden beispielsweise Chloramphenicol und Aminoglykosidantibiotika inaktiviert.

Die Veränderung von Zellbestandteilen umfaßt u.a. eine veränderte Zellpermeabilität für Chemotherapeutika mit reduzierter Aufnahme in die Bakterienzelle, reduzierter Bindungsfähigkeit an das Zielmolekül („Rezeptor"), Entwicklung eines alternativen Stoffwechselweges (Bypass) oder auch das Ausbleiben der sog. „letalen Synthese" bei bestimmten zytostatisch wirkenden Antimetaboliten. Insbesondere über eine verminderte Zellpermeabilität können Erreger evtl. multiresistent werden (z.B. Pneumokokken, Enterokokken; Details s. bei den Einzelsubstanzen).

Gelegentlich können trotz richtig durchgeführter bakterizider Chemotherapie empfindliche Keime überleben. Diese Keime sind während des Kontaktes mit dem Chemotherapeutikum teilungsinaktiv. Nach Beendigung der Therapie können sie sich wieder vermehren und die Ursache von Rückfällen sein. Solche Keime werden als *Persister* bezeichnet.

Gegenüber einem Chemotherapeutikum resistente Mikroorganismen sind häufig auch gegenüber anderen Substanzen resistent, die eine ähnliche chemische Struktur oder einen ähnlichen Wirkungsmechanismus aufweisen. Dieses Verhalten wird als Kreuz- oder Parallelresistenz bezeichnet. *Komplette Kreuzresistenz* besteht z.B. zwischen den Tetracyclinen: Wenn ein Erreger gegenüber einem Tetracyclin resistent ist, ist er auch gegenüber allen anderen Tetracyclinen resistent.

Partielle Kreuzresistenz entwickelt sich z.B. gegenüber einigen Aminoglykosiden: Ein Amikacin-resistenter Keim ist auch gegen Gentamicin resistent, während ein Gentamicin-resistenter Keim noch Amikacin-empfindlich sein kann.

Eine Folge der Resistenzbildung durch Selektion in Krankenhäusern ist der sog. *Hospitalismus*. Darunter versteht man die Zunahme resistenter Stämme (v.a. Staphylococcus aureus und Pseudomonas aeruginosa) und die Infektion von Patienten während des Krankenhausaufenthaltes *(nosokomiale Infekte)*. Der Hospitalismus ist v.a. durch die unsachgemäße Anwendung von Chemotherapeutika entstanden. Er stellt ein großes Problem dar, dem nur durch eine kritische Anwendung der Chemotherapeutika begegnet werden kann (keine prophylaktische Gabe, Erregernachweis, Empfindlichkeitsnachweis, ausreichend hohe, lange und gezielte Therapie).

Der Begriff der Resistenz wird auch auf einen Prozeß der Symbiose unter körpereigenen Mikroorganismen, z.B. die physiologische Flora des Magen-Darm-Traktes, angewandt, der das Überwuchern von pathogenen Keimen verhindert. Dieses Verhalten wird als *Kolonisationsresistenz* bezeichnet.

Kombination von Chemotherapeutika

Die Kombination mehrerer Chemotherapeutika zur Therapie einer Infektion ist nur in sehr seltenen Fällen begründet und sinnvoll.

Zunächst ist darauf zu achten, daß sich die Kombinationspartner nicht gegenseitig in ihrer Wirkung abschwächen. So würde z.B. eine Kombination des bakterizid wirkenden Penicillins mit bakteriostatisch wirkenden Tetracyclinen die Wirkung des Penicillins aufheben, da Penicillin nur auf proliferierende Keime bakterizid wirkt. Die Kombination bakterizid wirkender Antibiotika kann dagegen synergistisch wirken, wie die Beispiele Penicillin G und Aminoglykosidantibiotika bei der Streptokokkenendokarditis bzw. Breitspektrumpenicilline und Aminoglykosidantibiotika bei Infektionen mit Pseudomonas aeruginosa belegen.

Mischinfektionen (sehr selten), Infekte bei geschwächten Patienten oder schwere lebensbedrohliche Infektionen (Sepsis), bei denen zunächst der oder die Erreger nicht identifiziert sind, sind Indikationen für eine Kombination, die allerdings so ausgewählt werden muß, daß ihr Spektrum alle in Frage kommenden Erreger einschließt.

Kombinationen sind auch sinnvoll, wenn die Resistenzentwicklung in die Behandlungsphase fallen würde, z.B. bei der Malaria und der Tuberkulose. Bei der Therapie der Malaria kommt noch hinzu, daß die verschiedenen Entwicklungsstadien der Plasmodien nicht durch *ein* Chemotherapeutikum zu schädigen sind. Bei der Chemotherapie der Tuberkulose ist die Behandlungsdauer über Monate anzusetzen, so daß durch die Kombination verschiedener Substanzen die Resistenzentwicklung verzögert werden muß.

Chemoprophylaxe

Auch die Chemoprophylaxe ist nur in wenigen Fällen indiziert. Meist sind die Risiken größer als der Nutzen (Resistenzentwicklung, Superinfektion). Gesichert ist der Wert der Chemoprophylaxe, wenn eine Infektion nahezu zwangsläufig ist. Dazu gehört z.B. der Aufenthalt in einem malariaverseuchten Gebiet oder das Auftreten einer Meningokokkenmeningitis unter Kasernierungsbedingungen (z.B. Kindergarten, Schule). Weitere gesicherte Indikationen für eine Chemoprophylaxe sind die Rezidivprophylaxe des rheumatischen Fiebers und rekurrierender Harnwegsinfekte sowie die Prophylaxe bei bestimmten chirurgischen Eingriffen (Operation an Kolon und Rektum, Hüftgelenksersatz, offene Frakturen, Herzchirurgie u.a.). Weitere Indikationen für eine sinnvolle Chemoprophylaxe sind Transplantationen, Immunschwäche, die zystische Fibrose, Gehirntraumen und kardiopulmonal gefährdete Neugeborene.

33.2 Substanzen zur Therapie von Infektionskrankheiten

33.2.1 Sulfonamide

Im Jahre 1932 entdeckte Domagk die antibakterielle Wirksamkeit des Azofarbstoffs Prontosil rubrum. Wenige Jahre später (1935) zeigte Tréfuel, daß erst nach Spaltung der Azobrücke der eigentliche Wirkstoff, Sulfanilamid, entsteht.

Im Laufe der Jahre sind unzählige Derivate des Sulfanilamids synthetisiert worden, um Wirksamkeit und Verträglichkeit zu verbessern. Essentiell für die antibakterielle Wirksamkeit ist die freie NH_2-Gruppe in Parastellung. Pharmakokinetische und pharmakodynamische Eigenschaften werden durch Substitution des Amidstickstoffs verändert. Günstig wirken sich Substitutionen mit heterozyklischen Ringen aus (Abb. 33.4).

Eine Reihe weiterer Pharmaka ist aus den Sulfonamiden hervorgegangen: orale Antidiabetika vom Typ der Sulfonylharnstoffe, Carboanhydrasehemmstoffe und Thiaziddiuretika. Die gemeinsamen Strukturmerkmale erklären die Möglichkeit der Kreuzallergie zwischen diesen Gruppen.

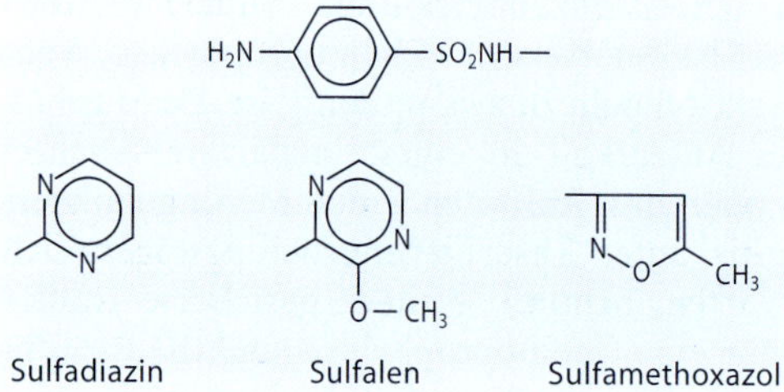

Abb. 33.4. Strukturformeln einiger Sulfonamide

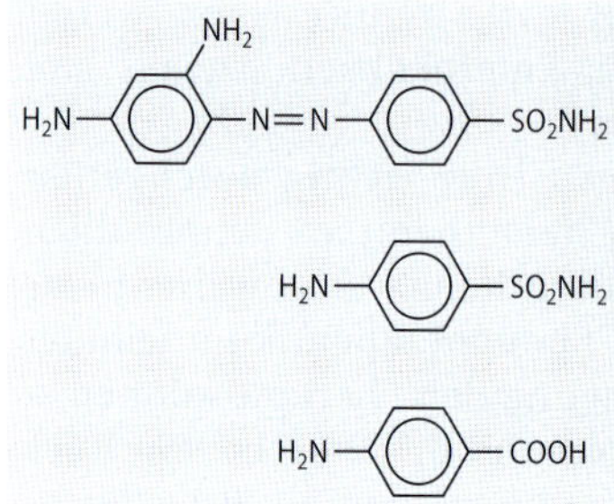

Wirkungsmechanismus

Der Wirkungsmechanismus der Sulfonamide ist an den Folsäurestoffwechsel der Bakterien geknüpft. Da Folsäure nicht von außen aufgenommen werden kann, müssen die meisten Bakterien Folsäure aus kleinen Bausteinen selbst synthetisieren. Aus Dihydropteridin und p-Aminobenzoesäure (PABA) entsteht via Pteroinsäuresynthetase zunächst Dihydropteroinsäure, aus der durch Anlagerung von Glutaminsäure Dihydrofolsäure wird. In einer weiteren Reaktion wird Dihydrofolsäure in einem NADPH-abhängigen Schritt durch die Folsäurereduktase zur Tetrahydrofolsäure reduziert. Diese „aktivierte" Folsäure überträgt als Kofaktor C_1-Bruchstücke bei der Synthese von Purinen und Pyrimidinen (s. auch S. 573). Im Gegensatz zum bakteriellen Folsäurestoffwechsel ist Folsäure für den Warmblüter ein Vitamin, das mit der Nahrung aufgenommen werden muß und in einer Zweistufenreaktion über Dihydrofolsäure zur Tetrahydrofolsäure mit Hilfe der Folsäurereduktase reduziert wird (Abb. 33.5).

Sulfonamide sind aufgrund ihrer strukturellen Ähnlichkeit mit PABA kompetitive Hemmstoffe der Pteroinsäuresynthetase. Die Hemmung dieses Enzyms führt zu einer verminderten Bildung von Dihydropteroinsäure und damit auch von Folsäure. Letztlich wird die Bildung der Tetrahydrofolsäure reduziert, die damit als C_1-Donator bei der Nukleinsäuresynthese und vielen anderen Reaktionen ausfällt. Eine Voraussetzung für die Zellteilung ist die Synthese von Nukleinsäuren: Sulfonamide wirken bei proliferierenden Keimen bakteriostatisch.

Da Warmblüter Folsäure als Vitamin aufnehmen, sind Sulfonamide (vom Wirkungsmechanismus her) für den Menschen wenig toxisch.

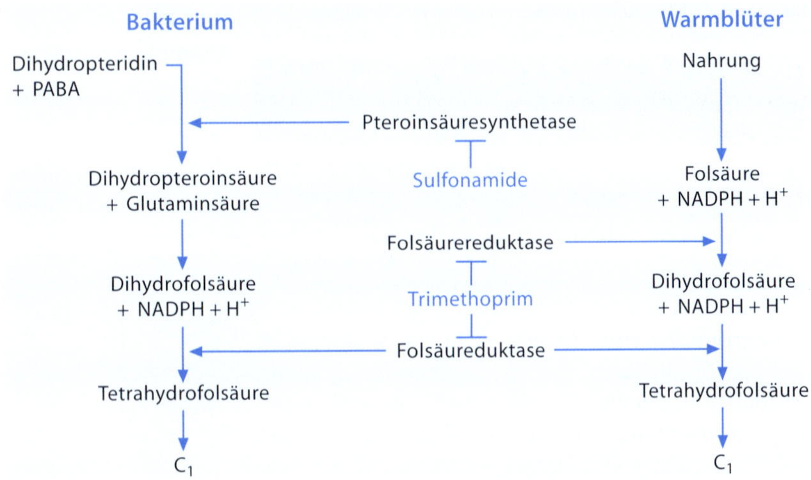

Abb. 33.5. Schematische Zusammenfassung der Folsäure- und Tetrahydrofolsäuresynthese mit den Angriffspunkten von Sulfonamiden und Folsäureantagonisten. PABA: Paraaminobenzoesäure

Wirkungsspektrum und Resistenz

Alle Sulfonamide zeigen prinzipiell das gleiche Wirkungsspektrum, wenn auch die Wirkungsintensität unterschiedlich ist. Das ehemals breite Spektrum ist heute wegen der zunehmenden Resistenz sehr eingeengt. Die Mechanismen der Resistenzentwicklung sind noch weitgehend ungeklärt.

Die ungünstige Resistenzlage und die Entwicklung wirksamerer und besser verträglicherer Antibiotika haben dazu geführt, daß die Indikationen für Sulfonamide heute stark eingeschränkt sind.

Pharmakokinetik

Die wesentlichen Unterschiede der heute gebräuchlichen Sulfonamide liegen in ihrer Kinetik. Fast alle werden vollständig – wenn auch mit unterschiedlicher Geschwindigkeit – aus dem Magen-Darm-Trakt resorbiert.

Eine früher gebräuchliche Einteilung der Sulfonamide folgte ihrer Halbwertszeit: Kurzwirkende Sulfonamide (bis 8 h), mittellangwirkende Sulfonamide (8–20 h), langwirkende Sulfonamide (über 30 h) und ultralangwirkende Sulfonamide (über 60 h).

Die unterschiedlichen Halbwertszeiten werden durch die Metabolisierung, die Lipophilie, die Plasmaeiweißbindung sowie durch das Ausmaß der passiven Rückdiffusion und der renalen aktiven Sekretion bestimmt.

Die Eiweißbindung der einzelnen Sulfonamide schwankt zwischen 5 und 99%. Sehr unterschiedlich ist auch der Anteil, der aktiv in der Niere sezerniert wird, so daß die Halbwertszeit im wesentlichen durch das Zusammenspiel und das Verhältnis der renalen Prozesse zueinander (glomeruläre Filtration, aktive Sekretion und passive Rückdiffusion) bestimmt wird. Hauptmetabolit ist das an der p-Aminogruppe acetylierte Sulfonamid (5–40%). Daneben besteht auch die Möglichkeit der N-Glucuronidierung.

Die Löslichkeit der nativen Sulfonamide und besonders einiger ihrer acetylierten Metaboliten ist gering. Deshalb besteht durch die Konzentrierung in den Harnwegen die Gefahr der Auskristallisation. Kinetische Daten heute gebräuchlicher Sulfonamide finden sich in Tabelle 33.2.

Indikationen

Sulfonamide haben ihre frühere Bedeutung verloren und werden systemisch nur noch in Kombination mit Diaminopyrimidinen eingesetzt. Zu den verbliebenen Indikationen zählen die Toxoplasmose (zusammen mit Pyrimethamin), die Pneumocystis carinii-Pneumonie (zusammen mit Trimethoprim), die Chloroquin-resistente Malaria (zusammen mit Pyrimethamin) und die Nocardiose (zusammen mit Trimethoprim). Auch für die Behandlung verschiedener bakterieller Infektionen werden Sulfonamide mit Trimethoprim oder Tetroxoprim kombiniert. Zur topischen Therapie des Trachoms wird *Sulfacetamid* als 10%ige Lösung verwendet.

Wenn immer möglich, sollten Penicilline vorgezogen werden. Anhaltspunkte zur Dosierung sind in Tabelle 33.2 gegeben.

Tabelle 33.2. Pharmakokinetische Daten und Anhaltspunkte zur Dosierung einiger Sulfonamide und Diaminopyrimidine

INN	$t_{1/2}$ [h]	Eiweiß-bindung [%]	Mittlere Tagesdosis [g]
Sulfadiazin	16	40	1–2
Sulfalen	60–80	50–80	2 g/Woche
Sulfamethoxazol	10	50–65	Kombination
Trimethoprim	10–15	40–50	0,4
Tetroxoprim	5–10	10–15	Kombination

Kontraindiziert sind Sulfonamide bei Sulfonamidüberempfindlichkeit (an Kreuzallergie denken), Blutbildveränderungen, Glucose-6-phosphat-Dehydrogenasemangel, eingeschränkter Nieren- und Leberfunktion, in den letzten Monaten der Schwangerschaft sowie bei Früh- und Neugeborenen.

Nebenwirkungen

Die vor der Einführung der modernen Sulfonamide häufigste Nebenwirkung war die Nierenschädigung (hohes Kristalluriepotential der kurz- und mittellang wirkenden Sulfonamide bzw. deren Metaboliten, Auskristallisation in den Nierentubuli) mit den Symptomen der Kristallurie und Albuminurie, die von Koliken begleitet bis zur Oligurie und Anurie reichten. Wenn auch das Risiko dieser Nebenwirkung bei den heute verwendeten Sulfonamiden sehr gering ist, sollte dennoch auf ausreichende Flüssigkeitszufuhr geachtet werden.

Unverträglichkeiten von seiten des Magen-Darm-Traktes mit Übelkeit, Erbrechen, Durchfällen und Schmerzen im Epigastrium sowie allergische Reaktionen mit unterschiedlicher Manifestation (Exanthem, Purpura, Arzneimittelfieber) stehen im Vordergrund. Gefürchtet sind schwere Hautreaktionen wie das Erythema multiforme (Stevens-Johnson-Syndrom) oder die toxische epidermale Nekrolyse (Lyell-Syndrom). Blutbildveränderungen mit Thrombozytopenie, Leukozytopenie, Agranulozytose und aplastischer Anämie wurden beschrieben. Eine hämolytische Anämie und Methämoglobinämie werden v.a. beim Glucose-6-phosphat-Dehydrogenasemangel beobachtet. Selten ist auch ein cholestatischer Ikterus. *Interaktionen* ergeben sich z.B. durch die Konkurrenz um die Plasmaeiweißbindung mit oralen Antidiabetika vom Typ der Sulfonylharnstoffe, mit Cumarinderivaten oder Phenylbutazon.

33.2.2 Diaminopyrimidine

Zu den Vertretern dieser Substanzklasse gehören *Trimethoprim* und die analoge Verbindung *Tetroxoprim* mit antibakterieller Wirksamkeit sowie das Malariamittel *Pyrimethamin* (s.S. 642).

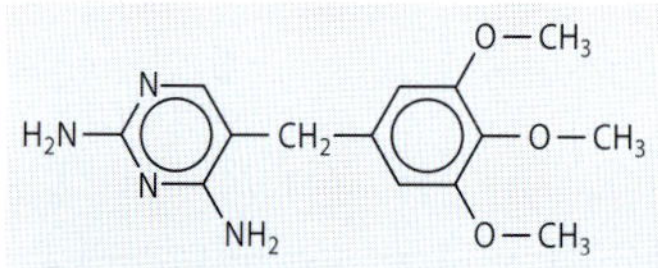

Trimethoprim

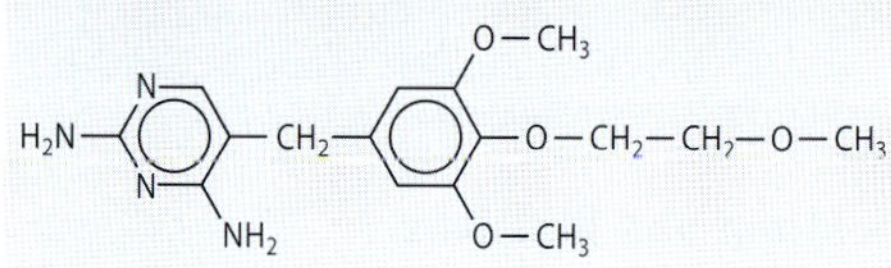

Tetroxoprim

Wirkungsmechanismus

Die genannten Substanzen sind als sog. Folsäureantagonisten Hemmstoffe der Dihydrofolsäurereduktase und verhindern damit die Bildung der Tetrahydrofolsäure, die als Kofaktor C_1-Bruchstücke bei der Synthese von Purinen und Pyrimidinen (Thymin) überträgt. Eine Hemmung des Enzyms wird daher u.a. zur Hemmung der Synthese von Nukleinsäuren führen: Es resultiert ein bakteriostatischer Wirkungstyp. Obwohl durch diese Substanzen ein Stoffwechselweg gehemmt wird, der auch für den Warmblüter essentiell ist, sind sie für den Menschen relativ wenig toxisch. Dies ist darauf zurückzuführen, daß die Affinität z.B. von Trimethoprim zum bakteriellen Enzym sehr viel größer ist als zur Warmblüterfolsäurereduktase, so daß zu einer vergleichbaren Hemmung wesentlich höhere Dosen notwendig sind (s. Tabelle 33.1).

Wirkungsspektrum und Resistenz

Trimethoprim und Tetroxoprim haben ein relativ breites Wirkungsspektrum. Häufig empfindlich sind E.coli, Salmonellen, Shigellen und Streptokokken sowie Pneumocystis carinii (Protozoon). Resistent sind Pseudomonas aeruginosa, Bacteroides, Clostridien, Chlamydien, Treponema u.a. Besonders bei einer Monotherapie, die zunehmend abgelehnt wird, besteht die Gefahr einer raschen Resistenzentwicklung, so daß heute der Kombination mit Sulfonamiden der Vorzug gegeben wird.

Pharmakokinetik

Trimethoprim und Tetroxoprim werden rasch und nahezu vollständig aus dem Magen-Darm-Trakt resorbiert. Beide Substanzen werden mäßig an Plasmaeiweiße gebunden (Trimethoprim zu etwa 30–50%, Tetroxoprim zu etwa 15%) und überwiegend renal in aktiver Form ausgeschieden. Die Halbwertszeit beträgt für Trimethoprim etwa 11 h, für Tetroxoprim ca. 6 h (Tabelle 33.2).

Indikationen

Trimethoprim sollte – wenn überhaupt – als Monotherapeutikum nur zur Kurzzeitbehandlung von Harnwegsinfekten mit empfindlichen Erregern verwendet werden. Tetroxoprim ist als Monopräparat nicht auf dem Markt. Dosierungen s. Tabelle 33.2.

Nebenwirkungen

Bei längerer Gabe in höherer Dosierung können wegen der Beeinflussung des Folsäurestoffwechsels Störungen der Hämatopoese wie Thrombozytopenie, Leukozytopenie oder Anämie auftreten. Allergische Reaktionen sind seltener, häufiger jedoch unerwünschte Wirkungen von seiten des Magen-Darm-Traktes.

33.2.3 Diaminopyrimidin-Sulfonamid-Kombinationen

Diaminopyrimidine können mit mittellang wirkenden Sulfonamiden kombiniert werden. Voraussetzung für die Kombination in festen Dosisverhältnissen ist, daß beide Partner ein vergleichbares Wirkungsspektrum und ähnliche pharmakokinetische Eigenschaften aufweisen.

Der Angriffspunkt liegt für beide Substanzen (Sulfonamide und Diaminopyrimidine) an verschiedenen Stellen der gleichen Reaktionskette (Abb. 33.5). Während Sulfonamide PABA-Antagonisten sind, hemmen Diaminopyrimidine als Folsäureantagonisten die Dihydrofolsäurereduktase. Der Vorteil des doppelten Angriffspunktes dieser Kombination innerhalb einer Reaktionskette ist ein überadditiver synergistischer Effekt mit stärkerer und sichererer Wirkung bei gleichzeitiger Resistenzverzögerung gegenüber dem Kombinationspartner. Die Kombination von *Trimethoprim* mit *Sulfamethoxazol* ist eines der wenigen Kombinationspräparate mit eigenem INN *(Co-Trimoxazol)*, das wegen des überadditiven Synergismus von der WHO zu den essentiellen Arzneimitteln gezählt wird. Aufgrund ähnlichen pharmakologischen Verhaltens ist auch *Sulfadiazin* ein geeigneter Kombinationspartner. Optimale antibakterielle Effekte ergeben sich, wenn Sulfonamid und Trimethoprim in einem festen Dosenverhältnis von 5:1 appliziert werden. Tetroxoprim wird mit Sulfadiazin in einem Mengenverhältnis von 1:2,5 kombiniert.

In das *Wirkungsspektrum* einer Sulfonamid-Diaminopyrimidin-Kombination fallen zahlreiche grampositive und gramnegative Erreger. Gute Wirksamkeit besteht u.a. gegen Nocardien und Yersinien. Die bevorzugten *Anwendungsgebiete* von Co-Trimoxazol sind akute und chronische Infekte der ableitenden Harnwege mit gramnegativen Erregern sowie chronische Bronchitiden. Eine gute Wirksamkeit besteht auch gegenüber Salmonella typhi, die der von Chloramphenicol vergleichbar ist und zur Sanierung von Dauerausscheidern genutzt wird. Wichtig ist auch die Prophylaxe und Therapie der Pneumocystis-carinii-Pneumonie bei immunsupprimierten Patienten, z.B. unter zytostatischer Therapie oder bei AIDS-Patienten. Über die Dosierungen informiert Tabelle 33.3.

Wegen der sehr viel geringeren Affinität von Trimethoprim zur Warmblüterreduktase (Tabelle 33.1) sind die *Nebenwirkungen* üblicherweise gering. Dennoch können bei langer Therapie mit

Tabelle 33.3. Anhaltspunkte zur Dosierung von Diaminopyrimidin-Sulfonamid-Kombinationen

Kombination [mg]		Mittlere Dosis/Tag (Tabletten)
Co-Trimoxazol		
Trimethoprim +	Sulfamethoxazol	
(80)	(400)	2–6
Co-Trimazin		
Trimethoprim +	Sulfadiazin	
(180)	(820)	1
Co-Tetroxazin		
Tetroxoprim +	Sulfadiazin	
(100)	(250)	2

Tabelle 33.4. Einteilung und Charakteristika der hochmolekularen penicillinbindenden Proteine (PBP) von E. coli

PBP	Relative Molmasse	Aktivität/Funktion
1 A	92 000	Transglykolase, Transpeptidase, Carboxypeptidase
1 B	90 000	Transglykolase, Transpeptidase, Carboxypeptidase
2	66 000	Transglykolase, Transpeptidase, Carboxypeptidase
3	60 000	Transglykolase, Transpeptidase, Carboxypeptidase
4	49 000	Carboxypeptidase, Transpeptidase
5	42 000	Carboxypeptidase, Transpeptidase
6	40 000	Carboxypeptidase

hohen Dosen Nebenwirkungen im Sinne eines Folsäuremangels oder andere Störungen des hämatopoetischen Systems (hyperchrome, makrozytäre Anämie, Thrombozytopenie, Granulozytopenie) auftreten. Daneben sind natürlich auch alle sulfonamidtypischen Nebenwirkungen, v.a. allergische Reaktionen, möglich.

33.2.4 β-Lactamantibiotika

33.2.4.1 Penicilline

Nach der Beobachtung Flemings im Jahre 1928, daß die Verunreinigung einer Bakterienkulturplatte (Staphylokokken) mit Penicillium notatum eine Hemmung des Bakterienwachstums bewirkte, vergingen noch etwa 10 Jahre, bevor Florey, Chain und andere diese Entdeckung zum Arzneimittel entwickelten. 1959 wurde das Grundgerüst der Penicilline, die 6-Aminopenicillansäure, isoliert, die die Synthese halbsynthetischer Penicilline ermöglichte.

Struktur-Wirkungs-Beziehungen

Grundgerüst aller Penicilline ist die 6-Aminopenicillansäure, die aus 2 kondensierten Ringsystemen, einem β-Lactamring und einem Thiazolidinring, besteht. Die heute gebräuchlichen Penicilline unterscheiden sich durch unterschiedliche Substituenten an der 6-Aminogruppe (Abb.33.6), wobei vorzugsweise aromatische organische Säuren über eine Säureamidbindung substituiert werden. Ausgehend vom Benzylpenicillin (Penicillin G) wurden zahlreiche Verbindungen synthetisiert, die sich in pharmakokinetischer und pharmakodynamischer Hinsicht vom Benzylpenicillin unterscheiden. Zu diesen Unterschieden gehören die Stabilisierung des β-Lactamringes und die damit verbundene Säure- und Penicillinasefestigkeit sowie die Erweiterung des Wirkungsspektrums in den gramnegativen Bereich.

Wirkungsmechanismus

Penicilline greifen in die Zellwandsynthese der Bakterien ein. Die Zellwand grampositiver Erreger ist relativ einfach strukturiert. Sie befindet sich außerhalb der Zytoplasmamembran und besteht aus 2 Bestandteilen: einer mehrschichtigen, 15–80 nm dicken Schicht aus Murein (Peptidoglykan), das der Zellwand Festigkeit verleiht, sowie aus Teichonsäure, die die Mureinschicht nach außen durchzieht und oberflächenantigene Eigenschaften hat. Zwischen Mureinschicht und Zytoplasmamembran befindet sich der periplasmatische Raum.

Die Zellwand gramnegativer Bakterien ist komplizierter aufgebaut, enthält aber ebenfalls eine Mureinschicht, die jedoch nur etwa 2 nm dick ist. Charakteristisch für gramnegative Erreger ist eine 2. Membran, die sog. äußere Membran, in die zahlreiche Proteine integriert sind und in der auch das Lipopolysaccharid verankert ist. Äußere Membran und Zytoplasmamembran sind die Begrenzung des periplasmatischen Raumes.

In die Zytoplasmamembran sind Proteine über hydrophobe Proteinbestandteile oder Fettsäuren integriert, die als Enzyme an terminalen oder modifizierenden Schritten der Mureinsynthese beteiligt sind und mit unterschiedlicher Affinität β-Lactamantibiotika binden. Sie werden daher als penicillinbindende Proteine (PBP) bezeichnet. Neben der Transpeptidaseaktivität (Quervernetzung der Peptidoglycane) weisen die PBP auch eine Transglyko-

Abb. 33.6.
Strukturformeln einiger Penicilline

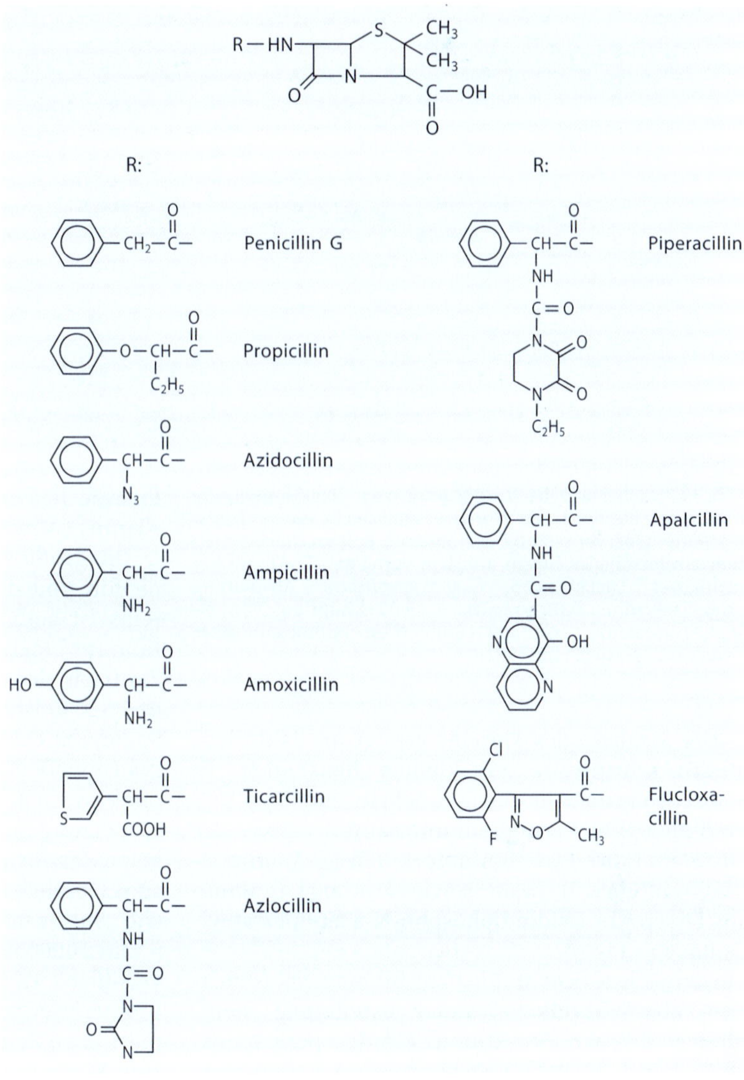

lase- und Carboxypeptidaseaktivität (Modifizierung der Peptidoglykane) auf (Abb.33.7), die durch die Bindung des Antibiotikums inaktiviert werden. Die unterschiedlichen Bindungsaffinitäten erklären z.T., warum sich β-Lactamantibiotika in ihren antibakteriellen Eigenschaften und Wirkungsspektren unterscheiden.

Alle Bakterien enthalten multiple PBP: So findet man z.B. in S.aureus 4 PBP, in gramnegativen Bakterien wie z.B. E.coli dagegen 7 PBP, die auch am besten untersucht sind (Tabelle 33.4). V.a. die Bindung an die hochmolekularen PBP (1–3) und deren Inaktivierung führt zur letalen Schädigung durch β-Lactamantibiotika: PBP 1 wird beispielsweise mit der Verlängerung der Bakterienzelle in Verbindung gebracht; eine Hemmung von PBP 2 führt zur Bildung runder, osmotisch stabiler Bakterienzellen, die Hemmung von PBP 3 zu länglichen filamentösen Zellen [Beteiligung an der Zellteilung (Einschnürung durch Septenbildung)]. Die Bindung an die niedermolekularen PBP 4, 5 und 6 führt nicht zu auffälligen morphologischen Veränderungen.

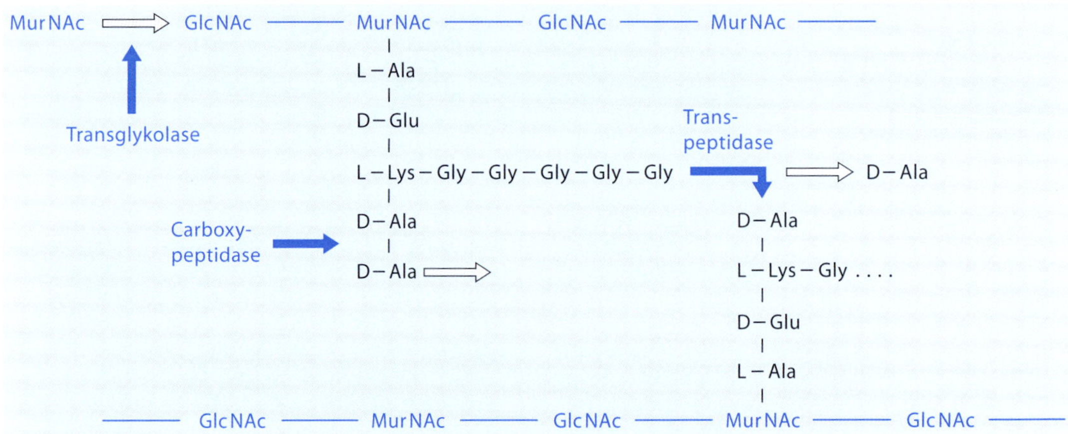

Abb. 33.7. Schematische Darstellung von Reaktionen, die durch penicillinbindende Proteine katalysiert werden. *Transpeptidase:* Quervernetzung der linearen Polysaccharidketten über ein terminales Glycin mit dem vorletzten D-Alanin benachbarter Zuckerketten. *Carboxypeptidase:* Abspaltung eines D-Alanin. *Transglykolase:* 1-4-Verknüpfung von N-Acetylglucosamin (*GlcNAc*) und N-Acetylmuraminsäure (*MurNAc*). (Nach Bäder 1992)

Die Synthese des Mureins erfolgt im Bakterieninnern schrittweise aus kleinen Bausteinen. In S.aureus entsteht in einem 1.Schritt zunächst Uridindiphospho-N-acetylmuraminsäure, aus der durch Einführen von 5 Aminosäuren (L-Alanin, D-Glutaminsäure, L-Lysin sowie D-Alanyl-D-alanin als Dipeptid) Uridindiphospho-N-acetylmuramylpentapeptid wird.

Der nächste Schritt führt zur Bildung einer linearen Polysaccharidkette. Unter Beteiligung membrangebundener Strukturen (Undecaprenylphosphat) wird UDP-N-acetylglucosamin eingeführt und glykosidisch mit dem Mureinsäurepentapeptid verknüpft. Parallel werden durch eine glycinspezifische tRNA 5 Moleküle Glycin an die Aminogruppe des Lysins gebunden. Es entsteht ein 10 Aminosäuren tragendes Undecaprenylpyrophosphat-disaccharid-dekapeptid, das unter Abspaltung vom Undecaprenylphosphat auf die wachsende Polysaccharidkette übertragen wird. Die noch wasserlöslichen Polysaccharidketten werden dann untereinander durch eine Transpeptidase quervernetzt. Dabei findet die Transpeptidierung zwischen einem terminalen Glycin und dem vorletzten D-Alanin benachbarter Polysaccharidketten statt. Die notwendige Energie liefert die Abspaltung des terminalen D-Alanins (Abb.33.7).

Die große strukturelle Ähnlichkeit zwischen Penicillin und dem D-Alanyl-D-alanin-Rest des Mureins ist auffällig (Abb.33.8). Nach dem gängigen Konzept blockieren β-Lactamantibiotika das aktive Zentrum der Transpeptidase. Durch die Spaltung der -N-CO-Bindung des β-Lactamringes (hohe Spannung des β-Lactamringes) entsteht ein reaktives Penicilloylderivat, das kovalent an die Substratbindungsstelle der Transpeptidase bindet. Diese Umsetzung mit dem β-Lactamantibiotikum stellt keine Zerstörung der PBP dar, β-Lactamantibiotika sind lediglich mehr oder weniger schwer verdauliche „Substrate". Da die Regenerationszeit zwischen 5 und 10000 min beträgt, kommt es zu einer „irreversiblen" Hemmung des Enzyms. Dies führt bei proliferierenden Keimen zu einem Verlust der osmotischen Stabilität und letztlich zur Lyse (bakterizide Wirkung). Man muß sich jedoch darüber im klaren sein, daß nicht die Hemmung eines Enzyms, z.B. der Transpeptidase, zur Lyse der Bakterienzelle führt, sondern daß die gleichzeitige Inaktivierung mehrerer PBP die Bakterizidie bewirkt.

Zu den PBP gehören auch die β-Lactamasen, die sich bei gramnegativen Bakterien im periplasmatischen Raum befinden, bei grampositiven Erregern jedoch – als Penicillinase – in das umgebende Milieu abgegeben werden.

Diese Enzyme haben große medizinische Bedeutung, da sie den β-Lactamring spalten, die β-Lactamantibiotika damit inaktivieren und so zur Resistenz beitragen.

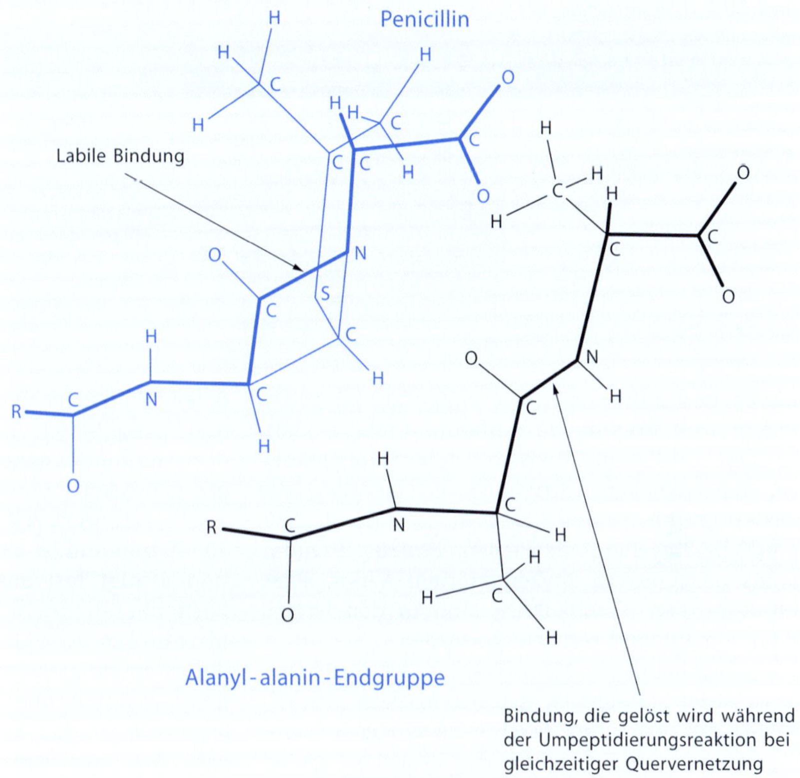

Abb. 33.8. Vergleich der Struktur des Penicillins mit der Struktur der D-Alanyl-D-alanin-Endgruppe des Mureinvorläufers. (Nach Strominger et al. 1967)

Die zur Superfamilie der Serinproteasen gehörenden β-Lactamasen werden üblicherweise nach ihren Substraten, ihrer Hemmbarkeit durch Inhibitoren, genetischer Weitergabe und Induzierbarkeit eingeteilt. Eine aus den 70er Jahren stammende Klassifizierung unterscheidet bei gramnegativen Bakterien 5 Haupttypen mit jeweils mehreren Untergruppen. Neben vorwiegend als Penicillinasen oder als Cephalosporinasen wirkenden β-Lactamasen gibt es auch Enzyme, die beide Substanzgruppen hydrolysieren können. Einzelheiten s. Tabelle 33.5.

Neuere Klassifizierungsversuche unterscheiden 4 Molekularklassen (A, B, C und D), wobei die Klassen A, C und D Serinproteasen sind, Angehörige der Klasse B sind Metalloproteine, die über Cystein und 3 Histidine katalytisch wirken. Für die Zukunft wird sicher eine Einteilung nach der Aminosäuresequenz sinnvoll sein.

Zur Resistenz gegen β-Lactamantibiotika tragen im wesentlichen 3 Prozesse bei:

1. Inaktivierung durch β-Lactamasen,
2. unzureichende Penetration durch die wassergefüllten Porinkanäle der äußeren Membran gramnegativer Bakterien. Diese Kanäle, die normalerweise den Durchtritt von niedermolekularen polaren Nährstoffen in die Zelle erlauben, können u.a. auch von β-Lactamantibiotika benutzt werden. Mutationen mit Veränderungen der Porenstruktur werden den Durchtritt erschweren und zur Resistenz führen. Gegen gramnegative Bakterien wirksame β-Lactamantibiotika müssen daher rasch durch die äußere Membran diffundieren und zusätzlich stabil gegen β-Lactamasen sein.
3. Synthese veränderter PBP mit verminderter Affinität für β-Lactamantibiotika.

Penicillin G

Wirkungsspektrum und Resistenz

Das Wirkungsspektrum von Penicillin G ist sehr schmal und umfaßt im wesentlichen grampositive

Tabelle 33.5. Klassifizierung der β-Lactamasen. (Nach Sykes u. Mathew 1976)

Klasse	Typ	Lokalisation (Übertragung)	Induzierbarkeit
Grampositive Erreger	Vor allem Penicillinase	Plasmide Transduktion	+
Gramnegative Erreger			
I	Cephalosporinase	Chromosom	(+)
II	Penicillinase	Chromosom	konstitutiv
III	Breitspektrum-β-Lactamasen	Plasmide (Konjugation)	konstitutiv
IV	Breitspektrum-β-Lactamasen	Chromosom	konstitutiv
V	Breitspektrum-β-Lactamasen (Isoxazolylpenicilline)	Plasmide (Konjugation)	konstitutiv

Kokken und Bakterien sowie einige gramnegative Kokken und Treponema pallidum (Tabelle 33.6). Resistent sind penicillinasebildende Staphylokokken, Enterokokken (Streptococcus faecalis), die meisten gramnegativen Bakterien (wie E.coli, Salmonellen, Shigellen, Klebsiellen, Proteus, Pseudomonas aeruginosa), Mykobakterien, Viren, Pilze und Protozoen. Gonokokken sind in den letzten Jahren zunehmend resistent geworden.

Der biochemische Mechanismus der Resistenzentwicklung (s.oben) ist die enzymatische Inaktivierung des Penicillins durch β-Lactamasen (Penicillinase). Die Übertragung der Resistenz erfolgt über Plasmide. Eine sekundäre Resistenz entwickelt sich meist langsam und folgt dem Mehrschrittmuster. Kreuzresistenz besteht zu den Phenoxypenicillinen und teilweise auch zu Ampicillin und den älteren Cephalosporinen.

Pharmakokinetik

Wegen der fehlenden Säurestabilität des β-Lactamringes und der damit verbundenen Inaktivierung durch die Magensäure ist die enterale Resorption unsicher, so daß Penicillin G parenteral appliziert werden muß. Aus intramuskulären Depots wird die Substanz jedoch schnell und vollständig resorbiert; der Resorptionsvorgang ist nach etwa 1 h abgeschlossen.

Bei einer Plasmaeiweißbindung von etwa 50% ist die Verteilung in den Geweben, Körperhöhlen und -flüssigkeiten unterschiedlich. So finden sich im Liquor und im Augenkammerwasser Konzentrationen, die etwa 1–5% der Serumkonzentration betragen. In den übrigen Geweben liegen die Konzentrationen meist höher und sind in der Regel für eine antibakterielle Wirkung ausreichend. Bei entzündeten Meningen sind die Konzentrationen im Liquor i.allg. höher. Auch in der Muttermilch und in der Amnionflüssigkeit werden beträchtliche Mengen gefunden.

Die Halbwertszeit von Penicillin G beträgt etwa 30–40 min und ist damit extrem kurz. Die Elimination erfolgt fast ausschließlich in unveränderter Form über die Niere: Etwa 80% werden aktiv sezerniert und ca. 20% glomerulär filtriert. Daneben findet zu einem ganz geringen Teil auch eine metabolische Inaktivierung statt, der jedoch unter normalen Bedingungen keine Bedeutung zukommt. Es entstehen u.a. Penicillamin und Penicilloinsäure, die mit dem Auftreten von allergischen Reaktionen gegen Penicilline in Verbindung gebracht werden. Die Halbwertszeit ist bei Neugeborenen (bis 3 h) und Patienten mit eingeschränkter Nierenfunktion (bei Anurie bis 10 h) verlängert.

Indikationen

Wegen seiner geringen Toxizität ist Penicillin G immer dann indiziert, wenn Infektionen mit empfind-

Tabelle 33.6. Wirkungsspektrum von Penicillin G

Grampositive Erreger	Gramnegative Erreger
Streptokokken	Gonokokken
Pneumokokken	Meningokokken
Staphylokokken (ohne Penicillinase)	
Clostridien	
B. anthracis	
C. diphteriae	
Listerien	
Actinomyceten	
Treponemen	Treponemen

Tabelle 33.7. Pharmakokinetische Daten und Anhaltspunkte zur Dosierung von Penicillinen

INN	Enterale Resorption [%]	$t_{1/2}$ [min]	Plasmaeiweißbindung [%]	Mittlere Tagesdosis
Penicillin G	Unsicher	30–40	55	1–5 Mega I.E.
Penicillin V	50–60	30–45	60	3 Mega I.E.
Propicillin	50–60	30–60	80	3 Mega I.E.
Azidocillin	75	30	80	1,5 g
Oxacillin	30	30	90	4–6 g
Dicloxacillin	50	30–45	98	2–4 g
Flucloxacillin	50	45–65	95	2–3 g
Ampicillin	30–40	60–120	10–30	2–6 g
Bacampicillin	~90	60–120	10–30	1,6–3,2 g
Sultamicillin	75–90	60–120	10–30	3–12 g
Amoxicillin	95	60–90	17	3 g
Ticarcillin	0	80–85	45	9,6–12,8 g
Azlocillin	0	60	27–46	6–20 g
Mezlocillin	0	60	30	6–20 g
Piperacillin	0	60	16–21	6–16 g

lichen Erregern vorliegen. Die Dosierung ist der Tabelle 33.7 zu entnehmen.

Nebenwirkungen

Da Penicilline einen Stoffwechselschritt hemmen, der nur das Bakterium betrifft, sind sie für den Menschen wenig toxisch.

Die wichtigste Nebenwirkung, die bis zu 2% der Behandelten betreffen kann, ist die Allergie, die in ihren Ursachen noch nicht vollständig aufgeklärt ist. Am wahrscheinlichsten scheint, daß Abbauprodukte des Penicillins dafür verantwortlich sind. Penicilloinsäure kann als Hapten mit Proteinen reagieren und so zum Vollantigen werden. Daneben wird als auslösendes Moment auch die Polymerisationsfähigkeit der Penicilline diskutiert. Möglicherweise sind auch Verunreinigungen der Penicilline durch den Fermentationsprozeß beteiligt.

Allergische Reaktionen treten mit vielfältiger Symptomatik auf. Wenige Sekunden bis 60 min nach Kontakt kann es bei Sensibilisierten zu lokalisierten anaphylaktischen Reaktionen oder auch sehr selten zum anaphylaktischen Schock (nur bei parenteraler Gabe) kommen. Nach einigen Tagen (bis Wochen) kann sich u.U. eine Spätreaktion mit Urtikaria, Exanthem, Gelenkschwellung, Fieber, hämolytischer Anämie und auch allergischen Organmanifestationen mit Nephritis und Myokarditis entwickeln.

Das Risiko der Sensibilisierung ist bei topischer Applikation auf Haut und Schleimhäute am größten, bei oraler Applikation am geringsten, während die parenterale Applikation eine Zwischenstellung einnimmt. Im allgemeinen besteht eine Kreuzallergie zwischen allen Penicillinen, die jedoch gegenüber Cephalosporinen nicht obligat ist.

Schädigungen des Zentralnervensystems mit epileptiformen Krämpfen und nachfolgendem Koma werden meist nur nach extrem hohen Dosen oder intrathekaler Applikation beobachtet. Zusätzlich wirken bestehende Grundleiden (z.B. Niereninsuffizienz, vorhandene Krampfneigung, hohes Alter) begünstigend.

Aus den bisher dargestellten Eigenschaften des Penicillin G ergibt sich, daß neben der Allergie 4 Nachteile die generelle Anwendung von Penicillin G limitieren. Wegen der Labilität des β-Lactamringes wird die Substanz sowohl durch die Magensäure als auch durch β-Lactamasen inaktiviert. Das schmale Spektrum und die kurze Halbwertszeit stellen weitere Nachteile dar.

Die modernen, halbsynthetischen Penicilline (Abb. 33.6), die einzelne Nachteile des Penicillin G ausgleichen, weisen ebenfalls Nachteile auf. Das „optimale Penicillin" wurde noch nicht entwickelt.

Aminopenicilline

Das erste Penicillin dieser Reihe war das 1962 eingeführte *Ampicillin*, das sich vom Benzylpenicillin lediglich durch eine NH_2-Gruppe unterscheidet. Sein Spektrum umfaßt die Penicillin-G-empfindlichen grampositiven Keime (wenn auch mit geringerer Wirkungsintensität) und Enterokokken sowie zusätzlich einige gramnegative Bakterien, wie H.influenzae, E.coli, einige Proteusstämme, Salmonellen und Shigellen. Der Grund für das erweiterte Spektrum ist wahrscheinlich in einer besseren Diffusion durch die äußere Membran und in einer größeren Stabilität gegenüber β-Lactamasen gramnegativer Bakterien zu sehen. Nicht erfaßt werden Pseudomonas aeruginosa, Klebsiella, Serratia und indolpositive Proteusarten. Ebenso wie Penicillin G wird Ampicillin durch die Penicillinase grampositiver Keime zerstört.

Ampicillin ist säurestabil, wird aber dennoch nur zu etwa 50% aus dem Magen-Darm-Trakt resorbiert, weil Ampicillin in allen Abschnitten des Magen-Darm-Traktes, die für eine Resorption in Frage kommen, in polarer ionischer Struktur vorliegt. Bei einer Eiweißbindung von etwa 10–30% erfolgt die Elimination (Halbwertszeit 60–90–120 min) im wesentlichen unverändert renal, zu geringen Teilen auch biliär und durch Metabolisierung zur Penicilloinsäure.

Neben der allgemeinen Penicillinallergie findet sich bei etwa 10% der Patienten eine penicillinunabhängige ampicillinspezifische Hautreaktion im Sinne eines morbilliformen Exanthems, die, wenn sie eindeutig diagnostiziert ist, nicht zum Abbruch der Therapie führen muß. Wegen der unvollständigen Resorption kommt es nach oraler Gabe relativ häufig zu Störungen des Magen-Darm-Traktes mit Übelkeit, Erbrechen und einer Schädigung der physiologischen Darmflora mit Durchfällen.

Der Nachteil der unzureichenden enteralen Resorption wird z.B. durch *Pivampicillin* (Prodrug), dem Pivaloyloxymethylester des Ampicillins, der fast vollständig resorbiert wird, ausgeglichen. Die im Blut erreichbaren Ampicillinkonzentrationen sind etwa doppelt so hoch wie nach Gabe vergleichbarer Dosen Ampicillin. Ein weiteres Proampicillin ist *Bacampicillin*, der Ethoxycarbonyloxyethylester des Ampicillins, aus dem ebenfalls nach fast vollständiger Resorption Ampicillin freigesetzt wird.

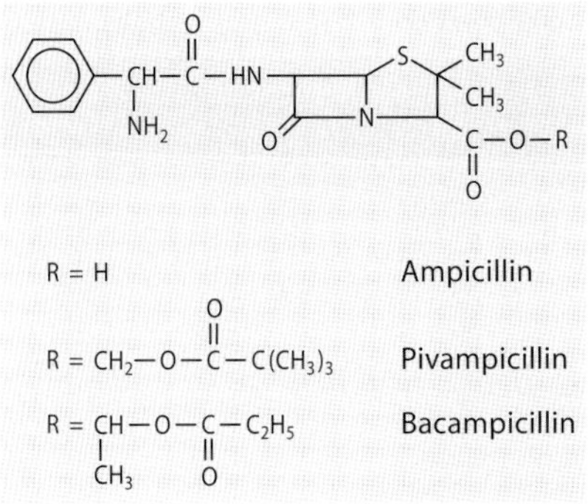

Sultamicillin ist ein weiteres Proampicillin, in dem Ampicillin und der β-Lactamaseinhibitor Sulbactam als Doppelester über eine Methylenbrücke miteinander verknüpft sind und durch Hydrolyse in äquimolaren Mengen freigesetzt werden.

Ein echtes Analoges des Ampicillins ist *Amoxicillin*, ein in Parastellung des Benzolringes hydroxyliertes Derivat. Bei einer mehr als doppelt so hohen Resorptionsquote sind die pharmakologischen Eigenschaften denen des Ampicillins vergleichbar.

Aminopenicilline sind besonders gegen gramnegative Keime wirksam. Infektionen der Atemwege, der Harnwege, der Gallenwege, des Magen-Darm-Traktes und der Meningen mit empfindlichen Erregern (Enterokokken, H.influenzae, E.coli, Salmonellen, Shigellen, Listerien) sowie die Endokarditis sind die wesentlichen Indikationen für diese Substanzklasse. Anhaltspunkte zur Dosierung sind der Tabelle 33.7 zu entnehmen.

Carboxypenicilline

Pseudomonas aeruginosa ist gegen viele Antibiotika, einschließlich der bisher besprochenen Penicilline, resistent. Den 1.Fortschritt in diese Richtung brachte *Carbenicillin*, das aber ebenso wie sein Indanylester *Carindacillin*, wegen einer Reihe von Unzulänglichkeiten nicht mehr verwendet wird.

Ticarcillin, ein Analogon des Carbenicillins, ist ein Breitspektrumpenicillin mit Wirksamkeit gegen Pseudomonas aeruginosa und indolpositive Proteusarten. Sonst ist das Spektrum, bei allerdings geringerer Wirksamkeit im grampositiven Bereich, dem des Ampicillin vergleichbar. Die Elimination (Halbwertszeit ca. 80 min) erfolgt überwiegend renal. Ticarcillin wird nur in Kombination mit Clavulansäure bei Infektionen mit empfindlichen Stämmen von Pseudomonas aeruginosa und Proteusarten verwendet.

Acylaminopenicilline (Acylureidopenicilline)

Alle Vertreter dieser Gruppe zeichnen sich durch ein erweitertes Spektrum im gramnegativen Bereich aus, das v.a. sog. Problemkeime wie Pseudomonas aeruginosa und Proteusarten, aber auch Anaerobier einschließt. Die Wirksamkeit im grampositiven Bereich entspricht etwa der von Ampicillin. Unterschiede zwischen den Substanzen sind gradueller Natur. Allen gemeinsam ist die fehlende Penicillinase- und Säurefestigkeit, so daß sie parenteral appliziert werden müssen.

Azlocillin zeigt besondere Wirksamkeit gegen Pseudomonas aeruginosa, so daß es v.a. bei Infektionen mit empfindlichen Stämmen dieses Keims verwendet wird. Bei einer Halbwertszeit von etwa 60 min erfolgt die Elimination vorwiegend in unveränderter Form renal.

Mezlocillin ist schwächer gegenüber Pseudomonas aeruginosa wirksam, doch fallen zusätzlich einige gramnegative Keime in sein Spektrum. Insgesamt ist Mezlocillin wirksamer gegen Enterobakterien und kann daher auch bei Mischinfektionen mit empfindlichen Erregern eingesetzt werden. Zum größten Teil (bis 70%) wird die Substanz renal, zum kleineren auch biliär, in aktiver Form ausgeschieden. Die Halbwertszeit beträgt etwa 60 min.

Die Wirksamkeit und das Spektrum von *Piperacillin* entsprechen etwa einer Kombination von Azlocillin und Mezlozillin: sehr gute Wirksamkeit gegen Pseudomonas aeruginosa, Enterobakterien und Anaerobier. Piperacillin wird im wesentlichen unverändert renal und geringfügig auch biliär ausgeschieden. Die Halbwertszeit liegt bei etwa 60 min.

Isoxazolylpenicilline

Penicillin-G-resistente Staphylokokken bilden eine β-Lactamase, die aus historischen Gründen als Penicillinase bezeichnet wird und Penicillin G inaktiviert. Durch Einführung sperriger Seitenketten (sterische Hinderung) kann der β-Lactamring jedoch so geschützt werden, daß eine enzymatische Spaltung durch β-Lactamasen nicht möglich ist: sog. „Staphylokokkenpenicilline". Gegenüber nicht penicillinasebildenden Staphylokokken ist die Wirksamkeit (im Vergleich zu Penicillin G) erheblich eingeschränkt. Zusätzlich induzieren diese Penicilline auch die Bildung der Penicillinase, so daß bei kritikloser Anwendung resistente Staphylokokkenstämme auftreten können.

Der 1. Vertreter dieser Reihe war *Oxacillin*, dem die halogenierten Derivate *Cloxacillin*, *Dicloxacillin* und *Flucloxacillin* folgten. Alle sind säurestabil und werden nach oraler Applikation, wenn auch in unterschiedlichem Ausmaß, resorbiert (Flucloxacillin zu etwa 50%). Die Eiweißbindung beträgt durchweg über 90%, die Halbwertszeiten bewegen sich zwischen 30 und 60 min. Die Nebenwirkungen entsprechen denen anderer Penicilline. Selten werden reversible Anstiege der Serumtransaminasen beobachtet.

Indiziert sind Isoxazolylpenicilline gezielt bei Infektionen mit penicillinasebildenden Staphylokokken. Zur Dosierung s. Tabelle 33.7.

Phenoxypenicilline

Phenoxypenicilline wie Phenoxymethylpenicillin *(Penicillin V)*, Phenoxypropylpenicillin *(Propicillin)* und *Azidocillin* haben eine im Vergleich zu Penicillin G verbesserte orale Bioverfügbarkeit, was ihre orale Anwendung ermöglicht. Das Wirkungsspektrum entspricht dem des Penicillin G. Bei Azidocillin kommt zusätzlich noch H. influenzae hinzu. Die Verbesserung der enteralen Resorbierbarkeit ist allerdings mit einer geringeren antibakteriellen Wirksamkeit im grampositiven Bereich (im Vergleich zu Penicillin G) verbunden. Weiter besteht eine klinisch nicht relevante Penicillinasefestigkeit. Bei höherer Eiweißbindung (60–80%) ist die Halbwertszeit für alle Verbindungen vergleichbar kurz (ca. 30–60 min). Indikationen sind leichtere Infektionen mit penicillinempfindlichen Keimen, die auch ambulant behandelt werden können. Dosierung s. Tabelle 33.7.

Verzögerungspenicilline (Depotpenicilline)

Die sich aus der raschen Elimination von Penicillin G ergebenden kurzen Dosierungsintervalle können durch sog. Depotpenicilline verlängert werden. Es sind schlecht wasserlösliche Salze des Penicillin G mit organischen Basen, die nur langsam aus intramuskulären Depots freigesetzt und resorbiert werden. Da sich die Halbwertszeit des Penicillin G dadurch nicht verändert, sind die erreichbaren Serumkonzentrationen sehr viel niedriger als nach Gabe vergleichbarer Dosen Penicillin G. Der Vorteil besteht jedoch darin, daß diese Konzentrationen über längere Zeit (Tage bis Wochen) aufrechterhalten werden können. Neben *Procain-Penicillin G* (Dosisintervall in wäßriger Lösung 24 h, in öliger Lösung 72 h) werden noch *Benzathin-Penicillin G* (Applikationsintervall ca. 4 Wochen) und *Clemizol-Penicillin G* (Dosierungsintervall 72 h) verwendet.

Die Nebenwirkungen entsprechen denen des Penicillin G. Allergische Reaktionen sind auch gegenüber der Base möglich. Bei akzidenteller intravasaler Applikation kann ein sog. Hoigné-Syndrom mit schockartiger Symptomatik auftreten, das auf Mikroembolien in den Kapillaren der Lunge zurückgeführt wird.

Depotpenicilline sind wegen der sehr niedrigen Plasmakonzentrationen von Penicillin G nur selten indiziert. Eine mögliche Indikation ist die Langzeitprophylaxe des rheumatischen Fiebers.

33.2.4.2 β-Lactamaseinhibitoren

Eine Möglichkeit, die Resistenz gegenüber β-Lactamantibiotika zu reduzieren, ist die Entwicklung neuer Antibiotika, die zunehmende Stabilität gegenüber den inaktivierenden β-Lactamasen aufweisen. Eine andere Möglichkeit, die Resistenz zu überwinden, besteht darin, die inaktivierenden Enzyme zu hemmen.

Clavulansäure, ein Stoffwechselprodukt von Streptomyces clavoligeros, ist ein Oxapenam mit sehr geringer antibakterieller Aktivität. Seine Bedeutung besteht jedoch darin, daß β-Lactamasen irreversibel gehemmt werden. Die Hemmwirkung erstreckt sich auf die β-Lactamasen grampositiver Keime und die gramnegativer Erreger der Klassen II, III, IV und V, nicht jedoch der Klasse I. Die Hemmung beruht darauf, daß Clavulansäure zu reaktiven Produkten gespalten wird, die sich kovalent mit der β-Lactamase verbinden. Da Clavulansäure für diese Reaktion zerstört wird, spricht man von einem „Suizidinhibitor". Durch die Hemmung der β-Lactamasen gelingt es, in der Kombination mit β-lactamaseempfindlichen Penicillinen deren Wirkungsspektrum zu erweitern. So können beispielsweise amoxicillinresistente Erreger wie S.aureus, H.influenzae, Gonokokken, E.coli, Klebsiella und Proteusarten u.a. wieder empfindlich werden; die β-Lactamasen von Pseudomonas, Serratia und Enterobacter werden jedoch nicht gehemmt.

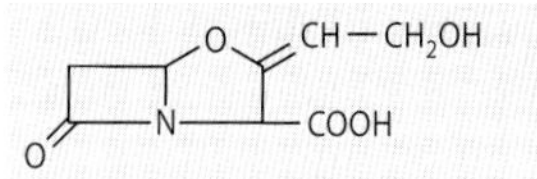

Clavulansäure

Derzeit sind 2 Kombinationen mit Clavulansäure in fixen Dosen im Handel, die als Kombinationspartner Amoxicillin (Verhältnis Amoxicillin/Clavulansäure 4:1) oder Ticarcillin [Verhältnis Ticarcillin (g)/Clavulansäure (g) 0,5/0,02, 1,5/0,1, 3/0,2, 5/0,2] enthalten. Die Hauptindikationen sind akute Harnwegsinfekte mit empfindlichen Erregern.

Typische Nebenwirkungen der Clavulansäure betreffen den Magen-Darm-Trakt mit Übelkeit, Erbrechen und Diarrhö.

Das Penamderivat *Sulbactam* ist ebenfalls ein antibakteriell inaktiver „Suizidinhibitor" einer Reihe von β-Lactamasen und in seinen pharmakodynamischen Eigenschaften mit der Clavulansäure vergleichbar. So wird in der Kombination mit Ampicillin die antibakterielle Wirksamkeit dieses Aminopenicillins auf zahlreiche, sonst resistente grampositive und gramnegative Erreger, wie Staphylococcus aureus, E.coli, Klebsiella- und Proteusarten, H.influenzae und Anaerobier, ausgedehnt und verstärkt. Resistent ist Pseudomonas. Da Sulbactam nicht nennenswert aus dem Magen-Darm-Trakt resorbiert wird, wird es zusammen mit Ampicillin (Verhältnis Ampicillin/Sulbactam 2:1) i.v. appliziert.

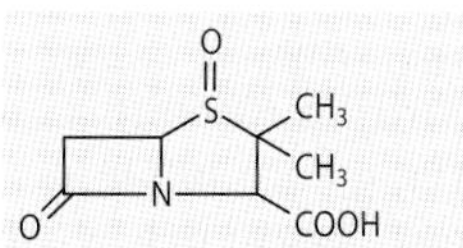

Sulbactam

Ein Prodrug beider Substanzen ist *Sultamicillin*, ein Doppelester, bei dem Ampicillin und Sulbactam über eine Methylenbrücke verbunden sind. Nach der Resorption werden beide Hydrolyseprodukte (Bioverfügbarkeit etwa 80–90%) in äquimolaren Mengen freigesetzt. Sulbactam liegt auch als Monopräparat zur freien Kombination mit Penicillinen oder Cephalosporinen vor.

Die wichtigsten Indikationen der Kombination sind Infektionen der Atemwege, der Nieren und der ableitenden Nierenwege mit empfindlichen Keimen.

Ein weiterer β-Lactamaseinhibitor ist *Tazobactam*, der derzeit in der Kombination mit Piperacillin (4 g Piperacillin, 0,5 g Tazobactam) zur i.v.-Kurzinfusion zur Verfügung steht. Ein Fortschritt ist, daß auch β-Lactamasen der Klasse I gehemmt werden und somit eine erhebliche Erweiterung des antibakteriellen Spektrums erreicht wird.

33.2.4.3 Cephalosporine

Cephalosporine sind halbsynthetische Derivate der 7-Aminocephalosporansäure (Abb. 33.9), die große strukturelle Ähnlichkeit (β-Lactamring mit einem 6gliedrigen Dihydrothiazinring) mit den Penicillinen aufweisen.

Struktur-Wirkungs-Beziehungen

Die antibakterielle Wirksamkeit und das Wirkungsspektrum der heute gebräuchlichen Cephalosporine werden im wesentlichen durch die Struktur der Acylsubstituenten in Position 7 bestimmt. Günstig wirken sich Heteroarylessigsäuren mit 5-Ringstruktur und zusätzlichem Oximether im Acylrest aus. Ein Tetrazolring am Substituenten in Position 3 erhöht die Wirksamkeit gegen gramnegative Keime. Die pharmakokinetischen Eigenschaften können durch den Ersatz der Acetoxygruppe in Position 3 durch nukleophile Strukturen modifiziert werden. Insgesamt resultiert dadurch eine verlängerte Wirkungsdauer, weil der metabolische Abbau vermindert wird.

Der Einbau einer 7β-Methoxygruppe führt zu den *Cephamycinen* und erhöht die β-Lactamasefestigkeit. Durch Austausch des Schwefelatoms gegen ein Sauerstoffatom kommt man zu den *Oxacephemen*, die ebenfalls resistent gegen β-Lactamasen sind. *Carbacepheme* unterscheiden sich von den Cephalosporinen durch den Ersatz des Schwefelatoms durch ein Kohlenstoffatom im Dihydrothiazinring.

Wirkungsmechanismus

Cephalosporine haben einen vergleichbaren Wirkungsmechanismus wie Penicilline und beeinflussen über eine Bindung an penicillinbindende Proteine Reaktionen der Zellwandsynthese. Durch eine Hemmung der Transpeptidase, die für die Quervernetzung der linearen Mureinstränge verantwortlich ist, kommt es zur Lyse der Bakterien. Es resultiert eine sekundär bakterizide Wirkung auf proliferierende Keime.

Einteilung der Cephalosporine

Die verschiedenen Cephalosporine unterscheiden sich v.a. in ihrer Wirksamkeit im gramnegativen Bereich. Dies hängt u.a. mit ihrer unterschiedlichen Festigkeit gegenüber den β-Lactamasen der Klassen I, III, IV und V (Cephalosporinasen und Breitspektrum-β-Lactamasen) gramnegativer Erreger sowie einer verbesserten Penetration in das Bakterium zusammen.

Die Spaltung des β-Lactamringes durch β-Lactamasen führt auch bei Cephalosporinen zur Inaktivierung. Die Resistenzlage gegenüber Cephalosporinen ist zur Zeit noch günstig. Unter der Therapie entwickelt sich selten eine Resistenz und folgt dann dem Einschrittmuster.

Bei der Vielzahl unterschiedlicher Substanzen ist es schwierig, eine sinnvolle Einteilung vorzunehmen, wie dies auch durch die verschiedenen Klassifizierungsvorschläge belegt wird. Hier soll der Einteilung der Vorzug gegeben werden, die sich an der Applikationsweise und der β-Lactamasestabilität gegenüber gramnegativen Erregern orientiert. Somit lassen sich 3 große Gruppen unterscheiden:

1. Oral applizierbare Cephalosporine mit geringer β-Lactamasefestigkeit,
2. parenteral applizierbare Cephalosporine mit geringer β-Lactamasefestigkeit und
3. parenteral applizierbare Cephalosporine mit sehr hoher β-Lactamasefestigkeit.

Pharmakokinetik

Obwohl Cephalosporine säurestabil sind, werden nur einige ausreichend nach oraler Gabe resorbiert. Die Resorptionsquote oral anwendbarer Cephalosporine beträgt meist über 90%, ausgenommen die Prodrugs von Cefuroxim und Cefpodoxim, die zu etwa 60% aus dem Magen-Darm-Trakt resorbiert werden. Die Eiweißbindung schwankt bei den einzelnen Vertretern zwischen 10% (Ceftazidim) und 95% (Ceftriaxon). Einige Cephalosporine, besonders die Essigsäureester, werden metabolisiert und inaktiviert (Deacetylierung). Sonst erfolgt die Elimination überwiegend in unveränderter Form, zum größten Teil renal durch glomeruläre Filtration

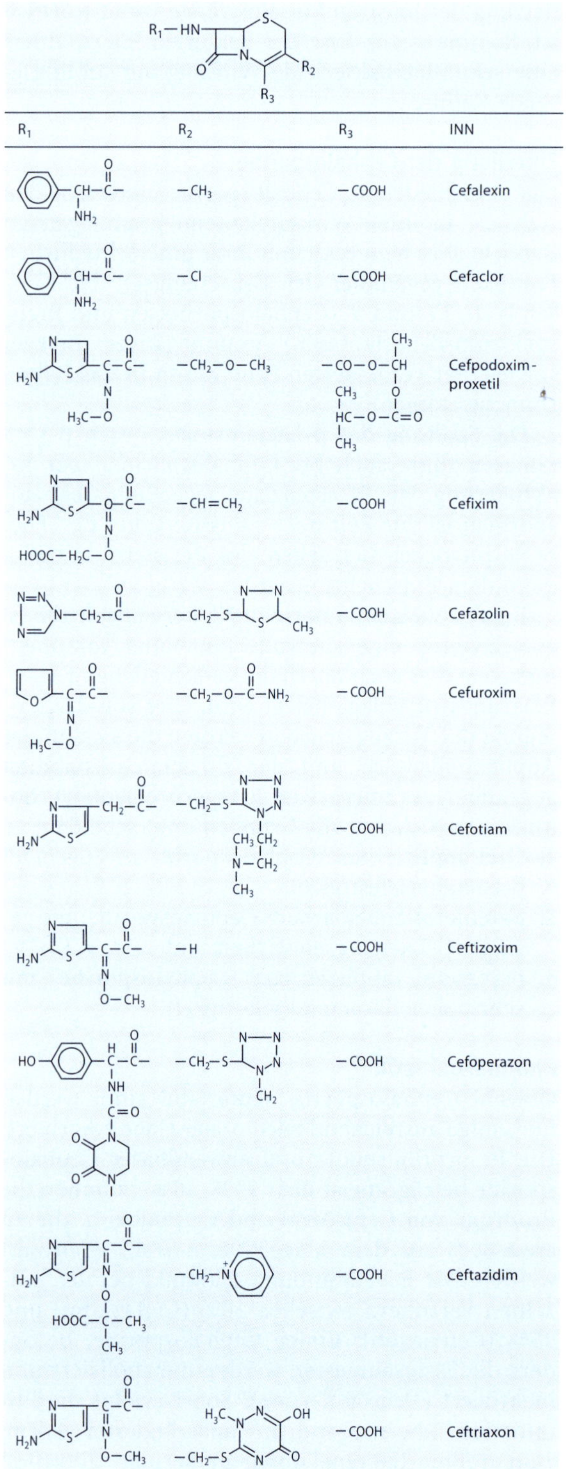

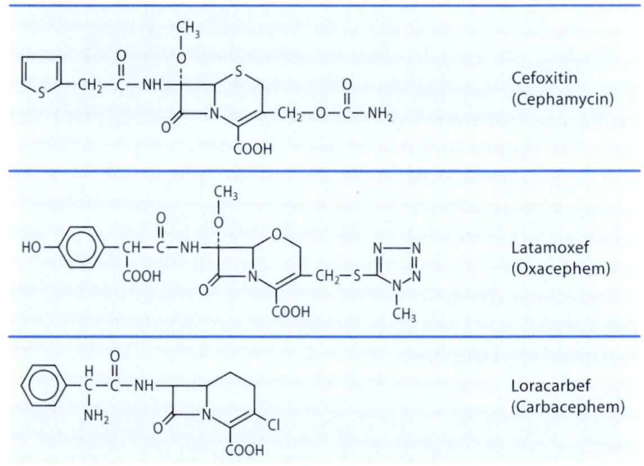

Abb. 33.9. Strukturformeln ausgewählter Cephalosporine, Cephamycine, Oxacepheme und Carbacepheme

und aktive Sekretion, teilweise aber auch biliär. Die biliäre Ausscheidung ist wegen der Störung der physiologischen Darmflora der Grund für das Auftreten gastrointestinaler Beschwerden. Die Halbwertszeiten sind relativ kurz und schwanken zwischen 60 und 120 min. Eine Ausnahme macht Ceftriaxon mit einer Halbwertszeit von 8 h (Tabelle 33.8).

Oral applizierbare Cephalosporine mit geringer β-Lactamasefestigkeit

Zu dieser Gruppe gehören die älteren Oralcephalosporine *Cefalexin*, *Cefaclor*, *Cefadroxil* und *Cefradin*. Das Wirkungsspektrum dieser Substanzen ist sehr eng und umfaßt im wesentlichen grampositive Erreger (Kokken). Gramnegative Keime sind häufig resistent. Vorteilhaft ist die gute enterale Resorbierbarkeit, so daß sie eine Alternative sind, wenn oral applizierbare Penicilline (Phenoxy- und Aminopenicilline) aus verschiedenen Gründen (z.B. Allergie) nicht gegeben werden können.

Hauptindikationen sind weniger schwerwiegende Infektionen der Atemwege sowie der ableitenden Harnwege mit empfindlichen Keimen.

Neuerdings wurden Oralcephalosporine entwickelt, die gegenüber den oben erwähnten Verbindungen eine erweiterte antibakterielle Wirksamkeit im gramnegativen Bereich aufweisen. Dazu gehören Prodrugs von Cephalosporinen mit deutlicher β-Lactamasefestigkeit. Zu nennen sind *Cefetametpivoxil*, *Cefuroximaxetil*, der Acetoxyethylester des

Tabelle 33.8. Pharmakokinetische Daten und Anhaltspunkte zur Dosierung von Cephalosporinen, Cephamycinen (*Ce*) und Carbacephemen (*Ca*)

INN	Enterale Resorption [%]	$t_{1/2}$ [min]	Plasmaeiweißbindung [%]	Mittlere Dosis/Tag
Cefalexin	100	60–120	10	1–4 g
Cefaclor	70	30–60	25	–4 g
Cefadroxil	~90	90	20	–4 g
Cefradin	100	40–50	6–20	4–6–8 g
Cefuroximaxetil	~50	60–90	33–50	250–500 mg
Cefpodoximproxetil	50	150	40	100–400 mg
Cefixim	40	120–240	65	400 mg
Cefazolin	–	120	65–84	3–6 g
Cefamandol	–	45	70	3–6 g
Cefepim	–	120	20	2–4 g
Cefuroxim	–	60–90	33–50	3–6 g
Cefotiam	–	50	40	2–6 g
Ceftizoxim	–	120	14–31	2–4 g
Cefmenoxim	–	55–70	43–75	1–2 g
Cefodizim	–	120–180	80–90	1–4 g
Cefotetan (Ce)	–	210	88	2-4-6 g
Cefoxitin (Ce)	–	60	70	3–6 g
Cefotaxim	–	75	40	2–4 g
Cefoperazon	–	120	90	2–4 g
Ceftazidim	–	110	10	2–6 g
Ceftriaxon	–	480!	95	1–2 g
Cefsulodin	–	90	30	2–3-6 g
Loracarbef (Ca)	90	65	25	400–800 mg

Cefuroxims und Cefpodoximproxetil, der Isopropoxycarbonyloxyethylester des vom Cefotaxim abgeleiteten Cefpodoxim. Alle 3 Substanzen werden zu etwa 50–60% aus dem Magen-Darm-Trakt resorbiert und schon in der Darmwand gespalten. Die Indikationen entsprechen denen der älteren oral anwendbaren Cephalosporine mit allerdings breiterem Erregerspektrum. Ähnliches gilt auch für *Cefixim* und *Ceftibuten* mit ebenfalls erweiterter Wirksamkeit im gramnegativen Bereich. Die Resorptionsquote beträgt etwa 50%. Zu beachten ist, daß Cefixim und einige andere neuere Oralcephalosporine nicht ausreichend gegen Staphylokokken wirksam sind.

Auch das Carbacephemderivat *Loracarbef* weist ein relativ breites Wirkungsspektrum auf, das allerdings Enterobacter, Proteus vulgaris, Pseudomonas, Serratia, Enterokokken und Anaerobier nicht umfaßt. Die enterale Resorptionsquote beträgt etwa 90%.

Parenteral applizierbare Cephalosporine mit geringer β-Lactamasefestigkeit

Die Vertreter dieser Gruppe lassen sich in 2 Untergruppen teilen. Cefazolin (Cefalotin und Cefazedon, beide in Deutschland nicht im Handel) sind sog. *Basiscephalosporine.* Sie weisen eine gewisse Stabilität gegen β-Lactamasen auf und entsprechen in ihrem Spektrum etwa einer Kombination von Ampicillin und Isoxazolylpenicillinen, so daß sie bei Patienten mit einer Penicillinallergie eine gute Alternative darstellen.

Indiziert sind sie bei Infektionen mit grampositiven (auch penicillinresistenten Staphylokokken) und gramnegativen Erregern wie E.coli, Proteus mirabilis und Klebsiella.

Gegenüber den oben erwähnten Cephalosporinen weisen *Cefamandol*, *Cefuroxim*, *Cefotiam*, *Ceftizoxim*, *Cefmenoxim*, *Cefodizim*, *Ceftriaxon* sowie die Cephamycine *Cefotetan* und *Cefoxitin* (sog. *Intermediärcephalosporine*) eine verbesserte β-Lactamasefestigkeit auf. Das Wirkungsspektrum ist besonders in den gramnegativen Bereich erweitert, ohne jedoch Pseudomonas aeruginosa einzuschließen. Gegen grampositive Kokken, auch gegen penicillinasebildende Staphylokokken, besteht eine gute Wirksamkeit. Resistent sind Enterokokken. Die Cephamycine Cefoxitin und Cefotetan weisen eine schwächere Wirksamkeit gegenüber Kokken auf, sind jedoch auch gegen Anaerobier wirksam. Pseudomonas aeruginosa ist resistent.

Intermediärcephalosporine werden zur Behandlung von Infektionen mit penicillinasebildenden Staphylokokken bei Patienten mit einer Penicillinallergie eingesetzt. Darüber hinaus sind sie eine Alternative bei Infektionen mit empfindlichen Enterobakterien, v.a. Klebsiella. Bei Mischinfektionen mit Anaerobierbeteiligung sind Cefoxitin und Cefotetan indiziert.

Parenteral applizierbare Cephalosporine mit sehr hoher β-Lactamasefestigkeit

Die Vertreter dieser Gruppe besitzen sehr hohe Festigkeit gegenüber den β-Lactamasen gramnegativer Erreger. Das Wirkungsspektrum ist daher sehr breit (mit ausgeprägter Wirksamkeit gegen Enterobakterien) und schließt auch Pseudomonas aeruginosa ein. Die Wirksamkeit gegen S.aureus ist jedoch eingeschränkt. Zu den sog. *Breitspektrumcephalosporinen* zählen *Cefotaxim*, *Cefoperazon*, *Ceftazidim und Cefepim*. *Cefsulodin* hat ein sehr schmales Wirkungsspektrum: Eine Wirksamkeit besteht fast nur gegen Pseudomonas aeruginosa, nicht gegen Enterobakterien und nur mäßig gegen grampositive Erreger.

Wegen des breiten Wirkungsspektrums und der guten Wirksamkeit gegen Enterobakterien, werden die Breitspektrumcephalosporine bei akuten lebensbedrohlichen Infektionen durch unbekannte, multiresistente Hospitalismuskeime eingesetzt, häufig in Kombination mit einem Aminoglykosidantibiotikum. Weitere Indikationen sind Meningitiden durch ampicillinresistente Haemophilusstämme. Ihr Einsatz ist der Klinik vorbehalten.

Insgesamt werden Penicilline den Cephalosporinen vorgezogen. Letztere kommen dann zum Einsatz, wenn penicillinresistente Stämme vorliegen oder eine Penicillinunverträglichkeit besteht. Anhaltspunkte zur Dosierung der Cephalosporine können der Tabelle 33.8 entnommen werden.

Nebenwirkungen

Cephalosporine gehören wie die Penicilline zu den wenig toxischen Antibiotika. Allergische Reaktionen sind seltener als bei Penicillinen. Untereinander zeigen sie Kreuzallergie, die jedoch nur selten mit Penicillinen (bis 10% der Fälle) besteht. Cephalosporine können nach hohen Dosen und/oder Eliminationseinschränkung nephrotoxisch wirken. Dies wurde v.a. bei dem nicht mehr verwendeten Cephaloridin beobachtet. Daher ist bei gleichzeitiger Gabe nephrotoxischer Verbindungen wie Aminoglykoside, Ethacrynsäure oder Furosemid Vorsicht geboten. Zu gastrointestinalen Nebenwirkungen (Beeinträchtigung der Darmflora, Übelkeit, Erbrechen, Diarrhö) führen Substanzen, die biliär ausgeschieden bzw. nach oraler Gabe nur unzureichend resorbiert werden. Nach i.v.-Gabe kann sich eine Thrombophlebitis entwickeln. Bei Cephalosporinen mit einem N-Methyltetrazolrest (z.B. Cefamandol, Cefoperazon) kann es bei gleichzeitiger Einnahme von Ethanol zu einer Alkoholunverträglichkeit mit Übelkeit und Erbrechen kommen. Dies ist darauf zurückzuführen, daß der Methyltetrazolring abgespalten wird und die Aldehyddehydrogenase hemmt. Der freie Methyltetrazolring ist auch für Störungen der Blutgerinnung verantwortlich. Durch Hemmung der posttranslationalen Carboxylierung von Glutamatresten, z.B. im Prothrombinvorläufermolekül, wird die Synthese Vitamin-K-abhängiger Gerinnungsfaktoren inhibiert.

33.2.4.4 Carbapeneme

Die wichtigste Gruppe der Carbapeneme, die von Streptomycesarten gebildet werden, sind die Thienamycine, von denen derzeit *Imipenem* (N-Formimidoylthienamycin) und *Meropenem* therapeutisch verwendet werden.

Imipenem

Der *Wirkungsmechanismus* entspricht dem anderer β-Lactamantibiotika: Hemmung der Zellwandsynthese durch Inaktivierung penicillinbindender Proteine mit rascher Bakterizidie. Das *Wirkungsspektrum* ist außerordentlich breit und umfaßt praktisch alle pathogenen grampositiven und gramnegativen Erreger einschließlich Anaerobier. Es ist derzeit das Antibiotikum mit dem breitesten Wirkungsspektrum, das fast keine Kreuzresistenzen mit anderen β-Lactamantibiotika aufweist.

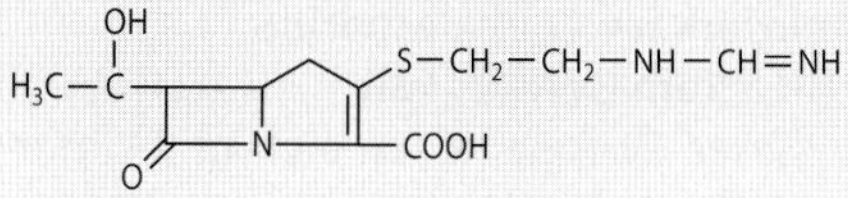

Imipenem

Imipenem wird jedoch nach glomerulärer Filtration durch eine am Bürstensaum der proximalen Tubuluszellen lokalisierte Dehydropeptidase I (Spaltung des β-Lactamringes) inaktiviert. Dies kann durch die Kombination mit *Cilastatin*, einem aus 3 Säurekomponenten (Partialstruktur des Cysteins, einer Amino-2-heptensäure und einer Cyclopropancarbonsäure) bestehenden, antibakteriell unwirksamen, spezifischen und reversiblen Inhibitor der Dehydropeptidase I, verhindert werden. Im Handelspräparat sind beide Verbindungen im Verhältnis 1:1 enthalten.

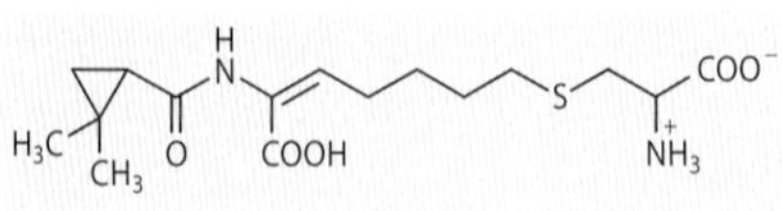

Cilastatin

Imipenem wird nach oraler Gabe nicht resorbiert und muß daher parenteral (i.v.) zugeführt werden. Die Elimination erfolgt im wesentlichen unverändert über die Nieren, teilweise auch durch Metabolisierung. Wegen der renalen Inaktivierung ist die im Harn nachzuweisende Menge an aktiver Substanz sehr gering; in der Kombination mit Cilastatin werden jedoch mehr als 70% unverändert ausgeschieden. Bei einer Plasmaeiweißbindung von etwa 25% beträgt die Halbwertszeit ca. 60 min. Das pharmakokinetische Verhalten von Cilastatin entspricht dem von Imipenem: Plasmaeiweißbindung um 25%, größtenteils renale Elimination in unveränderter Form, Halbwertszeit 45 min.

Imipenem ist ein Notfall- und Reserveantibiotikum. Anwendung findet es bei schweren Infektionen mit multiresistenten, unbekannten Erregern (Hospitalismuskeime), bei schweren Mischinfektionen sowie beim Vorliegen einer Allergie gegen Penicilline und Cephalosporine. Zu beachten ist, daß es wegen des breiten Wirkungsspektrums zur Keimselektion mit sekundären Infektionen kommen kann. Die Tagesdosis beträgt etwa 2–4 g.

Die *Nebenwirkungen* entsprechen denen anderer β-Lactamantibiotika. Gastrointestinale Beschwerden (Übelkeit, Erbrechen, Diarrhö), lokale Venenreizung bis zur Thrombophlebitis und allergische Reaktionen (selten Kreuzallergie mit Penicillinen oder Cephalosporinen) sind die wichtigsten Nebenwirkungen. Die renal entstehenden Metaboliten sind nephrotoxisch. Die Kombination mit Cilastatin vermindert auch die Nephrotoxizität.

Meropenem

Meropenem ist ein neues Carbapenemderivat mit einem sehr breiten antibakteriellen Wirkungsspektrum, das praktisch alle klinisch relevanten Erreger umfaßt. Gegen Pseudomonas aeruginosa ist die Wirksamkeit im Vergleich zu Imipenem verbessert. Ein weiterer Vorteil gegenüber Imipenem ist darin zu sehen, daß es durch die Dehydropeptidase der Niere nicht inaktiviert wird und daher nicht mit einem Inhibitor der Dehydropeptidase I kombiniert werden muß. Wegen des geringeren Risikos der Neurotoxizität ist es auch zur Behandlung der Meningitis zugelassen. Die weiteren Indikationen entsprechen denen des Imipenem.

Meropenem wird i.v. appliziert und überwiegend (70%) unverändert renal ausgeschieden. Die Halbwertszeit beträgt etwa 60 min. Die Nebenwirkungen entsprechen denen anderer β-Lactamantibiotika, insbesondere dem Imipenem. Die übliche Dosis beträgt 0,5–1,0 g alle 8 Stunden als Bolus oder i.v.-Infusion.

33.2.4.5 Monobactame

Monobactamantibiotika sind Derivate der 3-Aminomonobactamsäure, die als Stoffwechselprodukt, z.B. von Chromobacterium violaceum, in der Natur vorkommen, als Arzneimittel jedoch vollsynthetisch hergestellt werden. Das einzige z.Z. verwendete Monobactamantibiotikum ist *Aztreonam*.

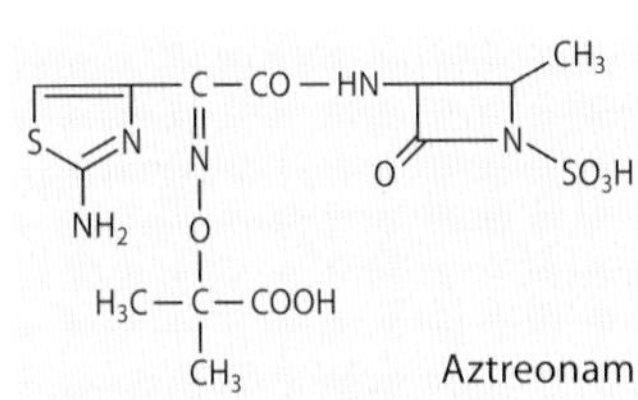

Aztreonam

Der *Wirkungsmechanismus* ist dem anderer β-Lactamantibiotika vergleichbar. Durch Bindung an penicillinbindende Proteine wird die Transpeptidierung der linearen Mureinstränge und der geordnete Aufbau des Mureinsacks verhindert. Das Wirkungsspektrum der gegen β-Lactamasen gramnegativer Keime weitgehend resistenten Verbindung (Ausnahme Typ IV) umfaßt die meisten gramnegativen Keime; resistent sind grampositive Erreger und Anaerobier.

Nach oraler Gabe findet keine Resorption aus dem Magen-Darm-Trakt statt, so daß Aztreonam parenteral gegeben wird. Bei einer Plasmaeiweißbindung von ca. 50% beträgt die Halbwertszeit etwa 1–2 h. Etwa 60–70% werden unverändert renal ausgeschieden.

Aztreonam ist (als Alternative zu Aminoglykosidantibiotika) bei Infektionen mit empfindlichen gramnegativen Erregern indiziert. Zur Akuttherapie bei unbekannten Erregern muß u.U. mit Antibiotika kombiniert werden, die die Lücken (grampositive Erreger, Anaerobier) schließen. Die mittlere Tagesdosis beträgt etwa 2–8 g.

Nebenwirkungen sind insgesamt selten und entsprechen denen anderer β-Lactamantibiotika mit gastrointestinalen Beschwerden und allergischen Reaktionen. Es besteht keine (oder nur eine sehr geringe) Kreuzallergie mit Penicillinen und Cephalosporinen.

33.2.5 Tetracycline

Das erste Tetracyclin (Chlortetracyclin) wurde 1947 aus Streptomyces aureofaciens isoliert. In der Folgezeit wurden zahlreiche Versuche unternommen, die pharmakologischen Eigenschaften des Chlortetracyclins zu verbessern, wobei das Hauptaugenmerk auf einer Verbesserung der Lipophilie lag. Die heute gebräuchlichen Tetracycline sind entweder Stoffwechselprodukte verschiedener Streptomycesarten oder halbsynthetische Derivate.

Tabelle 33.9. Struktur der Tetracycline

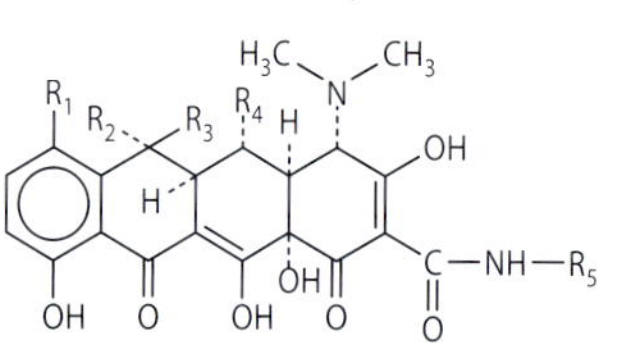

INN	R_1	R_2	R_3	R_4	R_5
Chlortetracyclin	Cl	CH_3	OH	H	H
Oxytetracyclin	H	CH_3	OH	OH	H
Tetracyclin	H	CH_3	OH	H	H
Doxycyclin	H	H	CH_3	OH	H
Minocyclin	$N(CH_3)_2$	H	H	H	H

Struktur-Wirkungs-Beziehung

Das gemeinsame Grundgerüst aller Tetracycline ist das polyzyklische Naphthacen. Einzelheiten sind in der Tabelle 33.9 enthalten. Durch gezielte Modifikation wurde v.a. die Lipophilie erhöht, so daß der wesentliche Unterschied der einzelnen Tetracycline mehr in ihrer Pharmakokinetik als in ihrer Pharmakodynamik zu sehen ist. Die verschiedenen Tetracycline unterscheiden sich nur durch Substitution an den C-Atomen 5, 6 und 7; alle übrigen Strukturen sind identisch. Die höchste Lipophilie haben Minocyclin und Doxycyclin mit einer entsprechend verbesserten enteralen Resorption, längeren Halbwertszeit und höheren Plasmaeiweißbindung. Beim Doxycyclin ist die im Vergleich zu anderen Tetracyclinen höhere Lipophilie darauf zurückzuführen, daß alle polaren Substituenten in der gleichen Molekülebene liegen: Die gegenüberliegende Seite kann daher ungehindert hydrophobe Wechselwirkungen eingehen. Rolitetracyclin ist wasserlöslich und injizierbar.

Wirkungsmechanismus

Tetracycline sind Hemmstoffe der Proteinbiosynthese. Sie binden an die kleine (30S) Ribosomenuntereinheit und verhindern die Anlagerung des Aminoacyl-tRNA-Komplexes an die ribosomale Akzeptorstelle. Dies führt zu einer Hemmung der Elongation wachsender Peptidketten mit bakteriostatischer Wirkung auf proliferierende Keime. Tetracycline hemmen nicht nur die bakterielle Proteinsynthese. Da ihre Affinität zu diesem System jedoch größer als zu den entsprechenden Reaktionen eukaryonter Zellen ist, sind Tetracycline vom Wirkungsmechanismus her relativ wenig toxisch für den Warmblüter.

Wirkungsspektrum und Resistenz

Tetracycline sind sog. Breitspektrumantibiotika, d.h. zahlreiche grampositive und gramnegative Kokken und Bakterien sowie Mykoplasmen, Rikkettsien, Treponemen, Aktinomyceten, Chlamydien und auch Plasmodien fallen in das Spektrum der Tetracycline, wenn auch die Empfindlichkeit der verschiedenen Erreger unterschiedlich sein kann. Mykobakterien weisen meist nur eine geringe Tetracyclinempfindlichkeit auf, so daß Tetracycline bei der Tuberkulosebehandlung allenfalls als Reserveantibiotika gelten können. Meist resistent sind Enterokokken, verschiedene Proteusarten, Pseudomonas aeruginosa, Klebsiellen und Serratia.

Das große Spektrum wird allerdings durch das Vorliegen primär resistenter Stämme (bis zu 60%) erheblich eingeengt. Die Entwicklung einer sekundären Resistenz ist selten und folgt dem Mehrschrittmuster. Als Mechanismus der Resistenzentwicklung wird eine reduzierte Aufnahme der Tetracycline in resistente Keime diskutiert. Daneben kann es möglicherweise auch zu einem beschleunigten Abbau der Tetracycline kommen. Die Übertragung der Resistenz erfolgt sowohl chromosomal als auch extrachromosomal über Plasmide. Alle Tetracycline zeigen komplette Kreuzresistenz.

Pharmakokinetik

Die Unterschiede der einzelnen Tetracycline liegen in ihren pharmakokinetischen Eigenschaften (s. Tabelle 33.10). Während die älteren Tetracycline nur unvollkommen und unsicher resorbiert werden (30–80%), zeichnen sich Minocyclin und Doxycyclin durch eine fast vollständige Resorption aus (>90%). Maximale Plasmakonzentrationen werden zwischen 2 und 4 h nach oraler Gabe gemessen. Da Tetracycline mit mehrwertigen Kationen Komplexe bilden können, wird ihre enterale Resorption durch die Nahrung (z.B. Milch) oder die gleichzeitige Gabe von Antazida oder Eisenpräparaten reduziert.

Tetracycline verteilen sich im gesamten Organismus und reichern sich in tiefen Kompartimenten wie Knochen und Zähnen an. Die Liquorkonzentrationen sind bei den lipophilen Tetracyclinen naturgemäß höher und erreichen etwa 30% der Serumkonzentration.

Die Eiweißbindung schwankt zwischen 30 und 90%, trägt aber nur zu einem Teil zur unterschiedlichen Halbwertszeit bei. Die Haupteliminationsorgane für Tetracycline sind substanzabhängig die Leber und die Nieren. Mit Zunahme der Lipophilie nimmt die renale Elimination immer mehr ab. An ihre Stelle treten Metabolisierungsreaktionen, die beim Doxycyclin besonders ausgeprägt sind. Daneben wird Doxycyclin auch zu einem großen Teil biliär ausgeschieden. Dieses pharmakokinetische Verhalten des Doxycyclins begründet seine relativ ungefährliche Anwendung bei Patienten mit eingeschränkter Nierenfunktion (keine Kumulation), während Oxytetracyclin und Tetracyclin bei diesen Patienten ohne Dosisreduktion kumulieren können. Die Halbwertszeit für Doxycyclin beträgt etwa 18 h.

Indikationen

Das Standard-Tetracyclin ist heute Doxycyclin. Indiziert sind Tetracycline bei Infektionen mit empfindlichen gram-positiven und gram-negativen Erregern, auch wenn sie häufig nur Antibiotika der 2. Wahl sind. Bedeutung haben sie bei Infektionen mit Rickettsien, Mykoplasmen und Clamydien, sowie zur Behandlung anderer Infektionskrankheiten wie Brucellose, Borreliose, Trachom, Cholera, Pest, Leptospirose, Akne, Rosacea und Tularämie. Weiter sind Tetracycline eine Alternative, wenn Penicilline aus verschiedenen Gründen (Resistenz, Unverträglichkeit) nicht gegeben werden können oder bei Vorliegen einer Chloroquin-resistenten Malaria. Anhaltspunkte zur Dosierung sind der Tabelle 33.10 zu entnehmen.

Nebenwirkungen

Tetracycline gehören zu den wenig toxischen Antibiotika. Relativ häufig auftretende Nebenwirkungen sind Störungen des Gastrointestinaltraktes mit Übelkeit, Erbrechen und Durchfällen, die auf einer

Tabelle 33.10. Pharmakokinetische Daten und Anhaltspunkte zur Dosierung von Tetracyclinen

INN	Orale Resorption [%]	Plasmaeiweißbindung [%]	$t_{1/2}$ [h]	Mittlere Dosis/Tag [g]
Chlortetracyclin	30	45	5,5	nur lokal als Salbe
Oxytetracyclin	60	20	9	1–2
Tetracyclin	80	25	8,5	1–1,5
Doxycyclin	90	90	18	0,2 dann 0,1
Minocyclin	90	75	12,5	0,2

direkten schleimhautreizenden Wirkung der Tetracycline oder einer Beeinträchtigung der intestinalen Darmflora (Superinfektion) beruhen. Da Tetracycline mit Ca^{2+} Chelate bilden können, besteht die Gefahr der Einlagerung in Zähne und Knochen, die v.a. während der Wachstumsperiode zu bleibenden Schäden an den Zähnen (Zahnschmelzhypoplasie, erhöhte Kariesanfälligkeit und Gelbfärbung der Zähne) führen kann (deshalb nicht an Schwangere und Kinder unter 7 Jahren verabreichen). Photosensibilisierungen (sonnenbrandähnliches Erythem und Ödem) treten bei allen Tetracyclinen auf. Allergische Reaktionen (reversible Leukopenie) sind selten, ebenso die Hepatotoxizität, die nur unter bestimmten Bedingungen (hohe Dosen und/oder gestörte Elimination sowie Schwangerschaft) auftritt. Die gleichzeitige Gabe anderer potentiell hepatotoxischer Pharmaka sollte deshalb vermieden werden.

Wechselwirkungen

Sie ergeben sich v.a. durch die komplexierenden Eigenschaften der Tetracycline mit 2- und 3wertigen Kationen, die zur Bildung schwer löslicher und nichtresorbierbarer Chelate führen. Antazida (Al-, Mg- und Ca-haltige), Milch und Milchprodukte, Eisensalze vermindern bei gleichzeitiger oraler Gabe die Tetracyclinresorption.

Weiterentwicklungen

In der Entwicklung befinden sich die *Glycylcycline*, die sich u.a. vom Minocyclin ableiten. Sie zeichnen sich durch eine sehr gute Aktivität gegenüber Staphylokokken, Pneumokokken, H. influenzae und Gonokokken aus.

33.2.6 Chloramphenicol

Chloramphenicol wurde 1947 aus Kulturen von Streptomyces venezuelae isoliert. Wegen seiner einfachen Struktur wird es heute vollsynthetisch hergestellt. *Azidamphenicol* ist wasserlöslich und wird nur in Augentropfen verwendet.

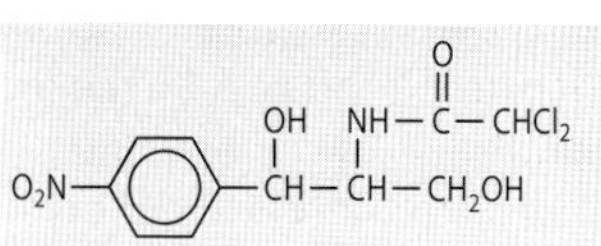

Chloramphenicol

Wirkungsmechanismus

Chloramphenicol hemmt die Proteinbiosynthese prokaryonter Zellen durch Bindung an die große (50S) Ribosomenuntereinheit in der Nähe der A-Bindungsstelle. Dadurch wird die Peptidyltransferase gehemmt und die Kettenelongation verhindert, weil die Interaktion der Ribosomen mit der an der A-Bindungsstelle gebundenen Aminoacyl-tRNA gestört ist. Interessanterweise wird die Funktion der 80S-Ribosomen eukaryonter Zellen durch Chloramphenicol nicht beeinträchtigt; dagegen wird die Proteinsynthese in den Mitochondrien, die ebenfalls zur Proteinsynthese befähigt sind und eine den bakteriellen Ribosomen ähnliche Struktur enthalten, durch Chloramphenicol gehemmt. In therapeutischen Dosen wirkt Chloramphenicol bakteriostatisch.

Wirkungsspektrum und Resistenz

Das Wirkungsspektrum von Chloramphenicol ist sehr breit und entspricht im wesentlichen dem der Tetracycline. Es umfaßt grampositive und gramnegative Bakterien sowie Kokken, Anaerobier, Aktinomyceten, Chlamydien, Rickettsien u.a. Im gesamten Spektrum muß heute mit resistenten Stämmen gerechnet werden. Die Resistenzausbreitung erfolgt sowohl chromosomal als auch extrachromosomal. Der wesentliche biochemische Mechanismus der Resistenzentwicklung ist die enzymatische Inaktivierung durch Acetylierung der primären und sekundären Hydroxylgruppen.

Pharmakokinetik

Chloramphenicol wird nach oraler Gabe schnell und fast vollständig aus dem Magen-Darm-Trakt resorbiert (>90%); maximale Blutkonzentrationen finden sich 1–2 h nach der Applikation. Aufgrund seiner Lipophilie verteilt sich Chloramphenicol im gesamten Organismus und diffundiert gut in alle Gewebe. Auch in den Körperflüssigkeiten werden hohe Konzentrationen erreicht, die bis zu 50% der Serumkonzentration betragen können. Dies gilt auch für den Liquor!

Chloramphenicol wird im wesentlichen durch Glucuronidierung eliminiert. Der überwiegende Teil wird renal ausgeschieden (90%), davon etwa 10% als unverändertes Chloramphenicol und 90% als Glucuronid. Der Eliminationsmodus macht deutlich, daß die Halbwertszeit, die unter normalen

Bedingungen etwa 3 h beträgt, bei eingeschränkter Nierenfunktion nicht wesentlich zunimmt (es kumuliert das Glucuronid), jedoch bei Leberschäden auf etwa 5 h ansteigen kann. Bei Früh- und Neugeborenen ist die Halbwertszeit wegen unreifer Metabolisierungsvorgänge (nicht ausgebildete Glucuronyltransferase) und eingeschränkte Nierenfunktion erheblich verlängert (ca. 24 h). Eine Enzyminduktion verkürzt die Halbwertszeit.

Indikationen

Die große Anzahl resistenter Stämme und v.a. die schwerwiegenden Nebenwirkungen (s.dort) haben dazu geführt, daß die Indikationen für Chloramphenicol erheblich eingeschränkt sind und auf wenige Krankheitsbilder beschränkt bleiben sollten. Typhöse Salmonelleninfektionen – v.a. mit S.typhi, S.paratyphi A, B, und C – sind die wichtigsten Indikationen für Chloramphenicol. Aber auch hier stehen weniger toxische Substanzen zur Verfügung (Gyrasehemmstoffe, Amoxicillin, Co-Trimoxazol). Sonst ist Chloramphenicol bei strenger Indikationsstellung Reservemittel bei Infektionen mit Erregern, gegen die andere Chemotherapeutika nicht wirksam sind oder aus bestimmten Gründen nicht verordnet werden können (z.B. Allergie). Daneben wird Chloramphenicol bei ampicillinresistenten H.-influenzae- und Meningokokkenmeningitiden im Kindesalter und auch im Erwachsenenalter therapeutisch verwendet. Die Dosierung von Chloramphenicol beträgt etwa 1–2 g/Tag. Die Gesamtdosis sollte beim Erwachsenen 30 g nicht überschreiten. Wiederholte Anwendungen sind ebenso wie die Kombination mit anderen potentiell hämatotoxischen Substanzen zu vermeiden. Zu Beginn und während der Therapie sind Blutbildkontrollen zur rechtzeitigen Erkennung der Knochenmarkschäden erforderlich.

Nebenwirkungen

Die gefährlichste Nebenwirkung des Chloramphenicol ist seine Hämatotoxizität. Dabei müssen 2 Formen unterschieden werden:

1. *Suppression der Erythropoese:* Diese Form ist dosisabhängig und in der Prognose günstig zu beurteilen, da sie nach Absetzen der Therapie reversibel ist. Sie ist bei jedem Patienten auslösbar, wenn hohe Dosen verabreicht werden, und beruht wahrscheinlich auf einer Hemmung der mitochondrialen Proteinsynthese in den Zellen des Knochenmarks. Frühe Zeichen sind Störungen des Eisenstoffwechsels wie Anstieg des Serumeisens und verminderte Eisenbindungskapazität.

2. *Knochenmarkaplasie:* Diese Form betrifft die Erythro- und Granulopoese, ist nicht (streng) dosisabhängig und meist irreversibel und tödlich. Oft tritt sie erst nach Beendigung der Therapie auf. Insgesamt ist es eine relativ seltene Nebenwirkung, deren Häufigkeit unterschiedlich beurteilt wird (1:20000–1:600000). Der Mechanismus ihrer Entstehung ist unbekannt (Enzymdefekt?). Wegen dieser oft nicht vorhersehbaren Nebenwirkung darf Chloramphenicol nicht bei banalen Infekten gegeben werden.

Bei Nichtbeachtung der verlängerten Halbwertszeit von Chloramphenicol bei Früh- und Neugeborenen (Unfähigkeit der Glucuronidierung bzw. eingeschränkte renale Ausscheidung von Chloramphenicol) kann sich ein häufig tödlich verlaufendes *Grey-Syndrom* entwickeln, das durch aufgetriebenes Abdomen, Erbrechen, Zyanose und Kreislaufversagen gekennzeichnet ist.

Gastrointestinale (Übelkeit, Brechreiz, Superinfektion) und zentrale Nebenwirkungen (N.opticus-Schäden) sind selten, ebenso wie das Auftreten einer hämolytischen Anämie und einer verstärkten Methämoglobinbildung (häufiger bei Glucose-6-phosphat-Dehydrogenasemangel).

Eine Herxheimer-Reaktion, die im Verlauf einer Typhusbehandlung mit hohen Dosen Chloramphenicol auftreten kann, beruht auf massiver Endotoxinfreisetzung.

33.2.7 Aminoglykosidantibiotika

Das erste Aminoglykosidantibiotikum (Streptomycin) wurde 1944 von Waksman isoliert. Inzwischen ist eine Reihe weiterer Stoffwechselprodukte aus Streptomyces- und Micromonosporaarten isoliert worden, die sich in mancher Hinsicht ähnlich verhalten. Dies gilt für ihre Chemie (alle sind Aminocyclitole, die α-glykosidisch mit 2 oder 3 Zuckern oder Aminozuckern verknüpft sind), für ihre Pharmakokinetik und auch für ihre antibakteriellen und weitere pharmakodynamische Eigenschaften.

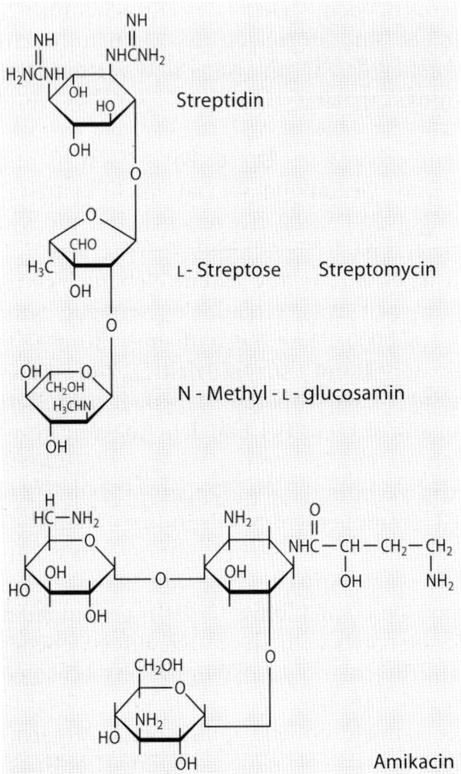

Wirkungsmechanismus

Aminoglykoside sind Hemmstoffe der Proteinbiosynthese, die über eine Bindung an die kleine (30S) Ribosomenuntereinheit sowohl die Initiation als auch die Kettenelongation beeinträchtigen. Daneben können sie auch zu einer Fehlablesung der mRNA („misreading") und damit zur Synthese falsch strukturierter Proteine („nonsense proteine") führen, die keine physiologische Bedeutung haben bzw. zum Zelltod führen. Weiter kann es auch über Effekte an der Bakterienmembran zu Permeabilitätsstörungen mit Verlust essentieller Metaboliten kommen. Der Wirkungstyp ist daher bakterizid. Interessanterweise führen nur solche Aminoglykoside zu einem „misreading" der genetischen Information, die ein Desoxystreptamin oder einen Streptidinrest im Molekül enthalten. Spectinomycin ist kein Aminoglykosid, bewirkt daher kein „misreading" und wirkt auch nicht bakterizid.

Wirkungsspektrum und Resistenz

Aminoglykosidantibiotika sind Breitspektrumantibiotika, deren Schwerpunkt im gramnegativen Bereich liegt, wenn auch Unterschiede, v.a. in der Wirkungsintensität, zwischen den einzelnen Vertretern bestehen. In das Wirkungsspektrum fallen die meisten gramnegativen Erreger einschließlich Pseudomonas aeruginosa sowie im grampositiven Bereich Staphylokokken und Gonokokken. Resistent sind meist Streptokokken, Pneumokokken, Enterokokken, Treponemen, Chlamydien u.a. Da die aktive Aufnahme der Aminoglykosidantibiotika in die Bakterienzelle an einen oxidativen Stoffwechsel gebunden ist, sind Anaerobier resistent.

Die Weitergabe der Resistenz kann sowohl chromosomal als auch extrachromosomal erfolgen. Drei Mechanismen sind von Bedeutung: Zum einen findet man bei resistenten Stämmen eine Veränderung des Aminoglykosid-„Rezeptors" an der kleinen Ribosomenuntereinheit. Der zweite, plasmidvermittelte Resistenzmechanismus führt zur enzymatischen Inaktivierung durch O-Phosphorylierung, N-Acetylierung und O-Adenylierung durch entsprechende Transferasen. Drittens scheint auch eine verminderte Aufnahme in die Bakterienzelle bei der Resistenzentwicklung eine Rolle zu spielen.

Die Geschwindigkeit der sekundären Resistenzentwicklung ist unterschiedlich: Sie folgt beim Streptomycin dem Einschrittmuster, während sie sich bei den anderen Aminoglykosidantibiotika nach dem Mehrschrittmuster entwickelt. Aminoglykoside zeigen untereinander eine partielle Kreuzresistenz.

Pharmakokinetik

Pharmakokinetisch zeigen alle Aminoglykoside eine weitgehende Übereinstimmung (Tabelle 33.11), die durch ihre Struktur (Hydroxylgruppen sowie Aminogruppen, die protoniert vorliegen) bestimmt wird. Sie werden nach oraler Applikation kaum aus dem Magen-Darm-Trakt resorbiert, während die parenterale Gabe (i.m.) nach 1–2 h zu maximalen Blutkonzentrationen führt. Die Verteilung erfolgt fast ausschließlich extrazellulär mit unterschiedlichen Konzentrationen in den verschiedenen Organen bzw. Körperflüssigkeiten, die meist nicht mehr als 30% der Serumkonzentration betragen. Bei intakten Meningen findet kein nennenswerter Übertritt in den Liquorraum statt. Die Eiweißbindung beträgt etwa 0–40%. Alle Aminoglykoside

Tabelle 33.11. Pharmakokinetische Daten und Anhaltspunkte zur Dosierung von Aminoglykosidantibiotika

INN	Plasmaeiweißbindung [%]	$t_{1/2}$ [h]	Mittlere Dosis/Tag [g]
Streptomycin	30	2,5	0,5–1,0
Gentamicin	0–45	2,0	0,2–0,4
Tobramycin	0–10	2,5	0,2–0,4
Amikacin	10	2,0	1,0–1,5
Netilmicin	0–20	2,0	0,3
Spectinomycin	0–10	3,0	2,0–4,0

werden unverändert durch glomeruläre Filtration mit einer Halbwertszeit von 2–3 h eliminiert.

Eine pharmakokinetische Besonderheit der Aminoglykoside ist die Anreicherung in einem tiefen Kompartiment. Sie dringen bei chronischer Anwendung in die Endo- bzw. Perilymphe des Innenohres ein, doch ist die Rückdiffusion aus diesem Kompartiment erschwert (Abb. 33.10), so daß die Konzentration im Vergleich zu anderen Kompartimenten über längere Zeit erhöht bleibt. Bei wiederholter Gabe und bei erschwerter Elimination kann dieses pharmakokinetische Verhalten zu einer übermäßigen Akkumulation in diesem Verteilungsraum führen (s. unter Nebenwirkungen).

Indikationen

Anwendung finden Aminoglykosidantibiotika fast nur in Kombination mit Penicillinen oder Cephalosporinen bei schweren Infektionen mit sog. Problemkeimen, wenn andere Antibiotika aus verschiedenen Gründen (Resistenz oder Unverträglichkeit) nicht verwendet werden können. Zu den Hauptindikationen gehören v.a. Infektionen mit Enterobakterien, Proteusarten und Pseudomonas aeruginosa. Streptomycin wird auch zur Behandlung der Tuberkulose (in Kombination mit anderen Antituberkulotika) verwendet. Angaben zur Dosierung der Aminoglykosidantibiotika sind in Tabelle 33.11 enthalten. Wegen der Applikationsweise und den Nebenwirkungen sind Aminoglykoside typische „Krankenhausantibiotika".

Nebenwirkungen

Im Vordergrund der Nebenwirkungen steht die Ototoxizität. Diese Schädigung des VIII. Hirnnervs kann sowohl den N. cochlearis (Hörschäden) als auch den N. vestibularis (Gleichgewichtsstörungen) betreffen. Prognostisch ist die Schädigung des N. vestibularis günstiger zu beurteilen, da dessen Ausfälle teilweise durch Augenbewegungen oder Stellreflexe kompensiert werden können und häufig nach Beendigung der Therapie nicht progredient sind. Die Cochlearisschäden sind dagegen fast immer irreversibel und können auch noch nach Beendigung der Therapie fortschreiten. Die Ursache der Ototoxizität ist eine Akkumulation der Aminoglykoside in der Peri- und Endolymphe (Abb. 33.10) und beruht wahrscheinlich darauf, daß Aminoglykosidantibiotika mit Phosphoinositiden der Membran interagieren und deren Funktion verändern. Bei einer Therapie mit Aminoglykosiden sollte daher stets vor und während der Gabe in regelmäßigen Abständen das Hörvermögen überprüft werden. Andere ototoxische Substanzen, wie z.B. Schleifendiuretika, sollten nicht gleichzeitig mit Aminoglykosidantibiotika gegeben werden.

Eine dosisabhängige Nephrotoxizität mit Schädigung der Tubuluszellen wird bei allen Aminoglykosiden beobachtet, die durch andere potentiell nephrotoxische Substanzen (z.B. Cefalotin, Schleifendiuretika) verstärkt werden kann. Sie beruht auf einer teilweisen Rückresorption (?) der Aminoglykoside aus dem Tubuluslumen. Vor und während der

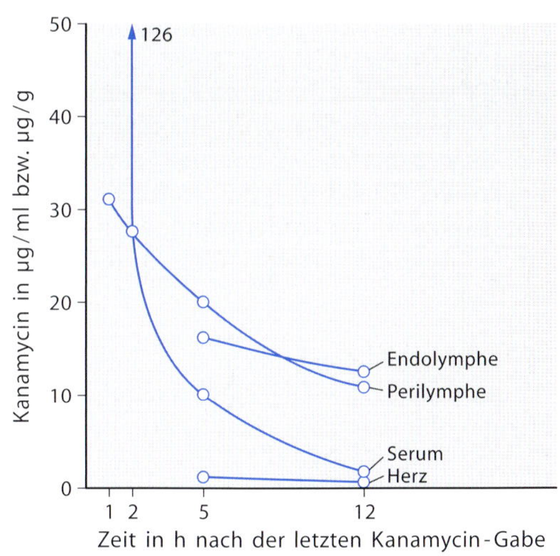

Abb. 33.10. Kanamycinkonzentration in Endo- und Perilymphe sowie im Serum und Herzmuskel des Meerschweinchens nach 11tägiger Vorbehandlung mit 250 mg/kg Kanamycin. (Nach Stupp 1966)

Behandlung sollte daher die Nierenfunktion mittels der Kreatininclearance überprüft werden.

Eine Blockade der neuromuskulären Endplatte durch Aminoglykoside kann unter bestimmten Bedingungen klinisch in Erscheinung treten und zur Beeinträchtigung der Atmung durch Lähmung der peripheren Atemmuskulatur führen. Dazu zählt z.B. die gleichzeitige Gabe mit Muskelrelaxanzien (Narkose) oder die Gabe an Patienten mit einer Myasthenia gravis. Allergische Reaktionen betreffen sowohl die Haut als auch das blutbildende System.

Einzelne Aminoglykosidantibiotika

Gentamicin wurde 1963 aus Micromonospora purpurea isoliert. Es ist ein Gemisch aus 3 Aminoglykosidkomponenten. Seine antibakterielle Wirksamkeit erstreckt sich vorwiegend auf gramnegative Keime, wobei die Wirkung gegen Pseudomonas aeruginosa am bedeutungsvollsten ist. Daneben besteht auch eine gute Wirksamkeit gegenüber E.coli, bestimmten Proteusarten, Klebsiellen, Salmonellen, Shigellen, H. influenzae sowie gegen Staphylokokken. Weitgehend unwirksam ist Gentamicin gegenüber Streptokokken, Pneumokokken und Meningokokken. Die Resistenzentwicklung folgt dem Mehrschrittmuster. Auch Gentamicin schädigt den VIII. Hirnnerven, doch stehen Vestibularisschäden im Vordergrund.

Tobramycin ist ein Aminoglykosidantibiotikum aus Streptomyces tenebrarius mit einer sehr guten Wirksamkeit gegenüber Pseudomonas aeruginosa, die die des Gentamicin übertrifft. Die pharmakokinetischen Eigenschaften entsprechen denen aller Aminoglykoside. Hinsichtlich der Ototoxizität steht das Vestibularsystem im Vordergrund, doch scheint Tobramycin insgesamt weniger toxisch als Gentamicin zu sein.

Netilmicin entspricht Gentamicin und Tobramycin mit z.Z. günstigerer Resistenzlage. Viele gentamicinresistente Stämme sind noch netilmicinempfindlich.

Amikacin, ein halbsynthetisches Kanamycinderivat, ist z.Z. das Aminoglykosidantibiotikum mit den günstigsten Eigenschaften hinsichtlich Wirkungsintensität und Resistenzlage. Dies ist v.a. darauf zurückzuführen, daß Amikacin nur Substrat für *eine* Acetyltransferase ist. Amikacin ist bei fast allen gentamicinresistenten Erregern noch wirksam. Die Nebenwirkungen entsprechen denen des Gentamicins.

Neomycin ist der Sammelbegriff für 3 Aminoglykoside (A, B, C), von denen Neomycin B therapeutisch verwendet wird. Wegen seiner hohen Toxizität (Cochlearisschäden! Nephrotoxizität) ist die systemische Anwendung von Neomycin nur bei vitaler Indikation indiziert. Die topische Applikation bei Verbrennungen (*cave* zu große Resorptionsfläche!) sowie die orale Applikation zur „Sterilisation" (4–8 g p.o.) des Magen-Darm-Traktes vor Operationen oder zur Reduktion ammoniakbildender Bakterien bei schweren Lebererkrankungen (Coma hepaticum) können sinnvoll sein.

Paromomycin ist wie Neomycin zu beurteilen. Daneben besitzt es zusätzlich eine deutliche Wirkung gegen Würmer und Amöben (Entamoeba histolytica).

Im gesamten Spektrum von *Streptomycin* muß mit einem hohen Prozentsatz (ca. 70%) primär resistenter Stämme gerechnet werden. Eine Ausnahme bilden noch Mykobakterien, bei denen primär resistente Stämme nicht so häufig sind. Eine sekundäre Resistenzentwicklung erfolgt sehr rasch nach dem Einschrittmuster. Die Schädigung des VIII.Hirnnerven ist häufiger als bei den modernen Aminoglykosidantibiotika, der N.cochlearis jedoch seltener als der N.vestibularis betroffen.

Spectinomycin ist kein Aminoglykosidantibiotikum, sondern wird nur wegen seines pharmakokinetischen Verhaltens und seiner Nebenwirkungen in dieser Gruppe mitbesprochen. Im Gegensatz zu den Aminoglykosiden wirkt Spectinomycin nur bakteriostatisch. Seine Hauptindikation ist die penicillinresistente Gonorrhö. Hinsichtlich der Nebenwirkungen besteht kein wesentlicher Unterschied zu den Aminoglykosiden, auch wenn sie schwächer ausgebildet sind und bei der üblicherweise einmaligen Gabe toleriert werden können.

33.2.8 Fosfomycin

Fosfomycin ist ein Stoffwechselprodukt von Streptomycesarten. Charakteristisches Strukturmerkmal dieses kleinen Moleküls ist eine Epoxigruppe, die für den *Wirkungsmechanismus* verantwortlich ist. Nach aktiver Aufnahme in die Bakterienzelle (im wesentlichen über das Glucose-6-phosphat aktivierbare Hexosephosphattransportsystem) hemmt Fosfomycin einen frühen Schritt der Mureinsäuresynthese: Aufgrund der strukturellen Ähnlichkeit mit *Phosphoenolpyruvat* (PEP) führt Fosfomycin zu einer irreversiblen Hemmung der N-Acetylglucosamin-3-phosphoenolpyruvat-Transferase. Daher wird PEP nicht in Uridindiphospho-N-acetylglucosamin eingebaut, und die Bildung von Uridindiphospho-N-acetylmuraminsäure unterbleibt. Der Wirkungstyp ist wie bei den Penicillinen sekundär bakterizid.

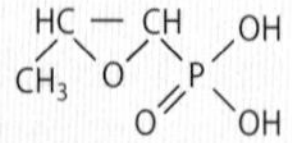
Fosfomycin

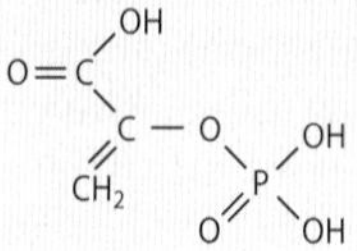
Phosphoenolpyruvat

In das *Wirkungsspektrum* fällt eine Reihe gramnegativer und grampositiver Keime (E.coli, H.influenzae, einige Proteusarten, Salmonellen, Shigellen, Staphylokokken, Gonokokken), das damit etwa dem Wirkungsspektrum von Ampicillin entspricht. Sekundäre Resistenzentwicklung beruht auf einer verminderten aktiven Aufnahme von Fosfomycin in die Bakterienzelle.

Fosfomycin wird kaum aus dem Magen-Darm-Trakt resorbiert und muß daher i.v. zugeführt werden. Die Elimination erfolgt in unveränderter Form durch glomeruläre Filtration mit einer Halbwertszeit von etwa 2 h.

Fosfomycin ist als Breitspektrumantibiotikum bei Infektionen mit empfindlichen Keimen eine Alternative zu Penicillinen, wenn diese wegen Resistenzen oder bestehender Allergie nicht verwendet werden können. Die Dosierung beträgt etwa 10 g/Tag auf 2–3 Einzeldosen (als Kurzinfusion) verteilt.

Die *Nebenwirkungen* betreffen v.a. den Magen-Darm-Trakt mit Übelkeit, Erbrechen, Appetitlosigkeit und Durchfällen. Daneben werden auch Geschmacksveränderungen und Phlebitiden sowie allergische Reaktionen (Exanthem) und reversible Erhöhungen von Leberenzymen (Transaminasen) im Serum beschrieben. Da Fosfomyin als Dinatriumsalz vorliegt, werden pro Gramm Fosfomycin (entsprechend 1,32 g Fosfomycindinatrium) 14,5 mmol Na^+ zugeführt. Die Serumelektrolyte müssen daher regelmäßig kontrolliert werden.

33.2.9 Makrolidantibiotika

Diese Substanzen zeichnen sich durch einen 14- bis 16gliedrigen makrozyklischen Lactonring mit glykosidisch gebundenen Aminodesoxy- und neutralen Desoxyzuckern aus. Der älteste Vertreter dieser Gruppe ist *Erythromycin*. Daneben besitzen *noch Josamycin* und *Spiramycin* sowie zunehmend die neueren partialsynthetischen Erythromycinderivate wie *Clarithromycin* (6-Methoxyerythromycin), *Roxithromycin* und *Azithromycin* therapeutische Bedeutung. Die letzteren haben v.a. verbesserte pharmakokinetische Eigenschaften (größere Bioverfügbarkeit, größeres Verteilungsvolumen, verlängerte Halbwertszeit), teilweise aber auch eine verbesserte antibakterielle Wirksamkeit bei vergleichbarem Wirkungsspektrum.

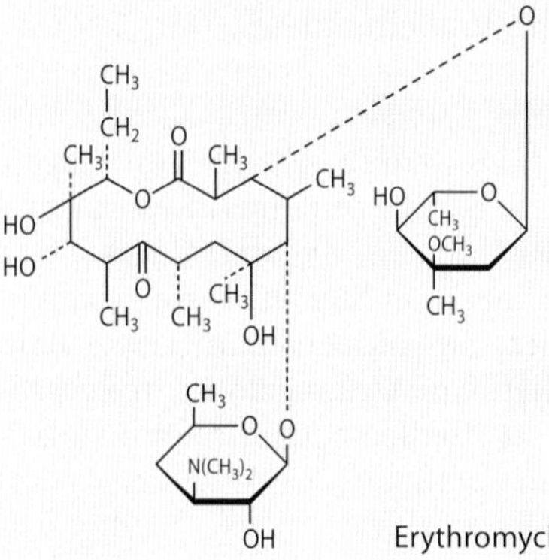
Erythromycin

Wirkungsmechanismus

Makrolidantibiotika sind Hemmstoffe der Proteinbiosynthese. Sie binden an die große Ribosomen-

Tabelle 33.12. Pharmakokinetische Daten und Anhaltspunkte zur Dosierung von Makrolidantibiotika

INN	Resorptionsquote [%]	Plasmaeiweißbindung [%]	$t_{1/2}$ [h]	Mittlere Dosis/Tag [g]
Erythromycin				
– Base	25–50	60	1–3	1–2
– Estolat	80	60	1–3	1
Josamycin	50	15	1–2	1–2
Spiramycin	30	10	3	1–2
Clarithromycin	50	40–70	2–6	0,5–1,0
Roxithromycin	50–60	90	9–15	0,3
Azithromycin	40	50	10–15	1,5

untereinheit (50S) und verhindern wahrscheinlich die Translokation. In diesem Prozeß wird der nächste Elongationszyklus vorbereitet, in dem die Peptidyl-tRNA zusammen mit der gebundenen mRNA von der A-Bindungsstelle zur P-Bindungsstelle transloziert wird. Über die Hemmung der Kettenelongation resultiert ein bakteriostatischer Wirkungstyp.

Wirkungsspektrum und Resistenz

Das Wirkungsspektrum der Makrolide ist schmal und entspricht im wesentlichen dem des Penicillin G und umfaßt grampositive und gramnegative Kokken sowie grampositive Stäbchen. Daneben sind auch Spirochäten, Actinomyceten, Bordetella pertussis, Legionellen und H.influenzae empfindlich. Die Resistenzlage ist z.Z. (mit Ausnahme bei Staphylokokken) noch gut. Unter der Therapie kann sich jedoch bei allen Erregern eine rasche sekundäre Resistenz entwickeln. Untereinander zeigen alle Makrolide Parallelresistenz.

Pharmakokinetik

Da Erythromycin im sauren Milieu des Magens inaktiviert wird, zeigt die enterale Resorptionsquote große Schwankungen, die aber durch Esterbildung (Ethylsuccinat oder Stearat) verbessert werden kann. Wirksam ist jedoch nur die freie Base, die durch anschließende Esterspaltung freigesetzt wird. Am besten ist die Resorption beim Erythromycinestolat (Laurylsulfonat des Propionylesters), das jedoch bei längerer Anwendung häufiger zu einem cholestatischen Ikterus führen kann. Bei geringer renaler Ausscheidung wird die Substanz überwiegend mit der Galle in nur teilweise metabolisierter Form ausgeschieden. Die Halbwertszeit beträgt etwa 2–3 h. Die Analoga des Erythromycins weisen eine höhere Säurestabilität auf, so daß die Bioverfügbarkeit verbessert ist. Zusätzlich ist ihre Halbwertszeit gegenüber Erythromycin verlängert. (Tabelle 33.12).

Indikationen

Da das Spektrum weitgehend dem des Penicillin G entspricht, wird Erythromycin v.a. beim Vorliegen einer Penicillinallergie als Alternative verwendet. Wegen der guten Wirksamkeit ist Erythromycin Mittel der ersten Wahl bei Diphtherie (Corynebacterium diphtheriae), Keuchhusten (Bordetella pertussis) sowie bei Infektionen des Respirationstraktes mit Legionella pneumophila („Legionärskrankheit"), Chlamydien und Mycoplasmen (Mycoplasma pneumoniae). Spiramycin wird zur Therapie der Toxoplasmose, auch während der Schwangerschaft, eingesetzt. Azithromycin zeigt auch Wirksamkeit im gramnegativen Bereich gegen E.coli, Salmonellen und Shigellen. Clarithromycin ist Bestandteil der Eradikationstherapie von Helicobacter pylori. Anhaltspunkte zur Dosierung sind der Tabelle 33.12 zu entnehmen.

Nebenwirkungen

Makrolidantibiotika zählen zu den sicheren Antibiotika. Zu den unerwünschten Wirkungen gehören gastrointestinale Beschwerden sowie sehr selten cholestatische Leberschäden und allergische Reaktionen, meist von seiten der Haut. In einzelnen Fällen wurde nach sehr hohen Dosen ein reversibler Hörverlust beschrieben. Die gastrointestinalen Beschwerden werden darauf zurückgeführt, daß Erythromycin als Motilin-Agonist prokinetische Eigenschaften besitzt. *Wechselwirkungen* können sich dadurch ergeben, daß Makrolidantibiotika über CYP3A4 metabolisiert werden und somit zur Hemmung des Abbaus anderer Pharmaka beitragen können.

33.2.10 Lincosamide

Unter diesem Begriff werden die beiden Acylaminopyranoside *Lincomycin* und sein partialsynthetisches Abwandlungsprodukt *Clindamycin* zusammengefaßt.

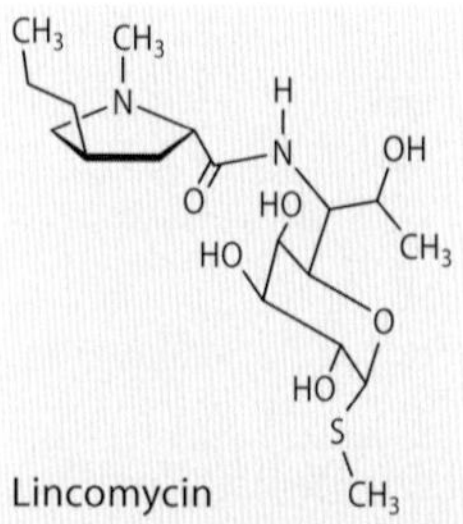

Lincomycin

Beide Substanzen hemmen die Proteinbiosynthese durch Bindung an die 50S-Untereinheit der bakteriellen Ribosomen in der Nähe des Reaktionszentrums der Peptidyltransferase. Dadurch wird die Knüpfung der wachsenden Peptidkette verhindert und die Kettenelongation inhibiert. Es resultiert ein bakteriostatischer Wirkungstyp.

Das *Wirkungsspektrum* entspricht im wesentlichen dem der Makrolide (grampositive Erreger) unter Einschluß von Anaerobiern. Sekundäre Resistenzentwicklungen sind selten. Untereinander und zu Erythromycin besteht partielle Kreuzresistenz.

Die *enterale Resorption* von Lincomycin ist von der Nahrungsaufnahme abhängig, so daß die Bioverfügbarkeit großen Schwankungen unterliegt. Clindamycin dagegen wird fast vollständig und unabhängig von der Nahrungsaufnahme aus dem Magen-Darm-Trakt resorbiert. Beide Substanzen werden intensiv metabolisiert. Die Halbwertszeiten betragen etwa 4 h für Lincomycin und etwa 3 h für Clindamycin. Hervorzuheben ist die besondere Anreicherung im Knochen. Die Tagesdosen für beide Substanzen betragen etwa 1–3 g/Tag.

Lincosamide sind *Reserveantibiotika*, die dann zur Anwendung kommen, wenn bei Infektionen mit Staphylokokken (Osteomyelitis) oder Anaerobiern besser verträgliche Chemotherapeutika nicht verwendet werden können.

Die *Nebenwirkungen* betreffen v.a. den Gastrointestinaltrakt mit Übelkeit, Erbrechen und Durchfall. Selten, jedoch schwerwiegend und zum sofortigen Absetzen des Antibiotikums zwingend, ist eine pseudomembranöse Enterokolitis durch die Toxine von Clostridium difficile. Allergische Reaktionen, Leberschäden mit Anstieg der Transaminasen sowie Leukozytopenien sind selten.

33.2.11 Polypeptidantibiotika

Polymyxine sind Dekapeptide, die aus einer linearen Seitenkette und einem zyklischen Peptid bestehen. Von den bislang isolierten Polymyxinen haben *Polymyxin B* und *E* (Colistin) therapeutische Bedeutung erlangt.

Der *Wirkungsmechanismus* beruht auf einer Schädigung der Bakterienzellmembran (Detergenzienwirkung). Aufgrund ihrer Struktur (hydrophiles Ringsystem, lipophile Seitenkette) können sie sich in die Zytoplasmamembran der Bakterienzelle einlagern, die dadurch ihre Funktion als Permeationshindernis für essentielle bakterielle Stoffwechselprodukte verliert: Es resultiert ein primär bakterizider Wirkungstyp.

Das *Spektrum* erstreckt sich ausschließlich auf gramnegative Keime, wobei v.a. die Wirkung auf Pseudomonas aeruginosa hervorzuheben ist.

Polymyxine werden nach oraler Gabe kaum resorbiert und nach parenteraler Gabe im wesentlichen über die Nieren ausgeschieden.

Wegen der Schwere der Nebenwirkungen werden Polymyxine nur als Reserveantibiotika bei Infektionen mit sog. „Problemkeimen", die gegenüber anderen Antibiotika resistent sind, eingesetzt. Die Dosierung beträgt 0,1–0,2 g/Tag für Polymyxin B und 0,2–0,4 g/Tag für Polymyxin E.

Die *Nebenwirkungen* sind beträchtlich und schränken die klinische Anwendung erheblich ein. Sie sind durch eine meist reversible Nephro- (Tubulusschäden) und Neurotoxizität (Parästhesien, Ataxie, Seh- und Sprachstörungen) gekennzeichnet.

Bacitracin und *Tyrothricin* sind jeweils Peptidgemische, die aufgrund ihrer hohen Toxizität nicht systemisch, sondern nur lokal verwendet werden.

Beide Substanzen wirken bakterizid, jedoch über unterschiedliche Mechanismen. Während Tyrothricin mit der bakteriellen Zellmembran interferiert und deren Permeabilität (möglicherweise durch Bildung hydrophiler Poren) verändert, hemmt Bacitracin die Murein- und Teichonsäuresynthese. Die inhibierte Reaktion ist die Dephosphorylierung von Undecaprenylpyrophosphat zum Phosphat.

Im *Wirkungsspektrum* entsprechen sich beide mit Bevorzugung grampositiver Erreger, vergleichbar etwa dem Penicillin G.

Bei systemischer Anwendung ist Bacitracin ausgeprägt nephrotoxisch; Tyrothricin wirkt zusätzlich hämolysierend.

Beide Substanzen werden zur Behandlung von Infektionen der Haut und Schleimhäute verwendet. Bacitracin wird dabei mit Neomycin kombiniert; Tyrothricin ist häufig Bestandteil von Lutschtabletten zur Anwendung im Mund- und Rachenbereich. Nebenwirkungen sind bei dieser Anwendungsweise wegen der geringen Resorption nicht zu erwarten.

33.2.12 Glykopeptidantibiotika

In diese Gruppe von Antibiotika gehören die strukturell verwandten Verbindungen *Vancomycin* und *Teicoplanin*.

Beide Substanzen hemmen die bakterielle Zellwandsynthese: Durch eine sehr feste Bindung an die beiden terminalen Aminosäuren (D-Alanyl-D-alanin-Rest) des N-Acetylmuramylpentapeptides wird dessen Übertragung auf den membrangebundenen Akzeptor verhindert und damit das Wachstum der Peptidoglykanketten inhibiert: Es resultiert eine sekundär bakterizide Wirkung.

Das *Wirkungsspektrum* beider Antibiotika ist schmal und praktisch identisch. Es umfaßt ausschließlich grampositive aerobe und anaerobe Keime mit besonderer Wirksamkeit gegen Staphylokokken (auch Penicillinasebildner) und Clostridium difficile. Es besteht keine Kreuzresistenz zu anderen Hemmstoffen der Zellwandsynthese. Eine Resistenzentwicklung wurde bisher nicht beobachtet.

Beide Substanzen werden nach oraler Gabe nicht aus dem Magen-Darm-Trakt resorbiert und müssen daher bei systemischen Infektionen parenteral appliziert werden. Die Elimination erfolgt im wesentlichen unverändert renal mit Halbwertszeiten von etwa 7 h für Vancomycin und etwa 70 h für Teicoplanin.

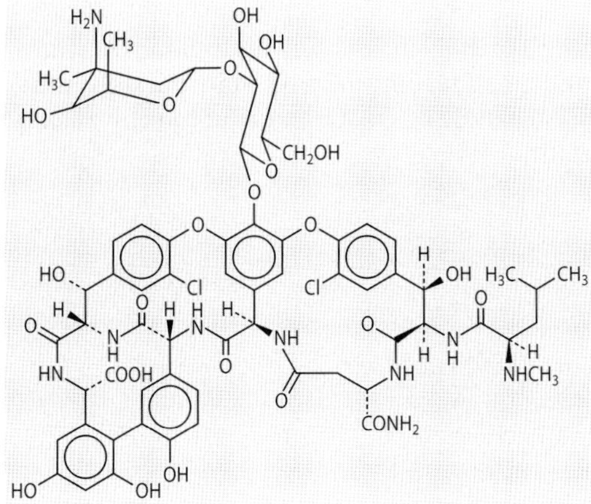

Vancomycin

Systemisch werden Glykopeptidantibiotika v.a. bei Infektionen mit sog. „methicillinresistenten" Staphylokokken, die nicht auf verträglichere Chemotherapeutika ansprechen, verwendet. Bei oraler Gabe ist Vancomycin Therapeutikum der 1. Wahl bei der pseudomembranösen Kolitis (antibiotikaassoziierte pseudomembranöse Kolitis), die unter einer Behandlung mit Aminopenicillinen, Clindamycin oder Cephalosporinen auftreten kann und durch die Toxine von Clostridium difficile ausgelöst wird. Die Dosierung beträgt 0,5–2 g/Tag für Vancomycin, 0,2–0,4 g/Tag für Teicoplanin.

Im Vordergrund der *unerwünschten Wirkungen* stehen Beschwerden von seiten des Gastrointestinaltraktes mit Übelkeit, Erbrechen und Diarrhö. Allergische Reaktionen, transiente Leberschäden und Veränderungen des blutbildenden Systems wurden beschrieben. An der Injektionsstelle werden lokale Reaktionen bis hin zur Thrombophlebitis gesehen. Ototoxische und nephrotoxische Wirkungen erfordern die sorgfältige Überwachung der Patienten während der Therapie. Eine Histaminfreisetzung (schnelle Injektion) führt zu Rötung der oberen Körperhälfte (Red-man-Syndrom). Insgesamt ist Teicoplanin besser verträglich als Vancomycin.

33.2.13 Fusidinsäure

Fusidinsäure ist ein aus Fusidium coccineum gewonnenes Antibiotikum mit Steroidstruktur.

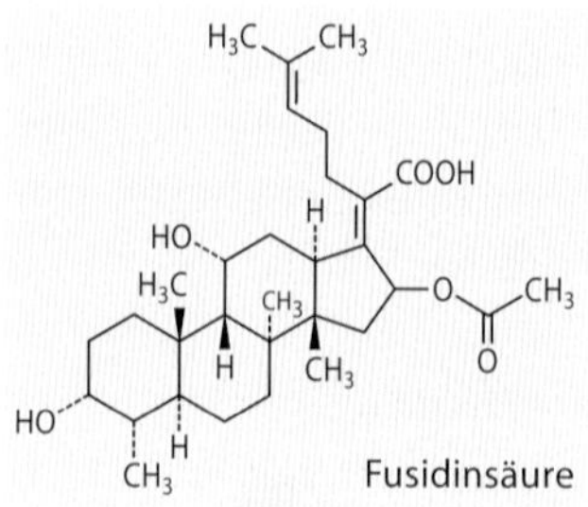

Fusidinsäure wirkt bakteriostatisch über eine Hemmung der Proteinbiosynthese während der Translokation. Für diese Stufe des Elongationszyklus ist ein Elongationsfaktor, EF-G, notwendig, der zusammen mit GTP an das Ribosom bindet und nach Hydrolyse von GTP zu GDP wieder freigesetzt wird. Diese Dissoziation ist die Voraussetzung für einen neuen Elongationszyklus. Fusidinsäure bindet nun an EF-G und verhindert dessen Dissoziation vom Ribosom. Für die Bindung der Aminoacyl-tRNA an die ribosomale A-Bindungsstelle ist ein weiterer Elongationsfaktor, EF-Tu, notwendig. Da sich die Bindung von EF-Tu und EF-G am Ribosom gegenseitig ausschließen, wird unter dem Einfluß von Fusidinsäure keine Aminoacyl-tRNA mehr aufgenommen und die Kettenelongation gehemmt.

Das *Wirkungsspektrum* ist schmal und umfaßt im wesentlichen grampositive Kokken sowie Corynebacterium diphtheriae und Clostridien. Gramnegative Bakterien sind resistent.

Nach oraler Gabe wird Fusidinsäure langsam, aber ausreichend resorbiert. Die Plasmaeiweißbindung ist mit über 90% sehr hoch. Fusidinsäure wird überwiegend in metabolisierter Form mit einer Halbwertszeit von 4–6 h biliär eliminiert. Die mittlere Tagesdosis beträgt 1,5–3 g p.o.

Fusidinsäure ist ein *Reserveantibiotikum* zur Behandlung von Staphylokokkeninfektionen (Osteomyelitis), wenn andere Chemotherapeutika (v.a. Penicilline) nicht verwendet werden können. Es wird meist p.o. appliziert. Außerdem ist Fusidinsäure in einer Reihe äußerlich anzuwendender Zubereitungen (Puder, Salbe, Gel) enthalten.

Die *Nebenwirkungen* betreffen v.a. den Magen-Darm-Trakt mit Übelkeit, Erbrechen und Durchfällen.

33.2.14 Mupirocin

Mupirocin (Pseudomoninsäure A) ist ein Stoffwechselprodukt von Pseudomonas fluorescens, das strukturelle Ähnlichkeit mit der Aminosäure Isoleucin zeigt.

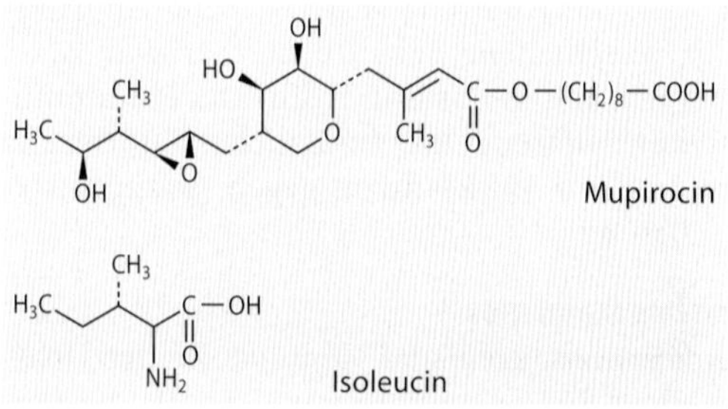

Mupirocin hemmt die bakterielle Proteinbiosynthese. Dabei kommt es aufgrund der Strukturähnlichkeit mit *Isoleucin* zu einer Hemmung der Isoleucin-tRNA-Synthetase, die physiologischerweise den Transfer von Isoleucin auf die tRNA katalysiert: Es kann daher keine Isoleucyl-tRNA mehr gebildet werden, und die Kettenverlängerung sistiert. Es resultiert ein bakteriostatischer Wirkungstyp.

Mupirocin hat ein ausgesprochen schmales *Wirkungsspektrum* (grampositive und gramnegative Kokken) mit sehr guter Wirksamkeit gegen Staphylokokken und Streptokokken.

Weil Mupirocin zu rasch eliminiert wird, ist derzeit nur eine lokale Behandlung von Hautinfektionen möglich. Mit einer Resorption und systemischen Wirkungen ist bei dieser Applikationsweise nicht zu rechnen.

Die *Nebenwirkungen* sind v.a. lokale Unverträglichkeiten wie Schmerzen, Brennen und Hautrötung.

33.2.15 Chinoloncarbonsäuren und Analoga (Gyrasehemmstoffe)

Ausgehend von der Nalidixinsäure mit ungünstigen pharmakokinetischen Eigenschaften und rascher Resistenzentwicklung wurden durch eine Reihe von Modifikationen Substanzen mit verbesserten pharmakokinetischen und pharmakodynamischen Eigenschaften hergestellt (Abb. 33.11). Grundstruktur der Gyrasehemmstoffe ist die 1-Ethyl-4-oxopyridin-3-carbonsäure. In Position 5,6 muß ein aromatischer oder heteroaromatischer 6-Ring anneliert sein, der verschiedene Substituenten tragen kann. Ein Piperazinring in Position 7 führt zu Pseudomonasaktivität, während die zusätzliche Fluorierung in Position 6 zur Wirksamkeit gegen grampositive Kokken beiträgt.

Wirkungsmechanismus

Chinoloncarbonsäuren sind Hemmstoffe der DNA-Gyrase, einer Topoisomerase vom Typ II, die eine wichtige Funktion bei der Replikation, Transkription und Reparation der bakteriellen DNA besitzt, indem sie negative Überspiralen („Supercoils“) in die DNA einführt (Topoisomerasen vom Typ I relaxieren überspiralisierte DNA). Die bakterielle DNA-Gyrase ist ein Heterotetramer aus jeweils 2 A- und 2 B-Untereinheiten. Mit der A-Untereinheit schneidet die Gyrase den Doppelstrang der DNA auf und führt mit der B-Untereinheit Überspiralen an der Schnittstelle ein. Anschließend werden die Schnittstellen durch die A-Untereinheit wieder versiegelt. Diese überspiralisierte Form der DNA erleichtert die für die DNA- und RNA-Synthese notwendige Entwindung der doppelsträngigen DNA mit Bildung der sog. Replikationsgabel, die durch die Zusammenarbeit verschiedener Proteine geöffnet wird. Rep-Protein und Helicase II führen gemeinsam zur Trennung der DNA-Stränge, während das SSB-Protein („single-strand binding protein“) an die Einzelstränge bindet und die erneute Ausbildung von Basenpaaren der getrennten Stränge verhindert. Gyrasehemmstoffe sind Inhibitoren der Untereinheit A und verhindern damit den Wiederverschluß der DNA, so daß die Replikationsgabel nicht gebildet werden kann. Gyrasehemmstoffe wirken bakterizid: Neben dem beschriebenen Wirkungsmechanismus, der einen bakteriostatischen

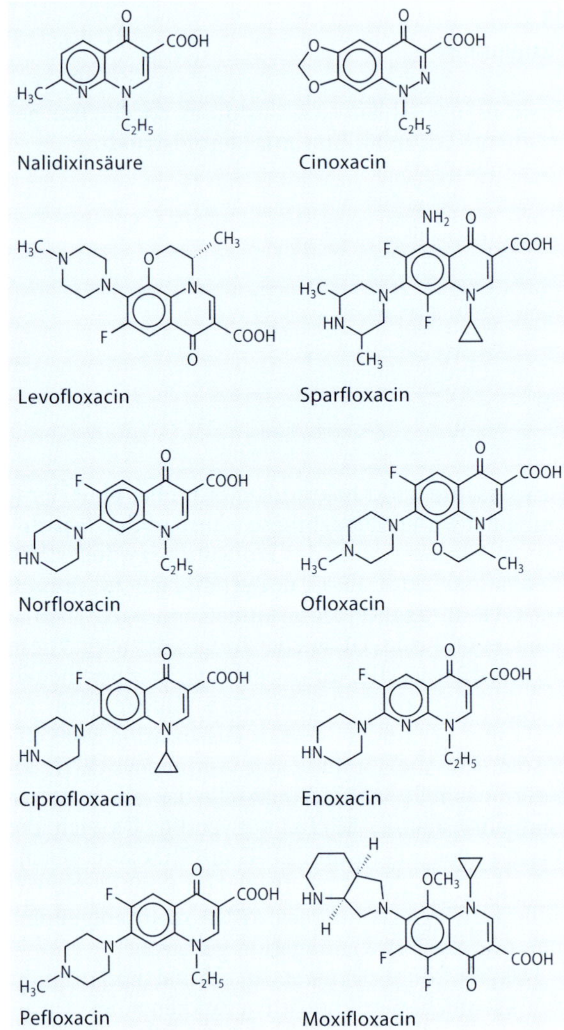

Abb. 33.11. Strukturformeln einiger Gyrasehemmstoffe

Effekt erklären würde, müssen zusätzliche, bisher nicht bekannte Mechanismen hinzukommen. Eukaryonte Typ-II-Topoisomerasen können „Supercoils“ nur relaxieren, nicht jedoch bilden.

Wirkungsspektrum

Das Wirkungsspektrum der Gyrasehemmstoffe ist nicht einheitlich und zeigt große Unterschiede. Während bei den älteren Vertretern (*Cinoxacin*) das Wirkungsspektrum relativ schmal ist und nur einen Teil der gramnegativen Erreger (jedoch ohne

Pseudomonas aeruginosa) umfaßt, zeichnen sich die neueren Verbindungen durch ein breiteres Spektrum aus, das fast alle gramnegativen Erreger und Pseudomonas aeruginosa (hier als einzige Substanzgruppe nach oraler Gabe wirksam) einschließt. Weiter fallen in das Wirkungsspektrum der fluorierten Chinolone auch Chlamydien, Legionellen, Mykoplasmen sowie Stämme von Mycobacterium tuberculosis.

Gegenüber den älteren Fluochinolonen sind die meisten gramnegativen Erreger und Anaerobier nur mäßig empfindlich oder resistent, worauf die geringe Beeinflussung der Kolonisationsresistenz beruht. Zu beachten ist auch die geringe Aktivität dieser Substanzen gegenüber Pneumokokken.

Eine Expertengruppe der Paul-Ehrlich-Gesellschaft für Chemotherapie hat eine Einteilung der in Deutschland verfügbaren Fluochinolone in 4 Gruppen vorgeschlagen. Die wichtigsten Kriterien dieser Einteilung sind das antibakterielle Spektrum, die Pharmakokinetik und die Indikationen.

- **Gruppe I**: Orale Fluochinolone mit im wesentlichen auf Harnwegsinfektionen eingeschränkter Indikation. Substanzbeispiele sind *Norfloxacin, Pefloxacin.*
- **Gruppe II**: Systemisch anwendbare Fluochinolone mit breiter Indikation. Beispiele sind *Enoxacin, Fleroxacin, Ofloxacin, Ciprofloxacin.*
- **Gruppe III**: Fluochinolone mit verbesserter Aktivität gegen grampositive und „atypische" Erreger. Beispiele sind *Levofloxacin, Sparfloxacin.*
- **Gruppe IV**: Fluochinolone mit verbesserter Aktivität gegen grampositive und „atypische" Erreger sowie gegen Anaerobier. Beispiel ist *Moxifloxacin.*

Levofloxacin ist das S(-)-Enantiomere des Racemates Ofloxacin.

Die sekundäre Resistenzentwicklung gegenüber den älteren Vertretern erfolgt rasch nach dem Einschrittmuster und beruht auf der verminderten Affinität zu einer veränderten Gyrase. Bei den neueren Chinolonen ist die Tendenz zur Resistenzentwicklung geringer. Es besteht komplette Kreuzresistenz.

Pharmakokinetik

Die Bioverfügbarkeit der modernen Fluochinolone liegt mit Ausnahme von Norfloxacin durchweg über 70%. Die Plasmaeiweißbindung schwankt zwischen 5 und 50%. Die großen Verteilungsvolumina sprechen für eine gute Gewebegängigkeit mit Anreicherung in verschiedenen Geweben, darunter Gallen- und Speichelflüssigkeit sowie Nieren-, Lungen- und Prostatagewebe. Hervorzuheben ist noch die gute Aufnahme in Makrophagen und polymorphkernige Leukozyten. Demgegenüber sind die Liquorkonzentrationen meist gering.

Für die meisten Chinolone erfolgt die Elimination sowohl unverändert renal oder biliär als auch teilweise durch Metabolisierung, die allerdings durchweg 20% nicht übersteigt. Ausnahmen sind Ofloxacin, das fast ausschließlich unverändert renal ausgeschieden wird, und Pefloxacin, das überwiegend in metabolisierter Form mit Norfloxacin als Hauptmetaboliten eliminiert wird. Die Halbwertszeiten liegen zwischen 3 und 5 h, bei Pefloxacin und den neueren Vertretern sind sie durchweg größer. Dies Verhalten ermöglicht die 2malige Gabe pro Tag. Einzelheiten s. Tabelle 33.13.

Indikationen

Die Anwendung der älteren Chinolone ist im wesentlichen auf die Behandlung von akuten und chronischen Infekten der ableitenden Harnwege mit empfindlichen Keimen beschränkt. Die modernen Fluochinolone sind Breitspektrumchemotherapeutika mit zahlreichen Indikationen: Infekte der Nieren, der Prostata und der ableitenden Harnwege sowie des Magen-Darm-Traktes, der Gallenwege (Salmonellendauerausscheider) und des Respirationstraktes (Bronchitiden, Pneumonien). Darüber hinaus sind Vertreter dieser Substanzgruppe auch bei Infektionen der Knochen und Gelenke, Haut- und Weichteilinfektionen sowie bei Sepsis indiziert. *Lomefloxacin* wird in 0,3%iger Lösung lokal am Auge zur Behandlung bakterieller Konjunktivitiden eingesetzt. Anhaltspunkte zur Dosierung s. Tabelle 33.13.

Nebenwirkungen

Die Nebenwirkungen betreffen v.a. den Magen-Darm-Trakt (bis 15%) und das ZNS (bis 5%). Sie äußern sich in Übelkeit, Schmerzen im Magenbereich, Durchfällen, u.U. Leberschäden bzw. als Schwindel, Kopfschmerzen, Schlaf-, Seh-, Hörstörungen und Unruhe. Manchmal können auch Halluzinationen, Psychosen, depressive Verstimmun-

Tabelle 33.13. Pharmakokinetische Daten und Anhaltspunkte zur Dosierung neuerer Gyrasehemmstoffe

INN	Bioverfügbarkeit [%]	Plasmaeiweißbindung [%]	$t_{1/2}$ [h]	Mittlere Dosis/Tag [g]
Norfloxacin	40	10–30	3–4	0,8
Ofloxacin	90	5	5	0,2–0,8
Ciprofloxacin	70–80	20–40	3–5	0,25–1,5
Enoxacin	85	40–50	5	0,4–0,8
Pefloxacin	90	20–30	7–14	0,8
Levofloxacin	95	35	6–8	0,5–1,0
Sparfloxacin	95	30	15	0,2
Moxifloxacin	90	40	13	0,4

gen und Krampfanfälle auftreten. Diese Neurotoxizität wird auf eine verminderte Bindung von GABA an die GABA-Rezeptoren durch Gyrasehemmstoffe zurückgeführt. Allergische Reaktionen und Veränderungen des blutbildenden Systems sind möglich. Da im Tierexperiment Knorpelschädigungen beschrieben wurden, sollen Fluochinolone nicht an Kinder und nicht während der Schwangerschaft oder der Stillperiode gegeben werden. Eine Ausnahme bilden Pneumonien bei kindlicher zystischer Fibrose (Mukoviszidose). Ebenso sind Tendopathien und Photosensibilisierungen möglich. Substanzabhängig kann es zu Herzrhythmusstörungen (Sparfloxacin) kommen. Wegen der zentralerregenden Wirkungen sind Gyrasehemmstoffe bei Anfallsleiden kontraindiziert. Antazida hemmen die Resorption von Gyrasehemmstoffen.

33.2.16 5-Nitroimidazolderivate

Zu dieser Gruppe von Chemotherapeutika gehören *Metronidazol*, *Nimorazol* und *Tinidazol*, die sich in ihren pharmakodynamischen und pharmakokinetischen Eigenschaften nicht wesentlich unterscheiden.

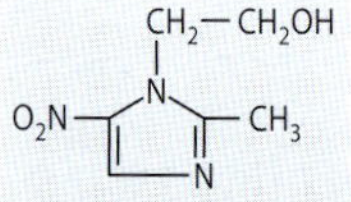

Metronidazol

Der *Wirkungsmechanismus* dieser Substanzgruppe ist bisher nicht vollständig aufgeklärt. Offensichtlich müssen sie erst in die wirksame Form überführt werden, wobei die Reduktion der Nitrogruppe essentiell ist. Die teilweise radikalischen Metaboliten interferieren dann in noch unbekannter Weise mit der DNA: Es kann zu Strangbrüchen oder auch zur Hemmung der DNA-Synthese kommen.

Die antibakterielle Wirkung der Nitroimidazole ist bakterizid gegenüber Anaerobiern. Aerobier und fakultativ anaerobe Keime sind resistent. Besondere Wirksamkeit besteht gegenüber Protozoen wie Entamoeba histolytica, Trichomonas vaginalis und Giardia lamblia. Auch Helicobacter pylori ist empfindlich.

Die Nitroimidazole werden nach oraler Gabe fast vollständig und rasch resorbiert. Hervorzuheben ist die gute Gewebegängigkeit und Penetration in Liquor, Knochen und Körperhohlräume. Nitroimidazole werden intensiv metabolisiert (oxidativ und durch Glucuronidierung) und sowohl in aktiver als auch in inaktiver Form über die Nieren ausgeschieden. Die Halbwertszeit liegt für alle Substanzen in einer vergleichbaren Größenordnung von 10–14 h.

Indiziert als Mittel der 1. Wahl sind Nitroimidazole – v.a. Metronidazol – zur Behandlung einer Infektion mit Anaerobiern, der Amöbenruhr, der Trichomoniasis und der Lambliasis. Zur Behandlung der pseudomembranösen Enterokolitis ist Metronidazol eine Alternative zu Vancomycin. In jedem Falle sollte wegen des möglichen mutagenen und karzinogenen Risikos die Anwendung nicht länger als 10 Tage erfolgen. Die mittleren Tagesdosen betragen für Metronidazol bei Anaerobierinfektionen 0,8–1,6 g, bei Amöbiasis etwa 2,4 g.

Die *Nebenwirkungen* betreffen zunächst den Magen-Darm-Trakt mit bitterem Geschmack, Übelkeit, Erbrechen und Druckschmerzen im Oberbauch. Störungen des zentralen (Kopfschmerz, Schwindel, Schlafstörungen, Verwirrtheit) und des peripheren

Nervensystems (Polyneuropathie, Parästhesien) sind möglich, aber selten. Allergische Reaktionen und Störungen des blutbildenden Systems sind ebenfalls selten. In der Schwangerschaft (1.Trimenon) und während der Stillzeit sind Nitroimidazole kontraindiziert. Zu *Wechselwirkungen* kommt es in der Kombination mit Ethanol (Unverträglichkeit durch Hemmung des Alkoholabbaus) sowie oralen Antikoagulanzien, deren Wirkung ebenfalls durch Hemmung des Abbaus verstärkt wird.

33.2.17 Nitrofurane

Nitrofuranderivate sind bakteriostatisch bis schwach bakterizid wirkende Chemotherapeutika mit unbekanntem Wirkungsmechanismus. Sie wirken auf zahlreiche grampositive und gramnegative Erreger; Pseudomonas aeruginosa und Proteusarten sind weitgehend resistent. Das Wirkungsoptimum liegt im sauren Bereich. Eine sekundäre Resistenzentwicklung während der Therapie ist selten und folgt dem Mehrschrittmuster. Therapeutisch verwendet werden heute nur *Nitrofurantoin* zur systemischen und *Nitrofurazon* zur lokalen Anwendung.

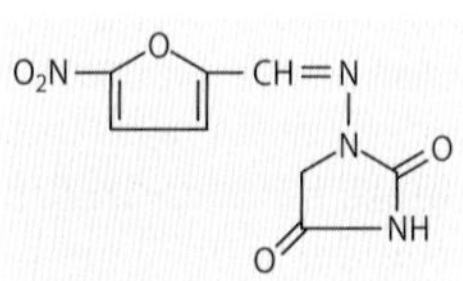

Nitrofurantoin

Nitrofurantoin wird rasch und fast vollständig aus dem Magen-Darm-Trakt resorbiert. Wegen der schnellen Elimination werden keine ausreichenden Plasma- und Gewebespiegel erreicht, die für eine antibakterielle Wirkung notwendig wären. Die bevorzugten Eliminationsvorgänge sind die hepatische Metabolisierung (oxidative und reduktive Reaktionen) und die renale Ausscheidung durch glomeruläre Filtration und aktive Sekretion. Die Halbwertszeit ist daher entsprechend kurz und beträgt etwa 20–60 min.

Als *Indikationen* gelten akute und chronische Harnwegsinfekte mit empfindlichen Keimen, die durch verträglichere Chemotherapeutika nicht behandelt werden können, sowie die Rezidivprophylaxe von chronischen Infekten der ableitenden Harnwege. Nitrofurazon wird lokal (0,2%ig) zur Behandlung von Wundinfektionen und infektiösen Hauterkrankungen verwendet. Die mittleren Tagesdosen für Nitrofurantoin betragen etwa 150–300 mg.

Die *Nebenwirkungen* betreffen v.a. den Magen-Darm-Trakt mit Übelkeit und Erbrechen sowie das zentrale und periphere Nervensystem mit Schwindel und Kopfschmerzen bzw. Parästhesien und Polyneuropathie. In seltenen Fällen wurden auch Lungenveränderungen (eosinophiles Infiltrat, Lungenfibrose) und cholestatische Leberschäden beobachtet. Allergische Reaktionen können sich an der Haut und am blutbildenden System manifestieren. Bei Patienten mit einem Glucose-6-phosphat-Dehydrogenasemangel kommt es gehäuft zur hämolytischen Anämie. Kontraindikationen bzw. Anwendungsbeschränkungen bestehen in den letzten Wochen der Schwangerschaft, in der Stillzeit sowie bei Neugeborenen. Darüber hinaus ist Nitrofurantoin bei Polyneuritiden, eingeschränkter Nierenfunktion und Glucose-6-phosphat-Dehydrogenasemangel kontraindiziert. Auf Nitrofurantion sollte verzichtet werden.

33.2.18 Oxazolidinone

Oxazolidinone sind eine neue Gruppe von Chemotherapeutika, die die bakterielle Proteinbiosynthese inhibieren. *Linezolid* ist der erste Vertreter, der in den USA zur Behandlung nosikomialer Infektionen mit multiresistenten Kokken zugelassen ist. In das Wirkungsspektrum fallen Methicillin-resistente

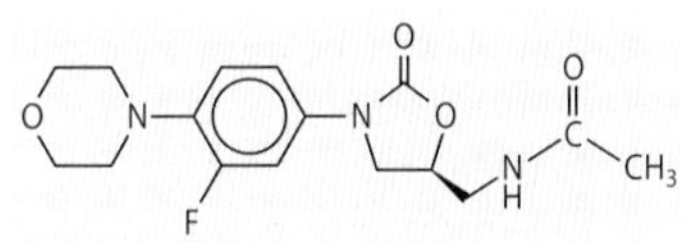

Linezolid

Stämme von Staphylococcus aureus, Vancomycinresistente Stämme von Enterococcus faecium und multiresistente Stämme von Streptococcus pneumoniae. Linezolid hemmt die Initiation der Proteinbiosynthese, indem es die Bildung des ternären

Komplexes aus Formylmethionin-tRNA/mRNA/30S-Untereinheit der Ribosomen verhindert. Der Wirkungstyp ist bakteriostatisch.

34.2.19 Streptogramine

Streptogramine sind zyklische Peptid-Antibiotika, die die bakterielle Proteinbiosynthese hemmen. Zugelassen ist derzeit eine Kombination von Quinupristin (Streptogramin B) und Dalfopristin (Streptogramin A) im Verhältnis 30:70. Einzeln wirken beide Substanzen nur bakteriostisch, in der Kombination resultiert ein bakterizider Effekt.

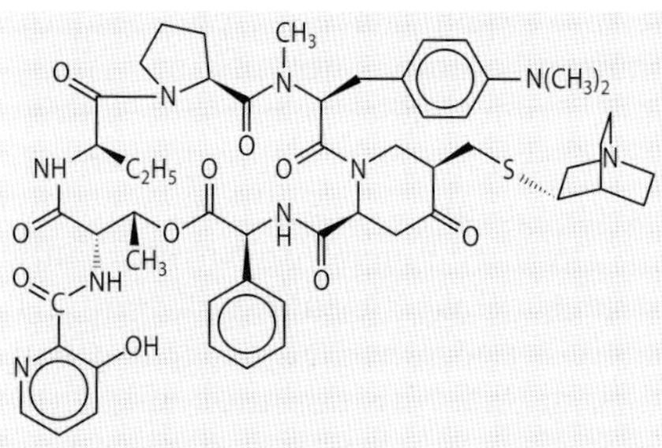

Quinupristin

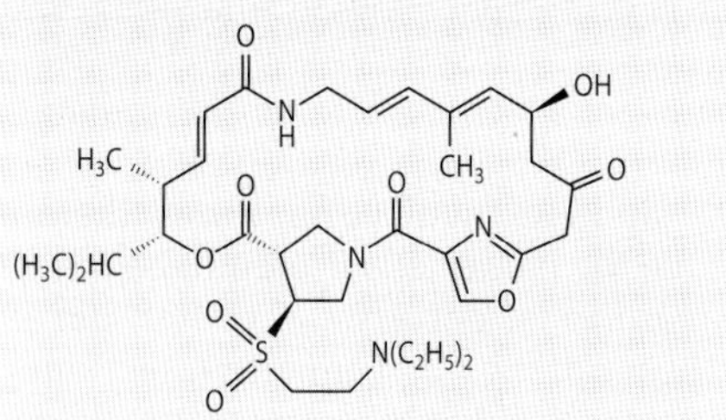

Dalfopristin

In das Spektrum fallen fast alle grampositiven Kokken, einschließlich Methicillin-resistente Stämme von Staphylococcus aureus, Vancomycinresistente Stämme von Enterococcus faecium und multiresistente Stämme von Streptococcus pneumoniae.

Die Kombination wird über einen zentralvenösen Katheter in 5%iger Glucoselösung (3mal tgl. 5 mg/kg KG) über einen Zeitraum von 1 h infundiert, um die Reizung und Entzündung peripherer Venen zu vermeiden.

33.2.20 Antituberkulotika

Zu den humanpathogenen Mykobakterien zählen Mycobacterium tuberculosis, M.bovis, M.africanum und M.microti. Auch der Erreger der Lepra, M.leprae, gehört in diese Gattung. Alle Mykobakterien, die nicht Tuberkulose- oder Leprabakterien sind, werden als atypische oder nichttuberkulöse Mykobakterien bezeichnet. Im englischen Sprachgebrauch werden diese Erreger als MOTT („mycobacteria other than tuberculosis") bezeichnet.

Die menschliche Tuberkulose wird am häufigsten durch M.tuberculosis (etwa 95%) ausgelöst. Dieser Erreger ist säure- und alkoholfest mit einem besonders hohen Anteil von Lipiden (etwa 60% des Trockengewichtes) in der Zellwand. Diese besondere Zusammensetzung der Zellwand scheint dafür verantwortlich zu sein, daß die Erreger sehr widerstandsfähig gegen äußere Einflüsse sind und nur schwer medikamentös geschädigt werden können. Dennoch stellt die Behandlung der Tuberkulose – wenn sie sachgemäß durchgeführt wird – kein Problem mehr dar.

Der Hauptinfektionsweg ist die Tröpfcheninfektion von Mensch zu Mensch über die Atemwege, aber auch infizierte Haustiere können Infektionsquellen sein. Am häufigsten ist die Lungentuberkulose, weitere wichtige Manifestationsorte sind der Urogenitaltrakt, die Hirnhaut sowie die Haut und Schleimhäute.

Die Behandlung der Tuberkulose hat sich in den letzten Jahren gewandelt. Anstelle der früher geübten Langzeittherapie sind jetzt zeitlich kürzere Therapieschemata getreten (Kurzzeittherapie). In der Anfangsphase einer bislang unbehandelten Tuberkulose wird eine Kombinationsbehandlung mit 4 Substanzen unterschiedlichen Angriffspunktes (z.B. INH, Rifampicin, Pyrazinamid, Streptomycin oder Ethambutol) über 2 Monate (sog. Intensivphase) durchgeführt, der sich eine Zweierkombination (z.B. INH und Rifampicin) über mindestens 4 weitere Monate (Stabilisierungsbehandlung) anschließt. Die Standardtherapie besteht heute in der Gabe einer Dreierkombination aus INH, Rifampicin und Pyrazinamid (oder Streptomycin oder Ethambutol) für 2–3 Monate (Initialphase) und der nachfolgenden Zweierkombination aus INH und Rifampicin für mindestens weitere 6 Monate. Eine Chemoprophylaxe der Tuberkulose kann mit der alleinigen Gabe von INH über 6–12 Monate durchgeführt werden. Die Begründung für die Kombinationstherapie liegt darin, daß die Tuberkulose eine chronische Erkrankung ist und daß die Erreger bei einer Monotherapie sehr schnell resistent werden. Damit würde die sekundäre Resistenzentwicklung noch in den Behandlungszeitraum fallen. Dies wird durch die Kombination mehrerer Chemotherapeutika mit unterschiedlichen Angriffspunkten vermieden. Alle Substanzen müssen in vollwirksamer Dosis gegeben werden. Allerdings reicht es aus, wenn intermittierend wirksame Serumkonzentrationen erreicht werden.

Heute überwiegend als Standardmittel eingesetzte Substanzen sind *INH*, *Rifampicin*, *Pyrazinamid*, *Ethambutol* und *Streptomycin*. Daneben ist eine Reihe weiterer Substanzen wirksam, die u.a. bei Resistenz gegenüber den erstgenannten zum Einsatz kommen. Zu diesen Mitteln der „2.Wahl" gehören die Reservemittel *Protionamid* und *Cycloserin* (in Form seines Kondensationsproduktes *Terizidon*). Die früher verwendeten Antituberkulotika der 2.Wahl wie Paraaminosalicylsäure, Thiosemicarbazon, Ethionamid, Capreomycin, Kanamycin und Viomycin sind aus der Therapie verschwunden.

Ein zunehmendes Problem der Tuberkulosebehandlung sind multiresistente atypische Mykobakterien. Bei diesen Erregern kommen als Alternativen *Clofazimin*, *Ofloxacin*, *Rifabutin* und auch *Clarithromycin* in Frage.

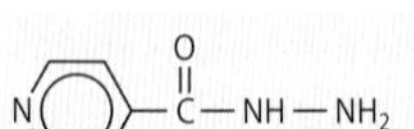

Isonicotinsäurehydrazid (INH)

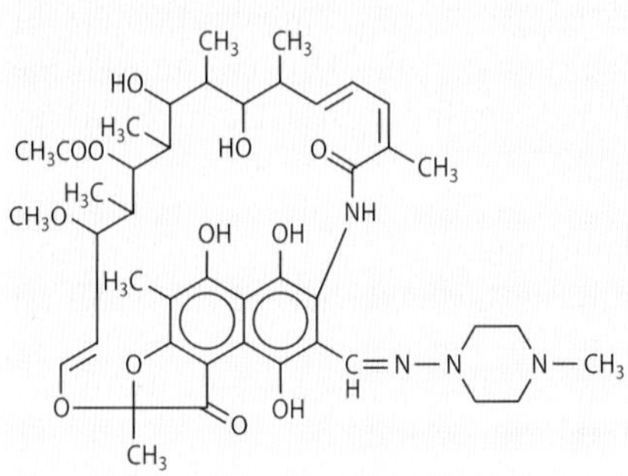

Rifampicin

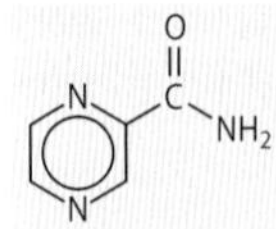

Pyrazinamid

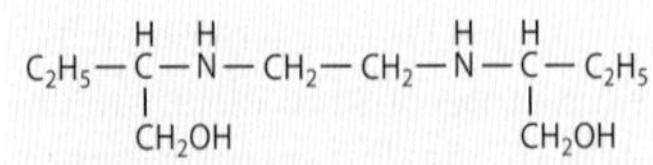

Ethambutol

33.2.20.1 Isonicotinsäurehydrazid (INH)

Das besonders auf M.tuberculosis und M.bovis wirkende INH ist am universellsten einsetzbar und fast immer Bestandteil der Kombinationstherapie.

Wirkungsmechanismus

Der Wirkungsmechanismus ist noch nicht in allen Einzelheiten geklärt. Mehrere Möglichkeiten stehen zur Diskussion. Die älteste (und immer noch gültige) Erklärung des Wirkungsmechanismus geht davon aus, daß INH in der Bakterienzelle durch eine Peroxidase zu Isonicotinsäure oxidiert wird, die an Stelle von Nicotinsäure in wasserstoffübertragende Koenzyme (NAD) eingebaut wird (Wirkung als Antimetabolit). Das dabei entstehende falsche Nukleotid ist nicht mehr zum Wasserstofftransfer fähig: NAD-abhängige Reaktionen werden gehemmt.

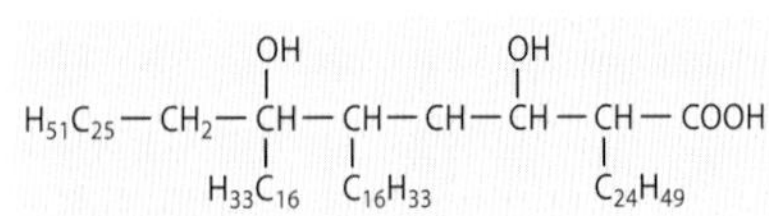

Mykolsäure

Eine weitere Erklärung führt eine Hemmung der Zellwandsynthese als Wirkprinzip an. Ein besonderer Bestandteil der Zellwand von Mykobakterien sind die *Mykolsäuren*, langkettige, verzweigte, gesättigte Fettsäuren, die, mit Trehalose verestert, u.a. das für die Virulenz wichtige Mykosid Trehalose-6,6-dimykolat bilden. In INH-empfindlichen Stämmen wird die Mykolsäuresynthetase durch INH gehemmt, ein Verhalten, das in resistenten Stämmen nicht beobachtet wird. Als Folge dieser Störung würde die Zelle ihre Stabilität verlieren und die Permeabilität für essentielle Metaboliten erhöht werden. Der Wirkungstyp ist auf ausgeprägt proliferierende Mykobakterien tuberkulozid.

Pharmakokinetik

INH wird nach oraler Gabe schnell und fast vollständig aus dem Magen-Darm-Trakt resorbiert. Bei geringer Plasmaeiweißbindung findet eine gleichmäßige Verteilung (auch intrazellulär) mit gutem Eindringen in alle Körperhöhlen und -flüssigkeiten (auch gute Liquorgängigkeit!) statt. Die Elimination erfolgt fast ausschließlich über die Nieren, zu einem kleinen Teil unverändert, überwiegend jedoch nach metabolischer Umwandlung in der Leber. Der wichtigste Metabolisierungsschritt ist die Acetylierung zum inaktiven Acetyl-INH. Acetyl-INH kann weiter zu Isonicotinsäure und Acetylhydrazin gespalten werden. Der weitere Metabolismus von Acetylhydrazin führt offensichtlich zu Intermediärprodukten, die für die Hepatotoxizität des INH verantwortlich gemacht werden: Einmal entsteht Diacetylhydrazin, zum anderen, möglicherweise nach Hydroxylierung durch das mikrosomale Cytochrom-P450-System über noch hypothetische Zwischenstufen, ein kovalent bindendes Acetylradikal.

Die Geschwindigkeit der Acetylierung zeigt genetisch bedingte Unterschiede (genetischer Polymorphismus): Es können schnelle und langsame Acetylierer unterschieden werden. In Mitteleuropa sind beide Typen etwa gleichhäufig vertreten, so daß die Halbwertszeit des INH 1 h (Schnellacetylierer) und 2,5 h (Langsamacetylierer) betragen kann.

Indikationen

INH ist das wichtigste Standardantituberkulotikum, das bei allen Formen pulmonaler und extrapulmonaler Tuberkulose sowie zur Chemoprophylaxe eingesetzt wird. Die durchschnittlichen Dosen betragen für Erwachsene 5–10 mg/kg KG p.o.

Nebenwirkungen

Ein Teil der Nebenwirkungen beruht auf der Fähigkeit des INH, mit Pyridoxalphosphat (Vitamin B_6) ein Hydrazon zu bilden und so einen relativen Vitamin-B_6-Mangel auszulösen. Daneben wird auch die Pyridoxalkinase (Phosphorylierung von Pyridoxal zu Pyridoxalphosphat) durch INH gehemmt, so daß der Vitamin-B_6-Mangel verstärkt wird und Vitamin B_6 als Koenzym bei zahlreichen enzymatischen Reaktionen, z.B. Decarboxylierungen, Transaminierungen und damit auch bei der Synthese von Neurotransmittern wie biogenen Aminen und γ-Aminobuttersäure entfällt. Auf diesen Mangel an Vitamin B_6 werden die Wirkungen auf das zentrale und periphere Nervensystem zurückgeführt, die durch die Gabe von Vitamin B_6 – bei erhaltener antituberkulotischer Wirkung – abgeschwächt werden können (prophylaktische Gabe von 10 mg/Tag, bei eingetretener Symptomatik bis 100 mg/Tag Vitamin B_6). Charakteristische Nebenwirkungen von seiten des zentralen Nervensystems sind Muskelzittern, Benommenheit, Kopfschmerzen, Schwindel, Hyperreflexie, psychoseartige Zustände und erhöhte Krampfbereitschaft. Die Schäden des peripheren Nervensystems äußern sich in Polyneuritiden mit Parästhesien.

Selten sind allergische Reaktionen mit Manifestation an der Haut und dem blutbildenden System sowie schwere Leberschäden. Häufiger werden gastrointestinale Unverträglichkeiten beobachtet.

33.2.20.2 Rifampicin

Rifampicin ist ein makrozyklisches Antibiotikum, das zu den Ansaverbindungen (Ansa: Henkel, Schleife) gehört und partialsynthetisch aus Rifamycin B, einem Stoffwechselprodukt von Streptomyces mediterranei, gewonnen wird. Es wirkt nicht nur auf M.tuberculosis, M.bovis, M.leprae und einige atypische Mykobakterien, sondern auch auf grampositive und gramnegative Bakterien sowie in hohen Dosen auch auf einige Viren und Pilze. Diese zusätzlichen Wirkungen außerhalb der Gruppe der Mykobakterien werden i.allg. (mit Ausnahme bei einigen Pilzinfektionen wie Histoplasmose oder Blastomykose) jedoch therapeutisch nicht ausgenutzt.

Wirkungsmechanismus

Rifampicin hemmt die bakterielle RNA-Synthese. In Prokaryonten (am besten bei E.coli untersucht) besteht das RNA-Polymeraseholoenzym aus 5 verschiedenen Untereinheiten: 2 α-, 1 β-, 1 β'-, 1 σ- und 1 ω-Kette (α_2, β, β', σ, ω). Die β-Untereinheit ist wahrscheinlich an der Bindung der Ribonukleotidtriphosphate in der Initiationsphase wie auch während der Elongation beteiligt. Rifampicin bindet an die β-Untereinheit des RNA-Polymeraseholoenzyms und verhindert die Initiation der RNA-Synthese. Die Kettenverlängerung der RNA-Moleküle wird dagegen nicht gehemmt. In resistenten Erregern ist die β-Untereinheit so verändert, daß keine Bindung von Rifampicin stattfinden kann. Für eine Hemmung der Transkription in Eukaryonten werden wesentlich höhere Konzentrationen benötigt, so daß eine gewisse selektive Toxizität besteht. Der Wirkungstyp ist tuberkulozid auf alle Wachstumsformen.

Pharmakokinetik

Das lipophile Rifampicin wird rasch und fast vollständig aus dem Magen-Darm-Trakt resorbiert und verteilt sich gleichmäßig im Organismus (gute Gewebegängigkeit, auch in den Liquor). Die Plasmaeiweißbindung beträgt etwa 80%. Rifampicin wird zum größten Teil metabolisiert und ebenso wie sein noch antibakteriell wirksamer Hauptmetabolit Desacetylrifampicin (an C_{21}) biliär ausgeschieden. Dabei unterliegt Rifampicin, nicht jedoch der Metabolit, einem enterohepatischen Kreislauf. Ein geringer Teil wird auch renal ausgeschieden. Dies führt zu einer Rotfärbung des Urins. Zu Beginn der Therapie beträgt die Halbwertszeit etwa 3–4 h und ist nach etwa 14 Tagen auf ca. 2 h verkürzt. Der Grund hierfür ist, daß Rifampicin als Induktor des mikrosomalen Cytochrom-P450-Systems seinen eigenen Abbau beschleunigt. Leberfunktionsstörungen verlängern die Halbwertszeit.

Indikationen

Rifampicin ist bei allen Formen pulmonaler und extrapulmonaler Tuberkulose als Kombinationspartner indiziert. Weiter gehört Rifampicin aufgrund seiner guten Wirksamkeit auch bei atypischen Mykobakteriosen und der Lepra zu den unverzichtbaren Chemotherapeutika. Die mittlere Dosis für Erwachsene beträgt 10 mg/kg KG/Tag p.o.

Nebenwirkungen

Rifampicin wird üblicherweise gut vertragen, und Nebenwirkungen verlaufen meist blande. Im Vordergrund stehen Leberschäden, die sich meist als passagere Erhöhung leberspezifischer Enzyme im Serum, selten als Arzneimittelhepatitis manifestieren (häufiger bei vorgeschädigter Leber oder in der Kombination mit anderen potentiell hepatotoxischen Substanzen) und gastrointestinale Beschwerden wie Inappetenz, Übelkeit, Erbrechen und Durchfall. Allergische Hautreaktionen und Veränderungen des blutbildenden Systems (Thrombo- und Leukozytopenie) sind selten ebenso wie Störungen des zentralen und peripheren Nervensystems. Da Rifampicin im Tierexperiment teratogen ist, muß während der Therapie mit Rifampicin eine Schwangerschaft vermieden werden. Wichtige *Interaktionen* ergeben sich v.a. durch die Induktion des fremdstoffabbauenden Cytochrom-P450-Systems. Dadurch kommt es zu einem Wirkungsverlust zahlreicher Pharmaka, die ebenfalls über dieses System oxidativ abgebaut werden. Beispiele hierfür sind hormonale Kontrazeptiva, Antiarrhythmika, β-Adrenozeptorenblocker, Sulfonylharnstoffe, orale Antikoagulanzien u.a.

Ein neueres Ansamycinantibiotikum ist *Rifabutin*, das bei vergleichbarem Wirkungsspektrum wie Rifampicin eine günstigere Resistenzlage aufweist und auch gegen atypische Mykobakterien (M. avium) wirksam ist. Rifabutin weist nur eine geringe Bioverfügbarkeit (bis 20%) auf, ist zu über 90% an Plasmaeiweiße gebunden und wird intensiv metabolisiert. Die terminale Halbwertszeit zeigt beträchtliche individuelle Unterschiede und liegt zwischen 32 und 67 h. Auch Rifabutin ist ein Induktor des Cytochrom-P450-Systems.

33.2.20.3 Pyrazinamid

Diese Verbindung ist das Pyrazinanalogon des Nicotinamids. Seine Wirksamkeit erstreckt sich ausschließlich auf M.tuberculosis. Der Wirkungstyp ist in saurem Milieu tuberkulozid. Dies bedingt die gute Wirksamkeit gegen intrazellulär gelegene Keime. Der Wirkungsmechanismus ist unbekannt, möglicherweise besteht eine gewisse Ähnlichkeit zu dem des INH.

Pharmakokinetik

Pyrazinamid wird rasch und fast vollständig aus dem Magen-Darm-Trakt resorbiert und zeigt gute Gewebe- und auch Liquorgängigkeit. Etwa 50% sind an Plasmaeiweiße gebunden. Die Elimination erfolgt überwiegend durch Metabolisierung.

Hauptabbauweg ist die Deaminierung zur Pyrazinoylsäure, die weiter zur 5-Hydroxypyrazinoylsäure und Pyrazinoylglycin umgewandelt wird. Metaboliten und unveränderte Substanz werden renal ausgeschieden. Die Halbwertszeit beträgt 6–10 h.

Indikationen

Pyrazinamid gehört heute mit zu den wichtigen Basisantituberkulotika zur Initialbehandlung pulmonaler und extrapulmonaler Tuberkulose. Die mittlere Tagesdosis beträgt für Erwachsene 25–35 mg/kg KG p.o. Die Gesamtmenge sollte 2–2,5 g/Tag nicht übersteigen.

Nebenwirkungen

Die wichtigen Nebenwirkungen sind die Hepatotoxizität und gastrointestinale Unverträglichkeiten sowie eine Hyperurikämie, die auf einer Konkurrenz um die aktive renale Sekretion von Pyrazinoylsäure und Harnsäure beruht und zu einem akuten Gichtanfall führen kann. Selten werden auch Photosensibilisierungen und Veränderungen des blutbildenden Systems (Anämie, Thrombozytopenie) beobachtet. Die Wirkung von Urikosurika wird abgeschwächt, die von oralen Antidiabetika dagegen verstärkt.

33.2.20.4 Ethambutol

Ethambutol ist gegen proliferierende Mykobakterien und auch gegen einige atypische Mykobakterien wirksam. Seine Wirksamkeit ist jedoch schwächer als die von INH oder Rifampicin, doch wirkt es in der Kombination mit anderen Antituberkulotika zuverlässig resistenzverzögernd.

Wirkungsmechanismus

Der Wirkungsmechanismus ist noch nicht aufgeklärt. Wahrscheinlich wird die Nukleinsäuresynthese (v.a. die RNA-Synthese) und konsekutiv auch die Proteinsynthese gehemmt. Dabei ist eine Interaktion mit Mg^{2+} und Polyaminen (Spermidin u.a.) möglich, die beide die Wirkungen des Ethambutol (in vitro) antagonisieren können. Zusätzlich, und das würde die selektive Wirkung von Ethambutol auf Mykobakterien erklären, scheint auch der Einbau von Mykolsäure und Trehalosemykolaten in die Zellwand gehemmt zu werden. Der Wirkungstyp ist tuberkulostatisch auf proliferierende Keime.

Pharmakokinetik

Ethambutol wird gut (zu etwa 80%) aus dem Magen-Darm-Trakt resorbiert. Die Verteilung im Organismus ist ungleichmäßig (hohe Konzentrationen in den Erythrozyten und im Lungengewebe, praktisch keine Liquorgängigkeit bei intakten Meningen). Bei geringer Plasmaeiweißbindung (20–30%) wird Ethambutol vorwiegend renal in unveränderter Form ausgeschieden. Ein Teil wird in der Leber zur inaktiven Dicarbonsäure oxidiert.

Indikationen

Ethambutol ist ein wichtiger Kombinationspartner zur Therapie aller Formen pulmonaler und extrapulmonaler Tuberkulose sowie zur Behandlung atypischer Mykobakteriosen. Die mittlere Tagesdosis für Erwachsene beträgt initial 25 mg/kg KG p.o.

Nebenwirkungen

Im Vordergrund der Nebenwirkungen steht die dosisabhängige, seltene, aber schwerwiegende, manchmal auch irreversible Schädigung des N.opticus (retrobulbäre Neuritis des N.opticus) mit Gesichtsfeldeinschränkungen, Zentralskotom und Störungen des Rotgrünsehens. Regelmäßige Visuskontrollen sind daher vor und im Verlauf der Behandlung notwendig. Allergische Reaktionen und Leberschäden sind selten. Da Ethambutol und seine Metaboliten aktiv renal sezerniert werden, kann bei entsprechend disponierten Patienten ein akuter Gichtanfall provoziert werden.

33.2.20.5 Streptomycin

Die Aminoglykosidantibiotika und Streptomycin wurden bereits auf S. 661 f. beschrieben.

33.2.20.6 Anhang: Lepra

Die Lepra wird durch Mycobacterium leprae übertragen und ist heute keine unbehandelbare Krankheit mehr. Je nach Krankheitsform stehen unterschiedliche Therapieschemata zur Verfügung, die den Verlauf der Erkrankung wesentlich verbessert haben. Wie bei der Tuberkulose hat sich die Kombinationstherapie als effektiv erwiesen.

Bei der bakterienarmen Verlaufsform (sog. tuberkuloide Form) wird mindestens 6 Monate lang *Dapson* (100 mg/Tag) mit *Rifampicin* (1mal/Monat 600 mg) kombiniert. Bei der bakterienreichen Form wird über mindestens 2 Jahre zusätzlich zu der oben genannten Kombination *Clofazimin* (0,05 g/Tag und zusätzlich 1mal im Monat 0,3 g) verabreicht. Beim Erythema nodosum leprosum ist *Thalidomid* wirksam.

33.2.21 Antimykotika

Die Gesamtzahl aller Pilzarten (Pilze sind Eukaryonten) wird auf etwa 100000–250000 geschätzt, von denen jedoch nur wenige (ca. 100–200 Arten) für den Menschen obligat pathogen sind bzw. unter bestimmten Bedingungen (z.B. allgemeine Abwehrschwäche, Therapie mit Zytostatika bzw. Immunsuppressiva oder Breitspektrumantibiotika, sowie Erkrankungen wie z.B. Diabetes mellitus, AIDS) pathogen werden (sog. Opportunisten). Insgesamt hat die Häufigkeit systemischer Mykosen in den letzten Jahren zugenommen. Eine Übersicht über wichtige menschenpathogene Pilze gibt Tabelle 33.14.

Die Therapie der Mykosen ist auch heute noch problematisch. Dies liegt einmal daran, daß nur wenige Pharmaka zur Verfügung stehen, die allen Anforderungen genügen (u.a. großes Wirkungsspektrum, systemische Anwendbarkeit mit geringen Nebenwirkungen). Zum anderen zeigen gerade Pilzinfektionen häufig einen chronischen und rezidivierenden Verlauf.

Tabelle 33.14. Übersicht über menschenpathogene Pilze

Sproßpilze	Candida albicans Cryptococcus neoformans
Fadenpilze	
– Dermatophyten	Trichophyton Epidermophyton Microsporon
– Schimmelpilze	Aspergillus
Dimorphe Pilze	Histoplasma capsulatum Coccidioides immitis Paracoccidioides brasiliensis Blastomyces dermatitidis

Tabelle 33.15. Anwendung und Anhaltspunkte zur Dosierung einiger Antimykotika

INN	Lokal	Systemisch	Mittlere Dosis
Fluconazol		+	50–100-400 mg/Tag
Itraconazol		+	100–400 mg/Tag
Ketokonazol		+	200–400 mg/Tag
Miconazol		+	250–1000 mg/Tag
Griseofulvin		+	0,5–1,0 g/Tag
Flucytosin		+	150 mg/kg KG/Tag
Amphotericin B		+	0,25 mg/kg KG/Tag
Amphotericin B	+		3 %
Nystatin	+		100 000 I.E./g
Natamycin	+		2,5 %
Ciclopiroxolamin	+		1 %
Naftifin	+		1 %
Tolnaftat	+		1 %
Amorolfin	+		5 %
„Azole"	+		1 %

Die Voraussetzung jeder Therapie ist daher eine exakte Diagnose mit eindeutiger Identifizierung des Pilzes, um die vorhandenen Substanzen gezielt einsetzen zu können. Die Behandlung muß solange durchgeführt werden (evtl. über Monate), bis keine Pilze mehr nachweisbar sind. Außerdem müssen die die Infektion begünstigenden Begleitumstände und Risikofaktoren beachtet werden.

Nach der Einteilung der Mykosen in oberflächliche (Haut, Haare, Nägel) bzw. tiefe oder systemische (Organmykosen) werden auch die Antimykotika in entsprechende Gruppen zur lokalen oder systemischen Anwendung unterteilt. Dabei sind natürlich Überschneidungen innerhalb der Gruppen möglich (s. Tab. 33.15).

33.2.21.1 Antibiotika

Polyenantibiotika sind Stoffwechselprodukte verschiedener Streptomycesarten. Sie bestehen aus einem makrozyklischen Lactonring mit mehreren konjugierten Doppelbindungen, der glykosidisch mit einem Aminozucker (Mykosamin = 3-Amino-3,6-didesoxymannose) verbunden ist.

Wirkungsmechanismus

Polyenantibiotika bilden aufgrund ihres amphiphilen Charakters in der Plasmamembran der Pilze Komplexe mit Sterolbausteinen. Dadurch entstehen hydrophile transmembranäre Poren oder Kanäle, durch die Bestandteile des Zellinneren (z.B. Ionen) austreten können (Abb.33.12). Der Wirkungstyp ist überwiegend fungistatisch. Eine gewisse Selektivität gegenüber Pilzen mag darauf zurückzuführen sein, daß die Affinität der Polyenantibiotika zu Ergosterol, dem Hauptsterol der Pilzmembran, größer ist als zu Cholesterin.

Amphotericin B

Von allen Polyenantibiotika hat *Amphotericin B* wegen seines umfassenden Spektrums, das allerdings Dermatophyten nicht einschließt, die größte Bedeutung. Es ist daher das Mittel der Wahl bei den meisten generalisierten Pilzinfektionen.

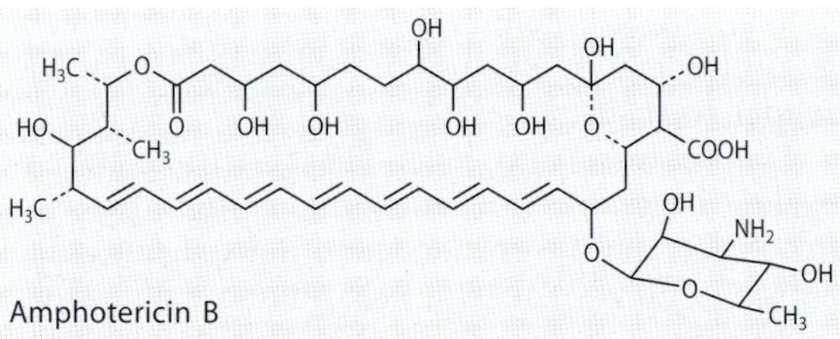

Amphotericin B

Wegen der fehlenden Resorption aus dem Magen-Darm-Trakt wird Amphotericin B parenteral in großer Verdünnung (wegen lokaler Reizung und möglicherweise Thrombophlebitis) als Dauerinfusion zugeführt.

Wichtige *Indikationen* für Amphotericin B sind die Kryptokokkose (Cryptococcus neoformans), Histoplasmose (Histoplasma capsulatum), die nordamerikanische (Blastomyces dermatitidis) und südamerikanische (Paracoccidioides brasiliensis) Blastomykose, die Candidiasis (meist Candida albicans) sowie die Aspergillosen (meist Aspergillus fumigatus). Die Kombination mit Flucytosin wirkt häufig synergistisch, so daß die Dosis reduziert werden kann. Auch Rifampicin kann in besonderen Fällen als Kombinationspartner eingesetzt werden.

Die häufigste und schwerwiegendste *Nebenwirkung* ist die dosisabhängige – teilweise irreversible – Schädigung der Nieren, die offensichtlich durch die gleichzeitige Infusion von 0,9%iger NaCl-Lösung abgeschwächt werden kann. Weitere häufige Nebenwirkungen sind Kopfschmerzen, Übelkeit, Erbrechen, Fieber und Schüttelfrost. Störungen des hämatopoetischen Systems mit Leuko- und Thrombozytopenie sowie eine Anämie werden ebenfalls nicht selten beobachtet. Seltener sind allergische Reaktionen und Leberschäden. Die geringe therapeutische Breite erfordert eine strenge Indikationsstellung und eine ständige (stationäre) Überwachung des Patienten. Die lokale Applikation (Haut, Schleimhäute, Darm) ist dagegen ohne das Risiko

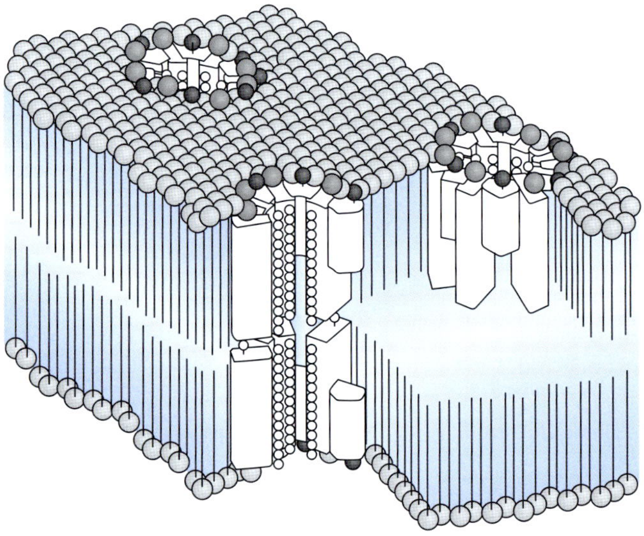

Abb. 33.12. Schematische Darstellung der aus Amphotericin B und Ergosterol in einer Lipiddoppelschicht gebildeten Poren. Zu sehen ist eine Pore (gebildet aus 2 Halbporen) im Querschnitt sowie die hydrophobe Außenwand einer Halbpore. (Nach De Kruijff u. Demel 1974)

systemischer Nebenwirkungen, da die Substanz über intakte Epithelien nicht resorbiert wird.

Nystatin und Natamycin (Pimaricin)

Diese beiden fungistatisch wirkenden Polyenantibiotika werden ebenfalls nur in geringem Umfang aus dem Magen-Darm-Trakt resorbiert. Wegen ihrer großen systemischen Toxizität werden beide Substanzen nur lokal angewendet. Ihr relativ schmales Spektrum umfaßt im wesentlichen Hefen, so daß sie v.a. bei Candidainfektionen im Bereich der Haut und Schleimhäute verwendet werden.

Griseofulvin

Das aus verschiedenen Penicilliumarten gewonnene Griseofulvin besitzt ein sehr schmales Wirkungsspektrum, das nur Dermatophyten umfaßt.

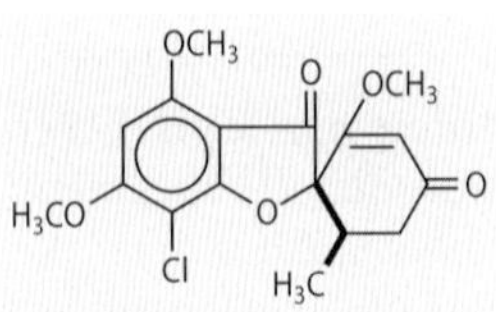

Griseofulvin

Der *Wirkungsmechanismus* ist bislang nur ansatzweise bekannt. Diskutiert werden u.a. ein Einfluß auf die Mitose über die Zerstörung des Spindelapparates sowie eine Hemmung der Biosynthese von Chitin, einem Bestandteil der Zellmembran von Pilzen. Dies führt zur Verkrümmung der Hyphen und zur Bildung exzessiver Verzweigungen (Wirkung als „curling factor"). Daneben scheint auch die RNA-Synthese und konsekutiv die DNA-Synthese gehemmt zu werden. Es resultiert ein fungistatischer Wirkungstyp.

Die Besonderheit des Griseofulvins liegt darin, daß es sich in keratinhaltigen Zellen anreichert, wenn es auf dem Blutwege dorthin gebracht wird. Bereits verhornte Zellen können jedoch kein Griseofulvin aufnehmen, nur die nachwachsenden Zellen reichern Griseofulvin an. Die oberflächlichen, durch Dermatophyten infizierten Haut- und Nagelzellen werden abgestoßen und durch griseofulvinreiche, nachwachsende ersetzt, die dann gegen erneuten Pilzbefall geschützt sind.

Die Resorption von Griseofulvin aus dem Magen-Darm-Trakt ist äußerst schwankend, kann aber durch geeignete galenische Zubereitungen (Vergrößerung der Oberfläche durch Mikronisierung bzw. Ultramikronisierung) sowie durch die Einnahme zusammen mit einer fettreichen Mahlzeit fast vollständig werden. Griseofulvin wird in der Leber zu 6-Desmethylgriseofulvin demethyliert, das zusammen mit seinem Glucuronid renal ausgeschieden wird. Da das Cytochrom-P450-System durch Griseofulvin induziert wird, wird der Abbau anderer, über dieses System metabolisierbarer Pharmaka beschleunigt und ihre Wirkung vermindert (z.B. hormonale Kontrazeptiva, Cumarinderivate). Andererseits beschleunigen Induktoren des Cytochrom-P450 (z.B. Barbiturate) den Abbau von Griseofulvin. Die Halbwertszeit beträgt etwa 20 h.

Indiziert ist die systemische Gabe (die lokale Anwendung ist sinnlos) von Griseofulvin bei Mykosen der Haut und ihrer Anhangsgebilde durch Trichophyton-, Epidermophyton- und Microsporumarten, sofern sie griseofulvinempfindlich sind. Zusätzlich sollte jedoch immer eine topische Therapie mit lokalwirkenden Antimykotika durchgeführt werden. Da die griseofulvinhaltigen Zellen nur langsam in die oberen Hautschichten gelangen, muß die Therapie über Wochen bis Monate (bei Nagelbefall u.U. über 1 Jahr) kontinuierlich durchgeführt werden.

Als *Nebenwirkungen* wurden neben gastrointestinalen Beschwerden auch neurotoxische Effekte wie Kopfschmerzen, Schwindel und Müdigkeit beschrieben. Gelegentlich wurden auch allergische Hautreaktionen (Exantheme) und Organschäden (Leber, Niere, blutbildendes System) beobachtet. Wegen der Möglichkeit der Photosensibilisierung sollte während der Behandlung eine intensive Sonnen- oder UV-Bestrahlung vermieden werden. Im Tierexperiment zeigt sich Griseofulvin als embryotoxisch und mutagen (Hemmung der Mitose). Die Bedeutung von Griseofulvin geht zurück.

33.2.21.2 Synthetische Stoffe

Imidazol- und Triazolderivate (Azole)

Ausgehend vom Clotrimazol, das 1973 in die Therapie eingeführt wurde, ist eine große Anzahl von Imidazol- bzw. Triazolderivaten auf ihre antimykotische Wirksamkeit hin untersucht worden (Azole). Diese Substanzgruppe zählt heute zu den wirkungsvollsten und am häufigsten verordneten Antimykotika (Abb.33.13). Es handelt sich um sog. Breitspektrumantimykotika, die überwiegend zur lokalen Behandlung eingesetzt werden, von denen einige jedoch auch systemisch zur Therapie von Organmykosen verwendet werden können.

Wirkungsmechanismus

Der Wirkungsmechanismus ist für alle Azolderivate identisch: Sie sind Hemmstoffe der Biosynthese von Ergosterol, einem Baustein der Zellmembran von Pilzen, der für die Fluidität der Zellmembran und damit für deren Funktion essentiell ist.

Die De-novo-Synthese von Ergosterol (Abb. 33.14) geht vom Acetyl-Coenzym A aus. Über 3-Hydroxy-3-methylglutaryl-CoA, Mevalonsäure, Geranyl- und Farnesyldiphosphat entsteht Squalen, das durch die Squalenepoxidase in Squalen-2,3-epoxid überführt wird, dessen Zyklisierung zum Lanosterol führt. Lanosterol wird oxidativ an C_{14} durch die Lanosteroldemethylase zu 14-Demethyllanosterol dealkyliert. Ergosterol entsteht schließlich über Zymosterol und Fecosterol nach Abspaltung der Methylgruppen an C_4 sowie Methylierung an C_{24} und Verschiebung der Doppelbindung von $\Delta 8$ nach $\Delta 7$.

Der eigentliche Angriffspunkt der Azolderivate ist die mikrosomale Cytochrom-P450-abhängige Lanosteroldemethylase. Durch die Hemmung dieses Enzyms entsteht ein Mangel an Ergosterol. An seiner Stelle werden Lanosterol und andere C_{14}-methylierte Vorstufen in die Membran eingebaut. Die dadurch bedingte Veränderung des Lipidmusters der Membran führt zu einer veränderten Fluidität der Plasmamembran mit Störungen der Membranpermeabilität sowie veränderter Aktivität membrangebundener Enzyme. Ein solches Enzym ist z.B. die Chitinsynthetase, deren Aktivität durch den Ergosterolmangel stimuliert wird, so daß es zu einer gesteigerten und v.a. unkoordinierten Chitinsynthese kommt. Azolderivate wirken i.allg. fungistatisch. Mit sehr hohen Konzentrationen, die in vivo allerdings nicht erreicht werden, ist auch ein fungizider Effekt zu sehen. Er beruht wahrscheinlich auf einer Akkumulation von Hydroperoxiden (Hemmung von Peroxidasen und Katalase?) in der Pilzzelle und auf einer Einlagerung der Azole in die Plasmamembran der Pilze.

Pharmakokinetik

Die meisten Azolderivate werden nur topisch verwendet. Zu ihnen gehören *Bifoconazol, Croconazol, Clotrimazol, Econazol, Fenticonazol, Isoconazol, Ketoconazol, Miconazol, Omoconazol, Oxiconazol, Sertaconazol* und *Tioconazol*.

Die Gruppe der systemisch anwendbaren Azolderivate umfaßt *Fluconazol, Itraconazol, Ketoconazol* und *Miconazol*.

Fluconazol kann sowohl oral als auch parenteral (i.v.) appliziert werden. Nach oraler Gabe wird Fluconazol rasch und fast vollständig resorbiert, die

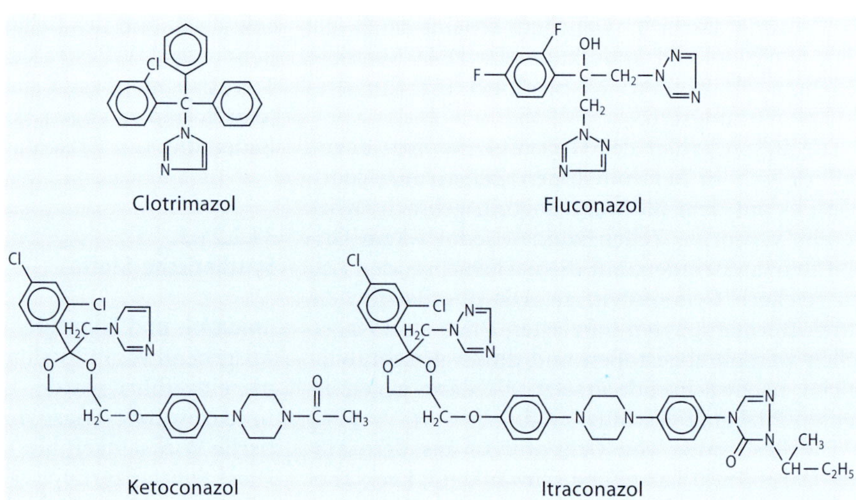

Abb. 33.13. Strukturformeln einiger systemisch einsetzbarer „Azol"-Antimykotika

Plasmaeiweißbindung ist mit ca. 10% sehr niedrig. Die Elimination erfolgt weitgehend (ca. 80%) unverändert renal, zu etwa 10% durch Metabolisierung. Die Plasmahalbwertszeit beträgt etwa 30 h.

Itraconazol wird langsam und nur unzureichend (Bioverfügbarkeit durchschnittlich 40 %, während und nach Nahrungsaufnahme besser) aus dem Magen-Darm-Trakt resorbiert. Wegen der ausgeprägten Lipophilie liegt die Substanz im Blut zu 99,8% in gebundener Form vor und zeigt eine Anreicherung in verschiedenen Geweben wie z.B. Vagina, Cervix uteri, Endometrium, Fettgewebe und Haut. Itraconazol wird intensiv metabolisiert; nur etwa 1% werden unverändert renal ausgeschieden. Die Halbwertszeit beträgt etwa 20 h.

Ketoconazol wird nach oraler Gabe rasch und ausreichend resorbiert; die Resorption wird durch die Einnahme mit einer Mahlzeit verbessert. Die Plasmaeiweißbindung beträgt 99%. Auch Ketoconazol wird intensiv metabolisiert, nur etwa 2% werden unverändert renal ausgeschieden. Die Halbwertszeit beträgt etwa 8 h.

Miconazol wird nur mäßig und unsicher (ca. 25%) aus dem Magen-Darm-Trakt resorbiert. Zur i.v.-Infusion steht eine besondere Zubereitung mit einem Lösungsvermittler zur Verfügung. Die Plasmaeiweißbindung beträgt etwa 95%. Miconazol wird intensiv metabolisiert. Unverändert werden etwa 35% mit den Faeces und nur 1% renal eliminiert. Die Halbwertszeit beträgt etwa 20 h.

Indikationen

Azolderivate besitzen ein breites, die meisten Hefen, Sproßpilze und Dermatophyten umfassendes Wirkungsspektrum. Auch dimorphe Pilze wie Blastomyces werden erreicht. Die Indikationen dieser Verbindungen entsprechen im wesentlichen denen des Amphotericin B.

Itraconazol weist eine besondere Wirksamkeit gegen Aspergillus und Histoplasma auf. *Fluconazol* wirkt vor allem gegen Candida und Kryptokokken und ist aufgrund seiner längeren Halbwertszeit und der guten Penetration in den Liquorraum zur Behandlung der Kryptokokkenmenigitis bei AIDS-Patienten geeignet. *Ketoconazol* sollte wegen seiner Nebenwirkungen durch die besser verträglichen Itraconazol und Fluconazol ersetzt werden. Dies gilt auch für *Miconazol*, das daher nur noch lokal verwendet werden sollte.

Nebenwirkungen

Bei Substanzen, die topisch Anwendung finden, sind systemische Nebenwirkungen nicht zu erwarten. Die lokale Verträglichkeit ist gut, wenn auch gelegentlich allergische Hautreaktionen auftreten können.

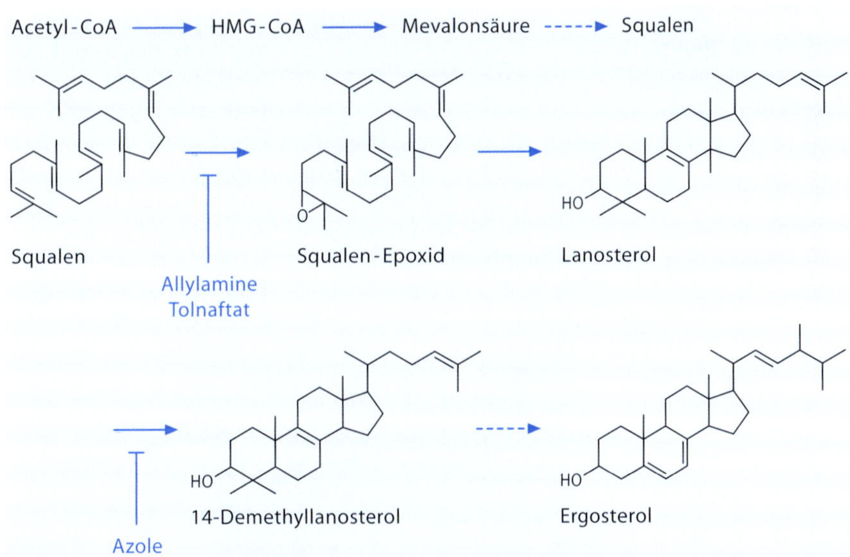

Abb. 33.14. Schematische Zusammenfassung der Biosynthese von Ergosterol sowie den Angriffspunkten antimykotisch wirksamer Verbindungen

Bei den zur systemischen Anwendung vorgesehenen Azolderivaten sind Nebenwirkungen i.allg. selten und weniger gravierend. Im Vordergrund stehen gastrointestinale Beschwerden (Übelkeit, Erbrechen, Bauchschmerzen), zentralnervöse Störungen (Kopfschmerzen, Müdigkeit) und Hautreaktionen (Rötung, Reizung, Juckreiz). Bei *Ketoconazol* besteht die Gefahr der Leberschädigung. Gynäkomastie und Oligospermie können als Folge einer Hemmung der Testosteronsynthese auftreten. Durch die Hemmung des CYP3A4 ergeben sich für Ketoconazol eine Reihe klinisch relevanter Interaktionen. So wird beispielsweise der Abbau von oralen Antikoagulantien, Ciclosporin A, Diazepam, Midazolam, oralen Antidiabetika, H_1-Antihistaminika wie Terfenadin oder Astemizol (Herzrhythmusstörungen!) gehemmt. Die i.v.-Gabe von *Miconazol* führt häufiger zur Thrombophlebitis.

Hemmstoffe der Squalenepoxidase

In diese Gruppe von Antimykotika gehören die beiden Allylamine *Naftifin* und *Terbinafin* sowie das Thiocarbamat *Tolnaftat* (Abb.33.15). Alle 3 Substanzen sind Hemmstoffe der Squalenepoxidase, die die Überführung von Squalen in Squalenepoxid katalysiert. Dadurch wird wie bei den Azolderivaten die Ergosterolbiosynthese – allerdings auf einer früheren Stufe – inhibiert.

Das Spektrum dieser 3 Verbindungen ist sehr schmal und umfaßt nur Dermatophyten. Tolnaftat und Naftifin werden lokal angewendet, Terbinafin wird per os appliziert.

Flucytosin

Flucytosin (5-Fluorcytosin) ist ein fungistatisch wirkender Antimetabolit mit sehr schmalem Wirkungsspektrum, das v.a. Hefen (Cryptococcus neoformans, Candidaarten) und einige Schimmelpilze (z.B. den Erreger der Chromoblastomykose) umfaßt.

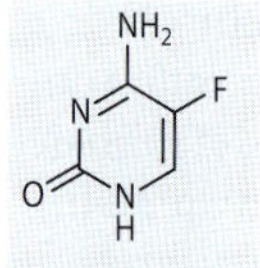

5-Flucytosin

Flucytosin wird durch eine membranständige Cytosinpermease in die Pilzzelle aufgenommen und dort in die eigentlich wirksame Verbindung überführt. Dabei wird Flucytosin zunächst durch eine pilzspezifische Cytosindeaminase zu 5-Fluorouracil deaminiert. Über 5-Fluorouridinmonophosphat und 5-Fluorouridindiphosphat entsteht 5-Fluorouridintriphosphat, das als falscher Baustein in die RNA inkorporiert wird, die dadurch ihre korrekte Matrizenfunktion verliert: Es resultiert eine Hemmung der Proteinbiosynthese. Daneben kann aber auch 5-Fluorodesoxyuridinmonophosphat entstehen. Dieser falsche Präkursor ist ein effektiver Inhibitor der Thymidylatsynthetase, die die Methylierung von Desoxyuridinmonophosphat zu Thymidinmonophosphat und damit den Übergang von den Cytosin- zu den Thyminnukleotiden katalysiert: Durch den Mangel an DNA-Bausteinen wird schließlich auch die DNA-Synthese gehemmt. Da die Cytosindeaminase in Warmblüterzellen fehlt, findet keine Aktivierung statt, und Flucytosin ist für den Menschen relativ wenig toxisch.

Flucytosin kann sowohl per os als auch parenteral appliziert werden. Nach oraler Gabe wird die Substanz rasch und fast vollständig (>80%) resorbiert. Bei einer sehr niedrigen Eiweißbindung verteilt sich Flucytosin gut in die Gewebe und penetriert auch in den Liquorraum. Eine Metabolisierung findet nicht statt, die Ausscheidung erfolgt überwiegend unverändert renal, zu einem geringen Teil auch biliär. Bei eingeschränkter Nierenfunktion muß die Dosis entsprechend reduziert werden. Die Halbwertszeit beträgt etwa 6 h.

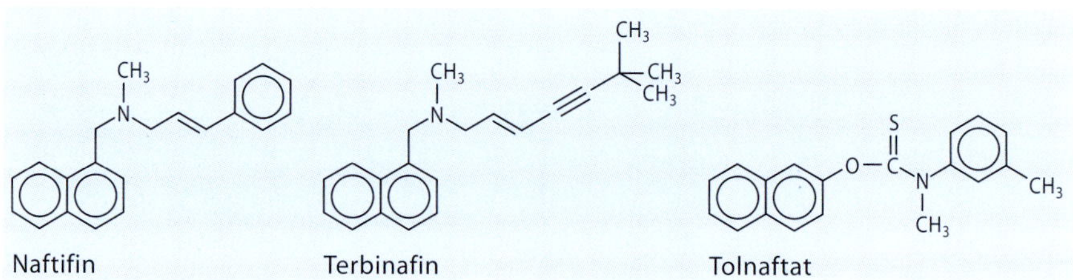

Abb. 33.15. Strukturformeln von Squalenepoxidasehemmstoffen

Flucytosin ist bei generalisierter Candidiasis, Kryptokokkose und Chromoblastomykose – meist in Kombination mit Amphotericin B – indiziert. Durch die Kombination kann die üblicherweise sehr schnelle Resistenzentwicklung gegen Flucytosin verzögert und gleichzeitig, durch den synergistischen Effekt, die Wirksamkeit verstärkt sowie die Amphotericin-B-Dosis reduziert werden.

Flucytosin ist i.allg. gut verträglich. Selten werden gastrointestinale Unverträglichkeiten (Übelkeit, Erbrechen), meist reversible Leberfunktionsstörungen sowie u.U. schwerwiegende Leuko- und Thrombozytopenien gesehen. Bei eingeschränkter Nierenfunktion ist besondere Vorsicht geboten, da Flucytosin fast vollständig in unveränderter Form renal ausgeschieden wird. Während der Schwangerschaft ist Flucytosin kontraindiziert (Gefahr der Teratogenität).

Weitere Antimykotika

Ciclopirox, ein fungizid wirkendes Pyridonderivat mit bislang nicht genau bekanntem Wirkungsmechanismus, besitzt ein breites Wirkungsspektrum, das v.a. Dermatophyten und Hefen umfaßt. Hervorzuheben ist das gute Penetrationsvermögen in die tieferen Hornhautschichten und in die Nägel, so daß auch sonst schwer zu behandelnde Dermatomykosen einer topischen Therapie zugänglich sind.

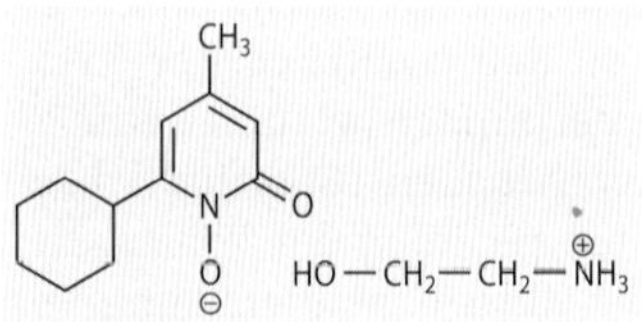

Ciclopirox

Ein neueres, lokal anwendbares Antimykotikum ist das Morpholinderivat *Amorolfin*. Diese Verbindung beeinflußt die Ergosterolbiosynthese auf einer späten Stufe: Hemmung der Verschiebung der Doppelbindung von Δ8 nach Δ7. In das breite Wirkungsspektrum fallen Dermatophyten, Hefen und auch dimorphe Pilze. Aspergillusarten sind weitgehend resistent.

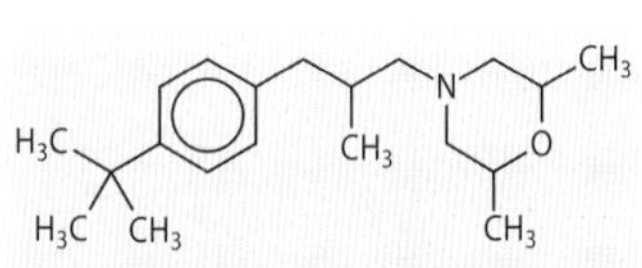

Amorolfin

Über die Dosierungen der Antimykotika s. Tabelle 33.15.

33.2.22 Substanzen zur Behandlung von Protozoenerkrankungen

33.2.22.1 Malaria

Die Malaria ist eine durch Plasmodien hervorgerufene Infektionskrankheit mit charakteristischem Wirtswechsel: ungeschlechtliche Vermehrung im Menschen, geschlechtliche in der weiblichen Anophelesmücke.

Die Malaria ist auch heute noch die wichtigste und bedeutendste Infektionskrankheit des Menschen. Etwa die Hälfte aller Menschen lebt in Malariagebieten und ist einem Infektionsrisiko ausgesetzt. Es wird geschätzt, daß jährlich etwa 100 Mio. Neuerkrankungen auftreten und daß jährlich etwa 1,5 Mio. Menschen an dieser Infektionskrankheit sterben.

Durch den Stich der infizierten weiblichen Anophelesmücke werden Sporozoiten auf den Menschen übertragen (Abb.33.16), die in die Leber (präerythrozytärer Zyklus) eindringen, sich dort im RES vermehren und sich zu Schizonten entwickeln (sog. Schizogonie). Aus ihnen entstehen Merozoiten, die beim Zerfall der Leberzelle freigesetzt werden, in Erythrozyten eindringen und sich dort ebenfalls ungeschlechtlich (erythrozytärer Zyklus) vermehren. Aus ihnen, über Trophozoiten und Blutschizonten, entstehende Merozoiten werden beim Zerfall der Erythrozyten (Fieberschub) freigesetzt, dringen in weitere Erythrozyten ein und beginnen einen neuen erythrozytären Zyklus. Während der erythrozytären Phase differenzieren sich einige Plasmodien zu männlichen (Mikrogametozyten) und weiblichen Gametozyten (Makrogametozyten). Diese werden mit dem Blut des Menschen von einer Mücke aufgenommen. In ihr kommt es dann zu einer geschlechtlichen Vermehrung: Mikro- und Makrogametozyt verschmelzen und führen im Magenlumen zur Bildung der Zygote. Über den Ookinet entsteht in der Magenwand die Oozyste mit Sporozoiten, die in die Speicheldrüsen des Insekts wandern und beim Stich der Mücke auf einen neuen Wirt übertragen werden. Damit hat sich der Zyklus geschlossen.

Der beschriebene asexuelle Zyklus gilt für Plasmodium falciparum und Plasmodium malariae, bei denen alle hepatischen Merozoiten nach dem präerythrozytären Zyklus die Leber verlassen. Im Gegensatz dazu können sich bei Plasmodium ovale und Plasmodium vivax neben den ins Blut übergehenden Merozoiten zusätzlich sog. Hypnozoiten entwickeln, die längere Zeit (Monate bis Jahre) in den Leberzellen persistieren und sich erst spät zu Schizonten entwickeln (exoerythrozytärer Zyklus). Sie bilden ein „Reservoir" für Plasmodien und sind für die Rückfälle verantwortlich.

Die Malaria tritt klassischerweise in 3 Formen auf:

1. Die Malaria tertiana – hervorgerufen durch Plasmodium vivax oder ovale – ist durch Fieberschübe charakterisiert, die alle 3 Tage (der 1. Fiebertag wird jeweils mitgezählt) auftreten.
2. Die Malaria quartana – hervorgerufen durch Plasmodium malariae – zeichnet sich durch Fieberschübe im Abstand von 4 Tagen aus.
3. Die Malaria tropica – Plasmodium falciparum – mit uncharakteristischem und unregelmäßigem Fieberverlauf. Sie ist die schwerste Form der Malaria und kann u. U. tödlich verlaufen.

Eine (medikamentöse) Malariaprophylaxe im eigentlichen Sinn ist nicht möglich, da keine Substanz gegen Sporozoiten wirkt. Wenn man von einer Malariaprophylaxe spricht, so meint man damit die Gabe von Substanzen, die auf frühe Entwicklungsstadien – die präerythrozytären Formen (Gewebsschizonten) – wirken und damit ein Übertreten der Schizonten in das Blut verhindern *(kausale Prophylaxe)*. Sie kann mit einer *klinischen* oder *suppressiven Prophylaxe* kombiniert werden, bei der durch die Gabe von Blutschizontoziden das Auftreten klinischer Symptome durch Schädigung der Blutschizonten unterdrückt wird.

Die *Rückfalltherapie* ist eine Kombinationstherapie gegen exoerythrozytäre Schizonten (Hypnozoiten) und gegen Blutschizonten.

Nach den Wirkungsschwerpunkten würde die Malariaprophylaxe die Gabe von Proguanil oder auch Pyrimethamin beinhalten, da diese Substanzen vorwiegend auf exoerythrozytäre Formen wirken, den präerythrozytären Leberzyklus unterbrechen und somit ein Übertreten von Schizonten in das Blut verhindern.

Die klinische Prophylaxe oder Suppression besteht in der Gabe von Chloroquin oder anderer Substanzen mit schädigender Wirkung auf die erythrozytären Formen. Bei einer Infektion mit Plasmodium falciparum kann wegen des Fehlens sekundärer Leberzyklen eine Malaria tropica u. U. durch Gabe von Chloroquin geheilt werden.

Die Rückfalltherapie dient der rezidivfreien Ausheilung einer Malaria tertiana oder quartana durch Kombination von Primaquin und Chloroquin. Gleichzeitig besitzt Primaquin auch ausgeprägte gametozide Wirkungen, so daß zusätzlich der Kreislauf Mensch–Mücke unterbunden werden kann.

Neben der unterschiedlichen Empfindlichkeit der einzelnen Entwicklungsstadien der Plasmodien stellt die zunehmende Resistenzentwicklung ein großes Problem dar. Dies gilt v.a. für Chloroquin in

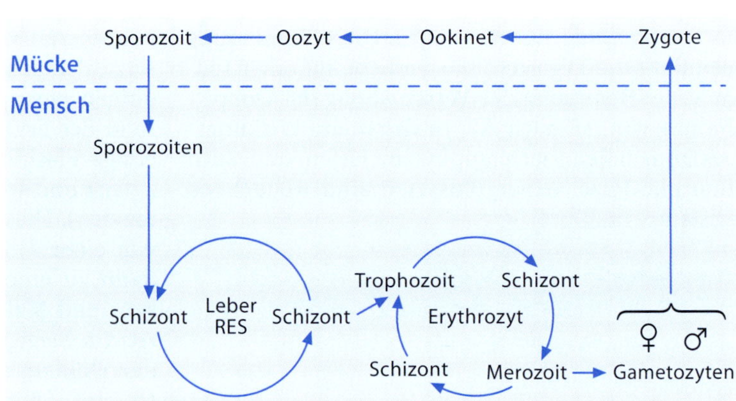

Abb. 33.16. Schematische Darstellung der Entwicklungsstadien und des Wirtswechsels von Plasmodien

den Malariagebieten Südostasiens, Zentralafrikas und Teilen von Südamerika. Generelle Empfehlungen über den Einsatz von Chemotherapeutika zur Therapie und Prophylaxe der Malaria sind daher nur schwer möglich. Über die jeweiligen Resistenzverhältnisse informieren Landesimpfanstalten und tropenmedizinische Institute. Die zunehmende Resistenzentwicklung gegenüber Chloroquin hat dazu geführt, daß auch Chinin in Kombination mit anderen Chemotherapeutika wieder einen Platz in der Malariatherapie hat. Die Kombination mehrerer Pharmaka ist nicht nur unter dem Gesichtspunkt der Resistenzentwicklung sinnvoll, sondern auch wegen der teilweise synergistischen Wirkung. Dies gilt z.B. für die Kombination von Pyrimethamin mit Sulfonamiden.

Chloroquin

Chloroquin, ein 4-Aminochinolinderivat, ist auch heute noch das wichtigste und am meisten gebrauchte Arzneimittel zur Prophylaxe und Therapie der Malaria. Daneben wird Chloroquin auch als sog. „Basistherapeutikum" bei chronischer Polyarthritis, zur Behandlung des Lupus erythematodes sowie zur Behandlung der Amöbenruhr verwendet. Hier soll nur auf seine pharmakologischen Eigenschaften als Blutschizontozid eingegangen werden.

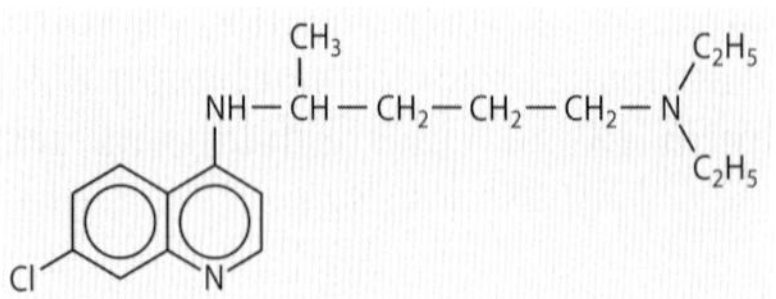

Chloroquin

Wirkungsmechanismus

Chloroquin wirkt nur auf die ungeschlechtlichen erythrozytären Formen. Der Wirkungsmechanismus ist bislang nur in Ansätzen bekannt. Im Vordergrund der Überlegungen zum Wirkungsmechanismus steht die Interaktion von Chloroquin mit der Bildung von Abbauprodukten des Hämoglobins und der sich daraus ergebenden Konsequenzen. Beim Abbau des Wirtshämoglobins durch die Plasmodien entsteht toxisches Ferriprotoporphyrin IX bzw. Häm, das nach Umbau durch eine Hämpolymerase als untoxisches Malariapigment Hämozoin abgelagert wird. Chloroquin hemmt die Hämpolymerase und führt so zu einer Akkumulation toxischer Hämoglobinabbauprodukte mit nachfolgender Schädigung der Zellmembran und Lyse der Plasmodien. Die für diesen Effekt benötigten hohen Chloroquinkonzentrationen werden dadurch erreicht, daß es zu einer Akkumulation des schwach basischen Chloroquin in den sauren Vesikeln (Verdauungsvesikel) der Plasmodien kommt. Dieser Mechanismus erklärt die selektive Schädigung erythrozytärer Formen der Plasmodien.

Pharmakokinetik

Chloroquin wird rasch und fast vollständig aus dem Magen-Darm-Trakt resorbiert, reichert sich in vielen Geweben (z.B. Leber, Lunge, Nieren) an und erreicht dort Konzentrationen, die die Serumkonzentrationen um ein Vielfaches überschreiten. Hohe Konzentrationen findet man auch in den Erythrozyten, besonders wenn sie von Parasiten befallen sind (s.oben). Eine besondere Affinität besteht auch für melaninhaltige Gewebe wie Haut und Auge. Die Plasmaeiweißbindung beträgt etwa 50%. Chloroquin wird sehr langsam eliminiert, z.T. unverändert renal (ca. 50%), der Rest in metabolisierter Form, überwiegend als Desethylchloroquin. Die terminale Halbwertszeit wird unterschiedlich angegeben (1 Woche bis 2 Monate).

Indikation

Chloroquin ist – wenn keine Resistenzen vorliegen – das Mittel der Wahl zur klinischen Prophylaxe und zur Therapie der Malaria. Eine Malaria tropica, bei der keine Hypnozoiten entstehen, kann durch Chloroquin ausgeheilt werden. Zur Malariaprophylaxe beträgt die Dosierung 300 mg Chloroquinbase einmal wöchentlich, 1 Woche vor bis 6 Wochen nach Aufenthalt im Malariagebiet. Zur Therapie der Malaria erhält der Patient initial 600 mg Chloroquinbase und nach weiteren 6, 24 und 48 h jeweils 300 mg. Kumulativ sollten nicht mehr als 100 g Chloroquin verabreicht werden.

Nebenwirkungen

Bei der Suppressionsbehandlung und bei der Malariaprophylaxe ist Chloroquin relativ gut verträglich. Gastrointestinale Beschwerden, Kopfschmerzen und Reaktionen der Haut sind reversibel. Bei der Langzeitbehandlung (z.B. chronische rheumatische

Arthritis) treten jedoch Nebenwirkungen von seiten des ZNS und der Augen in den Vordergrund: Krampfanfälle, Neuritiden und Einlagerung von Chloroquinkristallen in die Cornea (reversibel) sowie Retinaschäden (häufig irreversibel, können auch nach Absetzen fortschreiten) sind möglich.

Mefloquin

Das 4-Aminochinolinderivat Mefloquin ist wie Chloroquin nur gegen die asexuellen Blutschizonten wirksam.

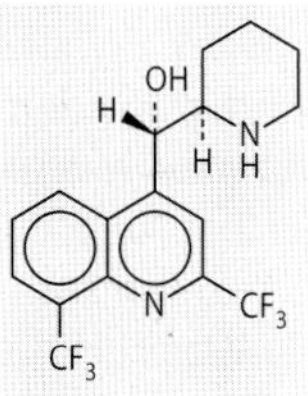

Mefloquin

Wirkungsmechanismus

Der Wirkungsmechanismus von Mefloquin ist bislang unbekannt, doch scheint eine gewisse Übereinstimmung mit Chloroquin zu bestehen. Der Vorteil des Mefloquins ist darin zu sehen, daß die Resistenzlage z.Z. noch günstig ist, auch bei multiresistenten Plasmodium-falciparum-Stämmen.

Pharmakokinetik

Mefloquin wird rasch und fast vollständig aus dem Magen-Darm-Trakt resorbiert; die Plasmaeiweißbindung beträgt über 95%. Eine Anreicherung findet in den Erythrozyten statt. Bei einer Halbwertszeit von etwa 20 Tagen wird die Substanz überwiegend mit der Galle eliminiert; nur geringe Mengen werden renal ausgeschieden.

Indikationen

Aufgrund der guten Resistenzlage wird Mefloquin zur Therapie von Infektionen mit mehrfach resistenten Plasmodium-falciparum-Stämmen sowie zur Prophylaxe bei Aufenthalten in Gebieten mit diesen Erregern verwendet. Die Dosierung zur Prophylaxe beträgt 1mal 250 mg/Woche über 6 Wochen, beginnend 1 Woche vor Ankunft im Malariagebiet. Zur Therapie der Malaria werden initial 750 mg gegeben, nach 8 h weitere 500 mg und nochmals 250 mg nach weiteren 8 h.

Nebenwirkungen

Unerwünschte Wirkungen betreffen v.a. den Magen-Darm-Trakt (Übelkeit, Erbrechen, Durchfälle, Appetitlosigkeit), seltener das ZNS mit Schwindel, Kopfschmerzen, Ohrgeräuschen und extrem selten psychische Veränderungen und Krampfanfälle. In Einzelfällen kann es auch zu Leberschäden kommen. I.allg. wird die prophylaktische Gabe besser vertragen und führt auch seltener zu Nebenwirkungen.

Halofantrin

Halofantrin hat als Phenanthrenderivat eine von den bisher besprochenen Malariamitteln abweichende Struktur. Auch diese Verbindung wirkt ausschließlich auf ungeschlechtliche Blutformen.

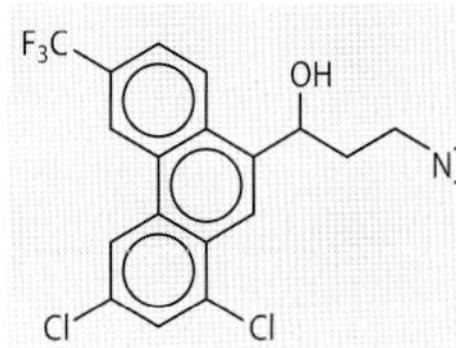

Halofantrin

Wirkungsmechanismus

Der Wirkungsmechanismus ist bisher erst in Ansätzen bekannt. Auch hier führt offensichtlich die Aufnahme in die sauren Vesikel der Plasmodien sowie die Interaktion mit dem Hämoglobinabbauprodukt Ferriprotoporphyrin IX zu einer Schädigung der Plasmodien.

Pharmakokinetik

Halofantrin wird langsam und inkomplett aus dem Magen-Darm-Trakt resorbiert. Dabei ist das Ausmaß der Resorption abhängig von der Zusammensetzung der Nahrung: Eine fettreiche Nahrung erhöht die Bioverfügbarkeit. Die Elimination erfolgt im wesentlichen mit den Fäzes; die Halbwertszeit beträgt etwa 40 h. Ein aktiver Metabolit ist Desbutylhalofantrin mit einer Halbwertszeit von ca. 100 h.

Indikationen

Halofantrin ist auch gegen chloroquinresistente und multiresistente Plasmodium-falciparum-Stämme wirksam. Daher ist diese Verbindung eine Alternative bei allen Formen einer akuten Malaria einschließlich der sog. „Standby-Medikation". Wegen der kurzen Halbwertszeit ist Halofantrin nicht zur Prophylaxe geeignet. Die Dosierung zur Malariatherapie beträgt initial und dann im Abstand von 6 und 12 h jeweils 500 mg. Dieses Schema soll nach 7 Tagen wiederholt werden.

Nebenwirkungen

Da Halofantrin erst seit 1991 zugelassen ist, sind die Informationen noch begrenzt, und das Risiko kann nicht eindeutig abgeschätzt werden. Im Vordergrund der unerwünschten Wirkungen stehen gastrointestinale Beschwerden wie Übelkeit, Leibschmerzen und Diarrhö. Weiter wurden Kopfschmerzen und Schwindel sowie reversible Hautreaktionen und Transaminasenanstiege beobachtet. Halofantrin kann bereits in therapeutischer Dosierung kardiale Nebenwirkungen (Verlängerung des QT-Intervalls, ventrikuläre Rhythmusstörungen) hervorrufen.

Chinin

Chinin, ein Alkaloid aus der Rinde des Chinarindenbaumes, ist das älteste Mittel gegen Malaria, das aber wegen seiner geringen Wirksamkeit gegen Blutschizonten und v.a. wegen seiner Toxizität durch die modernen synthetischen Verbindungen ersetzt wurde. Durch die zunehmende Resistenz gegen die Synthetika gewinnt Chinin heute zusehends Bedeutung als Notfalltherapeutikum zur Behandlung einer komplizierten Malaria tropica bzw. der „zerebralen" Malaria.

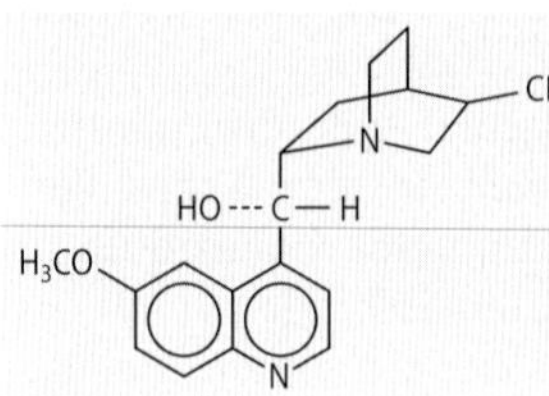

Chinin

Der *Wirkungsmechanismus* von Chinin ist wahrscheinlich dem des Chloroquin vergleichbar: Aufnahme in die sauren Vesikel und Interaktion mit Ferriprotoporphyrin IX. Darüber hinaus ist es als „Protoplasmagift" Hemmstoff zahlreicher Enzyme. Der früher vermutete Angriffspunkt der Interkalation zwischen 2 Basenpaaren der DNA mit veränderter Funktion dieses Makromoleküls spielt wahrscheinlich keine Rolle.

Chinin wird rasch und nahezu vollständig aus dem Magen-Darm-Trakt resorbiert. Die Plasmaeiweißbindung liegt bei etwa 90%. Chinin wird intensiv metabolisiert, nur etwa 20% werden unverändert renal ausgeschieden. Die Halbwertszeit beträgt etwa 10 h.

Indiziert ist Chinin zur Notfalltherapie einer komplizierten Malaria tropica, v.a. wenn Chloroquin- oder Multiresistenzen vorliegen. Bei dieser Indikation sollte Chinin initial i.v. gegeben werden. Die Dosierung beträgt 25 mg/kg KG/Tag auf 3 Dosen verteilt über etwa 10 Tage.

Bei der Therapie der Malaria mit hohen Dosen weist Chinin eine Reihe von gravierenden *Nebenwirkungen* auf. Es sind v.a. neurotoxische Wirkungen mit Beeinträchtigung des Hörens und Sehens sowie Kopfschmerzen, Skotom und Verwirrtheit. Diese Symptome werden unter dem Begriff des *Cinchonismus* zusammengefaßt. Gastrointestinale Unverträglichkeit und Herzrhythmusstörungen sind neben allergischen Hautreaktionen und Störungen des blutbildenden Systems (Thrombozytopenie, u.U. Hämolyse) weitere unerwünschte Wirkungen. Häufig entwickelt sich auch eine Hypoglykämie.

Primaquin

Primaquin ist ein 8-Aminochinolinderivat, das gegen Hypnozoiten von Plasmodium vivax und Plasmodium ovale wirksam ist und daher zur Rückfalltherapie einsetzt wird. Daneben besteht auch eine Wirksamkeit gegen präexoerythrozytäre Formen sowie gegen Mikro- und Makrogametozyten. Blutschizonten werden dagegen nicht geschädigt.

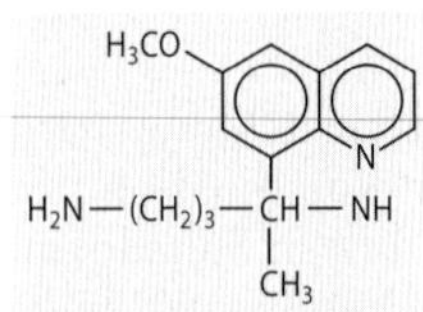

Primaquin

Trotz der großen strukturellen Verwandtschaft zu den 4-Aminochinolinen ist der *Wirkungsmechanismus* von Primaquin offensichtlich ein anderer. Der molekulare Angriffspunkt ist noch weitgehend ungeklärt; wahrscheinlich entsteht im Stoffwechsel ein Zwischenprodukt mit oxidierenden Eigenschaften (reaktive Sauerstoffspezies?).

Primaquin wird rasch und vollständig aus dem Magen-Darm-Trakt resorbiert und intensiv metabolisiert. Nur etwa 1% wird unverändert renal ausgeschieden. Die Plasmahalbwertszeit beträgt ca. 4 h.

Primaquin wird nicht zur Behandlung einer akuten Malaria verwendet, sondern ausschließlich zur Rückfalltherapie einer Malaria tertiana. Für diese Indikation beträgt die Dosierung 15 mg/Tag über 15 Tage. Neuerlich wird Primaquin auch zur Prophylaxe verwendet.

Üblicherweise treten bei der Behandlung der Malaria nur wenig *Nebenwirkungen* auf. Gastrointestinale Beschwerden (Übelkeit, Brechreiz, Bauchkrämpfe) stehen im Vordergrund. Eine ernste Nebenwirkung ist jedoch das Auftreten einer Hämolyse sowie eine vermehrte Methämoglobinbildung, die normalerweise selten und gering ist, aber bei Individuen mit erblich bedingtem Mangel an Glucose-6-phosphat-Dehydrogenase extreme Ausmaße annehmen kann.

Pyrimethamin und Proguanil

Beide Substanzen sind Folsäureantagonisten, inhibieren also die Bildung der Tetrahydrofolsäure durch Hemmung der Folsäurereduktase. Es resultiert letztlich eine Hemmung der RNA- und DNA-Synthese in den Plasmodien. Die Wirksamkeit beider Substanzen betrifft v.a. präerythrozytäre Gewebsschizonten und kaum Blutschizonten.

Pyrimethamin wird rasch und fast komplett aus dem Magen-Darm-Trakt resorbiert und zu etwa 90% an Plasmaeiweiße gebunden. Die Halbwertszeit liegt zwischen 80 und 95 h. Eine Reihe von Metaboliten wurde nachgewiesen.

Wegen der raschen Resistenzentwicklung wird Pyrimethamin heute nur noch in Kombination mit einem langwirkenden Sulfonamid (z. B. Sulfadoxin, mittlere Halbwertszeit etwa 120 h) eingesetzt. Indiziert ist diese Kombination als „Notfall-Standby-Medikation" bei chloroquinresistenten Stämmen von Plasmodium falciparum in einer Dosierung von einmalig 75 mg Pyrimethamin und 1500 mg Sulfadoxin. Pyrimethamin und Toxoplasmose s.S. 692.

Pyrimethamin wird i.allg. gut vertragen, und *Nebenwirkungen* sind selten, obwohl ein Stoffwechselschritt gehemmt wird, der auch für den Menschen essentiell ist. Meist handelt es sich um gastrointestinale Beschwerden. In der Kombination mit langwirkenden Sulfonamiden müssen jedoch auch deren Nebenwirkungen beachtet werden (zu Einzelheiten s.S. 642).

Proguanil nimmt insofern eine Sonderstellung ein, weil es als Prodrug erst nach Aktivierung im Organismus zu *Cycloguanil* (Bildung eines Triazinringes) wirksam wird.

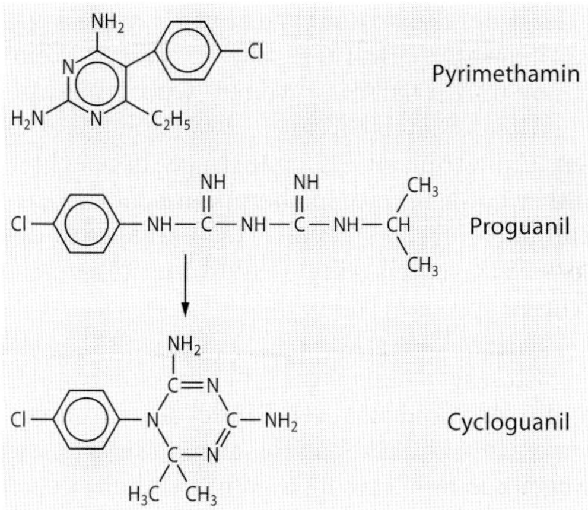

Proguanil wird ausreichend, aber langsam aus dem Magen-Darm-Trakt resorbiert und zu etwa 75% an Plasmaeiweiße gebunden. Die Elimination erfolgt zum größten Teil renal, teilweise auch mit den Fäzes. Etwa 30–40% werden zu Cycloguanil, der aktiven Verbindung, metabolisiert. Die Halbwertszeit beträgt ca. 15 h.

Das Hauptanwendungsgebiet von Proguanil ist die Malariaprophylaxe (auch in der Schwangerschaft), meist in Kombination mit Chloroquin, in einer täglichen Dosis von 100–200 mg.

Proguanil wird als eines der sichersten Malariamittel angesehen. In prophylaktischer Dosierung werden fast nie unerwünschte Wirkungen beobachtet. In höherer Dosierung können gelegentlich Übelkeit, Erbrechen, Bauchschmerzen und Durchfälle auftreten. Bei längerer Anwendung sehr hoher Dosen kann es zur Hämaturie kommen. Sehr selten werden Ulzerationen der Mundschleimhaut gesehen.

Artemisinin

Artemisinin, ein Sesquiterpenlacton aus Artemisia annua L. mit einer Endoperoxidgruppe, scheint eine erfolgversprechende Alternative zur Überwindung der zunehmenden Resistenzentwicklung zu sein. Diese in der chinesischen Volksmedizin seit Jahrhunderten als Malariamittel (Quinhaosu) verwendete Verbindung wirkt rasch gegen Blutschizonten und zeichnet sich durch geringe Nebenwirkungen aus. Allerdings fehlen noch ausreichende präklinische und klinische Studien. Die Derivate *Artemether* und *Artesunat* sind stärker wirksam. Zur Zeit gilt die kombinierte Anwendung von Artesunat und Mefloquin als beste Wahl zur Therapie von sonst resistenten Plasmodium-falciparum-Stämmen.

33.2.22.2 Amöbiasis

Diese Infektionskrankheit (Amöbenruhr) ist typisch für tropische Länder, doch tritt sie auch in den gemäßigten Zonen auf. Erreger ist Entamoeba histolytica, die während ihrer Entwicklung in 3 Stadien vorkommt:

1. vegetative Magna- oder Gewebsform (bei akuter Amöbenruhr im Stuhl nachweisbar),
2. vegetative Darmlumenform oder Minutaform,
3. Dauerform oder Zyste.

Die 4kernige Zyste wird vom Menschen p.o. aufgenommen. Aus ihr entsteht im Darm eine 4kernige Amöbe, die sich durch Kernteilungen zu einkernigen Minutaformen entwickelt. Diese dringen in die Darmwand ein und wandeln sich dort in die Magnaform um. Nach Einschmelzen des umgebenden Gewebes (Geschwüre, Nekrosen) gelangen die Amöben auf dem Blutweg in verschiedene Organe (Leber, Lunge, Gehirn) und führen dort zur Abszeßbildung.

Bei chronischem Verlauf findet keine Umwandlung in die Magnaform statt. Man findet daher im Stuhl nur Minutaformen und Zysten.

Für die *Therapie* ist wichtig zu unterscheiden, ob es sich um eine intestinale (Minuta bzw. Zyste) oder um eine extraintestinale Form der Amöbenruhr handelt.

Universell einsetzbar für die verschiedenen Formen der Amöbenruhr sind die auch bei Trichomonaden wirksamen 5-Nitroimidazolderivate *Metronidazol*, *Nimorazol* und *Tinidazol*. Einzelheiten s.S. 693.

Bei intestinaler Amöbenruhr beträgt die Dosierung für Metronidazol 3mal 750 mg/Tag, für die beiden anderen Substanzen 2mal 1 g/Tag für jeweils 5 Tage; die Therapie sollte bei Leberabszessen für 10 Tage fortgesetzt werden.

Ausschließlich zur Therapie extraintestinaler Formen wird *Chloroquin* (Anreicherung in der Leber) allein oder in Kombination mit anderen Substanzen verwendet. Bei dieser Indikation beträgt die Dosierung initial 3mal 150 mg/Tag Chloroquinbase für 8 Tage und anschließend 2mal 150 mg/Tag Chloroquinbase für weitere 8 Tage. Weitere Einzelheiten s.S. 687.

Amöbizide Wirkungen hat auch das Aminoglykosidantibiotikum *Paromomycin*, das wegen seiner Nebenwirkungen (s.S. 664) nur bei Darminfektionen verwendet wird (keine enterale Resorption). Die Dosierung beträgt 3mal 0,5 g/Tag über 5–10 Tage.

Zur Therapie einer Darmlumeninfektion eignet sich auch (das in Deutschland nicht im Handel befindliche) *Diloxanidfuroat*. Die Dosierung beträgt 3mal 500 mg/Tag für 10 Tage.

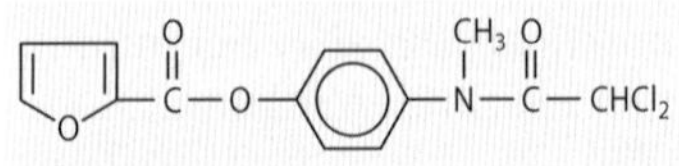

Diloxanidfuroat

Interessanterweise können bei intestinalen Formen auch Antibiotika, die selbst keine amöbizide Wirkung haben (z.B. Tetracycline), Verwendung finden. Sie wirken wahrscheinlich über eine Schädigung der intestinalen Bakterienflora, die Amöben wohl zu ihrer Vermehrung benötigen.

Halogenierte Hydroxychinoline wie *Clioquinol* sind bei akuten intestinalen Formen wirksam. Diese Substanzen werden seit den 30er Jahren bei der Therapie der Amöbiasis genutzt. Daneben wurden sie auch bei unspezifischer „Reisediarrhö" verwendet, obwohl eine Wirksamkeit nicht nachgewiesen ist.

Durch die unkritische Anwendung traten in Japan gehäuft Nebenwirkungen in Form eines Symptomenkomplexes auf, der als *s*ubakute *m*yelooptische *N*europathie (SMON-Syndrom) bezeichnet wurde. Dabei handelte es sich um gastrointestinale

Beschwerden, denen Sensibilitätsausfälle der unteren Extremitäten, Sehstörungen und motorische Ausfälle folgten. Diese Nebenwirkungen traten v.a. nach langer Therapiedauer oder nach hohen Dosen auf. Die Frage, warum dieses Syndrom v.a. in Japan und nur selten in anderen Ländern auftrat, ist ungeklärt.

Halogenierte Hydroxychinoline sind heute aus der Therapie der Amöbenruhr verschwunden und werden z.T. noch als antibakteriell wirkende Externa bei Infektionen der Haut verwendet (s. S. 714).

33.2.22.3 Toxoplasmose

Der Erreger der Toxoplasmose (Toxoplasma gondii) ist ein Parasit mit vielen Zwischenwirten. Außer im Menschen findet man ihn in zahlreichen Vögeln und Säugetieren (z.B. Schwein, Schaf, Rind) mit der Hauskatze als spezifischem Endwirt. Dort finden geschlechtliche Vermehrungszyklen statt.

Die Infektion des Menschen erfolgt durch orale Aufnahme reifer Oozysten oder Zysten, die sich im Menschen ungeschlechtlich vermehren. In den meisten Fällen verläuft eine Infektion jedoch klinisch inapparent (latente Infektion), die aber bei immunsupprimierten Patienten exazerbieren kann.

Toxoplasmaherde können sich in verschiedenen inneren Organen (auch im Zentralnervensystem und an den Augen) bilden; die häufigste Verlaufsform beim Menschen ist die Lymphadenopathie mit Befall der Lymphknoten.

Neben dem oralen Infektionsweg hat die konnatale Übertragung über eine latent erkrankte Mutter auf den Embryo große Bedeutung, da eine intrauterin erworbene Toxoplasmose i.allg. zu schweren Mißbildungen im Bereich des Zentralnervensystems (Hydrozephalus, intrazerebrale Verkalkungen, Chorioretinitis) und anderen Organschäden führt. Schwangere Frauen müssen daher den Umgang mit Katzen, Vögeln und anderen Haustieren sowie den Genuß von rohem Fleisch meiden.

Zur Therapie haben sich *Sulfonamide* (Sulfadiazin 2–4 g/Tag) in der Kombination mit *Pyrimethamin* (25–75 mg/Tag) bewährt (Nebenwirkungen s.S. 690). Bei Schwangeren darf Pyrimethamin (Folsäureantagonist!) erst nach der 16. Schwangerschaftswoche gegeben werden (intrauterine Mißbildungen!). In allen Fällen, in denen die Kombination Sulfonamid/Pyrimethamin nicht angezeigt ist, ist *Spiramycin* (s.S. 665) das Mittel der Wahl (2–4 g/Tag), bei Sulfonamidunverträglichkeit kann *Pyrimethamin* mit *Clindamycin* (s.S. 667) kombiniert (2,4 g/Tag) werden. Eine Behandlungsalternative könnte *Atovaquon* werden.

33.2.22.4 Trypanosomose

Die Erreger der Schlafkrankheit (Afrikanische Trypanosomose; Trypanosoma gambiense und Trypanosoma rhodesiense) werden durch die Tsetsefliege übertragen.

Die von Fliegen aufgenommenen Trypanosomen machen im Verlauf mehrerer Wochen einen Entwicklungszyklus durch und wandern vom Darm in die Speicheldrüsen. Von dort gelangen sie beim Stich der Tsetsefliege in den Menschen, vermehren sich zunächst an der Einstichstelle (Primäraffekt) und werden von dort ins Blut ausgeschwemmt. Gegen im Blut befindliche Trypanosomen werden Antikörper gebildet, die einen Teil der Erreger zerstören (Fieberschub). Nichtgeschädigte Trypanosomen dringen in das lymphatische Gewebe ein, vermehren sich und werden erneut in das Blut abgegeben. Später (nach Monaten oder auch Jahren) dringen die Trypanosomen in das Zentralnervensystem ein und führen zum klinischen Bild der Meningoenzephalitis. Je nach betroffenem Hirnabschnitt sind die Ausfallserscheinungen unterschiedlich: u.a. Parästhesien, Krämpfe, Schlaflosigkeit, erhöhtes Schlafbedürfnis (Schlafkrankheit).

Die Therapie richtet sich nach dem Stadium der Erkrankung. In frühen Stadien (ohne Beteiligung des Zentralnervensystems) und auch zur Prophylaxe eignen sich *Suramin* und *Pentamidin* mit sehr langen Halbwertszeiten. Da beide Substanzen nicht in das Zentralnervensystem eindringen, sind sie nicht zur Behandlung der späten Formen geeignet. Hier sind es v.a. Arsenpräparate, die therapeutisch genutzt werden. *Melarsoprol* und *Eflornitin* sind Mittel der Wahl bei Meningoenzephalitiden.

Erreger der amerikanischen Trypanosomose (Chagas-Krankheit) ist Trypanosoma cruzi, der durch Wanzen übertragen wird. Das Krankheitsbild ist in späteren Stadien durch Vergrößerungen und Erweiterungen des Herzens und verschiedener Organe des Magen-Darm-Traktes gekennzeichnet. Zur Therapie der frühen Stadien werden das Nitrofuranderivat *Nifurtimox* und *Benznidazol* verwendet.

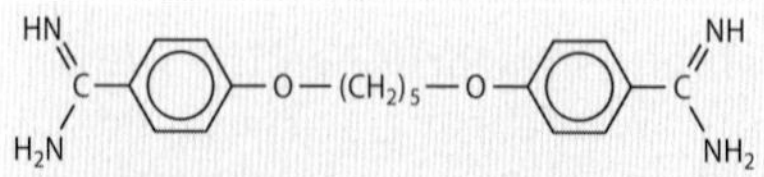

Pentamidin

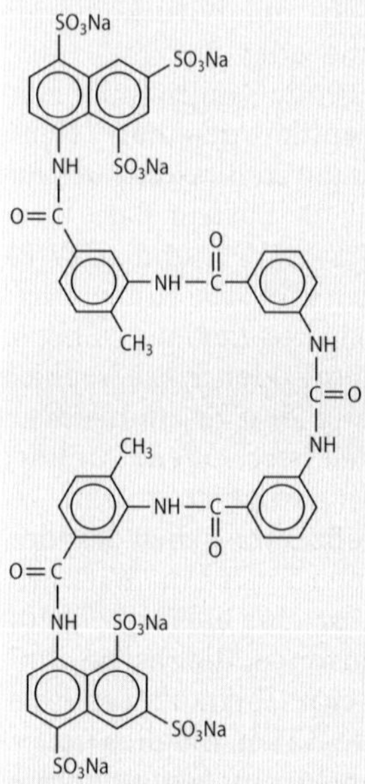

Suramin

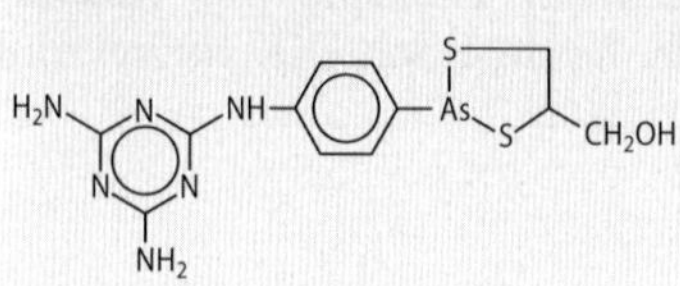

Melarsoprol

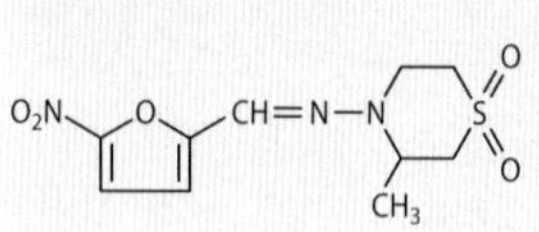

Nifurtimox

33.2.22.5 Trichomoniasis

Trichomonas vaginalis, ein birnenförmiger Erreger aus der Familie der Flagellaten, kommt v.a. im Urogenitaltrakt vor und kann dort Entzündungen auslösen, die bei der Frau zum Krankheitsbild der Trichomonadenkolpitis führen. Auch beim Mann kann es zu chronischen Entzündungen der Harnröhre kommen. Die Übertragung erfolgt durch sexuellen Kontakt. Daher ist bei der Therapie der Sexualpartner stets mitzubehandeln.

Die Behandlung besteht in der oralen Gabe von 5-Nitroimidazolderivaten wie *Metronidazol*, *Tinidazol* und *Nimorazol*. Die Dosierung beträgt für Metronidazol 2 g/Tag für 2 Tage, für Tinidazol und Nimorazol einmal 2 g. Eine zusätzliche lokale Behandlung ist meist nicht notwendig, wird aber empfohlen. Einzelheiten zu 5-Nitroimidazolderivaten s. S. 672.

33.2.22.6 Leishmaniase

Die wichtigsten Leishmaniasen des Menschen sind die viszerale Leishmaniase (Kala Azar; Leishmania donovani), die kutane Leishmaniase (Orientbeule; Leishmania tropica) und die amerikanische Haut- und Schleimhautleishmaniase (Leishmania brasiliensis und L.mexicana).

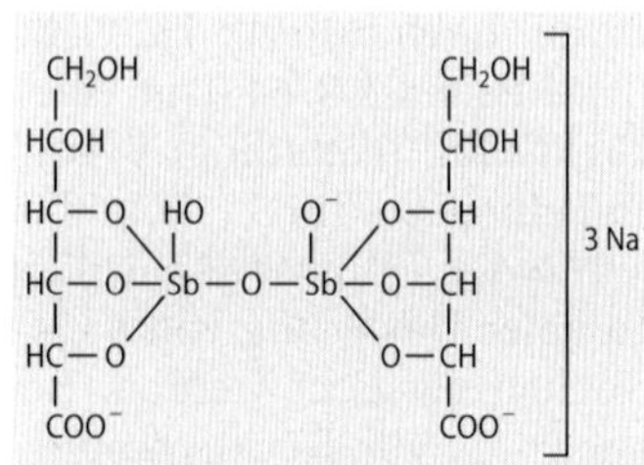

Stibogluconatnatrium

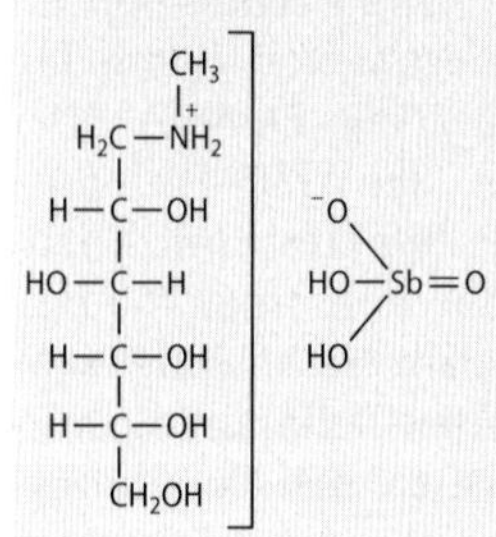

N-Methylglucaminantimonat

Zur Therapie werden die 5wertigen Antimonverbindungen *Stibogluconatnatrium* oder *N-Methyl-*

glucaminantimonat verwendet. Wenn diese Substanzen aus verschiedenen Gründen nicht gegeben werden können (z.B. Resistenzen), sind *Pentamidin* und *Amphotericin B* eine Alternative.

33.2.22.7 Pneumozystose

Pneumocystis carinii ist ein weitverbreiteter opportunistischer Keim, der in der Lunge vieler Säugetiere und des Menschen vorkommt und neuerdings zu den Pilzen gerechnet wird. Die meisten Infektionen verlaufen latent, bei immungeschwächten Patienten jedoch kommt es zur Pneumocystis-carinii-Pneumonie, die bei AIDS-Patienten den häufigsten Begleitinfekt und die häufigste letale Komplikation darstellt.

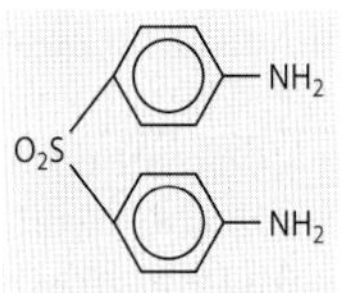

Dapson

Therapie der Wahl ist die hochdosierte i.v.-Gabe von *Co-Trimoxazol* (Einzelheiten s.S. 643) in einer Dosierung von 20 mg/kgKG/Tag Trimethoprim und 100 mg/kgKG/Tag Sulfamethoxazol für 21 Tage. Bei Therapieversagern und/oder Unverträglichkeit kann *Pentamidin* i.v. in einer Dosierung von 4 mg/kgKG/Tag über 2–3 Wochen versucht werden. Bei leichteren Verlaufsformen und zur Rezidivprophylaxe kann Pentamidin auch inhaliert werden. Bei Sulfonamidunverträglichkeit kann Trimethoprim auch mit *Dapson* in einer Dosierung von 20 mg/Tag Trimethoprim und 50–100 mg/Tag *Dapson* über 3 Wochen kombiniert werden. Bei AIDS-Patienten mit milder bis mittelschwerer Infektion mit Pneumocystis carinii kann die Gabe von 3mal 750 mg/Tag *Atovaquon* eine Alternative sein. Eine sehr wirksame Alternative zur akuten Behandlung mittelschwerer bis schwerer Formen der Pneumocystis-carinii-Pneumonie ist die Gabe des Folsäureantagonisten *Trimetrexat* (45 mg/m^2/Tag über 21 Tage) und gleichzeitige Anwendung von *Leukovorin*.

33.2.23 Virostatika

Die Therapie viraler Infektionen steht noch am Beginn und ist bislang unbefriedigend, wenn auch in den letzten Jahren Fortschritte erzielt wurden. Da Viren für ihre Vermehrung wirtseigene Enzymsysteme benutzen, wäre eine Selektivität nur dann zu erwarten, wenn die verwendeten Chemotherapeutika ausschließlich mit viruskodierten Proteinen (Strukturproteine oder Enzyme) interagieren. Hierfür sind folgende Angriffsmöglichkeiten für Chemotherapeutika denkbar: Hemmung der Virusadsorption durch Blockade des Rezeptors (z.B. C3d-Rezeptor für Epstein-Barr-Virus oder CD4(+)-Antigen für HIV-1 und HIV-2), Hemmung der Penetration und des „uncoating", Hemmung bestimmter Schritte der sog. Eklipse wie Enzymphase (Frühphase) oder Synthesephase (Spätphase) und Hemmung des Zusammenbaus (Montage) der Viren. Einige bescheidene Anfänge bei bestimmten Viruserkrankungen nutzen geringe biochemische Differenzen zwischen der viralen Verdopplung und dem normalen Wirtszellstoffwechsel aus. Wichtig für eine effektive Therapie mit antiviralen Substanzen ist die rasche Typisierung des Erregers, weil eine Chemotherapie bislang nur gegen bestimmte Viren möglich ist, es also noch keine „Breitspektrumchemotherapie" gibt. Die Hauptsäulen der Therapie von Virusinfektionen sind auch heute noch die aktive und passive Immunisierung.

33.2.23.1 Amantadin

Amantadin, ein Cycloalkylamin, hemmt selektiv die Penetration und das „uncoating" von Influenza-A_2-Viren über einen bislang unbekannten Mechanismus. Andere Viren und auch die nahe verwandten Influenza-B-Viren werden nicht beeinflußt. Die Bedeutung des Amantadins liegt also in der Prophylaxe gegenüber einem einzigen Virus, wenn eine Immunisierung aus bestimmten Gründen nicht oder nicht mehr möglich ist. Wenn jedoch bereits erste Krankheitssymptome aufgetreten sind, muß der Einsatz innerhalb der ersten 24 h erfolgen. Der Schutz ist dann in seiner Effektivität dem einer Immunisierung vergleichbar, jedoch nicht dauerhaft.

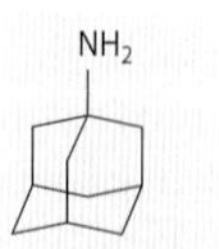

Amantadin

Amantadin wird rasch und nahezu vollständig aus dem Magen-Darm-Trakt resorbiert und unverändert renal ausgeschieden. Die Halbwertszeit beträgt etwa 15 h.

Amantadin ist zur Prophylaxe der Influenza-A_2-Virusinfektion bei Risikopatienten und gesicherter Influenza-A_2-Epidemie indiziert. Amantadin wird auch zur Behandlung des M. Parkinson verwendet (s.S. 196). *Tromantadin* wird lokal bei Herpes simplex-Infektionen eingesetzt.

Die Nebenwirkungen äußern sich initial in gastrointestinalen Beschwerden wie Übelkeit, Inappetenz und Obstipation. Daneben werden v.a. toxische Effekte von seiten des Zentralnervensystems beobachtet. Bei höheren Dosen sind es v.a. Nervosität, Ataxie, Verwirrtheit, Halluzinationen, psychoseartige Zustände, Depressionen, Konvulsionen und Koma.

33.2.23.2 Aciclovir

Aciclovir ist ein Antimetabolit des Desoxyguanosins, der anstelle der Desoxyribose an Position N_3 eine Partialstruktur dieses Zuckers (2-Hydroxyethoxymethylol) enthält.

Valaciclovir, der L-Valylester des Aciclovir, ist ein Prodrug, das rasch esteratisch zu Aciclovir gespalten wird. Ein Vorteil dieser Substanz ist darin zusehen, daß die Bioverfügbarkeit mit etwa 50% deutlich über der des Aciclovir liegt und somit nach oraler Gabe höhere Plasmakonzentrationen erreicht werden können. Die pharmakokinetischen und pharmakodynamischen Eigenschaften entsprechen dann Aciclovir.

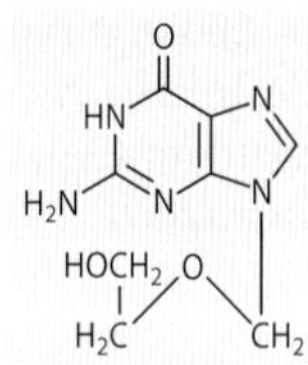

Aciclovir

Wirkungsmechanismus

Aciclovir ist ein Prodrug, das erst nach Aufnahme in die virusbefallene Zelle in die wirksame Verbindung überführt wird. Der 1.Schritt ist die Phosphorylierung durch die virale Thymidinkinase zu Acicloguanosinmonophosphat. Im weiteren Verlauf der Aktivierung wird das Monophosphat durch zelleigene Kinasen ins Triphosphat überführt, das die wirksame Form ist. Acicloguanosintriphosphat wird nun durch die viruskodierte DNA-Polymerase anstelle von Desoxyguanosintriphosphat in die DNA inkorporiert. Da dem Antimetaboliten jedoch die Hydroxylgruppe in Position 3' fehlt, ist nach dem Einbau in die DNA die für die Kettenverlängerung notwendige 3',5'-Verknüpfung mit dem nächsten Nukleotid nicht mehr möglich, und die Kette bricht ab. Zusätzlich kommt es auch durch dauerhafte Bindung des Triphosphats an die virale DNA-Polymerase zu einer Hemmung dieses Enzyms. Eine relative Wirkungsselektivität ergibt sich dadurch, daß nur in virusbefallenen Zellen eine viruskodierte Thymidinkinase vorliegt, die die Voraussetzung für die Aktivierung ist. Zusätzlich ist die Affinität des Acicloguanosintriphosphats zur viralen DNA-Polymerase sehr viel größer als zum eukaryonten Enzym.

Pharmakokinetik

Aciclovir wird i.v. oder p.o. appliziert. Die Resorption aus dem Magen-Darm-Trakt ist unvollständig (ca. 20%). Ein Teil der Substanz wird metabolisiert, der überwiegende Anteil renal durch Filtration und aktive Sekretion ausgeschieden. Die Halbwertszeit ist kurz und beträgt etwa 2–3 h.

Indikationen

Aciclovir ist indiziert bei Infektionen mit Herpes-simplex-Viren vom Typ 1 und 2 sowie mit dem Varizella-Zoster-Virus. Die Dosierung beträgt bei i.v.-Gabe 5 mg/kg KG alle 8 h als einstündige Infusion über 5–10 Tage oder 5mal 200–800 mg/Tag p.o. ebenfalls über 5–10 Tage. Für die lokale Anwendung werden 3- bis 5%ige Zubereitungen 5mal täglich auf die erkrankten Stellen aufgetragen.

Nebenwirkungen

Die Nebenwirkungen sind i.allg. selten und milde. Bei rascher i.v.-Injektion kann es zu einer Thrombophlebitis kommen (pH-Wert der Lösung 10–11). Neben gastrointestinalen Beschwerden wie Übelkeit und Erbrechen werden auch neurotoxische Effekte (Kopfschmerzen, Lethargie, Agitiertheit, Verwirrtheit, Halluzinationen, Tremor) beobachtet. Die Nephrotoxizität beruht auf einem Auskristallisieren der Substanz in den Nierentubuli.

33.2.23.3 Penciclovir und Famciclovir

Penciclovir ist ein azyklisches Analogon des Desoxyguanosins, das sich vom Aciclovir dadurch unterscheidet, daß der Sauerstoff der Seitenkette durch ein C-Atom ersetzt ist und daß zusätzlich eine Hydroxymethyl-Gruppe eingeführt ist. *Famciclovir* ist der Diacetylester des Penciclovir. Nach der Resorption aus dem Magen-Darm-Trakt wird Famciclovir rasch durch Deacetylierung und Oxidation des Puringerüstes zu Penciclovir umgewandelt.

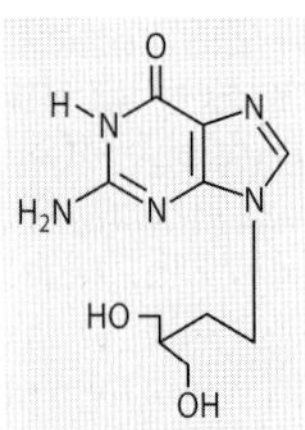

Peniclovir

Der *Wirkungsmechanismus* entspricht dem des Aciclovir: Über die Phosphorylierung durch die virale Thymidinkinase zum Monophosphat und die weitere Phosphorylierung durch zelleigene Kinasen entsteht schließlich Penciclovirtriphosphat, das ein kompetitiver Hemmstoff der viruskodierten DNA-Polymerase ist. Empfindlich sind Herpes-simplex-Viren der Typen 1 und 2 sowie Varizella-Zoster-Viren. Da Penciclovir eine 3'-Hydroxylgruppe aufweist, wird die Kettenelongation nicht gehemmt. Verlängerte antivirale Effekte ergeben sich dadurch, daß Penciclovirtriphosphat sehr lang intrazellulär persistiert.

Während Penciclovir nur gering (etwa 5 %) nach oraler Gabe resorbiert wird, weist Famciclovir eine Bioverfügbarkeit (bezogen auf Penciclovir) von 75 % auf. Die Plasmahalbwertszeit von Penciclovir beträgt etwa 2 h bei überwiegend renaler Elimination.

Die *Indikationen* entsprechen denen des Aciclovir. Penciclovir wird lokal als 1 %ige Creme bei rezidivierendem Herpes labialis verwendet. Famciclovir ist zur Frühbehandlung des akuten Herpes zoster indiziert. Die Dosis beträgt dabei 3mal 250 mg/Tag über 1 Woche. Vorteilhaft gegenüber Aciclovir könnten die bessere Bioverfügbarkeit nach oraler Gabe und die längere intrazelluläre Persistenz des Penciclovirtriphosphats sein.

Nebenwirkungen sind insgesamt selten. Gelegentlich können Kopfschmerzen und Übelkeit auftreten.

33.2.23.4 Ganciclovir

Ganciclovir ist, ebenso wie Aciclovir, ein azyklisches Analogon des Desoxyguanosins, das anstelle der Desoxyribose in Position N_3 eine Partialstruktur [2-Hydroxy-1-(hydroxymethyl)-ethoxymethylol] enthält und gegen Viren der Herpesgruppe, v.a. gegen Zytomegalieviren, wirksam ist.

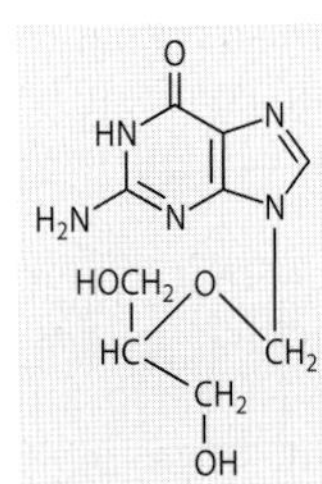

Ganciclovir

Wirkungsmechanismus

Auch Ganciclovir ist ein Prodrug, das in aktivierter Form relativ selektiv (zumindest in den verwendeten Dosierungen) die virale DNA-Synthese inhibiert. Durch zelluläre Kinasen wird Ganciclovir über das Mono- und Diphosphat zum Ganciclovirtriphosphat phosphoryliert, das ein potenter Hemmstoff der viralen DNA-Polymerase ist. Daneben findet auch ein Einbau in die virale DNA statt, was aber, anders als bei Aciclovir, nicht zum Kettenabbruch führt. Da keine virusspezifischen Enzyme an der Aktivierung beteiligt sind, kann auch die DNA-Synthese nichtinfizierter Wirtszellen gehemmt werden. Daß dennoch eine gewisse Selektivität, v.a. gegen das Zytomegalievirus, besteht, ist darauf zurückzuführen, daß Ganciclovir in infizierten Zellen stärker als in nichtinfizierten Zellen angereichert wird.

Pharmakokinetik
Ganciclovir wird praktisch nicht aus dem Magen-Darm-Trakt resorbiert und muß daher parenteral (i.v.) zugeführt werden. Die Elimination erfolgt unverändert renal mit einer Halbwertszeit von etwa 3–4 h.

Indikationen
Ganciclovir wird wegen seiner großen Toxizität nur zur Behandlung einer lebens- bzw. augenlichtbedrohenden Infektion mit Zytomegalievirus bei Patienten mit erworbener Immunschwäche (AIDS) oder medikamentöser Immunsuppression eingesetzt. Zur Initialtherapie beträgt die Dosierung 5 mg/kg KG alle 12 h als 1stündige Infusion über 14 Tage. Bei der Erhaltungstherapie werden 6 mg/kg KG und Tag als 1stündige Infusion an 5–7 Tagen der Woche gegeben.

Nebenwirkungen
Die Nebenwirkungen sind häufiger und gravierender als unter einer Therapie mit Aciclovir. Im Vordergrund stehen Schädigungen des blutbildenden Systems mit Neutropenie und Thrombozytopenie. Weiter werden bei Männern Fertilitätsstörungen durch Hodenatrophie und Beeinträchtigung der Spermatogenese beobachtet. Seltener kommt es zu Übelkeit und Erbrechen, Exanthemen und zu Störungen des Zentralnervensystems.

33.2.23.5 Foscarnet

Foscarnet, das Trinatriumsalz der Phosphonoameisensäure, ist ein Pyrophosphatanalogon, dessen Wirkungsspektrum Viren der Herpesgruppe (Typ 1 und 2, Varizella-Zoster-Viren, Epstein-Barr-Viren, Zytomegalieviren), Hepatitis-B-Viren sowie Retroviren wie HIV-1 umfaßt.

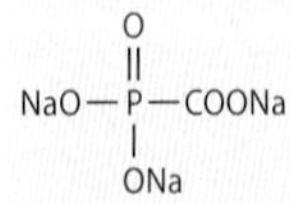

Foscarnet

Wirkungsmechanismus
Foscarnet ist ein Hemmstoff der viralen DNA-Polymerase. Daneben werden auch einige RNA-Polymerasen sowie die reverse Transkriptase von HIV-1 blockiert. Eine gewisse Virusspezifität kommt dadurch zustande, daß die Wirtsenzyme erst durch höhere Konzentration inhibiert werden. Foscarnet ist ein direktes Virostatikum, d.h. es muß nicht erst in die wirksame Verbindung überführt werden.

Pharmakokinetik
Da Foscarnet nur eine geringe Bioverfügbarkeit aufweist, wird die Substanz parenteral (i.v.) appliziert. Die Elimination erfolgt in unveränderter Form durch glomeruläre Filtration und aktive Sekretion. Die Halbwertszeit beträgt etwa 6 h. Knochengewebe ist ein tiefes Kompartiment für Foscarnet.

Indikationen
Foscarnet ist indiziert zur Behandlung von lebens- bzw. augenlichtbedrohenden Infektionen mit Zytomegalieviren bei Patienten mit erworbener Immunschwäche (AIDS) und positivem Erregernachweis. Die Initialtherapie besteht in der täglichen 1- bis 2stündigen Infusion von 60 mg/kg KG im Abstand von 8 h über 2–3 Wochen. Zur Rezidivprophylaxe werden einmal täglich 90–120 mg/kg KG an jedem Wochentag über 2 h infundiert.

Nebenwirkungen
Zahlreiche, teils gravierende Nebenwirkungen wurden beschrieben. Im Vordergrund steht die Nephrotoxizität (Dosisanpassung), die durch die gleichzeitige Gabe anderer potentiell nephrotoxischer Pharmaka (Pentamidin!) verstärkt wird. Knochenmarkschäden scheinen zu fehlen, doch kann eine Anämie auftreten. Gastrointestinale Beschwer-

den (Übelkeit, Erbrechen) und neurologische Symptome (Kopfschmerzen, Konvulsionen, Angst- und Verwirrtheitszustände, Parästhesien, Tremor, Ataxie) werden ebenfalls beobachtet. Weiter sind allergische Reaktionen und Penisulzerationen zu nennen.

33.2.23.6 Idoxuridin, Trifluridin und Vidarabin

Dieses Thymidinanalogon (5-Iod-2-desoxyuridin) greift in die DNA-Synthese der Viren ein, indem es nach Phosphorylierung zum Triphosphat anstelle des Thymidintriphosphats in die virale DNA eingebaut wird und Ablesefehler bei der Transkription bewirkt. Neben einigen anderen Viren sind v.a. Herpes-simplex- und Varizella-Zoster-Viren empfindlich. Der Wirkungsmechanismus erklärt, daß nach systemischer Applikation mit erheblichen Nebenwirkungen (Knochenmark, Schleimhäute) gerechnet werden muß. Die bevorzugte Anwendung ist daher die lokale Applikation am Auge und an den Lippen bei einer Herpesinfektion. Die Zubereitungen für die Anwendung auf der Haut enthalten DMSO. Dadurch wird die Penetration in die Haut verbessert. Salben werden 5mal täglich auf die erkrankten Hautstellen aufgetragen, Augentropfen tagsüber alle 2 h, nachts alle 4 h.

Trifluridin (5-Trifluormethyl-2-desoxyuridin) wird als Thyminanalogon nach Phosphorylierung zum Triphosphat in die virale (und auch zelluläre DNA) eingebaut und nur topisch am Auge zur Behandlung der Herpeskeratitis angewendet.

Vidarabin, ein Adenosinanalogon, das anstelle der D-Ribose die epimere Arabinose enthält, ist gegen eine Reihe von DNA-Viren, v.a. gegenüber Herpes-simplex-Viren (Typ 1 und 2) und Varizella-Zoster-Viren, aber auch gegenüber Zytomegalie- und Variola-Viren wirksam.

Mit der Einführung von Aciclovir ist die Bedeutung jedoch zurückgegangen und Vidarabin wird nur noch topisch bei Herpes-simplex- und Varizella-Zoster-Infektionen verwendet.

33.2.23.7 Ribavirin

Bei diesem kürzlich in die Therapie eingeführten Nukleosidantimetaboliten ist anstelle der üblichen Purin- oder Pyrimidinbase ein atypischer Heterozyklus, 1,2,4-Triazol, eingebaut.

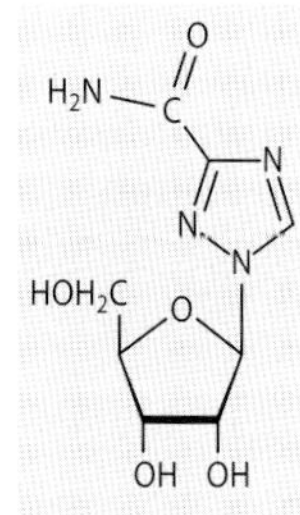

Ribavirin

Der *Wirkungsmechanismus* ist noch nicht in allen Einzelheiten geklärt; mehrere Angriffspunkte werden diskutiert. Nach der Phosphorylierung zum Monophosphat ist Ribavirinmonophosphat ein potenter Hemmstoff der Inosinmonophosphatdehydrogenase. Dadurch wird die Umwandlung von Inosinmonophosphat zu Xanthosinphosphat und weiter zu den Guaninnukleotiden, insbesondere GTP, gehemmt. Über den GTP-Mangel ist auch die Hemmung der sog. „Cap-Bildung" der RNA zu erklären. Darunter versteht man das Einführen eines 7-Methylguanosinrestes über eine 5',5'-Triphosphatbrücke auf das Anfangsnukleotid des wachsenden Transkriptes. Durch Ribavirintriphosphat wird schließlich auch die viruskodierte RNA-Polymerase inhibiert. Obwohl diese Verbindung gegen zahlreiche DNA- und RNA-Viren (u.a. Adeno-, Herpes-, Myxo-, Retro- und Arenaviren) wirksam ist, wird sie derzeit nur zur Behandlung von schweren Infektionen der unteren Atemwege durch das Respiratory-Synzytial-Virus eingesetzt. Bei dieser Indikation wird Ribavirin als Aerosol angewendet und inhaliert.

Eine neue Indikation ist die Behandlung der chronischen Hepatitis C in Kombination mit Interferon alpha-2b.

Zur Prävention der durch das Respiratory-Synzytial-Virus (RSV) hervorgerufenen schweren Erkrankungen der unteren Atemwege bei zu früh geborenen Kindern steht seit kurzem ein humanisierter monoklonaler Antikörper gegen das A-Epitop des RSV zur Verfügung. *Palivizumab* besitzt neutralisierende und fusionsinhibitorische Aktivität gegen die RSV-Untertypen A und B.

33.2.23.8 Zidovudin (Azidothymidin)

Zidovudin ist ein Thymidinderivat, bei dem die OH-Gruppe in Position 3' durch eine Azidogruppe ersetzt ist. Es war das erste zur Behandlung von AIDS bzw. „AIDS-related complex" zugelassene Arzneimittel. Wirksamkeit besteht gegenüber HIV-1 und HIV-2.

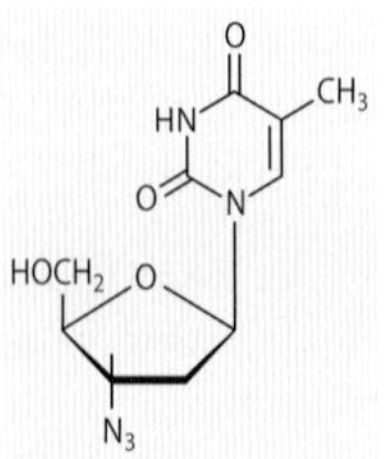

Zidovudin

Wirkungsmechanismus
Zidovudin wird durch zelluläre Enzyme (Thymidinkinase und Thymidylatkinase) über Mono- und Diphosphat zum Azidothymidintriphosphat phosphoryliert. In dieser Form hemmt es die virale RNA-abhängige DNA-Polymerase (reverse Transkriptase). Darüber hinaus führt Zidovudin auch zum Kettenabbruch der wachsenden DNA-Kette, da Zidovudintriphosphat zwar in die DNA-Kette eingebaut, wegen der Azidogruppe in 3'-Position aber die 3',5'-Phosphodiesterbrücke mit dem nächsten Nukleotid nicht mehr gebildet werden kann. Eine gewisse Virusselektivität ergibt sich dadurch, daß die Affinität von Zidovudin zur viralen reversen Transkriptase (RNA-abhängige DNA-Polymerase) größer ist als zur eukaryonten DNA-abhängigen DNA-Polymerase.

Pharmakokinetik
Zidovudin wird zu 60–70% aus dem Magen-Darm-Trakt resorbiert, verteilt sich ziemlich gleichmäßig im Organismus und kann auch die Blut-Hirn-Schranke überwinden. Die Plasmaeiweißbindung beträgt etwa 30–40%. Zidovudin wird zu etwa 60% glucuronidiert. Metabolit und unveränderte Substanz werden im wesentlichen renal mit einer Halbwertszeit von etwa 1 h ausgeschieden.

Indikationen
Zidovudin ist indiziert bei HIV-Infizierten mit den Symptomen von AIDS oder des „AIDS-related complex", bei Patienten mit Frühsymptomen der HIV-Erkrankung, wenn die CD4-Zellzahl <500/µl beträgt, sowie bei asymptomatischen Patienten, bei denen die CD4-Zellzahl <200/µl beträgt, bzw. zwischen 200 und 500/µl liegt und rasch abfällt. Beim Versuch der postexpositionellen Prophylaxe (z.B. nach Verletzung mit infektiösen Geräten, durch Nadelstich oder Schnitt) sollte die Therapie sofort beginnen. Die Dosierung beträgt für Patienten mit Symptomen 6mal 2,5 mg/kgKG täglich als Infusion oder 6mal 200 mg täglich p.o. Bei asymptomatischen Patienten werden 500–1500 mg/Tag p.o. verabreicht. Heute ist die kombinierte Anwendung mit *Didanosin* oder *Zalcitabin* und einem Protease-Hemmstoff Methode der Wahl.

Nebenwirkungen
Im Vordergrund stehen die Wirkungen auf das blutbildende System mit Anämie, Neutrozytopenie und Leukozytopenie. Neurotoxische Effekte wie Kopfschmerzen, Parästhesien und Schlaflosigkeit sind ebenfalls häufig. Myopathien, Hauterscheinungen und gastrointestinale Beschwerden sind weitere Nebenwirkungen.

Zahlreiche *Interaktionen* wurden beschrieben. So verstärkt z.B. Paracetamol die Häufigkeit von Neutropenien. Die Wirksamkeit von Zidovudin wird u.a. durch Acetylsalicylsäure, Opiate, nichtsteroidale Antiphlogistika und Benzodiazepine vermindert. Nebenwirkungen werden verstärkt oder in ihrer Häufigkeit erhöht durch die gleichzeitige Gabe anderer hämatotoxisch oder nephrotoxisch wirkender Pharmaka wie beispielsweise Zytostatika (Vincaalkaloide), Antimykotika (Amphotericin B, Flucytosin) und auch Substanzen zur Behandlung der Pneumozystose wie Dapson und Pentamidin.

33.2.23.9 Didanosin

Dieses erst kürzlich eingeführte Inosinanalogon (2',3'-Didesoxyinosin) ist ebenfalls ein Hemmstoff der reversen Transkriptase. Durch eine Reihe komplexer Reaktionen entsteht als aktive Verbindung 2',3'-Didesoxyadenosintriphosphat, das nicht nur die reverse Transkriptase hemmt, sondern auch zu DNA-Kettenabbrüchen führt, da es in die wachsende DNA-Kette eingebaut wird, eine Verknüpfung mit dem nächsten Nukleotid aber nicht möglich ist. Wirksamkeit besteht gegenüber HIV-1 und HIV-2.

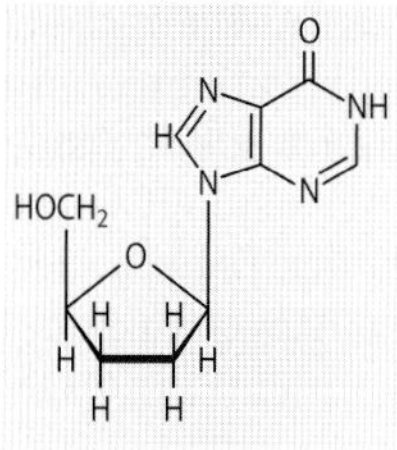
Didanosin

Die Angaben zur *Pharmakokinetik* sind noch lückenhaft: orale Bioverfügbarkeit etwa 40%, Plasmahalbwertszeit ca. 1 h. Eine Reihe von Metaboliten wurde nachgewiesen, darunter Hypoxanthin. Die unveränderte Substanz wird renal ausgeschieden.

Didanosin ist zur Kombinationsbehandlung symptomatischer HIV-Infektionen vorgesehen, wenn eine Behandlung mit Zidovudin nicht vertragen wird oder wenn es unter der Therapie mit Zidovudin zu einer signifikanten klinischen und immunologischen Verschlechterung gekommen ist.

Dosisabhängige *Nebenwirkungen* sind eine Pankreatitis sowie periphere Neuritiden. Weiter wurden Durchfälle, Erbrechen, Kopfschmerzen, Pruritus, Konvulsionen, Schlaflosigkeit und Verwirrtheit beschrieben.

33.2.23.10 Zalcitabin

Dieses Virostatikum (2',3'-Dideoxycytidin) ist strukturell mit Zidovudin verwandt und wird wie dieses erst im Organismus in die aktive Verbindung überführt: 2',3'-Dideoxycytidin-5'-triphosphat hemmt die reverse Transkriptase, wird in die wachsende DNA-Kette eingebaut und führt zum Kettenabbruch. Das Spektrum umfaßt HIV-1 und HIV-2.

Zalcitabin weist eine Bioverfügbarkeit von etwa 80% auf, die durch Nahrungsaufnahme vermindert wird. Etwa 75% der Substanz werden unverändert renal ausgeschieden, die Halbwertszeit liegt bei etwa 1–3 h.

Zalcitabin ist indiziert bei fortgeschrittener HIV-Infektion, bevorzugt in Kombination mit Zidovudin und einem Protease-Hemmstoff. Die Dosierung beträgt 3mal 0,75 mg/Tag.

Die *Nebenwirkungen* mit schwerer peripherer Neuropathie, gastrointestinalen Störungen, Haut- und Schleimhautschädigungen sowie einer Pankreatitis sind denen des Didanosin sehr ähnlich. Da kaum eine Überlappung mit Zidovudin besteht, ist eine Kombination beider Substanzen möglich (s. oben).

33.2.23.11 Stavudin

Stavudin (2',3'-Didehydro-2',3'-didesoxythymidin) ist wie Zidovudin ein Thymidinanalogon. Es wird durch zelluläre Enzyme zum Triphosphat phosphoryliert. Als Stavudintriphosphat hemmt es die reverse Transkriptase. Darüber hinaus führt Stavudin auch zum Kettenabbruch, da es als Triphosphat zwar in die wachsende DNA-Kette eingebaut werden kann, wegen der fehlenden Hydroxylgruppe in der 3'-Position die Verknüpfung mit dem nächsten Nukleotid aber nicht möglich ist. Besondere Wirksamkeit besteht gegenüber HIV-1.

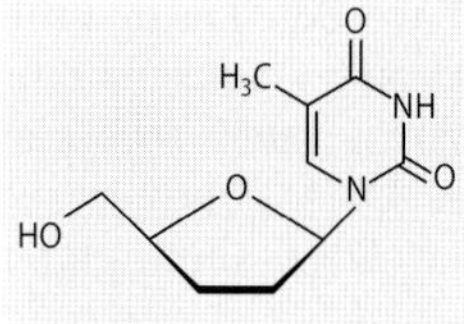
Stavudin

Stavudin weist nach oraler Gabe eine Bioverfügbarkeit von etwa 90 % auf. Durch gleichzeitige Nahrungsaufnahme werden sowohl die Bioverfügbarkeit als auch die Geschwindigkeit der Aufnahme reduziert. Zu etwa 40 % wird Stavudin unverändert renal ausgeschieden; die Plasmahalbwertszeit beträgt etwa 1 h, die intrazelluläre Halbwertszeit des Triphosphats ist mit 3–4 h deutlich länger.

Stavudin ist indiziert zur Kombinationsbehandlung bei fortgeschrittener HIV-Infektion, wenn Zidovudin nicht oder nicht mehr geeignet ist. Die Dosierung beträgt i. allg. 2mal 30–40 mg/Tag.

Im Vordergrund der *Nebenwirkungen* steht die dosisabhängige periphere Neuropathie, die nach einem medikamentenfreien Intervall meist reversibel ist. Gelegentlich kann sich eine akute Pankreatitis entwickeln. Andere Störungen des Magen-Darm-Traktes wie Diarrhö, Dyspepsie oder Obstipation sind möglich. Selten sind andere neurologische Begleiterscheinungen, grippeähnliche Symptome sowie Leberschäden. Die Knochenmarksschädigung scheint geringer als bei Zidovudin zu sein. Insgesamt entsprechen die Nebenwirkungen etwa denen von Didanosin oder Zalcitabin.

33.2.23.12 Lamivudin

Lamivudin (das (-)-Enantiomere des 2'-Desoxy-3'-thiacytidin) ist ein Cytidinanalogon. Duch zelluläre Kinasen zum Triphosphat phosphoryliert, hemmt Lamivudin die reverse Transkriptase und führt zum Kettenabbruch. Wirksamkeit besteht gegenüber HIV-1 und HIV-2 und auch gegen Hepatitis B-Viren.

Lamivudin weist nach oraler Gabe eine Bioverfügbarkeit von etwa 80 % auf. Die Substanz wird mit einer Halbwertszeit von 2–3 h weitgehend unverändert renal eliminiert; die intrazelluläre Halbwertszeit des Triphosphats beträgt etwa 10 h.

Indikation für Lamivudin ist die Kombinationsbehandlung der HIV-Infektion mit anderen antiretroviralen Pharmaka. Die Dosierung beträgt i. allg. 2mal 150 mg/Tag.

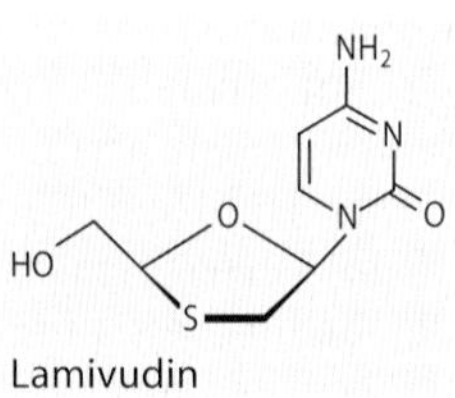

Lamivudin wird relativ gut vertragen. *Nebenwirkungen* betreffen den Magen-Darm-Trakt (Übelkeit, Erbrechen, Diarrhö, abdominelle Schmerzen, selten Pankreatitis), und das zentrale und periphere Nervensystem mit Kopfschmerzen, Abgeschlagenheit, Schlaflosigkeit, peripherer Neuropathie. Leukozytopenie, Thrombozytopenie, Anämie und passagerer Anstieg der Serumtransaminasen sind insgesamt selten.

33.2.23.13 Abacavir

Abacavir ist ein Guanosinanalogon, das sehr potent die reverse Transkriptase von HIV-1 und HIV-2 inhibiert und zum Kettenabbruch führt.

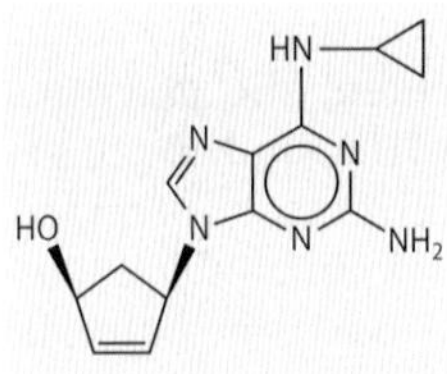

Die orale Bioverfügbarkeit beträgt etwa 80 %. Abacavir wird intensiv metabolisiert, nur etwa 2 % werden unverändert renal ausgeschieden. Bei einer mittleren Plasmaeiweißbindung von 50 % beträgt die Plasmahalbwertszeit etwa 1,5 h.

Abacavir wird zur Kombinationsbehandlung der HIV-Infektion eingesetzt. Die Dosierung beträgt 2mal tgl. 0,3 g.

Insgesamt wird Abacavir relativ gut vertragen, im Vordergrund der Nebenwirkungen stehen Übelkeit, Erbrechen, Durchfall und Kopfschmerzen. Bei einem Teil der Behandelten kann es zu Überempfindlichkeitsreaktionen (Fieber, Hautausschlag) kommen, die zu einer Therapieunterbrechung zwingt.

33.2.23.14 Protease-Hemmstoffe

Das Genom von HIV liegt als RNA vor, hat eine Größe von 9,7 kb und wird an beiden Enden von langen, terminalen repetierten Sequenzen (long terminal repeats, LTR) begrenzt, die als Promotoren und Enhancer an der Regulation der Genexpression beteiligt sind. Neben zwei Strukturgenen (gag und env), die für Proteine der Viruskapsel codieren und dem Polymerasegen (pol), das für die reverse Transkriptase (RNA-abhängige DNA-Polymerase), eine Protease und eine Integrase codiert, gibt es 6 weitere HIV-spezifische, codierende Abschnitte, die sich teilweise überlappen und so unterschiedliche Spleißvorgänge für die Synthese der Genprodukte erfordern. Sie sind an der Regulation der viralen Genexpression beteiligt.

Die virale mRNA, die nach der integrierten Virus-DNA gebildet wird, wird zunächst zu den Vorläuferproteinen gag-Polyprotein und gag-pol-Polyprotein translatiert. Die virale Protease beginnt dann, nachdem sie sich selbst aus dem gag-pol-Polyprotein herausgeschnitten hat und frei vorliegt, aus den beiden Polyproteinen eine Reihe funktioneller Proteine abzuspalten, die essentiell für den Replikationszyklus von HIV sind. Dazu gehören u.a. die reverse Transkriptase, Integrase, RNAse H und das Kapsid. Dieses Enzym steht somit an zentraler Stelle für die posttranslationale Modifikation der Vorläuferproteine zu Hüllproteinen und viralen Enzymen. Wird die HIV-Protease gehemmt, so entstehen unreife, nichtinfektiöse Viruspartikel.

Die HIV-Protease ist ein symmetrisches Homodimer mit jeweils 99 Aminosäuren und gehört in die Gruppe der Aspartat-Proteasen, zu der auch die humanen Enzyme Renin, Pepsin u.a. gehören. Das aktive Zentrum befindet sich an der Dimerschnittstelle und verwendet jeweils einen Aspartylrest aus jeder Untereinheit.

Die HIV-Protease spaltet das gag-pol-Polyprotein an 9 spezifischen Stellen, von den 3 zwischen Phenylalanin bzw Tyrosin und Prolin liegen. Dies sind ungewöhnliche Schnittstellen für Warmblüter-Proteasen.

Von besonderer Bedeutung für enzymkatalysierte Reaktionen ist die Stabilisierung des Übergangszustandes durch Interaktionen zwischen Enzym und Substrat. Für die katalytische Aktivität der Aspartat-Proteasen wird ein hochenergetischer tetraedischer Übergangszustand postuliert. Da der Übergangszustand sehr fest an das Enzym bindet, wird verständlich, daß Analoga des Übergangszustandes ein Enzym stärker hemmen können als Substratanaloga. Unter dieser Voraussetzung wurden die Proteaseinhibitoren Saquinaqvir, Indinavir und Ritonavir mit Hilfe des computergesteuerten „drug designs“ entwickelt: Sie alle sind Analoga des Übergangszustandes der Peptidbindung zwischen Phenylalanin und Prolin. Dies erklärt ihre geringe Hemmwirkung auf Warmblüter-Proteasen in therapeutischen Dosierungen. Eine endgültige Einordnung des therapeutischen Stellenwertes dieser Verbindungen ist noch nicht möglich, doch bringen sie jetzt schon einen deutlichen Fortschritt bei der Behandlung der HIV-Infektion. Die bisher verfügbaren Protease-Inhibitoren lassen sich nicht eindeutig durch Vor- und Nachteile gegeneinander abgrenzen.

Saquinavir

Saquinavir hemmt in vitro kompetitiv die Proteinasen von HIV-1 und HIV-2 in Konzentrationen von etwa 0,1 nM. Wie oben erwähnt führt diese Hemmung posttranslationaler Modifikation des Vorläuferproteins zur Bildung unreifer, nichtinfektiöser Viruspartikel. Bei einer längeren Monotherapie kann sich eine Resistenzentwicklung einstellen.

Die Bioverfügbarkeit nach oraler Gabe ist gering (etwa 4 % wegen hohen First-pass-Effekt), wird jedoch durch Nahrungsaufnahme deutlich verbessert. Aufgenommenes Saquinavir wird intensiv oxidativ durch das Cytochrom-P450-System (vor allem Isoenzym P 450 3A4) metabolisiert. Die Halbwertszeit beträgt etwa 13 h.

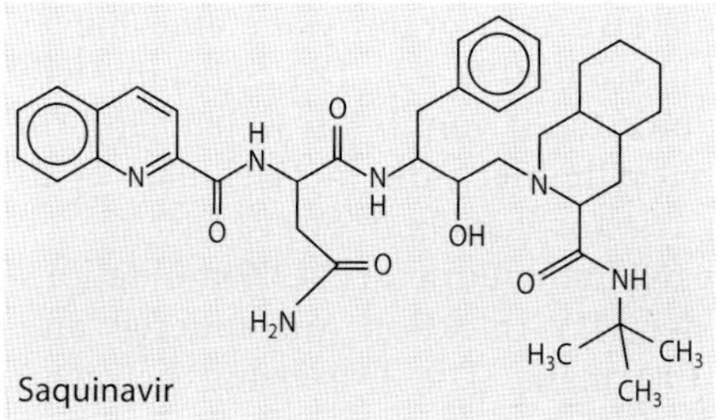

Saquinavir

Indiziert ist Saquinavir in der Kombination mit antiretroviralen Nukleosidanaloga zur Behandlung von HIV-Infektionen. Die empfohlene Dosis beträgt 3mal 600 mg/Tag, jeweils nach einer Mahlzeit.

Saquinavir scheint insgesamt gut verträglich zu sein. An Nebenwirkungen wurden beobachtet: periphere Neuropathie, Kopfschmerzen, Beschwerden von seiten des Magen-Darm-Traktes (Übelkeit, Diarrhö, Ulzera der Mundschleimhaut), Anstieg der Kreatinkinase und der Transaminasen, Neutrozytopenie.

Eine Reihe von Interaktionen sind zu beachten. Substanzen, die die Aktivität des Isoenzyms P 450 3A4 erhöhen, vermindern die Plasmakonzentrationen von Saquinavir. Dazu gehören z. B. Rifampicin, Rifabutin, Phenobarbital, Phenytoin u. a. Auf der anderen Seite führt die Kombination mit z. B. Ketoconazol oder Ritonavir zu erhöhten Plasmakonzentrationen von Saquinavir.

Indinavir

Diese Verbindung ist ebenfalls ein hochaffiner kompetitiver Inhibitor der viralen Protease, vor allem von HIV-1.

Die Bioverfügbarkeit im Nüchternzustand beträgt etwa 60 %; sie wird durch eine hochkalorische Mahlzeit vermindert. Zur Plasmahalbwertszeit von ca. 1,8 h trägt im wesentlichen die ausgeprägte oxidative Metabolisierung, vor allem über das Cytochrom P450 3A4 bei. Weniger als 20 % werden unverändert renal ausgeschieden. Die Plasmaeiweißbindung beträgt 60 %.

Indinavir ist *indiziert* zur Kombinationsbehandlung mit antiretroviralen Nukleosidanaloga bei HIV-1-infizierten Patienten mit fortgeschrittener Immunschwäche. Hierzu wird eine Dosierung von 3mal 800 mg/Tag empfohlen.

Indinavir scheint insgesamt gut verträglich zu sein. Häufiger beobachtete *Nebenwirkungen* betrafen den Magen-Darm-Trakt (Übelkeit, Diarrhö, Bauchschmerzen, Erbrechen, Dyspepsie, Flatulenz) und das Nervensystem (Kopfschmerzen, Schwäche, Müdigkeit, Schwindel, Schlaflosigkeit, Parästhesien). Häufiger wurde auch über trockene Haut, Hautausschlag und veränderte Geschmackswahrnehmung berichtet.

Aufgrund des Eliminationsmechanismus könnten sich eine Reihe von *Interaktionen* ergeben. So kann der Abbau von Antihistaminika (Terfenadin, Astemizol) oder auch von Benzodiazepinen (Alprazolam, Triazolam) verzögert werden. Auf der andere Seite kann der Abbau von Indinavir durch Rifampicin, Phenobarbital, Phenytoin oder Carbamazepin beschleunigt werden.

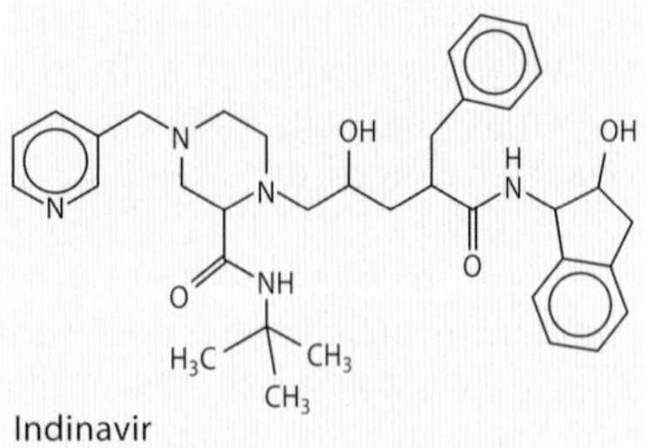

Indinavir

Ritonavir

Diese Verbindung ist v. a. ein wirksamer Inhibitor der Protease von HIV-1 und weniger von HIV-2. Auch hier führt eine Monotherapie zur Resistenz.

Die pharmakokinetischen Eigenschaften sind günstig. Die Bioverfügbarkeit nach oraler Gabe, die durch Nahrungsaufnahme verbessert wird, beträgt 60 %; die Elimination erfolgt überwiegend durch hepato-biliäre Prozesse (vor allem P 450 3A) mit einer Halbwertszeit von 3–5 h.

Ritonavir wird als Kombinationspartner von antiretroviral wirkenden Nukleosidanaloga zur Therapie von fortgeschrittenen HIV-Infektionen eingesetzt. Die hierzu empfohlene Dosierung beträgt 2mal 600 mg/Tag, vorzugsweise zu den Mahlzeiten.

Im Vordergrund der Nebenwirkungen stehen gastrointestinale (Übelkeit, Erbrechen, Diarrhö, abdominelle Schmerzen) und neurologische (Kopfschmerzen, periorale und periphere Parästhesien, Geschmacksveränderungen) Symptome. Darüber hinaus wurden Erhöhungen der Serumtriglyceride und Serumtransaminasen beobachtet. Interaktionen, vor allem auf der Ebene des Metabolismus, treten mit zahlreichen Medikamenten auf, auch solchen, die häufig bei AIDS-Patienten eingesetzt werden.

Nelfinavir

Nelfinavir hemmt vor allem die Protease von HIV-1 und wird zur Kombinationsbehandlung fortgeschrittener HIV-Infektionen eingesetzt. Die Dosis beträgt 3mal 250 mg/Tag.

Die Verbindung wird rasch aus dem Magen-Darm-Trakt resorbiert und im wesentlichen über das Cytochrom P450-System metabolisiert. Die Metabolite werden mit den Faeces ausgeschieden. Die Halbwertszeit beträgt 3–5 h.

Nebenwirkungen betreffen vor allem den Intestinaltrakt, wobei Durchfälle am häufigsten auftraten. Weiter wurden Erbrechen, Übelkeit, Flatulenz und Hautausschlag beobachtet. Wegen der Metabolisierung von Nelfinavir über das CYP3A4 ist mit einer Reihe von Interaktionen zu rechnen. So kann es zu Herzrhythmusstörungen bei gleichzeitiger Anwendung von Terfenadin, Astemizol, Antiarrhythmika oder zu verlängerter Sedierung bei Komedikation mit Triazolam oder Midazolam kommen.

33.2.23.15 Nicht-nukleosidische Hemmstoffe der reversen Transkriptase

Die Substanzen dieser Gruppe zeichnen sich dadurch aus, daß sie nicht erst im Organismus in die Wirkform überführt werden müssen, sondern direkt mit der reversen Transkriptase interagieren.

Nevirapin

Diese Substanz hemmt vor allem die reverse Transkriptase von HIV-1.

Die enterale Resorption beträgt über 90 %; Plasmaeiweißbindung etwa 60 %. Nevirapin wird intensiv über CYP3A4 metabolisiert; die Metabolite werden renal ausgeschieden. Die Halbwertszeit beträgt etwa 30 h. Indiziert ist Nevirapin zur Behandlung der HIV-Infektion mit fortgeschrittenem Immundefekt in Kombination mit anderen antiviralen Pharmaka gegen HIV. Die Dosis beträgt 2mal 200 mg/Tag.

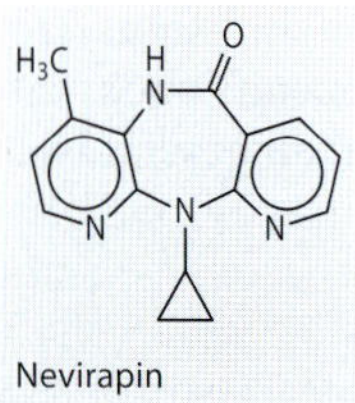

Nevirapin

Die häufigste *Nebenwirkung* von Nevirapin ist ein Hautausschlag, der von leicht bis mäßig ausgeprägten makulopapulösen, erythematösen Hauteruptionen bis zu schweren Hautreaktionen wie Stevens-Johnson-Syndrom oder toxische epidermale Nekrolyse reichen kann. Weiter wurden Übelkeit, Müdigkeit, Fieber und Kopfschmerzen beobachtet. Nevirapin ist ein mäßiger Induktor des CYP3A4.

Efavirenz

Efavirenz hemmt wie Nevirapin die reverse Transkriptase von HIV-1, hat jedoch einen anderen Angriffsort.

Die orale Bioverfügbarkeit beträgt 50 %, die Metabolisierung erfolgt überwiegend über das CYP3A4, doch sind auch andere Isoenzyme daran beteiligt. Bei einer renalen Elimination beträgt die Halbwertszeit 40–55 h. Indiziert ist Efavirenz zur Kombinationsbehandlung der HIV-Infektion mit fortgeschrittenem Immundefekt. Ein Vorteil ist die 1malige Gabe/Tag von 600 mg.

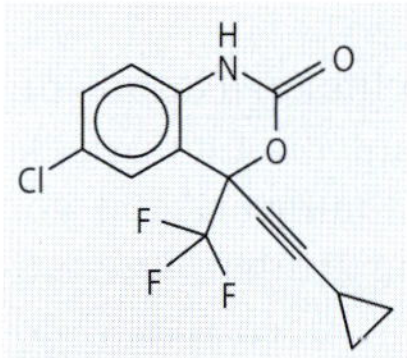

Efavirenz

Die häufigsten *Nebenwirkungen* sind Hautreaktionen sowie ZNS-Symptome wie Schwindel, Schlaflosigkeit, Konzentrationsstörungen. Efavirenz ist ein Inhibitor des CYP3A4. Daher darf Efavirenz nicht gleichzeitig mit Arzneimitteln gegeben werden, die ebenfalls über dieses System metabolisiert werden, z. B. Terfenadin, Astemizol, Midazolam oder Triazolam.

Anhang: Fusionshemmer

Derzeit befinden sich sog. Fusionshemmer in klinischer Prüfung. Der Wirkmechanismus dieser Gruppe ist, daß sie reversibel oder irreversibel an eine Domäne von gp41 binden, und so die zur Fusion notwendige Faltung von gp41 hemmen. Eine solche Verbindung ist z. B. T-20, ein synthetisches Peptid aus 36 Aminosäuren, die korrespondierend zu einer Teilsequenz von gp41 sind.

Grundsätze der antiretroviralen Therapie

- Niemals Monotherapie (Resistenzbildung)
- Wenn möglich: Keine Substanz, die der Patient schon vorher genommen hat
- Zumeist: 2 nukleosidische reverse Transkriptase-Hemmer plus 1 Protease-Hemmer

- Seltener: 2 nukleosidische reverse Transkriptase-Hemmer plus 1 nicht-nukleosidischer reverse Transkriptase-Hemmer.

33.2.23.16 Weitere Konzepte der antiviralen Therapie

Fomivirsen

Fomivirsen ist das erste Antisense-Arzneimittel, das auf den Markt kam. Es ist ein Phosphorothioat-Oligonukleotid, das komplementär zu einer Sequenz auf der mRNA des Zytomegalie-Virus ist. Dadurch kommt es zu einer Hemmung der Proteinbiosynthese mit Hemmung der Virusreplikation.

Fomivirsen wird intravitreal injiziert zur lokalen Behandlung der (therapieresistenten) Zytomegalie-Virus-Retinitis bei AIDS-Patienten, denen sonst die Erblindung drohen würde.

Zanamivir

Zanamivir ist ein Hemmstoff der viralen Neuraminidase, die an der Freisetzung neugebildeter Viren aus infizierten Zellen beteiligt ist. Durch die kompetitive Inhibition des Enzyms wird die Virusvermehrung und -freisetzung gehemmt. Zanamivir ist

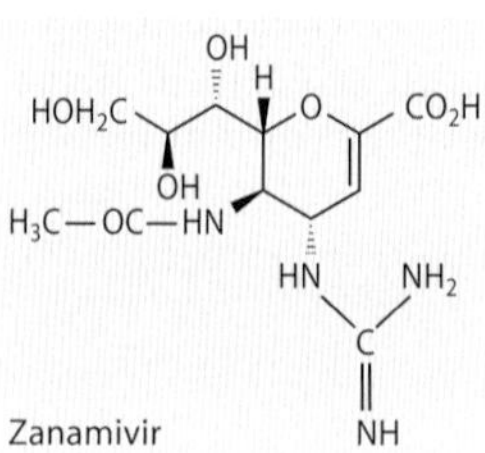

Zanamivir

selektiv für Influenza A- und B-Viren. Verwendet wird es zur Therapie (nicht Prophylaxe) der Influenza A und B. Insgesamt zeigt die Infektion einen milderen Verlauf und die Krankheitsdauer wird um etwa 1,5 Tage verkürzt, wenn die Behandlung innerhalb von 48 h nach Einsetzen der Symptome begonnen wird. Die Anwendung erfolgt per inhalationem: 2mal 5 mg/Tag über 5 Tage.

33.2.23.17 Interferon

Unter *viraler Interferenz* versteht man den Befund, daß eine Zelle gegenüber einem Virus gefeit ist, wenn sie bereits durch ein anderes Virus infiziert wurde. Diese Art der Interferenz kann durch eine Hemmung der Adsorption an die Zelloberfläche oder auch durch eine Hemmung der Virusreplikation hervorgerufen sein. Daneben gibt es noch eine andere Art der Interferenz, die dadurch gekennzeichnet ist, daß die umgebenden Zellen einer infizierten Zelle gegenüber einer Infektion gefeit sind. Diese Art der Interferenz wird durch Interferon vermittelt.

Interferone sind artspezifische Glykoproteine mit Molekulargewichten zwischen 19000 und 45000, die in verschiedenen Zellen durch unterschiedliche Stimuli induziert werden können und durch Induktion der Synthese spezifischer Proteine die Virusreplikation in der Wirtszelle hemmen.

Derzeit werden 3 Gruppen von Interferonen unterschieden:

1. *Interferon-α (IFN-α)*, das von Leukozyten, Makrophagen und B-Lymphozyten gebildet wird und von dem bisher etwa 20 Subtypen beschrieben wurden. Induktoren seiner Bildung sind u.a. Viren, Bakterien, Protozoen, doppelsträngige RNA (die wahrscheinlich während der Infektion mit sowohl DNA- als auch RNA-Viren gebildet wird), Polynukleotide, anionische und kationische Polymere und Lipopolysaccharide.
2. *Interferon-β (IFN-β)* wird v.a. von Fibroblasten und Epithelzellen produziert und in geringerem Umfang auch von Leukozyten. Die Induktoren entsprechen denen von IFN-α.
3. Interferon-γ (IFN-γ) ist ein Dimer, das von T-Lymphozyten nach Stimulation mit Mitogenen oder Antigenen gebildet wird.

Der Wirkungsmechanismus der Interferone ist erst in Ansätzen bekannt. Interferone binden an die Außenseite membranständiger Rezeptoren (IFN-γ bindet an einen anderen Rezeptor als IFN-α und IFN-β, die einen gemeinsamen Rezeptor besitzen) und induzieren die Bildung von 2 Enzymen, die durch eine Hemmung der Proteinsynthese die virale Proliferation inhibieren. Zum einen wird eine Proteinkinase induziert, die in Gegenwart von doppelsträngiger RNA die α-Untereinheit des *I*nitiations*f*aktors eIF-2 (e steht für Eukaryonten) phosphoryliert und damit die ribosomale Initiation inhibiert. Zum anderen induzieren Interferone die 2',5'-Oligoadenylatsynthase. Dieses Enzym katalysiert die Bildung eines ungewöhnlichen Adenylatoligonukleotides (Kettenlänge 2–15 Adenylateinheiten) mit einer 2',5'-Phosphodiesterbindung anstelle der üblichen 3',5'-Bindung. Diese Verbindung (2,5-A_n) aktiviert eine Endoribonuklease RNase L, die mRNA und rRNA zu Oligonukleotiden spaltet: Über eine Zerstörung der mRNA-Matrize und den Abbau von Teilen des Ribosoms kommt es zu einer Hemmung der Proteinsynthese. 2,5-A_n wird rasch durch eine nichtinterferonkontrollierte 2',5'-Phosphodiesterase abgebaut.

Interferone hemmen sowohl RNA- als auch DNA-Viren mit unterschiedlicher Empfindlichkeit. Dabei zeigt Interferon Speziesspezifität, aber keine Virusspezifität: Humanes Interferon ist gegen viele Viren wirksam, hemmt aber deren Vermehrung nur in menschlichen Zellen. Neben der antiviralen Aktivität haben Interferone auch weitere biologische Wirkungen. So sind sie an der Regulation des Zellwachstums und an Differenzierungsvorgängen immunkompetenter Zellen beteiligt und verändern die Expression relevanter Oberflächenantigene. Schließlich beeinflussen sie auch Tumorzellen und besitzen somit zytostatische Eigenschaften. Alle Interferone zeigen, unterschiedlich ausgeprägt, antivirale, antiproliferative und immunmodulatorische Wirkungen, so daß letztlich quantitative Wirkungsunterschiede für den therapeutischen Einsatz herangezogen werden. Die antiviralen und antiproliferativen Wirkungen sind bei IFN-α (v.a. antiproliferativ) und IFN-β (v.a. antiviral) besonders ausgeprägt, während IFN-γ über die Aktivierung von Makrophagen und T-Zellen [NK-(natürliche Killer-)Zellen und zytotoxische T-Zellen] sowie durch die Induktion der Expression von MHC-(„major histocompatibility complex"-)-Molekülen (v.a. der Klasse II) mehr immunmodulatorisch wirkt.

Zur Anwendung kommen derzeit rekombinante, bakterielle und humane Interferone. Über die Anwendungsgebiete der Interferone informiert die Tabelle 33.16.

Als Peptide können Interferone nicht p.o. gegeben werden, sondern müssen parenteral (i.v., i.m., s.c.) appliziert werden. Die Plasmahalbwertszeiten betragen für IFN-γ etwa 30 min, für IFN-α und IFN-β ca. 2–4 h.

Die *häufigsten Nebenwirkungen* während einer Interferonbehandlung sind grippeähnliche Symptome mit den typischen Befunden wie Fieber, Schwitzen, Schüttelfrost, Müdigkeit, Abgeschlagenheit und Gliederschmerzen. Weiter werden nicht selten Störungen des blutbildenden Systems (Granulozytopenie, Thrombozytopenie, Anämie), Leber- und Nierendysfunktionen sowie neurologische Komplikationen (Parästhesien, Tremor, Depressionen, Verwirrtheit, Somnolenz, Halluzinationen, Koma) beobachtet. Seltener sind allergische Reaktionen, kardiovaskuläre Symptome und u.U. Sehstörungen.

Tabelle 33.16. Übersicht über Indikationsgebiete von Interferonen

Interferon	Indikation
alphacon-1	Chron. Hepatitis C
alpha-2a	Haarzell-Leukämie, chron. Hepatitis B und C, chron. myeloische Leukämie, kutanes T-Zell-Lymphom, Kaposi-Sarkom bei AIDS, follikuläres Non-Hodgkin-Lymphom, Nierenzellkarzinom, malignes Melanom
alpha-2b	Chron. Hepatitis B und C, Haarzell-Leukämie, chron. myeloische Leukämie, multiples Myelom, follikuläre Lymphome, Kaposi-Sarkom bei AIDS, malignes Melanom
Peginterferon alpha-2b	Chron. Hepatitis C
beta	Virusenzephalitis, Herpes zoster generalisatus, Varizellen bei immunsupprimierten Patienten, virale Innenohrdefekte mit Gehörverlust, undifferenziertes Nasopharynxkarzinom, lokal als Adjuvans bei Condylomata accuminata
beta-1a	Multiple Sklerose
beta-1b	Multiple Sklerose
gamma-1b	Zusatztherapie bei septischer Granulomatose

33.2.24 Anthelmintika

Die für den Menschen wichtigsten pathogenen Helminthen gehören den Gruppen der Zestoden (Bandwürmer), Nematoden (Fadenwürmer) und Trematoden (Saugwürmer) an. In unseren Breiten ist v.a. der Befall mit Spul-, Maden- und Bandwürmern häufig. Eine Übersicht über menschenpathogene Würmer gibt Tabelle 33.17.

33.2.24.1 Pharmaka gegen Zestoden (Bandwürmer)

Niclosamid ist das Mittel der Wahl bei allen Infektionen mit Zestoden. Die Wirkung beruht auf einer Hemmung der oxidativen Phosphorylierung in den Mitochondrien der Würmer. Darüber hinaus wird auch die Glucoseaufnahme in die Würmer vermindert; es resultiert eine zuverlässige vermizide Wirkung.

Da Niclosamid nach oraler Applikation nicht resorbiert wird, gehört es zu den Pharmaka mit geringer Toxizität. Schleimhautreizungen des Magen-Darm-Traktes mit Brechreiz und Übelkeit sind möglich, aber selten.

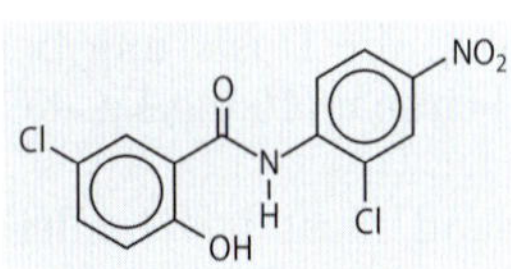

Niclosamid

Die Dosierung für Erwachsene beträgt 2,0 g (2mal 1,0 g im Abstand 1 h) morgens nach einer kleinen Mahlzeit. Die Gabe eines Abführmittels ist nur bei Taenia solium notwendig. Dies geschieht, um das Auftreten einer Zystizerkose (die Ansiedlung von Finnen in verschiedenen Organen, besonders im Auge und ZNS) zu verhindern, weil die Wurmeier durch Niclosamid nicht geschädigt werden. Die sich aus ihnen entwickelnden Onkosphären wandern in die Darmwand ein, werden mit dem Blut zu den verschiedenen Organen tranportiert und entwickeln sich dort zu Finnen.

In seiner Wirksamkeit gegen Zestoden vergleichbar dem Niclosamid ist *Praziquantel*, das offensichtlich über eine Störung des Kohlenhydratstoffwechsels der Parasiten vermizid wirkt. Hervorzuheben ist die sehr gute Wirksamkeit gegen Schistosomen.

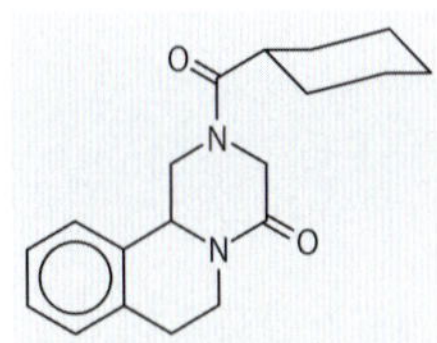

Praziquantel

Praziquantel wird nach oraler Gabe aus dem Magen-Darm-Trakt resorbiert und mit einer Halbwertszeit von etwa 60 min, überwiegend metabolisiert, renal ausgeschieden.

Die Substanz wird i.allg. gut vertragen, und Nebenwirkungen treten nur kurzfristig auf. Beobachtet werden gastrointestinale Beschwerden wie Bauchschmerzen und Übelkeit sowie Kopfschmerzen, Benommenheit und Hauterscheinungen.

Tabelle 34.17. Übersicht über wichtige menschenpathogene Würmer

Zestoden (Bandwürmer)	Taenia saginata	(Rinderbandwurm)
	Taenia solium	(Schweinebandwurm)
	Diphyllobothrium latum	(Fischbandwurm)
	Hymenolepis nana	(Zwergbandwurm)
Nematoden (Fadenwürmer)	Askariden	(Spulwürmer)
	Oxyuren	(Madenwürmer)
	Ancylostoma duodenale	(Hakenwürmer)
	Wucheria bancrofti	(Filarien)
	Trichiuren	(Peitschenwürmer)
Trematoden (Saugwürmer)	Schistosoma haematobium	

Zur Behandlung unkomplizierter Bandwurminfektionen genügt die einmalige Gabe von 10(–15) mg/kg KG. Mit höheren Dosen über einen längeren Zeitraum (50 mg/kg KG über 15 Tage) kann auch die Zystizerkose des Schweinebandwurms behandelt werden.

Die Behandlung der Echinokokkose, die durch verschiedene Echinokokkusarten (z.B. Hunde-, Fuchs- und Katzenbandwurm) hervorgerufen wird, ist die chirurgische Entfernung der Echinokokken. Wenn dies nicht möglich ist, kann eine Chemotherapie mit *Mebendazol* (s.unten) oder *Albendazol* versucht werden.

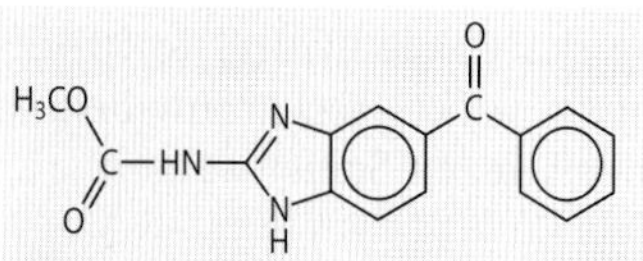

Mebendazol

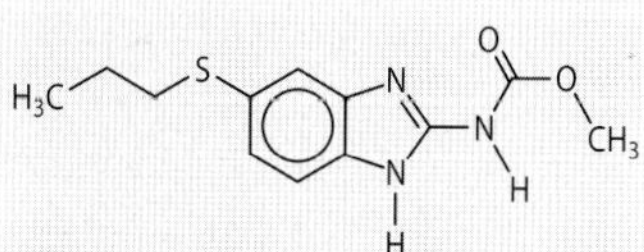

Albendazol

Der *Wirkungsmechanismus* dieser Verbindung entspricht dem des Mebendazol. Albendazol wird nur mäßig aus dem Magen-Darm-Trakt resorbiert und im wesentlichen zum Sulfoxid, das für die Wirkung verantwortlich zu sein scheint, metabolisiert. Bei geringer renaler Elimination wird Albendazol überwiegend biliär ausgeschieden. Die Halbwertszeit des Sulfoxids beträgt etwa 9 h. Im Vordergrund der Nebenwirkungen steht die Hepatotoxizität. Daneben werden auch Beschwerden von seiten des Gastrointestinaltraktes (Übelkeit, Erbrechen, Durchfall) und der Haut (Haarausfall, Juckreiz, Hautausschlag) beobachtet. Die Dosierung bei der Chemotherapie der Echinokokkose beträgt 800 mg/Tag über 28 Tage.

33.2.24.2 Pharmaka gegen Nematoden (Fadenwürmer)

Die Wirksamkeit von *Mebendazol* erstreckt sich auf Spulwürmer (Askariden), Madenwürmer (Oxyuren), Hakenwürmer (Ancylostoma duodenale, Necator americanus) und auf den Peitschenwurm (Trichiuris trichiura). Der vermizide Effekt läßt sich auf eine Hemmung der Glucoseaufnahme in die Würmer zurückführen. Systemische Nebenwirkungen sind wegen der geringen enteralen Resorption nicht zu erwarten. Gelegentlich kann es zu gastrointestinalen Beschwerden kommen. Bei Befall mit den oben genannten Helminthen beträgt die Dosierung für Erwachsene 2mal 100 mg/Tag über 3 Tage.

Pyrantelembonat weist ein ähnliches Wirkungsspektrum wie Mebendazol auf: Oxyuren, Askariden und Hakenwürmer. Diese Substanz führt zu einer spastischen Lähmung der Würmer, die auf einer Dauerdepolarisation der motorischen Endplatte und einer zusätzlichen Hemmung der Cholinesterase beruht.

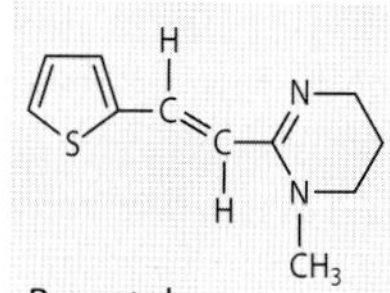

Pyrantel

Da Pyrantelembonat nur geringfügig aus dem Magen-Darm-Trakt resorbiert wird, sind Nebenwirkungen – abgesehen von gelegentlichen gastrointestinalen Beschwerden wie Übelkeit und Erbrechen – selten. Für Erwachsene beträgt die Dosierung bei Askariasis und Oxyuriasis einmal 10 mg/kg KG Pyrantelbase.

Tiabendazol (in Deutschland nicht im Handel) wirkt gegen zahlreiche Würmer, v.a. gegen Haken- und Peitschenwürmer. Daneben sind auch Askariden und Oxyuren empfindlich. Gute Wirksamkeit besteht auch gegenüber Strongyloiden (Zwergfadenwürmer) und Trichinellen. Der Wirkungsmechanismus ist unbekannt.

Da Tiabendazol leicht aus dem Magen-Darm-Trakt resorbiert wird (der größere Teil der Substanz wird in metabolisierter Form renal ausgeschieden), sind Nebenwirkungen häufiger. Sie betreffen den Gastrointestinaltrakt (Übelkeit, Erbrechen), aber auch das Zentralnervensystem (Benommenheit, Schwindel, Sehstörungen). Aus diesem Grund sollte Tiabendazol nicht bei Askariden- oder Oxyurenbefall verwendet werden, da hierfür verträglichere Pharmaka zur Verfügung stehen. Je nach Wurmart beträgt die Dosierung 50 mg/kg KG – verteilt auf 2 Tagesdosen – für 1–4 Tage.

Pyrviniumembonat schädigt Oxyuren über eine Hemmung der O_2- und Glucoseaufnahme.

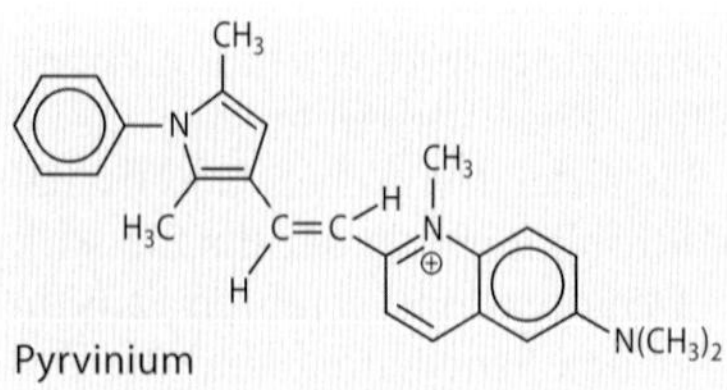

Pyrvinium

Nebenwirkungen sind wegen fehlender Resorption selten (Übelkeit, Erbrechen). Eine Rotfärbung des Stuhls ist ohne Bedeutung. Die Dosierung beträgt 1mal 5 mg/kg KG Pyrviniumbase und wird u.U. nach 10 Tagen wiederholt.

Filariosen sind Infektionen mit Nematoden, bei denen die Erreger die Gewebe befallen. Wichtige Filarien sind Wucheria bancrofti, Onchocerca volvulus und Loa loa.

Diethylcarbamazin wirkt v.a. gegen die Mikrofilarien von Wucheria bancrofti und Loa loa. Der Wirkungsmechanismus dieser Verbindung, die offensichtlich erst in die wirksame Form überführt werden muß, ist unbekannt.

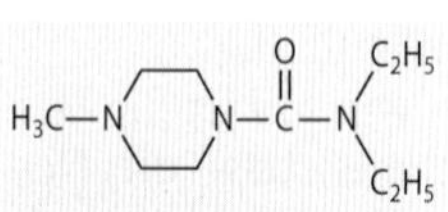

Diethylcarbamazin

Die Substanz wird rasch aus dem Magen-Darm-Trakt resorbiert und nahezu quantitativ in metabolisierter Form renal ausgeschieden. Die Halbwertszeit beträgt etwa 10 h.

Die Nebenwirkungen betreffen den Magen-Darm-Trakt mit Übelkeit und Erbrechen sowie das ZNS mit Kopfschmerzen, Tremor, Krämpfen, Seh- und Gleichgewichtsstörungen. Die Dosierung beträgt 3mal täglich 2 mg/kg KG über 3–4 Wochen.

Ivermectin (in Deutschland nicht im Handel) ist sehr wirksam gegen die Mikrofilarien von Onchocerca volvulus. Die Substanz führt zu einer Lähmung der Würmer, die wahrscheinlich auf einer vermehrten Freisetzung von GABA in peripheren Neuronen beruht. An Nebenwirkungen werden Schwindel und Juckreiz beschrieben. Die Dosierung beträgt 1mal 0,2 mg/kg KG/Jahr.

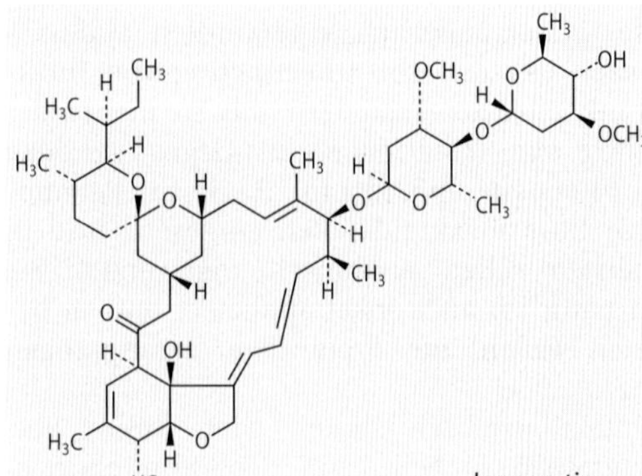

Ivermectin

33.2.24.3 Pharmaka gegen Trematoden (Saugwürmer)

Mittel der Wahl zur Behandlung der meisten Trematodeninfektionen ist *Praziquantel*, das u.a. gegen den großen Leberegel (Fasciola hepatica), den chinesischen Leberegel (Clonorchis sinensis), den Lungenegel (Paragonimus) und gegen die Erreger der Bilharziose (Schistosoma haematobium, S.mansoni, S.japonicum) wirksam ist. Einzelheiten s. oben. Für die meisten Infektionen mit Trematoden genügt die einmalige Gabe von 20–75 mg/kg KG, bei Fasciola hepatica werden 3mal 25 mg/kg KG über 3–5 Tage gegeben.

Das Benzimidazol *Triclabendazol* zeigt hohe Aktivität gegen Fasciola hepatica.

33.3 Substanzen zur Prophylaxe von Infektionskrankheiten

33.3.1 Desinfektionsmittel

Desinfektion ist das Abtöten pathogener Mikroorganismen auf Gegenständen der menschlichen und tierischen Umgebung bzw. auf der Körperoberfläche. Im Gegensatz zur Desinfektion beinhaltet der Begriff Sterilisation das Abtöten aller Mikroorganismen, einschl. widerstandsfähiger bakterieller Sporen. Sterilisation ist also etwas Absolutes, während Desinfektion ein relativer Begriff ist: Ein desinfizierter Gegenstand muß nicht steril sein, aber so keimarm, daß er nicht mehr infizieren kann.

Beide immer äußerlich angewandten Maßnahmen haben das Ziel, die Übertragung von Infektionskrankheiten zu verhindern, d.h. sie dienen der Prophylaxe von Infektionen. Im Gegensatz dazu werden Chemotherapeutika in 1.Linie zur Behandlung von Infektionskrankheiten eingesetzt und in den meisten Fällen systemisch angewendet. Sie können natürlich auch lokal appliziert und in begründeten Fällen zur Prophylaxe herangezogen werden.

Desinfektionsmittel können nach ihrem Verwendungszweck in Fein- und Grobdesinfektionsmittel unterteilt werden. Mit *Feindesinfektionsmitteln* werden z.B. Hände, Haut und Schleimhäute, aber auch empfindliches Instrumentarium desinfiziert, während die Anwendung von *Grobdesinfektionsmitteln* auf die Desinfektion von Einrichtungs- und Gebrauchsgegenständen, Flächen sowie von keimhaltigen Exkrementen (Kot, Sputum) beschränkt ist.

Antiseptika sind (Fein)desinfektionsmittel, die zur Anwendung auf der Körperoberfläche oder in von außen zugänglichen Körperhöhlen (Blase, Rachen) und zur Wunddesinfektion vorgesehen sind. Sie schädigen Mikroorganismen prinzipiell stärker als selektiv angreifende Chemotherapeutika.

Die Wirkung eines Desinfektionsmittels wird von vielen Faktoren bestimmt, die bei der Anwendung berücksichtigt werden müssen. Ein optimales Desinfektionsmittel sollte

1. abtötend (mikrobizid) auf alle pathogenen Mikroorganismen (Viren, Bakterien, Pilze und deren Sporen) wirken. Die Abtötung bakterieller Sporen gelingt nur mit wenigen Wirkstoffen (Iod, Formaldehyd, Peressigsäure). Bislang gibt es jedoch kein ideales Desinfektionsmittel, in dessen Spektrum alle Keime fallen. Durch die Kombination aufeinander abgestimmter Wirkstoffe kann jedoch das Spektrum erweitert und den Erfordernissen angepaßt werden;
2. in geringen Konzentrationen schnell wirksam sein;
3. keine systemische Toxizität nach Resorption für Mensch und Tier besitzen;
4. lokal verträglich auf Haut und Schleimhäuten sein;
5. durch Eiter, Blut oder andere organische Verbindungen nicht inaktiviert oder in seiner Wirksamkeit beeinträchtigt werden.

In der folgenden Übersicht sollen einige Einzelsubstanzen vorgestellt werden. Überwiegend werden jedoch Kombinationen eingesetzt, die hier nicht bewertet werden sollen. Eine Übersicht gibt die jeweils aktualisierte Liste der Deutschen Gesellschaft für Hygiene und Mikrobiologie, in der die für wirksam befundenen Desinfektionsverfahren zusammengestellt sind. Für den Seuchenfall sind die Desinfektionsmittel der Liste der vom Robert-Koch-Institut geprüften und anerkannten Desinfektionsmittel und -verfahren anzuwenden.

33.3.1.1 Halogene

Iod

Elementares Iod gehört zu den wirkungsvollsten Desinfektionsmitteln. Seine rasche mikrobizide Wirkung erstreckt sich auf die meisten Bakterien und Pilze, auch bakterielle Sporen werden erfaßt. Viren werden ebenfalls in kurzer Zeit (1–10 min) inaktiviert. Der Wirkungsmechanismus, der im Detail unbekannt ist, steht wahrscheinlich mit der guten Penetration in die Zellen und der proteinpräzipitierenden Wirkung im Zusammenhang.

Das Hauptanwendungsgebiet von Iod ist die Desinfektion der Haut vor Operationen bzw. die Desinfektion kleinerer Wunden in Form der alkoholischen Iodlösung (Tinctura iodi) unter Zusatz von Kaliumiodid. Eine Depotwirkung wird durch die Verwendung eines Iod-Polyvinylpyrrolidon-Komplexes erreicht *(Polyvidoniod, Povidoniod)*, aus dem langsam Iod freigesetzt wird.

Die Verträglichkeit ist i.allg. gut, nachteilig ist jedoch eine relativ häufige Überempfindlichkeit gegenüber Iod, die allerdings sehr selten mit schweren Symptomen (Schock) einhergeht und sich meist lokal an der Haut (Bläschen) bemerkbar macht. Vor der Anwendung sollte daher eine Iodallergie ausgeschlossen sein.

Chlorhaltige Desinfektionsmittel

Hier sind v.a. *Chlorgas*, *Hypochlorite* (z.B. Chlorkalk) und *Chloramine* zu nennen, die ausgezeichnete Desinfektionsmittel sind.

Chlor kann sowohl als Chlorgas als auch über die unterchlorige Säure mikrobizid wirken. Sie entsteht beim Einleiten von Chlorgas in Wasser und liegt in neutralem oder saurem Milieu überwiegend in nichtdissoziierter Form vor, an die die bakterizide Wirkung gebunden ist. Beim Zerfall der unterchlorigen Säure entsteht naszierender Sauerstoff, der zusätzlich bakterizid wirkt:

$$Cl_2 + H_2O \rightarrow HCl + HOCl \rightarrow HCl + O$$

Chlorgas wird zur Wasserdesinfektion, Hypochloritlösungen (Chlorkalk) zur Desinfektion von Fäkalien und Abfallgruben verwendet. Frisch angesetzte 0,5%ige Natriumhypochloritlösung inaktiviert auch AIDS-Erreger (HIV), selbst bei Proteinbelastung, in kurzer Zeit.

Eine längere Wirkungsdauer haben Chloramine. Sie sind in wäßriger Lösung instabil. Durch die langsame Chlorabspaltung entsteht ebenfalls unterchlorige Säure.

Tosylchloramid z.B. wird im wesentlichen zur Desinfektion von Flüssigkeiten (Badewasser, Sputum) verwendet; in geringeren Konzentrationen jedoch auch zur Desinfektion der Haut (0,25–0,5%ig) und Schleimhäute (0,025–0,5%ig).

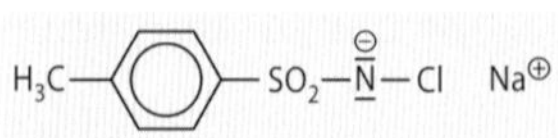

Tosylchloramid

33.3.1.2 Oxidationsmittel

Zur Wundreinigung, weniger zur Desinfektion aufgrund der geringen Keimreduktion, werden auch Wasserstoffperoxid (H_2O_2) und Kaliumpermanganat ($KMnO_4$) verwendet. Aus beiden wird naszierender Sauerstoff abgespalten, der außerordentlich reaktionsfähig ist und bakterielle Systeme oxidiert.

Wasserstoffperoxid ist eine instabile Verbindung, die leicht in Sauerstoff und Wasser zerfällt. In Gegenwart von Katalase, einem ubiquitären Enzym, geht der Zerfall noch schneller vor sich, so daß die Wirkung von H_2O_2 sehr kurz ist. Als schwach bakterizide und desodorierende Verbindung wird H_2O_2 im wesentlichen zum Spülen und Reinigen von Wunden verwendet (etwa 3%ig). Höhere Verdünnungen (1%ig) werden zum Gurgeln und Mundspülen benutzt.

Kaliumpermanganat ist insgesamt stärker wirksam. Neben der adstringierenden Eigenschaft ist es in hohen Konzentrationen auch ätzend. Zur Haut- und Wunddesinfektion werden Lösungen von 1:2000 bis 1:5000 verwendet.

33.3.1.3 Schwermetallverbindungen

Quecksilberverbindungen

Anorganische Quecksilberverbindungen (Quecksilber-II-chlorid, Sublimat) gehören zu den ältesten Desinfektionsmitteln, werden aber wegen ihrer Toxizität nicht mehr verwendet. An ihre Stelle traten organische Quecksilberverbindungen mit geringerer Toxizität. Die Wirkung dieser insgesamt schwachen Desinfektionsmittel beruht auf einer Blockade funktioneller SH-Gruppen durch freigesetzte Quecksilberionen.

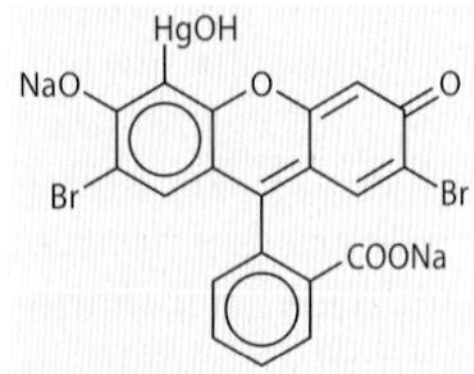

Merbromin

Verwendet werden *Merbromin* und *Phenylmercuriborat* zur Wundbehandlung und Desinfektion der Haut und Schleimhäute. Allergische Nebenwirkungen sind möglich. Die Bedeutung dieser Verbindungen ist gering.

Silberverbindungen

Silbernitrat wirkt über eine Blockade essentieller Gruppen (-SH, -NH_2) bakterizid, weiter auch adstringierend und ätzend. Es wird entweder in fester Form (Höllensteinstift) zum Verschorfen von Wunden oder als Lösung zur Wundbehandlung und Desinfektion verwendet (0,1–0,5%ig). Auf den Wundflächen entsteht dabei ein Schorf, aus dem langsam Silberionen freigesetzt werden, so daß trotz der geringen Konzentration eine längere bakteriostatische Wirkung besteht. In der Pädiatrie wurde früher 1%ige Silbernitratlösung zur Credé-Prophylaxe der Blennorrhö des Neugeborenen (Gonokokkeninfektion) am Auge verwendet; heute wird sie mit Penicillin G (1000 E/ml) durchgeführt. Längere Anwendung von Silbersalzen kann zur Argyrie, einer Ablagerung von Silbersulfid in Haut und Schleimhäuten, führen.

Zinkverbindungen
Sie (z.B. Zinkoxid, Zinksulfat) haben nur eine geringe antiseptische Wirkung. Zinkoxid wirkt als Streupulver und in Salben zu Wundbehandlung v.a. adstringierend und nur in sehr hohen Konzentrationen antimikrobiell. Bei bestimmten Formen chronischer Konjunktivitiden (Moraxellainfektion) kann 0,1–1,0%ige Zinksulfatlösung am Auge verwendet werden.

33.3.1.4 Alkohole

Alkohole wirken durch die Denaturierung von Proteinen bakterizid. Diese Wirkung wird mit zunehmender Kettenlänge verstärkt. Praktische Bedeutung haben *Ethanol*, *Isopropanol* und *n-Propanol*, die gegen fast alle Keime (auch Viren, Pilze, Mykobakterien) mit Ausnahme von bakteriellen Sporen, wirksam sind. Gegen unbehüllte Viren (z.B. Polioviren) ist ihre Wirkung nicht ausreichend. Behüllte Viren, wie z.B. HIV (AIDS-Erreger), werden ausreichend inaktiviert.

Unverdünnte Alkohole haben keine Wirkung; die optimalen Konzentrationen liegen bei 70% für Ethanol, 60–70% für Isopropanol und 50–60% für n-Propanol. Das Hauptanwendungsgebiet der Alkohole ist die Hautdesinfektion und insbesondere die hygienische und chirurgische Händedesinfektion.

Mehrwertige Alkohole wie *Triethylenglykol* wurden früher als Aerosol zur Raumdesinfektion verwendet. Dazu ist allerdings eine Mindestluftfeuchtigkeit (ca. 40% relative Feuchtigkeit) erforderlich, damit die Erreger von einer Wasserhülle umgeben sind, in der sich die Glykole lösen können. Die hohe Konzentration, die in einem Wassertröpfchen erreicht werden kann, führt dann durch osmotischen Wasserentzug aus dem Bakterium zur Bakterizidie.

1,2-Propylenglykol wird wegen seiner beachtlichen antimikrobiellen Wirkung in höheren Konzentrationen bei der Herstellung von Dermatika verwendet.

33.3.1.5 Aldehyde

Die Aldehyde denaturieren Proteine durch die Reaktion mit freien Aminogruppen. Auf diese Reaktion ist auch die adstringierende Wirkung zurückzuführen.

Formaldehyd, der gebräuchlichste Aldehyd, wirkt gegen fast alle Keime mikrobizid (Viren, Bakterien, Pilze). Auch bakterielle Sporen werden bei höheren Konzentrationen abgetötet. Da die Wirkung gegen bakterielle Sporen nur langsam einsetzt, muß eine lange Einwirkungszeit (mehrere Stunden) in Kauf genommen werden. Die Inaktivierung des AIDS-Erregers (HIV) erfolgt mit 0,5%igem Formalin in maximal 30 Minuten.

Formaldehyd (in ca. 5%iger Verdünnung) wird üblicherweise nur zur Desinfektion unbelebter Gegenstände (Flächen, Wäsche, Instrumente) eingesetzt, da die lokalen Reizwirkungen auf Haut und Schleimhäute zu groß sind. Die schweißsekretionshemmende Wirkung geringer Konzentrationen kann bei lokaler Hyperhidrosis (Füße, Hände) ausgenutzt werden.

Die Raumdesinfektion mit verdampftem Formaldehyd (Formaldehydnebel) ist nur in Ausnahmefällen erforderlich.

Der in den letzten Jahren durch Tierversuche mit hohen Konzentrationen (bis 15 ppm in der Luft) entstandene Verdacht der kanzerogenen Eigenschaft des Formaldehyds führte zu einer Gebrauchseinschränkung. Bei sachgemäßer Anwendung (z.B. mit Schutzhandschuhen), besonders beim Ansetzen der Gebrauchsverdünnung, ist eine gesundheitliche Schädigung nicht gegeben, wenn auch der MAK-Wert von 0,5 ppm (Geruchsschwelle 0,05 ppm) kurzfristig überschritten wird. Wegen seines breiten Wirkungsspektrums ist Formaldehyd in vielen Anwendungsbereichen weiterhin das Mittel der Wahl.

Glutaraldehyd ist schneller und stärker wirksam als Formaldehyd und wird vorwiegend zur Instrumentendesinfektion benutzt.

33.3.1.6
Phenole und Phenolderivate

Phenol als starkes Protoplasmagift und eines der ältesten Desinfektionsmittel (J.Listers Carbolspray) ist heute durch wirksamere und weniger toxische Derivate ersetzt.

Systemische Nebenwirkungen können auch nach lokaler Applikation auftreten, da Phenol über die intakte Haut gut resorbiert wird. Bei akzidenteller oraler Aufnahme hängt die Schwere der Intoxikation von der resorbierten Menge ab. Ganz im Vordergrund stehen Symptome von seiten des ZNS. Zunächst kommt es zur zentralen Erregung (Muskelzittern, Krämpfe), die dann von einer Dämpfung (Koma, zentrale Atemlähmung) abgelöst wird. Wenn diese akute Phase überlebt wird, können schwere Organschäden an Niere (!), Leber und Herz zurückbleiben.

Die lokale Anwendung konzentrierter Phenollösungen führt zu charakteristischen Verätzungen unter Bildung eines weißen Ätzschorfes (Denaturierung von Eiweißen). Durch die lokalanästhetische Wirkung können diese Gewebsschäden ohne Schmerzen auftreten.

Bei den Derivaten des Phenols handelt es sich um halogenierte und/oder alkylierte bzw. arylierte Phenolverbindungen, deren desinfizierende Wirkung in Abhängigkeit von der Zunahme der Kettenlänge und der Anzahl der Halogensubstituenten größer wird. Gleichzeitig wird auch die Toxizität vermindert. Mit Ausnahme von bakteriellen Sporen und unbehüllten Viren werden alle Erreger abgetötet. Beispiele für Abkömmlinge des Phenols sind *p-Chlor-m-kresol*, *p-Chlor-m-xylenol*, *o-Phenylphenol* und *Hexachlorophen*. Sie sind Bestandteile zahlreicher Desinfektionsmittel und werden heute wegen nicht ausreichender Wirkung und toxischer Eigenschaften nur noch selten eingesetzt.

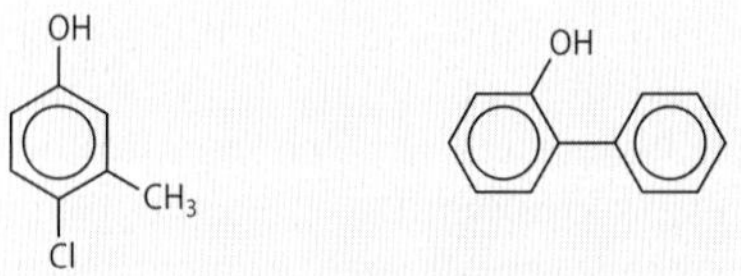

p-Chlor-m-kresol o-Phenylphenol

Hexachlorophen war in medizinischen Seifen, Babypflegemitteln, Deoseifen und Deosprays enthalten, weil es die bakterielle Zersetzung des Schweißes verhindert. Heute ist in Kosmetika nur eine Konzentration von 0,1% (EU-Richtlinie) erlaubt, in Mitteln zur Kinderpflege und Intimhygiene ist es verboten. Die übrigen Präparate müssen mit dem Warnhinweis: „Nicht zur Pflege von Kindern unter drei Jahren verwenden, enthält Hexachlorophen" versehen sein. Wegen der potentiellen Neurotoxizität (besonders gefährdet waren Früh- und Neugeborene sowie junge Säuglinge, bei denen nach äußerlicher Anwendung schwere degenerative Veränderungen des ZNS beobachtet wurden) hat Hexachlorophen seine frühere Bedeutung verloren und wird auch als Desinfektionsmittel nicht mehr eingesetzt.

Thymol (Isopropylkresol) ist sehr viel stärker als Phenol wirksam, aber weniger toxisch. Die besonders ausgeprägte fungizide Wirkung kann bei Pilzerkrankungen der Haut ausgenutzt werden. Es ist außerdem wegen des angenehmen Geschmacks in Zahnpasten und Mundwässern enthalten.

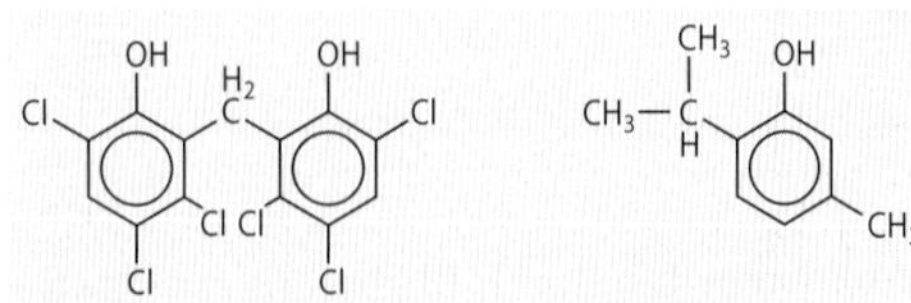

Hexachlorophen Thymol

33.3.1.7
Säuren

Für die Instrumentendesinfektion hat *Peressigsäure* eine gewisse Bedeutung. Die gebrauchsfertige Lösung ist jedoch sehr instabil und stark korrodierend, so daß sie trotz ihres umfassenden Wirkungsspektrums keine breite Anwendung findet.

Salicylsäure und *p-Hydroxybenzoesäureester* wurden wegen ihrer bakteriostatischen Wirkung als Konservierungsmittel für Lebensmittel verwendet. Aus toxikologischen Gründen wird Salicylsäure im Lebensmittelbereich nicht mehr nennenswert eingesetzt, ist aber Bestandteil zahlreicher Dermatika.

33.3.1.8
8-Hydroxychinolin-, Acridin- und Hexahydropyrimidinderivate

Substanzen aus diesen Gruppen werden als Antiseptika zur Desinfektion von Haut, Schleimhäuten und Wunden verwendet. Bei ihrem Einsatz in Kosmetika sind aus toxikologischen Gründen maximal zulässige Konzentrationen (EU-Liste) zu beachten.

8-Hydroxychinolinderivate sind seit langem Bestandteil der Therapie intestinaler Infektionen (z.B. Amöbenruhr). Daneben können sie auch lokal als Wundpuder *(Clioquinol)* oder zur lokalen Anwendung auf der Haut und den Schleimhäuten des Mund- und Rachenraumes zur Behandlung bakterieller und mykotischer Infektionen *(Chlorquinaldol)* verwendet werden. Über die Nebenwirkungen bei langfristiger Anwendung s.S. 691.

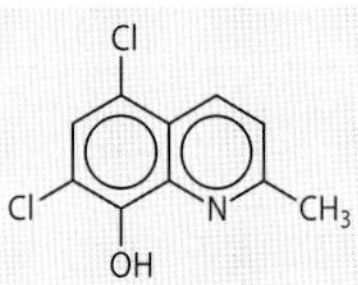

Chlorquinaldol

Acridinderivate wurden durch Ehrlich in die Therapie eingeführt. Heute dienen sie im wesentlichen zur oberflächlichen Desinfektion der Haut und Schleimhäute sowie zum Desinfizieren und Spülen von Wunden. *Ethacridin*, eine bakterizid wirkende Substanz, zeigt eine besondere Wirksamkeit gegen eiterbildende Kokken. 0,01%ige Lösungen sind ausreichend wirksam.

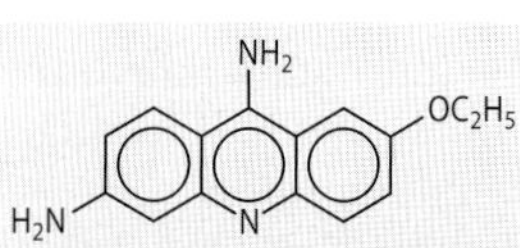

Ethacridin

Hexahydropyrimidinderivate wie *Hexetidin* finden bei entzündlichen und infektiösen Erkrankungen des Mund- und Rachenraumes Verwendung zur oberflächlichen Behandlung.

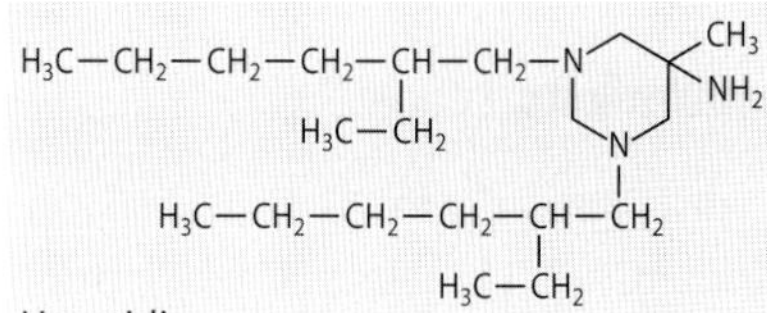

Hexetidin

33.3.1.9
Quartäre Ammoniumverbindungen

Zu dieser Gruppe gehören oberflächenaktive Substanzen, die hydrophile und hydrophobe Gruppierungen tragen. Im Gegensatz zu normalen anionenaktiven Seifen (Alkalisalze von Fettsäuren) sind die sog. Invertseifen (quartäre Ammoniumsalze längerkettiger Alkylreste) kationenaktiv. Ihr Aufbau bedingt, daß sie sich in Grenzphasen anreichern, sich dort ordnen und die Eigenschaften der Grenzschicht ändern. Sie können sich wegen ihrer Struktur auch in Membranen einlagern, die derart geschädigt werden, daß es zum Austreten essentieller Zellbestandteile kommen kann.

Die Anwendungsmöglichkeiten der Invertseifen sind begrenzt. Sie sind zwar gegen zahlreiche grampositive Erreger und Pilze wirksam, doch ist ihre Wirksamkeit gegen Mykobakterien und Viren nicht sicher. Da sie gegen einzelne Keimarten (besonders Pseudomonasarten) nicht wirksam sind, werden sie fast ausschließlich als Zusatz zu anderen Wirkstoffen (vorteilhaft sind hier ihre tensidischen Eigenschaften) verwendet.

Ihre Wirkung hängt in hohem Maße vom umgebenden Milieu ab. In Gegenwart üblicher Seifen werden sie inaktiviert, ebenso bei Anwesenheit organischen Materials wie Eiter, Blut oder andere Eiweiße. Die optimale Wirksamkeit besteht im alkalischen Milieu.

Die bevorzugte Anwendung ist die Spülung von Wunden sowie die Hände- und Instrumentendesinfektion. Ein Vorteil ist die geringe lokale Toxizität, weswegen sie auch besonders im Lebensmittelbereich als Flächendesinfektionsmittel eingesetzt werden. Bei Ingestion größerer Mengen kommt es zu curareähnlichen Vergiftungsbildern mit schlaffer Lähmung der Skelettmuskulatur und peripherer Atemlähmung. Beispiele für kationenaktive Invertseifen sind *Benzalkoniumchlorid* und *Cetylpyridini-*

Tabelle 33.17. Wirkungsspektrum und pH-Wertabhängigkeit der wichtigsten Desinfektionsmittel (*s* schnell wirksam, *l* langsam wirksam, *ll* sehr langsam wirksam) (nach Wallhäusser 1995)

Desinfektionsmittel	Reaktionsgeschwindigkeit	Optimaler pH-Bereich (2 3 4 5 6 7 8 9 10)	Wirkungsspektrum: Bakterien, grampositive: Sporen (Dauerformen)	Bakterien, grampositive: vegetative Formen	Mykobakterien	gramnegative Bakterien	Pilze: Hefen	Pilze: Schimmelpilze	Viren	Beeinflussung durch das Milieu
Peressigsäure	S		gute Wirksamkeit	gute Wirksamkeit	gute Wirksamkeit	gute Wirksamkeit	gute Wirksamkeit	gute Wirksamkeit	gute Wirksamkeit	stark
Chlor (Na-Hypochlorit)	S		gute Wirksamkeit	gute Wirksamkeit	mäßig wirksam	gute Wirksamkeit	mäßig wirksam	mäßig wirksam	gute Wirksamkeit	stark
Chlorabspalter	S		gute Wirksamkeit	gute Wirksamkeit	mäßig wirksam	gute Wirksamkeit	mäßig wirksam	mäßig wirksam	gute Wirksamkeit	stark
Iod	S		gute Wirksamkeit	gute Wirksamkeit	mäßig wirksam	gute Wirksamkeit	mäßig wirksam	mäßig wirksam	gute Wirksamkeit	stark
Formaldehyd	l		gute Wirksamkeit	gute Wirksamkeit	gute Wirksamkeit	gute Wirksamkeit	mäßig wirksam	mäßig wirksam	mäßig wirksam	stark
Formaldehydabspalter	ll		gute Wirksamkeit	gute Wirksamkeit	mäßig wirksam	gute Wirksamkeit	mäßig wirksam	mäßig wirksam	mäßig wirksam	stark
Glutaraldehyd	S		gute Wirksamkeit	gute Wirksamkeit	gute Wirksamkeit	gute Wirksamkeit	mäßig wirksam	mäßig wirksam	mäßig wirksam	stark
Phenol und Derivate	S		unwirksam	gute Wirksamkeit	gute Wirksamkeit	gute Wirksamkeit	mäßig wirksam	mäßig wirksam	selektiv wirksam	gering
Alkohole	S		unwirksam	gute Wirksamkeit	gute Wirksamkeit	gute Wirksamkeit	mäßig wirksam	mäßig wirksam	selektiv wirksam	gering
Quaternäre Verbindungen	l		unwirksam	gute Wirksamkeit	unwirksam	mäßig wirksam	gute Wirksamkeit	gute Wirksamkeit	selektiv wirksam	stark
Guanidine	S		unwirksam	gute Wirksamkeit	unwirksam	gute Wirksamkeit	mäßig wirksam	mäßig wirksam	selektiv wirksam	stark
Amphotere Verbindungen	l		unwirksam	gute Wirksamkeit	mäßig wirksam	gute Wirksamkeit	gute Wirksamkeit	gute Wirksamkeit	selektiv wirksam	mäßig

pH-Werteinfluß: gute Wirksamkeit, abnehmend; nur noch schwache Wirkung

gute Wirksamkeit; mäßig wirksam; unwirksam; selektiv wirksam

umchlorid, das auch als Mund- und Rachenantiseptikum Verwendung findet.

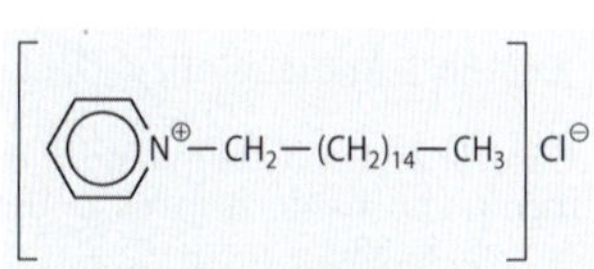

Cetylpyridiniumchlorid

33.3.1.10 Guanidine

Guanidine und Diguanidine besitzen ein breites antimikrobielles Wirkungsspektrum mit schwankender Wirksamkeit gegen Viren, Pilze und Mykobakterien. Ein Vertreter dieser Gruppe von Desinfektionsmitteln ist *Chlorhexidin*, das in den üblicherweise zur Haut- und Händedesinfektion verwendeten Konzentrationen rasch bakterizid wirkt.

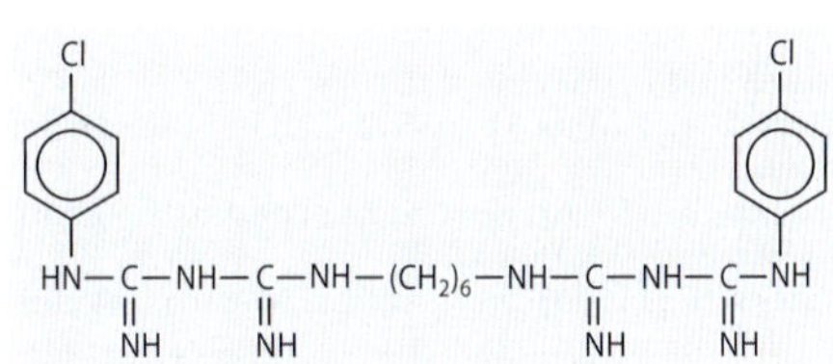

Chlorhexidin

Pilze, Mykobakterien und bakterielle Sporen werden unzureichend abgetötet. Neben der Anwendung als Desinfektionsmittel (meist als Zusatz) wird Chlorhexidin wegen der geringen Toxizität auch bei Infektionen des Mund- und Rachenraumes eingesetzt und gehört hier zu den effektivsten Substanzen. Hervorzuheben ist noch die sehr gute Anti-plaquewirkung. Nebenwirkungen sind insgesamt selten: vereinzelt allergische Reaktionen, metallischer, seifiger Geschmack sowie gelbliche Verfärbung der Zähne. Empfohlen wird die limitierte Anwendung für etwa 14 Tage.

33.3.1.11 Amphotere Verbindungen

Diese Gruppe von oberflächenaktiven Desinfektionsmitteln bildet als Aminosäurederivate in Wasser Kationen, Anionen und Zwitterionen. Die Verbindungen sind bakterizid (auch gegen Mykobakterien) und fungizid und zeichnen sich durch gute Verträglichkeit und geringe Toxizität aus. Sie sind auch in Gegenwart von proteinhaltigem Material (Eiweiß, Blut, Eiter) wirksam, jedoch unverträglich mit anionischen und nichtionischen Detergenzien. Anwendung finden solche Verbindungen, wie beispielsweise *Dodecyl-di-(aminoethyl-)glycin*, als Zusätze zu Flächendesinfektionsmitteln und zur Händedesinfektion.

$$H_3C-(CH_2)_{11}-NH-CH_2-CH_2-NH-CH_2-CH_2-NH-CH_2-COOH$$

Dodecyl-di-(aminoethyl-)glycin

Einige charakteristische Eigenschaften der Desinfektionsmittel sind in der Tabelle 33.17 zusammengestellt.

Literatur

Adkins JC, Noble S (1998) Efavirenz. Drugs 56:1055–1064

Adkins JC, Peters DH, Faulds D (1997) Zalcitabine. Drugs 53:1054–1080

Alrabiah FA, Sacks SL (1996) New antiherpesvirus agents. Drugs 52:17–32

Alrabiah FA, Sacks SL (1996) New antiherpesvirus agents: Their targets and therapeutic potential. Drugs 52:17–32

Bäder G (1992) Molecular-Modelling-Untersuchung am penicillinbindenden Protein 5 von Escherichia coli K 12, Inaug-Diss, Fach Pharmazie, Fr Univ Berlin

Balfour JA, Bryson HM, Brogden RN (1996) Imipenem/Cilastatin: An update of its antibacterial activity, pharmacokinetics and therapeutic efficacy in the treatment of serious infections. Drugs 51:99–136

Balfour HH (1999) Antiviral Drugs. N Engl J Med 340:1255–1267

Barradell LB, Fitton A (1995) Artesunate: A review of its pharmacology and therapeutic efficacy in the treatment of malaria. Drugs 50:714–741

Bickston SJ, Cominelli F (1998) Treatment of Crohn's disease at the turn of the century. N Engl J Med 339:401–402

Blanchard JS (1996) Molecular mechanisms of drug resistance in mycobacterium tuberculosis. Annu Rev Biochem 65:215–239

Brogden RN, Fitton A (1994) Rifabutin: A review of its antimicrobial activity, pharmacokinetic properties and therapeutic efficacy. Drug 47:983–1009

Brogden RN, Peters DH (1994) Teicoplanin: A reappraisal of its antimicrobial activity, pharmacokinetic properties and therapeutic efficacy. Drugs 47:823–854

Brogden RN, Spencer CM (1997) Cefotaxime. Drugs 53:483–510

Bryson HM, Brogden RN (1994) Piperacillin/Tazobactam: A review of its antibacterial activity, pharmacokinetic properties and therapeutic potential. Drugs 47:506–535

Bryson HM, Spencer CM (1996) Quinupristin-dalfopristin. Drugs 52:406–415

Bush K, Jacoby GA, Medeiros AA (1995) A functional classification scheme for β-lactamases and its correlation with molecular structure. Antimicrob Agents Chemother 39:1211–1233

Caeiro JP, DuPont HL (1998) Management of travellers' diarrhoea. Drugs 56:73–81

Charles L, Segreti J (1997) Choosing the right macrolide antibiotic: A guide to selection. Drugs 53:349–357

Chopra I, Hawkey PM, Hinton M (1992) Tetracyclines, molecular and clinical aspects. J Antimicrob Chemother 29: 245–277

Como JA, Dismukes WE (1994) Oral azole drugs as systemic antifungal therapy, N Engl J Med 330: 263–272

Clemett D, Markham A (2000) Linezolid. Drugs 59:815–827

Davis R, Bryson HM (1994) Levofloxacin: A review of its antibacterial activity, pharmacokinetics and therapeutic efficacy. Drugs 47:677–700

Davis R, Markham A, Balfour JA (1996) Ciprofloxacin: An updated review of its pharmacology, therapeutic efficacy and tolerability. Drugs 51:1019–1074

De Kruijff B, Demel RA (1974) Polyene antibiotic-sterol interactions in membranes of acholeplasma laidlawii cells and lecithin liposomes. III. Molecular structures of the polyene antibiotic-cholesterol complexes. Biochim Biophys Acta 339:57–70

De Silva N, Guyatt H, Bundy D (1997) Anthelmintics. Drugs 53:769–788

De Vries PJ, Dien TK (1996) Clinical pharmacology and therapeutic potential of artemisinin and its derivatives in the treatment of malaria. Drugs 52:818–836

Domann E (1998) Pathogenitätsfaktoren bakterieller Krankheitserreger. Dtsch Med Wochenschr 123:229–236

Dunn CJ, Barradell LB (1996) Azithromycin: A review of its pharmacological properties and use as 3-day therapy in respiratory tract infections. Drugs 51:483–505

Erickson JW, Burt SK (1996) Structural mechanisms of HIV drug resistance. Annu Rev Pharmacol Toxicol 36:545–571

Faulds D, Brogden RN (1992) Didanosine. A review of its antiviral activity, pharmacokinetic properties and therapeutic potential in human immunodeficiency virus infection. Drugs 44:94–116

Flexner C (1998) HIV-protease inhibitors. N Engl J Med 338:1281–1292

Foster RH, Faulds D (1998) Abacavir. Drugs 55:729–736

Frayha GJ, Smyth JD, Gobert JG, Savel J (1997) The mechanisms of action of antiprotozoal and anthelmintic drugs in man. Gen Pharmacol 28:273–299

Freeman CD, Klutman NE, Lamp KC (1997) Metronidazole. A therapeutic review and update. Drugs 54:679–708

Fulton B (1995) Trimetrexate: A review of its pharmacodynamic and pharmacokinetic properties and therpeutic potential in the treatment of pneumocystis carinii pneumonia. Drugs 49:563–576

Ghuysen J-M (1991) Serine β-lactamases and penicillin-bindung proteins. Annu Rev Microbiol 45:37–67

Goa KL, Barradell LB (1995) Fluconazole: An update of its pharmacodynamic and pharmacokinetic properties and therapeutic use in major superficial and systemic mycoses in immunocompromised patients. Drugs 50: 658–690

Gupta AK, Sauder DN, Shear NH (1994) Antifungal agents: an overview 1. J Amer Acad Dermatol 30:677–698

Gupta AK, Sauder DN, Shear NH (1994) Antifungal agents: An overview 2. J Amer Acad Dermatol 30:911–933

Haria M, Benfield P (1995) Interferon-α-2a: A review of its pharmacological properties and therapeutic use in the management of viral hepatitis. Drugs 50:873–896

Haria M, Bryson HM (1995) Amorolfine: A review of its pharmacological properties and therapeutic potential in the treatment of onychomycosis and other superficial fungal infections. Drugs 49:103–120

Haria M, Bryson HM, Goa KL (1996) Itraconazole: A reappraisal of its pharmacological properties and therapeutic use in the management of superficial fungal infections. Drugs 51:585–620

Heisig P (1994) Mechanismen bakterieller Resistenz gegen Antibiotika. Arzneimitteltherapie 12:203–218

Heisig P (1997) Fluorchinoloncarbonsäuren. Moderne antibakterielle Chemotherapeutika mit breitem Wirkspektrum. Arzneimitteltherapie 15:14–23

Iseman MD (1993) Treatment of multidrug-resistant tuberculosis. N Engl J Med 239:784–791

Jarvis B, Faulds D (1998) Nelfinavir. Drugs 56:147–167

Jarvis B, Faulds D (1999) Lamivudine. Drugs 58:101–141

Katz M (1986) Current concepts in the treatment of helminthic infections, Drugs 32:358–371

Kauffman CA, Carver PL (1997) Antifungal agents in the 1990s: Current status and future developments. Drugs 53:539–549

Lau AH, Lam NP, Piscitelli SC, Wilkes L, Danziger LH (1992) Clinical pharmacokinetics of metronidazole and other nitroimidazole anti-infectives. Clin Pharmacokinet 23: 328–364

Lea AP, Faulds D (1996) Ritonavir. Drugs 52:541–546

Lea AP, Faulds D (1996) Stavudine. Drugs 51:846–864

Levy SB (1998) Multidrug resistance – a sign of the times. N Engl J Med 33:1376–1378

Lipman B, Neu HC (1988) Imipenem: A new carbapenem antibiotic. Med Clin North Amer 72:567–79

Markham A, McTavish D (1996) Clarithromycin and omeprazole as helicobacter pylori eradication therapy in patients with H. pylori-associated gastric disorders. Drugs 51:161–178

Marra F, Partovi N, Jewesson P (1996) Aminoglycoside administration as a single daily dose: an improvement to current practice or a repeat of previous errors? Drugs 52:344–370

Mauss S, Seidlitz B, Jablonowski H, Häussinger D (1996) HIV-Proteaseinhibitoren: Eine neue Substanzklasse in der antiretroviralen Therapie. Dtsch Med Wschr 121:1369–1374

McCormack JP, Jewesson PJ (1992) A critical reevaluation of the „therapeutic range" of aminoglycosides. Clin Infect Dis 14:320–339

Moyle GJ, Gazzard BG, Cooper DA, Gatell J (1998) Antiretroviral therapy for HIV infection. Drugs 55:383–404

Nathwani D, Wood MJ (1993) Penicillins: A current review of their clinical pharmacology and therapeutic use. Drugs 45:866–894

Neu HC (1988) Aztreonam: The first monobactam. Med Clin North Am 72:555–566

Newton P, White N. (1999) Malaria: New developments in treatment and prevention. Annu Rev Med 50:179–192

Noble S, Faulds D (1996) Saquinavir. A review of its pharmacology and clinical potential in the management of HIV infection. Drugs 52:93–112

Patel SS, Spencer CM (1996) Enoxacin: A reappraisal of its clinical efficacy in the treatment of genitourinary tract infections. Drugs 51:137–160

Periti P, Mazzei T, Mini E, Novelli A (1992) Pharmacokinetic drug interactions of macrolides. Clin Pharmacokinet 23:106–131

Perry CM, Balfour JA (1999) Fomivirsen. Drug 57:375–380

Perry CM, Benfield P (1997) Nelfinavir. Drugs 54:81–87

Perry CM, Faulds D (1997) Lamivudine. Drugs 53:657–680

Perry CM, Brogden RN (1996) Cefuroxime Axetil: A review of its antibacterial activity, pharmacokinetic properties and therapeutic efficacy. Drugs 52:125–158

Phillips I, Shannon K (1989) Class I β-Lactamases: Induction and derepression. Drugs 37:402–407

Rains CP, Bryson HM, Peters DH (1995) Ceftazidime: An update of its antibacterial activity, pharmacokinetic properties and therapeutic efficacy. Drugs 49:577–617

Reimann IW, Kemmler H, Boulat O, Voigt B-U (1991) Chloroquin, Teil I: Pharmakokinetik und Wirkungsmechanismen. Med Monatsschr Pharm 9:206–214

Rybak MJ, McGrath BJ (1996) Combination antimicrobial therapy for bacterial infections. Drugs 52:390–405

Ryley JF (ed) (1990) Chemotherapy of fungal diseases, In: Handbook of experimental Pharmacology, vol 96. Springer, Berlin Heidelberg New York Tokyo

Sanders CC (1992) β-lactamases of gram-negative bacteria: New challenges for new drugs. Clin Infec Dis 14:1089–1099

Seas C, DuPont HL, Valdez LM, Gotuzzo E (1996) Practical guidelines for the treatment of cholera. Drugs 51:966–973

Simon C, Stille W (2000) Antibiotika-Therapie in Klinik und Praxis, 10. Aufl. Schattauer, Stuttgart New York

Slater AFG (1993) Chloroquine: Mechanism of drug action and resistance in plasmodium falciparum. Pharmacol Ther 57:203–235

Spencer CM, Goa KL (1995) Atovaquone: A review of its pharmacological properties and therapeutic efficacy in opportunistic infections. Drugs 50:176–196

Stellbrink HJ (1997) Chemotherapie der HIV-1-Infektion. Dtsch Ärzteblatt 94:C1881–1887

St Peter WL, Redic-Kill KA, Halstenson CE (1992) Clinical pharmacokinetics of antibiotics in patients with impaired renal function. Clin Pharmacokinet 22:169–210

Strominger JL, Izaki K, Matsuhashi M, Tipper DJ (1976) Peptidoglycan transpeptidase and D-alanine carboxypeptidase: penicillin-sensitive enzymatic reactions. Fed Proc 26:9–22

Stupp H, Rauch S, Sous H et al (1966) Untersuchungen über die Ursache der spezifisch ototoxischen Wirkung der basischen Streptomyces-Antibiotika unter besonderer Berücksichtigung des Kanamycins. Acta Otolaryng 61:436–444

Sykes RB, Mathew M (1976) The β-lactamases of gram-negative bacteria and their role in resistance to β-lactam antibiotics. J Antimicrob Chemo Ther 2:115–157

Tompkins LS (1992) The use of molecular methods in infectious diseases. N Engl J Med 327:1290–1297

Van Agtmael MA, Eggelte TA, Van Boxtel CJ (1999) Artemisinin drugs in the treatment of malaria: From medicinal herb to registered medication. Trends Pharmacol Sci 20:199–205

Van Damme AM, Van Laethem K, De Clercq E (1999) Managing resistance to anti-HIV drugs. Drugs 57:337–361

Vanden Bossche H, Thienpont D, Janssens PG (eds) (1985) Chemotherapy of gastrointestinal helminths, In: Handbook of experimental Pharmacology, vol 77. Springer, Berlin Heidelberg New York Tokyo

von Rosenstiel N, Adam D (1994) Quinolone antibacterials: An update of their pharmacology and therapeutic use. Drugs 47:872–901

Waghorn SL, Goa KL (1998) Zanamivir. Drugs 55:721–725

Wagstaff AJ, Faulds D, Goa KL (1994) Aciclovir: A reappraisal of its antiviral activity, pharmacokinetic properties and therapeutic efficacy. Drugs 47:153–205

Wallhäusser KH (1995) Praxis der Sterilisation, Desinfektion, Konservierung, 5. Aufl. Thieme, Stuttgart

Westphal J-F, Brogard J-M (1993) Clinical pharmacokinetics of newer antibacterial agents in liver disease. Clin Pharmacokinet 24:46–58

Wiseman LR, Balfour JA (1994) Ceftibuten: A review of its antibacterial activity, pharmacokinetic properties and clinical efficacy. Drugs 47:784–808

Wiseman LR, Wagstaff AJ, Brogden RN, Bryson HM (1995) Meropenem: A review of its antibacterial activity, pharmacokinetic properties and clinical efficacy. Drugs 50:73–101

Wood AJJ (1996) Antimicrobial-drug resistance. New Engl J Med 335:1445–1453

Wyler DJ (1993) Malaria chemoprophylaxis for the traveler. N Engl J Med 239:31–37

Wyler DJ (1993) Malaria: Overview and update. Clin Infect Dis 16:449–458

Young RA, Gonzalez JP, Sorkin EM (1989) Roxithromycin: A review of its antibacterial activity, pharmacokinetic properties and clinical efficacy. Drugs 37:8–41

Kapitel 34

Zytostatika

34

E. Oberdisse

Zytostatika

E. Oberdisse

34.1 Zytostatika

Die therapeutische Anwendung heute gebräuchlicher Zytostatika beruht auf der (nicht immer zutreffenden) Annahme, daß Tumoren eine höhere Zellteilungsrate bzw. eine kürzere Zellgenerationszeit als normales Gewebe aufweisen. Die Kenntnis des Zellzyklus ist daher zum Verständnis der heute gebräuchlichen Zytostatika wichtig, da viele phasenspezifisch wirken, also nur während einer bestimmten Phase des Zellzyklus die Zelle letal schädigen.

Nach abgeschlossener Mitose (Abb. 34.1) treten die neugebildeten Zellen in die sog. G_1-Phase ein, in der Wachstums- und Differenzierungsprozesse der neuen Zellen stattfinden. Diese Phase ist durch eine gesteigerte RNA- und Proteinsynthese gekennzeichnet, die für die anschließende DNA-Synthese notwendig ist. In der folgenden S-Phase kommt es zur Verdopplung der DNA. Sie ist die längste des Zellzyklus. Die folgende G_2-Phase dient der Vorbereitung der Mitose.

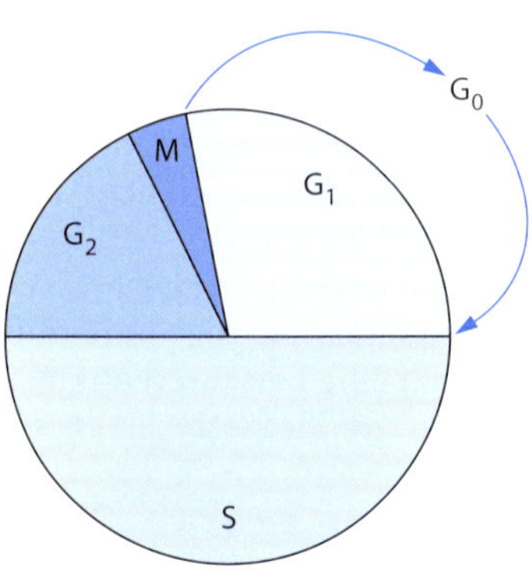

Abb. 34.1. Schematische Darstellung des Zellzyklus

Ein Teil der Zellen, die aus der Mitose hervorgehen, können in der G_0-Phase verharren, d.h. sie sind zwar grundsätzlich teilungsfähig, im Augenblick jedoch teilungsinaktiv. Unter bestimmten Bedingungen können sie jedoch wieder in die Wachstumsfraktion eintreten (Rekrutierung).

Der Unterschied zwischen schnell und langsam wachsenden Tumoren beruht u.a. auch darin, daß sich die Zellen schnell wachsender Tumore überwiegend in der Wachstumsfraktion befinden, während sich Zellen langsam wachsender Tumoren länger in der G_0- und G_1-Phase aufhalten. Da diese beiden Phasen sehr unempfindlich gegenüber Chemotherapeutika sind, folgt daraus, daß Tumoren mit großer Wachstumsfraktion meist empfindlicher gegenüber Zytostatika sind, d.h. je mehr Zellen an der Proliferation teilnehmen, um so größer wird der Erfolg der Chemotherapie.

Die Zellen eines Zellverbandes teilen sich nicht synchron. Es befindet sich immer nur ein Teil von ihnen in einer bestimmten Phase des Zyklus. Da viele Zytostatika jedoch phasenspezifisch wirken, kann nur ein Teil der Zellen letal geschädigt werden. Um die Wirksamkeit der Zytostatika zu verbessern, wurde versucht, das Zellwachstum zu synchronisieren. Dies ist z.B. durch die Gabe kleiner Dosen eines Mitosehemmstoffes möglich. Dadurch laufen viele Zellen in der Metaphase der Mitose auf und treten dann gemeinsam in die G_1-Phase ein. Dadurch wird die Chance vergrößert, mehr Zellen durch ein phasenspezifisches Zytostatikum zu schädigen. Wenn zellkinetische Untersuchungen über die Generationszeit der Tumorzellen vorliegen, kann damit eine Chemotherapie optimiert werden.

Alle zytostatisch wirkenden Substanzen sind Hemmstoffe der Zellproliferation. Es ist deshalb nicht verwunderlich, daß neben den Tumorzellen auch schnellproliferierende Gewebe geschädigt werden: Zytostatika wirken nicht spezifisch. Wenn dennoch einige Tumoren eine größere Empfindlichkeit zeigen, so hängt dies häufig mit der intrazellulär erreichbaren Konzentration des Chemotherapeutikums zusammen. Diese Konzentrationsunterschiede können z.B. durch Permeabilitätsunterschiede bedingt sein. Daneben hängt die Wirksamkeit sehr vieler Zytostatika (Antimetaboliten) von der Umwandlung in die aktive Form (Giftung) ab, so daß Zellen mit geringer Umwandlungsrate weniger empfindlich sein können. Neben der Aktivierung kann auch die intrazelluläre Inaktivierung für eine unterschiedliche Empfindlichkeit verantwortlich sein.

Alle Zytostatika schädigen das Knochenmark und die dort gebildeten korpuskulären Bestandteile des Blutes (Leukozyten, Thrombozyten, Erythrozyten). Eine weitere häufige Nebenwirkung ist die Schädigung der Schleimhäute (Magen-Darm-Trakt, ableitende Harnwege) sowie der Haut und Hautanhangsgebilde (Nagelwachstum, Haarausfall). Auch Schädigungen der Gonaden (Hemmung der Ovulation und der Spermatogenese) lassen sich auf die proliferationshemmende Wirkung der Zytostatika zurückführen. Aufgrund des Wirkungsmechanismus muß jedes Zytostatikum als teratogen, mutagen und karzinogen angesehen werden. Die unterschiedliche immunsuppressive Wirkung ist Ausdruck einer zytotoxischen Wirkung auf die Proliferation der Lymphozyten. Sie kann erwünscht sein (z.B. Anwendung als Immunsuppressiva), stellt aber während einer zytostatischen Therapie ein Problem dar, da die Patienten besonders infektgefährdet sind (Bakterien, Viren, Pilze).

Neben diesen allen Zytostatika eigenen Nebenwirkungen treten bei einzelnen Vertretern zusätzliche substanzspezifische besondere Nebenwirkungen auf. Einige sind zusammen mit den Hauptanwendungsgebieten in Tabelle 34.1 zusammengefaßt.

Zytostatika werden dann eingesetzt, wenn chirurgische und/oder bestrahlende Maßnahmen geringe Erfolgschancen besitzen oder nicht mehr möglich sind, bzw. im Rahmen der adjuvanten postoperativen Therapie zur Behandlung von Tumorresten und Metastasen. Dabei erfolgt die Anwendung der Zytostatika als Kombinationstherapie und intermittierend (Kuren) und weniger als Monotherapie. Im Rahmen der Polychemotherapie sind zahlreiche empirische Therapieschemata entwickelt worden, die Fortschritte in der Chemotherapie von Tumoren brachten. Die Vorteile der Polychemotherapie mit Substanzen unterschiedlichen Angriffspunktes liegen u.a. darin, daß das Risiko schwerwiegender Nebenwirkungen vermindert oder zumindest nicht erhöht wird und daß die Resistenzentwicklung verzögert wird.

Der Resistenz maligner Zellen gegenüber Zytostatika liegen verschiedene Mechanismen zugrunde. So ist z.B. die Resistenz eines Tumors vom Gefäßsystem, vom Blutfluß, von der O_2-Versorgung, aber auch vom Anteil der Zellen in einer unempfindlichen Phase des Zellzyklus abhängig. Daneben kann sich die Resistenz als Folge einer Mutation oder Anpassung der Zellen an ein Zytostatikum entwickeln. Meist sind es mehrere Mechanismen, die die Empfindlichkeit eines Tumorzellklons gegen ein Zytostatikum herabsetzen. Häufig findet man bei der Resistenz eine quantitativ oder qualitativ veränderte Expression zellulärer Proteine, die Reaktionspartner der Zytostatika sind. Wichtige Resistenzmechanismen sind:

1. *Reduzierte Aufnahme von Zytostatika.* Viele Zytostatika werden wegen struktureller Ähnlichkeit mit physiologischen Metaboliten aktiv in die Zellen aufgenommen. Beispiele sind Methotrexat, Cisplatin, alkylierende Verbindungen und Cytarabin.

2. *Verminderte Aktivierung von Zytostatika.* Antimetaboliten wie Cytarabin, 5-Fluorouracil, 6-Mercaptopurin und Thioguanin werden im Organismus erst enzymatisch in die wirksame zytotoxische Form übergeführt.

3. *Gesteigerte zelluläre Metabolisierung und Inaktivierung.* Zytostatika werden durch Phase-I- und anschließende Phase-II-Reaktionen inaktiviert. Hier ist v.a. die Kopplung mit Glutathion durch die Glutathion-S-Transferasen von Bedeutung: Alkylierende Verbindungen und auch Mitoxantron werden so inaktiviert.

4. *Qualitative und quantitative Veränderungen der Zielmoleküle.* Dieser Resistenzmechanismus wurde besonders beim Methotrexat untersucht. Der Resistenz gegenüber diesem Folsäureantagonisten liegt einmal eine vermehrte Expression der Folsäurereduktase durch Genamplifikation zugrunde. Auf der anderen Seite wird auch eine Folsäurereduktase mit verminderter Affinität zu Methotrexat exprimiert.

5. *Gesteigerte Reparationsmechanismen.* Diesen Resistenzmechanismus findet man bei alkylierenden Verbindungen und bei Cisplatin.

Tabelle 34.1. Zusammenstellung wichtiger Zytostatika mit ihren Hauptanwendungsgebieten und typischen unerwünschten Wirkungen (ohne schnellproliferierende Gewebe)

Gruppe	INN	Hauptanwendungsgebiet	Unerwünschte Wirkung
Alkylanzien	Cyclophosphamid	Zahlreiche solide Tumoren	Ableitende Harnwege (hämorrhagische Zystitis)
	Chlorambucil	Chronisch-lymphatische Leukämie, M. Hodgkin	
	Melphalan	Plasmozytom, malignes Melanom	
	Busulfan	Chronisch-myeloische Leukämie, Polycytaemia vera	
	Carmustin/ Lomustin	Tumoren des ZNS (Glioblastome, intrakranielle Metastasen)	
	Dacarbazin	Melanome, Sarkome, Lymphome	Leberschäden, Übelkeit, Erbrechen
	Mitomycin	Blasen- und Prostatakarzinome	Leber-, Nieren- und Lungenschäden, Erbrechen
Antimetabolite	Cytarabin	Akute und chronische myeloische Leukämie	Störungen des ZNS
	5-Fluorouracil	Zahlreiche solide Tumoren	Neurologische Ausfälle
	6-Mercaptopurin	Akute und chronische Leukämien	Hautreaktionen, Leberschäden
	Methotrexat	Akute lymphatische Leukämie, zahlreiche solide Tumoren	Hautreaktionen, Osteoporose, Leber- und Nierenschäden
Antibiotika	Daunorubicin	Akute Leukämien, M. Hodgkin	Kardiotoxizität
	Doxorubicin	Viele solide Tumoren	Kardiotoxizität!
	Dactinomycin	Chorionkarzinom, Rhabdomyosarkom, Wilms-Tumor	Gastrointestinale Störungen
	Bleomycin	Plattenepithelkarzinome, maligne Lymphome	Lungenfibrose
Mitosehemmstoffe	Vincristin	Viele Tumoren, akute lymphatische Leukämie, Sarkome	Neuropathie
	Etoposid	Lymphome, Hodentumoren, Bronchialkarzinom	Periphere Neuropathie
Varia	Cisplatin	Ovarial-, Hodentumoren, Bronchial- und Blasenkarzinome	Nephrotoxizität, Neurotoxizität, Ototoxizität, Übelkeit, Erbrechen
	Asparaginase	Akute lymphatische Leukämie	Allergische Reaktionen, Hepatotoxizität, Störungen des ZNS

6. *Umgehung einer gehemmten Stoffwechselreaktion.* Ein Beispiel für die Ausbildung eines alternativen Weges ist die Resistenz gegen 5-Fluorouracil, das in aktivierter Form die Bildung von Thymidinmonophosphat inhibiert. In resistenten Zellen kann Thymidinmonophosphat auch aus Thymidin via Thymidinkinase entstehen.

7. *Vermehrte Ausschleusung von Zytostatika.* Normalerweise besteht zwischen chemisch unterschiedlichen Substanzgruppen keine Kreuzresistenz. Eine Ausnahme hiervon bildet der Phänotyp der „multidrug resistance", bei der Kreuzresistenz zwischen verschiedenen, chemisch unterschiedlichen Zytostatika wie Anthracyclinen, Actinomycin D, halbsynthetischen Derivaten des Podophyllotoxins, Mitoxantron und Vincaalkaloiden besteht. Ihr liegt ein vermehrter Auswärtstransport zugrunde, der durch ein hochmolekulares integrales Membranprotein (ein Glykoprotein mit einem Molekulargewicht von 170000) vermittelt wird, das in mehrfachresistenten Zellen verstärkt exprimiert wird und wie eine unspezifische energie-(ATP-) abhängige, auswärtsgerichtete Pumpe wirkt. Diese Mehrfachresistenz kann, in unterschiedlichem Ausmaß, durch sog. „Chemosensitizer" überspielt werden. Wie solche Substanzen, z.B. Calciumkanalblocker, Calmodulinantagonisten oder Ciclosporin, letztlich wirken, ist unbekannt. Sie könnten selbst Substrat für das P170-Glykoprotein sein oder seine Aktivität als Pumpe hemmen. Die Entwicklung

effektiver „Chemosensitizer“ würde Fortschritte in der Chemotherapie von Tumoren bringen. Multiresistenz kann aber auch auf weiteren, bislang ungeklärten, Mechanismen beruhen.

Die Hauptanwendungsgebiete der Zytostatika zusammen mit weiteren wichtigen, bei den Einzelsubstanzen nicht aufgeführten, Nebenwirkungen sind in Tabelle 34.1 zusammengefaßt. Die Dosierung erfolgt individuell.

34.1.1 Alkylierende Verbindungen

Ausgehend von der Beobachtung, daß Schwefellost (Senfgas; als Kampfstoff im 1. Weltkrieg eingesetzt) zu Knochenmarkaplasien, Ulzerationen des Magen-Darm-Traktes und Untergang des lymphatischen Gewebes führt, sind unzählige Analoga mit alkylierenden Eigenschaften synthetisiert worden, von denen sich die Derivate des N-Lost als für die Therapie von Tumoren geeignet herausstellten. Sie wirken phasenunspezifisch und greifen in fast allen Stadien des Zellzyklus ein.

Mechanismus der Alkylierung

Allen Alkylanzien ist gemeinsam, daß die funktionelle Gruppe erst im Organismus aktiviert werden muß und daß aus ihnen reaktive Intermediärprodukte entstehen, die an nukleophile Gruppen, wie -NH_2, -OH, -SH, -COOH, kovalent binden können.

Zunächst entsteht unter Chlorabspaltung ein Aziridinium-Ion. Das nachfolgende Carbenium-Ion tritt wahrscheinlich nicht auf, und die kovalente Bindung des N-Lost-Derivates erfolgt aus dem Aziridinium-Ion heraus (Abb. 34.2).

Solche Alkylierungsreaktionen können an verschiedenen Makromolekülen stattfinden, die dadurch ihre physiologische Wirksamkeit verlieren. Für die eigentliche zytostatische Wirkung ist jedoch die Alkylierung der DNA verantwortlich. Bevorzugter Angriffspunkt ist das Atom N_7 der Base Guanin. Die Alkylierung des N_7 hat eine Reihe von Konsequenzen (Abb. 34.3). Die normalerweise bevorzugte Ketoform des Guanins geht nun in die Enolform über. Statt mit Cytosin bildet Guanin jetzt mit Thymin ein Basenpaar. Da Guanin nun wie Adenin abgelesen wird, kommt es zu einem verfälschten Informationsgehalt der DNA mit Ablesefehlern bei der Transkription. Durch die Alkylierung kann zusätzlich die Bindung der Base an den Zuckeranteil abgeschwächt werden, so daß Guaninbasen aus der DNA herausbrechen. Auch die Öffnung des Imidazolringes führt zur funktionellen Beeinträchtigung der DNA. Da N-Lostderivate bifunktionelle Moleküle sind, kann es auch zur Quervernetzung zweier (gegenüberliegender) Guaninbasen durch die Doppelhelix der DNA kommen. Dadurch wird die Trennung der beiden DNA-Stränge während der Replikation verhindert. Die beiden vernetzten Guaninmoleküle können auch aus dem Verbund der DNA, mit der Folge der Fragmentierung des Makromoleküls herausgelöst werden.

34.1.1.1 N-Lostderivate

Eine Sonderstellung unter den N-Lostderivaten nehmen die Oxazaphosphorine *Cyclophosphamid*, *Trophosphamid* und *Ifosphamid* ein, die erst nach Aktivierung des Moleküls wirksam werden.

Die Aktivierung nimmt für alle 3 Substanzen folgenden Weg (Abb. 34.4). Der 1. Schritt ist eine Hydroxylierung durch das hepatische Cytochrom-P450-System. Das entstehende 4-Hydroxycyclophosphamid steht mit einer ringoffenen Form, dem Aldophosphamid, im Gleichgewicht. Dieses instabile Zwischenprodukt zerfällt spontan in Acrolein und den wirksamen Metaboliten Chlorethylphosphorsäurediamid bzw. wird enzymatisch zur Carbonsäure (Carboxyphosphamid) oxidiert.

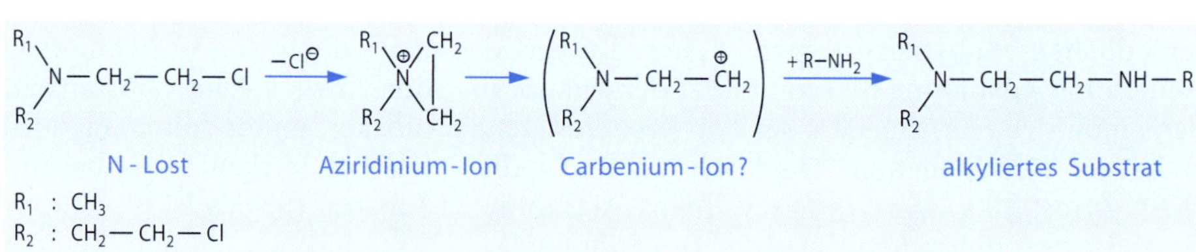

Abb. 34.2. Schematische Darstellung zur Aktivierung von N-Lost und zum Mechanismus der Alkylierung

Abb. 34.3. Konsequenzen der Alkylierung von N_7 der Base Guanin. Einzelheiten s. Text. (Nach Drews 1979)

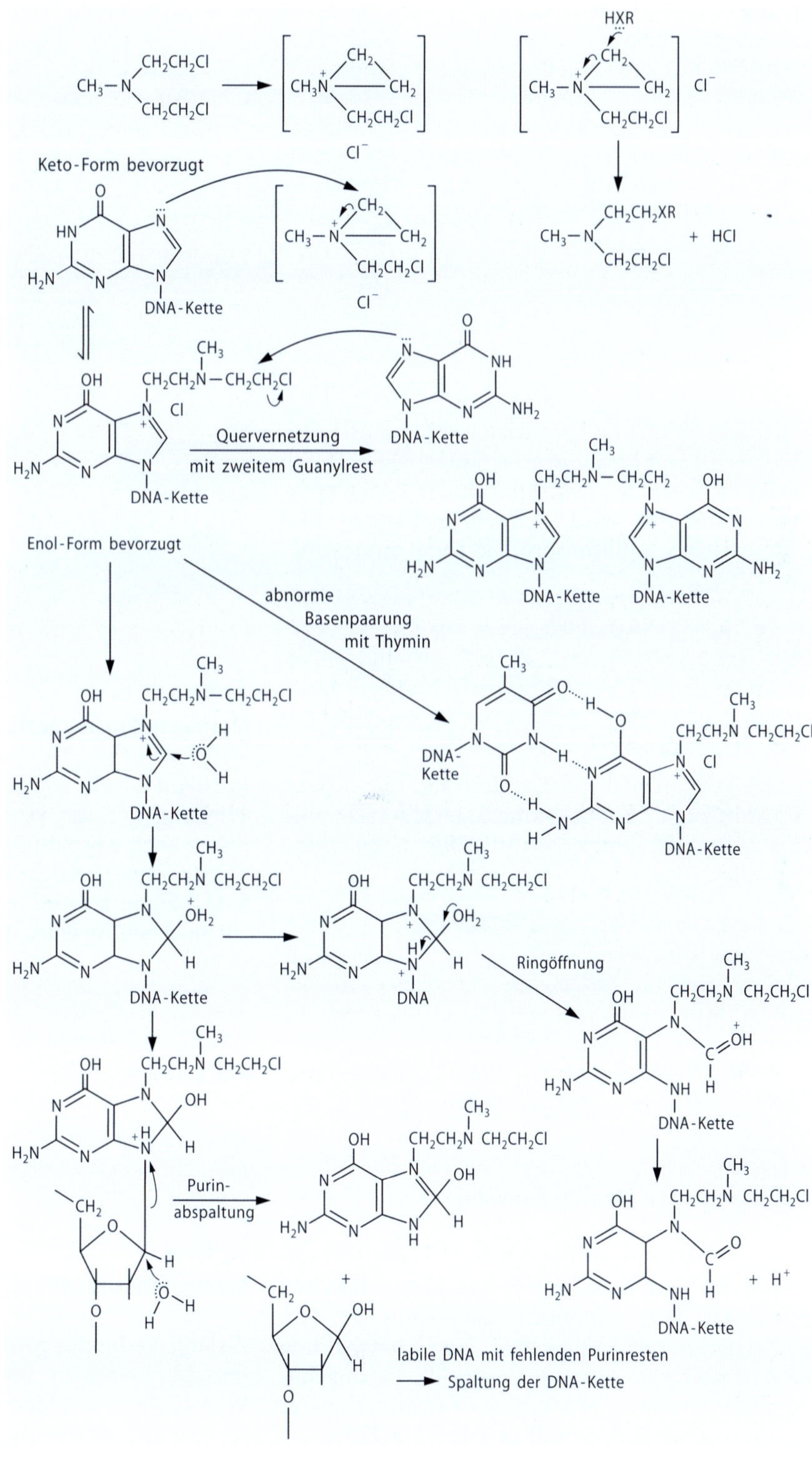

Abb. 34.4.
Aktivierung von Cyclophosphamid

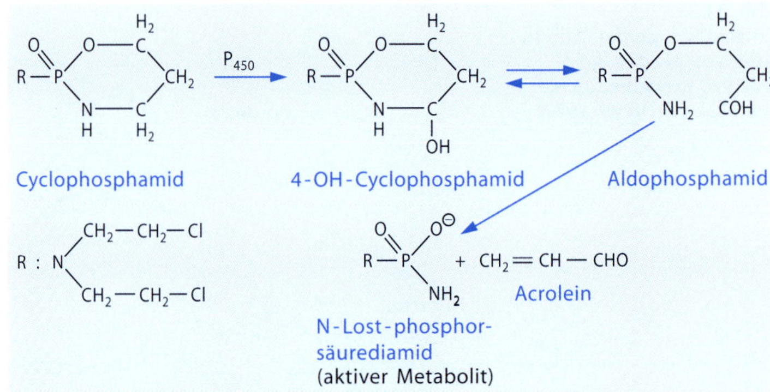

Acrolein ist für die Urotoxizität (Hämaturie, Zystitis) der Oxazaphosphorine verantwortlich. Durch die Gabe von *MESNA* (Natriumsalz der 2-Mercaptoethansulfonsäure) wird Acrolein gebunden und als untoxisches Additionsprodukt renal ausgeschieden.

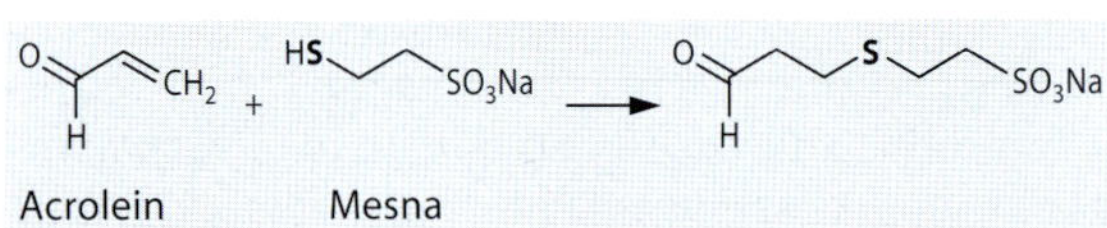

Weitere gebräuchliche N-Lostderivate, die sich im 3. Substituenten des Stickstoffs unterscheiden, sind die weniger wirksamen Derivate *Chlorambucil* und *Melphalan*.

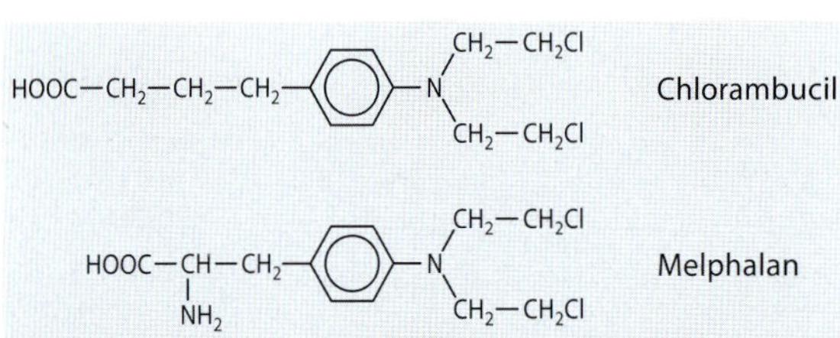

34.1.1.2 Polyethylenimine (Aziridinderivate)

Bei diesen Substanzen handelt es sich um trifunktionelle Verbindungen mit vorgebildeten Ethyleniminringen. Der Wirkungsmechanismus ist dem der N-Lostderivate vergleichbar: Unter Aufspaltung des Aziridinringes kommt es zur Alkylierung nukleophiler Gruppen. Ein Wirkstoff (mit geringerer therapeutischer Bedeutung) ist z.B. *Thio-TEPA*.

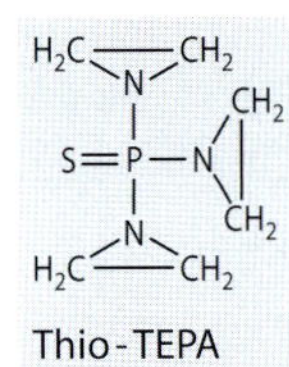

34.1.1.3 Methansulfonsäureester

Busulfan ist ein Alkylsulfonat, dessen alkylierende Wirkung auf der kovalenten Bindung des Butylrestes nach Abspaltung von Methylsulfonat beruht. Wegen seiner „selektiven" Hemmwirkung auf das Knochenmark wird es v.a. zur Behandlung der chronischen myeloischen Leukämie verwendet.

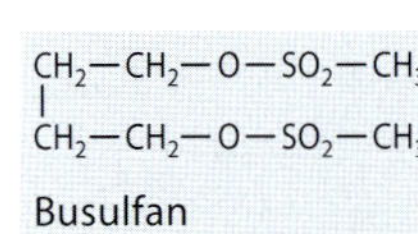

Eine weitere Verbindung dieser Gruppe ist *Treosulfan*, das bei Ovarialtumoren Verwendung findet.

34.1.1.4 N-Nitrosoharnstoffderivate

Zu den Verbindungen dieser Gruppe gehören *Carmustin*, *Lomustin* und *Nimustin*. Obwohl diese Wirkstoffe N-β-Chlorethyl-Substituenten besitzen, scheint ihre alkylierende Potenz nur gering zu sein.

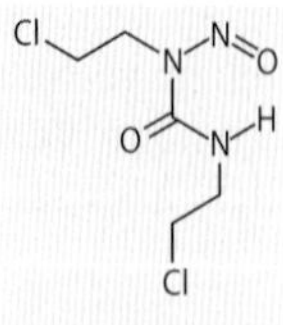

Carmustin

Als Hauptwirkungsmechanismus dieser Substanzen wird angenommen, daß sie aufgrund ihrer extremen Instabilität spontan zerfallen können. Dabei entsteht u.a. ein Isocyanatrest, der auf Proteine übertragen werden kann. Für Carmustin soll das bei der Hydrolyse entstehende 2-Chlorethylisocyanat die acylierende Verbindung sein.

Nitrosoharnstoffderivate sind sehr lipophile Verbindungen, die die Blut-Hirn-Schranke gut überwinden können und daher auch bei Tumoren des ZNS Verwendung finden. Neben den allgemeinen Nebenwirkungen zytostatisch wirkender Verbindungen ist es v.a. die Suppression des Knochenmarks, welche die Anwendung dieser Stoffgruppe limitiert.

34.1.1.5 Platinkomplexe

Zu diesen planaren Komplexverbindungen mit zentralem Platinatom und 2 Aminliganden in cis-Position gehören *Cisplatin* und *Carboplatin*, die zwar keine eigentlichen alkylierenden Verbindungen sind, aber einen dieser Substanzgruppe vergleichbaren Wirkungsmechanismus aufweisen. Im Carboplatin sind die beiden Chloridionen des Cisplatins durch einen Cyclobutandicarboxylatring ersetzt, der die Stabilität des Komplexes erhöht und damit die Reaktionsgeschwindigkeit reduziert. Somit setzt die Wirkung von Carboplatin protrahiert ein.

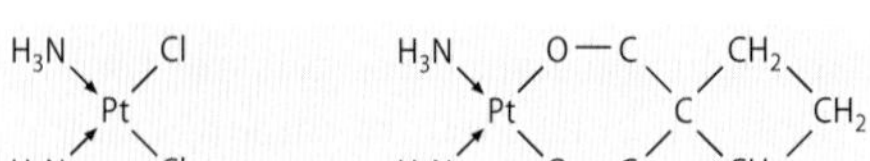

Cisplatin Carboplatin

Beide Substanzen müssen zunächst in die eigentliche Wirkform überführt werden. In wäßrigen Medien entstehen durch Hydrolyse 1- oder 2fach geladene Platin-Wasser-Komplexe (Aquokomplexe), die mit nukleophilen Gruppen anderer Moleküle reagieren können. Wie bei den bifunktionellen alkylierenden Verbindungen ist es bevorzugt das N_7-Atom des Guanins, das mit dem elektrophilen Aquokomplex reagiert. Durch die Quervernetzung zweier Guaninmoleküle wird die DNA stabilisiert und die Trennung der beiden Einzelstränge während der Replikation verhindert.

Hauptanwendungsgebiete für beide Verbindungen sind Tumoren des Urogenitaltraktes, besonders Ovarial- und Hodenkarzinome, sowie Karzinome des Hals- und Kopfbereiches.

Die Hauptnebenwirkung von Cisplatin ist die Nephrotoxizität, die durch ausreichende Flüssigkeitszufuhr, ebenso wie die Ototoxizität, reduziert werden kann. Hervorzuheben ist noch, daß Cisplatin wie kein anderes Zytostatikum Übelkeit und schweres Erbrechen auslöst. Über die Anwendung von 5-HT_3-Antagonisten wie Ondansetron s.S.587. Knochenmarkdepressionen und neurotoxische Effekte sind seltener.

Demgegenüber stehen bei Carboplatin Störungen der Blutbildung mit Leukozytopenie, Thrombozytopenie und Anämie im Vordergrund. Die nephrotoxischen und ototoxischen Wirkungen sind dagegen, ebenso wie Übelkeit und Erbrechen, seltener.

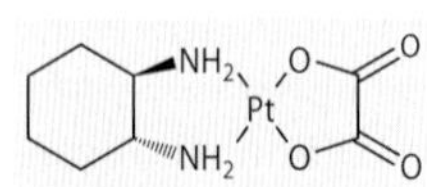

Oxaliplatin

Ein neues platinhaltiges Zytostatikum ist *Oxaliplatin*. Diese Verbindung gehört zu einer neuen Klasse von Platinverbindungen, bei der das Platinatom mit 1,2-**Dia**mino**c**yclo**h**exan (sog. DACH-Platin-Verbindung) und einer Oxalatgruppe komplexiert ist. Auch Oxaliplatin bildet DNA-Platin-Intrastrang-Addukte, die zu einer Hemmung der DNA-Synthese führen. Die Wirkaktivität unterscheidet sich jedoch von der anderer Platinverbindungen. Das ist darauf zurückzuführen, daß durch das großvolumige Diaminocyclohexan die DNA-Addukte sperriger sind und die DNA-Synthese effektiver gehemmt wird. Oxaliplatin ist zugelassen zur First-line-Behandlung des metastasierenden kolorektalen Karzinoms in Kombination mit 5-Fluorouracil und Folinsäure. Nebenwirkungen betreffen vor allem den Magen-Darm-Trakt (am häufigsten Übelkeit, Erbrechen,

Diarrhoe). Weiter kommt es zu einer dosislimitierenden Neurotoxizität (periphere Neuropathie); die Hämatotoxizität scheint gering zu sein.

34.1.1.6
Dacarbazin, Procarbazin und Temozolomid

Dacarbazin, ein Triazenimidazolcarboxamidderivat, und Procarbazin als Hydrazinderivat müssen erst im Organismus durch Oxidation in die eigentlich wirksame alkylierende Verbindung (Diazomethanderivat?) überführt werden und führen dann zu Veränderungen der DNA. Sie werden zur Behandlung von Melanomen, Sarkomen und des M. Hodgkin eingesetzt. Die häufigsten und schwersten Nebenwirkungen sind Störungen des blutbildenden Systems sowie Übelkeit und Erbrechen.

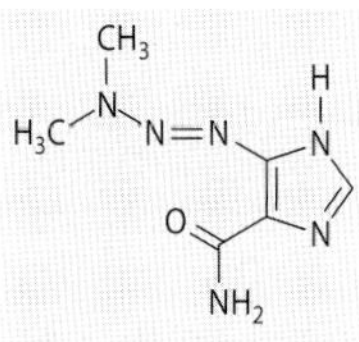

Dacarbazin

Temozolomid ist ein Imidazo-Tetrazin-Prodrug, das sich bei physiologischem pH-Wert spontan zu Monomethyl-triazeno-imidazol-carboxamid umwandelt, das der aktive Metabolit von Dacarbazin ist. Die Zytotoxizität beruht auf der Alkylierung (Methylierung) der Base Guanin. Zugelassen ist Temozolomid zur Behandlung des rezidivierenden oder progredienten Glioblastoma multiforme.

34.1.1.7
Mitomycin C

Dieses einen Aziridinring enthaltende Antibiotikum (Stoffwechselprodukt von Streptomyces caespitosus) muß erst durch enzymatische Aktivierung in die alkylierende Verbindung überführt werden. Der 1.Schritt ist die Reduktion des Chinons zum Hydrochinon. Nach Abspaltung der Methoxygruppe entsteht ein Indolderivat, das nach Eliminierung von Carbaminat und Aufspaltung des Aziridinringes 2 reaktive Carbenium-Ionen enthält, die auf nukleophile Strukturen der DNA übertragen werden können. Trotz der beiden reaktiven Stellen verhält sich Mitomycin C wie eine monofunktionelle Verbindung; Quervernetzungen sind möglich, aber selten.

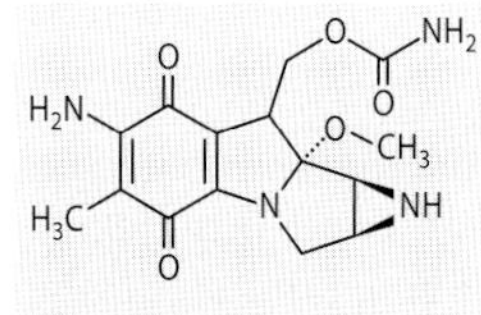

Mitomycin

Indikationen für Mitomycin C sind Blasen- und Prostatakarzinome sowie das Mammakarzinom und Karzinome im Bereich des Gastrointestinaltraktes.

34.1.1.8
Prodrugs aus Hormon und alkylierender Verbindung

Hier ist *Estramustin*, ein Ester aus Nor-N-Lost und Estradiol-17-phosphat, zu nennen. Indikation ist das Prostatakarzinom.

34.1.2
Antimetaboliten

Antimetaboliten sind körperfremde Substanzen, die körpereigenen Stoffwechselprodukten in ihrer chemischen Konfiguration sehr ähnlich sind. Aufgrund der Strukturanalogie bestehen im wesentlichen 2 Reaktionsmöglichkeiten:

1. Antimetaboliten haben eine hohe Affinität zu bestimmten Enzymen und blockieren deren aktives Zentrum (kompetitiver Antagonismus).
2. Antimetaboliten werden von einem Enzym nicht als Strukturanaloga erkannt und wie der physiologische Metabolit behandelt. In diesem Fall entsteht ein geringer oder nicht wirksames Endprodukt.

Aufgrund ihrer Struktur lassen sich 3 Gruppen zytostatisch wirksamer Antimetaboliten klassifizieren: Pyrimidin-, Purin- und Folsäureantagonisten.

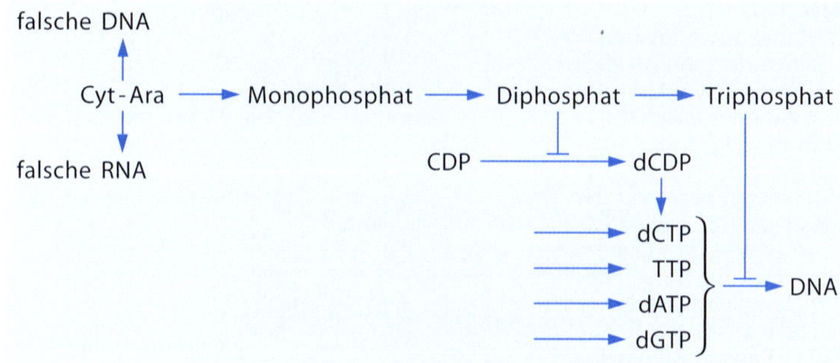

Abb. 34.5. Wirkungsmechanismus von Cytarabin (Cyt-Ara). Cyt-Ara kann phosphoryliert und als falscher Baustein in die RNA und DNA eingebaut werden. Als Monophosphat hemmt es die Ribonukleotidreduktase und als Triphosphat auch die DNA-Polymerase

34.1.2.1 Pyrimidinantagonisten

Cytarabin (Cytosinarabinosid) unterscheidet sich von Desoxycytidin durch den Zuckeranteil, der aus Arabinose besteht.

Cytosinarabinosid wird im Organismus erst in die wirksame Form überführt. Wie andere Nukleotide kann es phosphoryliert und als Triphosphat in die RNA und DNA eingebaut werden und scheint (als Triphosphat) auch die DNA-Polymerase zu inhibieren. Daneben kann es als Diphosphat auch die Ribonukleotidreduktase (Umwandlung der Ribonukleotide in die entsprechenden Desoxyribonukleotide) hemmen. Es werden also nicht nur weniger Bausteine für die DNA-Synthese zur Verfügung gestellt, sondern auch die DNA-Synthese selbst gehemmt (Abb. 34.5).

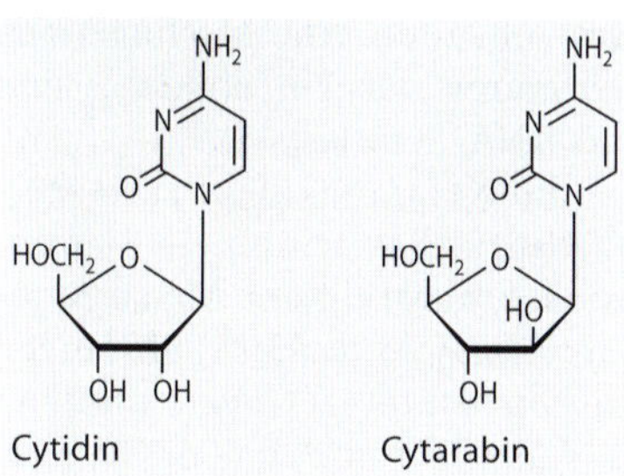

5-Fluorouracil (5-FU) ist ein in Position 5 fluoriertes Uracil, das zunächst zum Nukleotid umgewandelt werden muß. Als Triphosphat (5-Fluorouridintriphosphat) wird es in die RNA eingebaut. Der Hauptwirkungsmechanismus besteht in einer Hemmung der Thymidylatsynthetase, also des Enzyms, das Desoxyuridinmonophosphat (dUMP) zu Thymidinmonophosphat (TMP) umwandelt. Dazu muß 5-FU erst zu 5-Fluorodesoxyuridinmonophosphat umgewandelt werden, das eine höhere Affinität zur Thymidylatsynthetase besitzt als der physiologische Metabolit dUMP. Die gehemmte Reaktion überträgt normalerweise einen Methylrest (von N^5-N^{10}-Methylentetrahydrofolsäure) auf dUMP und ermöglicht so den Übergang in die Thymidinreihe. Durch die Hemmung dieser Reaktion wird also die Bereitstellung wichtiger Bausteine der DNA-Synthese unterbunden (Abb. 34.6).

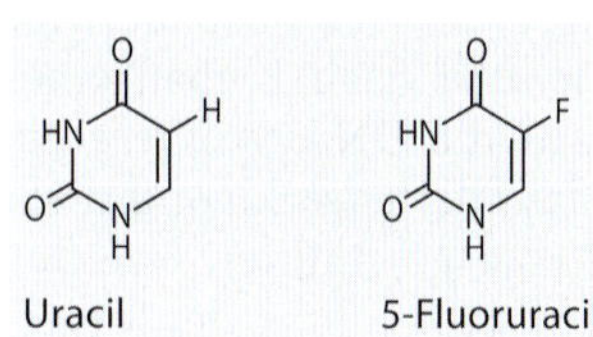

Gemcitabin ist ein Cytidinanalogon, das im Zuckeranteil zwei Fluoratome enthält. Wie beim Cytarabin entstehen durch Phosphorylierung die wirksamen

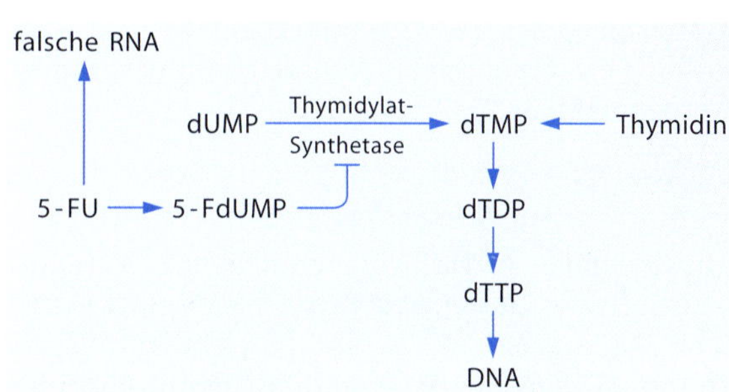

Abb. 34.6. Wirkungsmechanismus von 5-Fluorouracil (5-FU). 5-FU kann nach Umwandlung in 5-Fluorouridinmonophosphat und Phosphorylierung zum Triphosphat als falscher Baustein in die RNA eingebaut werden. Daneben entsteht auch 5-Fluorodesoxyuridinmonophosphat (5-FdUMP), das ein Hemmstoff der Thymidylatsynthetase ist

Abb. 34.7. Wirkungsmechanismus von 6-Mercaptopurin (6-MP). 6-MP wird zu 6-Thioinosinmonophosphat phosphoryliert, das ein Hemmstoff der Adenylosuccinatsynthase und der Inosinmonophosphatdehydrogenase ist. Daneben wird auch der 1. Schritt der De-novo-Synthese von Purinen inhibiert. PRPP: Phosphoribosylpyrophosphat

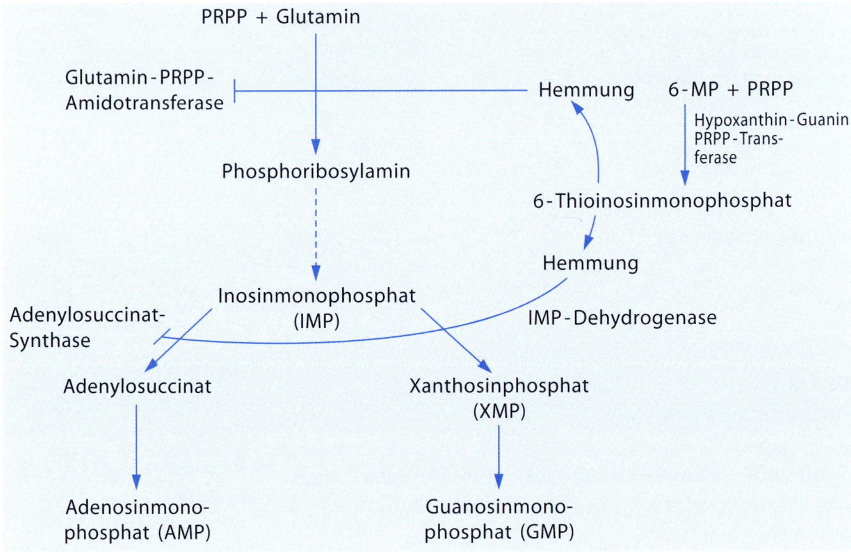

Verbindungen. Als Diphosphat hemmt Gemcitabin die Ribonucleotidreduktase, als Triphosphat wird es in die DNA eingebaut. Erst nach Einbau eines weiteren Nukleotids bricht die DNA-Synthese ab. Dies hat zur Folge, daß das falsche Nukleotid nicht durch Exonukleasen herausgeschnitten werden kann. Gemcitabin wird zur Behandlung des fortgeschrittenen Pankreaskarzimons eingesetzt.

34.1.2.2 Purinantagonisten

6-Mercaptopurin (6-MP) muß ebenfalls eine Aktivierung erfahren, um als Antimetabolit wirksam zu werden (Abb.34.7).

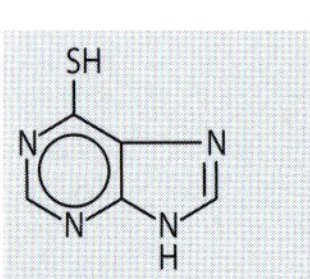

6-Mercaptopurin

Durch das Enzym Hypoxanthin-Guanin-Phosphoribosyltransferase wird 6-MP zu Thioinosinmonophosphat umgewandelt, das an mehreren Stellen in die Purinsynthese eingreift. Zum einen kommt es zu einer Hemmung der De-novo-Synthese von Purinen. Über eine Feedbackhemmung wird der 1.Schritt der Purinsynthese [Bildung von Phosphoribosylamin aus Phosphoribosylpyrophosphat (PRPP) und Glutamin durch die Amidophosphoribosyltransferase] gehemmt. V.a. aber wird die Umwandlung von Inosinmonophosphat (IMP) in die Adenosin- und Guanosinphosphate inhibiert. Dieser Wirkung liegt eine Hemmung der Bildung von Adenylosuccinat (durch Hemmung der Adenylosuccinatsynthase) bzw. der Bildung von Xanthosinmonophosphat (XMP) (durch Hemmung der IMP-Dehydrogenase) zugrunde. Alle Mechanismen führen zu einer Hemmung der Purinbildung und damit der RNA- und DNA-Synthese.

6-MP wird durch die Xanthinoxidase zu 6-Mercaptoharnsäure abgebaut. Allopurinol, ein Hemmstoff der Xanthinoxidase, kann diesen Abbau reduzieren. Bei der Kombination beider Substanzen muß daher die Dosis von 6-MP verringert werden.

Ähnliche Wirkungen wie 6-MP hat *6-Thioguanin*, das nach Umwandlung in 6-Thioguanosinmonophosphat ein Hemmstoff der IMP-Dehydrogenase sowie der Amidophosphoribosyltransferase ist.

Bei *Azathioprin* ist die SH-Gruppe von Mercaptopurin mit einem Nitroimidazolring substituiert. Die Verbindung wird zu 6-MP gespalten, das wohl der Hauptträger der Wirkung dieses als Immunsuppressivum verwendeten Prodrugs ist (s.S.745).

Fludarabin (2-Fluoro-arabinofuranosyladenin) wird zum aktiven Triphosphat phosphoryliert und in die DNA eingebaut, was zum Kettenabbruch führt. Darüber hinaus werden weitere Enzyme im Nukleinsäurestoffwechsel, wie DNA-Polymerase und Ribonukleotidreduktase gehemmt. Fludarabin, das als Phosphat zugeführt wird, findet Verwendung zur Behandlung der chronisch-lymphatischen Leukämie vom B-Zell-Typ.

Cladribin (2-Chloro-desoxyadenosin) wird nach Phosphorylierung durch die Desoxycytidinkinase zum Triphosphat in die DNA eingebaut und führt zu Strangbrüchen. Darüber hinaus werden Ezyme des Nukleinsäurestoffwechsels gehemmt. Zusätzlich kommt es zu einem Verlust von NAD und ATP. Hauptindikation ist die Haarzell-Leukämie.

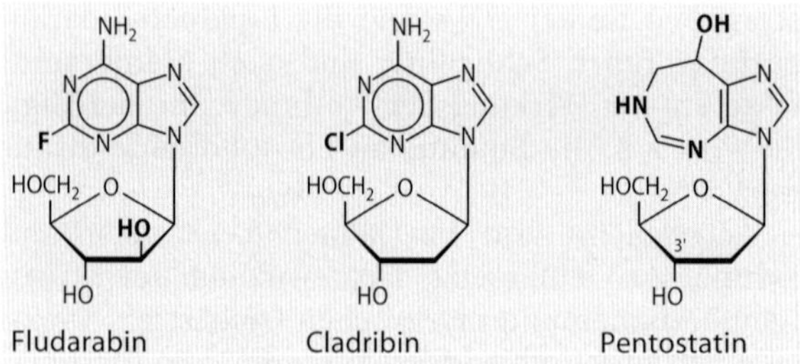

Pentostatin (2'-Desoxycoformycin), ein Fermentationsprodukt aus Streptomyces antibioticus-Kulturen, ist ein starker Inhibitor der Adenosindesaminase, die Adenosin und Desoxyadenosin in die entsprechenden Inosin-Derivate überführt. Es kommt zur intrazellulären Akkumulation von Adenosin und Desoxyadenosin: Die DNA-Synthese wird infolge reduzierter Ribonukleotidreduktase-Aktivität gehemmt. Darüber hinaus hemmt Pentostatin auch die RNA-Synthese und wird als Triphosphat in die DNA eingebaut. Pentostatin ist zur Monotherapie der Haarzell-Leukämie vorgesehen.

34.1.2.3 Folsäureantagonisten

Methotrexat und Aminopterin (wird nicht mehr verwendet) sind Folsäureantagonisten, die sich nur geringfügig von der Folsäure, dem physiologischen Substrat der Folsäurereduktase, unterscheiden. Der Austausch der OH-Gruppe in Position 4 gegen eine NH_2-Gruppe und die zusätzliche Methylierung an N_{10} führt zum Methotrexat.

Beide Verbindungen besitzen eine größere Affinität zur Folsäurereduktase als die Folsäure selbst und führen zu einer kompetitiven (fast irreversiblen) Hemmung dieses Enzyms. Es resultiert eine verminderte Bildung von Tetrahydrofolsäure, die damit als C_1-Donator bei der Synthese von Purinen und Pyrimidinen (Thymidylatsynthetase), aber auch bei der Synthese von Aminosäuren wie Histidin und Methionin ausfällt.

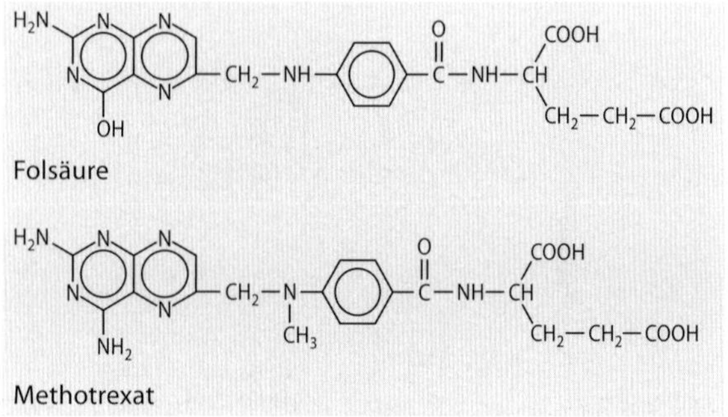

Da die Affinität der Folsäureanaloga zur Folsäurereduktase sehr groß ist, kann Methotrexat unter physiologischen Bedingungen nicht durch Folsäure oder Dihydrofolsäure vom Enzym verdrängt werden. Um die durch den Mechanismus bedingten Nebenwirkungen zu mildern, kann deshalb nur die Gabe von Leukovorin (N^5-Formyltetrahydrofolsäure, Folinsäure, Citrovorumfaktor) sinnvoll sein, das intrazellulär in N^{10}-Formyl- oder in N^5,N^{10}-Methylentetrahydrofolsäure umgewandelt wird. Thymidin hat ebenfalls eine protektive Wirkung auf gesunde Zellen und mindert die allgemeine Toxizität.

34.1.3 Antibiotika

Stoffwechselprodukte von Streptomycesarten und Actinomyceten sind in der Lage, Replikations- und Transkriptionsprozesse der Zelle zu stören. Zu den therapeutisch verwendeten Substanzklassen gehören die Anthracycline, Actinomycine, Mithramycin und die Bleomycine. Davon abgeleitete synthetische Anthrachinonderivate wie Mitoxantron und Acridinderivate wie Amsacrin sollen, auch wenn es keine Antibiotika sind, hier mitbesprochen werden.

34.1.3.1 Anthracycline

Zu dieser Substanzklasse gehören die aus Streptomycesarten gewonnenen Antibiotika *Daunorubicin*, *Doxorubicin* und *Aclarubicin* sowie die halbsynthetischen Derivate *Epirubicin*, *Idarubicin* und *Zorubicin*.

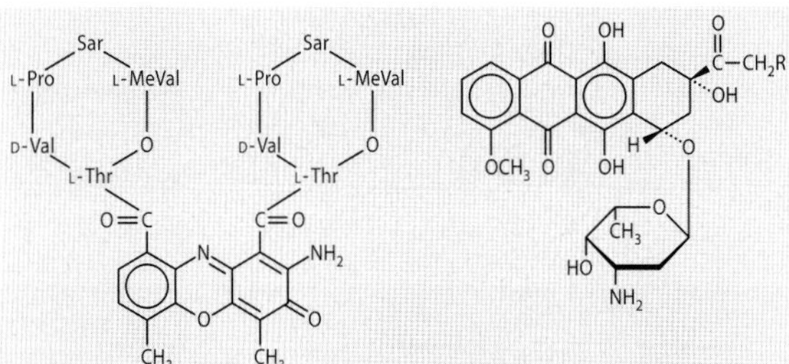

Actinomycin D

Daunorubicin (R = H)
Doxorubicin (R = OH)

Gemeinsames Strukturmerkmal ist ein polyzyklisches vom Naphthacen abgeleitetes Ringsystem mit einem an Ring A α-glykosidisch gebundenen Aminozucker (Daunosamin). Doxorubicin unterscheidet sich von Daunorubicin dadurch, daß die Methylketongruppe zur α-Ketolgruppe oxidiert ist. Beim Aclarubicin sind an Ring A 3 Monosaccharide (Rhodosamin, 2-Desoxy-L-fucose, Cinerulose A) α-glykosidisch gebunden. Von den partialsynthetischen Verbindungen ist Epirubicin das 4'-Epimere des Doxorubicins, Zorubicin das Benzoylhydrazon des Daunorubicins (Prodrug) und Idarubicin unterscheidet sich von Daunorubicin durch das Fehlen der OCH_3-Gruppe in Position 10.

Der Wirkungsmechanismus der Anthracycline ist komplex und in vielen Einzelheiten ungeklärt. Sie sind interkalierende Verbindungen, die sich mit dem planaren Chromophor zwischen die übereinanderliegenden Basenpaare des DNA-Doppelstranges schieben und dort über Wasserstoffbrückenbindungen fixiert werden. Die dadurch erhöhte Stabilität der Doppelhelix beeinträchtigt sowohl die DNA- als auch die RNA-Synthese, da sich die komplementären DNA-Stränge nur schwer lösen. Neben der Interkalation scheint der Bildung toxischer Intermediärprodukte eine wichtige Rolle für die Zytotoxizität zu spielen. Durch die Cytochrom-P450-Reduktase und NADPH entstehen reaktive Semichinonradikale. Deren weitere Metabolisierung führt unter Spaltung der Glykosidbindung zu reaktiven Intermediaten (C_7-Radikal), die direkt mit Makromolekülen, wie z.B. der DNA, reagieren können, bzw., wenn Elektronenakzeptoren fehlen, zum 7-Desoxyaglykon oder 7,7'-Dimer werden. Auf der anderen Seite kann das Semichinonradikal in Gegenwart von Sauerstoff wieder zum Chinon oxidiert werden. Dabei entstehen das Ausgangsprodukt und ein Superoxidanion (O_2^-), aus dem Singulettsauerstoff, Wasserstoffsuperoxid und Hydroxyradikale entstehen können, die als zytotoxische Verbindungen zelluläre Strukturen schädigen können. Auf die Radikalbildung werden die Doppelstrangbrüche der DNA und die Lipidperoxidation zurückgeführt. Schließlich sind auch Membraneffekte an der Wirkung der Anthracycline beteiligt. So wird z.B. die Bindung an Phospholipide diskutiert.

Aclarubicin wird bei akuten Leukämien und Lymphomen eingesetzt, Daunorubicin bei akuten lymphatischen und myeloischen Leukämien, Doxorubicin bei verschiedenen Tumoren, wie Mamma- und Bronchialkarzinom oder Lymphomen sowie Hodentumoren, und Epirubicin bei verschiedenen Tumoren wie Mamma-, Ovarial- und Bronchialkarzinom sowie bei Lymphomen.

Die Nebenwirkungen sind bei allen Anthracyclinen vergleichbar: Suppression des Knochenmarks, kumulative Kardiotoxizität sowie Übelkeit und Haarausfall. Bei Epirubicin scheint die Kardiotoxizität geringer zu sein.

34.1.3.2 Actinomycine

Actinomycine sind ebenfalls interkalierende Verbindungen. Ein wichtiger Vertreter dieser Stoffwechselprodukte von Actinomyceten ist *Dactinomycin* (Actinomycin D), das über ein planares 3gliedriges Chromophor verfügt, an den 2 identische zyklische Pentapeptide geknüpft sind. Hauptindikationen für Dactinomycin sind das Chorionkarzinom, das Rhabdomyosarkom und der Wilms-Tumor.

34.1.3.3
Bleomycin

Bleomycine sind ein Gemisch kompliziert aufgebauter Glykopeptide, die von Streptomyces verticillus gebildet werden und deren gemeinsames Grundgerüst Bleomycinsäure ist. Bleomycin ist u.a. eine interkalierende Verbindung, die sich mit der Bithiazol-Alkylamin-Gruppe zwischen die Basen der DNA schiebt und so die typischen Effekte einer Interkalation, wie Hemmung der DNA-Synthese, bewirkt. Ein weiterer wichtiger Aspekt des Wirkungsmechanismus ist, daß Bleomycin mit Fe^{2+} einen 1:1-Komplex bildet, der in Gegenwart von Sauerstoff einen zyklischen Redoxprozeß ermöglicht, in dessen Verlauf freie Radikale entstehen. Dabei handelt es sich wahrscheinlich um Hydroxy- und Peroxiradikale, die zu Einzel- und Doppelstrangbrüchen der DNA führen.

Bleomycin wird v.a. bei Plattenepithelkarzinomen sowie bei malignen Lymphomen und Hodentumoren (in Kombination) verwendet. Nebenwirkungen betreffen v.a. Veränderungen der Haut und Schleimhäute sowie der Lungen, die dosis- und alterabhängig fibrosieren können. Die Schädigung des blutbildenden Systems ist dagegen gering.

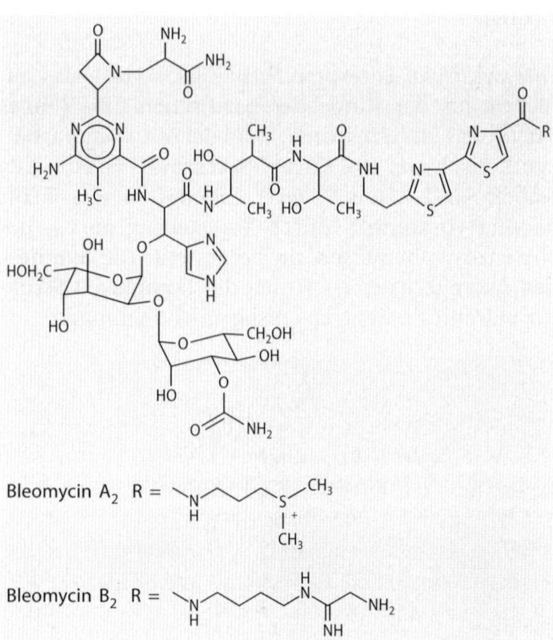

34.1.3.4
Amsacrin und Mitoxantron

Die beiden Synthetika *Amsacrin*, ein Acridinderivat, und *Mitoxantron*, ein Anthrachinonderivat, sind ebenfalls interkalierende Verbindungen. Amsacrin findet Verwendung bei der Behandlung akuter lymphatischer und myeloischer Leukämien; Nebenwirkungen betreffen v.a. das blutbildende System sowie die Leber. Mitoxantron ist indiziert bei akuten Leukämien, Lymphomen sowie beim Mammakarzinom. Schäden des blutbildenden Systems sowie die Kardiotoxizität (Anthrachinonderivat) sind die gravierendsten Nebenwirkungen.

34.1.4
Spindelgifte (Mitosehemmstoffe)

Als Spindelgifte werden derzeit die Vincaalkaloide *Vinblastin* und *Vincristin* sowie das partialsynthetische *Vindesin* und die halbsynthetischen Derivate des Podophyllotoxins *Etoposid* und *Teniposid* verwendet. Anfang 1994 wurde *Paclitaxel*, ein Chemotherapeutikum aus der Reihe der Taxane, zugelassen.

Die genannten Spindelgifte interagieren mit den Mikrotubuli, die u.a. für die Trennung der Chromosomen notwendig sind. Mitosehemmstoffe arretieren daher die Mitose in der Metaphase.

Mikrotubili sind aus zahlreichen Tubulinmolekülen kettenförmig aufgebaut, von denen jedes ein Heterodimer aus festverbundenen globulären Untereinheiten (α- und β-Tubulin) ist. Wenn Tubulinmoleküle zu Mikrotubuli aggregieren, entstehen zunächst lineare Protofilamente, die dann zum Mikrotubulus organisiert werden. Dabei werden 13 Protofilamente röhrenförmig nebeneinander derart angeordnet, daß jeweils die β-Untereinheit eines Tubulinmoleküls Kontakt zur α-Untereinheit des nächsten hat. Spindelgifte binden an räumlich unterschiedlicher Stelle an Tubulin und hemmen die Polymerisation des Tubulins zu den Protofilamenten (Vincaalkaloide) oder fördern die Bildung von abnormalen, nicht funktionsfähigen Mikrotubuli bzw. hemmen deren Depolymerisation (Taxane).

Mikrotubuli sind nicht nur bei der Mitose beteiligt, sondern auch bei zahlreichen anderen zellulären Funktionen. So werden durch das mikrotubuläre System u.a. auch die Exo- und Phagozytose, Zellbewegungen und der axoplasmatische Transport in Neuronen gesteuert.

34.1.4.1 Vincaalkaloide

Vinblastin und *Vincristin* (aus Vinca rosea) sowie das partialsynthetisch aus Vinblastin gewonnene *Vindesin* werden in der Kombinationstherapie verwendet. So ist Vinblastin bei malignen Lymphomen und Hodentumoren indiziert.

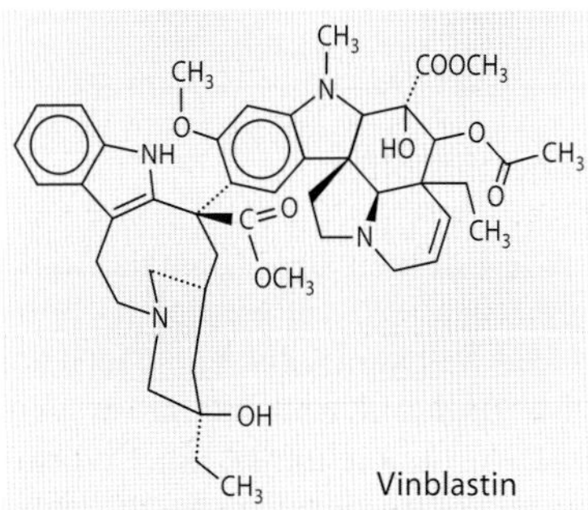

Vinblastin

Hauptanwendungsgebiete von Vincristin sind maligne Lymphome, Weichteilsarkome, die akute lymphatische Leukämie und das Bronchialkarzinom. Für Vindesin bestehen vergleichbare Indikationen wie für Vincristin.

Im Vordergrund der Nebenwirkungen stehen die für alle 3 Substanzen vergleichbare Suppression des blutbildenden Systems sowie die dosisabhängige Neurotoxizität, die bei Vinblastin und Vindesin deutlich geringer als bei Vincristin ist und sich in Parästhesien, Reflexverlusten und paralytischem Ileus äußern kann.

34.1.4.2 Podophyllotoxinderivate

Der Wirkungsmechanismus der Podophyllotoxinderivate *Etoposid* und *Teniposid* ist nur in Ansätzen bekannt. Sie binden zwar auch an Tubulin, doch scheint dies nicht in direktem Zusammenhang mit der zytotoxischen Wirkung zu stehen, da die Zellen nicht in der Metaphase der Mitose arretiert werden. Es kommt zu Einzel- und Doppelstrangbrüchen, die mit einer Hemmung der DNA-Topoisomerase II, einer Bildung von freien Radikalen und einer Hemmung des Nukleosidtransportes in Verbindung gebracht werden. Die Zellen werden in der S- und G_2-Phase (Interphase) blockiert.

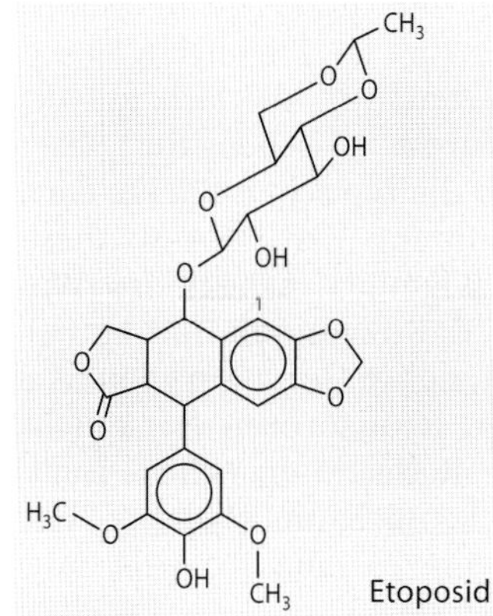

Etoposid

Etoposid wird in Kombination bei Lymphomen, Hodentumoren und beim Bronchialkarzinom eingesetzt, Teniposid zusätzlich auch bei akuten Leukämien. Die Nebenwirkungen betreffen v.a. das blutbildende System.

34.1.4.3 Taxane

Das zyklische Diterpen *Taxol (Paclitaxel)*, das zunächst aus der Rinde der pazifischen Eibe (Taxus brevifolia) isoliert wurde, wird derzeit auch partialsynthetisch aus 10-Deacetylbaccatin III (das in den Nadeln und Ästen anderer Eibenarten wie Taxus baccata vorkommt) durch Veresterung an C_{13} mit N-Benzoyl-phenylisoserin hergestellt. Die Synthese des Taxangerüstes ist wegen der komplexen Struktur (11 chirale Zentren) bisher nicht gelungen.

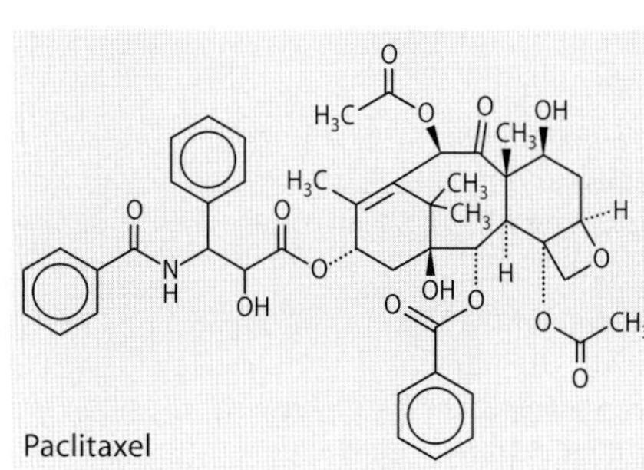

Paclitaxel

Als Wirkungsmechanismus wird angenommen, daß Paclitaxel nicht die Aggregation der Tubulindimere zu Mikrotubuli verhindert, sondern die Bildung nichtfunktionsfähiger Mikrotubuli fördert und gleichzeitig das Gleichgewicht zwischen Tubulin und Mikrotubuli durch Hemmung der Depolymerisation der Mikrotubuli stört. Zusätzliche Effekte, wie lipopolysaccharidähnliche Wirkungen (z.B. vermehrte Freisetzung von TNF-2 und Interleukin-1) sind möglicherweise weiter an der zytotoxischen Aktivität beteiligt. Paclitaxel hemmt den Zellzyklus nicht nur während der Mitose, sondern auch während der Interphase.

Paclitaxel muß i.v. appliziert werden; die terminale Halbwertszeit beträgt zwischen 7 und 13 h. Paclitaxel ist z.Z. nur zur Behandlung metastasierender Ovarialkarzinome zugelassen, auch wenn Wirksamkeit gegenüber anderen Tumoren (Mammakarzinom, nichtkleinzellige Bronchialkarzinome, Tumoren des Kopf-Hals-Bereichs) besteht. Im Vordergrund der Nebenwirkungen stehen die Knochenmarksuppression und periphere Neuropathien. Überempfindlichkeitsreaktionen und kardiovaskuläre Komplikationen (Blutdruckabfall, Bradykardie) werden ebenfalls häufig beobachtet.

Das durch Modifikation der Seitenkette erhaltene *Docetaxel* zeigt dem Paclitaxel vergleichbare Wirkungen und ist derzeit das wirksamste Monotherapeutikum beim fortgeschrittenen Mammakarzinom.

34.1.5 Hemmstoffe der Topoisomerase I

Topoisomerasen sind Enzyme, die an der Superspiralisierung der DNA beteilgt sind. Typ-II-Topoisomerasen superspiralisieren DNA (das prokaryonte Enzym wird als Gyrase bezeichnet, s. auch Seite 670), während Typ-I-Topoisomerasen (sukzessiv) überspiralisierte DNA – über transiente Einzelstrangbrüche und anschließendes Verschließen des entstandenen Bruches – entspannen.

Die derzeit verwendeten Topoisomerase I-Inhibitoren *Topotecan* und *Irinotecan* sind halbsynthetische Derivate des Alkaloids Camptothecin, das in Wurzeln, Rinde und Früchten von Camptotheca accuminata vorkommt. Beide Verbindungen bilden einen stabilen Komplex mit der DNA und der Topoisomerase I und verhindern, daß sich die Topoisomerase, nachdem sie einen DNA-Einzelstrang aufgeschnitten hat, von der DNA lösen kann. Dadurch wird der transiente DNA-Bruch stabilisiert, und es resultiert ein irreversibler Strangbruch: Hemmung der Zellteilung und der Proteinsynthese führen, möglicherweise via Aktivierung des Tumor-Suppressor-Gens p53 und Apoptose, zum Zelltod.

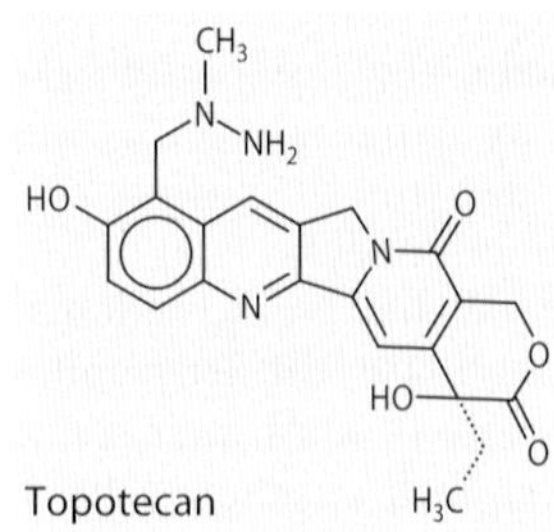

Topotecan

Topotecan ist zur Behandlung des metastasierenden Ovarialkarzinoms nach Versagen einer Primär- oder Folge-Therapie zugelassen. Dazu wird es als 30minütige Kurzinfusion an 5 aufeinanderfolgenden Tagen zugeführt; Zykluswiederholung alle 3 Wochen. Topotecan ist ZNS-gängig. Im Vordergrund der Nebenwirkungen stehen schwere Formen von Neutropenie, Thrombozytopenie und Anämie. Nicht selten sind u. a. Übelkeit, Erbrechen, Haarausfall und Anorexie.

Irinotecan ist zur Behandlung metastasierter Kolorektalkarzinome zugelassen, wenn bei diesen eine Vorbehandlung mit einem 5-Fluorouracil enthaltenden Therapieschema erfolglos war. Die Zufuhr erfolgt als Kurzinfusion über 30 bis 90 Minuten im Abstand von jeweils 3 Wochen. Die teilweise schweren Nebenwirkungen betreffen vor allem den Magen-Darm-Trakt (verzögert einsetzende Diarrhö!, Übelkeit und Erbrechen) sowie das blutbildende System mit Neutropenie, Anämie und Thrombozytopenie. Ein akut auftretendes cholinerges Syndrom ist auf die Hemmung der Acetylcholinesterase durch Irinotecan zurückzuführen, und kann durch Gabe von Atropin abgeschwächt werden.

34.1.6 Asparaginase

Asparagin ist eine nichtessentielle Aminosäure, die im Organismus aus Asparaginsäure unter ATP-Verbrauch durch die Asparaginsynthetase mit Glutamin als Aminogruppendonor gebildet werden kann. Einigen Leukämietumorzellinien fehlt die Asparaginsynthetase und damit die Möglichkeit, Asparagin selbst aus Asparaginsäure zu synthetisieren. Sie sind daher auf die Zufuhr von Asparagin als „Wuchsstoff" angewiesen. Eine Asparaginverarmung in der Extrazellulärflüssigkeit wird daher zum Zelluntergang führen. Dies läßt sich bei solchen Tumoren durch die Gabe von L-Asparaginase erreichen, die Asparagin in Asparaginsäure und Ammoniak spaltet und so den empfindlichen Zellen die essentielle Aminosäure entzieht.

Indiziert ist Asparaginase bei verschiedenen Leukämieformen. Da Asparaginase ein artfremdes Eiweiß ist (aus E.coli gewonnen), sind allergische Reaktionen bis hin zum anaphylaktischen Schock möglich. Häufig kommt es auch zu Leberschäden mit Hemmung der Synthese von Gerinnungsfaktoren. Weiter können zentralnervöse Störungen mit Verwirrtheit und Stupor auftreten.

Eine mögliche Verbesserung der Therapie mit Asparaginase könnte *Pegaspargase* sein. In dieser Verbindung liegt Asparaginase kovalent an Polyethylenglycol gebunden vor und soll so weniger immunogen wirken.

34.1.7 Miltefosin

Miltefosin (Hexadecylphosphocholin) weist strukturelle Ähnlichkeit mit den Phospholipiden der Zellmembran auf und reichert sich in Membranen an, so daß eine Reihe von Membranfunktionen beeinträchtigt wird. Diskutiert wird u.a. eine Hemmung der Proteinkinase C sowie der Phospholipase C und der damit verbundenen Beeinträchtigung der Zellproliferation. Zugelassen ist Miltefosin nur zur lokalen Behandlung von Hautmetastasen des Mammakarzinoms.

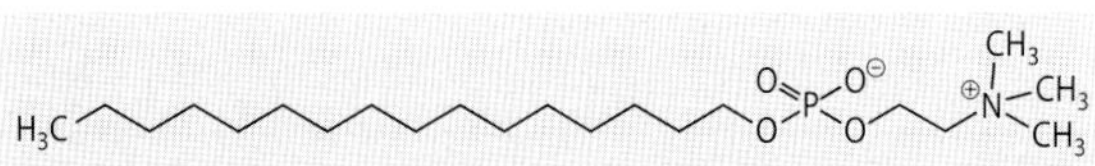

Miltefosin

34.1.8 Hemmstoffe der Angiogenese

Eine wichtige Voraussetzung für das neoplastische Wachstum ist die Angiogenese, d.h. Tumoren können nur wachsen, wenn sie ausreichend und angemessen mit Blutgefäßen versehen sind. Dieser Prozeß der Gefäßbildung wird durch Wachstumsfaktoren gesteuert. Inzwischen sind etwa 20 Faktoren isoliert und charakterisiert, die die Neubildung von Gefäßen fördern: bFGF („basic fibroblast growth factor"), VEGF („vascular endothelial growth factor"), TNF-α („tumor necrosis factor-α"), TGF-β („transforming growth factor-β") u.a. Eine neue Strategie zur Behandlung von Tumoren ist daher die Entwicklung von Inhibitoren der Angiogenese. Eine Reihe von Verbindungen wird derzeit auf diese Eigenschaften hin untersucht, sei es z.B. als Antagonisten von Wachstumsfaktoren (Synthese, Freisetzung, Interaktion mit dem Rezeptor) oder als Hemmstoffe von Metalloproteasen wie z.B. Kollagenase (Penicillamin, Suramin). Klinische Studien werden in den USA z.Z. mit rekombinantem Plättchenfaktor 4 (rPF4) bei einer Reihe solider Tumoren durchgeführt.

34.1.9 Aromatasehemmstoffe

Substanzen, die als selektive, nichtsteroidale reversible Hemmstoffe der Aromatase die Bildung der Estrogene verhindern, sind *Anastrozol* und *Letrozol*, die bei Frauen mit fortgeschrittenem Mammakarzinom in der Menopause nach Vorbehandlung mit anderen Antiestrogenen zur Anwendung kommen. *Aminoglutethimid* hemmt nicht nur die Aromatase, sondern auch die Cytochrom P450-abhängige Bildung von Pregnenolon aus Cholesterin und somit die gesamte Steroidbiosynthese. Bei vergleichbarer Indikation wie für die anderen Aromataseinhibitoren, müssen daher Glucocorticoide substituiert werden.

Neuere steroidale Aromatasehemmstoffe sind *Formestan* und *Exemestan*, die beide irreversibel die Umwandlung von Androstendion zu Estrogenen inhibieren. Beide Substanzen sind zur Behandlung des Mammakarzinoms in der Postmenopause nach vorangegangener Antiestrogenbehandlung (s. auch S.507).

34.1.10 Interferone

Mit Interferonen kann eine Reihe von Tumoren günstig beeinflußt werden. Dazu gehören v.a. Tumoren des blutbildenden Systems wie die chronische myeloische Leukämie, das multiple Myelom und besonders die Haarzelleukämie. Auch solide Tumoren wie das maligne Melanom und das Karposi-Sarkom bei AIDS-Patienten sind Indikationen für Interferone. Weitere Einzelheiten über Interferone s. S. 705.

34.1.11 Monoklonale Antikörper

Edrecolomab ist ein muriner monoklonaler Antikörper gegen das humane 17-1A-Membran-Glykoprotein, das auf Epithelzellen exprimiert wird. Eine hohe Dichte weisen auch kolorektale Karzinomzellen auf. Indiziert ist Edrecolomab zur postoperativen adjuvanten Therapie des kolorektalen Karzinoms im Stadium Dukes C.

Rituximab ist ein monoklonaler, chimärer Antikörper gegen das CD20-Antigen, das auf fast allen B-Zell-Lymphomen vom niedrig-malignen Non-Hodgkin-Typ exprimiert wird. Vorgesehen ist Rituximab zur Behandlung von Patienten mit follikulärem Lymphom im Stadium III-IV wenn eine Chemotherapie nicht wirkt oder Rezidive auftreten.

Trastuzumab ist ein humanisierter monoklonaler Antikörper gegen das HER2-Protein (humaner epidermaler Wachstumsfaktor-Rezeptor 2). Dieses Protein wird bei etwa 30% der Patientinnen mit metastasierendem Mammakarzinom überexprimiert. Daher ist Trastuzumab bei Patientinnen mit metastasierendem Mammakarzimon indiziert, wenn deren Tumoren HER2 überexprimieren.

Literatur

Allen A (1992) The cardiotoxicity of chemotherapeutic drugs. Semin Oncol 19:529-542

Andus T, Palitzsch K-D, Gross V, Schölmerich J (1993) Metabolische und endokrine Funktionen der Zytokine. Dtsch Med Wochenschr 118:306-313

Auerbach W, Auerbach R (1994) Angiogenesis inhibition: A review. Pharmacol Ther 63:265-311

Bellamy WT (1996) P-glycoproteins and multidrug resistance. Annu Pharmacol Toxicol 36:161-183

Blum HE (1997) Angiostatin: Ein biologischer Hemmstoff der Tumorangiogenese. Dtsch Med Wochenschr 122:413-414

Booser DJ, Hortobagyi GN (1994) Anthracycline antibiotics in cancer therapy: Focus on drug resistance. Drugs 47:223-258

Brock N, Pohl J, Schneider B (1990) Basic principles in preclinical cancer chmotherapy. J Cancer Res Clin Oncol 116:411-424

Brogden RN, Wiseman LR (1998) Topotecan. A review of its potential in advanced ovarian cancer. Drugs 56:709-723

Burkart C (1994) Das Tumorsuppressorprotein p53. Dtsch Ärztebl 91:B679-B684

Canal P, Chatelut E, Guichard S (1999) Practical treatment guide for dose individualisation in cancer chemotherapy. Drugs 56:1019-1038

Chabner BA, Wilson W (1991) Reversal of multidrug resistance. J Clin Oncol):4-6

Clemett D, Lamb HM (2000) Exemestane: A review of its use in postmenopausal women with advanced breast cancer. Drugs 59:1279-1296

Coukell AJ, Faulds D (1997) Epirubicin: An updated review of its pharmacodynamic and pharmacokinetic properties and therapeutic efficacy in the management of breast cancer. Drugs 53:453-482

Daher GC, Harris BE, Diasio RB (1990) Metabolism of pyrimidine analogues and their nucleosides. Pharmacol Ther 48:189-222

Deppert W (1999) Der Tumorsuppressor p53: „Wächter unseres Genoms". Med Monatsschr Pharm 6:166-173

De Isabella P, Capranico G, Zunino F (1991) The role of topoisomerase II in drug resistance. Life Sci 48:2195-2205

DeSpain JD (1992) Dermatologic toxicity of chemotherapy. Semin Oncol 19:501-507

Diasio RB, Harris BE (1989) Clinical pharmacology of 5-fluorouracil. Clin Pharmacokinet 16:215-237

Drews J (1979) Grundlagen der Chemotherapie. Springer, Wien

Eisenhauer EA, Vermorken JB (1998) The taxoids. Comparative clinical pharmacology and therapeutic potential. Drugs 55:5-30

Focan C (1995) Circadian rhythms and cancer chemotherapy. Pharmacol Ther 67:1-52

Foye WO (1995) Cancer chemotherapeutic agents. Am Chem Soc Profess Reference Book

Fulton B, Spencer CM (1996) Docetaxel: A review of its pharmacodynamic and pharmacokinetic properties and therapeutic efficacy in the management of metastatic breast cancer. Drugs 51:1075-1092

Gasparini G (1999) The rationale and future potential of angiogenesis inhibitors in neoplasia. Drugs 58:17-38

Gottesman MM, Pastan I (1993) Biochemistry of multidrug resistance mediated by the multidrug transporter. Annu Rev Biochem 62:385-427

Gräfe, U (1992) Biochemie der Antibiotika: Struktur, Biosynthese, Wirkmechanismus. Spektrum, Heidelberg Berlin New York

Grunberg SM, Hesketh PJ (1993) Control of chemotherapy-induced emesis. N Engl J Med 239:1790-1796

Günther I, Drings P (1990) Carboplatin: ein neues Zytostatikum. Arzneimitteltherapie 8:33-38

Harris CC, Hollstein M (1993) clinical implications of the p 53 tumor-suppressor gene. N Engl J Med 329:1318-1327

Heidemann H (1992) Onkologie und Hämatologie. 2. Aufl. Urban Schwarzenberg

Henwood JM, Brogden RN (1990) Etoposide: A review of ist pharmacodynamic and pharmacokinetic proterties, and therapeutic potential in combination chemotherapy of cancer. Drugs 39:438–490

Hill ADK, Redmond HP, Croke DT, Grace PA, Bouchier-Hayes D (1992) Cytokines in tumour therapy. Br J Surg 79:990–997

Hoekman K, van der Vijgh WJ, Vermorken JB (1999) Clinical and preclinical modulation of chemotherapy-induced toxicity in patient with cancer. Drugs 57:133–155

Hsi RA, Rosenthal DI, Glatsein E (1999) Photodynamic therapy in the treatment of cancer. Drugs 57:725–734

Huhn D, Herrmann R (1990) Medikamentöse Therapie maligner Erkrankungen, 2.Aufl., Fischer, Stuttgart

Keizer HG, Pinedo HM, Schuurhuis GJ, Joenje H (1990) Doxorubicin (Adriamycin): A critical review of free radical-dependent mechanisms of cytoxicity. Pharmacol Ther 47:219–231

Kreisman H, Wolkove N (1992) Pulmonary toxicity of antineoplastic therapy. Semin Oncol 19:508–520

Laffer U (Hrsg) (1988) Regional chemotherapy: Antibiot Chemother 40, Karger, Basel

Lamb HM, Adkins JC (1998) Letrozole. A review of its use in postmenopausal women with advanced breast cancer. Drugs 56:1125–1140

Lee CR, Faulds D (1995) Altretamine: A review of its pharmacodynamic and pharmacokinetic properties, and therapeutic potential in cancer chemotherapy. Drugs 49:932–953

Leipner J, Saller R (2000) Systemic enzyme therapy in oncology: Effect and mode of action. Drugs 59:769–780

Lennard L (1992) The clinical pharmacology of 6-mercaptopurin. Eur J Clin Pharmacol 43:329–339

Links M, Lewis C (1999) Chemoprotectants: A review of their clinical pharmacology and therapeutic efficacy. Drugs 57:293–308

Loadman PM, Bibby MC (1994) Pharmacokinetic drug interactions with anticancer drugs. Clin Phaarmacokinet 26:486–500

Münstedt K, Zygmunt M (1998) Das verzögerte Erbrechen („delayed emesis") nach zytostatischer Chemotherapie. Dtsch Med Wochenschr 123: 255–258

Onrust SV, Lamb HM, Balfour JA (1999) Rituximab. Drugs 58:79–88

Parker WB, Cheng YC (1990) Metabolism and mechanism of action of 5-fluorouracil. Pharmacol Ther 48:381–395

Patterson WP, Reams GP (1992) Renal toxicities of chemotherapy. Semin Oncol 19:521–528

Perry MC (1992) Chemotherapeutic agents and hepatotoxicity. Semin Oncol 19:551–565

Pfreundschuh M, Diehl V (1989) Palliative internistische Therapie maligner Erkrankungen. Dtsch Med Wochenschr 114:1797–1803

Possinger K (1996) Vinorelbin – neues Vincaalkaloid für die Onkologie. Arzneimitteltherapie 14:227–230

Reichle A, Diddens H, Rastetter J, Berdel WE (1991) Resistenzmechanismen maligner Zellen gegenüber Zytostatika. Dtsch Med Wochenschr 116:186–191

Rohlff C, Glazer RI (1995) Regulation of multidrug resistance through the cAMP and EGF signalling pathways. Cell Signal 7:431–443

Rowinsky EK, Donehower RC (1995) Paclitaxel (Taxol). N Engl J Med 332:1004–1014

Sauer H (1991) Zytostatikatherapie beim alten Menschen. Internist 32:479–485

Saven A, Piro L (1994) Newer purine analogues for the treatment of hairy-cell leukemia. N Engl J Med 330:691–697

Schellens JHM, Pronk LC, Verweij J (1996) Emerging drug treatment for solid tumours. Drugs 51:45–72

Schiefer D, Gottstein C, Diehl V, Engert A (1999) Antiangiogenese: Ein neuer Ansatz in der Tumortherapie? Med Klin 94:570–579

Schwartsmann G, Workman P (1993) Anticancer drug screening and discovery in the 1990s: A European perspective. Eur J Cancer 29A:3–14

Singal PK, Iliskovic N, Li T, Kumar D (1997) Adriamycin cardiomyopathy: Pathophysiology and prevention. FASEB J 11:931–936

Stein WD (1997) Kinetics of the multidrug transporter (P-glycoprotein) and its reversal. Physiol Rev 77:545–590

Twygcroll RG, Lack SA (1989) Therapie bei Krebs im Endstadium. Fischer, Stuttgart

Vendrik CPJ, Bergers JJ, De Jong WH, Steerenberg PA (1992) Resistance to cytostatic drugs at the cellular level. Cancer Chemother Pharmacol 29:413–429

Veyrat-Follet C, Farinotti R, Palmer JL (1997) Physiology of chemotherapy-induced emesis and antiemetic therapy. Drugs 53:206–234

Volm M, Efferth T (1994) Resistenzüberwindung bei Tumoren. Dtsch Med Wochenschr 119:475–479

Wiseman LR, Markham A (1996) Irinotecan: A review of its pharmacological properties and clinical efficacy in the management of advanded colorectal cancer. Drugs 52:606–623

Wiseman LR, Markham A (1996) Irinotecan: A review of its pharmacological properties and clinical efficacy in the management of advanced colorectal cancer. Drugs 52:606–623

Zeller WJ, zur Hausen H (1995) Onkologie: Grundlagen, Diagnostik, Therapie, Entwicklungen. Ecomed Verlagsges, Landsberg

Kapitel 35

Pharmaka mit Wirkung auf das Immunsystem 35

J. Seißler

Pharmaka mit Wirkung auf das Immunsystem

35

J. Seißler

Das Immunsystem des Körpers hat die Aufgabe für den Organismus gefährliche Noxen wie z. B. Infektionserreger oder Toxine zu erkennen und aus dem Körper zu eliminieren. Um diese Aufgabe zu gewährleisten, besteht ein enges, genau reguliertes Netzwerk verschiedener Zellpopulationen der Immunabwehr. Immunkompetente Zellen entwickeln sich kontinuierlich aus pluripotenten Stammzellen des Knochenmarks, die zunächst in lymphatische und myeloische Stammzellen differenzieren. Aus den myeloischen Stammzellen entstehen die Leukozyten (Granulozyten, Mastzellen, Monozyten, Makrophagen), die das unspezifische Abwehrsystems des Körpers darstellen. Zellen des unspezifischen Immunsystems erkennen eine Reihe von Strukturen, die nur auf Pathogenen konserviert sind (z. B. Lipopolysaccharide). Die Abwehrreaktion erfolgt durch Phagozytose und intrazelluläre Lyse der Erreger. Das spezifische Immunsystem besteht aus B-Lymphozyten und T-Lymphozyten, die sich aus lymphytischen Vorläuferzellen ableiten lassen (Abb. 35.1). Beide Lymphozytenpopulationen tragen zur Antigenerkennung unterschiedliche Rezeptoren auf der Zelloberfläche, die bei jedem Klon durch Variation der Bindungsstelle des Rezeptors gegen unterschiedliche Antigene gerichtet sind. Hierdurch kann eine enorme Zahl unterschiedlicher Antigene erkannt werden. B-Lymphozyten reagieren durch den direkten Kontakt mit Proteinstrukturen, deren Zuckerdeterminanten oder Glykolipiden. T-Lymphozyten erkennen kurze Peptidfragmente, eingebettet in die Antigenbindungsgrube der Histokompatibilitäts-(HLA) Moleküle, die von professionellen Antigen-präsentierenden Zellen (APC: Makrophagen, dendritische Zellen) präsentiert werden. Erkennen Lymphozyten ein

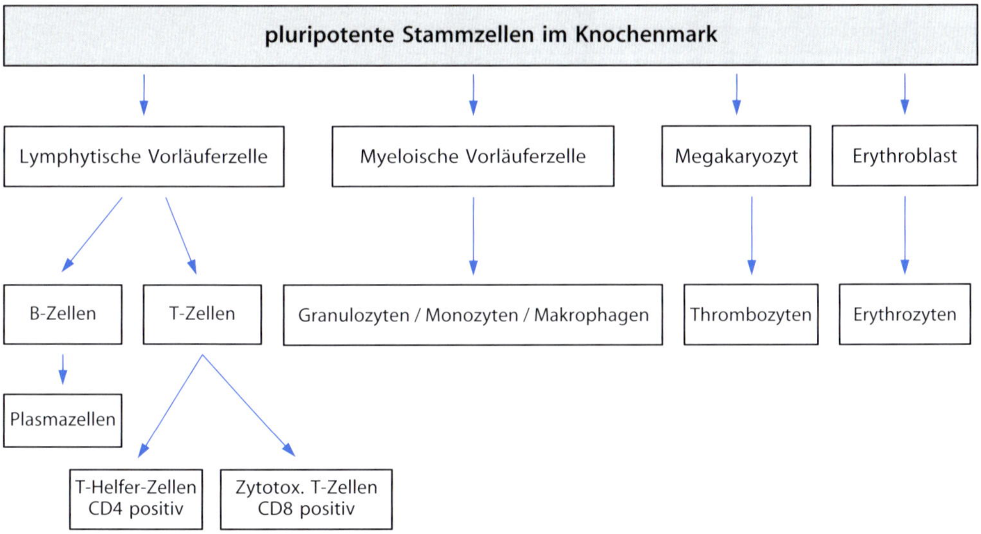

Abb. 35.1. Entwicklung immunkompetenter Zellen

Antigen, benötigen sie für die Auslösung einer Immunreaktion ein zweites Signal, welches durch die Bindung zwischen spezifischen Oberflächenmolekülen auf den APC und den T-Zellen (z. B. zwischen dem Molekül CD80 und CD28 oder zwischen CD40 und dem CD40-Ligand) vermittelt wird (Abb. 35.2). Fehlt dieses 2. Signal, entwickelt sich eine T-Zell Anergie, d. h. die T-Zellen können nicht mehr durch das Antigen stimuliert werden, oder es kommt zum programmierten Zelltod (Apoptose). Durch die zusätzliche Freisetzung von Zytokinen erfolgt die gegenseitige Modulation der Immunreaktion. Die meisten Zytokine haben multiple, teils unterschiedliche Wirkungen auf die Aktivierung und Differenzierung verschiedener immunkompetenter Zellen. Die wichtigsten Zytokine sind Interleukin (IL) 2 (IL-2) (Wachstum von B- und T-Zellen), IL-12, Interferon-gamma (IFN-γ), Tumor-Nekrose-Faktor-alpha (TNF-α) (Aktivierung von zytotoxischen T-Zellen und Makrophagen) und IL-4, IL-10, und Transforming-Growth-Faktor-beta (TGF-β) (Aktivierung von B-Zellen, Hemmung von zytotoxischen T-Zellen und Makrophagen).

Die Aufgabe der B-Lymphozyten ist vor allem die Antikörperproduktion und Eradikation von extrazellulären Pathogenen. T-Lymphozyten sind bei der Eliminierung von intrazellulären Erregern durch die Aktivierung von Makrophagen (T-Helfer-

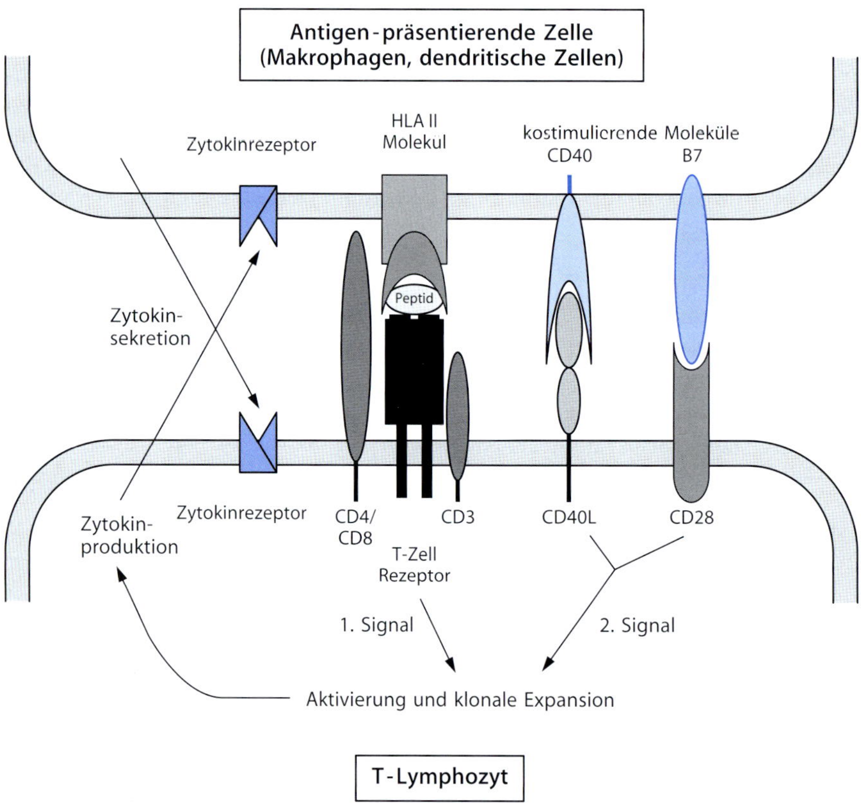

Abb. 35.2. Interaktion von T-Lymphozyten mit Antigen-präsentierenden Zellen (APC). Das Antigen wird in Form kurzer Peptide auf Histokompatibilitäts-(HLA) Klasse I oder II Molekülen auf der Zelloberfläche von APC präsentiert und vom T-Zellrezeptor erkannt (1. Signal). Die T-Zellmoleküle CD3 und CD4 bzw. CD8 dienen zur Stabilisierung des T-Zell-HLA-Komplexes und zur Signaltransduktion nach dem Erkennen des Peptids. Durch die Ligation von CD28 und/oder CD40L auf den T-Zellen mit den kostimulierenden Molekülen CD80 und/oder CD40 auf den APC wird ein 2. Signal vermittelt, das zur Aktivierung und klonalen Proliferation der Lymphozyten führt. Durch die Freisetzung stimulierender bzw. inhibierender Zytokine aus den APC und den T-Zellen kommt es zur gegenseitigen Modulierung der Immunantwort.

Tabelle 35.1. Wirkmechanismen verschiedener Immunsuppressiva.

Wirkprofil	Medikament	Zielstruktur
Regulation der Genexpression von Zytokinen	Glucocorticoide	Glucocorticoidrezeptor
Alkylantien	Cyclophosphamid	DNA
Hemmer der Purinsynthese	Azathioprin Methotrexat Mycophenolat Mofetil	mehrere Enzyme mehrere Enzyme IMPDH
Hemmer der Pyrimidinsynthese	Methotrexat Leflunomid	Thymidylat-Synthase DHOD
Phosphatase- und Kinase-Inhibitoren	Ciclosporin Tacrolimus Rapamycin	Calcineurin, MAPK Calcineurin, MAPK Target of Rapamycin (TOR)

IMPDH, Inosin-5'-Monophosphat-Dehydrogenase
DHOD, Dihydroorotat-Dehydrogenase
MAPK, Mitogen-aktivierte Proteinkinasen

1-Zellen) und das Abtöten von infizierten Zellen (zytotoxische T-Zellen) beteiligt. Außerdem vermitteln T-Helfer-2-Zellen Hilfe bei der Antikörperproduktion von B-Zellen. Wichtig ist, dass jede Immunreaktion genau reguliert wird, um ein Übergreifen auf andere Moleküle wie z.B. Nahrungsstoffe (Allergie) oder normale Gewebe (Autoimmunreaktion) zu verhindern.

In bestimmten Situationen ist es möglich, dass bei genetisch prädisponierten Personen die Steuerung und Kontrolle einer Immunreaktion gestört ist. Es können dann lebensbedrohliche Erkrankungen auftreten, die verschiedene Organsysteme erfassen. Patienten mit Kollagenosen und systemischer Vaskulitis müssen häufig mit Immunsuppressiva behandelt werden. Schwere Verlaufsformen einer rheumatoiden Arthritis, Polymyositis, progressiven Glomerulonephritis, chronisch entzündliche Darmerkrankungen, bullöse Dermatosen, multiple Sklerose, autoimmune Hepatitis stellen ebenfalls eine Indikation für den Beginn einer gezielten immunsuppressiven Therapie dar. Daneben müssen Immunsuppressiva lebenslang nach einer Organtransplantation oder Transplantation von Knochenmark eingesetzt werden, um die natürliche Abwehrreaktion des Körpers zu unterdrücken. Im engen Sinne werden auch Allergien und Entzündungsreaktionen durch immunkompetente Zellen verursacht bzw. beeinflusst. Eine Therapie dieser Erkrankungen wird in den Kapiteln Antiallergika und Antiphlogistika besprochen (siehe Seite 259 f.). Häufig werden verschiedene Immunsuppressiva kombiniert eingesetzt, um einerseits einen synergistischen Effekt zu nutzen und um andererseits die Nebenwirkungen der einzelnen Medikamente zu minimieren. Da Zytostatika eine immunsuppressive Wirkung besitzen, werden einige Substanzen auch als Immunsuppressiva verwendet. Daneben wurden auch Stoffe entwickelt, die die Aktivität von Lymphozyten inhibieren, jedoch keine zytostatischen Nebenwirkungen besitzen. Ziel der derzeitigen Forschung bleibt es, Immunsuppressiva zu entwickeln, die nur in einen Arm des Immunsystems eingreifen oder eine unerwünschte Immunreaktion spezifisch supprimieren.

Bei Patienten mit schweren oder chronischen Infektionserkrankungen oder malignen Tumoren ist es das Ziel das Immunsystem so zu stimulieren, daß eine effektive Immunabwehr induziert oder verstärkt wird. Bei Patienten, die an Tumorerkrankungen leiden, wird davon ausgegangen, daß die Immunabwehr aus unterschiedlichen Gründen nicht in der Lage ist, die malignen Zellen zu eliminieren. Das Ziel einer Tumorimmuntherapie ist es, das Immunsystem möglichst spezifisch so zu aktivieren, daß die Tumorzellen wieder als fremd erkannt und durch zytotoxische Zellen zerstört werden. Die meisten dieser Therapieansätze befinden sich allerdings noch im experimentellen Stadium, so daß deren Effektivität nicht abschließend beurteilt werden kann.

35.1 Immunsuppressiva

Immunsuppressiva sind eine Gruppe von Medikamenten, die die Immunreaktion des Organismus gegen Antigene supprimieren oder modulieren (Tab. 35.1). Je nach Substanz wirken sie unterschiedlich stark auf die humorale oder zelluläre Immunantwort. Da das Immunsystem des Körpers einen großen Zellumsatz aufweist, besitzen die meisten in der Chemotherapie maligner Erkrankungen eingesetzten Zytostatika auch unerwünschte Wirkungen auf das Immunsystem (siehe Seite 722). Schnell proliferierende Zellen benötigen für die RNA- und DNA-Synthese Purin- und Pyrimidinnukleotide, die durch einen Wiederverwertungsstoffwechsel oder durch De novo-Synthese gewonnen werden können. Da proliferierende Lymphozyten fast vollständig von der Neusynthese der Purin-Nukleotide abhängig sind, erklärt sich die immunsuppressive Wirkung von Substanzen, die diesen Stoffwechselschritt blockieren. Neben den Zytostatika Azathioprin und Methotrexat werden auch neue Substanzen eingesetzt, die relativ spezifisch in die Purin- (Mycophenolat Mofetil) oder Pyrimidinsynthese (Leflunomid) von aktivierten Lymphozyten eingreifen und deshalb weniger myelosuppressive Nebenwirkungen aufweisen. Außerdem stehen Medikamente zur Verfügung, die die Signaltransduktion bei der Aktivierung von Lymphozyten hemmen. In diese Gruppe fallen die klassischen Immunsuppressiva Ciclosporin, Tacrolimus sowie Rapamycin.

Immunsuppressiva führen häufig zu einer nichtselektiven quantitativen Abnahme von Zahl und Funktion immunkompetenter Zellen. Hierdurch können die häufigsten Nebenwirkungen, die Leukozytopenie, Anämie, Thrombozytopenie, eine vermehrte Infektanfälligkeit und das Auftreten opportunistischer Infektionen erklärt werden. Bei der Therapie muss deshalb ein Gleichgewicht zwischen der Suppression der unerwünschten Immunreaktion und der Wirkung auf die normalen Immunantworten bestehen. Daneben muss insbesondere bei lang dauernder Therapie mit einem erhöhten Malignomrisiko gerechnet werden. Wegen der beträchtlichen Nebenwirkungen einer immunsuppressiven Therapie, muss in jedem Falle eine strenge Indikationsstellung erfolgen (Tab. 35.2).

35.1.1 Glucocorticoide

Glucocorticoide werden bei einer Vielzahl von Erkrankungen eingesetzt, die mit einer überschießenden unspezifischen oder spezifisch entzündlichen Reaktion einhergehen (siehe Seite 493 f.). Die immunsuppressive Wirkung wird vor allem über die Hemmung der Genexpression der Zytokine IL-1 und IL-2 aus Makrophagen und T-Zellen vermittelt. Hierdurch werden die Aktivierung und Proliferation von T-Lymphozyten inhibiert. Häufig werden Glucocorticoide als Basis-Immunsuppressiva in Kombination mit anderen Medikamenten zur Therapie von Autoimmunerkrankungen und als Erhaltungstherapie nach Organtransplantationen verwendet. Außerdem wird eine Hoch-Dosis-Stoßtherapie bei akuter Abstoßungsreaktion und akuter Exazerbation einer Autoimmunerkrankung eingesetzt.

Tabelle 35.2. Zusammenfassung der Indikationen und typischer Nebenwirkungen der aktivierungshemmend wirkenden Immunsuppressiva

Substanz	Indikation	Unerwünschte Wirkung
Ciclosporin	Organtransplantation, GvH RA, CED, Vaskulitis	Nephrotoxizität, Hepatopathie, Hyperlipidämie, Hypertonie, Ödeme, Gingivahyperplasie, Tremor, Hypertrichose, Panzytopenie
Tacrolimus	Organtransplantation RA*, CED*	zentralnervöse Störungen, Nephrotoxizität, Hepatopathie, Hyperlipidämie, Diabetes mellitus, Panzytopenie
Rapamycin	Organtransplantation	Hyperlipidämie, Panzytopenie, Hepatopathie

RA, rheumatoide Arthritis; CED, chronisch entzündliche Darmerkrankung; GvH, Graft-versus-host-Reaktion;
* bisher noch experimentelle Therapie in Studien

35.1.2 Zytostatika

35.2.1 Azathioprin

Azathioprin gehört in die Gruppe der Antimetabolite, die mehrere an der Purinsynthese beteiligte Enzyme inhibieren (siehe Seite 730). Die aktiven Metaboliten 6-Mercaptopurin und 6-Thioguanin führen zur Hemmung der Proliferation von T-Lymphozyten, zur Induktion von Apoptose in aktivierten Lymphozyten und sekundär zur Reduktion der TNF-α- und IFN-γ-Bildung. Azathioprin wird bei Nierentransplantation meist in Verbindung mit Ciclosporin und Glucocorticoiden verwendet. Außerdem wird es bei rheumatoider Arthritis, chronisch entzündlichen Darmerkrankungen, systemischem Lupus erythematodes und Autoimmunhämolysen eingesetzt.

35.1.2.2 Methotrexat

Methotrexat hemmt als Folsäureantagonist mehrere Enzyme im Folsäurezyklus, im Purin- und Pyrimidinstoffwechsel (siehe Seite 731). Die immunsuppressive Wirkung beruht vor allem auf der Hemmung der Lymphozytenproliferation und der Induktion von Apoptose in aktivierten T-Lymphozyten. Außerdem besitzt Methotrexat eine hemmende Wirkung auf die Antikörperproduktion, Aktivierung von Monozyten und Granulozyten und die Sekretion von TNF-α und IFN-γ. Die Produktion von IL-4 wird verstärkt. Daneben wurde eine anti-inflammatorische Wirkung durch eine erhöhte Synthese von Adenosin in Fibroblasten und Endothelzellen beschrieben. Methotrexat wird in einer Einzeldosis von 7,5–25 mg 1mal/Woche i.m. oder p.o. verabreicht. Indikationen sind rheumatoide Arthritis, chronisch entzündliche Darmerkrankung und Vaskulitis.

35.1.2.3 Cyclophosphamid

Cyclophosphamid gehört in die Gruppe der alkylierenden Zytostatika (siehe Seite 724). Die immunsuppressive Wirkung wird durch eine Verminderung der B- und T- Lymphozytenzahl und durch Hemmung der Antikörperproduktion vermittelt. Es wird bei schweren Verlaufsformen einer Glomerulonephritis, einer systemischen Vaskulitis und Kollagenosen verwendet.

35.1.2.4. Mycophenolat Mofetil

Mycophenolat Mofetil (MMF), ein Ester der Mofetilsäure (Abb. 35.3), ist ein potenter, nicht-kompetitiver, reversibler Inhibitor der Inosin-5'-Monophosphat (IMP)-Dehydrogenase, einem Schlüsselenzym in der De novo-Purinsynthese (siehe Abb. 34.7, Seite 730). MMF führt zur Hemmung der Proliferation von B- und T-Lymphozyten, zur Verminderung der Antikörperproduktion und zur Induktion von Apoptose in aktivierten T-Lymphozyten. Außerdem wird die Expression von Adhäsionsmolekülen reduziert und die Aktivierung einer NO-Synthase (iNOS) blockiert, die beide an der Extravasion von Lymphozyten in entzündliches Gewebe bzw. an der Entwicklung einer Entzündungsreaktion beteiligt sind. Die bisherigen Erfahrungen belegen, dass MMF in Kombination mit Ciclosporin oder Tacrolimus einen günstigen Effekt auf die Reduktion einer

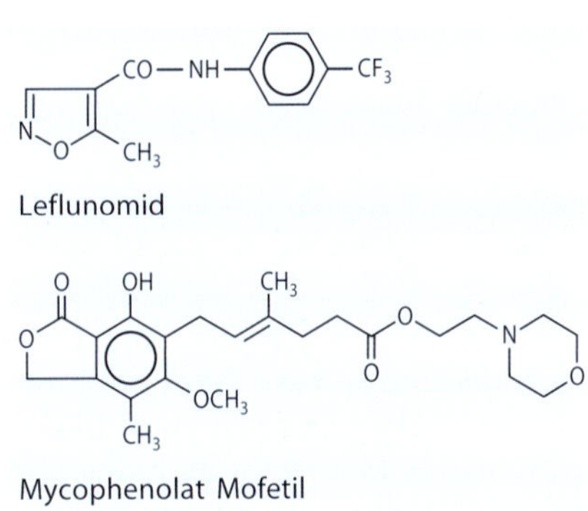

Abb. 35.3. Strukturformel von Mycophenolat Mofetil und Leflunomid

frühen Abstoßungsreaktion nach Organtransplantationen (Niere, Leber, Herz und Lunge) besitzt. MMF wurde außerdem erfolgreich bei therapierefraktärer Transplantatabstoßung und als Ersatz für Ciclosporin bei Ciclosporin-induzierter Nephropathie eingesetzt. Wegen der Wirkung auf den Purinstoffwechsel sollte keine Kombination mit Azathioprin oder Methotrexat erfolgen. Die Bewertung der Effektivität von MMF bei Autoimmunerkrankungen muss noch in weiteren Studien geklärt werden. Die Nebenwirkungen zeigen sich vor allem als gastrointestinale Beschwerden (Übelkeit, Diarrhoe) und Panzytopenie.

35.1.2.5. Leflunomid

Leflunomid, ein synthetisches Isoxazolderivat, entfaltet seine Wirkung durch die Hemmung des Schlüsselenzyms Dihydroorotat-Dehydrogenase im Pyrimidinstoffwechsel (Abb. 35.3). Es verursacht eine Hemmung der Proliferation von B- und T-Lymphozyten und Reduktion der Antikörperproduktion. Bei Patienten mit rheumatoider Arthritis konnte ein günstiger Effekt nachgewiesen werden. Für die genaue Beurteilung des Stellenwerts von Leflunomid bei Autoimmunerkrankungen müssen die Ergebnisse laufender Studien abgewartet werden. Als Nebenwirkungen wurden gastrointestinale Beschwerden, reversible Alopezie, Gewichtsverlust und eine transiente Erhöhung der Transaminasen beschrieben.

35.1.3 Aktivierungshemmende Substanzen

35.1.3.1. Ciclosporin

Ciclosporin wird von dem Bodenpilz Tolyplocadium inflatum gebildet und ist aus 11 Aminosäuren aufgebaut, die ein zyklisches Undekapeptid bilden (Abb. 35.4). Ciclosporin bindet an Cyclophiline und Calmodulin und vermittelt seine immunsuppressive Wirkung durch die Hemmung des Calcineurins, eine Calcium-abhängige Serin-Threonin-Phosphatase. Nach Stimulation von T-Zellen über den T-Zellrezeptor kommt es zu einem gesteigerten Einstrom von Ca^{2+}-Ionen und zur Aktivierung des Calcineurins. Calcineurin aktiviert den Transkriptionsfaktor NF-ATC und führt zur Translokation von NF-ATC in den Zellkern, welcher die Transkription des IL-2 Gens und somit die Synthese und Freisetzung von IL-2 aus T-Lymphozyten stimuliert (Abb. 35.5). Hierdurch kommt es zur Blockierung der Proliferation von T-Lymphozyten nach antigener Stimulation. Über die Hemmung von Calcineurin und zusätzlicher an der Signaltransduktion in Lymphozyten beteiligten Kinasen, den Mitogen-aktivierten Proteinkinasen (MAPK), wird die Aktivierung weiterer Transkriptionsfaktoren (NF-kappa B, AP-1, NFAT) inhibiert. Deshalb wird auch die Synthese der Zytokine IL-1, IL-3, IL-4, und TNF-α reduziert, die an der Aktivierung von B- und T-Lymphozyten beteiligt sind.

Ciclosporin A wird zur Prophylaxe von Abstoßungsreaktionen nach Transplantationen und zur Therapie einer Graft-versus-host-Reaktion nach Knochenmarktransplantation eingesetzt. In niedrigerer Dosierung wird Ciclosporin auch für die Therapie von Autoimmunerkrankungen (u.a. rheumatoide Arthritis, chronisch entzündliche Darmerkrankung, systemischer Lupus erythematodes) verwendet. Im Vordergrund der Nebenwirkungen steht die Nephrotoxizität, die stark von der Serumkonzentration abhängig ist. Bei gleichzeitiger Gabe anderer nephrotoxischer Substanzen ist Vorsicht geboten. Die Gabe von Ketoconazol, Makrolid-Antibiotika, Doxycyclin, Allopurinol und einigen Calciumkanalblockern (z.B. Verapamil) kann zu einer Erhöhung des Blutkonzentration durch kompetitive Hemmung des Ciclosporin-Abbaus über das Enzym Cytochrom-P-450 CYP3A4 führen. Weitere Nebenwirkungen sind Hyperlipidämie, arterielle Hypertonie, Leberfunktionsstörungen, gastrointestinale Beschwerden (Übelkeit, Erbrechen, Diarrhoe), Gingivahyperplasie, Hypertrichose, Tremor und Ödeme. Wegen der schwankenden Bioverfügbarkeit von Ciclosporin werden regelmäßige Kontrollen der Serumkonzentration empfohlen.

Abb. 35.4. Strukturformel von Ciclosporin, Tacrolimus und Rapamycin

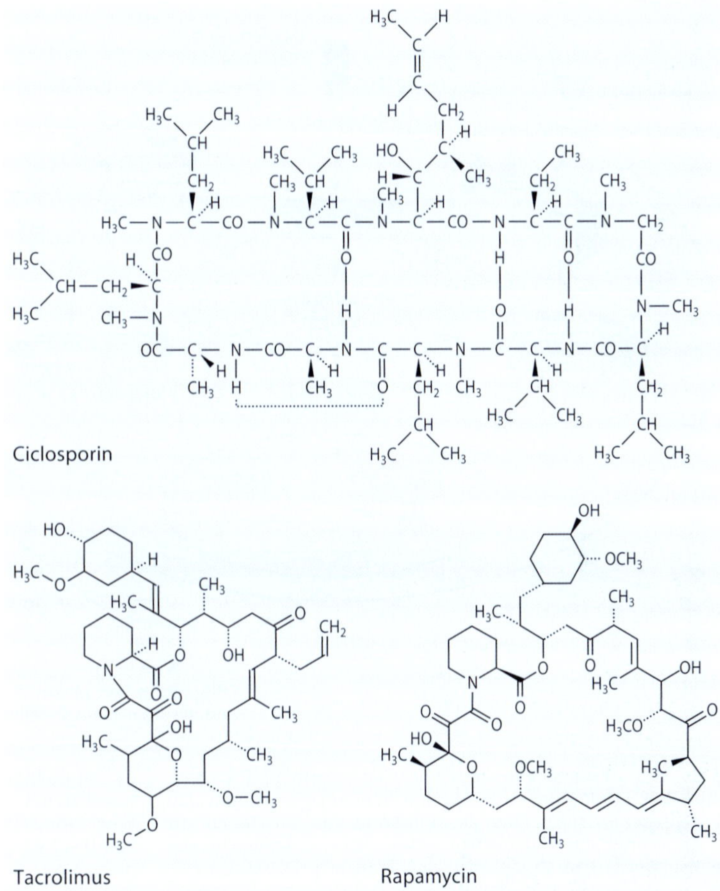

35.1.3.2. Tacrolimus (FK 506)

Tacrolimus (FK506) wird aus Streptomyces tsukabaensis gewonnen und der Gruppe der Makrolide zugeordnet (Abb. 35.4). Es bindet an ein Immunophilin im Zytoplasma, dem sogenannten FK-bindenden Protein (FKBP). Dieser Komplex bindet, wie für das Ciclosporin beschrieben, an Calcineurin und hemmt dessen Aktivität. Außerdem wird die Aktivität von Mitogen-aktivierten Proteinkinasen blockiert, so dass die immunsuppressive Wirkung analog zum Ciclosporin erfolgt. Im Vordergrund der Nebenwirkungen stehen zentralnervöse Störungen (Tremor, Depression, Schwindel), Nephrotoxizität, Hyperlipidämie, Leberschädigung, gastrointestinale Beschwerden, Glucoseintoleranz und Diabetes mellitus. Eingesetzt wird Tacrolimus zur Prophylaxe und Therapie von Abstoßungsreaktionen nach Organtransplantation.

35.1.3.3. Rapamycin

Rapamycin hat eine dem Tacrolimus ähnliche Struktur und wurde aus Streptomyces hygroscopicus isoliert (Abb. 35.4). Es bindet intrazellulär an das gleiche Protein (FKPB) wie Tacrolimus. Allerdings hemmt Rapamycin nicht die Phosphatase-Aktivität von Calcineurin, sondern inaktiviert Proteinkinasen (TOR = target of rapamycin), die an der Signaltransduktion beteiligt sind (Abb. 35.6). Es wird also nicht die IL-2 Synthese, sondern die klo-

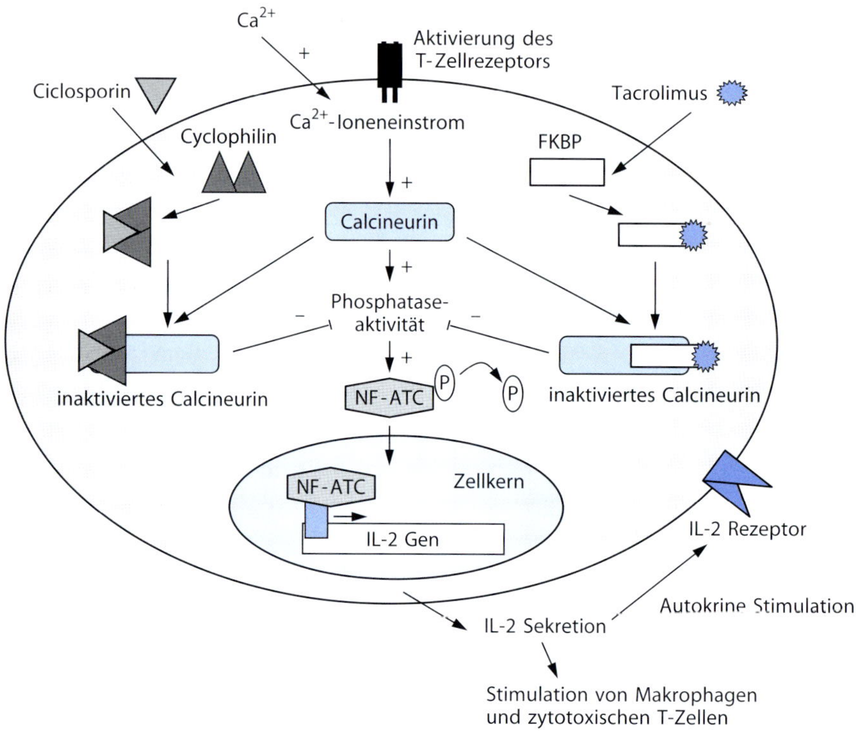

Abb. 35.5. Wirkmechanismus von Ciclosporin und Tacrolimus. Die Erkennung eines spezifischen Antigens durch den T-Zellrezeptor führt über den Einstrom von Ca^{2+}-Ionen zur Aktivierung von Calcineurin. Aktiviertes Calcineurin dephosphoryliert im Zytoplasma den Transkriptionsfaktor NF-ATC, der daraufhin in den Zellkern translozieren kann und an spezifische Promotoren für Zytokine (z.B. das IL-2 Gen) bindet. Ciclosporin bildet mit Cyclophilin einen Komplex, der an Calcineurin bindet und die Aktivierung der Phosphataseaktivität hemmt. Die NF-ATC vermittelte Signalübermittlung zum Zellkern und die Genexpression (z.B. die Synthese von IL-2) wird dadurch blockiert. Tacrolimus bindet im Zytoplasma an das FK-bindende Protein (FKBP), welches ebenfalls die Aktivierung von Calcineurin supprimiert. Der weitere Weg der Hemmung der Signaltransduktion ist analog zum Ciclosporin.

Expansion der Lymphozyten nach IL-2 Stimulation inhibiert. Außerdem wird eine Verminderung der Lymphozytenproliferation nach Stimulation mit IL-4 und IL-6 beobachtet, wodurch sich die hemmende Wirkung auf die Antikörperproduktion erklärt. Zusätzlich supprimiert Rapamycin die Proliferation glatter Muskelzellen und von Endothelzellen. Aus dem Wirkmechanismus von Rapamycin ergibt sich ein Synergismus bei der Kombination mit Ciclosporin. Die Nebenwirkungen bestehen in einer Hyperlipidämie, Leukopenie, Anämie und Thrombozytopenie, Transaminasenerhöhung, Übelkeit, Schwindel und gastrointestinale Beschwerden. Die Nephrotoxizität ist deutlich geringer im Vergleich zu Ciclosporin.

35.1.4. Monoklonale Antikörper

Antikörper gegen T-Lymphozyten werden eingesetzt, um die Funktion von T-Lymphozyten zu blockieren und zirkulierende Lymphozyten unter Beteiligung von Komplement zu lysieren. Hierdurch kann je nach Zielantigen eine unspezifische Blockierung aller Lymphozyten oder eine selektive Hemmung aktivierter Lymphozyten erfolgen. Die Antikörper werden zur Induktionstherapie und zur Therapie einer akuten Abstoßungsreaktion bei Organtransplantationen verwendet. Der Einsatz von murinen Antikörpern birgt das prinzipielle Pro-

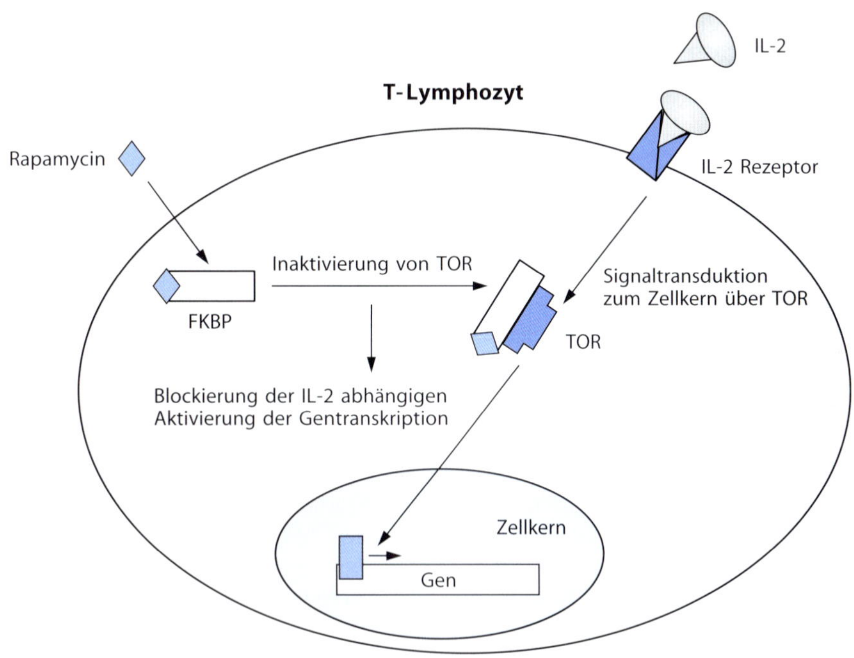

Abb. 35.6: Wirkungsmechanismus von Rapamycin. Rapamycin bindet an das FK-bindende Protein (FKBP) und inaktiviert Proteinkinasen (TOR), die an der Weiterleitung des Signals vom IL-2-Rezeptor zum Zellkern beteiligt sind. Die Blockade führt zur Hemmung der Lymphozytenproliferation, da IL-2 einen essentiellen Wachstumsfaktor für T-Lymphozyten darstellt.

blem der Sensibilisierung gegen Fremdimmunglobulin. Dies führt zu einer beträchtlichen Reduktion der Wirksamkeit bei wiederholter Anwendung und der Gefahr einer allergischen bzw. einer anaphylaktischen Reaktion. Dieses Problem konnte durch den Austausch der konstanten Region der schweren und leichten Ketten der Immunglobuline (Ig) durch humane Ig-Anteile (sogenannte chimäre Antikörper: Verhältnis Maus zu Human: ca. 25 %/75 % oder humanisierte Antikörper: Maus zu Human ca. 10 %/ 90 %) deutlich reduziert werden. Als Nebenwirkung kann bei allen gegen T-Lymphozyten gerichteten Antikörpern ein sogenanntes Zytokin-Freisetzungs-Syndrom auftreten, das durch grippeähnliche Symptome (Fieber, Schüttelfrost, Hautreaktionen, Kopfschmerzen, Atembeschwerden, Übelkeit, Erbrechen, Diarrhoe) bis hin zu schockähnlichen Reaktionen gekennzeichnet ist. Diese Nebenwirkungen sind bei den Antikörpern gegen den IL-2-Rezeptor deutlich geringer ausgeprägt im Vergleich zu den Anti-CD3-Antikörpern (Tab. 35.3).

Neben der Bindung an Oberflächenmoleküle der T-Zellen wurden auch neutralisierende Antikörper gegen Zytokine entwickelt, die die Signalübermittlung zwischen den Antigen-präsentierenden Zellen und den Effektorzellen blockieren können. Eingesetzt werden Antikörper gegen proinflammatorische Zytokine, die an der Aktivierung von T-Helfer-1-Zellen und/oder der Ausbildung einer entzündlichen Gewebereaktion beteiligt sind.

35.1.4.1. Antikörper gegen Oberflächenmoleküle von T-Lymphozyten

Verwendet werden murine monoklonale Antikörper oder humanisierte Antikörper, die gegen das T-Zell-Molekül CD3 gerichtet sind, das von allen T-Lymphozyten auf der Zelloberfläche exprimiert wird. Anti-CD3 führt zur Funktionshemmung aller T-Lymphozyten durch Hemmung der Signaltransduktion vom T-Zellrezeptor und zur raschen Reduktion der zirkulierenden T-Lymphozyten (zytotoxische T-Zellen und Helfer-T-Zellen). Ebenfalls eingesetzt wird die Immunglobulinfraktion eines polyklonalen Antiserums aus Pferden, das gegen T-Lymphozyten gerichtet ist und zu einer unspezifischen Reduktion der T-Lymphozytenzahl führt. Als Alternative zu den Anti-CD3 Antikörpern wird der-

Tabelle 35.3. Therapie mit monoklonalen Antikörpern

Antikörper	Wirkmechanismus	Indikation	Nebenwirkung
Anti-CD3	Inaktivierung aller T-Lymphozyten	Organtransplantation	Allergische Reaktionen, ZFS
Anti-IL-2-Rezeptor	Inaktivierung von stim. T-Lymphozyten	Organtransplantation, RA*, CED*	Allergische Reaktionen, Kopfschmerzen, Anämie
Anti-TNF-α	Blockierung der Aktivierung von Lymphozyten und der lokalen Entzündungsreaktion	RA*, CED*	Allergische Reaktionen, Fieber, Kopfschmerzen, Übelkeit, Panzytopenie,

RA, rheumatoide Arthritis
CED, chronisch entzündliche Darmerkrankung
ZFS, Zytokin-Freisetzungs-Syndrom
* bisher noch experimentelle Therapie in Studien.

zeit der Einsatz von Antikörpern gegen den extrazellulären Anteil von CD4, einem Oberflächenmolekül auf allen T-Helfer-Zellen, in klinischen Studien getestet. Weiterhin werden murine Antikörper, Chimärenantikörper und humanisierte Antikörper gegen die α-Kette des IL-2 Rezeptors (CD25) verwendet. Dieser Rezeptor wird nur von aktivierten T-Lymphozyten exprimiert. Da IL-2 einen essentiellen Wachstumsfaktor für die Proliferation der Lymphozyten darstellt, erfolgt nach Gabe des Anti-IL-2-Rezeptor-Antikörpers eine Blockierung der klonalen Proliferation von aktivierten T-Lymphozyten. In aktuellen Studien wird derzeit die Wirkung von monoklonalen Antikörpern gegen weitere Zielmoleküle auf T-Lymphozyten, u. a. dem Adhäsionsmolekül ICAM und CD154, dem Liganden für den CD40-Rezeptor, überprüft.

35.1.4.2. Antikörper gegen Zytokine

TNF-α besitzt eine proinflammatorische Wirkung nach Freisetzung aus Makrophagen und T-Lymphozyten. TNF-α stimuliert Monozyten, Makrophagen und Granulozyten, verstärkt die Freisetzung von Entzündungsmediatoren und trägt durch die Aktivierung von Gewebsmatrixproteinen zur lokalen Gewebedestruktion z. B. bei chronisch entzündlichen Gelenks- und Darmerkrankungen bei. Der Einsatz eines humanisierten Anti-TNF-α-Antikörpers, der lösliches TNF-α bindet und inaktiviert, hat vielversprechende Ergebnisse bei Patienten mit rheumatoider Arthritis und chronisch entzündlichen Darmerkrankungen zur Induktion einer Remission und zur Remissionserhaltung gezeigt. Aufgrund einzelner Berichte über das Auftreten von Lymphomen, muss der Einsatz von Anti-TNF-α bis zur weiteren Klärung des Wirkungs- und Sicherheitsprofils auf therapierefraktäre Fälle im Rahmen von kontrollierten Studien beschränkt bleiben.

Die Nebenwirkungen bestehen in grippeähnlichen Symptomen, allergischen Reaktionen und einer Panzytopenie (Tab. 35.3). Antikörper gegen IL-12 befinden sich in der klinischen Prüfung.

35.2. Immunstimulierende Therapie

Es werden eine Vielzahl von verschiedenen Substanzen (z. B. Pflanzen- oder Mikrobenextrakte) angeboten, die in vitro eine stimulierende Wirkung auf das Immunsysteme ausüben sollen. Die Wirkung vieler dieser Substanzen ist aber bisher nicht systematisch untersucht worden. Bei erwiesenen Effekten in vitro wurde deren klinische Wirksamkeit meist nicht untersucht. Hier muß die Durchführung genauer klinischer Studien gefordert werden, um gesicherte Kenntnisse über die häufig postulierte Verbesserung des Immunabwehr zu belegen. Die bisherigen Erfahrungen mit unspezifischen Therapeutika zur Stärkung des Immunsystems waren allesamt enttäuschend, so daß grundsätzlich neue Behandlungsverfahren entwickelt werden müssen.

Es liegen überzeugende wissenschaftliche Daten vor, daß zumindest ein Teil der malignen Tumoren vom Immunsystem, d. h. von CD4-positiven T-Zellen und von zytotoxischen, CD8-positiven T-Zellen in vitro erkannt werden kann. Warum diese Abwehrreaktion in vivo offensichtlich versagt hat, wird bisher nur unvollständig verstanden. Ziel der Entwicklung von Immuntherapien ist es deshalb, das Abwehrsystem des Körpers so zu stimulieren, daß eine effektive, zytotoxische Immunreaktion induziert wird, die zur Eliminierung der neoplastischen Zellen führt. Ein weiteres Anwendungsgebiet ist die Verbesserung der Immunabwehr bei Infektionserkrankungen, um virusinfizierte Zellen oder Bakterien schneller oder effektiver eliminieren zu können. Der Einsatz von Interferon-α bei der Therapie der virusinduzierten Hepatitis B und C ist im Kapitel 33 (siehe Seite 706) beschrieben.

35.2.1 Immuntherapie maligner Tumoren

35.2.1.1 Zytokine

Die Zytokine IL-2 und IFN-α spielen eine Rolle bei der Therapie einiger weniger Erkrankungen wie z.B. dem Nierenzellkarzinom und dem malignen Melanom. Die Induktion einer kompletten Remission liegt allerdings nur zwischen 2–6%. Eine Ausnahme bilden kutane Lymphome und die chronisch myeloische Leukämie, bei denen sich unter IFN-α-Therapie in mehr als 50% der Fälle eine langdauernde Remission erzielen läßt. Als Nebenwirkung eine Zytokintherapie treten häufig grippeähnliche Symptome und eine Thrombo- und Leukozytopenie auf. Nach Gabe von IL-2 wurde zusätzlich als seltene aber schwerwiegende Komplikation ein Capillary-Leak-Syndrom, d.h. Ödeme, Aszites und Kreislaufschock, beobachtet. Neue Studien weisen darauf hin, daß durch die Kombination mit einer Polychemotherapie eine Steigerung der Ansprechraten gegenüber einer alleinigen Zytokintherapie erreicht werden kann. Die langfristigen Vorteile müssen aber noch in weiteren Studien geklärt werden.

35.2.1.2 Tumorvakzinierung

Die direkte Immunisierung mit Tumorantigen oder Tumor-assoziierten Antigenen, die bisher nur bei wenigen Tumoren, wie z.B. dem malignen Melanom identifiziert worden sind, ist bisher sehr enttäuschend verlaufen. Positive Ansprechraten von 2–6% wurden bei Patienten mit Nierenzellkarzinom, malignem Melanom oder Ovarialkarzinom nach adoptivem Transfer von CD8-positiven, zytotoxischen T-Lymphozyten beschrieben, die ex vivo kultiviert und expandiert worden waren. Eine neue erfolgversprechende Strategie stellt die Tumorimmuntherapie mit speziellen Antigen-präsentierenden Zellen, den dendritischen Zellen, dar. Die dendritischen Zellen lassen sich in hoher Zahl aus dem Blut oder dem Knochenmark von Patienten isolieren, die anschließend mit Tumorantigen beladen oder mit autologen Tumorzellen fusioniert werden können (Abb. 35.7). Nach der Reinfusion der vorbehandelten Zellen konnten partielle und komplette Remissionen bei Patienten mit fortgeschrittenem malignen Melanom, Nierenzellkarzinom, Ovarialkarzinom und Mammakarzinom beobachtet werden. Zur Zeit ist noch unklar, welcher Tumortyp auf eine Vakzinierung mit dendritischen Zellen anspricht und welche Therapiestrategie im individuellen Fall anzuwenden ist. Hier müssen die Ergebnisse laufender klinischer Studien abgewartet werden.

35.2.2.3 Gentherapie

In experimentellen Studien wird derzeit intensiv untersucht, ob genetisch modifizierte Tumorzellen zur Induktion einer Anti-Tumor-Immunantwort führen können. Diese experimentellen Ansätze beruhen auf der Transfektion von autologen Tumorzellen mit Genen, die für kostimulierende Moleküle (z.B. CD80, CD40) oder Zytokine (z.B. IL-2, IL-12, IFN-γ) kodieren (Abb. 35.7). Ein anderer Ansatz besteht darin, diese Gene durch eine Spritze oder bei Hautmetastasen durch eine Genpistole direkt in den Tumor zu applizieren. Mit beiden Methoden konnte in Phase-I- und-II-Studien bei einem Teil der behandelten Patienten eine tumorspezifische Immunantwort und eine partielle Remission beobachtet werden. Für eine endgültige Beurteilung des Wertes dieser Therapieform ist die Durchführung von kontrollierten klinischen Studien zu fordern.

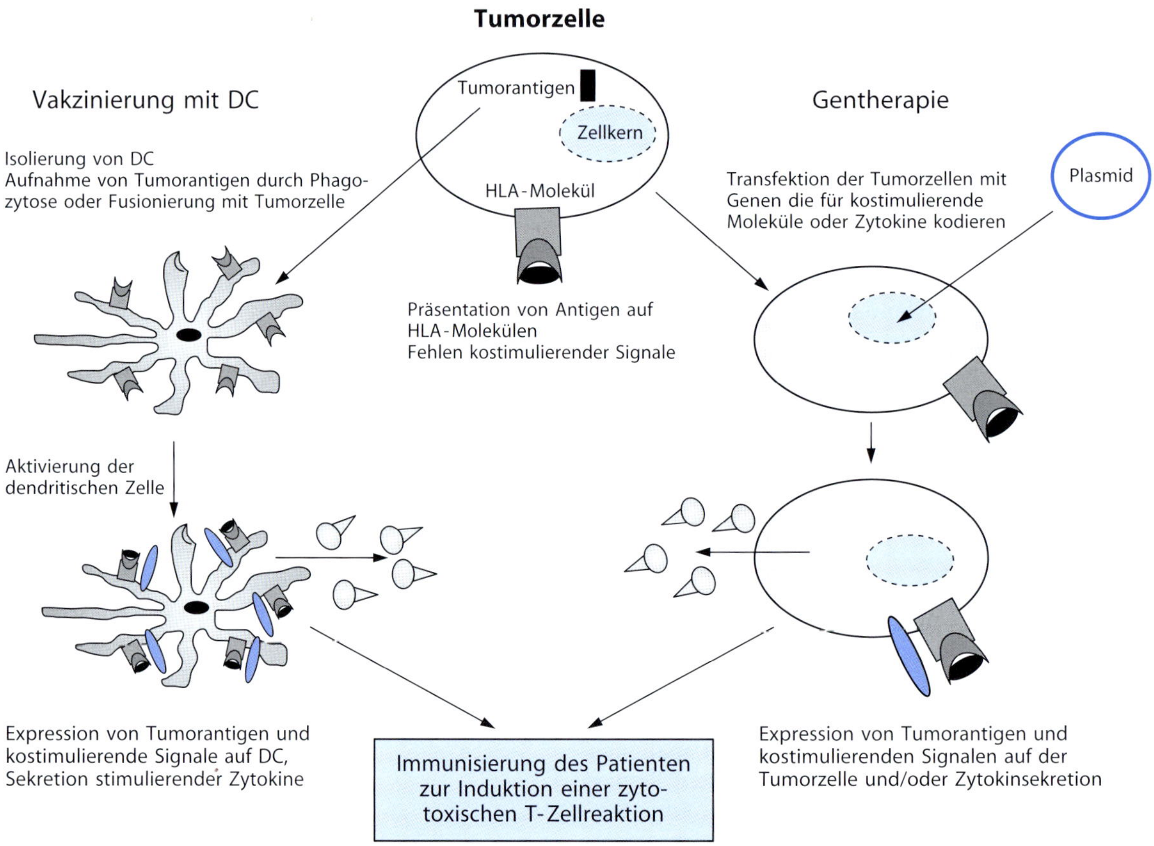

Abb. 35.7. Strategien zur Induktion einer Immunantwort gegen Tumorzellen. Aufgrund des Fehlens von kostimulierenden Oberflächenmolekülen auf Tumorzellen kommt es zu keiner effektiven Immunantwort mit Eradikation des Tumors. Aus dem Blut oder dem Knochenmark der Patienten können dendritische Zellen (DC) isoliert werden, die in der Zellkultur mit Bestandteilen des Tumors beladen werden können. Durch verschiedene Signale (z.B. TNF-α) können die DC so aktiviert werden, daß sie Antigene und kostimulierende Moleküle (z.B. CD80, CD86) in hoher Konzentration auf der Zelloberfläche präsentieren und stimulierende Zytokine (z.B. IL-12) freisetzen. In einem alternativen Ansatz können Tumorzellen in vitro oder in vivo mittels einer Genpistole mit Plasmiden transfiziert werden. Nach dem Gentransfer exprimieren die Tumorzellen kostimulierende Moleküle und/oder stimulierende Zytokine. Nach der Vakzinierung mit den DC oder den modifizierten Tumorzellen kommt es zur Induktion einer Immunantwort von zytotoxischen T-Zellen. Die aktivierten Lymphozyten sind dann in der Lage, auch die primären Tumorzellen zu erkennen und zu zerstören.

Literatur

Abraham RT, Wiederecht GL. (1996) Immunopharmacology of rapamycin. Annu: Rev. Immunol 14, 483–510

Forbes A, Reading NG (1995) Review article: The risks of malignancy from either immunosuppression or diagnostic radiation in inflammatory bowel disease. Aliment Pharmacol Ther 9:465–470

Fulton B, Markham A (1996) Mycophenolate mofetil: A review of its pharmacodynamic and pharmacokinetic properties and clinical efficacy in renal transplantation. Drugs 51:278–298

Glennie MJ, Johnson WM (2000) Clinical trials of antibody therapy. Immunol. Today 8: 403–410

Gratiot-Deans J, Turka LA (1994) New biologic immunosuppressive agents in transplantation. Curr Opin Nephrol Hypertens 3:596–601

Gummert JF, Ikonen T, Morris RE (1999) Newer immunosuppressive drugs: a review. J Am: Soc Nephrol 10: 1366–1380

Janeway CA (1999) Immunobiology: the immune system in health and disease. Eds Janeway CA, Travers P, Walport M, Capra JD. 4th edition. Current Biology Publications, London.

Kahan BD, Ghobrial R (1994) Immunosuppressive agents. Surg Clin North Am 74:1029–1054

Kirste G (1996) Mycophenolatmofetil. Arzneimitteltherapie 14:225–226
Kunz J, Hall MN (1993) Cyclosporin A, FK 506 and rapamyin: More than just immunosuppression. Trends Biochem Sci 18:334–338
Libretto SE (1995) Review of the toxicology of beclomethasone dipropionate. Arch Toxicol 69:509–525
Liu J, Farmer JD, Lane WS, Friedman J, Weissman I, Schreiber SL (1991) Calcineurin is a common target of cyclophilin-cyclosporin A and FKBP-FK506 complexes. Cell 66: 807–815
McCune WJ, Vallance DK, Lynch JP (1994) Immunosuppressive drug therapy. Curr Opin Rheumatol 6:262–272
Mele TS, Halloran PF (2000) The use of mycophenolate mofetil in transplant recipients. Immunopharmacology 47: 215–245.
Noble S, Markham A (1995) Cyclosporin: A review of the pharmacokinetic properties, clinical efficacy and tolerability of a microemulsion-based formulation (Neoral). Drugs 50:924–941
Pezzutto A (1998) Immuntherapie: Zytokine und Tumorzellvakzine. Internist 39: 1131–1138.
Smolen JS, Kalden JR, Scott DL, Rozman B, Kvien TK, Larsen A, Loew-Friedrich I, Oed C, Rosenburg R (1999) Efficacy and safety of leflunomide compared to placebo and sulphasalazine in active rheumatoid arthritis: a double blind, randomized, multicentre trial. Lancet 353: 259–266
Thomas FT, Tepper MA, Thomas JM, Haisch CE (1993) 15-Deoxyspergualin: A noval immunosuppressive drug with clinical potential. Ann New York Sci 685:175–192
Walsh CT, Zydowsky LD, McKeon FD (1992) Cyclosporin A, the cyclophilin class of peptidylprolyl isomerase, and blockade of T cell signal transduction. J Biol Chem 267:13115–13118
Wilde MI, Goa KL (1996) Muromonab CD3: A reappraisal of its pharmacology and use as prophylaxis of solid organ transplant rejection. Drugs 51:865–894

Kapitel 36

Grundlagen der Gentherapie 36

W. Rosenthal

Grundlagen der Gentherapie

W. Rosenthal

36.1 Einleitung und Begriffsbestimmung

Die Gentherapie steckt noch in den Kinderschuhen. Sie ist bisher eine rein experimentelle Therapie. In der jüngsten Vergangenheit hat sie schwere Rückschläge hinnehmen müssen. Andererseits ist kürzlich erstmals über eine erfolgreiche Gentherapie bei bestimmten Krankheitsbildern berichtet worden.

Unter Gentherapie versteht man die Übertragung rekombinanter, d.h. im Labor isolierter, vermehrter und modifizierter DNA auf einen Organismus zu therapeutischen Zwecken. Sie ist abzugrenzen von verschiedenen Techniken, bei denen nicht rekombinante DNA, sondern ganze Genome mit Hilfe von Zellen (z.B. embryonale Stammzellen) oder Zellkernen übertragen werden (s. 36.7).

36.2 Somatische Gentherapie versus Keimbahngentherapie

Bei der somatischen Gentherapie wird rekombinante („therapeutische") DNA in differenzierte Zellen eines Organismus eingebracht. Da sie nicht in Keimzellen eingebracht wird, wird sie auch nicht an die Nachkommenschaft weitergegeben. Soweit die Gentherapie bisher am Menschen eingesetzt wurde, handelt es sich ausschließlich um die somatische Gentherapie. Allerdings kann auch bei der somatischen Gentherapie eine (unbeabsichtigte) Aufnahme rekombinanter DNA durch Zellen der Keimbahn nicht absolut ausgeschlossen werden. Ein großes Problem der somatischen Gentherapie besteht derzeit noch darin, daß die eingebrachte DNA fast immer nach einiger Zeit (über Wochen oder Monate) verloren geht.

Etablierte Verfahren zum Einbringen von rekombinanter DNA in Zellen der Keimbahn stehen nur für wenige Spezies, v.a. Maus und Ratte, zur Verfügung. Bei der Maus ist es möglich, rekombinante DNA an einer exakt definierten Stelle des Genoms einzufügen. So kann gezielt ein defektes Gen durch ein intaktes Gen („Knock-in") oder ein intaktes Gen durch eine defektes Gen („Knock-out") ersetzt werden. Bei diesem Verfahren wird rekombinante DNA verwendet, die auf beiden Seiten des auszutauschenden Gens (Zielgens) relative große Abschnitte der flankierenden Regionen enthält. Diese sorgen dafür, daß die veränderte DNA an die „richtige" Stelle des Genoms von in vitro gezüchteten embryonalen Stammzellen (s. 36.7) angelagert und schließlich in einem komplizierten Prozeß, den man als „homologe Rekombination" bezeichnet, in das Genom eingefügt wird. Die modifizierten Stanmzellen werden dann in die Blastozystenhöhle eines Embryos injiziert und tragen zum entstehenden Organismus bei. Wenn sich auch die Zellen der Keimbahn aus den modifizierten Stammzellen entwickeln, wird die veränderte DNA an die Nachkommenschaft vererbt. Durch Züchtung können dann Mausstämme etabliert werden, die auf beiden Allelen ein verändertes Gen tragen (homozygote Tiere). Die Technik erlaubt im Prinzip auch eine orts- und zeitspezifische Inaktivierung oder Aktivierung des Zielgens.

Weniger zielgenau ist ein Verfahren, bei dem DNA in den männlichen Pronucleus einer befruchteten Eizelle eingebracht wird. Die DNA besteht im Wesentlichen aus dem „therapeutischen Gen" sowie kurzen regulatorischen Abschnitten, die z.B. eine gewebsspezifische Expression sicherstellen. Lange Überhänge, wie sie für die homologe Rekombination nötig sind, fehlen. Daher kommt es zu einer zufälligen Integration ein oder mehrere exogener DNA-Abschnitte in das Genom. Dieses Verfahren wird routinemäßig für die Etablierung „transgener" Maus- und Rattenstämme eingesetzt.

Eine Keimbahnentherapie beim Menschen ist derzeit technisch nicht möglich. Seit kurzem können jedoch humane embryonale Stammzellen (s. 36.7) im Labor kultiviert werden. Damit ist möglicherweise eine wesentliche Voraussetzung zur Durchführbarkeit einer Keimbahnentherapie am Menschen erfüllt. Wegen der nicht absehbaren Folgen für die Nachkommen von behandelten Individuen ist sie höchst umstritten. In Deutschland wie in vielen anderen Ländern ist sie verboten. Die weiteren Ausführungen beschränken sich auf die somatische Gentherapie.

36.3 Vektoren für die somatische Gentherapie

Pflanzliche oder tierische Nahrung enthält große Mengen an Nukleinsäuren (DNA, RNA), die im Gastrointestinaltrakt abgebaut werden. Für den therapeutischen Einsatz muß rekombinante DNA so „verpackt" werden, daß sie letztendlich in das entscheidende Kompartiment der Zielzellen, den Zellkern, gelangt.

Bei den Gentransfersystemen wird zwischen viralen und nicht-viralen Vektoren unterschieden. Als virale Vektoren werden bisher überwiegend modifizierte Retro- und Adenoviren sowie Adenoassoziierte Viren eingesetzt. Weitere Viren werden als „Genfähren" in Betracht gezogen. Dazu gehören u. a. das Epstein-Barr-Virus. HIV und andere, nicht humane Lentiviren, das Hepatitis B-Virus, das Influenzavirus, das Vaccinia-Virus, das Herpes simplex-Virus und das Cytomegalie(CMV)-Virus. Zu den nicht-viralen Vehikeln gehören u. a. Liposomen, Peptide oder DNA-Goldpartikel. Letztere werden mit einer Gen-Pistole in oberflächliche Zellschichten geschossen (ballistischer Gentransfer). Noch geringer ist die Eindringtiefe bei Verwendung „nackter" DNA. Nachfolgend sollen nur die derzeit wichtigsten Gentransfersysteme erläutert werden.

36.3.1 Virale Vektoren

Viren bestehend aus dem Virusgenom und einer Proteinkapsel, die das Genom umhüllt. Der gesamte Viruspartikel wird in die Zelle aufgenommen. In der Zelle wird das Genom freigelegt, es wandert dann in den Zellkern. Durch den zellulären Proteinsyntheseapparat erfolgt die Synthese der viralen Proteine. Außerdem wird das Virusgenom synthetisiert; daran sind häufig virusspezifische Enyzme wie auch Enzyme der Wirtszelle beteiligt.

Viren, die bei der somatischen Gentherapie eingesetzt werden, sind genetisch so verändert worden, daß sie sich nicht mehr in der Wirtszelle (Zielzelle) vermehren können. Sie sind also replikationsdefizient und müssen daher unter Verwendung sogenannter „Verpackungszellen" in vitro vermehrt werden. Außerdem ist das Genom verkleinert worden, um Platz für die Aufnahme von fremdem genetischen Material (therapeutische DNA) zu schaffen. Darüber hinaus sind, soweit möglich, Virusgene deletiert worden, um eine Synthese von Viruproteinen, die für die Zielzelle oder den Empfängerorganismus schädlich sind, zu vermeiden. Bei der Minimierung viraler Vektoren sind in den letzten Jahren erhebliche Fortschritte gemacht worden. In den folgenden Abschnitten werden die drei derzeit am wichtigsten erscheinenden viralen Vektoren dargestellt.

36.3.1.1 Retrovirale Vektoren

Das Genom von Retroviren besteht aus RNA. DNA-Vektoren, die zur Gentherapie eingesetzt werden, leiten sich vom Maus-Leukämie-Virus (MLV) ab. Das Genom wurde gegenüber dem wildtypischen Virus sehr stark reduziert. Es besteht lediglich aus der Expressionskassette, welche die therapeutische DNA aufnimmt, sowie den nicht kodierenden „Long Terminal Repeats" (LTR), welche die Expressionskassette flankieren (Abb. 36.1) und regulatorische Elemente (Promotoren, Enhancer) enthalten. Praktisch geht man so vor, daß mit Hilfe der rekombinanten Gentechnik zunächst ein Plasmid hergestellt wird, das die noch leere Expressionskassette sowie die LTR-Abschnitte als Provirus-DNA enthält.

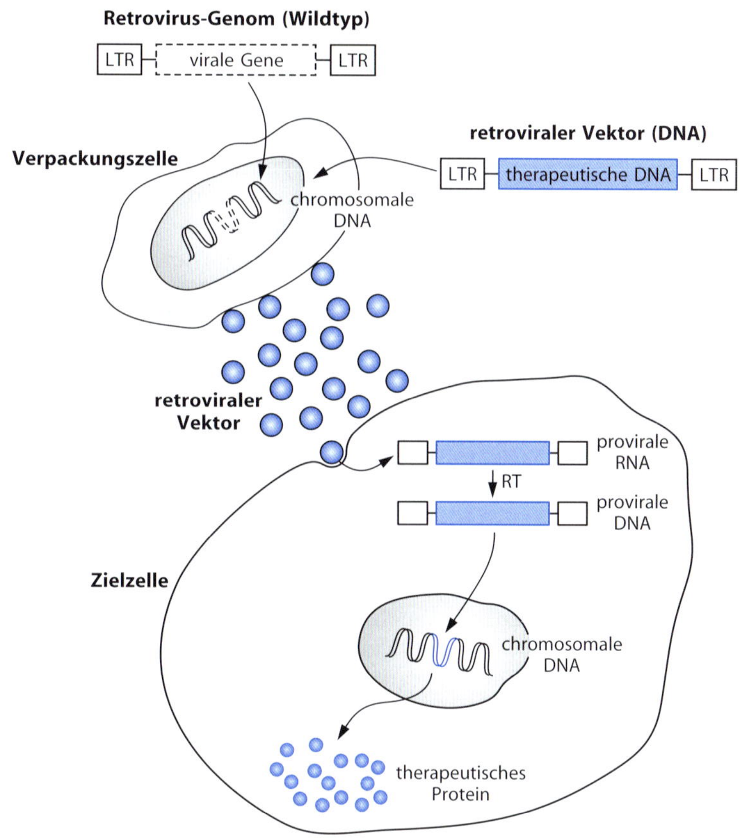

Abb. 36.1.
Gentransfer mittels retroviraler Vektoren. In das Genom von geeigneten Zellen werden virale Gene (gestrichelt) eingebracht, die zur Virusherstellung erforderlich sind. Dadurch werden die Zellen befähigt, Viren zu produzieren („Verpackungszellen"). Retrovirale Vektoren (DNA), welche statt viraler Gene die therapeutische DNA (rot) und außerdem nur nicht kodierende virale Sequenzen (long terminal repeats, LTR) enthalten, werden in die Verpackungszellen eingeschleust, die daraufhin rekombinante, nicht replikationsfähige Viren produzieren und freisetzen. Die rekombinanten Viren, die außer der therapeutischen RNA (Retrovirus!) keine weiteren kodierenden RNA-Abschnitte enthalten, infizieren nun die Zielzellen. Die RNA der rekombinanten Viren wird freigelegt und durch das Enzym reverse Transkriptase (RT) in DNA umgeschrieben. Die DNA wird während der Zellteilung in das Genom der Zielzelle integriert. Schließlich produziert die Zelle das therapeutische Protein. Da die rekombinanten Viren keine viralen Gene enthalten, werden auch keine viralen Proteine gebildet. Die in das Genom integrierte, therapeutische DNA wird zuverlässig an die Tochterzellen weitergegeben.

Dann wird die therapeutische DNA eingefügt. Es können DNA-Abschnitte bis zu 8 kb (Kilobasen) eingebracht werden. Mit der therapeutischen DNA können außerdem Gene, die eine Antibiotikaresistenz vermitteln, eingeführt werden. Dadurch wird die Isolierung rekombinanter Proviren sowie die Isolierung von Zielzellen, die mit dem rekombinanten Virus infiziert wurden, erleichtert bzw. ermöglicht. Möglich ist auch ein Einbau weiterer regulatorischer Elemente, durch die sich z.B. eine gewebsspezifische Expression erreichen läßt. Das Plasmid enthält keine Virusgene, so daß in der Zielzelle auch keine viralen Proteine synthetisiert werden können.

Die für die Virusreplikation erforderlichen Proteine werden von „Verpackungszellen" produziert. Zu ihrer Herstellung werden Vorläuferzellen mit Plasmiden, die bestimmte virale Gene enthalten (wie *gag*, *pol* und *env*), transfiziert. Die viralen Gene werden dann in das Genom dieser Zellen integriert. Zur Vermeidung von Rekombinationsereignissen, die zu replikationskompetenten Viren führen, sollten die viralen Gene auf verschiedene Chromosomen einer Verpackungszelle verteilt sein.

Um rekombinante Viren, die zur Infektion von Zielzellen fähig sind, zu erhalten, wird das Plasmid, welches die Provirus-DNA mit der therapeutischen DNA enthält, in die Verpackungszellen transfiziert. Von diesen Zellen werden nun die rekombinanten Viren produziert und anschließend sezerniert. Das RNA-Genom dieser Viren verfügt nicht über die Gene *gag*, *pol* und *env*. Sie sind daher außerhalb der Verpackungszelle replikationsdefizient.

Die Infektion der Zielzellen erfolgt bei der Verwendung retroviraler Vektoren bisher ausschließlich in vitro, d.h. an kultivierten Zellen, die dem Patienten entnommen und nach der Behandlung zurückübertragen werden (s. 36.4). Bei dem ersten

Schritt der Infektion, der Bindung des rekombinanten Virus an die Oberfläche der Zielzelle, spielt das Produkt des *env*-Gens eine wichtige Rolle. Die Aufnahme in die Zelle erfolgt auf endozytotischem Wege. Nach der Freisetzung aus der Virushülle wird des RNA-Genom von einem viralen Enzym, der reversen Transkriptase, in einem komplizierten Prozeß zunächst in einzelsträngige, dann doppelsträngige DNA umgeschrieben. Die reverse Transkriptase wird, neben anderen Enzymen, durch das *pol*-Gen kodiert. Eine Besonderheit beim Gentransfer mit retroviralen Vektoren ist, daß die retrovirale DNA in das Genom der Zielzelle integriert wird und somit der praktisch nicht verloren werden kann. Anders als bei der homologen Rekombination (s. 36.2) ist die Integration nicht lokusspezifisch, sondern mehr oder weniger zufällig. Es besteht daher prinzipiell die Gefahr, daß dabei Insertionsmutationen im Genom der Zielzelle entstehen, z.B. in Genen, die das Zellwachstum regulieren. Bisher ist dies allerdings noch nicht beobachtet worden. Trotzdem wird eine lokusspezifische Integration angestrebt. Die Integration der viralen DNA erfolgt nur während der Zellteilung. Dies hat zur Folge, daß nur proliferierende Zellen die virale DNA dauerhaft aufnehmen können.

Zentrale Vor- und Nachteile retroviraler Vektoren sind auf ihre Integration in das Genom der Zielzelle zurückzuführen: Da die Vermehrung der Viren an die Zellteilung gebunden ist, ist es relativ schwierig, ausreichende Mengen an rekombinanten Vektoren für die Behandlung zu produzieren. Ein wichtiger Vorteil besteht darin, daß die therapeutische DNA nicht aus den modifizierten Zielzellen verloren gehen kann. Dies steht im Gegensatz zum adenoviralen Gentransfer, bei dem die therapeutische DNA nicht integriert wird und somit zwangsläufig rasch verloren geht (s. 36.3.2). Allerdings kann es auch bei retroviralen Vektoren zu einem Verlust der therapeutischen DNA kommen, wenn die gesamte Zellpopulation, die das virale Genom aufgenommen hat, ausstirbt. In diesem Fall ist eine Nachbehandlung erforderlich. Ein bisher allerdings nur theoretischer Nachteil besteht darin, daß die noch nicht steuerbare Integration in das Genom der Zielzelle die Funktion endogener Gene stören kann (s.o.). Insgesamt gelten retrovirale Viren aber als relativ sicher. Da die Aufnahme in das Genom der Zielzelle nur während der Zellteilung erfolgt, sind sie für die Behandlung von Erkrankungen, bei denen proliferierende Zellen beteiligt sind, jedoch nicht für Erkrankungen, die auf einer Fehlfunktion ruhender Zellen beruhen; als Beispiel sei die „Substitution" eines defekten Gens in Nervenzellen genannt. Ein von der Integration des Virusgenoms eher unabhängiger Vorteil retroviraler Vektoren besteht darin, daß sie keine Gene enthalten, die für virale Proteine kodieren. Damit sind unerwünschte Effekte viraler Proteine wie allergische Reaktionen und lokale Entzündungsreaktionen weitgehend ausgeschlossen. Die Anwendung retroviraler Vektoren wird durch ein relativ enges Spektrum an Zielzellen begrenzt; es umfaßt hauptsächlich hämatopoetische Zellen und Epithelzellen. Durch das Einführen zusätzlicher Gene, die für Liganden zelltypspezifischer Rezeptoren (z.B. Erythropoietin) kodieren, in die Verpackungszellen wird versucht, zu zelltypspezifischen rekombinanten Viren zu gelangen.

36.3.1.2 Adenovirale Vektoren

Adenoviren verfügen über ein Genom aus doppelsträngiger DNA. Sie sind viel komplexer als Retroviren. Im Gegensatz zu MLV sind sie auch für Menschen pathogen; besonders häufig sind Infektionen der Atemwege. Ein weiterer Unterschied zu Retroviren besteht darin, daß das Virusgenom im Zellkern fast ausschließlich episomal vorliegt, d.h. kaum in das Genom der Zielzelle integriert wird. Die Vermehrung des Virus erfolgt daher auch unabhängig von der Zellteilung.

Die bislang beim Menschen eingesetzten adenoviralen Vektoren leiten sich von den endemischen Serotypen 2 und 5 ab, für die bei der Mehrheit der Bevölkerung Antikörper nachzuweisen sind. Ihnen fehlen die Regionen 1 und 3 für „early genes" (E1 und E3; Abb. 2). Die Genprodukte dieser Regionen steuern beim wildtypischen Virus die Aktivierung der übrigen Gene. Da E1 essentiell für die Replikation ist (E3 ist entbehrlich), sind die rekombinanten Viren replikationsdefizient. Die Vermehrung findet daher in „komplementären" Zellen statt, die nach Transfektion die E1-Region in ihr Genom aufgenommen haben und die für die Replikation erforderlichen Virusproteine synthetisieren. Das Verfah-

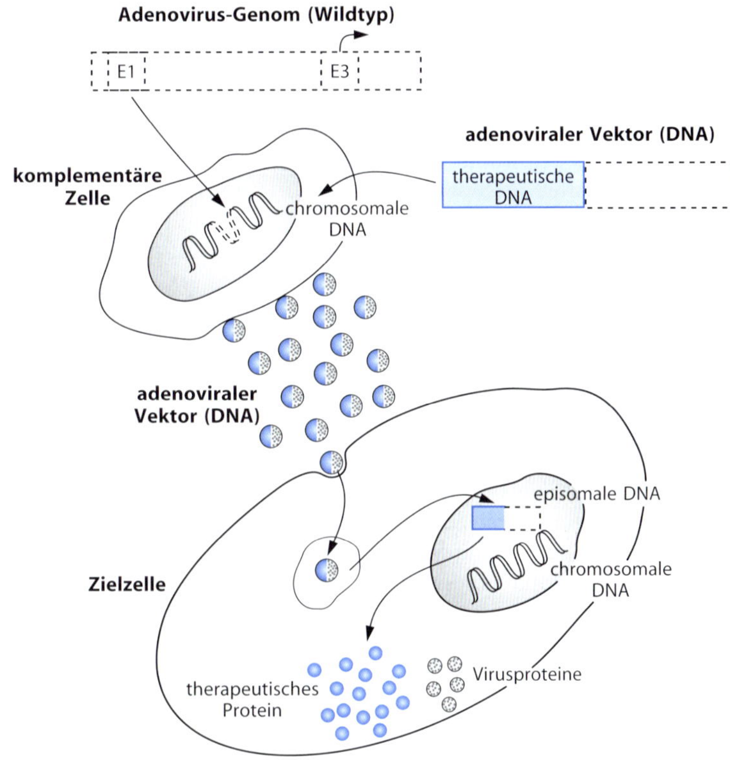

Abb. 36.2.
Gentransfer mittels adenoviraler Vektoren. In das Genom von geeigneten Zellen werden nur die adenoviralen Gene (gestrichelt) wie E1 – aber nicht E3 – eingebracht, die zur Virusherstellung erforderlich sind. Dadurch werden die Zellen befähigt, Viren zu produzieren („komplementäre Zellen“). Adenovirale Vektoren (DNA), welche außer einiger viraler Gene auch die therapeutische DNA (rot) enthalten, werden in die komplementären Zellen eingeschleust, die daraufhin rekombinante, nicht replikationsfähige Viren produzieren und freisetzen. Die rekombinanten Viren, die neben der therapeutischen DNA (rot) auch virale Gene (gepünktelt) enthalten, infizieren nun die Zielzellen. Die DNA des rekombinanten Virus wird in den Kern der Zielzelle transportiert. Dort verbleibt sie als episomale DNA. Schließlich produziert die Zielzelle sowohl das therapeutische Protein (rot) wie auch Virusproteine (gepünktelt). Da die episomale DNA nicht in das Genom integriert ist, kann sie leicht während der Zellteilung verloren gehen.

ren zur Herstellung der adenoviralen Vektoren ist dem Verfahren zur Herstellung von retroviralen Vektoren mit Hilfe von Verpackungszellen vergleichbar und wird daher nicht näher beschrieben (s. 36.3.1.1). Bei einem alternativen Verfahren werden zwei Plasmide in die komplementären Zellen ko-transfiziert. Ein Plasmid enthält– flankiert von viraler DNA – die therapeutische DNA, das andere das unvollständige virale Genom (Deletion von E1 und E3). In der komplementären Zelle kommt es zur homologen Rekombination. Dabei wird die therapeutische DNA auf das Plasmid, das die unvollständige genomische Virus-DNA enthält, übertragen. Somit können in der komplementären Zelle rekombinante Viren entstehen, die einserseits die therapeutische DNA enthalten und andererseits replikations- (da E1-) defizient sind. Die Aufnahmekapazität adenoviraler Vektoren ist der retroviraler Vektoren vergleichbar; sie liegt bei 7 bis 8 kb.

Die adenoviralen Vektoren der ersten Generation, die bisher in Gentherapieversuchen am Menschen eingesetzt wurden, enthalten noch mehrere Gene, so daß von der Zielzelle auch virale Proteine synthetisiert werden, welche wiederum unerwünschte immunologische Reaktionen hervorrufen (s. u.). In der letzten Zeit ist es allerdings gelungen, mit Hilfe von Helferviren rekombinante Adenoviren herzustellen, die keine kodierenden Sequenzen mehr enthalten („gutless vectors“). Mit der Verkleinerung des Virusgenoms wurde die Aufnahmekapazität für therapeutische DNA wesentlich erhöht; sie liegt nun bei > 30 kb. In Tiermodellen wurde die neue Generation adenoviraler Vektoren bereits erfolgreich eingesetzt.

Die Infektion von Zielzellen bzw. Geweben erfolgt bei der Verwendung adenoviraler Vektoren bisher überwiegend in vivo (s. 36.4). Bei der Bindung an die Zielzellen sind bestimmte Membranproteine (Integrine) essentiell. Die Aufnahme in die Zelle erfolgt per Endozytose. Nach der Freisetzung aus dem Endosom wird die freigelegte virale DNA in den Zellkern transportiert. Dort verbleibt sie als episomale DNA. Wie die chromosomale DNA dient sie als Matritze für die Synthese von mRNA (Transkription). Die Zellen produzieren schließlich sowohl das therapeutische Protein als auch verschiedene adenovirale Proteine.

Die für den Einsatz in der Gentherapie relevanten Eigenschaften adenoviraler Vektoren sind z. T. mit der von der Teilung der Wirtszelle unabhängigen Virusreplikation bzw. der fehlenden Integration der viralen DNA in das Genom der Zielzelle zu erklären. Im Gegensatz zu den retroviralen Vektoren können relativ mühelos große Mengen adenoviraler Vektoren produziert werden. Es werden sowohl ruhende als auch proliferierende Zellen infiziert. Daher eröffnet sich bei der Therapie mit adenoviralen Vektoren die Möglichkeit, Erkrankungen zu behandeln, bei denen ein Gentransfer in ruhende Zellen bzw. nicht regenerierende Gewebe erforderlich ist. Adenoviren können eine Vielzahl von Zellen bzw. Geweben mit hoher Frequenz infizieren, u. a. Epithel- und Endothelzellen, Hepatozyten, Herz- und Skelettmuskelzellen sowie Zellen des zentralen und peripheren Nervensystems. Dies kann von Vorteil sein, kann sich aber auch als Nachteil erweisen, wenn eine Infektion bestimmter Zielzellen erwünscht ist. Versuche, durch eine gezielte Veränderung der Proteinhülle das Spektrum der infizierten Zellen zu begrenzen, waren bisher kaum erfolgreich. Allerdings kann durch eine geeignete Applikation die Infektion lokal eingegrenzt werden, z. B. auf bestimmte Organe (s. 36.4).

Die von infizierten Zielzellen synthetisierten viralen Proteine (s.o.) haben sich in der Praxis als ein gravierendes Problem erwiesen. Als Fremdeiweiße (Antigene) rufen sie im Organismus bereits in geringen Mengen eine Immunreaktion hervor. Diese führt nachfolgend zu einer Zerstörung der Antigen-produzierenden Zellen durch zytotoxische T-Zellen und andere Zellen des Immunsystems. Durch die Zerstörung der infizierten Zielzellen ist die Expression des therapeutischen Proteins zeitlich begrenzt. Die Abnahme der Expression des therapeutischen Proteins wird auch dadurch beschleunigt, daß die episomale DNA bei der Teilung infizierter Zielzellen verloren geht. Beide Mechanismen tragen dazu bei, daß die Expression des therapeutischen Proteins nur über einen Zeitraum von mehreren Wochen nachweisbar ist. Ergebnisse aus Tierversuchen lassen hoffen, daß mit Hilfe der neuen Generation adenoviraler Vektoren (gutless vectors, s.o.) das Problem der Immunantwort weitgehend gelöst werden kann; zudem konnte eine Expression des therapeutischen Proteins über einen langen Zeitraum (Monate) nachgewiesen werden.

Da Infektionen mit Adenoviren häufig sind, besteht die Möglichkeit, daß durch eine Rekombination von replikationsdefizienten, adenoviralen Vektoren mit replikationsfähigen Adenoviren im Organismus rekombinante, replikationsfähige Viren entstehen. Es ist bisher aber unklar, ob die weit verbreitete Immunität gegen wildtypische Adenoviren auch gegen Infektionen mit rekombinanten, replikationsfähigen Viren schützt. Eine besondere Gefahr könnte von der neuen Vektorgeneration ausgehen, die kaum noch ein Immunantwort hervorruft.

36.3.1.3 Vektoren, die von adeno-assoziierten Viren abgeleitet sind

Adeno-assoziiertes Virus besitzt ein einfaches einzelsträngiges DNA-Genom. Die beiden kodierenden Regionen – *cap* (kodiert für die Hüllproteine) und *rep* (kodiert für Proteine, die für die Replikation und Integration erforderlich sind) – werden von den nicht kodierenden „inverted terminal repeats" (ebenfalls für die Integration nötig) flankiert. In Abwesenheit eines Helfer-Virus wird das Virusgenom in das Genom der Wirtszelle integriert gefunden. Die Integration erfolgt ganz überwiegend in eine Region von Chromosom 19. Nur in Gegenwart von Helferviren (Adenoviren, Herpes simplex-Virus) kann die Replikation stattfinden, da die Helferviren über zusätzliche Gene, die dafür erforderlich sind, verfügen. Adeno-assoziiertes Virus ist nicht humanpathogen und ruft beim Menschen auch keine immunologischen Reaktionen hervor.

Für den Einsatz adeno-assoziierter Virus in der Gentherapie werden *cap* und *rep* aus dem Genom entfernt. An ihrer Stelle kann die therapeutische DNA eingefügt werden. Die bisher nur geringe Aufnahmekapazität (3–4 kb) konnte kürzlich wesentlich erweitert werden.

Bisher steht noch keine stabile Zellinie, in der die rekombinanten Viren produziert werden können, zur Verfügung. Zur Produktion rekombinanter, replikationsdefizienter Viren werden Zellen mit zwei verschiedenen Plasmiden transfiziert: Das eine enthält die Gene *cap* und *rep*, das andere die therapeutische DNA, die von „inverted terminal repeats" (s.o.) flankiert wird. Danach werden die Zellen mit Adenoviren infiziert. Durch die Aufnahme adenoviraler Gene wird die Zelle in die Lage versetzt, die für die Virusreplikation noch fehlenden Proteine zu synthetisieren. Schließlich müssen die Helferviren (Adenoviren) sorgfältig von den für die Gentherapie vorgesehenen rekombinanten Adeno-assoziierten Viren getrennt werden.

Wie die wildtypischen Viren können die rekombinanten Vektoren offensichtlich sowohl ruhende wie auch proliferierende Zellen infizieren. Bisher wurde ein erfolgreicher Gentransfer in Zellen des Zentralnervensystems, Skelettmuskelzellen und Hepatozyten beschrieben. Bei Mäusen war sechs Monate nach einem In-vivo-Gentransfer die Produktion des therapeutischen Proteins (humaner Gerinnungsfaktor IX) noch nachweisbar.

Für die Gentherapie geeignete Vektoren aus Adeno-assoziierten Viren stehen erst seit kurzer Zeit zur Verfügung. Es zeichnet sich aber ab, daß sie wesentliche Vorzüge von retro- und adenoviralen Vektoren in sich vereinen. So werden sie in das Genom ruhender und proliferierender Zielzellen integriert. Außerdem verfügen die rekombinanten Viren nicht mehr über virale kodierende Sequenzen, so daß in der Zielzelle keine viralen Proteine produziert werden. Immunologische Reaktionen auf rekombinante Viren sind daher eher unwahrscheinlich. Ein bisher schwerwiegender Nachteil, die geringe Aufnahmekapazität, scheint überwunden zu sein (s.o.). Vor der Anwendung in der Gentherapie muß allerdings die Herstellung der rekombinanten Viren noch wesentlich verbessert werden (Etablierung von produzierenden Zellen, Erhöhung der Ausbeute).

36.3.1.4 Nicht-virale Vektoren: Liposomen

Künstliche Lipidvesikel (Liposomen) sind derzeit die am häufigsten eingesetzten nicht-viralen Vektoren. Durch Bindung an DNA umgeben sie diese mit einer hydrophoben „Hülle". Während die hydrophile DNA (nackte DNA) biologischen Membranen nur schwer überwindet (und deshalb sehr hohe Dosen eingesetzt werden müssen), ist dies für Komplexe aus Lipiden und DNA wesentlich leichter möglich.

Nach anfänglicher Verwendung anionischer Liposomen werden nun überwiegend kationische Liposomen als „Genfähren" entwickelt. Durch die Einführung einer oder mehrerer Aminogruppen verfügen sie über eine positive Nettoladung und können daher durch elektrostatische Wechselwirkungen rasch an anionische DNA binden. Dies erleichtert im Vergleich zu anionischer Liposomen wesentlich die Herstellung stabiler Lipid-DNA-Komplexe. Durch Variationen der Lipidzusammensetzung kann eine gewisse Zelltypspezifität erreicht werden.

In Gentherapieversuchen am Menschen sind kationische Liposomen hauptsächlich in vivo eingesetzt worden (s. 36.4). Dabei zeigte sich, daß eine Integration der therapeutischen DNA in das Genom der Zielzelle praktisch nicht stattfindet. Die Expression des eingeführten Gens ist nur über einige Tage nachweisbar.

Im Vergleich zu den viralen Vektoren bieten Liposomen als Genfähren einige Vorteile: Die Lipid-DNA-Komplexe sind relativ leicht in großen Mengen herstellbar. Es gibt keine obere Begrenzung bezüglich der Größe der therapeutischen DNA. Immunologische Reaktionen sind kaum zu erwarten. Es können keine replikationsfähigen, rekombinanten Viren entstehen. Im Vergleich zu den viralen Vektoren ist die Transfektionseffizienz aber schlecht; daher muß eine relativ hohe Dosis eingesetzt werden. Ein gravierender Nachteil ist der kurze Verbleib der therapeutischen DNA in der Zelle (einige Tage).

Die Vor- und Nachteile wichtiger Vektoren sind in Tabelle 36.1 zusammengefaßt.

36.4 Ex vivo-, In-vivo-Gentherapie

Das Einschleusen der therapeutischen DNA kann ex vivo oder in vivo erfolgen. Bei der Ex-vivo-Behandlung werden dem Patienten Zellen entnommen (z.B. aus dem Blut, dem Knochenmark, der Leber, der Haut oder aus einem Tumor) und kultiviert. Das Einschleusen der therapeutischen DNA

Tabelle 36.1. Eigenschaften wichtiger Vektoren

Vektor	Vorteile	Nachteile
Retrovirale Vektoren	- Integration in das Wirtsgenom - Keine Expression viraler Proteine in der Zielzelle	- Zufälliger Integrationsort im Wirtsgenom - Integration nur während Zellteilung - Schwer zu vermehren
Adenovirale Vektoren	- Aufnahme in ruhende und proliferierende Zellen - Leicht zu vermehren	- Immunreaktion durch virale Proteine - Rascher Verlust aus Zielzelle
Adeno-assozierter Virus	- Aufnahme in ruhende und proliferierende Zellen - Gerichtete Integration in das Wirtsgenom - Keine Expression viraler Proteine in der Zielzelle	- Schwierige Herstellung
Liposomen	- Keine Expression viraler Proteine in der Zielzelle	- Ineffizienter Gentransfer - Rascher Verlust aus Zielzelle

Erläuterungen im Text

erfolgt dann kontrolliert unter Zellkulturbedingungen. Außer den bereits beschrieben Gentransfertechniken kann dazu auch „nackte" DNA (einfache Plasmide) in Verbindung mit chemischen, mechanischen oder elektrischen Verfahren (Elektroporation) eingesetzt werden. Durch diese Verfahren, die in vivo nicht anwendbar sind, wird eine kontrollierte, vorübergehende Schädigung der Plasmamembran erreicht, die eine Aufnahme von DNA in die Zielzelle ermöglicht. Mit der therapeutischen DNA können auch Gene, die eine Antibiotikaresistenz vermitteln, in die Zielzellen eingebracht werden. Die Zugabe des entprechenden Antibiotikums zum Zellkulturmedium führt zu einem Absterben der Zellen, die keine rekombinante DNA aufgenommen haben, während die Zellen, die DNA aufgenommen haben, überleben und proliferieren. Der In-vitro-Ansatz gestattet auch eine Überprüfung der Effizienz des Gentransfers und der Genexpression. Nach Vermehrung der modifizierten Zellen erfolgt die Rückübertragung mittels Injektion bzw. Transplantation.

Bei der In-vivo-Gentherapie wird die in einem geeigneten Vektor „verpackte" therapeutische DNA (s. 36.3) direkt in den Organismus eingebracht. Dies geschieht z.B. durch Injektion oder durch Inhalation. Naturgemäß ist die In-vivo-Gentherapie schlechter kontrollierbar als die In-vitro-Gentherapie. Wohl auch deshalb ist in den bisherigen klinischen Studien bisher meistens die In-vitro-Form praktiziert worden.

36.5 Beispiele für die Gentherapie

Mit der Gentherapie steht erstmals ein kausaler Therapieansatz für die Behandlung erblicher Erkrankungen zur Verfügung. Dies trifft vor allem für die sogenannten monogenen Erkrankungen zu, bei denen der klinische Phänotyp auf den Defekt **eines** Gens zurückgeführt wird.

Häufiger wird die Gentherapie allerdings eingesetzt, um ein Protein mit therapeutischer Wirkung im Organismus zu produzieren. Dabei kann es sich prinzipiell um ein organismuseigenes oder -fremdes Protein handeln. Dieser Ansatz wird bei den sogenannten Volkskrankheiten (Erkrankungen des Herz-Kreislaufsystems, Tumoren, degenerativen Erkrankungen) verfolgt, die durch angeborene und erworbene Defekte mehrerer Gene hervorgerufen werden (polygene Erkrankungen).

Ein wesentlicher Unterschied der Gentherapie zur Therapie mit herkömmlichen Pharmaka besteht darin, daß der Organismus den Wirkstoff, in diesem Falle ein Protein, selbst produziert. Damit ergibt sich u.U. das Problem der richtigen Dosierung. Zur Lösung dieses Problems werden bereits jetzt Vektoren entwickelt, bei denen die Genexpression durch niedermolekulare Substanzen regulierbar ist. Praktisch bedeutet dies, daß die Produktion des therapeutischen Proteins durch die Einnahme eines konventionellen Pharmakons an die aktuellen Bedürfnisse angepaßt wird.

Die Gentherapie befindet sich noch in einem experimentellen Stadium. Bis zum Frühjahr 1999 wurden weltweit fast 400 klinische Studien mit über 3100 Patienten genehmigt, die meisten davon in den USA, 69 in Europa und 8 in Deutschland. In ca. 20 % der Studien wurden adenovirale Vektoren eingesetzt. Die meisten Studien haben zum Ziel, die Effizienz und Sicherheit der jeweils eingesetzten Gentransfermethode zu überprüfen.

Nur etwa 15 % der klinischen Studien befassen sich mit der Behandlung von monogenen Erkrankungen. Weit mehr als die Hälfte dagegen beziehen sich auf die Therapie von Krebserkrankungen. Relativ viele Studien (etwa 10 %) sind auch der Behandlung von AIDS gewidmet. Nachfolgend sollen einige Beispiele für die Gentherapie dargestellt werden.

Adenosindesaminase-Mangel. Bei dieser rezessiven Erkrankung führt ein Defekt im Adenosindesaminase-Gen zu einem Enzymmangel. Dadurch kommt es zu einer Akkumulation von Adeninnukleotiden in Lymphozyten, die dadurch geschädigt werden (toxische Zellschädigung). Die Folge ist ein schwerer kombinierter Immunmangel, der meistens zum Tod in der frühen Kindheit führt. Bisher stand als Therapie die Knochenmarkstransplantation zur Verfügung; Voraussetzung ist allerdings die Verfügbarkeit kompatibler Spender. Die intravenöse Applikation des Enzyms ist weniger gut wirksam.

Bei dieser Erkrankung wurde 1990 zum ersten Mal überhaupt eine Gentherapie mit rekombinanter DNA durchgeführt. Dabei wurde Adenosindesaminase kodierende DNA mit Hilfe eines retroviralen Vektors ex vivo in periphere Lymphozyten einer vierjährigen Patientin eingeschleust; anschließend wurden die modifizierten Zellen zurückübertragen. Nach der Behandlung konnte tatsächlich die Bildung eines funktionsfähigen Enzyms nachgewiesen werden, allerdings nur vorübergehend. Daher wurde die Behandlung in Abständen von wenigen Monaten wiederholt. Inzwischen gibt es Hinweise darauf, daß eine über Jahre anhaltende Expression des Enzyms dann erreicht werden kann, wenn die therapeutische DNA in hämatopoetische Stammzellen aus dem Knochenmark anstatt in periphere Lymphozyten eingebracht wird.

Bei der 1990 erstmals behandelten Patientin hat sich der Immunstatus unter der wiederholten Gentherapie normalisiert. Da aus ethischen Gründen auch die intravenöse Gabe des Enzyms beibehalten wurde, ist der Erfolg der Gentherapie von dem der konventionellen Substitutionstherapie nicht genau abzugrenzen. Mittlerweile sind mit der kombinierten Therapie weitere Patienten offensichtlich erfolgreich behandelt worden.

Mukoviszidose. Die Mukosviszidose (zystische Fibrose) ist eine relativ häufige angeborene, rezessive Erkrankung (Prävalenz 1:2000). Auch sie gehört zu den monogenen Erkrankungen. Sie wird durch Mutationen in einem Protein der Plasmamembran von Epithelzellen, dem „cystic fibrosis transmembrane conductance regulator" (CFTR), hervorgerufen. Die Mutationen führen dazu, daß CFTR nicht mehr zur Plasmamembran transportiert, sondern im Zellinneren retiniert wird. CFTR hat verschiedene Funktionen, die es nur in der Plasmamembran erfüllen kann. u. a. die eines Chloridkanals. In den Gangsystemen verschiedener Organe trägt es wesentlich zur Verflüssigung der Zellsekrete bei. Aufgrund des funktionellen Ausfalls des Proteins bilden Patienten mit Mukoviszidose hochvisköse Sekrete (epitheliale Dysfunktion). Dies führt zu häufigen und schweren Infekten der Atemwege und zu einer progredienten Destruktion v. a. von Lunge und Pankreas sowie zu Obstruktionen im Dünn- und Dickdarm. Während früher viele Patienten in der ersten Lebensdekade starben, erreichen heute aufgrund der verbesserten symptomatischen Therapie über 30 % der Patienten das Erwachsenenalter.

Bei In-vivo-Gentherapie-Ansätzen zur Behandlung der Mukoviszidose wurden bisher hauptsächlich adenovirale Vektoren und Liposomen eingesetzt. Die Applikation erfolgte in den meisten Studien über Aerosole. In einigen Studien konnte nach der Behandlung funktionelles CFTR nachgewiesen werden, allerdings nur für eine (Lipid-DNA-Komplexe) oder eine bis wenige Wochen (adenovirale Vektoren). Adenovirale Vektoren lösten außerdem eine lokale Entzündungsreaktion aus (s. 36.3.1.2); bei einem großen Teil der Patienten waren zudem Antikörper gegen adenovirale Proteine nachweisbar. Die bisher vorliegenden Ergebnisse zeigen, daß ein Transfer von DNA in das respiratorische Epithel prinzipell möglich ist. Zur Behandlung der Mukosviszidose müssen allerdings Vektoren entwickelt werden, die eine längere

Expression von funktionellem CFTR gewährleisten und keine entzündlichen Reaktionen auslösen. Möglicherweise bietet der Einsatz von adeno-assoziierten Viren einen Ausweg; entsprechende Studien wurden bereits begonnen.

Familiäre Hypercholesterinämie. Auch die familiäre Hypercholesterinämie ist eine häufige monogene Erkrankung (Prävalenz 1:500), allerdings mit einem dominanten Erbgang. Bei den betroffenen Patienten wird aufgrund eines Gendefektes kein (homozygote Form) oder zu wenig (heterozygote Form) funktionsfähiger Rezeptor für „low density lipoprotein" (LDL-Rezeptor) gebildet. Da der Rezeptor die Aufgabe hat, Cholesterin in Leberzellen einzuschleusen, kommt es bei den Patienten zu extrem hohen Cholesterinspiegeln im Plasma und als Folge davon zu einer frühzeitig beginnenden Arteriosklerose. So kann sich bei Patienten mit der homozygoten Form bereits im Kindesalter eine koronare Herzkrankheit manifestieren; bei Patienten mit der heterozygoten Form tritt sie häufig in der vierten Lebensdekade auf. Typisch für die Erkrankung sind auch Cholesterinablagerungen in der Haut (Xanthome) und den Lidern (Xanthelasmen). Die bisher verfügbaren Therapieansätze (Diät, Therapie mit Statinen und anderen lipidsenkenden Arzneimitteln) sind unbefriedigend.

Nach erfolgreichen Voruntersuchungen an Kaninchen mit einem LDL-Rezeptordefekt wurde eine Ex-vivo-Gentherapie an einigen Patienten durchgeführt. Dazu wurde eine teilweise Resektion der Leber vorgenommen. Aus der resezierten Leber wurden Leberzellkulturen angelegt. Die Übertragung einer rekombinanten, für den LDL-Rezeptor kodierenden DNA in die kultivierten Leberzellen erfolgte mit Hilfe eines retroviralen Vektors. Leberzellen, welche die rekombinante DNA in ihr Genom integriert hatten, wurden dann über die Portalvene in die Leber der Patienten zurückübertragen. Nach der Therapie wurde eine andauernde Verminderung des Cholesterinspiegels beobachtet; unerwünschte Wirkungen traten nicht auf. Bisher fehlen allerdings Studien an größeren Patientenkollektiven, so daß diese Form der Therapie noch nicht als etabliert betrachtet werden kann. Außerdem ist die hier geschilderte Ex-vivo-Gentherapie sehr aufwendig. Erstrebenswert ist eine In-vivo-Gentherapie der Erkrankung.

„Severe combined immune deficiency-X1" (SCID-X1). Die „severe combined immune deficiency-X1" (SCID-X1) ist eine seltene monogene, X-chromosomale Erkrankung. Die Klinik ist vergleichbar den Patienten mit einer „severe combined immune deficiency" aufgrund von Adenosindesaminase-Mangel. Ein Unterschied besteht in der Ätiologie der Erkrankungen. Bei der SCID-X1 ist ein Gen defekt, das für eine gemeinsame Untereinheit von Rezeptoren verschiedener Interleukine (2, 4, 7, 9, 15) kodiert. Diese sind für die Proliferation und Differenzierung hämatopoetischer Stammzellen erforderlich. Aufgrund des Rezeptordefekts bilden die Patienten von Geburt an keine peripheren T-Lymphozyten. Ähnlich wie bei der Behandlung des Adenosindesaminase-Mangels besteht die Therapie bisher in einer Knochenmarkstransplantation, die jedoch die Verfügbarkeit geeigneter Spender voraussetzt.

Um eine Ex-vivo-Gentherapie durchzuführen, wurden den Patienten im Alter von ein bis neun Monaten hämatopoetische Stammzellen aus dem Knochenmark entnommen. Das Einschleusen von rekombinanter DNA, die für die defekte Untereinheit kodiert, in diese Stammzellen erfolgte unter Zellkulturbedingungen mit Hilfe eines retroviralen Vektors. Stammzellen, die rekombinante DNA in das Genom aufgenommen hatten, wurden dann den Patienten intravenös injiziert. Bei vier von fünf Kindern war nach der Therapie eine normale Anzahl peripherer T-Lymphozyten nachweisbar. Die Funktion des Immunsystems normalisierte sich, so daß die Kinder unter normalen Bedingungen (d.h. außerhalb eines Plastikzeltes in einem sterilen Raum) leben konnten. Bei zwei Kindern, bei denen bereits 10-Monatsanalysen durchgeführt werden konnten, zeigt sich ein anhaltender Therapieerfolg.

Die Behandlung von SCID-X1 mit rekombinanter DNA gilt als ein Durchbruch in der Gentherapie. Alles deutet darauf hin, daß eine sehr weitgehende oder gar vollständige Rekonstitution des Immunsystems erreicht wurde. Zu dem Therapieerfolg trägt vielleicht bei, daß in diesem Falle die übertragene rekombinante DNA für ein Protein, das für die Zellproliferation nötig ist, kodiert. Die modifizierten Zellen vermehren sich daher besonders stark. Auch bei der Gentherapie von SCID-X1 sind allerdings noch Studien mit mehr Patienten und über längere Zeiträume erforderlich.

Periphere Verschlußkrankheit. Der gentherapeutischen Beeinflussung von Krankheitszuständen aufgrund von pathologisch veränderten (verengten) Gefäßen sind zahlreiche tierexperimentelle Studien gewidmet. Neben ersten Ex-vivo-Gentherapieansätzen am Menschen wurde versucht, die periphere Verschlußkrankheit im fortgeschrittenen Stadium durch eine In-vivo-Gentherapie günstig zu beeinflussen. Bei dieser Erkrankung sind meistens die großen Arterien der unteren Extremität betroffen. Die i.d.R. älteren Patienten (häufig Raucher) leiden unter einer Einschränkung der Gehstrecke, Schmerzen, Taubheitsgefühlen und „kalten Füßen". In späteren Stadien werden atrophische Hautveränderungen beobachtet. Schließlich kommt es zur Gangrän. Bisher wird die Erkrankung medikamentös oder operativ (Revaskularisierung) behandelt.

In dem In-vivo-Gentherapieansatz wurde ein Doppelballonkatheter in eine verengte, große Arterie der unteren Extremität eingeführt. In das durch das Katheter abgeschlossene Gefäßlumen wurde eine Lösung mit „nackten" Plasmiden eingefüllt. Das Plasmid enthielt rekombinante DNA, die für einen Wachtumsfaktor, den „vascular endothelial growth factor" (VEGF), kodiert. Nach der Behandlung wurde eine Zunahme der Perfusion und der Gehstrecke beobachtet. Außer kam es zur Neubildung von kleineren Gefäßen (Spider naevi). Damit ist gezeigt, daß eine Gentherapie der peripheren Verschlußkrankheit prinzipiell möglich ist. Bisher wurde die Therapie erst bei wenigen Patienten durchgeführt; größere Studien fehlen. Ob der gentherapeutische Ansatz den anderen verfügbaren Therapien überlegen ist, ist nicht geklärt. Auch nach einer direkten Injektion von „nackten", für VEGF kodierenden Plasmiden in das Myokard wurde bei Patienten mit koronarer Herzkrankheit eine verbesserte Durchblutung des Myokards und eine klinische Verbesserung beobachtet. Im Unterschied zu der Gentherapie von monogenen Erkrankungen und ähnlich wie bei Gentherapie von Tumorerkrankungen (s.u.) handelt es sich in diesen Fällen nicht um die „Substitution" eines defekten Gens, sondern um die lokal begrenzte Expression eines „zusätzlichen", therapeutischen Gens.

Tumorerkrankungen. Nachfolgend sollen ausgewählte Gentherapieansätze zur Behandlung von Krebserkrankungen dargestellt werden. Den Ansätzen ist gemeinsam, daß nicht die „Substitution" eines defekten Gens angestrebt wird, wie dies bei den bisher dargestellten monogenen Erkrankungen der Fall ist. Vielmehr wird versucht, ein zusätzliches, körpereigenes oder -fremdes Protein in den Tumorzellen (oder im Tumorgewebe) zu exprimieren. Dadurch soll die Elimination der Tumorzellen erreicht werden.

Verschiedene Zytokine hemmen das Tumorwachstum. Zu ihnen gehören Interleukine (1, 2, 4, 6, 7, 12), „tumor necrosis factor"-α (TNF-α), Interferon-γ und „granulocyte-macrophage colony stimulating factor" (GM-CSF). Einige dieser Zytokine werden wegen ihrer antiproliferativen Eigenschaften als rekombinante Proteine therapeutisch eingesetzt. In einem gentherapeutischen Ansatz wird rekombinante DNA, die für ein antiproliferatives Zytokin kodiert, ex vivo in Tumorzellen eingeschleust. Dabei werden zumeist retrovirale Vektoren verwendet. Nach der Zurückübertragung von modifizierten, durch Bestrahlung teilungsunfähigen Zellen kommt es zu einer ektopen Zytokinproduktion. Dadurch wird eine Immunantwort des Organismus gegen den Tumor induziert. In Tierversuchen wurde nach der Behandlung eine Verkleinerung oder ein völliges Verschwinden eines Tumors beobachtet. Auch beim Menschen wurde in klinischen Studien durch ektope Zytokinproduktion in Tumorzellen eine Verkleinerung von Tumoren erreicht; bei einem Melanompatienten wurde sogar von einer kompletten Remission berichtet. Dennoch ist unklar, ob die ektope Zytokinproduktion längerfristig wirksam ist.

Das Immunsystem ist grundsätzlich in der Lage, Tumorzellen zu erkennen und zu eliminieren. Ein klinisch manifester Tumor kann offensichtlich dann entstehen, wenn Oberflächenproteine der Tumorzellen nicht ausreichend immunogen sind oder sogenannte kostimulierende Faktoren, die zur Aktivierung von Lymphozyten zusätzlich erforderlich sind, nicht oder unzureichend gebildet werden. Die Tumorzellen werden dann nicht vom Immunsystem erkannt. In klinischen Studien wurden daher Lipid-/DNA-Komplexe direkt in Tumore injiziert, wobei die DNA für Immunogene kodierte. Außer einem erfolgreichen Gentransfer und dem Nachweis der Genexpression konnte in einigen Fällen auch eine Verkleinerung von Tumoren beobachtet werden. Ob sich dieser in-vivo-gentherapeutische Ansatz tatsächlich zur Behandlung von Tumorerkrankungen des Menschen eignet, ist allerdings völlig offen.

In einem weiteren gentherapeutischen Ansatz werden sogenannte Suizidgene in Tumorzellen eingeschleust. Die von diesen Genen kodierten Proteine versetzen Zellen in die Lage, inaktive Vorstufen von Pharmaka („prodrugs") in wirksame Metaboliten, die zelltoxisch sind, umzuwandeln, d.h. es kommt zu einer selektiven Sensibilisierung der Tumorzellen gegenüber den eingesetzten Pharmaka. In der Praxis geht man z.B. so vor, daß rekombinante DNA, die ein Suizidprotein kodiert, unter Verwendung retroviraler Vektoren in vitro in verfügbare Zellen (permanente Linien) eingebracht wird; eine Zellentnahme ist also nicht erforderlich. Die modifizierten Zellen werden dann in den Tumor injiziert und produzieren als „Zellfabriken" das Suizidprotein. Alternativ werden virale Vektoren direkt in Tumoren injiziert. Wenige Wochen danach erfolgt die systemische Behandlung mit der inaktiven Vorstufe eines geeigneten Pharmakons.

Am häufigsten wird als Suizidgen das Gen für die Thymidinkinase des Herpes simplex-Virus (HSV-TK), also eine körperfremdes Gen, eingesetzt. An die gentherapeutische Behandlung schließt sich die systemische Gabe von Ganciclovir, einem Nukleosidanalogon, an. In der Zelle wird durch HSV-TK-katalysierte Phosphorylierung von Ganciclovir das entsprechende Monophosphat (Nukleotid) gebildet. Die weitere Phosphorylierung zu Di- und Triphosphaten erfolgt durch zelluläre Kinasen. In der Triphosphatform unterdrückt Ganciclovir die DNA-Synthese durch kompetive Hemmung von DNA-Polymerasen. Außerdem kommt es nach seinem Einbau in DNA zum Kettenabbruch. Beide Mechanismen tragen zur Hemmung der Proliferation von Zellen, die HSV-TK bilden, bei. Ganciclovir besitzt eine hohe Affinität zu viralen DNA-Polymerasen. Dies begründet seinen Einsatz als antivirales Mittel zur Behandlung von Cytomegalie-Virus-Infektionen (s. S. 696). Außer HSV-TK sind z. Zt. weitere Suizidgen/Prodrug-Kombination erprobt (z.B. die Thymidinkinase des „vesicular stomatitis virus", kombiniert mit 6-Methoxyprin-Arabinosid).

Nach der gentherapeutischen Behandlung wird eine Expression von HSV-TK nur in wenigen Zellen gefunden. Die bisherigen Untersuchungen zeigen aber, daß auch Zellen, die das Suizidgen nicht exprimieren, durch Ganciclovir zerstört werden. Dieser „bystander"-Effekt ist mit einer interzellulären Verbreitung der aktiven Ganciclovirmetaboliten über „gap junctions" zu erklären. Es ist auch denkbar, das die Zerstörung vom HSV-TK-positiven Tumorzellen eine Stimulation des Immunsystems hervorruft, die dann zu einer Zerstörung auch HSV-TK-negativer Tumorzellen führt.

Relativ weit fortgeschritten sind Versuche zur Behandlung von Hirntumoren (Glioblastomen). So waren an einer Studie, bei der das HSV-TK-Gen direkt in die Tumorzellen injiziert wurde, 250 Patienten beteiligt. Bereits in früheren, weniger umfangreichen Studien wurde bei über der Hälfte der Patienten eine Verkleinerung des Tumors beobachtet, die über längere Zeiträume (bis 18 Monate) nachgewiesen werden konnte. Für diese Form der somatischen Gentherapie wird in Kürze mit einer behördlichen Zulassung in den USA gerechnet. Auch bei anderen Tumorerkrankungen ist die Kombination HSV-TK/Ganciclovir eingesetzt worden (z.B. metastasierende Mamma- und Ovarialkarzimome). Im Tierversuch konnte die Wirksamkeit anderer Suizidgen/Prodrug-Kombinationen bereits nachgewiesen werden.

In jüngster Zeit sind weitere gentherapeutische Verfahren zur Behandlung von Krebserkrankungen entwickelt und z.T. schon in klinischen Studien eingesetzt worden. Einige sollen kurz genannt werden.

Als schnellwachsende Gewebe sind Tumoren auf die Bildung neuer Gefäße angewiesen. In Tierexperimenten wurde durch die lokale Produktion eines Proteins (Endostatin), welches das Aussprießen neuer Gefäße hemmt, eine drastische Verkleinerung von Hirntumoren erreicht. Zur lokalen Produktion des Hemmstoffs wurden Zellen, die nach einem In-vitro-Gentransfer über eine für Endostatin kodierende rekombinante DNA verfügen, in poröse Kapseln verpackt, die dann direkt in den Tumor injiziert wurden.

Die Lebensdauer der meisten Zellen im Organismus ist begrenzt. Das Absterben der Zellen erfolgt in einem regulierten Prozess, dem programmierten Zelltod (Apoptose). In Tumorzellen ist die Apoptose gestört. Deshalb wird versucht, rekombinante DNA, die für Apoptose-auslösende Proteine kodiert, in Tumorzellen zu übertragen.

Schließlich wurden rekombinante Viren entwikkelt, die sich nur in Tumorzellen, die einen bestimmten molekularen Defekt aufweisen, vermehren können. Ein solcher Defekt sind Mutationen im Ras-Gen, die zur Synthese eines ständig aktiven, damit proliferationsfördernden (onkogenen) Ras-Proteins führen. Ein anderer Defekt sind Mutationen im p53-Gen, die dazu führen, daß das kodierte Protein, ein Tumor-Supressor, ausfällt und es zu einer ungezügelten Proliferation der Tumorzellen kommt. Da die rekombinanten Viren die Tumorzellen nachhaltig schädigen oder gar zerstören, werden sie auch als onkolytische Viren bezeichnet. Besonders vielversprechend ist der Einsatz von onkolytischen Adenoviren, die sich nur in p53-defizienten Zellen vermehren. Bei etwa 80 % von Patienten mit bösartigen Hautzellkarzinomen wurde über sechs Monate eine Verkleinerung des Tumors gefunden, wenn das Virus in die Tumoren injiziert und gleichzeitig eine Chemotherapie durchgeführt wurde; bei etwa einem Viertel der Patienten bildeten sich die Tumoren völlig zurück. Wurde lediglich eine Chemotherapie durchgeführt, war eine Verkleinerung bei 17 % der Patienten zu beobachten. Der alleinige Einsatz der rekombinanten Viren führte zur vorübergehenden Schrumpfung des Tumors. Die Verwendung onkolytischer Viren ist allerdings als ein Sonderfall der Gentherapie zu betrachten, da hier der Transfer eines Genoms und nicht einer für ein einzelnes Protein kodierenden therapeutischen DNA erfolgt. In Zukunft sollen onkolytische Viren zusätzlich mit Suizidgenen ausgestattet werden; dadurch wird die Empfindlichkeit der Tumorzellen gegenüber Zytostatika weiter erhöht (s. o.).

DNA-Vakzinierung. Die Gentherapie kann auch zum Schutz vor Infektionen Verwendung finden. Anstelle herkömmlicher Impfstoffe, wie abgetötete bzw. attenuierte Krankheitserreger oder rekombinant hergestellte Proteine, wird rekombinante DNA aus dem Krankheitserreger in den zu schützenden Organismus übertragen, der dann das Antigen selbst produziert.

Die DNA-Vakzine ist demnach ein Plasmid, das ein bestimmtes Antigen (ein Protein oder Teil eines Proteins) kodiert. Nach der Injektion (z. B. in die Muskulatur) gelangt es in den Zellkern und verbleibt dort als episomale DNA, d. h. eine Integration in das Genom erfolgt nicht. Die Zellen, die das Plasmid aufgenommen haben, produzieren dann das Antigen.

Gegenüber den konventionellen Impfstoffen weist die DNA-Vakzine wichtige Vorteile auf: Das Antigen kann nach Maß konstruiert werden. Es kann z. B. so gestaltet werden, daß es an der Oberfläche von Zellen präsentiert wird und damit inbesondere die zelluläre Abwehr (T-Lymphozyten) stimuliert, während die konventionellen Impfstoffe häufig nur die humorale Abwehr (Antikörper-sezernierende B-Lymphozyten) stimulieren. Aufgrund dieser Eigenschaft ist die DNA-Vakzine besonders für eine Immunisierung gegenüber den Erregern von Malaria, Tuberkulose und AIDS prädestiniert. Außerdem kann in die DNA-Vakzine bakterienspezifische DNA (unmethylierte CpG-Motive) eingebaut werden, die ebenfalls die zelluläre Immunität anregt. Ein weiterer Vorteil besteht darin, daß dem Immunsytem das Antigen in einer nativen Form angeboten wird, die für die Erzeugung von Antikörpern besonders günstig ist; dagegen enthalten Impfstoffe häufig denaturierte Proteine mit verminderter Antigenität. Schließlich ist hervorzuheben, daß eine DNA-Vakzine praktisch frei von Verunreinigungen gewonnen werden kann und daß eine Herstellung von Impfstoffen aus gefährlichen Erregern entfällt.

In Experimenten mit Mäusen konnte u. a. gezeigt werden, daß eine DNA-Vakzinierung eine Immunität gegen Mycobacterium tuberculosis und Plasmodium falciparum (Erreger der Malaria) vermittelt. Eine orale DNA-Vakzinierung konnte Mäusen vor einer allergischen Reaktion gegen Erdnüsse schützen. Beim Menschen konnte durch intramuskuläre DNA-Vakzinierung die Produktion malariaspezifischer, zytotoxischer T-Zellen angeregt werden. Ob dadurch eine Immunität gegenüber den Erregern der Malaria induziert wurde, ist noch nicht bekannt. Bei der Entwicklung einer DNA-Vakzine gegen HIV sind bei Tieren beachtliche Erfolge erzielt worden. So kann eine DNA-Vakzinierung bei Rhesusaffen die Virusvermehrung (Virämie) weitgehend unterdrükken und den Ausbruch von klinischen Symptomen (AIDS) verhindern. Bei der Entwicklung einer DNA-Vakzine zum Schutz vor HIV-Infektionen des Menschen ist bisher allerdings noch kein Durchbruch gelungen.

Ein Problem der DNA-Vakzinierung könnte darin bestehen, daß die induzierte zelluläre Abwehr auch die Antigen-produzierenden Zellen zerstört. Untersuchungen an Tieren weisen darauf hin, daß die DNA-Vakzine möglicherweise nur für eine Erstimmunisierung geeignet ist; zur Auffrischung („Boostern") wäre dann der Einsatz von konventionellen Impfstoffen erforderlich. Eine Integration der verwendeten Plasmide in das Genom wurde bisher nicht beobachtet, kann aber nicht ausgeschlossen werden.

36.6 Ausblick

Über zehn Jahre sind nach der ersten Gentherapie mit rekombinanter DNA vergangen. Die vor allem von Wissenschaftlern verbreitete Euphorie, innerhalb von wenigen Jahren bisher nicht behandelbare Erkrankungen mit Hilfe der Gentherapie heilen zu können, hat sich nicht erfüllt. Dies gilt insbesondere für die gentherapeutische Behandlung von Krebserkrankungen. Ein großer Rückschlag für die Gentherapie war der Tod eines 18jährigen Patienten in den USA im Jahre 1999, wenige Tage nach erfolgter Gentherapie. Bei dem Patienten lag ein angeborener Enzymdefekt in der Leber vor (Ornithintranscarbamylase-Mangel). Das Fehlen des Enzyms führt zu einer Störung der Harnstoffsynthese in der Leber und damit zu einem Anstieg von Ammonium. Trotz offener Fragen deutet alles darauf hin, daß der Tod des bis dahin noch relativ gesunden Patienten durch den direkt in die Pfortader injizierten adenoviralen Vektor verursacht wurde. Nach der Injektion kam es zunächst zu einem Leberversagen, dann zu einem Multiorganversagen und zum Tod innerhalb von wenigen Tagen. Ein großer Teil der adenoviralen Vektoren wurden außerhalb der Leber in lymphatischen Geweben gefunden. Möglicherweise hat die Tatsache, daß eine sehr hohe Vektordosis injiziert wurde, zu dem fatalen Ausgang beigetragen. Dieser Fall hat dazu geführt, adenovirale Vektoren, die bis dahin als sicher galten, viel zurückhaltender einzusetzen. Außerdem wurde die externe Aufsicht bei Gentherapieversuchen am Menschen in den USA wesentlich verstärkt.

Dennoch sind in den letzten Jahren wichtige Fortschritte erzielt worden, wie das Beispiel SCID-X1 (s. 36.5) zeigt. Möglicherweise ist hier tatsächlich die Heilung einer bisher kaum behandelbaren schweren Erkrankung erreicht worden. Auch die gentherapeutische Behandlung der Hämophilie A (angeborener Faktor-VIII-Mangel) ist greifbar geworden, nachdem bei mehreren Patienten nach einer Ex-vivo-Gentherapie eine Produktion von Faktor VIII über 12 bis 18 Monate nachweisbar war. Ähnliche Erfolge wurden bei der gentherapeutischen Behandlung der Hämophilie B (Faktor-IX-Mangel) erzielt. Wenn auch mit einem Durchbruch der Gentherapie auf breiter Front in den nächsten Jahren eher nicht zu rechnen ist, kann man doch davon ausgehen, daß innerhalb von 5–10 Jahren einige Erkrankungen, insbesondere monogene Erkrankungen, erfolgreich durch die Übertragung rekombinanter DNA behandelt werden können.

36.7 Anhang: Therapeutischer Einsatz von Stammzellen

Der Transfer von Stammzellen zur Therapie bestimmter Erkrankungen ist nicht neu. So werden seit geraumer Zeit hämatopoetische Stammzellen zur Knochemarkstransplantation eingesetzt (s. 36.5). Durch neue Kenntnisse über das Differenzierungspotential von Stammzellen sowie neue Techniken wie Kerntransfer (s. unten) eröffnen sich auch neue Möglichkeiten zu ihrer therapeutischen Anwendung.

Unter Stammzellen werden nicht oder wenig differenzierte Zellen verstanden, die sich einerseits vermehren und aus denen andererseits verschiedene Populationen differenzierter Zellen hervorgehen können. Die verschiedenen Arten von Stammzellen unterscheiden sich in ihrem Differenzierungspotential: So kann aus einer einzigen „totipotenten" oder „omnipotenten" Stammzelle ein vollständiger Organimus hervorgehen. Die Eigenschaft „totipotent" trifft auf die Zellen eines menschlichen Embryos bis zum Vierzellstadium zu. In einem etwas weiter fortgeschrittenen Entwicklungsstadium (Blastozyste) sind die Stammzellen zwar noch in der Lage, sich in jeden Zelltyp eines Organismus zu entwickeln, aus einer Zelle kann jedoch kein kompletter Organismus mehr hervorgehen. Diese „pluripotenten" Stammzellen werden zumeist als „embryonale" Stammzellen bezeichnet. Das Vorkommen von toti- und pluripotenten Stammzellen ist auf das Embryonalstadium begrenzt. Dagegen sind „multipotente“ Stammzellen (wie z.B. hämatopoetische Stammzellen) in den verschiedenen Organen eines adulten Organimus zu finden; man spricht daher auch von „somatischen“, „adulten“ oder „Erwachsenen“-Stammzellen. Bis vor kurzem ging man davon aus, daß sich diese Stammzellen nur zu Zellen der Gewebe entwickeln können, in denen sie vorkommen (gewebsspezifische Stammzellen).

Kultivierte embryonale Stammzellen der Maus stehen schon länger zur Verfügung. Sie werden in großem Umfang dazu eingesetzt, Mausstämme zu etablieren, bei denen eine Gen gezielt verändert wird (s. 36.2). Die Kultivierung humaner embryonaler Stammzellen gelang erst vor wenigen Jahren (1998); sie wurden aus überzähligen, in vitro gezeugten Embryonen (Blastozystenstadium) gewonnen. Diese Vorgehen ist ethisch umstritten, da es u.U. mit der Erzeugung, auf jeden Fall aber mit dem Verbrauch menschlicher Embryonen einhergeht. Eine Alternative stellt die Gewinnung und Kultivierung embryonaler Stammzellen aus Keimzellen früh abgetriebener Föten (primordiale Keimzellen) dar. Diese Möglichkeit wird bisher nur wenig genutzt, obwohl hier die Notwendigkeit, Embryonen zu erzeugen bzw. zu verbrauchen, entfällt. Es ist allerdings noch nicht geklärt, ob diese aus primordialen Keimzellen gewonnen embryonalen Stammzellen über das gleiche Differenzierungspotential verfügen wie die aus Blastozyten gewonnenen embryonalen Stammzellen.

Embryonale Stammzellen können in vitro unter geeigneten Bedingungen in verschiedene (theoretisch in alle) Zelltypen des menschlichen Organismus differenziert werden. Voraussetzung ist die Kenntnis der für die Differenzierung erforderlichen Bedingungen bzw. Faktoren. Damit ergibt sich die Möglichkeit, in vitro differenzierte, organspezifische Zellen zu züchten und diese in einen Empfängerorganismus zu transplantieren (Zellersatz). Diese Anwendung ist von besonderem Interesse bei Erkrankungen, die mit einem Verlust spezifischer Zellen einhergehen, z.B. M. Parkinson. Da die transplantierten Zellen aus einem anderen Organismus stammen, also allogene Zellen darstellen, sind wie bei transplantierten Organen Abstoßungsreaktionen möglich. Eine Ausnahme bildet hier lediglich das Zentralnervensystem, das keine Abstoßungsreaktion zeigt. Abstoßungsreaktionen könnten in Zukunft durch geeignete genetische Manipulationen der Stammzellen beherrscht werden.

Denkbar ist auch, durch den Transfer eines Zellkerns aus dem Empfängerorganismus in eine entkernte embryonale Stammzelle empfängerkompatible embryonale Stammzellen zu erzeugen. Die Technik des Kerntransfers, allerdings unter Verwendung von entkernten Eizellen, wurde vor einigen Jahren etabliert. Dabei wird der Kern einer Eizelle entfernt und anschließend der Kern einer differenzierten Zelle in die entkernte Eizelle übertragen. Eine so behandelte Eizelle entwickelt sich nach der Implantation in den Uterus zu einem vollständigen Organismus, dessen chromosomale DNA mit der des Kernspenders identisch ist. Es handelt sich also um einen klonierten Organismus. Das erste Säugetier, das auf diese Weise kloniert wurde, ist das Schaf Dolly. Zwischenzeitlich konnten mit Hilfe dieses Verfahrens auch verschiedene andere Säugetiere kloniert werden. Entgegen früherer Annahmen, nach denen in differenzierten Zellen zahlreiche Gene abgeschaltet sind und nicht mehr aktiviert werden können, kommt es nach dem Transfer des Kerns in die Eizellhülle offensichtlich zu einer vollständigen Reprogrammierung des Genoms. Dies hat zur Folge, daß die Gesamtheit der Gene – ähnlich wie in einer embryonalen Stammzelle – in den aktivierbaren Zustand zurückversetzt werden, so daß die Entwicklung eines vollständigen Organismus möglich ist. Wie diese Reprogrammierung zustande kommt, ist weitestgehend unverstanden. Bisher ist die Erfolgsquote auch noch äußerst gering, so daß der Verbrauch an Eizellen erheblich ist. Außerdem werden gehäuft Aborte, Mißbildungen und postnatale Komplikationen beobachtet. Zumindest bei Mäusen funktioniert das Verfahren auch, wenn Kerne embryonaler Stammzellen in entkernte Eizellen transferiert werden. Bei der therapeutischen Verwertung dieses Verfahrens ist das Ziel allerdings nicht das „reproduktive“ Klonieren (das Klonieren eines gesamten Organismus), sondern das „therapeutische“ Klonieren (das Klonieren von differenzierten Zellen oder vielleicht Organen).

Es ist anzunehmen, daß Klonierungsverfahren durch Kerntransfer auch beim Menschen möglich werden. Diese Perspektive wirft grundlegende ethische Fragen auf. Während das reproduktive Klonieren allgemein abgelehnt wird, ist das therapeutische Klonieren umstritten. Wie in vielen anderen Ländern ist in Deutschland das Klonieren eines menschlichen Organismus generell verboten (Embryonenschutzgesetz), in England wurde das therapeutische Klonieren kürzlich legalisiert. Bei der Erzeugung menschlicher Klone durch Kerntransfer in entkernte Eizellen stellt die Beschaffung der Eizellen ein zusätzliches ethisches Problem dar.

In jüngster Zeit werden große Hoffnungen auf den therapeutischen Einsatz adulter Stammzellen gesetzt. Bis vor kurzem war man der Ansicht, daß sie nur über ein eingeschränktes genetisches Programm verfügen und sich daher nur zu Zellen des Gewebes, in dem sie vorkommen, entwickeln können. Für verschiedene adulte Stammzellen konnte jedoch nachgewiesen werden, daß sie über ein viel breiteres Differenzierungspotential als bisher angenommen verfügen. So können sich hämatopetische Stammzellen der Maus nicht nur zu verschiedenen Blutzellen, sondern auch zu Leberzellen, Endothelzellen und Skelettmuskelzellen entwickeln; neuronale Stammzellen entwickeln sich außer zu verschiedenen Nerven- und Gliazellen zu Blutzellen. Der Mechanismus dieser Umprogrammierung ist bisher nicht verstanden. Offensichtlich passen sich die adulten Stammzellen an ihre Umgebung an. Beispielsweise differenzieren hämatopoetische Zellen der Maus, wenn sie in das Gehirn gelangen, zu neuronalen Zellen. In Mausembryonen injiziert tragen neuronale Stammzellen sogar zu allen drei Keimblättern bei. Bei Patienten wurde nach der Übertragung von hämatopoetischen Stammzellen (Knochenmarkstransplantationen) Leberzellen nachgewiesen, die sich aus den transplantierten Zellen entwickelt hatten. Auch embryonale Stammzellen verfügen über ein erhebliches Anpassungspotential.

Ob adulte Stammzellen erfolgreich zur Therapie am Menschen eingesetzt werden können, ist noch offen. Theoretisch bieten sie große Vorteile. So können sie von dem Patienten gewonnen werden, bei dem sie nach einer In-vitro-Differenzierzung therapeutisch eingesetzt werden. Damit ist die Kompatibilität gewährleistet. Ein besonderer Vorteil liegt aber darin, daß sie sich ohne die Erzeugung oder den Verbrauch eines Embryos gewinnen lassen. Auch eine Bereitstellung von Eizellen ist nicht erforderlich. Ob diese Vorteile nutzbar werden, hängt u.a. davon ab, ob der Prozeß der Umprogrammierung adulter Stammzellen in Zukunft gezielt gesteuert werden kann. Ebenso ist bisher noch nicht geklärt, wie diese Zellen am besten aus den verschiedenen Geweben isoliert und in vitro vermehrt werden können.

Literatur

Brüstle O, Wiestler OD, (2000): Zellersatz aus embryonalen Stammzellen. Deutsches Ärzteblatt 97, C-1258–1263

Cavazzana-Calvo C, Hacein-Bay S, de Saint Basile G, Gross F, Yvon E, Nusbaum P, Selz F, Hue C, Certain S, Cassanova JL, Bousso P, Deist FL, Fischer A (2000): Gene therapy of human severe combined immundeficiency (SCID)-X1 disease. Science 288, 669–672

Friedmann T (Editor) (1998): The Development of Human Gene Therapy, Cold Spring Harbour Laboratory Press

Gottschalk U (1999): Somatische Gentherapie, Bioforum 6/99: 350–356

Orkin SH (2000): Stem cell alchemy. Nature Medicine 6, 1212–1213

Seder RA, Gurunathan S (2000): DNA vaccines – designer vaccines for the 21st century. New England J. Medicine 341, 277–278

Wie-Shu H, Vinay KP (2000): Design of retroviral vectors and helper cells for gene therapy. Pharmacological Reviews 52, 493–511

Kapitel 37

Toxikologie

37

H. Spielmann

Toxikologie

37

H. Spielmann

Die Toxikologie ist ein junges Fachgebiet der Biomedizin, das sich mit den unerwünschten Wirkungen chemischer Stoffe auf den Menschen und seine Umwelt befaßt. Sie wurde früher als Lehre von den Giften bezeichnet, da sie im Arzneimittelbereich die Neben- bzw. Giftwirkungen beschreibt. Schon seit dem Mittelalter ist bekannt, daß allein die Dosis dafür entscheidend ist, ob eine Substanz erwünschte Wirkungen hat und therapeutisch eingesetzt werden kann oder ob sie giftig (toxisch) wirkt (Paracelsus, 1493–1541).

Da die Zahl der chemischen Stoffe ständig zunimmt, denen Mensch und Natur ausgesetzt sind, steigt auch die Notwendigkeit, das Risiko beim Umgang mit diesen Stoffen verläßlich abzuschätzen. Deshalb hat die Toxikologie, die lange nur als ein Teilgebiet der Pharmakologie betrachtet wurde, für den Verbraucher-, Arbeits- und Umweltschutz stetig an Bedeutung gewonnen.

Grundsätzlich gelten in der Toxikologie dieselben Gesetzmäßigkeiten wie in der Pharmakologie, d.h. es gelten Dosis-Wirkungs-Beziehungen im halblogarithmischen System, und es werden die Konzentrationen bzw. Dosierungen bestimmt, bei denen 50% des maximalen Effektes (EC50-Werte) beobachtet werden. Die Giftwirkungen sind dabei nicht nur von der chemischen Struktur, der Dosis und von Häufigkeit und Dauer der Exposition abhängig, sondern auch von den toxischen Eigenschaften der Stoffe. Die toxischen Eigenschaften eines Stoffes einerseits und die Exposition andererseits bestimmen das unterschiedliche Risiko, dem Menschen einerseits am Arbeitsplatz bei der Herstellung und Verarbeitung chemischer Stoffe ausgesetzt sind oder andererseits als Patienten bzw. Verbraucher bei ihrer Anwendung. Davon zu unterscheiden ist die Exposition des Menschen über die Umwelt, in der sich chemische Stoffe nach ihrer Anwendung anreichern können.

Die toxischen Eigenschaften der Stoffe sind konstante Größen, und somit hängt das Risiko für Mensch und Umwelt beim Umgang mit chemischen Stoffen überwiegend von der Exposition ab. Für die toxikologische Risikoabschätzung müssen daher die Exposition einerseits und die toxischen Eigenschaften andererseits bestimmt werden. Die toxischen Eigenschaften chemischer Stoffe werden vorwiegend in Tierversuchen ermittelt, die international nach den Richtlinien der OECD standardisiert sind und ein sehr breites Wirkungsspektrum erfassen (Tabelle 37.1).

Die moderne Toxikologie gliedert sich in verschiedene Teilgebiete, die unterschiedlichen Anwendungsgebieten entsprechen und die in den Zuständigkeitsbereich verschiedener Zulassungsbehörden fallen, die die Toxizität chemischer Stoffe bewerten. Man unterscheidet heute folgende Teilgebiete der Toxikologie:

1. *Die Arzneimitteltoxikologie*, die sich mit den Nebenwirkungen von Arzneimitteln beschäftigt, und zwar sowohl im Rahmen der vorklinischen Prüfung neuer Arzneimittel als auch bei ihrer klinischen Prüfung und Anwendung am Menschen. Die vorklinische Prüfung erfolgt im Tierexperiment, dabei entsprechen die Toxizitätsprüfungen weitgehend dem in Tabelle 37.1 für Industriechemikalien dargestellten Spektrum. *Kosmetika und Biomaterialien* (z.B. Implantate) werden vorwiegend auf ihre lokale Verträglichkeit geprüft und in Abhängigkeit von der Anwendung auch auf ihre systemische Verträglichkeit.

2. *Die Gewerbetoxikologie* beschäftigt sich mit akuten und chronischen Schädigungen durch chemische Stoffe bei ihrer Herstellung sowie am Arbeitsplatz, und zwar im Zusammenhang mit Schutzmaßnahmen, wie z.B. die Aufstellung von BAT- und MAK-Werten (MAK: Maximale Arbeitsplatzkonzentration) zur Verhütung von Berufskrankheiten.

Tabelle 37.1. Toxikologische Prüfungen neuer chemischer Stoffe entsprechend den Richtlinen der OECD (1982, 1993)

Prüfgebiet	Meßparameter	Aussage/Bewertung
1) **Akute Toxizität**, einmalige Applikation		
Verschiedene Applikationsarten oral, inhalativ, lokal an Haut und Schleimhäuten	Letalität, Morbidität, Reizindex, Sensibilisierung an der Haut, Phototoxizität	Giftigkeit, Sensibilisierung, Vergiftungsbehandlung, Kennzeichnung
2) **Chronische Toxizität**, mehrfache Applikation		
28-Tage-Test 90-Tage-Test	Verhalten, Morbidität, Hämatologie, klinische Chemie, Pathologie, Histologie	Ermittlung von Schwellen- bzw. Grenzwerten
3) **Toxikokinetik und Metabolismus**		
Ein- und mehrfache Behandlung	Konzentrationen in Blut, Urin und Geweben, Identifizierung von Metaboliten	Resorption, Verteilung, Exkretion, Speziesvergleich
4) **Irreversible Schädigungen**		
a) *Mutagenese/Genotoxizität:* Ein- und mehrfache Behandlung	In vitro: Effekte in Bakterien und Zellkulturen, in vivo: empfindliche Zellen im Tierversuch	Erbgutveränderungen, Kurzzeittest in der Karzinogenese
b) *Chemische Karzinogenese:* Langzeitbehandlung 2 Jahre	Tierversuch: benigne und maligne Tumoren	Krebsrisiko: Organ- und Speziesspezifität
c) *Reproduktionstoxikologie:* Weibliche und männliche Fruchtbarkeit, Embryotoxizität, Stillzeit	Tierversuch, Embryotoxizität, Embryoletalität, 1- und 2-Generationsstudien, Übergang in die Muttermilch	Fruchtschädigung, Mißbildungen, Beeinträchtigung der Reproduktion und der frühkindlichen Entwicklung

3. *Die klinische Toxikologie* umfaßt Diagnostik und Therapie akuter Vergiftungen; sie hat für die ärztliche Praxis die größte Bedeutung. Zu diesem Teilgebiet gehören auch amtliche Giftstoffregister, Vergiftungsstatistiken und Beratungsstellen für Vergiftungen bei akkzidentellen oder suizidalen Ingestionen im Kindes- und Erwachsenenalter, aber auch für besondere Patientengruppen, wie z.B. Schwangere.

4. *Die Umwelttoxikologie* beschreibt die Schadwirkungen chemischer Stoffe auf Ökosysteme unter Einbeziehung des Menschen. Sie ist ein junges Teilgebiet der Toxikologie und auf den technisch-zivilisatorischen Fortschritt zurückzuführen, der dazu beigetragen hat, daß durch Chemie und Technik die Verunreinigung der Atmosphäre, der Weltmeere, der Flüsse und des Bodens ein Ausmaß erreicht haben, das bedrohlich für die Zukunft des Menschen und der gesamten belebten Natur auf unserem Planeten erscheint.

5. *Die regulatorische bzw. administrative Toxikologie* umfaßt expositionsbezogene behördliche Vorschriften – Gesetze und Verordnungen –, die für unterschiedliche Anwendungsgebiete chemischer Stoffe erarbeitet wurden. Ausgelöst durch Unglücksfälle, wie z.B. die Contergan-Katastrophe und die Chemie- bzw. Reaktorunfälle in Seveso und Tschernobyl, überwachen Behörden die Einhaltung von Schutzvorschriften, die international stark voneinander abweichen. Aus ökonomischen Gründen befassen sich zunehmend internationale Behörden, wie z.B. EU, OECD und UN, mit einheitlichen wissenschaftlichen Grundsätzen für die Risikoabschätzung beim Umgang mit gefährlichen Stoffen und für die daraus resultierenden Sicherheitsvorschriften, Warnhinweise, Anwendungsbeschränkungen und Verbote.

37.1 Akute Vergiftungen und ihre Behandlung

Die Häufigkeit von Vergiftungen in Deutschland ist nicht sicher bekannt, da erst seit 1990 eine Meldepflicht für Vergiftungen durch Chemikalien besteht. Die meisten Kliniken verzeichnen eine Zunahme der Vergiftungsfälle am Gesamtkrankengut. Das ist wahrscheinlich auf eine vermehrte Verwendung von Chemikalien in Beruf und Haushalt und auf den gesteigerten Arzneimittelverbrauch zurückzuführen. Ein besonderes Problem sind die akzidentellen Vergiftungen im Kindesalter. In Deutschland

Tabelle 37.2. Zusammenstellung einiger spezifischer Antidote bei Intoxikationen

Antidot	Vergiftung mit	Begründung
Atropin	Hemmstoffen der Acetylcholinesterase, z.B. E 605	Kompetitiver Antagonismus
DMAP (Dimethyl-p-aminophenol)	Cyaniden	Methämoglobinbildung
Ethanol	Methylalkohol	Substratkonkurrenz
Komplexbildner	einigen Schwermetallen (s. Tabelle 27.4)	Chelatbildung
Naloxon	Opioiden	Kompetitiver Antagonismus
Obidoxim Toxogonin Pralidoxim	Alkylphosphaten	Umphosphorylierung vom esteratischen Zentrum der Acetylcholinesterase auf das Oxim
Physostigmin	zentral angreifenden anticholinerg wirkenden Substanzen	Hemmung der Acetylcholinesterase
Phytomenadion (Vitamin K 1)	Cumarinen (Rattengift)	Kompetitiver Antagonismus
Protamin	Heparin	Komplexbildung
Thiosulfat	Cyaniden	Bildung von Thiocyanat

gibt es in fast allen Universitäten und in einigen größeren Krankenhäusern Beratungsstellen für Vergiftungserscheinungen, die bei Intoxikationen Auskunft geben können.

Für die Auslösung von Vergiftungssymptomen und deren Intensität ist in jedem Fall die Wirkung am Rezeptor entscheidend, die durch die Wirkkonzentration in Abhängigkeit von der Expositionszeit bestimmt wird. Für die Therapie akuter Vergiftungen sind in einigen Fällen hochwirksame, spezifisch wirkende *Gegenmittel (Antidote)* bekannt, deren Entwicklung durch die zunehmenden Kenntnisse über die Wirkungsmechanismen der Pharmaka gefördert wurde (Tabelle 37.2). Da für die meisten Giftstoffe Antidote jedoch fehlen, ist man bei der Therapie von Vergiftungen auf unspezifische (symptomatische) Behandlungsmaßnahmen angewiesen.

37.1.1 Maßnahmen zur Verhütung der Giftresorption

Bei oraler Aufnahme ist zu versuchen, eine *möglichst schnelle Entleerung des Magens* zu erreichen. Die früher praktizierte Gabe von NaCl-Lösung zum Auslösen von Erbrechen ist wegen der Gefahr der NaCl-Vergiftung heute obsolet, und es empfiehlt sich als Mittel der Wahl die orale Gabe von *Sirupus Ipecacuanhae*. Das Emetikum Apomorphin mit zentralem Angriffspunkt darf wegen der Gefahr des Kreislaufkollapses nur zurückhaltend verwendet werden und sollte stets zusammen mit einem α-Sympathomimetikum (z.B. Norfenephrin) appliziert werden. *Kontraindiziert* sind Brechmittel bei Vergiftungen mit Laugen, Säuren, organischen Lösemitteln, Detergenzien sowie bei bewußtlosen Patienten, bei denen die Gefahr der Aspiration besteht. Vergiftungen durch krampfauslösende Stoffe und anticholinerg wirkende Substanzen stellen keine generelle Kontraindikation für das Auslösen von Erbrechen dar, sondern nur für einige spezielle

Stoffen, wie z.B. Dextropropoxyphen und Strychnin. Bei Krämpfen ist das Auslösen von Erbrechen kontraindiziert.

Bleibt das Erbrechen aus, kann Sirupus ipecacuanae ein 2. Mal verabreicht werden. Bleibt das Erbrechen wiederum aus, sollte eine Magenspülung durchgeführt werden, die bei bewußtlosen Patienten nur mit liegendem Trachealtubus in Halbseitenlage vorgenommen werden darf. Man verwendet physiologische Kochsalzlösung, bis die Spülflüssigkeit klar ist.

Da durch die bisher erwähnten Maßnahmen das Gift nicht vollständig aus dem Magen-Darm-Trakt entfernt werden kann, wird als unspezifisches Adsorbens *Carbo medicinalis* (Aktivkohle) verabreicht, die wegen der großen Oberfläche eine gute Bindungsfähigkeit für die meisten Giftstoffe besitzt. Die Resorption fettlöslicher Gifte kann durch orale Gabe nichtresorbierbarer Fettlösemittel vermindert werden, dafür ist *Paraffinum subliquidum* wegen hoher Aspirationsgefahr heute obsolet.

Damit das an Kohle gebundene Gift schnell aus dem Magen-Darm-Trakt eliminiert wird, muß die Darmpassage durch Gabe eines *Abführmittels* beschleunigt werden. Zu empfehlen sind Na_2SO_4 (Glaubersalz) mit viel Wasser oder Sorbit. Zu diesem Zweck sollte Rizinusöl wegen massiver gastrointestinaler Komplikationen nicht mehr verwendet werden. Vorsicht ist auch bei Anwendung von $MgSO_4$ geboten, da es u.U. zu Magnesiumintoxikationen kommen kann.

In einigen Fällen kann auch durch Zufuhr *chemischer Antidote* das Gift im Magen-Darm-Kanal unschädlich gemacht werden. Das gilt z.B. für Eisen-(III)-hexacyanoferrat(II) bei der Thalliumvergiftung. Nach versehentlicher Aufnahme von Detergenzien (Spülmittel) hat sich die Zufuhr von Dimeticon als Entschäumer bewährt. Bei Verätzungen mit Säuren oder Laugen steht die Verdünnungstherapie mit Wasser oder schnell erreichbaren, nichtkohlensäurehaltigen Flüssigkeiten im Vordergrund. Neutralisationsversuche mit *Magnesia usta* oder *Kalkmilch* bei Säurevergiftungen bzw. mit *Essig- oder Zitronensäure* bei Laugenvergiftungen bringen keine Vorteile und sind daher obsolet.

Bei Kontamination der Haut läßt sich die weitere Resorption durch Abspülen mit Wasser oder durch Betupfen mit *Polyethylenglykol* vermindern, das der Haut Wasser entzieht und damit Gift entfernt. Nach Einwirkung auf das Auge wird lange mit Wasser bei offener Lidspalte gespült. Das Anlegen einer Staubinde verhindert u.U., daß nach einem Schlangenbiß das Gift schnell in den gesamten Organismus gelangt.

Die bisher geschilderten Maßnahmen werden unter dem Begriff der *„primären Giftentfernung"* zusammengefaßt.

37.1.2 Maßnahmen zur beschleunigten Ausscheidung bereits resorbierter Gifte

Die *forcierte Diurese* ist ein einfaches, aber nicht sehr wirkungsvolles Mittel, um die renale Ausscheidung von Giften zu beschleunigen. Sie hat heute nur eine untergeordnete Bedeutung und ist nur noch bei längerdauernden, massiven Intoxikationen mit Salicylaten, Primidon, Barbituraten und evtl. Lithium indiziert. Die forcierte Diurese ist nur sinnvoll, wenn die zu eliminierende Substanz bzw. ihre noch aktiven Metaboliten nierengängig sind. Dies trifft für sehr viele Gifte nicht zu. Die forcierte Diurese wird durch vermehrtes Flüssigkeitsangebot und die Gabe stark wirkender Diuretika (Furosemid, Ethacrynsäure) oder osmotischer Diuretika (Mannit) erreicht. Dabei ist eine strenge Kontrolle der Wasser- und Elektrolytbilanz erforderlich. Zusätzlich kann eine Alkalisierung des Harns zu einer vermehrten Dissoziation saurer Giftstoffe führen und deren Elimination erleichtern. Zu diesem Zweck wird Natriumhydrogenkarbonat infundiert. Ansäuern des Harns, z.B. durch Gabe von Ammoniumchlorid oder Argininhydrochlorid, verbessert die Ausscheidung basischer Substanzen.

Die modernen Dialyseverfahren sind sehr viel effektiver. Unter bestimmten Bedingungen ist die *Hämodialyse* äußerst wirkungsvoll. Dabei findet ein Diffusionsaustausch zwischen dem Blut und einer Dialyseflüssigkeit über eine semipermeable Membran statt („künstliche Niere"). Die Hämodialyse ist indiziert, wenn hydrophile dialysable Substanzen in hoher Serumkonzentration vorliegen, also nicht oder nur gering an Plasmaeiweiße gebunden bzw. nicht im Fettgewebe gespeichert sind.

Die *Hämoperfusion* ist der Hämodialyse häufig überlegen, da nicht nur hydrophile, sondern auch lipophile Substanzen entfernt werden können. Dabei wird das Blut über Absorptionsmittel wie Aktivkohle oder Austauscherharze geführt, die, um einen direkten Kontakt mit dem Blut zu vermeiden, beschichtet sind.

Weniger wirksam als die Hämodialyse oder Hämoperfusion, aber effektiver als die forcierte Diurese, ist die *Peritonealdialyse*, die heute eigentlich nur noch bei Kindern durchgeführt wird und bei der isotonische und isoionische Salzlösung in den Peritonealraum infundiert und laufend ausgetauscht wird. In besonderen Fällen kann auch eine *Austauschtransfusion* lebensrettend sein.

Die in diesem Abschnitt besprochenen Maßnahmen werden als *„sekundäre Giftentfernung"* bezeichnet.

37.1.3 Maßnahmen zur Aufrechterhaltung der Vitalfunktionen

Die Therapie von Vergiftungen hat gezeigt, daß es nicht genügt, nur die geschilderten unspezifischen Maßnahmen zur Elimination des Giftes vorzunehmen, sondern daß die konsequente Durchführung zusätzlicher intensivmedizinischer Maßnahmen den Erfolg der Therapie und damit die Überlebenschancen wesentlich verbessert. Die meisten Vergiftungen gehen mit einer Beeinträchtigung vitaler Funktionen einher, so daß bereits während und neben der primären Giftentfernung die Atmung, der Kreislauf, der Wasser- und Elektrolyt- sowie der Säure-Basen-Haushalt überwacht und aufrechterhalten werden müssen.

Das ABC der Wiederbelebung lautet:
A = *Atemwege* sind freizumachen und freizuhalten,
B = *Beatmung*, wenn nötig,
C = *Circulation* (Kreislauf) ist aufrechtzuerhalten.

Bei bewußtlosen, aber auch bei wachen Patienten müssen die Atemwege freigehalten und aspirierte Speisereste oder Erbrochenes bzw. andere Fremdkörper (z.B. Zahnprothesen) aus dem Mund entfernt werden. Unter Umständen muß eine Intubation oder Tracheotomie durchgeführt werden, um die O_2-Zufuhr zu gewährleisten. Bei Atemstillstand ist eine sofortige künstliche Beatmung angezeigt, die entweder als Mund-zu-Mund-, Mund-zu-Nase-Beatmung oder apparativ erfolgt. Bei Vergiftungen mit Blausäure oder Alkylphosphaten muß die Beatmung mit Beatmungsbeuteln durchgeführt werden, um eine Selbstintoxikation zu vermeiden, und bei Vergiftungen mit organischen Lösemitteln ist anhand der Umstände zu entscheiden, ob diese Form der Beatmung erforderlich ist. Bei eingeschränkter Atmung ist die O_2-Zufuhr eine wirksame Maßnahme. Da bei reiner O_2-Beatmung (100%) die Gefahr des Lungenödems besteht, darf sie nicht über längere Zeit durchgeführt werden. Die Dauer der O_2-Zufuhr richtet sich nach der O_2-Spannung im Blut. Einatmen von Carbogen (95% O_2 und 5% CO_2) stimuliert zusätzlich das Atemzentrum.

Die Aufrechterhaltung minimaler Kreislauffunktionen muß gewährleistet sein. Beim Herzstillstand ist sofort eine externe Herzmassage im Wechsel mit künstlicher Beatmung durchzuführen. Zur medikamentösen Behandlung des Herzstillstandes können β-Sympathomimetika wie Adrenalin oder Orciprenalin i.v., intratracheal oder intrakardial appliziert werden. Herzrhythmusstörungen, wie z.B. das lebensbedrohende Kammerflimmern, werden mit elektrischer Defibrillation oder durch Antiarrhythmika wie Lidocain behandelt. Zur Behandlung des peripheren Kreislaufversagens (Schock) müssen sofort hochmolekulare Plasmaersatzmittel, wie z.B. Dextrane oder Plasmaproteinlösungen, infundiert werden. Sie führen einmal zur Auffüllung des intravasalen Volumens, zum anderen führen sie wegen ihres kolloidosmotischen Drucks Flüssigkeit aus dem Gewebe in die Gefäße zurück.

Zur intensivmedizinischen Therapie gehört natürlich auch die kontinuierliche chemisch-klinische Kontrolle der Elektrolyt- und Wasserbilanz so wie des Säure-Basen-Haushalts und deren Korrektur. Eine *metabolische Azidose* wird durch die Infusion von Natriumhydrogencarbonat- oder Trometamol-(Tris-Puffer-)Lösungen, eine *metabolische Alkalose* durch Infusion von Argininhydrochloridlösungen behandelt.

Bei Vergiftungen sollten folgende Regeln beachtet werden:
- Aufrechterhaltung der Vitalfunktion hat den Vorrang vor der Giftentfernung.
- Die Sicherheit des Transportes in die Klinik geht vor der Schnelligkeit.

Tabelle 37.3. Anhaltspunkte zur Dosierung einiger Arzneimittel zur unspezifischen Behandlung von Vergiftungen

INN	Dosierung
Sirupus ipecacuanhae	10–30 ml p.o.
Apomorphin	Bis 10 mg s.c., Mischspritze
Norfenefrin	0,1 mg/kg KG, Mischspritze
Aktivkohle	1 g/kg KG p.o., mit 0,5 g/kg KG p.o., maximal 100 g
Natriumsulfat (Glaubersalz)	0,25 g/kg KG bis maximal 30 g p.o.
Sorbit	40 ml, 20–40 %ig p.o.
Dimeticon	1–2 ml p.o.
Orciprenalin	0,5 mg i.v., intratracheal
Adrenalin	0,5 mg i.v., intratracheal

Anhaltspunkte zur Dosierung einiger Arzneimittel zur unspezifischen Behandlung von Vergiftungen gibt Tabelle 37.3.

37.2 Schwermetalle

Da vor Entdeckung der Antibiotika metallorganische Verbindungen zur Therapie von Infektionskrankheiten eingesetzt wurden, kamen früher Vergiftungen mit ihnen häufiger vor als heute. Mit Ausnahme von Eisen haben Schwermetalle heute praktisch keine therapeutische Bedeutung mehr; dagegen werden sie aus toxikologischer Sicht auf dem Gebiet des Arbeitsschutzes und in der Umwelttoxikologie immer wichtiger. Heute werden die durch Schwermetalle hervorgerufenen Krankheitsbilder durch chronische Vergiftungen bestimmt, die durch Exposition mit geringen Dosen über längere Zeiträume und die Speicherung im menschlichen Organismus und in der Umwelt hervorgerufen werden.

Für toxische und auch für therapeutische Wirkungen von Metallen ist die Fähigkeit von Metallionen zur Komplexbildung mit Proteinen wichtig, jedoch lassen sich nicht alle Wirkungen im Organismus auf diesen Reaktionsmechanismus zurückführen. Schwermetalle reagieren mit SH-, OH-, NH_2-, COOH- und anderen Wasserstoffgruppen von Proteinen und beeinträchtigen auf diese Weise ihre Funktion. Auch die Neigung von Metallionen, andere Kationen aus den katalytischen Zentren von Enzymen zu verdrängen, erklärt die toxischen Effekte einiger Metalle. Die hier dargestellten Reaktionsmöglichkeiten reichen allerdings nicht aus, um die charakteristische „Organotropie“ chronischer Schwermetallvergiftung zu erklären, d.h. ihre Anreicherung in spezifischen Organen und die daraus resultierenden Schädigungen. Es treten nach Exposition mit Schwermetallen sehr charakteristische Krankheitsbilder auf, die für die Vergitfungsdiagnostik wichtig sind.

Erkrankungen werden nicht nur durch toxische Schwermetalle hervorgerufen, sondern auch Spurenelemente, d.h. „essentielle Biometalle“, wie z.B. Cu, Fe, Zn, können in höheren Dosen zu Erkrankungen führen. Außerdem erscheint es aus toxikologischer Sicht wichtig, daß bei einigen Metallen nach chronischer Exposition des Menschen und auch im Tierversuch genotoxische bzw. mutagene und sogar karzinoge Effekte beobachtet wurden (z.B. As, Cd, Cr, Ni).

37.2.1 Chelatbildner als Antidote bei Schwermetallvergiftungen

Ein wesentlicher Teil unserer Kenntnisse über die Wirkung von Schwermetallen ist der Suche nach chemischen Antidoten zur Therapie von Vergiftungen zu verdanken. *Als Antidote werden bei Schwermetallvergiftungen überwiegend Chelatbildner eingesetzt*, die als organische Verbindungen Komplexe mit mehrwertigen Metallionen eingehen können. Da verschiedene Bindungsstellen des Chelatbildners gleichzeitig mit einem mehrwertigen Metallion reagieren, entsteht eine heterozyklische Ringverbindung – das Chelat (Abb. 37.1), dessen Bildung dem Massenwirkungsgesetz folgt.

Das gebildete Chelat ist um so stabiler, je größer seine Komplexbildungskonstante (als log K) bzw. Stabilitätskonstante ist. Große heterozyklische

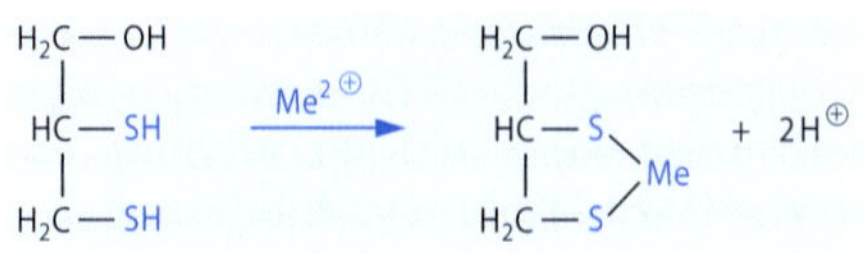

Dimercaprol

Abb. 37.1. Chelatbildung eines Metallions (Me^{2+}) mit Dimercaprol

Ringe und Metalle mit hoher Koordinationszahl bilden besonders stabile Komplexe. Unter diesen Voraussetzungen sollten Chelatbildner, die als Antidote bei Schwermetallvergiftungen eingesetzt werden, die folgenden Eigenschaften besitzen: Ihre Komplexbildungskonstante sollte für toxische Metalle hoch, für körpereigene dagegen niedrig sein. Da die Chelate in Blut und Gewebe gebildet und über Galle und Harn ausgeschieden werden sollen, müssen sie bei den jeweils herrschenden pH-Wert-Verhältnissen stabil sein. Das ist besonders in der Niere wichtig, da die Dissoziation der Chelate im Tubulusbereich zu Nierenschäden führt. Leider weist keiner der therapeutisch eingesetzten Chelatbildner alle erwünschten Eigenschaften auf.

Dimercaprol (2,3-Dimercaptopropanol, in Deutschland nicht mehr im Handel) bildet mit Metallen stabile Komplexe. Es wurde ursprünglich in England im 2. Weltkrieg als Antidot gegen den arsenhaltigen Kampfstoff Lewisit eingesetzt und daher auch BAL (British Anti-Lewisit) genannt. Dimercaprol wird nach i.m.-Injektion rasch in der Leber metabolisiert, und die mit Metallen gebildeten Chelate werden mit dem Harn ausgeschieden.

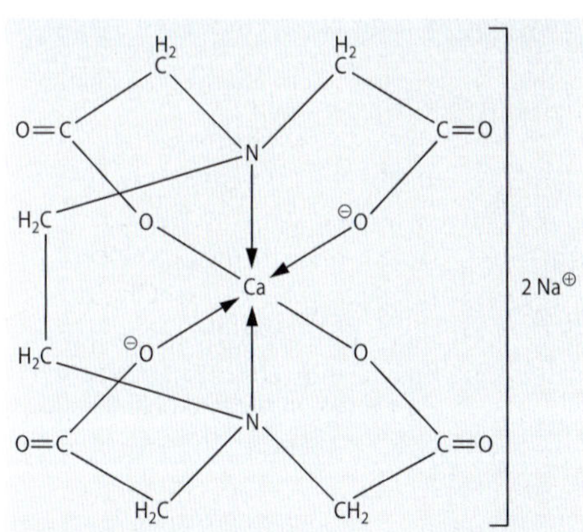

Calcium-Natrium-EDTA

Das wasserlösliche Derivat *2,3-Dimercaptopropan-l-sulfonsäure* (DMPS) ist weniger toxisch als Dimercaprol. Es kann oral und i.v. gegeben werden.

DMPS ist als Antidot bei Vergiftungen mit Arsen, anorganischen Quecksilbersalzen, Gold, Chrom und schwächer bei Wismut und Antimon wirksam. DMPS ist bei Vergiftungen mit Thallium unwirksam und, wegen der Bildung nephrotoxischer Komplexe, bei der Therapie von Vergiftungen mit Eisen, Blei, Cadmium und Selen kontraindiziert.

Beim Einsatz von DMPS muß selbst bei therapeutischer Dosierung mit erheblichen Nebenwirkungen gerechnet werden. Blutdruck und Herzfrequenz können ansteigen und unangenehme Symptome wie z.B. Kopfschmerzen, Schwindel, Erbrechen und Parästhesien können auftreten. Bei Kindern kann es zum Temperaturanstieg kommen.

Calciumedetat-Natrium (Ca-Na_2-Ethylendiamintetraessigsäure, Ca-Na_2-EDTA) ist ein Salz der Ethylendiamintetraessigsäure (EDTA), das mit einigen Metallen Komplexe bildet. Die i.v.-Applikation der Säure EDTA würde wegen der Bindung von Calcium im Blut zu Tetanie führen. Dagegen wird Ca-Na_2-EDTA, das Salz der EDTA, gut vertragen, da Calcium aus diesem Komplexsalz im Organismus gegen Metallionen mit höheren Komplexbildungskonstanten ausgetauscht wird.

Da Ca-Na_2-EDTA bei oraler Gabe kaum resorbiert wird und nur eine sehr kurze Halbwertszeit aufweist, muß die Substanz als Dauerinfusion verabreicht werden. Besonders gut ist Ca-Na_2-EDTA zur Therapie der Bleivergiftung geeignet, weniger wirksam ist es bei Chrom-, Kupfer-, Mangan- und Vanadiumintoxikationen. Eine schwerwiegende Nebenwirkung der Therapie mit Ca-Na_2-EDTA ist die dosisabhängige Schädigung des proximalen Nierentubulus. Bei Patienten mit Nierenschäden ist Ca-Na_2-EDTA deshalb kontraindiziert.

D-Penicillamin (β-Dimethylcystein) ist eine Aminosäure, die physiologisch nicht vorkommt und die in der Lage ist, Schwermetallionen in unterschiedlichen stöchiometrischen Verhältnissen zu binden, und zwar nicht nur über die freien Elektronenpaare des Stickstoffs und Schwefels, sondern auch unter Beteiligung der COOH-Gruppe.

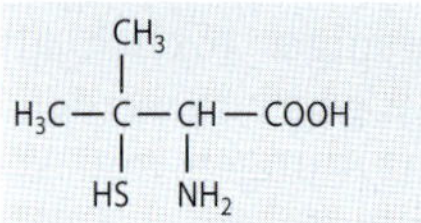

D-Penicillamin

D-Penicillamin wird als D-Aminosäure kaum metabolisiert, die Metallchelate sind gut nierengängig, und die Komplexbildungskonstante für Calcium ist niedrig. Wirksam ist D-Penicillamin bei der Bleivergiftung; außerdem werden Chelate mit Gold, Kobalt, Quecksilber und Zink gebildet. Da D-Penicillamin auch mit Kupfer einen Komplex bildet, wird es zur Therapie der pathologischen Kupferspeicherung bei M. Wilson eingesetzt.

Unabhängig von der Anwendung bei Metallintoxikationen hat sich D-Penicillamin aufgrund immunosuppressiver Eigenschaften bei der Therapie chronisch-rheumatischer Erkrankungen bewährt. Außerdem wird es wegen der hohen Affinität zu Disulfiden bei der Cystinurie erfolgreich zur Auflösung von Cystinharnsteinen eingesetzt.

Bei der Therapie akuter Schwermetallvergiftungen mit D-Penicillamin sind die Nebenwirkungen vergleichsweise gering. Wird die Therapie jedoch mit sehr hohen Dosen begonnen, können tubuläre Nierenschäden auftreten. Beim Einsatz von D-Penicillamin in der Dauertherapie ist mit einer Reihe ernster Nebenwirkungen zu rechnen. Neben Schädigungen des zentralen und peripheren Nervensystems (Atrophie des N. opticus, Polyneuritiden) wurden Veränderungen des blutbildenden Systems (Leukopenie, Thrombopenie, Agranulozytose) und Lähmungen der Augen- und Skelettmuskulatur beschrieben. Die teilweise unangenehmen Geschmacksstörungen werden auf den Kupferverlust zurückgeführt und lassen sich durch Gabe von Kupfer- und Zinksulfat bessern.

Deferoxamin ist ein basischer Farbstoff, der 3 Hydroxamsäuregruppen enthält, die bevorzugt Eisen binden. Da die Komplexbildungskonstante für Fe^{3+} sehr hoch ist, treten bei kurzzeitiger Therapie akuter Eisenvergiftungen kaum Nebenwirkungen auf. Als unwirksam hat sich dagegen die langfristige Gabe von Deferoxamin zur Mobilisation einer abnormen Eisenspeicherung erwiesen, wie bei der Hämosiderose und Hämochromatose, weil Deferoxamin nur begrenzt in die Zellen einzudringen vermag. Deferoxamin kann oral zur Bindung von Eisen im Magen-Darm-Trakt (Verhinderung der Resorption) gegeben werden, und durch i.v.-Gabe ist es möglich, bereits resorbiertes Eisen zu eliminieren. Die auf diese Weise gebildeten wasserlöslichen Komplexe werden renal ausgeschieden.

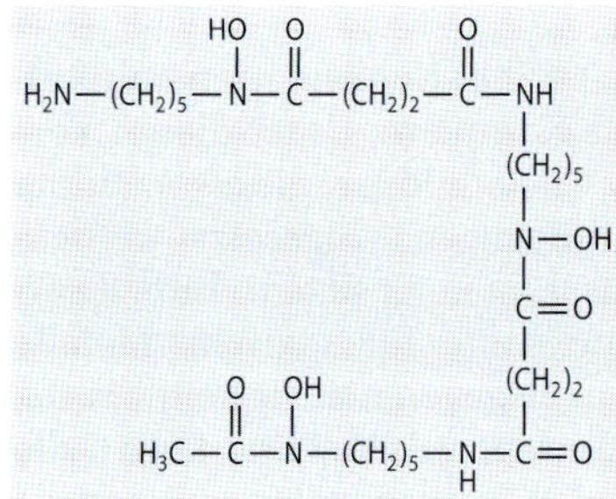

Deferoxamin

Dithiocarb (Diethylthiocarbaminat), das sich bei Nickelvergiftungen als wirksam erwiesen hat, ist nicht nur als Bruchstück des zur Therapie des chronischen Alkoholismus verwendeten Disulfiram (s. S. 790) anzusehen, sondern wahrscheinlich auch als dessen aktive Wirkform. Es wird nicht mehr verwendet.

Anhaltspunkte zur Dosierung von Chelatbildnern bei Schwermetallintoxikationen gibt Tabelle 37.4.

Tabelle 37.4. Anhaltspunkte zur Dosierung von Chelatbildnern bei Schwermetallintoxikationen

INN	Dosierung
DMPS, Dimethyl-mercaptopropanol-sulfonsäure	Je nach Schwere der Intoxikation i. v. oder oral
Calcium- Natrium-Edetat	10–15 mg/kg KG/Tag als 0,2–0,5 %ige Dauerinfusion über 1–2 h Max.: 50 mg/kg KG/Tag
D-Penicillamin	1-(2) g/Tag p.o., i. v.
Deferoxamin	Bis 12 g bei akuter Intoxikation p.o., gleichzeitig 15 mg/kg KG/h als Infusion bis maximal 80 mg/kg KG/Tag

37.2.2 Blei

Bleivergiftungen gehören zu den häufigsten gewerblichen Vergiftungen. Da wichtige *Anstrichfarben* Blei enthalten [z.B. Mennige (Pb_3O_4) oder Bleiweiß ($Pb_3(CO_3)_2$) $(OH)_2$)], waren früher besonders Maler und Lackierer durch chronische Bleiexposition gefährdet, daneben auch Schriftsetzer und Hüttenarbeiter. Außerdem kam es akzidentell zu resorptiven Vergiftungen, wenn Blei durch saure Wasserbestandteile aus Trinkwasserleitungen gelöst wurde oder auch wenn saure Speisen toxische Bleimengen aus Glasuren oder Töpferwaren herauslösten. Heute hat *Tetraethylblei* ($Pb(C_2H_5)_4$) als Antiklopfmittel in Vergaserkraftstoffen gößere toxikologische Bedeutung erlangt. Das in Auspuffgasen enthaltene Blei wird nicht nur von Menschen mit der Atemluft oder mit bleihaltiger Nahrung (Obst- und Gemüseanbau in Straßennähe) aufgenommen, sondern es hat auch zu einer starken Belastung der Umwelt geführt. In Deutschland wurde aus den genannten Gründen durch Gesetze die Verwendung von Blei in Farben und Glasuren stark eingeschränkt, und es wird der vollständige Ersatz des Tetraethylbleis in Kraftstoffen durch bleifreie Zusatzstoffe angestrebt.

Toxikokinetik

Blei wird beim Einatmen bleihaltiger Stäube (Resorptionsquote 40–50%) und über den Magen-Darm-Kanal (Resorptionsquote ca. 10%) resorbiert. Die Resorption von Blei über die gesunde Schleimhaut des Magen-Darm-Traktes ist so unzureichend, daß die einmalige Aufnahme hoher Dosen anorganischer Bleiverbindungen relativ symptomlos vertragen wird. Blei wird über den Dickdarm und die Nieren ausgeschieden, ein kleiner Teil auch mit der Galle, so daß ein enterohepatischer Kreislauf möglich ist. In den distalen Darmabschnitten (Dickdarm) wird unlösliches Bleisulfid gebildet, das mit den Fäzes ausgeschieden wird. Die Hauptmenge des im Körper befindlichen Bleis wird in den Knochen als Bleiphosphat abgelagert (ca. 90%). Dabei verlaufen Einbau und Mobilisation sehr ähnlich wie bei Calcium, und durch vergleichbare Faktoren, wie z.B. Streß, Azidose oder Fieber, ist eine schnelle Remobilisation von Blei möglich. Nur etwa 1% des Bleis befindet sich im Blut, davon etwa 90% an Erythrozyten gebunden. Nur ionisiertes, in Lösung befindliches Blei ist toxikologisch wirksam.

Vergiftungsbild

Blei wird in kleinen Mengen ständig aufgenommen und in den Knochen abgelagert. Im Laufe der Zeit stellt sich zwischen Knochen und Blut ein Gleichgewicht ein. Blutkonzentrationen von 10–20 µg/100 ml werden noch toleriert, die Gefährdungsgrenze beginnt bei etwa 40 µg/100 ml.

Akute Bleivergiftungen sind mit anorganischen Bleiverbindungen wegen der schlechten enteralen Resorption selten, können aber nach Aufnahme sehr hoher Dosen durch Schädigung der Darmschleimhaut auftreten. Gekennzeichnet sind sie durch Spasmen im Magen-Darm-Trakt, Übelkeit, Erbrechen, Leber- und Nierenschäden sowie durch Krämpfe; sogar Todesfälle wurden beschrieben.

Sehr viel häufiger sind *chronische Bleivergiftungen*, bei denen über lange Zeit geringe Mengen Blei aufgenommen und inkorporiert werden. Da die Symptome schleichend auftreten, ist der Beginn chronischer Bleivergiftungen nur schwer zu diagnostizieren. Wenn die Bleikonzentration im Blut erhöht ist, kommt es zu Schädigungen der folgenden 3 Organsysteme: glatte Muskulatur, motorisches Nervensystem und Erythropoese.

Die Wirkung auf die glatte Muskulatur führt am Dickdarm zu spastischer Obstipation mit anfallsweisen schmerzhaften Koliken (*„Bleikoliken"*), die Schädigung der Gefäßmuskulatur im Bereich der Nieren kann zur Schrumpfniere führen. Gefäßspasmen in verschiedenen Gebieten des ZNS lösen zunächst Kopfschmerzen und Müdigkeit mit Schlaflosigkeit aus. Später kommt es zu gesteigerter Erregbarkeit, Verwirrtheit, Koma und in einigen Fällen bereits in wenigen Tagen zum Tod. Dieses Krankheitsbild wird als *Bleienzephalopathie* (Encephalopathia saturnia) bezeichnet. Außerdem können Spasmen der Netzhautarterien zur Atrophie des N.opticus und zur Erblindung führen. Die chronische Bleiexposition führt zur Degeneration motorischer Nerven, vorwiegend an der oberen Extremität. Typisch ist die Lähmung des N.radialis (Fallhand und Pfötchenstellung).

Im Gegensatz zur ungeklärten Ursache der chronischen Schädigung von Muskulatur und Nerven durch Blei sind die verschiedenen Schritte bei der *Hemmung der Erythropoese* gut bekannt: Es werden Enzyme der Porphyrin- und Hämsynthese gehemmt (Abb.37.2). Es sind dies einmal die δ-Aminolävulinsäure(δ-ALA)-Dehydratase (1) und die Koproporphyrinogenoxydase (2).

Als Folge der Hemmung der genannten Enzyme steigt die Konzentration von δ-ALA in Blut und Urin an, und in Haut und Skleren lagert sich Koproporphyrin III ab, das den Urin dunkelbraun färbt. Der letzte Schritt der Hämsynthese, der Einbau von Eisen in Protoporphyrin IX durch die Ferrochelatase (3), wird ebenfalls durch Blei gehemmt. Es entwickelt sich durch die dargestellten Effekte eine charkteristische hypochrome Anämie mit basophilen Einschlüssen der Erythrozyten (basophile Punktierung).

Weitere Symptome und Zeichen der Bleivergiftung sind der typische „Bleisaum“ am Zahnfleischrand, der bei guter Mundpflege fehlen kann, und eine blasse, graugelbe Hautfarbe (Bleikolorit). Bleikoliken können sowohl bei der akuten Bleivergiftung auftreten als auch bei plötzlicher Mobilisierung von Blei aus den Knochen, wie sie im Verlauf der chronischen Intoxikation vorkommen kann.

Therapie der Bleivergiftung

Mittel der Wahl ist *Ca-Na$_2$-EDTA*. Zur Therapie der akuten Bleivergiftung wird Ca-Na$_2$-EDTA so lange i.v. appliziert, bis sich die Bleiausscheidung im Urin

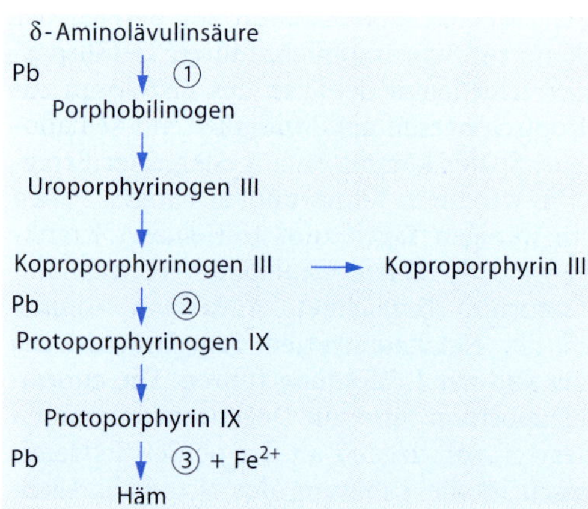

Abb. 37.2. Angriffspunkte von Blei (Pb) an Enzymen der Hämsynthese: *1* δ-Aminolävulinsäuredehydratase; *2* Koproporphyrinogenoxidase; *3* Ferrochelatase

bzw. die Bleikonzentration im Blut normalisiert haben. Symptomatische Maßnahmen ergänzen die Therapie. Die Therapie der chronischen Bleivergiftung kann ebenfalls mit Ca-Na$_2$-EDTA und/oder mit D-Penicillamin durchgeführt. Mittel der Wahl ist jedoch *DMPS*.

Tetraethylblei

Tetraethylblei wird Vergaserkraftstoffen als *Antiklopfmittel* zugegeben, der Bleigehalt darf 0,05–0,1% nicht überschreiten. Wegen der starken Belastung der Umwelt durch Blei aus Autoabgasen wurden daraufhin Motoren und Kraftstoffe entwikkelt, die ohne Bleizusatz dieselbe Leistung erbringen.

Intoxikationen mit Tetraethylblei kommen im wesentlichen bei der Herstellung dieser lipophilen Substanz vor, die gut über Haut und Lunge resorbiert wird. Das Vergiftungsbild unterscheidet sich von den oben beschriebenen Verlaufsformen der Bleivergiftung und verläuft meist akut. Im Vordergrund stehen Symptome von seiten des ZNS. Innerhalb weniger Stunden kommt es zu Blutdruck- und Temperaturabfall, Übelkeit und Erbrechen. Danach treten Halluzinationen, Delirien und Krämpfe auf. Für die Intoxikation ist das im Organismus entstehende Triethylbleiion verantwortlich. Chelatbildner sind zur Therapie nicht geeignet. Es ist daher nur eine symptomatische Therapie möglich.

37.2.3 Quecksilber

Quecksilber hat einen sehr hohen Dampfdruck, so daß es leicht verdampft und schon kleine Mengen metallischen Quecksilbers ausreichen, die Atmosphäre eines Raumes mit Quecksilberdampf zu sättigen. Gefährdet sind daher Personen, die in Räumen arbeiten, in denen sich metallisches Quecksilber unverschlossen befindet, z.B. in Laboratorien, bei Zahnärzten (Amalgambereitung), bei der Barometer-, Thermometer- und Spiegelherstellung.

Die Toxizität von Quecksilber ist wahrscheinlich darauf zurückzuführen, daß Quecksilberionen mit freien SH-Gruppen in Proteinen reagieren und auf diese Weise wichtige Enzyme blockieren.

Von den *anorganischen Quecksilbersalzen* wurde *Kalomel* (Hg_2Cl_2) früher als Laxans verwendet. Es wird jedoch kaum resorbiert, so daß Vergiftungen nur nach Umwandlung in das gut resorbierbare und stark ätzende *Sublimat* ($HgCl_2$) auftraten. Bisher unbewiesen sind Befürchtungen, daß Quecksilber aus *Amalgamzahnfüllungen* (Amalgame = Legierungen aus Quecksilber und Edelmetallen) in Mengen resorbiert wird, die zu einer chronischen Intoxikation führen.

Anorganische Quecksilbersalze aus Fabrikabwässern haben umwelttoxikologische Bedeutung, denn sie werden im Gewässerschlamm durch Bakterien methyliert und weisen dann wie alle Organo-Hg-Verbindungen eine hohe Lipidlöslichkeit auf. Über Aufnahme und Anreicherung dieser Verbindungen in Plankton, Krebsen und Fischen werden sie in die Nahrungskette des Menschen eingeschleust. In Japan führte der Verzehr von Fischen, die auf diese Weise erheblich mit Quecksilber kontaminiert waren, in der Minimata-Bucht zu endemischen Vergiftungen *(Minimata-Krankheit)* mit 30% Letalität und Embryotoxizität (Hirnschäden bei 10% der Neugeborenen). Heute werden deshalb in den westlichen Industrieländern quecksilberhaltige Industrieabfälle sehr streng reglementiert, während in Ländern der „Dritten Welt" solche Beschränkungen kaum eingehalten werden.

Akzidentelle Vergiftungen durch *organische Quecksilberverbindungen* wurden früher nach Gabe von *Quecksilberdiuretika* (z.B. Mersalyl) beobachtet. Heute treten sie im Zusammenhang mit der Verwendung organischer Quecksilberverbindungen als Desinfektionsmittel auf oder bei ihrem Einsatz als Beizmittel für Saatgetreide (bakterizide und fungizide Wirkung), das versehentlich in Entwicklungsländern als Brotgetreide verzehrt wurde und dann zu Massenvergiftungen führte.

Toxikokinetik

Quecksilberdampf wird über die Lunge leicht aufgenommen, während metallisches Quecksilber praktisch nicht aus dem Magen-Darm-Trakt resorbiert wird. Lösliche anorganische Quecksilberverbindungen wie *Sublimat* werden dagegen gut über die Haut und Schleimhäute resorbiert und anschließend in der Nierenrinde und im ZNS angereichert und gespeichert. Die lipidlöslichen organischen Quecksilberverbindungen werden nach oraler Aufnahme vorwiegend im ZNS angereichert. Quecksilber wird hauptsächlich über die Nieren und den Dickdarm ausgeschieden. Bei eingeschränkter Nierenfunktion (z.B. bei der akuten Quecksilbervergiftung) nimmt die Ausscheidung über den Darm zu.

Quecksilbervergiftungen

Bei der *akuten oralen Sublimatintoxikation* ($HgCl_2$) treten wegen der starken Ätzwirkung von $HgCl_2$ sofort starke lokale Verätzungen im Mund, Rachen und Speiseröhre auf, die das Gewebe verflüssigen *(Kolliquationsnekrose)* und auf diese Weise die Resorption des Giftes ermöglichen. Dagegen treten beim Einatmen von Quecksilberdampf Übelkeit und Erbrechen als erste Symptome auf. Danach folgt bei beiden Vergiftungsformen eine heftige Gastroenteritis mit Eiweiß- und Elektrolytverlusten und gleichzeitiger Nierenschädigung. Diese führt anfangs zu einer Polyurie, der bei fortschreitender Nierenschädigung Anurie und Urämie folgen, die nach 3–8 Tagen zum Tode führen können. Wird diese Phase überlebt, so stellt sich wegen der nun vermehrten Ausscheidung von Quecksilber über den Dickdarm eine *membranöse Kolitis* ein, die durch starke Flüssigkeitsverluste gekennzeichnet ist und zum Spättod führen kann.

Bei leichteren *chronischen Vergiftungen* mit anorganischen Quecksilberverbindungen kommt es zu einer ulzerierenden, entzündlichen Stomatitis mit dunklem Saum (HgS-Ablagerungen) um die Zähne *(Stomatitis mercuralis)*, die mit Koliken einhergeht. Im Vordergrund chronischer Quecksilberintoxikationen steht jedoch die Schädigung des ZNS. Neben Kopfschmerzen und Schlaflosigkeit kommt es zu psychischer Erregbarkeit *(Erethismus mercuralis)* mit Konzentrationsschwäche, Sprachstörungen und Halluzinationen sowie zu einem feinschlägigen Intentionstremor *(Tremor mercuralis)*. Am Auge verfärbt sich die vordere Linsenkapsel durch HgS braun. Bei Säuglingen und Kleinkindern wird die subakute bzw. chronische Intoxikation als Feer-Erkrankung bezeichnet.

Akute Vergiftungen mit organischen Quecksilberverbindungen werden aufgrund der Lipophilie durch Schäden des ZNS bestimmt (Tremor, Seh- und Hörschäden, Lähmungen, Krämpfe), während *chronische Intoxikationen* ähnlich wie die durch anorganische Quecksilberverbindungen verursachten Vergiftungen verlaufen.

Therapie von Quecksilbervergiftungen
Bei oraler Aufnahme können nach vorsichtiger Giftentfernung noch nicht resorbierte organische und anorganische Quecksilberverbindungen wirksam mit *Aktivkohle* gebunden werden. Zur Inaktivierung von bereits resorbiertem anorganischem und organischem Quecksilber eignen sich *DMPS* und *D-Penicillamin* als Mittel der 2.Wahl. Diese Chelatbildner dürfen jedoch nur bei erhaltener Nierenfunktion gegeben werden. Bei Anurie ist zusätzlich eine Hämodialyse erforderlich. Die weitere Therapie (Verätzungen, Koliken, Elektrolyt- und Wasserhaushalt) ist symptomatisch. Bei chronischer Vergiftung mit anorganischen Quecksilberverbindungen ist neben DMPS auch N-Acetyl-D,L-Penicillamin bei oraler Gabe gut wirksam.

Bei Vergiftungen mit organischen Quecksilberverbindungen ist von den genannten Chelatbildnern nur DMPS für die Therapie geeignet.

37.2.4 Arsen

Die akute und meist tödlich verlaufende Vergiftung mit dem geruch- und geschmacklosen *Arsenik* (AS_2O_3) wird heute seltener beobachtet, wenn auch zuweilen Mord- und Suizidversuche mit Arsenik beschrieben werden. Arsenverbindungen reagieren – u.a. an den Kapillaren – mit SH-Gruppen, deren Blockade zu Kapillarschäden führt.

Bei oraler Aufnahme werden Arsenverbindungen rasch resorbiert. Die ersten Symtome der *akuten Vergiftung* sind Übelkeit und schweres Erbrechen, das häufig die Resorption sonst tödlicher Mengen verhindert. Danach treten choleraähnliche Durchfälle mit Elektrolyt- und Wasserverlusten auf, der resultierende Kreislaufschock kann die Todesursache sein. Manchmal tritt der Tod auch im Koma durch zentrale Atemlähmung ein.

Arsenwasserstoff (Arsin, AsH_3) ist ein hochgiftiges knoblauchartig riechendes Gas, das bei akuten, oft tödlich verlaufenden Vergiftungen zu intravasaler Hämolyse mit rotgefärbtem Urin, Anurie und Sekundärschäden an Milz und Leber (Ikterus) führt.

Die *chronische Vergiftung* sah man früher bei der Therapie mit arsenhaltigen Medikamenten (Salvarsan zur Luestherapie), oder wenn gewerblich in Wein- und Obstplantagen arsenhaltige Pflanzenschutzmittel verwendet wurden. Durch Schädigung der Kapillaren treten Symptome von seiten des Magen-Darm-Traktes (z.B. Diarrhön), des ZNS (Polyneuropathie) und in typischer Weise an der Haut auf. Es zeigen sich Hyperpigmentierungen *(Arsenmelanose)* und Verdickungen der Haut *(Hyperkeratose)* und sogar *Hautkarzinome*. Das chronische Trinken von Wein mit geringem Arsengehalt (Haustrunk der Winzer) führte früher zu Leber- und Bronchialkarzinomen. Arsen und seine Salze werden deshalb in der MAK-Werte-Liste (Maximale Arbeitsstoffkonzentrationen = MAK) der DFG als krebserzeugend eingestuft.

Bei der *Therapie* der akuten Arsenvergiftung gilt das Hauptaugenmerk zunächst der Überwachung des Wasser- und Elektrolythaushaltes. Gleichzeitig wird durch primäre Giftentfernung (induziertes Erbrechen, Gabe von Aktivkohle und Abführmitteln) die weitere Reorption von Arsen verhindert. Als Chelatbildner hat sich bei Vergiftungen mit Arsenverbindungen *DMPS* bewährt.

37.2.5 Thallium

Thalliumsulfat ($TlSO_4$) wird als *Rodentizid* verwendet. Auch Morde und Suizide wurden häufig mit Thalliumsulfat versucht und durchgeführt. Akzidentelle Vergiftungen kommen u.a. im Kindesalter vor, wenn Kinder die ausgelegten Giftköder, trotz ihrer roten Warnfarbe, essen.

Thallium wird rasch aus dem Magen-Darm-Trakt resorbiert und reichert sich u.a. in der Niere, der Haut und den Haaren an. Die Ausscheidung erfolgt über die Niere und mit den Fäzes.

Die *akute Vergiftung* mit dem geruch- und geschmacklosen Thalliumsulfat führt nach einem symptomfreien Intervall von einigen Stunden zunächst zu Störungen von seiten des Magen-Darm-Traktes. Übelkeit, Erbrechen und Durchfälle sowie später eine hartnäckige Obstipation mit schweren Koliken kennzeichnen das akute Vergiftungsbild. Die sich anschließende Polyneuropathie beginnt mit Hyper- und Parästhesien an den Extremitäten; oft bleiben periphere Lähmungen zurück. Bei schweren akuten Vergiftungen kann sich auch ein enzephalitisähnliches Krankheitsbild einstellen mit Depressionen, Verwirrtheit, Delirien und Abnahme intellektueller Leistungen. Charakteristisch für akute Thalliumvergifungen ist der nach 2–3 Wochen beginnende Haarausfall.

Die *Therapie* der akuten Thalliumvergiftung besteht zunächst in der primären Giftentfernung und der Gabe von Aktivkohle und Glaubersalz. Da die üblichen Chelatbildner wirkungslos sind, wird *Eisen (III)-hexacyanoferrat (II) p.o.* appliziert, das Thallium bindet, somit die weitere Resorption aus dem Magen-Darm-Trakt verhindert und gleichzeitig auch den enterohepatischen Kreislauf von Thallium unterbricht. Bei Aufnahme größerer Mengen sind Hämodialyse oder Hämoperfusion erforderlich.

37.2.6 Andere Schwermetalle

Gold wird therapeutisch in Form kolloidaler Verbindungen zur Langzeittherapie der rheumatoiden Arthritis eingesetzt (S. 268) und dabei monate- und jahrelang im Gewebe gespeichert. Bei der Goldtherapie kommt es je nach Dosierung in 5–25% der Fälle zu teilweise erheblichen toxischen Nebenwirkungen: Dermatitis (evtl. exfoliativ), Stomatitis, Enteritis, Nieren- und Leberschäden sowie Thrombopenien, Agranulozytose bis hin zur Panmyelopathie werden beschrieben. *DMPS* oder *D-Penicillamin* sind bei allen diesen Schädigungen ein ideales Antidot, das die Ausscheidung von Gold aus dem Körper und die Entgiftung fördert.

Cadmium hat in Form von Cadmiumstaub in der metallverarbeitenden Industrie toxikologische Bedeutung, da in Abhängigkeit von der Partikelgröße 10–50% des inhalierten Staubes resorbiert werden. Cadmium wird besonders in der Niere angereichert, deren Cadmiumgehalt bis zum 50.Lebensjahr kontinuierlich ansteigt. Die chronische Cadmium-Intoxikation ist durch Nierenfunktionsstörungen mit Proteinurie gekennzeichnet. Da Cadmium im Langzeittierversuch *krebserzeugend* wirkt, wird es als krebserzeugender Arbeitsstoff angesehen und hat als Bestandteil des Tabakrauches sicher eine Bedeutung für den Lungenkrebs bei Rauchern. Eine spezifische Therapie der Cadmiumvergiftung ist nicht bekannt, da sich keiner der üblichen Komplexbildner als Antidot bewährt hat.

Eine größere Zahl von Schwermetallen, wie z.B. *Beryllium, Cadmium, Chrom, Kobalt, Zink, Blei* und *Eisen* haben im Langzeittierversuch krebsauslösende Eigenschaften. Daher gelten in der metallverarbeitenden Industrie sehr strenge Arbeitsschutzvorschriften für den Umgang mit diesen Schwermetallen.

37.3 Säuren und Laugen

Gewerbetoxikologisch sind u.a. *Verätzungen* mit Salz-, Schwefel- und Salpetersäure wichtig sowie durch Kalium- und Natriumhydroxid oder Ammoniak. Daneben haben akzidentelle Vergiftungen im Haushalt große Bedeutung, da zahlreiche Haushaltsmittel ätzende Stoffe enthalten (z.B. Sanitärreiniger, Spülmittel für Geschirrspülautomaten, Entkalker, Abflußreiniger). Von diesen Vergiftungen sind fast immer Kinder betroffen.

37.3.1 Säuren

Bei Verätzungen mit Säuren kommt es zur Denaturierung von Eiweiß unter Bildung einer *Koagulationsnekrose*, die häufig nur die oberen Gewebeschichten betrifft, da das denaturierte Eiweiß einen Ätzschorf bildet, der tieferes Eindringen weiterer Säure verhindert. Dennoch können beim Einwirken starker Säuren über längere Zeit auch tieferliegende Gewebebezirke geschädigt werden.

Bei lokaler Verätzung der Haut führen Säuren zu Nekrosen, die narbig mit starker Keloidbildung heilen. An der Hornhaut des Auges sieht man nach Säureeinwirkung Narben mit Hornhauttrübungen, doch bleibt auch hier die Verätzung meist oberflächlich, so daß Perforationen selten sind. Nach oraler Aufnahme bildet sich in Mund, Rachen und Speiseröhre ein Verätzungsschorf. Durch Schädigung oberflächlicher Gefäße kommt es zu Blutungen, die Patienten erbrechen schwarzgefärbten Mageninhalt, und das schwere Schockgeschehen kann in kurzer Zeit zum Tode führen. Nach Überleben der akuten Phase sind Perforationen des Ösophagus möglich.

Neben ihrer lokalen Wirkung können Säuren auch zu *resorptiven* (systemischen) Vergiftungen führen (z.B. Ameisensäure). Die Resorption geringer Mengen Säure bleibt wegen der guten Pufferkapazität des Blutes ohne Konsequenzen. Wenn jedoch größere Mengen resorbiert werden, kommt es zur Erschöpfung der Alkalireserve (Hydrogenkarbonat) des Blutes. Es entwickelt sich eine *schwere Azidose*, die durch tiefe Bewußtlosigkeit und Blutdruckabfall gekennzeichnet ist und unbehandelt zum Tode führt. Die *Therapie* wird im nächsten Abschn. 37.3.2 „Laugen" dargestellt.

37.3.2 Laugen

Im Gegensatz zu Verätzungen mit Säuren führen Laugen zu einer Verflüssigung des Eiweißes *(Kolliquationsnekrose)*, so daß sich kein Ätzschorf bildet, der ein tieferes Eindringen der Gewebezerstörung verhindern kann. Laugenverätzungen führen deshalb fast immer zur Schädigung tieferliegender Gewebebezirke mit fortschreitender Tendenz, zumal sie von außen schlecht zu beeinflussen sind. An der Haut kommt es daher durch Laugeneinwirkung zu schlecht heilenden tiefen Ulzerationen mit ausgeprägter Narbenbildung. Besonders gefürchtet sind Schäden am Auge, da die fortschreitende Nekrotisierung zur Perforation und Erblindung führen kann. Im Bereich des Magen-Darm-Traktes schwillt die Schleimhaut in Mund, Rachen und Ösophagus gallertig an. Die Schädigung greift langsam auf tiefere Gewebebezirke über und kann zur Perforation des Ösophagus in das Mediastinum führen. Unter schweren Schmerzen tritt der Tod im Schock ein. Resorptive Vergiftungen werden nach Ingestion von Laugen praktisch nicht beobachtet.

Die *Therapie von Säuren- und Laugenverätzungen ist im Prinzip identisch.* Bei Verätzungen der Haut muß sofort lange mit fließendem Wasser gespült werden, die weitere Therapie entspricht der jeder Wundbehandlung. Besondere Vorsicht ist bei Ameisensäure und Flußsäure geboten, da diese zu resorptiven Vergiftungen über die Haut führen können.

Bei versehentlicher Einnahme kleiner Mengen reicht bei Säuren und Laugen i.allg. eine Verdünnungstherapie mit Wasser oder anderen nichtkohlensäurehaltigen Flüssigkeiten aus. Zur Prophylaxe des Glottisödems und der später möglichen Narbenverziehungen können Glucocorticoide gegeben werden. Eine Schmerz- und Schockbehandlung können u.U. erforderlich sein.

Bei Aufnahme größerer Mengen (z.B. in suizidaler Absicht) ist ein umfangreicheres Vorgehen notwendig, da die Verdünnungstherapie häufig nicht ausreicht. Schock und Schmerzen und die Azidose bei Säurevergiftungen müssen behandelt werden. Bei der Gabe von Glucocorticoiden ist wegen der Gefahr der Magenperforation Vorsicht geboten. Bei ausgedehnten Verätzungen mit Perforationsgefahr kann eine Gastrektomie lebensrettend sein.

37.4 Alkohole

37.4.1 Ethanol

Ethanol (Ethylalkohol, C_2H_5OH) wird industriell in großem Umfang als Lösemittel eingesetzt und auch zur chirurgischen Händedesinfektion verwendet. Toxikologisch haben diese Expositionsmöglichkeiten jedoch im Vergleich zu den Alkoholmengen, die in Form alkoholischer Getränke konsumiert werden, nur eine geringe Bedeutung. Akute Intoxikationen kommen fast nur nach exzessivem Trinken oder akzidentell im Kindesalter vor. Weltweit hat der chronische Alkoholismus sowohl gesundheits- als auch sozialpolitische Bedeutung.

Toxikokinetik

Ethanol wirkt konzentrationsabhängig hyperämisierend und lokal reizend auf Haut und Schleimhäute. 20% des oral aufgenommenen Alkohols werden bereits im Magen resorbiert und der Rest im oberen Dünndarm. Fettreiche Mahlzeiten verzögern die Resorption. Der Verteilungskoeffizient zwischen Wasser und Fett beträgt für Ethanol 30:1; somit entspricht das Verteilungsvolumen dem Körperwasser, in dem eine schnelle Verteilung erfolgt. Wegen der schnellen und gleichmäßigen Verteilung von Ethanol in Blut und Geweben entspricht die

Konzentration im ZNS weitgehend der Konzentration im Blut. Maximale Konzentrationen werden 1–2 h nach der Aufnahme erreicht. Ethanol passiert die Plazentaschranke ungehindert und gelangt auch in die Muttermilch.

Mehr als 90% des resorbierten Ethanols werden in der Leber metabolisiert und nur geringe Mengen renal und pulmonal unverändert ausgeschieden. Andere Eliminationswege spielen toxikologisch keine Rolle. Ethanol wird in der Leber zu Essigsäure oxidiert. Im ersten Oxidationsschritt wird Ethanol in Gegenwart von NAD durch die Alkoholdehydrogenase in Acetaldehyd überführt, der dann, ebenfalls NAD-abhängig, durch die Aldehyddehydrogenase zu Essigsäure oxidiert wird. Die entstehende Essigsäure geht in den Citratzyklus ein.

Im Gegensatz zu den meisten Fremdstoffen ist die *Eliminationsgeschwindigkeit von Ethanol praktisch konzentrationsunabhängig*, d.h. die Geschwindigkeit der Ausscheidung bleibt während der gesamten Eliminationsphase konstant und folgt damit einer Kinetik 0.Ordnung (s.S. 32), da die Alkoholdehydrogenase bereits bei niedrigen Ethanolkonzentrationen im Sättigungsbereich arbeitet. Nach Beendigung der Resorption sinkt die Alkoholkonzentration konstant um ca. 0,15‰/h ab. Daher läßt sich aus der aktuellen Blutkonzentration zurückrechnen, welche Konzentration zu einem vorangehenden Zeitpunkt bestanden haben muß *(Rechtsmedizin!)*.

Akute Ethanolvergiftung

Dieses Krankheitsbild wird zunächst durch erregende und später dämpfende Wirkungen auf das ZNS bestimmt (Tabelle 37.5). Geringe Mengen Ethanol führen bei vielen Menschen zu einer Aktivierung von Psyche (Euphorie) und Motorik. Diese stimulierende Wirkung ist von überhöhter Selbsteinschätzung und verminderter Kritikfähigkeit begleitet. Die zusätzliche Einschränkung des Reaktionsvermögens wirkt sich besonders auf die Fahrtüchtigkeit im Straßenverkehr aus. *Gesetzlich wurden daher 0,5‰ als Grenzwert für die Fahrtüchtigkeit festgelegt.*

Mit zunehmender Alkoholkonzentration überwiegen die dämpfenden Wirkungen. Ab 2–2,5‰ treten bereits schwere Intoxikationserscheinungen auf, und bei 3,5–5,0‰ werden schon letale Konzentrationen erreicht. Der Tod tritt durch Lähmung des Atemzentrums und Kreislaufversagen ein. Gleichzeitige Einnahme zentral wirksamer Pharmaka (z.B. Barbiturate, Psychopharmaka) verstärken die Wirkungen von Alkohol.

Durch Hemmung des Kreislaufzentrums kommt es zu der für Alkohol typischen Erweiterung der Hautgefäße mit vermehrter Wärmeabgabe, die im Freien zum Tod durch Unterkühlung führen kann. Der Blutdruck fällt jedoch nicht ab, da es gleichzeitig zu einer Verengung der Gefäße im Splanchnikusbereich kommt. Weiterhin hat Ethanol über eine Verminderung der Vasopressinfreisetzung eine diuretische Wirkung und hemmt die Gluconeogenese. Die daraus resultierende Hypoglykämie kann sich bei Diabetikern und Kindern leicht verhängnisvoll auswirken, da die Ethanolintoxikation als Ursache im Zusammenhang mit Bewußtlosigkeit und Krämpfen leicht verkannt wird.

Therapie der akuten Ethanolvergiftung

Die *akute Ethanolvergiftung wird* ähnlich wie Schlafmittelvergiftungen *symptomatisch behandelt*, und zwar mit Magenspülung, Schockbehandlung, Beatmung und Überwachung des Wasser- und Elektrolythaushaltes sowie der Wärmeregulation und der Glucosekonzentration im Blut. Die i.v.-Applikation des ZNS-gängigen Cholinesterasehemm-

Tabelle 37.5. Symptome der akuten Ethanolvergiftung in Abhängigkeit von der Blutkonzentration

Konzentration [‰]	Symptome
0,5–1,0	Euphorie, Gang- und Koordinationsstörungen, Gesichtsfeldeinschränkung
0,6	Verminderung der Reaktionszeit
0,8	Gesetzlich festgelegte Grenze der Fahrtüchtigkeit
1–2	Kräftiger Rausch, Sprachstörungen (Verlangsamung und Stottern), starke Einschränkungen der Koordination und des Sehens
2–3	Sinnlose Trunkenheit, Eintrübung des Bewußtseins, Aufhebung des Erinnerungsvermögens, Hypoglykämie
4–5	Lebensgefahr, Koma mit Krämpfen und Tod

stoffes *Physostigmin* (als Physostigminsalicylat) scheint bei einigen Patienten die narkotische Wirkung von Ethanol zu vermindern und ist für die Therapie entbehrlich. Bei letalen Ethanolkonzentrationen ist die Hämodialyse erforderlich.

Chronischer Alkoholismus

Ethanol führt zur psychischen und physischen Abhängigkeit. Diese ist wegen der leichten Zugänglichkeit alkoholischer Getränke so verbreitet, daß Ethanol in bezug auf die Häufigkeit der Abhängigkeit und die sozialen Folgen inzwischen das wichtigste Genußgift ist. In Deutschland liegt der Anteil der Abhängigen bei 2–3% der Bevölkerung. Neben der Abhängigkeit entwickelt sich eine pharmakodynamische Toleranz, bei der jedoch die letale Dosis im Vergleich zu Nichtabhängigen unverändert bleibt.

Chronischer Alkoholismus führt zu einer Reihe charakteristischer Symptome. Neben einer durch morgendliche Übelkeit gekennzeichneten Gastritis ist v.a. die leberschädigende Wirkung hervorzuheben. Anfangs kommt es zur Leberverfettung, die noch reversibel ist. Es hängt dann von der Menge des täglichen Alkoholkonsums und von der Dauer des Abusus ab, ob sich eine Leberzirrhose entwikkelt. Für Frauen ist das Risiko an einer alkoholischen Leberzirrhose zu erkranken, deutlich größer als für Männer.

Solange der Alkoholiker seine normalen Eßgewohnheiten beibehält, nimmt er an Gewicht zu und ist adipös. Die Vernachlässigung der geregelten Nahrungsaufnahme führt schließlich zur Abmagerung und Unterernährung. Die Entstehung der Alkoholpolyneuritis ist als Folge der chronischen Fehlernährung des Alkoholikers und eines daraus resultierenden Mangels an B-Vitaminen anzusehen.

Neben der Leberzirrhose beeinträchtigt die Schädigung des ZNS die Lebenserwartung des Alkoholikers. Schwere degenerative Veränderungen mit Zelluntergängen führen schließlich zum *Korsakow-Syndrom* mit Merkschwäche, die durch Konfabulationen ausgeglichen wird. Alkoholbedingte Halluzinationen und Demenz sind weitere Folgen des chronischen Alkoholismus. Als akut lebensbedrohendes Ereignis kann sich ein Delirium tremens entwickeln, das u.a. durch motorische Unruhe, Bewußtseinsstörungen, Halluzinationen, psychoseartige Zustände, Tachykardie und Krämpfe gekennzeichnet ist und das sowohl spontan als auch bei Alkoholentzug auftreten kann.

Therapie des chronischen Alkoholismus

Die Therapie ist schwierig, und Rückfälle sind häufig. Sie sollte nicht nur in der Verordnung von Medikamenten bestehen, sondern auch in einer mit und nicht gegen den Willen des Alkoholikers eingeleiteten Psychotherapie, die mit einer stationären Entzugsbehandlung und einer nachsorgenden Psycho- und Sozialtherapie gekoppelt sein sollte. Bei Entziehungskuren lassen sich vorübergehend Psychopharmaka aus der Gruppe der *Benzodiazepine* (z.B. Diazepam) und *Clomethiazol* einsetzen. Beim Delirium tremens ist Clomethiazol, das u.U. mit Diazepam kombiniert werden kann, anderen Mitteln überlegen. Beim Versagen von Clomethiazol hat sich auch Haloperidol bewährt. Die Anwendungsdauer dieser Medikamente sollte nicht ausgedehnt werden, da Alkoholiker rasch von ihnen abhängig werden können.

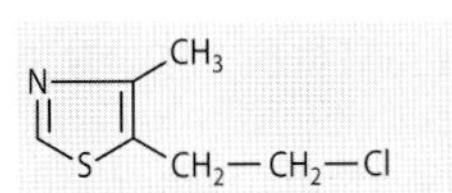

Clomethiazol

Ausdrücklich zu warnen ist vor der früher praktizierten Anwendung von *Disulfiram* im Anschluß an die Alkoholaufnahme. Disulfiram hemmt die Aldehyddehydrogenase. Die Akkumulation von Acetaldehyd führt zu Blutdruckabfall und Kreislaufkollaps, verbunden mit Hautrötung, Schweißausbruch, Übelkeit und Erbrechen. Da nach Gabe von Disulfiram schon kleine Mengen Alkohol zu einem lebensbedrohenden Krankheitsbild führen können, darf Disulfiram nur unter ärztlicher Aufsicht und mit Zustimmung des Patienten angewendet werden.

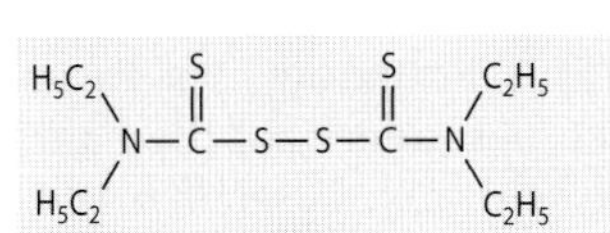

Disulfiram

Alkoholismus in der Schwangerschaft

Erst seit 25 Jahren ist eindeutig nachgewiesen, daß mütterlicher Alkoholabusus während der Schwangerschaft zu einem charakteristischen *„fetalen Alkoholsyndrom"* führt, das durch verzögertes intrauterines Wachstum des Gesichts- und Gehirnschädels gekennzeichnet ist *(Mikrozephalie)* und das zu bleibenden Störungen der Entwicklung des Intellektes führt. Die Pathogenese ist ungeklärt. Wenn Mütter von Kindern mit fetalem Alkoholsyndrom in nachfolgenden Schwangerschaften abstinent bleiben, bringen sie völlig normale Kinder zur Welt. Das „fetale Alkoholsyndrom" ließ sich inzwischen auch im Tierversuch bestätigen.

37.4.2 Methanol

Methanol (Methylalkohol, CH_3OH) wird gewerblich als Zusatz zu Lösungsmitteln verwendet. Zu Vergiftungen kommt es durch Verwechslung mit Ethanol oder durch mit Methanol verunreinigte Spirituosen; so können „schwarz gebrannte" alkoholische Getränke sehr unterschiedliche Mengen von Methanol enthalten.

Toxikokinetik

Methanol ist hydrophiler als Ethanol, und die enterale Resorption erfolgt daher langsamer. Wie Ethanol verteilt sich Methanol im Gesamtkörperwasser und wird ebenfalls im wesentlichen durch Metabolismus eliminiert. Geringe Mengen werden mit dem Urin und über die Atmung ausgeschieden.

Zunächst wird Methanol durch die Alkoholdehydrogenase zu Formaldehyd oxidiert, der in einem weiteren Oxidationsschritt durch die Aldehyddehydrogenase in Ameisensäure überführt wird, aus der schließlich im C_1-Stoffwechsel CO_2 und H_2O gebildet werden. Während der erste Oxidationsschritt zum Formaldehyd sehr langsam verläuft, erfolgt die *Umwandlung von Formaldehyd zu Ameisensäure* rasch. Da die Oxidation der Ameisensäure und auch ihre renale Ausscheidung langsam verlaufen, kommt es zur *Akkumulation von Ameisensäure im Organismus.*

Vergiftungsbild

Die Symptome der Methanolvergiftung sind auf die Anreicherung von Ameisensäure zurückzuführen. Erste Vergiftungszeichen treten je nach Schwere der Vergiftung mit unterschiedlicher Latenz nach 1–12–24 h auf und äußern sich zunächst durch Übelkeit, Erbrechen und Leibschmerzen. Nach 1–2 Tagen entwickelt sich als Folge der erhöhten Ameisensäurekonzentration eine metabolische Azidose. Der pH-Wert des Blutes kann auf Werte unter 7 abfallen, und gleichzeitig kann tiefe Bewußtlosigkeit eintreten. Typisch für die Methanolvergiftung ist eine langsam einsetzende Sehstörung. Zunächst ist nur das Sehvermögen beeinträchtigt (reversibles Ödem der Retina), später kommt eine irreversible Schädigung des N.opticus mit Erblindung hinzu (um den 5.–6.Tag). Todesursache ist die schwere Azidose.

Die *Therapie* der Methanolintoxikation hat 2 Ziele:
- Hemmung der Oxidation von Methanol zu Ameisensäure und Senkung der Methanolkonzentration im Blut
- Beseitigung der metabolischen Azidose.

Da die Bindungskonstante von Ethanol zur Alkoholdehydrogenase höher ist als die von Methanol, kann die Oxidation von Methanol durch Ethanol gehemmt werden. Dazu reichen bereits geringe Ethanolkonzentrationen von 1‰ aus. Methanol wird dann abgeatmet bzw. kann durch Hämodialyse entfernt werden. Da Folsäure im Tierexperiment die Elimination von Ameisensäure fördert, wird die zusätzliche Gabe von Folsäure empfohlen. Zur Behandlung der Azidose scheint Tris-Puffer besser als Natriumbicarbonat geeignet, diese Therapie muß über mehrere Tage durchgeführt werden. Bei rechtzeitiger Diagnose und konsequent durchgeführter Therapie ist die Prognose der Behandlung der Methanolvergiftung meist gut.

37.5 Aliphatische und aromatische Kohlenwasserstoffe (organische Lösemittel)

Aliphatische und aromatische Kohlenwasserstoffe werden industriell vielseitig als Lösungs- und Reinigungsmittel eingesetzt, da sie ein hohes Fettlösungsvermögen besitzen und größtenteils leicht flüchtig sind. Organische Verbindungen mit sehr unterschiedlicher chemischer Struktur werden als Lösungsmittel für Lacke, Farben, Klebstoffe, zur Entfettung von Metallen (Autoindustrie) und zur chemischen Reinigung benutzt. Die industriell eingesetzten Produkte sind gewöhnlich chemisch nicht rein, sondern Gemische.

Wegen ihrer sehr ähnlichen physikalisch-chemischen Eigenschaften haben organische Lösemittel auch ähnliche toxikologische Eigenschaften. Gewerbliche Vergiftungen entstehen meist nach Inhalation oder nach Aufnahme über Haut und Schleimhäute, während bei Vergiftungen im Haushalt die orale Aufnahme im Vordergrund steht. Gemeinsam ist den lipidlöslichen Kohlenwasserstoffen ihre große Affinität zum ZNS, die auch für die narkotisierenden und erregenden Eigenschaften verantwortlich ist.

Die *Vergiftungssymptome* reichen von Kopfschmerzen, Schwindel, Übelkeit und Erbrechen bis zu Koma und Atemlähmung. Einige flüchtige organische Lösungdmittel können sogar Euphorie und *Abhängigkeit („glue sniffing")* hervorrufen, verbunden mit toxischen Schädigungen im ZNS. Lebensentscheidend sind bei akuten Vergiftungen mit diesen Substanzen die Parenchymschäden in Leber und Niere sowie die Veränderungen des Herz-Kreislauf-Systems (gesteigerte Sensibilisierung gegenüber Sympathikusreizen), die sich meistens erst später manifestieren. Bei chronischer gewerblicher Exposition wurden bei einigen organischen Lösungsmitteln Schäden des blutbildenden Systems mit aplastischer Anämie und Leukämie (Benzol) beobachtet sowie ein expositionsbedingter Anstieg von Krebs und Fertilitätsstörungen.

Im Vordergrund der *Therapie* der Vergiftungen mit organischen Lösungsmitteln stehen unspezifische Maßnahmen. Die Resorption oral aufgenommener Lösungsmittel kann durch Magenspülung vermindert werden. Dabei ist größte Vorsicht geboten, da es nach Aspiration von Kohlenwasserstoffen zu *reaktiven Lungenentzündungen (chemische Pneumonie)* kommen kann. Das Erbrechen darf daher nur durch medizinisches Personal ausgelöst werden!

37.5.1 Aliphatische Kohlenwasserstoffe (Benzin)

Benzin ist ein Gemisch verschiedener Alkane wie Hexan, Heptan und Oktan. Nach dem Siedepunkt unterscheidet man zwischen Leicht- und Schwerbenzin. Benzin wird nicht nur als Kraftstoff, sondern in Industrie und Haushalt auch als Lösungsmittel verwendet.

Die im Benzin enthaltenen kurzkettigen Alkane werden beim Einatmen und auch nach oraler Aufnahme gut resorbiert und größtenteils nach kurzer Zeit (10–20 min) über die Lungen eliminiert. Ein Metabolismus findet kaum statt.

Neben *gewerblichen Vergiftungen* kommen akzidentelle Intoxikationen bei Kindern vor, die versehentlich Benzin trinken. Bei der inhalativen Vergiftung kommt es zu starker Erregung mit Krämpfen und nachfolgender Narkose bis hin zur Atemlähmung. Bei der oralen Intoxikation kommt es im Anschluß an Erbrechen häufig zur Aspiration und als Spätkomplikation zur Pneumonie, und zwar durch Schädigung von Lungengefäßen.

Die *Therapie* der Vergiftung mit aliphatischen Kohlenwasserstoffen ist symptomatisch und wird von der Art der Giftaufnahme und der Schwere des Vergiftungsbildes bestimmt.

37.5.2 Aromatische Kohlenwasserstoffe (Benzol, Toluol)

Früher wurde *Benzol* industriell in großem Umfang als Löse- und Reinigungsmittel verwendet. Wegen der chronischen Toxizität wurde Benzol weitgehend durch andere organische Lösungsmittel ersetzt. Neuerdings wird Benzol anstelle von Tetraethylblei dem Autobenzin als Antiklopfmittel zugesetzt (bis 5%).

Bei akuten und chronischen Intoxikationen erfolgt die Aufnahme hauptsächlich durch Inhalation und nur selten über die Haut. Die Ausscheidung erfolgt zu 40–50% unverändert über die Lungen. Der Rest wird durch die Monooxigenasen der Leber zu Phenol oxidiert und als Mercaptursäure, Sulfat oder Glucuronid mit dem Harn ausgeschieden. Bei der Oxidation entsteht intermediär ein Epoxid, das wahrscheinlich als hochreaktive Verbindung für die mutagene und karzinogene Wirkung von Benzol verantwortlich ist.

Bei *chronischer Exposition* kommt es zu Schäden des Knochenmarks, die von aplastischer Anämie, Thrombopenie und Leukopenie bis zur Leukämie reichen können. Das akute Vergiftungsbild wird von ZNS Symptomen beherrscht, die nach unterschiedlichen Frühsymptomen (Schwindel, Kopfschmerz, Übelkeit) zu narkoseähnlichen Zuständen mit Krämpfen und finaler Atemlähmung führen können.

Die *Therapie* der Vergiftung mit Benzol ist symptomatisch, da spezifische Maßnahmen nicht bekannt sind.

Toluol und andere Alkylbenzole werden durch Oxidation der Seitenkette ohne Epoxidbildung metabolisiert und nach Konjugation ausgeschieden. Deshalb führen diese Substanzen nicht zur Schädigung der blutbildenden Organe und wirken nicht karzinogen.

37.5.3 Halogenierte aliphatische Kohlenwasserstoffe

Toxikologische Bedeutung haben u.a. die 1- bis 4fach chlorierten Derivate des Methan, Ethan und Ethylen, während die iodierten und fluorierten Verbindungen i.allg. eine geringere Toxizität besitzen. Eine Mittelstellung nehmen die bromierten Derivate ein. Industriell werden die chlorierten aliphatischen Kohlenwasserstoffe bei der Metall- und Oberflächenreinigung, zur chemischen Reinigung und vereinzelt als *Lösungsmittel* in Farben und Lacken benutzt [z.B. *Tri- und Tetra-(Per-)chlorethen*]. Medizinisch werden bzw. wurden chlorierte Kohlenwasserstoffe als *Inhalationsnarkotika* eingesetzt (z.B. *Halothan*, *Chloroform*, *Trichlorethen*).

Insgesamt besitzen alle Vertreter dieser Gruppe narkotische Eigenschaften, die verschieden stark ausgeprägt sind. Wegen ihrer unterschiedlichen Toxizität lassen sich bei den chlorierten aliphatischen Kohlenwasserstoffen *2 Gruppen* unterscheiden: die eine Gruppe enthält *Substanzen mit vorwiegender Leber- und Nephrotoxizität* (z.B. Tetrachlorkohlenstoff, Tetrachlorethan, 1,1,2-Trichlorethan, 1,2-Dichlorethan), während die Verbindungen der anderen Gruppe mehr durch ihre *ZNS-Wirkungen* und weniger durch die Leber- und Nierenschädigung gekennzeichnet sind (z.B. *Trichlorethen*, *Tetrachlorethen*, *1,1,1-Trichlorethan*, *Dichlormethan*).

Trichlorethen ("Tri")   Tetrachlorethen ("Per")

Die unterschiedliche Toxizität der halogenierten aliphatischen Chlorkohlenwasserstoffe ist wahrscheinlich auf Unterschiede bei der Metabolisierung in der Leber zurückzuführen. Bei den stark lebertoxischen Substanzen wie *Tetrachlorkohlenstoff*, entsteht nach oxidativer Abspaltung eines Chloridions durch die Monooxigenasen ein instabiles freies Radikal, das nach Reaktion mit membrangebundenen Fettsäuren unter Bildung von Peroxiden zum Um- und Abbau von Fettsäureresten führt (sog. Lipidperoxidation). Als deren Folge treten Membranschädigungen an Zellorganellen auf, und es kommt zu Nekrose und Zelluntergang. Bei den „weniger lebertoxischen" Ethylenderivaten wie *Trichlorethen* führt die oxidative Reaktion an der C=C-Doppelbindung zur Bildung von Epoxiden, die zwar sehr reaktionsfähig sind, aber offensichtlich zum größten Teil zu weniger toxischen Konjugaten metabolisiert werden. Bei der Intoxikation spielt sicher auch die aufgenommene Menge eine Rolle, denn auch bei Vergiftung mit Trichlorethen kann es zum akuten Leberversagen kommen.

Bei der *akuten Vergiftung* mit Substanzen der lebertoxischen Gruppe bestimmen Parenchymschäden der Leber und Niere mit Ikterus und Anurie das Krankheitsbild. Der Tod tritt im hepatischen oder urämischen Koma ein. Nach Aufnahme der „weniger lebertoxischen" chlorierten Kohlenwasserstoffe wird das akute Vergiftungsbild durch die narkotische Wirkung bestimmt. Es kommt zum Tod durch Atemlähmung, meist verbunden mit nur geringen Symptomen der Leber- und Nierenschädigung. Allen halogenierten Kohlenwasserstoffen ist eine *Sensibilisierung des Herzens gegenüber Sympathikusreizen* gemeinsam, die bei akuter Vergiftung zum Tod durch Herzrhythmusstörungen führen kann. Beim Verbrennen chlorierter aliphatischer Kohlenwasserstoffe oder beim Erhitzen an Metalloberflächen entsteht das Atemgift *Phosgen* (s.S. 799).

Die *Therapie* der akuten Vergiftung durch chlorierte aliphatische Kohlenwasserstoffe ist symptomatisch. Bei schweren Intoxikationen mit flüchtigen Verbindungen kann durch Hyperventilation versucht werden, eine vermehrte Abatmung über die Lungen zu erreichen.

Bei *chronischer Exposition* mit Stoffen der stärker lebertoxischen Gruppe wie *Tetrachlorkohlenstoff* oder *1,2-Dichlorethan* treten Leberschäden mit oft tödlichem Ausgang auf; im Tierexperiment sind beide Substanzen *karzinogen* (Zielorgan Leber). Leberkarzinome wurden vermehrt bei Arbeitern in der Kunststoffindustrie beobachtet, die jahrelang Kontakt mit Vinylchlorid hatten. Selbst einige der „weniger lebertoxischen" chlorierten Ethylenderivate, die wie Tri- und Tetrachlorethen in der Umwelt akkumulieren, erzeugen tierexperimentell Lebertumoren. Da die technischen Lösungsmittel niemals rein sind, sondern 2–5% hochreaktive organische Substanzen als Stabilisatoren enthalten, ist die genaue Pathogenese der Lebertumoren ungeklärt.

Umwelttoxikologisch hat die Bedeutung halogenierter aromatischer Chlorkohlenwasserstoffe stark zugenommen, da sie in der Atmosphäre sowie in Luft und Trinkwasser weltweit vorkommen und wegen des langsamen Abbaues in der Umwelt nicht nur akkumuliert werden, sondern teilweise lange persistieren. Den *FCKW (fluorierte Chlorkohlenwasserstoffe)* wird bei der *Schädigung der Ozonschicht* der Atmosphäre eine so entscheidende Rolle zugeschrieben, daß sich die Industrienationen langfristig auf einen Ausstieg aus der „Chlorchemie" geeinigt haben.

37.5.4 Halogenierte aromatische Kohlenwasserstoffe

Auch die halogenierten aromatischen Kohlenwasserstoffe haben zu erheblichen umwelttoxikologischen Problemen geführt, die weitgehend denen entsprechen, die im vorangehenden Abschnitt für halogenierte aromatische CKW aufgezeigt wurden. Sie werden vom Organismus und in der Umwelt kaum abgebaut und wegen ihrer großen Lipophilie über Jahre im Fettgewebe und ZNS von Mensch und Tier gespeichert. Nur bei Gewichtsverlusten, z.B. bei Hunger und Krankheit, kommt es zu einer nennenswerten Mobilisierung aus dem Fettgewebe. Für den Menschen ist in diesem Zusammenhang wichtig, daß es auch *während des Stillens zu einer Mobilisierung der halogenierten aromatischen Kohlenwasserstoffe aus dem Fettgewebe kommt*, da sie mit dem Fett der Muttermilch ausgeschieden werden. Der hohe Anteil dieser toxikologisch nicht unbedenklichen Stoffe in der *Muttermilch* hat zur Diskussion über den Nutzen des Stillens geführt, da Säuglinge möglicherweise empfindlicher gegenüber Schädigungen durch diese Stoffe reagieren als Erwachsene.

Bei einigen halogenierten aromatischen Kohlenwasserstoffen, die starke Induktoren der Monooxygenasen sind, besteht der *Verdacht der Karzinogenität* auch für den Menschen. Zu dieser Gruppe gehören neben Insektiziden wie *Chlorphenotan* und *Hexachlorcyclohexan Holzschutzmittel* wie *Pentachlorphenol* (PCP), auch *polychlorierte Biphenyle* (PCB), die in der Kunststoffindustrie vielfältig als Weichmacher, Schmier- und Imprägniermittel eingesetzt werden und die nach der Verbrennung von Kunststoffen eine ungewöhnlich lange Persistenz in der Umwelt aufweisen.

Dioxine

Aus toxikologischer Sicht nehmen unter den chlorierten aromatischen Kohlenwasserstoffen die chlorierten *Dibenzo-para-Dioxine* (Dioxine) und *Dibenzofurane* eine Sonderstellung ein. Die giftigste Substanz dieser Gruppe und zugleich eine der toxischsten bisher bekannten Verbindungen ist *2,3,7,8-Tetrachlor-dibenzo-p-dioxin (TCDD)*. Seine LD 50 beträgt beim Hamster 0,6 μg/kg KG. TCDD gehört zu den stärksten Induktoren der Monooxigenasen und wirkt im Tierversuch karzinogen. Bei akuten Intoxikationen mit TCDD im Tierversuch sterben die Tiere unter rapidem Gewichtsverlust an akuter Leberdystrophie verbunden mit Immunschwäche („wasting syndrom"). Im Tierversuch wirkt TCDD außerdem embryotoxisch und krebserzeugend.

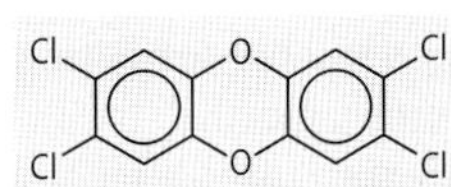

2,3,7,8-Tetrachlor-dibenzo-p-dioxin (TCDD)

TCDD wurde als Zwischenprodukt bei der Herstellung von chlorierten Herbiziden des Phenoxyessigsäuretyps (2,4-D und 2,4,5-T, vgl. S. 805) auffällig, als diese Herbizide im Vietnamkrieg von den USA zur Entlaubung von Urwald eingesetzt wurden („agent orange") und die bei Bevölkerung und Soldaten unbeabsichtigte Intoxikationen auslösten. Es zeigte sich, daß die genannten Herbizide 2,4-D und 2,4,5-T herstellungsbedingt als Verunreinigung TCDD enthielten. Durch Verbesserung der chemischen Analytik war es möglich, auch andere Ursachen für das Entstehen chlorierter Dibenzodioxine und -furane aufzuspüren, von denen es mehr als 100 Isomere gibt und die sehr unterschiedliche toxikologische Eigenschaften aufweisen. Sie entstehen bei der Herstellung, Anwendung und Verbrennung chlorierter Verbindungen, wie z.B. beim Bleichen von Papier und bei der Müllverbrennung.

Bei einem Unfall in einer Fabrik zur Herstellung der Herbizide 2,4-D und 2,4,5-T (s. S.805) in *Seveso* (Italien) wurde 1976 TCDD freigesetzt. Es führte bei exponierten Personen zur Chlorakne (einer hartnäckigen Entzündung der Talgdrüsen), zu Leberschäden mit Erhöhung der Leberenzyme im Serum und zu Polyneuropathien. Obwohl TCDD im Tierversuch die giftigste bisher bekanntgewordene Verbindung ist und außerdem krebserregend wirkt, konnte in epidemiologischen Studien an exponierten Personengruppen eine krebserzeugende Wirkung für den Menschen bisher nicht bestätigt werden.

Die chlorierten Dibenzodioxine und -furane werfen eine große Zahl ungelöster toxikologischer Probleme auf, denn einerseits können mit der modernen chemischen Mikroanalytik Gemische unterschiedlicher Isomere dieser Stoffe ubiquitär – insbesondere in *toxischen Abfällen* – nachgewiesen werden und andererseit ist es aus zeitlichen und finanziellen Gründen kurzfristig nicht möglich, für die einzelnen Isomere ausreichende toxikologische Unterlagen (vgl. Tabelle 37.1) für eine zuverlässige Risikobewertung zu erarbeiten. Zweifellos sind nur wenige der chlorierten Dibenzodioxine und -furane ähnlich toxisch wie TCDD, so daß der Nachweis von „Dioxinen" an sich noch keine Gefährdung für Mensch und Umwelt bedeutet. Ungeklärt bleibt jedoch, wie die Entstehung von Dioxinen grundsätzlich vermieden werden kann, wie Dioxin-haltige Abfälle entgiftet und gelagert werden können und wie die toxikologischen Risiken für Mensch und Umwelt verläßlich zu bewerten sind.

37.6 Gase (Atemgifte)

Bei Vergiftungen mit sog. Atemgiften erfolgt die Aufnahme der schädigenden Stoffe (Gase oder Dämpfe) über die Lungen. Die nachfolgenden Schädigungen beschränken sich nur selten auf die Lunge, sondern haben oft systemische Wirkungen im gesamten Organismus.

Eine Reihe von Atemgiften besitzt hohe Affinität zu aktiven Metallionen im Körper und kann deren Funktion hemmen. So werden z.B. eisenhaltige Atmungsenzyme durch Cyanide oder Schwefelwasserstoff gehemmt, während Kohlenmonoxid durch seine Anlagerung an das Fe^{2+} des Hämoglobins den O_2-Transport im Blut verhindert.

Die meisten Atemgifte sind jedoch Reizgase, die die Lungen direkt schädigen. Die *Vergiftungssymptome*, die nach Inhalation von Reizgasen in den verschiedenen Abschnitten des Respirationstraktes auftreten, hängen von ihrer Wasser- bzw. Lipidlöslichkeit und den eingeatmeten Konzentrationen ab. *Wasserlösliche Reizgase* (z.B. HCl, Ammoniak, Formaldehyd) lösen sich nach Inhalation in der feuchten Schleimhaut der oberen Luftwege und führen zu Reizungen und Verätzungen in Larynx und Trachea. Eine Exposition mit *lipidlöslichen Reizgasen* (z.B. Phosgen, Ozon, Nitrosegase, Cadmiumoxidrauch) führt – oft ohne weitere Symptome – vorwiegend zu Schäden der tieferliegenden Atemwege, da diese Gase über Bronchien und Alveolarzellen bis in die Kapillarwände gelangen. Infolgedessen treten Schädigungen der Epithelien und Kapillarwände auf, die für Plasma durchlässig werden. Nach einem anfänglichen interstitiellen Ödem mit Verlängerung der Diffusionsstrecke für O_2 und CO_2 und Einschränkung des Gasaustausches (die Patienten werden zyanotisch) tritt schließlich auch Flüssigkeit in die Alveolen über. Es kommt im Laufe von Stunden zum toxischen Lungenödem, bei dem mit jedem Atemzug in den flüssigkeitsgefüllten Alveolen Schaum gebildet wird, der aufsteigend das gesamte Bronchialsystem anfüllt.

Das *toxische Lungenödem*, das sich häufig *symptomlos* entwickelt, ist therapeutisch nur schwer zu behandeln. Deshalb wird zur Prophylaxe des drohenden Lungenödems die Inhalation eines Corticoidaerosols empfohlen. Neben strenger Bettruhe, Sedierung und der Gabe von Antitussiva sind Glucocorticoide in hoher Dosierung (i.v. oder auch als Aerosol) und O_2-Zufuhr (u.U. mit Überdruck) erforderlich. Bei der gleichzeitigen Exposition mit wasser- und lipidlöslichen Reizgasen verwischen sich die Krankheitsbilder, und es treten sowohl Schädigungen im oberen Respirationstrakt auf als auch in den Alveolen mit toxischem Lungenödem.

Die chronische *gewerbliche Exposition mit Reizgasen* (z.B. SO_2) oder Stäuben (Kohle, Metalle, Asbest) führt zu *Berufskrankheiten* mit chronischen Entzündungen der oberen Luftwege und Lungenveränderungen und kann sogar Lungenkrebs zur Folge haben.

37.6.1 Kohlenmonoxid

Kohlenmonoxid (CO) ist ein farb- und geruchloses, nichtreizendes Gas, das bei unvollständiger Verbrennung organischer Brennstoffe (Kohle, Erdöl, Benzin) entsteht. Sein Anteil im Stadtgas kann regional 5–15% betragen. Akute Vergiftungen mit CO kommen bei *Suiziden mit Stadtgas* (sie sind wegen der Umstellung auf Erdgas heute seltener) und Autoabgasen vor sowie bei Unglücksfällen in Bergwerken, Kraftwerken und der Hüttenindustrie. Zur chronischen CO-Exposition kommt es heute in Städten durch den Autoverkehr, außerdem ist CO im Tabakrauch enthalten.

Wirkungsmechanismus

Durch Anlagerung von Kohlenmonoxid an das Fe^{2+} des Hämoglobins entsteht Carboxyhämoglobin. Nach dem Massenwirkungsgesetz wird CO in äquimolaren Mengen wie Sauerstoff gebunden, doch ist seine Affinität zum Hämoglobin etwa 300mal größer als die von Sauerstoff. Daher hemmen bereits geringe CO-Konzentrationen den O_2-Transport im Blut und schon bei 0,07 Vol.- CO in der Atemluft (entspricht $^1/_{3000}$ der O_2-Konzentration) ist die Hälfte des Hämoglobins mit CO beladen.

Überraschenderweise verläuft die akute CO-Vergiftung schwerwiegender, als es dem CO-Anteil der Atemluft entspricht. Das ist darauf zurückzuführen, daß die 4 im Hämoglobin enthaltenen Fe^{2+}-Atome nicht gleichmäßig O_2 oder CO binden. Je größer die Anzahl der mit CO beladenen Fe^{2+}-Atome ist, um so schlechter können die restlichen Fe^{2+}-Atome O_2 binden und an das Gewebe abgeben (*Haldane-Effekt*).

Daneben *hemmt CO auch andere eisenhaltige Gewebeenzyme* wie Zytochrome und Myoglobin. Wegen der geringen Affinität des CO zu den Gewebeenzymen kommt es bei CO-Vergiftungen auf diesem Wege kaum zu Beeinträchtigungen der Zellfunktionen.

Da CO reversibel an Hämoglobin gebunden wird, erlangt Hämoglobin nach Einatmen von CO-freier Luft oder reinem Sauerstoff rasch seine Transportfunktion für Sauerstoff wieder.

Vergiftungsbild

Das Vergiftungsbild der akuten CO-Vergiftung ist auf den *O_2-Mangel* der Organe und die *Azidose* zurückzuführen. Der normale CO-Hämoglobingehalt des Blutes beträgt bei Nichtrauchern etwa 1% und erreicht bei starken Rauchern 5–10%. Die akute CO-Vergiftung ist durch folgende Symptome gekennzeichnet: Bei einem Gehalt von 4% CO-Hämoglobin sind bereits psychomotorische Veränderungen nachweisbar. Bei 10–20% CO-Hämoglobin treten Kopfschmerzen und Herzklopfen auf sowie Kurzatmigkeit bei Belastung. Derartige Konzentrationen können bei anämischen Patienten bereits tödlich wirken. Sind 30% des Hämoglobins mit CO beladen, so treten starke Kopfschmerzen, Schwindel und Abgeschlagenheit auf. Bei 40–50% kommt es zur Bewußtlosigkeit, Kreislaufschock und Azidose, und noch höhere Konzentrationen führen durch Atemlähmung rasch zum Tod. Charakteristisch für die tödliche CO-Vergiftung ist eine *fleckige Rötung der Haut* (keine Zyanose).

Die Spätfolgen der CO-Vergiftung gehen auf den vorübergehenden O_2-Mangel des ZNS zurück (Blutungen und Erweichungsherde), die sich als CO-Enzephalitis mit Parkinsonsymptomatik und schwere psychische Veränderungen sowie periphere Nervenschäden manifestieren. Die Schwere der Spätschäden entspricht nicht unbedingt dem Ausmaß der akuten Vergiftung.

Therapie

Die Vergifteten müssen schnell aus der CO-Gasatmosphäre entfernt werden. Bei leichteren Vergiftungen genügt häufig schon die *Beatmung mit Frischluft*, bei schweren Vergiftungen muß *reiner Sauerstoff* (wenn möglich unter Überdruck) zugeführt werden. Weitere wichtige Maßnahmen sind die Therapie von Schock und Azidose.

37.6.2 Kohlendioxid

Kohlendioxid (CO_2) ist ein farbloses, inertes Gas. *Es ist schwerer als Luft und sammelt sich daher am Boden von Räumen an*, in denen es bei vollständiger Verbrennung oder Zersetzung von Kohlenstoffverbindungen entsteht (z.B. in Silos, Brunnenschächten, Gärkellern, aber auch in natürlichen Höhlen und Bergwerken). Die in derartigen Räumen auftretenden CO_2-Konzentrationen können rasch zum Tode führen. Andererseits ist eine langsame Gewöhnung an steigende CO_2-Konzentrationen möglich. Ein Anstieg der CO_2-Konzentration auf etwa 3–4 Vol.% führt zunächst über eine Erregung des Atemzentrums zur Hyperventilation, an die sich eine respiratorische Azidose anschließt. Höhere CO_2-Konzentrationen führen bei längeren Expositionszeiten (8–10 Vol.-%) zu zentraler Erregung mit Atemnot, Tachykardie, Herzrhythmusstörungen und Krämpfen. Bei ca. 12 Vol.-% tritt der Tod durch Atemstillstand ein.

Die Bergung Vergifteter aus mit CO_2 belasteten Räumen darf nicht von einer einzelnen Person durchgeführt werden. Die beteiligten Helfer müssen entsprechend gesichert sein (Anseilen, Atemgerät) und mit einer außenstehenden Person in Verbindung bleiben. Zur Therapie der CO_2-Vergiftung muß beatmet werden, u.U. mit reinem Sauerstoff. Die weitere Therapie ist symptomatisch und richtet sich nach dem Zustand des Verunglückten.

Die *atemstimulierende Wirkung* von CO_2 wird bei der künstlichen Beatmung mit *Carbogen* (95% O_2 und 5% CO_2) ausgenutzt.

37.6.3 Blausäure und Cyanide

Blausäure (Cyanwasserstoff, HCN) ist eine farblose, bei Zimmertemperatur flüchtige, schwache Säure (pK_a-Wert 9,2), deren Alkalisalze leicht wasserlöslich sind. Zu gewerblichen Vergiftungen mit Blausäure kann es durch Einatmen in Galvanisierbetrieben, bei der Entwesung (Schädlingsbekämpfung) und in Laboratorien kommen. Bei Suiziden und Morden wird meist das bitter schmeckende *KCN (Cyankali)* verwendet. Bittere Mandeln enthalten Blausäure an das Glykosid Amygdalin gebunden; der Verzehr größerer Mengen kann zu tödlichen Vergiftungen führen (letale Menge: Erwachsene etwa 60, Kinder etwa 10 Mandeln).

Toxikokinetik

Nach Einatmen von Blausäure setzt die Wirkung bereits nach wenigen Sekunden ein, da sie bei physiologischem pH-Wert zu etwa 99% in undissoziierter Form vorliegt und daher leicht durch Zellmembranen diffundieren kann. Nach oraler Aufnahme anorganischer Cyanide wird CN^- durch die Salzsäure des Magens freigesetzt und ebenfalls rasch resorbiert, so daß *Vergiftungssymptome bereits nach wenigen Minuten* auftreten.

Vergiftungsbild

Die Toxizität von Cyaniden ist auf das *Cyanidion* (CN^-) zurückzuführen. *Es besitzt eine hohe Affinität zum Fe^{3+} des Atmungsenzyms Cytochromoxydase*, durch deren Hemmung zelluläre Oxidationsprozesse beeinträchtigt werden. Die reversible Bindung an Zytochromoxidase betrifft nur Fe^{3+}, dagegen wird Fe^{2+} im Hämoglobin nicht blockiert, so daß im Blut die Bindung von Sauerstoff an Hämoglobin nicht beeinträchtigt wird. Die Vergiftungssymptome sind eine Folge des zellulären *O_2-Mangels.* Nach kurzfristiger Hyperpnoe durch Erregung der Rezeptoren im Glomus caroticum und durch Reizung der Schleimhäute beim Einatmen (Auge, Nase umd Rachen) kommt es rasch zu Atemnot mit Todesangst, Kopfschmerz, Übelkeit und Bewußtlosigkeit. Unter Krämpfen tritt *in wenigen Minuten der Tod durch Atemlähmung* ein. Bei dieser Vergiftung fehlt die sonst für O_2-Mangel typische Zyanose, da die Zellen den angebotenen Sauerstoff nicht verwerten können und da deshalb das venöse Blut weiterhin sauerstoffreich bleibt.

Therapie

Die Therapie der Cyanidvergiftung muß so schnell wie möglich einsetzen. *Es ist Ziel der Therapie, eine Bindung der Cyanidionen an andere Schwermetalle zu erreichen.* Da Cyanid nur eine hohe Affinität zu Fe^{3+} besitzt, werden *Methämoglobinbildner* (s. S.800) injiziert, die Fe^{2+} im Hämoglobin zu Fe^{3+} oxidieren. Unter Bildung von Cyanmethämoglobin bindet Cyanid das Fe^{3+} des Methämoglobins. Nach dem Massenwirkungsgesetz kann gleichzeitig auch die Cytochromoxidase in den Geweben durch diese Maßnahme reaktiviert werden. Zur Methämoglobinbildung eignen sich *Natriumnitrit* (nicht gut steuerbar) oder besser das weniger toxische *4-Dimethylaminophenol* (4-DMAP). Diese Substanzen müssen so dosiert werden, daß die Methämoglobinkonzentration 30% nicht übersteigt, da sonst der O_2-Transport in den Erythrozyten gefährdet ist. *Cyanid bildet außerdem stabile Komplexe mit Kobalt*, so daß auch Co_2-EDTA oder das weniger toxische, aber teure *Vitamin B_{12}* (Hydroxocobalamin) als Antidot verwendet werden können. Physiologisch wird Cyanid in der Leber durch das Enzym Rhodanase an Schwefel gekoppelt und in das nichttoxische Rhodanid (SCN-) überführt. Durch Gabe von *Natriumthiosulfat* zur Bereitstellung von Schwefel kann die körpereigene Entgiftungskapazität auf diese Weise zusätzlich gesteigert werden.

37.6.4 Schwefelwasserstoff

Schwefelwasserstoff (H_2S) ist ein nach faulen Eiern riechendes Gas, das nach Einatmen ebenso schnell wie Blausäure tödlich wirken kann. Es entsteht bei der Eiweißfäulnis und bei der Reaktion von Schwermetallsulfiden mit Mineralsäuren. Toxikologisch wichtig sind gewerbliche Vergiftungen bei Kanalarbeitern (Kloakengase, Abwässer von Zellulose-, Zucker-, Leimfabriken und Gerbereien) sowie in chemischen Fabriken und Laboratorien.

Die Wirkung von Schwefelwasserstoff ist wahrscheinlich auf eine *Inaktivierung schwermetallhaltiger Enzyme der Zellatmung* (Cytochromoxidase) *zurückzuführen*, denn Schwefelwasserstoff bildet mit Schwermetallionen schwerlösliche Sulfide. Das *Vergiftungsbild* wird daher – ähnlich wie bei der Cyanidvergiftung – *vom zellulären O_2-Mangel bestimmt*. Bei hohen Konzentrationen in der Atemluft kann es bereits nach wenigen Atemzügen zum Bewußtseinsverlust und zentraler Atemlähmung kommen. Der subakute Verlauf ist durch Erregung mit Atemnot und Krämpfen gekennzeichnet; Spätschäden der Vergiftung manifestieren sich bei Überlebenden am ZNS und am Herzen. Die chronische Exposition führt zu Reizungen der Schleimhäute; bei exponierten Arbeitern ist eine schmerzhafte Entzündung der Cornea charakteristisch. Chronische Vergiftungen sind damit zu erklären, daß H_2S nur in geringen Konzentrationen geruchlich wahrgenommen wird und sich zusätzlich eine Gewöhnung an den Geruch entwickelt.

Die *Therapie* der akuten Schwefelwasserstoffvergiftung ist symptomatisch, wesentlich ist die gezielte Beatmung. Versuchsweise kann *4-DMAP* ohne nachfolgende Gabe von Natriumthiosulfat eingesetzt werden.

37.6.5 Sauerstoff und Ozon

Sauerstoff

Die Beatmung mit unphysiologisch hohen O_2-Konzentrationen über längere Zeit führt zu Vergiftungserscheinungen. *Inhalation von 90 Vol.-% Sauerstoff über mehrere Stunden führt zum toxischen Lungenödem*. Gleichzeitig kommt es zur Azidose, da Hämoglobin die Bindungsfähigkeit für CO_2 im venösen Blut verliert und zusätzlich die Abatmung von CO_2 wegen des Lungenödems behindert wird. Charakteristische Symptome der O_2-Intoxikation sind Atemmnot, Tachykardie, Schwindel und Krämpfe; das Krankheitsbild ist bei *Überdruckbeatmung* ausgeprägter.

Um das Entstehen eines Lungenödems zu vermeiden, müssen bei Gabe höherer O_2-Konzentrationen oder bei der Beatmung mit Überdruck (z.B. Gasbrandtherapie) längere Pausen eingehalten werden. Die Inhalation von 50 Vol.-% Sauerstoff über längere Zeit scheint keine Schäden hervorzurufen. Früh- und Neugeborene sind durch hohe O_2-Konzentrationen wegen der Gefahr der *Erblindung (retrolentale Fibroplasie)* besonders gefährdet. Deshalb dürfen in Inkubatoren nur Gemische mit maximal 40 Vol.-% Sauerstoff eingesetzt werden.

Ozon

Ozon (O_3) besitzt einen charakteristischen Geruch und entsteht aus Sauerstoff durch elektrische Entladung oder UV-Strahlung und bei stark verschmutzter Luft durch photochemische Reaktion. Deshalb kommt es im Sommer durch den Autoverkehr zu einem gesundheitlich bedenklicher Anstieg der Ozonkonzentration („Los Angeles smog"). Technisch wird Ozon für die Trinkwasserbereitung genutzt.

Typische *Krankheitssymptome* zu hoher Ozonkonzentrationen sind Reizung der Augenschleimhaut, Kopfschmerzen, Bronchitis und retrosternale Schmerzen, die durch ein *toxisches Lungenödem* bedingt sind. Die *Therapie* der Vergiftung ist symptomatisch und im wesentlichen auf die Behandlung des Lungenödems gerichtet.

37.6.6 Stickstoffoxide

Stickoxid (NO) und *Stickstoffdioxid* (NO_2) sind die Hauptbestandteile der „Nitrosegase". Sie sind z.B. in den braunroten Dämpfen der rauchenden Salpetersäure enthalten und entstehen in der chemischen Industrie überall dort, wo konzentrierte Salpetersäure mit organischen Substanzen oder Metallen reagiert. Nitrosegase werden auch beim Verbrennen von Celluloid, bei Sprengstoffexplosionen und beim Schweißen im Lichtbogen gebildet.

Aufgrund ihrer Lipophilie gehören sie zu den Reizgasen, die nach einem symptomfreien Intervall zum toxischen Lungenödem führen. Da sie auch die oberen Luftwege reizen, kann dem Lungenödem – in Abhängigkeit von der inhalierten Konzentration – eine mehr oder weniger stark ausgeprägte Reizung des Respirationstraktes vorangehen. Die Bildung von Methämoglobin durch NO ist für den Verlauf der Vergiftung von untergeordneter Bedeutung. Die Therapie ist symptomatisch; die Behandlung, besser aber die Prophylaxe des Lungenödems stehen im Vordergrund.

37.6.7 Phosgen

Phosgen ($COCl_2$) ist ein farbloses, in höheren Konzentrationen nach faulem Heu riechendes, schweres Gas, das bei der Zersetzung chlorierter aliphatischer Kohlenwasserstoffe wie Chloroform, Tetrachlorkohlenstoff und Trichlorethen in Gegenwart vor Metallen an offener Flamme entsteht. *Phosgen wurde im 1. Weltkrieg als Kampfgas eingesetzt.*

Als sehr lipophile Verbindung führt Phosgen bei Inhalation ohne Reizung der oberen Atemwege nach einem mehrstündigem symptomfreiem Intervall zum toxischen Lungenödem. Die Therapie ist symptomatisch. Wie bei anderen Reizgasen sollte zur Prophylaxe des Lungenödems ein Glucocorticoid inhaliert werden.

37.6.8 Schwefeldioxid

Schwefeldioxid (SO_2) ist ein farbloses, schweres, stechend riechendes Gas, das vor allem beim Verbrennen schwefelhaltiger fossiler Brennstoffe (Kohle, Erdöl) entsteht. In Industriegebieten und Ballungsräumen, aber auch in entferntliegenden ländlichen Gegenden, stellt Schwefeldioxid ein großes *Umweltproblem* dar. Das Sterben von Nadelwäldern, die Übersäuerung entlegener Binnenseen und die Zerstörung antiker Kulturdenkmäler durch sogenannten „sauren Regen" sind wahrscheinlich auf den Anstieg der SO_2-Produktion zurückzuführen.

Schwefeldioxid löst sich in Wasser und Körperflüssigkeiten unter Bildung von H_2SO_3. In höheren Konzentrationen wirkt SO_2 deshalb reizend auf die Schleimhäute des Auges und des Respirationstraktes. Als Symptome zeigen sich Tränenfluß, Reizhusten und Atemnot. Bei sehr hohen Konzentrationen kann es zum toxischen Lungenödem kommen; unabhängig davon kann auch ein Spasmus der Stimmbänder ausgelöst werden, der zum zum Erstikkungstod führt. *Unter ungünstigen Witterungsverhältnissen* (Inversionswetterlage) *trägt SO_2 zur Bildung des „Smog" bei.* Dabei entsteht, zusammen mit Staubpartikeln, unter katalytischer Wirkung von Schwermetallen teilweise SO_3, das zu Schwefelsäure umgewandelt wird, die noch stärker als H_2SO_3 schleimhautreizend wirkt, insbesondere am Auge mit ausgeprägtem Tränenfluß.

37.7 Ferrihämoglobinbildende Stoffe (Methämoglobinbildner)

Pathophysiologische Grundlagen

Das für die reversible Bindung von Sauerstoff wichtige 2wertige Eisen (Fe^{2+}) im Hämoglobin kann durch eine Reihe oxidierender Verbindungen in 3wertiges Eisen (Fe^{3+}) umgewandelt werden (sog. Methämoglobinbildner). Das schokoladenbraune Methämoglobin hat die Fähigkeit zur O_2-Bindung verloren.

Physiologischerweise beträgt der Methämoglobingehalt des Blutes etwa 1%. In kleiner Menge ständig gebildetes Methämoglobin wird im Ery-

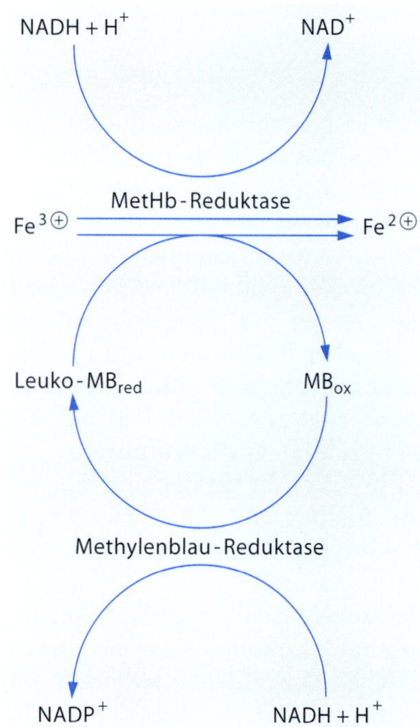

Abb. 37.3. Schematische Darstellung der Reduktion von Methämoglobin ($Fe^{3+} \rightarrow Fe^{2+}$). *$MB_{ox}$* oxidiertes Methylenblau; *Leuko-MB_{red}* reduziertes (Leuko-)Methylenblau

throzyten mit Hilfe des strukturgebundenen, NAD-abhängigen Enzyms *Methämoglobinreduktase* (Abb. 37.3) laufend wieder zu Hämoglobin reduziert. Die Reaktionsgeschwindigkeit dieses Enzymsystems ist jedoch bei Intoxikationen mit Methämoglobinbildnern zu langsam für eine ausreichende Rückreduktion zu Hämoglobin.

Bei Vergiftungsfällen mit Methämoglobinbildnern aktiviert man therapeutisch durch Gabe von Methylenblau ein zweites methämoglobinreduzierendes Enzym der Erythrozyten, die *Methylenblaureduktase*. Dieses Enzym ist in der Lage, Reduktionsäquivalente, die aus dem Pentosephosphatweg über die Glucose-6-phosphat-Dehydrogenase (G-6-PD) als NADPH bereitgestellt werden, auf Methylenblau zu übertragen. Methylenblau wird dabei in reduziertes Leukomethylenblau umgewandelt. Das farblose Leukomethylenblau reduziert dann direkt und nichtenzymatisch Methämoglobin zu Hämoglobin und wird selbst wieder zu Methylenblau (Abb. 37.3). Die physiologische Funktion der Methylenblaureduktase ist nicht bekannt, sie wird anscheinend in Gegenwart exogener Elektronenüberträger wie Methylenblau aktiviert.

Methämoglobinbildende Stoffe

Eine Reihe unterschiedlicher Stoffe ist in der Lage, Methämoglobin zu bilden. Neben stark *oxidierenden Verbindungen wie Chlorate* und *Perchlorate*, die zusätzlich auch zur Hämolyse führen (s. S. 806), gehören auch *Nitrite* und *Nitrate*, die leicht zu Nitriten reduziert werden können, zu wirkungsvollen Methämoglobinbildnern. Neben den anorganischen Nitriten (Konservierungsmittel für Fleisch) und Nitraten (Düngemittel) führen auch Ester der Salpeter- und salpetrigen Säure wie die Arzneimittel Glyceroltrinitrat und Amylnitrit zur Bildung von Methämoglobin.

Eine weitere Gruppe von Methämoglobinbildnern sind die *aromatischen Amino- und Nitroverbindungen*. Bevor diese Verbindungen in der Lage sind, Hämoglobin zu oxidieren, müssen sie erst selbst im Organismus aktiviert werden. Aromatische Amine wie z. B. Anilin werden durch Oxidation in Hydroxylamine überführt, die in einer gekoppelten Reaktion Hämoglobin oxidieren und gleichzeitig selbst zur Nitrosoverbindung oxidiert werden. Nitroverbindungen werden zunächst durch Reduktion zur entsprechenden Nitrosoverbindung umgewandelt und anschließend mit Hilfe eines NAD-abhängigen Flavoproteins zur Hydroxylaminverbindung reduziert, die dann in der skizzierten Weise Hämoglobin oxidiert. Dieser zyklische Prozeß führt dazu, daß kleine Mengen dieser Methämoglobinbildner sehr viel Methämoglobin bilden können. Der Wirkungseintritt ist bei diesen Substanzen wegen der beschriebenen Aktivierung verzögert, die Wirkung hält jedoch länger an. *Zu dieser Gruppe gehören z. B. Anilin, Phenylhydrazin, Phenacetin, Sulfonamide sowie Nitrobenzol und Nitrotoluol.*

Auch *Redoxfarbstoffe* wie *Methylenblau* und *Thionin* können in oxidierter Form Methämoglobin bilden. Bei etwa 8% Methämoglobin stellt sich jedoch ein Redoxgleichgewicht ein, so daß diese Substanzen in umgekehrter Weise bei *erhöhten Methämoglobinkonzentrationen therapeutisch genutzt werden können.*

Vergiftungsbild

Die Symptome der Methämoglobinvergiftung sind auf den *O_2-Mangel im Gewebe* zurückzuführen und haben daher Ähnlichkeit mit denen der CO-Vergiftung. Anfangs führen der O_2-Mangel und die braune Farbe des Methämoglobins zu Blässe und bläulicher Verfärbung von Haut und Lippen. Eine Zyanose tritt erst bei 30% Methämoglobin auf. Bei 40–60% Methämoglobin kommt es zum Bewußtseinsverlust, Kreislaufkollaps und Lähmungen. Der Tod tritt bei 60–80% an innerer Erstickung ein. Bei einigen Methämoglobinbildnern kommt es gleichzeitig zur Hämolyse und Nierenversagen.

In den ersten Lebensmonaten und bei Patienten mit einem genetischen Defekt der G-6-PD ist die Reduktion von Methämoglobin stark eingeschränkt, so daß es zu ausgeprägteren Vergiftungsbildern kommt.

Therapie

Am wirkungsvollsten hat sich die *Therapie mit Redoxfarbstoffen* erwiesen. *Toluidinblau* und *Methylenblau* werden i.v. appliziert. Auch die zusätzliche Gabe von *Ascorbinsäure* (Vitamin C), die mit Dehydroascorbinsäure ein Redoxsystem bildet, hat sich bewährt. Bei ausgeprägten Vergiftungen muß zusätzlich mit Sauerstoff beatmet werden bzw. bei Nichtansprechen auf Redoxfarbstoffe oder bei Auftreten einer schweren Hämolyse eine Austauschtransfusion durchgeführt werden.

37.8 Detergenzien

Detergenzien sind Verbindungen, die hydrophile und hydrophobe Gruppen in größerem Abstand voneinander tragen und die sich aufgrund dieser Struktur in Grenzschichten anreichern und dabei die Oberflächenspannung herabsetzen. Sie werden deshalb als oberflächenaktive Stoffe verwendet. Zu dieser nicht einheitlichen Substanzgruppe gehören *Anionentenside* (z.B. Alkalisalze von Fettsäuren, Alkylsulfonate u.a.), die in fast allen Waschmitteln enthalten sind, *nichtionogene Tenside* (z.B. Alkylphenolpolyglykolether u.a.), die bevorzugt als Maschinenwaschmittel (geringe Schaumbildung) eingesetzt werden, und schließlich *Kationentenside* (Invertseifen), die als Weichspüler und Desinfektionsmittel verwendet werden.

Vergiftungen mit diesen Substanzen kommen im wesentlichen bei Kindern vor, wenn entsprechende Lösungen versehentlich getrunken werden.

Anionentenside und nichtionogene Tenside sind im allgemeinen wenig toxisch. Im Vordergrund der Intoxikation steht bei oraler Aufnahme die Schaumbildung (Schaum im Mund), die bei Aspiration zu lebensbedrohlichen Zuständen führen kann (Aspirationspneumonie). Erbrechen und Durchfälle sind weitere Symptome. Bei lokaler Einwirkung auf Haut und Schleimhäute sind Reizungen bis hin zu oberflächlichen Defekten – vor allem am Auge – möglich.

Die Therapie besteht in der Gabe eines Entschäumers mit Flüssigkeitszufuhr. Die Gabe von Aktivkohle ist bei großen Mengen ebenfalls sinnvoll.

Von den *Kationentensiden* besitzen vor allem die *quartären Ammoniumverbindungen* eine größere Toxizität, die auch bei oraler Ingestion beobachtet wird. Die akute Toxizität ist durch eine curareähnliche schlaffe Lähmung der Skelett- und Atemmuskulatur gekennzeichnet, die zu Zyanose, Dyspnoe und tiefer Bewußtlosigkeit führt. An Haut und Schleimhäuten können lokale Reizerscheinungen und u.U. Nekrosen auftreten.

Die Therapie zielt auf eine Verdünnung mit Flüssigkeit. *Die Gabe eines Entschäumers* und die evtl. anschließende primäre Giftentfernung sind weitere Maßnahmen. Die zusätzliche Therapie bei Komplikationen ist symptomatisch. *Alle Tenside führen zur Hämolyse, wenn sie ins Blut gelangen* (z.B. beim sog. Seifenabort). Diese ernste Komplikation erfordert eine intensive Therapie, um die sich daraus entwickelnden Schäden, wie z.B. Nierenversagen zu verhindern.

37.9 Insektizide

Insektizide werden zur Vernichtung von Insekten eingesetzt und haben darüber hinaus in 2facher Weise toxikologische Bedeutung, nämlich einmal humantoxikologisch wegen akzidenteller Vergiftungen beim Ausbringen und zum anderen umwelttoxikologisch wegen ihrer Peristenz in der Umwelt. *Insektizide rechnet man zusammen mit den Herbiziden und Rodentiziden* (Pflanzenschutz- und Schädlingsbekämpfungsmittel) *zu den Pestiziden.*

37.9.1 Chlorierte Kohlenwasserstoffe

Wegen ihrer guten insektiziden Wirkung gehören chlorierte aromatische Kohlenwasserstoffe zu den am häufigsten verwendeten *Kontaktinsektiziden.* Diese sehr lipophilen Substanzen zeichnen sich dadurch aus, daß sie gegenüber den verschiedensten Einflüssen *sehr stabil* sind und *in der Umwelt lange persistieren* (Halbwertszeit etwa 10 Jahre). Die Kontamination ist dabei nicht nur auf den Ort ihrer Ausbringung beschränkt. Obwohl sie nur wenig wasserlöslich sind, werden sie aus dem Boden gewaschen und gelangen in Gewässer und Meere bzw. verdampfen, und es kommt durch Wind und Regen zu einer weltweiten Verbreituung. Dieses Verhalten ist von großer ökologischer Bedeutung, da es zur *Anreicherung von chlorierten Kohlenwasserstoffen in Nahrungsketten* führt. Im Wasser gelöste Insektizide werden von Mikroorganismen und Plankton aufgenommen und über die Nahrungskette an Fische weitergegeben, von denen einige Arten bereits bedroht sind. Der nächste Schritt der Anreicherung findet in fischjagenden Vögeln statt, die aufgrund der toxischen Eigenschaften der Insektizide vom Typ der chlorierten Kohlenwasserstoffe Eier mit so dünner Schale legen, daß sie nicht mehr ausgebrütet werden können. Über Fische bzw. über Tiere und Tierprodukte gelangen diese Stoffe schließlich in den menschlichen Organismus und werden im Fettgewebe gespeichert. Die Folgen der chronischen Anreicherung chlorierter Kohlenwasserstoffe im Fettgewebe sind für den Menschen kaum abzuschätzen, ihre Anreicherung in der Muttermilch ist heute ein weltweites Problem (s.S. 815).

Chlorphenotan (Dichlor-diphenyl-trichlorethan, *DDT*) ist eines der stärksten Kontaktinsektizide. Nach Aufnahme durch die Insekten wird Chlorphenotan in die Membranen ihrer Nerven eingelagert, und es kommt zur Störung der Ionenpermeabilität während des Erregungsvorganges. Chlorphenotan verzögert anscheinend die Inaktivierung des schnellen Natriumkanals. Diese Beeinträchtigung des normalen Erregungsablaufes führt zunächst zu Übererregbarkeit, die später durch eine Lähmung abgelöst wird. Für den Menschen und für Warmblütler ist DDT relativ ungiftig, da die geschilderten Veränderungen der Erregungsleitung nicht in den Nerven von Warmblütlern auftreten.

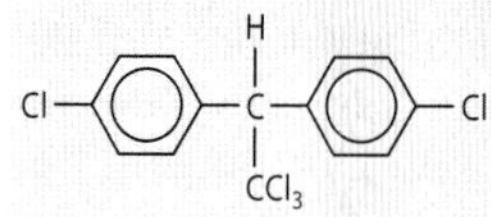

Chlorphenotan

In fester Form oder in wäßriger Lösung wird Chlorphenotan nur mäßig, in öliger Lösung dagegen gut aus dem Magen-Darm-Trakt des Menschen resorbiert. Auch Aufnahme durch Inhalation oder über die Haut ist möglich. Wegen seiner starken Lipophilie wird Chlorphenotan *im Fettgewebe gespeichert* und beim Einschmelzen des Fettgewebes akut freigesetzt. Chlorphenotan wird *mit der Muttermilch* ausgeschieden und erreicht dort teilweise bedenklich hohe Konzentrationen (s. S. 815).

Für den Menschen hat DDT bei oraler Aufnahme nur eine *geringe akute Toxizität.* Die letale Dosis beträgt etwa 10–20 g. Die akute Vergiftung zeichnet sich zunächst durch Übererregbarkeit und später durch Lähmungen aus. Nach anfänglicher Übelkeit, Schwindel, Erbrechen, motorischer Unruhe, Ataxie und faszikulären Muskelzuckungen kommt es zu tonisch-klonischen Krampfanfällen und schließlich zum Tod durch Lähmung des Atemzentrums. Die Therapie ist symptomatisch.

Die *chronische Anreicherung* von DDT über die Nahrungskette scheint außer einer geringen Induktion des mikrosomalen Cytochrom-P450-Systems keine gravierenden Auswirkungen zu haben.

Wegen der umwelttoxischen Eigenschaften ist in Deutschland und den westlichen Industriestaaten die Anwendung von DDT verboten. In Ländern der 3. Welt kann wegen der guten insektiziden Eigenschaften auf DDT nicht verzichtet werden, z.B. bei der Bekämpfung der Anophelesmücke zur Eindämmung der Malaria.

γ-Hexachlorcyclohexan ist ebenfalls ein Kontaktgift, das bei vergleichbarer insektizider Wirkung für den Menschen toxischer als DDT ist (letale Dosis 20–200 mg/kg KG). In der Humantherapie wird es zur Behandlung der durch Milben ausgelösten Krätze (Skabies) verwendet. Es wird ähnlich wie DDT mit langer Halbwertszeit im Fettgewebe gespeichert.

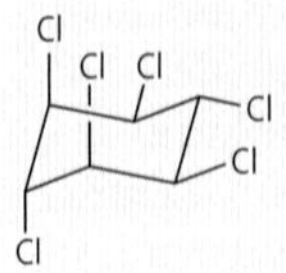

γ-Hexachlor-cyclohexan

Das akute Vergiftungsbild entspricht dem der Vergiftung durch DDT, die Therapie ist ebenfalls symptomatisch.

Die chlorierten Diene *Aldrin* und *Dieldrin* sind wesentlich toxischer als γ-Hexachlorcyclohexan. Akute Intoxikationen können sofort mit Krämpfen beginnen, ohne daß vorher andere Zeichen der Vergiftung auftreten.

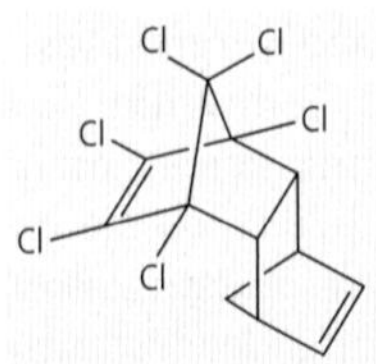

Aldrin

Methoxychlor zeichnet sich durch eine geringere Warmblütlertoxizität aus. Im Gegensatz zu anderen chlorierten Kohlenwasserstoffen zeigt es nur eine geringe Kumulationsneigung, da es rasch durch Demethylierung inaktiviert wird.

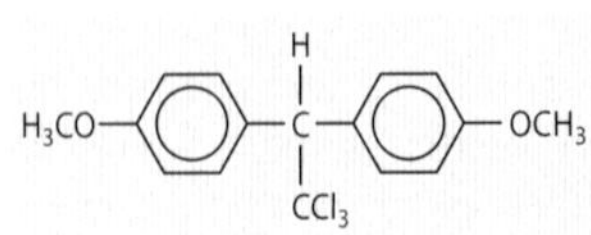

Methoxychlor

37.9.2 Organische Phosphorsäureester (Organophosphate)

Stoffe dieser Gruppe sind *sehr wirkungsvolle Kontaktgifte* gegen Insekten und Spinnmilben. Einige organische Phosphorsäureester werden sogar in der Humantherapie bei bestimmten Glaukomformen angewendet. Die Organophosphate besitzen großes toxikologisches Interesse, da sie häufig zu *Suiziden* oder mit krimineller Mordabsicht mißbraucht werden. Phosphorsäureester mit besonders ausgeprägter Humantoxizität wurden als *militärische Kampfstoffe* benutzt.

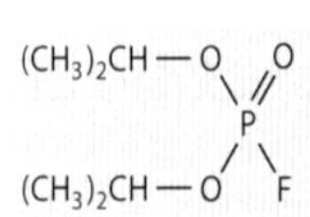

Fluostigmin

Wichtige Vertreter der Organophosphate sind *Fluostigmin* (DFP) und *Nitrostigmin* (*Parathion*, E 605), das als Thiophosphorsäureester im Organismus in das toxischere *Paraoxon* (E 600) überführt wird. Als stark lipophile Substanzen werden Organophosphate sowohl aus dem Magen-Darm-Trakt als auch über Haut und Lunge rasch resorbiert, so daß Vergiftungssymptome bereits nach wenigen Minuten auftreten. Außerdem passieren sie die Blut-Hirn-Schranke, so daß es bei Vergiftungen zu Effekten am ZNS kommt.

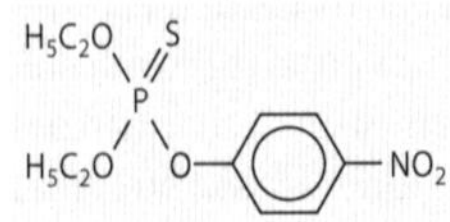

Parathion

Wirkungsmechanismus

Organophosphate sind Hemmstoffe der Acetylcholinesterase bzw. der Cholinesterase. Durch Phosphorylierung der Aminosäure Serin wird das esteratische Zentrum der Acetylcholinesterase blockiert, so daß diese ihr physiologisches Substrat Acetylcholin nicht mehr abbauen kann. Die Symptome der Intoxikation sind deshalb durch die Überschwemmung des Organismus mit Acetylcholin bedingt. Da die Dephosphorylierung des esteratischen Zentrums der Acetylcholinesterase nur sehr langsam verläuft, spricht man von einer „irreversiblen" Enzymhemmung.

Vergiftungsbild

Acetylcholin ist Überträgersubstanz an den postganglionären parasympathischen Nervenendigungen (muskarinartige Wirkungen) sowie an der motorischen Endplatte und an den vegetativen Ganglien (nicotinartige Wirkungen). Die Vergiftung mit Organophosphaten führt daher zu erhöhten Acetylcholinkonzentrationen an Rezeptoren mit muskarin- und nicotinartigen Wirkungen und zu den entsprechenden Symptomen.

Muskarinartige Wirkungen: Zunahme der Bronchialsekretion mit Lungenödem sowie der Sekretion der Tränen-, Speichel- und Schweißdrüsen, Bronchokonstriktion, Bradykardie und Überleitungsstörungen, Blutdruckschwankungen, Miosis, Akkomodationsstörungen, Spasmen im Bereich des Magen-Darm-Traktes mit Tenesmen und Durchfällen sowie Übelkeit und Erbrechen.

Nicotinartige Wirkungen: Muskelsteife besonders in Nacken und Gesicht, fibrilläre Muskelzuckungen, Sprachstörungen, Parästhesien und Lähmung der Atemmuskulatur.

Zentrale Wirkungen: psychische Veränderungen, Bewußtseinsstörungen, Tremor, Krämpfe, Koma und als Endstadium Atemlähmung.

Therapie

Neben primärer Giftentfemung, Gabe von Aktivkohle und Glaubersalz und allgemeiner symptomatischer Therapie werden 2 Ziele verfolgt: Durch Gabe hoher Dosen *Atropin* gelingt es, die zentralen und peripheren muscarinartigen Wirkungen des Acetylcholins aufzuheben, und zwar aufgrund des kompetitiven Antagonismus zwischen Atropin und Acetylcholin. Zum anderen ist eine Reaktivierung der gehemmten Acetylcholinesterase durch Oxime wie *Pralidoxim* oder *Obidoxim* möglich. Diese Verbindungen binden mit ihrem quartären Stickstoff an das anionische Zentrum der Cholinesterase und übernehmen das toxische Alkylphosphat durch Umphosphorylierung vom esteratischen Zentrum. Nach Hydrolyse des Oximphosphats ist die Esterase wieder aktiv. Bei der Therapie mit Oximen ist allerdings zu beachten, daß eine Reaktivierung der Esterase frühzeitig erfolgen muß und nur bei bestimmten Alkylphosphaten möglich ist. Dies hängt mit der „Alterung" des Esterase-Alkylphosphat-Komplexes zusammen. Alterung bedeutet, daß von den Alkylphosphaten spontan ein Alkylrest abspalten wird. Die entstehenden Monoalkylphosphate können durch Oxime nicht mehr aus ihrer Bindung am esteratischen Zentrum gelöst werden. Oxime sind selbst Hemmstoffe der Cholinesterase (quartärer Stickstoff bindet an das anionische Zentrum) und dringen nicht in das ZNS ein.

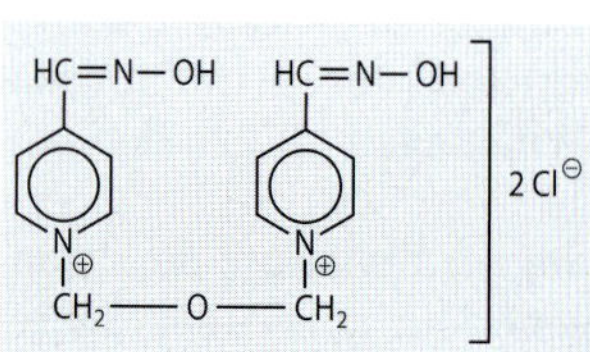

Obidoxim

37.9.3 Carbaminsäureester

Ester der Carbaminsäure werden ebenfalls als Kontaktinsektizide verwendet. Auch sie sind Hemmstoffe der Acetylcholinesterase: Durch Carbamylierung des esteratischen Zentrums wird der Acetylcholinabbau gehemmt. Im Gegensatz zu den Alkylphosphaten ist ihre Wirkungsdauer nur kurz, da die Decarbamylierung des esteratischen Zentrums rasch erfolgt und die Hemmung damit reversibel ist.

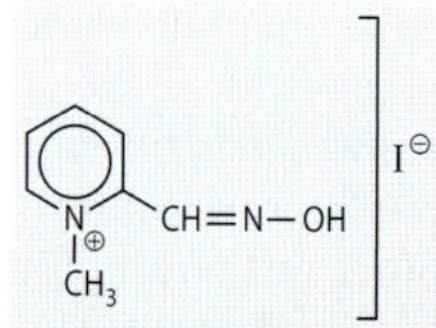

Pralidoxim

Die Vergiftungssymptome sind grundsätzlich mit denen der Alkylphosphatintoxikation vergleichbar; sie klingen jedoch rasch ab, und Todesfälle sind selten. Zur Therapie der Vergiftung reicht meist Atropin aus. Oxime sind kontraindiziert, da sie bei dieser Form der Enzymhemmung nicht wirken und zusätzlich selbst zur Hemmung der Esterase führen.

37.10 Rodentizide

Rodentizide sind Mittel zur Nagetierbekämpfung. Neben *Thallium* (s.S. 786) werden insbesondere *Cumarinderivate* verwendet.

Verbindungen des Cumarintyps wirken aufgrund ihrer strukturellen Ähnlichkeit als kompetitive Antagonisten zu Vitamin K, das für die Synthese der Gerinnungsfaktoren II (Prothrombin), VII, IX und X in der Leber wichtig ist. Sie besitzen Affinität zu einem Apoenzym, dessen Koenzym Vitamin K ist. Die Cumarin-Apoenzym-Verbindung ist biologisch unwirksam, so daß die Synthese der Gerinnungsfaktoren unterbleibt und die *Gerinnbarkeit des Blutes herabgesetzt wird.*

Im Vordergrund des Vergiftungsbildes stehen schwere Blutungen in verschiedenen Organen (Gehirn, Auge), die von Übelkeit, Erbrechen und Diarrhö begleitet sind. Zusätzlich kommt es zur Schädigung der Nierenkapillaren und zur Ausbildung eines Schocks. Die Symptome treten erst nach einer Latenzzeit auf, da die noch im Blut befindlichen Gerinnungsfaktoren abgebaut werden müssen, bevor sich eine Hemmung der Synthese auswirken kann.

Therapeutisch ist Vitamin K das spezifische Antidot. Es dauert jedoch 1–2 Tage, bis die volle Gerinnungsfähigkeit des Blutes wiederhergestellt ist, da die Gerinnungsfaktoren erst neu synthetisiert werden müssen. In Notfällen ist daher bei der akuten Vergiftung als Therapie die Gabe von Blutplasma oder eines Prothrombinkonzentrates erforderlich bzw. die Transfusion von Frischblut.

37.11 Herbizide

Herbizide sind *Unkrautvertilgungsmittel* mit großer landwirtschaftlicher Bedeutung. Problematisch war ihr Einsatz zur Entlaubung aus militärischen Gründen in Vietnam.

37.11.1 Chlorierte Phenoxycarbonsäuren

Aus dieser Gruppe der Herbizide haben *2,4-Dichlorphenoxyessigsäure* (2,4-D) und *2,4,5-Trichlorphenoxyessigsäure* (2,4,5-T) die größte Bedeutung erlangt. Strukturell sind sie dem Pflanzenwachstumshormon *Auxin* (β-Indolylessigsäure) ähnlich und führen zu einem übermäßigen, ungeregelten Wachstum. Die Zellen empfindlicher mehrkeimblättriger Pflanzen („Unkräuter“) füllen sich unter dem Einfluß dieser Herbizide mit Wasser und platzen, während einkeimblättrige Getreidepflanzen weitgehend unempfindlich sind.

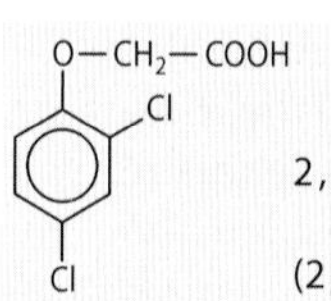

2,4-Dichlorphenoxyessigsäure (2,4-D)

Obwohl diese chlorierten Phenoxycarbonsäuren schnell aus dem Magen-Darm-Trakt resorbiert werden, ist ihre systemische Toxizität relativ gering. Wegen ihres Säurecharakters führen sie bei äußerlichem Kontakt zu Reizungen an Haut und Schleimhäuten (Auge).

Erst nach oraler Aufnahme größerer Mengen von Phenoxycarbonsäuren (einige Gramm) treten Vergiftungssymptome auf. Neben Reizungen des Magen-Darm-Traktes kommt es zu starkem Durst, Übelkeit und Erbrechen. Schwere Intoxikationen führen unter Bewußtlosigkeit und Lähmung der peripheren Muskulatur (Gangstörungen) durch Herzversagen bzw. Lähmung der Atemmuskulatur zum Tod. Die Therapie der Vergiftung mit Phenoxycarbonsäuren ist symptomatisch.

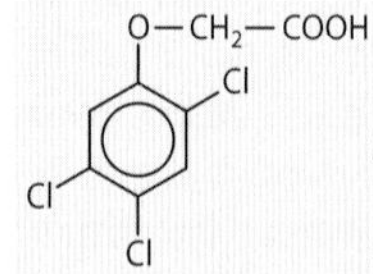

2,4,5-Trichlorphenoxyessigsäure (2,4,5-T)

Besondere toxikologische Bedeutung erlangten 2,4-D- und 2,4,5-T-Chargen, die herstellungsbedingt mit Spuren der extrem toxischen halogenierten aromatischen Verbindung TCDD („Seveso-Gift“) verunreinigt waren (s.S.794).

37.11.2 Bispyridiniumverbindungen

Die Hauptvertreter dieser Gruppe, *Diquat* und *Paraquat*, sind sehr wirkungsvolle Kontaktherbizide, die neben ihrer wirtschaftlichen und landwirtschaftlichen Bedeutung auch humantoxikologisch wichtig sind, weil sie aufgrund ihrer starken Toxizität zu zahlreichen tödlich verlaufenden Vergiftungen geführt haben (Unfälle oder Suizide). Ihre Wirkung als Herbizide beruht darauf, daß sie in Pflanzen als *Hemmstoffe der Photosynthese* wirken. Diese stark hydrophilen Verbindungen werden nur geringfügig aus dem Magen-Darm-Trakt resorbiert und unverändert renal ausgeschieden.

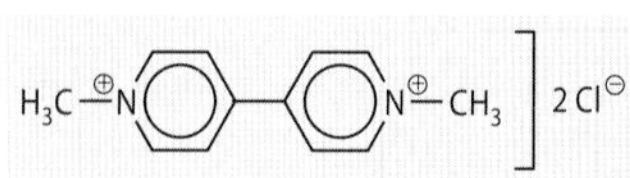

Paraquat

Vergiftungen mit Bispyridiniumverbindungen (u.a. mit Paraquat) zeigen einen typischen 3phasischen Verlauf. Nach oraler Aufnahme kommt es zunächst im Magen-Darm-Trakt zu lokalen Verätzungen mit Gastroenteritiden und Ulzera, begleitet von Übelkeit, Erbrechen und Übererregbarkeit. Im weiteren Verlauf treten toxische Nieren- und Leberschäden hinzu. Auch Schädigungen des Herzmuskels wurden beobachtet. Nach etwa 1–2 Wochen entwickeln sich meist irreversible Lungenveränderungen, da Paraquat sich auch nach oraler Aufnahme in der Lunge anreichert. Infolgedessen kommt es zu einer langsam forstschreitenden Lungenfibrose mit Bronchiolitis obliterans und Fibrosierung der terminalen Bronchiolen, die schließlich qualvoll zum Tode führt.

Die *Therapie* der Vergiftung mit Bispyridiniumverbindungen ist symptomatisch. Erste Maßnahmen bestehen darin, die weitere Resorption durch Gabe von Aktivkohle oder Bentonit und Abführmitteln sowie durch Magenspülungen und hohe Einläufe zu verhindern. Die Elimination bereits resorbierter Bispyridiniumverbindungen ist durch Hämoperfusion möglich. Gegen die progrediente Lungenfibrose werden – mit wenig Erfolg – Glucocorticoide und Immunosuppressiva verabreicht. Die Prognose der Vergiftung ist ungünstig.

37.11.3 Natriumchlorat

Vergiftungen mit Natriumchlorat ($NaClO_3$), das ebenfalls als Herbizid verwendet wird, führen u.a. zu Nieren- und Leberschäden. Dies ist darauf zurückzuführen, daß Chlorat nach oraler Aufnahme und Resorption zunächst zu einer *intravasalen Hämolyse* führt. Anschließend wird das aus den Erythrozyten freigesetzte Hämoglobin zu Methämoglobin (s.S.800) oxidiert. Die Erythrozyten selbst enthalten unverändertes Hämoglobin. Als Folge der Methämoglobinämie verstopfen die Nierentubuli, und es entwickelt sich eine Anurie. Die letale Dosis beträgt für den Menschen etwa 10 g.

Die Soforttherapie besteht aus induziertem Erbrechen, Magenspülung und der Gabe von Aktivkohle und salinischen Abführmitteln, um eine weitere Resorption zu verhindern. Die weitere Therapie ist symptomatisch, evtl. Hämodialyse. Redoxfarbstoffe sind zur Behandlung der Methämoglobinämie nicht geeignet.

37.12 Pilzgifte

Knollenblätterpilze (z.B. grüner Knollenblätterpilz, Amanita phalloides) gehören in Deutschland zu den giftigsten Pilzen. Vergiftungen kommen durch Verwechslung mit Champignons relativ häufig vor.

Die Pilzgifte in Amanita phalloides sind hitzestabile, zyklische Oligopeptide aus atypischen Aminosäuren. *α-Amanitin* (ein Dekapeptid) ist ein Hemmstoff der DNA-abhängigen RNA-Polymerase. Als Folge der gehemmten RNA-Synthese wird sekundär auch die Proteinsynthese in verschiedenen Organen beeinflußt. Besonders betroffen sind Leber und Niere. *Phalloidin* (ein Heptapeptid) ist weniger an der Gesamttoxizität beteiligt; es bindet an die Leberzellmembran und führt unter K^+-Verlusten ebenfalls zu Leberzellnekrosen. Die *Zeichen der Vergiftung* entwickeln sich nach einem symptomfreien Intervall von 2–48 h. Es kommt nach Vergiftungen mit Knollenblätterpilzen zu choleraähnlichen Durchfällen, Erbrechen, Magen-Darm-Koliken und Wasser- und Elektrolytverlusten, die zum Schock führen. Nach dieser etwa 2 Tage dauernden *„gastrointestinalen Phase"* folgt um den 3. Tag eine trügerische Remission. Der weitere, meist tödliche Verlauf ist durch *akutes Leber- und Nierenversagen* gekennzeichnet.

Die *Therapie* ist symptomatisch. Erste Maßnahmen sind Magen-Darm-Spülungen und die wiederholte Gabe von Aktivkohle und Abführmitteln. Frühzeitige Hämodialyse oder besser *Hämoperfusion*, durch die α-Amanitin aus dem Körper entfernt wird, können u.U. lebensrettend sein. Daneben gilt das Hauptaugenmerk dem Ausgleich des Wasser- und Elektrolythaushaltes sowie der Schockbehandlung. Die Behandlung während der 2. Phase zielt auf eine Therapie des akuten Leber- und Nierenversagens ab. Die akute Leberdystrophie nach Knollenblätterpilzvergiftung ist eine Indikation für die lebensrettende Lebertransplantation. In Tierversuchen erwiesen sich *Silibinin*, ein Inhaltsstoff der Mariendistel, und *Thioktsäure* bei *Knollenblätterpilzvergiftungen* als lebensrettend. *Beim Menschen scheint die frühzeitige Gabe von Silibinin erfolgversprechend zu sein.* Thioktsäure wird beim Menschen nicht mehr verwendet. In den USA wird statt Sibilin zur Therape der akuten Knollenblätterpilzvergiftung *Penicillin G* hochdosiert verabreicht.

Rißpilze (ziegelroter Rißpilz, Trichterlinge) enthalten *Muskarin*, ein direktes Parasympathomimetikum. Das *Vergiftungsbild* entspricht daher einer Übererregung des Parasympathikus. Folgende Symptome treten etwa 0,5–2 h nach der Mahlzeit auf: Bronchospasmus mit gesteigerter Bronchialsekretion, Bradykardie und Blutdruckabfall, Speichelfluß, Erbrechen, Durchfälle, Tenesmen, Schweißausbrüche, Miosis und Akkomodationsstörungen. Als kompetitiver Antagonist an den postganglionären parasympathischen Rezeptoren ist *Atropin* das spezifische Antidot für die Vergiftung mit Rißpilzen.

Fliegenpilz (Amanita muscaria) und *Pantherpilz* (Amanita pantherina) enthalten als Wirkstoffe u.a. *Muskarin* und *Ibotensäure*, die beim Kochen zum toxischeren *Muscimol* decarboxyliert wird. Das Vergiftungsbild wird weniger durch Muskarin bestimmt, sondern im wesentlichen durch *rauschartige Erregungszustände* durch die psychotrop wirkenden Gifte *Ibotensäure* und *Muscimol*. Etwa 0,5-2 h nach der Mahlzeit treten v.a. zentrale Symptome wie Schwindel, Kopfschmerzen, Erregungszustände, Halluzinationen, Delirien und Bewußtlosigkeit auf. Die Therapie der Vergiftung durch Fliegen- oder Pantherpilze ist symptomatisch: primäre Giftentfernung (Magenspülung, Aktivkohle, Abführmittel) sowie Sedierung bei Erregungszuständen. Atropin ist kontraindiziert.

37.13 Bakterientoxine

Bei einer Reihe von Erkrankungen, die durch Bakterien hervorgerufen werden und häufig durch Durchfall gekennzeichnet sind, handelt es sich nicht um Infektionskrankheiten im eigentlichen Sinn, sondern um Vergiftungen durch Bakterientoxine, die Bestandteile der äußeren Zellwand unterschiedlicher Erregern sind. Die Hauptursache für derartige Erkrankungen ist der Genuß nicht sachgemäß hergestellter oder gelagerter Lebensmittel, die geeignete Nährböden für toxinbildende bzw. -haltige Erreger darstellen.

37.13.1 Enterotoxine

Häufig sind *Gastroenteritiden* auf die Aufnahme von Nahrungsmitteln zurückzuführen, die durch Enterotoxine verschiedener Bakterien (z.B. Enterokokken, Staphylokokken, Salmonellen, E.coli, Proteus) verunreinigt sind. Günstige Vermehrungsbedingungen finden diese Keime u.a. dann, wenn Speisen vor dem Genuß längere Zeit stehen oder wenn sie wiederholt aufgewärmt werden. Da Enterotoxine durch 30minütiges Kochen nicht zerstört werden, sind Erkrankungen auch nach kurzfristigem Erhitzen möglich. Typisch für eine Lebensmittelvergiftung durch Enterotoxine ist das Auftreten der Symptome bei einem größeren Personenkreis schon 2–7 h nach Verzehr der verdorbenen Speisen. Bei der Erkrankung stehen *Übelkeit, Erbrechen* und *von Tenesmen begleitete Durchfälle* im Vordergrund, ohne daß dabei Fieber auftritt. In den meisten Fällen verläuft diese Erkrankung harmlos; die Symptome gehen in wenigen Tagen zurück. *Therapeutisch müssen u.a. die Wasser- und Elektrolytverluste korrigiert werden.* Eine weitere Resorption der Toxine läßt sich durch die Gabe von Aktivkohle und Abführmitteln verhindern.

37.13.2 Botulinustoxin

Botulismus ist ebenfalls keine Infektionskrankheit, sondern eine Intoxikation durch Lebensmittel, in denen sich unter anaeroben Verhältnissen (Weckgläser, Konserven) *Clostridium botulinum* vermehrt und Toxine bildet. Von den 6 bekannten Botulinustoxinen sind die *Toxine A, B und F* für die Erkrankung beim Menschen verantwortlich. Es handelt sich um hochmolekulare Proteine, die erst durch 15minütiges Erhitzen auf 100°C zerstört werden. Obwohl sie Proteine sind, werden sie – wenn auch geringfügig – aus dem Magen-Darm-Trakt resorbiert. *Botulinustoxine sind neben dem chlorierten Dioxin TCDD (s. S. 794) die stärksten bekannten Gifte; die letale Dosis für den Menschen beträgt bei oraler Aufnahme etwa 1–10 µg.*

Botulinustoxine hemmen die Freisetzung von Acetylcholin aus den cholinergen Nervenendigungen (s.auch S. 77) und damit die Erregungsübertragung an vegetativen Ganglien, parasympathischen Nervenendigungen und an der motorischen Endplatte, so daß das *Vergiftungsbild einem Acetylcholinmangel entspricht und teilweise wie eine Atropinvergiftung aussehen kann.*

Die *Symptome* beginnen nach einer Latenzzeit von 12–48 h. Es kommt zu Lähmungen einiger

Hirnnerven, denen Kopfschmerzen, Übelkeit und Erbrechen vorausgehen können. Wichtige Symptome der Vergiftung durch Botulinustoxine sind Akkomodationsstörungen, Mydriasis, Doppeltsehen, Ptosis und Lähmungen der Schluck-, Sprach- und Atemmuskulatur. Unbehandelt tritt der *Tod durch Atemlähmung oder durch die Begleitpneumonie* ein.

Die *Therapie* der Botulismusvergiftung ist symptomatisch: Maßnahmen sind die primäre, *Giftentfernung* (Magenspülungen, hohe Einläufe, Abführmittel) und die Gabe von *indirekten Parasympathomimetika*, die den Abbau des noch freisetzbaren Acetylcholins hemmen (z.B. Prostigmin). Zusätzlich wird Botulinusantitoxin injiziert, dessen Gabe meist zu spät kommt, um noch nicht gebundenes Toxin zu neutralisieren. Die weitere Therapie umfaßt intensivmedizinische Maßnahmen, wie u.U. wochenlange Beatmung. Die Letalität ist wegen der oft zu spät gestellten Diagnose sehr hoch (etwa 15–30%).

37.14 Tabak

Tabakrauch ist ein Gemisch verschiedener Gase (hauptsächlich Kohlenmonoxid) und einer tröpfchen- und partikelhaltigen Phase, deren Hauptbestandteile Wasser, Nicotin und der sog. „Tabakteer" (Gesamtheit der restlichen Bestandteile) sind.

Nicotin

Nicotin ist das Genußmittel des Tabaks. Zigarettentabak enthält ca. 1% Nicotin, so daß eine 1 g schwere Zigarette durchschnittlich 10 mg Nicotin enthält, von denen ca. 20% (2 mg) im Rauch erscheinen. Der restliche Teil des Nicotins einer Zigarette verbrennt in der Glutzone, geht in den Nebenstrom oder schlägt sich in der Kondensationszone nieder und kann dort bei weiterem Rauchen (letztes Drittel) erneut in den Rauch übergehen.

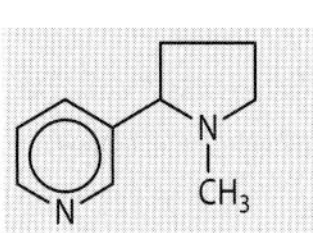

Nicotin

Nicotin wird leicht über Haut und Schleimhäute resorbiert. Je nach Rauchgewohnheit werden unterschiedliche Mengen aufgenommen. Von der Mundschleimhaut werden nur 25–50% resorbiert, bei tiefem Inhalieren werden dagegen ca. 90% des Nicotins aufgenommen. Bei der Resorption über die Lungen kann die gesamte Nicotinmenge systemisch wirken (Herz, ZNS), da wegen der fehlenden Passage durch die Leber zunächst keine Metabolisierung stattfindet.

Nicotin hat eine Halbwertszeit von nur 2 h. Etwa 90% (bei starken Rauchern 100%) des aufgenommenen Nicotins werden *oxidativ in der Leber zu Hydroxynicotin und Kotinin* (Halbwertszeit 20 h) mit anschließender Ringspaltung metabolisiert.

An den vegetativen Ganglien führt Nicotin zur postsynaptischen Depolarisation und primär zur Erregung. Bei längerer Einwirkung und in höherer Dosierung kommt es zur Dauerdepolarisation und damit zur Blockade der ganglionären Erregungsübertragung.

Nicotin ist ein starkes Gift. Die tödliche Dosis beträgt beim Erwachsenen nach oraler Aufnahme etwa 50 mg (ca. 5 Zigaretten). Bei Kindern ist die Ingestion von weniger als einer Zigarette bedenklich.

Bei der *akuten Nicotinvergiftung* kommt es zunächst zu Übelkeit, Erbrechen, Durchfall, Hautblässe, Tremor, Blutdrucksteigerung, später zu Blutdruckabfall mit Tachykardie und schließlich final zu Krämpfen, Kreislaufkollaps und *zentraler Atemlähmung.* Die Therapie der akuten Vergiftung besteht in der primären Giftentfernung mit induziertem Erbrechen und der Gabe von Aktivkohle. Die weitere Therapie ist symptomatisch, u.U. ist die Behandlung mit Antikonvulsiva und die künstliche Beatmung erforderlich.

Bei chronischer Zufuhr von Nicotin durch Inhalation kommt es bei Rauchern zur *Abhängigkeit*, in deren Folge charakteristische Schäden an verschiedenen Organsystemen auftreten. Über eine Stimulierung des sympathischen Systems werden vermehrt Noradrenalin und Adrenalin freigesetzt; es kommt zur Hyperglykämie und zur Erhöhung der Konzentrationen von freien Fettsäuren und Cholesterin im Blut. Diese Stoffwechselveränderungen führen auf die Dauer zu *arteriosklerotischen Gefäßveränderungen.* Infolgedessen ist bei Rauchern das Morbiditätsrisiko für arteriosklerotische Herzerkrankungen 3- bis 5mal größer als bei Nichtrauchern. Häufig werden bei Rauchern schwere Gefäßveränderungen an den unteren Extremitäten beobachtet (*„Raucherbein“, Claudicatio intermittens, Thrombangitis obliterans)*, die eine Amputation erforderlich machen. Außerdem führen bei Rauchern degenerative Veränderungen des Sehnerven zur Herabsetzung der Sehschärfe, und schließlich erkranken Raucher vermehrt an Magen- und Duodenalgeschwüren.

Rauchen während der Schwangerschaft kann zu Frühgeburten führen; zusätzlich bringen Raucherinnen bei normaler Schwangerschaftsdauer häufig mindergewichtige Kinder zur Welt (sog. Mangelgeburten). Die Ursache dafür ist häufig eine Plazentainsuffizienz. Die Entwicklung solcher Kinder verläuft auch noch während der ersten Lebensjahre verzögert.

Andere gesundheitsschädliche Stoffe im Tabakrauch

Toxikologische Bedeutung haben im Tabakrauch neben Nicotin u.a. *Kohlenmonoxid* (s. S. 796), reizende Gase und verschiedene karzinogene Substanzen. Kohlenmonoxid erreicht bei starken Rauchern im Blut mit 5–10% CO-Hämoglobin, eine Konzentration, die anscheinend nur bei Vorschädigung des Herz-Kreislauf-Systems zu einer Beeinträchtigung der Leistungsfähigkeit führt. Die schleimhautschädigenden Reizgase im Tabakrauch, wie Aldehyde, Ketone, Phenole und Ammoniak, verursachen eine *chronische Bronchitis* (Raucherhusten) und das sich daraus entwickelnde *Lungenemphysem*. Die Erkrankungen des Respirationstraktes tragen daher maßgeblich zu der Vermindung der Lebenserwartung von Rauchern bei.

Karzinogene Wirkungen des Rauchens

Im Tabakteer kommt eine Reihe von Substanzen vor, deren Karzinogenität erwiesen ist. Dazu gehören einmal organische Verbindungen wie z.B. *polyzyklische Aromaten* (wie *Benzo(a)pyren*), *Epoxide*, *N-Nitrosoverbindungen* und andererseits *Metalle* bzw. *metallorganische Verbindungen* wie *Arsen*, *Chromate*, *Nickeltetracarbonyl*, *Selen* und *Vanadium*.

Nach etwa 20 Jahren ist bei starken Zigarettenrauchern mit einer Zunahme der Bronchialkarzinome zu rechnen; das Risiko steigt mit der Zahl der gerauchten Zigaretten, es ist somit dosisabhängig. An der Bronchialschleimhaut chronischer Raucher findet sich histologisch eine als „Metaplasie“ bezeichnete präkanzeröse Veränderung, die mit Einstellen des Rauchens reversibel ist. Nach Einstellen des Rauchens sinkt daher das Risiko, an Lungenkrebs zu erkranken. Bronchialkarzinome kommen bei Zigarren- und Pfeifenrauchern seltener vor. Statistische Untersuchungen haben jedoch gezeigt, daß bei Pfeifen- und Zigarrenrauchern Karzinome im Mundbereich signifikant vermehrt auftreten und daß bei allen Rauchern außerdem häufiger mit Krebs an Kehlkopf, Pankreas und Blase zu rechnen ist.

Wegen der durch das Rauchen deutlich verminderten Lebenserwartung ist Tabak eines der schädlichsten Genußgifte. Trotz der erwiesenen Gesundheitsschädlichkeit hat sich die Zahl der Raucher in Deutschland im Gegensatz zu den USA kaum vermindert. Präventive Maßnahmen hatten bisher wenig Erfolg.

37.15 Chemische Karzinogene

Karzinogene Faktoren führen zur neoplastischen Entartung normaler Körperzellen (Transformation) und erst nach jahrelanger Latenzzeit zur Bildung bösartiger Tumoren. Es lassen sich 3 auslösende Ursachen unterscheiden:

- physikalische Faktoren (z.B. UV-Strahlung und radioaktive Strahlung),
- Viren und
- chemische Substanzen.

Der Nachweis, daß eine chemische Verbindung karzinogen ist, wird toxikologisch im Langzeittierversuch erbracht sowie durch epidemiologische Studien beim Menschen. Die Zahl der Stoffe, die für den Menschen erwiesenermaßen karzinogen sind, ist relativ gering (ca. 20–30 laut MAK-Werte-Liste). Da sie strukturell sehr unterschiedlichen Stoffgruppen angehören, ist es schwierig, gemeinsame Reaktionsmechanismen zu erkennen, die für die neoplastische Zelltransformation verantwortlich sind.

Da eine neoplastisch transformierte Zelle ihre veränderten Eigenschaften an ihre Tochterzellen weitergibt und da die meisten chemischen Karzinogene bzw. ihre Metaboliten sehr reaktiv sind und mit der DNA reagieren, nimmt man heute an, daß die Reaktion mit der DNA für die Wirkung von

Karzinogenen entscheidend ist. *Die überwiegende Zahl der chemischen Karzinogene hat also einen genotoxischen Wirkungsmechanismus.* Für die übrigen Karzinogene, bei denen genotoxische Wirkungen bisher nicht gefunden wurden, werden *epigenetische* (d.h. nichtgenetische) *Wirkungsmechanismen* postuliert, die im einzelnen nicht bekannt sind.

Zu den *genotoxischen Karzinogenen* gehören die *primären* oder *direkt wirkenden Karzinogene*, weiterhin *Präkarzinogene* bzw. *sekundäre Karzinogene*, aus denen nach Metabolisierung über Zwischenstufen (proximale Karzinogene) schließlich das endgültig wirksame ultimale Karzinogen entsteht. Auch die anorganischen *metallischen Karzinogene* (*Arsen, Nickel und Chrom*) werden der Gruppe der genotoxischen Karzinogene zugerechnet.

Zu den *epigenetischen Karzinogenen* gehören Fremdköperkarzinogene (Kunststoffimplantate, Asbest), *einige karzinogen wirksame Hormone* sowie die *Kokarzinogene* und *Promotoren*. Dabei wirken Kokarzinogene und Promotoren allein weder genotoxisch noch karzinogen: *Kokarzinogene* fördern die Wirkung der primären und sekundären Karzinogene, wenn sie gleichzeitig mit diesen gegeben werden, und *Promotoren*, wenn sie zu einem späteren Zeitpunkt als das eigentliche Karzinogen appliziert werden.

Für das Auftreten von Karzinomen nur in einem bestimmten Organ, die sogenannte *„Organotropie"*, sind anscheinend spezielle Besonderheiten der Metabolisierung und Kinetik der chemischen Karzinogene in den betreffenden Organen verantwortlich.

Die Wirkung karzinogener Stoffe ist ähnlich wie bei anderen Toxinen zeit- und dosisabhängig. Ein wesentlicher Unterschied liegt jedoch darin, daß Karzinogene, die in sehr kleinen Dosen über lange Zeit gegeben werden, im Tierversuch wirksamer sind als die einmalige Gabe der Gesamtdosis. *Die Frage, ob für die karzinogene Wirkung chemischer Stoffe eine Schwellendosis existiert, ist für die Risikoabschätzung eminent wichtig.* Diese Frage war tierexperimentell bisher nicht zu klären, da es sich um ein statistisches Problem handelt, das von der Zahl der im Versuch verwendeten Tiere abhängt, die aus wirtschaftlichen und ethischen Gründen begrenzt ist.

37.15.1 Aromatische Kohlenwasserstoffe

Karzinogene polyzyklische aromatische Kohlenwassersoffe leiten sich vom Phenanthren durch Einführung von Methylgruppen oder weiterer Benzolringe ab, wie z.B. *Benzo(a)pyren*, *3-Methylcholanthren* und *7,12-Dimethylbenzanthracen*. Charakteristischerweise sind die karzinogenen aromatischen Kohlenwasserstoffe am Ort ihrer Applikation lokal wirksam. Sie gehören vorwiegend zu den genotoxischen sekundären karzinogenen Stoffen, deren oxidative Aktivierung zu reaktiven Epoxiden führt. Diese stark lipophilen Substanzen entstehen bei der Verbrennung organischer Materialien, sie kommen daher z.B. in *Autoabgasen* und Tabakrauch vor und sind in der Umwelt sehr verbreitet. Beruflich gefährdet sind Arbeiter, die jahrelang mit *Steinkohlenteer, Ruß, Schieferöl, Asphalt* und ihren Folgeprodukten in Berührung kommen.

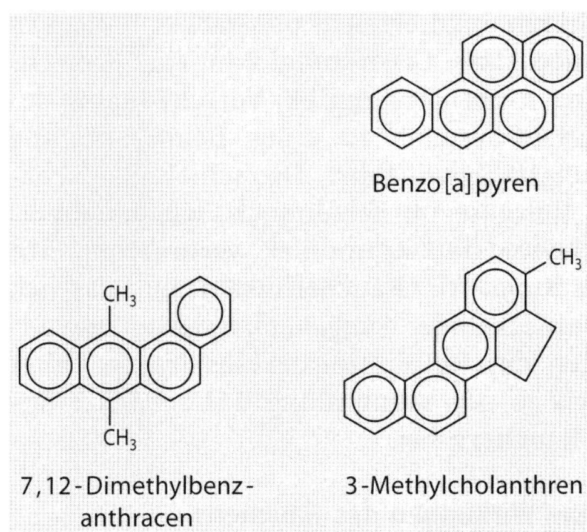

37.15.2 Aromatische Amine

Die Einführung einer funktionellen Aminogruppe führt in verschiedenen aromatischen Systemen zu *genotoxischen sekundären Karzinogenen*, die eine besonders ausgeprägte Organotropie aufweisen. Anilin, das einfachste aromatische Amin, ist entgegen früheren Vermutungen selbst nicht karzinogen, sondern die bei Arbeitern in der Farbenindustrie typischeweise nach einer Latenzzeit von 20 Jahren beobachteten Blasentumoren sind wahrscheinlich auf Verunreinigungen von Anilin mit den karzinogenen aromatischen Aminen *4-Aminobiphenyl* und *β-Naphtylamin* zurückzuführen. Zu dieser Gruppe gehören noch das früher zum Färben von Butter benutzte *4-Dimethylaminoazobenzol* (Buttergelb) und auch *Benzidinfarbstoffe*, die bei histochemischen Untersuchungen eingesetzt wurden.

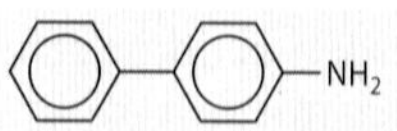

4-Aminobiphenyl

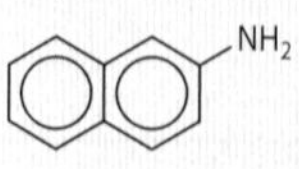

β-Naphthylamin

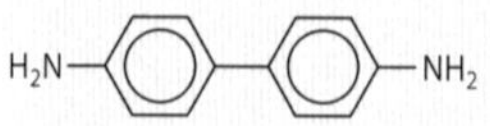

Benzidin

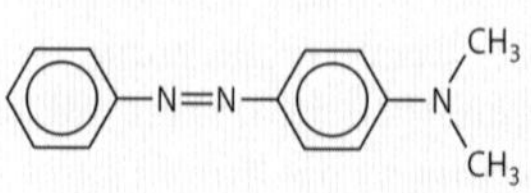

Buttergelb

37.15.3 N-Nitrosoverbindungen

Zu den karzinogenen N-Nitrosoderivaten gehören insbesondere die *Dialkylnitrosamine, z.B. Dimethynitrosamin,* die *Nitrosoalkylharnstoffe, z.B. N-Nitroso-N-methyharnstoffe,* und die *Nitrosoalkylurethane.* Bei diesen *genotoxischen sekundären Karzinogenen* mit ausgeprägter Organotropie liegen bisher nur in Tierversuchen positive Ergebnisse vor. Der epidemiologische Nachweis ihrer karzinogenen Wirkung beim Menschen steht noch aus.

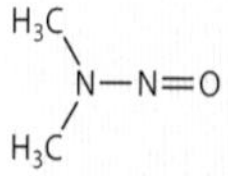

Dimethylnitrosamin

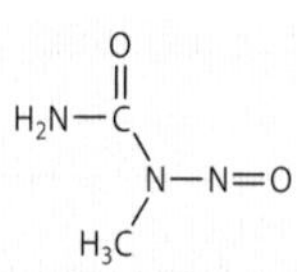

N-Nitroso-N-methylharnstoff

Die Organotropie ist bei diesen Karzinogenen im Tierversuch von der Applikationsart, der Dosis und auch von der Struktur abhängig. So treten zum Beispiel bei der Ratte nach systemischer Gabe symmetrisch substituierter Dialkylnitrosamine wie Dimethylnitrosamin Lebertumoren auf, während nach unsymmetrisch substituierten Dialkylnitrosaminen wie N-Nitroso-N-methylharnstoff, Tumoren in verschiedenen Organsystemen, u.a. im ZNS, beschrieben wurden.

Nitrosamine kommmen in Lebens- und Genußmitteln vor. Wichtiger ist jedoch wahrscheinlich, daß sie im Magen aus sekundären und tertiären Aminen in Anwesenheit von Nitrit entstehen können. Da nitrosierbare Gruppen in Lebensmitteln enthalten sind, die zur Konservierung mit Nitrit behandelt werden, wie zum Beispiel in Fleischprodukten (Proteine), und außerdem in Genußmitteln (Bier) und Arzneimitteln (z.B. Aminophenazon, nicht mehr im Handel) vorkommen, versucht man, diese mögliche Ursache einer chemischen Karzinogegenese durch Beschränkung der Verwendung von Nitriten zur Konservierung und von Nitraten als Dünger (Anreicherung im Trinkwasser) auszuschalten.

37.15.4 Alkylierende Substanzen

Die alkylierenden karzinogenen Stoffe übertragen eine Alkylgruppe auf nukleophile Gruppen wie -SH, -NH_2, -OH, -COOH und PO_3^- in Makromolekülen, wie z.B. DNS und Proteine. Diese teilweise primär und sekundär genotoxischen Karzinogene besitzen eine sehr starke Reaktionsfähigkeit; sie werden meistens synthetisch hergestellt und als Zytostatika, Desinfektionsmittel und Insektizide eingesetzt. Zu den alkylierenden Substanzen gehören *Epoxide, halogenierte Ether, Ethylenimine, Stickstofflostderivate und Alkylsulfonate* (s. auch S. 724).

37.15.5 Naturstoffe

Epidemiologische Studien bei Bevölkerungsgruppen mit einseitiger Ernährung und gehäuftem Auftreten bestimmter Tumoren sowie tierexperimentelle Daten haben gezeigt, daß einige in der Natur vorkommende Stoffe entweder genotoxische Karzinogene sind oder auf epigenetischem Weg als Promotoren krebsauslösend wirken.

So ist für den Menschen ein Zusammenhang zwischen dem Genuß von *Cycadennüssen*, die auf der Insel Guam ein Hauptnahrungsmittel darstellen, und dem Auftreten primärer Leberzellkarzinome gesichert. Diese Nüsse enthalten das Glykosid Cycasin, das im Darm zu Methylazoxymethanol, dem wirksamen Aglykon, metabolisiert wird, und das strukturell dem Methylnitrosamin verwandt ist.

Im Tierversuch erwiesen sich die von Schimmelpilzen produzierten Mykotoxine als starke Karzinogene. Nach Verfütterung sehr geringer Mengen des Mykotoxins *Aflatoxin B₁* (0,2 µg/Tag) über 1 Jahr traten bei Ratten Lebertumoren auf. Für den Menschen erscheint daher der Verzehr mit Schimmel verunreinigter Nahrungsmittel wegen des nicht abzuschätzenden Risikos bedenklich.

Im Tierversuch wurden bei der Ratte nach Verfütterung des Lebensmittelfarbstoffs *Safrol* (aus Sassafras) vermehrt Hepatome beobachtet. Die in vielen pflanzlichen Arzneimitteln enthaltene *Aristolochiasäure* erwies sich in Tierversuchen als ungewöhnlich starkes Karzinogen, das schon nach kurzer Zeit bei oraler Gabe Karzinome in verschiedenen Organen hervorrief. Das führte zum Verbot aller Arzneimittel, die Aristolochiaderivate enthalten.

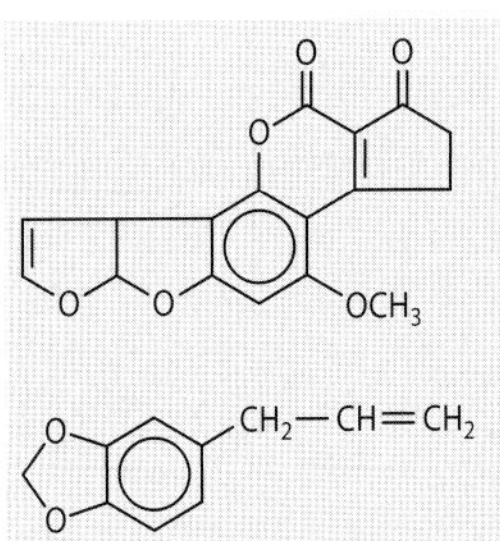

37.15.6
Kunststoffe und Metalle

In der tierexperimentellen Krebsforschung zeigte sich, daß Kunststoffimplantate bei der Ratte über eine Fremdkörperwirkung Sarkome hervorrufen. Die Erfahrungen am Menschen mit Kunststoffimplantaten bestätigten diese Ergebnisse jedoch nicht.

Im Abschn. „Schwermetalle" wurde darauf hingewiesen, daß der berufliche Kontakt mit Arsen an der Haut Karzinome hervorruft und daß bei Industriearbeitern Lungenkarzinome nach Exposition mit *Nickel* und *Chromaten* beobachtet wurden. Die Tatsache, daß der bei der Verarbeitung und Verwendung von *Asbest* auftretende mikroskopisch feine, nadelförmige Staub in Abhängigkeit von der Expositionszeit zur Asbestose (chronische entzündliche Veränderungen der Lunge mit Funktionseinschränkung) und verschiedenen Arten von Karzinomen im Bereich der Lunge und des Rippen- und Bauchfells (Mesotheliome) führt, ist weltweit erkannt worden und hat zum Ersatz dieses Minerals $[Mg_6(OH)_8Si_4O_{10}]$ durch andere Werkstoffe geführt. Bei den Metallen und Asbest werden genotoxische und epigenetische Wirkungsmechanismen diskutiert.

37.16
Reproduktionstoxikologie

Die Reproduktionstoxikologie umfaßt alle Gebiete der Fortpflanzung von der Beeinträchtigung der männlichen und weiblichen Fruchtbarkeit über prä- und postnatale Schädigungen bis hin zu Effekten, die sich erst in der nächsten Generation manifestieren. Es ist vielleicht historisch durch die Thalidomidkatastrophe vor 30 Jahren in Deutschland bedingt, daß bisher eigentlich nur dem eng begrenzten Gebiet der Schädigung des Embryos Bedeutung beigemessen wird, d.h. also der Embryotoxizität, die alle Formen der Schädigung bis hin zum Absterben des Embryo umfaßt, und der Teratogenität, die nur die Mißbildungen beinhaltet.

Wie auf allen Gebieten der Toxikologie gelten auch in der Reproduktionstoxikologie klare Dosis-Wirkungs-Beziehungen. Zur Abschätzung reproduktionstoxikologischer Effekte nach Exposition mit toxischen Stoffen werden experimentelle Daten aus Tierversuchen und epidemiologische Studien am Menschen herangezogen.

37.16.1
Besonderheiten der Reproduktionstoxikologie

Die Reproduktion stellt die kontinuierliche Erhaltung der Art sicher. Sie kann bei Säugern als ein zyklischer Prozeß angesehen werden, bei dem spezifische, empfindliche Phasen die Anpassung des Erbgutes an die sich ändernden Umweltbedingungen ermöglichen. Spezifische reproduktionstoxikologische Effekte beeinträchtigen die Reproduktion in einem Dosisbereich, der deutlich unterhalb des Dosisbereiches liegt, bei dem toxische Symptome an anderen Organsystemen auftreten.

Um Anhaltspunkte für die reproduktionstoxikologischen Eigenschaften chemischer Stoffe anhand tierexperimenteller Modelle zu erhalten, müssen diese sämtliche Schritte der Reproduktion umfassen, die für das Heranwachsen gesunder Nachkommen wichtig sind.

Es handelt sich im einzelnen um folgende Prozesse:
- die Vereinigung von Oozyten und Spermien mit normalem Chromosomensatz,
- den ungestörten Verlauf von Furchungsteilungen, Implantation, intrauteriner Entwicklung, Geburt und Postnatalphase mit Laktation sowie
- das Heranwachsen mit der Pubertät bis hin zur erfolgreichen Fortpflanzung in der nächsten Generation.

37.16.2 Beeinflussung der Fruchtbarkeit durch chemische Stoffe

Grundsätzlich können alle chemischen Stoffe, die das hormonelle Gleichgewicht der weiblichen und männlichen Sexualhormone verändern, auch die Reifung der Keimzellen beeinflussen und damit die Fruchtbarkeit. Deshalb kann jede hormonelle Therapie mit Sexualsteroiden die Fruchtbarkeit beeinflussen.

Erfreulicherweise führen Industriechemikalien als Arbeitsstoffe bei Einhaltung der MAK-Werte (MAK = maximale Arbeitsplatzkonzentration) beim Menschen nicht zu einer Beeinträchtigung der männlichen oder weiblichen Fruchtbarkeit.

Berichte über verminderte Spermienzahlen und vermehrtes Auftreten von Hodentumoren beim Mann sowie Brustdrüsentumoren bei Frauen haben vor allem in den USA Diskussionen darüber ausgelöst, inwieweit Umweltchemikalien mit Wirkungen auf das Hormonsystem die menschliche Gesundheit und insbesondere die Fruchtbarkeit beeinträchtigen können. Gestützt wurden diese Befürchtungen vor allem, als nach einem Industrieunfall in Florida, bei dem das Insektizid Dicofol in größerer Menge in einen See freigesetzt wurde, bei Alligatoren eine Verweiblichung der männlichen Alligatoren auftrat und die und die abgelegten Allgatoreneier unbefruchtet blieben. In anderen Regionen wurden bei Fischen und bei Möwen, die sich von diesen Fischen ernährten, mehr weibliche als männliche Tiere gezählt. Diese Beobachtungen hatten intensive Untersuchungen zur Identifizierung von *hormonähnlich wirkenden Umweltchemikalien* zur Folge mit dem Ziel, die Wirkungsmechanismen und ihre Bedeutung für Mensch und Umwelt aufzuklären. Die Gesundheitsgefährdung scheint für den Menschen eher gering zu sein, da Wirkungsstärke und Konzentration dieser hormonell wirksamen Stoffe (z.B. *Xenoöstrogene*) um Größenordnungen niedriger liegen, als z.B. die der körpereigenen Östrogene, Androgene und des Schilddrüsenhormons.

37.16.3 Grundlagen der Arzneimittelwirkung in der Schwangerschaft

Für die Wirkung chemischer Stoffe in der Schwangerschaft gelten einige grundsätzliche Regeln:

Die Empfindlichkeit des Embryos bzw. Feten gegen toxische Einflüsse hängt von seinem Genotyp und von Umweltfaktoren ab, denen er ausgesetzt ist, wie z.B. Ernährung und Erkrankungen der Mutter.

Weiterhin hängt die Empfindlichkeit des Embryos gegen toxische Einflüsse von seinem Entwicklungsstadium ab. Dementsprechend ändert sich die Empfindlichkeit des Embryos bzw. Feten während der Schwangerschaft in folgender Weise:
- Vor der Implantation im Uterus (Präimplantationsphase) ist er weitgehend unempfindlich gegen toxische Einflüsse;
- in der anschließenden Organogenesephase (Organentwicklung) ist er dagegen besonders empfindlich gegen toxische Einwirkungen der unterschiedlichsten Art,
- und anschließend nimmt die Empfindlichkeit zur Geburt hin kontinuierlich ab.

Mißbildungen, d.h. Störungen der Organentwicklung, werden in der Frühschwangerschaft während der Organogenesephase ausgelöst, d.h. beim Menschen etwa in der Zeit vom 15.–60. Tag nach der Befruchtung.

In der anschließenden Fetalphase werden überwiegend Funktionsstörungen bestimmter Organe ausgelöst, wie z.B. Verhaltensstörungen bei Schädigung der Gehirnentwicklung.

Für die Wirkung von Arzneimitteln in der Schwangerschaft gelten dieselben Dosis-Wirkungs-Beziehungen wie auch sonst in der Pharmakologie und Toxikologie. So werden bei niedriger Dosierung weder Embryo noch Mutter geschädigt. Mit steigender Dosis wird der embryotoxische bzw. teratogene Bereich erreicht, bei dem Mißbildungen ausgelöst werden können. Es folgt der embryoletale Bereich, bei dem die Embryonen absterben. Bei noch höheren Dosen treten auch bei der Mutter Nebenwirkungen auf.

Arzneimittel sind immer dann als problematisch anzusehen, wenn der embryotoxische Dosisbereich niedriger liegt als der therapeutische Dosisbereich für die Mutter. Das läßt sich beispielhaft für *Thalidomid* darstellen. Dieses Schlafmittel führte beim Erwachsenen praktisch nicht zu Nebenwirkungen und rief dennoch bereits nach einmaliger Gabe während der Organogenesephase extreme Mißbildungen an Armen und Beinen der Kinder hervor *(Phocomelie)*.

Schließlich sind embryotoxische Effekte genau wie jede andere Arzneimittelwirkung von der Pharmakodynamik und der Pharmakokinetik von Fremdstoffen abhängig.

Die Plazenta hat nicht, wie oft fälschlich vermutet, die Funktion einer strikten Barriere, die den Übergang von Fremdstoffen auf den Embryo verhindert, sondern für den plazentaren Übergang von Fremdstoffen ist u.a. ihre Molekülgröße entscheidend. Stoffe, deren Molekulargewicht 600–800 nicht übersteigt – dazu gehören die meisten Arzneimittel –, gelangen daher ungehindert durch die Plazenta zum Embryo bzw. Feten.

37.16.4 Erfahrungen mit der Arzneimitteltherapie in der Schwangerschaft

Seit der Thalidomidkatastrophe 1960/61 konnte international eine große Zahl von Informationen über die Wirkung chemischer Stoffe auf die menschliche Schwangerschaft gesammelt werden. In Tabelle 37.6 sind die Fremdstoffe aufgeführt, deren embryo-/fetotoxische Wirkungen heute unstrittig sind. Dazu gehören neuerdings die *Retinoide (Vitamin-A-Derivate)*, die als Aknetherapeutika eingesetzt werden und bei denen in den USA die Anwendungsbeschränkungen für Frauen im gebärfähigen Alter nicht ausreichend eingehalten wurden, sowie das Cocain, das wiederum in der Drogenszene der USA eine wichtige Rolle spielt.

Fast 40 Jahre nach der Thalidomidkatastrophe ist die Bilanz über Arzneimittelrisiken in der Schwangerschaft ermutigend, denn es wurden keine Medikamente bekannt, die in ähnlicher Weise wie Thalidomid embryotoxisch wirken. Beispielsweise waren die embryotoxischen Eigenschaften der Retinoide vor ihrer Einführung in die Aknetherapie aus Tierexperimenten bekannt. Das Ergebnis zeigt außerdem, daß sich die gesetzlich vorgeschriebenen toxi-

Tabelle 37.6. Arzneimittel, Industriechemikalien und Genußmittel mit erwiesenem embryo/fetotoxischem Potential für den Menschen

Chemische Stoffe/ Exposition	Symptome
Arzneimittel	
Androgene	Maskulinisierung
Antimetaboliten	Multiple Mißbildungen
Coumarinderivate	Wafarin-Syndrom
Diethylstilbestrol	Scheidenkarzinome
Iodmangel	Hypothyreose, Kretinismus
Iodüberdosierung	ZNS-Reifungsstörungen
Lithium	Herz- und Gefäßmißbildungen
Penicillamin	Cutis laxa
Phenytoin	Multiple Mißbildungen
Retinoide	Ohr-, ZNS- und Skelettmißbildungen
Tetracycline	Einlagerung in Knochen und Zähnen
Thalidomid	Extremitätenmißbildungen
Trimethadion	Multiple Mißbildungen
Valproinsäure	Spina bifida, ZNS-Mißbildungen
Vitamin-A-Überdosierung	Genauso wie bei Retinoiden
Industriechemikalien und Umweltgifte	
Blei	Geistige Ratardierung
Ionisierende Strahlen (Radioisotope)	Multiple Mißbildungen, Leukämie (Schilddrüsenaplasie)
Kohlenmonoxid	Geistige Ratardierung
Methylquecksilber	ZNS-Defekte, Aborte
PCB	Geistige Retardierung
Genußgifte	
Alkohol	Embryo/fetales Alkoholsyndrom
Cocain	ZNS-, Intestinal- und Nierendefekte
Heroin	Lebensbedrohliche Entzugssymptome
Rauchen/Nicotin	Gewichts- und Wachstumsminderung

kologischen Prüfungen im Rahmen behördlicher Zulassungsverfahren für chemische Stoffe im Bereich der Pränataltoxikologie als zuverlässig erwiesen haben. Dabei ist jedoch zu bedenken, daß wir wegen der langen Generationszeit beim Menschen im Gegensatz zu tierexperimentellen Studien praktisch keine Informationen über embryotoxische Effekte in der nachfolgenden Generation besitzen. Thalidomid bildet wiederum eine Ausnahme, denn inzwischen haben thalidomidgeschädigte Kinder bereits wieder gesunde Kinder zur Welt gebracht. Das erfreuliche Ergebnis bestätigt die Annahme, daß *die Thalidomidembryopathie ein spezifisch embryotoxisches Phänomen darstellt und daß sie nicht erblich ist.*

37.16.5 Arzneimittel in der Stillperiode

Die meisten Arzneimittel und chemischen Fremdstoffe erreichen in der Muttermilch Konzentrationen, die für den Säugling unterhalb des therapeutischen Bereiches liegen, und nur extrem selten werden toxische Konzentrationen gemessen. Neugeborene reagieren i.allg. emfindlicher als ältere Säuglinge, und Frühgeborene sind gefährdeter als Reifgeborene. Das betrifft sowohl die Clearance von Fremdstoffen über die Metabolisierung in der Leber (altersabhängige Reifung der Phase-I- und Phase-II-Reaktionen) als auch die Funktionstüchtigkeit von Schutzbarrieren, wie z.B. der Blut-Hirn-Schranke.

Ähnlich wie in anderen Organen gibt es in der Brustdrüse einen aktiven und einen passiven Stofftransport vom Blut in die Milch und umgekehrt. Begünstigt wird der Übergang von Fremdstoffen in die Muttermilch durch gute Fettlöslichkeit, geringes Molekulargewicht (<200), alkalische Reaktion und niedrige Eiweißbindung im mütterlichen Plasma. Problematisch haben sich zentral dämpfende Pharmaka erwiesen, insbesondere wenn sie über längere Zeit gegeben werden, wie z.B. Benzodiazepine und Reserpin. Sie haben bei Säuglingen eine stark sedierende Wirkung, die zur Minderung der Trinklust führt. Aus dem gleichen Grunde ist vor Alkoholgenuß in der Stillzeit zu warnen.

Aus Furcht vor der Anreicherung von Umweltchemikalien in der Muttermilch, insbesondere von Organochlorverbindungen, wurde in den letzten Jahren zunehmend vor dem Stillen gewarnt, da Organochlorverbindungen, wie z.B. DDT im Fettgewebe der Mutter persistieren, während des Stillens mobilisiert werden und in die Muttermilch gelangen (vgl. S. 802). Diese Furcht scheint unbegründet, da nach intensiven Untersuchungen bei der Risikoabwägung die Vorteile des Stillens eindeutig die möglichen Nachteile aufwiegen.

Literatur

Amdour MD, Doull J, Klaassen CD (eds) (1991) Casarett and Doull's toxicology: The basic science of poisons, 4nd edn. Pergamon Press, New York

Dekant W, Vamvakas S (Hrsg) (1994) Toxikologie für Chemiker und Biologen. Spektrum, Heidelberg

Deutsche Forschungsgemeinschaft (DFG) (ed) (fortlaufend) MAK- und BAT-Weste-Liste. Wiley-VCH Verlag, Weinheim

Dukes MNG (ed) (fortlaufend) Side effects of drugs. Excerpta Medica, Amsterdam

Goldberg L (ed) (fortlaufend) Critical reviews in toxicology. CRC-Press, Boca Raton

Hayes WJ (ed) (fortlaufend) Principles and methods of toxicology. Raven Press, New York

Henschler D (fortlaufend) Gesundheitsschädliche Arbeitsstoffe. Toxikologisch-arbeitsmedizinische Begründung von MAK-Werten. Verlag Chemie, Weinheim

Hess R (ed) (1991) Arzneimitteltoxikologie, Anforderungen – Verfahren – Bedeutung. Thieme, Stuttgart

IARC Monographs on the evaluation of the carcinogenic risk of chemicals to humans. IARC, Lyon (fortlaufend)

Marquardt H, Schäfer SG (Hrsg) (2001) Lehrbuch der Toxikologie. 2. Aufl. Wiss. Verlagsgesellschaft, Stuttgart

Mühlendahl KE von, Oberdisse U, Bunjes K, Ritter S (Hrsg) (1995) Vergiftungen im Kindesalter. Enke, Stuttgart

OECD (fortlaufend) Guidelines for testing of chemicals. OECD Publications Office, Paris

Schaefer C, Spielmann H (2001) Arzneiverordnung in Schwangerschaft und Stillzeit, 6.Aufl. Urban und Fischer, München

Stötzer H (1989) Grundlagen der Arzneimitteltoxikologie. Fischer, Stuttgart

WHO: IPCS International Programme on Chemical Safety, Environmental Health Criteria, WHO, Genf (fortlaufend)

Sachverzeichnis

Sachverzeichnis

B

D

E

F

G

J

K

L

M

N

O

P

Q

R

S

T

U

V

W

X

Y

Z

Druck: Appl, Wemding
Bindung: Appl, Wemding